U0199584

第3版

实用瘫痪康复

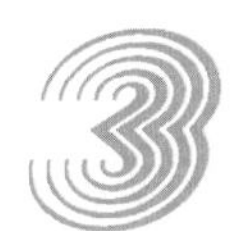

PRACTICE OF PARALYSIS REHABILITATION

EDITION

主　编　燕铁斌　窦祖林

副主编　胡昔权　金冬梅　何晓阔　燕晓翔

编　委（按姓氏笔画排序）

马　超　王于领　王颖敏　冯尚武　吕　晓　伍少玲　向　云
庄志强　李　琨　何晓阔　欧海宁　金冬梅　胡昔权　徐开寿
郭友华　黄　臻　眭明红　温红梅　窦祖林　燕晓翔　燕铁斌

编　者（按姓氏笔画排序）

万桂芳　卫小梅　王　婷　王文达　王俊华　王程灵　卞瑞豪
卢胜春　史　静　冉春风　丘卫红　冯重睿　兰　月　危昔均
刘中良　刘慧华　安德连　李　奎　李　睿　李　鑫　李咏雪
李春镇　李奎成　李泰标　李慧娟　杨幸华　肖灵君　吴　伟
吴心虹　余秋华　闵　瑜　汪华侨　张　芸　张　鹰　张　巍
张云明　张文静　陈　曦　陈月桂　陈汉波　陈兆聪　陈培荣
武惠香　林　拓　冼文彪　郑修元　郑焕驰　荣　丽　徐智勤
高　焱　唐志明　黄惠娜　章马兰　梁　崎　董军涛　谢纯青
廖宇君　谭茗丹　樊　萍　薛晶晶

秘　书　李　敏　丁丽娟

人民卫生出版社

·北　京·

图书在版编目（CIP）数据

实用瘫痪康复/燕铁斌，窦祖林主编. —3 版. —北京：人民卫生出版社，2022. 7
ISBN 978-7-117-33241-5

Ⅰ. ①实… Ⅱ. ①燕…②窦… Ⅲ. ①瘫痪-康复 Ⅳ. ①R742. 309

中国版本图书馆 CIP 数据核字(2022)第 101458 号

实用瘫痪康复
Shiyong Tanhuan Kangfu
第 3 版

主　　编：燕铁斌　窦祖林
出版发行：人民卫生出版社(中继线 010-59780011)
地　　址：北京市朝阳区潘家园南里 19 号
邮　　编：100021
E - mail：pmph @ pmph. com
购书热线：010-59787592　010-59787584　010-65264830
印　　刷：北京盛通印刷股份有限公司
经　　销：新华书店
开　　本：889×1194　1/16　　印张：63
字　　数：2040 千字
版　　次：1999 年 11 月第 1 版　　2022 年 7 月第 3 版
印　　次：2022 年 9 月第 1 次印刷
标准书号：ISBN 978-7-117-33241-5
定　　价：398. 00 元
打击盗版举报电话：010 - 59787491　E - mail：WQ @ pmph. com
质量问题联系电话：010 - 59787234　E - mail：zhiliang @ pmph. com
数字融合服务电话：4001118166　E - mail：zengzhi @ pmph. com

主编简介

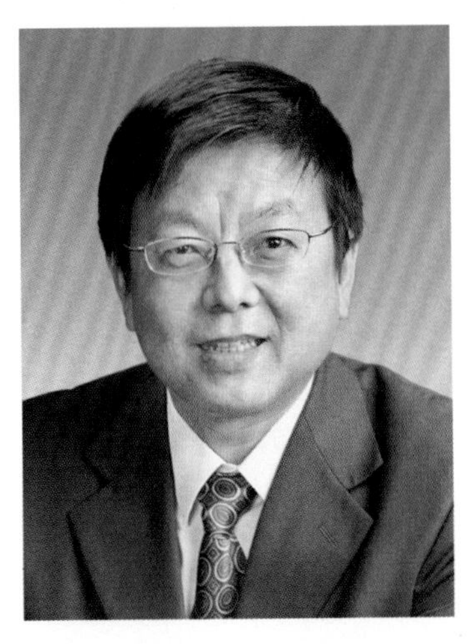

燕铁斌，博士，教授，主任医师，博士生导师，中山大学康复治疗学系副主任，中山大学孙逸仙纪念医院康复医学科前任主任。1983 年安徽医学院临床医学本科毕业后一直在医科大学附属医院从事康复医学的临床医疗、教学、科研工作。1991—1992 作为世界卫生组织（WHO）访问学者在澳大利亚悉尼大学卫生科学院研修半年，2000—2001 在香港大学东华医院神经科任研究员，2001 年获香港理工大学康复科学系博士。

主持国家自然基金 5 项，国家科技攻关项目子课题 3 项，教育部、省科技厅等基金项目 16 项。获国家卫生计生委脑卒中防治工程委员会突出专家贡献奖、宝钢优秀教师奖、全国优秀科技工作者荣誉称号；中国康复医学会科学技术进步奖一、二、三等奖和教学奖一等奖共 5 项，华夏医学科学技术奖三等奖 1 项，省、市科学技术进步奖三等奖各 1 项，广东省康复医学会科学技术进步奖一等奖、二等奖共 4 项，国家专利 20 项。主编（副主编）专著 40 余本，其中 5 本为国家级本科生教材；发表中文论文 130 余篇，英文（SCI 收录）30 余篇。多次应邀在国际会议上报告并担任分会场主席。培养博士后 7 人，博士生 19 人，硕士生 20 人。

现任全国高等学校康复治疗本科专业规划教材评审委员会主任委员，中国康复医学会副会长，中国康复医学会标准委员会主任委员，中国非公立医疗机构协会康复医学专业委员会副主任委员，中国卫生信息与健康医疗大数据学会康复专业及信息化标准委员会副主任委员，广东省康复医学会名誉会长，广东省康复与养老工程技术研究中心主任；《中华物理医学与康复杂志》《中国康复医学杂志》《中国康复》《康复学报》副主编。

曾任国际康复医学会理事，中国康复医学会康复治疗专业委员会主任委员，中华医学会物理医学与康复学分会副主任委员，广东省医学会物理医学与康复学分会副主任委员。

主编简介

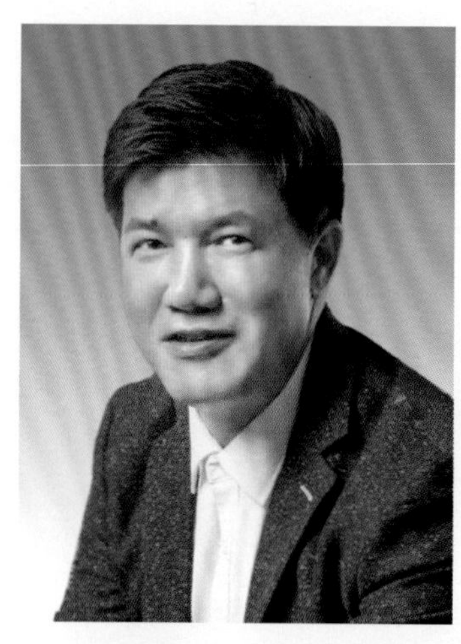

窦祖林，博士，教授，主任医师，博士生导师，现任中山大学附属第三医院康复医学科学科带头人，30余年来一直从事临床医疗、教学与科研工作。在功能性吞咽障碍的评估与治疗、肉毒毒素注射治疗肌肉痉挛、脑损伤后的运动及认知障碍康复等方面经验丰富，特别在神经性吞咽障碍领域的诊治水平，在国内处于领导地位，作为中国吞咽障碍领域首席专家，在国际上享有盛誉。

窦祖林教授领导的科研团队先后获得国家自然科学基金33项，本人主持面上项目4项，包括国家重点研发项目在内的各类各级科研课题60余项；获发明及实用新型专利15项；先后获广东省政府科学技术奖第二、第三等奖各一项；主持《中国吞咽障碍评估与治疗康复专家共识（2013版）》《中国吞咽障碍评估与治疗康复专家共识（2017版）》《吞咽障碍膳食营养管理中国专家共识（2019版）》等的编写。主编《实用瘫痪康复》《痉挛评估与治疗》《吞咽障碍评估与治疗》《作业治疗学》等专著、教材与指南12部；副主编参编专著、教材20余部。在国内外专业杂志以第一作者或通讯作者发表论文160余篇，其中SCI收录全文32篇。

现任中国康复医学会副会长；广东省康复医学会会长；《中华物理医学与康复杂志》副总编辑；中国康复医学会吞咽障碍康复专业委员会主任委员，中国康复医学会科技管理与评审专业委员会副主任委员；中国神经科学学会神经毒素分会副主任委员。

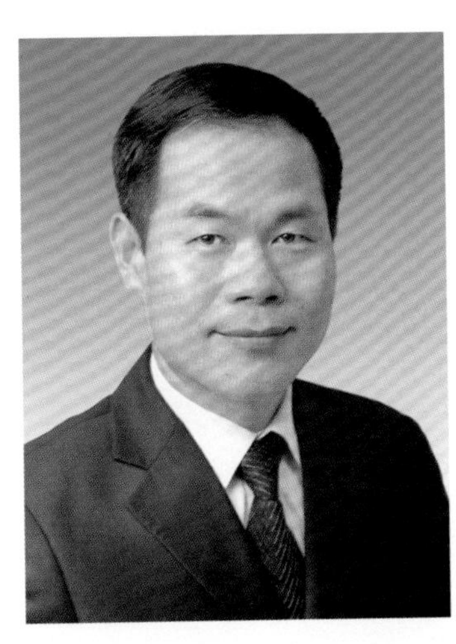

胡昔权，医学博士，教授，主任医师，博士生导师。中山大学附属第三医院康复科主任，岭南医院管理委员会主任，中山大学附属第三医院脑病中心副主任。入选“广东省医学领军人才”。

从事康复医学临床医疗、教学与科研工作近30年，专业特长为脑卒中、颅脑外伤、脊髓损伤、脑/脊髓炎、周围神经损伤等神经系统疾病所致运动、认知等功能障碍的康复。尤其擅长于偏瘫和截瘫的康复、肢体痉挛的肉毒毒素注射、各类认知障碍和痴呆的诊疗与康复。

现任中华医学会物理医学与康复学分会副主任委员、中国康复医学会康复评定专业委员会主任委员、中国康复医学会神经康复专业委员会和脑功能检测与调控康复专业委员会副主任委员、广东省医师协会康复科医师分会主任委员、广东省医学会物理医学与康复学分会前任主任委员、广东省康复医学会副会长兼神经康复分会会长、国家自然科学基金二审专家等。

主持国家自然科学基金面上项目5项、广东省自然科学基金重点项目1项等各级科研课题20余项；发表论文百余篇，其中SCI论著30余篇；牵头执笔《中国脑卒中后认知障碍康复专家共识》；以第一完成人获2018年中国康复医学会科学技术奖一等奖、2021年广东医学科学技术奖二等奖；主编或副主编《神经疾患康复治疗技术》《神经康复学》《脑卒中康复治疗》《偏瘫康复训练图解》等8部专著/教材，参编专著20余部。

副主编简介

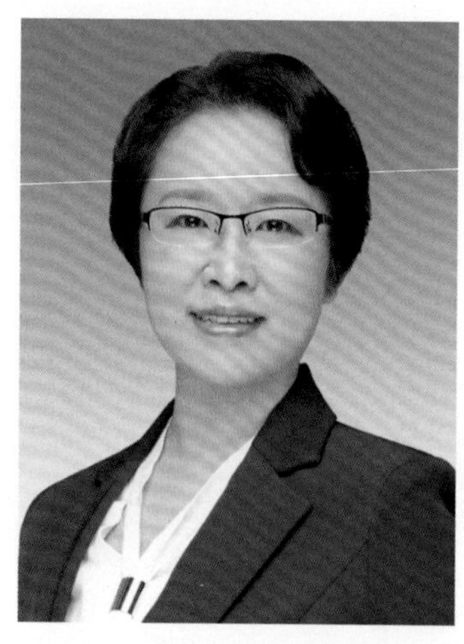

金冬梅，医学博士，美国西北大学芝加哥康复中心博士后，副主任医师，硕士生导师，中山大学孙逸仙纪念医院康复医学科神经康复专科主任。在中山大学完成硕士和博士的学习，并于美国排名第一的康复中心进行了半年的访问学者学习和一年的博士后研究。

社会兼职：中华医学会物理医学与康复学分会康复治疗学组副组长，中国康复医学会康复治疗专业委员会副主任委员，中国康复医学会脑功能检测与调控康复专业委员会常务委员，中国神经科学学会神经毒素分会委员，广东省康复医学会理事、康复治疗分会会长、呼吸康复分会常务委员。

医疗方面：工作10余年，一直从事神经系统疾病的临床和基础研究。对脑卒中、颅脑损伤、脊髓损伤、周围神经损伤的康复治疗有深入研究。对昏迷等神经系统重症疾病的康复有丰富的经验，擅长神经系统疾病的运动功能障碍康复，擅长本专科特色技术如肉毒毒素注射治疗眼肌、面肌痉挛和肢体痉挛，肉毒毒素治疗瘢痕、神经痛和鼻咽癌放疗后吞咽困难等。为积极推广肉毒毒素在神经疾患的应用，在学会的支持下多次举办肉毒毒素注射技术临床应用培训班，培养了省内外400余名医生掌握此项技术。

教学方面：作为全国高等学校康复治疗专业规划教材评审委员会和编写委员会秘书，参与了人民卫生出版社康复治疗本科专业规划教材第1、2、3轮教材的工作，以及规划教材的编写，并主编专著1部、副主编专著3部，参编多部。

科研方面：脑血管疾病的临床与基础研究。目前主持国家自然科学基金青年项目1项和广东省自然科学基金2项，参与多项国家级和省级课题；发表论著共20余篇，其中SCI收录10余篇。

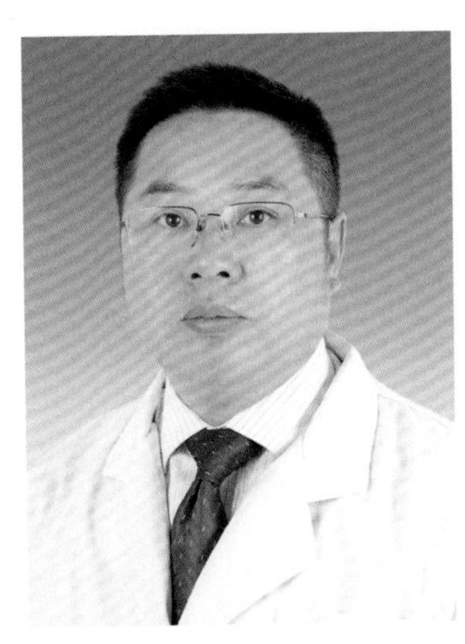

何晓阔，医学博士，教授，副主任医师，硕士生导师，厦门市第五医院康复医学科科主任。入选"福建省引进高层次人才"。

从事康复医学临床医疗、教学、科研工作24年，擅长神经系统疾病的基础与临床康复研究，包括中枢神经系统疾病，特别是瘫痪康复（如偏瘫、截瘫、肢体瘫痪）及其相关并发症（神经源性下尿路功能障碍、神经源性肠道等）神经调控的基础和临床研究。擅长非侵入性脑刺激技术，包括经颅磁刺激、电磁成对刺激技术、经颅直流电刺激、骶神经根电/磁刺激技术；精通神经肌肉电刺激、超声及膀胱镜定向靶肌肉肉毒毒素注射技术及神经电生理检测技术等。

现任中国康复医学会康复治疗专业委员会常务委员、神经调控学组主任委员；中国康复医学会脑功能检测与调控康复治疗专业委员会常务委员、神经调控与康复学组主任委员；中国康复医学会标准委员会常务委员；中国康复医学会电诊断专业委员会委员；中国康复医学会重症康复专业委员会委员；中华医学会物理医学与康复学分会康复评定专业委员会委员；厦门市康复医学会常务秘书长等。

参与国家自然科学基金3项，"十二五"国家科技支撑计划项目2项；主持省部级课题7项，市级及院级课题多项。以第一作者或通讯作者发表SCI论文及中文核心期刊发表论文数十篇，副主编《康复治疗指南》《神经康复技术》《脊髓损伤的居家康复》等专著多部，获得专利5项。获中国康复医学会科学技术奖一等奖、中国康复医学会科学技术奖二等奖、厦门市医学会十大技术创新奖、厦门市科学技术奖二等奖、厦门市科学技术奖三等奖等。

副主编简介

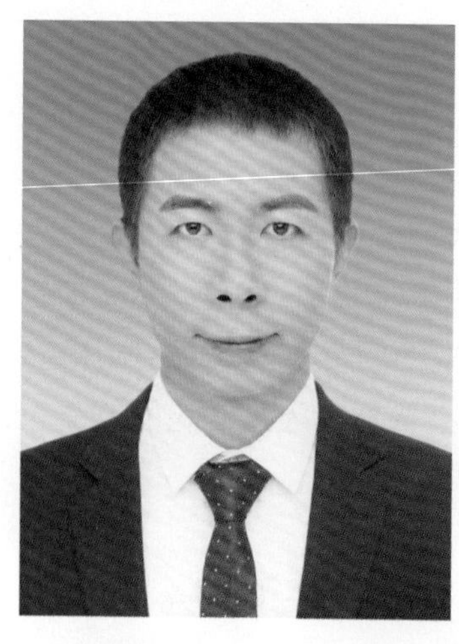

燕晓翔，硕士，副主任医师，2009 年毕业于安徽医科大学临床医学首届本硕连读专业，毕业后一直在安徽医科大学第一附属医院 NICU 工作。发表英文 SCI 收录论文 3 篇，中文核心期刊论文 4 篇，获国家专利授权 3 项，主编、副主编科普著作 3 本。

有多年的脑血管病急危重症救治经验，在神经重症方面开展了多项重症诊疗技术（呼吸机治疗技术、纤维支气管镜技术、气管插管技术、微创颅内血肿碎吸技术、深静脉导管置入技术等）。擅长于脑血管介入（脑血管造影术、颅内外动脉狭窄血管成形术），急性缺血性脑血管病早期救治（动静脉溶栓及血管内机械取栓术）等神经介入的诊疗工作，年完成神经血管介入手术 800 余例，同时有着丰富的神经重症康复诊疗经验，先后参与多项临床科研工作，曾发表多篇关于神经重症患者意识评定及重症患者早期康复介入的论文，并有多篇中英文论文发表，申请专利 4 项，授权 3 项。

2020 年在抗击新型冠状病毒肺炎的救治工作中，参加了安徽省第四批援鄂医疗队，在华中科技大学同济医学院附属协和医院肿瘤中心工作，参与新型冠状病毒肺炎危重症患者的救治及诊疗工作。

内容提要

全书分为四篇:第一篇瘫痪康复解剖及理论基础,主要介绍与瘫痪康复有关的解剖、生理、运动的发育和控制,以及脑的可塑性等方面的知识。第二篇瘫痪相关功能评定,包括临床评定、运动功能评定、神经电生理检测、认知功能评定、语言吞咽功能评定、心理评定以及生活能力与生存质量评定。第三篇瘫痪相关康复技术与方法,介绍了与瘫痪康复有关的实用性、操作性技术。第四篇常见瘫痪疾病康复治疗,包括意识障碍、儿童脑性瘫痪、脑卒中、颅脑损伤、脊髓损伤、帕金森病、多发性硬化、周围神经损伤等临床常见神经疾病的康复治疗方法。本书适合于各级综合医院、各类康复中心、疗养院、基层医院从事康复工作及相关科室的临床医、技、护人员,如康复科、神经内科、神经外科、骨科、儿科、老年病科等,也可作为高等及中等医学院校康复医学、康复治疗、康复保健、运动医学、养生保健专业以及各类专业培训班的教材或辅助教材。

第 2 版序

神经康复是康复医学中的重要部分。10 年前，当《实用瘫痪康复》一书问世时，国内神经康复正处于起步阶段。人们对神经康复的认识不多、不深。当时《实用瘫痪康复》的出版对普及神经康复知识、开展神经康复工作起到了积极的推动作用。

10 年间，神经康复在国内有了长足的发展。神经康复的理念和方法已经从大医院推广到中小医院，从康复科深入到神经科、骨科。如今，不仅从事康复医学临床工作的专业人员对神经康复已不再陌生，就连一些大中医院神经科和骨科的医生也开始关注神经康复，积极转诊患者，实施神经康复。卒中单元在国内的推广是神经康复深入神经科的一个有力佐证。

10 年后的今天，《实用瘫痪康复》第 2 版又出版了！与第 1 版相比，第 2 版不仅保留了第 1 版的精华，更增加了一些新知识、新技术。如肉毒毒素在瘫痪康复治疗中的应用；经颅磁刺激运动诱发电位的临床应用；神经肌肉电刺激在瘫痪康复中的应用等。在疾病的康复治疗方面，更增加了临床上日益多见的疾患，如帕金森病和多发性硬化等。这些都使得第 2 版的内容更加符合学科发展的进程。值得高兴的是，书中所增加的内容仍然以指导临床瘫痪康复为目的，突出“实用”。

10 年，已经造就一批学科带头人，也影响一代人的成长。相信《实用瘫痪康复》第 2 版的问世，必将进一步推动国内神经康复工作的深入开展。

世界卫生组织康复培训与研究合作中心主任

2009 年 10 月 25 日

第 1 版序

随着医学科学技术的进步，许多身患重病、生命垂危的患者得到了及时的救治，保存了生命，延长了寿命，但往往伴有各种功能障碍，严重地危害着患者的身心健康，给患者本人带来痛苦，给家庭带来精神和经济上的压力，也给社会增添负担。如何降低致残率提高患者的生活质量是康复医学工作者义不容辞的责任。

近 30 年来，在神经系统疾病康复领域中最重要的研究成果之一就是人们逐步认识到中枢神经系统（脑、脊髓）在损伤后具有结构和/或功能上的重新组织能力，即中枢神经系统具有高度的可塑性（plasticity），这是神经系统疾病康复的重要理论依据！神经系统的这种可塑性通过不断的学习与训练（relearning and training）可以得到强化和巩固。瘫痪患者潜在的学习能力越大，功能重组的机会越多，康复的成功率就越高。

瘫痪后如何确定其康复治疗、学习、面对新的情况，如何重新安排自己的人生、人际关系和建立新的生活和工作方式？这类患者需要大量的帮助和指导。燕铁斌和窦祖林两位副教授注意到这种迫切的需要，组织一批经过系统培养、从事临床实践的专业骨干，编写了《实用瘫痪康复》一书。该书围绕瘫痪这个主题，详细介绍了近年来在基础理论方面的研究成果、国际上通用的评定方法和亲身体验的各种治疗技术及其在脑卒中、颅脑损伤、脊髓损伤、儿童脑性瘫痪和周围神经损伤中的具体应用，内容翔实，既各自独立成章，又互相关联，中西医理论、传统与现代技术融为一体，循序渐进，通俗易懂。其中，“运动的发展与控制”“脑损伤后恢复”“肌肉功能分析”“体位转移技术”“瘫痪康复护理”“计算机在瘫痪康复中的应用”，这些章节都是第一次单列出来的内容，让人耳目一新。

康复医学在我国正处于成长与逐渐成熟的阶段，还需要许许多多像本书编者、著者那样，既注重学习国内外的先进经验，又踏踏实实从事实际工作，还热心于将有关知识、技术与自己的实际经验结合起来介绍给广大同行，以共同推动我国康复医学学科向前发展，为广大康复医学对象切实服务，提高其生活质量，推动社会进步。

我们的队伍愈大、愈强、愈团结、愈奋进，将会给广大康复对象带来更多的效益、更多的幸福；必然也会为我国社会进步、国家富强作出有益的贡献。

世界卫生组织康复培训与研究合作中心主任　南登崑

1998 年 7 月于武汉

第3版前言

光阴似箭,《实用瘫痪康复》第2版自2010年出版至今,已经12年了!

12年来,国内外神经科学取得了许多突破!脑科学已经从单纯的基础研究或临床研究拓展为基础与临床同步或跨学科的临床应用,产学研用一体化发展。瘫痪的临床康复也从过去强调病情稳定后再介入前移到与临床救治同步,重症康复已如火如荼全面展开。瘫痪康复的周期从过去的阶段性实施拓展到全程介入,分级诊疗的瘫痪康复模式日益成熟,过去经常提到的"后遗症期"现在文献中也渐少提及了!新的康复评估技术和治疗技术的不断出现,"治疗-康复-护理全周期服务"的理念日渐深入人心,规范的瘫痪康复方案正在形成,这些都为瘫痪患者及家属带来了新的希望。

知识要及时更新,新技术要及时普及!为了适应瘫痪康复市场的快速变化,满足临床相关学科对瘫痪康复早期介入、全程介入的要求,更新康复专业人员的理念,普及新知识和新技术,应广大读者的要求,我们启动了《实用瘫痪康复》第3版的工作。虽然受到2020年新型冠状病毒肺炎疫情的影响,但我们仍然秉承人民卫生出版社的优良传统,分别召开了线下的编写会和线上的定稿会,并在全体编写人员的努力下,历时2年时间,终于完稿!

第3版在传承第2版的基础上,有以下几个方面的亮点:

一是强化了与基础学科的联系。在第一篇瘫痪康复解剖及理论基础中,增加了人体发育及调控一章,细化了脑可塑性及其损伤后恢复的章节,让从事瘫痪康复的临床专业人员阅读起来更加自信,夯实瘫痪康复的基础知识。

二是加强了临床相关学科基本技能的介绍。在第二篇瘫痪相关功能评定中,增加了瘫痪临床评定一章,强化与瘫痪康复有关的临床检查;考虑到近年来脑损伤后引起的吞咽障碍康复技术日益成熟,将第2版中语言功能评定拆分为语言功能评定和吞咽功能评定两章,使得学习的目标更加明确;同时,还增加了近10年来国际康复领域中的热点"国际功能、残疾与健康分类"一章,对标国际本专业的发展。

三是在第三篇瘫痪相关康复技术与方法中,将第2版中的瘫痪物理因子治疗调整为非侵入性脑-肢磁电技术,增加了近年来发展比较快的经颅磁刺激、经颅电刺激、肢体功能性电刺激以及智能康复技术(包括机器人、虚拟技术、可穿戴技术等)。第四篇常见瘫痪疾病康复治疗增加了"意识障碍康复"一章。虽然引起瘫痪的疾病与第2版相同,但内容都相应加以更新。

虽然全体参编者希望能将最实用的技术、最先进的理论知识介绍给读者,但仍恐难以盖全,存在不足,敬请读者斧正!

燕铁斌　窦祖林

2022年2月

第2版前言

光阴似箭，弹指10年。

在过去的10年里，神经疾病的康复有了长足的进步与发展。国际功能、残疾与健康分类（international classification of functioning，disability and Health，ICF）从全新的视角帮助人们重新理解残损（impairment）、活动（activity）和参与（participant）之间的辩证关系；瘫痪康复的脑可塑性理论有了更多来自形态学、电生理学、分子生物学、功能影像学等方面的循证依据；人体功效学的建立与发展为运动控制、人体生物力学分析提供了更多的方法与手段；除传统的瘫痪康复评定与治疗外，认知障碍的评定与治疗、吞咽障碍的评估与治疗，强制性使用疗法、运动意象疗法、运动再学习、神经肌肉电刺激基础理论的突破，使其在瘫痪康复实践中的应用更受重视；肉毒毒素在缓解痉挛方面的应用，尤其是超声引导肉毒毒素定位技术的应用，大大提高了肉毒毒素治疗痉挛的效果；凡此种种，不再列举。这种新知识、新技术的应用将瘫痪康复引入一个新的发展时期，为瘫痪患者及其家庭带来新的希望。

鉴于上述，10年前出版的《实用瘫痪康复》已不能反映瘫痪康复的新理论、新知识、新技术，在广泛吸收读者反馈信息的基础上，经新老读者们的共同努力，《实用瘫痪康复》第2版终于问世了。在本次再版时，在保留第1版框架基础上，由原来的25章增加到31章。除前述新的理论、评定与治疗技术着墨较多外，还增加了帕金森病、多发性硬化等瘫痪疾病的康复。保留的原章节也进行了大幅调整、补充和修改。此书再版后，尽管补充了许多新知识、新理论，但实用性技术操作仍是本书的特色。

我们殷切希望此书能成为读者的良师益友，作为您手边的工具书，在使用中多一些反馈意见，以便今后修订时参考。

在再版过程中，我国著名的康复医学奠基者南登崑教授给予了热情指导，并再次欣然为本书作序，人民卫生出版社也给予了大力支持，值此出版之际，一并表示衷心感谢！对参与本书编写的工作人员，致以诚挚的谢意！

限于作者水平，书中难免有争议之处，敬请读者见谅并给予批评指正！

燕铁斌

2009年10月

第 1 版前言

肢体残疾是所有残疾中发生率最高的一种。国内 1987 年残疾普查资料表明，我国肢体残疾居五类残疾首位(其他四类残疾为视力残疾、听力残疾、智力残疾、精神残疾)。肢体残疾主要表现为肢体瘫痪，从其形式上可以分为以下四种类型：①偏瘫，多由脑血管意外、颅脑损伤引起；②截瘫，主要为脊柱外伤、脊髓炎症、椎管内外肿瘤所致；③四肢瘫，除了因高位脊髓损伤引起的之外，绝大多数为周围神经(外伤或炎症)所致；④脑瘫，是指大脑在发育过程中因各种原因受到损害或损伤，形成以运动和姿势控制障碍为主要表现的肢体瘫痪，见于儿童，故又称为儿童脑性瘫痪。无论是哪一种原因引起的瘫痪或哪一种形式的瘫痪，所造成的影响都是多方面的。不仅影响到患者的运动功能，还影响到患者的日常生活、学习、工作，以及家庭和社会关系。

长期以来，国内瘫痪的康复一直是一个薄弱环节，其原因一方面与相关临床科室的医生对早期康复重视不够，转诊到康复科的患者少，且多为慢性期或后遗症期的患者；另一方面与本专业人员中从事瘫痪康复治疗的人员少，治疗技术水平低也有很大的关系，而缺乏瘫痪康复治疗方面的专业性指导书籍，则是导致这一现状的直接原因。

随着人们物质生活水平的提高，肢体伤残患者及其家属不再满足于仅仅是保住性命、稳定病情，更希望功能能够继续恢复或改善，生活能够自理，生活质量进一步提高，因此，康复欲望大大增加，从而对专业人员提出了新的要求。另外，随着对外交流的增多，专业人员也逐渐认识到康复治疗尤其是现代康复治疗技术对促进瘫痪肢体的功能恢复，提高患者的生活质量具有重要作用，因此，从事瘫痪康复的专业人员日渐增多，渴望学习和掌握瘫痪康复治疗技术与方法的意识日渐增强。本着传播和普及现代瘫痪康复治疗技术和方法，提高专业人员治疗各类瘫痪水平的目的，我们编写了《实用瘫痪康复》一书。

本书系统介绍了国际上瘫痪康复中常用的评定方法和治疗技术。全书分为四个部分。第一部分为基础理论。简要介绍与瘫痪康复治疗有关的基础知识，包括功能解剖学、应用生理学、生物力学、人体发育及运动学。第二部分为康复功能评定。系统介绍了有关瘫痪的各种评定方法及量表，特别是与功能有关的各种量表。第三部分为康复治疗技术。详细介绍了国际上目前广泛应用且被证明是有效的各种康复治疗技术与方法。第四部分为临床康复治疗。重点并详细介绍了临床上常见瘫痪的康复治疗，包括脑血管病、颅脑损伤、脊髓损伤、周围神经损伤、儿童脑性瘫痪等。

本书具有以下特点：①内容新颖实用，所介绍的技术与方法适合于我国的国情，以实用性操作为主，不需要特殊设备。②编排系统性强，从基础理论，到评估方法和治疗技术，再到临床应用，循序渐进，容易掌握。③文字简练，辅以大量插图，图文并茂，易学、易懂。④应用面广，适用于各级医院中从事康复工作及相关临床科室的医、技、护人员，高等及中等医学院校中相关专业的教师和学生，以及各类专业培训班的学员。

本书从构思到定稿历时 2 年，在编写过程中得到了人民卫生出版社的大力支持，并承蒙南登崑教授在百忙之中为本书作序，在此，表示衷心的感谢。

参加本书的编写者都是长期从事瘫痪康复治疗的专业人员，具有丰富的临床经验和扎实的专业技术，绝大多数受过正规的培训，特别是世界卫生组织和香港复康会在我国举办的实用康复医师培训班。在编写过程中，作者查阅了大量的国内外文献，特别是近几年来国外的最新研究进展，各章后面所附的参考文献大多经作者阅读过，并认为值得向读者推荐，有兴趣者可进一步查阅。

本书适合于各级综合医院，各类康复中心、疗养院、基层医院中从事康复工作及相关科室的临床医、技、护人员，如康复科、神经内科、脑外科、骨科、儿科、理疗科、体疗科，高等及中等医学院校中康复医学、康复治疗、康复保健、养生保健专业的教师和学生，各类专业培训班的学员。

由于篇幅所限，书中介绍的内容不能完全反映国内外瘫痪康复方面的进展；同时，限于水平所限，书中错误在所难免，恳请读者指正。

燕铁斌　窦祖林
1998 年 7 月于广州

目　录

第一篇　瘫痪康复解剖及理论基础

第二篇　瘫痪相关功能评定

第一篇

瘫痪康复解剖及理论基础

第一章　脑解剖与功能

神经系统由位于颅腔的脑、椎管的脊髓以及与脑和脊髓相连并遍布全身的周围神经组成，在人体各器官、系统中居于主导地位。神经系统通过神经感受机体内、外环境的变化，直接调控人体其他系统以及时作出适当的反应，通过内分泌系统实行间接调控（神经-体液调节）。"神经-免疫-内分泌网络"学说认为神经系统可以通过免疫系统对其他系统进行调节。神经系统还具有可塑性，即神经系统在结构或功能上发生动态变化以适应不断变化的内、外环境，这一特性体现在神经系统的发育过程中、动物的学习和技能训练过程中以及神经系统损伤后的代偿和修复过程中。临床和动物实验观察表明，中枢神经系统的功能可以通过不断学习和训练来得到强化和巩固，患者的学习潜力越大，功能重组的机会也越多，康复的成功率越高。神经可塑性作为一项基础理论在康复医学领域具有非常重要的理论和实践意义。

第一节　大脑的结构与功能

人类的大脑是人类神经系统最高级的部分，在漫长演化过程中不断发生发展，逐渐由量变到质变，成为思维活动的器官。其中大脑皮质是高级神经活动的物质基础，是机体全部功能最高的调节器官。

大脑主要包括左、右大脑半球，两侧半球由胼胝体连接，由浅入深为大脑皮质、大脑髓质、基底核和侧脑室（图 1-1）。

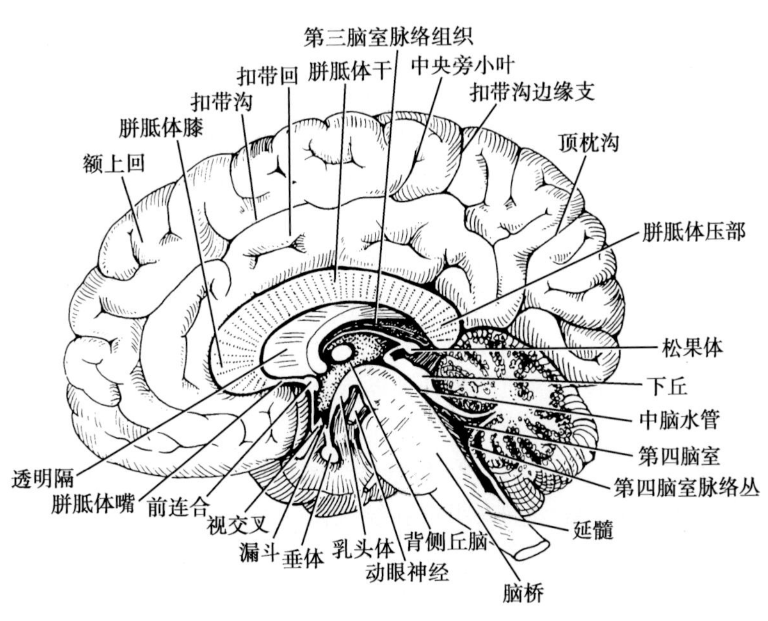

图 1-1　脑的正中矢状面

一、大脑半球外形

由于大脑半球的各脑叶以及每个脑叶的不同部分发展不平衡，因此，脑的表面凹凸不平。突出于表面的称脑回，凹陷的部分称脑沟。每侧半球由外侧裂、中央沟、顶枕沟分为5个叶，即额叶、顶叶、颞叶、枕叶和岛叶(图1-2)。

1. 额叶 位于中央沟以前，是最大的一个脑叶，其前端称额极。额叶由中央前沟、额上沟、额下沟分为中央前回、额上回、额中回和额下回。

2. 顶叶 位于中央沟之后、顶枕沟之前，顶叶由中央后沟、顶内沟分为中央后回、顶上小叶、顶下小叶，后者又分为缘上回、角回。

3. 颞叶 位于外侧裂下方，颞叶由颞上沟、颞下沟分为颞上回、颞中回、颞下回以及颞横回、枕颞内侧回、海马旁回和海马，海马位于侧脑室下角底壁，与齿状回同属于海马结构。

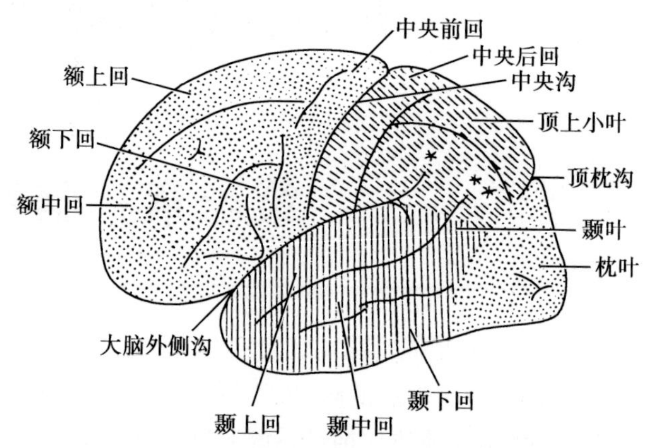

图1-2 大脑半球的分叶(背外侧)

4. 枕叶 位于顶枕沟之后，分为楔叶和舌回。

5. 岛叶 呈三角形，位于外侧裂的深部，以环状沟与额、顶、颞叶分界。

二、大脑内部结构

(一) 侧脑室

侧脑室是脑室系统中最大的，为大脑半球内左右对称的裂隙，内容脑脊液，左右各一，位于大脑半球内借室间孔与狭窄的第三脑室相连通。侧脑室呈弯曲的弓形，从前向后再向下分成额角、体部、房部、枕角、颞角。侧脑室额角位于额下回的深面，侧脑室房部位于缘上回深面，颞角在颞中回的深面。中央前回和中央后回的深面是侧脑室的体部，体部前方为额角，后方为房部。

(二) 基底核

1. 形态结构 基底核或称基底神经节，是靠近大脑半球底部与白质之中的四对灰质核团(尾状核、豆状核、屏状核和杏仁体)的总称(图1-3)。

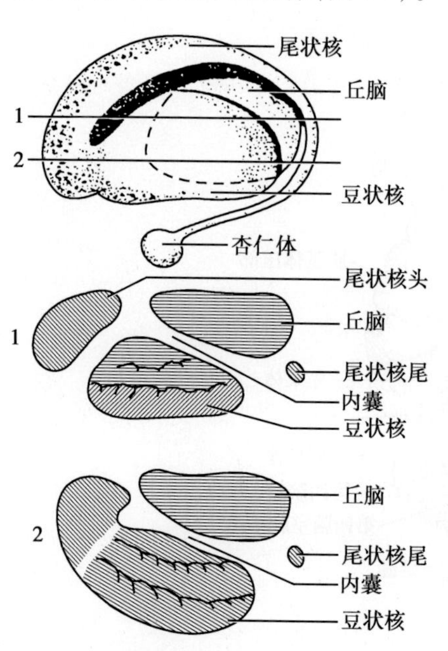

图1-3 基底核的外形和水平切面

(1) 尾状核：外形像条弯曲的尾巴，分头、体、尾，全长伴随侧脑室。

(2) 豆状核：外形似双凸透镜，位于岛叶深部，核内被内、外侧两个垂直方向的白质髓板分隔成外侧的壳和内侧的苍白球。

(3) 屏状核：位于壳与岛叶间的一薄层灰质板，形同屏风。其与豆状核之间为外囊，与岛叶皮质之间为最外囊。屏状核与大脑皮质多个区域有双向连接，可能在意识的产生中有重要作用。

(4) 杏仁体：与尾状核的尾相连，形如杏仁，位于海马旁回沟的深面、侧脑室下面的前端。主要功能为产生和传入与大脑新皮质的各种外界信息相适应的情绪，也和学习、记忆及神经内分泌调控相关。

2. 纹状体 尾状核与豆状核合称纹状体，尾状核与豆状核的壳组成新纹状体，豆状核的苍白球为旧纹状体，其具体组成如图1-4。

纹状体是锥体外系的重要结构之一，被认为是控制运动的一个主要调节中枢，与随意运动的稳定、肌张力的调节和躯体运动的

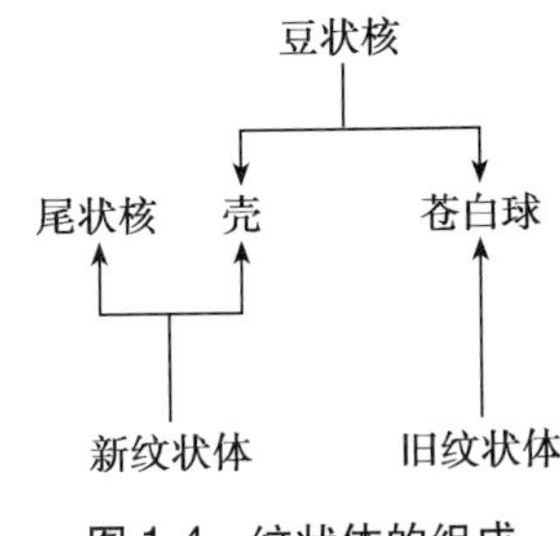

图 1-4　纹状体的组成

协调密切相关。尾状核还可对各种感觉刺激（视、听、躯体和内脏感觉）发生非特异性反应，如刺激尾状核能引起痛阈升高。

3. 基底核病变的表现　基底核病变患者主要表现为不随意运动和肌张力的改变。

（1）运动过少而肌紧张过强：如帕金森病患者，主要表现为肌张力过高（僵直）、随意运动减少、运动徐缓及运动不能、面部表情缺乏（假面具状）；患者起步困难，足擦地而行，行走时上肢无伴随摆动，呈小碎步前冲的慌张步态。此外，还伴有植物神经症状，如流涎、流泪、多汗及血管运动性障碍等。患者的病变主要在旧纹状体。

（2）运动过多而肌紧张不全：如舞蹈症、手足徐动症等，主要表现为肌张力低下，上肢和头面部不自主和无目的动作。患者的病变主要在新纹状体。

（三）大脑半球髓质

髓质（白质）主要由大脑半球间及其内部的纤维联系构成，为一些联系皮质各部和皮质下结构的神经纤维，充实于大脑皮质、基底核和侧脑室之间。在胼胝体上方的半球水平切面上，髓质在每侧半球形成一个半卵圆区。在通过胼胝体的水平切面上，两侧的白质纤维互相连续。根据纤维束的联系、行径和功能，可以分为 3 类：联络系、连合系和投射系。

1. 联络系　为联系同一侧大脑半球内部各脑叶间不同皮质区域的神经纤维，此类纤维在人类较发达，纤维数量最大。包括联系相邻脑回的短纤维，位于皮质下呈弓形弯过沟底行程，统称弓状纤维，以及联系各脑叶的长纤维，如扣带束、钩束和上、下纵束等（图 1-5、图 1-6）。

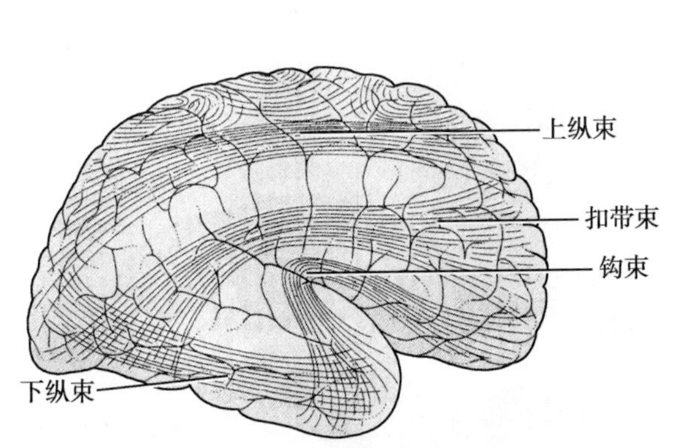

图 1-5　大脑半球内相邻脑回、脑叶间的纤维联系（背外侧面观）

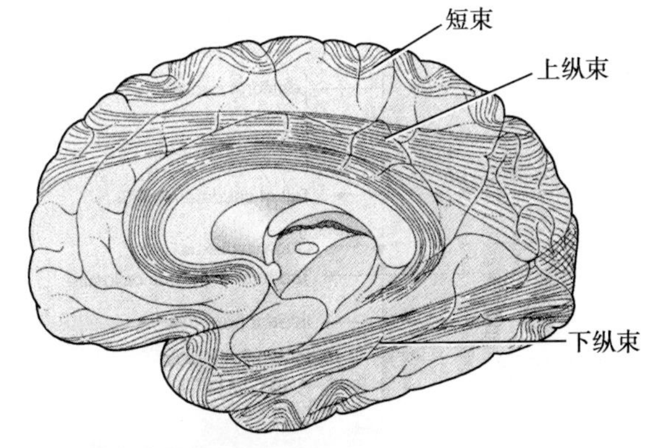

图 1-6　大脑半球内相邻脑回、脑叶间的纤维联系（内侧面观）

（1）钩束：呈钩状绕过外侧裂，连接额、颞两叶的前部（联系额叶的额中、下回、眶回与颞叶前部皮质的纤维）。钩束将额叶的运动性语言区、眶回与颞叶前部皮质相联系。

（2）上纵束：位于豆状核与岛叶的上方，起自前额区，内囊的外侧；弓形向后，再绕过脑岛的后方向前，至枕叶弯曲向下终止于颞叶，是联络纤维中最长者，沿途接受额、顶、枕、颞叶纤维，并发出纤维终止于上述各叶。联系额、顶、枕、颞叶。

（3）下纵束：起自枕极附近，纤维向前，沿侧脑室后角和下角的外侧壁前行，借视辐射隔开，终止于颞叶。联系枕叶和颞叶。

（4）扣带束：位于扣带回和海马旁回的深部，在胼胝体嘴的下方起自半球内侧面，沿胼胝体向后，在扣带回内行走，至半球下面进入海马旁回，向下分散于颞极邻近的颞叶皮质。联系边缘叶各部，是大脑半球内侧面的主要联络纤维。

（5）额枕束：起自额极，在上纵束的深面、尾状核的外侧向后，靠近侧脑室中央部，呈扇形终止于枕叶和颞叶。

上述各长纤维束均呈往返联系。短联络纤维以一定的顺序将初级感觉区与相邻的皮质相连，这种联系一般都是双向的。与同一感觉相关的邻近皮质区称作单感觉联合区，如枕叶的18和19区，含有多个视觉功能区，每一个区与某一特定的视觉功能有关。顶下小叶的角回（39区）是一个多感觉联合区，来自不同感觉区的传入冲动在此会聚。其他重要的多感觉联合区位于前额叶皮质和海马旁回。

联合区的联系具有等级序列的倾向，如躯体感觉皮质中的5区具有与运动前区发生联系的倾向。这种情况与运动区的相似，即初级运动区与运动前区和辅助运动区相关，而运动前区则与前额叶皮质发生联系。

2. **连合系**　为连接左、右两侧大脑半球皮质相应区域的纤维，包括胼胝体、前连合、穹隆连合和视上交叉等。连合纤维在两大脑半球之间起传递信息的作用（图1-7）。

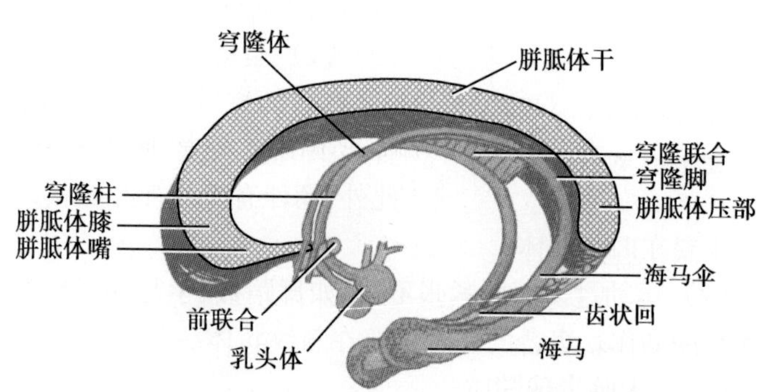

图1-7　大脑半球间的纤维结构和联系

（1）胼胝体：为最大的连合纤维，也是大脑白质中最大的纤维束。由连接左、右半球的额、顶、枕、颞叶新皮质的横行纤维组成，呈宽厚的板状。胼胝体位于大脑纵裂的底，并构成侧脑室顶的大部分。在正中矢状切面上，胼胝体很厚。胼胝体上方由扣带回覆盖，两者间以胼胝体沟相隔。透明隔附着于其下面的前方。胼胝体的神经纤维呈放射状进入两侧半球的白质，再与皮质结构相联系（图1-8）。

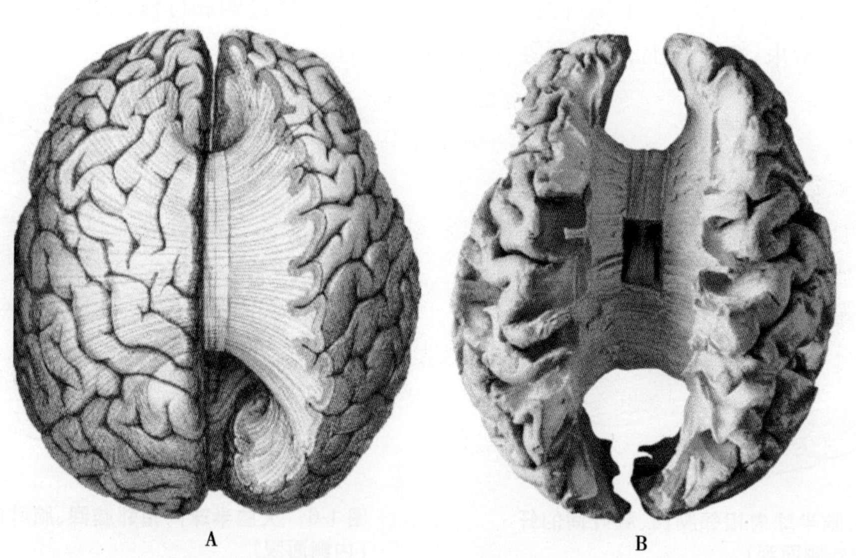

图1-8　胼胝体的形态结构

A. 胼胝体上面观；B. 胼胝体上面观（显示侧脑室）

在哺乳类动物，胼胝体发育的程度与新皮质的表面积和体积相一致。在人脑发育得最为完善。在正中切面上为长约10cm的弓形纤维板，由大量被横行切断的胼胝体纤维构成。前端距离额极约3cm，后方距离枕极约6cm。

胼胝体的功能：主要是把位于两半球内的不同部分沟通起来，并连接成一个统一整体。由于它主要连接左、右侧大脑半球对称的皮质区域，将信息由一侧大脑半球传导至另一侧，它与识别的学习、感觉经历和记忆功能有关。在个别胼胝体发生缺失的患者，可能没有确切的症状和体征出现，而后天性胼胝体受损的患者，每侧半球分离，患者好像有两个分离的脑。“分裂脑”的患者在智力和行为方面并不出现明显的改变，功能基本完好，但由于信息不能在大脑半球之间传递，这些患者还是不能完成某些功能。例如，让患者闭上眼睛，把一个物体放在其右手时，由于右手的感觉信息能达到左半球，患者可以说出该物体的名字。然而，如果物体改放在左手，由于右半球没有左半球的语言存取记忆功能，患者则说不出该物体的名字。

各种不同功能在一侧或另一侧大脑半球专门化的程度可通过切断胼胝体纤维的方法来研究。美国神经科学家Sperry及其同事对实验性胼胝体切断的动物和做了胼胝体切断术治疗的患者进行了一系列重要的皮质功能观察，结果发现两侧大脑半球在学习、记忆和思维功能上各自具有其独立的机制。如果胼胝体的纤维被破坏，这些机制在对侧半球就不具效应。Sperry因这些重要发现而获得1981年的诺贝尔奖。

对脑卒中患者的研究发现，大脑前动脉梗死后胼胝体的纤维遭破坏，这种患者能够按照指令用右手进行运动，左手却不能。基于左半球是语言优势半球，对这一现象的解释是：口头性指令只由患者的左半球理解，控制右手运动的神经机制也发生在左半球，因此患者用右手执行指令不成问题。但是，胼胝体的破坏阻断了相关信息从左半球向右侧运动皮质的传递，而右侧运动皮质的激活对于用左手进行运动是必须的。临床上将不存在运动或感觉障碍，但不能执行有目的的运动的症状称为运动不能或失用。

胼胝体各部损害表现：胼胝体前1/3损害时，可产生失用症，由于左侧缘上回发出连合纤维经胼胝体前1/3支配右侧半球的缘上回，所以，左侧发生病变，可引起两侧肢体失用症。胼胝体中1/3损害时，可产生假性延髓麻痹症状，由于经内囊至面部的下行运动纤维，以及来自大脑皮质的下行运动纤维，均于此处经过；有时也可出现运动性共济失调。当胼胝体后1/3损害时，会出现言语与运动共济失调等症状，因为后1/3的纤维连接两侧视区和听区。

（2）前连合：位于终板上方和穹隆柱前方，是指横过穹隆柱前方、包含于终板内的致密有髓神经纤维束，主要连接两侧颞叶，有小部分联系两侧嗅球。在终板内，前连合作为第三脑室前壁的一部分，在视交叉前上方1.5~2.0cm。前连合呈“X”形，由前、后两个弓形纤维束组成。在中间部纤维密集呈卵圆形，两侧向前、后分散，向前的纤维较小称为前连合前部（前束），此部在人类较小不发达，在前穿质和嗅束的两侧弯曲向前，纤维连接左、右嗅球；向后的纤维较粗大称为前连合后部（后束），向后外呈扇形散开进入颞叶前部，连接左、右海马旁回。有报道前连合的纤维有一部分是两侧不同中枢之间的交叉途径，与嗅觉有关。

在哺乳动物（包括灵长类）前连合纤维联系两侧相应的下列结构：①嗅球和前嗅核；②前穿质、嗅结节和Broca斜角带；③梨前皮质；④嗅区和海马旁回的相邻部分；⑤部分杏仁复合体；⑥终纹床核和伏隔核；⑦颞中回和颞下回前区等。

（3）穹隆连合或称海马连合：为位于两侧穹隆之间联系两侧海马的横行纤维。

穹隆由海马至下丘脑乳头体的弓形传出纤维束组成，自胼胝体后部的下方伸出的一条白质带，弯向前，经室间孔前方进入下丘脑。该束纤维先在海马内侧缘集中形成海马伞，而后沿侧脑室下角底后行，再弯向上前，形成穹隆脚，穹隆脚在胼胝体压部的下方前行，左右侧逐渐互相靠近，会合成为穹隆体，在会合处有大量纤维左右交叉。在两侧穹隆脚之间形成一薄的三角形交叉纤维白质薄板层，其中一部分纤维越至对边，连接对侧的海马，称为穹隆连合（或称海马连合或琴体），将两侧的海马和乳头体互相连接起来（图1-9）。

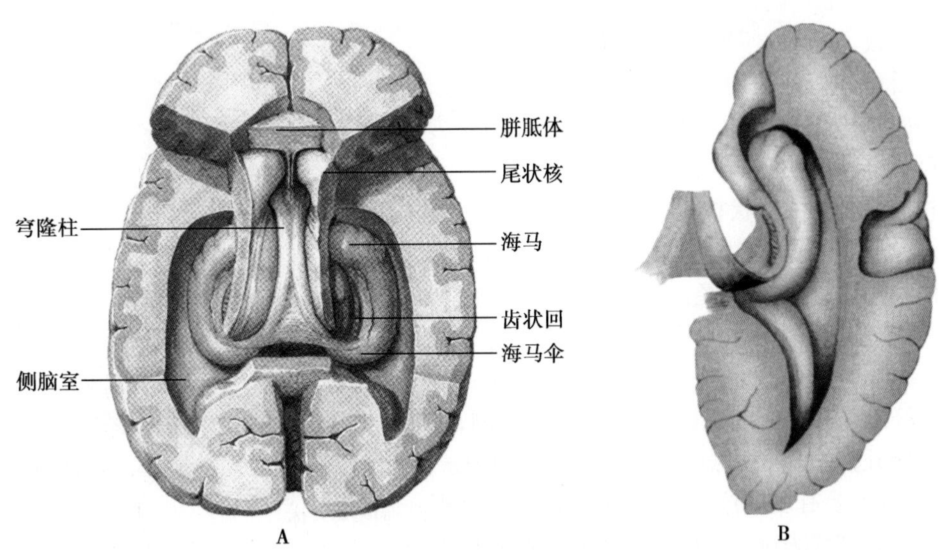

图1-9　穹隆与海马结构

A. 大脑三维水平切面，侧脑室上面观，显示穹隆联合、穹隆柱、海马、海马伞；B. 大脑三维切面，显示穹隆及侧脑室下脚底壁的海马左、右穹隆脚形成穹隆连合后，纤维前行形成穹隆体，体内的两束纤维在中线两侧平行向前行，达室间孔的前上方，左右分开下行，形成左、右穹隆柱，每侧的穹隆柱均有纤维在前连合的前方和后方下降。在穹隆和胼胝体之间的三角区为膜性的透明隔。穹隆纤维绕前连合后部向下至同侧的乳头体，部分纤维构成海马丘脑束止于丘脑前核群、板内核等。经前连合前部纤维分散至隔区、视前外侧区、丘脑前核和乳头体核等处。

（4）视上交叉位于视交叉的背侧，可分 3 部：①下丘脑前交叉，位置最靠前，可能联系双侧的下丘脑和底丘脑；②视上背交叉，为横行于视交叉背方的纤维，可能联系双侧的苍白球；③视上腹交叉，紧贴视交叉的背侧，与视纤维混杂，可能联系两侧的内侧膝状体。

3. 投射系 联系大脑皮质与皮质下诸结构（如基底核、间脑、脑干和脊髓等），由上、下行投射纤维组成。投射纤维包括传出（下行）纤维和传入（上行）纤维两种纤维，与大脑皮质各部相联系的多数投射纤维在皮质下方呈放射状分布，在纹状体周围形成放射冠，向下与内囊相延续；根据放射冠的纤维方向，可分为额部、顶部、枕部和颞部，这些上、下行纤维绝大多数都聚集经过内囊（仅有嗅觉纤维不经过内囊）（图 1-10）。

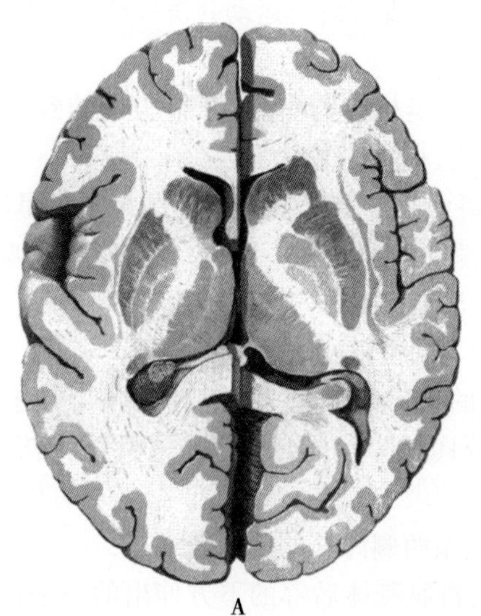
A

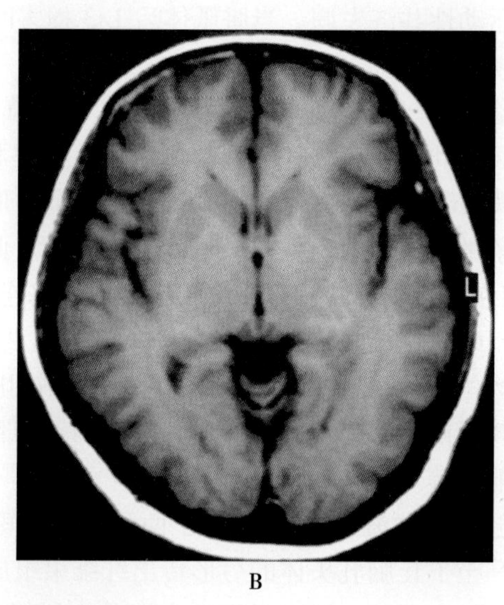

B

图 1-10 内囊的位置及分部
A. 水平切面；B. MRI

（1）内囊的位置及各部投射纤维：为位于尾状核、背侧丘脑与豆状核之间的一宽厚的白质纤维板层。在脑水平切面上，内囊是宽阔的白质带，凹向外侧，与豆状核向内侧的凸出一致，呈“ > < ”形，尖端朝向内侧。

内囊由前向后可分为前肢（豆状核和尾状核头之间）、膝（前肢与后肢转折处）、后肢（豆状核与背侧丘脑之间，含豆状核后部和豆状核下部）3 部分（图 1-11）。

内囊前肢投射纤维：在豆状核的内侧，尾状核头的外侧，主要有额桥束和由丘脑内侧背核投射到前额叶的丘脑前辐射等。额桥束与脑桥核的神经元形成突触；丘脑前辐射联系丘脑前核、丘脑内侧核、下丘脑核、边缘结构与大脑额叶。

内囊膝投射纤维：在水平切片上呈钝角，尖向内侧，指向尾状核头与背侧丘脑之间，外侧的夹角邻接苍白球最凸处，通过此部的纤维主要有皮质核束，主要来自中央前回下 1/3（躯体运动区头面部代表区）（4 区），止于同侧和对侧的脑干各脑神经躯体运动核。另外还有丘脑上辐射的前部纤维、皮质网状纤维等。

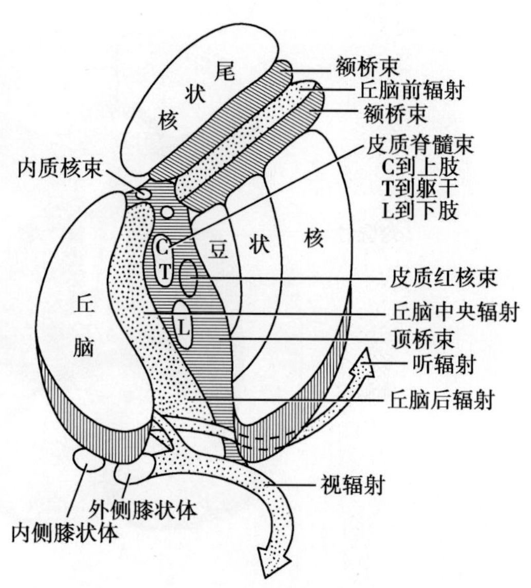

图 1-11 大脑水平半球切面，示经过内囊的主要纤维

内囊后肢投射纤维：在豆状核的内侧，丘脑的外侧，由于范围较广，按纤维的位置又可分为3部分：背侧丘脑与豆状核之间的部分纤维称为丘脑豆状核部；位于豆状核的后部和下部的纤维，分别称为豆状核后部和豆状核下部。通过丘脑豆状核部的纤维有皮质脊髓束、皮质红核束、部分额桥束、皮质网状束等下行纤维束和上行的丘脑中央辐射。皮质脊髓束纤维由前向后分别与上肢、躯干、下肢的运动控制有关。最初认为这些纤维均位于后肢的前部，但近年对人类皮质脊髓束损伤的定位研究表明，这些纤维在后肢的后部；皮质红核纤维由额叶至红核；部分额桥束纤维发自大脑皮质4、6区至脑桥核。

通过豆状核后部纤维有下行的顶枕桥束、枕桥束、枕上丘束、枕顶盖束及上行的丘脑后辐射（视辐射、枕顶叶与丘脑枕之间的联系）。视辐射起自外侧膝状体，呈凸向上方的弓形，经侧脑室后角的外面继续后行，终止于视皮质。

通过豆状核下部的纤维有下行的颞桥束、部分顶桥束纤维及上行的丘脑下辐射（包括听辐射）和联系丘脑与脑岛的少量纤维。听辐射自内侧膝状体至颞上回和颞横回（41、42区）。

皮质-下丘脑联系、皮质-纹状体联系、皮质-网状结构联系等均为双向投射，但它们在内囊的位置尚不清楚。

总之，内囊后肢投射纤维的排列是：靠内侧的主要是上行的传导束，由前向后依次为丘脑中央辐射、听辐射和视辐射；靠外侧的主要是下行传导束，即皮质脊髓束、皮质红核束、顶枕颞桥束以及由皮质投射到黑质和脑干网状结构的纤维。因此，当此处的锥体束受损时，往往伴随有锥体外系受损的症状。

（2）内囊损伤的解剖学基础：内囊集聚了几乎所有出入大脑半球的上、下行纤维传导束，是投射纤维高度集中的区域，故此处的病灶即使不大，也可导致严重的后果。脑血管病患者常累及内囊，内囊较小的病变即可导致对侧身体的功能障碍，根据病变的位置和被损害的传导束不同而出现不同的症状。例如内囊膝部集中了皮质核束，此部损伤或支配此部的中央支血管的出血或梗死，主要可发生对侧面下部和舌的中枢瘫。当内囊损伤广泛时，可导致上、下行纤维所传信息受阻，患者可出现对侧偏身感觉丧失（损伤丘脑中央辐射），对侧偏瘫包括对侧舌瘫和面瘫（损伤皮质脊髓束和皮质核束），以及两眼对侧同向偏盲（损伤视辐射），即临床所谓“三偏征”（图1-12）。

（四）大脑皮质

1. 大脑皮质的构筑　大脑皮质是覆于大脑表面的灰质层。人类的大脑皮质高度发育，几乎占整个脑体积的一半，与脑和脊髓的许多结构有着广泛的联系。脑表面的沟回起伏使大脑皮质的面积大为扩大，如将大脑皮质铺平展开，其面积可达2 500cm^2；大脑皮质高度卷曲，一半以上的大脑皮质隐藏于各沟、回的深部，仅有约1/3露于脑表面。大脑皮质各个部分的厚度不同，一般厚2～4mm，中央前回处最厚，在人类约4.5mm；距状沟处最薄，仅约1.5mm。在同一脑回不同部位皮质的厚薄也不完全一致，一般脑回顶部厚于脑沟底部。

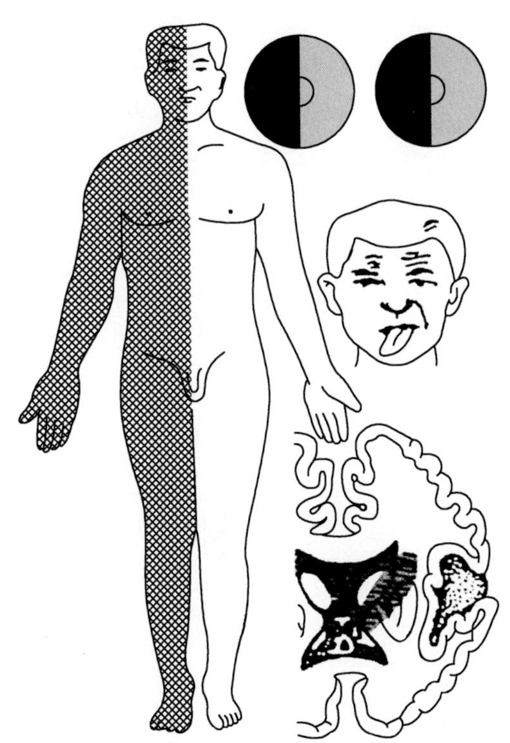

图1-12　左侧内囊损伤致“三偏征”示意图

大脑皮质由类型复杂的神经元和纵横交错的神经纤维组合而成，并含有大量的神经胶质和血管。在人类的大脑皮质，神经胶质多于神经元。对大脑皮质神经元总数的研究报告差别很大，有人估算为10^{11}个，也有人估算为26亿个。有关大脑皮质构筑的研究包括细胞构筑、纤维构筑、神经胶质构筑和血管构筑等。

大脑皮质的神经元类型多种多样，主要有锥体细胞、颗粒细胞或星形细胞、水平细胞、Martinotti细胞、梭形细胞或称多形细胞。大脑皮质以板层和柱状构造为主要组织学特征，其内部构造非常复杂。根据组织构造不同，大脑皮质可分为同型皮质和异型皮质两类。同型皮质分为

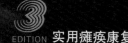

6层，而异型皮质则显示3~5层不等。从种系发生的角度看，异型皮质又可进一步分为形成海马结构的古皮质（原皮质）和形成嗅脑的旧皮质，而占大脑皮质绝大部分的同型皮质则是发生较晚的新皮质。新皮质的6层结构是Ⅰ分子层、Ⅱ外颗粒层、Ⅲ外锥体细胞层、Ⅳ内颗粒层、Ⅴ节细胞层、Ⅵ多形细胞层。

2. 皮质分区　根据皮质各部分层的情况，以及各层细胞的形状、大小、密度和排列方式，可将大脑皮质划分为许多区。Brodmann将大脑皮质分为52区；Economo和Koskinas将大脑皮质分为100多个区，卢氏将大脑皮质分为47区；日本平泽分为50区。目前常用的仍为Brodmann分区方法。

三、大脑皮质的功能定位

一般将与语言、文字、书写等有密切关系的一侧大脑半球称为优势半球。通常右利手的人的优势半球在左侧；反之左利手者，优势半球在右侧。大脑半球与大脑皮质的功能定位对大脑半球病变的定位诊断具有很大的意义。

（一）额叶功能定位

额叶的主要功能与随意运动、语言和高级精神活动有关。对植物神经和小脑的活动也有控制和调节作用。（图1-13）

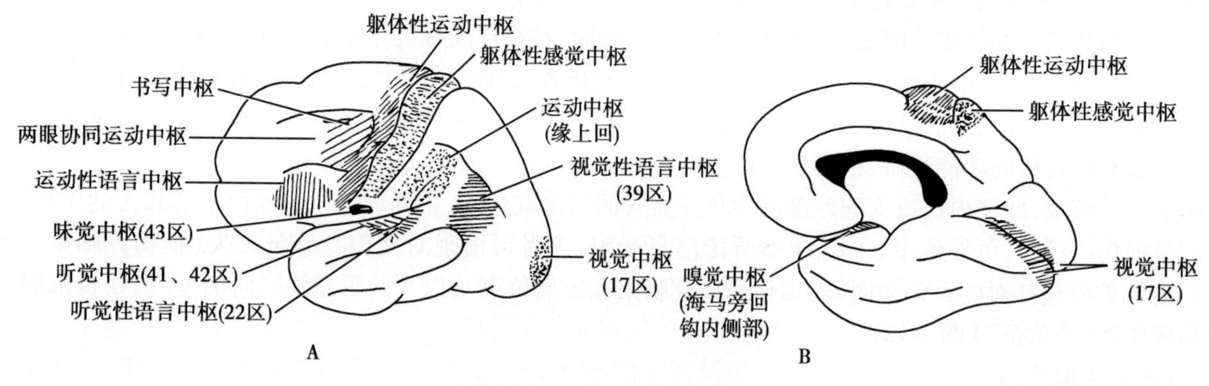

图1-13　大脑皮质主要中枢

A. 背外侧面观；B. 内侧面观

1. 第Ⅰ躯体运动区（图1-13、图1-14A）　相当于Brodmann 4、6区，位于中央前回、旁中央小叶前半和额上回的后部：主要管理全身骨骼肌的随意运动，并接受中央后回及丘脑腹外侧核、腹前核、腹后外侧核发来的纤维。

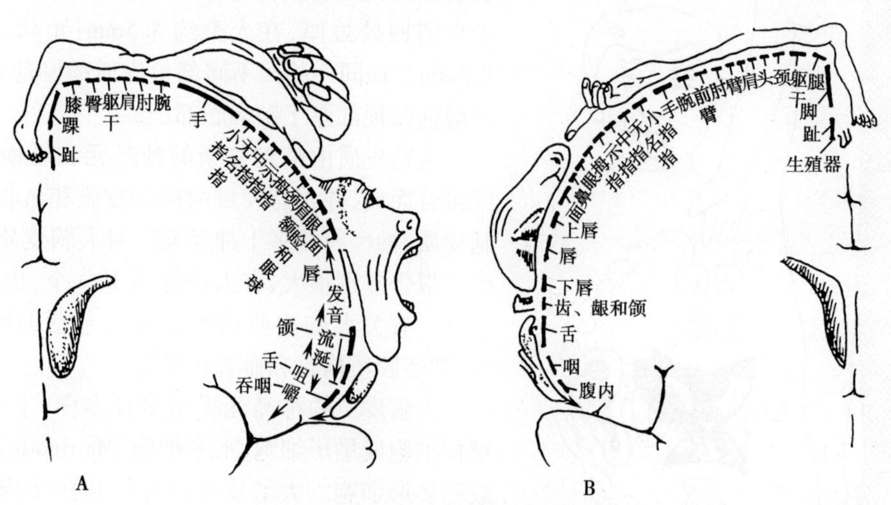

图1-14　大脑皮质功能定位示意图

A. 躯体运动中枢；B. 躯体感觉中枢

该运动区有3个特点：①一侧运动区支配对侧肢体的运动，控制对侧个别或一组肌群的随意运动。但一些与联合运动有关的肌肉，如面上部肌、咽喉肌、咀嚼肌、眼球外肌、呼吸肌和躯干、会阴、骨骼肌等，则受双侧运动区的控制，在一侧运动区或锥体束损伤时，不会出现瘫痪症状。②身体各部运动器官在此区的投影宛如倒置的人形，但头部是正的（图1-14A）。③身体各部运动器官在此区所占投影区的大小取决于该部功能的重要程度和复杂性。

2. 第Ⅱ躯体运动区　位于大脑皮质中央前回、后回下方的岛盖皮质，一直持续到脑岛。此区只有上、下肢肌肉运动的代表区。刺激这个区域，可诱发双侧肢体的运动。该区也发出纤维参与组成锥体束。

3. 补充运动区（图1-13B）　位于半球内侧面旁中央小叶的前方，为背外侧面运动前区在半球内侧面的延伸，在半球内侧面的6区。此区兴奋可引起对侧上肢的上举、头和眼的协同转动以及两侧的躯干肌和下肢肌的协同收缩，还可以引起瞳孔扩大和心率加快等反应。因此该区有躯体运动和内脏运动功能，并发出纤维加入锥体束。

4. 运动性语言中枢（图1-13A）　位于额下回后部（Broca区，44、45区），此区邻近中央前回下部的唇、舌和咽喉肌的运动代表区，管理语言运动。如果此区受损，虽然与发音有关的唇、舌、咽喉肌未瘫痪，但却丧失说话能力，称为运动性失语（Broca失语）。

5. 书写中枢（图1-13A）　额上、中、下三回大部分和眶回（8～12、45～47区），如果此区受损，可产生额叶性精神障碍症状，如情感淡漠、智力减退、注意力丧失等，以及额叶性共济失调，如直立和行走障碍、易向健侧倾倒等。

（二）顶叶功能定位

顶叶主要有以下几个方面的功能：

1. 第Ⅰ躯体感觉区（图1-13、图1-14B）　位于中央后回和中央旁小叶的后部（3、1、2区）。该区类似第Ⅰ躯体运动区，有如下特点：①接受丘脑腹后内、外侧核传来的对侧半身痛、触、压以及肌、腱、关节和骨膜传来的位置觉和运动觉。②整个投影有如倒置的人形，但头部是正的（图1-14B）；③身体各部在该区所占的面积大小不取决于形体大小，而是与该部感觉的敏感度和复杂程度有关。

2. 第Ⅱ躯体感觉区　位于大脑中央前回、后回下面的岛盖皮质，与第Ⅱ躯体运动区有重叠，此区较原始，仅对感觉做粗糙分析。所以此区损伤，一般不会引起明显的感觉障碍。

3. 阅读中枢（视觉性语言中枢）（图1-13A）　位于顶下小叶的角回，靠近视区中枢，为理解看到的文字或符号的皮质区。一旦此中枢受损，会出现失读症，且有计算障碍。

4. 平衡觉区　位于中央后回下端头面部代表区附近。

5. 味觉区（图1-13A）　位于中央后回下部（43区），舌和咽的一般感受区附近。

6. 运用中枢（图1-13A）　位于优势半球缘上回，损害产生失用症。

7. 实体感觉的分析区　位于顶上小叶，损害实体感觉缺失。

8. 旁中央小叶　前半属于运动区：中央前回的延续，支配小腿以下部分的运动。后半为感觉区：中央后回的延续，接受来自足、足趾的感觉冲动。同时旁中央小叶也是管理膀胱和直肠的中枢。

（三）枕叶功能定位

枕叶为视觉中枢所在地，主要接受视觉冲动。视区（17区）位于枕叶内侧面距状沟上、下的皮质（图1-13B）。一侧视区接受同侧视网膜颞侧半和对侧视网膜鼻侧半传来的纤维，损伤一侧视区，可引起双眼视野同向性偏盲。优势侧纹状区周围病变可导致视觉失认。

（四）颞叶功能定位

颞叶与进化有关，人脑的颞叶发达与人具有高度的听觉语言和记忆等功能有关。

1. 听区（41区）　位于颞叶外侧沟下壁的颞横回上（图1-13A）。一侧听觉冲动经内侧膝状体可投射到双侧的听区，蜗顶部的低音冲动投射到听区的前外侧部，而蜗底的高音投射至听区后内侧部。一侧听区受损不会引起耳聋，或仅轻微地影响听觉，但对音响的空间定位能力减弱。

2. 听觉性语言中枢（22区）　位于颞上回后部（图1-13A）。如果此区受损，患者常出现听觉性失语症，且常伴有书写和阅读障碍。

研究表明，听觉性语言中枢和视觉性语言中枢之间没有明显界限，有学者将两者统称为后说话区（Wernicke 区），该区包括颞上回、颞中回后部、缘上回以及角回。Wernicke 区的损伤将产生严重的语言障碍，称为感觉性失语（Wernicke 失语），是听觉性失语症和失读症的统称。

各语言中枢不是彼此孤立存在的，它们之间有着密切的联系，语言能力需要大脑皮层有关区域的协调配合才能完成。例如，听到别人问话后用口语回答，其过程可能是：首先听觉冲动传至听觉区，产生听觉，再由听觉区与 Wernicke 区联系，理解问话的意义。经过联络区的分析、综合，将信息传到运动性语言中枢，后者通过与头面部运动有关的皮质（中央前回下部）的联系，控制唇、舌、喉肌的运动而形成语言来回答问题。

3. 颞前区（20、21、38 区） 位于颞叶的前部。此区与记忆、联想、比较及躯体和内脏活动有关。此区受损可出现严重的记忆障碍，连非常熟悉的亲友都不认识。

4. 嗅觉中枢 位于钩回、海马回前部（图 1-13B）。此区受损不引起嗅觉丧失，因左右两侧有较多联络纤维，但嗅中枢的刺激性病变可引起幻嗅发作。

（五）岛叶功能定位

人的岛叶与内脏活动和感觉有关，刺激岛叶可引起唾液分泌。

综上所述，在大脑皮质广泛的联络区中，额叶的功能与躯体运动、发音、语言及高级思维活动有关；顶叶的功能与躯体感觉、味觉、语言等有关；枕叶与视觉信息的整合有关；颞叶与听觉、语言和记忆功能有关；边缘叶与内脏活动有关。在长期的进化和发育过程中，大脑皮质的结构和功能都得到了高度的分化，而且左、右大脑半球的发育情况呈不对称性。各语言中枢主要在左侧大脑半球，从语言功能上看，左侧半球可视为优势半球，与语言、意识、数学分析等密切相关，该半球的损伤会出现语言功能障碍。然而，并不能将右侧半球视为"非优势"或"不重要"。现在已知右侧半球主要感知非语言信息、音乐、图形和时空概念，对抽象形式、空间关系的认识以及绘画、音乐欣赏等方面较左半球具有优势。因此，左、右大脑半球各有优势，只是在功能上各有不同的特化，这种特化的结果是使语言功能互补、协调和配合完成各种高级神经精神活动。

四、边缘系统

边缘系统的概念是由边缘叶衍化而来。由法国学者 Broca（1878 年）首先观察到哺乳类脑的脑干周围，有一个弯曲的脑回组成了一个边缘，并称之为边缘叶，包括扣带回、海马回以及与嗅觉功能有关的皮质部位。随后学者发现这些部位的活动涉及内脏器官的活动、情绪和行为及心境等功能；进一步的研究将边缘叶逐渐扩大，在大脑半球的内侧面，扣带回和海马旁回等呈环形围绕胼胝体，以及和露于侧脑室下角内的海马和齿状回等共同组成边缘叶，它们都位于大脑半球的内侧边缘。后来，又把边缘叶与边缘叶皮质结构相似的区域（额叶眶回后部、岛叶前部和颞极），以及在功能和联系上较密切的一些皮质下结构（如隔核、杏仁体、下丘脑、上丘脑、丘脑前核以及中脑被盖内侧区等）包括在一起，统称为边缘系统（图 1-15）。边缘系统与内脏活动、情绪和记忆等有关。上述结构多在本章及其他章节提及，在此仅就隔区、杏仁体和海马结构等作简要的叙述。

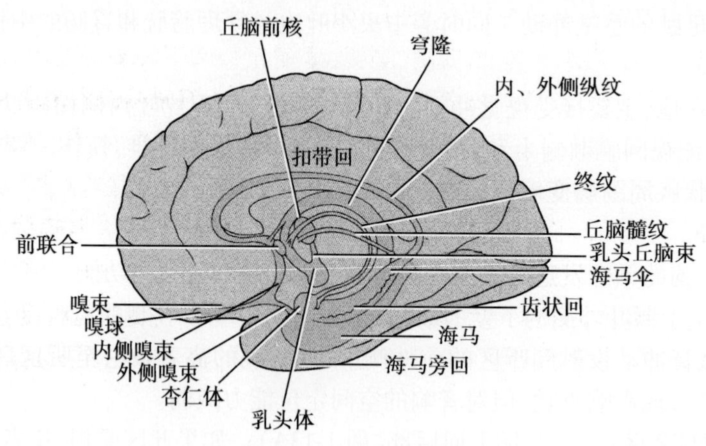

图 1-15 边缘系模式图

（一）隔区与隔核

隔区位于胼胝体嘴的下方，包括旁嗅区和胼胝体下回，在胼胝体下回的前外部深陷于沟内称前海马原基。人脑隔区可分为两部分，即透明隔和中隔（图 1-16）。前者由神经胶质细胞和神经纤维组成，构成侧脑室前角的内侧壁；后者由神经元和神经纤维组成。

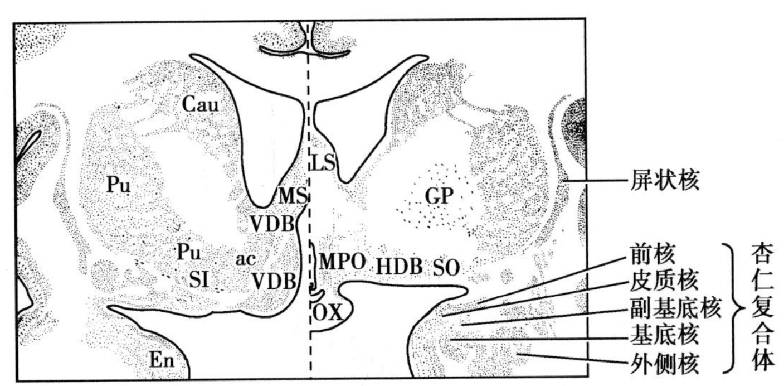

图 1-16　隔区和杏仁复合体的核群示意图

左侧是通过隔区所作的额状切面，显示内侧隔核（MS）、斜角带核垂直支（VDB）、伏核（ac）及无名质（SI）；右侧是通过前连合和视交叉所作的额状切面，显示斜角带核水平支（HDB）及 Meynert 基底核（OX 视交叉；GP 苍白球；Cau 尾核；SO 视上核；LS 外侧隔核；En 内嗅皮质）

中隔区又可分为皮质部（胼胝体下回和旁嗅回）和皮质下部隔核。隔核是隔区的皮质下核团，可简单地分为外侧隔核、内侧隔核，有人将终纹床核、Broca 斜角带核和前连合核也归于隔核的范围。

中隔区是多种纤维系统贯穿的区域，接受穹隆、终纹、前穿质、扣带回以及经前脑内侧束的中脑网状结构上行纤维，发出纤维投射到边缘系统各部皮质及脑干网状结构。因此，隔核被认为是各种冲动的整合中枢，是大脑边缘系统的主要部分之一，它在海马与下丘脑以及缰核的联系中处于中心位置。中隔区的传入纤维主要来自海马，传出纤维主要至下丘脑及缰核等处。当刺激与损毁隔核时，可见动物愤怒反应、进食、性行为、生殖行为的改变。也有研究认为内侧隔核与学习、记忆关系密切。

中隔区与饮水有关，若动物的中隔区受损，则饮水量增加。此外，电刺激中隔区可引起一种幸福感和愉快的感情，有人将之称为报酬中枢或快乐中枢。

（二）杏仁体

杏仁体又称杏仁核，位于侧脑室下角前端上方、海马旁回钩的深面、豆状核的腹侧；其吻侧邻接前穿质和梨状皮质，尾侧与尾状核尾相连。从细胞构筑学上，杏仁体可分为两个核群，即皮质内侧部和基底外侧部。在两者之间有一团细胞叫中央核。皮质内侧部又包括皮质杏仁体和内侧杏仁体；而基底外侧部在人类最大，分化最好，包括外侧杏仁体和基底杏仁体（图 1-16）。

杏仁体的纤维联系广泛，与嗅脑、大脑新皮质、隔核、背侧丘脑和下丘脑等有丰富的纤维联系。它接受脑干（中脑中央灰质、中缝背核和 Tsai 腹侧被盖区、臂旁核、蓝斑核、孤束核及延髓腹外侧区等）、间脑（丘脑内侧背核、丘脑下部）及皮质（额叶眶回、顶、颞、枕叶某些区域）发出的纤维。杏仁体的传出纤维主要通过终纹和杏仁体腹侧传出纤维束止于中隔区、终纹床核、丘脑下部及大脑皮质等处。

杏仁体主要参与内脏及内分泌活动的调节、情绪活动。杏仁体虽接受大量嗅觉冲动，但它与嗅觉的感知却无密切关系。运动实验证明，刺激杏仁体时可因刺激的位置和强度不同而引起种种反应，其主要表现是：①“遏止反应”，刺激杏仁体后自动进行的动作立即停止；②引起内脏及植物性反应，如呼吸频率、节律幅度的变化，血压的升高或降低，心率的增减；③情绪反应，如不安、发怒或安静；④内分泌反应，如乳腺分泌增加。

（三）海马结构

海马结构包括海马、齿状回、海马旁回和下托，下托是指位于海马与海马旁回之间的过渡区域，也相当于海马旁回上部。海马旁回为6层，而海马和齿状回为3层。下托为二者之间的移行区，也分为3层，即分子层、锥体细胞层及多形细胞层。海马结构属于古皮质（图1-17）。

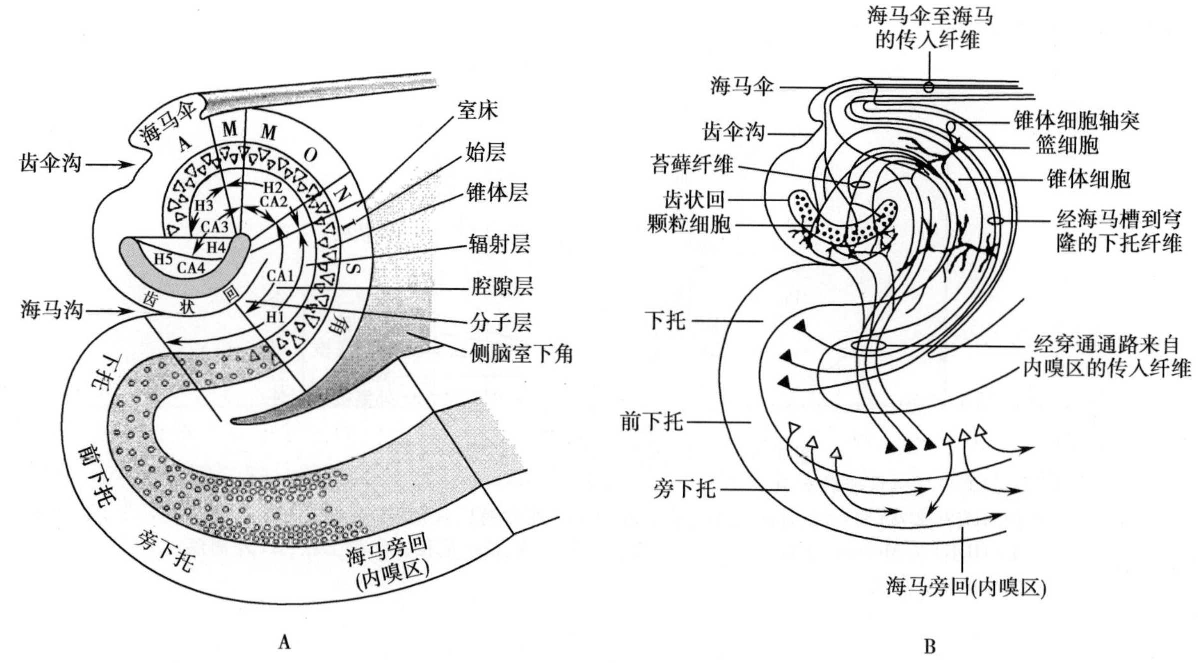

图1-17　海马结构（冠状切面）

A.细胞构筑；B.纤维联系

海马暴露在侧脑室下角内，为一镰状的弓形结构。海马的吻侧形成几个横行的隆起，叫海马足。海马行向胼胝体方向的部分逐渐变窄。沿海马内侧缘有一白色扁平的纤维束，叫海马伞，它向后方续于穹隆。海马属于异型皮质，由多形层、锥体细胞层及分子层等3层构成。海马结构皮质中最具有特征的是锥体细胞和篮细胞。整个海马的层次和结构比较一致，但根据细胞构筑的不同，一般都将海马划分为CA1、CA2、CA3、CA4区。CA1区和下托相接。

由于颞叶的新皮质极度发展，海马结构被挤到侧脑室下角中。在海马结构的传入纤维中，一个重要的传入来源是海马旁回。海马结构的主要传出纤维是穹隆，其中多数纤维止于乳头体，也有到隔区的纤维。通过乳头丘脑束，乳头体与丘脑的前核建立往返联系，而丘脑前核又与扣带回有往返纤维联系，扣带回通过扣带又和海马旁回密切联系。因此海马旁回→海马结构→乳头体→丘脑前核→扣带回→海马旁回形成环路，称海马环路，又称Papez环路。该环路与情感、学习和记忆等高级神经活动有关。

齿状回位于海马及海马伞的内侧，为一长而窄的呈锯齿状隆起的结构。齿状回皮质也分3层，从表面起为分子层、颗粒细胞层及多形细胞层。

海马结构的传入纤维有3类，即外来的传入纤维、连合纤维和内部的联络纤维。海马结构的传出纤维多数通过海马伞进入穹隆，然后再投射至中隔区、Broca斜角带核、终纹床核、伏隔核、丘脑前核及乳头体核等处。

（四）边缘系统的功能

边缘系统的主要功能：①调节内脏活动和情绪活动。实验研究指出，边缘系统在进化上是脑的古老部分，它通过下丘脑与脑干和脊髓相联系，调节内脏神经系统的活动；临床实践证明，通过外科手术截除扣带回来阻断边缘系统的部分神经通路，对治疗人的某些慢性压抑精神失常是有效的。电刺激海马、杏仁体和扣带回，在实验动物可发生广泛的内脏反应，例如呼吸、胃肠运动和分泌、竖毛、扩瞳等变化。而海马病变可诱发癫痫，引起嗅、视、听、触等方面的幻觉。②与个体保存（如寻食、防御等）和种族保存（如生殖行为）有关。这在维持个体生存和种族生存（延续后代）方面发挥重要作用。切除两侧颞叶包括海马结构和杏仁体时，动物变得温顺驯良，正常情况可引起的恐惧和激怒的情绪反应不再出现，性活动增强，称 Kluver Buoy 综合征。③参与脑的记忆活动，特别是海马与学习记忆活动（特别是近期记忆）关系密切。临床试验证明，当两侧颞叶和海马被切除时，记忆明显缺损。边缘系统各部纤维联系的中断，包括乳头体的破坏，也能引起患者记忆方面的缺陷。

目前，对边缘系统的功能，还只是初步的了解，有关边缘系统的许多问题还有待进一步研究。所以，这个结构是神经科学研究的热点之一。

（郭友华　汪华侨）

第二节　脑干的结构与功能

一、脑干的位置

脑干位于颅后窝的前部，自下而上由延髓、脑桥和中脑组成，各部之间在表面有分界线（表 1-1）。脑干背侧与小脑相连，上方被两大脑半球所覆盖，以视束与间脑毗邻。上、下行的传导束都要通过脑干才能与脊髓、小脑和大脑半球相联系。由于头部感觉器官如视器和位听器的分化和发展及鳃弓的衍化，12 对脑神经中除第 1、2 对外都与脑干相连，因而脑干内尚有与各对脑神经相连的脑神经核以及随之产生多途径联系的网状结构。

表 1-1　脑干各部之间的分界线

分部	背侧	腹侧
延髓与脊髓之间	锥体交叉下缘平面	锥体交叉下缘平面
脑桥与延髓之间	髓纹	桥延沟
中脑与脑桥之间	滑车神经	脑桥上缘

二、脑干的外形

脑干的外形大致是前后略扁的圆柱状，脑桥的腹侧面及两侧因小脑的发展而明显突出（图 1-18）。

1. 延髓　位于脑干下端，形如倒置的圆锥体，长约 3cm。腹侧面依附枕骨基部，形似脊髓，前正中裂两侧的隆起称锥体，内有皮质脊髓束的纤维经过，其中大部分纤维在延髓下段交叉到对侧，构成锥体交叉，锥体交叉将前正中裂的下端阻断。在锥体的外侧有一对卵圆形的隆凸形如橄榄称橄榄体。橄榄体和锥体之间隔有前外侧沟，舌下神经（Ⅻ）由此出脑。橄榄体背外侧的沟中，自下而上有副神经（Ⅺ）、迷走神经（Ⅹ）和舌咽神经（Ⅸ）进出脑。

由于脊髓中央管向上延伸至延髓中部时向背侧敞开形成第四脑室，所以延髓可分上、下两部。

（1）下部：又称闭合部。形似脊髓，在后正中沟的两侧有隆凸的薄束结节和楔束结节，内有薄束核和楔束核，为薄束和楔束终止的神经核，外上方有一束状隆起的结节是小脑下脚（绳状体），内含进入小脑的纤维。

（2）上部：又称敞开部。构成菱形窝的下半为第四脑室底，第四脑室位于延髓、脑桥和小脑之间，其底是延髓和脑桥的背侧部的下半，形似菱形的四棱锥体。

2. 脑桥　介于延髓与大脑脚之间，在小脑的腹侧，分为腹、背二部，分别称脑桥基底部和脑桥被盖部。

（1）脑桥基底部：由纵、横纤维及脑桥核组成，中央有一纵行的浅沟，为容纳基底动脉的基底沟。自基底部向两侧延伸连与小脑的部分为小脑中脚（脑桥臂），在其移形处有三叉神经（Ⅴ）根附着，脑桥腹侧面贴附在基底部和蝶骨鞍背，下端以横行的延髓脑桥沟与延髓相邻，沟中自正中向外侧依次是展神经（Ⅵ）、面神经（Ⅶ）和前庭蜗神经（Ⅷ）出入脑。脑桥臂、延髓和小脑三者交界处称脑桥小脑角。

（2）脑桥被盖部：为延髓网状结构向上的延伸部，含有脑神经核和上、下行纤维束及网状结构的核

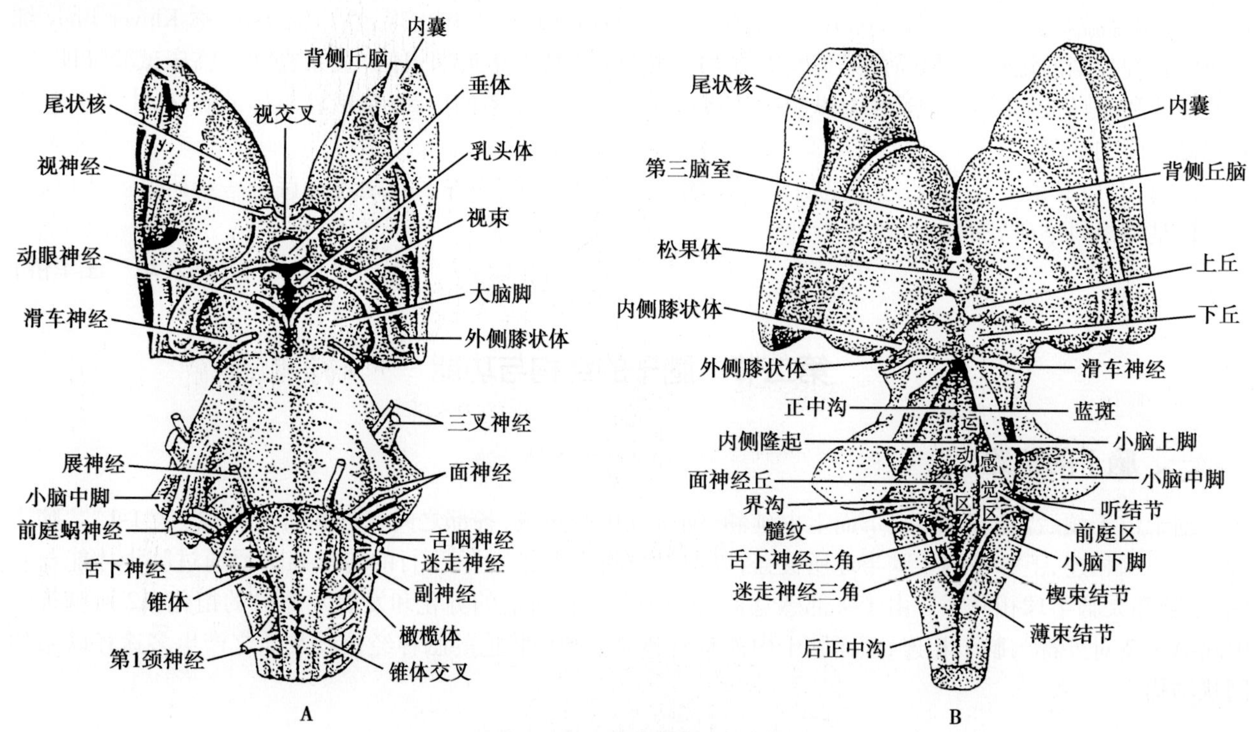

图 1-18　脑干的外形

A. 腹侧面；B. 背侧面

团。它形成菱形窝的上半，两侧有小脑上脚（结合臂），介与左、右小脑上脚之间的白质薄板为前髓帆，形成第四脑室前部顶壁，滑车神经于前髓帆内交叉后，由其背侧出脑，此为 12 对脑神经中唯一从背侧出脑的一对。前庭区的外侧角有小结节，内含蜗神经核，称听结节。界沟的内侧有面神经丘，内含面神经膝及展神经核。小脑上脚外侧的小三角为丘系三角，它由下丘臂、小脑上脚外侧缘和中脑外侧沟围成，内有外侧丘系经过。

3. 中脑　由顶盖、背盖和大脑脚三部分组成。大脑脚之间的深窝为脚间窝，其内有动眼神经（Ⅲ）出脑，中脑水管的背侧，有上丘和下丘，称中脑顶盖（又名四叠体），前者是皮质下视觉反射中枢，后者为皮质下听觉反射中枢。

三、脑干的内部结构

脑干的基本结构和脊髓相同，即由灰质、白质和灰白相间的网状结构组成（图 1-19、图 1-20）。

（一）灰质

1. 整体观　从纵向看，灰质是分化断开成为功能相似的神经核，包括脑神经中传入神经的终止核（感觉核）、传出神经的起始核（运动核）以及中继上行或下行传导束冲动的中继核。白质由上、下行的神经纤维束组成，其中有些传导束在脑干的神经核终止或起始；有些在脑干的中继核中继再向上或下传导；也有长的传导束仅仅穿脑干而过。它们当中有不少在脑干的一定部位交叉越边至对侧。脑干的网状结构特别发达，其中有许多与生命活动有重要关系的中枢。

从横向看，由于中央管敞开成为第四脑室，脊髓后角与前角的背、腹侧关系转变为第四脑室底灰质的外侧与内侧的关系。界沟以外是感觉性神经核，界沟以内为运动性神经核；白质居于室底灰质的前方及外侧。

2. 脑神经核　脑干各神经核的高低水平与三个脑段所附着脑神经的高低基本一致：Ⅸ、Ⅹ、Ⅺ、Ⅻ对脑神经的核多在延髓，Ⅴ、Ⅵ、Ⅶ、Ⅷ对脑神经的核多在脑桥，而Ⅲ、Ⅳ对的核在中脑。从断面观，从中线向两侧排列依次是：

（1）一般躯体运动核：相当于脊髓前角运动细胞，支配自肌节演发的骨骼肌，包括舌肌和眼球外肌。

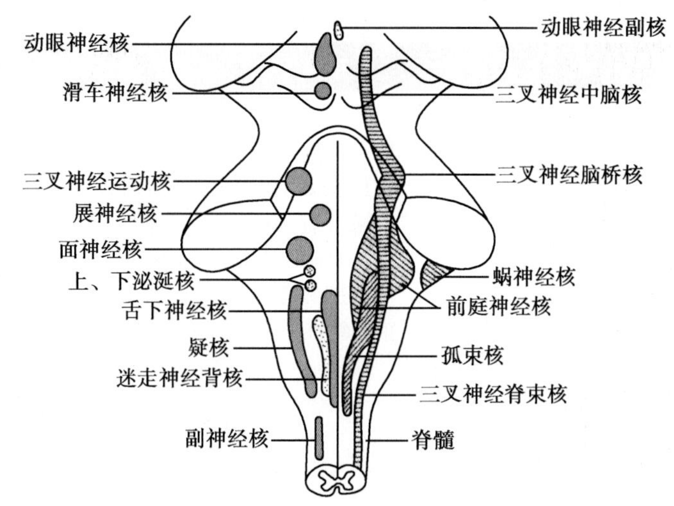

图 1-19　脑神经核在脑干背侧面的投影

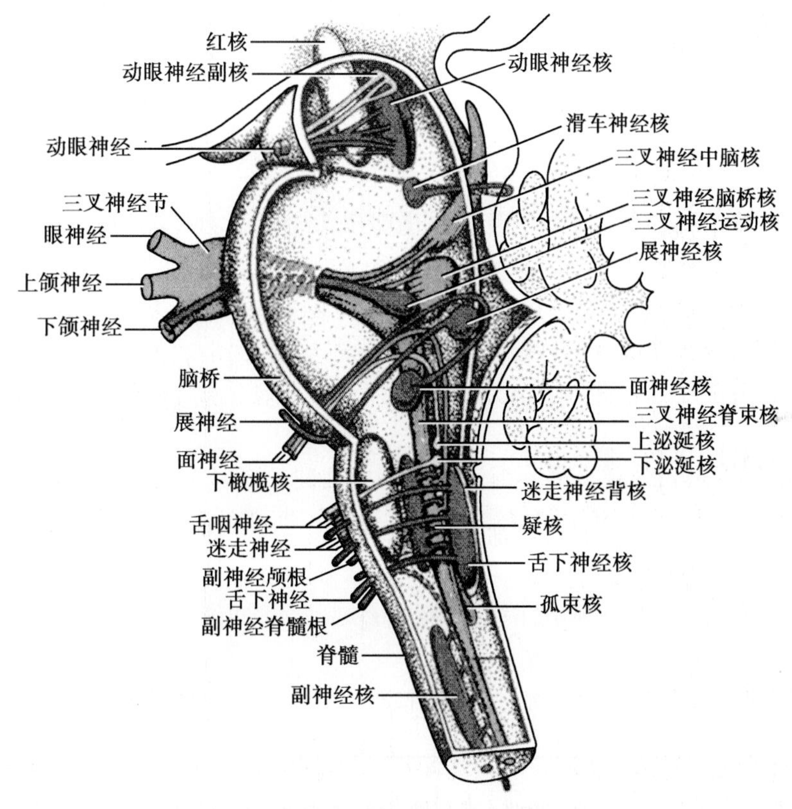

图 1-20　脑神经核在脑干侧面的投影

（2）特殊内脏运动核：支配口、面、喉部的骨骼肌，如咀嚼肌、面肌和咽喉肌。

（3）一般内脏运动核：相当脊髓侧角的内脏神经节前神经元；支配平滑肌、心肌和腺体。

（4）一般内脏感觉核：接受脏器和心血管的一级感觉纤维，相当脊髓的后角。

（5）特殊内脏感觉核：接受味觉的一级感觉纤维。

（6）一般躯体感觉核：接受头面部皮肤、口、鼻腔黏膜刺激的一级感觉纤维。

（7）特殊躯体感觉核：接受内耳听觉和平衡觉的一级感觉纤维。

Ⅲ～Ⅻ对脑神经的功能不一。有的为纯运动性，如Ⅲ、Ⅳ、Ⅵ、Ⅸ、Ⅻ；有的为纯感觉性，如Ⅷ；有的为混合型，如Ⅴ、Ⅶ、Ⅸ、Ⅹ。其脑神经核在脑干内的排列位置，按功能柱由中线向两侧排列的顺序见图 1-19、图 1-20、表 1-2。

表 1-2　第Ⅲ～Ⅻ对脑神经核在脑干内的位置和功能

功能柱	神经核	位置	接受纤维	发出纤维	分布范围
躯体运动柱	动眼神经核（Ⅲ）	上丘	皮质核束（面神经核下部和舌下神经核只接受对侧皮质核束纤维，其余各核及面神经核上部均接受双侧皮质核束的纤维）	动眼神经	上睑提肌、下斜肌和上、内、下直肌
	滑车神经核（Ⅳ）	下丘		滑车神经	上斜肌
	展神经核（Ⅵ）	脑桥中、下部		展神经	外直肌
	舌下神经核（Ⅻ）	橄榄中部		舌下神经	舌内、外肌
	三叉神经运动核（Ⅴ）	脑桥中部		三叉神经	咀嚼肌、二腹肌前腹、鼓膜张肌和腭帆张肌
特殊内脏运动柱	面神经核（Ⅶ）	脑桥中、下部		面神经	面部表情肌、口眼轮匝肌、颊肌、颈阔肌、额肌、二腹肌后腹
	疑核（Ⅸ、Ⅹ、Ⅺ）	橄榄中部		舌咽、迷走、副神经	咽喉肌、腭肌
	副神经核（Ⅺ）	锥体交叉		副神经	胸锁乳突肌和斜方肌
一般内脏运动柱	动眼神经副核（Ⅲ）	上丘	主要接受背侧纵束和乳头被盖束的纤维	动眼神经	睫状肌和瞳孔括约肌
	上泌涎核（Ⅶ）	脑桥中、下部		面神经	泪腺、舌下腺和下颌下腺
	下泌涎核（Ⅸ）	橄榄上部		舌咽神经	腮腺
	迷走神经背核（Ⅹ）	橄榄中部		迷走神经	结肠左曲以上大部分胸、腹腔脏器
一般和特殊内脏感觉柱	孤束核（Ⅶ、Ⅸ、Ⅹ）	脑桥中、下部	面、舌咽、迷走神经传入	上行神经通路（尚不清）	1. 核上端接受味蕾的感觉；2. 其余大部分接受结肠左曲以上及胸腹腔的一般内脏感觉
	三叉神经中脑核（Ⅴ）	下丘	三叉神经	发出纤维至三叉神经运动核	接受咀嚼肌、面肌和牙齿的本体感觉
	三叉神经脑桥核（Ⅴ）	脑桥中部	三叉神经	（对侧）三叉丘脑束	接受颜面和口、鼻腔等处一般感觉（触压觉）
一般躯体感觉柱	三叉神经脊束核（Ⅴ、Ⅸ、Ⅹ）	脑桥中、下部	三叉神经	（对侧）三叉丘脑束	颜面和口、鼻腔等处的一般感觉（痛温觉）
特殊躯体感觉柱	前庭神经核（Ⅷ）	脑桥中、下部	前庭神经	内侧纵束、前庭脊髓束、前庭小脑束	接受球囊斑、椭圆囊斑、壶腹嵴的平衡觉
	蜗神经核（Ⅷ）	脑桥下部	蜗神经	（双侧）外侧丘系	接受内耳螺旋器的听觉冲动

3. 传导中继核　参与组成多种神经通路，或与脑神经和其他核团以及网状结构相联系，参与许多反射。脑干内一些主要中继核团见表 1-3。

表 1-3　脑干内的主要中继核

名称	位　置	功　能
薄束核	延髓薄束结节深面	薄束的中继核
楔束核	延髓楔束结节深面	楔束的中继核
下橄榄核	延髓橄榄体深面	与小脑有关
脑桥核	脑桥基底部	大脑皮质和小脑皮质通路的中继站
红核	中脑	大、小脑至脊髓的下行中继核，与躯体运动有关
黑质	中脑	大脑至间脑及脑干网状结构的下行中继站

（二）白质

脑干内白质的主要变化在于锥体束和四个丘系（内侧丘系、脊髓丘系、外侧丘系、三叉丘系）。

1. 锥体束　由大脑皮质中央前回至锥体细胞轴突组成的下行传导束，称为锥体束。它位于脑干的腹侧部，经大脑脚、脑桥基底部至延髓聚集为向腹侧膨隆的锥体。锥体束分为皮质脑干束（也称皮质核束）和皮质脊髓束，前者行走于脑干时陆续分出小束终止于脑干不同阶段的脑神经运动核；后者大部纤维（70%～90%）在延髓下端丘系交叉的下方越边，形成锥体交叉，交叉后纤维行走在脊髓侧索，称皮质脊髓侧束，小部分未交叉的纤维继续下行，即为皮质脊髓前束，终止于脊髓前角运动细胞。皮质脊髓束的功能是支配躯干和四肢骨骼肌的随意运动，它与前角运动神经元一起组成随意运动的传导通路。皮质脑干束除控制支配骨骼肌的脑神经运动核外，部分纤维还终止于脑干的感觉中继核影响感觉冲动的上行传导。锥体束病损时常出现上运动神经元麻痹及锥体束征等。

2. 内侧丘系　由脊髓上行传导颈、躯干、四肢的本体感觉和精细触觉的薄束和楔束分别终止于薄束核和楔束核，由此二核发出的轴突走在中央管的外侧，继而转向腹内侧，称为内弓状纤维，在中央管腹侧左右交叉，构成内侧丘系交叉。交叉后的纤维在中线的两侧继续上行，改名为内侧丘系。丘系交叉和内侧丘系内的纤维排列是来自薄束核的内弓状纤维先交叉，其后转至内侧丘系腹外侧部分。终于丘脑腹后外侧核外侧部；来自楔束核的内弓状纤维后交叉，交叉后折向上行组成内侧丘系背内侧部，终于腹后外侧核内侧部。功能为传导本体感觉和精细触压觉，与刺激的具体定位、空间和时间的形式有关。

3. 脊髓丘系　脊髓丘系侧束和前束的纤维进入延髓后，彼此靠近而组成脊髓丘脑束（也称脊髓丘系），纵贯脑干的腹外侧部，上行至丘脑的腹后内侧核。功能为传导对侧痛温觉。

4. 外侧丘系　由蜗神经核发出的横行纤维大部分形成斜方形的斜方体，其内有纵行的内侧丘系，大部分斜方体纤维交叉至对侧，沿脑桥的外侧部上行，称为外侧丘系；少部分未交叉纤维直接入同侧的外侧丘系上行。故一侧外侧丘系可传导双侧耳的听觉冲动。

5. 三叉丘系　由三叉神经脊束核和三叉神经脑桥核发出二级感觉纤维，交叉至对侧称为三叉丘系交叉，交叉后的纤维组成三叉丘系，伴随内侧丘系上行，功能为传递头面部的痛、温度觉和触觉。

6. 其他　脊髓白质中的某些上、下行传导束在脑干内也有变化，例如，脊髓小脑后束加入小脑下脚在延髓部进入小脑；脊髓小脑前束在脑桥中、上部之间经小脑上脚的浅表部及前髓帆进入小脑；红核脊髓束起始于中脑红核，随即交叉至对侧下行进入脊髓侧索；内侧纵束和前庭脊髓束都来自前庭神经核，两束纤维与脑干的脑神经运动核和脊髓前角运动神经元发生联系而使机体表现出多种效应；顶盖脊髓束起自中脑顶盖，纤维离开上、下丘后行至腹内侧交叉，在中线两侧、内侧纵束前方下行，纵贯脑干入脊髓前索；网状脊髓束起自脑干各部的网状结构。

（三）网状结构

脑干网状结构是指在脑干中除了边界明显的脑神经核和非脑神经核以及长距离纤维束以外的区域，这些区域由白质纤维纵横交织构成弥散的网，网中分散一些大小不等的神经元。

1. 分布　脑干网状结构位于延髓、脑桥和中脑的背盖部，分为正中区或旁正中区、内侧区及外侧区3部分。

（1）正中区：位于脑干正中线及其邻近的区域，其核群称中缝核（缝际核群），是脑内5-羟色胺能神经元胞体的主要集中部位，与脊髓、脑的各段联系相当广泛，其功能也是多方面的。从形态与功能相联系的角度看有以下几个方面：

与脊髓后角的5-羟色胺能下行通路：属下行性中枢抑制通路，可抑制后角对痛觉冲动的向上传导。如针刺镇痛就是通过激发中缝核释放5-羟色胺，抑制后角的痛觉传入，从而出现镇痛效果。

与下丘脑的5-羟色胺能上行通路：与体温调节有关，此通路兴奋可使体温升高。

与边缘系统以及大脑皮层的5-羟色胺能上行通路：与精神活动有关，并可能具有兴奋和抑制的双重作用，调节睡眠和觉醒。刺激中缝核的头部引起慢波睡眠，其尾部的5-羟色胺能神经元可引起蓝斑中、尾部的兴奋而触发去同步睡眠，它们互相协同地维持睡眠，损毁中缝核时导致高度失眠。

与纹状体和小脑以及脊髓前角的5-羟色胺能通路：与锥体外系的运动调节有关。

（2）内侧区：位于中缝核群的外侧，占据背盖部内侧的 2/3，该区的功能主要为整合及效应区。传入纤维广泛，接受网状结构外侧部或其他部位如脊髓、脑神经感觉核、顶核、边缘前脑、下丘脑及大脑皮质运动区等纤维止于脊髓、丘脑某些核团，经中缝至大脑皮质；下行投射为脑桥、延髓网状脊髓束。

（3）外侧区：占据被盖部的外侧 1/3，主要由小细胞组成。该区功能为感受及联络区，接受长距离感觉束（二级感觉纤维）沿途发出的侧支，即接受全身痛、温、触、压、平衡、听觉和内脏感觉冲动传入，并将冲动传至网状结构内侧区。

2. 功能　脑干网状结构通过网状脊髓束等调节躯体运动并参与姿势反射；通过网状上行激动系统维持大脑皮质的觉醒状态。

（1）调节脊髓的牵张反射与肌张力：电生理学研究表明，脑干网状结构对脊髓的运动性活动有抑制与易化两种作用。刺激延髓网状结构的腹内侧部（相当于巨细胞网状核范围），能抑制由于刺激大脑皮质引起的运动反应，也能抑制脊髓反射活动，这个部位称为抑制区（图 1-21）。它对同侧伸肌有抑制作用，对同侧屈肌有易化作用。抑制伸肌紧张的其他中枢如大脑皮质抑制区、纹状体及小脑前叶蚓部也可能是通过上述抑制区起作用。易化区范围较广，位于延髓网状结构的背外侧部、脑桥与中脑的被盖部，甚至可一直延伸至底丘脑、板内核和下丘脑。从脑干网状结构易化区发出网状脊髓束，其终末与脊髓前角 α 和 γ 运动神经元构成兴奋性突触，刺激易化区，激活前角 γ 运动神经元，梭内肌纤维收缩增强，肌梭的敏感性提高，增加了肌梭的传入冲动，再通过 α 运动神经元增强脊髓牵张反射和肌张力。

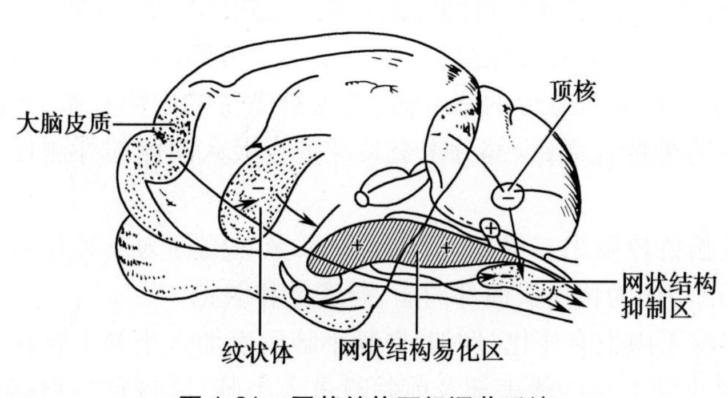

图 1-21　网状结构下行调节系统

一般情况下易化区能自发发出冲动，它对同侧伸肌起易化作用，对同侧屈肌却有抑制效应，并且有双侧效应。而抑制区却不能自动发出神经冲动，它是受大脑皮质运动区、纹状体、红核、黑质及小脑等的传入冲动所影响，如没有这些结构的始动作用，脑干网状结构就不能维持其对脊髓反射的抑制作用。故当动物在四叠体的上丘与下丘间横断脑干或损伤两侧中脑被盖深核时，抑制区失去上级中枢对其的始动作用，而易化区仍能获得足够的传入冲动，其功能占优势，出现全身肌张力增加，牵张反射亢进，称去大脑强直。人类患蝶鞍上囊肿或中脑疾患时，也可出现相似现象。前者使大脑皮质与皮质下中枢失去联系，出现下肢伸肌僵直和上肢半屈曲状态，称去皮质（层）强直；后者可表现为去大脑强直，呈头后仰，上、下肢强直状态。

（2）影响大脑皮质的兴奋作用：这一作用主要通过网状上行激动系统来实现（图 1-22）。网状结构上行投射在种系发生上是古老的，其联系也是多突触的，它虽将各种感觉信息多突触地传入大脑皮质，但其功能不同于丘系系统（内侧丘系、脊髓丘系和三叉丘系），网状结构上行投射是非特异性的，多种感觉都并入网状结构这个多突触通路中，经背侧丘脑的内核传入大脑皮质后，并不引起特定的感觉，只是影响意识水平和注意力。而丘系系统传导的感觉信息具有高度特异性、定位明确，能够清楚地识别刺激的性质和数量。

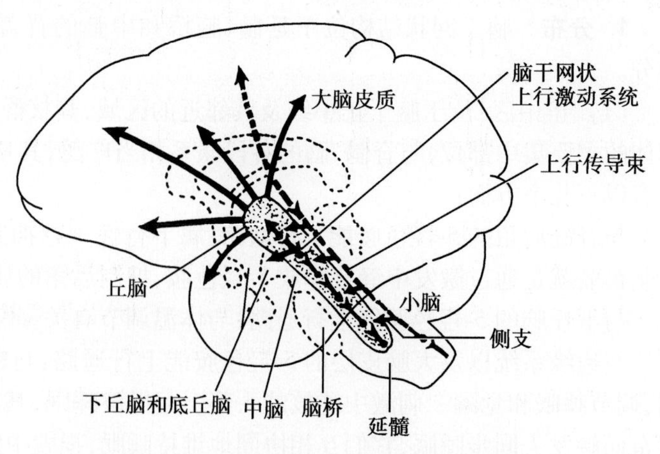

图 1-22　网状结构上行激动系统示意图

动物实验表明，反复刺激正在睡眠的猫的脑干网状结构的内侧部，其脑电图睡眠波型立即转变为清醒波型；当醒觉时刺激网状上行激动系统至大脑皮质时，则可提高注意力，为接受丘系系统传来的感觉信息提供适宜的条件。临床上脑干、底丘脑或下丘脑的疾患可能损伤了网状上行激动系统而导致患者昏迷；麻醉时出现的意识障碍与逆行阻断该系统有关；针刺麻醉也可能是针刺抑制了该系统而起作用的。

（3）调节内脏活动：脑干网状结构是内脏感觉上行传导束与调节内脏活动的下行传导束的转换站。网状结构有许多调节内脏活动的神经元，分别接受第Ⅸ、Ⅹ对等脑神经的传入和来自高级中枢边缘系统的投射（如下丘脑），这些调节内脏活动的神经元形成许多内脏活动中枢，通过网状脊髓束实现对内脏活动的下行性影响。

呼吸中枢：在延髓门附近的内侧网状结构内，包括由呼气神经元与吸气神经元分别形成呼气中枢和吸气中枢，通过下行纤维支配膈肌和肋间肌的前角运动细胞，完成呼吸运动。刺激巨细胞网状核引起最大吸气反应，刺激小细胞网状核引起最大呼气反应。

心血管中枢：在血压的调节上，电刺激动物延髓上端网状结构的背外侧部，有引起动脉血压急剧上升的效应，称升压区；电刺激延髓下端网状结构的腹内侧部，则使血压骤然下降，称降压区。

其他中枢：在延髓背外侧部网状结构中有呕吐中枢，迷走神经背核附近的网状结构中有吞咽中枢以及控制唾液分泌中枢等。还有从高级中枢下行至脊髓交感和副交感中枢的纤维通过，因而网状结构的患者病变累及有关纤维时就产生相应的症状，如延髓外侧网状结构受损，可产生 Horner 综合征，表现为患侧瞳孔的缩小、睑裂缩小、眼球内陷、面部无汗及皮肤苍白等。

（4）影响内分泌腺的活动：脑干网状结构通过与下丘脑的纤维联系，再经过下丘脑-垂体系统来调节内分泌活动。

（5）中缝核的功能：主要功能是产生神经元递质 5-羟色胺。该递质与暴力、愤怒、冒险、攻击行为有关。5-羟色胺神经元的激活具有抑制攻击行为的作用。电刺激中缝大核时可抑制有关感受伤害性刺激神经元的发放，对交感节前神经元发挥抑制性影响，当破坏中缝核或抑制中缝核细胞合成 5-羟色胺时，也影响睡眠活动。

四、脑干的功能

脑干除与脊髓一样具有反射功能和传导功能外，尚有其他一些较复杂的功能。

1. 传导和进行初步整合的功能　由脊髓和延髓下段上行的感觉通路和由大脑皮质下行的运动通路均通过脑干承上启下。这种传导可以是穿行脑干而过，也可先在脑干内中继后再向上或向下传导。脑干内某些上行的感觉传导通路经脑神经核或非脑神经核中继，皮质脑桥束则在脑桥核中继，然后出小脑中脚进入小脑，所以脑干不仅是连接大脑、小脑和脊髓的枢纽，也是某些传导通路上的中继站，具有传导神经冲动和进行初步整合的作用。

2. 反射功能　脑干与其他脑部以及脑干核团间联系复杂，构成各种反射弧，可以是躯体或内脏传入引起躯体或内脏的效应，并受到脑的高级中枢的控制和调节，前者常见的浅反射如角膜（或结膜）反射、喷嚏反射和吞咽反射，深反射如下颌反射；后者如瞳孔对光反射等（表 1-4）。

表 1-4　脑干的主要反射

反射名称	刺激部位	传入神经	中枢	传出神经	效应器	反应
下颌反射	叩击下颌	三叉神经（下颌神经）	三叉神经中脑核、运动核	三叉神经（下颌神经）	咀嚼肌	下颌上提
角膜反射	轻触角膜	三叉神经（眼神经）	三叉神经脑桥核、面神经核	面神经	眼轮匝肌	闭眼
吞咽反射	舌根、咽壁、会厌、食管	舌咽神经 迷走神经	孤束核、疑核、舌下神经核	Ⅸ、Ⅹ、Ⅻ	舌肌、咽喉肌、食管肌	吞咽
瞳孔对光反射	光照眼	视神经 视束	顶盖前区、动眼神经副核	动眼神经	瞳孔括约肌	瞳孔缩小

五、脑干损伤与临床

（一）脑干的结构特点与损伤的解剖学基础

1. 内部结构复杂　脑干的体积较小，核团较多。脑神经除第Ⅰ、Ⅱ两对外，第Ⅲ~Ⅻ对都与脑干相连，且由颅底的孔出颅，其中第Ⅲ、Ⅳ对位于中脑，第Ⅴ、Ⅵ、Ⅶ、Ⅷ对与脑桥相连；后四对位于延髓。这些脑神经根出脑的部位，基本上相当于该神经的起始、终止核在脑干各部的存在部位，出脑后都支配同侧的结构。因此，脑干不同部位损伤后，可产生与患侧相应的脑神经麻痹症状，反之，当患者表现某侧和某脑神经损伤症状时，也可据此推测病变可能存在的部位和水平。

脑神经核一般位于脑干背部，纤维束在腹侧。因此，脑干背侧病变常先累及脑神经核，而腹侧病变则先累及纤维束。

脑神经运动核除面神经核下半部及舌下神经核接受对侧皮质核束支配外，其他核团均接受双侧皮质核束的支配。如果一侧锥体束或皮质脑核束受损，则表现健侧眼裂以下表情肌和舌肌瘫痪。

2. 交叉性瘫痪　脑干是连接大脑、小脑和脊髓的枢纽。在脑干内，长程的躯体感觉束如内侧丘系和脊髓丘系都已经过交叉（前者在延髓下部，后者在脊髓），由大脑皮质下行的锥体束在脑干中的距离越往下越近，到延髓下部、丘系交叉下方，其中大部分交叉至对侧后又分开。因此一侧脑干损害时累及上述的传导束，感觉和运动障碍一定出现在病变区域的对侧，同时同侧脑神经也受累，产生所谓交叉性瘫痪，这是脑干损伤表现的主要特点，也是诊断脑干损害的依据。延髓中部损伤（如椎动脉的延髓支栓塞），这个部位切面上舌下神经与锥体束和内侧丘系相邻，病变会累及一侧锥体束和大部分内侧丘系，向外侵犯舌下神经根，会导致患者对侧肢体发生痉挛性瘫痪，对侧的位置运动觉、振动觉和精细触觉消失，同时舌麻痹、萎缩，伸舌时舌尖偏向患侧（核下瘫）。脑桥基底部损伤（如基底动脉脑桥支栓塞）阻断一侧皮质脊髓束和展神经核，进一步向外侧累及面神经，则患者表现为对侧的肢体偏瘫及感觉障碍，眼球内斜视、对侧偏瘫和面神经周围性瘫痪（面神经交叉性瘫）；中脑大脑脚病变（如由大脑后动脉分支栓塞）损伤皮质脊髓束，病灶对侧偏瘫，同时有动眼神经损伤症状：瞳孔开大，上睑下垂，外斜视（动眼神经交叉性瘫）。延髓锥体交叉上、下病变可同时损伤两侧锥体束产生四肢瘫痪；其外侧部损伤可先累及已交叉的支配下肢的纤维及未交叉的支配上肢的纤维，产生患侧下肢瘫和对侧上肢瘫。

3. 多个中枢功能损害　脑干网状结构的损伤可引起呼吸、心血管等中枢的功能障碍，表现为呼吸、心血管功能紊乱以及去大脑强直甚至昏迷等。

（二）脑干病变的定位诊断原则

1. 交叉性体征　是指患侧表现出脑神经核或脑神经根受损的核下瘫或感觉障碍的体征，而对侧表现出纤维束型功能障碍的核上瘫、硬瘫或感觉障碍。只有脑干病变才具有交叉性体征。脑干以上的病变，其体征均表现为病灶对侧的瘫痪和感觉障碍。例如左侧面神经丘平面一半横断，由于损伤了左侧展神经核和面神经膝，左侧面肌和外直肌麻痹，左侧额纹和鼻唇沟消失，口角被拉向右侧，左眼内斜，由于左侧皮质核束受损，右侧舌肌瘫痪，伸舌偏向右侧；由于左侧皮质脊髓束受损，右侧上、下肢瘫痪；由于左侧脊髓丘系、内侧丘系和三叉丘系受损，右侧深浅感觉障碍。

2. 纵向定位　根据脑神经核在脑干内的纵向配布规律：第Ⅲ、Ⅳ对脑神经及其核和瞳孔对光反射中枢在中脑，第Ⅴ、Ⅵ、Ⅶ对脑神经及其核和角膜反射中枢在脑桥，第Ⅷ对脑神经及其核在脑桥延髓交界处，后四对脑神经及其核和吞咽反射在延髓（唯一例外：三叉神经脊束核在延髓），因此，脑神经核及其神经根受损是脑干病变纵向定位的标志。换而言之，在具有交叉性体征的前提下，如患者眼肌麻痹和/或瞳孔对光反射消失而视力正常，病灶必在中脑；如面部的肌肉运动障碍或感觉消失伴角膜反射消失，病灶必在脑桥；如具有第Ⅷ对脑神经根或其核受损的体征，则病灶必在脑桥与延髓相交处的外侧（界沟外侧的髓纹上下方）；如有吞咽困难、声音嘶哑或伸舌偏向一侧，或面部疼痛觉消失，病灶必在延髓。

3. 横向定位　判断脑干病变平面（纵向定位）的同时，还应判定该平面病变范围的大小（横向定位）。脑干每个重要平面的灰质（神经核）和白质（神经根和上、下行纤维束）的配布是判定脑干各平面病变范围大小的依据。被累及的神经核或神经根或纤维束越多，病变范围就越大，反之就越小。由于脑干上粗下细，下部神经核又较多，故延髓内各结构都靠得很近，即使较小的病灶，累及的结构可能就较多，临床表现也较多较严重；而脑桥和中脑各结构配布较松散，同样大小的病灶所累及的结构就少些，导致的肢体功能障碍就少些。脑神经核都位于脑干背侧，故脑干背侧的病变表现为核性损坏的症状，即该脑神经核所分布的范围功能障碍（瘫痪或感觉消失）；上、下行纤维束行于脑干的腹侧（在脑干下部）或外侧（在脑干上部），除滑车神经根由脑干背侧出脑外，其他 11 对脑神经根都由脑干腹侧出入脑干，因而脑干腹侧或腹外侧的病变必然表现出神经纤维束性和神经根功能障碍，神经纤维束性功能障碍表现为损伤平面以下对侧肢体上运动神经元性瘫痪或感觉障碍，神经根性功能障碍与神经核性功能障碍相同，表现为同侧核下瘫或感觉障碍。

（三）脑干损伤后的临床综合征

1. 延髓背外侧综合征（Wallenberg syndrome）　常见于小脑后下动脉阻塞。三叉神经脊束核、脊髓丘脑束受损，导致同侧面部、对侧偏身痛、温觉障碍；前庭核受损，导致眩晕、呕吐、眼球震颤；Ⅸ、Ⅹ受损（疑核），导致同侧延髓麻痹，咽反射消失；绳状体受损导致同侧小脑症状；交感神经下行纤维受累，导致 Horner 征。

2. 延髓内侧综合征（Dejerine syndrome）　常见于椎动脉及其分支或基底动脉后部血管阻塞。舌下神经损害，导致病灶侧舌肌瘫痪及萎缩；锥体束损害，导致对侧肢体中枢性瘫痪；内侧丘系损害，导致对侧肢体深感觉障碍。

3. 脑桥腹外侧部综合征（Millard-Gubler syndrome）　常见于小脑下前动脉阻塞。病变位于脑桥腹外侧部，接近于延髓，损伤了外展神经、面神经、锥体束、脊髓丘脑束和内侧丘系。病灶侧外展神经麻痹及周围性面神经麻痹，对侧中枢性偏瘫、舌瘫，对侧偏身感觉障碍。

若上述病变同时累及脑桥内侧的内侧纵束，为脑桥旁内侧综合征（Foville syndrome），常见于脑桥旁正中动脉阻塞，还可以出现两眼向病灶对侧共同偏视。

4. 脑桥被盖部综合征（Raymond-Cestan syndrome）　常见于小脑上动脉或下前动脉阻塞。前庭神经核损害，导致眩晕、眼震；结合臂损害，导致同侧小脑性共济失调；展神经核损害，导致同侧眼外直肌麻痹；面神经核损害，导致同侧周围性面瘫；脑桥侧视中枢及内侧纵束损害，导致同侧向的双眼水平联合运动麻痹；交感下行纤维损害，导致同侧 Horner 征；三叉神经脊束核害，导致交叉性感觉障碍；内侧丘系损害，导致对侧偏身深感觉障碍。

5. 闭锁综合征（Locked-in syndrome）　常见于基底动脉脑桥分支双侧阻塞。双侧皮质延髓束与皮质脊髓束均被阻断，外展神经核以下的运动性传出功能丧失，但动眼神经与滑车神经功能保留，脑桥被盖网状结构一般不侵及。意识清楚，语言理解好，可用睁、闭眼或眼球上下活动示意回答（Ⅲ、Ⅳ保留），双侧面瘫、延髓麻痹、四肢全瘫，双侧病理反射阳性，对疼痛刺激及声音能感知，听力正常，偶有偏身感觉障碍，刺激肢体可出现去脑强直。

6. 大脑脚综合征（Weber syndrome）　病变位于中脑腹侧部即大脑脚底，同侧的动眼神经及脚底中部 3/5 的锥体束受损，导致病灶侧动眼神经麻痹：上眼睑下垂、瞳孔散大、对光反射消失、眼球处于外下斜位。病灶侧皮质脊髓束受损，导致对侧上下肢瘫痪，病灶侧皮质核束受损，导致对侧中枢性面瘫、舌瘫。

7. 红核综合征（Benedikt syndrome）　锥体束未受影响，红核受损，导致病灶对侧肢体震颤、强直（黑质）或舞蹈样动作、手足徐动及共济失调，内侧丘系受损，导致对侧肢体深感觉和精细触觉障碍。

（郭友华　汪华侨）

第三节　小脑的结构与功能

小脑位于颅后窝、脑干背侧，上面较平坦，有小脑幕与大脑枕叶相邻。下面中部凹陷，容纳延髓，第四脑室将后上方的小脑与下方的脑桥、延髓相隔开。小脑与大脑、间脑、脑干和脊髓都有密切的联系，是躯体运动的重要调节中枢。

一、小脑的外形及内部结构

（一）小脑的外形

小脑略呈椭圆形，横径较宽，前缘中部凹陷为小脑前切迹，后缘中央凹陷为小脑后切迹。小脑分为中间部的小脑蚓部和两侧的小脑半球。上面中部有横行的深沟，称原裂。下面突隆，接近枕骨大孔处尤为显著，称小脑扁桃体（图 1-23）。小脑借其表面沟和裂可分为绒球小叶、前叶和后叶（表 1-5）。

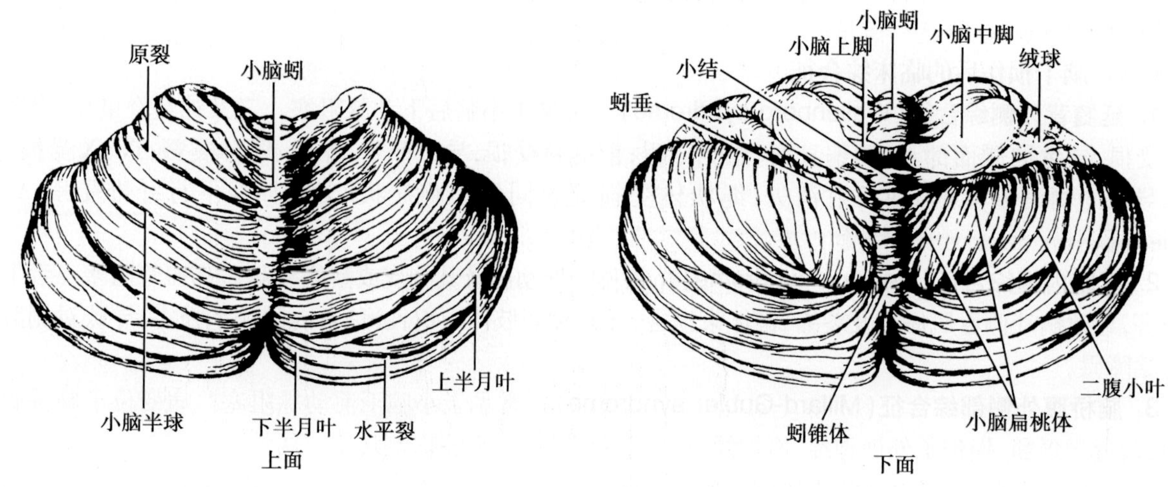

图 1-23　小脑外形

表 1-5　小脑分叶与纤维联系

外形分叶	结构	进化分部	主要传入纤维	机能
绒球小结叶	绒球、小脑蚓的小结和绒球脚	前庭小脑（古小脑）	前庭神经和前庭神经核	前庭小脑，调节身体姿势平衡功能
前叶	小脑上面原裂以前的部分	脊髓小脑（旧小脑，包括蚓垂和蚓锥体）	脊髓小脑前、后束	脊髓小脑，调节肌张力和协调随意运动
后叶	原裂以后的部分（除蚓垂和蚓锥体）	大脑小脑（新小脑，仅见于哺乳类）	脑桥核和下橄榄核（小脑中脚）	大脑小脑，影响运动的起始、计划和协调，包括确定运动的力量、方向和范围

（二）小脑的内部结构

在小脑的水平切面上由浅入深依次为：小脑皮质、小脑髓质和小脑核。小脑皮质具有大量神经元，发出纤维经小脑上脚达脑干和间脑。小脑髓质由进出小脑的神经纤维组成，包括小脑皮质到小脑核的纤维、小脑核到小脑皮质的纤维、小脑连合纤维和经三对小脑脚进出小脑的纤维。3 对小脑脚的下脚（绳状体）联系延髓，中脚（脑桥臂）联系脑桥，而上脚（结合臂）联系中脑。4 对小脑核位于小脑髓质深部，由中央向两侧依次为顶核、球状核、栓状核和齿状核。小脑分叶与纤维联系见表 1-5。

二、小脑的功能

小脑功能主要表现在维持身体平衡、调节肌张力和协调肌肉的随意运动以及调节眼球运动和内脏活动等。

1. 小脑的功能定位　小脑皮质有与运动有关的躯体定位区，如小脑前叶与面肌的协调运动有关，还有皮肤感觉区的定位，如视区和听区位于蚓叶中央区和蚓旁区。研究表明，猴的小脑核内有舌肌运动代表区，提示小脑损伤的患者出现语言障碍有一定的理论基础。

2. 协调随意运动和调节肌肉张力　小脑不断接受各种感受器传来的神经冲动，经脊髓小脑束、楔小脑束等传入小脑。

（1）影响脊髓和脑干运动神经元：通过前庭核、网状结构、红核以及经丘脑和运动皮质、纹状体等实现对脊髓和脑干运动神经元的影响。前庭脊髓束、网状脊髓束、红核脊髓束和皮质脊髓束等都与小脑维持平衡、姿势、行走和肢体精细运动有关。小脑通过这些传导束直接或经中间神经元影响屈、伸肌的 α 和 γ 运动神经元。小脑对 γ 运动神经元有重要作用，可能是 α 和 γ 运动神经元相互关系的主要调节中枢。在静止如站立或坐时，静力性的 γ 运动神经元能发放冲动来增强肌梭的敏感性；在某些运动中，通常 γ 运动神经元可首先被下行运动信号所兴奋，在另一些运动中，α 和 γ 运动神经元可同时被激活，而在一些快速运动中，α 运动神经元则可较早地被兴奋，小脑在调节这两类运动神经元发放冲动的顺序方面起重要作用。

（2）传递脑与脊髓之间的信息：新小脑皮质通过皮质脑桥束和小脑中脚，接收到大脑皮质始动的随意运动信息（正要发生或正在进行着的）并进行整合后，将冲动传至齿状核后经小脑上脚、小脑上脚交叉和背侧丘脑的腹外侧核，最后传至大脑皮质的躯体运动区，修正皮质脊髓束和皮质核束起始神经元的活动，从而保证骨骼肌随意运动的平滑和协调，也保证运动的力量、方向和范围的精确性。

3. 维持身体平衡　旧小脑联系前庭神经核和前庭器官，通过前庭脊髓束和网状脊髓束来保持身体的平衡。

4. 参与脑干网状结构上行激动系统的活动　可能是通过延髓和脑桥网状结构的上行纤维或直接经小脑上脚至间脑的板内核等，再投射到大脑皮质的广泛区域而影响大脑皮质。

5. 调节眼球运动　通过小脑齿状核和眼球运动神经核之间的往返联系实现此功能。动物实验表明，第Ⅲ、Ⅳ、Ⅵ对脑神经核都发出纤维至小脑。

6. 调节内脏活动　通过对脑干网状结构和下丘脑的影响而实现。如刺激小脑前叶，颈动脉窦区的血压和呼吸反射受到明显的抑制，刺激顶核能抑制骨骼肌的血管舒张。此外，小脑顶核可能对胃的蠕动和排便、排尿反射发生影响。

三、小脑损伤后的临床表现

小脑的传出纤维在进入红核前通过小脑上脚交叉，而红核发出的红核脊髓束又是先交叉后下行，锥体束也是交叉的，所以一侧小脑病变往往在同侧的上、下肢表现出体征来。另外，小脑病变时不出现全身任何部位的感觉障碍。

1. 前庭小脑病变　前庭小脑接受来自前庭器官、关于头部空间位置和头部运动的神经冲动。前庭小脑通过其传出冲动协调影响眼与脊髓的运动，使每一个姿势与运动保持平衡。绒球小结叶或顶核受损时，患者的肌群缺乏对抗重力的协调能力，出现平衡障碍，表现为站立不稳（起立不能），行走不稳（步行不能），步态蹒跚，跨步过宽，呈醉酒状（躯干共济失调），不能做走钢丝步态。小脑性眼肌运动障碍眼球震颤，表现为对运动目标及静止目标的凝视障碍，导致注视跟踪的持续性及视向性眼球震颤。

2. 脊髓小脑病变　脊髓小脑控制肌张力，保证拮抗肌群顺利协作完成行走和站立，通过传出冲动影响抗重力肌群活动，控制诱导运动的力度（如惯性或离心力），前叶和上蚓部旁中央部分受损时，患者出现行走及站立障碍，迈步不稳较站立不稳明显，呈跨步过宽-共济失调步态，有向患侧摔倒的倾向，即行走时偏向病灶侧，不能沿直线行走。病变仅限于上蚓部，患者出现辨距不能、轮替运动不能（指鼻试验及跟-膝-胫试验阳性）。下蚓部损伤时站立不稳较躯干共济失调明显，患者坐和站均不稳。

3. 大脑小脑病变　大脑小脑的大部分传入冲动间接来源于大脑皮质的广泛区域，主要是 Brodmann 4 区和 6 区（运动皮质区及前运动皮质区），经皮质脑桥束传导，其形成和发展与大脑皮质和脑桥核的发展相平行，大脑小脑病变，发生运动性共济失调。

（1）大脑皮质→脑桥核→小脑皮质→齿状核→红核→丘脑腹外侧核→大脑皮质受损：这条环路对大脑皮质发动的随意运动起一种制动作用，能制止运动的惰性，防止动作过度并使动作能迅速转换，损害时患者可发生辨距不良和轮替运动困难，患者写的字一般偏大，字迹不规则。

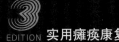

（2）大脑小脑与脑干、脊髓间的环路受损（图 1-24）：这条环路可协调各肌群之间的活动和调节肌张力。大脑小脑病变后，由于 γ 运动神经元失去了正常时来自小脑的易化冲动，造成肌张力不足、牵张反射减弱；患者表现为各肌群间活动不协调，协同不能，回弹现象、运动性震颤和断续性言语及构音障碍（说话缓慢、停顿、发音模糊、各音节重读不等）。

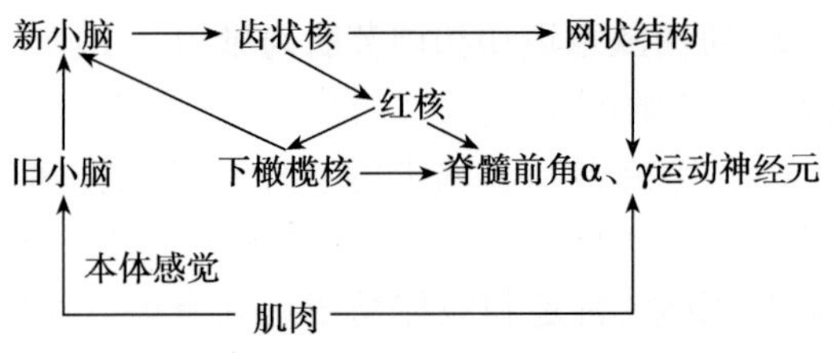

图 1-24　新小脑与脑干、脊髓间的环路

4. 整个小脑损伤　四肢肌紧张受到严重影响，表现为角弓反张和伸肌强直，这是由于蚓叶解除了对顶核的抑制。角弓反张因迷路反射引起，而迷路反射又受顶核抑制，顶核受损，伸肌便过度紧张。

（郭友华　汪华侨）

第四节　间脑的结构与功能

间脑位于脑干与大脑两半球之间。中央的室腔为第三脑室，将其分成左、右两半，室腔向下连接中脑水管，向上经左、右室间孔连大脑的侧脑室。间脑根据其位置与功能分为背侧丘脑（又称丘脑）、上丘脑、后丘脑、底丘脑和下丘脑。

一、背侧丘脑（丘脑）

丘脑是一对近似水平位的卵圆形灰质团块，斜位于大脑脚的颅侧。前端为前结节，尾端隆凸称丘脑枕，外侧邻内囊，内侧面为第三脑室壁。丘脑是除嗅觉以外的一切感觉传入大脑皮质的中继站，它从前向后被“Y”形的白质板（称内髓板）分隔成前、内、外三部分。所分隔的三部分皆为神经核（图 1-25）。

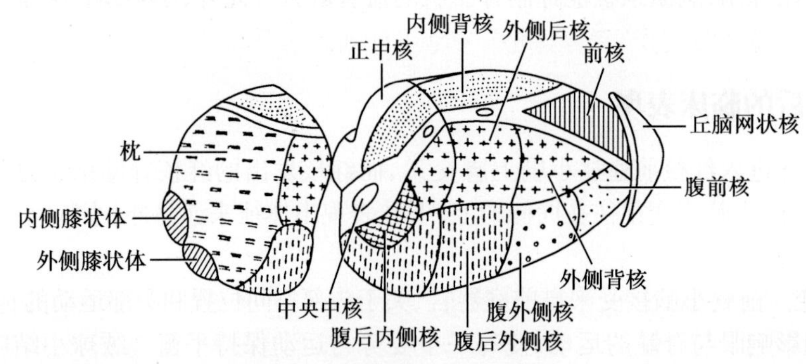

图 1-25　丘脑的核群模式图

1. 前核群　位于丘脑前结节的深部，接受乳头丘脑束的纤维，发纤维上行投射到扣带回，其功能与嗅觉、内脏调节和近期痕迹记忆有关。

2. 内侧核群及内侧背核　位于内髓板与室周灰质之间，与前额皮质、下丘脑及其他丘脑核群有丰富联系，可能是内脏与躯体感觉冲动进行复杂整合的中枢。当某些冲动在内侧背核中继后至前额皮质，可参与情绪和意识活动。当内侧背核被破坏或切除额前叶后，患者情感发生变化，对疼痛及其他严重刺激常无反应。

3. 外侧核群　位于内髓板与内囊之间，分为较小的背侧核及较大的腹侧核。腹侧核又分为腹前核、腹外侧核与腹后核。

（1）腹前核：主要接受中脑的黑质、大脑的基底核和小脑发出的纤维，传出纤维主要至板内核与背内侧核，与大脑额叶皮质也有纤维联系。其主要功能与运动控制有关，也可能参与上行激动系统，在睡眠转向觉醒过程中提供觉醒因素。

（2）腹外侧核：接受对侧小脑齿状核经上脚与上脚交叉来的纤维，少量来自苍白球和红核，转而投射到中央前回，影响运动的协调性。腹外侧核是皮质下的运动整合中枢，损伤腹外侧核后，其对运动皮质的输出减少可改善小脑与基底节损伤所引起的运动困难。

(3) 腹后核：是丘脑中最大的接替核。腹后内侧核接受来自头、面和眶内的传入纤维——三叉丘系的终末支以及传导味觉的孤束丘脑纤维；腹后外侧核是内侧丘系和脊髓丘系的终止区，对侧薄束核的传入纤维终止于核的外侧区，对侧楔束核的传入纤维终止于核的内侧区。

丘脑除腹前核和腹外侧核涉及运动功能外，首先是最大的皮质下接收站，接受所有从内、外环境刺激而来的外周感觉冲动和本体感觉冲动，大部分核团关系各种感觉，粗略的痛觉感知就产生在间脑水平。丘脑还是一个传入冲动的中继站，将来自皮肤、内脏感觉器、视觉和听觉通路、下丘脑、小脑和脑干(网状结构)的冲动传递到大脑皮质。由丘脑发出的传导束，极小部分与纹状体连接，绝大部分与大脑皮质连接。所有冲动必须经过丘脑才能产生意识，丘脑被称为"意识闸门"。丘脑同时也是重要的整合中枢和协调中枢，来自不同身体部分的不同传入冲动在丘脑内被相互整合产生感情色彩，各种基本情感如痛苦、反感、舒适等，在丘脑水平即已调整成形，然后传导至相应的皮质区。

4. 丘脑损害的临床表现 丘脑病变部位不同，临床表现也不同。

腹前核和板内核损害：腹前核和板内核为非特异激活系统的起始站，双侧损伤可导致意识障碍、注意力障碍，当损害扩展至中脑被盖时，还可导致垂直方向的眼瘫。单纯腹前核损伤并额叶皮质激活障碍时，可出现意向性、目的性举止障碍。右侧丘脑该区域损伤时，可出现更为复杂的情绪障碍，躁狂状态，多言症及谵妄状态并妄谈和不适举止。

腹后外侧核损害：对侧浅感觉和深感觉障碍、感觉异常、四肢肿胀感和异常沉重感。

腹后外侧核和腹后内侧核基底部损害：感觉障碍和严重的疼痛症状(丘脑痛)。

腹外侧核损害：相应的核团与额叶的初级和次级运动区以及小脑和基底节相联系，临床主要出现运动性症状。

腹外侧核和相邻低丘脑区域的急性损害：严重中枢性瘫，而周围性体验如抗阻力测试时肌力却并不减低(丘脑性起立不能)，患者常向损害对侧倾倒，常常不能随意坐下。

二、下丘脑

下丘脑位于下丘脑沟的腹侧，形成第三脑室下部的侧壁。前界为视交叉，后界为乳头体后缘。下丘脑是调节内脏活动的高级中枢，也是调节内分泌的高级中枢。从脑底面观，从前往后为视交叉、灰结节、漏斗和乳头体。从冠状面观，将下丘脑自前至后分成以下 4 个区：

1. 视前区 包括内侧和外侧视前核，为副交感神经皮质下中枢。损伤时可发生迷走神经兴奋性增加，致胃肠道黏膜血管急性痉挛，造成缺血坏死；散热中枢也位于此区，损伤时可出现中枢性高热或低体温。

2. 视上区 包括室旁核、视上核，视上核主要分泌加压素(抗利尿激素)，室旁核主要分泌催产素和与糖代谢有关的激素。下丘脑损伤影响这两个核团时，可引起尿崩症、泌尿障碍和血糖增高及糖尿。

3. 结节区 范围最大，包括背内侧核、腹内侧核、弓状核(漏斗核)和下丘脑后核。饱食中枢位于腹内侧核，参与调节食欲等内脏与情感反应，损害后出现肥胖及患者病理性食欲(多食或拒食)；漏斗核发出的结节-漏斗束至前叶，分泌促性腺激素等，此区损伤可出现性腺及生殖器官萎缩。

4. 乳头体区 包含乳头体前核、乳头体核和下丘脑后核。乳头体核接受由大脑皮质内脏活动区发出的穹隆，发出乳头丘脑束至丘脑前核、发出乳头被盖束至中脑网状结构。

三、后、上、底丘脑

1. 后丘脑 在丘脑枕的下外方有内侧膝状体和外侧膝状体。前者借下丘臂连接下丘，为听觉通路上的中继核，后者借上丘臂连接上丘，是视觉通路上的中继核，两者共同形成后丘脑。

2. 上丘脑 位于第三脑室顶部周围，其中包含丘脑髓纹、缰三角、缰连合和松果体等。

3. 底丘脑 是丘脑和中脑的过渡区，只能在切面上见到，位于丘脑的腹侧、内囊的内侧和下丘脑的外侧。主要接受来自苍白球和运动区的纤维，发纤维至红核、黑质及中脑被盖部，属锥体外系。损害时出现对侧不自主运动，称为半侧舞蹈症。

（郭友华　汪华侨）

第五节　脑神经及其功能

脑神经又称颅神经，共 12 对，其中嗅神经（Ⅰ）、视神经（Ⅱ）与大脑相连，其他 10 对由脑干发出（图 1-26），脑干内有与其相关的神经核。脑神经主要分布于头、面部，按其所含纤维成分来分：Ⅰ、Ⅱ、Ⅷ属于感觉神经，Ⅲ、Ⅳ、Ⅵ、Ⅺ、Ⅻ为运动神经，Ⅴ、Ⅶ、Ⅸ、Ⅹ为混合神经，含副交感纤维的脑神经是Ⅲ、Ⅶ、Ⅸ、Ⅹ。

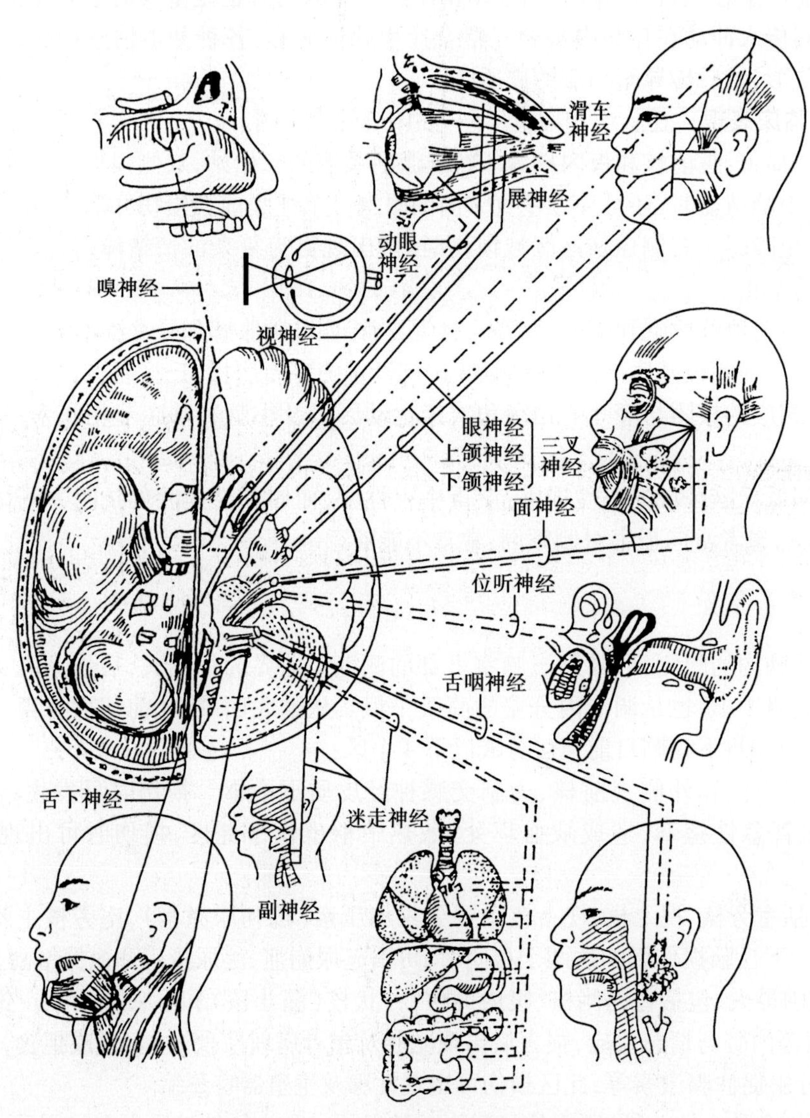

图 1-26　脑神经的解剖与脑干的联系

一、位于大脑的脑神经

1. 嗅神经（Ⅰ）　起源于鼻腔上部嗅黏膜的双极神经元，穿过筛板终止于嗅球。嗅球发出的纤维组成嗅束，分为内、外侧嗅纹。内侧嗅纹终止于颞叶内侧面皮质（主要是胼胝体下回），与嗅觉的反射联络有关，外侧嗅纹终止于嗅觉中枢，即颞叶钩回、海马回前部及杏仁体。

2. 视神经（Ⅱ）　视网膜的节细胞中枢突组成视神经，经视神经孔入颅，在蝶鞍上方两侧视神经内侧的纤维进行交叉，即视交叉：视网膜鼻侧半的纤维交叉，而颞侧半纤维不交叉。交叉后的纤维称为视束，终止于外侧膝状体，后者发出纤维经内囊后脚的后部形成视辐射，终止于距状裂上、下的视觉中枢。瞳孔对光反射径路不经外侧膝状体，由视束经上丘臂而入中脑上丘，与动眼神经核联系（图 1-27）。

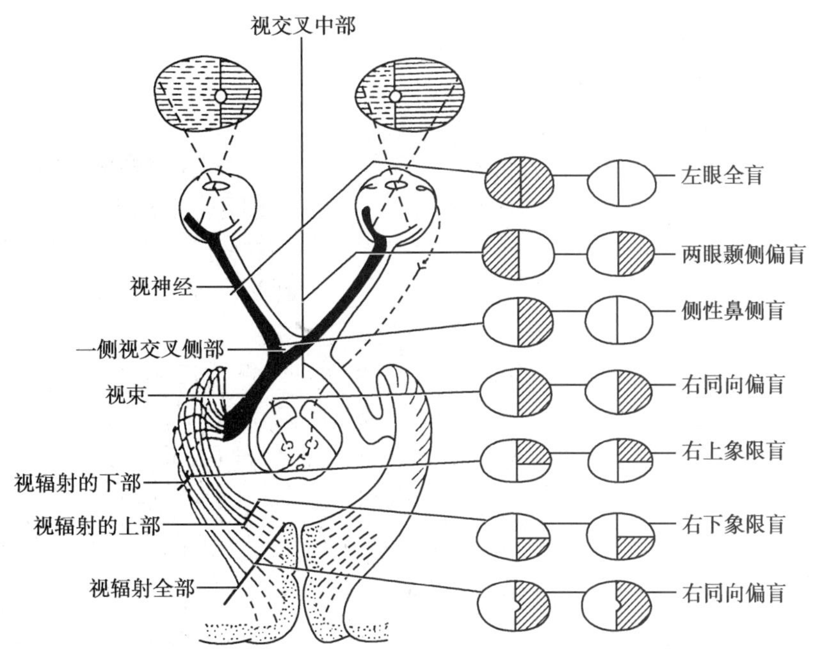

图 1-27　视神经的径路及径路中不同部位病变引起的视野缺损

二、位于中脑的脑神经

1. 动眼神经（Ⅲ）　起自上丘平面的动眼神经核，纤维自大脑脚的脚间窝出脑，向前经蝶鞍两侧海绵窦外侧壁，由眶上裂入眶。支配上、下、内直肌和下斜肌及提上睑肌等 5 块眼外肌以及瞳孔括约肌与睫状肌（图 1-28）。

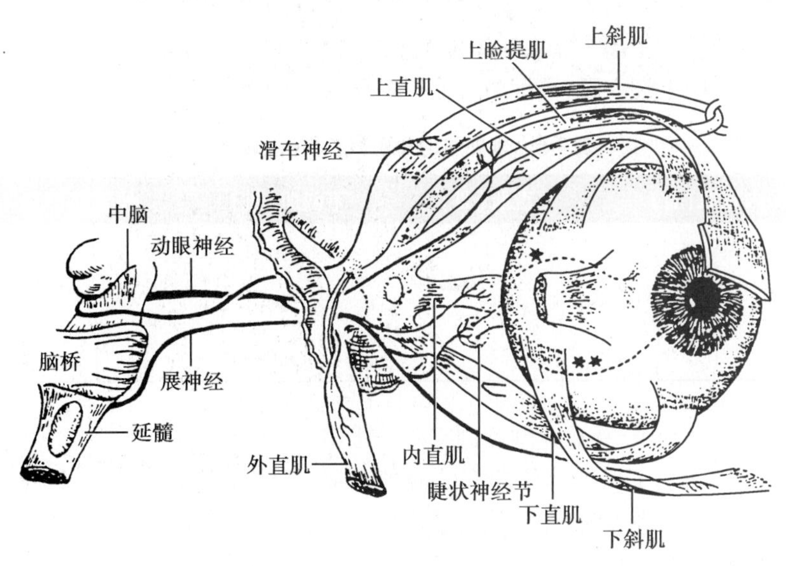

图 1-28　动眼神经、滑车神经和展神经的分布

* 到睫状肌；** 到瞳孔括约肌

2. 滑车神经（Ⅳ）　滑车神经核位于中脑下丘平面，动眼神经核下端，其纤维行向背侧入前髓帆并在该处交叉后穿出，绕中脑向前经海绵窦外侧壁，由眶上裂入眶，支配上斜肌（图 1-28）。

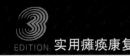

三、位于脑桥的脑神经

1. 三叉神经(Ⅴ)　由感觉纤维和运动纤维组成(图 1-29)。

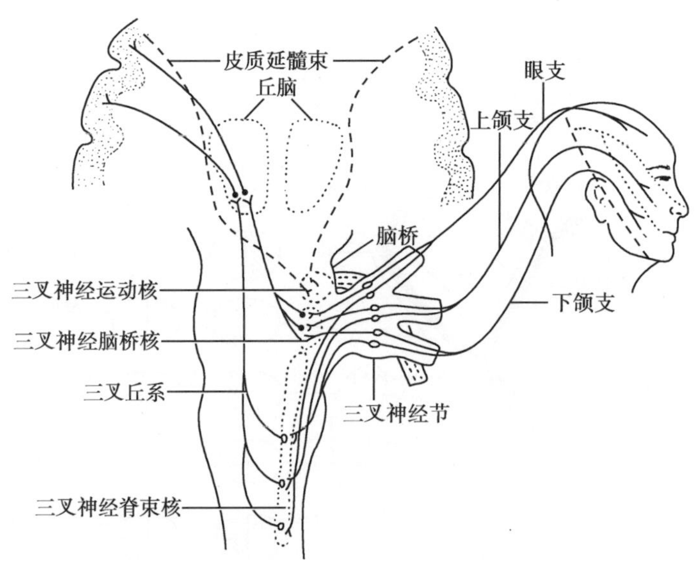

图 1-29　三叉神经传导通路

(1) 感觉纤维:三叉神经的触、痛和温度觉纤维来源于三叉神经节(半月神经节),其周围突随眼神经、上颌神经和下颌神经分布于头、面部皮肤以及眼、鼻、口腔内黏膜(包括舌及角膜)。中枢突从腹外侧入脑桥:触觉纤维终止于三叉神经脑桥核,痛、温觉纤维经三叉神经脊束入三叉神经脊束核,咀嚼肌本体感觉纤维入三叉神经中脑核。由上述各核分别发出的纤维交叉至对侧形成三叉丘系,止于丘脑腹后内侧核,再发出纤维经内囊后肢止于大脑皮质中央后回的下部。

(2) 运动纤维:三叉神经运动核位于脑桥中部,其纤维走行于下颌支内,支配颞肌、咬肌和翼内、外肌。

2. 展神经(Ⅵ)　起自脑桥中部背侧面中线两侧的展神经核,经脑桥与延髓交界处出脑,后沿颞骨岩部尖端穿过海绵窦外侧壁,由眶上裂入眶,支配外直肌。各眼外肌的动作方向见表 1-6。

表 1-6　眼外肌的作用(使瞳孔的转向)

上直肌(Ⅲ)	内直肌(Ⅲ)	下直肌(Ⅲ)	下斜肌(Ⅲ)	外直肌(Ⅵ)	上斜肌(Ⅳ)
向上	内收	向下	向上	外展	向下
内收		内收	外展		外展
内旋		外旋	外旋		内旋

3. 面神经(Ⅶ)　由运动纤维、感觉纤维和副交感纤维组成(图 1-30)。

(1) 运动纤维:起源于脑桥下段被盖外侧部的面神经核,纤维向后绕展神经核,再向前下行,于脑桥小脑角处出脑,在前庭蜗神经之上进入内耳门,然后经面神经管,由茎乳孔出颅,支配面部表情肌、耳肌、枕肌、颈阔肌和镫骨肌等。

(2) 感觉纤维:起源于面神经管内的膝状神经节,其周围突随面神经的鼓索神经参加到舌神经中,分布于舌前 2/3 的味蕾。中枢突止于脑干的孤束核。由孤束核发纤维至丘脑,最后至中央后回下部。

(3) 副交感纤维:起自上泌涎核,经舌神经和岩浅大神经分别至下颌下神经节和蝶腭神经节,节后纤维分别控制舌下腺、下颌下腺和泪腺的分泌活动。

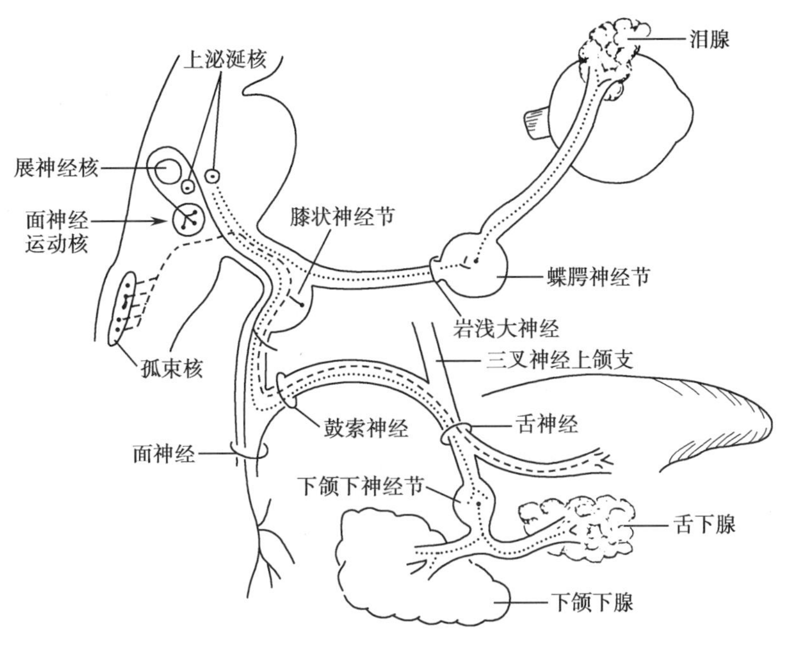

图 1-30　面神经的传导通路

4. 前庭蜗神经(Ⅷ)　由前庭神经和蜗神经组成。

(1) 蜗神经:起自内耳螺旋神经节的双极神经元,其周围突分布于 Corti 器,中枢突组成蜗神经,经内耳道、脑桥小脑角至小脑下脚背侧及腹侧的蜗神经前、后核。后者发出一部分纤维交叉至对侧,一部分不交叉在同侧上行。这两部分纤维组成外侧丘系终止于下丘和内侧膝状体,由此发出纤维构成听辐射,经内囊后脚,止于颞横回。

(2) 前庭神经:发自内耳前庭神经节的双极神经元,周围突分布于三个半规管的壶腹嵴、椭圆囊斑和球囊斑,中枢突组成前庭神经,与蜗神经一起经内耳道入颅,终止于前庭神经核群(内侧、外侧、上和下前庭神经核)。由前庭神经核发出纤维组成前庭小脑束、前庭脊髓束和内侧纵束以及经丘脑至颞叶。

四、位于延髓的脑神经

1. 舌咽神经(Ⅸ)　由感觉纤维、运动纤维和副交感纤维组成(图 1-31)。

(1) 感觉纤维:起源于颈静脉孔附近的上、下神经节。其周围突分布于:舌后 1/3 的味蕾,传导味觉;咽、软腭、舌后 1/3、腭扁桃体、咽鼓管及鼓室,传导黏膜的一般感觉;颈动脉窦和颈动脉球,与呼吸、血压的调节反射有关。中枢突形成孤束止于孤束核。

(2) 运动纤维:起自疑核上部,分布于同侧的茎突咽肌,作用是使软腭上提,使咽穹隆抬高。

(3) 副交感纤维:起自下泌涎核,经鼓室神经至耳神经节,控制腮腺的分泌。

2. 迷走神经(Ⅹ)　由感觉纤维、运动纤维和副交感纤维组成(图 1-31)。

(1) 感觉纤维:传导躯体感觉纤维来自上神经节,其周围突分布于外耳道及耳郭、鼓膜,中枢突止于三叉神经脊束核,内脏感觉纤维起于下神经节,分布于咽、喉、气管、食管、肺等胸腹腔内脏器官,中枢突至孤束核。

(2) 运动纤维:起自疑核,支配除腭帆张肌和茎突咽肌以外的所有咽、喉及软腭肌。

(3) 副交感纤维:起自迷走神经背核,其节后纤维支配结肠左曲以上的胸腹腔脏器。

3. 副神经(Ⅺ)　副神经分延髓部和脊髓部,脊髓部起自颈髓 1~6 节的前外侧群细胞,纤维经枕骨大孔入颅后与发自疑核的纤维(延髓部)合并,经颈静脉孔出颅。分布于胸锁乳突肌和斜方肌(图 1-32)。

4. 舌下神经(Ⅻ)　起自延髓背侧近中线的舌下神经核,神经根从锥体外侧的前外侧沟出脑,经舌下神经管出颅,支配舌内、外肌。舌向外伸主要是舌下神经支配的颏舌肌作用,当一侧颏舌肌力弱时,则舌向力弱侧偏斜。

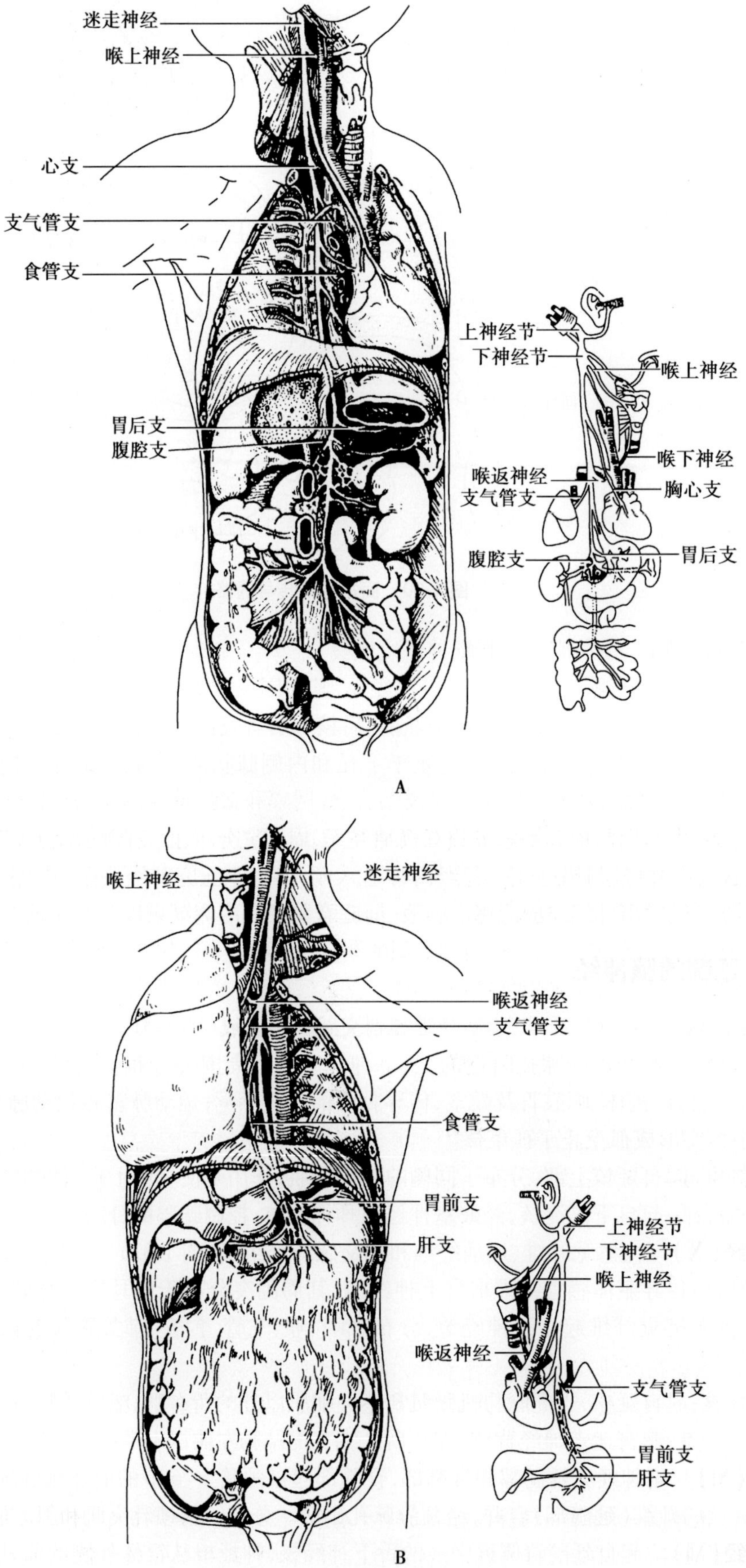

A

B

图 1-31　迷走神经

A. 右侧；B. 正面

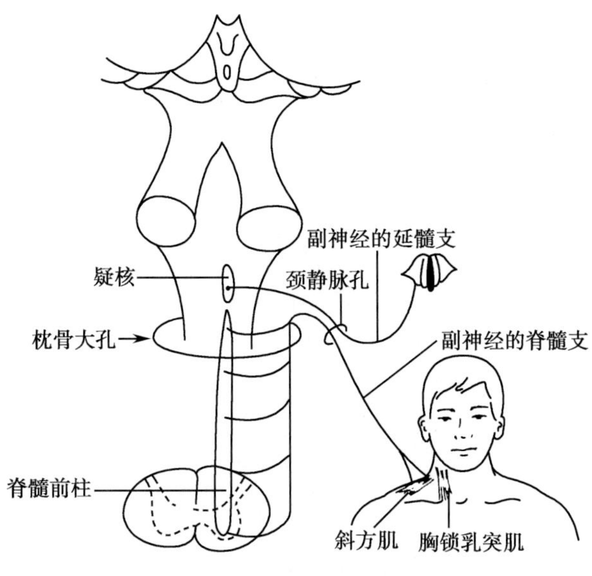

图 1-32　副神经的支配示意图

（郭友华　汪华侨）

第六节　脑膜及脑的血液循环

一、脑膜

脑的外面包有 3 层被膜，从外向内依次是硬脑膜、蛛网膜和软脑膜，具有保护和支持脑的作用。

1. 硬脑膜　外层相当于颅骨内膜，紧贴于颅骨内表面并粘连，颅盖骨损伤出血易致其剥离而形成硬膜外血肿挤压脑组织，与颅底诸骨粘贴很紧，当颅底骨折时，易将其连同蛛网膜一起撕裂，产生脑脊液的鼻、眼或耳漏；内层光滑，在某些部位形成大脑镰、小脑幕、鞍隔和硬脑膜窦等结构。小脑幕的前内侧缘游离，环绕中脑周围，称小脑幕切迹，切迹的上方是颞叶内侧的海马钩及海马回，脑疝是此结构经小脑幕裂孔挤入颅后窝，压迫中脑和动眼神经，引起同侧动眼神经麻痹、对侧肢体瘫痪及意识障碍。

2. 蛛网膜　薄而透明，无血管及神经，在枕骨大孔处与脊髓蛛网膜相续。它与软脑膜间的间隙为蛛网膜下腔，内有脑脊液。某些部位此腔扩大称为脑池，主要有小脑延髓池、桥池、环池、交叉池、终板池、脚间池和侧裂池等。

3. 软脑膜　紧贴于脑表面，并伸入沟内，含有丰富的血管及神经。在脑室一定部位，软脑膜及其上的血管与室管膜上皮共同构成脉络组织，突入脑室形成脉络丛，由此分泌脑脊液。

二、脑的血液循环

（一）动脉

脑的动脉分两个系统，椎-基底动脉系统（后循环）和颈内动脉系统（前循环）（图 1-33）。以小脑幕或顶枕裂为界，两动脉系统在脚池内，相互连接形成大脑动脉环（Willis 环）。

1. 椎-基底动脉　供应脑的幕下部或脑的后 2/5，即大脑半球的后 1/3、间脑的后部 1/3、脑干和小脑，其对脑组织的供血形式为深动脉集中在脑干的腹侧面正中（旁正中动脉）和外侧（短旋动脉），而长旋动脉则常从脑干外侧绕至背面，供应脑干背外侧。

（1）椎动脉：椎动脉从锁骨下动脉发出后，向上及后内侧走行，从第 6 颈椎高度入横突孔垂直上行，至第 2 颈椎转向外侧，在第 1 颈椎折向内侧，经枕骨大孔穿入硬脊膜和蛛网膜入颅腔。其颅内段有穿通支从延髓腹侧旁正中入实质，在桥延交接处合成基底动脉前主要发出脊髓前、后动脉和小脑后下动脉，后者主要供应小脑后下面、小脑蚓部、小脑核和延髓后外侧部（包括脊髓丘脑束、三叉神经感觉核及其纤维束、前庭神经

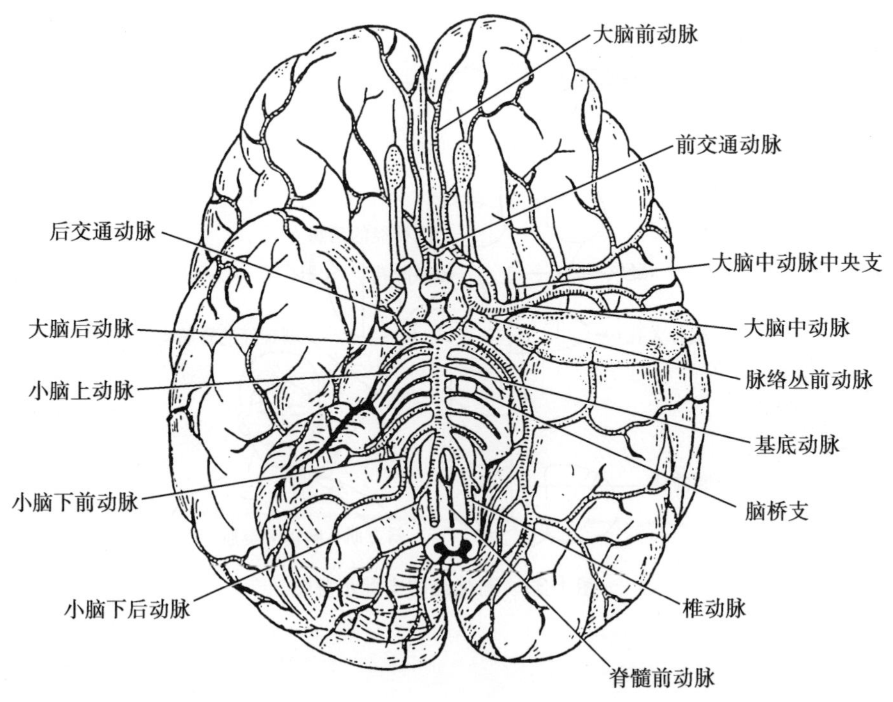

图 1-33 脑底面的动脉

核、疑核及脊髓小脑束、小脑下脚等)。

(2) 基底动脉:两侧椎动脉合成基底动脉后,基底动脉沿脑桥腹侧面正中沟上行,途中有许多小横行的旁正中动脉供应脑桥腹侧两旁的血供(旁正中动脉与主干垂直,受血流冲击较大而易出血),最后在脑桥与中脑交界处分成大脑后动脉。

基底动脉的主要分支为:①小脑下前动脉,供应小脑下面前部及蚓的下部。②迷路(内听)动脉,供应内耳、迷路。③脑桥动脉,供应脑桥基底部。④小脑上动脉,供应小脑上部、蚓的上部。⑤大脑后动脉,为基底动脉的终末支,发出皮质支,包括颞前后动脉、距状裂动脉和顶枕动脉,供应枕叶内侧面和颞叶底面。中央支自脚间窝穿入脑实质,分成后内侧群,其中丘脑穿动脉至丘脑内侧部及大脑脚内侧部;后外侧群,其中丘脑膝体动脉供应后部、后外侧部和膝状体;脉络膜后动脉,参与组成侧脑室、第三脑室脉络丛;四叠体动脉和中脑支。

2. 颈内动脉 在甲状软骨上缘或第 4 颈椎高度起自颈总动脉,起始处的梭状膨大称颈动脉窦,在颈部沿后外侧上行至颅底,在颈部无任何分支。入颞骨岩部的颈动脉管,通过破裂孔,沿蝶鞍后外方上升,穿硬脑膜进入海绵窦。紧靠窦的内侧壁呈水平弯向前穿过海绵窦向前至蝶骨的前床内侧,最后分为大脑前和中动脉终末支。供应脑的幕上部或脑的前 3/5,即大脑半球的前 2/3,间脑的前部 2/3;临床上将颈内动脉的海绵窦内段和前床突上段合称虹吸部,呈“U”形或“V”形弯曲。在海绵窦内的此段颈内动脉与窦外侧壁上的动眼、滑车、展神经及三叉神经的眼支、上颌支毗邻,如发生动脉瘤,可压迫这些脑神经,出现神经部分或全部麻痹症状;如动脉瘤破裂,动脉血直接入静脉内形成颈动脉海绵状瘘。

(1) 眼动脉:自颈内动脉虹吸部发出,穿视神经孔入眼眶,有眶上动脉、额动脉、鼻背动脉和视网膜中央动脉等分支。

(2) 后交通动脉:起自颈内动脉虹吸部后端,向后内方行走,连于大脑后动脉,主要供应下丘脑、视交叉及视束的前 1/3,内囊后肢及下丘脑。因其起始段位于动眼神经上,该段的动脉瘤可压迫之而发生动眼神经麻痹。

(3) 脉络丛前动脉:沿视束下内方后行,入侧脑室下角形成脉络丛。主要供应外侧膝状体、内囊后脚下部(包括视听投射纤维)、大脑脚底中 1/3、丘脑外侧核和苍白球等。如该支动脉发生阻塞,可致病变对侧偏身感觉减退,伴或不伴对侧同向偏盲和/或偏瘫。

(4) 大脑前动脉(图 1-34):走在视神经上方,向前内进入大脑纵裂,借前交通动脉与对侧大脑前动脉相连,后沿胼胝体沟后行,其皮质支分布于部分额叶底面、顶枕沟前的内侧面和额、顶叶上外侧面的上部;中央支供应尾状核、豆状核前部、内囊前脚、外囊。

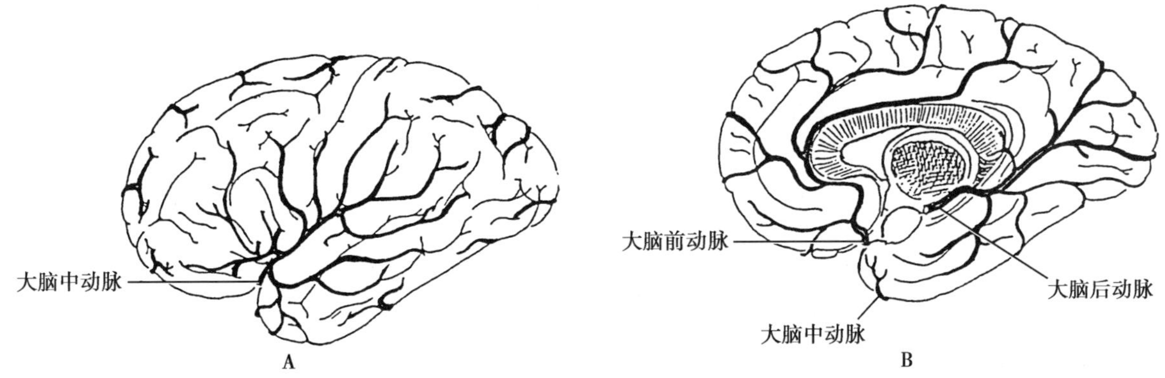

图 1-34　大脑半球的动脉分布
A. 内侧面;B. 背外侧面

(5) 大脑中动脉(图 1-34):为颈内动脉干的延续,它向外入外侧沟,其皮质支营养大脑半球上外侧面的大部分及岛叶;中央支垂直向上,分布于尾状核、豆状核、内囊膝和后脚的前上部等。大脑中动脉损伤会影响其供血范围内存在的躯体运动、感觉和语言中枢,而出现对侧偏瘫(包括面、舌肌及上下肢),对侧偏身感觉障碍,也可发生同向偏盲。如病变在优势半球,还可同时有失语。

3. 脑动脉的侧支循环　脑部血管有丰富的侧支循环,主要有脑底动脉环、皮质动脉间的吻合、深部动脉间的吻合、颈内、外动脉间的吻合、椎-基底动脉与颈外动脉间的吻合等。

脑底动脉环(Willis 环)由前交通动脉、两侧大脑前动脉起始段、两侧颈内动脉末端、两侧后交通动脉和两侧大脑后动脉起始段,在蝶鞍之上环绕视交叉、灰结节及乳头体而形成动脉环。这样两侧颈内动脉系与椎-基底动脉系得以沟通。脑底动脉环是脑部的一个潜在侧支循环结构。正常情况下,动脉内血流各有其循环方向而不混杂。若构成此环的某条动脉阻塞,才会建立侧支循环,血液通过此环而重新分配,建立新的平衡。

(二) 静脉

脑组织的静脉血流主要通过浅静脉接受大脑皮质和皮质下髓质的静脉血,分为大脑上静脉、大脑中静脉和大脑下静脉;深静脉收集大脑深部基底核、髓质、间脑、脑室脉络丛等处的静脉血,由一条大脑大静脉(Galen 静脉)和两侧大脑基底静脉组成,经各级静脉窦汇集到颈内静脉。脑部静脉或静脉窦可以通过板障静脉与头皮导静脉吻合,从而形成与颈外静脉的侧支循环,因此,在颅内压增高时,可出现头皮静脉怒张。深、浅静脉间有丰富吻合,某些程度较轻的静脉阻塞,可通过吻合支得到调整和代偿。

(郭友华　汪华侨)

第二章　脊髓解剖与功能

第一节　脊髓的外形

一、位置和形态

（一）位置

脊髓位于脊柱椎管内的上2/3，呈圆柱形，前后稍扁，颈部脊髓尤为明显。上端平枕骨大孔续延髓，下端在成人终止于第1腰椎体下缘（图2-1），新生儿可下达第3腰椎体上缘。脊髓末端呈圆锥状，即脊髓圆锥，由脊髓圆锥向下延续成丝状无神经的终丝，其中一部分走行于硬膜囊内，称为内终丝，向下达脊膜下界；另一部分进入终丝鞘内，且在骶管中呈扇形，称为外终丝，终止于尾骨后面的骨膜，将脊髓固定于尾骨上。成人平均脊柱长度为70cm，脊髓长度为40~45cm。

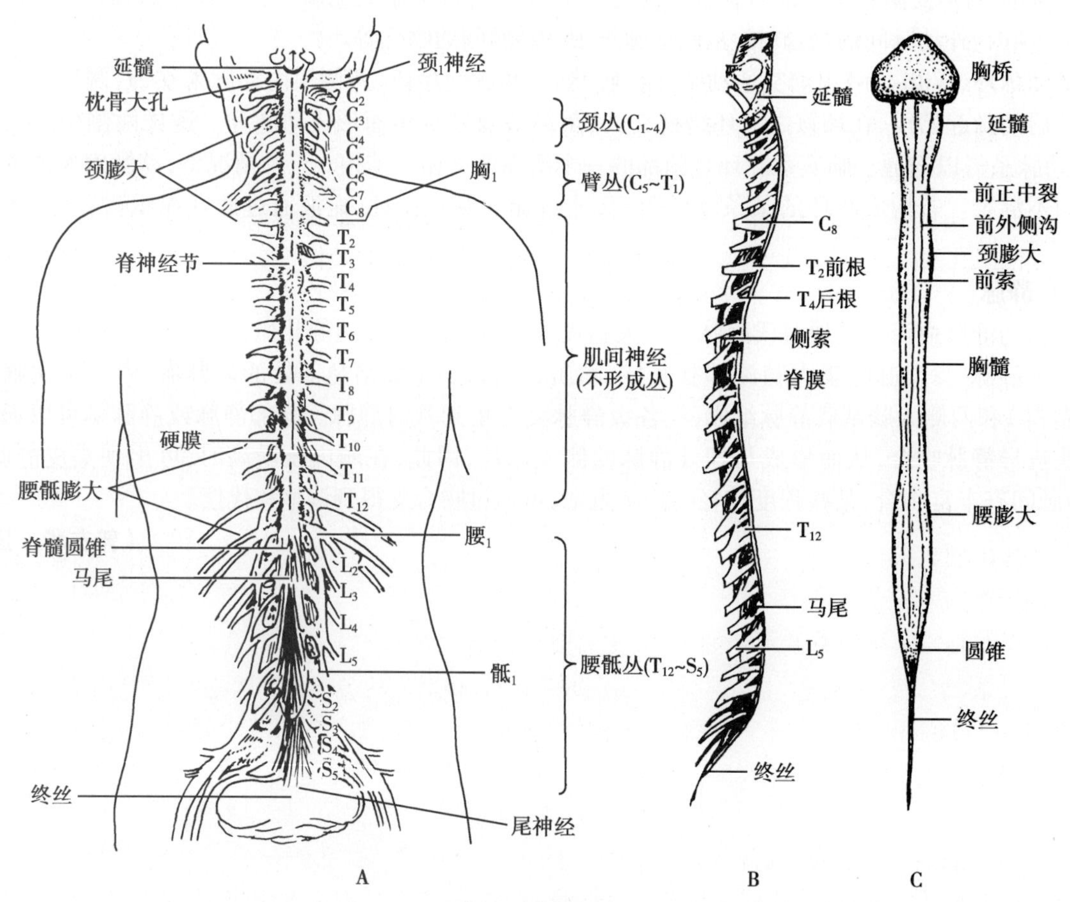

图2-1　脊髓外形

A. 脊髓及脊神经后面观（椎骨的椎弓已除去）；B. 脊髓及脊神经侧面观；C. 脊髓前面观

（二）形态

脊髓发出31对脊神经而使其外观呈分节状。脊髓有三个主要功能区：颈膨大为臂丛发出处，相当于颈$_3$~胸$_2$脊髓节，其最大周径约平第6颈脊髓节；胸段脊髓节周径大致相同；腰膨大为腰骶丛发出处，相当于腰$_1$~骶$_3$脊髓节，与第10~12胸椎平齐，其最大周径平第12胸椎。

脊髓全长表面有纵行的沟裂，前正中的深沟为前正中裂，深达脊髓前后径的前1/3处约3mm，软脊膜连同脊髓前动脉的分支（中沟动脉）折入其中。后正中的沟甚浅，称后正中沟。借前正中裂及后正中沟，脊髓不完全地分隔为基本对称的两半，其间有前连合相连。中心有纵行的中央管通过，中央管纵贯脊髓全长，管内含脑脊液，此管向上通第四脑室，向下在脊髓圆锥内扩大成终室。前正中裂和后正中沟之间，两侧有与之平行的两条纵沟——前、后外侧沟，前外侧沟内有脊神经前根（由传出的运动纤维组成）沿此纵线排列并穿出脊髓，后外侧沟内有脊神经后根（由传入的感觉纤维组成）的根丝进入脊髓，前根和后根在椎间孔内脊神经节的外方合并成为脊神经。脊髓的白质借脊髓的纵沟分为三个索：前正中裂与前外侧沟之间为前索；前、后外侧沟之间为外侧索；后外侧沟与后正中沟之间为后索。在灰质后角基部外侧与白质之间，灰、白质混合交织，称网状结构，在颈部比较明显。

二、脊髓节与椎骨的位置关系

（一）脊髓节及其位置

从形态上脊髓是不分节段的，所谓脊髓节是指每一对脊神经所附着区的脊髓节段，亦即指此相应部位的脊髓灰质，其数目基本上和椎骨数一致，且和脊神经相对应，有31个节段，即颈髓8节，胸髓12节，腰、骶髓各5节，尾髓1节。颈髓有8节的原因是第1颈神经自寰椎与枕骨之间发出，7个颈椎的下方各自有一对颈神经发出（图2-2）。

在胚胎3个月以前，脊髓占据整个椎管，与脊柱几乎等长，各脊神经根均从相应的椎间孔穿出。以后，脊髓生长速度落后于脊柱，脊髓渐向上移，因此，成人脊髓和脊柱的长度不一致，脊髓要短得多。致使脊神经自脊髓的起点至相应椎间孔出处的距离逐渐延长，结果成人脊髓下端终于第1腰椎下缘，而腰骶神经根丝则延长下降很远才达各自的椎间孔，这些下降的根丝围绕脊髓的终丝，称为马尾。成人脊髓圆锥下极位于第12胸椎上1/3至第2腰椎下1/3间，相差9~10cm。在脊柱损伤中，第12胸椎至第2腰椎发生率最高，也最易引起截瘫，由于脊髓圆锥下极在椎管中的位置不同，可产生不同的临床症状。

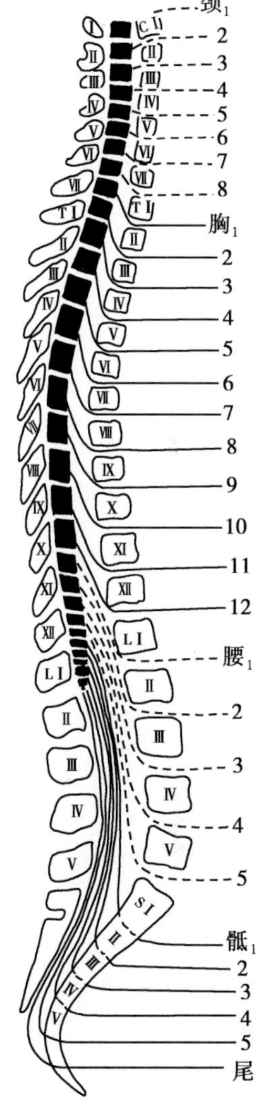

图2-2　脊髓节、脊神经与椎骨体、棘突的对应关系

（二）脊髓节与椎体的位置

为了便于在临床上确定脊髓病灶的位置，有必要了解各脊髓节与相应椎体的对应关系（表2-1）：成人颈髓上段（C_1~C_4脊髓节）和相对应的颈椎体大致平对；颈髓下段（C_5~C_8）和胸髓上段（T_1~T_4）比相应椎体序数高1/2~1个椎体；胸髓中段（T_5~T_8）高1~2个椎体；胸髓下段（T_9~T_{12}）高2~3个椎体；全部腰髓节（L_1~L_5）约平对第11、12胸椎体；骶、尾髓节（S_1~S_5、C_0）大约平对第1、2腰椎体。

（三）马尾与圆锥损伤临床特征的差别

马尾损伤的临床特征有：①弛缓性瘫痪，反射减弱或消失；②多伴有根性疼痛，且有时很剧烈，难以用药物控制；③多伴有根性区的感觉丧失；④多有骶部残存。圆锥损伤的特征：①多为双侧对称性；②多不伴有疼痛；③多有鞍区感觉异常；④肢体运动功能可能正常；⑤肌电图多正常。

临床检查时常用椎骨棘突来定位。若以椎骨棘突为准，脊髓节与椎骨序数的对应关系是：颈髓上段（C_1～C_4）与椎体对应关系不变；颈髓下段（C_5～C_8）和上二位胸髓（T_1、T_2）比相应椎骨棘突的序数高1位；上部胸节较相应的胸椎棘突高2位，下部胸节较相应的胸椎棘突高3位；全部腰髓节基本位于第10～12胸椎棘突间；骶尾髓节相当于第12胸椎与第1腰椎棘突之间。了解上面的对应关系，对于确定脊髓病变部位和进行治疗具有重大意义（表2-1）。

表2-1　脊髓节与脊柱椎体、棘突的对应关系

	脊髓节段	脊椎体	椎骨棘突
颈髓（C）	C_1	C_1	C_1
	C_2	C_1～C_2	C_2
	C_3	C_2～C_3	C_3
	C_4	C_3	C_3
	C_5	C_4	C_4
	C_6	C_4～C_5	C_5
	C_7	C_5～C_6	C_6
	C_8	C_6～C_7	C_7
胸髓（T）	T_1	C_7	C_7
	T_2	C_7～T_1	T_1
	T_3	T_1～T_2	T_1
	T_4	T_2～T_3	T_2
	T_5	T_3～T_4	T_3
	T_6	T_4～T_5	T_4
	T_7	T_5～T_6	T_4～T_5
	T_8	T_6	T_5～T_6
	T_9	T_7	T_6～T_7
	T_{10}	T_8	T_7
	T_{11}	T_9	T_8
	T_{12}	T_9～T_{10}	T_9
腰髓（L）	L_1	T_{10}～T_{11}	T_{10}～T_{12}
	L_2	T_{11}	
	L_3	T_{11}～T_{12}	
	L_4	T_{12}	
	L_5	T_{12}	
骶髓（S）	S_1	T_{12}～L_1	T_{12}～L_1
	S_2	L_1	
	S_3	L_1	
	S_4	L_1	
	S_5	L_1	
尾髓（C_0）	C_0	L_1～L_2	

三、脊神经

脊髓借31对脊神经与身体各部相连，包括颈神经8对、胸神经12对、腰神经5对、骶神经5对和尾神经1对。除第1颈神经自枕骨与寰椎间、第8颈神经自第7颈椎和第1胸椎间出脊髓外，其他脊神经皆从同序椎骨和下一椎骨之间的椎间孔穿出。

（一）脊神经根

1. 组成 脊髓和脊神经的根丝相连，若干根丝组成脊神经根，分前根（又称腹侧根）和后根（又称背侧根）（图2-3）。由有髓纤维和无髓纤维组成，前者是来自肌肉、肌腱和皮肤黏膜感受器的纤维；后者较细，传递痛觉和温度觉。在抵椎间孔处，后根有膨大的脊神经节，为感觉神经元胞体聚集所致，一般为感觉性，但也含有管理皮肤血管舒缩的传出纤维；前根从前外侧沟出自脊髓前角，为运动性，由脊髓前角运动神经元胞体的轴突组成，分布于躯干和四肢的骨骼肌（一部分前根内尚有来自胸、腰段脊髓侧角的交感神经节前纤维，它经前根至交感神经的椎旁或椎前节，更换神经元后，再分布于内脏；骶部的前根内，有来自骶副交感核的纤维）。脊神经根在椎管中的走行方向随节段而不同，上两对脊神经根向上外，其余的向下外，越到下斜度越大，起自腰膨大部的神经根纵行向下，围绕终丝成为马尾。

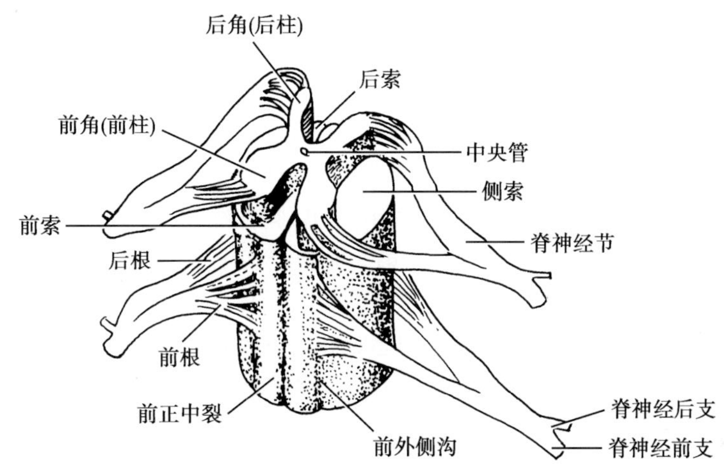

图2-3 脊髓与脊神经结构模式图

椎管内脊神经的前根排列在前，后根在后，各层脊膜呈鞘状包裹前根和后根，称脊膜套袖。袖内的软脊膜和蛛网膜间仍有间隙，通向蛛网膜下腔。在椎间孔，后根在上，前根在下。穿出硬脊膜后，前根和后根的包被硬膜之间有一狭窄间隙，称为脊膜囊。随即前、后根组成脊神经，硬脊膜、椎间孔骨膜和脊神经外膜融合，固定脊神经。因脊神经被硬脊膜固定在椎间孔的外侧部，当脊神经受牵拉时外力不易传到神经根，更不会伤及脊髓。但脊膜袖增厚致神经根受压迫或脊膜束炎症时神经根受刺激，可引起临床症状。

颈部脊神经的神经根较短，呈水平走行，对脊髓固定作用较大。当颈部脊柱前屈时，神经根对脊髓有一定的牵拉作用。当颈部椎间孔的前壁（部分椎体和椎间盘及钩椎关节）、后壁（上、下关节突）的某些结构异常时，会引起神经根压迫症状。如钩椎关节的骨刺靠近椎管，会压迫前根，患者可出现弛缓性瘫痪而无感觉障碍；当骨刺在椎间孔上方时，则压迫后根和脊神经节，前根可不受累，患者可出现疼痛等感觉障碍而无运动异常。

2. 生理解剖特点 从应用解剖学的角度来看，脊神经根有如下特点：

（1）固定脊髓：因其根短，且呈近水平状行走，故可牵制脊髓不致过分活动而起固定作用。

（2）容易受累：神经根的前方为钩椎关节，后方有小关节，内侧为椎体间关节边缘，在此骨性管道中容易因三者的松动、移位及骨增生而遭受刺激或压迫，尤其是钩椎关节处的退变及骨刺形成较早，更易先受累。

（3）易形成粘连：神经根易受刺激或压迫，最早出现创伤性炎性反应，以致纤维蛋白渗出而引起粘连，因此神经根是继发性粘连性蛛网膜炎开始最早的部位，并由此向椎管方向蔓延。

3. 损伤后表现 脊神经根损伤会影响脊髓的正常生理功能，损伤程度不同，对生理功能的影响也不同。

（1）全部后根损伤：进入脊髓的一切传入神经冲动被阻断，机体一切感觉消失，同时脊髓反射亦消失。

（2）某一脊神经后根损伤：其皮肤分布区的感觉并不受明显的影响，只轻微减弱，但受其支配的肌传入的本体感觉受阻，肌失去反射能力，亦即肌的肌张力丧失，称为无肌紧张，但该肌仍能收缩。

（3）前根损伤：它所支配的肌肉完全瘫痪并萎缩。胸、腰脊神经前根损害，同时伴有从脊髓侧角发出的交感神经节前纤维的损伤，会累及支配眼内肌的交感神经节前纤维，引起眼睑下垂和瞳孔缩小，即霍纳（Horner）综合征。

脊神经损伤可用下述办法判断其是神经根性或周围性。如神经损伤在椎间管内，肌电图显示前、后支所支配的躯干侧面及肢体肌肉都有失神经支配的电位；如神经损伤在椎间管以外，则只有前支支配的肌肉有失神经支配的电位，而后支支配的竖脊肌仍属正常。

（二）脊神经节

脊神经节位于脊神经后根上、椎间管内和后根硬脊膜鞘之外（图 2-3），呈纺锤形，长 4~6mm，其大小与所在脊神经后根的粗细成正比，内含假单级神经元以及一些神经纤维。神经元只有一个神经突起，自胞体发出后随即呈“T”形分为两支，周围突较粗，分布至皮肤黏膜的各种感受器；中枢突较细，穿硬脊膜后进入脊髓。

（三）脊神经

1. 组成 每对脊神经前、后根在相应的椎间孔内或其附近组成脊神经，除第 1 对颈神经和尾神经通常只有前根，其余均为混合性，含有感觉和运动成分。第 1 对颈神经在寰椎与枕骨间；第 2~7 对颈神经在同序数颈椎间孔穿出，第 8 对颈神经从第 7 颈椎下方椎间孔穿出，胸神经和腰神经都通过同序数椎骨下方的椎间孔穿出，第 1~4 骶神经从同序数的骶前、后孔穿出，第 5 骶神经和尾神经由骶管裂孔穿出（图 2-2）。

在椎间孔内，脊神经有重要的毗邻关系，前方是椎间盘和椎体，后方是椎间关节及黄韧带，因此，脊柱的病变如椎间盘脱出和椎骨骨折，常累及脊神经，出现感觉和运动障碍。

脊神经都是混合性神经，含有感觉纤维和运动纤维。感觉纤维是脊神经节内的假单极神经元的突起，其周围突分布于皮肤、肌、腱、关节及内脏的感受器，其中枢突组成后根入脊髓。运动纤维来自脊髓前柱及侧柱的运动性神经元的轴突，穿出脊髓形成前根，与后根合成脊神经，分布于横纹肌、平滑肌及腺体，司其活动。因此根据脊神经分布范围和功能的不同，可将脊神经所含的神经纤维成分分成 4 种（图 2-4）。

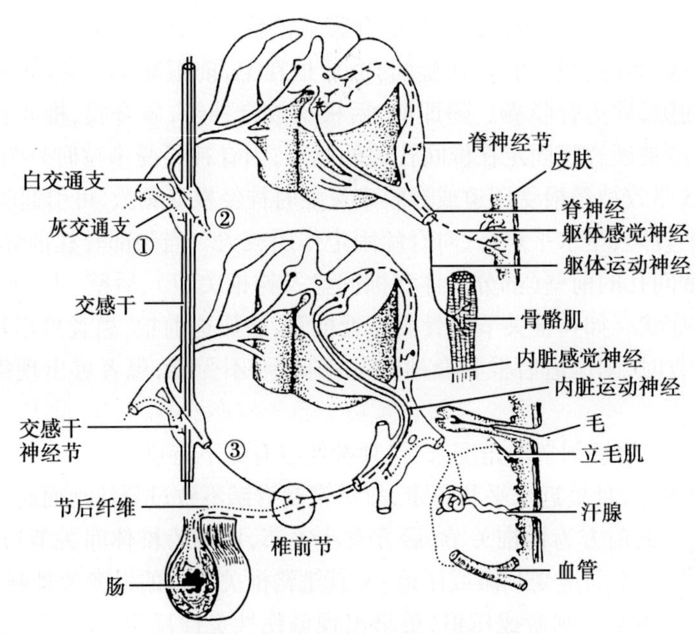

图 2-4 脊神经纤维行走模式图

（1）一般躯体运动纤维：起于脊髓前角细胞，经前根入脊神经，支配骨骼肌。

（2）一般躯体感觉纤维：起于脊神经节的假单极神经元，周围突分布于皮肤、肌、关节和韧带的各种感觉器，中枢突经后根入脊髓。

（3）一般内脏运动纤维：$T_1 \sim L_3$ 脊髓节侧角的交感神经元，经前根和白交通支，至相应的椎旁或椎前节交换神经元，节后纤维经灰交通支至脊神经，分布于血管、腺体及平滑肌。由 $S_2 \sim S_4$ 脊髓节发出的副交感纤维经盆内脏神经分布于结肠左曲以下的脏器，在器官壁内交换核神经元。

（4）一般内脏感觉纤维：来自脊神经节的假单极神经元，其周围突随脊神经直接分布于内脏，中枢突自后根入脊髓，可与躯体或内脏运动神经元形成反射弧。

2. 分支　脊神经出椎间孔后，还接受来自交感神经的节后纤维（灰交通支），并分为 3 支（图 2-5）。

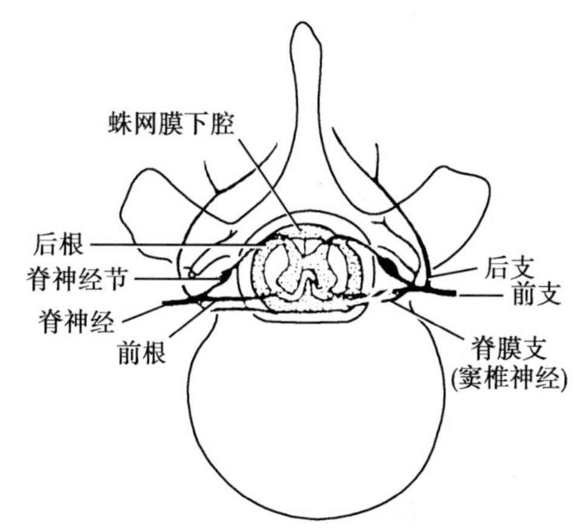

图 2-5　脊神经的形成和分支模式图

（1）脊膜支：称窦椎神经或 Luschka 神经，较细，内含交感神经纤维和来自脊神经节的感觉纤维。脊膜支最先从脊神经发出，与主干反向走行，经椎间孔返回椎管朝向后纵韧带时，发出较大的升支和较小的降支，各相邻的升、降支相互吻合形成脊膜前丛和后丛，分布于硬脊膜、脊髓血管的外膜、椎骨、椎骨的韧带和纤维环的边缘（一般不进入纤维环内部）以及椎间关节囊等。

（2）后支：内含运动和感觉纤维，分布于项和躯体背部肌与皮肤。除 C_1、C_2 的后支较粗大外，其余脊神经的后支均较前支细小。后支发出后，绕椎骨的关节突，经相邻两个椎骨横突间（骶部经骶后孔），分为内侧支和外侧支，分布于椎骨、关节和肌肉，末梢穿至皮下形成皮神经分布于皮肤。枕骨与寰椎间的关节和寰椎与枢椎间的关节由 C_1、C_2 前支支配，枢椎和第 3 颈椎及以下的椎间关节都由后支支配。

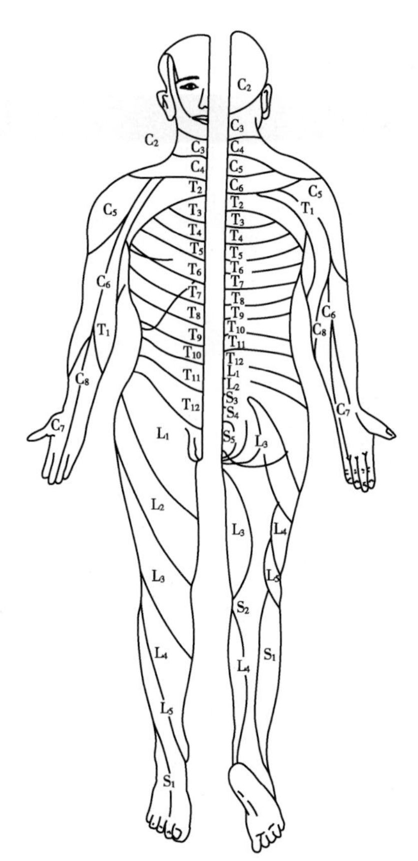

图 2-6　脊髓节对皮肤的节段性分布

C_1 神经后支称枕小神经，较前支大，不分内、外侧支，属于运动神经，主要支配枕下三角内诸肌；C_2 神经后支最大，其内侧支称枕大神经，支配枕骨下部的肌肉，其感觉性终末支分布于枕骨至颅顶的皮肤。

（3）前支：为混合性神经，分布于躯干前外侧和四肢肌与皮肤；除第 2~11 对胸神经外，其他脊神经前支都互相交织成丛如颈丛（$C_1 \sim C_4$）、臂丛（$C_5 \sim C_7$，T_1）、腰丛（T_{12}，$L_1 \sim L_4$）和骶丛（L_4，L_5，$S_1 \sim S_5$，C_0）等，再分支支配所属区域。脊神经前支在构成神经丛之前借交通支与交感干神经节联系，白交通支由 $T_1 \sim L_2$（有的为 L_3 或 L_4）前支发出，达相应椎旁（前）节，为节前纤维，主要由细小的有髓纤维组成；灰交通支自交感干神经节发出，经脊神经前支，分布于血管、淋巴管及竖毛肌，为节后纤维，主要由无髓纤维组成。灰交通支与脊神经相连位置一般在白交通支连接的内侧。颈神经、下部腰神经和骶神经内只有灰交通支，而无白交通支。

3. 分布　脊神经感觉支在皮肤上的节段性分布，称为皮节。人体脊神经皮支的分布有阶段性和重叠性的特点。皮肤感觉神经的节段性分布在颈部和躯干较有规律。节段性分布区为狭长带，上肢的皮节排列在上肢纵轴的两侧，下肢由于纵轴略呈螺旋形，皮节的配布不如上肢规则，皮肤的神经虽是按节段分布，但每一皮节的带状区有相邻的上位皮节和下位皮节的神经纤维参加，形成相互重叠的支配现象。当有三个相邻皮节的神经受损害时，患者可仅表现为中间皮节神经支配区的感觉障碍。

脊神经皮支的节段性分布如图 2-6、图 2-7。全身皮肤感觉区与脊髓节的关系见表 2-2。

肌节的分布不显著，某块肌常是因肌节分裂、合并或迁移演变而非由单一肌节发育所成。某一肌节分化成数块肌，同一脊神经可支配数块肌，如肋间内、外肌受同一胸神经支配；几个肌节合并、迁移形成一块肌，这块肌受几条脊神经支配，如肱三头肌接受 $C_6 \sim C_8$ 脊神经支配（图 2-8）。支配肌肉的神经虽是由几个肌节的神经纤维各以一部分合并构成，但其主要的肌节神经纤维如肱二头肌反射是由 C_6 脊神经控制。四肢各肌几乎全由多个肌节合并、分层而来，所以一个脊髓节或其前根受损，并不能使一块肌肉麻痹，根据其受损程度，只能使肌力减弱或基本无影响。

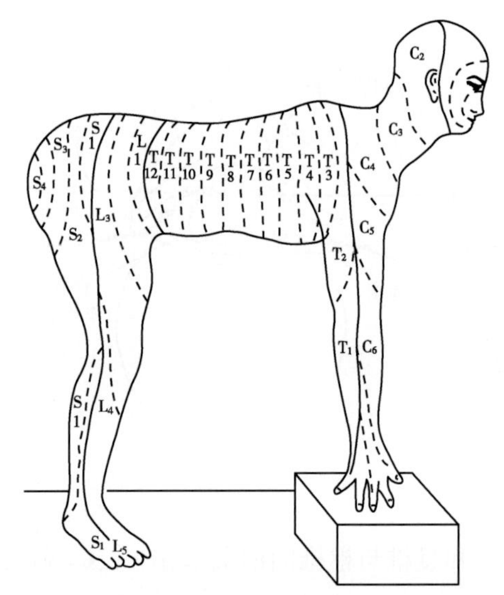

图 2-7 皮肤感觉的节段性分布综观

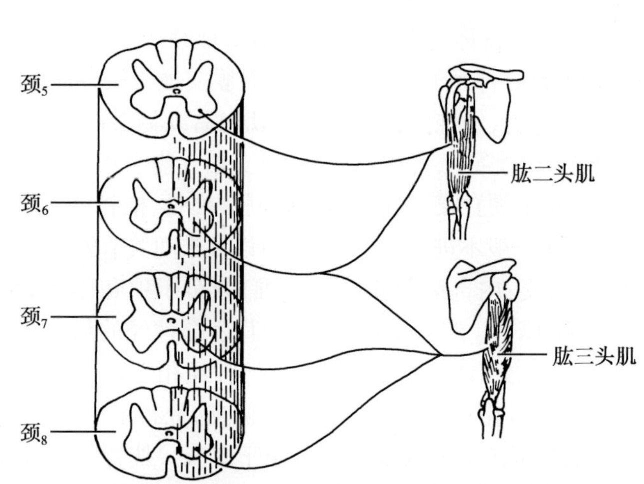

图 2-8 脊髓节与肌肉的节段性分布关系

表 2-2 脊髓节的相应皮肤感觉区和平面

皮肤感觉面	脊髓节	皮肤感觉面	脊髓节
枕、颈部	$C_2 \sim C_3$	脐平面	T_{10}
肩胛部	C_4	耻骨联合与脐之中点平面	T_{12}
臂外侧	C_5	腹股沟和大腿最上部	L_1
前臂和手的外侧	$C_6 \sim C_7$	股前	$L_1 \sim L_3$
前臂和手的内侧	$C_8 \sim T_1$	小腿内侧、足内侧、蹈趾	$L_4 \sim L_5$
臂内侧、腋窝、胸骨角	T_2	足外侧、小腿外侧、股后臀部	$S_1 \sim S_3$
乳头平面	T_4	股内侧	S_3
剑突平面	T_6	肛周（以肛门为中心的会阴部鞍状区）	S_4,S_5
肋弓下平面	T_8		

支配下肢各种运动的运动神经也有节段性。与髋关节屈、收、内旋有关的脊髓节为 $L_2 \sim L_3$，伸、展、外旋的为 $L_4 \sim L_5$；伸膝关节的为 $L_3 \sim L_4$，屈膝关节的为 $L_5 \sim S_1$；和踝关节背屈运动有关的为 $L_4 \sim L_5$，跖屈的为 $S_1 \sim S_2$。根据受损的肌或关节活动受限的部位，有助于了解脊髓损伤的可能位置。

不同的脊髓节和脊神经支配不同的肌肉和关节的活动见表 2-3、表 2-4。

表 2-3 上肢各种运动的肌肉节段性神经支配

部位	运动	主动肌	神经	脊髓节
肩胛骨	旋转,使下角向外	斜方肌	副神经	C_2 ~ C_4
		前锯肌	胸长神经	C_5 ~ C_7
	旋转,使下角向内	肩胛提肌	颈丛分支	C_4 ~ C_6
		菱形肌	肩胛背神经	C_4 ~ C_5
	后移	斜方肌、菱形肌		
	前移	前锯肌		
肩关节	屈	三角肌前部	腋神经	C_5 ~ C_7
		胸大肌锁骨部	胸前神经	C_5 ~ T_1
	伸	三角肌后部		
		背阔肌	胸背神经	C_6 ~ C_8
	外展	三角肌		
		冈上肌	肩胛上神经	C_4 ~ C_6
	内收	胸大肌、背阔肌		
		大圆肌	肩胛下神经	C_5 ~ $C_{6/7}$
	旋外	三角肌后部		
		小圆肌	腋神经	C_5 ~ C_6
		冈下肌	肩胛上神经	C_4 ~ C_6
	旋内	三角肌前部、胸大肌		
		背阔肌、大圆肌		
		肩胛下肌	肩胛下神经	C_5 ~ $C_{6/7}$
前臂	屈	肱肌、肱二头肌	肌皮神经	C_5 ~ C_6
		肱桡肌	桡神经	C_5 ~ C_6
		旋前圆肌	正中神经	C_6 ~ C_7
	伸	肱三头肌	桡神经	C_6 ~ C_8
	旋前	旋前圆肌		
		旋前方肌	正中神经	C_7 ~ T_1
	旋后	肱二头肌		
		旋后肌	桡神经	C_5 ~ C_6
腕关节	屈	桡侧腕屈肌	正中神经	C_6 ~ C_7
		掌长肌、全部屈指肌	正中神经	C_7 ~ T_1
		尺侧腕屈肌	尺神经	C_7 ~ T_1
	伸	桡侧腕长、短伸肌	桡神经	C_5 ~ C_7
		尺侧腕伸肌、全部伸指肌	桡神经	C_6 ~ C_8
	内收	尺侧腕屈肌、尺侧腕伸肌		
	外展	桡侧腕屈肌、桡侧腕伸肌		

续表

部位	运动	主动肌	神经	脊髓节
拇指	屈	拇长屈肌	正中神经	$C_6 \sim C_8$
		拇短屈肌	正中神经返支	$C_7 \sim T_1$
	伸	拇长、短伸肌	桡神经	$C_6 \sim C_8$
	内收	拇收肌	尺神经	$C_8 \sim T_1$
	外展	拇长展肌	桡神经	$C_6 \sim C_8$
		拇短展肌	正中神经返支	$C_8 \sim T_1$
	旋内	拇对掌肌	正中神经返支	$C_6 \sim C_7$
第2~5指	屈	指浅屈肌、指深屈肌桡侧半、第1、2蚓状肌	正中神经	$C_7 \sim T_1$
		指深屈肌尺侧半、小指短屈肌、骨间肌、第3、4蚓状肌	尺神经	$C_8 \sim T_1$
	伸	指总伸肌、示指伸肌	桡神经	$C_6 \sim C_8$
		小指伸肌	桡神经	$C_6 \sim C_8$
		骨间肌、蚓状肌		
	内收	骨间掌侧肌		
	外展	骨间背侧肌、小指展肌		

表 2-4 下肢各种运动肌肉的节段性神经支配

部位	运动	主动肌	神经	脊髓节
髋关节	屈	髂腰肌	腰神经	T_{12}、$L_1 \sim L_4$
	伸	股二头肌、半腱肌、半膜肌	坐骨神经	$L_4 \sim L_5$，$S_1 \sim S_2$
	内收	股薄肌、耻骨肌、大、长、短收肌	闭孔神经	$L_2 \sim L_4$
	外展	臀中、小肌	臀上神经	$L_4 \sim S_1$
	旋内	臀中、小肌前部		
	旋外	臀中、小肌后部		
		梨状肌、闭孔内肌、股方肌	骶丛分支	$L_4 \sim S_1$
膝关节	屈	股二头肌、半腱肌、半膜肌		
	伸	缝匠肌、股四头肌	股神经	$L_2 \sim L_4$
	旋内	半腱肌、半膜肌		
		腘肌	胫神经	$L_4 \sim S_1$
	旋外	股二头肌		
趾骨间关节	背屈	胫骨前肌		$L_4 \sim L_5$
		趾长伸肌	腓深神经	$L_4 \sim S_1$
		蹋长伸肌		$L_4 \sim S_1$
	跖屈	小腿三头肌	胫神经	$L_4 \sim S_2$
	足内翻	胫骨前肌		
		胫骨后肌	胫神经	$L_5 \sim S_2$
	足外翻	腓骨长、短肌	腓浅神经	$L_5 \sim S_1$
		第三腓骨肌	腓深神经	$L_4 \sim S_1$

四、脊髓节与体表及内脏的节段性神经支配

植物神经可分为交感神经、副交感神经。虽然功能相反，但常同时支配一个器官，这些器官有消化吸收、分泌、生殖和体液循环等功能，虽不能随意活动，但仍接受脊髓中枢的控制，后者又受脑内高级植物神经中枢如中脑中央灰质、下丘脑等的控制和调节。

植物神经支配的内脏器官也有节段性分布，但因发生过程中，内脏器官的变化较大，如器官生长、体积增大、位置改变，因此节段性神经的分布显得不很清楚。从 $T_1 \sim L_2$ 的侧角为交感神经元。一般来说脊髓 $T_1 \sim T_4$ 节侧角支配头面部及颈部器官和皮肤汗腺；$T_4 \sim T_7$ 管理上肢皮肤血管和汗腺，$T_{10} \sim T_{12}$ 则分布于下肢皮肤血管和汗腺。当交感神经元损害时，可发生相应部位的汗腺分泌、血管运动及竖毛反射障碍。植物性神经对胸、腹、盆腔脏器的分布情况见表 2-5。

表 2-5　植物神经在胸、腹、盆腔脏器的节段性分布

部位	交感神经(脊髓节)	副交感神经
心脏	$T_1 \sim T_5$	迷走神经核
肺和支气管	$T_2 \sim T_6$	迷走神经核
食管	$T_2 \sim T_7$	迷走神经核
胃	$T_6 \sim T_9$	迷走神经核
小肠	$T_6 \sim T_{11}$	迷走神经核
肝、胆囊和胰	$T_4 \sim T_{10}$	迷走神经核
肾	$T_{10} \sim L_1$	迷走神经核
盲肠、升结肠至横结肠右 2/3	$T_{11} \sim L_1$	骶副交感核
横结肠左 1/3 至直肠	$L_1 \sim L_{2(3)}$	骶副交感核
输尿管	$T_{11} \sim L_2$	骶副交感核
膀胱	$T_{11} \sim L_2$	骶副交感核
子宫	$T_{12} \sim L_2$	骶副交感核
附睾、输尿管、精囊腺	$T_{11} \sim T_{12}$	骶副交感核

（郭友华　汪华侨）

第二节　脊髓的内部结构

脊髓内部结构虽因节段不同而有所区别，但大致基本相似，由位于内部的灰质及位于外部的白质构成（图 2-9）。在脊髓的横切面上，中部有纵行小管，称中央管。中央管向上通第四脑室，下端在脊髓圆锥内膨大，形成终室。中央管周围是呈“H”形的灰质，灰质周围是白质，主要由纵形排列的有髓神经纤维束组成。前正中裂与灰质之间为白质前连合。颈、腰髓的灰质由于有臂丛和腰骶丛发出，显得较大，胸髓的灰质发出较小的胸神经，其灰质相应较小。

一、灰质

脊髓的灰质内含有大量大小不等的多极神经元。其中大多数神经元的胞体在横切面上组合成群，在纵切面上每群细胞纵贯成柱，因此，每群细胞称为一个神经核（或柱）。从后到前灰质分为后角、中间带和前角

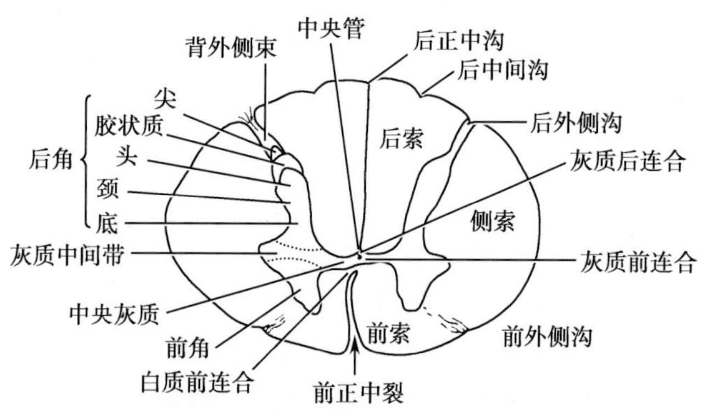

图 2-9　脊髓内部灰质与白质的分布

三部分。连接两侧灰质位于中央管前、后的横行部分称灰质前、后连合。在胸髓有少许中间灰质向外侧突出形成侧角，称中间外侧柱。前、后角间的凹陷部，有少部灰质突入白质与纵行纤维紧密交织，称为网状结构，在颈部较为发达。

（一）后角（后柱）

是灰质后端的狭长部分，纵观成连续的柱状，也称后柱。脊髓的后角接受脊神经后根进入脊髓的传入纤维。分为底、颈、头、尖四部分（图 2-9），其尖端覆有帽状透明神经组织，称为胶状质（属中间神经元，与传导浅感觉有关）；其外侧是薄层的海绵带（后角边缘核，为后角缘束的起核），然后从尖端到基部的神经核依次是：后角固有核（位于后角中央，与传导痛觉和温度觉有关）和胸核（也称背核，位于后角根部内侧，为小脑本体感觉传导路的第二极神经元，其轴突组成脊髓小脑束）。在后角中尚有一种小型或中型细胞，其轴突进入邻近的白质内即发出升、降支，有些升支上升至脑部，其他短支构成脊髓固有束联系脊髓内节段间的神经束。脊髓固有束的侧支或终支进入灰质内，其纤维中进入同侧的灰质者称连合纤维，越过中线进入对侧的灰质者即为连合纤维。脊髓固有束是脊髓反射弧的组成部分，能保证完成各种复杂的反射活动。

（二）中间带

含有中间内、外侧核。前者见于脊髓全长，中继深感觉的传入冲动。后者构成侧角（中间外侧柱），见于胸髓至第 2~3 节腰髓，为交感神经的脊髓中枢，内有体积较小的交感神经节前神经元胞体，其轴突经前根、白交通支入交感干，管理内脏活动、汗腺分泌和血管运动等。在骶髓 2~4 节段，相当于中间外侧核的部位有一群小细胞组成的核团，称骶副交感核，是副交感神经在脊髓的中枢，其轴突组成盆内脏神经，管理结肠左曲以下消化道及盆腔脏器的平滑肌和腺体活动。

（三）前角（前柱）

含有成群排列的大型前角运动神经元和小型神经元。靠内侧有前角内侧核和前角后内侧核，前者见于脊髓的全长，后者于颈、腰膨大处较明显，支配颈部和躯干肌肉；偏外侧有前角外侧核，主要见于颈和腰骶膨大节段，支配四肢肌肉。外侧核进一步分为前核、前外侧核、后外侧核和后核。前外侧核见于 C_4~C_8 和 L_2~S_1，后外侧核见于 C_5~T_1 和 L_2~S_2，后核见于 C_8~T_1 和 S_1~S_3，它们由内向外侧排列，分别支配肩胛或髋肌、臂肌或大腿肌、前臂肌或小腿肌、手肌或足肌。支配肢体伸肌和展肌的神经元沿前角外围排列，而支配屈肌和收肌的神经元则排列在深部（图 2-10）。

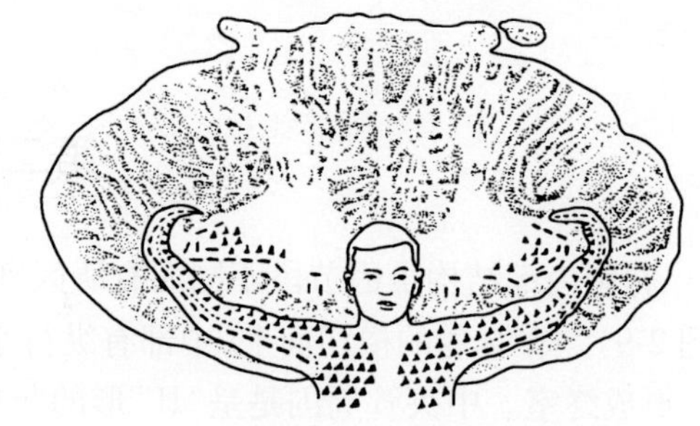

图 2-10　脊髓前角运动细胞排列位置示意图

前角运动神经元按胞体大小及所支配的骨骼肌部位不同区分为两型：α 运动神经元，是大型细胞，分布于肌肉的梭外肌纤维，传递随意运动的神经冲动，约占前根中躯体传出纤维的 2/3。γ 运动神经元，是小型细胞，分布于梭内肌纤维，对肌张力的维持起重要作用，约占后根中躯体传出纤维的 1/3。

脊髓灰质的神经元依其轴突的分布分为两类：前角运动神经元和侧角神经元，轴突可贯穿白质，经前外侧沟出脊髓，组成前根丝。前者接受后根的传入纤维、脊髓内联络神经元的纤维以及脑内一些中枢发出的下行纤维，在其传导的冲动控制之下，通过骨骼肌执行反射或随意的运动功能，当前角运动细胞的胞体或轴突被损伤或阻断时，它所支配的肌群就得不到自此传来的冲动，便失去随意和反射活动，肌张力降低，称为弛缓性瘫痪（也称软瘫或下运动神经元性瘫痪）；灰质内其余神经元的轴突部分局限于脊髓内，联络本节和上、下数节的神经元以完成脊髓的各种反射活动，部分轴突较长，传导各种感觉信息至脑的不同水平。

（四）脊髓灰质的分层结构

关于脊髓的细胞构筑有过很多研究，20 世纪 50 年代 Rexed 根据猫脊髓灰质的神经细胞的形态、大小和数目的不同，将脊髓灰质分为 10 层。各板层与核团的对应关系见表 2-6。

表 2-6　脊髓灰质各板层与核团的对应关系

Rexed 板层	相对应的核团	Rexed 板层	相对应的核团
第Ⅰ层	后角边缘核	第Ⅶ层	中间内侧核、中间外侧核和胸核
第Ⅱ层	胶状质	第Ⅷ层	前角底部和前角内侧部
第Ⅲ～Ⅳ层	后角固有核	第Ⅸ层	前角内侧核和外侧核
第Ⅴ～Ⅵ层	后角基部，Ⅵ层仅见于颈、腰膨大部	第Ⅹ层	中央管周围

从功能上看，脊髓灰质第Ⅰ～Ⅳ层为后角尖部，接受后根的传入纤维，是皮肤传入信息的感受区。第Ⅴ层也接受一级传入纤维，其中许多细胞的轴突组成脊髓丘脑束。第Ⅵ层与四肢骨骼肌的感觉有关，其细胞对骨骼肌运动发生反应。第Ⅶ层为中间带，除胸核和中间外侧核外，还有大量中间神经元。第Ⅸ层主要支配骨骼肌的运动。第Ⅹ层为中央管周围，接受后根的某些传入纤维。

二、白质

白质内含众多的纵行纤维（图 2-11），主要由有髓纤维组成，小部分为无髓纤维，故其新鲜标本颜色较浅。纵行纤维有上行感觉纤维束和下行运动纤维束。每侧脊髓白质借前、后外侧沟、前正中裂和后正中沟分成三索：介于前正中裂和前外侧沟的为前索；介与前、后外侧沟间的为侧索；介于后外侧沟和后正中沟间的为后索。各索由若干纤维束组成，后索中以上升束为主，侧索和前索中既有上升束，也有下降束。紧贴灰质边缘的是一层短距离的纤维束，起自脊髓止于脊髓，是联结脊髓节段间的纤维束，称固有束。后根、固有束和前根共同参与执行脊髓节内和节间的反射活动。

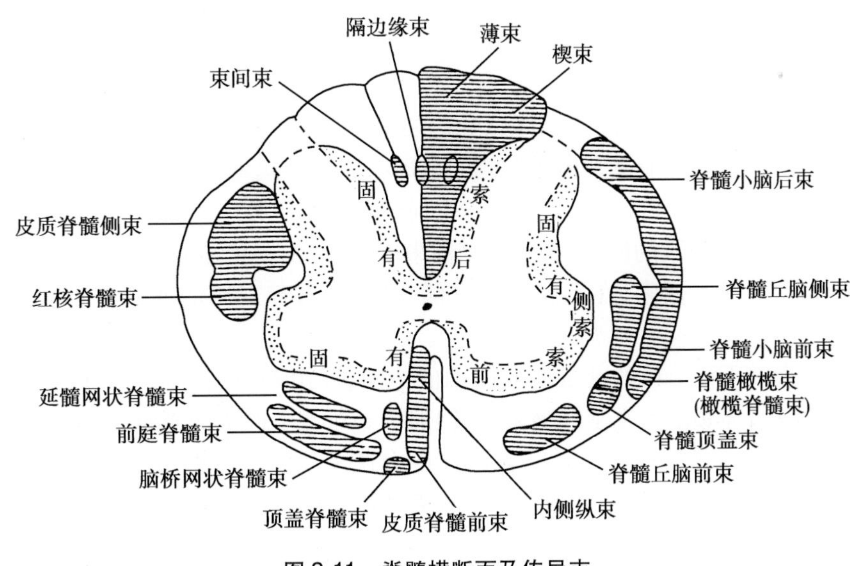

图 2-11　脊髓横断面及传导束

（一）后索

1. 组成　由上行传导束组成。内侧部为薄束，起自同侧第 5 胸髓以下的脊神经节细胞（第一级神经元）；外侧部为楔束，起于同侧第 4 胸髓以上的脊神经节细胞。它们都是经后根入脊髓后转而上行的纤维。周围突分布于肌、腱和关节内及皮肤的感受器，中枢突经后根的内侧部进入后索，近脊髓时分为很多根丝，沿后外侧沟进入后分为内、外侧两部分：外侧部纤维较细，在后角尖形成后外侧束（Lissauer 束）；内侧部纤维较粗，自后角尖入后索，行走距离不定，可一直上升至延髓，也有部分终止于不同脊髓节的灰质。由骶、腰和下胸部后根进入的纤维在内侧构成薄束，而由上胸部后根进入的纤维在外侧构成楔束，两者借后中间隔分开。由于纤维的数目越向上端越多，因此后索的体积在脊髓上部比下部要大，第4胸髓节以下薄束占据后索全部，第4胸髓节以上由于胸和颈节后根内侧部纤维逐渐入后索，贴附薄束外侧组成楔束，可明显分出薄束和楔束。

2. 功能 薄束和楔束传递来自身体同侧的本体感觉（肌、腱、关节的位置和运动觉以及振动觉）、精细辨别觉（感受物体形状及纹理粗细的实体觉和两点距离的辨别觉）。由于薄束、楔束中的纤维是按骶、腰、胸、颈自下而上顺序进入的，因此后索中来自各节的纤维有明确的定位（图2-12）。

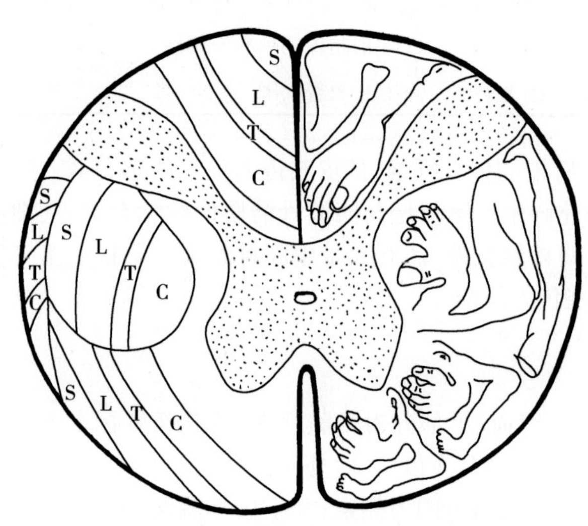

图2-12 脊髓白质各传导束功能定位示意图

3. 损伤后表现 一侧后索病变时，患侧病变平面以下的肌、腱、关节运动觉丧失；本体觉和辨别性触觉信息也不能向上传入大脑皮质，反射性运动调节困难。因维持肌张力的反射弧中断，牵张反射减弱，肌张力减退，运动觉消失，导致随意运动紊乱、动作笨拙，称为感觉性共济失调。当患者闭眼后，不能确定患肢各关节的位置和运动方向，各种精细触觉消失，但粗触觉、痛觉和温度觉存在。若不借助视觉就不能说出检查者在其皮肤上所写的文字。两点辨别觉消失是后索病变的一个重要指征。如嘱患者闭眼站立，则身体摇摆不稳，行路不知深浅，易跌倒，称为Romberg征阳性。

（二）侧索

由上行及下行传导束组成。

1. 上行传导束 包括脊髓小脑后束、脊髓小脑前束、脊髓丘脑侧束。

（1）脊髓小脑后束：位于侧索外缘后部，在上腰髓开始出现，颈、胸髓特别明显。

（2）脊髓小脑前束：位于侧索外缘前部，在脊髓小脑后束之前起自双侧灰质中间内侧核，轴突大部分交叉至对侧上行入小脑。

以上两束都是主要传递躯干及肢体的本体感觉（肌梭和肌腱器官）和皮肤触觉冲动至小脑。后束传递机体一侧的单个肌的牵张变化，而前束则传递双侧的也即整个肢体运动和姿态的信息。小脑借此径路非意识性调整肌肉活动，以协调运动，维持身体平衡。该束损伤后可引起肢体肌张力减退和运动失调。

（3）脊髓丘脑侧束：位于侧索的前半、脊髓小脑前束的内侧，主要传递痛觉、温度觉，传导粗略触压觉的粗的有髓纤维，经后根内侧部入后索，在不同平面有侧支至后角，经白质前连合达对侧前索组成脊髓丘脑束，至脑干与侧束合并。

在脊髓丘脑束内，脊髓不同节段的纤维有较明确的定位，即由外向内、由浅入深，排列着来自骶、腰、胸和颈段的纤维。也就是说，在颈部的脊髓丘脑束，外侧部传导对侧下肢的浅感觉；中间部传导对侧躯干的浅感觉；内侧部传导对侧上肢和颈部的浅感觉。如果一侧脊髓受压，首先出现骶腰神经分布的痛、温度觉障碍，自对侧下半身起，渐向上扩延。如果一侧脊髓丘脑束受压，则情况相反，痛、温度觉障碍首先出现在身体对侧上半部，随瘤体增大才渐波及下半身。患脊髓空洞症时，因病变发生在中央管周围，因此在受损平面1~2节以下区域痛、温觉减退或消失，而触觉并无影响，形成所谓感觉分离现象。

2. 下行传导束 主要有皮质脊髓束和红核脊髓束。

（1）皮质脊髓束：位于脊髓小脑后束内侧，起源于大脑皮质中央前回的巨型锥体细胞和其他一些皮质区域。下行纤维经内囊、大脑脚底、脑桥基底，在延髓锥体交叉中大部分纤维（有75%~90%）进行交叉，至对侧脊髓小脑后束的内侧下行，或部分纤维先止于中间神经元，中继后再将冲动传到前角运动细胞。此束纤维50%至颈髓、20%至胸髓、30%至腰骶髓，神经纤维的排列有一定顺序，由外向内分别支配下肢、躯干及上肢（图2-12）。脊髓外部损伤累及皮质脊髓侧束时，同时下肢最先出现运动障碍，而脊髓内部损伤累及该束时，同时上肢最先受害。

皮质脊髓束的功能是控制骨骼肌的随意活动，其作用是抑制伸肌，易化屈肌，对 α 和 γ 运动神经元均有影响。直接接受皮质脊髓束纤维的前角运动神经元，主要支配肢体远端的肌（指和趾肌），这种从大脑皮质直接联系前角运动神经元的方式，可能与肢体远端的技巧精细运动有关。

锥体系和锥体外系管理躯体运动，皮质脊髓束构成锥体系的主要部分。大脑皮质中央前回和其他一些皮质区域、皮质脊髓束和前角运动细胞共同组成随意运动的传导路径，它包括两级神经元：大脑皮质巨型锥体细胞（Betz 细胞）或其他类型的锥体细胞及轴突称为上运动神经元，而脑干的脑神经运动核或脊髓前角运动细胞及其轴突直到其所支配的骨骼肌称为下运动神经元。前角运动细胞（或前根）受损或马尾神经损伤可引起弛缓性瘫痪已如前述。若上运动神经元损伤或某些脊髓疾患如颈、胸椎肿瘤或椎间盘突出压迫脊髓，引起一侧皮质脊髓束受损伤，则同侧伤面水平以下产生痉挛性瘫或核上性瘫，上运动神经元瘫痪表现为随意运动消失、肌张力升高、深反射和腱反射亢进、浅反射减弱或消失，除引起废用外，一般无肌萎缩，并有病理反射。上、下运动神经元损伤后的临床表现见表 2-7。

表 2-7　上、下运动神经元损伤后的临床表现

	上运动神经元	下运动神经元
解剖部位	锥体细胞及轴突	脑神经运动核、脊髓前角运动细胞，脑神经、脊神经
瘫痪特点	痉挛性（硬瘫）	弛缓性（软瘫）
分布	一个以上肢体（单瘫、偏瘫、截瘫）	个别或几个肌群受累
肌张力	增高	降低
腱反射	亢进	减弱或消失
浅反射	消失或减弱	消失
病理反射	出现	不出现
肌萎缩	不明显	明显
肌束震颤	无	有
肌电图	神经传导正常，无失神经支配电位	有神经传导异常和失神经支配电位

（2）红核脊髓束：位于皮质脊髓侧束的腹侧。起自中脑红核后即越中线，交叉至对侧，下行入脊髓止于前角运动细胞。刺激红核时可激活对侧屈肌运动神经元，抑制伸肌运动神经元。红核脊髓束的作用是调节肌群（主要是屈肌）的紧张度，以协调肌肉的不随意活动。

（三）前索

主要由下行传导束组成。

1. 脊髓丘脑前束　位于脊髓丘脑侧束的前内侧，与邻近纤维束重叠较多。起始细胞核同脊髓丘脑侧束，由核发出的纤维多数上升一个节段，后斜经白质前连合至对侧的前索，到脑干与侧束合并上行至丘脑。传导粗略触压觉和体表触点的定位。

2. 皮质脊髓前束　位于前正中裂的两侧。起自大脑皮质的皮质脊髓束纤维至延髓锥体交叉处，未经交叉的小部分纤维，在同侧前索中下行，一般只至颈、上胸髓。前束的纤维抵达脊髓终止前，大部分也要逐节经白质前连合越边至对侧灰质的前角运动细胞；也有些始终不交叉越边而止于同侧的前角运动细胞，称为前外侧锥体束。临床上，一侧大脑运动区受损后，对侧肢体瘫痪的肌肉经过一定时间和进行适当康复治疗，可借助与同侧不交叉的纤维，获得一些功能上的恢复。

3. 内侧纵束　位于皮质脊髓束的背侧，靠近前正中裂底的背外侧，只在颈段脊髓是明显的一束。起自中脑、脑桥和延髓的某些神经核，下行至颈髓和上胸髓的前角运动细胞。其功能是把眼球的运动和头颈部运动联系起来，使之协调以完成与身体平衡有关的反射。

4. 前庭脊髓束　位于前索的前缘。起自延髓和脑桥的前庭神经核，在同侧下行至腰骶节，逐节止于前

角运动细胞。本束连接内耳前庭，参与维持身体的平衡，刺激前庭神经核时可兴奋同侧的伸肌运动神经元，对躯体运动有易化作用，提高肢体的伸肌肌张力和反射活动，尤其是参与颈部肌共济活动以维持头位平衡。

5. 顶盖脊髓束 位于皮质脊髓前束的前外侧。起自中脑上丘，纤维越边交叉下行到颈髓，止于前角运动细胞，参与由视、听刺激引起的头颈部反射活动。

6. 网状脊髓束 位于前索和侧索的深部，与邻近纤维束混杂。起自延髓和脑桥的网状结构，双侧下行直接或中继后止于前角运动细胞，参与调节骨骼肌的紧张度。

7. 其他 在脊髓灰质各核团之间还散布着许多束细胞，其轴突较短，形成紧围在脊髓灰质四周的纤维总称固有束，与脊髓的节内和节间反射有关。

红核脊髓束、顶盖脊髓束、前庭脊髓束和固有脊髓束等是锥体外系的主要下行传导束，大脑皮质、小脑和纹状体等与这些传导束综合作用共同调节躯体运动。锥体外系的功能是协助锥体系的活动和调整肌张力，协调肌活动和维持姿势和习惯性动作。锥体系之所以能完成随意的精确运动，是因为有锥体外系存在以维持肌张力稳定，锥体系被破坏后，由于大脑丧失对机体的正常抑制作用，锥体外系的作用增强，机体会发生许多不自主的运动。锥体外系发生病变常表现两种类型：肌张力紊乱和运动障碍。前者多呈肌张力增强，常见有伸肌张力和深反射增强，机体发生痉挛甚至强直，前角细胞失去抑制而过度易化致使牵张反射增强；后者表现为震颤、舞蹈症和手足徐动症等。

三、神经胶质细胞

在灰质和白质内有大量的神经胶质细胞，其突起包绕神经元的胞体和突起，也贴附于毛细血管壁。脊髓组织内无结缔组织支架，只在小动脉、小静脉的外周才有少量的结缔组织从软脊膜深入，因此神经胶质细胞的突起是其重要的支持成分。

（郭友华 汪华侨）

第三节 脊髓被膜及血供

一、被膜

脊髓外面包有三层被膜，从外向内依次是硬脊膜、脊蛛网膜和软脊膜（图 2-13），起保护和支持脊髓的作用。

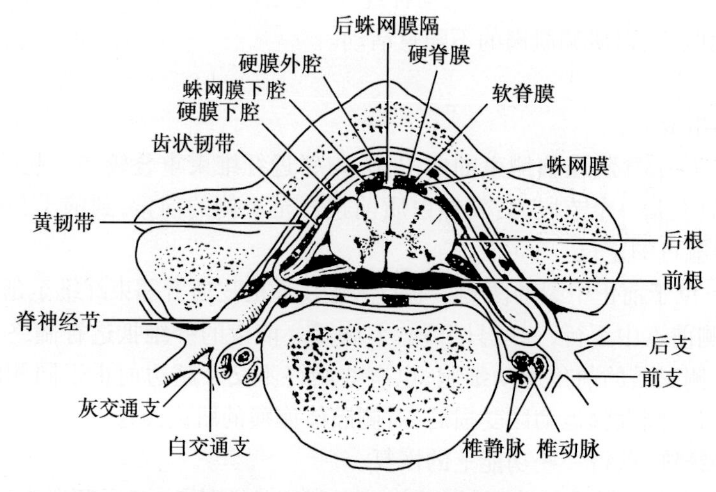

图 2-13 通过颈椎的颈部横断面

（一）硬脊膜

硬脊膜厚而坚韧，由致密纤维结缔组织构成，形成长管状鞘囊，上端附着于枕骨大孔边缘，与硬脑膜相续，下端在第2骶椎高度变细，包裹终丝而附于尾骨骨膜，其外层与椎骨骨膜相融合，内层坚厚，包被脊髓及其他两层脊膜，并且发出延长部，向两侧在椎间孔处延续为脊神经外膜。硬脊膜与椎管内壁膜之间存在一窄间隙，称硬膜外腔，腔内的结缔组织束将硬脊膜固定于椎管壁上，并支持腔内全部组织，腔内充满富含有脂肪的结缔组织、蜂窝组织、椎内静脉丛及动脉血管网，因椎管狭窄等因素导致静脉血淤滞时，可使椎内静脉丛扩张而产生临床症状；腔内略呈负压；其大小在椎管各段稍有不同。硬脊膜与蛛网膜之间是狭窄的硬膜下腔。

（二）脊蛛网膜

脊蛛网膜由薄而透明的一层结缔组织膜构成，柔软无血管，在脊柱下端包绕脊髓下端与马尾神经根。与软脊膜间的间隙称蛛网膜下腔，内有脑脊液。此下腔向上在枕骨大孔处经正中孔和外侧孔与小脑延髓池相通连，腔的下部在马尾和终丝的周围特别扩大，为终池。在此腔后方正中部有蛛网膜背侧隔，对脊髓起固定作用。腰椎穿刺术一般在第3~4或第4~5腰椎间进行，抽取脑脊液或注入药物（如麻醉药或碘油行脊髓造影等），由于长的马尾神经根游动于脑脊液内，因此，不致刺伤脊髓。

（三）软脊膜

软脊膜很薄，柔软且含有丰富的血管，故又称血管膜，紧贴脊髓，并发出纤维隔进入脊髓组织。软脊膜紧贴神经根，通过蛛网膜下腔而与硬脊膜相接。

在脊髓的侧面，神经前、后根之间，软脊膜形成两排三角形韧带，称为齿状韧带，其尖端附着于蛛网膜及硬脊膜，齿状韧带不紧张，但对脊髓起悬系固定作用，且不影响脊髓随脊柱的屈伸作用。脊髓借齿状韧带和脊神经根固定于椎管内；由于脊髓较细，其前后径和横径较椎管的前后径和横径为小，故脊柱运动时，椎管壁并不触及脊髓，但在椎管狭窄时，脊柱的运动将对脊髓产生一定的影响。

二、脊髓血液循环

（一）动脉

1. 组成及特点　脊髓的动脉有三组（图2-14）：脊髓前动脉、脊髓后动脉、神经根动脉，它们围绕脊髓通连成网。就脊髓营养血管来说，颈段和腰段比胸段丰富。由于神经元胞体的代谢水平高于其突起部分，即脊髓灰质的血液供应多于白质，所以脊髓灰质的毛细血管网比白质稠密。颈、腰段因灰质较多，其血供也较充分。

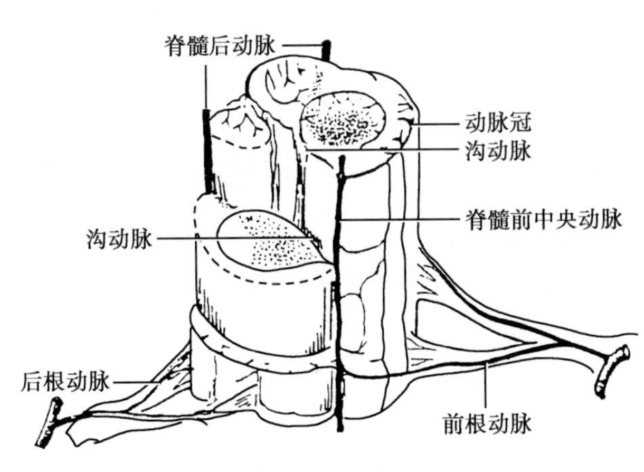

图2-14　脊髓血供示意图

（1）脊髓前动脉：左右椎动脉上行经枕骨大孔进入颅腔后，在延髓部即将合成基底动脉前，由其末端各自发出一对细小的分支，走向前下方。先在延髓前面下降至橄榄体下端，常在未出枕骨大孔前合成一干，形成脊髓前动脉，向下纵行于脊髓前正中裂，沿途收集6~8支前根动脉。在下降到脊髓圆锥处，多分为两支，左右各一，向后与脊髓后动脉吻合。

脊髓前动脉在脊髓部有两条分支：一是分支绕脊髓向后与脊髓后动脉的分支吻合，形成动脉冠；二是中沟动脉，数量较多。中沟动脉进入前正中裂后，左右交替入脊髓，经白质前连合，分布于脊髓横断面一半的前2/3，包括灰质的前角、侧角和后角的基底部以及白质的前索与侧索的深部（图2-15）。

中沟动脉在腰部最多，在胸部最少。每节胸髓仅有一支中沟动脉，因此胸髓节段的血供最差。胸髓节段动脉冠和腰、颈髓相比也较小。所以当胸髓节段的脊髓前动脉梗死时，易引起脊髓变性，且其变性范围较广。由于梗死后缺血灶波及皮质脊髓侧束，患者主要表现为病灶以下的上运动神经元性瘫痪以及损伤节段的下运动神经元性瘫痪；病灶影响脊髓丘脑侧束，可导致病灶以下痛、温觉缺失；病灶涉及双侧脊髓侧角及上、下行内脏活动的传导束，可导致内脏反射的异常如休克期尿潴留和尿失禁等。在脊髓损伤恢复期可借

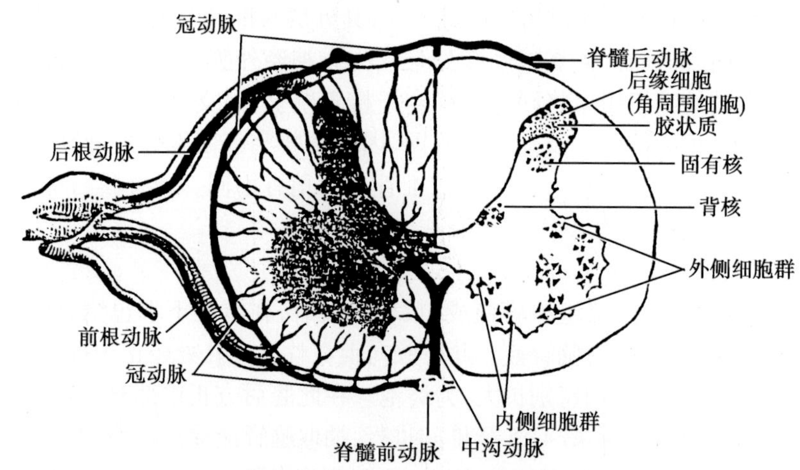

图 2-15 脊髓横断面上动脉和细胞群的分布示意图

动脉冠建立侧支循环，痛觉和温度觉可有部分或完全恢复。

(2) 脊髓后动脉：左、右各一支，各起始于延髓部同侧椎动脉或小脑后下动脉，沿脊髓的左右后外侧沟下行，沿途接受 5~8 支后根动脉。脊髓后动脉在后根的侧方进入脊髓，分布于后角和后索及侧索的浅层。当此动脉发生缺血性病变时，可引起同侧肢体病灶平面以下深感觉缺失、感觉性共济失调、深反射消失；病灶同侧肢体节段性浅感觉缺失（后角）和束带感（后根）。由于脊髓后动脉分布区较小，侧支循环较好，所以很少见到这种症状或发生的症状很轻。

(3) 神经根动脉：神经根动脉为一系列的节段性动脉，颈部来自颈深动脉、椎动脉本干，胸部来自肋间动脉，腰部来自腰动脉、髂腰动脉和骶外侧动脉，伴随神经根由椎间孔进入椎管，穿入硬膜后分为前、后根动脉。在胎儿发育早期，每个脊髓节段都有本节的根动脉，但在晚期，这些血管只分布于脊神经根和脊神经节。根动脉大小差别很大，其最大者称为大根动脉，约 2/3 的人位于第 6 胸椎及第 3 腰椎的左侧。前根动脉至脊髓前正中裂后，向上、下发出升支和降支，与相邻前根动脉的降支和升支吻合；后根动脉行走在脊髓后外侧沟，在后根丝的侧方，向上、下分出升支和降支，与相邻的降支和升支吻合。有时，其吻合不完全而有间断现象。

在颅内所形成的脊髓前、后根动脉仅分布于颈髓节段的上部，一般止于第 4 或 5 颈髓节。3 条动脉一般都很小，在下行时靠根动脉来加强。

前、后神经根动脉与脊髓前、后动脉借脊髓表面的分支相互吻合，形成环绕脊髓的小动脉网，称为脊髓动脉冠。由动脉冠的分支进入脊髓实质，营养前索和侧索的周边部。这些进入脊髓的小动脉网，仅有毛细血管吻合，因此可视为终动脉。当一支阻塞后，其供应区多发生软化，而不易建立侧支循环。

2. 脊髓血供的危险区 脊髓的血供储备甚少，仅能满足其最低的代谢需要；供应脊髓的中央沟动脉及软脊膜动脉各自供应某一特定部位，属于终动脉，其毛细血管床之间无吻合；胸腰部脊柱手术时结扎节段动脉，如腰动脉或肋间动脉，一般不致于引起脊髓损害，但应特别注意常在此处发出的前大根动脉。

脊髓的某些部位是两个动脉供应区的过渡带，血供较差，如果有一条动脉阻断，局部易发生缺血性坏死，称为危险区。一般认为第 1~4 胸髓节（特别是第 4 胸髓节，在 T_2 平面）和第 1 腰髓节（在 T_{10} 平面）为危险区。胸段椎管最狭窄处也是脊髓血供最差部位或危险区（图 2-16），这部分如血供发生障碍，最易发生截瘫。由于在

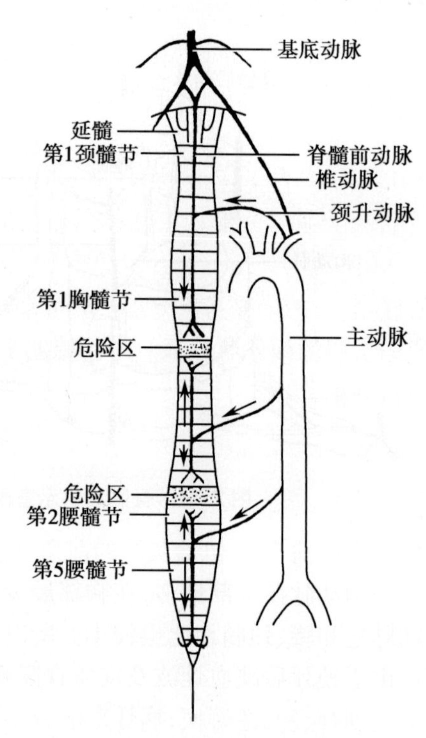

图 2-16 脊髓血供危险区

$T_4 \sim T_9$ 椎管的前后径和横径均较小，该段椎管最为狭窄；而脊髓前动脉在胸段又较细，分支少见；脊髓后动脉的吻合网在胸段少见，因此胸段脊髓的血运较差，而 $T_4 \sim T_9$ 脊髓的血运是整个脊髓中最不丰富之处。故 $T_4 \sim T_9$ 脊髓也称作脊髓血运临界处，该临界处的损伤或手术，易导致此段血管阻塞或受压，使脊髓缺血、变性、甚至坏死。

（二）静脉

脊髓静脉属于椎静脉系，分布的情况大致和动脉相同，可分成脊髓前、后静脉和神经根静脉，但数量较动脉多，口径增粗，主要分布于脊髓的后面，其次是前面，两侧最少。脊髓静脉血多数经根静脉进入椎间静脉；连通各纵行静脉干的静脉冠，形成软脊膜静脉丛，与椎静脉丛有吻合支，故其静脉血也可注入硬膜外腔的椎内静脉丛而进入椎内静脉，再流向椎管外的静脉，返回心脏。硬膜外腔的外伤或手术，易引起各静脉支的损伤而出血。

脊髓前、后静脉均为一条，在不同平面借根静脉回流。脊髓前静脉行于脊髓前正中裂，沿途有脊髓深层的中央静脉和沟静脉注入；脊髓后静脉位于脊髓后面，纵贯脊髓全长，形成较丰富的静脉丛。在脊髓前面有6~11 条前根静脉，脊髓后面有 5~10 条后根静脉，它们与脊髓前、后静脉相连。脊髓静脉或淋巴遭受压迫时，可引起水肿，产生脊髓受损症状。

（郭友华　汪华侨）

第四节　脊髓的生理功能

脊髓是中枢神经系统中的低级部分，其活动受高级中枢的影响。脊髓通过脊神经所完成的复杂功能受脑的控制和调节，通过一些上、下行纤维束来完成。因此脊髓具有双重功能：①反射功能。脊髓灰质是主要的脊髓反射活动的中枢，可完成各种简单的脊髓反射。②传导功能。脊髓中有大量上升和下降的传导束，各自行使一定功能。除头面部以外，全身深、浅感觉以及大部分内脏感觉都要通过脊髓上行传导束传导到脑，反之，脑对躯干和四肢骨骼肌运动以及部分内脏管理也要通过脊髓下行传导束才能完成。

一、脊髓反射

（一）反射弧

神经系统活动常以反射方式进行，反射是机体对内外环境刺激作出的规律性反应，即感受器感觉神经末梢接受刺激，将刺激转变为神经冲动，然后通过一连串的神经元，最后将冲动传至效应器产生反应。执行反射的全部结构，称为反射弧（图 2-17），包括感受器（周围感觉神经末梢）、传入神经、中枢（包括前角的突触）、传出神经和效应器（肌纤维）。最简单的反射弧只有两个神经元组成，即一个感觉（传入）神经元和一个运动（传出）神经元及两者在前角形成单突触反射。如膝反射的反射弧只有两极神经元，传入神经元位于脊神经节，其周围突通过股神经分布于股四头肌的肌梭，中枢突经脊神经后根直接与前角运动神经元形成单突触联系，一般不横过至对侧，且局限在 1~2 个脊髓节。前角运动神经元为传出神经元，其轴突经前角分布到股四头肌的梭外肌纤维。叩击股四头肌腱时因它受到牵拉，股四头肌收缩产生伸直小腿动作。

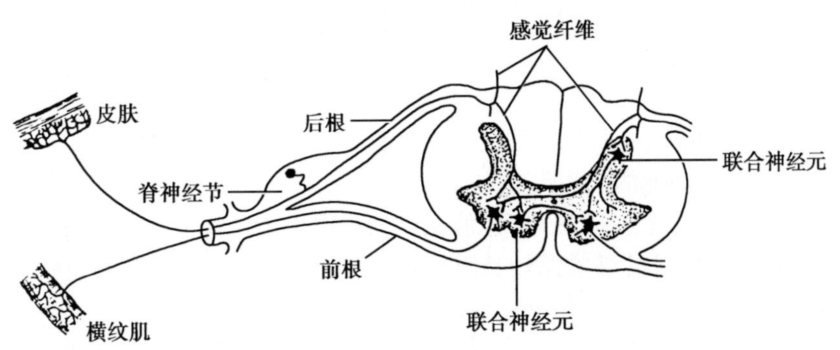

图 2-17　脊髓反射弧

通常情况下，在感觉神经元和运动神经元之间常常有一个或多个中间神经元，其轴突可能很短，也可行走很长距离。一般仅局限于一个或相邻脊髓节内完成的称为节内反射，多数反射弧是由两个神经元组成的多突触反射，即在传入与传出神经元之间还有中间神经元，后者的轴突在固有束内上行或下行数个脊髓节后，终止于前角运动神经元，在数节完成的称为节间反射。

随着对脑研究的日趋深入，人们发现脑的基本活动过程不仅限于经典的反射活动，在神经元之间的突触联系中，还有大量的回路或往返联系。并且，在脑内神经元之间，除了经典的和新发现的突触联系外，尚有不少神经递质在非突触部位的受体上发挥作用而传递信息。这就形成了一个庞大的包括神经元网络和神经元与非神经元成分网络在内的泛脑网络(Pan-brain network)体系。泛脑网络体系丰富和发展了经典反射论的线性联系。

脊髓反射可概括为躯体反射和内脏反射两类。

(二) 躯体反射

主要是指一些骨骼肌的反射活动，如牵张反射、屈肌反射、浅反射等。

1. 牵张反射　骨骼肌受到外力牵拉伸长时，能反射性地引起被牵拉的同一肌收缩，称为牵张反射或肌伸张性反射，属于节内反射。牵张反射分为两类：①肌紧张，由于骨骼的重力作用，缓慢而持续地牵拉肌，产生牵张反射，是维持直立姿势反射的基础，尤其抗重力肌较明显；②腱反射，叩击肌腱时，因快速牵拉肌肉而产生，如膝反射(图 2-18)、跟腱反射等。牵张反射的反射弧虽然简单，但也受高级中枢控制。在脊髓反射弧径路中断时反射消失，而在失去高级运动中枢时反射亢进。

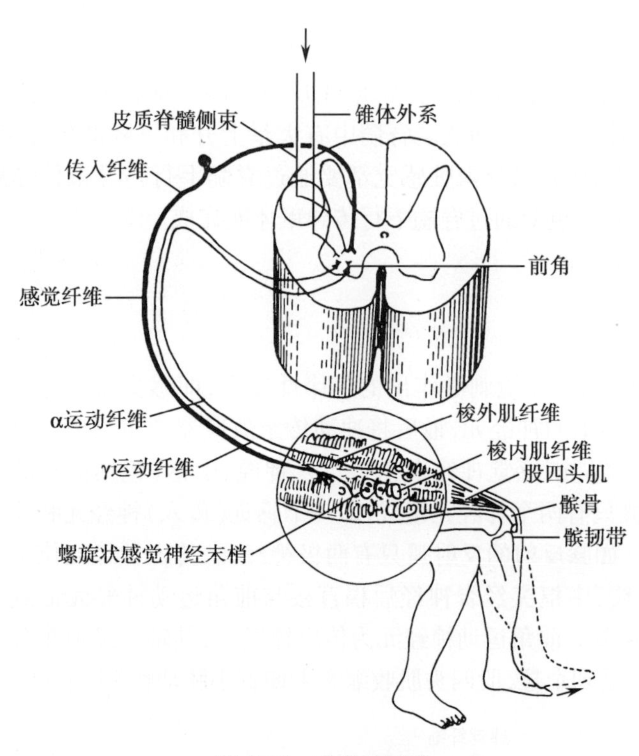

图 2-18　牵张反射弧

人体在安静状态时，骨骼肌并不处于完全松弛状态，有部分纤维始终轮替收缩，使骨骼肌持续处于一种轻度收缩状态，称为肌张力，实为肌张力反射的简称，如果这种收缩状态是持续增强或减弱，即为肌张力增高或降低。肌紧张是牵张反射的另一种，它是姿势反射的基础，对维持躯体姿势尤其是直立姿势极为重要。

躯体反射的感受器是肌梭，是一种长几毫米呈梭形的特殊感受装置，其两端附着在肌腱或梭外肌纤维，肌梭外有一结缔组织囊，囊内含梭内肌纤维，梭内肌无横纹，能感受牵张刺激，发放冲动或提高对外牵张的敏感性，但不具有收缩能力；受脊髓前角 γ 运动神经元发出的 γ 纤维支配，通过调节梭内肌纤维长度，使感受器常处于敏感状态，反射性地加强肌内收缩。由脊髓前角 α 运动神经元发出 α 纤维支配，有收缩能力，当其收缩时，脊髓感觉功能减少对肌梭的张力，使肌梭减少放电。躯体反射中枢位于不同的脊髓节内，临床要了解某些反射的消失是因为外周的传入或传出神经的损伤，或是由于相应的脊髓节受损伤而引起，常检查不同部位某些肌肉的牵张反射，这有助于判断中枢或周围神经损伤的部位，牵张反射强度改变也可反映较高位中枢功能的某些改变。

2. 浅反射　是刺激皮肤或黏膜一定区域，能使相应的肌肉引出的反射活动，是皮肤-肌肉反射，不属于牵张反射，为保护性反射。浅反射的反射弧较长，反射活动可能上行达大脑皮质顶叶运动区或运动前区。在锥体束损伤时，浅反射减弱或消失(图 2-19)。

3. 病理反射　属于原始的屈肌反射。正常脊髓被大脑皮质及其下行传导束所抑制，在大脑皮质的调节下，一些原始的屈肌反射被抑制而不出现。如果上运动神经元受损如锥体束或大脑皮质功能障碍，脊髓失

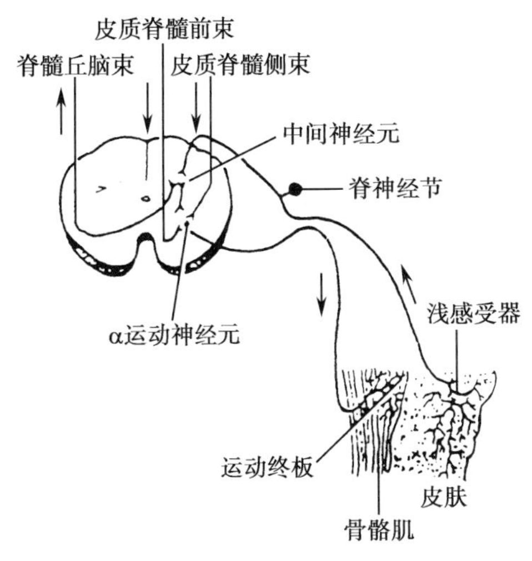

图 2-19 脊髓浅反射的反射弧

去其调节，原先受到抑制的这种反射就被释放，出现病理反射，如 Babinski 征阳性，是皮质脊髓束受损的体征之一。

（三）内脏反射（植物神经反射）

它是内脏器官或心血管系统受到各种不同性质和强度的刺激而引起平滑肌、心肌的收缩或腺体分泌的现象。脊髓内有内脏反射的中枢，主要有躯体内脏反射、内脏反射和内脏躯体反射等。

1. 立毛反射 为躯体内脏反射。当皮肤受寒冷（如冰块）刺激后，冲动经相应脊神经根、脊神经节及后根入脊髓灰质，经中间神经元中继后，止于同侧脊髓侧角神经元，其轴突（节前纤维）经前根，再经白交通支入交感干，在交感神经节内换元，其轴突（节后纤维）经灰交通支入脊神经，随脊神经分布于立毛肌产生毛发竖立。如脊髓横断性损害时，刺激病灶以下区域的皮肤，立毛反射向上只到达病损节段以下的区域，由此可确定病灶的下界；而刺激病灶以上区域皮肤时，立毛肌反射向下只延伸到病灶节段以上区域，故可明确病灶上界；在病损节段内，竖毛反射消失。

2. 膀胱排尿反射 膀胱内尿液达到一定程度时可引起尿意，产生排尿反射。当尿量增加到 300~400ml 时，膀胱内压已升高到足以刺激膀胱壁内的感受器，冲动沿盆内脏神经传入骶髓，引起其内的副交感排尿中枢兴奋，使后者发放冲动经盆内脏神经中的节前纤维至膀胱壁内神经节，换神经元后，其节后纤维把冲动传给逼尿肌（构成膀胱壁的平滑肌）和膀胱括约肌（在膀胱与尿道连接处，由平滑肌构成），使逼尿肌收缩，括约肌放松。同时，腰髓的交感中枢和骶髓前角管理尿道膜部括约肌（尿道穿过尿生殖膈处，由骨骼肌构成）的运动神经元受抑制，尿道膜部括约肌松弛，尿液排出体外。

脊髓的排尿低级中枢（位于第 2~4 骶节）受脑内高级排尿中枢控制，即来自膀胱的膨胀感觉进入脊髓后可借脊髓丘脑束和后索上传到脑内高级中枢产生尿意。高级中枢通过网状脊髓束和皮质脊髓束把排尿冲动传至脊髓两侧排尿中枢，当骶髓以上双侧锥体束损伤时，如截瘫，由于排尿中枢和支配尿道膜部括约肌的骶髓前角运动神经元失去了高级中枢的控制，所以当尿液蓄积至一定程度，反射性地排尿，以后可逐渐形成反射性膀胱。当骶髓以下或尾部损伤时，破坏了排尿中枢，机体失去排尿能力，发生神经性尿潴留形成自律性膀胱。如后根切断，为无张力型，常有尿失禁及残余尿。

3. 直肠排便反射 排便动作是个反射动作，直肠壁内的感受器受到刺激，发放冲动经盆内脏神经和腹下丛传入脊髓腰骶段内的排便初级中枢，同时也上传至大脑的排便高级中枢，引起便意。若环境允许，这时冲动通过盆内脏神经传出，使降、乙状结肠和直肠收缩及肛门内括约肌舒张，阴部神经受抑制，肛门外括约肌舒张；同时腹肌和膈肌发生收缩，腹内压增加，粪便即被排出。当骶髓以上病变时，由于直肠的感觉不能上传至大脑皮质而无便意，且肛门外括约肌麻痹，出现大便失禁。如脊髓圆锥受损，排便初级中枢受损，排便反射消失，可造成粪便潴留。

4. 皮肤划纹反射 为皮肤小血管对皮肤刺激的反应。当以骨针压划皮肤时，可引起交感神经和副交感神经反应，前者使血管收缩，被划部皮肤呈白色，后者使血管扩张，出现红纹，其范围在 6cm 以上有诊断意义。在交感神经麻痹区域，红纹可达几厘米宽。

5. 性反射 包括阴茎勃起和射精两个反射过程。

（1）勃起反射：中枢在骶髓 1~3 节，大脑皮质对其有调控作用。阴茎内的小动脉由盆内脏神经的副交感纤维和腹下丛内的交感纤维支配。当前者兴奋时，阴茎内血管扩张，流入阴茎的血液增多，致使阴茎海绵体内有许多与动脉分支相通的血窦充满血液而膨胀，因而使阴茎体积增大、变硬而勃起；后者兴奋时，则使血管收缩、阴茎变软。

（2）射精反射：来自阴茎头的冲动经阴部神经传入第 3、4 骶髓节（射精中枢），传出冲动一方面经交感神经至输精管、精囊腺和前列腺等器官的平滑肌，后者突然收缩将精液送到尿道；一方面经阴部神经传到坐骨和球海绵体肌，引起它们强烈而有节律的收缩，把精液由尿道射出体外。

脊髓骶段病变时，由于勃起和射精中枢受损，阴茎不能勃起(阳痿)和射精。但小病灶如小出血或软化灶，可产生分离性阳痿，即仍能勃起，但不能射精。

常见各种脊髓反射与脊髓节的关系见表2-8。

表2-8　常见各种脊髓反射与脊髓节的关系

反射名称	刺激	传入、传出神经	肌肉(效应器)	反射的表现	脊髓节(反射中枢)
浅反射					
腹壁反射	划皮肤				
上部	脐上	第7、8肋间神经	腹横肌	被划部位腹壁收缩	T_7 ~ T_8
中部	脐水平	第9、10肋间神经	腹内、外斜肌		T_9 ~ T_{10}
下部	脐下	第11、12肋间神经	腹直肌		T_{11} ~ T_{12}
提睾反射	划大腿内上侧皮肤	生殖股神经	提睾肌	睾丸上提	L_1 ~ L_2
肛反射	划肛门部皮肤	肛神经	肛门外括约肌	括约肌收缩肛门紧缩	S_4 ~ S_5
跖反射	划足跖外侧缘皮肤	胫神经	趾屈肌	5个趾和踝反射、跖屈	L_5 ~ S_2
深反射					
腱反射					
肱二头肌反射	叩击肱二头肌腱	肌皮神经	肱二头肌	肘关节屈曲	C_5 ~ C_6
肱三头肌反射	叩击肱三头肌腱	桡神经	肱三头肌	肘关节伸直	C_6 ~ C_7
桡骨膜反射	叩击前臂桡侧	桡神经	肱桡肌	拇指伸展	C_5 ~ C_7
膝腱反射	叩击股四头肌腱	股神经	股四头肌	膝关节伸直	L_2 ~ L_4
跟腱反射	叩击跟腱	胫神经	腓肠肌	足跖屈	S_1 ~ S_2
内脏反射					
排尿反射	膀胱充盈	盆神经	膀胱内括约肌	尿液排空	腰骶段
		腹下神经	膀胱逼尿肌		(L_1 ~ L_2，S_3 ~ S_4)
排便反射	肛管充胀	阴部神经	膀胱外括约肌		
		盆神经	肛门括约肌	大便排空	腰骶段
		腹下神经	乙状结肠、直肠		

二、感觉传导功能

皮肤各种感受器接受环境刺激，并将不同形式的刺激转换为一系列神经冲动，经脊神经后根入脊髓，由此上传到脑的各级中枢，产生与刺激相适应的反射活动，最后大脑皮质的一定部位对刺激进行精细分析，产生感觉。主要有以下几种：

1. 本体感觉通路　本体感觉也称深感觉，为来自肌肉、肌腱和关节等深部的位置觉、运动觉和振动觉，此通路还传导皮肤的精细或辨别性触压觉(如辨别两点距离和物体的纹理粗细等)。

(1) 意识性本体感觉传导通路：脊神经节的轴突中枢支为粗的传入纤维经后根内侧部，进入脊髓的后索上行，分为长的升支和短的降支，其中来自第5胸节以下的升支走在后索的内侧形成薄束，第4胸节以上的升支行走于后索的外侧部形成楔束，薄、楔束中的升支在后索上行，分别止于延髓下部的薄束核和楔束核，更换神经元后，两核发出纤维向腹内侧走行形成内弓状纤维，越过中线至对侧（内侧丘系交叉）后反折向上形成内侧丘系，经脑桥、中脑止于丘脑腹后外侧核，自此发出丘脑皮质束，经内囊后脚投射至大脑中央后回的上2/3、旁中央小叶后部和中央前回的皮质。由粗纤维传导的深部感觉比较精细，具有识别能力。

（2）无意识性本体感觉传导通路：即脊髓小脑束，其纤维来自灰质背核和中间内侧核神经元，上行至小脑。脊髓小脑束纤维亦按层次排列，传导下肢冲动的纤维在浅表层。此束传导非意识性或反射性本体感觉，它将颈、躯干以及四肢的肌肉关节的冲动传至小脑，再由小脑反射性地调节肌肉运动，以维持身体平衡。

2. 浅感觉传导通路　传导皮肤的痛、温度觉的中枢突经后根外侧部进入脊髓的背外侧束，传递粗略触、压觉的中枢突经后根内侧部进入脊髓，更换神经元后发纤维经白质前连合前方向颅侧斜越一个节段至对侧的侧索（传递痛、温觉）和前索（传递触觉）上行，组成脊髓丘脑束，终于背侧丘脑的腹后外侧核，更换神经元后，纤维经内囊后脚，投射到中央后回中、上部和旁中央小叶的后部。

3. 内脏感觉　指胃肠、膀胱等脏器的痛、胀感觉。

4. 复合感觉　又称皮质感觉，即闭目后可察知物体大小、形态、质量等，经大脑顶叶完成，包括皮肤定位觉、两点辨别觉、实体辨别觉和体表图形觉。

三、运动传导功能

运动功能是指感觉感受器接受刺激后机体产生的一种反应，分为随意运动和不随意运动，前者是指有意识地执行某一动作，主要受锥体束（皮质脊髓束）支配；后者是指不受意识控制的自发动作，在正常情况下维持身体正常姿势的活动，受锥体外系和小脑的支配。因此，大脑皮质对躯干和四肢运动的调节是通过锥体系和锥体外系下传的神经冲动来实现的，其下行投射至脊髓前角运动神经元。后者包括α和γ运动神经元以及闰绍细胞（Renshaw's cell）。α和γ运动神经元的轴突经前根到达所支配的肌肉，每个神经元的轴突与其所支配肌肉纤维组成一个运动单位。一切躯体运动都是复杂的反射过程，α运动神经元既接受从脑皮质到脑干各高级中枢下传的信息，同时又接受外周皮肤、肌肉和关节等传入的信息，因此被称为脊髓反射的共同通路（图2-20）。

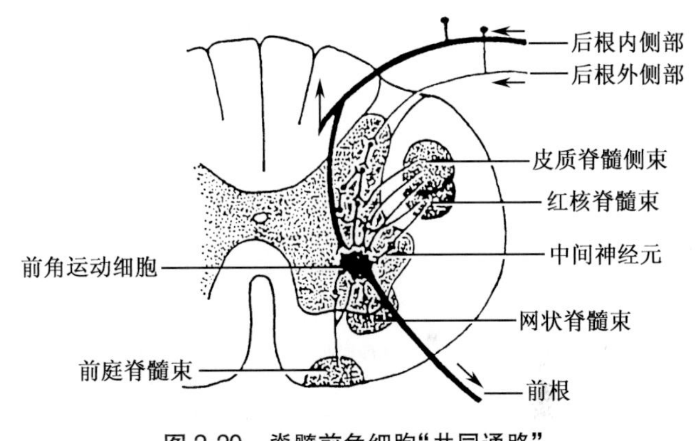

图2-20　脊髓前角细胞“共同通路”

四、其他功能

（一）支配内脏活动

主要通过胸$_1$～腰$_2$脊髓节的交感神经和骶$_2$～骶$_4$的副交感神经对血管、腺体和立毛肌以及脏器支配发挥作用。

（二）躯体的营养作用

脊髓前角神经元对所支配肌肉及骨关节具有营养作用。当神经元受到损伤时，则可出现其所支配肌肉萎缩或骨质疏松等现象。

（郭友华　汪华侨）

第五节　脊髓的生物力学特点

脊髓位于椎管内，上接延髓，下有终丝固定，两侧有神经根发出。它不仅受到骨性椎管的保护，同时也受到其周围软组织如脊膜、韧带、脑脊液及硬膜下组织和脊神经根等的支持和保护。

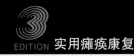

一、脊髓本身的延伸性

脊髓无软脊膜包裹时,其力学性能为流体性黏聚体,犹如手风琴样可折叠结构。包裹软脊膜的脊髓为一具有特殊力学特性的结构,其和脑组织一样具有可测量的弹性,如除去其周围的神经根、齿状韧带等各种组织,将脊髓上端悬吊起来,其长度可因其自身重量而延长10%。

脊髓的载荷-长度曲线有两个明显不同的阶段:①初始阶段,很小负荷(<0.01N)的拉伸,即可产生较大的变形而发生位移,这种伸度性是因脊髓具有手风琴样的结构特点所形成;②次级阶段,相对较大的负荷只产生较小的变形,脊髓在断裂前可承受20~30N,这代表了脊髓的组织学特点,此时脊髓的展开或折叠已达到极限,脊髓内承受张应力。脊髓载荷-长度曲线的非线性区域的前部是非线性弹性区,即去除载荷后脊髓不能完全恢复其原有状态,随着载荷进一步增大,去除载荷后脊髓则呈不可逆的变性状态。

二、脊髓周围软组织的支持和保护作用

脊髓借齿状韧带附着于硬脊膜囊内。脊柱完全屈曲时,脊髓、神经根及齿状韧带均处于生理性牵张状态。脊神经根也提供部分支持。由于齿状韧带向下倾斜,韧带上的张力相对于脊髓轴线来说可以分解为两个分力:①轴向分力,与脊髓所受张力相平衡,可减少脊髓被牵拉;②两侧的横向分力,相互平衡,可保持脊髓位于椎管的中线处,使脊髓最大限度地避免同骨性椎管的震荡或碰撞。软脊膜包裹脊髓使其具有固定的解剖形态,加载时其长度变化较小,加载增大到一定程度则可迅速延长;硬膜依部位不同而有所差异,弹性模量较大;硬膜外脂肪和脑脊液通过缓冲、吸引外力对脊髓的能量及减少摩擦亦可对脊髓提供保护。同时,随着脊柱的屈、伸运动,椎管内的有效间隙也随之减少和增加(图2-21)。

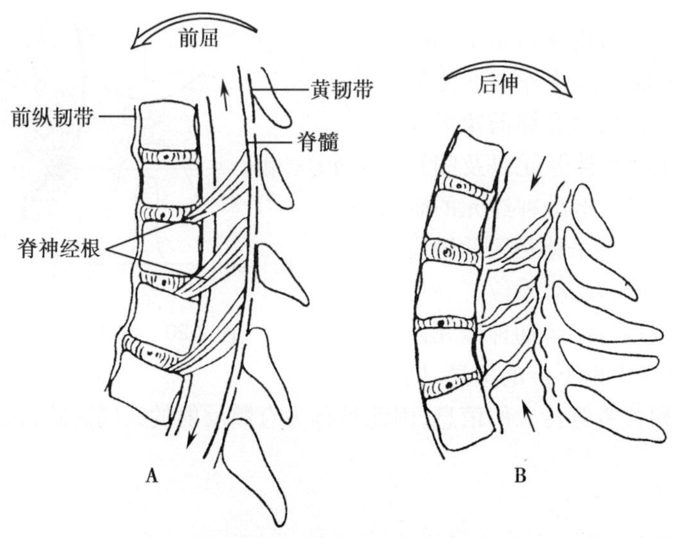

图2-21 脊柱屈伸时,椎骨内的有效间隙亦随之改变

A. 前屈时,椎管内有效间隙增加;B. 后伸时,椎管内有效间隙缩小

三、脊柱运动与脊髓形态的关系

脊柱作生理性伸、屈或侧弯时,骨性椎骨的长度和有效截面积也随之改变,颈、胸、腰段椎管在屈曲时伸长,前缘增加较少,后缘增加最多;而伸直时椎管缩短,后缘最多。其截面在伸直受压时增大,拉伸屈位时变小。脊柱由完全屈曲至完全伸直时,脊髓的截面由接近圆形变为椭圆形。

椎管长度的变化总是伴有脊髓的相应改变(图2-22),脊柱从完全伸直到完全屈曲,脊髓的折叠与展开性能可满足完成其所需要的70%~75%的长度,其余的(即生理活动的极限部分)则由脊髓组织本身的弹性变形来完成。

造成脊柱脱位的暴力除屈曲和过伸外,还必须有轴性旋转。脊柱前、后方的压力,特别在伸位时,对脊

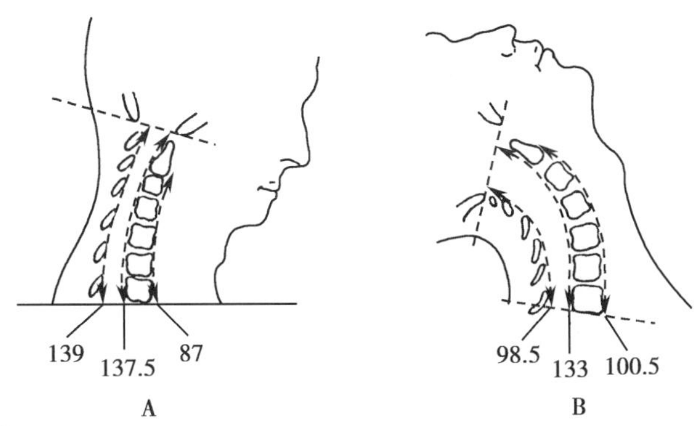

图 2-22　颈椎伸屈状态下椎骨长度的改变
A. 前屈时椎管拉长；B. 后伸时椎管缩短

髓中央部损伤最大。脊柱周围肌肉维持紧张状态较松弛者，脊髓更易损伤。

（郭友华　汪华侨）

第六节　脊髓损伤康复的解剖学基础

脊髓是脑和脊神经之间各种运动、感觉和植物神经传导的连接枢纽，亦是各种脊髓反射的中枢，脊髓的损害可以引起病变水平以下的各种感觉、运动和植物神经功能障碍及各种脊髓反射的改变。

一、脊髓定位诊断

脊髓定位是根据脊髓横切面上的解剖特点分析其病变部位，其要点如下：

1. 灰质病变　凡是灰质性病变，均表现为节段性障碍，其中前角病变为节段性运动障碍，属于下运动神经元瘫痪；后角病变为节段性分离性感觉障碍，即痛、温觉缺失，触觉存在或迟钝，深感觉存在。在急性损伤早期或慢性损伤时，灰质病灶周边部可有刺激症状，前角可能出现肌束性震颤，后角可有感觉过敏或疼痛。

2. 白质病变　凡是白质传导束病变，均可出现病灶平面以下的感觉或运动障碍，即传导束型感觉或运动障碍（属上运动神经元瘫痪）。

3. 确定病变侧别　主要根据传导束交叉情况。交叉部位的损伤，症状表现在两侧。传导束在脊髓内交叉的部位主要在白质前连合，并且是逐节交叉的，所以白质前连合病变呈现出两侧节段性感觉障碍。传导束如在交叉部以上受损，症状表现在对侧肢体（痛、温觉）；若在交叉以下病损，症状出现在同侧肢体（运动和深感觉）。在左右交叉的传导束中，往往存有少数不交叉纤维。因而，凡是两侧支配的器官，感觉或运动障碍很轻，也易恢复，甚至根本不出现功能障碍。

4. 特殊情况　引起分离性感觉障碍的脊髓病变部位，可见于后角、白质前连合、侧索或后索单独受损。病变波及脊髓内的内脏活动中枢和传导通路时，则可产生相应的植物神经功能紊乱症状。

二、脊髓瘫痪

主管骨骼肌随意运动的传导通路由两级神经元组成。第 1 级神经元是指从大脑皮质的锥体细胞下行至脊髓前角运动细胞或脑神经运动核以前的部分，即大脑皮质运动中枢的锥体细胞和其他类型锥体细胞胞体及其突起，称上运动神经元。其轴突组成锥体束下行，其中终止于脑干躯体运动核的，称皮质核束，终止于脊髓前角的，称皮质脊髓束。第 2 级神经元是指从脊髓前角及其运动细胞经脊髓前根和脊神经至身体周围部的纤维以及自脑神经运动核发出纤维分别组成的脑神经，称下运动神经元。这两级神经元无论是哪级损伤，都会出现相应的骨骼肌随意运动障碍，临床上表现为各种形式的瘫痪，当运动功能有障碍时，必须区分其为上运动神经元或下运动神经元病变。

1. 上运动神经元型（锥体束型）瘫痪　上运动神经元损伤后，全身肌肉均受到不同程度的损害，肢体运动缓慢、僵硬。由于此时已经解除了上运动神经元对下运动神经元的抑制，所以这种瘫痪具有肌张力增高的特点，称为痉挛性瘫痪（或硬瘫），并有腱反射亢进、阵挛和病理反射阳性，但浅反射减弱或消失（浅反射反射弧包括上运动神经元）。因下运动神经元尚能接受锥体外系的神经冲动并向骨骼肌发出神经冲动，所以病程早期，肌肉一般不萎缩或仅轻度萎缩。

锥体系（皮质核束和皮质脊髓束）严重损伤的患者，病灶以下对侧各脑、脊神经所支配的肌肉发生瘫痪，可出现对侧下部面肌瘫痪、舌肌瘫痪和上、下肢瘫痪。由于皮质脊髓束中尚有少量纤维是始终不交叉的，它们通过前角运动细胞控制躯干肌肉，即躯干肌肉接受双侧支配，所以躯干肌瘫痪与肢体瘫痪比较，前者不明显。由于失去对肌肉的抑制作用，同时受其支配的肌群失去与其拮抗肌的协调作用，出现肌肉痉挛、随意运动失调、腱反射亢进等，病程较久时肌痉挛可导致患肢挛缩和畸形。

2. 下运动神经元型（前角型）瘫痪　下运动神经元病损后，前角运动细胞毁损，周围神经发生变性，上运动神经元或锥体外系来的冲动都不起作用，所以肌张力下降，肌肉松弛软弱无力，称为弛缓性瘫痪（或软瘫），此时因反射弧受破坏，肌张力和深反射均消失，浅反射明显减弱或消失，病理反射也不出现。病程早期肌肉就因废用而发生明显萎缩。

3. 混合型瘫痪　较复杂，其临床表现为完全瘫痪，有肌肉萎缩，肌张力先增高，后减低；腱反射先增强，以后逐渐消失；病理反射先出现，随后消失等。

如果某一神经所支配的一群肌肉发生瘫痪，同时皮肤感觉丧失区也属于这一神经支配，则病变一定在神经本身。如果瘫痪的肌肉同时受某脊髓节支配，而皮肤感觉丧失区也相当于该脊髓节或数段脊髓节，则可判断病变在脊髓或神经根。

三、脊髓急性横断与脊髓休克

脊髓突然受到横断性损伤且与高级中枢失去联系后，功能处于暂时性生理停滞状态，损伤平面以下感觉、运动和躯体、内脏反射功能完全丧失，进入无反应状态，称为脊髓休克，为脊髓低级中枢突然失去了来自脑的高级中枢如大脑皮质、脑干网状结构和前庭神经核的易化作用，暂时处于兴奋性极为低下的状态。

脊髓反射一般需数周至数月才能恢复。一些较原始、较简单的反射如屈肌反射、腱反射等先恢复，然后才是较复杂的反射恢复。由于传导束纤维很难再生，脊髓失去了大脑的抑制和易化作用，因而恢复后的深反射和肌张力等比正常高，但离断水平以下的感觉和运动不能恢复。脊髓不同部位横断的临床表现见表 2-9。

表 2-9　脊髓不同部位横断的临床表现

损伤部位	感觉	运动	反射	括约肌功能
上颈段（C_1~C_4）	1. 颈枕部疼痛 2. 面部感觉障碍 3. 颈部以下传导束型感觉障碍	1. 四肢痉挛性瘫痪 2. 肋间肌麻痹 3. 膈神经麻痹	1. 四肢腱反射亢进 2. 浅反射减弱或消失 3. 病理反射阳性	反射性膀胱，早期不能排尿，残余尿多，晚期突然排尿不能控制，残余尿不定
下颈段（颈膨大）（C_4~T_1）	1. 上肢疼痛等感觉障碍 2. 损伤平面以下传导束性感觉障碍	1. 双上肢弛缓性瘫痪 2. 双下肢痉挛性瘫痪 3. 肋间肌瘫痪 4. 霍纳征	1. 两上肢腱反射减弱或消失 2. 两下肢腱反射亢进，病理反射阳性 3. 浅反射减弱或消失	同上
胸段（T_2~T_{12}）	1. 肋间神经痛 2. 损伤平面以下传导束型感觉障碍	1. 双下肢痉挛性瘫痪 2. 部分肋间肌麻痹	1. 浅反射减弱或消失 2. 两下肢腱反射亢进，病理反射阳性	同上
腰段（腰膨大）（L_1~S_2）	双下肢疼痛等感觉障碍	双下肢弛缓性瘫痪，肌萎缩	1. 双下肢腱反射减弱或消失 2. 无病理反射	同上
脊髓圆锥（S_3~S_5）	1. 会阴部疼痛 2. 马鞍型感觉障碍	性功能障碍（阳痿及射精不能）	肛门反射消失	自主性膀胱。膀胱张力存在，晚期排尿困难或滴尿粪便潴留

四、脊髓半切综合征（Brown-Sequard 综合征）

若脊髓外伤或脊髓外侧方的肿瘤压迫引起脊髓半边横断性损伤，称为脊髓半切综合征（图 2-23）。

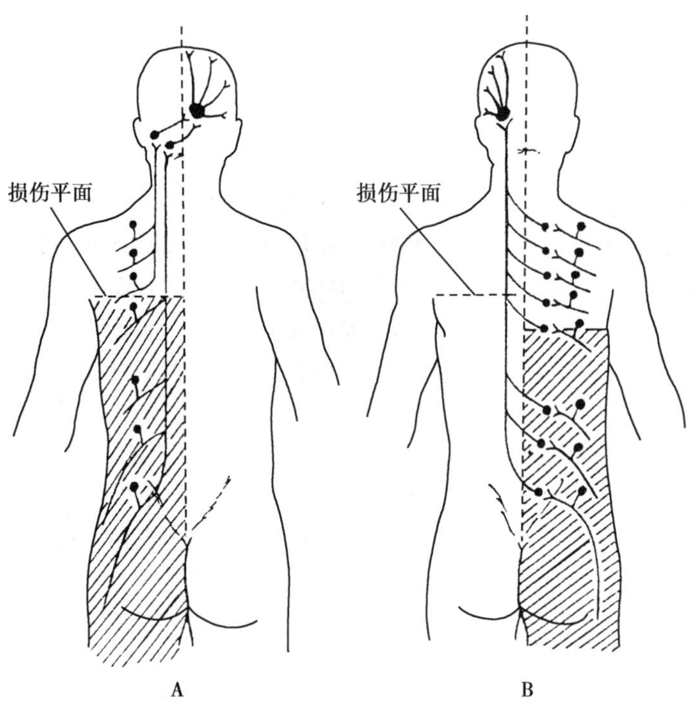

图 2-23　一侧脊髓损伤（如左侧半切）对感觉的不同影响
A. 损伤后索，同侧身体受损平面以下精细触觉和本体感觉丧失；B. 损伤脊髓丘脑侧束，对侧身体受损平面以下 1~2 节起，温、痛觉消失。A、B 图合并即为脊髓左侧半切后的症状

1. **一侧皮质脊髓束受损**　在同侧损伤节段以下出现痉挛性瘫痪，伴腱反射亢进和病理反射阳性。

2. **损伤后索和脊髓小脑束**　同侧损伤节段以下本体感觉和精细触觉丧失，因而有明显的共济失调。

3. **损伤节段的前、后角破坏**　同侧损伤节段平面出现弛缓性瘫痪，全部感觉消失，病变早期相邻节段可有刺激症状（如疼痛或感觉过敏及肌束性震颤）。

4. **交感和副交感神经损伤**　同侧损伤节段以下皮肤发汗消失，血管活动障碍。

5. **一侧脊髓丘脑束受损**　损伤平面 1~2 个节段以下的对侧身体痛、温度觉丧失，粗略触觉基本正常。

五、白质前连合病变综合征

在白质前连合内，有多数纤维经此交叉，其中有脊髓丘脑前束和侧束。当脊髓出血、脊髓空洞症或髓内肿瘤等疾病时，可致白质前连合损伤而累及这两条传导束。由于这两束纤维在白质前连合内逐节交叉，因而损伤后只出现两侧肢体的节段性感觉障碍，痛、温度觉消失，触觉影响不大或迟钝（因脊髓丘脑前束只传递粗略触觉，在白质前连合交叉处，纤维交叉位于侧束纤维交叉的前方，且有少部分纤维为不交叉纤维），本体感觉正常。由于脊髓后角所接受的痛、温度觉来自低 1~2 个节段的皮肤，所以感觉障碍平面往往比病灶部位低 1~2 个脊髓节段。

六、脊髓损伤后再生和治疗

（一）脊髓损伤与再生

脊髓损伤一旦变为慢性而稳定后，其功能恢复只有依靠脊髓组织的再生，因此治疗策略主要就是促进脊髓的再生以恢复功能。成年哺乳动物脊髓有再生能力，在脊髓内有引导神经纤维再生的少突胶质细胞等。中枢神经元在损伤后只要抑制结缔组织瘢痕的阻断作用，维持充分血供，并建立再生轴突与少突胶质细胞间的关系，就有可能实现中枢神经的再生。

1. 脊髓损伤的形态学改变　神经元受损伤后将会发生溃变，可分为顺行、逆行、末梢及经突触溃变。有髓纤维的顺行溃变称沃勒变性，轴突变形、固缩，髓鞘断裂、崩解相当显著，常留下较大髓鞘残段等。受损组织超微结构改变大致经历3个阶段：①神经组织变性；②小胶质细胞、少突胶质细胞和中性粒细胞清除组织崩解物；③星形细胞、成纤维细胞增生以修复创伤。脊髓的有髓神经纤维受损后有可能再生，但胶质瘢痕所致机械性屏障及神经纤维的持续性退变可能妨碍其再生。设法消除胶质瘢痕和降低脊髓内压力，可能有利于脊髓结构和功能的恢复。

2. 脊髓再生的方式和影响因素　脊髓再生主要有侧芽生长、轴突的可塑性和轴突再生。促进、诱导轴突生长的因素有：①神经营养因子或神经纤维诱导因子；②微管协同蛋白（MAP）；③轴浆运输；④生长协同蛋白，它是生长锥的一种成分，形成和维持一个具有功能的生长锥是轴突生长的先决条件。细胞外因素则有层蛋白、神经细胞黏附分子、星形胶质细胞和施万细胞等。

从形态上来看，最能影响神经再生的是瘢痕组织和邻近损伤处近、远端的微囊及随后融合的大空洞，明显妨碍神经轴突通过。

另外，非神经元细胞、血供、内分泌激素、酶类药物、免疫抑制剂等也影响中枢的再生。

（二）脊髓损伤的治疗

脊髓损伤造成截瘫或四肢瘫，不仅给患者带来极大的肉体、精神痛苦和心理创伤，也给家庭和社会带来莫大的负担。对于非横断性脊髓损伤，在脊髓发生坏死之前，进行减压治疗、局部冷疗、高压氧治疗、大网膜移植和药物治疗等；对横断性脊髓损伤研究再造脊髓，行脊髓吻合和神经移植恢复其解剖连续性，以期促进脊髓功能的恢复。

1. 脊髓吻合　缩短脊柱虽对脊髓有一定损伤，但对神经功能影响不大，可能是脊髓有一定的储备和代偿能力。吻合方式采用立即吻合、延期吻合和自体周围神经束延期移植。

2. 移植治疗　是其将周围组织移植到脊髓神经元附近，为其再生创造一定环境，可作为研究控制神经元生长的模型，并可用来检查何种因素能改变神经元的再生速度。主要有大网膜移植、周围神经移植、肌基膜管结合神经生长因子移植、施万细胞移植、胚胎神经组织移植、神经干（前体）细胞移植和胚胎干细胞移植等。

移植物条件：①在受主的脑内，有潜势在移植头几天存活；②不被血源性巨噬细胞所吞噬；③有潜势通过增加细胞数目及细胞分化而生长；④与受主的脑能建立初始实质连接，而其界面由神经纤维网及通过的纤维组成。胚胎神经组织正具备这些条件，而成年神经组织则不能应用。

受体要求：①空腔应尽可能小，作为移植物的神经组织体积应很小，一般3.0~4.0mm^3大小，不致产生大的空腔，否则围绕空腔会引起广泛出血及水肿；②对神经移植物的实质应裸露，不带脊膜，这样移植物才有可能与受体相贴连。

脊髓移植的技术操作：近年来神经移植技术有了很大改进，并应用神经组织化学、HRP示踪技术及放射自显影（如H^3-TdR）等方法，确证新生大鼠脑组织移植物（15~18天胎鼠的新皮质脑组织是最佳组织移植物）可在受体脑中存活。还发现用胎鼠脑组织移植后，用H^3-TdR标记的成活神经元确系来自脑组织移植物的外源细胞，移植物与宿主脑之间可以建立往返的神经联系；移植物能在成年动物受体内存活、增殖、分化和建立纤维联系。

移植方法可将移植物直接注入脊髓实质，或先去除脊髓某一部分，形成腔隙，清除其残余血液，再注入神经移植物等。

神经组织移植也受组织移植免疫生物学规律的支配，异体神经移植物的组织分型和受体的组织分型越相似，移植效果越好。进行同种神经元移植，至少有一部分可以存活，其神经纤维出现再生，并形成新的功能性连接。

随着医学的发展，运用综合的移植体系已是一个趋势，如施万细胞与成纤维细胞联合移植、用基因工程技术改造细胞等。进行脊髓神经移植手术，虽已见到神经轴突生长通过，但其能否使恢复脊髓的部分功能，有待研究解决。

3. 神经营养因子治疗 神经营养因子是从肌肉和脑组织中提炼的一种物质，它能够促进和维持残存神经元的活动，包括结构调节、代谢和修复。在中枢神经和周围神经系统的正常发育中，大约有一半的神经元经历过细胞凋亡过程，在某些研究中证明神经营养因子能够促进残存神经元的发育，防止运动神经元的凋亡和萎缩。目前在周围神经疾病的临床治疗中已应用了神经生长因子。

4. 脊髓损伤康复治疗的解剖生理学基础 为了使患者能获得最大的功能恢复，康复治疗十分重要，应早期进行。截瘫患者与健康人的功能训练有明显不同，由于一部分肌肉已经瘫痪，皮肤的各种感觉也不正常，每个反射或动作的完成有赖于现存的神经肌肉系统，因此，经过长时间的重新训练才能完成。其功能锻炼的解剖生理基础有以下几个方面：

（1）神经调控系统：神经系统参与控制肢体每个动作的完成。例如用拇指和示指及中指握笔书写，一需要正中神经支配的指浅、深屈肌、拇长屈肌和大鱼际肌来发动屈拇、屈指及对掌动作；二需要尺神经支配的拇收肌、指短屈肌和第 1 骨间背侧肌等协同完成拇指腹与示指腹的对捏；三需要桡神经及正中神经支配的伸腕及屈腕肌协同固定腕关节，才能完成笔的捏持动作。假如第 6 颈髓损伤，患者尺神经及正中神经部分支配的肌肉瘫痪，要完成捏持笔的动作，只有靠指屈肌牵拉拇指与示指桡侧对捏完成，并且示指的稳定性是被动性的。患者这一动作的完成，需要神经系统指令控制的重复训练，才能慢慢达到其功能要求。又如，手的握物功能，当指浅、深屈肌都瘫痪后，需依靠腕关节的主动背屈，再借助手指的被动屈曲力，以握持大小适当的物体。但这一功能动作中，神经系统的指令与控制，不是针对原先的屈指、屈拇肌，而是针对腕背屈肌，因此，其指令与控制也要重新训练。

如果患者某块肌肉转位接到另一块肌肉，以完成后者的功能动作时，机体神经系统的指令与控制更要重新训练，而且强度和频率都要增大。

（2）肌肉系统：神经系统发出的指令和调控能力决定一个功能动作的时间性、准确性、稳定性和动作的完成，但肌肉本身的结构及大小，收缩幅度和收缩力量，也是完成功能动作的决定因素。对一个瘫痪肢体而言，未瘫痪的肌肉不但要完成本身功能，还要代偿其他肌肉的功能。如手内肌瘫痪时，拇长屈肌除需要完成原来的屈拇指的末节动作外，还要代偿完成拇短屈肌及拇收肌的动作，以完成拇、示指的对捏功能。这种情况下就要对拇长屈肌的收缩幅度、收缩力量和持续性等方面加强训练。

（3）脊髓损伤后运动恢复的机制：脊髓损伤后的运动恢复在伤后第 1 和第 2 周迅速发生，然后恢复继续发生且在第一个 4 个月内速度变慢，开始的恢复可能是中枢的间接机制（皮质重组），如潜在的通路作为补充。在损伤区的水肿和出血吸收，减轻了继发性损害及神经失用阻滞和脱髓鞘。在前角细胞内，中枢突触再生可能发生，这是前角细胞对失去神经高敏感的反应，神经根的损害因减压而解除，脊柱的稳定也是需要的。

（郭友华 汪华侨）

第三章　周围神经的解剖与功能

周围神经系统是指中枢神经系统以外的神经成分，主要由神经和神经节构成。周围神经按其与中枢神经的连接部位和分布范围不同，通常分为3部分：与脊髓相连的脊神经，主要分布于躯干和四肢；与脑相连的脑神经，主要分布于头颈部；内脏神经，作为脑神经或脊神经的纤维成分，分别与脑和脊髓相连，分布于内脏、心血管和腺体。本章主要介绍脊神经。

第一节　上 肢 神 经

上肢的神经主要来自臂丛。

一、臂丛的组成和位置

（一）位置及组成

臂丛位于斜角肌间隙（由前、中斜角肌和第1肋围成）、锁骨后方，由第5~8颈神经前支和第1胸神经前支的大部分组成，偶尔 C_4 和 T_2 也参与颈丛的组成。向外穿过斜角肌间隙，经锁骨后方进入腋窝（图3-1）。组成臂丛的神经根先合成上、中、下3个干，每个干又分为前、后两股，由上、中干的前股合成外侧束，下干前股自成内侧束，3个干后股汇合成后束。臂丛的上、中、下3个干位于颈后三角，锁骨下动脉位于下干的前方。（图3-1）

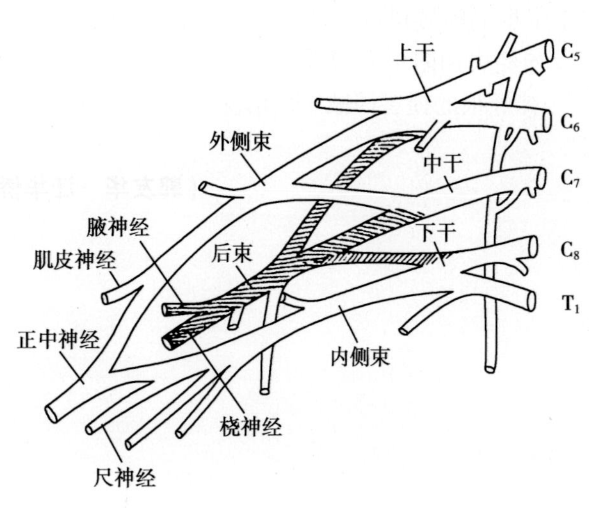

图3-1　臂丛组成模式图

（二）分支

臂丛的分支分布于胸上肢肌，上肢带肌、背浅部肌（斜方肌除外）以及臂，前臂、手的肌肉、关节、骨和皮肤。在锁骨中点后方，臂丛各分支较集中，位置较浅，容易摸到，此点常为进行臂丛阻滞麻醉的部位。臂丛的分布广泛，神经的发出顺序对损害的定位有价值。

1. 由根发出的分支　臂丛最早的分支发自神经根，有两个重要的分支：①支配菱形肌的神经（肩胛背神经），由 C_5 神经根单独发出。②支配前锯肌的神经（胸长神经），由 C_5、C_6 和 C_7 参与构成。C_5 也参与膈神经的构成，而 C_5、C_6、C_7 和 C_8 也参与支配斜角肌和颈长肌。这些节段的神经分支有一定的意义，臂丛损伤后如果有偏侧的膈肌瘫痪，提示有臂丛近端的损害。

2. 由干发出的分支　仅仅有两支发出：①肩胛上神经，很重要，支配冈上下肌。②到锁骨下肌的神经，临床意义不大。这两支神经均起源于上干，所有起源于根和干的神经起点在锁骨以上（锁骨上支）。

注意：①在Erb（高位产伤）瘫痪时，C_5 ~ C_6 神经根受累，但是支配菱形肌的肩胛背神经和胸长神经不受累。②在 Klumpke(低位产伤)瘫痪时,$C_8 \sim T_1$ 神经根受累,支配眼的交感神经(起源于 T_1)也经常受累,而产生霍纳综合征。③成年人创伤性臂丛损伤最常见的损伤类型:a. $C_5 \sim C_6$(Erb 型);b. $C_5 \sim C_7$;c. 包括 $C_5 \sim T_1$。

3. 腋部 束多位于腋部,与腋动脉邻近。位于腋窝内的部分是臂丛的锁骨下部,在腋腔内,外侧束、内侧束和后束从三面围绕腋动脉,三束位于腋动脉第一段的后外侧,内、外侧束及后束分别相应地位于腋动脉第二段的内侧、外侧和后方,在腋动脉的第三段周围有臂丛各束发出的分支。

4. 由束发出的分支包括外侧束、内侧束和后束发出的分支。

(1) 外侧束($C_5 \sim C_7$)发出分支:胸外侧神经(支配胸大肌),肌皮神经(支配喙肱肌),正中神经的外侧根。

(2) 内侧束(C_8,T_1)发出分支:胸内侧神经(支配胸大肌),臂内侧皮神经(支配上臂的前方和内侧皮肤),前臂内侧皮神经(支配上臂的下部和前臂内侧皮肤),正中神经的内侧根,尺神经。

(3) 后束($C_5 \sim C_8$,T_1)发出分支:上肩胛下神经($C_5 \sim C_6$)支配部分肩胛下肌,下肩胛下神经($C_5 \sim C_6$)支配肩胛下肌和大圆肌,胸背神经($C_5 \sim C_8$)支配背阔肌,桡神经($C_5 \sim C_8$,T_1),腋神经($C_5 \sim C_6$)。

二、臂丛的主要分支

(一) 肌皮神经

肌皮神经($C_5 \sim C_7$)由第 5~7 对颈神经的前支组成,自外侧束发出后,向外下斜穿喙肱肌,经肱二头肌和肱肌之间下行,并发出分支支配上述 3 肌。终支(皮支)在肘关节稍上或下方的外侧,在肱二头肌肌腱外侧穿出臂部深筋膜延续为前臂外侧皮神经,下行分布于前臂外侧的皮肤(图 3-2)。

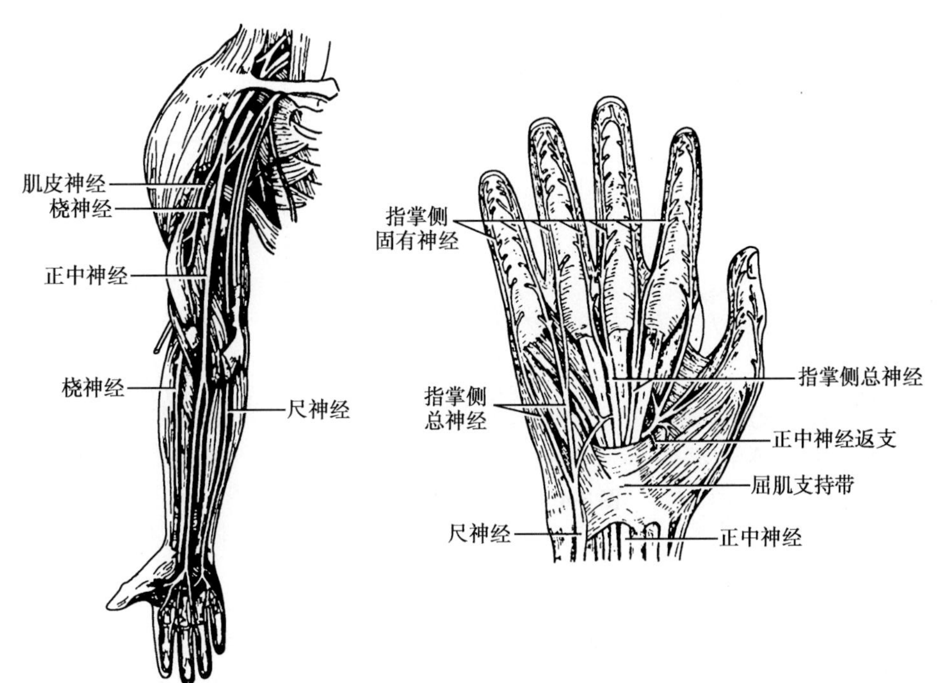

图 3-2 上肢前面的神经

(二) 正中神经

1. 组成及行走 正中神经($C_6 \sim T_1$)由第 6~8 对颈神经和第 1 对胸神经的前支进入内、外侧束,然后分别发出内、外侧两根,再向下汇合而成正中神经干。在臂部,正中神经沿肱二头肌内侧沟下行,由外侧向内侧跨过肱动脉下降至肘窝。从肘窝向下穿旋前圆肌,继在前臂指浅、深屈肌之间沿前臂正中线下行达腕部。后在桡侧腕屈肌腱和掌长肌腱之间深面进入腕管,在掌腱膜深面至手掌,在屈肌支持带下缘的桡侧,先发出一粗短的正中神经掌支(返支),行于桡动脉掌浅支的外侧并进入鱼际,继而发出 3 条指掌侧总神经,每一指掌侧总神经下行至掌骨头附近，再各分为 2 支指掌侧固有神经至 1~4 指相对缘（图 3-2）。

2. 分支及支配　正中神经在臂部无分支。在肘部、前臂和手掌：发出许多肌支，支配除肱桡肌、尺侧腕屈肌和指深屈肌尺侧半以外的所有前臂屈肌及旋前肌；在手掌发出返支支配除拇收肌以外的鱼际肌以及第一、二蚓状肌。其皮支支配手掌桡侧 2/3 的皮肤（掌心、鱼际），以及桡侧 3 个半指的掌面及其中、远节手指背面的皮肤。（图 3-3）

3. 体表投影　在臂部与肱动脉一致，在前臂位于肱骨内上髁与肱二头肌腱连线中点至腕前部横纹中点稍偏外侧的连线。

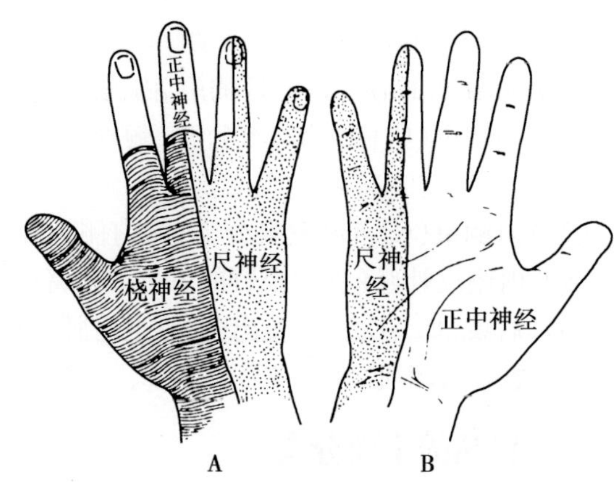

图 3-3　手部皮神经的分布
A. 手背；B. 手掌

4. 常见影响部位及表现

（1）损伤部位：①腕管，如腕管综合征，腕部的一些骨折和脱位；②腕部，如各种割伤；③肘部，如儿童的肘关节脱位；④前臂，前臂的骨折或浅表过紧的组织束带压迫，仅仅在肘部的远端，如旋前圆肌卡压。

（2）损伤后表现：正中神经若在臂部受损，其功能障碍表现在前臂及手。主要表现为：①运动障碍。前臂不能旋前；屈腕能力显著减弱，手偏向尺侧；拇指、示指及中指不能屈曲，拇指不能作对掌动作。②感觉障碍。正中神经皮支分布区感觉障碍，尤以拇、示、中指的远节最为明显。③肌肉萎缩。由于鱼际肌萎缩，手掌显平坦，称为“猿手”（图 3-4A）。此外，正中神经在前臂前区下部和腕管处也易受损伤，可出现鱼际平坦、拇指对掌功能障碍、外展无力和处于内收位，此外还有桡侧 2 条蚓状肌瘫痪和桡侧 3 个半指掌面及背面远侧部的皮肤感觉障碍。

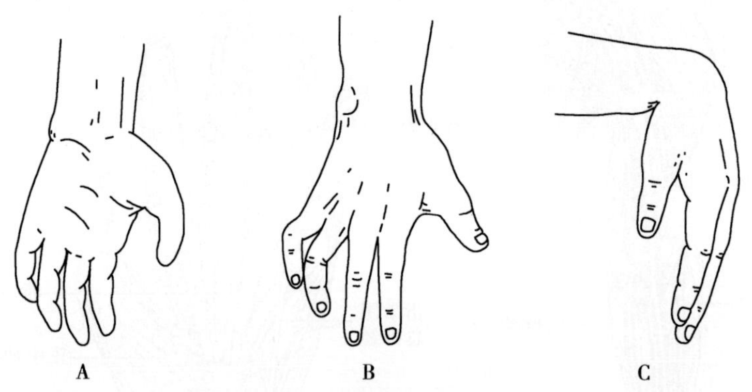

图 3-4　上肢神经损伤的手形
A. 猿手（正中神经损伤）；B. 爪形手（尺神经损伤）；C. 垂腕征（桡神经损伤）

（三）尺神经

1. 组成及行走　尺神经（C_8~T_1）由第 8 对颈神经和第 1 对胸神经的前支进入内侧束发出而形成。沿肱二头肌内侧沟伴随肱动脉内侧下行至臂中段，至三角肌止点高度穿过内侧肌间隔至臂后区，再下行到肱骨内上髁后方的尺神经沟，后向下穿过尺侧腕屈肌起端转至前臂前区，沟中尺神经位置表浅，又紧贴骨面，骨折时易受损伤。尺神经在尺侧腕屈肌和指深屈肌间，在尺动脉的内侧下行至腕部，经桡腕关节上方下行于豌豆骨的桡侧、屈肌支持带的浅面进入手掌。尺神经至桡腕关节上方约 5cm 处，发出尺神经手背支，本干下行称尺神经掌支，经豌豆骨外侧分为浅、深支入手掌（图 3-2、图 3-3）。

2. 分支及支配　尺神经在臂部无分支；在前臂上部发肌支支配尺侧腕屈肌和指深屈肌的尺侧半；在前臂下部、桡腕关节上方，发出手背支，分布于手背尺侧半和尺侧两个半指（小指、环指及中指尺侧半）背面的皮肤。尺神经本干在腕部屈肌支持带的浅面分为深、浅两支：深支支配小鱼际肌、第 3、4 蚓状肌、全部骨间肌和拇收肌；浅支分布于手掌小鱼际的皮肤和尺侧一个半指（小指和环指尺侧半）掌面的皮肤（第 3、4 指相邻侧只分布于近节背面的皮肤）（图 3-3）。

3. 体表投影　从腋窝顶至肘后内侧沟，到豌豆骨桡侧的连线。

4. 体表常见影响部位及表现

（1）损伤部位：①腕部，多见于割伤/职业创伤和腱鞘囊肿。②肘部远端，尺神经在通过尺侧腕屈肌的两个头时受压（尺神经管综合征）。③在肘后内侧沟处，尺神经行经肱骨尺神经沟，易引起尺神经损伤。④肱骨内上髁水平，如骨折、肘外翻；臂丛部位，外伤或该部位的其他损伤。

（2）损伤后表现：尺神经损伤后，可出现下列症状：①运动障碍。因尺侧腕屈肌、指深屈肌尺侧半瘫痪，致屈腕能力减弱，手偏向桡侧；小鱼际肌萎缩，拇指不能内收，第 2~5 指不能作收、展动作，由于骨间肌瘫痪，各指不能互相靠拢，患者手指不能并拢夹紧纸片；环指与小指的远节指骨不能屈曲。②感觉障碍。尺神经分布区感觉迟钝，而小鱼际及小指感觉丧失，尤以手内侧缘及小指末端最为显著。③肌肉萎缩。小鱼际平坦，由于骨间肌及蚓状肌萎缩，掌间隙出现深沟，伸指时，各掌指关节过伸，第 4、5 指的指间关节屈曲，表现为“爪形手”。尺神经在腕尺侧管处损伤，出现掌指关节过伸，指间关节屈曲，掌骨间隙变宽，拇指处于外展位，小鱼际肌瘫痪小指不能运动，上述表现统称“鹰爪手”（图 3-4B）。

（四）桡神经

1. 组成及行走　桡神经（C_5~T_1）自臂丛的后束发出的粗大神经，由第 5~8 对颈神经和第 1 对胸神经的前支形成。在腋窝内先沿肱动脉后方下行，然后与肱深动脉伴行向后，先经肱三头肌长头与内侧头之间，在肱三头肌深面紧贴肱骨体的桡神经沟旋向外下，沿途发出肌支支配肱三头肌。在肱骨外上髁的上方，穿外侧肌间隔，至肱桡肌和肱肌之间下行，发出分支支配肱桡肌和桡侧腕长伸肌，且桡神经本干在此分为深、浅两终支（图 3-5）。

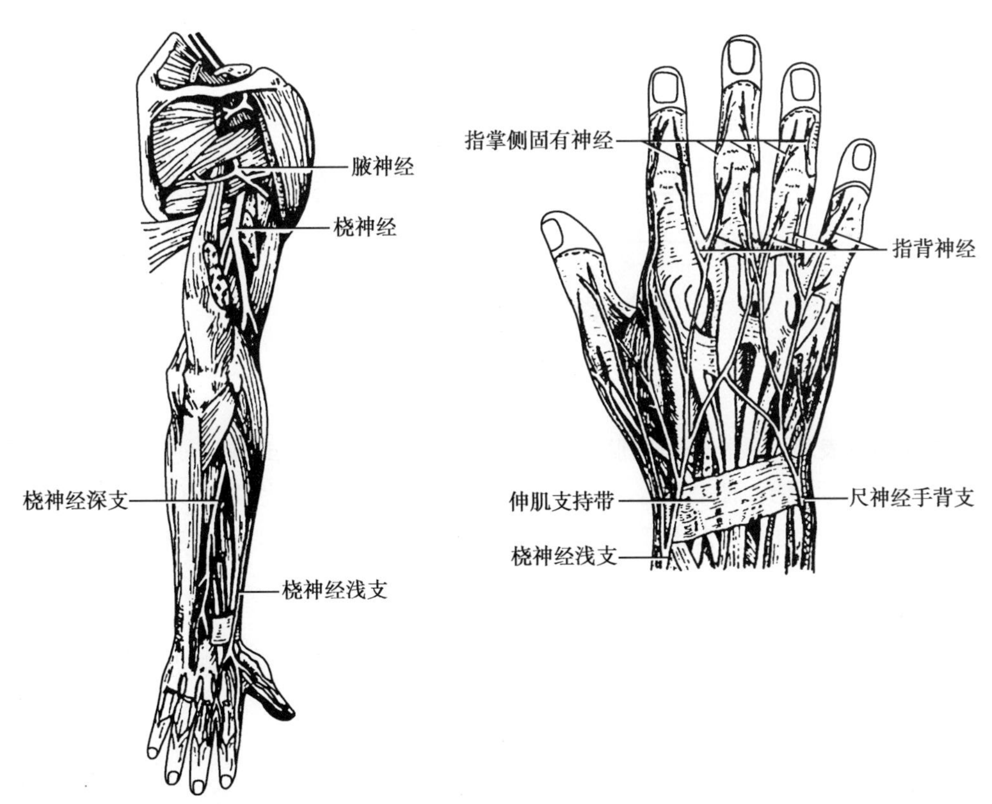

图 3-5　上肢后面的神经

2. 臂部发出的分支　①皮支，在腋窝处发出臂后皮神经，分布于前臂背面皮肤；②肌支，支配肱三头肌、肱桡肌和桡侧腕长伸肌。

3. 在前臂和手部的分支　有深支和浅支。

（1）深支：较粗，主要为肌支，经桡骨颈外侧穿旋后肌至前臂背侧，在前臂伸肌群的深、浅层肌之间下降,分数支,其长支可达腕部。支配前臂后群所有伸肌和旋后肌。肌支穿旋后肌并绕桡骨颈至前臂后区,改称骨间后神经,在浅、深两层肌间下行,沿途发支出分支配前臂后部其余所有伸肌;桡神经皮支:分布于臂、前臂背侧和手背桡侧半及桡侧 2 个半手指皮肤。

(2) 浅支:为皮支,在肱桡肌深面,伴桡动脉下行,至前臂中、下 1/3 交界处转向背面,并下行至手背,分支分布于手背桡侧半的皮肤以及桡侧 2 个半手指近节背面的皮肤。

4. 桡神经投影　在腋后襞下缘外侧端至臂交界处,斜过肱骨后方,再至肱骨外上髁的连线。

5. 常见影响部位及表现　桡神经损伤在全身大神经损伤中最多见,不同部位损伤其体征也不一样。桡神经易损部位在肱骨中段或中、下 1/3 交界处。肱骨干骨折、使用止血带不当或臂部紧压在手术台边可损伤桡神经管内的桡神经,表现为:①运动障碍,不能伸腕和伸指,拇指不能外展,前臂旋后功能减弱;②皮支分布区感觉障碍,前臂背侧皮肤及手背桡侧半感觉迟钝,尤以第 1 掌骨间隙背面的"虎口"区皮肤感觉丧失;③抬起前臂时,由于肱桡肌和前臂后肌群(伸肌)瘫痪及重力作用,出现"垂腕"征(图 3-4C)。桡骨头脱位、桡骨颈骨折或旋后肌病变等均可损伤桡神经深支,出现伸腕能力弱、各指的掌指关节伸直受限,拇指外展无力,无感觉障碍,因桡侧腕长伸肌未受累,故无"垂腕"。

(五) 腋神经

1. 组成及行走　腋神经($C_5 \sim C_6$)由第 5 和第 6 对颈神经的前支组成。自臂丛后束发出,与旋肱后动脉伴行,穿四边孔,绕肱骨外科颈行向后外至三角肌深面,分成数支,肌支支配三角肌和小圆肌;皮支(臂外侧上皮神经)绕三角肌后缘穿出,分布于肩部和臂部上 1/3 外侧面的皮肤(图 3-6)。

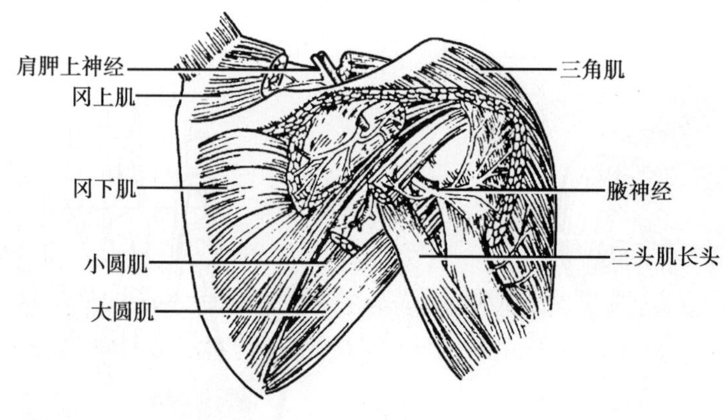

图 3-6　腋神经

2. 常见损伤原因及表现　腋神经可在肱骨外科颈骨折、肩关节脱臼或腋杖使用不当的压迫时受损伤,表现为:①损伤导致三角肌瘫痪,肩关节运动障碍,臂不能外展或外展幅度减小;②三角肌区后下部皮肤感觉障碍;③由于三角肌萎缩,肩部失去正常的弧形隆起外观,肩部骨突耸起,如肩峰突出,失去圆隆的外观,形成"方肩"。

(六) 其他神经

1. 胸长神经　起自神经根,经臂丛后方进入腋窝,沿前锯肌表面伴随胸外侧动脉下降,支配此肌。损伤胸长神经可导致前锯肌瘫痪,出现"翼状肩"。

2. 肩胛背神经　起自神经根,穿中斜角肌,在肩胛骨与脊柱间下行,支配菱形肌和肩胛提肌。

3. 肩胛上神经　起自臂丛上干,向后经肩胛骨上缘入冈上窝,再转入冈下窝,支配冈上肌、冈下肌。

4. 肩胛下神经　发自后束,沿肩胛下肌前面下降支配肩胛下肌和大圆肌。

5. 胸背神经　起自后束,循肩胛骨外侧缘伴肩胛下血管下降,支配背阔肌。胸背神经损伤后,背阔肌瘫痪,上肢后伸无力。在乳癌根治术中,清除腋淋巴结群时,应注意勿损伤此神经。

6. 胸内、外侧神经　起自内侧束和外侧束,穿出锁胸筋膜,支配胸大肌、胸小肌。

7. 臂内侧皮神经和前臂内侧皮神经　两者均发自臂丛内侧束,分别分布于臂内侧和前臂内侧皮肤。

三、上肢神经的肌节

正常情况下两个神经根使关节向一个方向运动，另外两个神经根使关节向相反方向运动，如果屈肘力量减弱，肱二头肌腱反射消失表示 $C_5 \sim C_6$ 受损，而伸肘力量减弱，肱三头肌腱反射消失表示 $C_7 \sim C_8$ 受损。

在近端或远端关节有 4 个脊神经节段支配，然而 C_4 不起作用，结果只有 C_5 支配肩外展（三角肌、冈上肌等），内收（包括胸大肌）由 $C_6 \sim C_7$ 支配。在腕部，$C_6 \sim C_7$ 不仅仅支配掌屈，也支配背伸。$C_7 \sim C_8$ 同时支配手指的屈伸。C_6 支配前臂的旋前和旋后。手指的内收和外展也仅仅由 T_1 支配。

四、上肢的皮神经及其节段性

（一）上肢各部的皮神经

1. 臂前区的皮神经　臂外侧上皮神经和臂外侧下皮神经分布于臂外侧部皮肤。肋间臂神经和臂内侧皮神经分布于臂内侧皮肤。臂内侧下部，前臂内侧皮神经与贵要静脉伴行。

2. 臂后区的皮神经　包括外侧及后侧。

（1）臂外侧上皮神经：起自腋神经，分布于三角肌区和臂外侧上部皮肤。

（2）臂外侧下皮神经：为桡神经的分支，分布于臂后区外下部的皮肤。

（3）臂后皮神经：起自桡神经，分布于臂后区皮肤。

（4）前臂后皮神经：桡神经的分支，通过臂部分布于前臂后区皮肤。

3. 前臂的皮神经　来自桡神经的前臂后皮神经分布于前臂后区皮肤；肌皮神经的末支前臂外侧皮神经与头静脉伴行，分布于前臂外侧面的皮肤。

4. 手的皮神经　正中神经发出 3 支指掌侧总神经，与同名动脉伴行，至掌骨头处，各分为 2 支指掌侧固有神经，皮支分布于手掌桡侧 2/3 的皮肤，以及桡侧 3 个半指掌面和中、远节指背面的皮肤。

尺神经在前臂下部，发出手背支，分布于手背尺侧半和尺侧 2 个半指背面的皮肤。在腕部发出浅支，分布于手掌尺侧 1 个半指掌面的皮肤。浅支分为两支：小指尺侧的掌侧固有神经和指掌侧总神经，后者伴同名动脉行向第 4 指蹼，又分为两支指掌侧固有神经，分布于小指与环指相对缘掌侧的皮肤。

桡神经浅支在肱桡肌深面下行，在前臂中、下 1/3 处转向背侧至手背，分支分布于手背外侧份及外侧 2 个半指近节指背面的皮肤。

（二）上肢皮神经的节段性

上肢的皮神经也具有节段性分布。即颈$_4$ 分布于肩部，颈$_5$ 分布于臂外侧，颈$_6$～颈$_7$ 分布于前臂和手的外侧，颈$_8$ 和胸$_1$ 分布于手和前臂的内侧，胸$_2$ 分布于臂的内侧和腋窝。为方便记忆，可首先记住下列 3 个部位：①颈$_4$ 分布于肩部（颈丛的锁骨上神经）；②颈$_7$、颈$_8$ 分布于手部；③胸$_2$ 分布于臂内侧和腋窝（来自肋间臂神经）。

（郭友华　汪华侨）

第二节　下肢神经

支配下肢的神经来自腰丛和骶丛（图 3-7）。

一、来自腰丛的神经

（一）腰丛的组成和位置

腰丛由第 12 胸神经前支的一部分、第 1～3 腰神经前支和第 4 腰神经前支的大部分组成；第 4 腰神经前支的余部和第 5 腰神经前支合成腰骶干向下加入骶丛。腰丛位于腰椎横突的前方、腰大肌之中及其后方，其分支分别自腰大肌穿出（图 3-7）。

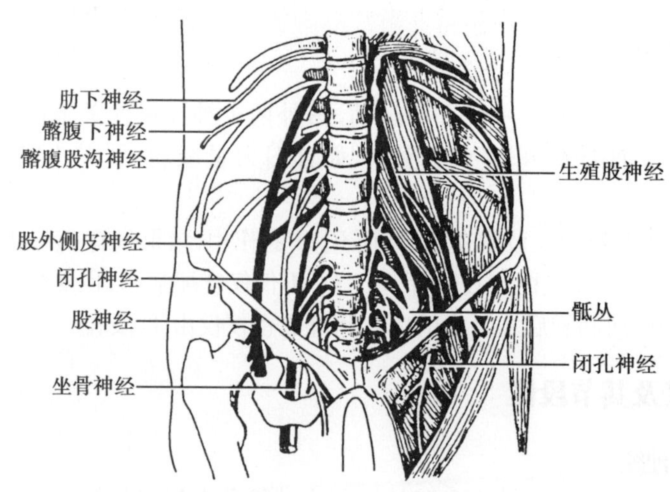

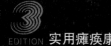

图 3-7　腰、骶丛的组成及分支

（二）腰丛的分支

腰丛组成后，除立即发出肌支支配髂腰肌与腰方肌外，其余分支主要有分布于股内侧区的闭孔神经、股前区的股神经，以及于腹股沟区的髂腹下、髂腹股沟神经、股外侧皮神经等（图 3-8、图 3-9）。

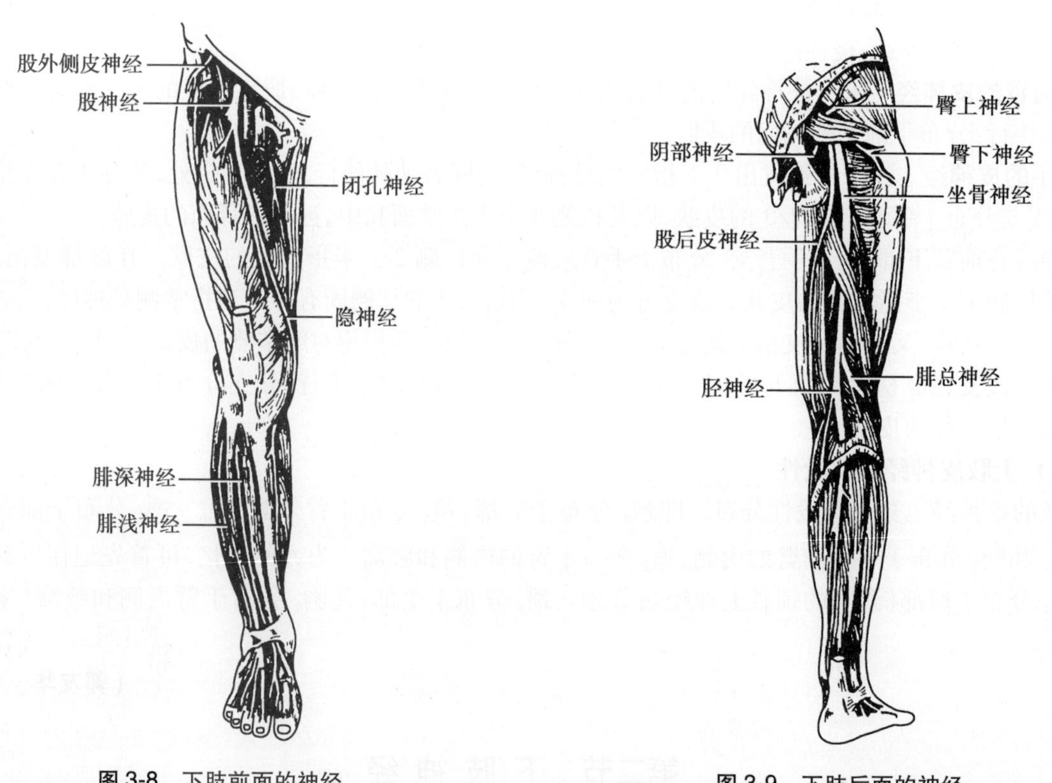

图 3-8　下肢前面的神经

图 3-9　下肢后面的神经

1. 股神经（$L_2 \sim L_4$）　由第 2~4 腰神经的前支组成，为腰丛最大的分支。股神经从腰丛发出后，在腰大肌下部外侧缘穿出，行于髂肌及腰大肌之间，在腹股沟中点稍外侧，经腹股沟韧带深面穿肌腔隙达股前区，位于股三角内股动脉外侧，随即分为数支。①肌支：在腹股沟韧带以上部位支配髂腰肌，在腹股沟韧带以下部位支配耻骨肌、股四头肌及缝匠肌。②皮支：有数条较短的前皮支，分布于股前和膝关节前面的皮肤。最长的皮支称隐神经，是股神经的终支，伴随股动脉入收肌管向下，在膝关节内侧浅出至皮下后，伴大隐静脉沿小腿内侧面下行达足内侧缘，分布于髌下部、小腿内侧面和足内侧缘皮肤。

股神经常见影响部位及表现：股神经闭合性损伤很少，当髂肌有血肿造成局部的压迫时可以伤及该神经,可见于血友病和广泛的髋部损伤。损伤后表现为:①运动障碍,股前肌群瘫痪,行走时抬腿困难,屈髋无力,坐位时,不能伸小腿;②感觉障碍,股前面及小腿内侧面皮肤感觉障碍;③肌肉萎缩,股四头肌萎缩,髌骨突出;④膝反射消失。

2. 闭孔神经(L_2~L_4)　自腰丛发出后,于腰大肌内侧缘穿出,后沿小骨盆侧壁与闭孔动脉伴行,穿经闭膜管出小骨盆到股内侧区,分前、后两支,分别走在短收肌的前、后面进入股内侧肌群,其肌支支配闭孔外肌、股内收肌群;皮支分布于股内侧面的皮肤。闭孔神经前支发出支配股薄肌的分支先进入长收肌,约在股中部,从长收肌穿出进入股薄肌,亦有分支至髋关节和膝关节。临床上在用股薄肌代替肛门外括约肌的手术中,应注意保留此支。

3. 股外侧皮神经(L_2~L_3)　在股神经上方,自腰大肌外侧缘穿出,斜越髂肌表面,在髂前上棘的内侧,经腹股沟韧带深面到达股外侧面,分布于股外侧面皮肤。

二、来自骶丛的神经

(一) 骶丛的组成和位置

骶丛由腰骶干(第4腰神经部分前支与第5腰神经前支组成)、第1~5骶神经和尾神经前支组成。骶丛位于盆腔后壁、骶骨及梨状肌前面,其主要部分略呈三角形,尖端向下,移行为坐骨神经(图3-7)。

(二) 骶丛的分支

1. 组成及行走　骶丛除发出短小的肌支,支配梨状肌、肛提肌及臀部一些小肌肉外,还发出分布于臀部的臀上神经和臀下神经,分布于会阴、肛门和外生殖器的阴部神经及全身最长的坐骨神经等(图3-9)。

(1) 臀上神经:经梨状肌上孔穿出,行于臀中、小肌之间,支配臀中、小肌和阔筋膜张肌。

(2) 臀下神经:伴臀下动脉经梨状肌下孔出骨盆,支配臀大肌。

(3) 股后皮神经:出梨状肌下孔,后在臀大肌深面至股后部,沿正中线垂直下行,分支分布于股后区、腘窝及小腿后区上部的皮肤。

(4) 坐骨神经(L_5~S_3):为全身最粗大的神经,主干呈扁索状,一般在梨状肌下孔出骨盆后,在臀大肌深面弓形下行,经大转子与坐骨结节之间的中点向下至股后区,于股二头肌深面沿大腿中线下行(在股后发出肌支支配股后肌群),至腘窝上方分为胫神经和腓总神经(图3-9)。

自髂后上棘至坐骨结节连线上、中1/3交点,至坐骨结节与大转子连线中点的抛物线为坐骨神经在臀部行程的体表投影。

坐骨神经行程变异者较多,有的在盆内已分为胫神经和腓总神经两支,胫神经经梨状肌下孔,腓总神经则穿梨状肌出盆,占27.3%。此外,还有坐骨神经总干经梨状肌上孔或穿梨状肌出盆;胫神经穿梨状肌,腓总神经经梨状肌上孔出盆;胫神经和腓总神经分别由梨状肌下孔和上孔出盆;或是骶神经丛穿梨状肌出盆后,在臀部再分出坐骨神经等。坐骨神经在臀大肌下缘与股二头肌长头之间有一段位置浅表,无肌肉覆盖,是检查、封闭和显露坐骨神经的适宜部位;坐骨神经在股后区的分支多起自内侧,其外侧可视为安全区。

(5) 胫神经(L_4~S_3):沿腘窝中线下行进入小腿,于小腿比目鱼肌深面与胫后动脉伴行,至内踝后下方在屈肌支持带深面分为足底内侧、外侧神经,进入足底,发支支配足底诸肌和足底皮肤。胫神经在腘窝和小腿发出肌支支配小腿后肌群;并发一皮支称腓肠内侧皮神经,伴小隐静脉下行,在小腿下部与腓神经交通支(发自腓肠外侧皮神经)吻合成腓肠神经,分布于小腿后外侧面与足背外侧缘皮肤。胫神经在腘窝以下分布于膝关节、小腿后群肌及小腿后面的皮肤。

(6) 腓总神经(L_4~S_2):沿腘窝上外缘内侧下行,经腓骨头后方,向前下绕过腓骨颈外侧,在腓骨长肌起始部深面分为腓浅神经和腓深神经。

2. 坐骨神经常见影响部位及表现　由于坐骨神经与梨状肌位置关系密切,坐骨神经或其一部分穿过梨状肌,受肌肉收缩压迫的影响,有时可出现梨状肌综合征。变异的梨状肌和坐骨神经也易受外伤和炎症性刺激,而引起梨状肌痉挛,直接压迫坐骨神经及其周围的营养血管,以致局部循环障碍及炎症反应或因梨状肌损伤等原因压迫坐骨神经,而引起坐骨神经痛。Pecina发现,坐骨神经有6.15%从梨状肌腱穿过,当大腿内旋时,肌腱被牵拉紧张,压迫穿过其中的坐骨神经而引起疼痛。这可解释梨状肌综合征患者大腿被动内旋会出现腰腿疼痛的现象。

坐骨神经痛是指坐骨神经病变导致沿坐骨神经通路即腰、臀部、大腿后、小腿后外侧和足外侧发生的疼痛症状群,按病损部位分根性和干性坐骨神经痛两种。前者多见根性坐骨神经痛病变位于椎管内,病因以腰椎间盘突出最多见,其次有椎管内肿瘤、腰椎结核、腰骶神经根炎等。坐骨神经通路可有压痛,如腰旁点、臀点、腘点、踝点及跖点等。患肢小腿外侧和足背常有麻木及感觉减退。臀肌张力松弛,伸踇及屈踇肌力减弱。跟腱反射减弱或消失。

干性坐骨神经痛的病变主要是在椎管外坐骨神经行程上,病因有骶髂关节炎、盆腔内肿瘤、妊娠子宫压迫、臀部外伤、梨状肌综合征、臀肌注射不当以及糖尿病等。疼痛常从臀部向股后、小腿后外侧及足外侧放射。行走、活动及牵引坐骨神经时疼痛加重。压痛点在臀点以下,Lasegue 征阳性而 Kernig 征多阴性,脊椎侧弯多弯向患侧以减轻对坐骨神经干的牵拉。

坐骨神经损伤多由股部或臀部火器伤引起,有时髋关节脱位和骨盆骨折亦可合并坐骨神经损伤。坐骨神经完全断裂时,膝以下肌肉全部瘫痪,膝关节不能屈。如为其分支损伤,则腓总神经损伤引起的瘫痪轻,而胫神经损伤引起的瘫痪严重;膝以下除隐神经供给的小腿内侧及内踝处外,感觉均消失。

3. 胫神经常见影响部位及表现　常见影响部位为:胫骨近端骨折可导致通过比目鱼肌腱弓下方的神经损伤;腓肠肌部位的缺血性损伤(如石膏过紧引起的骨筋膜室综合征),以及糖尿病的神经病变;在内踝下方,如划伤和骨折;在足部,如跗管综合征。胫神经损伤后可致:①运动障碍。足不能跖屈,不能屈趾和足内翻,不能以足尖站立。②感觉障碍。小腿后面及足底皮肤感觉迟钝或丧失。③足畸形。因小腿肌前、外侧肌群的牵拉,足呈背屈外翻状态,为"钩状足"或"仰趾足"畸形(图 3-10A)。

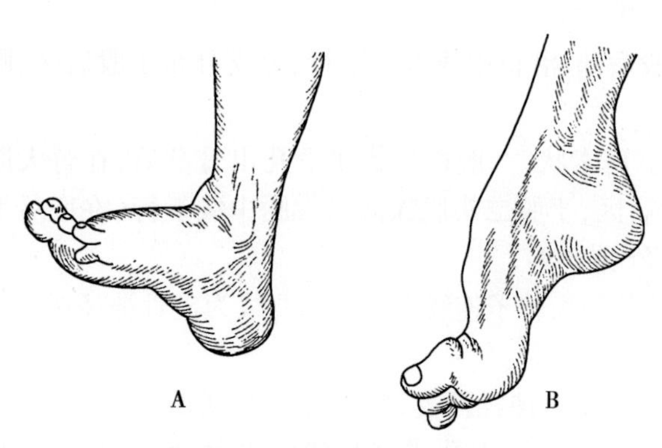

图 3-10　下肢神经损伤的足形
A. 钩状足;B. 马蹄内翻足

(1) 腓浅神经:穿腓骨长肌起始部,后下行于腓骨长、短肌之间,并支配此二肌。本干于小腿中、下 1/3 交界处穿出深筋膜浅出于皮下,分布于小腿前外侧面、足背及第 2~5 趾背面相对缘皮肤。肌支支配小腿外侧肌群。该神经损伤后,足不能外翻。

(2) 腓深神经:自腓总神经分出后,穿腓骨前肌间隔和趾长伸肌起始部,向前下伴随胫前动脉行于小腿前肌群深面,最后跨过踝关节前方到达足背。肌支支配小腿前肌群和足背肌,皮支分布于第 1、2 趾相对缘的皮肤。该神经损伤后,踝关节不能背屈而导致足下垂。

4. 腓总神经常见影响部位及表现　腓总神经在经过腓骨头后方和绕过腓骨颈外侧时,由于它紧贴骨面和位置表浅,易受损伤,如夹板、石膏管型过紧压迫、手术误伤;重症患者长期卧床或下肢在外旋位时也可压伤;也可因腓骨颈骨折、局部撞击、贯穿伤、上止血带时间过长或因膝外腓侧副韧带撕裂引起;平时缺少长时间弯腰并保持膝关节于半屈位的锻炼,突然较长时间蹲位工作,膝关节强度屈曲,大腿后下部紧压小腿后上部;或者坐位时以一腿搭于另一侧膝上时间过久,可引起自体压迫性腓神经麻痹。另外,腓总神经绕过腓骨颈的地方,恰好与汽车的保险杠约在同一高度,所以受汽车撞击常会累及该神经。

腓总神经损伤后,表现为:①运动障碍,由于小腿前肌群和外侧肌群瘫痪,使足不能背屈和外翻,足下垂,略有内翻,不能伸趾,行走时呈"跨阈步态";②感觉障碍,小腿外侧面、足背及趾背皮肤感觉迟钝或消失;③足畸形,"马蹄内翻足"(图 3-10B)。

小腿各肌群对足关节的运动处于平衡状态,某种原因致肌或肌群瘫痪时可产生各种畸形,且各种足畸形可合并发生。马蹄足是由于小腿前肌群瘫痪或小腿三头肌挛缩所致,足不能平放于地面,足前部着地行走;仰趾足是由于小腿后肌群瘫痪所致,足背屈、足跟着地;外翻足常因小腿外侧肌群挛缩或胫骨前、后肌瘫痪所致,足内侧缘着地;内翻足由小腿外侧肌群瘫痪所致,足外侧缘着地,足处于内翻内收状态。

三、下肢神经的肌节

与上肢一样，下肢的每一个关节一般由4个连续性的神经节段支配，且下肢更加遵守这一规律，由髋到踝关节的神经支配为：L_2～L_5支配髋关节，L_3～S_1支配膝关节，L_4～S_2支配踝关节。屈髋（主要是髂腰肌）是由L_2～L_3支配，伸髋（主要是臀大肌）是由L_5～S_2支配。伸膝（主要是股四头肌）是由L_2～L_4支配，屈膝（主要是腘绳肌）是由L_5～S_2支配。踝关节的背屈（主要是胫前肌、趾长伸肌和 长伸肌）是由L_4～L_5支配，跖屈（主要是腓肠肌）是由S_1～S_2支配。足的内翻（主要是胫后肌）是由L_4～L_5支配，足外翻（主要是腓骨长短肌）是由L_5～S_1支配。

四、下肢的皮神经及其节段性

（一）下肢各部的皮神经

下肢的皮肤由来自脊神经胸$_{12}$～骶$_3$前支支配，这些脊神经前支经过腰丛和骶丛到达下肢皮肤。股前部由外侧至内侧有股外侧皮神经、股前皮神经、股内侧皮神经、生殖股神经股支和闭孔神经皮支；小腿前面及足背由内侧到外侧有隐神经、腓浅、深神经与腓肠神经。在下肢后面，臀区有臀上、中、下皮神经；大腿后面有股后皮神经，经梨状肌下孔出盆腔，至臀部，在臀大肌深面，初仅位于坐骨神经的内侧，继而至其后面下行至股后部。在坐骨结节下方发出一条会阴支，向前绕过股内侧，分布于阴囊或大阴唇的皮肤。在臀大肌下缘处分出2～3支臀下皮神经，绕过该肌下缘向上，分布于臀下部及外侧部的皮肤；小腿后面有腓肠外侧皮神经和腓肠神经；足底中份和内侧份有足底外、内侧皮神经，外侧份为腓肠神经。

臀上皮神经为第1～3腰神经后支的外侧支，在骶髂关节附近穿胸腰筋膜，越过髂嵴，分布于臀上部皮肤。当腰部急性扭伤时，被固定的臀上皮神经易受牵拉错位而引起腰腿痛。臀中皮神经为第1～3骶神经后支的外侧皮支。臀下皮神经为股后皮神经的分支。

（二）下肢皮神经的节段性

每条腰、骶神经所分布的皮肤区域有一定的排列顺序，即腰$_1$～腰$_3$分布于股前，腰$_4$～腰$_5$分布于小腿内侧及足内侧，骶$_1$～骶$_3$分布于足的外侧、小腿的外侧、股后及臀部。这现象称皮神经的节段性分布。临床上，根据患者皮肤感觉的消失区，可推断神经损伤的部位。为了方便记忆，可以首先记住下列4个部位：①靠近腹股沟的皮肤由腰$_1$支配；②足底皮肤主要由骶$_1$支配（站在骶$_1$）；③L_3主要支配大腿下部皮肤（跪在L_3）；④臀部坐骨结节表面的皮肤由骶$_3$支配（坐在骶$_3$）。

（郭友华　汪华侨）

第三节　头面部的神经

主要有颈丛及第Ⅴ、Ⅶ、Ⅸ、Ⅹ、Ⅺ、Ⅻ对脑神经和颈交感干。

一、来自颈丛的神经

（一）颈丛的组成和位置

颈丛由第1～4颈神经的前支组成，位于颈侧部、胸锁乳突肌上段的深面，由丛发出皮支和肌支，分布于颈部（图3-11）。

（二）颈丛的分支

1. 颈丛皮支　共5～6支，位置浅表，自胸锁乳突肌后缘中点附近穿出，至浅筋膜，呈放射状分布，分别走向上、前、下方，管理颈外侧部、胸上部皮肤的感觉。临床上行颈部手术时，常在胸锁乳突肌后缘中点附近进行阻滞麻醉。皮支以耳大神经较重要，计有：

（1）枕小神经（C_2）：沿胸锁乳突肌后缘上行，分布于枕部及耳郭背面上份皮肤。

（2）耳大神经（C_2、C_3）：越过胸锁乳突肌表面向前上行，主要分布于耳垂、耳郭下份腮腺咬肌区及其周围皮肤。

（3）颈横神经（C_2、C_3）：于胸锁乳突肌后缘中点穿出后，沿该肌表面横行向前，分布于颈前部皮肤。

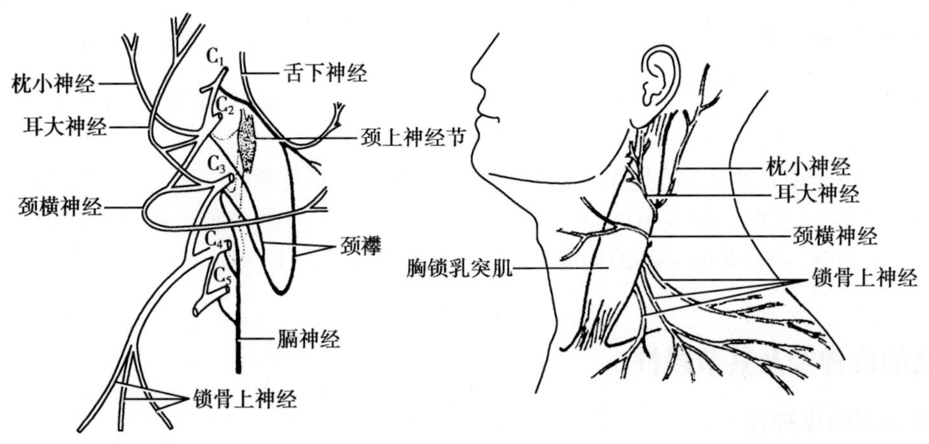

图 3-11　颈丛的组成及分支

(4) 锁骨上神经(C_3、C_4):行向外下方,分散成内侧、中间及外侧三支,下行分布于颈侧下部、胸壁上部及肩部的皮肤。

2. 颈丛肌支　有数支,支配颈深肌群、肩胛提肌、舌骨下肌群和膈。主要有膈神经(C_3~C_5),是颈丛肌支中最长和重要的分支,由第3、4、5颈神经前支组成,为混合性神经。发出后斜经前斜角肌表面下降至其内侧,并经锁骨下动、静脉之间进入胸腔。然后经肺根前方,在纵隔胸膜与心包之间下行至膈。其运动纤维支配膈肌,感觉纤维分布于心包、纵隔胸膜、膈胸膜和膈下中央部腹膜。右膈神经的感觉纤维一般认为还分布到肝和胆囊表面的腹膜(图 3-12)。膈神经损害可致同侧膈肌瘫痪、呼吸困难。膈神经受刺激时,膈肌出现痉挛性收缩,产生呃逆。

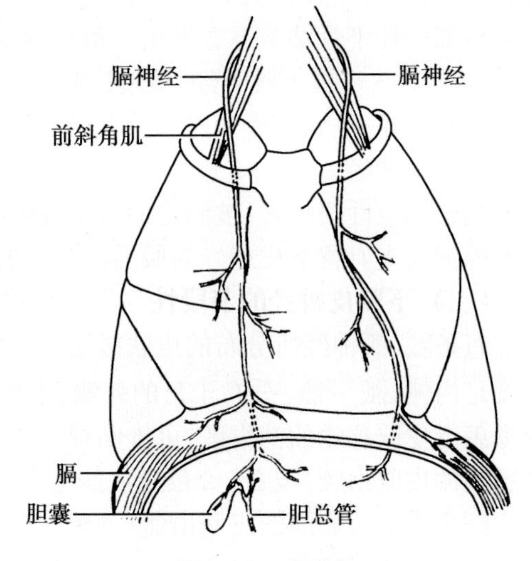

图 3-12　膈神经

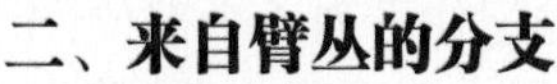

二、来自臂丛的分支

见上肢部分。

三、脑神经

包括三叉神经、面神经和Ⅸ、Ⅹ、Ⅺ、Ⅻ对脑神经(见脑神经节)。

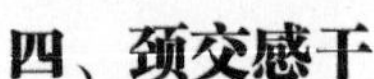

四、颈交感干

见内脏神经节。

五、头面部各区的神经

(一) 颅顶部神经

共8对感觉神经,行于浅筋膜内,可分前、后两组,每组各4对,前组分布于耳前方,是三叉神经的分支;后组分布于耳后方,为颈神经的分支,它们分布区域的面积通常是相等的,可画一条"颅顶-耳-额线"作为两者的分界;这些神经彼此间相互交错,使相邻的神经分布区域有重叠。前后两组神经从前向后依次是:

1. 滑车上神经　是三叉神经的眼神经所分出的额神经的一个终支,离开眼眶后,在距正中线2.5cm处经眶上缘向上行,穿过额肌,分布于近中线处的额部皮肤。

2. 眶上神经　是额神经的另一个终支,经过眼眶的上部,经眶上切迹或眶上孔,穿过额肌,分布于前额和颅顶人字缝以前的皮肤。

3. 颧颞神经　是三叉神经的上颌神经的分支,穿颧骨额突后方的颞筋膜,分布颞区前部的皮肤。

4. 耳颞神经　是三叉神经的下颌神经的分支,紧靠耳郭前方上行,分布于耳郭上部、外耳道、鼓膜表面前部及颞区和头侧部的皮肤。

5. 耳大神经　是第2、3颈神经的分支，在胸锁乳突肌后缘上行，走向耳，分布于耳郭后面、耳郭下份前后面和腮腺表面的皮肤。

6. 枕小神经　是第2颈神经的分支，沿胸锁乳突肌后缘上行，分布于耳郭后面及邻近颅顶的皮肤。

7. 枕大神经　较粗大，为第2颈神经后支的分支。在距枕外隆凸外侧约2.5cm处穿斜方肌和深筋膜，到达头皮，分布于头后部大部分皮肤。

8. 第3枕神经　很细，是第3颈神经后支的分支，穿斜方肌，分布于项上部和枕外隆凸附近的皮肤。

（二）面部神经

面部皮肤的感觉受三叉神经支配，既具有周围型的支配特点，又具有中枢型的分布规律。三叉神经周围型是指面部眼裂以上的皮肤感觉由三叉神经第1支——眼神经支配；眼裂至口裂之间皮肤感觉由三叉神经第2支——上颌神经支配；口裂以下皮肤的感觉由三叉神经第3支——下颌神经支配。三叉神经中枢型分布规律为三叉神经呈同心圆或葱皮样分布，即三叉神经脊束核的下段、中段和上段，分别管理面部最外侧部（耳前区）、中间部和最内侧部（鼻尖及上唇）皮肤的痛、温觉。因此，当面部等区皮肤出现痛、温觉障碍时，可依据三叉神经分支和三叉神经核管理面部皮肤感觉的特点，判断三叉神经损伤的部位。

（三）外鼻的神经

外鼻的感觉神经主要来源于三叉神经，其中眼神经的分支滑车上神经和滑车下神经分布至鼻根、鼻梁和鼻外侧面上部的皮肤；筛前神经分布至鼻背下部、鼻翼和鼻尖的皮肤。上颌神经的分支眶下神经分布至鼻外侧面下部；外鼻的运动神经是面神经颊支，支配鼻肌的运动。

（四）外耳的神经

外耳的神经来源主要有二：一为下颌神经的耳颞支，分布于外耳道等的前半部，故当牙病等疼痛时可传至外耳道，二为迷走神经的耳支，分布于外耳道等的后半部，故当刺激外耳道皮肤时，可引起反射性咳嗽。另有来自颈丛的耳大神经和枕小神经，以及来自面神经和舌咽神经的分支。

（五）眼的神经

眼睑的运动性神经有面神经（支配眼轮匝肌）和动眼神经（支配上睑提肌）；感觉神经为三叉神经的眼神经和上颌神经的分支。交感神经主要是颈上交感神经节的分支（节后纤维），随动脉分布于眼睑的平滑肌和血管。

结膜的神经非常丰富，为眼神经、上颌神经和睫状神经的分支，眼神经的分支主要分布于上睑结膜及相应的结膜上穹，上颌神经的分支分布于下睑结膜及结膜下穹。睫状神经分布于球结膜。

泪道由眼神经和上颌神经的分支分布，司感觉。眼球壁的神经，除视神经连于眼球，传递神经冲动外，其感觉神经来自三叉神经的分支睫状长、短神经。内脏运动神经来自动眼神经和颈交感干。

眼眶内的神经包括司视觉的视神经；支配眼外肌的动眼神经、滑车神经和展神经；司眶内组织和眼球感觉的眼神经；并有分布于泪腺、眶内平滑肌及血管的交感神经和支配瞳孔括约肌、睫状肌及泪腺的副交感神经。

（郭友华　汪华侨）

第四节　周围神经溃变与再生

神经学家Waller（1850）发现切断轴突后，轴突远侧段会全部溃变，神经元胞体或靠近胞体的轴突受到严重伤害时，神经元会迅速死亡；而在远离胞体处损伤周围神经纤维时，神经元轴突可以再生。

一、周围神经的溃变

神经细胞的胞体是神经元的代谢和营养中心。神经元受到损伤时，受损伤的神经元胞体和突起会发生一系列的变化，若损伤严重则整个神经元死亡，若损伤较轻，则神经元可以恢复，并再生新的突起。同时与之有突触联系的神经元也会发生萎缩或溃变。神经元损伤和溃变的过程中，神经胶质细胞发生反应性增生，一方面参与清除溃变的物质，充填损伤区域；另一方面产生和分泌影响神经再生的物质。

轴突切断后，伤处远侧段轴突脱离神经元胞体代谢中心，远侧段成离心方向的进行性变性，称为Waller溃变或顺行性溃变。顺行性溃变的顺序是线粒体堆积在郎飞结和轴突断端、轴质内细胞器分解成颗粒状、轴突肿胀呈串珠状、轴突断裂分解。

在神经元的突起或胞体受到伤害或轴突断离时，如损伤部位距胞体较远，则胞体可出现逆行性改变，胞体肿胀、核偏位、尼氏体溶解，重者核消失。如轻度伤害，3 周后胞体开始恢复。而被损伤的神经纤维远端的轴突及髓鞘在 12~24 小时可逐渐出现解体和脂滴，称此过程为演变反应。

二、周围神经的再生

由于神经元是高度分化的细胞，它的再生比其他组织复杂和困难，特别是中枢神经系统，主要局限在纤维的再生，近年来的研究表明：成人的中枢神经系统内有神经干细胞存在，神经系统损伤时这些前体细胞能分裂、增生，促进神经的修复。

切断周围神经后，虽然远侧段神经纤维溃变、髓鞘松解，但细胞却很少死亡。实验表明，神经纤维溃变的同时，胞体具有活跃的合成作用，生成消化髓鞘的酶和神经营养因子，为再生提供物质条件。施万细胞在周围神经再生修复过程中，有诱导、营养及促进轴突生长和成熟的作用。

损伤部位的近侧断端，残留的施万细胞分裂增生，向远端形成细胞索。受伤的近端轴突以出芽的方式生长，伸入新生的施万细胞索内，在施万细胞的诱导下，轴突沿细胞索生长直至伸到原来轴突终末所在部位，新生轴突终末可分支与相应细胞组织建立联系，恢复功能，此过程称为神经再生。

1. Büngner 带的形成　损伤后前期施万细胞变大、增殖，吞噬轴突碎片和解体的髓鞘，时间持续约 3 周。随后施万细胞的基板围成神经膜管，增生的施万细胞在神经膜管内有序地排列，相互嵌合，形成一条施万细胞索即 Büngner 带。施万细胞迁移到断端的间隙，形成连接断端的细胞桥，为再生的轴突支芽提供通道。细胞索可保持几个月，如果没有轴突支芽长入，神经内膜的结缔组织就会充填其中，细胞索退化。

2. 胞体的反应　神经元胞体的存活是神经纤维再生的必要条件。在损伤后的第 3 周，胞体的结构逐步恢复。首先核周胞质内尼氏体复现、胞体肿胀减轻，细胞核恢复中央位置。胞体内核糖体数目增多、粗面内质网扩大、胞核内 RNA 的含量增多。

3. 轴突的再生　一般神经轴突都有再生能力，可恢复原来的功能，所需时间一般为 3~6 个月，若损伤严重，两断端相距甚远，其间长入瘢痕组织过多，或与远端未能良好互相对接，将影响再生。恢复过程中神经元胞体不断合成并向轴突输送新的蛋白质，使近侧段轴突末端的回缩球表面长出新的支芽。新生的轴突反复分支，在合适条件下穿过断端的细胞桥，进入神经膜管，最初靠近管的边缘，沿施万细胞的表面延伸，以后进入管的中央，并被施万细胞的质膜包绕。再生的轴突向靶区生长。通常只有一条轴突到达靶区并与之建立联系，形成髓鞘。若神经膜管被破坏，再生轴突误入其他管内，轴突将会被引入不适宜的靶区。如再生的运动纤维长入感觉终末的神经膜管，该纤维最终将溃变消失；反之亦然。所以在外科缝合时，应尽量注意各神经束仔细对合，以利再生神经纤维与靶区建立连接。轴突再生的生长速度因不同的神经、不同的动物及不同性质的损害而异。人感觉神经的再生速度平均为 4.6mm/d。新生的轴突较细，以后在神经膜管内迅速增粗，直至恢复原来的直径。

4. 髓鞘的再生　神经损伤后第 8 天，再生的轴突开始形成髓鞘，髓鞘的形成由近及远、由薄变厚缓慢进行，约需 1 年完成。再生神经纤维的结间体短且薄，数量多，因此再生神经纤维的传导速度也较慢。无髓神经纤维的再生速度比有髓神经纤维快。

5. 侧支发芽　神经受损伤时，邻近的正常神经纤维可长出侧支进入受损纤维的神经膜管内，这种现象称为侧支发芽。侧支从郎飞结处伸出，进入神经膜管，如能到达靶区，则可建立功能联系。如不能，则将退化消失。

中枢神经纤维虽然也有再生能力，但由于损伤部位的神经胶质细胞增生较快，形成胶质瘢痕，阻断了神经对接，影响了再生。

神经元胞体或近胞体处严重损伤时，可导致神经细胞解体死亡，一般难以修复再生。在损伤部位周围，可见到神经细胞有丝分裂过程，说明神经细胞损伤后，在一定条件下仍有一定的分裂能力，但再生的条件和功能的恢复仍然受诸多因素影响，研究证明，神经营养因子（neurotrophic factors）是能支持神经元生存和促神经突起生长的可溶性化学物质，该类物质对神经系统的发育和神经再生起重要作用，如神经生长因子（nerve growth factor，NGF）、成纤维细胞生长因子（fibroblast growth factor，FGF）、表皮生长因子（epidermal growth factor，EGF）等。关于神经再生仍是当今研究的重要课题。

（郭友华　汪华侨）

第四章 人体发育及调控

第一节 运动发育及调控

一、运动发育的规律及特点

（一）运动发育的时间

人体的运动发育在受孕时已经开始，胎儿在子宫内的运动会受到重力和空间的限制，从孕40周到胎儿娩出后的24个月内，人体的运动发育处在快速发展的黄金时期，运动形式也会发生巨大的改变。在此过程中，婴儿会逐步掌握基本的运动技能以适应环境变化。2岁以后，幼儿更高级别的粗大运动和精细运动功能开始发育，以满足游戏、运动及生活所需。婴幼儿有运动发育的"关键年龄"，在此阶段，运动发育程度会有质的变化。婴幼儿运动发育的顺序相同，但发育速度存在明显的个体差异。婴幼儿运动发育顺序见表4-1。

表 4-1 婴幼儿的运动发育顺序（<2岁）

运动水平	平均年龄	运动水平	平均年龄
拉起时头挺起并稳定	6周	拍打玩具	9个月
俯卧时肘支撑	3个月	独站	10个月
翻身从仰卧位至侧卧位	3个月	独走	12个月
抓物	3/4个月	搭两块积木	12个月
直腰坐	7个月	使劲乱画	14个月
爬	8个月	辅助上楼梯	16个月
拉起至立位	8个月	跳	24个月

运动行为是在大脑皮质和脊髓的直接参与和控制下，通过骨骼和肌肉的功能产生的，它与体格发育、神经系统的形态及功能密切相关，是神经、精神发育的重要体现。运动发育会遵循一个恒定的序列、模式及时间顺序，在不同年龄阶段出现不同的运动行为。此外，学习和实践技能的机会、营养状况、父母的文化程度等均可影响运动发育的过程。

（二）运动发育的特点

1. 由广泛到集中 婴幼儿最初的运动是全身性的、不精确的、不协调的，以后逐步发育为局部性的、精确的、协调的运动。原始反射的发育、存在与消失是自主运动发育的前提。立直反射和平衡反应的发育是人类建立和保持正常姿势运动的基础。

2. 由上到下 婴幼儿运动发育是自头端向足端进行的。例如，婴幼儿先会抬头，然后会坐起和爬行，最后才会站立和行走。粗大运动主要指抬头、翻身、坐、爬、站、走等运动；精细运动主要指手部的运动。粗大运动先发育，精细运动后发育，两者相互配合，共同发展。

3. 由近到远　婴幼儿运动发育是从身体的近端开始的，越接近躯干部位运动发育越早，然后逐渐向远端发展。

4. 由正到反　婴幼儿正面的运动先于反面发育。例如，先学会抓东西，再学会放东西；先能向前走，再会倒退走。

（三）运动发育及调控理论

1. 成熟理论　在人体生长发育的过程中，基因所决定和指导的发育过程称为成熟（maturation）。格塞尔通过观察和分析婴幼儿不同时期行为和运动发育的变化，总结了不同年龄阶段的发育规律，提出了成熟理论，可作为评价儿童运动发育的依据。成熟理论认为，人类整个生命过程都遵循着恒定的发展序列而有次序地进行发育活动。中枢神经系统发育是运动发育的主要驱动力，主导着人类成熟发育的全过程。在此过程中，行为获得和运动发育是相对固定的，环境因素对人类起到支持、影响和特定的作用，并不能产生（或改变）基本的发育形式和影响个体发育顺序。但是在评估儿童发育时，必须同时重视遗传因素和环境的作用，适宜的环境可以刺激和促进儿童的生长发育；恶劣的环境则可能阻碍和抑制儿童生理潜能的顺利发展。

2. 行为理论　人体发育行为理论源于巴甫洛夫，是指通过刺激-反应的方式获得新的活动行为，主张通过调控环境来影响行为模式，从而达到建立积极或消极的、强化的、特定的行为反应。在儿童运动发育的过程中，某些运动行为的出现就是对特定刺激的正面或负面的反馈。例如，如果对一个发育中的儿童进行步行训练，他可能会改变自己以往以爬行为主的运动方式，可以认为步行的发展是通过调控训练刺激而获得的行为。人体的每个运动动作都需要中枢神经系统的参与，经过运动计划（motor planning）、运动编程（motor programming）和运动执行（motor execution）三个阶段协同调控使之顺利完成。运动计划即根据运动目的采取最佳的运动策略，大脑皮质联络区、基底神经节和小脑外侧部参与上述高级认知过程；运动编程旨在解决具体问题时调控各相关肌群舒缩活动的时间和空间顺序，调节其速度、力度和协调性等，大脑初级运动皮质和小脑在运动编程中起着重要作用；运动执行是随意运动的最后阶段，通过动作的实施达到预期的运动目的，大脑初级运动皮质、脑干和脊髓参与此过程。运动发育的过程，实际上是大脑对运动动作和行为不断学习和记忆（motor learning and memory）的过程。人类有两个与记忆相关的神经网络：边缘系统和基底神经节区。感觉反馈刺激大脑皮质感觉区，经过多级处理和加工，形成感知的整合结构，再与边缘系统或基底神经节形成记忆回路，从而完成运动学习。在初级感觉皮质，有很多高级的、具有感觉特异性且相互连接的皮质感觉区参与，形成一个多突触的感觉信息传导通路。从初级感觉投射区至少发出两条通路：一条背侧通路与额叶运动系统相连接，对方向性和空间感觉引导的运动十分重要；另一条腹侧通路与颞叶边缘系统相连接，对物体或刺激的感知，以及运动反应的触发起关键作用。记忆是一个动态的神经调控过程。学习新的运动需要重复训练，慢慢适应感觉信息的反馈，因此新动作的发育会相对较慢；随着训练次数的增加，不需要感觉反馈的输入动作就熟练起来。这是因为在多次重复后，运动皮质的相关突触上诱导产生长时程增强效应，重复训练可使相关皮质的输入神经元的兴奋性增加，在动作开始前运动皮质神经元的放电增加，从而易化所支配肌肉的收缩。

3. 动态系统理论　1967年伯恩斯坦提出动态系统理论的相关学说，其有别于成熟理论和行为理论，将人体发育看成是一个非线性的集合，是一个复杂的过程，应充分考虑和重视内在及外在所有影响发育的因素。运动发育主要表现在胎儿、婴幼儿阶段，其发育的顺序和功能状态受到诸多因素的影响，包括遗传、种族、产前保健、育儿习俗、社会经济水平、疾病、外伤、营养状况、化学物品及毒物的暴露等。此外，训练的目的、时机，刺激的程度以及儿童的认知能力也会直接影响其学习新的运动行为和动作，尤其是手的精细运动和特定的运动发育。与成熟理论不同，动态系统理论认为中枢神经系统在运动发育过程中不起主要的驱动作用，它更强调用动态发展的方法考虑人体神经系统、肌肉骨骼系统、呼吸系统、循环系统等对胎儿和婴幼儿解剖、生理、运动行为的深远影响。然而，动态系统理论对于运动发育及调控的解释仅体现在描述上，对儿童发育的研究仍停留在概念和经验上，并未深入阐述运动行为模式产生的深层原理，故有待进一步深入探讨。

二、不同发育时期的运动发育

（一）胎儿期运动发育

1. 自发性运动　受孕后的第 7 周胎儿出现头颈部横纹肌的运动神经支配，并逐渐拓展到躯干和四肢肌群。第 8 周时反射活动所必需的解剖结构基础已经形成，接触、压迫、振动等机械刺激均可引起胎儿的反射活动。第 9 周胎儿出现自发性运动，最初为以呼吸、摄取、排泄等自主神经功能为主的运动，之后逐渐发育为屈曲反射等防御功能相关的运动，进一步出现抓握、表情、姿势的支撑和站立反射等运动。详见表 4-2。

表 4-2　胎儿期的运动发育

整合水平	月龄	周龄	运动形式	
延髓-脊髓	2	8	呼吸运动	
		9	口唇运动	
			肛门运动	集合反射放散
		10~11	四肢屈曲反射	躯体运动活动
	3~4	12	牵张反射	自主神经活动
			手掌抓握	防御反射
			表情	姿势
		15	自发运动	
中脑-脑桥-脊髓	4~6		四肢协调运动	局部运动
			站立反射	协调运动
间脑-中脑-脑桥-脊髓	8~9		内脏活动	

2. 主要运动形式

（1）胎动：是胎儿在母体内自发的身体活动或蠕动。胎儿 8 周时即可利用头部或臀部的旋转使身体弯曲，3 个月时能够活动腿、脚和趾指，5 个月时母亲能明显感觉到胎儿的脚踢或冲撞。由此开始，胎动不断加强直至分娩，其间还会出现猛烈的痉挛活动。随着妊娠的进行，胎动次数越来越多，胎儿的活动量也越来越大。妊娠 28~30 周是胎动最活跃的时期。

（2）反射活动：胎儿 3 个月时触及其上唇或舌头会引出嘴部开闭的吸吮反射；碰触其脚时会产生巴宾斯基征，即脚趾成扇形张开、脚掌背屈的本能反射，直到出生后 12 个月消失；碰触其手掌则会出现抓住不放，直至把身体悬挂起来的抓握反射，在出生后 2 个月开始消失。5 个月时，对胎儿生命有重要意义的反射逐渐出现，胎儿逐渐拥有了防御反射、吞咽反射、眨眼反射和强直性颈反射等本能运动。

（二）婴幼儿期粗大运动发育

婴幼儿期是运动发育最为迅速的时期，粗大运动（gross motor）发育是指人类最基本的姿势和移动能力的发育，详见表 4-3。神经系统对姿势和移动的调控是由一系列反射活动组成的，由此可见，婴幼儿期粗大运动发育的基础是反射，其发育程度可以很好地反映中枢神经系统的状况，是评定婴幼儿是否存在脑损伤或发育障碍最重要的内容。此期的粗大运动发育主要包括反射发育、平衡发育和姿势运动发育 3 个方面。

1. 反射发育　反射是人体对内、外环境刺激的应答，是神经系统生理活动的基本形式，包括原始反射、立直反射。反射的发育具有时间差异性，中枢神经系统损伤可引起反射发育的延迟甚至倒退。此外，种族、个体因素和抚养方式等的不同，各类反射出现和消失的时间也在一定范围内存在较大差别。

（1）原始反射（primitive reflex）：是新生儿与生俱来的非条件反射，也是婴幼儿特有的一过性反射，其中枢位于脊髓、延髓和脑桥。原始反射是胎儿娩出的动力，是人类各种初级生命现象的基础（表 4-4）。原始反射通常不精确，容易泛化，在神经系统发育的过程中，逐渐被抑制，取而代之的是新的运动技能（图 4-1~图 4-7）。临床上，原始反射缺如、减弱、亢进或残存，都是异常的表现。

表 4-3　婴幼儿粗大运动发育的特点

年龄	头与躯干控制	翻身	坐	爬、站、走
新生儿	臀高头低，瞬间抬头		全前倾	阳性支持反射
2 个月	短暂抬头，臀、头同高		半前倾	不支持
3 个月	肘支撑抬头 45°	仰卧位至侧卧位		短暂支持
4 个月	抬头 45°~90°，头高于臀，玩两手	仰卧位至俯卧位	扶腰坐	足尖支持
5 个月	双手或前臂支撑，抬头 90°，手、口、眼协调			立位跳跃
6 个月	随意运动增多，抬头>90°	俯卧位至仰卧位	独坐手支撑	
7 个月	双手或单手支撑，支撑向后成坐位		直腰坐	肘爬、扶站
8 个月	胸部离床		扭身坐	腹爬
9 个月	手或肘支撑，腹部离床		坐位自由变换体位	后退移动、抓站
10 个月				四爬、独站
11 个月				高爬、牵手走
12 个月				跪立位前移、独走
15 个月				独走稳、蹲着玩
18 个月				拉玩具车走、爬台阶
2 岁				跑步、跳
3 岁				跪着足尖走或以足跟走，双足交替下楼

表 4-4　原始反射

原始反射	出现及存在的时间	定义
觅食反射	0~4 个月	手指触摸婴幼儿的口角或唇，婴幼儿将头转向刺激侧，出现张口寻找乳头的动作
手握持反射	0~4 个月	手指从婴幼儿手掌的尺侧放入并按压，婴幼儿手指屈曲
足握持反射	0~10 个月	手指从婴幼儿足掌的跖侧放入并按压，婴幼儿足趾屈曲
拥抱反射	0~6 个月	在婴幼儿的身旁或发出响声，婴幼儿会出现两臂外展伸直，继而屈曲内收到胸前，呈拥抱状
放置反射	0~2 个月	扶婴幼儿腋下呈立位，将一足放于桌面，另一足背抵于桌面边缘，略向前方倾斜，婴幼儿将足背抵于桌面边缘侧下肢抬到桌面上
踏步反射	0~3 个月	扶婴幼儿腋下呈立位，一足踩在桌面上，将重心移到此下肢，负重侧下肢屈曲后伸直、抬起
张口反射	0~2 个月	婴幼儿仰卧位，双手中指与无名指固定婴幼儿腕部，拇指按压婴幼儿两侧手掌，出现张口反应
上肢移位反射	0~6 周	婴幼儿俯卧位，上肢放于脊柱两侧，婴幼儿面部将转向一侧，同侧上肢从后方移向前方，手移到嘴边
侧弯反射	0~6 个月	婴幼儿俯卧位，手指自上向下刺激一侧脊柱旁或腰部，婴幼儿出现躯干向刺激侧弯曲
紧张性迷路反射	0~4 个月	婴幼儿仰卧位时身体呈过度伸展，头后仰；俯卧位时身体以屈曲姿势为主，头部前屈，臀部凸起
非对称性紧张性颈反射	0~4 个月	婴幼儿仰卧位时将头转向一侧，同侧上下肢因伸肌张力增高而伸展，对侧上下肢因屈肌张力增高而屈曲，似"拉弓射箭"姿势
对称性紧张性颈反射	0~4 个月	婴幼儿俯悬卧位，头前屈时，上肢屈曲，下肢伸展；头背屈时，上肢伸展，下肢屈曲
交叉伸展反射	0~2 个月	婴幼儿仰卧位，一侧下肢屈曲，一侧下肢伸展，伸展侧下肢屈曲，对侧屈曲位下肢变为伸展
阳性支持反射	0~2 个月	婴幼儿立位，足底着桌面数次，下肢伸肌肌张力增高，踝关节跖屈，可引起膝反张

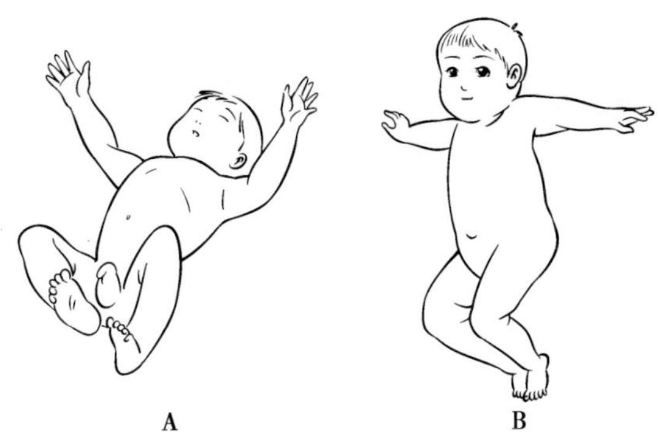

图 4-1 拥抱反射
A. 拥抱型；B. 伸展型

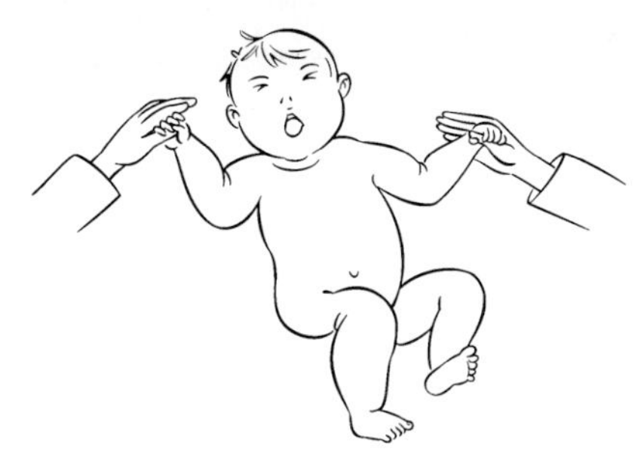

图 4-2 张口反射

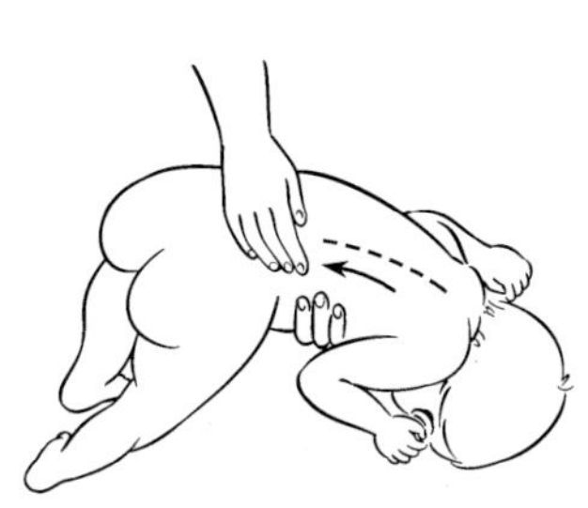

图 4-3 侧弯反射

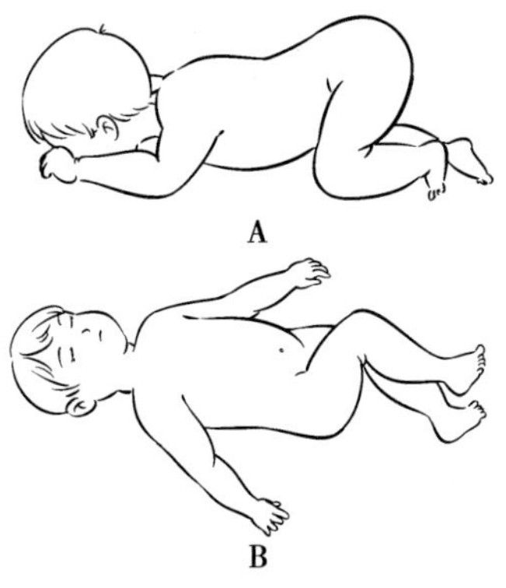

图 4-4 紧张性迷路反射
A. 俯卧位，头前屈，四肢屈曲；
B. 仰卧位，头背屈，四肢伸展

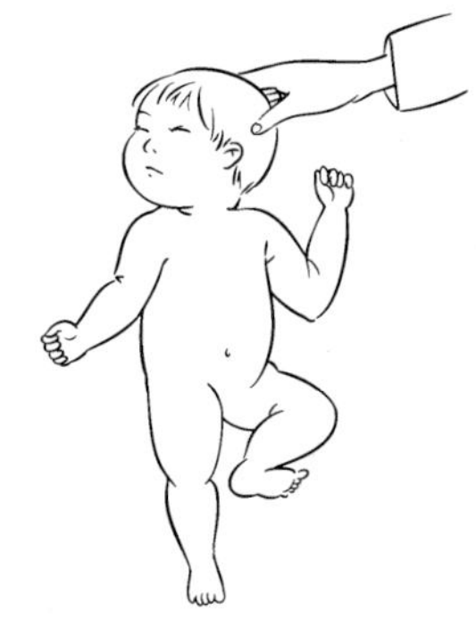

图 4-5 非对称性紧张性颈反射

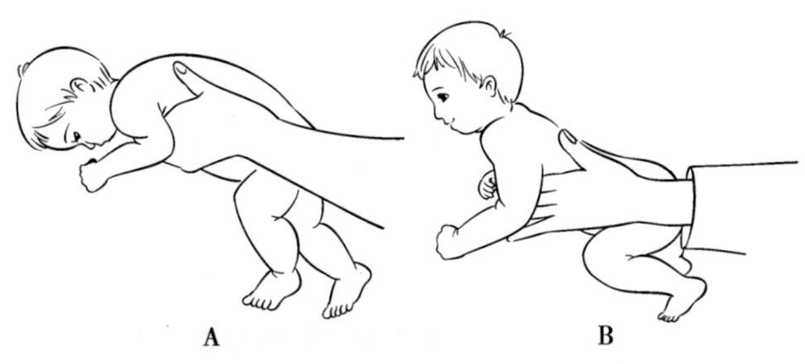

图 4-6 对称性紧张性颈反射
A. 头前屈，上肢屈曲，下肢伸展；B. 头背屈，上肢伸展，下肢屈曲

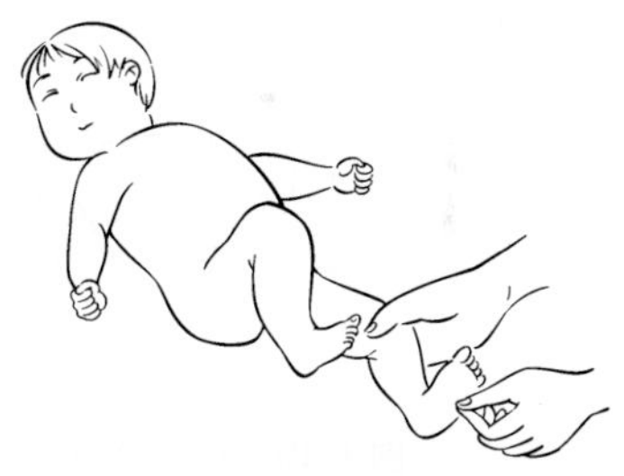

图 4-7 交叉伸展反射

（2）立直反射（righting reflex）：又称矫正反射，是指身体发生位置变化时，主动将身体恢复立直状态。其反射中枢在中脑和间脑，主要功能是维持头的正常姿势以及头颈和躯干间、躯干与四肢间的协调关系，是平衡反应发育的基础。立直反射多于出生后 3~4 个月出现，维持终生（表 4-5）。脑发育迟滞或脑损伤患儿立直反射出现延迟，肌张力异常和原始反射残存可严重影响立直反射的建立（图 4-8~图 4-11）。

2. 平衡反应 神经系统发育的高级阶段会出现皮质水平的平衡反应（balance reaction），又称倾斜反应（tilting reaction）。当身体重心移动或支持面倾斜时，为了适应重心的变化，人体通过调节肌张力以及躯干与四肢的代偿性动作，保持正常姿势。平衡反应是人站立和行走的必要条件，多在立直反射出现不久开始逐步完善并维持终生（表 4-6、图 4-12 和图 4-13）。完成平衡反应不仅需要大脑皮质的调节，还需要感觉、运动系统的综合作用。平衡的保持依靠中枢神经系统控制下的感觉系统和运动系统的参与和整合。躯体感觉系统的各类感受器在人体支持面轻微变化时能够迅速做出反应；视觉系统的信息准确与否影响站立时身体的稳定性和平衡破坏时稳定性的维持和重建；前庭系统通过头的立直反射，在躯体感觉和视觉系统障碍时，发挥至关重要的作用。

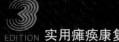

表 4-5 立直反射

立直反射	出现及存在的时间	定义
颈立直反射	新生儿持续 6~8 个月	仰卧位将婴幼儿头部向一侧转动，其肩部、躯干、骨盆随头转动的方向转动
躯干头部立直反射	2~3 个月持续到 5 岁	婴幼儿仰卧位，握住其双下肢向一侧回旋成侧卧位，其头部也随着躯干转动
躯干立直反射	3~4 个月持续到 5 岁	婴幼儿转成侧卧位，将主动回到仰卧位
迷路性立直反射	6~7 个月以前维持终生	用布蒙住婴幼儿双眼，双手扶住腰部，使其身体向各方向倾斜，其头部仍能保持直立位置
视性立直反射	5~6 个月以前维持终生	双手抱起婴幼儿放于膝上，向各方向倾斜，其头部仍能保持立直位置
降落伞反射	6~7 个月维持终生	婴幼儿呈俯悬卧位，将其头部向前下方俯冲，婴幼儿会迅速伸出双手，稍外展，手指张开，似保护性支撑动作

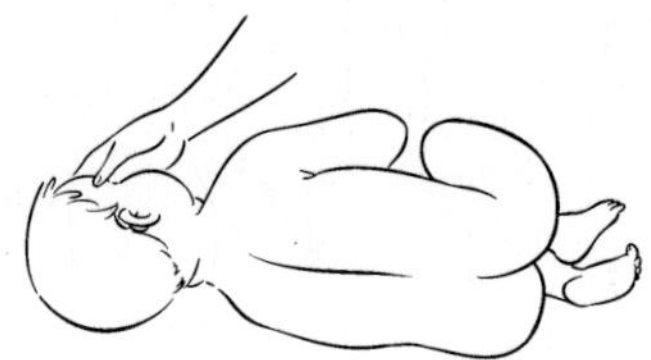

图 4-8 颈立直反射

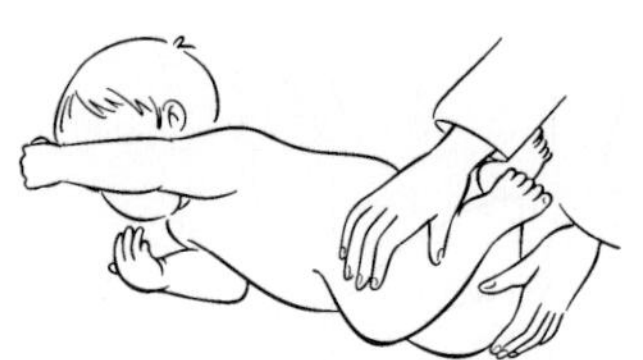

图 4-9 躯干头部立直反射

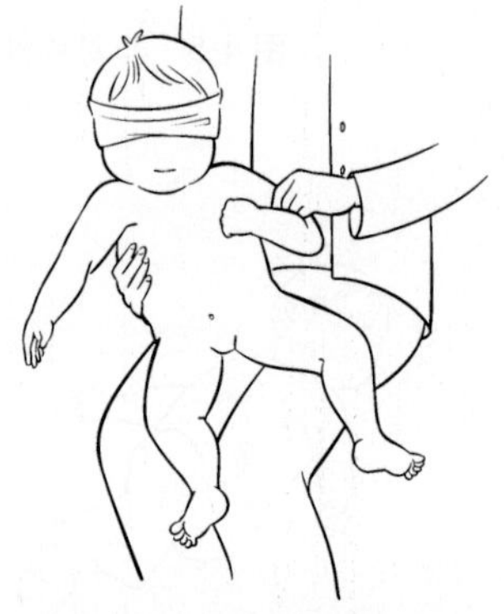

图 4-10 迷路性立直反射

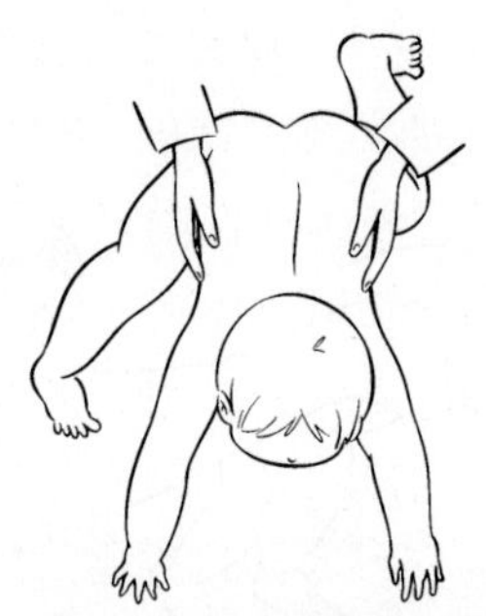

图 4-11 降落伞反射

表 4-6 平衡反应

平衡反应	出现时间	定义
仰/俯卧位倾斜反应	6 个月	婴幼儿在倾斜板上取仰/俯卧位，上下肢伸展，倾斜板向一侧倾斜，婴幼儿头部挺直，抬高侧上下肢外展、伸展，下降侧上下肢呈保护性支撑样伸展动作
膝手位倾斜反应	8 个月	婴幼儿成膝手位，推动其躯干破坏稳定性，婴幼儿头部和胸廓出现调整，受力侧上下肢外展、伸展，对侧出现保护性伸展和支撑动作
坐位倾斜反应（前方） 坐位倾斜反应（侧方） 坐位倾斜反应（后方）	6 个月 7 个月 10 个月	婴幼儿坐位，用手向各方向推动使其身体倾斜，婴幼儿头部和胸部立直的同时，分别出现双上肢迅速向前方伸出；倾斜侧上肢迅速向侧方支撑、对侧上肢伸展；双手迅速伸向后方做支撑动作
跪立位倾斜反应	15 个月	婴幼儿跪立位，牵拉其一侧上肢使之倾斜，婴幼儿头部和胸部出现调整，被牵拉侧出现保护反应，对侧上下肢外展，伸展
立位倾斜反应（前方） 立位倾斜反应（侧方） 立位倾斜反应（后方）	12 个月 18 个月 24 个月	婴幼儿站立位，用手向各方向推动使其身体倾斜，婴幼儿出现头部和胸部立直及上肢伸展的同时，分别出现腰部向前方、侧方、后方弯曲以及脚向前方、侧方、后方迈出一步的动作

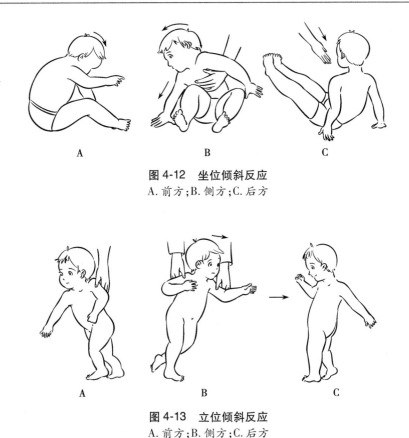

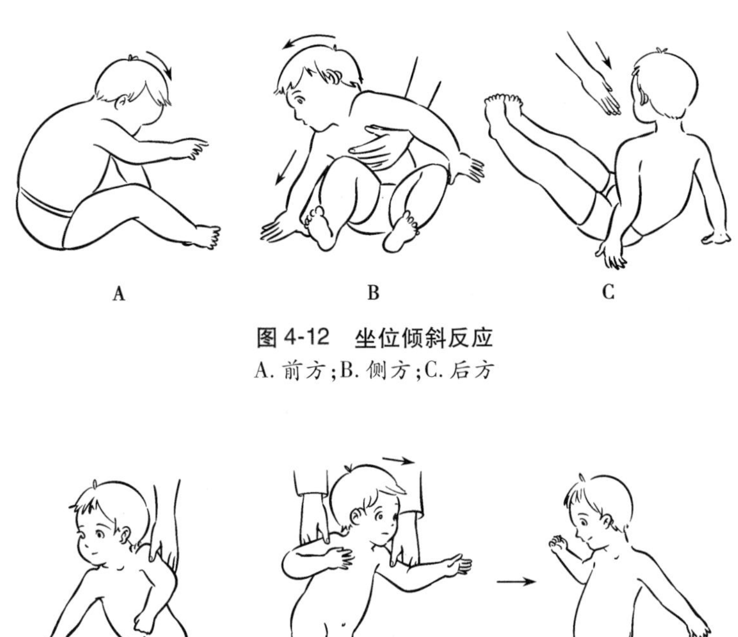

图 4-12　坐位倾斜反应

A. 前方；B. 侧方；C. 后方

图 4-13　立位倾斜反应

A. 前方；B. 侧方；C. 后方

3. 姿势运动发育　是发挥人体功能的重要环节。

（1）姿势运动发育的基础：正常姿势主要靠骨骼和肌肉的紧张度来维持。在运动神经的支配下，不同类型的骨骼肌发挥各自的作用，完成不同的功能。肌张力是维持各种姿势和运动的基础，是一种复杂的反射活动。平衡则是维持身体直立姿势的能力，主要作用是保持体位、调整姿势以及对外来干扰做出安全有效的反应。协调性是姿势控制的基本条件，是完成精细运动和技能的必要条件。婴幼儿在发育过程中，运动系统的协同运动模式和控制姿势的功能不断完善。

（2）姿势运动发育的过程：①仰卧位，由屈曲向伸展发育，可分为 4 个时期（表 4-7）；从反射活动到随意运动发育；手、口、眼的协调发育（图 4-14）。②俯卧位，由屈曲向伸展发育；抗重力伸展发育；由低爬向高爬发育（图 4-15）。③坐位，发育顺序为全前倾→半前倾→扶腰坐→拱背坐→直腰坐→扭身坐；与平衡反应密切相关；抗重力伸展以及相关肌群发育（图 4-16）。④立位，分为 10 个阶段，阳性支持反射→不能支持体重→短暂支持体重→足尖支持体重→立位跳跃→扶站→抓站→独站→牵手走→独走（图 4-17）。⑤步行，由两脚分开大足距向两脚并拢小足距发育；由上肢上举到上肢下降发育；上肢交替运动从无到有发育；肩与骨盆分离运动从无到有发育；由小步跑，步幅不一致，到迈大步、步态有节律发育；由缺乏骨盆的回旋到加强骨盆的回旋发育等。

表 4-7　婴幼儿仰卧位运动发育的特点

分期	年龄	特点
第一屈曲期	0~6 周	四肢、躯干呈半屈曲位（主要为对称性屈曲）
第二屈曲期	7~15/16 周	躯干上部、四肢伸展（可有非对称伸展）
第三屈曲期	4~7 个月	躯干稳定、用手支撑（对称性屈曲）
第四屈曲期	8/9~12/24 个月	可呈立位（自由伸展）

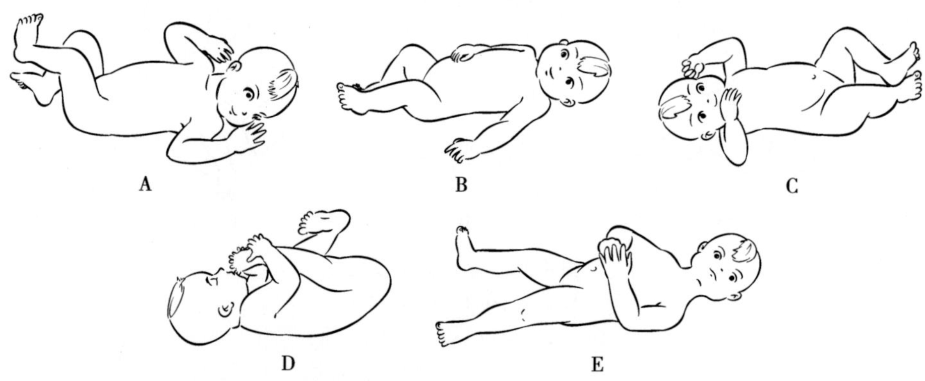

图 4-14　仰卧位姿势运动发育过程

A. 头向一侧；B. 头正中位；C. 四肢对称屈曲；D. 手、口、眼协调；E. 四肢自由伸展

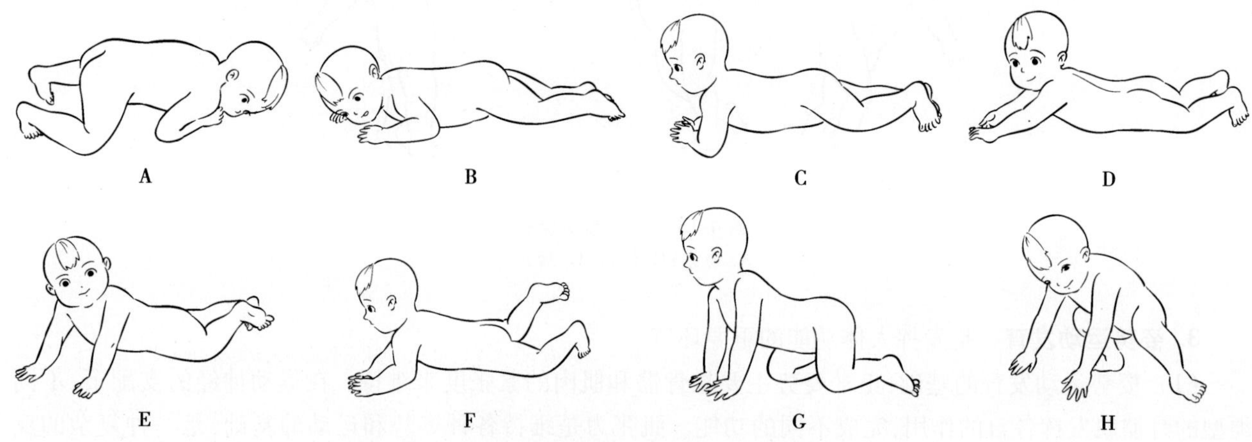

图 4-15　俯卧位姿势运动发育过程

A. TLR 姿势，瞬间抬头；B. 头臂同高，TLR 姿势，瞬间抬头；C. 抬头 45°，双肘支撑；D. 抬头 45°～90°，胸部离床；E. 抬头 90°，双手支撑；F. 腹爬；G. 四点爬；H. 高爬

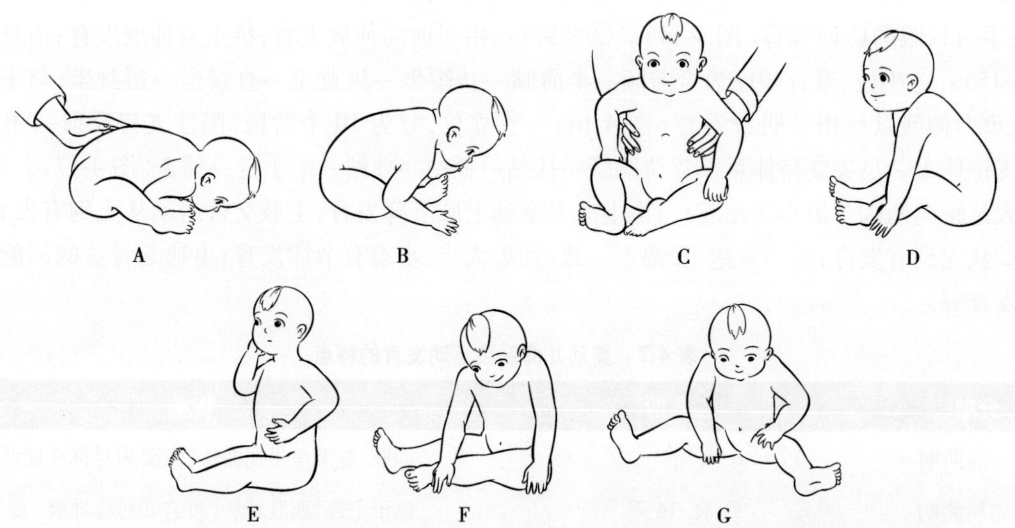

图 4-16　坐位姿势运动发育过程

A. 全前倾；B. 半前倾；C. 扶腰坐；D. 拱背坐；E. 直腰坐；F. 扭身坐；G. 坐位自由

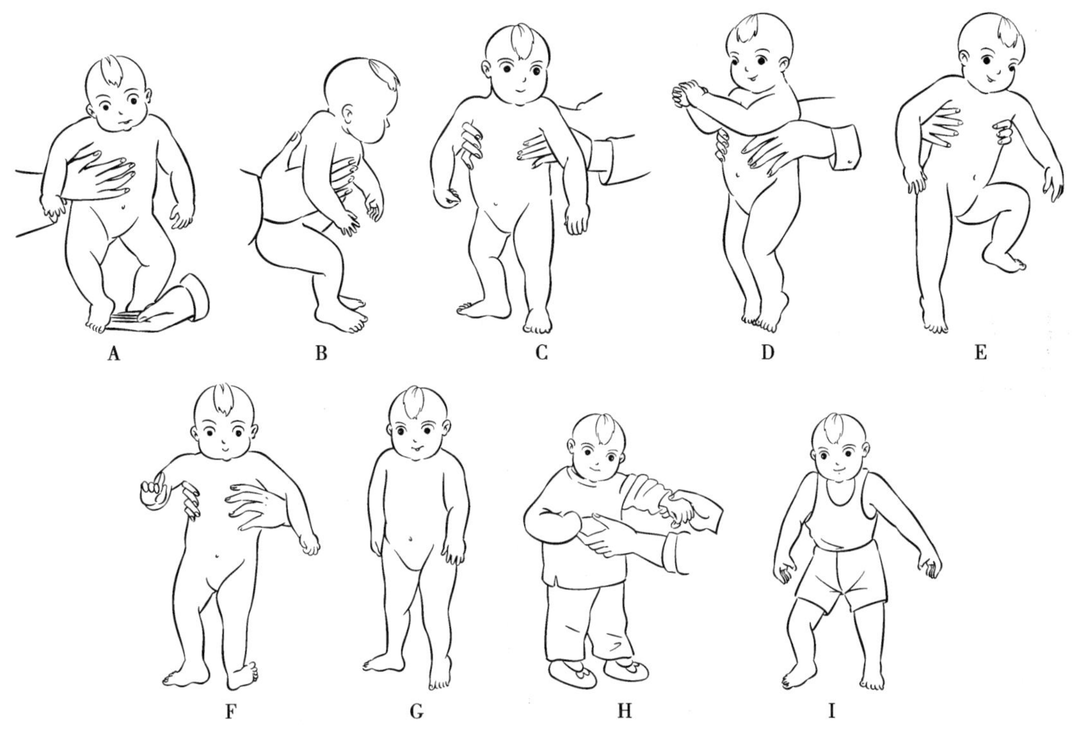

图 4-17　立位姿势运动发育过程

A. 阳性支持反射;B. 不能支持体重;C. 短暂支持体重;D. 尖足支持体重;E. 立位跳跃;F. 扶站;G. 独站;H. 牵手走;I. 独走

(三) 婴幼儿期精细运动发育

1. 精细运动能力(fine motor skills)　指依靠手及手指等部位的肌肉或肌群的运动,在感知觉、注意力等心理活动的配合下完成特定任务的能力,详见表 4-8。精细运动能力是在获得基本的姿势和移动能力的基础上发展起来的,视觉功能发育也受其影响。因此,姿势与移动能力、手功能以及视觉功能是互相作用、互相促进、共同发育的,这对人类适应生存和实现自身发展具有重要意义。3 岁前是精细运动能力发育极为迅速的时期,发育早期的婴幼儿需完成取物、画画、写字、生活自理等活动,精细运动能力既是这些活动的基础,也是评价婴幼儿神经系统发育成熟度的重要指标,更是对婴幼儿进行早期教育的重要部分。

表 4-8　婴幼儿精细动作发育的关键年龄

精细运动	关键年龄
主动用手抓物	5 个月
可用拇指及另外 2 个手指握物且可将积木在双手间传递	7 个月
拇指能与其他手指相对	9 个月
能用拇指与示指捏较小的物体	12 个月
搭 2~3 块积木,全手握笔,自发乱画	15 个月
搭 3~4 块积木,几页几页翻书,用小线绳穿进大珠子或大扣子孔	18 个月
搭 6~7 块积木,模仿画垂直线	24 个月
搭 8~9 块积木,模仿画水平线和交叉线,会穿裤子、短袜和便鞋,解开衣扣	30 个月
搭 9~10 块积木,能临摹"○"和十字;会穿珠子、系纽扣、向杯中倒水	36 个月

2. 手功能发育　手是人类最复杂、最精细的器官,是认识世界、与外界沟通的重要工具。上肢运动功能的精细化使得手具备了操作能力,这是人和动物本质的区别。手功能基本的精细运动包括抓握动作与非抓

握动作两大类。

（1）抓握动作（grasping）：是个体最初和最基本的精细动作，其发育表现在掌握更加复杂、准确和灵巧的动作，使手成为个体使用工具的媒介。

1）发育过程：抓握动作的发育是由最初的肩、肘部的活动逐渐发展为指尖活动的过程。Halberson 等人发现，任何阶段的抓握动作都包括 4 个连续的过程：视觉搜索物体→接近物体→抓住物体→放开物体。抓握动作发育可分为以下 9 个阶段：

第一阶段（4 个月）：抓不到立方体。

第二阶段（5 个月初）：能碰触立方体但不能抓握。

第三阶段（5 个月末）：原始抓握阶段，能够用手臂圈住立方体，使其离开支持面，但在这一过程中手指的精细运动不占主要地位。

第四阶段（6 个月）：能够弯曲手指包住立方体，然后抓住立方体。

第五阶段（7 个月）：在第四阶段的基础上，手指的力量已能克服重力，使立方体离开支持面，在抓握时拇指保持与其他四指平行。

第六阶段（7 个月）：出现初步的“对指”能力，即抓握过程中的拇指与其他四指相对。

第七阶段（8 个月）：抓握过程中，使用拇指、示指和中指抓起立方体。

第八阶段（8~9 个月）：抓握精确度越来越高，用拇指与示指抓起立方体。

第九阶段（13 个月）：拇指与示指、中指相对，用拇指尖与示指尖捏起立方体。

2）发育特征：由无意识抓握向随意抓握发育；由手掌的尺侧抓握向桡侧抓握发育；由不成熟的抓握模式向成熟的抓握模式发育；由抓握物体向放开物体发育。抓握动作的发育主要表现在两个方面，第一，逐步学会拇指与其余四指相对的抓握动作，这是人类操作的典型方式；第二，在抓握过程中，逐步形成手和眼，即运动觉和视觉联合的协调运动，发展了婴幼儿对隐藏在物体当中的复杂属性和关系进行分析综合的能力，知觉和具体思维能力也得到发展。

3）发育意义：通过抓握动作掌握使用物体的方法，初步体验了使用工具的经验；在抓握和使用物体的同时，认识一类物体的共性，使知觉更加具有概括性。

（2）生活自理动作：包括更衣、进食、保持个人卫生（如厕、洗漱、修饰）在内的自理活动（self-care activities），是基础性日常生活活动（basic activities of daily living，BADL）的重要内容。这些看似简单的生活自理动作，发育早期的婴幼儿要付出极大努力、达到一定的发育水平后才能够完成。生活自理动作的发育对个体能力的要求不尽相同，因此其发育过程与顺序也存在一定的差异（表 4-9）。

表 4-9 生活自理动作发育时间顺序

生活自理动作	出现时间/个月	生活自理动作	出现时间/个月
稳稳地拿住茶杯	21	解开纽扣	36
穿上衣和外套	24	扣上纽扣	36
拿稳勺子、不倾斜	24	独立进餐、几乎没有食物外溢	36
在帮助下穿衣服	32	从水壶中倒水	36
穿鞋	36		

（3）双手协调动作：是指同时使用双手操作物体的能力，如将物体从一只手传递到另一只手，或同时使用双手进行游戏。双手协调动作的发育规律如下：

4~5 个月：能够有意识地控制伸手，用双手抓住物体并保持在身体中线处。

6 个月后：可以用双手抓住物体，或是夹在手指与手掌之间。能够区分物体的大小，并根据物体的大小张开手。仰卧位时会抓住自己的脚，再将其放到口中。

7 个月后：不仅是简单地抓握，还开始摆弄抓到的物体。这不但要求手眼协调，还要求双手配合。此阶段为双手开始协调动作阶段。

8～10个月：开始学习操作动作，可以在物体上做挤、拍、滑动、捅、擦、敲和打等动作，可以准确地把大多数固体放入口中，用手探索外界事物，开始玩一些游戏。

12～15个月：可一只手固定容器，另一只手从中取放物体；会打开瓶盖。

3. 手眼协调能力发育　手眼协调（eye-hand coordination）是指在视觉配合下手精细运动的协调性。手眼协调能力的发育伴随着精细运动能力和神经心理的发育。随着年龄的增长，手眼协调能力的地位越来越重要，是精细运动能力发育的关键。从婴幼儿手的抓握动作发育可以看出，摆弄物体的动作是初步的手眼协调，但这些动作还不够准确和灵活。

（1）发育过程分为以下几个阶段：

1）手张开及双手抱握阶段（0～3个月）：原始反射虽然妨碍身体的自由活动，但对协调运动起到促进作用。

2）手功能开始发育阶段（4～6个月）：在上肢支撑还不充分的阶段，常通过颈部过度伸展和对称性紧张性颈反射来增加上肢的支撑能力。通过不断的俯卧位维持及姿势变换练习，使上肢支撑能力增强，进而促进手的伸展、物体握持及维持动作的发育。

3）手功能多样化发育阶段（7～9个月）：独坐能力的获得解放了婴幼儿的双手，使其手眼协调能力和双手协调自主控制动作得到迅速发育，进入用眼睛引导手的动作、手功能多样化的发育阶段。

4）手功能熟练阶段（10～12个月）：当尺侧3个手指能够屈曲后，尺侧有了较好的稳定性，能够完成示指指物的动作，为分离动作提供保证。手的动作开始前，一般先由视觉引导手指的活动，熟练后，即使眼睛不看手指也能顺利完成手指的活动。

5）手眼协调能力快速发展阶段（1～3岁）：涂鸦、挖沙、捞鱼、穿珠、玩积木、捏橡皮泥等活动都进一步加强了手眼协调能力的发展。鼓励婴幼儿用橡皮泥捏各种简单的东西，如苹果、香蕉等，借以锻炼两手揉、搓、按的能力和手眼协调能力，促进智能等多方面发育。

（2）发育特征：①整体运动向分离运动发育；②手腕整体运动逐渐向手指的精细运动分化发育；③抓握的稳定点由近端逐渐向远端发育；④从防御向功能发育；⑤从手到眼的发育和利手（handedness）的发育。

（3）发育意义：手和眼都是认识事物的重要器官，其活动可以促进脑的发育，对提高婴幼儿的运动能力、智力和行为能力有非常重要的作用和意义。只有手、眼协调活动，才能真正有效地促进婴幼儿各项能力的全面发展。通过手可以触摸物体，感受它的软硬、粗糙度、冷热等特性；通过眼能真实地了解周围的事物，看到物体的色彩、形状、大小等特性。通过手和眼的共同作用，可以发现物体更多的特性以及更快、更全面地了解周围环境。主要分为以下四个阶段：

第一阶段：不随意的动作或以反射为中心的无规则状态。

第二阶段：为到达目标物体出现了定向运动。

第三阶段：视觉起固定作用，上肢紧紧抓牢物体。

第四阶段：操作阶段。视觉操作是指调节辐辏和视线移动；上肢功能操作是指抓、捏、回旋等手的精细动作的操作。

（四）学龄（前）期运动发育

1. 学龄前期

（1）粗大运动发育：随着儿童年龄的增长，肌肉的运动和耐力不断增强，其中大肌群比小肌群发育快，这为儿童粗大运动的发育奠定了基础。与婴幼儿期相比，学龄前期粗大运动得到进一步的发育，主要表现在掌握跑和跳的技巧上。学龄前期儿童粗大运动发育顺序见表4-10。

表4-10　学龄前期儿童粗大运动发育顺序

顺序	运动项目	平均月龄	顺序	运动项目	平均月龄
1	独脚站10秒	38.1	4	脚跟对脚尖向前走	47.0
2	独脚跳	40.2	5	脚跟对脚尖向后走	51.9
3	抓住跳动的球	46.3			

（2）移位性和非移位性运动发育：①3~4 岁，到处任意活动，能跳高跳远，两脚交替上下楼梯，单脚站立 5 秒左右。②4~5 岁，能单脚跳跃，抓住跳跃的球，平衡功能进一步发展，能脚尖对着脚跟直线向前走，能玩跷跷板、滑滑梯等。③5~6 岁，能迅速自如地奔跑，平衡能力较好，会拍球、踢球，并能边跑边踢；能连续走半小时路程，单脚站立 10 秒左右，脚尖对着脚跟向后走。

（3）精细运动发育：与婴幼儿期相比较，学龄前期儿童精细运动的发育主要表现在各种操作能力方面。①3~4 岁：能系上和解开扣子；张开双臂接球；剪纸；用拇指示指和中指持笔。②5 岁：能用手抓住球；用线穿珠子；熟练握笔；用铅笔模仿画三角形等。③6 岁：抓握动作更加成熟；能用线穿针；会缝纫等。

学龄前期儿童粗大运动与精细运动发育进程详见表 4-11。

表 4-11　学龄前期儿童粗大与精细运动发育进程

年龄	移位性能力（双脚）	非移位性能力	手部操作能力
3~4 岁	单脚上楼梯；双脚跳跃；用脚尖走路	骑三轮车；手拉着大玩具四周走；准确投球，投掷时能扭转身体，但只会用上肢	系上并解开扣子；张开双臂接球；用剪刀剪纸；用拇指和示指、中指持笔
4~5 岁	单脚下楼梯；用脚尖站立；跑和走得很好	投掷姿势成熟（躯干与上肢）	能用手抓住球；用线穿珠子；握笔熟练；用铅笔模仿画三角形
5~6 岁	交替双脚跳跃；走细直线；滑行；原地向上跳的姿势成熟	前后摇摆着踢腿；多数儿童投掷和踢球的姿势已成熟	抓握的姿势成熟；用线穿针；会缝纫

2. 学龄期运动发育

（1）粗大运动发育：学龄期儿童粗大运动的发育主要表现为运动协调性快速提升。学龄早期，儿童肌肉更加发达，粗大运动越来越灵活、熟练，体能也在稳步增强，随着运动记忆能力的发育，感知觉信息转化为本体运动的能力也随之增强。6~7 岁的儿童已经能较好地组织和完成包含多个步骤或连续性动作的复杂运动，如跳绳、游泳、舞蹈和体操等。9~10 岁的儿童不仅在运动中掌握更多的技能，而且更具有组织性和合作性，能参加有规则的、集体的运动或进行比赛，如跑步、跳远、跳高、游泳和球类等运动。恰当的粗大运动可以促进儿童骨骼与肌肉的发育，增强体质，提高学习效率，增加社会相互关系。此外，集体运动还可以增强伙伴之间的关系。粗大运动能力对建立自信心、提升自尊、促进伙伴间信任和友谊有着重要作用。应重视发展学龄儿童的粗大运动，建议每天的运动时间不少于 1 小时。

（2）精细运动发育：与学龄前期儿童相比，学龄期儿童的视觉输入、大脑信息加工和运动通路的发育更加成熟，传入和传出信息的协调性更好，因此精细运动的反应速度更快、精确性更高。小肌群的协调发育使儿童能进行更复杂的手工操作或工艺性活动，如书写、绘画、使用剪刀和乐器等。6~7 岁儿童的小肌群尚未发育完全，手脚并不灵活，约到 8 岁时即可熟练地进行小肌群的精细运动。

三、运动调控

（一）运动调控的基础

1. 神经结构　参与运动调控的神经结构大体上有 3 个水平，从低级到高级依次为：脊髓、脑干下行系统和大脑皮质运动区。它们有如下特点：

（1）分工明确：各水平之间彼此各有分工，且存在低级和高级之间的调控关系。例如，脊髓能产生复杂的传出冲动，使肌肉有组织地被兴奋而形成反射；大脑皮质运动区则主要发出运动指令，不必处理肌肉的活动如何协调等细节问题。

（2）多级支配：各水平之间是有机地组织在一起的。高级中枢除了通过较低级中枢调控低级中枢外，还可以直接调控低级中枢的神经元细胞。例如，大脑皮质运动区除了作用于脑干，继而兴奋或抑制脊髓神经元外，还可以通过皮质脊髓束直接兴奋或抑制脊髓的运动神经元和中间神经元。这种多级支配的联系和直接、间接途径的重复性安排，不仅为运动调控提供了更为灵活多样的方式，也对神经系统损伤后的恢复和代偿有重要意义。

（3）相互依存：各水平之间按照躯体定位的依次顺序而相互关联，即调控相邻躯体部位的神经元在神经结构中也是相邻的。而且神经结构中控制同一躯体部位的部分也相互联系。例如，调控手运动的大脑皮质初级运动区和脑干调控手运动的部分是互相联系的。

在运动调控中，脊髓和脑干参与反射运动和简单的“自动”运动；大脑皮质运动区参与较为复杂的随意运动。其中辅助运动区、前运动皮质和基底节主要与运动的规划有关；小脑则与运动执行的协调性和准确性有关。

2. 肌肉与骨骼　运动是肌肉接受神经传出信号后，通过调控自身的收缩或舒张，作用于关节而产生的。即使是最简单的运动，也需要多块肌肉的舒缩和协同作用才能完成。例如，做屈肘运动时，首先要调整相关肌肉的肌张力，然后进行肱二头肌的收缩和肱三头肌的舒张。同时，肩关节周围的肌肉也需要收缩，以保持肩关节固定，补偿屈肘引起的身体重心的改变，防止倾倒。不仅如此，想要成功完成特定的运动，还需要掌握肢体位置、肌肉和骨骼重量、是否存在额外负重等信息，并根据实时的情况随时调整运动参数，如位移、速度、加速度、力度等，以适应完成各种类型运动的需要。例如，用手拿杯子就要求力度的精确控制，以防杯子破碎；在键盘上打字就要求位置和速度的精确控制，才能流畅输入。由此可见，运动是一项十分复杂的活动，中枢神经系统必须对肌肉发出准确的指令，使不同肌群可以按照运动目的的需要依次收缩或舒张。

3. 感觉信息　中枢神经系统需要不断地接收并分析处理感觉信息，才能对运动进行准确地调控。与运动调控有关的感觉信息主要可以分为以下两类。一是视觉、听觉器官以及分布在皮肤的各种感受器提供了运动目标的空间位置和触、压、冷、热等外部条件等感觉信息，对运动的编程和规划起着关键作用。二是肌肉、肌腱和关节等提供了关于肌肉长度、张力、关节位置、身体空间位置等感觉信息，对运动执行过程中的反馈调节是必不可少的，对运动调控十分重要。

（二）运动调控的模式

1. 脊髓水平　脊髓由感觉传入纤维、中间神经元和运动神经元组成，参与各种反射的神经网络。脊髓和高级中枢的联系被切断后仍能产生简单的反射，如膝反射。脊髓的中间神经元网络参与各类传入冲动和高级中枢下行冲动的相互整合。同一类中间神经元可以聚集多种传入和下行的神经冲动，参与多种反射，各类中间神经元之间又有复杂的联系。除参与反射活动外，中间神经元还参与随意运动的组织和调控。中间神经元有一定的排列方式，例如，脊髓中央区最内侧的中间神经元投射至调控躯干肌肉的运动神经元；稍外侧的中间神经元投射至调控肢体近端肌肉的运动神经元；最外侧的则投射至调控肢体远端肌肉的运动神经元。和中间神经元类似，支配不同肌肉的运动神经元在脊髓中也按一定的规律排列。例如，支配躯干和肢体近端肌肉的运动神经元排列在支配肢体远端肌肉的运动神经元的内侧；支配屈肌的运动神经元排列在支配伸肌的运动神经元的背侧。脊髓固有神经元的轴突在白质中上下穿行，终止于若干节段以外的运动神经元或中间神经元，在内侧的固有神经元的轴突较长，甚至可以伸展至整个脊髓，便于在姿势控制中协调各节段躯干肌肉的活动。

2. 脑干水平　所有下行的运动通路除皮质脊髓束和皮质脑干束外都起源于脑干。脑干网状结构接受来自脊髓、大脑皮质、基底节和小脑的各种投射纤维，是一个功能整合的中枢。其中，脑干网状脊髓束是调控躯干和肢体近端肌肉运动以及维持姿势平衡的重要中枢；脑干前庭-小脑（绒球小结叶）通路对共济运动有重要影响；脑干前庭-网状结构-动眼神经核通路是调控眼肌协调运动的重要中枢；脑干红核脊髓束对脊髓屈肌神经元起兴奋作用，对脊髓伸肌神经元起抑制作用，是调控肌张力的重要部位。根据脑干下行系统在脊髓中的走行位置及末梢分布，可以将其分为两大类：

（1）内侧下行系统：包括内侧和外侧前庭脊髓束、网状脊髓束和顶盖脊髓束，分别起源于前庭核、脑桥和延髓的网状结构以及中脑的上丘。它们在同侧脊髓的腹索中下行，止于脊髓中间区腹内侧的中间神经元和固有神经元，少数也止于支配躯干肌的运动神经元。内侧下行系统的主要功能是调控通过躯干中线的肢体近端肌肉运动，维持平衡以及控制姿势。

（2）外侧下行系统：主要是红核脊髓束，起源于中脑红核的大细胞部，在脊髓的外侧索中下行，止于脊髓中间区的外侧部分和位于腹角背外侧部的运动神经元，后者支配肢体远端肌肉。外侧下行系统主要控制肢体远端的肌肉、手及手指的精细运动。红核脊髓系统较不发达，其功能主要由皮质脊髓束承担。

3. 大脑皮质水平　大脑皮质是运动调控的最高级中枢,包括中央沟前额叶的运动区、运动前区和辅助运动区。运动区神经元的活动与运动时的肌力有关,是执行随意运动的最高级中枢;运动前区和辅助运动区主要与运动编程有关,中央沟后顶叶感觉皮质接收躯体的各种感觉信息以及小脑和基底节的投射并加以整合,是运动编程的基础。此外,大脑感觉运动皮质不仅可以通过皮质脊髓束和皮质脑干束来直接调控运动,还可以通过脑干来间接调控运动。

4. 小脑和基底节水平

(1)小脑:是大脑感觉运动皮质下的一个运动调节系统,通过比较下行运动指令和产生运动的反馈信息,从而提高运动的精确程度。小脑可以划分为3个功能区:①前庭小脑(绒球小结叶),调控躯体平衡和眼球运动。②脊髓小脑(内侧区和中间区),接受躯体的各种感觉,如视觉、听觉和前庭觉信息,配合大脑皮质实现对随意运动的实时调控,还通过前庭脊髓束和网状脊髓束对脊髓 α 和 γ 神经元发挥作用,调节肌张力。③皮质小脑(半球外侧区),与大脑皮质感觉联络区、运动前区和基底节一同参与运动计划的生成和运动程序的编制。其损伤时,除了引起肢体远端肌张力下降和共济失调外,还会导致运动起始延缓。

(2)基底节:是大脑皮质下的另一个运动调节系统。其中,与运动有关的主要结构为纹状体。它不直接与脊髓联系,而是与丘脑和大脑皮质组成多个神经回路。纹状体损伤时会出现两种不同性质的运动障碍:运动过少和肌张力亢进(如帕金森综合征);运动过多和肌张力降低(如舞蹈症和手足徐动症)。基底节接受来自大脑皮质各个区域的传入信息后,投射至与运动计划有关的额叶皮质。基底节的病变会引起一系列运动功能的障碍,包括自发运动的消失、不自主运动以及姿势异常。

5. 反馈与前馈调控　外周感觉器官获得的各种感觉信息可以到达调控运动的各级中枢。在发生运动前,神经系统会根据感觉信息为运动编程。在运动执行过程中,如果运动偏离预定计划或目标,神经系统又可根据不断反馈至中枢的新的感觉信息及时纠正偏差,使运动达到既定目标,这一过程称为反馈调控(feedback)。神经系统对传入信息需要经过一定的时间进行加工,因此,反馈调控只适用于缓慢的运动或姿势的维持。对于快速的运动,神经系统则采用前馈调控(feedforward)。它是神经系统预先根据各种已得到的感觉信息尽可能精确地计算出下行的运动指令,运动开始后即不再依赖反馈信息。

(王文达　徐开寿)

第二节　言语发育及调控

一、言语语言发育的概念

语言(language)是指通过使用任意符号和有规则的符号组合来表示概念的社会共享代码或系统,是人类最重要的交际工具,是人们进行沟通的主要表达方式,随着人类社会而产生和发展。语言具有创造性、结构性、意义性、指代性、社会性与个体性的特征。语言的表达方式多种多样,包括出现最早也最重要的口头语言(spoken language)即言语(speech),手语(sign/hand language)及书面语言(written language)。

语言发育又称语言获得,是指个体对母语的产生和理解能力随时间的推移而发生变化的过程和现象。语言和言语两者互相影响,互相依存。语言的学习与使用离不开生活中的社会情境。婴儿从出生开始就与照顾者在很多情境中进行沟通互动,从而发展成为一个基本的沟通者,并在与他人的沟通过程中,习得语言的形式、内容与使用方式。语言的发育在婴幼儿认知和社会功能的发生发育过程中起着重要作用。

二、言语发育过程

(一)婴儿期前的言语行为

婴儿出生后就开始和周围环境及他人有了交流,但1岁前的婴儿还不具备语言能力,通常把这一时期称为“前语言期”。虽然在这个阶段婴儿没有语言产生,但通过啼哭、咿呀学语等过程,他们发展了语言产生所必需的各种能力,为正式言语产生做好了准备,因此前语言期也称为言语准备期,一般指从出生到说出第一个能被理解的词的这一段时间(0~12个月),在此期间,婴儿的言语知觉能力、发音能力和对语言的理解能力逐渐发展起来。这一时间是在语言获得过程中的语音敏感期，即儿童的前言语阶段，一般指儿童语音的发育阶段。西方学者将这一阶段分为啼哭阶段、咕咕声阶段、咿呀学语阶段及过渡音阶段。我国学者将其划分为3个阶段。

（1）简单发音阶段（0~3个月）：婴儿一出生就大声哭叫，这是对环境的反射性发声。哭叫是婴儿第一个月的主要发音，也是与成人交流的重要形式。此后婴儿逐渐学会用不同音长、音量和音高的哭叫声表达不同的生理和情感需求，吸引照顾者的注意。研究发现，出生2周左右的婴儿能区分人的语声和其他声音；3~4周左右的婴儿可以分辨自己母亲的声音与陌生人的声音；2个月的婴儿可以对自己的声音反应，对成人的逗笑报以微笑，并会自发性地发出咕咕声来吸引照顾者的注意，同时可以将头转向声音发出的方向；到了3个月婴儿的头就可以随着听到的声音转动180°。这一阶段婴儿的发音大多为简单的元音，类似于汉语的单韵母（如/ɑ/、/o/、/e/、/i/、/u/）和少量的复韵母（如/ɑi/、/ei/、/ou/、/ɑo/）。

（2）连续音节阶段（4~8个月）：从4个月大开始，婴儿的发音出现明显变化，开始发出较接近口语中语音的声音，此时婴儿能够连续重复地发音，是发音的活跃期。并能通过发音与成人进行“交流”。这一阶段婴儿的发音与上一阶段相比，声母增加非常多，如/b/、/d/、/g/等，韵母也有所增加，如/ong/、/eng/，但还是一些较易发出的音；另外发音的连续性增加，会发出重复连续音节，如/bɑ-bɑ-bɑbɑ/，有些音节和词的发音一样，就会有近似词的发音，如/mɑ-mɑ/、/bɑ-bɑ/，这些现象反映出婴儿发音结构和中枢神经系统的变化。同时，这一阶段的婴儿在与成人的交往中开始出现明显的变化。他们能区别语调变化所代表的粗浅意义，但并不能对字、词的语义进行确切的反应，而是对成人话语中表现情感态度的语调敏感，能从不同的语调判断对方的态度，如区别愤怒和友好的声音。4个月的婴儿便能用微笑与咕咕声对父母的逗弄作出反应，6个月后的婴儿能感知3种不同的语调（愉悦的、冷淡的、恼怒的）。这一阶段婴儿逐渐学会使用不同的语调来表达不同的意愿，且通常伴有一定的动作和表情。

（3）学话萌芽阶段（9~12个月）：此时儿童能够发出一连串变化不同的辅音加元音的音节，且能发出四声变换，如 ɑ̀-juē-lū-bì、ēn-én-ěn 等，有些前阶段没有出现的辅音也开始出现，如汉语声母的j、q、x、z、s等；另外，近似词的发音增多，如 jiě-jiě（姐姐）、mèi-mèi（妹妹等），所以听起来更接近于正式说话，但此时的发音实际上仍是无意义的。同时，在此阶段婴儿开始模仿成人的发音，尝试使自己的发音接近某些词语的声音，如模仿发“bɑ-bɑ”“mɑ-mɑ”，这已是处于萌芽状态的说话了。上述情况的出现反映出婴儿口腔发音器官和大脑中枢神经的成熟，生理上的发育成熟也为婴儿语音习得提供了更大的空间。

婴儿6个月大时已出现对话语理解的萌芽。9个月时，婴儿开始表现出对语言的理解，并迅速发展，如当问爸爸在哪里时，儿童能将头转向父亲的方向。随着父母不断增加语言刺激，婴儿开始将一定的“音”与具体的事物联系起来，即开始进入对语音的辨义阶段。虽然婴儿在此阶段还不能说话，但是他们的听觉已经开始语言化。这时的婴儿开始通过对汉语的声、韵、调整体的感知来学习语言，12个月的婴儿可以理解10个左右的祈使句和疑问句。另外，此时的婴儿还会对成人的一些“指示”作出一些稍复杂的反应，可以执行一些简单的指令，并建立相应的动作联系。如听到“再见”会挥挥手；听到“给妈妈”，婴儿会把手中的东西交给母亲。此时的声音对婴儿已经起到初步的交际作用。

这一阶段婴儿对声音的动作回答反应并非对语词本身的确切反应，而是对包括语词在内的整个情境的反应，这时一定的音只具有一个具体的意义，例如听到“车”这个音，婴儿只对某个特定的玩具车做出反应，而对其他玩具车或汽车等不反应。此时婴儿掌握的词与他们每天所感知接受的语言有关，但只是与某一特定的对象相联系，不具有概括性，并不是一个真正的词，可以说是处在掌握词和用语言来进行交际的萌芽阶段。大约10个月开始，婴儿可以说出第一个有意义的词，这是言语发生的标志，是婴儿语言发展过程中最重要的里程碑。

（二）婴幼儿言语的发生发育

1. 言语的发生规律　在近一年的言语准备期后，婴儿开始进入学习口语的全盛时期。婴儿在1岁左右可以说出第一批真正有意义、具有概括性的词，这是婴儿开始发生言语的标志。1~2岁的婴儿开始进入正式的学说话阶段，称为言语发生阶段；2~3岁的婴儿积极言语能力迅速发展，是基本掌握口语阶段，这一阶段将持续到入学前。西方语言学界认为，这一时期的儿童语言习得是由语音习得向语法习得的转换，并依据儿童语言形式(语言单位的长度)的不同,将儿童早期语言发育划分为3个阶段,即单词句阶段、双词句阶段和电报句阶段。我国学者分别采用纵向研究和横向研究的方法,对儿童语言发育中句法结构的复杂程度和发育层次进行分析,将汉语儿童后期语言的发育分为不完整句(单词句、双词句和电报句)、完整句(简单句和复合句)以及特殊句型等阶段。言语发育过程中每个阶段都具有其明显的特点,但各阶段之间的界限又相互重叠,具有过渡性。

2. 单词句的发育 一般来说,婴儿在1岁左右开始说出第一批有意义的词。研究发现,婴儿早期掌握的单词多为名词,因为名词代表比较容易观察的静态物体,经常出现在照顾者与婴儿的交际中,婴儿也较易掌握,如生活必需品奶瓶或婴儿的玩具等。同时有学者提出,语音的产生与发声器官的协调密不可分,因此婴儿单词句的出现也与生理机制的发育进程有关。婴儿从1岁开始已能正确称呼一些经常接触的人或事物,表现出一定的分化和概括,如"车"对婴儿不再是单指某个特定的玩具车,而是对各种车都反应。随后不久,他们会用一个单词来表达一个比该单词意义更为丰富的意思,如用单词来描述周围的情境,或表达自己的情绪、要求,表现出"以词代句",即以一个单词表示一整个句子的意思,所以称为单词句。如婴儿说"狗狗"并不只意味着那是狗,还可能表示"狗狗过去了"或"我要和狗狗玩"。

婴儿的单词句具有一定特点:①发音不清,表意不明,他人需要根据婴儿说话的语调和当时的情境等来推测具体的意思。②词性混杂。虽然这一阶段婴儿已经出现名词和动词,但在使用时并没有明确区别词性,同一个词既可当作名词,又可当作动词使用,如"糖糖"既可以指糖果,也可以指吃糖。③没有语法。此时婴儿会出现"以词代句",成人需要综合语音与情境来推测其语法结构。④伴随身体语言。婴儿使用单词句时通常会伴随身体动作和面部表情来表达自己的需求。

3. 双词句的发育 经过单词句阶段的准备,儿童在1.5岁左右进入双词句阶段,他们会把熟悉的词汇放在一起,说出由两三个词组合起来的语句,如"爸爸抱抱""妈妈糖糖"等。这一阶段婴儿说话的积极性很高,掌握新词的速度突飞猛进,出现了"词语爆炸现象",研究者称之为"词语爆炸期"。此时,儿童所发展的词汇已涵盖多个层面的概念,包括环境中的人、事、物,甚至由故事与媒体中学得新的词汇及语意概念。婴幼儿的语言理解也逐步摆脱具体情境的制约,词语理解能力不断提高,词的概括性也逐渐形成,进入真正理解词语的阶段。婴儿在本阶段对名词和动词的理解有一个飞跃性的进步,但对词义还难以完全理解概括,仍限制在日常词义的范围,对较复杂的科技词汇、文学词汇等还不能理解。

在这一阶段后期,婴儿的自我意识增强,开始真正进入人生的第一个反抗期,心理和行为上想独立,表现为婴儿语言上的自主性和反抗性。婴儿开始学会使用疑问句和否定句,疑问句表现在不断向成人提问,询问各种事物的相关信息,包括名称、用途等,这也是婴儿语言学习发展的一个途径;否定句表现在语言反抗上,如常用"不"来拒绝父母的指令,这是婴儿否定句发育的第一阶段。

4. 电报句的发育 2岁左右的婴儿开始使用双词或三词的语句,这些多词句虽然在表达意思时比单词句更清晰,但其表现形式断续简略,并且结构不完整,像成人所发的电报式文件,故称为电报句。虽然电报句在形式上像成人所发的电报文本,但研究指出,儿童电报句形成的原因是他们此时语言能力不足,能说出的词汇仍然有限;而成人电报文本与儿童不同,是通过有意忽略虚词形成的。这一阶段儿童语言中仍较多使用单词句和双词句,但也有三四个词构成的多词句或更长的句子出现。此时儿童所说的句子中主要使用名词、动词、形容词等实词,很少使用具有语法作用的连词、介词等虚词,因此句子成分常常缺漏。

5. 简单句的发育 经过不完整句阶段的准备和调整,当幼儿言语中一半以上都是双词结合时,他们会开始增加话语中所使用的词至3个或3个以上,形成简单完整的句子。

简单句指包括一个主要动词而且没有第二个动词存在,由唯一的独立子句所组成的句子,可进一步区分为没有修饰语的简单单句与有修饰语的复杂单句。根据语气可将句子分为陈述句、疑问句、祈使句和感叹句4类,儿童最初发展的大多为陈述句,只有少量其他种类的句子。

(1) 简单单句:1.5~2岁的儿童在说出双词句、电报句的同时,开始能说出一些结构完整但无修饰语的简单句,如主谓句"妈妈抱抱",主谓宾句"宝宝吃糖",主谓双宾句"妈妈给宝宝糖"等。2岁儿童在句子中极少用修饰语,有时形式上似有修饰语,如"老奶奶""小汽车"等,实际上是把整个词组当作一个名词来使用的。2岁半左右的儿童开始出现一定数量的简单修饰语,如"两个爷爷下棋""爸爸在看电视"等。儿童2岁时这种句子已占总句数的一半以上，到3岁时已基本上都是完整句。

到3岁左右，儿童已开始使用比较复杂的修饰语，如名词性结构的“的”字句，“这是我吃的糖”；介词结构的“把”字句，“妈妈把糖给宝宝”；以及其他较复杂的时间、空间状语，各种语气词也开始出现。3.5岁是汉语儿童简单单句发育的关键期，此时儿童使用复杂修饰语的数量增长速度最快，约为3岁婴儿的两倍，之后直到6岁，儿童使用复杂修饰语的能力逐渐增长，但增长幅度不大。

儿童语言中完整句的数量和比例随年龄增长而增加，2岁以后儿童语言中有修饰语的语句不断增多。从无修饰语到各种修饰语的出现是这一阶段的明显标志。从修饰语的类型看，定语较多，状语次之，补语最少，充当定语、状语、补语成分的有单词，也有短语。

（2）复杂单句：随着年龄增长，儿童语言中的修饰语逐渐增多，出现了复杂短语充当谓语或其他句法成分的结构，为有修饰语的简单单句，也称为复杂单句。在2~6岁的儿童语言中出现了3类复杂单句：①由几个动词构成谓语的连动句，如“我明天坐车去上学”；②由动宾短语套接主谓短语的兼语句，如“妈妈叫我吃饭”；③句子中的主语或宾语中又包含主谓结构，如“我看见他在哭”。

这一阶段儿童对语言的理解能力迅速提高，能理解的词汇达900多个，词的泛化、窄化和特化现象也明显减少，对词义的理解日益接近成人，这也推动了儿童简单句的产生与发展。另外，这一阶段儿童语言常使用接尾策略，即不管实际情况如何，只选用问句末尾的一些词语作答，主要发生在2.5岁以前，于3岁左右消失。

6. 复合句的发育　复合句是指由2个或多个在语义上有联系的单句通过一定的关联词结合而成的句子。复合句的出现稍迟于简单句。此阶段儿童可以将2个单句根据逻辑关系排列成句，但结构松散，缺少连词，仅由简单句并列形成。有研究发现，幼儿在2岁开始已有简单的复合句出现，之后随着年龄的增长逐渐增加，4~5岁复合句的发展最快。在5岁儿童的陈述句中复合句约占40%，主要为联合复合句和主从复合句。联合复合句中出现最多的是并列复合句，即把两件并列的事加以陈述，如“爸爸看电视，宝宝吃饭”，其次为连贯复合句，如“吃好饭以后，我先和狗狗玩一会儿，就睡觉了”，随后为补充复合句，即对前面的话题进行补充，如“我拼拼图，我拼房子”。主从复合句中出现较多的是因果复合句，如“水洒了，因为杯子倒了”，其次为转折复合句和条件复合句，如“我叫他不要去，他非要去”“妈妈吃，我就吃”等。

儿童在3岁半左右已知道语言学规则的基本类型，能初步运用各种基本的语法形式，主要体现在能理解和产生不同结构的语句。儿童对句子的理解早于句子的产生，3岁前儿童仅靠句子中实词的意思理解整个句子，3岁左右就开始产生词序策略，可以从句子结构中理解词义，到5岁时基本能按句法对大部分简单句进行正确的理解。这一时期儿童言语中的句型主要为陈述句型。随着年龄的增长，儿童生理上更加成熟，掌握的词汇数量和种类更多，会出现长度更长的句子，句子的类型也更加丰富，出现了疑问句、否定句等非陈述句型。儿童言语的发展有个体差异，不同儿童各阶段标志出现的早晚可达2~3个月。

（三）幼儿期言语发育

幼儿期也称为学龄前期，此时儿童的大脑皮质功能更加成熟，言语能力也进一步发展。这一时期幼儿的言语发育以口头言语和外部言语为主，但连贯性言语逐渐发展，同时外部语言也逐渐向内部语言过渡。幼儿期是完整的口语发展的关键期，是掌握母语口语的最佳时期，这一时期幼儿口头言语的发展也为书面语言的掌握奠定了基础。

1. 词汇的发育　幼儿期儿童词汇的发育主要表现在3个方面，即词汇数量增加、词类范围扩大及对词义的理解能力提高。

（1）词汇数量增加：幼儿期是词汇量增加最快的阶段，有学者对4个不同语言国家儿童词汇量的增长进行研究，结果显示，各国3~4岁幼儿词汇量的年增长率都是最高的。3岁时中国幼儿可掌握1 000个左右的词汇，4岁时则增加到1 700个左右。

（2）词类范围扩大：这一时期幼儿掌握的词汇类型不断增加。此时幼儿掌握的大部分词汇仍为名词和动词，但我国学者研究发现，随着年龄增长，名词和动词在幼儿掌握的总词汇中所占比例逐渐减小，而其他词汇的比例增高。另外，儿童对词汇内容的掌握也从具体词到抽象词，从日常生活直接相关的词到相关性较小的词，词汇的内容不断增多。

（3）词义理解能力提高：幼儿期儿童并不能正确理解和运用他们所能掌握的全部词汇。大部分儿童在这一阶段初期对词汇的理解常会出现过宽或过窄的现象，如把“短”说成“小”，把“蔬菜”和“白菜”当作同级概念等。那些幼儿能理解又能正确运用的词汇称为积极词汇，对不能理解或有些理解但不能正确运用的词汇称为消极词汇。随着儿童年龄的增长，积极词汇不断增加，并不断将消极词汇转化为积极词汇。

2. 言语表达能力的发展 3~5岁是幼儿口语表达能力发展的高峰期。随着幼儿掌握基本语法结构，以及词汇逐渐丰富，他们的言语表达能力也随之提高。

（1）句子的发展：句子的发展主要指句子结构的发展，主要表现在从简单句到复合句的变化。随着年龄增长，幼儿对复合句的使用比例逐渐增加，但总体来说，幼儿期仍主要倾向于使用简单句。同时，幼儿使用句子的类型也逐渐增多，逐渐掌握更多的非陈述句，如疑问句、否定句等，但幼儿此时还不能理解被动句和双重否定句等更复杂的句子。此外，句子的长度也发生变化，研究发现，幼儿的句子含词量随年龄增加而增多，也逐渐开始有修饰语成分出现在句子中。

（2）口语表达能力的发展：幼儿期是情境性言语向连贯性言语过渡的时期。3岁前的儿童主要是情境性言语，说话时断断续续，并伴随各种面部表情或手势，缺乏连贯性与逻辑性；4~5岁时幼儿说话的连贯性有所改善，但仍带有情境性；直至幼儿末期，在正确的教育下，儿童言语的连贯性才逐渐完善。连贯性言语的发展使儿童能独立、完整地表达自己的思想，是逻辑性思维发展的重要标志。另外，这一时期幼儿的对话言语进一步发展，由简单地回答问题发展为可在协调行动中进行商议性对话。随后独白言语也随着幼儿独立性的发展和活动范围扩大的需要而产生。连贯性言语和独白言语的发展促进了儿童言语表达能力的提高，也促进了逻辑思维的形成和独立性的加强。

（四）学龄期言语发育

学龄期是儿童快速协调发展的时期，入学后系统的语言学习促使儿童言语进一步发展。这一时期儿童言语的词汇也有大幅度提升，词汇量进一步增多，特别是较难理解的主动词汇和抽象词汇的数量不断增加，对词汇的理解能力也较前提高。此时儿童运用词汇的能力也进一步增强，能应用语义特征来联系不同的单词。

儿童进入学校后，书面语言成为需要他们专门学习的科目，主要体现在识字、阅读、写作三个方面。识字是掌握书面语言的基础和初级阶段，是阅读和写作能力发展必不可少的条件之一；阅读和写作是言语的高级形式和过程，也是人类文化延续的必要手段。写作体现了儿童对客观世界的认知能力、逻辑思维能力和文字表达能力。掌握言语，特别是书面语言，对儿童在校学习必不可少，言语水平的落后在很大程度上影响儿童的学习效果。

三、言语发育的神经调控

（一）言语交际是一个极其复杂的过程

言语起始于大脑皮质，当想要说话时，说话人产生动机、整理想法、决定说话的内容，从而引起一系列的神经冲动；这些神经冲动会通过运动神经迅速传递到声带、喉、口唇等发音器官，引起发音器官的肌肉运动；随后发音器官的运动使它周围的空气产生微小的压力变化，即言语声波，以空气为媒介传播给听者，作用于听者的听觉器官，从而实现言语从讲者到听者间的传递。听者的听觉器官接收到声音信号后产生神经冲动并沿听觉神经传递至听者的大脑皮质，传入的声音信号将在大脑皮质特定的言语中枢中进行加工处理，以一种特定的方式由神经冲动还原为特定的语义，从而理解传入的声音信号。如前所述，言语传递是一个环环相扣的过程，如同一条链环，称为“言语链”。此外，言语链还有一条侧链称为“反馈链环”，即讲者一边说话产生言语的同时，一边“监听”自己实际发出的声音与想要表达的意思是否一致，并随时进行必要的调整和修改，使说话的效果符合自己的意图。

（二）言语的发育涉及很多生理功能的合作与交互运作

1. 发音机制 人的发音器官包括三大部分。

（1）呼吸器官：人体的呼吸系统由鼻、咽、喉、气管、支气管和肺组成，其中气管和肺是主要的呼吸器官。空气经口腔、鼻腔、咽喉、气管、支气管等呼吸道进入肺部，又由肺部反向排出体外，当气流出入呼吸道时会与某些部位发生冲击、摩擦或碰撞从而发出声音。因此呼吸器官产生的气流是发音的原动力，语音一般都在气体呼出时发出。

（2）喉和声带：喉位于食管与气管的分界处，是由几块软骨组成的一个小室。声带位于小室的中央，由附着在喉头上的两片黏膜构成，是主要的发声体。声带中间的缝隙称为声门。声带是一对很细的带子，左右两边带子的张开和闭合可使声带振动，产生声音频率。振动频率快声音就比较高，振动频率慢声音就比较低，而振动次数主要受人体声带长短、厚薄的影响，所以每个人自然发声的音域范围也存在差异。

（3）口腔、鼻腔和咽腔：口腔、鼻腔和咽腔都包含空腔，能充当共鸣器的作用。虽然声音主要由声带振动产生，但由声带发出的声音非常微弱，因此会继续在共鸣器中发生共鸣，将振动的能量放大。共鸣产生的声音受共鸣器官的大小与形状的影响。口腔内舌、悬雍垂、软腭等部位可自由活动，因而共鸣器的容积和形状可随之发生改变，产生各种不同的语音和音色。另外，发声时鼻腔可使声音通过时加上鼻音，咽腔肌肉的收缩可使气流通过时发出噪声。

2. 听觉机制　听觉能力是个体语言发展与学习必备的基本能力之一。口语表达与听觉密不可分，儿童学习其所听到的语言，建立内在语言系统，并借由听觉-肌肉动作知觉的自体反馈与比较，调整其所说出的话语。因此，听力受损常常严重影响儿童的言语发育水平。

在个体的发育中听觉发育较早，妊娠20周的胎儿就已具备听觉能力。婴儿出生后的第一年听觉能力迅速发展，6个月时能主动积极地倾听周围人们说话，10个月后就可见到有明确的语言理解。新生儿听觉的良好发育为以后掌握人类语言提供了可靠的保证。

3. 中枢机制　个体言语的发生与发展除了涉及发音器官和听觉系统的发育，还与大脑神经中枢支配有密切关系。

（1）言语中枢：言语器官的活动是由大脑皮质特定区域有关的神经中枢支配的。目前的研究发现，大脑中起主要作用的是运动性言语中枢（即说话中枢和书写中枢）、感觉性言语中枢（听话中枢和阅读中枢）和视觉性言语中枢（阅读中枢）。运动性言语中枢位于额下回的Broca区，书写中枢位于额中回后部，听觉性语言中枢位于颞上回后部的Wernicke区，视觉性语言中枢位于顶叶-枕叶-颞叶交界处的角回。

1）布罗卡区（Broca's area）：布罗卡区最初是由法国医生Broca在19世纪60年代发现的。Broca于1861年解剖了一位脑卒中患者的脑部，该患者生前无法讲话，只能用单音“tan”回应别人，但可以理解一些话。Broca发现该患者的喉头肌肉和发音器官并无病理损害，而在其左侧大脑半球额叶下部发现损伤，其后又根据观察的病例指出，言语构音能力定位于左侧额下回后部，此即为Broca区。布罗卡区属于布鲁德曼分区的BA44区和BA45区，是人类的运动性言语中枢。这个区域出现病变就会产生失语症（Broca失语或表达性失语症）。这种失语症的特征为：患者发音器官生理结构完整，功能正常，阅读、理解和书写能力也基本正常，但自发语言呈非流利性，找词困难，讲话费力，呈电报式语言，另外患者存在发音和语调障碍，常见错语，特别是音韵性错语，严重者甚至完全不能言语。

2）韦尼克区（Wernicke's area）：韦尼克区由德国学者Wernicke于1874年发现并命名。他发现一些患者的言语极为流畅，但理解别人的言语有极大的困难，他通过解剖发现这些患者脑部病变的部位在左侧大脑半球颞叶的上部，与顶叶的边界相邻，即为Wernicke区。韦尼克区主要属于BA41-42区，还包括颞叶-顶叶交界处的小块区域。韦尼克区与语言理解功能密切相关，主要负责分辨语音和形成语义。因此，这一区域病变时常会出现Wernicke失语，即感觉性失语症，或称为听觉失语症（言语聋）或接受性失语症，属于语言失认。这一类患者的特征与Broca失语相反，口语理解障碍为突出特点，其自发语言流利，无构音和韵律异常，但存在错语和新语，因此表现为语言空洞，难以理解；另外患者对语音和语义的理解能力受损，不能分辨他人语音，也无法理解他人的话。

韦尼克区位于颞叶，颞叶还同时包含主要听觉皮质区和听觉联合区。来自耳蜗的听觉信号首先传递至左右半脑的颞横回，随后颞横回与周围的听觉联合区将传入的信号进行分割，区分出语言和副语言信息，以及不重要的背景噪声。语言信息进一步会被传递至左半脑颞叶进行分析处理，而副语言信息被传递至右半脑的颞叶进行处理，以决定与解释声音的意义。

3）角回：角回位于韦尼克区上方，顶-枕叶交界处，是第三个重要的语言中枢，于1892年由Dejerine根据临床观察提出。角回的弓状纤维负责视觉与听觉的跨通道联合，视觉初级区接收到的视觉信号和韦尼克区接收的听觉信号均传导至角回进行加工，角回可以将书面语言转换成口语，也可以将口语转换成书面语言。因此，当角回损伤或切除时，会导致失读症，产生明显的阅读障碍。这类患者的特征为能理解口语，但不能理解书面语。另外，角回切除后会使单词的视觉意象与听觉意象失去联系，患者能看到物体，也能听到他人说出该词的语音，却无法将物体和词的语音指令正确匹配。

4）大脑中其他语言处理的相关结构：近年来的研究显示，除了上述区域外，还有更多的脑区参与复杂的语言加工过程。胼胝体是联络左右大脑半球的纤维构成的纤维束板，有学者发现，其对口语的诠释及反应起着非常重要的作用；位于额叶上面中央地带的副运动区与言语动作的流畅性有关；尖形脑回位于颞叶、枕叶、顶叶的交界处，与学习阅读及维持阅读技能相关。另外，皮质下区域的边缘系统与声音的质量有关，该区域受损会引起细微的言语变化，反映出说话者的情绪状态。丘脑受损时也可能引起指物命名障碍。

（2）言语中枢的定位：关于言语中枢的定位，始于 19 世纪 60 年代法国神经病学专家 Pierre Paul Broca 对失语症患者的研究。他发现左侧大脑半球额叶的损伤导致患者的言语表达障碍，随后他发表了著名的论文《我们用大脑左半球说话》，指出了大脑言语中枢的位置和大脑皮质不同部位的分工定位，首次科学地论证了语言与大脑解剖的关系。19 世纪 70 年代，德国学者 Carl Weinicke 发现左侧大脑半球的颞上回病变会导致言语理解障碍，并推论这一区域是言语的感觉中枢。Broca 和 Wernicke 关于大脑言语中枢定位的发现具有非常重要的意义，开始形成了大脑优势半球的概念，即具有言语功能的左侧半球为优势半球，而非优势侧半球（右侧半球）被认为与语言无关。

大量的研究证明，以往认为和语言无关的右侧半球并非绝对不参与语言过程。儿童从出生到 2 岁，两侧半球的功能几乎相同，随后由于生理结构的特点，言语中枢在发育中逐渐转向左半球，这一过程通常发生在 2~12 岁之间，这是语言发育的最佳时期。有研究表明，在 10 岁前儿童两侧大脑都有发展语言功能的潜能，如果此期间儿童的左侧大脑受损，右侧大脑半球可以替代左半球负责言语功能，而损伤时的年龄越小，右半球代偿作用越大，语言功能恢复的可能越大。研究发现，10~15 岁的儿童左半球严重受损后，右半球仍可承担起言语功能，这表明脑功能的定位有可能通过学习或脑结构的不断使用来实现。另外，右半球分管语调和韵律，右半球的损伤会导致语调平淡，感情色彩减弱或消失。西方学者斯佩里对裂脑人的研究发现，右半球与左半球相比几乎没有说和写的能力，但有一定的文字理解能力。新近的研究还发现，右侧颞叶损伤可引起语言记忆丧失，另外空间性阅读障碍也多见于右半球病变。

（3）神经中枢发育顺序：儿童言语行为的发育顺序与大脑皮质的发育顺序基本一致。在大脑皮质中，中央后回的各皮质区先发育，随后逐渐转向中央前回，额叶最后发育。婴儿的听觉中枢发育较早，所以听音、辨音能力比发音能力和表达能力发育得早。随着婴儿的生理发育，其发声器官逐渐成熟，当发声器官的协调动作能力能发出语音，且语言单位积累到足够数量时婴儿便能开始说话了。儿童口语语言是发展书面语言的基础，当口语语言发展到一定水平，书面语言才开始发育。书写中枢在大脑半球的前部，其发育与手眼协调动作的相互作用有关。由此便导致了书写能力的发育晚于听、说、阅读能力的发育。综合来看，言语中枢的发育顺序决定了婴儿听、说、读、写等言语发育的先后顺序，而不同个体言语中枢成熟水平的差异导致了言语能力发育水平的不同。但神经中枢并非儿童言语能力的唯一决定因素，后天环境也会影响言语能力。儿童言语能力可因语言环境的不同而存在很大的差别，早期言语中枢可以移位，因此接受早期言语相关的教育可以使儿童言语能力提前发育，而语言环境的延迟或缺失也会影响儿童正常言语发育顺序，儿童语言发育必须在合适的语言环境下获得。

（肖灵君　丘卫红）

第三节　吞咽的发育及调控

一、吞咽的发育

进食与吞咽是人类生存的必需。婴儿从出生开始，就无法再由脐带从母亲身上获得营养，而是改由经口摄取需要的营养。婴幼儿的进食技能虽是与生俱来，但是成熟的进食技能需要建立在正常的口腔结构和良好的感觉运动发展基础上，经过后天不断地学习逐渐发展成熟，并在行为发育中起积极作用。

（一）正常解剖与生理的改变

1. 口腔和咽 婴儿与幼童口腔和咽部构造之间的解剖关系与成人不同。年龄越小，差异越大。对婴儿而言，舌占满了整个口腔，并与牙龈、硬腭及软腭充分接触，两颊内部的脂肪垫使口腔侧边变窄。舌与喉部较成人的位置高，给呼吸道提供较自然的保护。硬腭通常垂得很低，而悬雍垂一般靠在会厌软骨内部，在会厌谷形成一个口袋。随着舌重复的抽吸动作，食团通常会堆积在口腔后方往前突起的硬腭前，或是在会厌谷口袋。

2. 发育特点 在2岁前，面部会持续成长，下颌会往下往前生长，带领舌向下，并扩大舌和腭之间的空间，逐渐发育成一个口腔空间；喉部和舌骨同时往下降，可拉长与扩展咽。在青春期，咽的拉长与喉部的下移程度是最大的。

（二）正常进食技能发育

进食技能的发育与多种因素有关，包括全身动作的发育水平、感觉、身体状况、气质、心理、父母行为能力、环境、社会文化等。

1. 口腔感知觉发育 感知觉的发展对婴幼儿非常重要，包括视觉、听觉、嗅觉、味觉、触觉、本体感觉和前庭感觉多方面的感知觉能力，并能将它们整合。婴幼儿口腔感觉运动技能的发育与口腔感知觉发展密切相关，能够进食不同质地、温度、气味、味道的食物，并控制每口进食量。以下阐述其中较为重要的3种感觉，触觉、嗅觉、味觉的发育。

（1）触觉：是指来自皮肤或皮肤组织的感觉，通过全身皮肤上的神经细胞来感受外界的温度、湿度、压力、痛痒和物体质感等，是生存所需要的最基本、最重要的感觉之一。胎儿期触觉就开始发展，胎儿可以用触觉感受到被子宫内温暖的软组织和羊水所包围。而新生儿对不同的温度、湿度、物体的质地和疼痛都有不同的触觉感受。早期的婴幼儿会通过口腔和手的触觉来探索世界，会喜欢用手抓拿东西并放入口内加以探索，5~12周的婴儿也往往对吸吮表面有颗粒状的奶嘴更感兴趣，这对将来口腔感知正常化的发展甚为重要。对于一些早期缺乏口腔刺激或口腔触觉经验不良的婴幼儿，往往产生许多进食问题，例如：过度挑食、拒食、口腔过度敏感等。

（2）嗅觉：胎儿期嗅觉就已发育，但尚不清楚人类的胎儿是否对气味刺激有反应。新生儿对气味的特殊表现与母亲有关。婴儿对母亲气味的鼻后感觉特别突出，在哺乳时味觉刺激、温度、乳汁、母亲的声音等可强化婴儿早期的学习。许多研究已显示，婴儿的嗅觉与成人一样，非常敏锐，而且嗅觉的区别证实婴儿有嗅觉记忆，提示味觉的喜爱与厌恶受经验的影响，在发育中学习到喜欢与不喜欢的气味，出生时有对气味的行为和愉快的表情反应。成人嗅觉是一种凭直觉作出反应的感觉，不需要高级中枢进一步分析和理解。气味随空气进入鼻腔，刺激鼻黏膜感受器，由嗅神经传送到位于边缘系统内的嗅觉中枢，产生嗅觉，并进一步产生嗅觉记忆、影响情绪等原始基本生理功能。随着婴儿大脑功能逐渐成熟、视听觉信息的丰富，嗅觉在感觉统合过程中的地位不断降低，但在危及生命的情景中，嗅觉作用即刻提升，扮演消除危险的角色。

（3）味觉：是个体辨别物体味道的感知觉，是新生儿，包括早产新生儿，出生时最发达的感觉，婴儿生后即能分辨味道，并有味觉偏爱。先天喜欢甜味、拒绝苦味及酸味的本能，对生存具有保护作用。味觉发育可能存在一个敏感期（2~7个月）。因为4~5个月是婴儿味觉发展的关键期，此期很容易添加新食物，但半岁以后开始害怕新食物，1岁以后随着独立性提高，会主动拒绝某些食物。味觉的发育与口腔接受食物刺激的经历密切相关，早期的味觉经历可以改变发育中个体的生理和行为。母乳喂养的婴儿，从出生到断乳主要通过母乳获得味觉刺激，熟悉普通饮食的各种味道，将从母乳中获得的味觉信息储存于大脑，学会通过味觉辨别食物的安全性，广泛监测不熟悉的食物，并因此获得的味觉刺激非常丰富，故而容易断奶完成食物转变。人工喂养的婴儿，因为奶粉味道相对单调，早期味觉刺激较母乳喂养者少，从而影响了日后接受新食物的能力。大约75%的味觉需要依靠嗅觉发挥功能，慢性鼻腔感染、持续经口呼吸、气管切开或呼吸机辅助呼吸的婴幼儿，嗅觉和味觉的信息输入减少，嗅觉和味觉得不到正常发育，并进一步影响进食行为。婴幼儿的味觉与成人有很大的不同。

2. 运动发育 虽然进食行为发育与口腔、咽的神经生理控制有关，但有关的运动发育同样起重要作用。

进食技能由一系列精确的口腔活动组成,包括口腔器官的活动稳定性、灵活性、节律性、分离运动、分级调控等功能促进了婴幼儿进食技能的发展。

(1) 稳定性和灵活性:灵活性(mobility)与完成一个动作的运动部分有关,而稳定性(stability)则与完成一个动作的固定部分有关。头控制运动尚未发育的婴儿,进食活动需要通过很多外部的支撑和固定,包括全身扶抱和双颊部脂肪垫的支撑等,婴儿才能裹住乳头吸吮。随着婴儿头、躯干、骨盆控制能力的发育,身体近端稳定性的提高,伸手取物、手到口活动、口腔运动逐渐变得平滑自如。口腔活动依赖于颈、肩胛带、躯干、骨盆的稳定支撑,唇舌的活动又依赖于下颌的支撑,下颌的稳定性是唇舌高级精确活动及进食技能发育不可或缺的基础。

(2) 节律性:所有正常运动的发育都是有节律地进行。身体的各个系统内部都有节律发生器,节律性是正常发育中最基本和最有包容性的规律。这种规律性使得我们身体的各个系统能同时工作,运动的这种协同性使我们能高效地获得某种技能。例如,当婴儿能有节律地协调头、眼、嘴和手臂时,他就开始通过抓、看、把物体塞进嘴里等方法来探究物体的特性。

在口部运动发育中,节律性首先让孩子学会了吸吮-呼吸的协同运动模式和呼气-发声的协同运动模式。

(3) 分离运动:逐步独立使用小肌肉群的过程被称为分离运动。口部结构由下颌、唇和舌组成,正常婴儿出生后早期下颌与舌呈现整体活动,动作尚未分离且不精确,属较低等级运动。4~5 个月后,下颌、唇和舌的运动就逐渐分化开来,下颌稳定性得到明显提高,婴儿开始用嘴探索咬玩具、咀嚼处理不同种类食物等实践活动,变成独立的运动部分,如用舌尖舔唇、在口腔内自如地运送食物等。每一部分的独立运动是产生成熟吞咽的基础和前提。

(4) 分级调控活动:正常婴儿出生后早期依靠屈伸肌的选择性牵拉作用完成下颌上下方向的活动,动作缺乏灵巧性、准确性。婴幼儿的各种进食技能随着分级调控功能的发育而不断趋向成熟,可将食物碾碎并自如地在口腔内转移。例如,舌首先是沿着中间面做前后运动,这也就是所谓的吸吮吞咽模式。几个月后,舌开始沿两侧面做左右运动,这时就可以顾及位于两侧的食物,然后将食物从一侧推到另一侧,最后可以在口腔内自由转送食物。

3. 口腔感知觉发育与口部运动发育的关系

(1) 口部运动的形成以早期口部运动学习为基础:人类被赋予 7 种感觉——听觉、视觉、触觉、嗅觉、味觉、本体感觉和前庭感觉。在感知运动阶段,婴儿是通过整合从各种感受器接收到的信息来学习的,然后逐步构建自我意愿、运动、概念、事物和外界的环境概念。婴儿从出生到 18~24 个月期间,感知运动学习占据重要地位,它是早期口部运动发育的基本经验。婴儿和学步期儿童通常会长时间地用嘴来进行感知运动试验,他们或是将物体放入嘴里,或是用牙来咬物体。在口腔期,婴儿把每个物体都要塞进嘴里,不停地吸吮、咀嚼、舔、咬、闻,用双唇和舌不停地推拉玩弄物体。通过这一系列运动,从而了解各种物体的大小、形状、温度和质地,同时也能了解自己口腔的大小、形状和运动能力。

(2) 感知发育障碍会影响口部运动的发育:7 种感受器的功能不足或整合功能不足会导致儿童不能获得和组织运动。例如,如果儿童对口部的触觉刺激过度敏感,就容易呕吐,因此儿童就会减少进入嘴内物体的数量和类型,同样也会减少进食和发声活动。如果在儿童早期的口部运动学习阶段缺乏丰富的口部感知运动,那么他对口部结构的了解就会减少,他口部的肌张力就可能由于运动过少而变得低下,因而口部运动能力就变得低下,达不到正常进食需要的口部运动技能。

(3) 口部感觉刺激能产生口部运动:当身体接受一个感觉刺激,身体就会产生运动。根据反射理论,所有口部运动都有一个反射基础。例如,沿舌中线刺激前 1/3 时,舌尖和舌头两侧缘前部就会抬起,形成"碗状",这种"舌碗反射"是形成舌功能性运动模式的前提和基础。

4. 非营养性口腔运动发育

(1) 用嘴探索:用嘴探索能促进触觉觉察和触觉辨别功能的发育,为进食技能的发育建立基础。用嘴探索分为粗大性用嘴探索和分辨性用嘴探索。①粗大性用嘴探索:4~5 个月内的婴儿,通过舔吸玩具、手指等熟悉对象的软硬度,称为粗大性用嘴探索(generalized mouthing)。粗大性用嘴探索能帮助婴儿从奶嘴喂养过渡到用勺或杯喂养,并可使咽反射触发部位后移,抑制咽反射,为婴儿接受更多种类的食物做准备。

②分辨性用嘴探索:6个月的婴儿,随着全身动作发育和口腔分离活动的发育,用嘴探索进入了一个新的阶段,即分辨性用嘴探索(discriminative mouthing),通过口腔区别玩具的大小、形状、质地、味道、质量,并将这种经验泛化于接受和加工固体食物,以及在口腔内安全舒适地转移、咀嚼、吞咽食物。

(2)非营养性吸吮:是指不能接受经口喂养的早产儿,在采用管饲喂养时,给其吸无孔橡皮奶头。以往的研究显示,非营养性吸吮能刺激口腔迷走神经,使胃肠激素水平发生改变,加快吸吮反射的成熟,能从多方面促进婴儿发育,如自我安慰、减少哭闹和烦躁、避免过度紧张,并有助于从管饲喂养过渡到经口喂养,避免管饲婴儿发生行为问题等。

(三)进食技能发展程序

进食技能在出生后两三年内迅速发育,尤其在生后第一年。口腔动作里程碑式地有序发展,使得进食技能不断成熟,进食能力和效率不断提高。正常口腔运动及进食技能发展程序详见表4-12。

表4-12 婴幼儿口功能的发展

婴儿期特征	发展成熟特征	变化
吸吮吞咽反射进食 吸与吞=1∶1	依食物特性咀嚼食物引发吞咽反射动作	1. 吸吮成为自主性动作 2. 能含住食物在口腔,不受吸吞比1∶1限制
以舌头前后运动方式吸吮	舌头侧送食物、搅拌食物成团,上顶、后送以利吞咽	吸吮垫(sucking pad)消失,发展成为成熟的舌头动作
双唇闭合不好	双唇可以抿下食物,含住杯缘喝水,吸管喝水	1. 双唇闭合动作较完全、下唇内收 2. 唇与下颌动作的分化
反射性动作形态	分化协调的口腔动作	1. 搜寻反射于3~4个月消失 2. 吸吮吞咽反射于7个月做整合,吸吮动作逐渐发展成自主性动作 3. 咬合反射于5个月左右消失 4. 咳嗽,呕吐反射终生保留
上下咬合方式咀嚼	成熟的下颌旋转动作	1. 下颌稳定度提升,唇、舌、双颊移动才能成熟发展 2. 口腔上下移动幅度增加,逐渐发展成对称性旋转咀嚼动作

(四)进食行为发展程序

进食也是一种社交行为,可将正常婴幼儿的进食行为分3个时期:

1. 0~2个月的自我调节期 婴幼儿具有协调的吸吮/吞咽/呼吸动作,会以觅食反射的方式寻求喂养;以哭闹等方式向照顾者发出容易被理解的饥饿信号;在安静觉醒状态进食,喜欢与照顾者目光对视交流、在照顾者的微笑及谈话声中饱食;会向照顾者发出容易理解的吃饱信号,如转头躲开奶嘴或母亲乳头,向照顾者表达自己不想吃了。照顾者能根据婴儿发出的信号,或通过刺激颊部了解是否饥饿,是否需要及时喂养或终止喂养。

2. 3~6个月的依赖期 婴幼儿会以微笑、发声、伸手等方法吸引照顾者的注意;进食能力提高,能接受部分用勺喂养;逐渐规律性地睡眠、进食,发展规则的日常进食;逐渐扩大进食社会活动。

3. 6~36个月的独立进食期 婴幼儿控制环境能力提高,除了部分按需喂养外,能跟随家庭成员的进食;融入家庭成员中共同进食,视进食为一种社会活动;开始独立进食,要求自己决定以什么速度、什么方式进食,以及进食什么食物。

二、与吞咽有关的神经结构

脑干(brain stem)由延髓(medulla oblongata)、脑桥(pons)和中脑(midbrain)组成,位于颅后窝,延髓和脑桥的背面与小脑相连。吞咽中枢位于脑干,主要与延髓有关,见图4-18。

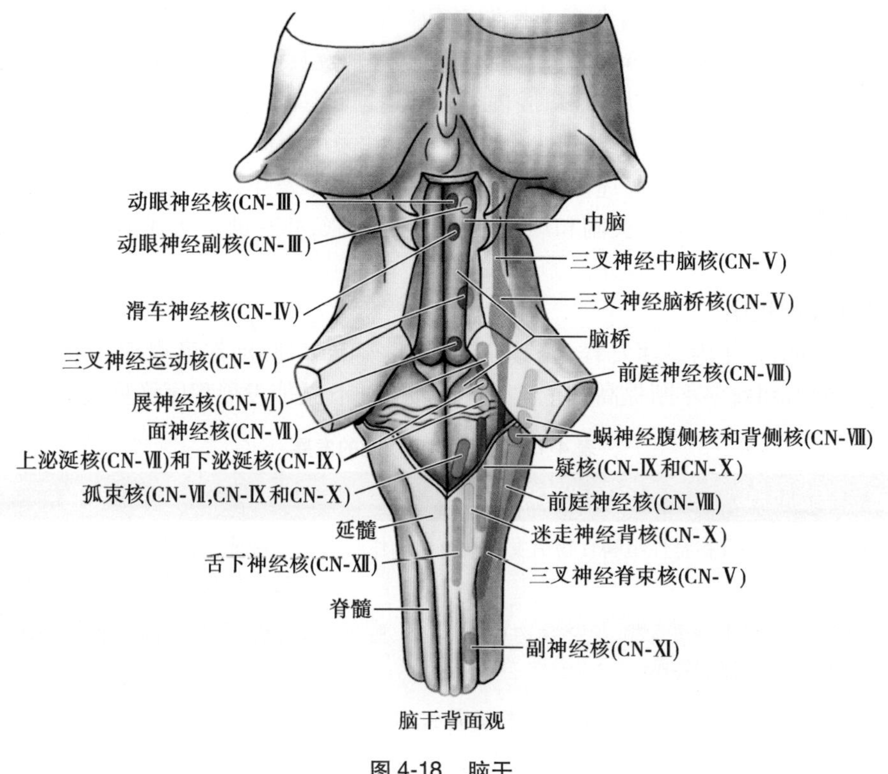

图 4-18 脑干

(一) 延髓

延髓形似倒置的圆锥体,长约 3cm。下端平枕骨大孔处与脊髓相连,上端借延髓脑桥沟与脑桥分界。在腹侧面,前正中裂两侧的纵行隆起为锥体(pyramid),由大脑皮质发出的锥体束构成。下端锥体束的大部分纤维交叉至对侧,构成锥体交叉(decussation of pyramid)。在背侧面,上部因中央管敞开,构成第四脑室底;下部形似脊髓,薄束结节和楔束结节的深面分别为薄束核和楔束核。延髓内有与Ⅸ、Ⅹ、Ⅺ、Ⅻ对脑神经联系的核团,这些核团与吞咽功能密切相关。

1. 舌下神经核(hypoglossal nucleus) 属一般躯体运动核。位于中线两侧,舌下神经三角深部,由大型运动神经元组成。此核细胞发出纤维向前经锥体束和下橄榄核之间出脑,支配同侧舌肌的运动。由于舌下神经根靠近锥体束,因此,当延髓一侧锥体病变时,常累及舌下神经根,出现交叉性瘫痪,即病灶侧舌肌瘫痪。

2. 下泌涎核(inferior salivatory nucleus) 为位于迷走神经背核头端的独立细胞群,属一般内脏运动核。在橄榄上部平面,弥散分布于网状结构内,此核发出副交感节前纤维加入舌咽神经,支配腮腺的分泌。

3. 疑核(nucleus ambiguus) 属于特殊内脏运动核,位于网状结构内,居三叉神经脊束核与下橄榄核之间,由典型的多极运动神经元组成。疑核传入纤维来自三叉神经感觉核和孤束核,参与由咽喉肌及其他肌完成的吞咽及咳嗽、呕吐等反射活动。它发出的运动纤维加入舌咽神经、迷走神经和副神经颅根,支配软腭、咽、喉和食管上部的骨骼肌。

4. 副神经核(accessory nucleus) 属特殊内脏运动核。上端达锥体交叉中部,与疑核相续;下端伸入上部颈髓,位于前角的背外侧部。该核发出的纤维走向后外侧,在脊神经前、后根之间出脊髓,组成副神经脊髓根,支配胸锁乳突肌和斜方肌。

5. 孤束核(nucleus of solitary tract) 属内脏感觉核,位于迷走神经背核的外侧,围绕在孤束的周围。孤束(solitary tract)由面神经、舌咽神经和迷走神经的一般和特殊内脏传入纤维的长降支组成,终止于其周围的孤束核。孤束核发出的纤维上行至高级中枢的路径尚不清楚,多认为它主要是混入内侧丘系上行达背侧丘脑。另外,孤束核也发出纤维直接或间接至脑干和脊髓的核团,完成心血管、呼吸及泌涎等反射。

（二）脑神经

在吞咽活动中，12 对脑神经中三叉神经、面神经、舌咽神经、迷走神经、副神经、舌下神经这 6 对脑神经为主要参与神经，见图 4-19。

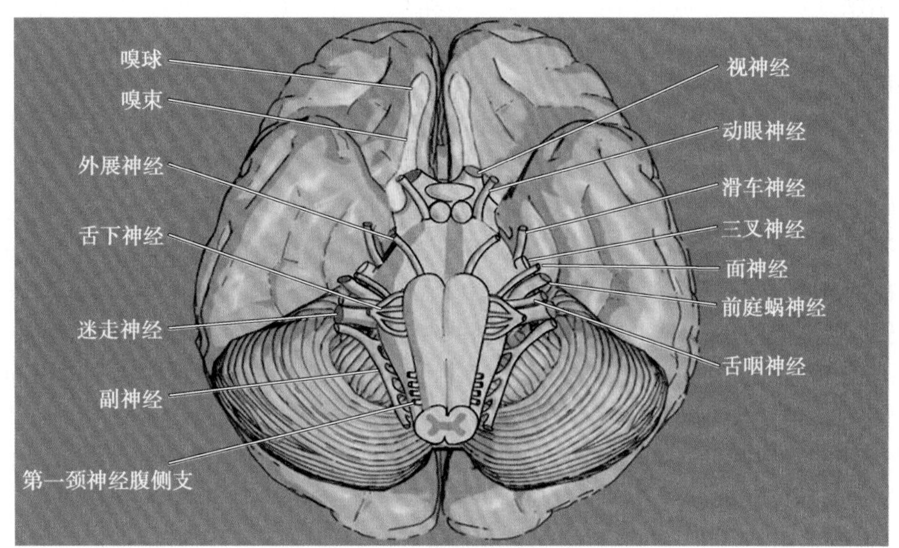

图 4-19 与吞咽反射有关的脑神经

1. 三叉神经（trigeminal nerve，CN-Ⅴ） 为混合性神经，含有特殊内脏运动和一般躯体感觉两种纤维。

（1）特殊内脏运动纤维：始于三叉神经运动核，其轴突组成细小的三叉神经运动根，由脑桥基底部与小脑中脚交界处出脑，加入下颌神经，经卵圆孔出颅，分布于咀嚼肌等。运动根内含有由三叉神经中脑核发出的纤维，传导咀嚼肌的本体感觉。

（2）一般躯体感觉纤维：组成粗大的感觉根，位于运动根的外侧，连接三叉神经节（又称半月神经节）。该节位于颞骨岩部尖端三叉神经节压迹处，由硬脑膜形成的三叉神经腔内，蛛网膜和蛛网膜下腔也延入腔中，包绕三叉神经根和三叉神经节后部。

2. 面神经（facial nerve，CN-Ⅶ） 混合性脑神经，含有 4 种纤维成分。①特殊内脏运动纤维：起于脑桥被盖部的面神经核，主要支配面肌的运动。②一般内脏运动纤维：起于脑桥的上泌涎核，属副交感神经节前纤维，在有关副交感神经节换元后的节后纤维分布于泪腺、下颌下腺、舌下腺及鼻、腭的黏膜腺，控制上述腺体的分泌。③特殊内脏感觉纤维（味觉纤维）：其胞体位于颞骨岩部内，面神经管弯曲处的膝神经节，周围突分布于舌前 2/3 黏膜的味蕾，中枢突终止于脑干内的孤束核。④一般躯体感觉纤维：传导耳部皮肤的躯体感觉和表情肌的本体感觉。

面神经根由两个根组成，一是较大的运动根，自脑桥小脑角区，脑桥延髓沟外侧部出脑；一是较小的混合根，称中间神经，自运动根的外侧出脑，两根进入内耳门合成一干，穿内耳道底进入与中耳鼓室相邻的面神经管，先水平走行，后垂直下行由茎乳孔出颅，向前穿过腮腺到达面部，在面神经管内有膨大的膝神经节。

面神经穿经面神经管及最后穿出腮腺时都发出许多分支。

3. 舌咽神经（glossopharyngeal nerve，CN-Ⅸ） 混合性神经，含 5 种纤维成分。①特殊内脏运动纤维：起于疑核，支配茎突咽肌和咽缩肌。②一般内脏运动（副交感）纤维：起于下泌涎核，在耳神经节交换神经元后到腮腺，支配腮腺分泌。③特殊内脏感觉纤维：胞体位于颈静脉孔处的下神经节，中枢突终于脑干孤束核，周围突分布于舌后 1/3 的味蕾。④一般内脏感觉纤维：胞体也位于下神经节，中枢突终于孤束核，周围突分布于咽、舌后 1/3 等处黏膜以及颈动脉窦和颈动脉小球。⑤一般躯体感觉纤维：胞体位于上神经节内，分布于耳后皮肤。

舌咽神经的根丝，自延髓后外侧沟出脑后与迷走神经和副神经同出颈静脉孔。在孔内神经干上有膨大的上神经节(superior ganglion)。出孔后,在孔的下方又形成一稍大的下神经节(inferior ganglion)。舌咽神经出颅后先在颈内动、静脉间下降,然后呈弓形绕茎突咽肌向前,经舌骨舌肌深面达舌根。

4. 迷走神经(vagus nerve,CN-Ⅹ)　混合性神经,是行程最长、分布范围最广的一对脑神经,含有4种纤维成分。①一般内脏运动(副交感)纤维:起于迷走神经背核,主要分布到颈、胸和腹部的脏器,管理平滑肌、心肌和腺体活动。②特殊内脏运动纤维:起于疑核,支配咽、喉肌。③一般内脏感觉纤维:胞体位于颈静脉孔下方的下神经节内,其中枢突终于孤束核,周围突分布于颈、胸和腹部的脏器。④一般躯体感觉纤维:胞体位于上神经节内,其中枢突止于三叉神经脊束核,周围突主要分布于耳郭、外耳道的皮肤和硬脑膜。

迷走神经由延髓后外侧沟出脑,经颈静脉孔出颅。迷走神经干位于颈动脉鞘内,沿颈总动脉和颈内静脉之间的后面下降。到颈根部,左右迷走神经行程不同:右迷走神经经右锁骨下动、静脉间进入胸腔,沿气管右侧下行,经右肺根后方至食管后面分散成食管后丛。该丛向下聚合成迷走后干(posterior vagal trunk),经膈肌的食管裂孔进入腹腔;左迷走神经由左颈总动脉和左锁骨下动脉间下降到胸腔,越主动脉弓左前方,再经左肺根的后方至食管前面分散成食管前丛,此丛向下聚合成迷走前干(anterior vagal trunk),亦经膈肌的食管裂孔进入腹腔。迷走神经在颈部、胸部与腹部都有分支。其中颈部分支与吞咽关系密切。

5. 副神经(accessory nerve,CN-Ⅺ)　由颅根和脊髓根组成。颅根(延髓部)含特殊内脏运动纤维,起自疑核,出脑后与脊髓根合成副神经。经颈静脉孔出颅后,颅根又分开加入迷走神经支配咽喉肌。脊髓根(脊髓部)的纤维为躯体运动纤维,起自脊髓颈段和延髓下端的副神经核,由脊神经前、后根之间出脊髓,在椎管内上行,经枕骨大孔入颅腔,与颅根汇合成副神经。出颅后脊髓根与颅根分开,单独成为颈部所见的副神经,绕颈内静脉行向外下,经胸锁乳突肌深面继续向外下斜行进入斜方肌深面,分支支配此二肌。

6. 舌下神经(hypoglossal nerve,CN-Ⅻ)　由躯体运动纤维组成,由舌下神经核发出,自延髓的前外侧沟出脑,经舌下神经管出颅。出颅后,经颈内动、静脉之间下行,然后在枕动脉下方绕颈外动脉向前达舌骨舌肌浅面,在舌神经和下颌下腺导管的下方进入舌内,支配全部舌内、外肌。

(三)皮质及皮质下区域

吞咽是一种典型的、复杂的反射动作,在皮质及皮质下区域神经网络的调控下,它有一连串的按顺序发生的环节,每一环节由一系列的活动过程组成,前一环节的活动又可引起后一环节的反应性应答,参见本节下一部分内容。

三、与吞咽有关的神经系统反射性调节

吞咽是一种典型的、复杂的反射运动。吞咽反射的传入神经包括来自软腭(CN-Ⅴ、CN-Ⅸ)、咽后壁(CN-Ⅸ)、会厌(CN-Ⅹ)和食管(CN-Ⅹ)等处的脑神经的传入纤维;基本中枢位于延髓内,大脑皮质吞咽相关中枢参与了吞咽的启动、规划和执行;支配舌、喉、咽肌肉动作的传出神经在CN-Ⅴ、CN-Ⅸ、CN-Ⅺ和CN-Ⅻ对脑神经,支配食管的传出神经是第Ⅹ对脑神经。

(一)不同时期吞咽的反射性调节

1. 口腔准备和口腔期　此期为自主控制的活动。主要反射调节过程如下:当食物送入口唇时,三叉神经支配舌骨肌和二腹肌完成张口运动,食物进入口腔,咀嚼肌(亦由三叉神经支配)咀嚼食物成团块状,通过舌肌的搅拌形成食团,食团刺激舌背和咽喉部的神经末梢,经舌咽神经、迷走神经传入到脑干,脑延髓及其下部吞咽中枢发出冲动,由舌咽神经、迷走神经、舌下神经传出,兴奋舌基底部和口腔底部肌肉,使舌向上顶住硬腭向后推移,把食团挤进咽;同时,膈神经及肋间神经被抑制,使膈肌和肋间肌放松,呼吸暂停。此时大脑皮质参与控制、小脑起协调运动的作用,如图4-20所示。

2. 咽期　此期为非自主性活动。主要反射调节过程如下:食团进入咽,刺激咽弓前部及舌的底部,诱发吞咽反射。当食团进入咽时,刺激咽黏膜神经末梢,由迷走神经传入,延髓及其下部吞咽中枢发出冲动,由舌咽神经、迷走神经、副神经传出,兴奋咽喉壁、软腭和舌背肌肉:①使软腭上抬与鼻咽壁接触防止食物进入鼻腔;②使声带和会厌关闭喉前庭防止食物进入气管;③使食管上括约肌松弛、咽缩肌收缩,食团被挤入食管(图4-21)。

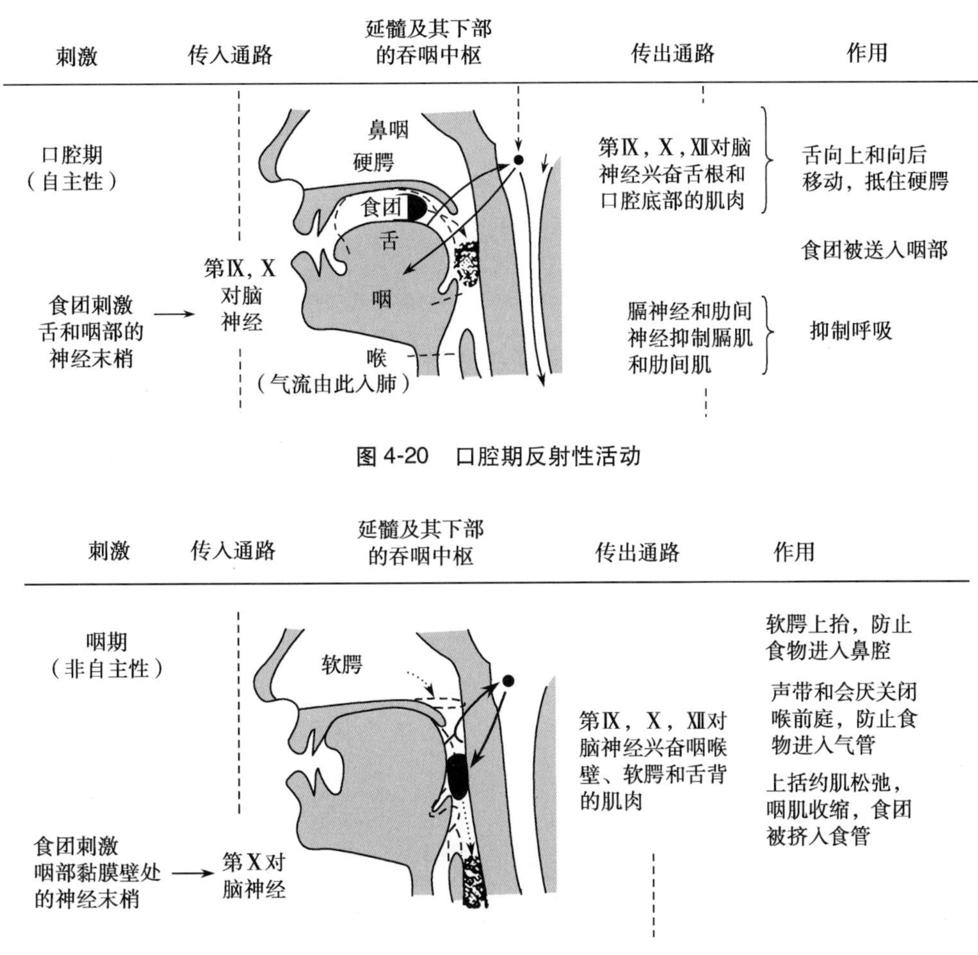

图 4-20　口腔期反射性活动

图 4-21　咽期反射性活动

3. 食管期　此期为非自主性活动。主要反射调节过程如下：食团刺激食管壁神经末梢，由迷走神经传入，延髓及其下部吞咽中枢发出冲动，由迷走神经传出支配奥尔巴赫神经丛，腭咽闭合、食管肌性收缩蠕动把食团推送至贲门，贲门括约肌松弛，食团通过并进入胃部（图 4-22）。

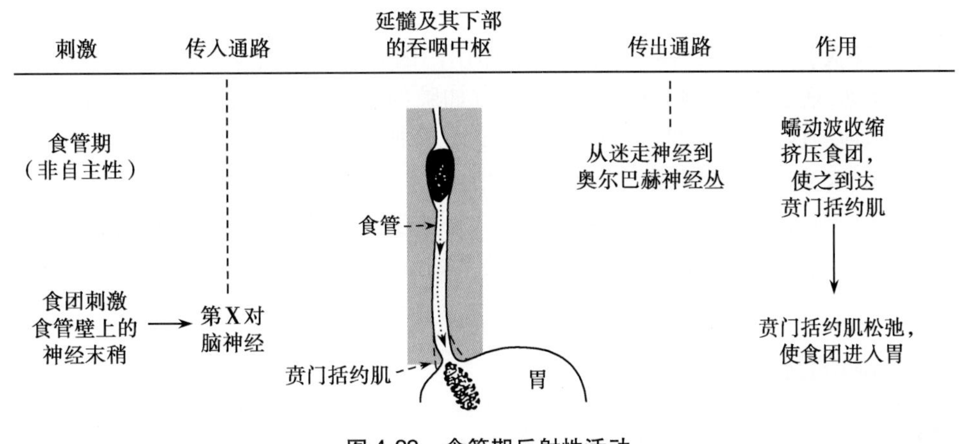

图 4-22　食管期反射性活动

（二）皮质与吞咽功能

双侧大脑半球都有控制和参与咽和食管的活动。这些皮质区域有半球间联系和投射到脑干的运动神经核。双侧半球刺激比单侧半球刺激产生更大的反应，这种反应呈强度和频率依赖性。运动和运动前皮质都参与吞咽动作的启动，或至少有调节咽和食管肌肉收缩的潜能。但是，从皮质下传到咽的调节比传入食管的似乎更大。大部分由喉上神经和舌咽神经丛自咽输入的信息，比通过喉返神经丛自食管输入的信息对脑皮质区域有更大的影响。从脑干的网状系统（孤束核）发出的纤维上升到脑桥，通过皮质延髓系统外侧的感觉束结合在一起。来自下丘脑的感觉传导束，具有调节渴与饥饿反应的作用。所有上传的感觉信息通过丘脑，再被传送到顶叶的感觉运动带（sensorimotor strip）。中央前回前外侧区域被认为是皮质水平的吞咽运动控制中心，下行运动纤维通过皮质下的黑质，到达脑桥的网状结构，终止于脑干的吞咽中枢。磁共振成像（magnetie resonance imaging，MRI）研究表明，吞咽期间皮质的多个区域被激活，来自下丘脑、边缘前脑和小脑的运动纤维都可能影响吞咽行为。

（三）脑干与吞咽功能

吞咽活动与脑干的延髓密切相关。脑干网状结构（reticular formation）内的一组神经元控制复杂的口、咽期肌肉交替收缩和松弛，才能进行成功的吞咽。其中包括两个特殊的核团，孤束核和疑核，它们负责吞咽的整合，包括接收脑神经传入的与吞咽有关的感觉信息（触觉、温度和味觉），也接收脑神经Ⅴ、Ⅶ、Ⅸ和Ⅹ的传入信息，还接受来自心血管和呼吸性脑干核团的信息。这些核团位于吞咽中枢的旁边。这种联系具有重要的作用，如吞咽时的呼吸暂停。实际上脑干网状系统发挥了“中枢模式发生器”的作用。

中枢模式发生器（central pattern generators，CPGs）是指在没有外界反馈的情况下，由神经元驱动的重复而又复杂的节律性运动。中枢模式发生器的神经元直接刺激脑干内的不同脑运动核，使兴奋或抑制信号传递给参与吞咽的口咽肌肉。来自咽肌和黏膜感受器的外周反馈信号，通过直接传入中枢模式发生器的神经元来调整吞咽活动顺序。中枢模式发生器可分为3个系统：①由外周至中枢的传入系统；②由中枢至咽肌的运动传出系统；③与脑干内神经元网络对应的组织系统，负责运动模式的编译。在中枢模式发生器内，一些神经元参与的活动与吞咽无关，而是呼吸、咀嚼和发声。

（四）周围神经与吞咽功能

正常吞咽的产生与6对关键的脑神经有关，它们是躯体神经与自主神经的混合神经，包括脑神经Ⅴ、Ⅶ、Ⅸ、Ⅹ、Ⅺ和Ⅻ。

1. 脑神经Ⅴ（CN-Ⅴ）　负责接收口腔中的触觉、压觉和温度觉，并发出纤维支配咀嚼肌。同时还支配舌下肌群（二腹肌和下颌舌骨肌）的运动，在吞咽运动时舌收缩。

2. 脑神经Ⅶ（CN-Ⅶ）　支配唇部肌群的活动，并有特殊的感觉支鼓索传入味觉。脑干的上泌涎核发出的脑神经Ⅶ的自主神经纤维支配下颌下腺和舌下腺分泌唾液，使口腔保持湿润。

3. 脑神经Ⅸ（CN-Ⅸ）　负责口咽的触觉、温度觉和舌前部味觉的传入。脑干的下泌涎核发出的自主神经纤维支配腮腺，分泌唾液使口腔湿润。脑神经Ⅸ发出的运动纤维支配茎突咽肌，并与来自咽丛的脑神经Ⅹ一起支配咽食管括约肌。

4. 脑神经Ⅹ（CN-Ⅹ）　在吞咽活动中发挥重要作用。因为它发出的支配横纹肌和平滑肌的神经纤维不仅支配吞咽肌的运动，还支配与吞咽有关的其他器官如肺的呼吸活动。脑神经Ⅹ与吞咽有关的主要有4个分支：①咽支，与脑神经Ⅸ一起支配咽食管括约肌；②喉上神经，感受会厌及支配呼吸道内和周围组织黏膜的感觉；③喉下或喉返神经，运动纤维支配呼吸道的关闭和咽食管括约肌一带的肌肉运动；④来自脑干迷走神经核的自主神经纤维支配食管、心脏、肺的平滑肌。脑神经Ⅹ还与Ⅸ一起支配咽缩肌。

5. 脑神经Ⅻ（CN-Ⅻ）　脑神经是与吞咽有重要关系的最后一组脑神经，它支配所有的舌内肌群和舌外肌群。

四、呼吸与吞咽的协调

（一）正常吞咽

正常吞咽过程常分为口腔准备期、口腔期、咽期和食管期等4个部分，而咽期是最易并发误吸等临床危险因素的时期，同时它也是呼吸与吞咽交叉最大的一个时期。在正常人吞咽的过程中，腭帆提肌及舌骨上肌群的收缩将使舌骨向前上提拉，喉部上抬；随即声带关闭；会厌盖住喉入口；杓状软骨内向旋转；关闭喉前庭；舌肌、咽缩肌收缩，加上重力作用使食团通过环咽肌进入食管，然后喉、咽结构复位，重建呼吸道。在这个过程中呼吸道出现短暂关闭，大多数健康成年人在液体吞咽过程中，呼吸暂停持续1.0~1.5s，中断时间的长短主要取决于吞咽的力度和递送食物的黏度。

在此递送过程中，存在两个基本的生理条件。第一，咽腔是吞咽和呼吸共用的通道，因此这一期必须快速、有效，使呼吸仅有短暂的中断；第二，必须保护气道，防止食团进入肺，在这一过程中呼吸与吞咽的协调性与该过程的顺利完成密不可分。

呼吸与吞咽可通过多个解剖结构来起到相互作用的效果，并提供与之相关的气道保护功能，如咳嗽、咽喉清理等。这些气道保护措施是由一个自延髓启动并传递到咽、喉和气管的信号来调控，其调控过程中呼吸与吞咽的相关信号常需进行信息共享，而这种信号间互相沟通共享的机制常被人们称为脑干的行为控制组件（behavior control assemblies，BCAs）。因此，咽部的功能性冲突必须在神经控制水平上进行良好的协调，以确保周边结构产生预期的目标行为。也就是说这些髓质网络中的单个神经元可同时表现出控制呼吸和吞咽的多功能性。通常这种多功能性可表现为上呼吸/消化道被同时用于呼吸和吞咽，如嘴唇、颜面部，舌、咽喉及食管的肌肉在呼吸和吞咽过程中都很活跃，这些肌肉同时具备维持气道通畅、气道保护和食物推进的作用。

（二）异常吞咽

如果患者在进食过程中呼吸急速，咀嚼时用口呼吸或吞咽瞬间呼吸，或任何能使声门括约肌不能及时和恰当关闭的情况，都有可能使食物和液体进入气道内引起误吸。

此外，有时由于胸廓过度紧张或呼吸肌肌力低下、咳嗽能力减弱，无法完全咳出误吸物，则易引起吸入性肺炎。所以，研究呼吸活动在吞咽中的运动可为吞咽误吸提供另外的线索。正常吞咽时空气突然减少，由此会造成正常吞咽时呼吸暂停，但这种暂停可能随患者的状态、食团和患者的年龄而变化。因此可通过呼吸训练达到改善吞咽功能的目的。

（史静　万桂芳）

第四节　认知发育及调控

一、认知发育的概述

1. 认知概念　认知功能（cognition）是指对各种各样事物的特征、状态及其相关关系或事物之间的内部规律的知晓和判断的能力。个体为了能在环境中安全顺利地生存，必须彻底了解和熟悉自己及身边的事物，并作出合适的判断。这种熟知和了解既包括事物的形态、颜色、数量、质量、重量等具体属性的内容，也包括空间、时间、因果关系、言语、意义、价值等抽象性概念等发育心理学的内容。

2. 认知组成　认知是由认识和知觉这两个词的词首组合而成的，所代表的含义是感觉刺激的知觉处理水平上升到认识处理水平的过程。认知功能多与感觉、知觉认识等功能相关联。

二、认知发育的阶段

（一）感觉运动期（sensorimotor stage，0~2 岁）

最初的认知能力的发育阶段是感觉运动期，此期婴儿通过感觉和运动认识对象。这一发育时期又分为既相互关联又各自独立的 6 个阶段。

1. 第一阶段（0~1 个月）　出生后第 1 个月以原始反射为特征，不能区分与自己无关的体验或事物。

2. 第二阶段（2~4 个月）　出现初级的循环反应，喜欢重复偶然发生的动作。反应泛化，经过整合形成最初的习惯，行为间的区别渐渐明朗化。最初习惯动作的形成是儿童智力发展的第一个路标。

3. 第三阶段（5~10 个月）　儿童的活动开始出现意向性，并对动作的结果感兴趣；能集中关心自身以外的事物或体验，反复训练特定的动作。这种意向性活动是儿童智力发展的第二个路标。

4. 第四阶段（11~12 个月）　儿童已具备实际的智慧动作，开始对物体内在的相互间的关系感兴趣，动作不再是偶然的，而是为了达到某个目的。

5. 第五阶段（13~18 个月）　步行等运动技巧发育，儿童寻求外部世界。儿童间接行为的智慧动作发展起来，学会利用工具。间接行为的发展是儿童智慧发展的第三个路标。儿童已懂得物体是独立存在的，与自己的活动或感觉无关。这一阶段，儿童已建立了所有认知的基础。

6. 第六阶段（19~24个月） 儿童开始利用信号，尤其是文字信息，能把由不同感觉得到的某个物体的一些特征综合起来认识某一事物并称呼它，能通过心理组合创造新的动作方式。儿童虽没有直接的经验，却能够表现事物的内在变化。物体永存性概念进一步发展，学会寻找他没有亲眼看见的藏起来的东西。此时认知的发育从感知运动方式向心理表象过渡。

（二）前操作期（preoperational stage，3~7岁）

前操作期是认知发育的一个转换期。所谓操作是指具有以下特征中的一种：①操作内在化（在脑子里思考，不实施任何活动）；②操作的变换（根据变换的条件或状态向另一种条件或状态转变）；③操作的可逆性（操作体系与经常变化的条件相反，回到变换前的操作）。

符号的操作是前操作期的一种基本特征，特别显露出的是言语的发育。这时儿童开始用符号来表示周围的人、物体、地点，用词来表示物体和行动。它表现在儿童的延续模仿（重新产生过去看见过的动作）及想象或装扮游戏中。

这一时期的儿童仅限于对具体对象物的直接接触，限于操作与直接接触产生的感知体验无关的事物或对象。儿童只有从能体验到的具体要素或事物来获得知识，很难理解解决特定问题的因果关系的重要性。

从言语出现到4岁，儿童对外界事物的符号化功能不断发展，其思维特征是以自我为中心，认为世界是以自己为中心运动的。这个年龄段的儿童，各种感觉运动开始内化为表象，特别是在言语出现以后，用表征符号代替外界事物，重视外部活动，表象概括功能迅速发展，这使得儿童从符号思维开始走向概念思维阶段，又称为直觉思维阶段。

（三）具体操作期（concrete operational stage，8~11岁）

此阶段为获得概念进行逻辑思维的阶段。这一时期的儿童缺乏与直觉体验无关的事务操作能力。不能考虑自由等抽象的概念和与具体经验无关的困难的概念。具体操作期的确定性成就是进行心理运算的能力。这个阶段的儿童懂得某些逻辑的规则，能进行逻辑推理，其方式在前操作期是不明显的。儿童进入具体操作期的主要标志是掌握了守恒的原则。守恒就是指物体的某一特征不因为其非本质特征改变而改变。儿童的认知达到守恒，表明他的认识能力达到透过现象看本质的程度。具体操作期的儿童虽然在推理、问题解决和逻辑方面已超过前操作期的儿童，但思维仍局限于当时当地的具体操作。在这个阶段，儿童已有量和数的守恒，能对现实的东西排列次序和分类。但不能对抽象概念、假设的命题或想象的事件进行推理。

（四）形式操作期（formal operational stage，12岁至成人）

从11岁左右开始到整个成人期，是认知发育的最高阶段。这一时期认知构造的变化或质的变化全部完成，克服了具体操作阶段的局限性，不限制感知体验，面对新的状态会考虑过去和未来。解决问题时能运用许多不同的认知运算和策略。思维和推理高度灵活，能触类旁通，并能从许多角度、用不同观点看事物。

这个阶段最突出的特点是思考假设的问题，试图考虑所有可能解决的办法，并系统地一一核对其逻辑性和效果。这样系统的科学思考，使得认知范围扩大。在行动前会考虑各种各样的解决问题的方法，避免无谓的验证，以提高效率。

三、认知发育的内容

（一）注意发育

注意是心理活动的指向和集中，当人们的心理活动集中于一定的人或事物时，这就是注意。注意是一切认识过程的开始，注意本身并不是一种独立的心理过程，而是感觉、知觉、记忆、思维等心理过程的一种共同特征。有意注意和无意注意是注意的两种基本形式。3岁以前的注意基本上属于无意注意，鲜明、新颖、具体形象的刺激，以及突然、显著的变化，强大的声音等刺激物的各种物理特性都会引起幼儿的无意注意。3岁以后有意注意开始发展起来。有意注意的发展大概经过3个阶段：①通过成人的言语指令而引起的有意注意；②通过自己扩展了的外部语言调节控制注意；③通过内部语言的指令来调节和控制自己的注意。3~4岁时有意注意还不稳定，5~6岁时开始能够独立组织和控制自己的注意。

1. 注意的发生 新生儿一出生就有注意。这种注意实质上就是先天的定向反射，是无意注意的最初形态。新生儿已有了注意的选择性，并具备了对外界进行扫视（visual scanning）的能力。

2. 注意的发展 婴儿期注意的发展，主要表现为注意选择性的发展。

（1）1~2个月：婴儿的注意已经明显地偏向曲线、不规则图形，对称的、集中的或复杂的刺激物以及所有轮廓密度大的图形。

（2）3~6个月：婴儿的视觉注意能力在原有基础上进一步发展，平均注意时间缩短，探索活动更加主动积极，而且偏爱更加复杂和有意义的视觉对象。可看见和可操作的物体更能引起他们特别持久的注意和兴趣。

（3）6个月以后：婴儿的睡眠时间减少，白天经常处于警觉和兴奋状态。这时的注意不再像以前那样只表现在视觉等方面，而是以更广泛和更复杂的形式表现在吮吸、抓握、够物、操作和运动等日常感知活动中。这时的选择性注意越来越受知识和经验的支配，受当前事物（或人）在其社会认知体系中的地位以及婴儿所知的自己与它们之间的关系的支配或影响。

3. 共同注意（joint attention）能力 指个体在交往中，参照他人提供的各种信息（如言语、目光姿态、动作等），确定对方的注视点并调整自己注意的指向，与对方同时关注二者之外的第三事件或物体的社会认知能力。共同注意能力的获得，意味着婴儿不但可以准确地知觉判断他人的行为及发出的各种信号，还可以准确地理解该行为与信号的真正含义，并以此调节自己的注意和行为。

婴儿的共同注意随着年龄的增长而逐步提高，在9个月左右有了显著的变化，但1岁以前，该能力的发展水平都较低。共同注意是一种较复杂的社会认知能力，它的发生包含一系列分化与协调的过程。婴儿既要关注他人，又要关注目标物，还要将在空间上完全分离的他人与目标联系起来，利用从他人那里获得的信息来调整自己的行为，将注意指向第三个物体。这就需要婴儿对注意进行分配和协调。因此，婴儿的共同注意能力的发展水平较低。

1岁以后，言语的发生与发展使幼儿的注意达到非常重要而广阔的领域，注意活动进入更高的层次——第二信号系统。这一时期幼儿注意活动的一个非常明显的特点就是，当他听到成人说出某个物体的名称时，便会相应地注意那个物体，而不管其物理性质如何、是否是新异刺激、是否能满足其机体的需要。也就是说，第二信号系统特征开始制约影响幼儿的注意活动。

（二）记忆发育

1. 记忆的过程 记忆是一个重要的心理过程，是大脑对经历过的事物的反映。即感知过的事情或思考过的问题，经过一段时间后其印象仍能保留在头脑中并在一定条件下重现出来。记忆主要有再认和回忆两种形式。原来感知过的事物在眼前重新出现，而且觉得确实感知过，即称为再认；过去感知过的事物不在眼前，而确实在头脑中重现出来，即为回忆。幼儿的记忆与幼儿的其他心理过程一样是发展的过程。按照记忆的内容，可以把记忆分为运动性记忆、情绪性记忆、形象记忆和言词记忆四种类型，在个体发生上它们都依一定的时间顺序出现。运动性记忆出现最早，约在出生后第1个月便可观察到。其次是情绪记忆，它表现为一种情绪反应，在引起情绪反应的刺激物直接出现之前就会显现出来，它开始于出生后的前6个月或更早些。形象记忆出现的时间可能稍早于言语记忆，显著地迟于运动性记忆和情绪性记忆。言语记忆出现在生命的第2年。

2. 记忆的发生 人类个体记忆发生的时间在胚胎末期，人类个体在胎儿末期（妊娠8个月左右）就已有了听觉记忆，出生后有再认表现。对其他动物的比较心理学研究也为这一结论提供了有力的佐证。

3. 记忆的发展 新生儿末期已具备特定的长时记忆能力，3个月大的婴儿对操作条件反射的记忆能保持达4周之久。12个月以后，语言的发生和发展为幼儿带来了很多重要的变化，如符号表征能力的产生、再现和模仿能力的迅速发展、延迟模仿能力的产生等。其中，符号表征的出现使幼儿语词逻辑记忆能力的产生成为可能，而延迟模仿的产生则标志着幼儿表象记忆及再现能力的初步成熟。

（三）学习的发育

1. 学习的层次　学习是指婴儿在与客体相互作用的过程中获得经验或由此引起个体倾向与能力变化的过程。婴儿的学习可以划分为三个不同层次：①习惯化；②经典或工具性条件反射；③言语的掌握、概念的学习等各种复杂类型的学习。这一分类反映了婴儿学习从低级到高级、由简单到复杂的发展过程，较好地揭示了婴儿学习发展的实质。其中，习惯化是一种由于重复或不断受到某种能导致个体选择性定向反应的刺激，而引起个体对该刺激反应降低的现象。它与习服（acclimatization）和熟识（familiarization）截然不同，是婴儿早期一种非常重要的学习形式，也是记忆发生的重要标志。

2. 学习的发生　人类胎儿在妊娠末期已可接受言语、乐音等外界刺激并获得经验，且该经验能保持到出生后并对其行为产生明显的影响。这表明人类个体在胎儿期已能进行颇有成效的学习，学习活动最早发生的时间是在胎儿末期。

3. 学习的发展　小孩子一生下来就有学习能力。这种能力的最根本特点就是明显地倾向于认识环境中某些特定的联系，其最初几周内的学习活动明显地受这种具有种系特点的倾向性的制约。

3 个月时婴儿已能顺利进行各种学习活动，学习范围和种类越来越广泛，学习技能越来越多样，并且能对社会性刺激和非社会性刺激进行记忆和学习。

此后，婴儿的信息编码（encoding）能力迅速发展起来，这使得婴儿能够更快、更有效地从外界获取更多的信息，进行更有成效的学习。6 个月以后婴儿的学习能力又有了新的发展，表现为：再认能力的继续加强（长时记忆能力继续发展）；社会性认知和社会性学习长足进步（出现了“认生”现象）；影响学习的重要因素之一——分类能力也获得了显著发展，使婴儿的学习更加接近于概念学习。

（四）思维发育

思维是客观事物在人脑中概括的、间接的反映。婴幼儿期是思维发生和初步发展的时期。幼儿的思维发展过程是有层次、有规律的，呈现出从直觉行动→具体形象→抽象逻辑思维的一般趋势，并且在概念、判断、推理等不同思维形式和分析综合、比较、分类概括、抽象理解等不同思维活动过程都随年龄的增长，不断地由低级到高级发展。2~3 岁的幼儿开始产生直觉行动思维，到学龄前阶段（4~7 岁）发展至具体形象思维，之后出现思维的高级形式——抽象逻辑思维。直觉行动思维是指思维过程离不开直接的感知和动作；而抽象逻辑思维是以抽象的概念和理论知识解决问题的思维方式。

四、认知发育调控

影响婴幼儿认知功能发育的因素很多，这些因素构成统一的整体，共同影响着儿童的心理和认知的发育。

（一）影响认知发育的因素

1. 遗传因素　染色体畸变，如唐氏综合征、18-三体综合征都伴有认知功能障碍和智能障碍，多种单基因遗传病，包括先天性代谢病，都能影响神经发育，伴有精神发育迟滞、肌张力改变及运动障碍等，例如黏多糖症、神经节苷脂贮积症、半乳糖血症、苯丙酮尿症、结节性硬化等。因此应重视遗传因素和遗传咨询。

2. 环境因素　包括家庭因素、集体环境以及儿童自身生理环境等。

（1）家庭环境：①家庭社会经济状况。状况较好的家庭，儿童的语言、适应能力和智力的发育均优于社会经济状况较差的家庭。②父母状况。父母通过自身的文化素质对子女产生潜移默化的作用，父母之间的矛盾甚至家庭破裂，也会对儿童造成巨大的影响。③父母对子女的态度。父母对子女的过分溺爱、过分担心和过分保护、偏爱、歧视以及对子女不切实际的过分期望等均对儿童行为有影响。

（2）集体环境：托儿所、幼儿园、学校，如同家庭一样，教师即父母，同伴即兄妹。恰当的教育内容，得体的教育方法，直接影响着小儿的身心发育。在一个和谐、友爱、团结、快乐、积极向上的环境中生活学习，可使小儿的情绪行为得到良好的发育。

（3）儿童自身的生理环境

1）残疾与慢性躯体性疾病：这对小儿行为有很大影响。在这些疾患中，有些可使小儿产生不适、疼痛，有些影响或限制了儿童的日常活动和社会交往，有些则使小儿恐惧和焦虑，有些则使小儿感到羞辱、孤立、窘迫、自卑和困惑。以上种种变化常可改变家长、老师和伙伴们对孩子行为的态度，而后者反过来又会引起儿童自身行为的改变。疾病对儿童情绪、行为的不良影响，主要表现为抑郁。女孩以社会退缩为多，男孩以攻击行为较多。

2）成熟度与智能：神经系统发育的成熟程度是小儿行为发育的最主要因素，神经系统的成熟与智能有关，在某一年龄的小儿应有相应的智能发育水平。对于智能发育较迟者，如期望过高，则往往会产生挫折感和不安全感；智力相对较高者，常会对学校产生厌倦情绪，不认真听课、不完成作业等。

3）其他：如儿童气质的类型、气质的稳定性及可变性。

（二）认知功能的异常发育

1. 精神发育迟缓（mental retardation，MR）　又称智力低下，智力发育落后于同龄儿与社会适应能力缺陷。临床根据智力落后的不同程度和社会适应能力的水平可分为 4 个等级：①极重度智力发育障碍，智商 20 以下，生活不能自理；②重度智力发育障碍，智商 20~34，生活不能自理；③中度智力发育障碍，智商 35~49，可从事简单劳动；④轻度智力发育障碍，智商 50~70，经过学习训练后可从事简单工作。

2. 唐氏综合征（Down's syndrome）　由于两个细胞分裂失败，双亲之一提供了两个染色体，与另一方的一个染色体配对，因此患儿有 47 个染色体（第 21 对为 3 个），不同于正常人的 46 个，所以又称为 21-三体综合征。患儿往往出现轻度或中度的智力低下以及一系列的听力、骨骼和心脏疾病，同时伴有生长发育迟缓，前额扁宽、舌头常向外伸出、通贯掌、四肢粗短、鼻梁扁平以及外眼角上翘。

唐氏综合征的发生与母亲的年龄有很大的关系，约 50% 患儿的母亲年龄超过 35 岁，母亲年龄越大，所生子女患病的风险也越大。此病多数治疗困难，预后不良，因此进行染色体检测、产前检查等预防措施极为重要。抽羊水诊断是检测胎儿是否患有先天染色体缺陷的方法之一。

治疗的原则是早期发现，早期诊断，查明原因，早期干预。目前，国内大医院已能开展孕早期唐氏综合征的染色体风险检测。

3. 克汀病（cretinism）　也称呆小症，此病也常导致精神发育迟滞，其智力低下的程度往往比较严重。该病的主要特征为身体发育迟缓、动作迟钝、精神萎靡、活动减少。患者身材矮小且不匀称，骨骼发育迟缓，多存在运动功能不良，重者可见瘫痪。检查可见：血清蛋白结合碘及丁醇提取碘大多减低，甲状腺 I^{131} 吸收率升高，血清胆固醇正常或偏低。X 线检查可见骨骼发育落后，蝶鞍增大，脑回压迹增多。

胎儿期缺碘和碘缺乏纠正不足，碘摄入量减少，都会导致呆小症的发生。因此，应提倡病区育龄妇女注射或口服碘油，对于新生儿进行微量脐带血 T_3、T_4、TSH 检测。治疗原则是早发现、早诊断、早治疗。

4. 苯丙酮尿症（phenylketonuria，PKU）　是一种氨基酸代谢病，是遗传缺陷所致的精神发育迟滞中较常见的类型。该病患者体内先天缺乏苯丙氨酸羟化酶，因此苯丙氨酸不能转化为酪氨酸而引发代谢紊乱。临床表现为严重的智力缺损，但患儿出生时往往正常，在出生数月后即见发育延迟、烦躁易怒、反应迟钝等表现，少数患儿合并癫痫。

该病患儿若能在出生后短期内及时发现，及早予以饮食控制或低苯丙氨酸蛋白，智力可能正常。早期诊断，可在患儿出生 48 小时后取足跟血滴于滤纸上，采用细菌抑制法进行检测，如血中苯丙氨酸含量大于 4%，视为阳性结果，再进一步进行定量检查。

5. Rett 综合征　是一种严重影响儿童精神运动发育的神经系统疾病，于 1966 年由 Andreas Rett 首先报道，通常好发于女孩。遗传性 Rett 综合征的患儿在我国的患病率为 1/10 000 女孩。6~18 个月表现正常，随后患儿会有快速退化及发育迟缓的现象，比如失去语言能力和运动技巧，手部重复的运动（如反复搓手）、阵发喘气、动作控制失常。这种罕见的复杂性神经系统疾病目前没有可行的治疗方法，最终患者会彻底丧失行为能力，生活完全依赖他人照顾。其诊断标准为：①出生前及围生期正常；②出生 6 个月（可以到 18 个月）精神运动发育正常；③出生时头围正常；④5 个月 ~4 岁头围增长减慢；⑤6 个月 ~2.5 岁丧失已获得的有目的的手的技能，社会交往能力下降；⑥语言表达与理解能力严重受损，出现严重的智力发育障碍；⑦手的刻板动作，如书写、洗手、拍手、拍打、咬手、绞手、搓手等，在有目的的手的运动消失后出现；⑧1~4 岁出现共济失调步态及躯体的失用；⑨直至 2~5 岁，才能作出尝试性的诊断。无特异性治疗，主要靠加强护理及对症处理。

（张文静　欧海宁）

第五章　肌肉功能分析

第一节　人体力学原理

运动系统的主要功能是使人体运动，运动是以骨为杠杆，关节为枢纽，肌肉为动力来实现的。肌肉在功能运动中发挥至关重要的作用。本章侧重讨论在正常神经系统支配下肌肉如何完成其功能活动。

一、基本术语

（一）解剖位和功能位

1. 人体标准解剖位　身体直立，两眼向前平视，两脚并拢。足尖向前，上肢下垂于躯干两侧，手掌心向前（图 5-1A）。

2. 人体功能位　人体运动的功能位（始发体位）即“立正”姿势，除上肢手掌心相对贴向体侧外，其他同解剖姿势（图 5-1B）。

（二）人体基本切面与基本轴

1. 人体基本切面　包括矢状面、水平面和额状面，三者互相垂直（图 5-2）。

（1）矢状面（sagittal plane）：沿身体前后径所作的与地面垂直的切面，称为矢状面。沿正中线所作的矢状面，将人体分为左右两半，称为正中面。

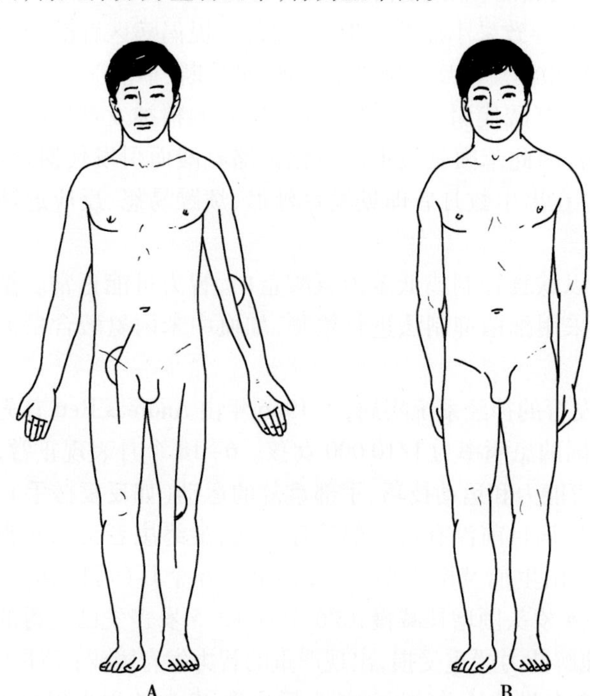

图 5-1　人体的基本姿势
A. 解剖位；B. 功能位

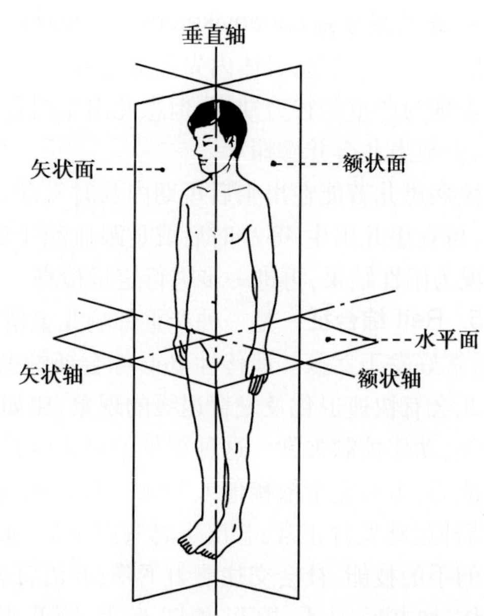

图 5-2　人体的基本运动平面和基本运动轴

（2）水平面（horizontal plane）：横切直立人体与地面平行的切面，称为水平面，又称横切面（transverse plane）。

（3）额状面（coronal plane）：沿身体左右所作的与地平面垂直的切面，称为额状面。

2. 人体的基本轴　包括矢状轴、额状轴及垂直轴，诸轴互相垂直。

（1）矢状轴：前后平伸与地面平行，与额状面垂直的轴。

（2）额状轴：左右平伸与地面平行，与矢状面垂直的轴。

（3）垂直轴：与人体长（纵）轴平行，与地面垂直的轴（如图5-2）。

（三）解剖方位和运动方向

1. 常用解剖方位　描述人体运动时，身体各部分位置的变化都是以人体标准解剖姿势为基准。

（1）上（superior）：靠近头部的称为上。下（inferior）：靠近脚底的称为下。

（2）前（anterior/ventral）：靠近腹侧的称为前；后（posterior/dorsal）：靠近背侧的称为后。

（3）浅（superficial）：靠近皮肤或器官里表面的称为浅；深（deep）：远离皮肤或器官里表面的称为深。

（4）内侧（medial）：靠近身体正中线的称为内侧；外侧（lateral）：远离身体正中线的称为外侧。

（5）近侧（proximal）：四肢靠近躯干部分称为近侧；远侧（distal）：四肢远离躯干部分称为远侧。

（6）桡侧（radial）：前臂的外侧称为桡侧；尺侧（ulnar）：前臂的内侧称为尺侧。

（7）腓侧（fibular）：小腿的外侧称为腓侧；胫侧（tibial）：小腿的内侧称为胫侧。

2. 关节运动的方向　描述关节活动的一些最常用术语如下：

（1）屈曲与伸展（flexion and extension）：关节弯曲时，关节两骨之间的角度减小，两骨互相接近，称屈曲；如屈肘、屈膝；伸展是与屈曲相反的运动。

（2）外展与内收（abduction and adduction）：离开身体中线的运动称外展；髋部外展是离身体中线的运动，有一个体段或两个体段（骨盆和股骨）参与髋部活动，内收与外展的方向相反。

（3）内旋与外旋：向身体前方旋转称内旋；例如，髋内旋是两体段（骨盆和股骨）前面两点互相靠近，而不是哪一体段在运动，外旋与内旋方向相反，向身体后方旋转。

关节在扮演运动枢纽的同时，还有以下特点：承重，人体多数关节都是承重关节，特别是下肢和脊柱关节。按照这一原则，这些关节需要更加稳定以支撑所要承受的重量负荷；减震，承重关节的减震功能主要是由关节腔内的关节液等带来的垫式效应达到的；稳定，关节要足够稳定才能够保证它不失去完整性而不会损伤或错位。人体中每一个关节都能够保持活动与稳定的平衡，两者之间存在矛盾统一的特性：活动幅度大的关节稳定性差，稳定性强的关节活动性差。

二、运动自由度和运动链

（一）运动自由度

1. 一个自由度　只允许屈伸，运动只能沿着一个轴即横轴进行，属于一个自由度。如指间关节只允许做屈伸运动，只有一个自由度。

2. 两个自由度　允许屈伸和外展内收，称为两个自由度。髁状关节如掌指关节，拇指的鞍状关节（腕掌关节）也有两个自由度。有两个自由度的关节可以把各种运动协同地结合起来，进行环形运动。环形运动的关节要有两个或三个自由度，只有一个自由度的关节不可能有环形运动。

3. 三个自由度　可以屈-伸，外展-内收以及横向旋转，称为三个自由度。球窝关节如髋关节运动围绕三个主轴进行，所有轴都通过关节中心。就髋关节而言，其中心是股骨头，在髋部，屈伸轴为横向，内收-外展轴为前后向，横向旋转轴从髋关节中心到膝关节中心的纵轴，在直立位，前两轴是水平的，第三轴是垂直的。盂肱关节是有三个自由度的另一例证。

球窝关节有三个主要运动轴，但运动可在许多亚轴上进行，所有的亚轴有个共同点，就是都通过关节的中心，各种运动比两个自由度的关节运动要大得多，三个运动自由度是人体关节所具有的最大自由度，人体不同体段如有两个或两个以上的关节运动相加，可获得更高的自由度，远端关节的自由度比近端要高。

熟悉关节轴的大致位置和关节运动的大致范围对解剖、生物力学和临床都是很重要的，识别肌肉附着于运动轴的关节有助于了解肌肉的动作，人工关节要达到装配适宜和发挥功能，就要尽可能接近于解剖轴，许多治疗措施都试图保持和改善因疾病或损伤所影响的活动范围。

（二）运动链

1. 开放链和闭合链 开放运动链的终末端在空间可以自由活动，闭合运动链终端连接成环状和闭合圆圈。人体以开放链更多见。如脊柱和肢体。人体也可见到一些闭合链，例如骨盆和胸廓。骨盆是由两个骶髂关节和耻骨联合形成的一个整体，胸廓是由每根肋骨和脊椎以及胸骨连接成一个环状物。

2. 部分链的运动自由度 开放运动链的每一个体段都有特定的运动自由度，远端的自由度比近端的更高，在许多情况下开放链远端部分的自由度是参与关节的自由度相加，但如果某个关节的自由度与别的关节重合，则情况又是另一样，由平行轴的两个铰链关节所组成的链有两个自由度，由每个关节所具有的一个自由度可直接相加。

3. 三个连续铰链关节组成的链 如果三个关节的运动轴都是平行的，这种链仅有两个自由度，终端的一点仅能沿着一个平面运动，而不能离开此平面，每个关节的自由度相加，并不是此链自由度的正确答案，如果某个关节轴与另外两个关节轴不平行，则此链有三个自由度，原来受限的某一终点可离开此平面。

4. 一个鞍状关节和一个铰链关节组成的链 拇指的指掌关节有两个自由度，拇指的指间关节有一个自由度，如果拇指的指掌关节和指间关节组成链，就有三个自由度。

5. 最高运动自由度 身体的某一体段能在空间自由活动，就具有最高的自由度，人的手就具有这种自由度，为技巧性的手工活动提供了力学基础。

上肢的运动链由许多关节所组成，每个关节都有1~3个自由度使上肢各个部分都有高的自由度，大大增加了上肢的活动范围。在一定范围内，这样的关节可减少疾病或损伤引起的个别关节受限的影响。

三、骨骼肌的生物力学特点

一块完整的骨骼肌可以视为肌肉系统里的一个器官，它包括肌肉组织、结缔组织、神经、血液及血管等，其中最主要的两种组织是肌肉组织和纤维筋膜组成的结缔组织。肌肉组织是肌肉最重要的功能单位，而纤维筋膜（即肌外膜、肌束膜和肌内膜）包绕着肌肉组织并为其提供一个结构框架，让整个肌肉或单块肌肉都拥有单独的间室，纤维筋膜连同肌肉共同向两端延续形成肌腱附着于骨。

影响肌肉力量的主要因素有肌肉的大小、肌肉的力臂、肌肉长度、收缩速度、肌纤维的类型和肌纤维募集的水平等。肌肉力量是我们最熟悉的肌肉表现之一，但是，力量这一词有不同的解读，我们要很清楚地理解该词的含义，了解影响肌力的因素有哪些。一般来讲，肌肉最基本的活动就是收缩，或者是张力。当我们做旋转动作时，产生肌力的同时也出现了张力，两者通常被统一归结成了肌肉力量。肌肉力量的检查通常被视为肌肉引起动作的表现，比如徒手肌力检查时个体完成的抗阻大小，提起特定物体的重量或测力计读数的能力。

临床工作者了解以上肌力影响因素后，有助于辨别不同病理或疾病导致肌肉表现的内在原因，可以有的放矢施以不同的治疗方案。

四、肌肉与本体感觉

本体感觉（proprioception）即为身体对自身的感觉，它是神经系统感知身体位置和空间运动的能力。本体感觉是躯体感觉的一种，躯体感觉就是肌肉、关节位置、运动躯体的姿势和运动以及面部表情的感觉，包括触觉、压觉、温觉、痛觉和本体感觉。不论是肌肉损伤还是神经损伤后，本体感觉通常都会受累，所以，本体感觉的恢复对于众多神经损伤的疾病至关重要。

人体中有多种本体感受器，一般分为：筋膜/关节感受器、肌肉感受器和内耳感受器三大类，常见于肌肉和韧带等组织中存在的牵拉感受器和内耳中半规管中的毛细胞。本体感觉又包括有意识和无意识的本体感觉。有意识的本体感觉是通过后柱-内侧丘系通路传到小脑，而无意识的本体感觉是通过脊髓小脑后束传导至小脑的。

本体感觉除了局部组织损伤后会受到影响之外，机体疲劳也是一个影响因素。另有实验发现，癫痫或偏头痛时，大脑皮质顶叶会接收到不正常的刺激包括不同身体部位的错误信号刺激，出现感到身体某部分突然出现过大或过小甚至被扭曲的感觉，继而产生本体感觉障碍。

有时我们会用肌肉运动觉(kinesthesia)一词来替代本体感觉,但是,肌肉运动觉更强调运动方面,它是一种对肌肉各个部分的动作或者一连串动作所产生的感觉。本体感觉除了包括运动觉,还包括保持平衡的触觉。例如:当内耳受到感染,就会影响平衡。这个感染损害了本体感觉而不是肌肉运动觉。受感染的人能够走路,但是只能靠视觉来保持平衡而不是本体感觉,他们闭着眼睛是不能走路的。

肌肉运动觉是肌肉记忆及手眼协调的重要部分,可以经过训练来提升肌肉运动觉。高尔夫挥杆及击球的能力都需要肌肉、关节等精细的位置感觉,这种感觉需要经过在他人那里学习并集中精力练习后,通过肌肉运动觉来协调手脚才能逐步获得。因此可以看出,失神经支配或运动通路出现障碍的患者更需要反复强化训练,才能够重建正常的功能。

五、肌肉在关节活动中的作用

高等动物的一切复杂运动总是由原动肌、拮抗肌、协同肌、固定肌共同完成,这四部分肌肉在神经系统统一支配下,通过各自的张力、长度方面的不断变化,通过各肌之间的相互作用的不断转化,在与内、外阻力的对抗中,完成复杂精细的运动。

1. 主动肌(agonist) 产生某一特定运动的主要肌肉称之为原动肌(mover)或主动肌。主要承担特定关节动作的肌肉又称为主作用肌(prime mover),大多数双关节肌和多关节肌肉在最远端关节的活动为其作用,如锁骨下肌的主要作用就是将锁骨向内拉,保护胸锁关节。而帮助主作用肌完成关节运动的肌肉则是副作用肌(assistant mover),它占整个运动所需的力量比例较小,如肩关节外展时,肱二头肌长头不参与运动,但是如果运动时间较长时,它便可以辅助外展的动作。

2. 拮抗肌(antagonist) 与主动肌作用相反而相对抗的肌肉,它的作用就是将肢体恢复到初始运动位置。例如,伸肘时,肱三头肌是主动肌、肱二头肌是拮抗肌。当主动肌收缩时,拮抗肌被动拉长而产生一个限制活动的力,对于稳定关节运动起到重要作用。就是说,当肌肉受到牵伸时,产生一种紧张拉伸力,当关节复原时,它便是一个动力以帮助完成相反的关节运动。

3. 协同肌(synergists) 一组共同协作完成特定运动的肌肉,比如:屈腕时的桡侧腕屈肌和尺侧腕屈肌。协同肌的作用与主动肌相同或基本相同,如肱桡肌作为协同肌帮助肱肌屈肘。另外一种情况,我们称之为肌肉力偶(muscle force-couple),肌肉力偶是由不同力线方向的两个或多个肌肉同时产生的力,此时的力矩是处在同一旋转方向的,就像我们双手转动方向盘时,需要一手推和另一手拉来共同完成。髋屈肌和下背部伸肌便是形成围绕着髋关节在矢状面旋转骨盆的力偶。

4. 固定肌(fixator) 当肌肉收缩时,它的拉力要同时作用于它所对着的两骨或两个以上的骨,使附着骨发生相应运动。为了充分发挥原动肌拉力对它的动点附着骨的作用,满足特定的要求,需要有其他肌群固定其定点附着的骨。这些固定原动肌定点附着骨的肌群叫固定肌或稳定肌(stabilizer)。固定肌有时是一群肌肉,如大圆肌使上臂内收时,菱形肌就是固定肌。有时是互相拮抗的二群肌肉,例如,在屈肘动作中,为了在肩关节处固定肱骨,避免在屈肘时出现肩的屈伸,需要肩关节的屈肌群和伸肌群共同收缩,这二组肌群都属于固定肌。

关节活动中肌肉活动是随着关节的不同方向运动或完成不同的功能而发生变化,在某一运动中可以是协同肌,而在另一种运动中则可能成为拮抗肌,相互之间不能截然分开。例如,肱二头肌和肱三头肌对肘的屈伸为主动肌与拮抗肌,但在扭螺丝动作时,它们是协同肌。

(王于领 窦祖林)

第二节 上肢肌肉功能分析

一、肩部

肩部共有三块独立的骨:锁骨、肩胛骨和肱骨。锁骨将整个上肢悬挂在中轴骨上,为多个肌肉提供附着点,保护在其下方的神经和血管,增加肩关节的活动度,辅助传递到肩胛骨的力。肩胛骨作为一个扁平骨,其基本作用是为肩关节的肌肉提供附着点，共有15块作用于肩关节的肌肉附着在肩胛骨上。只有近段肱骨才参与肩关节的构成和功能组成，而其远端则属于构成肘关节的范畴。

（一）肩带及其运动

肩带所包括的关节有两个，即胸锁关节、肩锁关节，它们通过肌肉收缩可完成如下运动：

1. 肩胛骨上提与下降　肩胛骨垂直地向上移动为上提，恢复原位为下降。完成上提动作的肌肉为斜方肌上部，肩胛提肌和前锯肌的上部。当提携重物时，这些肌肉必须向心收缩以克服重力才能完成。下降动作的力除了上肢的自重之外，还要依靠锁骨下肌、胸小肌以及作用于肱骨的胸大肌和背阔肌等在固定工作条件下以静力工作克服人体的重力才能完成。当持杖站立或步行时，胸小肌尤其重要，它产生向下的力与拐杖向上的力形成作用力和反作用力以维持稳定状态。临床上当胸小肌紧张时，从其下方穿行的臂丛神经和腋下血管束会被压迫，神经受压常伴有上肢远端麻木等症状，而血管受压便会成为胸廓综合征的一种。因此，进行牵伸和运动时要避免过度刺激，可能会诱发或加重以上症状，临床上需留意。

2. 肩胛骨的旋转　肩胛骨的肩峰向上、下角转向外上方，为上旋；恢复原位或反方向转动为下旋。参与上旋的肌肉有斜方肌上部和下部（该部拉力作用点在肩胛冈起始处）以及前锯肌；参与下旋的肌肉除了胸小肌、菱形肌、斜方肌等必须主动收缩，胸大肌和背阔肌也通过肱骨间接地给以协助。

3. 肩胛骨的伸缩　肩胛骨沿胸廓向前移动为前伸或外展，如铅球的出手动作，由前锯肌、胸小肌完成。后缩或内收为前伸运动的还原。如扩胸运动中的扩胸动作，划船时桨柄摇向后，主要由斜方肌、菱形肌完成。

肩胛骨的异常位置通常提示有临床肩关节疾病伴发，比如：关节窝的异常运动方向提示盂肱关节不稳定；另外，肩关节主动外展时出现肩胛骨过度前倾，则提示存在肩关节撞击综合征。因此，作为肩关节功能检查的一部分，仔细检查肩胛骨的位置非常重要。

（二）肩关节的运动

1. 外展和内收　运动围绕矢状轴，在额状面内完成。

（1）外展：三角肌和冈上肌为外展的主要肌肉。当臂由体侧开始外展时，由于三角肌的拉力与骨长轴平行，力臂小，几乎不起作用；冈上肌拉力与矢状轴垂直且力臂大于三角肌的力臂，可把冈上肌视为外展运动的“起动装置”。随着外展幅度的加大，冈上肌效率逐渐降低，三角肌的作用逐渐增大。

（2）内收：内收为外展运动的还原，一般情况下，肢体的自重即能完成内收。但在加速肢体内收的运动或在克服阻力的内收动作时，内收肌群在远端固定的条件下主动收缩才能完成。

2. 内旋和外旋　运动围绕垂直轴，在水平面内完成。

（1）内旋：主要的内旋肌为背阔肌、大圆肌、胸大肌和肩胛下肌。肩胛下肌内旋作用很大。此肌可分为三个部分，上部可屈，中、下部可伸。随着外展幅度的加大，肩胛下肌内旋的效果减少而有利于前屈。相反，随着外展幅度的减小，其内旋力量就加大。

（2）外旋：外旋肌包括冈上肌、冈下肌、小圆肌以及三角肌后部。冈上肌的主要作用在于固定肱骨大转子上1/3，它的外旋作用较小。

3. 屈和伸　运动围绕额状轴，在矢状面内完成。

（1）屈：屈肌的作用可随着外展和内收的活动而改变，前屈和内旋相互关联。三角肌在正常位置时，其前部纤维内旋。随着外展增大，其屈的功能也增大。胸大肌上部、肱二头肌长、短头以及喙肱肌也具有外展的功能，同时还具有内旋和内收功能。

（2）伸：主要为背阔肌、大圆肌、三角肌后部以及肱三头肌长头。这四块肌肉同样具有内收作用。在正常位置，还有内收和内旋的作用（三角肌后部除外）。当臂外展时，后伸的分力增大。

肩关节的运动又被称为手臂-躯干运动（arm-trunk motion），即把肩部的运动概括为手臂和躯干之间的运动。Inman等人在1944年发表了一篇经典论述肩关节运动中有关盂肱关节和肩胛胸壁关节关系的文章，明确提出了在肩关节的前屈或外展运动中盂肱关节和肩胛胸壁关节运动幅度2∶1的关系，即盂肱关节每前屈或外展2°，肩胛胸壁关节则外旋1°。尽管后来不同的研究揭示了不同的结果，但是我们应该清楚，在大部分肩关节全范围抬举的动作中，肩胛胸壁关节和盂肱关节是同时运动的；它们对肩关节的前屈和外展起到重要作用。两关节之间的准确运动比值与肌肉运动和关节运动平面等因素有关，且因人而异。

二、肘和前臂部

（一）肘关节的运动

1. 屈和伸 发生在肱尺和肱桡两个关节。

2. 旋前和旋后 该运动是前臂依纵轴的运动，参与活动的关节为桡尺近端和远端关节。前者为肘关节的一个组成部分，后者是一个独立的关节。它与腕关节不发生结构上的联系。

（二）肘与前臂肌肉功能分析

1. 肱二头肌与旋后肌 肱二头肌的主要作用是屈肘，其次使前臂旋后。当肘关节屈曲约90°时，旋后作用最强，随着肘的伸展，其旋后作用减弱，旋后肌的作用不受肘关节角度的影响。有计算结果表明：屈肘90°时，肱二头肌的旋后作用几乎是旋后肌的4倍；而伸肘时，只相当于旋后肌的2倍。由于旋后肌的唯一作用是使前臂旋后，而肱二头肌除此之外还可屈肘，因此，旋后肌在只有旋后而无肘屈时才收缩，伸肘作前臂旋后动作时，肱二头肌无活动，而对旋后施加阻力时，即使伸肘也有肱二头肌活动。

2. 旋前圆肌与旋前方肌 两者均可使前臂旋前，但是旋前圆肌由于位置表浅，收缩活动可经触诊而证实。旋前方肌由于不易摸到，其作用大小难以估计。

3. 肱肌与肱桡肌 这两块肌肉属单关节肌，其功能是屈肘关节，肘部屈曲时肱肌是作用于单关节的肌肉，无论快、慢，有无负荷以及对抗重力维持屈曲均可导致该肌活动。肱桡肌与前臂活动无关。

4. 肱三头肌与肘肌 此二肌均为肘关节的伸肌，但肱三头肌的伸肘作用要强得多。上二肌与肘关节和桡尺近侧关节有密切关系，均有保护这些关节的作用。

5. 肘部与肩部的双关节肌肉 肱二头肌和肱三头肌的长头均起自肩关节，所以这些肌肉长度受肩肘关节位置的影响。

（1）肱二头肌：当肩关节伸展或过度伸展时，该肌有长短头的肌腱均被拉长，因此屈肘伸肩可增大肱二头肌的作用，这一运动组合被用于“牵拉”活动并有利于加强屈肘。

（2）肱三头肌：该肌长头起自肩胛骨后部，屈肩关节时被拉长，因此，伸肘加上屈肩可增加肱三头肌的活动。被用于加强“推进”活动。屈曲与伸展运动组合在功能活动中交替使用，如擦物品、锯木、扔球等。

（3）肱二头肌与肱三头肌的协同作用：在屈伸肘时，此两肌互相拮抗，但在某些条件下此两肌也有协同作用，如拧螺丝或握紧拳头。

6. 胸大肌在伸肘中的作用 当手在身体前方接触物体时，胸大肌对肱骨施加拉力，因而对伸肘有明显作用。当把一重物推开或做引体向上动作时，肱三头肌与胸大肌的作用是一致的。在某些病理情况下，当肘关节处于接近完全伸展位时，胸大肌可完成伸肘，无需肱三头肌协助。比如：颈$_6$损伤的患者，可以借助近端肩部肌肉如胸大肌锁骨头部分和/或三角肌前束协助替代伸肘的动作，以完成坐起或轮椅到床等转移活动。有一点要注意，就是此时手要紧紧地固定起来。利用近端肌肉来控制肘部的稳定性是一个非常有用的概念，同样也可以在下肢使用，比如：固定足部在地面时，髋伸肌能够起到伸膝肌的作用。

三、腕部与手部

腕部和手部共有27块骨，其中腕部8块，手部19块，手部还包括19个关节和29块肌肉附着，这些结构是腕手部完成复杂精细动作的基础。

（一）腕部运动

1. 屈与伸 约为85°，限制屈伸的主要因素为肌肉的张力。

2. 内收与外展 外展不超过15°，内收为45°。限制外展的因素主要为桡骨茎突。当手完全屈或完全伸时，因为腕骨部的韧带紧张，所以外展、内收幅度最小。当手处于正常位置或稍屈时，因韧带松弛，故外展、内收幅度最大。

3. 环转 是屈、伸、展、收四个运动的组合。腕部的这一动作描绘成一圆锥形。

（二）手的运动

手主要完成抓握及精细技巧动作，由于掌指关节、诸指间关节的不同活动方式的组合，其动作非常复杂，仅就抓握而言，可列举出如下7种方式：

1. 钩状抓握　抓握中2~5指形成钩状，例如，提小箱，此时拇指不必参与。

2. 圆筒状抓握　手部的整个掌面围绕一圆状物如抓握玻璃杯，拇指紧贴该物。

3. 握拳样抓握　握拳以抓住较长的物体，拇指盖于其他手指之上以保证抓握牢靠，如抓握住一球棒或锤柄时。

4. 球状抓握　适应于圆球状物如苹果。

5. 指尖抓握　拇指尖与其他几个指尖相抵以拾起一小物体如一根针。

6. 手掌抓握　拇指与其他一个或几个手指相同，其远侧指段掌面相接触，这种抓握用于拾起或握持一小物体如钢笔，较大的物体也可通过扩大抓握面而以此方式抓握。

7. 侧面抓握　薄的物体如一张卡片可用拇指与示指的外侧面抓握。

有人研究了在拾物并抓握时，手掌抓握、指尖抓握和侧面抓握这三种抓握方式的应用频度，发现拾起物体时，手掌抓握占50%，指尖抓握17%，侧面抓握占33%，握住物体进行使用时，手掌抓握占88%，指尖抓握占2%，侧面抓握占10%，由此可知，手掌抓握是拾物和抓握小物体中最常用的方式。

当患者拇指不能对掌只能内收时，可用侧面抓握来握住小物体，侧面抓握通过拇指抵在示指桡侧面的压力来达到。上运动神经元受损的患者通常选用侧面抓握方式将握着的物体放下而难于将以手掌接触的物体放下。

（三）腕、手部肌肉功能分析

1. 腕伸肌　握拳时手指通过指长屈肌的作用向手掌合拢，手内肌可能参与协助。由于指长屈肌起自前臂，肌腱从腕部通过，抓握时可同时引起屈腕，此时腕伸肌的作用主要是消除屈腕动作，腕伸肌的收缩力与抓握的用力程度成比例关系，越是用力抓握，腕伸肌的收缩越强。如果屈手指时垂腕，握力将显著下降，此时完全握拳几乎不可能。部分原因是伸指装置不允许进一步延长，另一部分原因是指屈肌的距离太短，使其收缩力减弱，不可能产生有效的肌张力。

2. 指长屈肌　指浅、深屈肌引起其指间关节屈曲，用于抓握物体时，掌指关节的屈曲对于手部形状是必需的，但并不需要腕关节的屈曲，恰好腕伸肌的协同作用阻止了屈腕运动。指浅屈肌可使其近端指间关节屈曲，指深屈肌可使远、近端指间关节屈曲，指深屈肌是屈曲远端指间关节的唯一肌肉。

3. 手内肌　骨间背侧肌在掌指关节的屈伸运动中基本不起作用。但骨间掌侧肌和蚓状肌在力学上可使掌指关节产生屈曲运动。蚓状肌的杠杆作用比骨间掌侧肌更有利于屈曲，但电生理学检查蚓状肌引起指间关节伸展而掌指关节屈曲很少，因而有人认为蚓状肌使掌指关节屈曲是由于被动张力所致，骨间掌侧肌与蚓状肌触诊很困难，骨间背侧肌可从背侧触诊。

4. 指关节的协调作用　在正常抓握过程中，四个指关节同时屈曲，以使手掌面与所抓的物体保持适当接触，指深屈肌是轻握拳的主要肌肉，可同时有效地作用于所有三个指关节，但对于手内肌长期瘫痪的患者，虽然指深、浅屈肌均完好无损，仍不能作有效地抓握动作，患者虽然仍能握拳，但其指间关节首先屈曲，而掌指关节随后稍有屈曲。没有手内肌的参与，要完成快速的抓握就会产生一些困难，手内肌与手外肌之间的平衡紊乱，最终导致“爪形手”的形成，被膜和韧带的变化以及手内肌的萎缩与弹性丧失，都是“爪形手”形成中的一个组成部分。

（窦祖林　王于领）

第三节　下肢肌肉功能分析

一、骨盆与髋关节

（一）骨盆的运动

构成骨盆的骨连结甚为牢固，骨与骨之间的活动微小，故可以将骨盆看作一个骨性结构单位。骨盆的运动是在腰骶关节和髋关节之间进行，基本运动有下列几种：

1. 前倾　骨盆在矢状面上绕额状轴转动，耻骨联合向前下转动、骶骨背面朝上转动。参与的肌肉有髂腰肌、股直肌、耻骨肌。

2. 后倾　骨盆在矢状面上绕额状轴向后旋转，耻骨联合前上转动，骶骨背面朝下转动。参与的肌肉有股二头肌、半腱肌、半膜肌、臀大肌、腹前壁肌。

3. 侧倾　骨盆在额状面上绕矢状轴向左（或右）转动，一侧髂嵴升高，另一侧髂嵴降低。参与的肌肉有臀中肌、腹肌、腰方肌、竖脊肌、臀大肌上部分纤维。

4. 旋转　骨盆在水平面上绕垂直轴转动骨盆联结躯干和下肢，参与的肌肉有腹内斜肌、腹外斜肌、竖脊肌及背深肌。

骨盆与躯干以腰骶关节相联结，与下肢以髋关节相联结。骨盆的运动会引起躯干和下肢的运动，相反，当下肢在髋关节处运动时，同样会引起骨盆的运动。例如，向前在踢腿时，下肢前屈，骨盆后倾并向对侧旋转和侧倾，向后踢腿时，骨盆前倾，向对侧旋转和侧倾。

临床中还应充分重视骨盆肌的受累和因不同疾患引起的功能缺失或障碍，有的放矢地进行必要的干预和训练。比如：泌尿道周边的浅层和深层肌肉的功能训练对排便功能的促进和影响等。

（二）髋关节的运动

髋关节为球窝关节，可围绕三个轴运动，运动幅度比肩关节小，主要原因：一是两关节之间弧度差小；二是关节周围的软组织尤其是关节囊韧带肥厚有力。

1. 屈和伸　在矢状面围绕额状轴运动。

（1）前屈：髋关切屈曲的幅度主动小于被动，且小腿在膝关节处的位置能影响屈曲范围。例如膝伸直时屈髋可达 90°。膝屈曲时屈髋可达 120°或以上。被动屈曲的幅度超过 120°，其范围大小仍然与小腿位置有关。若膝关节处于伸位，其幅度很明显地比膝处于屈曲时小。如果两侧髋关节与膝关节同时被动屈曲，大腿的前面可与胸接触，其原因在于髋关节和骨盆后倾相结合，减小了腰段脊柱的弯曲。

（2）后伸：髋关节伸的幅度小于屈，主要是受到髂股韧带的限制。主动伸比被动伸要小，伸髋的幅度与小腿的位置有关。伸膝时伸髋的范围大于屈膝时伸髋，其原因和腘绳肌的收缩有关，腘绳肌收缩使膝屈，从而丧失了伸髋的效率，即所谓原动肌的主动不足。若屈膝后再用力牵拉下肢向后，伸髋范围可达 30°。正常髋关节最大的屈伸幅度分别为 120°和 20°。若髋关节外展 5°再做屈伸，可达 140°。若髋关节外展 35°并内旋 20°，前屈则范围最小。此外，膝关节的变化也会影响髋的后伸范围，如屈膝时股直肌会阻碍伸髋。

2. 外展和内收　在额状面内围绕矢状轴运动。

（1）外展：髋关节的外展不可能很大，只有和其他关节的外展相互配合才可获得。外展 30°以后，骨盆倾斜，当外展至极限时，两侧下肢互成 90°，此时骨盆向支撑腿一侧倾斜，脊柱也参加其中。限制外展的因素，首先是内收肌、髂股韧带以及耻骨囊韧带，其次是股骨大转子与髋臼边的碰撞。

（2）内收：内收是在额状面内和外展相反方向的运动，在日常生活中，虽有单纯的内收，但在复杂的功能活动中，通常都是和其他运动相结合的。人体直立时为了维持平衡采取二腿分开站立姿势，此时一侧髋关节内收的角度并不等于对侧肢体外展的角度。

3. 旋转　髋关节的旋转是大腿绕其纵轴进行的运动。受试者俯卧，在小腿与大腿成直角时，小腿向外侧移动即是髋关节的内旋，其幅度为 30°~40°，小腿向内侧移动即是髋关节的外旋，其总幅度大约 60°。当坐于检查床边缘髋、膝两关节均屈 90°位置时，小腿向内移动为外旋，反之小腿向外侧移动为内旋，上述位置外旋总的幅度比俯卧位所得的幅度大。因为此时髂股韧带、耻骨囊韧带松弛。在盘膝位外旋与外展和屈曲结合其幅度可超过 90°。

（三）髋部肌肉功能分析

1. 屈髋时起作用的肌肉

（1）站立位屈髋：可触及参与作用的髂腰肌、股直肌、缝匠肌及阔筋膜张肌。当屈曲合并外展、内收，或旋转时，需要其他肌肉的参与。例如，在单纯屈曲时，长收肌松弛，但当内收和/或内旋与屈曲一同发生时，长收肌就发生作用。

（2）坐位屈髋：坐位屈髋时，主要参与的肌肉为缝匠肌、阔筋膜张肌、髂腰肌。

2. 伸髋时起作用的肌肉　①俯卧位单侧伸髋伸膝时，参与的肌肉主要为臀大肌与大腿后部肌群；俯卧位单侧伸髋屈膝时，参与的肌肉主要为臀大肌，此时腘绳肌在其变短的范围内收缩，产生的张力很小。②俯卧位双侧伸髋、伸膝，当双下肢同时抬高时，由于髋伸肌收缩与肢体重量的关系，对骨盆的杠杆作用变得明显，因此，需要脊柱伸肌尤其是腰伸肌的参与。

3. 髋外展时起作用的肌肉　在仰卧位单侧髋外展时，主要为臀中肌与臀小肌活动；在仰卧位双侧髋外展时，一侧外展肌收缩由对侧的相等收缩所抗衡，因此，骨盆保持水平与稳定。

4. 髋内收时起作用的肌肉　当髋抗阻内收及大腿处于中立位时，前面所提及的主要内收肌作为一群肌肉收缩，由于这些肌肉中的某些肌肉或同一肌肉的某些部分的次要作用相反，所以单纯内收时，彼此平衡。

5. 髋旋转时起作用的肌肉　髋关节周围的许多肌肉具有旋转作用。就屈曲、伸展和内收而言，这些肌肉的旋转作用取决于关节的位置。例如，当髋完全伸展时，臀大肌使髋外旋。六块小的外旋肌（梨状肌、上孖肌、下孖肌、闭孔内肌、闭孔外肌和股方肌）具有良好的外旋作用。但是在屈髋时，这些肌肉的外旋成分减少，在髋屈曲90°时，它们具有明显的外展肌成分。臀中肌和臀小肌的前部是主要的内旋肌，屈髋时，阔筋膜张肌可以协助。伸髋时，某些内收肌亦帮助内旋。

二、膝部

（一）膝关节的运动

1. 屈　主动屈：髋关节处于屈曲位时，膝屈可达140°，髋关节处于伸位时，膝屈可达120°，原因是受腘绳肌的影响；被动屈：可达160°，允许脚跟触及臀部。正常的屈曲幅度受到小腿和大腿软组织的限制。

2. 伸　小腿后面离开大腿后面的运动称为伸，如果小腿与大腿已处于一直线，就不可能伸。膝关节过伸可达6°～10°。

3. 旋转　膝关节的旋转只有屈曲的情况下才能完成。外旋为40°，内旋为30°，可随膝关节的屈曲程度而不同。被动旋转，是受试者卧位屈膝、踝背伸、测试者将其足转动，即可得内、外旋的幅度。其幅度均比主动旋转大。

（二）肌肉功能分析

1. 膝部的单关节肌　股四头肌有三块肌肉仅作用于膝，而股直肌作用于膝和髋。股二头肌短头与腘肌属于单关节肌，其他的膝屈肌是双关节肌。

2. 膝部的双关节肌　膝部的两关节肌及其作用可见于下列联合运动中：

（1）屈膝与伸髋联合：如受检者俯卧或直立时，屈膝伸髋，则腘绳肌须在两个关节上同时缩短，受检者感到难以完成屈膝动作。另一限制腘绳肌充分移动的因素是股直肌不能充分延长，当股直肌明显出现痉挛时，会导致骨盆前倾，即俯卧位时臀部抬高。

（2）伸膝与屈髋联合：仰卧位或站立位时可进行直腿抬高，即保持膝伸直时屈曲髋。在腘绳肌尚未紧张的情况下，此运动可达一定范围。然而由于腘绳肌不能足够延长，且髋、膝同时缩短的股直肌的力量减弱，使下肢难以抬高。腘绳肌屈髋的作用通过先伸膝后被动屈髋，然后先屈膝后再被动屈髋来比较。

（3）屈膝与屈髋联合：屈膝时为腘绳肌在髋部延长提供了条件。当髋膝屈曲时，髋屈肌与腘绳肌协同作用，在功能上一致。

（4）伸膝与伸髋联合：在诸如由坐位站起、上阶梯、跑、跳等运动中，这种联合运动最有用，腘绳肌起髋伸肌作用，股四头肌使膝伸展，从而使腘绳肌在膝部延长。

（5）屈膝与踝跖屈联合：腓肠肌能同时完成这两种运动，但若使两关节全范围活动，此肌就要明显缩短，张力很快降低，因此实用价值不大。

（6）伸膝与踝跖屈联合：股四头肌使膝伸直，而腓肠肌及比目鱼肌使踝跖屈。当股四头肌伸膝时，腓肠肌被拉长。

3. 阔筋膜张肌与缝匠肌在膝部的作用　阔筋膜张肌附着于髂胫束，有助于维持膝处于伸展位。缝匠肌肌腱行走于膝屈肌侧，对髋部的作用要优于膝部。因此，它在膝部的作用能力是很小的。

4. 股四头肌各部分的不同作用　虽然整个股四头肌为膝伸肌，但它的各个部分具有一些功能特征。由于股直肌的两个起点肌腱是在髋旋转中心的屈肌侧行走，因此，在力学上能使髋屈曲。肌电图已证明：在仰卧位、髋伸展、小腿悬空于检查床边缘伸膝时，股直肌同股四头肌的其他三块肌肉同时收缩，但是在坐位伸膝时，在大多数检查中，股四头肌的其他三块肌肉的电活动先于肌直肌。股直肌的电活动被延迟到膝伸展范围几乎完成时才出现。股内侧肌在完成膝伸展方面是很重要的，在这一范围内，它在髌骨上提供了所需要的内侧收缩。如果股内侧肌瘫痪或无力，股外侧肌就将髌骨拉向外上方，于是髌骨可由股骨头关节面上部分滑开。因此，膝损伤后要增强股内侧肌的力量。

5. 股部双关节肌上、下部的不同作用　Markee 在尸体上证明了股部双关节肌并不直接由其在髋上的起点延伸至膝下的止点，而是在其行走过程中附着到筋膜或肌腱或两者中而被中断，使肌肉的上、下部分或多或少作为一独立单位而起作用。从神经支配的观点来看，因为两部分是由独立的神经支所支配，所以各自的独立活动是可能的，如果这种假设正确，则此肌的远端部分可以作为膝屈肌，近体部分可以作为髋伸肌，而对第二个关节几乎不起作用。

6. 屈膝负重时　尽管腘肌对膝屈的杠杆作用差，以致它作为膝屈肌并不重要，但是为使膝不交锁，它在旋转方面的作用却是重要的。此肌肉的另一作用已由 Barnett 等用肌电图进行了研究。他们记录了站立位膝屈曲时腘肌的活动电位，当膝关节接近直角时，腘肌中出现活动电位，并且只要维持下蹲位，这种电位就保留。他们提出：屈膝时，来自上方的身体重量倾向于使股骨髁在胫骨平台上向前滑动。虽然一般认为后交叉韧带具有防止这半脱位的功能，但实际上要将膝稳定在这一位置，需有腘肌的支持。后交叉韧带附着于股骨内髁，而腘肌借助于其强有力的起点肌腱附着于股骨外髁，因此，屈膝负重时，在防止股骨髁向前滑动方面，腘肌对后交叉韧带是重要的补充。

三、踝足部

（一）踝足关节的运动

1. 足关节的屈伸运动　足向上运动称为背伸，与足骨成钝角，运动幅度为 30°～50°；足向下运动为跖屈，小腿与足成锐角，运动幅度为 20°～30°。

当足关节进行极度背伸与跖屈时，除了踝关节本身的运动外，还包括距下关节的运动。极度背伸，距下关节增加少量幅度，此时足弓变平。在极度跖屈时，增加的幅度由足弓的凹陷提供。

2. 距下关节的运动　内翻：是跖屈、内收与内旋的结合，完成此动作时可发现足内侧缘上升伴随足尖内收；外翻：是背伸、外展与外旋的结合，完成此动作时可发现足内侧缘下降伴随足尖外展。

（二）肌肉功能分析

1. 踝关节的跖屈　由于腓肠肌起自膝关节轴以上，伸膝时跖屈最有效，比目鱼肌起自膝关节以下，膝部位置对该肌无影响。当膝处于屈曲位而踝作跖屈活动时，比目鱼肌比腓肠肌活跃。在受检者处坐位和俯卧位、膝部屈曲、踝跖屈活动时可以见到，但如果用很大的力，就可感到两块肌肉同时收缩。踝关节用力跖屈时，腓肠肌和比目鱼肌均参与活动，提踵时可见两块肌肉同时收缩。

2. 踝关节（距骨小腿关节）的背伸　踝关节的背伸活动由胫骨前肌、䟴长伸肌、趾长伸肌和第三腓骨肌完成。其中胫骨前肌是主要的背伸肌，该肌有唯一作用于距骨小腿关节的优点，而趾长伸肌首先倾向于伸趾，因而对踝部失去效果，当胫骨前肌瘫痪而趾伸肌完整时，可以完成有限的背伸。䟴长伸肌作强有力的收缩时，可见趾全范围伸展而踝部小范围背伸，趾长伸肌如果单独起作用，也参与背屈活动，同时产生距跟关节明显外翻，但当外翻不需要时，能够由胫骨后肌所代偿。

3. 踝部（距跟关节）的内翻　内翻动作由胫骨后肌、小腿三头肌和趾长屈肌来完成。这些肌肉全都通过距跟关节轴的内侧。胫骨后肌是最主要的内翻肌，而其他肌肉的内翻作用有限。小腿三头肌的内翻活动在与踝部跖屈同时发生时可以见到。临床上，当胫骨后肌瘫痪时，胫骨前肌不能内翻踝关节，但可以将足部内翻转成中立位或将足部由外翻位转到中立位。

4. 踝部（距跟关节）的外翻　踝部外翻由腓骨长短肌、趾长伸肌和第三腓骨肌完成。趾长伸肌腱的外翻作用很小，腓骨肌是主要的外翻肌，不管距跟关节是背屈位还是跖屈位，均有此作用。腓骨肌腱在所有外翻活动中，在外踝后面或下面可以扪及。

（窦祖林　王于领）

第四节　躯干部肌肉功能分析

脊柱主要由颈椎、胸椎、腰椎和骶尾椎构成。颈椎支持头部的同时，为颈和上肢提供附着点及保护脊髓的作用。颈椎大范围的关节活动是提供人获得最佳的特殊感官功能，比如：视力、嗅觉和听觉的基础。胸椎的大部分椎体均有不同的关节存在，比如椎体间或上下关节突关节。胸椎有别于颈腰椎的地方主要是它参与胸廓的构成和保护胸腔脏器。腰椎的功能是作为一个骨骼肌肉和神经血管复杂结构而存在的连接胸椎和骨盆的作用。腰部独立承担着来自生活和工作的巨大负荷，同时又为人们完成日常生活中不同的作业活动提供必要的保证。

一、作用于脊柱的肌肉

在躯干部的肌肉可分为屈肌群、伸肌群两大部分。

1. 屈肌群及其作用　躯干屈肌群位于躯干的前侧与外侧，除具有腹部内脏支撑物的功能外，尚与躯干的屈曲、侧屈及旋转运动有关，它们包含在几层大肌鞘内，具体包括如下各肌肉：胸锁乳突肌、前斜角肌、中斜角肌、后斜角肌、头长肌、颈长肌、头前直肌、头侧直肌、腹直肌、腹外斜肌、腹内斜肌、腹横肌、腰大肌、髂肌。

2. 伸肌群及其作用　躯干伸肌群位于躯干后侧，又称为背肌，它们与躯干的伸展、侧屈及旋转有关，一般而言同脊柱的平衡有关（见肌肉功能运动分析）。在解剖与功能上，它们与颈后肌有许多共同之处，因此往往放在一起作为背肌。整个伸肌群被称作骶棘肌，是充填横突与棘突之间的大肌群。在外侧超过横突，部分覆盖胸廓后部。组成骶棘肌的许多肌肉起止于不同水平，并依据其起止点、形状或作用命名，其中大多数肌出现在脊柱的各个部位，将腰、胸、颈或头加到它们各自的名称上来表明其特殊位置，具体包括如下各肌群：

（1）最长肌群：背最长肌、颈最长肌、头最长肌。

（2）髂肋肌：腰髂肋肌、背髂肋肌、项髂肋肌、颈夹肌、头夹肌。

（3）横突棘肌：背半棘肌、项半棘肌、头半棘肌、多裂肌、回旋肌、棘间肌、横突间肌。

二、头、颈、躯干肌肉的功能分析

围绕脊柱及紧靠脊柱的肌肉为脊柱的直立提供了可靠的支持，它们对脊柱彼此有关部分的平衡、躯干与骨盆的平衡具有重要的作用，而间接作用于脊柱的腹肌与肋间肌则加强了作用。为了维持固有的平衡，需要脊柱各侧肌肉协同作用，包括以下几组肌肉：

1. 前侧　腰大肌、颈长肌、头长肌、头前直肌、斜角肌、胸锁乳突肌、前侧的腹肌、肋间肌。

2. 后侧　腰、胸与颈部的骶棘肌。

3. 外侧　腰大肌、斜角肌、胸锁乳突肌、骶棘肌、外侧有腹肌、肋间肌。

如果上述肌群中的某群瘫痪，脊柱或头将向瘫痪肌肉一侧偏移，使对侧肌肉投入活动。例如，背肌瘫痪或无力，躯干就向后倾，以致前侧的肌肉就承受平衡功能。颈前肌功能丧失时，患者就通过头的重力作用将头稍向前低，而颈后肌防止头与颈进一步屈曲。

（窦祖林　王于领）

第六章　脑可塑性及其损伤后恢复

第一节　脑可塑性

一、概念及证据

（一）脑可塑性的概念

脑内神经细胞主要包括两类，一类是神经元，另一类是胶质细胞。神经元之间进行信息传递和处理的关键部位是突触，而突触进行信息传递和处理的能力是可以改变的，即具有可塑性。

脑可塑性(brain plasticity)在20世纪30年代初由Bethe A首先提出，他认为可塑性是指生命机体适应发生的变化和应付生活中危险的能力，是生命机体共同具备的现象，也是中枢神经系统在受到打击后重新组织以保持适当功能的基础。而脑的可塑性是指神经元之间的相互联系可以在内、外环境因子的作用下发生改变，这种改变可能与脑组织新联系的形成或者与现有神经联系效率的改变有关。人脑之所以具有高度的可塑性不是由于再生而是由于动态的功能重新组织或适应的结果。

1. 形态学依据　在形态学上，中枢神经系统细胞死亡后确实不能再生，但不能再生的概念并不能用于轴突、树突及突触连结上，轴突长芽并导致功能恢复很容易在海马中证实。

从形态学角度，神经可塑性包含突触结构的修饰、神经轴突及树突分布和分支形式的改变、突触连接数目和空间分布的变化，以及突触前神经末梢上的"活动带"形状与大小和突触后树突棘的变化。动物脑损伤后，神经系统会出现大规模突触连接的变化。正常幼年动物的神经系统中，也存在着局限的、局部的神经元形态和突触结构变化。动物皮层中证明脑神经细胞体只占皮层容积的3%，而树突、轴突和神经胶质细胞却占97%，对老年脑可塑性的最新研究也证明，即使在老年，虽有神经元退化或死亡，但树突等仍有可能增多。当脑部分神经细胞死亡时，存活细胞的丰富轴突可以通过侧支长芽等方式取代丧失的轴突。

2. 生理学依据　在生理学方面，部分神经元损伤可以通过邻近完好神经元的功能重组，或通过较低级的中枢神经系统部分来代偿。此外，局部的损伤还可以通过失去神经的超敏感和潜伏通路及突触的启用等机制来代偿。

（二）生理学角度

从生理学角度来讲，突触的传递效能既可增强也可减弱，这种现象被称为突触的可塑性，其变化可以从几个毫秒、几天几周，到更长时间。突触可塑性的强弱主要是突触前后神经元间连接强度的大小决定的。突触可塑性对神经系统的发育、功能和脑损伤后功能修复都有重要作用，其瞬时变化与感觉传入的短时程适应及短时程记忆相关联；突触可塑性长时程的变化是未成熟神经系统的发育和成年脑的学习记忆以及其他脑高级功能的细胞基础，因此，突触可塑性活动随内外环境变化而伴随动物终身。

（三）脑可塑性的意义

神经细胞在结构和功能上有自身调整以适应环境变化的能力，这是神经发育、学习和记忆等高级脑功能精细修饰的细胞基础，也与脑损伤康复密切相关。可塑过程形式多样，如与学习记忆相关的生理可塑性，脑损伤后发生的病理性可塑性。在功能上，神经可塑性包括突触传递、树突整合和神经元兴奋性的改变，这些变化反映了神经细胞内成分和/或神经元空间分布的改变，也反映了神经元的基因转录和蛋白质翻译调节的变化。早在20世纪30年代,就有作者报告大脑半球切除520g后,患者仍能恢复包括步行能力在内的运动控制能力,其后,不断有作者报告(包括国内学者),切除一侧大脑半球后经过学习和训练,余下的一侧半球仍足以维持一个人基本的运动、感觉及正常的社会交往能力。

(四)突触可塑性的种类

可根据四个标准来划分突触可塑性种类:诱导来源、表达部位、持续时间长短、分子机制。

1. 根据诱导来源分类 突触可塑性的产生既可由突触内部,也可以由突触外部的机制引起。同一突触的可塑性即同突触可塑性,是由于该突触本身内在活动而改变了自身的功能状态,突触前或突触后的生物化学反应触发了这一类突触的功能变化。异突触可塑性,即两个神经元间的突触活动被第三个神经元所调制,通过直接的突触活动或释放神经递质、激素来改变第一个突触的功能。

2. 根据表达部位分类 无论同突触或异突触可塑性,可由突触前神经末梢或突触后膜功能的变化所致。突触前表现为神经递质释放增加或减少,突触后表现为突触后神经元对神经递质反应增强或减弱。

3. 根据持续时间长短分类 短时程可塑性持续时间较短,可以从数十毫秒持续至数秒,包括易化、突触前抑制、突触后脱敏。反应增强或变弱如果持续数十分钟、几个小时或几天,称为长时程增强(long-term potentiation,LTP)或长时程抑制(long-term depression,LTD)。

4. 根据分子机制分类 尽管不同形式突触可塑性的诱导机制不同,但所有可塑性有共同点:一些第二信使携带信息从细胞表面到细胞内。短时程同突触可塑性突触前神经末梢内钙离子浓度升高的直接作用中,钙不仅是直接触发神经递质释放的带正电荷离子,而且是作为一个第二信使参与短时程可塑性。较长时程同突触与异突触可塑性是激活G蛋白偶联受体或激活能调节突触前、后蛋白的蛋白激酶的结果。上述两类的可塑性可持续几秒到几分钟。突触传递的持久变化是由于基因转录和新合成的突触蛋白所致,可持续几天、几周甚至终生。

二、突触可塑性机制

(一)基于表达部位的可塑性机制

1. 突触前可塑性机制 有两种相关机制影响突触前递质的释放。第一,动作电位触发突触前末梢内的钙离子浓度瞬时增加,这个过程是由于突触前膜上钙通道开放或是突触前膜的兴奋性变化导致钙离子内流增加所致。第二,突触末梢内钙的增加触发细胞内信号系统来调节突触囊泡的循环,这个过程涉及递质释放过程的早时相变化(如调节可释放递质的囊泡库的大小)、后时相变化(如囊泡与突触前膜融合)。

2. 突触后可塑性机制 突触后膜对突触前末梢神经递质反应的变化能引起突触传递效能的改变,包括功能性受体数目的增减、递质与受体结合效能的变化。最常见突触后可塑性机制是通过丝氨酸/苏氨酸或蛋白酪氨酸激酶直接磷酸化离子型受体。如烟碱样胆碱能受体、GABA受体、离子型谷氨酸受体等。

(二)基于持续时间的可塑性机制

1. 短时程可塑性 短时程可塑性决定信息的加工和反应的传递,影响神经环路的功能。在强直刺激条件下,突触后电位的增大过程发生在1秒内或者更短时间,然后很快地衰减,被称为突触的易化(facilitation)。在几十秒内,突触后电位波幅慢慢增大,称为增强,然后缓慢衰减,此增强过程为强直后增强(post-tetanic potentiation,PTP)。突触可塑性的强度依赖于突触前放电的形式和突触后受体的数目及功能状态,由于短时程突触可塑性的存在,每个突触前动作电位不一定能够触发同样数量神经递质的释放。

2. 长时程可塑性 主要体现在突触效能方面。

(1)突触效能的长时程增强:在哺乳类动物脑内的兴奋性突触都能观察到长时程增强(LTP)现象,如皮质所有区域包括视皮质、体感皮质、运动皮质和前额叶皮质,以及皮质之外结构如杏仁复合体、丘脑、新纹状体、伏核、腹侧背盖区和小脑。LTP除了与学习和记忆有关外,在不同脑区还发挥不同的功能。

许多信号分子参与细胞内第二信使(钙离子)的信号转导,其中钙离子/钙调蛋白依赖性蛋白激酶Ⅱ(Calcium-CaM-dependent protein kinase Ⅱ,CaMK Ⅱ)在LTP的形成过程中起到一个关键分子的作用。在突触后致密带(postsynaptic density,PSD)中有高浓度的CaMK Ⅱ。当第286位点上的苏氨酸自我磷酸化后,CaMK Ⅱ的活性不再依赖钙-钙调蛋白。用CaMK Ⅱ抑制剂或敲除CaMK Ⅱ,能够阻碍LTP的产生。AMPA

受体反应性提高是形成 LTP 的主要机制之一。AMPA 受体亚基的磷酸化可使 AMPA 受体反应性提高。在 CA1 的锥体细胞 AMPA 受体主要由 GluR1 和 GluR2 亚单位组成，CaMK Ⅱ磷酸化 GluR1 亚基第 831 位点上的丝氨酸，PKA 则磷酸化第 845 位点上的丝氨酸。LTP 的过程中伴随着第 831 位点磷酸化的增强，CaMK Ⅱ抑制剂能阻断上述效应。第 831 位点磷酸化能够增大 AMPA 受体单通道的电导，提示 CaMK Ⅱ依赖的 AMAP 受体 GluR1 亚基磷酸化参与了 LTP 的形成；敲除 GluR1 能够阻止小鼠 CA1 锥体细胞 LTP 的形成。

（2）突触效能的长时程抑制：几乎所有突触均可表达传递效能增强的 LTP，也能产生传递作用减弱的突触效能的 LTD。通常，短暂的强刺激能诱导出 LTP，而持续的弱刺激可以产生 LTD。如果 LTP 是学习和记忆的基础，那 LTD 的功能是什么？有人认为 LTD 是“记忆过程中遗忘的神经基础”，尽管没有得到实验证据的支持，显然同时存在突触传递效能增强和减弱的神经网络比单一突触反应增加或者降低的神经网络有着更大的处理和储存信息的优势。脑发育过程中，LTP 和/或 LTD 对神经突触结构精细修饰有影响，强的相关活动能使突触连接加强，弱的非相关活动造成突触连接减弱甚至消失。LTD 的形成主要与突触后去极化和钙内流有关。

低频刺激引起突触后缓慢小量钙内流造成 LTD，而高频刺激引起突触后快速而大量钙内流，使得 LTP 产生。突触后蛋白磷酸酶 1（protein phosphatase，PP1）和蛋白磷酸酶 2B（protein phosphatase，PP2B）在低频长串刺激诱导的 LTD 过程中起重要作用。一般认为低频长串刺激激活 PP1，引起突触后蛋白区去磷酸化，从而诱导出 LTD。PP1 受蛋白抑制因子-1（protein inhibitor-1，I-1）调节，PKA 磷酸化 I-1 使 PP1 失活；而 PP2B 去磷酸化 I-1 使 PP1 激活，突触后钙/钙调素能够激活 PP2B。因此，突触后 PP2B 在钙离子诱导 LTD 产生的过程中起关键作用。

（三）基于电活动的可塑性机制

1. 电活动依赖性突触连接精细修饰　在突触连接形成后，发育中的神经环路经历突触连接静息修饰的阶段，神经环路上的一些突触连接变得更加稳定，而另一些突触连接随着时间的推移消失了。这种依赖于神经环路上电活动的突触连接修饰，参与了汇聚到同一突触后神经细胞的不同输入的突触前神经末梢相互竞争的过程。

2. 动作电位时间依赖性的突触可塑性　脑内信息可能以神经动作电位时程长短，频率高低等不同形式储存于神经系统内。动作电位时间依赖性的突触可塑性（spike timing-dependent plasticity，STDP）可能在神经回路信息处理和储存中发挥重要作用。蒲慕明等的研究表明，载体脑和离体脑片上所诱导的是 LTP 还是 LDP，与突触前、后动作电位爆发时间顺序有关：当突触前动作电位在 20ms 内先于突触后动作电位爆发，将诱导出 LTP。相反，当突触前动作电位在 20ms 内迟于突触后动作电位爆发，将诱导出 LTD。这种依赖突触前后动作电位爆发顺序的突触传递效能变化，能在许多类型的突触上观察到。另外，神经元兴奋性变化和树突整合也与突触前后动作电位爆发的时间顺序有关。STDP 在神经元感受野和人们感知的活动依赖性功能变化中起着重要作用。

与 LTP 和 LTD 的诱导机制相似，STDP 的诱导需要 NMDA 受体激活和随后引起的细胞内钙升高，只是 STDP 的突触后钙离子水平可能不一样。STDP 被认为在离体培养海马和中脑脑片神经元的长时程兴奋性突触可塑性中，发挥更加有效的作用。钙成像实验显示，突触前-后动作电位顺序，通过膜上 NMDA 受体和电压依赖性钙通道，使内流钙量大增。相反，突触后-前动作电位顺序，仅仅使细胞内钙量少许地增加。

3. 神经元兴奋的可塑性　长久以来，在学习和记忆研究中观察到这样一个现象，即重复的电活动能使神经元的兴奋性发生持久性改变。突触后神经元放电形式的变化，可能与兴奋性/抑制性传入力量对比或是树突后神经元膜的电学性质改变有关。比如，短促高频刺激苔状纤维，引起小脑深核细胞的兴奋性发生快速而持久地增加。强直刺激苔状纤维除了引起小脑苔状纤维——颗粒细胞突触的 LTP 外，还能易化小脑颗粒细胞的兴奋性。这种兴奋性的变化依赖于 NMDA 受体激活，但在没有 LTP 的情况下，颗粒细胞兴奋性的改变仍然存在。说明这种兴奋性的变化和 LTP 的产生是不同的介导机制。神经元兴奋性的快速变化是由于细胞内的信号转导系统对细胞膜上通道调制的结果。培养海马脑片研究中发现一种动作电位时间依赖性的神经元兴奋性可塑性：突触前、后动作电位时间顺序相关的 LTP/LTD，伴随着即刻的和持续时间很长的突触前神经元兴奋性的增强/减弱，表现为细胞放电阈值的改变和放电频率的增加/减少。

上述神经元的兴奋性调制具有时间特异性,对突触前后放电时间顺序的要求与 LTP/LTD 的诱导相似,突触前神经元兴奋性的改变需要突触后 NMDA 受体激活和钙离子内流,提示有跨突触的逆行性信使参与。采用电压钳技术直接测量突触前神经元胞体上的钠离子电流,发现和 LTP 关联的兴奋性增高与钠离子通道的激活和失活动力学性质的改变有关,使得细胞容易爆发动作电位,而在 LTD 诱导过程中,激活了突触前神经细胞的慢失活钾通道,造成突触前神经元兴奋性下降,故钠通道和钾通道的修饰可能为上述现象的主要机制。

4. 树突兴奋性与整合的可塑性 除了突触前神经元兴奋性的变化外,相关的活动也可以导致局部突触后膜兴奋性的改变。1973 年 Bliss 和 Lomo 发现:强直刺激所诱导的 LTP 伴随着突触后 EPSPs 增大和突触后放电频率的增加(所谓 E-S)增强效应,这种效应不同于突触传递的增强,它可能是 LTP 诱导过程中紧张性抑制作用减弱所致。最近,对树突直接电活动记录显示,LTP 的诱导的确伴随着突触后膜局部的瞬时激活钾电流电学性质的改变,增加突触后兴奋性。此外,还有人报道 LTD 的诱导也伴随着 NMDA 受体依赖性的 E-S 减弱效应,这种效应呈现输入特异性的特点。仅仅当 GABA 受体阻断后才能表现出来,提示突触后树突内的兴奋性减弱。简而言之,树突局部膜电导的变化依赖于 NMDA 受体的激活,这种膜电导的变化是 LTP/LTD 诱导的直接结果。局部突触后受体的调制被认为参与了 LTP/LTD 的形成,这些调制作用包括突触后受体磷酸化和受体在局部膜上表达数量的多少。突触后局部的电压门控离子通道的调制可能也是依据相似的机制来实现的。

树突膜上局部电导的调制不仅影响树突动作电位的触发和扩散,而且影响神经信息处理其关键作用的突触电位总和。海马 CA1 区与 LTP/LTD 诱导相关的突触前后放电时相也能引起椎体细胞的 EPSPs 持久的空间总和的线性增加/减弱。这些调制作用具有输入特异性,比如,这类调制作用发生在一些突触前输入对同一突触后树突上的另一些输入增加或减弱的效应。这种空间总和的线性增加主要归结于对局部 H 通道的调制,从而影响树突 EPSPs 的总和。这类伴随 LTP/LTD 产生相关的线性变化,通过增加或减少突触后神经元放电的输入调制作用,能提高对突触效能的控制。

(四) 基于导向性的脑可塑性

1. 轴突导向和神经可塑性 生长锥到达靶细胞,它将停止航行,转变成突触前末端。

虽然突触前末端在形态和功能上不同于运动生长锥,有些生长锥的机制被保守下来,或有修饰地用于突触形成和突触功能,也可以影响神经可塑性。生长锥的指状突起对轴突的寻路很重要,新近的研究也发现指状突起参与突触连接的动态修饰。轴突和树突都有指状突起,动态地伸缩、接触,可以稳定地形成突触。轴突的指状突起可以主动地寻找树突的指状突起,以形成连接。而树突的指状突起是树突棘(dendritic spines),树突棘是突触后端。调节指状突起运动的细胞内分子常常和轴突导向是相同的。钙信号和 Rho 家族 GTP 酶控制突触前后指状突起的形成和退缩。

2. 脑白质可塑性 脑白质是由不同的轴突连接而成的脑区域,约占人类大脑的一半体积,轴突可以髓鞘化和无髓鞘化。髓鞘对于精准长距离传导信号是必要的,不同脑区间的髓鞘化差异很大,胼胝体的脑束并没有完全髓鞘化,表明髓鞘形成是精细的局部调节,以协调动作电位的时间。最新研究成果表明,脑白质的可塑性和导向性依赖轴突结构特性,包括髓鞘的形成、髓鞘厚度的变化、节间长度的调节以及郎飞结的改变等。少突胶质细胞本质上具有髓鞘形成的能力,其抑制分子可以阻止树突的无差别髓鞘形成,并影响节间的长度,对轴突的萌发和分支改变提供可以选择的途径。人在成年后仍可以形成新的髓鞘,髓鞘的改变与活动依赖的可塑性相关。脑白质可塑性与突触可塑性在脑可塑性功能方面互为补充。

(五) 突触再可塑性

突触再可塑性(metaplasticity),又被称为稳态可塑性(homeostatic plasticity),它可以被突触或细胞活动诱导产生,但是并不表现为突触传递效能的改变,而是指改变突触可塑性的能力,如维持长时程增强或抑制稳定的能力。突触再可塑性是可塑性中更高级的层次。作为非 Hebbian 可塑性的一种主要可塑性形式,突触再可塑性是通过负反馈的形式来修正和稳定神经网络功能,从而对抗 Hebbian 可塑性自我增强或减弱的性质。我们上面提到的突触可塑性对于运动学习有重要作用,而突触再可塑性的目的是维持可塑性和神经网络的稳定性,但是与它们相关的神经生物学参数是相同的,这些参数不限于神经元的兴奋性、突触强度、突触数量和神经递质的变化。

三、胶质细胞对突触的调节

很久以来，胶质细胞被认为是一种惰性细胞，缺乏类似神经元那样的细胞间信息传递机制。但近年来的研究表明，胶质细胞膜上存在多种神经递质的受体及各种离子通道，可以感受来自神经元的各种信息。突触旁胶质细胞（星形胶质细胞和施万细胞）与突触前后神经元紧密联系并形成“三重组分突触结构”，这些结构上的联系有利于胶质细胞主动参与神经系统的信息整合与传递。胶质细胞可以通过释放和摄取神经递质、调节离子平衡和影响突触发生等方式，在突触的发生、突触传递效率和突触的可塑性等方面起重要的调节作用。

1. 对突触发生的影响　最新研究发现，胶质细胞参与调节突触的形成。在体外培养的纯化视网膜神经节细胞（retina ganglion cells，RGCs）中发现，在缺乏胶质细胞的情况下，RGCs形成的突触很少；而在胶质细胞存在的情况下，突触形成的数量和活性显著增强，提示胶质细胞具有促进突触形成的作用。该结果与施万细胞促进脊髓神经元突触形成相一致。而且有趣的是，星形胶质细胞与施万细胞促突触形成的能力是可以互换的，即施万细胞不但可以促进脊髓神经元突触形成，而且对RGCs也具有同样的作用；星形胶质细胞也是如此，提示胶质细胞参与神经系统内的突触形成可能是一个普遍存在的现象，但机制还不甚清楚，可能通过分泌各种信号分子和营养因子，如胆固醇、血栓黏合素等来完成。激活的星形胶质细胞释放的TNF-α通过激活和上调神经元表面MAPA受体的表达，增强突触传递的效率，稳定突触间的联系，以促进突触形成。星形胶质细胞和神经元之间也可以建立突触联系，如在发育过程中形成的轴突-胶质突触，以及在海马内发现的神经元的轴突终末和少突胶质细胞前体细胞之间存在的直接化学突触。

2. 对突触传递效率和神经元兴奋性的调节　神经元释放的递质可以使胶质细胞内Ca^{2+}增加，并释放活性分子，调节突触的传递效率。最近的研究发现，谷氨酸能突触活动激活邻近星形胶质细胞上的非NMDA受体，并诱导这些细胞释放信号分子ATP及其代谢产物腺苷。这些分子作用于突触前膜相应的受体，反馈抑制神经元谷氨酸释放。这种抑制作用不但发生在原来引起胶质细胞释放的突触（同突触），也发生在其他邻近的突触（异突触），提示神经元之间即使没有直接的突触联系也可以通过胶质细胞的介导而产生相互作用。这种神经元-胶质细胞之间的对话可能在神经网络的信息处理和神经可塑性中起重要作用。胶质细胞释放的ATP及其代谢产物腺苷对维持神经元基础活动的平衡具有重要作用。最近利用转基因动物实验表明，阻断胶质细胞ATP的释放，可引起神经元兴奋性显著升高和产生长时程增强能力的下降，动物有惊厥发作。还有研究表明，海马抑制性神经元反复放电引起中间神经元和锥体细胞间的突触传递效率增强，主要机制是中间神经元放电释放GABA，激活星形胶质细胞表面的GABA-B受体导致其细胞内Ca^{2+}升高和谷氨酸释放，后者通过激活中间神经元的AMPA和NMDA受体，增强突触前膜递质的释放，最终引起中间神经元和锥体细胞之间的突触传递效率增强。神经胶质细胞通过谷氨酸转运体摄取突触间隙的谷氨酸，调节突触传递。星形胶质细胞还通过维持和调节细胞外离子环境的稳定性调节神经元的活动。神经元活动时细胞外的K^+、H^+发生变化，直接影响突触的效率和活性。

3. 对突触可塑性的调节　LTP是突触可塑性的重要形式，是学习和记忆的基础。最近的研究发现，神经元LTP的形成需要星形胶质细胞参与，其机制为：LTP的诱导需NMDA受体的激活，而NMDA受体的充分激活则依赖于星形胶质细胞分泌的D-丝氨酸。这些研究提供了胶质细胞参与LTP形成的直接证据及分子机制，提示胶质细胞可能主动参与脑高级功能活动的调节。

美国康复医学教授Bach-Y-Rita一直致力于研究中枢神经系统损伤后的恢复机制，曾撰文介绍了其父患脑卒中后，经过康复训练，功能得到恢复的情况。他的父亲66岁时患脑干梗死，急性期后每天接受3小时的康复治疗，并积极参与家庭治疗，如自己洗碗，当手出现痉挛时就放在温水中浸泡，坚持练习用患侧手打字，经过不懈的努力，又恢复了全日工作3年，最后在72岁步行登山至9 000英尺（9 000英尺≈2 743米）时死于心肌梗死。死后尸检发现97%的锥体束有病理改变，只有大约3%保留完好，仅依靠这3%的锥体束就能帮助他在生前恢复全日工作，并能步行爬山。由此可见中枢神经系统的代偿能力之大。

四、与脑可塑性有关的因素

脑的可塑性是指中枢神经系统可以从内部通过结构和功能的调整和重组来适应脑损伤后的变化。在脑可塑性的形成中，Luria 的功能重组理论具有重要意义。Luria 认为，功能重组可以分为系统内重组和系统外重组 2 个方面，系统内重组是在同一系统内相同或不同水平上出现的代偿，例如，由病灶周围组织代偿，或病灶以上或以下的结构来代偿；系统间重组是由另一个在功能上完全不同的系统来代偿，例如，由皮肤触觉来代替视觉等。

（一）系统内的功能重组

指在功能相近的系统内通过重新组织原来的系统或损伤部分以外的系统承担因病损而丧失了的功能，其方式大致有：

1. 轴突侧支长芽和突触更新 轴突长芽有两种形式，一为再生长芽，是从损伤轴突的断端向损伤区生长，由于速度慢、距离长，往往尚未长到损伤区，该区已被生长迅速的神经胶质包围而形成神经胶质疤，以致无法进入损伤区，结果无法恢复神经支配。另一为侧支长芽，是从最靠近损伤区的正常轴突向侧方伸出分支去支配损伤的区域，由于轴突本身正常，再加上距离近，因此能够迅速达到恢复支配的目的。已证实在单侧视皮质损伤后，在外侧膝状体和顶盖前核中出现侧支长芽，并使相应的功能得到恢复。而突触更新，是指通过突触后致密带（postsynaptic densities，PSD）进行的，常见的形式是呈小扁盘状、无孔的 PSD 的直径逐步增大，达到阈值时穿孔、成沟、分裂而形成新的轴突。由于上述两者的存在，常可使损伤区恢复神经的支配。

2. 轴突上离子通道的改变 在有髓鞘轴突中，神经冲动的传导是通过郎飞结中 Na^+ 通道集中的无髓鞘的膜部跳跃前进的，在多发性硬化中髓鞘丧失，神经冲动的这种跳跃式的前进消失，表现为临床上的异常。目前电镜证明：在多发性硬化的缓解期，脱髓鞘的轴突上 CNS 可塑性的表现为病变的轴突上每隔 100~200μm 即形成一种称为 Φ 结的 Na^+ 通道密集的部分，后者在某种程度上起到与正常的郎飞结膜部相似的作用，使动作电位的传导有所恢复，因而在临床上表现为暂时的缓解。目前认为这种可塑性的形成与星形胶质细胞有关。

3. 突触效率的改变 CNS 可塑性的一种重要表现为改变突触的效率。方式包括侧支长芽时使突触的前端扩大，增加信息传输的面积和效率；侧支长芽时使单突触变为双突触，使原有的效率增加一倍；使新生的突触更靠近细胞体；增加突触间隙的宽度；增加神经递质的数量，并使之出现在以前不可能有的区域上；使破坏和灭活神经递质的机制失效；改变细胞膜的通透性，从而改变细胞的兴奋性；改变突触间隙内神经递质的浓度和回吸收的速度；改变突触后膜的敏感性；改变树突膜的通透性等。

与突触效率改变有关的现象有失神经过敏（denervated supersensitivity，DS），指失神经后，经过一定的时间，局部的兴奋性反而增高的现象。后者在周围神经中很易证实，在中枢神经中可以在一侧黑质损伤的旋转鼠实验中证实：正常时黑质两侧对称，当一侧的兴奋性大于对侧时，动物向对侧旋转。目前认为 DS 的作用有使失神经后的组织保持一定的兴奋性；使局部对将来的神经再支配易于发生反应，引起组织的自发活动，减少失神经组织的变性和萎缩；潜伏通路和/或突触的启用（unmasking）。在中枢神经中也可以通过头-眼协调控制试验证明，头-眼协调控制是由迷路和颈本体感受器控制的。在灵长类动物中，若在其头的前右方放一食物，动物的眼睛先转向它，然后头随之转动。但当头转到正对食物前，眼睛应当回转少许，否则当头正对食物时，眼睛将向右超出。这种协调即头-眼协调。当破坏动物的迷路时，头-眼协调丧失，意味着此协调仅由迷路控制。但经过数周后此协调恢复，亦即在迷路功能丧失的情况下恢复，其原因是以前潜伏的、没有生效的颈本体感受器通路发生作用而取代迷路的作用。潜伏通路和/或突触的启用是 CNS 可塑性的重要成分，其机制目前认为与上述突触效率改变中的大多数因素有关。

此外，病灶周围组织通过突触效率的提高可以代偿损伤的局部。后者可在猴的实验中证明：开颅后用诱发电位的方法找出负责屈拇运动的皮层并加以切除，猴的屈拇能力立即丧失。术后通过训练，10 天左右，猴的屈拇能力恢复到以前的 90%左右，开颅证实，此时负责屈拇的皮层出现在以前的区域周围，再次切除，重复以上的实验，结果仍发现损伤的局部仍由其周围的组织代偿。其机制目前认为是，在局部损伤后通过

CNS 可塑性的机制使周围组织的突触效率增高而最终代偿了局部的损伤。

（二）系统间的功能重组

由在功能上不完全相同的另一系统来承担损伤的系统的功能。其形式有以下几种：

1. 古旧脑的代偿　哺乳类动物的脑部在发育上可分为古、旧和新 3 个部分。新的部分在人脑的最外层，占人脑的大部，位置外露，由终末血管支配，难于形成侧支循环，容易受到损伤，而且不易修复；但古、旧部分在内层，血运丰富，双侧支配明显，因此在新脑的部分损伤以后，其较粗糙和较低级的功能即可由这些部分承担。

2. 对侧半球的代偿　一侧半球损伤后，其功能常可由对侧半球代偿的事实已有许多例证。一些患者因癫痫严重发作于成年后进行了大脑半球切除术，仍能大学毕业，从事管理工作，并在群众中有相当的威望。在我国亦有半球切除后康复成功的例子，因此对侧半球的代偿已成为众所周知的 CNS 可塑性的例子。

五、脑损伤后影响可塑性和功能恢复的因素

（一）学习和掌握新技术的能力

人们曾一度认为成年后脑的连接就会固定。然而，在过去的 20 年里，大量的研究表明，脑从未停止变化和调整。根据 Tortora 和 Grabowski（1996）的定义，学习是通过指导或体验获取新知识或新技能的能力。记忆是长时间保留知识的过程。脑随学习而变化的能力就是可塑性。那么脑是如何随着学习变化的呢？根据 Durbach（2000）的观点，学习最少会使脑发生两种类型的改变：一是神经元内部结构上的变化，在突触区最为显著；二是神经元之间的突触数量增加。

一开始，通过学习得到的新数据“保存”在短期记忆中，短期记忆是一种回忆少量信息的暂时能力。有证据表明，短期记忆依赖于脑中的电子和化学变化，而不是新突触形成之类的结构性变化。一个关于短期记忆的理论认为，记忆可能产生于不断受到刺激的神经回路，就是说，一个神经冲动刺激第一个神经元，然后沿着第二个神经元与第一个神经元连接的突触刺激第二个神经元。一段时间以后，信息就被转移到一种更持久的记忆中——长期记忆。长期记忆是脑中解剖和生物化学变化的结果（Tortora 和 Grabowski，1996）。

康复治疗中的运动再学习技术即是学习和记忆的重要方法，将中枢神经系统损伤后运动功能的恢复训练视为一种再学习或再训练过程，在强调患者主观参与和认知重要性的前提下，按照科学的运动学习方法对患者进行再教育以恢复其运动功能。运动再学习和活动依赖性可塑性是脑损伤后康复治疗促进脑可塑性的基本机制。

（二）神经调控技术

近年来，对于脑可塑性的神经调控越来越受到重视。神经调控技术主要包括非侵入性和侵入性的神经刺激。侵入性神经刺激主要包括深部脑刺激、植入脊髓电刺激技术等。非侵入性神经刺激主要包括经颅磁刺激、经颅电刺激、功能性电刺激等。燕铁斌等通过系列研究证实了功能性电刺激通过改变神经可塑性对脑卒中上、下肢功能进行有效的调控和治疗，具有无创和安全的优势。经颅磁、经颅电等技术近年来广泛应用于临床实践和研究，在脑损伤后运动、认知等方面有一定的疗效，尚需进一步的循证医学证据支持。

（三）功能恢复分期

从功能恢复的角度来看，中枢神经系统损伤后的恢复可以划分为几个时期，在恢复的不同时期，有多种因素可以影响中枢神经系统的可塑性和功能恢复。

1. 恢复超早期　一般指损伤后 48 小时内。

2. 恢复早期　3 天至 3 个月，包括急性期（损伤 1 个月内）和恢复早期（损伤后 1 个月至 3 个月）。此期影响恢复的内部因素主要有神经解剖和神经生理方面。例如，病灶周围水肿的消退，闭塞血管的再通，病灶周围侧支循环的形成，形态与功能脱节的改善，潜伏通路和突触的启用等。外界的影响主要应用神经营养药和促进脑功能恢复的药物，是否开始康复治疗以及环境因素的影响等。

3. 恢复中期　从 3 个月开始至 2 年，其中损伤后 3 个月至 6 个月为恢复中期，6 个月至 2 年为恢复后期。此期内部因素的作用开始减弱，主要为轴突长芽，病灶周围部分的脑组织和/或对侧大脑半球的功能代偿，继续启用潜伏通路和突触等。外部因素的作用开始增强，除了营养神经和促进脑功能恢复的药物如神

经营养因子、神经节苷脂之外，正确和全面的综合康复以及环境、心理、社会因素的影响格外重要，特别是有目的、有计划的康复治疗，对功能恢复的作用日益显露。

4. 恢复后期　通常指2年以后。此期脑组织的病变已经稳定，功能的恢复主要依靠健侧脑的代偿以及潜伏通路和突触的启用。外部因素如神经营养药的作用主要是预防复发，功能恢复的训练也从注重训练患侧躯体的功能转向训练健侧躯体的代偿或辅助支具或器具的应用。

（郑修元　燕铁斌）

第二节　脑损伤后运动功能恢复

脑损伤后根据损伤的部位和程度，可以出现不同的临床表现，其中运动障碍是最常见的临床表现，也是影响生存者生活质量的主要因素，因此，恢复或改善运动功能是脑损伤康复治疗的首要任务之一。

一、运动障碍的表现形式

脑损伤后运动障碍有多种表现形式，有作者将其概括起来为3个方面：①肌张力异常；②肌肉瘫痪；③选择性运动丧失。三者各自独立又相互关联，其核心是运动控制失调。肌肉瘫痪是损伤患者最具特征性的表现，肌张力异常的分布虽然在上、下肢可以不同，但典型模式是上肢屈曲型为主，下肢伸展型为主，而选择性运动丧失则表现为刻板的、不协调的、不灵活的、非功能的共同运动。Brunnstrom曾详细描述过这种共同运动，被认为是脑损伤后肢体瘫痪患者的典型运动模式（表6-1）。

表6-1　脑损伤后患者的典型运动模式（Brunnstrom）

	上肢	下肢
屈曲模式	肩胛带：回缩、上提	髋关节：前屈、外展、外旋
	肩关节：后伸、外展、外旋	膝关节：前曲
	肘关节：屈曲	踝关节：背伸、外翻
	前臂：旋后	
伸展模式	肩胛带：前伸	髋关节：后伸、内收、内旋
	肩关节：前屈、内收、内旋	膝关节：伸直
	肘关节：伸	踝关节：跖屈、外翻
	前臂：旋前	

二、运动障碍的恢复过程

（一）恢复形式

脑损伤后运动障碍的恢复可以分为自发性恢复与治疗性恢复2种。

1. 自发性恢复　是指发病后在没有任何治疗因素（如药物、手术、康复训练等）的干预下，病情自然缓解，功能得到不同程度恢复的过程。例如，世界卫生组织于1989年曾发表了1份关于脑卒中的专题报告，其中指出“脑卒中后数小时到数月时间内，有相当一部分患者的神经症状可以自发地部分恢复，偶尔可以完全恢复。”由于这类患者大多未能及时就医，多在以后复发或再发时追问病史而知，因此，对其恢复的具体过程难以研究。

（1）自发性恢复可能机制：一般认为自发性恢复多在发病后早期，其可能机制有2个方面，一方面是局部因素作用，包括病灶周围水肿的消退；病灶局部和周围的血管反射性痉挛，甚至闭锁后的重新再通；正常时不开通的某些侧支循环的开放或形成等。目前，尚无足够的确切证据能证明上述因素在长期的功能恢复中起作用。另一方面是脑的可塑性作用。

(2) 自发性恢复带来的问题:脑损伤的自发性恢复病程较长,在神经系统对功能障碍肢体恢复正常控制模式之前,可能会导致诸多并发症,不利于康复。例如:运动不足导致肌肉组织萎缩;下肢肌肉的肌肉泵作用丧失或不足而易于形成深静脉血栓;骨骼长期失去应力刺激而导致骨质疏松;关节长期不能充分活动而导致关节挛缩、肌腱短缩;因运动不足而导致体位变换困难,导致坠积性肺炎、泌尿系感染;长期卧床导致直立性低血压;以及体能下降、心理影响等。

此外,脑损伤后神经组织的修复和可塑性变化,是有窗口期的。若自然恢复,则肢体的异常运动或痉挛状态迟迟不能纠正,所以在恢复的黄金期内,脑组织得不到肢体运动正常模式的反馈;此时在异常运动模式反馈信息的基础上,脑组织进行运动再学习,必将导致肢体运动功能按照异常模式恢复,而且一旦形成异常运动模式,后期很难纠正,出现误用综合征,严重影响脑损伤患者的生存质量。

2. 治疗性恢复 有关治疗性恢复的研究甚多,不少作者都先后描述过运动功能的恢复顺序,尤以Brunnstrom的恢复6阶段最具代表性(表6-2)。

表6-2 脑损伤后肢体功能恢复分期(Brunnstrom)

分期	上肢	下肢
Ⅰ期	软瘫,无自主运动	软瘫,无自主运动
Ⅱ期	出现痉挛和共同运动,屈曲模式在先,伸展模式在后	出现痉挛和共同运动,伸展模式在先,屈曲模式在后
Ⅲ期	可随意引起共同运动(痉挛加重) 手钩状抓握,无随意伸展或放松	可随意引起共同运动(痉挛加重)
Ⅳ期	脱离共同运动(痉挛减轻) (1) 手触摸骶尾部 (2) 上肢前屈90°,伸肘 (3) 拇指90°,前臂旋前/旋后 (4) 拇指侧方外展及放松 (5) 手指小范围运动	脱离共同运动(痉挛减轻) (1) 坐位屈膝>90° (2) 坐位,踝背伸 (3) 坐位,先屈膝,后稍伸膝 (4) 站立,先屈膝,后稍伸膝
Ⅴ期	独立或分离运动(痉挛明显减轻) (1) 上肢外展90°,伸肘 (2) 上肢外展180°,伸肘 (3) 伸肘位前臂旋前/旋后 (4) 手抓握圆柱体与球状物体 (5) 手指不同范围的随意伸	独立或分离运动(痉挛明显减轻) 站立 (1) 伸髋、屈膝 (2) 踝背伸 (3) 伸膝
Ⅵ期	协调运动(痉挛基本消失) (1) 双上肢外展90° (2) 双上肢外展180° (3) 伸肘位前臂旋前/旋后	协调运动(痉挛基本消失) (1) 站立位,伸膝,髋外展 (2) 坐位,屈膝,小腿旋转 (3) 坐位,足内翻/外翻

脑损伤后积极进行肢体相关康复治疗,目的在于将"正常"模式的肢体运动信息反馈回脑,从而"指导"脑的可塑性、脑的功能性重组和脑的功能恢复,从而促进肢体功能向正常运动模式的方向康复,避免误用综合征。例如,应用肉毒素注射等手段,纠正肢体的痉挛;利用"踩单车"或功能性电刺激(FES)等手段,帮助患者尽量以"正常"的运动模式来训练肢体,都可以达到这个目的。此外,针对肢体的各种主、被动活动等康复治疗,大大减少了上述并发症的发生,也有助于患者建立对抗疾病的信心。

脑的神经调控技术,目的在于调整脑损伤后脑组织的神经功能状态,使之更利于脑可塑性、脑的功能性重组。例如临床上应用高频重复经颅磁刺激(rTMS)或经颅直流电刺激(tDCS)阳极刺激受损侧脑区,纠正损伤后的半球抑制现象，从而促进脑功能恢复。

近年来，已有学者尝试将神经调控技术和肢体正常运动模式相结合，即"脑-肢"协同技术来促进脑损伤患者肢体运动功能的康复，取得了更为满意的临床效果。

（二）恢复时间与过程

脑损伤后的恢复差异很大，从留有严重的残疾到几乎完全恢复。其恢复时间和过程与损伤性质（缺血、出血、外伤）、损伤程度、损伤部位及年龄等因素有关。例如，大多数颅脑损伤的恢复发生在急性受损后的前6个月内，可以持续至伤后1年或2年，也有作者报告2年以后仍有不同程度的恢复。其中，躯体运动功能的恢复发生最早、最快，脑损伤后3个月内可达高峰，言语能力在伤后6个月达到最佳状态，而感知运动技巧的恢复比较晚，常在12个月达到高峰。近年来，新的观点认为脑损伤的恢复过程没有终点，只是恢复的速度逐渐减慢。对那些留有终生躯体和认知残疾的颅脑损伤患者来说，仍有可能通过不断地学习和训练，去掌握某种新的功能或去适应新的环境。

关于脑卒中的恢复过程及时间研究较多。目前普遍认为脑卒中在发病后前3个月内恢复最快，3个月后开始减慢，6个月后进一步减慢，但1年后仍有缓慢恢复。近年来更有作者报告，发病后2年，患者经过强化康复训练，运动功能仍有改善。根据世界卫生组织组织多国专家进行的一项专题调查报告显示，单纯运动障碍的患者，发病后14周有可能独立行走，运动障碍伴有感觉障碍者，发病后18周（4个半月）有35%的患者可能会独立行走，如果这期间不再恢复行走功能，以后恢复独立行走的可能性比较小，但在28周（7个月）内仍有可能达到借助助行器（如手杖）行走的水平。

（庄志强　燕铁斌）

第三节　脑损伤后言语功能恢复

一、失语是脑损伤后言语功能障碍的主要表现

脑损伤后言语功能的丧失主要由失语（aphasia）所致。失语是指因脑损伤引起的原已习得的语言功能丧失或损害，是脑损伤后常见的并发症，临床上80%~90%的失语都是由脑卒中所致。急性卒中后失语的概率是21%~38%，会出现不同程度的语言障碍，是影响卒中患者生活质量的重要因素。尽管这些患者中有一半恢复了大部分或全部的语言功能，但余下的患者会遗留持续性的交流功能障碍，对患者的日常生活造成严重影响。失语的治疗通常以药物、语言康复训练为主要手段，但康复效果并不理想，主要是因为语言是人类所特有的复杂的高级脑功能，卒中后失语的发生及其恢复机制至今仍未完全清楚。

荟萃分析提示，脑卒中引起的初始神经功能损害的严重程度，尤其是失语程度，以及病灶的体积大小，是预测患者语言功能结局最可靠的指标。即便如此，这些因素只能解释约1/3失语症患者康复结局的差异。患者的人口学特征（如性别、年龄、发病前智力和利手等）对最终结局的预测价值也不大。虽然有报道称，某些区域的梗死会引起特定的失语表现，但进一步的研究表明，解剖与行为的关联性并不如人们认为的那么强。1988年发表在《自然》杂志的一篇在健康受试者身上进行的正电子发射断层显像（positron emission tomography，PET）研究文章，采用了后来被奉为经典的"减法"设计，将受试者进行认知任务时的神经功能活动减去他们的基线状态，以确定所研究的认知任务的解剖定位，提示代表语义任务的神经活动都集中在左侧额下回，包括"经典"的Broca区（Brodmann 44和45区）和邻近的额叶下部腹外侧皮质。这个区域参与了语义相关的认知加工。但之后的研究认为，语义加工的区域可能非常分散，颞叶的前部和腹侧都有参与。

二、失语症恢复的层级模型

功能神经影像学研究通常用3个机制来解释失语症恢复的过程。第一种"病灶周围重建"假说认为，语言功能恢复是区域特异性语言系统在病灶周围组织中重建的结果。第二种是"功能代偿"假说，即语言功能恢复是由语言功能转移至对侧大脑半球的镜像区所致。第三种"去抑制"假说，源自功能神经影像学研究，认为右侧大脑半球的激活是经胼胝体去抑制引起的，并指出这种激活对恢复可能没有促进作用，甚至会与

左侧大脑残存未受损组织相互抑制而阻碍恢复。

为了尝试将这些不同的假说统一起来，有学者提出了失语症恢复的层级结构理论。根据这个理论，失语症最佳的康复模式是优势半球语言网络重获原有的激活模式，但这在较大范围的损伤后是不太可能实现的。在损伤较大的情况下，语言功能恢复可能依靠效率较低的代偿机制来进行。它发生在同侧半球语言网络的一个次级中心。如果同侧半球大部分的病灶周围皮质都已梗死，则由病灶区在对侧半球的镜像皮质进行最低效的代偿。但是，由于存在"功能侧化"和"经胼胝体去抑制"的不同观点，目前对于右侧半球在语言恢复中的角色仍然未有定论，使得采用何种康复治疗方案也存在一定的矛盾。

根据这个层级模型，当左半球的损伤很小或不影响左半球的语言中枢时，通常可以通过恢复左半球语言网络的正常激活模式来实现完全或接近完全的语言恢复。当左半球的损害涉及重要的语言中枢时，左半球病灶周围区域可能会被募集，从而实现较高程度的恢复。然而，当左半球网络受到严重损害时，只能通过右半球镜像区来承担某些语言功能，但其效能远低于原有区域。抑制左半球可能对右半球的经胼胝体抑制降低，从而有助于语言的恢复，但与患病前完整的左半球外侧区相比，这些患者重建的语言网络效率低下。增加右半球网络的募集也可能是低效的，因为它们可能会通过经胼胝体抑制阻碍左半球语言网络的激活。右侧额下回经兴奋性 TMS 后，患者语义理解等的初级言语功能较前改善，但涉及言语流畅性的高级语言功能的恢复程度明显不如对照组，而 Braun 等最近利用功能性磁共振成像对慢性期失语症患者图片命名能力进行研究发现，图片命名正确时，左侧病灶周围的激活明显，而命名错误时，右侧镜像区的激活增加。这些结果提示右侧镜像区可以代偿语义判断、选择等的初级言语功能，但对于命名和言语流畅性等高级功能可能起相反作用。

综上所述，有效失语症恢复的层级模型可以概括为：①左半球语言网络恢复正常时恢复最佳。②左半球病灶周围区域补偿受损语言区域时恢复良好。③当需要右半球来代偿完成语言任务时，恢复有限。

三、语言恢复过程中大脑相关功能区的神经活动及其作用

语言康复还应思考以下的一些问题，例如卒中后失语患者的某些"异常"神经活动可能是完整的一般区域网络正常活动的上调，以及完整的一般区域网络所起的作用。因此，语言任务所引起的 Broca 区周围区域和对侧镜像区的活动，可能不能反映特异区域网络的恢复，而可能是涉及扣带-岛盖部的一般区域网络完整部分的活动。另外，恢复程度最低的患者，在右侧半球的 Broca 镜像区可观察到最大程度地激活，是因为他们在完成语言任务时存在较大的困难，故而突显出右侧一般区域网络的活动。

除了对一般网络的了解外，有关失语患者存在语义表征提取困难的证据也越来越多，这些研究有一部分是通过在健康受试者身上采用神经刺激技术进行的。将语义障碍的失语患者与额颞叶痴呆的患者进行对比，可以发现前者是因为任务相关性语义提取困难导致的，而后者是因为语义表征本身逐渐退化引起的。这两种疾病的病理机制有较大的区别，失语是由于左侧额顶叶及其皮质下组织受损，而额颞叶痴呆是以双侧颞叶前部萎缩为特征，提示语义处理过程依靠分布于双侧前额叶背外侧、左侧角回和左颞叶后部来完成。

此外，大多数关于失语康复的研究都报道了侧化转移是在额下回发生的。有研究显示，类似的现象在左侧颞叶后部及其附近顶叶下部的 Wernicke 区也会发被观察到。从损伤研究得到的结果有力地提示了左侧颞叶后部在语言处理中的作用，而 Hickok 和 Poeppel 的一个功能解剖模型指出，双侧颞叶后部与语音解码和词汇通达有关。他们还认为分析句法结构含义的功能存在左侧优势。据此推断，Wernicke 的镜像区协同分析语音的时频信息及其词汇表征的通达。Leff 的研究有类似的发现。他们观察到右侧颞上沟后部在卒中后失语慢性期的活动模式与右利手的正常受试者相似。这可能与特异区域语言网络的突触重组有关。研究者还认为与语言产生相比，语言感知存在更明显的左侧化倾向，它与左侧颞顶枕交界区的活动有关。一个包含 55 项研究的荟萃分析总结出右侧颞顶交界区是组成注意相关网络的一部分。这个网络包含了自上而下和自下而上的注意调控过程，并且与腹侧注意系统在额顶叶的组成部分有重叠。右侧颞顶交界区参与了注意的重新集中。因此，失语患者右侧颞上沟末端的激活可能是他们在听到语音刺激时，自下而上的注意调控相较于正常人更多地参与语音处理的表现，证明失语患者不仅在语言处理方面与正常人有区别，在注意力和执行控制的需求方面也存在差异。

一项至今已被引用超过 4 000 次的关于卒中后失语患者功能磁共振成像研究提示，卒中后左右侧语言功能的分布似乎也有时间成分。在左半球语言网络急性和亚急性损伤的情况下，语言功能似乎更倾向于重新分配到右半球的大脑外侧回路，特别是在左半球大面积损伤时。随着时间的推移，至少对一些患者来说，语言任务在右半球结构的募集减少了；最终，对于一些慢性失语症患者来说，语言恢复与语言处理重新分布回左半球的大脑外侧区。

四、非侵入脑刺激技术调控作用对语言恢复的影响

越来越多的研究表明，非侵入性脑刺激技术（主要包括 TMS 和 tDCS）是治疗慢性脑卒中失语患者语言障碍的一种辅助手段。一些 TMS 研究采用抑制性刺激作用于右脑，旨在局部降低损伤对侧大脑的神经活动，以利于损伤侧大脑神经活动的提高，Naeser 等人的研究是其中的代表。用 1Hz 的 rTMS 刺激右侧半球 Broca 镜像区前部（三角部）后，观察到患者图片命名的正确率和反应时间有短暂但显著的改善。相反，如果 1Hz 的 rTMS 施加于右侧半球 Broca 镜像区的后部（岛盖部），患者图片命名的正确率和反应时间会出现短暂的下降，因此认为右侧三角部与岛盖部在语言功能中起到不同的作用。一个重要原因可能是 rTMS 具有刺激位点特异性。以往几乎所有显示阳性结果的研究都涉及 TMS 特定作用于右侧半球三角部。Naeser 等人的研究，尝试对右侧额下回和右侧运动皮质的不同位点进行刺激，以确定是否有 TMS 特异的最佳位点。结果显示命名能力的改善只与作用于右侧三角部的刺激有关，其附近区域的刺激并不能带来治疗作用。使用 TMS 和 tDCS 治疗慢性失语患者的试验大部分是基于大脑半球间经胼胝体抑制的假说，即刺激病灶周围组织或抑制病灶对侧镜像区可以促进语言功能的恢复。

但是，此理论模型不能很好地解释所有慢性失语 TMS 和 tDCS 研究的结果。当左侧大脑半球的病灶面积太大时，则需要利用"功能代偿"假说，即由对侧大脑半球的镜像区代偿促使语言功能恢复。相关的研究显示，运用高频 rTMS 兴奋右侧大脑半球治疗卒中后失语有一定的效果，但是由于存在大脑语言功能偏侧化的原因，右侧大脑的代偿是低效的，患者的语言功能恢复并不理想。

此外，近来的研究显示，执行语言任务时无效区域的激活可能会影响残存语言网络的功能。低频 rTMS 可能通过刺激患者右侧半球三角部，抑制双侧大脑半球的无效激活，间接使双侧半球高效语言功能区激活增加，优化语言功能网络，从而使失语患者的语言功能改善。

因此，如何利用非侵入脑刺激技术等神经调控技术更好地促进脑损伤后语言功能重组，需要今后更进一步研究。

（陈兆聪　丘卫红）

第四节　脑损伤后吞咽功能的恢复

吞咽是指人体从外界经口摄入食物并经食管传输到达胃的过程，是一系列复杂的、高度协调的肌肉运动的结果，由兴奋性和抑制性神经冲动进行精准协调，涉及 31 对肌肉和 5 对颅神经，受大脑皮质及皮质下结构、脑干两级中枢调控。当病变累及其中任何一种神经或肌肉时，均可出现吞咽障碍，常见于神经系统疾病，如脑血管意外、退行性神经病变、头颈部病变手术后、脑外伤、帕金森病、神经脱髓鞘病变等。吞咽障碍可导致反复吸入性肺炎、脱水、营养不良，甚至窒息等严重并发症，同时也可能会出现社会心理的不良后果。

一、吞咽障碍的表现

根据影响吞咽动作的不同时期，主要分为口腔准备期、口腔推送期、咽期、食管期吞咽障碍。

1. 口腔期吞咽障碍　主要表现为唇运动不对称，食物从一侧口角漏出；张闭口困难，反复动作试图吞咽或分次吞咽，吞咽启动延迟或困难，进食时间延长，舌运送控制差，舌推送无力，不能形成食团，吞咽造影可发现口腔食物残留多、吞咽启动延迟、吞咽前误吸等，临床上常见于大脑皮质或皮质下受损的患者。

2. 咽期吞咽障碍　主要表现为患者吞咽时常见咽部残留，多次吞咽后不能完全清除，食物不能咽下，常伴吞咽动作不协调、呛咳等，严重者可出现反复吸入性肺炎，吞咽造影发现渗漏或者误吸、上食管括约肌开

放功能障碍，临床上常见于脑干受损的患者。

3. 食管期吞咽障碍　主要表现为食物反流、反酸、胸骨后不适，进食量逐渐减少，常见于胃食管动力性病变的患者，如胃食管反流病、食管-贲门失弛缓症、弥漫性食管痉挛、食管憩室、机械性梗阻，一般认为单纯食管期吞咽困难与脑损伤关系不大。不同部位脑损伤后导致不同类型的吞咽障碍。因此，脑损伤后吞咽障碍以口咽期吞咽障碍为主。

二、吞咽障碍的治疗

目前吞咽障碍的恢复手段包括行为学干预和非行为学干预。行为学干预一方面通过改变患者的进食体位、姿势、口肌主被动训练、吞咽手法或者视听觉反馈等方法改善患者的动作，另一方面是改变食团性状。非行为学干预主要以外源性刺激为主，包括外周电刺激（咽部、口腔、舌骨上下肌群）、外周其他感觉刺激（味觉刺激、酸刺激、温度觉刺激、辣椒素等）、重复经颅刺激（包括经颅电刺激和经颅磁刺激）。也可以将这两种方法联合使用。

三、吞咽障碍恢复的神经机制

相比运动障碍，神经可塑性在吞咽功能恢复中的作用机制知之甚少。目前认为代偿性手段多以增强咽部肌肉力量以缩短口咽吞咽时间、减少口咽部残留、降低渗漏误吸概率为目标，已有较多研究认为这些能改变相应大脑皮质的兴奋性，而一些外源性干预手段，如脑神经调控技术和外周刺激技术对吞咽中枢的影响则是目前研究的热点。现详述如下：

（一）大脑皮质及皮质下结构可塑性变化在吞咽障碍恢复中的作用

吞咽障碍在脑卒中早期有部分自发恢复，近期研究显示，入院时 45. 1%的患者有吞咽障碍，但在随访 3 个月后，其中仅有 21. 8%仍存在吞咽障碍。Hamdy 等研究发现，3 个月内自然恢复以健侧半球的相应代表区兴奋性增强为主。目前较少研究脑损伤的病程长短与吞咽障碍的表现形式、严重程度之间的关系，但脑损伤后急性期吞咽障碍的恢复受病变部位、病变大小、病变性质、患病年龄、合并症、并发症等因素影响。

通常认为，口咽期吞咽功能涉及的肌肉有很多都是双侧神经支配。但是 TMS 的相关研究发现，咽期吞咽肌肉的双侧皮质区之间也存在优势侧，并且这种偏侧化与左右利手、性别和年龄无关。这种理论可以解释单侧大脑卒中导致的吞咽障碍严重程度不一，结局也并不一致。即优势侧大脑皮质受损时可出现吞咽障碍，而非优势侧咽肌代表皮质受损时可能不出现吞咽障碍。尽管许多研究认为脑卒中后吞咽功能的恢复与健侧皮质有关，健侧吞咽相关皮质可作为一个治疗靶点，但是对于慢性单侧大脑卒中患者，患侧大脑皮质的下行传导束兴奋性与吞咽严重程度相关。有学者认为与肢体运动功能不同，双侧吞咽皮质之间不存在经胼胝体抑制，但近年来也有学者通过神经导航技术等发现吞咽障碍的恢复可能也存在双侧大脑皮质“竞争性抑制”的现象，即健侧大脑皮质的过度兴奋可能进一步抑制患侧大脑皮质的恢复。这些均为中枢神经调控治疗（重复经颅磁刺激、经颅电刺激）恢复脑损伤后吞咽功能提供了依据，基于此，目前脑调控技术在吞咽障碍领域的研究从 3 个途径来改善吞咽功能。第一种是通过兴奋病灶周围的皮质结构来提高大脑皮质的兴奋性，有研究发现，即使兴奋食管皮质代表区，也可改善咽期吞咽功能；第二种是通过兴奋病变对侧的健侧大脑皮质来改善吞咽功能；第三种是通过抑制健侧吞咽皮质兴奋性来降低皮质间抑制以提高患侧皮质兴奋性。文献报道显示，这 3 种途径均可能改善吞咽功能。除局部大脑皮质的兴奋性变化与吞咽功能的恢复有关外，研究发现，经颅磁刺激联合外周电刺激也可导致咽肌代表皮质区远隔部位的兴奋性增高，并且磁共振波谱研究显示这可能与抑制性神经递质 GABA 的改变有关。

相对于吞咽肌肉收缩力有较完善的评估，临床上吞咽障碍中感觉功能的评估往往容易忽视。但是口咽部感觉功能的下降是吞咽障碍临床表现的重要因素，常导致吞咽启动不能，误吸发生率明显增高。研究表明，尤其是针对老年患者，单纯外周感觉刺激也能改善吞咽功能。正常人咽部感觉刺激信息加工处理是由双侧大脑感觉皮质完成的，大脑皮质处理咽部传入感觉出现紊乱可能是导致老年人吞咽障碍的原因。进一步研究发现，外周感觉刺激不仅仅伴有感觉皮质的兴奋性变化，而且吞咽相关运动皮质区的兴奋性也发生变化，表明吞咽相关皮质代表区之间可能通过网络节点的方式进行连接。但不管是正常人还是吞咽障碍患者，感觉信息在大脑皮质内具体如何加工，并影响运动信息传出的机制并不十分清楚。另外，目前尚不清楚口咽期吞咽障碍患者感觉功能和运动功能与临床症状之间的关系，何种更为重要，如何发生交互影响，这些均影响到康复治疗策略的制订。

（二）脑干及小脑可塑性在吞咽障碍恢复中的作用

对于大脑皮质和皮质下结构可采用功能性磁共振、经颅磁刺激、脑电图等多种神经影像学方法进行研究，但针对脑干病变或者相关颅神经核团受损导致的吞咽障碍患者的研究手段极其缺乏，导致其恢复的神经可塑性机制并不清楚。笔者曾针对脑干卒中后吞咽障碍患者进行研究，发现导管的球囊扩张治疗可以增强此类患者患侧皮质脑干束的兴奋性，从而改善吞咽功能。另外，脑干病变患者中大脑皮质可能起到一定程度的代偿作用，有研究发现，针对延髓背外侧综合征患者予以双侧咽部皮质代表区经颅磁刺激后，吞咽功能可改善。但后续研究需要进一步阐述大脑皮质等吞咽一级中枢在脑干神经核团受损导致的吞咽障碍中发挥何种作用，将为下一步大脑皮质的中枢刺激方案提供依据。此外，目前对小脑在吞咽功能的调控作用及其在吞咽障碍的治疗中作用机制也有一定阐述。研究发现，采用重复经颅磁刺激（rTMS）刺激小脑后，咽肌皮质代表区兴奋性也会增加，吞咽功能也随之改善，这些均表明小脑可能也是脑损伤后吞咽功能恢复的一个潜在靶点。

（三）吞咽障碍恢复机制研究的发展方向

吞咽应该涉及感觉-运动整合的过程，越来越多的影像学研究也发现吞咽功能涉及多个感觉、运动皮质代表区，吞咽障碍的恢复应该是各个脑区以网络协作的方式发生变化，发挥脑可塑性的作用，具体机制尚不十分清楚。但目前探讨脑损伤后吞咽障碍的恢复机制至少可能面临以下几个问题：①吞咽障碍的表现形式多样化，其恢复受多种因素影响，难以评估急性期患者自然恢复的机制。②吞咽功能结局评估表侧重点不同，比如渗漏误吸量表只评价渗漏误吸的程度；有些量表注重吞咽生理；还有些关注的是进食情况。这些量表只评价了吞咽行为中的某个方面，并且并未定义患者至少应增加几分才具有临床意义。③脑神经调控技术的某些参数和作用机制并不十分清楚，需要开展较大规模的研究进一步明确。

（卫小梅）

第五节　脑损伤后认知功能的恢复

认知（cognition）是人脑接受外界信息，经过加工处理，转换成内在的心理活动，从而获取知识或应用知识的过程，包括记忆、语言、视空间、执行、计算和理解判断等方面。认知障碍是指上述认知功能中的一项或多项受损，并影响到患者的日常生活能力和社会功能。

脑卒中、脑外伤和神经退行性病变等是造成脑损伤后认知障碍的主要病因，随着医疗技术的进步，上述疾病的死亡率逐渐下降，但存活者往往存在不同程度的功能障碍，其中认知障碍是常见的问题；患者表现为记忆障碍、视空间障碍、执行功能障碍、计算力障碍、失语、失用或失认等，严重影响患者对外界环境的感知和适应，造成生活和社会适应性障碍。此外，认知障碍还会影响患者的运动、言语和吞咽等方面的康复，对患者的远期影响甚至超过运动障碍。

然而，目前临床上多关注于脑损伤后运动、言语、吞咽等功能障碍的康复，而对认知障碍的康复重视不够，不能早期识别和及时干预认知障碍，不仅影响患者整体功能的恢复，也给家庭和社会造成了沉重的负担。因此，急需重视脑损伤后认知功能的恢复。

一、脑损伤后认知功能恢复的理论基础：脑可塑性

脑可塑性是指大脑可以为环境和经验所修饰，具有在外界环境和经验的作用下塑造大脑结构和功能的能力，分为结构可塑性和功能可塑性。脑的结构可塑性是指大脑内部的突触、神经元之间的连接可以由于学习和经验的影响建立新的连接，从而影响个体的行为。功能的可塑性表现为通过学习和训练，大脑某一代表区的功能可以由邻近的脑区代替。脑的结构可塑性是微细有限的，但功能的可塑性在理论上是可以巨大无限的。在临床上可以看到一些大脑结构损伤严重的患者，在经过康复训练和自然修复后，大脑功能可

以恢复到接近正常水平。

目前可从微观和宏观层面研究脑可塑性的表现模式、内在机制及其影响因素。在微观层面主要针对脑损伤模型动物,采用神经染色技术、双光子活体成像技术观察树突长度、树突棘密度、神经元数量的变化;采用分子生物学技术从基因或蛋白质水平研究脑可塑性相关的信号转导机制;采用神经电生理技术检测突触效能和突触连接的变化。在宏观层面主要针对脑损伤患者,采用脑电波、事件诱发电位来评估脑损伤的严重程度以及对神经传导通路的影响;采用功能性磁共振(fMRI)检测大脑皮质厚度、不同脑区沟回面积的改变,以及不同神经网络之间联合或分离的变化等。

20 世纪 90 年代出现的 fMRI 为人脑高级功能的研究提供了新的思路。广义的 fMRI 包含了多种磁共振成像技术,而狭义的 fMRI 仅指一种以脱氧血红蛋白的磁敏感效应为基础的磁共振成像技术。fMRI 的优点是无放射性,时间分辨率和空间分辨率都比较高,可以进行反复多次、纵向和大样本的研究,并能通过观察大脑高级功能在激活和静息状态下相应皮质血氧水平的变化情况,了解脑区的功能状况。大量研究表明,脑损伤患者在经过一段时间的自然恢复或认知康复训练后,认知功能可以部分改善或完全恢复,但具体机制仍有待深入阐明。应用 fMRI 可为脑可塑性研究提供独特的方法,用于区分哪些脑功能改善是可塑性机制引起的,哪些是代偿机制引起的,因而在对脑损伤后认知功能恢复的研究中有其特殊价值。

二、基于脑可塑性的认知康复技术在脑损伤后认知功能恢复中的应用

(一)概述

认知康复(cognitive rehabilitation)是针对认知障碍的患者,为改善和提高其认知功能和日常生活能力而进行的综合管理,采用改善注意、记忆、计算、思维、问题解决和执行功能以及知觉障碍的康复治疗,是认知障碍康复的主要治疗手段。根据认知障碍的类型和严重程度制订针对性康复训练计划,适用于有认知障碍存在的各种脑损伤患者。

认知障碍的康复训练策略分为恢复性治疗策略和代偿性治疗策略。恢复性治疗策略是基于大脑的可塑性及功能重组理论,通过对特定的认知功能缺陷或障碍的功能性活动进行再训练,以提高日常生活活动能力;代偿性治疗策略则是通过宣教和帮助患者及其家属利用其残存的功能或使用辅助器具来克服日常生活中的障碍。

常用的认知康复技术包括认知训练、运动训练、无创性脑刺激、丰富环境和传统医学等。早期综合应用上述治疗手段,可减轻或延缓脑损伤所致的认知损害,有助于患者整体功能的全面康复,进而加快康复进程,促进患者早日回归家庭和社会。

(二)认知训练改善认知功能

认知训练是一种基于脑可塑性理论的认知干预策略,通过提供理论驱动的策略和/或技能矫正认知功能的缺损,具体表现为对反映各种认知领域(视空间、情景记忆、执行功能、注意力)的任务进行指导或训练。针对不同类型的认知障碍,存在相对特异的训练方法,临床上常采用患者感兴趣的项目提高注意力,如采用电脑游戏、声音、视觉、多方面的刺激等。对于记忆障碍,虽然有很多训练方法,如口语提示记忆法和视形象技术等内部刺激法,但能够带来即刻效果的是代偿的方法,如记事本、提醒的设定等外部刺激法,或者对患者的居住生活环境进行改造,减少实际生活中遇到的障碍,为患者创造适宜的外部环境。此外,虚拟现实技术也逐渐成为脑损伤后认知功能评估及治疗的重要手段,应用于由脑损伤引起的一系列认知障碍,如注意力损害、记忆障碍、空间关系障碍及执行功能障碍等。另外,通过现代电脑编程和网络技术的整合,开发互动式多媒体电脑辅助的认知康复策略,可供解决问题有困难的脑损伤患者在日常生活中使用。而随着电脑的普及和网络的发展,远程康复也将成为新的认知康复手段之一。

有文献报道,认知训练可改善脑小血管疾病和轻度认知障碍患者的集中注意力和工作记忆,这可能与增加了认知过程中涉及的大脑回路中的活动有关。另有研究发现,脑卒中后认知障碍患者在接受计算辅助认知训练后记忆能力明显提高,同时通过 fMRI 发现脑卒中患者静息状态下海马功能连接性增强,而这些功能连接增强的脑区均与认知功能存在密切的相关性。因此,推测海马功能连接模式的改变可能是脑卒中患者认知功能康复的机制之一。结合既往研究表明,脑卒中患者静息态网络的改变可以解释为脑卒中引起的

大脑功能紊乱。当脑卒中患者大脑的某些区域受损以后，它们可以通过转变功能连接至未受影响的大脑区域来代偿这些脑区的损伤，因此脑卒中患者显示更大的功能连接转变可以提示更好的认知表现。

此外，认知训练还可以促进脑外伤患者脑功能代偿和功能重组，提高患者对信息的处理能力，促进认知功能最大限度地恢复。应用 fMRI 技术对脑网络进行分析后发现，认知训练可使认知相关神经核团与大脑各区之间的连接增强，从而更好、更协调地完成认知执行与控制，同时，大脑功能网络也发生了可塑性的重组，使得该网络更为优化。

作为一种非药物治疗方法，认知训练近年来在阿尔茨海默病（Alzheimer disease，AD）的预防和早期干预中的作用受到越来越广泛的关注。在一项针对 56～71 岁的志愿者进行的随机临床试验中，57 名参与者被随机地分配到认知训练组、静止对照组、体能训练组，整个训练持续 2 周时间，接受体能训练的参与者被要求每周完成至少 150 分钟的训练。通过 fMRI 的检测手段，研究者发现认知训练能够提高与处理速度有关的大脑区域神经元的活性，此外，参与者反应时间与前额叶区域活性存在明显的反向相关性，即反应时间越快的人该区域的神经元活性越低。

国内贾建平教授团队将入组的 60 名血管性轻度认知障碍患者随机分为认知训练干预组及对照组。干预组予以连续 7 周，每周 5 天，每天 30 分钟的认知训练，而对照组接受同等时间固定难度的简单计算机操作任务。结果显示，干预组的蒙特利尔认知评估量表评分明显提高，与对照组得分变化相比有显著统计学差异。在进一步采用静息态 fMRI 分析后，发现干预组在经过认知训练后，患者脑默认网络与执行控制网络之间的连接显著增强，且这种改变与患者整体认知功能的改善显著相关，提示脑可塑性是认知训练改善患者认知功能的内在机制。

（三）运动训练改善认知功能

1. 运动训练可以改善认知功能　大量临床研究证实，运动训练可改善脑损伤患者的运动功能。目前运动训练已作为治疗脑损伤后运动障碍常用的康复手段之一。近年来，越来越多的证据表明，运动训练可以改善脑损伤患者的认知功能。Oberlin 等于 2017 年在 *Stroke* 发表的纳入 14 项随机对照研究的荟萃分析结果显示，运动训练可以改善脑卒中患者的认知功能，并推荐运动训练作为治疗脑卒中患者认知障碍的手段。Cumming 等纳入了 9 项临床随机对照研究，该系统综述指出运动训练可以改善脑卒中患者的认知功能，但此综述也指出因为每项研究的运动训练方式存在异质性，且运动训练强度可比性差，影响了结论的可靠性。

一项针对 131 例脑外伤患者进行运动疗法的研究发现，早期介入运动疗法后，中、重度脑外伤患者的认知功能评分均显著提高，说明早期介入运动疗法能改善脑外伤患者的认知功能。Donnelly 等对脑外伤患者的社区康复治疗效果进行回顾性分析，发现运动组在改善抑郁、认知功能方面均优于对照组。另有研究发现，脑外伤患者在进行 4 周的虚拟现实运动后，和对照组相比，运动组的反应时间明显缩短，工作记忆和控制能力均明显提高。

研究表明，运动训练可以降低由年龄增大引起的认知功能下降，有效地保护老年人的大脑健康。流行病学研究发现，经常参加运动训练有利于提高老年人的认知功能，这种提高可能与运动能改善海马的功能有关。研究发现，通过 6 个月的运动干预，老年人的海马体积增加了 32%，空间学习和情景记忆力能力明显提高。参加体育运动的老年人大脑内侧颞叶区变大，而这个区域有明显的随着年龄的增长而萎缩的迹象。

2. 运动训练改善认知功能的基础研究　在动物模型研究中发现，运动能促进海马齿状回神经干细胞的增殖及分化，提高认知能力。此外，运动还能改变海马齿状回局部微环境而促进新生神经细胞的存活。新生神经细胞，相比成熟神经细胞具有更高的兴奋性及长时程增强振幅，在海马兴奋性依赖的功能活动中更易于被动员而参与神经环路的信息传递，从而显示出更强的突触可塑性。在颗粒下层，颗粒细胞具有一个或两个初级树突、简单的未成熟的树突树等典型特征，而在颗粒外层则具有更多的初级树突，更复杂的树突结构，更长的树突长度。主动运动能增加大鼠的神经细胞生成，不仅使颗粒细胞层的神经细胞数量增加，而且使神经细胞具有更复杂的树突结构及树突长度。单个神经细胞标记技术研究发现，4 周的跑台及跑轮运动均能使小鼠海马 CA3 区神经元的树突域增大，树突棘的密度增加，而且跑台运动还诱使基底外侧杏仁体神经元发生相似的变化。

在分子水平上，有学者对运动与神经元突触可塑性进行了研究，发现4周的技能和跑台训练使大鼠神经元的结构蛋白突触囊泡蛋白、突触素、微管相关蛋白2、神经纤维蛋白68在运动皮质、纹状体、小脑表现出不同的变化趋势，认为不同形式的运动可以使脑产生区域特性。根据大脑的"功能定位"理论，不同的大脑区域掌管身体不同部位的运动，而不同的运动项目一般侧重于身体某些特定部位的活动，影射到大脑的特定区域，从而对大脑的特定区域产生锻炼，这或许就是不同运动项目对脑可塑性产生区域特性的内在机制。

电生理学研究认为，神经细胞的长时程增强（long-term potentiation，LTP）与学习记忆关系密切，LTP反映了突触传递效率的增强，是一种在突触水平上的功能可塑性。运动训练可以使大鼠群体锋电位的潜伏期明显缩短，同时增强LTP。神经电生理研究从突触传递效率上解释了运动能使神经信息传递效率增强的生理学原理，运动诱导的突触传递效率的增强在某种程度上为运动促进学习、记忆能力的增强奠定了生物学基础。

（四）无创性脑刺激改善认知功能

近年来，无创性脑刺激用于脑损伤后认知障碍的康复越来越引起关注。与手术及深部脑刺激相比，无创性脑刺激具有无痛、无创、操作简便、安全可靠等优点，受到康复医学界的密切关注和广泛应用。经颅磁刺激（transcranial magnetic stimulation，TMS）和经颅直流电刺激（transcranial direct current stimulation，tDCS）作为最常用的两种无创性脑刺激技术能选择性、特异性地影响脑可塑性，从而引导脑损伤后恢复阶段脑网络重组，在治疗脑损伤后认知障碍中展现出很高的应用价值。

1. 经颅磁刺激　通过磁电感应原理将脉冲磁场无衰减地透过头皮和颅骨，在大脑皮质产生感应电流，从而改变脑内代谢和神经电活动。每次输出两个以上有规律的重复磁刺激称为重复经颅磁刺激（repetitive TMS，rTMS）。高频（≥5Hz）可以提高皮质的兴奋性，低频（≤1Hz）则是抑制皮质的兴奋性。结合最新的导航技术，rTMS对脑损伤后认知障碍康复的研究积累了一些证据，有望成为脑损伤后认知康复的一种有治疗前景的无创神经调控技术。

一项系统评价与荟萃分析结果显示rTMS作为常规治疗的辅助方法可以有效地改善脑卒中患者的患侧忽略。Lu等通过一项前瞻性随机对照临床试验，发现低频rTMS（1Hz）刺激前额叶皮质背外侧区4周，与假刺激组相比，患者的记忆功能明显改善。Rektorova等设计了一项随机交叉设计临床试验，对患有轻度执行功能障碍的脑血管病患者，高频rTMS（10Hz）随机先后顺序刺激左侧前额叶皮质背外侧区或左侧运动皮质区，刺激前者区域后患者执行功能显著改善。另有一项纳入随机对照试验的荟萃分析证实，rTMS可以有效地改善卒中后患者的抑郁状态及日常生活能力。上述研究结果提示，rTMS可能在改善脑卒中患者的患侧忽略、记忆功能、执行功能和抑郁状态方面发挥作用。

临床研究表明，rTMS对神经退行性疾病引起的认知障碍也具有改善作用。Rutherford等以10例AD早期患者为研究对象，采用蒙特利尔认知评分量表（montreal cognitive assessment，MoCA）、阿尔茨海默病评定量表-认知分量表（Alzheimer's disease assessment scale，ADAS-cog）评价治疗效果，结果显示，与对照组相比，rTMS治疗组患者MoCA和ADAS-cog均有所提高，其中MoCA变化具有统计学差异。研究证实，前额叶背外侧皮质（dorsolateral prefrontal cortex，DLPFC）的可塑性与工作记忆密切相关。早期AD患者的前额叶皮质活动增强，这可能是认知功能受损后大脑的自我修复活动。对患者的DLPFC区域施加rTMS，能通过影响该区域的功能活动，进而改善患者的认知功能。

另有研究表明，rTMS可促进帕金森病（Parkinson's disease，PD）患者认知相关脑区功能的恢复，并显著改善患者的执行功能、提高空间规划任务的能力。相对于药物治疗只能针对单一症状而言，rTMS可同时显著提高PD患者的认知功能和运动功能。认知功能的改善或可促进运动功能的提高，而运动功能的提高又有利于认知功能的改善，这与大脑各功能区域之间存在连接有关，可能一个脑区功能的提高有利于相关脑区的康复。

有研究者进一步探索了rTMS改善脑损伤后认知功能的脑可塑性机制。研究发现，10Hz rTMS能改善成年大鼠局灶性脑缺血后认知功能障碍，促进海马中的神经分化，抑制海马神经细胞凋亡，同时上调缺血海马中脑源性神经营养因子（brain-derived neurotrophic factor，BDNF）及其受体原肌球蛋白相关激酶B（tropomyosin-related kinase B，TrkB）的水平。缺血性卒中后，rTMS通过抑制海马中的细胞凋亡和增强神经生成来促进认知功能恢复，说明该机制可能由BDNF信号转导途径介导，增加BDNF水平是恢复认知功能的可行方法。

有文献报道，1Hz rTMS 可通过激活 BDNF-TrκB 信号通路，改善脑损伤患者的认知功能。此外，rTMS 可通过增强神经递质或神经营养水平的活性来改善记忆功能。治疗参数的差异主要在于刺激频率，高频更能提高 BDNF 的水平，在脑损伤患者及动物模型当中疗效更佳。

2. 经颅直流电刺激 是一种利用恒定、低强度直流电（1~2mA）调节大脑皮质神经元活动的非侵入性干预技术。tDCS 由阳极和阴极两个表面电极组成，由控制软件设置刺激类型输出，以微弱极化直流电作用于大脑皮质。

Yun 等结合计算机辅助认知康复训练对 45 例右利手脑卒中患者分别进行 3 周的左侧前颞叶阳极 tDCS、右侧前颞叶阳极 tDCS 与假刺激。结果显示，左侧前颞叶治疗组的数字广度记忆和词语延迟记忆较之前明显改善，右侧前颞叶治疗组词语延迟记忆也有明显提高。Jo 等发现脑卒中患者接受左侧 DLPFC 的阳极 tDCS 后，工作记忆测试中的字母识别准确性显著提高。Kang 等发现脑卒中患者接受左侧 DLPFC 的阳极 tDCS 治疗后反应准确性明显提高，反应时间明显缩短。Park 等发现脑卒中患者结合计算机辅助认知康复训练接受双侧前额叶皮质阳极 tDCS 后，视力和听力持续性操作测试结果显著改善。以上研究表明阳极 tDCS 能够在一定程度上改善脑卒中患者的记忆障碍和注意障碍，也提示阳极 tDCS 可以与认知康复训练联合应用，可能获得更好的疗效。

关于 tDCS 治疗脑损伤后认知障碍的脑可塑性机制可能包括以下方面：

（1）通过改变静息膜电位，影响脑可塑性：Hirom 等的研究表明，阳极 tDCS 可以诱导星形胶质细胞内钙离子的增加，由于胶质细胞与突触之间的相互作用，使得突触的可塑性增强。N-甲基-D-天冬氨酸（N-Methyl-D-aspartic acid，NMDA）是脑内兴奋性神经递质，它的含量可以影响突触膜电位的极性改变。γ-氨基丁酸（γ-aminobutyric acid，GABA）是中枢神经系统的抑制性神经递质，能够引起细胞膜超极化改变，并抑制神经元的活动。研究表明，将 M1 区的 tDCS 与 NMDA 受体拮抗剂右美沙环和 Na^+ 通道阻断剂卡马西平联合应用，用 TMS 检测，发现右美沙环可以抑制阳极和阴极 tDCS 的后遗效应，提示 NMDA 受体参与了两种极性 tDCS 诱导的神经可塑性，而卡马西平选择性地消除了阳极 tDCS 的效应。当 NMDA 被阻断时，tDCS 并不影响弱活性突触的兴奋性，说明 tDCS 作为突触可塑性调节剂而非诱导剂的作用。此外，磁共振波谱提供的证据表明，阳极 tDCS 诱导局部 GABA 的减少，而阴极 tDCS 导致谷氨酸能神经元活动减少，同时 GABA 也减少，研究者推测这可能是由于这两种神经递质之间高度相关的生化关系所致。

（2）调节局部皮质和脑网络联系：tDCS 不仅可以直接调节刺激电极下大脑区域突触的电活动，还可以调节与刺激区域功能相关的局部皮质和大脑网络的活动。tDCS 可以促进大脑局部区域的网络活动，且其在局部神经元的网络效应比单个神经元更加敏感，因为 tDCS 会诱导各种皮质和皮质下网络的功能连接、同步性和共振活动。近些年利用 fMRI 技术从脑功能连接方面揭示了一些 tDCS 的作用机制。tDCS 作用于右侧额下回，即使时间很短也可以参与调节与控制认知网络相关的功能活动和连接，tDCS 产生的网络调控依赖于脑网络潜在的状态和刺激的极性。Guo 等发现阳极 tDCS 刺激左侧背外侧前额叶皮质时，与假刺激相比，阳极 tDCS 促进了丘脑与颞叶和左尾状核之间的功能连接。脑电图研究显示，在慢性脑卒中患者中，阳极 tDCS 作用在患侧初级运动皮质（M1）可使同侧 M1、顶叶皮质，以及对侧额颞叶皮质之间的连接增强。

（五）丰富环境改善认知功能

1947 年，美国学者 Hebb 提出“丰富环境”（enriched environment，EE）的概念，即相对于单调环境而言更复杂的环境，此后这一模式被广泛用于研究环境因素对脑功能的影响。1978 年，丰富环境首次被定义为：复杂的无生命物与社会刺激的复合体，即动物的饲养环境空间增大，内置物体丰富而新奇，成员较多，不仅提供了多感官刺激和运动的机会，而且赋予了相互间社交性行为的可能。在基础研究层面已经证实，丰富环境对脑损伤模型动物的认知功能有着明显的改善作用。近年来，这个概念也开始转化到临床，主要分为治疗环境的丰富化，包括构建多种类别的康复环境、虚拟现实训练、音乐治疗等，以及治疗方案的丰富化，包括多方案联合治疗、多学科联合治疗等。

一项针对脑卒中患者康复环境的随机对照试验中，向患者提供带有互联网、书籍、安装游戏的电脑，以及虚拟现实游戏的康复环境，这种丰富化的康复环境增加了患者对认知训练的参与度和依从性，并且减少了患者不活动和独处的时间。Khan 等将参与者（包括脑卒中患者和其他影响认知的神经疾病患者）随机分配到2组:进行丰富的环境活动计划的干预组或接受常规病房活动的对照组。在入院、出院和出院后3个月对患者进行认知功能评估。结果发现,与常规病房活动组相比,丰富的环境活动计划可以明显改善住院患者的认知能力。另有一项单盲随机对照试验,以确定每天听音乐是否有助于脑卒中后认知功能的恢复。研究发现,与听有声读物或不听音乐相比,脑卒中早期阶段的音乐治疗(1h/d,持续2个月)可以提高言语记忆和注意力,促进认知功能恢复。然而目前仍缺少强有力的证据证明音乐干预对脑卒中后的记忆和注意力有改善作用。

动物实验发现,早期给予丰富的环境刺激可在一定程度上促进脑功能的恢复,主要表现在动物的感觉运动功能和学习记忆能力增强。给予缺氧缺血性脑损伤新生大鼠早期触摸和丰富环境刺激干预后进行感觉运动功能和行为检测,非干预组大鼠分辨学习能力和感觉运动功能较干预组和正常对照组差,而干预组和正常对照组无显著差异,结果表明环境刺激可改善缺氧缺血性脑损伤大鼠的感觉运动功能和分辨学习能力,有效地降低脑功能障碍的发生率。电生理研究证实,环境刺激与海马LTP的产生有关,可增强中枢神经系统的可塑性和学习记忆能力。给予脑梗死大鼠运动康复训练后,康复组大鼠海马CA3区突触效应的习得性LTP的形成速度明显快于不给予任何训练的模型组,提高了学习工作效率,从而促进了学习记忆的恢复。

许多伤害性刺激如脑缺氧、脑缺血、脑损伤、颅内感染和中毒等均可破坏神经系统的可塑性,造成学习记忆功能受损。脑损伤后给予丰富环境刺激可以减轻大脑半球的损伤程度,抑制海马神经元的自发性凋亡,增加非损伤区树突分支和侧棘数量,增强非损伤区神经元代偿性可塑性能力。最近的研究发现,通过转基因技术剔除海马CAl区NMDA1基因的遗传突变型小鼠,其学习记忆能力减退,而给予丰富环境干预后则可使海马突触密度增加,树突棘增多,小鼠学习记忆能力增强。另有研究发现,丰富环境还可诱导星形胶质细胞的可塑性,而星形胶质细胞在脑损伤的恢复中具有重要作用,在脑损伤早期可吞噬有害神经递质、维持脑环境稳定,分泌神经营养活性物质,并防止缺血后神经细胞进一步损害。超微结构表明,饲养在丰富环境中的大鼠,其皮质星形细胞呈快速改变趋势,星形细胞与突触间的联系也增多。

目前的动物实验主要从形态学和行为学两方面阐述了丰富环境对脑可塑性的影响,对于其如何促进中枢神经系统生长发育,使受损神经修复的机制尚未明确。近年来的研究表明,丰富环境不仅引起脑的神经化学和神经生理变化,也影响神经元的发生。研究还发现,丰富环境刺激可诱导脑内神经营养因子mRNA的表达,尤其是增加神经生长因子的数量和神经生长因子受体的密度。另外,丰富环境还可以增加脑内诱导型一氧化氮合酶和神经元型一氧化氮合酶的活性,增加海马NMDA受体亚单位的表达,促进大脑神经纤维髓鞘的发育,从而影响中枢神经系统的发育和修复过程。随着脑科学研究的进展,环境刺激在脑损伤后结构与功能恢复中的作用及机制将会得到进一步阐明。

(六) 高压氧

高压氧(hyperbaric oxygen,HBO)是指在超过一个大气压的环境中呼吸纯氧气治疗。普通的吸氧是在一个大气压的环境下,而且吸入的也不是纯氧,氧气的浓度和压力小,没有高压氧的效果好。一项回顾性分析18岁及以上(平均年龄60岁)缺血性或出血性卒中患者在HBO治疗后,所有记忆测量指标均有显著改善,临床改善与脑代谢改善密切相关,主要表现在颞区。目前HBO是脑外伤的重要康复手段之一,其可能的机制:①降低血管通透性,减轻脑水肿;②激活中枢网状系统的兴奋性,提高人体的觉醒程度;③促进脑内毛细血管再生,加快侧支循环的建立;④促进轴突的再生和神经纤维的生长。

动物实验发现,HBO可通过激活β-catenin上调Ngn1基因的表达推动离体缺血缺氧性脑损伤大鼠神经干细胞分化为神经元,通过下调骨成型蛋白-4基因的表达减少大鼠内源性神经干细胞分化为星形胶质细胞,延迟及多次重复治疗可以增加内源性神经发生和改善神经功能的恢复,这可能与ROS/HIF-1α/β-catenin通路有关。另有研究指出,HBO可以通过抑制兴奋性氨基酸的产生,减少神经细胞的凋亡,进而促进神经功能恢复。HBO还能明显提高脑梗死大鼠脑组织超氧化物歧化酶的水平,有效抑制氧自由基生成、减轻脂质过氧化反应,从而对脑组织的结构与功能起保护作用。有学者认为,HBO可能通过抑制细胞间黏附分子、血管细胞黏附分子、白介素1β等炎症因子的表达减轻脑水肿,并能促进营养因子的表达,从而改善神经功能。

(七) 传统医学

1. 针灸　中医学认为,针灸对机体具有良性调节作用。通过刺激穴位,经过经络系统或者神经系统将信息传递到大脑，从而调节机体以达到阴阳平衡。目前在临床上，针灸治疗脑损伤后认知障碍的疗效得到肯定，并在传统的医学理论上，总结出了“醒脑开窍针法”“靳三针”等针刺方法。

目前有荟萃分析结果表明，针灸治疗可显著改善脑损伤患者的认知功能。近年来，国内外学者就针灸的作用机制进行了深入研究，发现针灸可以通过增强脑可塑性，促进脑损伤后认知功能的恢复。研究发现，针灸可以明显提高脑缺血再灌注损伤大鼠的学习和记忆能力，减少大鼠海马组织中神经细胞溶解、坏死，从动物行为学、病理形态学上证实了针灸对大鼠学习记忆能力的改善及其神经保护作用。Du 等采用血管性痴呆大鼠模型进行针灸研究，发现针灸可以通过调节自由基的生成和清除，进而改善大鼠的认知功能。一篇关于针灸改善缺血性脑卒中机制的综述指出，针灸还能促进胆碱能神经递质和多巴胺能突触传递，上调神经营养因子的表达水平，抑制氧化应激，减少细胞凋亡，调节糖代谢酶活性和抑制小胶质细胞活化等。

2. 传统运动疗法　太极拳、八段锦对老年人群的认知功能具有改善作用，并对脑卒中高危人群的身心健康具有积极的影响。Wang 等的一项纳入脑血管病患者的随机对照研究表明，持续 12 周，每周 1 次的太极拳训练后，试验组事件相关电位 P300 潜伏期呈下降趋势，可能对脑损伤后认知障碍具有潜在的改善作用。太极拳作为一种全身肌肉收缩与放松交替的动力性运动，以“一动无不动”的全身性活动改善患者的肢体血供，并向中枢神经系统输入大量的信息增加大脑皮质的活动，改善脑部血供，促进脑侧支循环的建立，促进神经系统功能再造，从而形成新的大脑通路。MRI 检查显示，“云手”这样的“想象运动”可以对脑卒中患者受损大脑的运动网络起到部分活化作用。

八段锦是我国著名的健身功法，其动作最大特点就是手臂的旋转，通过两手臂的旋转来拉大对手臂的扭矩，从而加大对手臂的压力。研究发现，八段锦作为一种主动的、有意识的活动，可以让受损的大脑皮质运动中枢活动增强，进而增加神经细胞的兴奋性。

（董军涛　胡昔权）

第六节　运动功能恢复预测

脑卒中患者接受康复治疗能够改善偏瘫肢体的运动功能，但改善的速度及程度却大不相同，偏瘫肢体运动功能的恢复结局决定着患者能否独立生活。如果在疾病早期能够预测出患者运动功能最大的改善程度，这将对优化康复方案有很好的帮助。但脑卒中后偏瘫肢体运动功能的恢复是一个复杂的过程，不仅涉及神经损伤，也与神经可塑性等因素密切相关。许多学者从患者的年龄、神经功能缺损程度、并发症、病灶体积、白质密度、皮质脊髓束完整性等多个方面，以及人口学统计、临床和放射学等多方因素来预测脑卒中患者偏瘫肢体的康复结局。

一、功能量表对脑卒中后运动功能恢复潜能的预测

使用运动功能评估量表来判断脑损伤患者的运动预后是最常用的方法之一，一般认为初始损伤越重，功能结局越差。临床常用美国国立卫生研究院卒中量表（National Institute of Health stroke scale，NIHSS）、Fugl-Meyer 评分（Fugl-Meyer assessment，FMA）、手臂动作调查测试表（action research arm test，ARAT）等。

1. NIHSS　该量表常用于脑卒中后神经功能缺损程度的评估，包括语言、运动功能、感觉功能、意识、视野、眼外肌运动、共济运动等 15 项内容，其分值从 0 分到 42 分，分值越高代表损伤越严重。临床研究发现，NIHSS 分数和年龄是脑卒中患者独立生活能力、死亡率的有效预测因子，但 NIHSS 是一个综合性量表，在运动功能评估方面只涉及上肢、下肢粗大运动，在肩、肘、手等精细运动维度的预测上，其准确性有待提高。

2. FMA-UE 上肢评分（Fugl-Meyer Assessment-Upper Extremities，FMA-UE）　综合评估上肢包括肩、肘、腕、手指等多个运动功能、反射活动及协调功能，上肢评分总分 66 分，分值越高代表运动功能越好。

3. 手臂动作调查测试（Action Research Arm Test，ARAT）　更侧重于手的精细功能，以及完成任务的质量，包括动作的姿势、速度有无异常等。在脑卒中后 72 小时内使用 ARAT 量表评定患者手指伸展和肩膀外展动作，对上肢功能恢复有很好的预测价值；若 72 小时内出现手指伸展和肩膀外展，则 6 个月后患者有较好的上肢功能恢复。脑卒中患者 1 个月内使用 ARAT 测得偏瘫肩、中指关节的主动活动分值，可预测 3 个月

时其上肢功能恢复的程度，准确性达 71%。因此，在脑卒中早期可以通过评估患者的手指伸展和肩外展动作来预测患者偏瘫上肢功能恢复的潜能。

4. 等比例恢复模型　脑卒中后约 80%的患者出现急性上肢瘫痪，仅有约 1/3 的患者能够完全恢复功能，其余的患者遗留不同程度的功能障碍甚至完全无法恢复。许多学者发现脑卒中患者在运动恢复程度方面存在两种类型：比例恢复（proportional recovery，PROP）和较差恢复（poor recovery，POOR）。Shyam 等人基于评估量表和临床观察提出了“等比例恢复模型（proportional recovery model）”，即大多数患者的恢复程度是 FMA-UE 满分与急性期上肢手功能障碍的差值的 70%，亦称 70%法则（“70% rule”），该模型有良好的敏感性和特异性，尤其是预测轻中度脑卒中患者 6 个月后功能恢复的准确性接近 78%。

$$\Delta FM=(0.70)\cdot(66-\text{acute FM-UE})+0.4\approx(0.70)\ (\text{最大恢复潜力})$$

但也有研究发现部分患者偏瘫肢体功能恢复无法达到 PROP 模型，即不符合 70%法则。尤其是在急性期就表现出严重上肢功能障碍（FMA-UE 在 0～17 分）的患者，往往 6 个月后存在很差的肢体恢复（$\Delta FM<70\%$），他们有共同的特点，如 FMA 测试时无手指伸展、面部感觉缺失和严重下肢功能障碍（FMA-LE<18）。这些患者的神经系统恢复程度远低于预期的原因尚不清楚。

二、基于神经影像技术对脑卒中后运动功能恢复潜能的预测

虽然量表可以简便、快速评估并在一定程度上预测卒中患者偏瘫肢体的运动潜能，但有一定局限性，因为初始损伤分数和功能恢复之间存在显著的个体差异，无法在疾病初期辨别单个患者恢复潜能是属于 PROP 或 POOR 类型，亦有严重偏瘫的患者也可能遵循等比例恢复的报道，因此尚需借助影像技术评估脑卒中患者运动功能预后。

（一）病灶损伤面积

脑部病灶的部位、体积等与脑神经损伤程度有关，借助磁共振技术可将脑组织分割成灰质和白质进行病灶体积分析，综合 T_1、T_2、FLAIR 像等进行容量分析（volumetric analysis），可为预测脑卒中后运动功能恢复提供更多有关颅脑结构完整性的信息。

（二）皮质脊髓束的结构完整性

皮质脊髓束（corticospinal tract，CST）是调节人类运动活动的主要运动通路。人类肢体的自主运动主要来自对侧皮质，包括初级运动皮质（primary motor cortex，M1）、前运动皮质（premotor cortex，PMC）、扣带回运动区（cingulate motor area，CMA）和辅助运动区（supplementary motor area，MA）等。CST 主要是由 M1 的大锥体神经元与 PMC、体感皮质和后顶叶皮质的纤维汇合而成。近期研究证实，患侧 CST 的完整性对脑卒中患者运动功能缺损的恢复有决定性意义。

1. DWI-MRI　已广泛用于确定脑卒中后白质的定位和通路完整性评估，弥散张量成像（diffusion tensor imaging，DTI）是一种无创的、反映脑轴突连接的成像技术，可以直接可视化反映灰质和白质纤维的连接状态，胼胝体和 CST 的完整性与脑卒中后患者运动功能状态及功能恢复的潜力密切相关（图 6-1）。一般下行的白质纤维束完整性越差，预示着功能恢复能力越差。目前常用 3 种方式定量白质纤维束的完整性：

第一种通过测量各向异性（fractional anisotropy，FA）和轴向弥散度（axial diffusivity，AD）来微观评估脑白质纤维的破坏程度。Josep 发现，只有第 30 天的 FA 值可以独立地预测患者远期运动结局，分界值 FA<0.982 和 FA<0.689 可以预测轻微到中度和严重的运动障碍，准确率高达 94.4%～100%。双侧半球的 CST 的 FA 不对称性（FA asymmetry）对于预测患者的运动潜能是一个很好的指标，临床实践发现皮质下卒中患者在 CST 的 FA 值差异越大，则功能预后越不好。过早进行 DTI 的检测可能会影响预测的可靠性，可能是由于沃勒变性的原因，脑卒中后 2 周时 DTI 结果对运动结局预测最稳定性。加权 CST 损伤负荷（weighted CST lesion load，wCST-LL）可以区分量表评分相同患者的 CST 的损伤程度，并准确地预测 3 个月后的运动恢复程度，其分界值为 0.7，越高的 wCST-LL（>0.7）意味着越差的功能恢复潜能。

第二种通过影像追踪技术显示特定区域下的 CST 受损程度，计算穿过病灶区的 CST 的纤维束比率（initial fiber number ratio，iFNr）。Stefania 在根据 iFNr 和 NIHSS、FMA-UE 评分并建立了预测预后的回归模型：

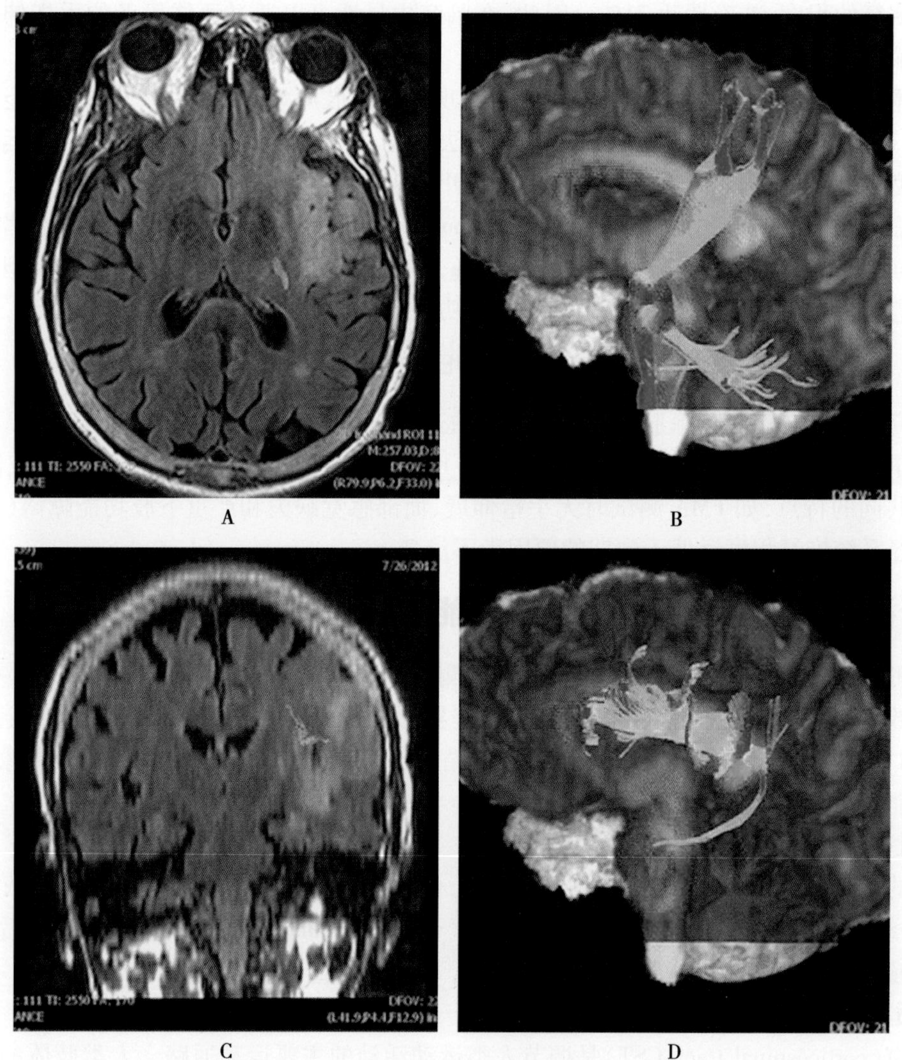

图 6-1　DTI 显示皮质脊髓束

“61.93-2.49 NIHSS+14.28-9 FNr(急性期)”。Antoine 发现患者若初始 FMA 分数和 iFNr(<0.2)都较差，在 1 年后其运动功能恢复也较差；相反，即使最初运动评分很差(FMA<50)，若 iFNr>0.26，也可以在 3 个月后获得超过 70%的恢复比例(特异性 83.5%，敏感性 100%)。研究指出，约 30%的运动纤维残存(iFNr≈0.26)与大于 70%的初始损伤的运动恢复相关，其阳性预测值为 72.7%。

第三种是病灶与 CST 之间的重叠关系，通过神经影像技术可发现病灶与皮质脊髓束 CST 的关系分为 3 种类型：A 型，在病灶区周围保留原发于初级运动皮质的 CST；B 型，CST 与病灶部分重叠，但纤维起源于初级运动皮质的邻近区域；C 型，病灶处 CST 中断或 CST 消失，A 型和 B 型患者在后期上肢的 FMA 和手部运动测试(the box and block test，BBT)分数远远高于 C 型患者。

尽管 DTI 作为一种潜在的运动结果的临床生物标志物越来越受到人们的关注，但它还没有在常规的临床成像中得到成功应用，只是作为一个辅助诊断手段，其扫描时间和参考指标的准确性有待更进一步探讨。

2. 功能磁共振成像(fMRI)　反映脑区激活程度预测运动潜力。脑卒中后运动皮质激活区域的变化代表着运动恢复过程中神经可塑性和神经网络的重组。通过 fMRI 发现脑卒中亚急性期健侧皮质过度激活，但随着患侧肢体运动功能的提高，其激活区域逐渐下降，多数在 4 个月后以患侧皮质激活为主。若患侧运动区受损严重，常常发现运动前区和补充区有更多的激活。利用 fMRI 还发现皮质卒中患者经过运动训练后常表现为患侧额、顶叶皮质、双侧丘脑和小脑激活的增加，尤其在初始病灶损伤严重的患者更加明显，使用 fMRI 观察脑卒中患者的肢体运动皮质及相关联脑区的激活部位和变化，在一定程度上可以提示患者运动恢复的潜能。然而,fMRI 很难在急性期实施和标准化,尤其是对偏瘫、全身性失语或忽视的患者在测试中存在不容易操作的问题。

3. **磁共振波谱(magnetic resonance spectroscopy,MRS)**　MRS 通过检测脑组织中一系列代谢物的水平反映脑组织的代谢情况,并可以对代谢物进行定量分析,是一种无创性的检查方法,是脑卒中后存活神经组织代谢变化的指标,是脑功能的标志,但目前尚处于探索阶段。

三、神经电生理手段检测 CST 的功能完整性

脑卒中患者的运动恢复与病变部位及下行的白质纤维的结构完整性、静息态和自主活动状态下皮质的激活明显相关。通过 TMS 可以探索初级运动皮质及其下行通路的多种状态,包括神经传导速度、膜兴奋性、皮质内抑制和兴奋、半球间竞争和中枢神经系统重组等,大多数测量方法是基于目标肌肉的肌电图中检测到的运动诱发电位(MEP)特征来判断。由于脑卒中引起 M1 区、下行白质纤维或脑干水平结构或功能上发生变化而造成 MEP 缺失或波幅变小、潜伏期延迟等改变。因此,TMS 可以通过 MEP 的存在与否,分析 MEP 的特征来评估 CST 的状态(图 6-2)。

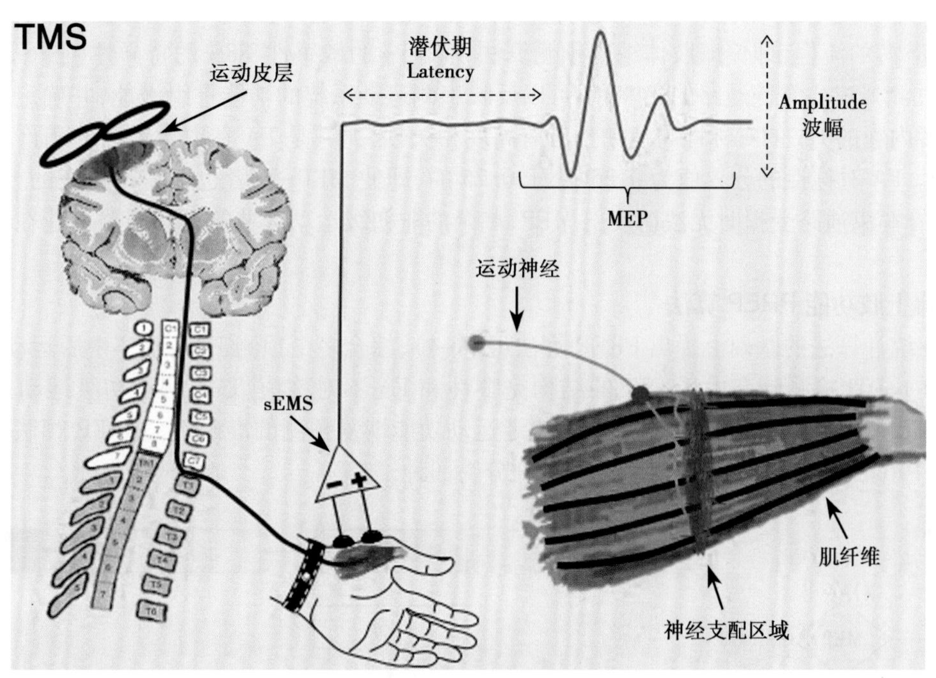

图 6-2　TMS 刺激诱导运动诱发电位

(一) MEP+或 MEP-

MEP 的存在与否对运动功能恢复具有十分重要的预测价值,MEP+常表示患者当时运动受损较轻和后期的功能预后较好,而且 MEP+作为正向指标的准确率高达 86%~93%。MEP-的负预测值也并不一定意味着结果很差,最初测试 MEP-的患者在后续临床观察发现仍有一定的运动恢复潜力,推测与运动区皮质重组、交替的同侧运动通路上调传输有关。在卒中早期测试 MEP 存在一定的局限性,可能与受损脑区周围组织水肿在 2 周时达到高峰,使 MEP 的阈值增高导致 MEP 的假阴性出现有关。一般认为在发病后 16~30 天时检测 MEP 的可靠性要优于发病 15 天内。因此认为 MEP 在卒中后 4 周内检测比急性期 7 天内检测更有预后价值。

(二) MEP 的阈值与波幅变化

运动诱发电位阈值 MT(motor thresholds,MT)、输入-输出曲线的斜率(I-O curve slop)与患侧皮质的兴奋性密切相关。健康成年人中双侧大脑半球的 MT 基本对称,脑卒中后健侧桡侧腕伸肌的 MT 较稳定,患侧早期阈值增高,后期以时间依赖特点逐渐下降。运动皮质兴奋性降低可以表现为 MT 增高、I-O 曲线斜率下降、

皮质静息期和潜伏期延长，这些指标均可用于预测脑卒中患者偏瘫肢体运动功能的恢复潜能。MT 是脑卒中后早期功能预后的预测指标，MEP 波幅与手握力成正相关，MEP 阈值与其成负相关，但与灵巧度无关。脑卒中后相比于健侧，患侧的运动皮质表现出更低的兴奋性（MT 增高和潜伏期延长）；脑卒中后双侧大脑半球间经胼胝体抑制的失衡，会加重双侧 MEP 的不对称，甚至导致患侧 MEP 消失，而随着肢体运动功能改善，其患侧 MEP 波幅随着时间逐渐增高。有学者提出双侧 MEP 波幅比可反映永久性轴突损失程度，MT 的强度变化可反映暂时性轴突功能失调的恢复程度。

四、"综合预测算法"的应用

为弥补仅使用影像或电生理检测技术的局限性，有研究联合 MRI 的神经影像和经颅磁刺激的电生理技术，在脑卒中后的不同时间节点，动态观察运动系统的解剖和功能变化，为早期预测偏瘫肢体功能预后提供了思路。

（一）偏瘫肢体综合预测算法

许多研究已经发现脑卒中后偏瘫上肢无法诱发出 MEP 的部分患者也有恢复良好的现象。2007 年 Cathy 结合 TMS 和 MRI 测量，发现 MEP-的患者中，FA 值不对称性越大，其上肢功能预后越差，得出一种预测上肢功能恢复潜力的流程，即偏瘫肢体综合预测算法，有 73%的敏感性、88%的特异性（图 6-3）。该研究通过 FA 不对称性测量皮质脊髓通路的完整性，可以反映患侧运动系统的功能重组潜能，并确定治疗的靶向半球。MEP-患者内囊的 FA 的对称性与运动预后有高度相关性，尤其是 FA 在内囊后肢的稍许下降都会严重影响上肢功能。FA 对称性的分界值为 0.25：小于 0.25 的，即使 MEP-患者也可获得较好的上肢功能恢复。其原因是皮质脊髓束通路受损时无法诱发出 MEP，剩余的非初级运动区域的下行通路可能在患侧肢体功能中发挥作用。

（二）偏瘫上肢功能 PREP 算法

Cathy 等在统计算法的基础上提出 PREP 算法（图 6-4），综合多个预测工具：脑卒中后运动功能评分（伸指、肩关节外展）、DTI 检测脑卒中后 CST 的结构完整性和 FA 不对称值、TMS 测量初级运动皮质神经兴奋性，建立了 PREP 公式，提高了亚急性期脑卒中患者运动功能恢复预测的准确性。PREP 算法是将患者的运动功能预测从 PROP 和 POOR 两种类型，进一步细分为四种。

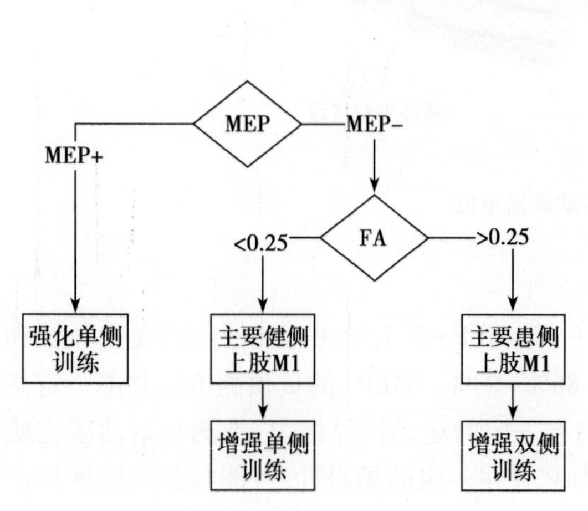

图 6-3　功能恢复潜力预测与靶向治疗

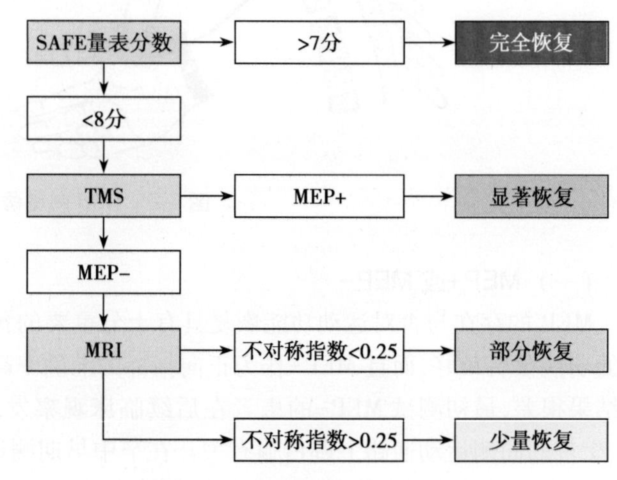

图 6-4　偏瘫上肢功能 PREP 算法

该算法使用 MRC 量化肩外展和指伸动作，并将 SAFE（shoulder abduction finger extension）进行 0～10 分赋分。因为等比例恢复率依赖于 CST 功能的完整性，MEP+的患者存在 70%的等比例恢复率；而 MEP-的患者需要使用弥散加权 MRI 进一步区别部分比例恢复和无法恢复，FA 值是预测上肢功能恢复的基线指标，超过 0.25 的分界值意味着损伤恢复的可能性极小。

Cathy 等在 2017 年修正了 PREP 算法，用 NIHSS 评分或 MRI 评估卒中的严重程度，同时加入年龄、MEP

的存在或缺失。采用 CART 分析卒中后 72 小时 SAFE 分数<5 的患者的上肢功能预后。该算法预测的准确性接近 75%，可以仅使用经颅磁刺激获得 MEP+/−与 NIHSS 评分相结合，可用于替代昂贵的功能磁共振成像，且不会损失评估的准确性（图 6-5）。

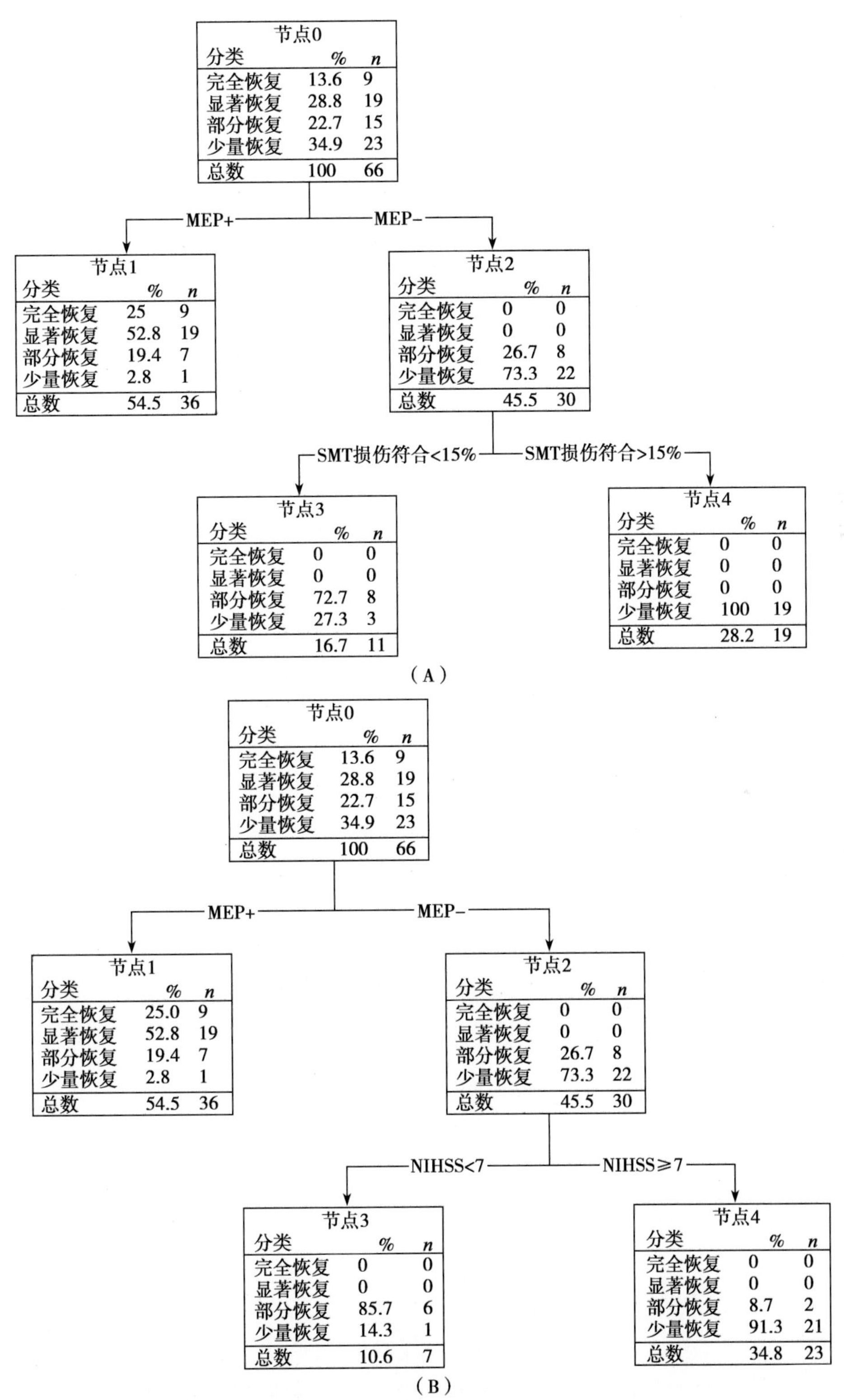

图 6-5　预测偏瘫上肢运动恢复潜力 CART 算法

A. TMS 和 MRI 生物标志物均可用。该分析选择感觉运动束（SMT）的损伤负荷来预测 MEP−的患者有限或较差的上肢预后。B. 仅使用经颅磁刺激诱导 MEP 的生物标志物。该分析选择 NIHSS 评分来预测 MEP−的患者有限或较差的上肢预后既往许多研究多是独立使用量表、TMS、MRI 等方法来评估脑卒中人群的运动预后，而不是针对单个患者进行运动预后的精准评估。为了避免单方面使用影像学技术、神经电生理技术、量表评估等预测指标的局限性，未来的研究需要建立精准的综合预测方案，来更好地制订个体偏侧化的治疗方案，精准的预测方法能更好地提高脑卒中患者的运动康复结局，将具有重要的临床价值。

（何晓阔）

第二篇

瘫痪相关功能评定

第七章　瘫痪临床评定

第一节　感觉功能评定

一、感觉及感觉障碍

（一）感觉的分类

感觉(sensation)是作用于各个感受器的各种形式的刺激在人脑中的直接反应。通常将感觉分为一般感觉和特殊感觉。

1. 一般感觉　包括浅感觉、深感觉和复合感觉(皮质感觉)。

(1) 浅感觉:包括痛觉、温度觉和触压觉,是皮肤和黏膜的感觉。

(2) 深感觉:包括运动觉、位置觉、振动觉,是肌腱、肌肉、骨膜和关节的感觉。

(3) 复合感觉:又称皮质感觉,包括形体觉、两点辨别觉、定位觉、图形觉、重量觉等,系皮质感觉。它是大脑顶叶皮质对各种感觉进行分析比较和综合而形成的。

2. 特殊感觉　包括视、听、嗅、味觉等。

（二）感觉障碍的表现

感觉障碍可分为刺激性症状和抑制性症状。

1. 刺激性症状　感觉传导途径受到刺激或兴奋性增高时,可出现感觉刺激症状。

(1) 感觉过敏(hyperesthesia):指轻微的刺激引起强烈的感觉,系由检查时的刺激和传导途径上兴奋性病灶所产生的刺激的总和引起。如一个轻微的痛刺激可引起较强的痛觉体验。

(2) 感觉倒错(dysesthesia):对某种刺激的感觉错误,例如非疼痛刺激产生疼痛的感觉;将冷觉刺激误为热觉刺激等。

(3) 感觉过度(hyperpathia):由于刺激阈增高与反应时间延长,在刺激后,需经一潜伏期,才能感到强烈的、定位不明确的不适感觉,并感到刺激向周围扩散,持续一段时间。

(4) 感觉异常(paresthesia):没有外界刺激而自发的感觉,如麻木感、蚁走感、触电感、针刺感、灼热感等,为主观感觉障碍,客观检查无感觉障碍。

(5) 疼痛:接受和传导感觉的结构受到刺激而达到一定的强度,或对痛觉传导起抑制作用的某些结构受到损害时,都能发生疼痛。

常见的疼痛有以下几种:①局部疼痛,疼痛的部位即是病变所在处。②放射性疼痛,神经干、神经根受到刺激时,疼痛不仅发生于刺激的局部,而且扩散到远离刺激点而受该神经支配的部位。③扩散性痛,疼痛向邻近部位扩展,即由一个神经分支扩展到其他分支,例如三叉神经某一支疼痛时,疼痛可扩散到其他分支。④牵涉痛,内脏有疾病时,在患病内脏的脊髓段所支配的皮肤分布区,出现感觉过敏、压痛点或疼痛。例如卵巢病变时可引起腰$_2$节段皮肤区的疼痛或感觉过敏;心绞痛时引起左胸、左上肢内侧痛。牵涉痛也是一种扩散性疼痛。

2. 抑制性症状 感觉的传导途径被破坏或其功能受到抑制时，出现感觉减退或感觉缺失。后者有痛觉缺失、温度觉缺失、触觉缺失等。在同一部位各种感觉均缺失，称为完全性感觉缺失。在同一部位只有某种感觉障碍，而其他感觉存在，称为分离性感觉障碍。

（三）感觉障碍的定位诊断

根据感觉途径中受损的部位不同，临床症状表现不一，这对于定位诊断有重要的价值。

1. 末梢型 多为周围神经末梢受到损害所致，出现对称性四肢远端的各种感觉障碍，越向远端越重，呈手套、袜筒型，见于多发性神经病。

2. 单一周围神经型（神经干型） 周围神经某一神经干受到损害时，其支配区域的各种感觉呈条、块状障碍，如单发性神经炎、周围神经损伤等。

3. 后根型 某一脊神经后根或后根神经节受损害时，在其支配的节段范围皮肤出现带状分布的各种感觉减退或消失，并常伴有放射性疼痛，即神经根痛。见于腰椎间盘脱出、脊髓外肿瘤等。

4. 脊髓型 常见以下类型：

（1）传导束型：①横贯性脊髓损害，即病变平面以下所有感觉（温、触、痛、深）均缺失或减弱，平面上部可能有过敏带，如在颈胸段伴有锥体束损伤的体征。常见于脊髓炎和脊髓肿瘤等。②后索型，后索的薄束、楔束损害，则受损平面以下深感觉障碍，出现感觉性共济失调。见于糖尿病、脊髓结核、亚急性联合变性等。③侧索型，因影响了脊髓丘脑侧束，表现为病变对侧平面以下痛、温觉缺失而触觉和深感觉保存（分离性感觉障碍）。④脊髓半离断型（脊髓半切征），病变损伤平面以下深感觉障碍及上运动神经元瘫痪，对侧损伤平面以下痛温觉缺失，也称为 Brown-Sequard 综合征。见于脊髓外占位性病变、脊髓外伤等。

（2）前联合及后角型：出现分离性感觉障碍。前联合病变时，受损部位呈双侧对称性节段性感觉分离，表现为温、痛觉消失而触觉存在；后角损害表现为损伤侧节段性感觉解离，出现病变侧痛温觉障碍，而触觉和深感觉保存。见于脊髓空洞症、脊髓内肿瘤等。

（3）马尾圆锥型：主要为肛门周围及会阴部呈鞍状感觉缺失，马尾病变出现后根型感觉障碍并伴剧烈疼痛。见于肿瘤、炎症等。

5. 脑干型 延髓外侧病变时，由于损害脊髓丘脑束和三叉神经脊束、脊束核，低位可引起对侧半身和同侧面部痛、温度觉缺失，为交叉性感觉障碍。在脑桥上部、中脑，脊髓丘脑束、内侧丘系以及脑神经的感觉纤维逐渐聚集在一起，受损害时高位可产生对侧偏身深、浅感觉障碍。见于炎症、脑血管病、肿瘤等。

6. 丘脑型 丘脑为深、浅感觉的第三神经元所在处，受损害时产生对侧偏身深、浅感觉缺失或减退；还可产生自发性疼痛或感觉过度。多见于脑血管病。

7. 内囊型 内囊受损害时，产生对侧偏身深、浅感觉缺失或减退（包括面部），常伴有偏瘫和偏盲。见于脑血管病。

8. 皮质型 大脑顶叶皮质的感觉中枢在后中央回，由于感觉中枢的范围较广，因此感觉障碍可局限于对侧肢体的某一部分（面部、上肢或下肢），为复合性感觉障碍，而浅感觉正常或轻度障碍。皮质感觉中枢的刺激病灶，可引起病灶对侧相应区域发生感觉异常，并向邻近各区扩散，称为感觉性癫痫发作。

二、感觉功能评定方法

（一）浅感觉

1. 触觉 让患者闭眼，检查者用棉花等轻刷皮肤，请患者说出所接受感觉的区域。检查顺序通常是面部、颈部、上肢、躯干和下肢。

2. 痛觉 让患者闭眼，检查者用大头针尖端和钝端分别轻轻刺激皮肤，请患者指出刺痛或钝痛。若要区别病变不同的部位，则需指出疼痛的程度差异。对痛觉减退的患者要从有障碍的部位向正常的部位检查，对痛觉过敏的患者则要从正常的部位向有障碍的部位检查，这样便于确定病变的范围。

3. 温度觉 让患者闭眼，检查者用两支试管，分别盛上冷水（5~10℃）、热水（40~45℃），交替、随意地去刺激皮肤，请患者指出是“冷”，还是“热”。试管与皮肤的接触时间为2~3秒，并注意检查部位要对称。

（二）深感觉

1. 位置觉　让患者闭眼，检查者将患者的某部位肢体移到一个固定的位置，请患者说出这个位置或用另一个部位模仿出来。

2. 运动觉　让患者闭眼，检查者将患者的肢体或关节移到某个范围，请患者说出肢体运动的方向，如上、下、入、出等。

3. 振动觉　让患者闭眼，检查者将每秒振动256次的音叉放置在患者身体的骨骼突出部位，如胸骨、肩峰、鹰嘴、尺骨小头、桡骨小头、棘突、髂前上棘、内、外踝等，请患者指出振动。也可利用音叉的开和关，来测试患者感觉到振动与否。检查时应注意身体上、下、左、右对比。

（三）复合感觉

1. 实体觉　让患者闭眼，检查者用一些常用的不同大小和形状的物体（如钥匙、硬币、笔、纸夹）轮流地放入患者的手中，患者可以抚摸，请患者说出物体的名字。

2. 定位觉　让患者闭眼，检查者用手去压一处皮肤区域，请患者说出被压的地方，然后测量和记录下与第一次刺激部位的距离。

3. 两点辨别觉　让患者闭眼，检查者用纸夹或心电图测径器的头，以两点的形式放在要进行检查的皮肤上，而且两点的压力要一样，然后逐渐减小两点的距离，直到两点被感觉为一点为止。此时两点间的距离即为两点分辨力。人体的不同部位有不同的分辨力。人的两点分辨力正常值如下：在舌的部位，1mm；在指端部位，2~3mm；在手掌部位，1.5~3mm；在背中心部位，6~7mm。

4. 图形觉　嘱患者闭目，用竹签在患者的皮肤上画各种简单图形，如圆形、方形、三角形等，请患者说出所画图形。

（四）感觉功能评定的注意事项

1. 检查顺序　先检查正常一侧，使患者知道什么是“正常”。然后请患者闭上眼，或用东西遮上。在两次测试之间，请患者睁开眼，再告诉新的指令。

2. 检查类别　先检查浅感觉，然后检查深感觉和皮质感觉，当浅感觉受到影响时，深感觉和皮质觉也会受到影响。

3. 检查范围　根据感觉神经及其所支配和分布的皮肤区域去检查。所给的刺激以不规则的方法由远而近。先检查整个部位，如果有感觉障碍的部位，就要再仔细找出其具体的范围。

（郑修元　伍少玲）

第二节　神经反射评定

一、概述

神经反射是在中枢神经系统的参与下，机体对刺激感受器所发生的规律性反应。神经反射是神经系统的基本活动方式，是通过反射弧完成的。一个反射弧包括以下5个部分：①感觉器官（感受器）；②自周围走向脑干或脊髓的传入神经纤维（感觉神经）；③神经中枢（脑、脊髓）；④传出神经纤维（运动神经）；⑤效应器（肌肉、分泌腺等）。

反射可以是简单的或复杂的，经常受到各种节段上反射和下行性神经冲动的影响。例如腹壁反射和提睾反射，除了有节段性反射弧外，还有传入神经纤维上传至大脑中央后回，经中间神经元至大脑中央前回，再通过皮质脊髓束下行的反射弧。故上运动神经元病变时，腹壁反射、提睾反射常常消失。上运动神经元病变亦可导致下行易化作用增强，出现节段性反射亢进，甚至使原来已经被抑制的反射重新释放出来，称为病理反射。下运动神经元病变时常常出现深、浅反射减弱或消失。小脑病变时，因下行性抑制作用增强，可使深反射减弱。因此，反射弧任何一部分受到损害，都可使反射活动受到影响。

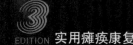

二、评定方法

（一）浅反射

刺激皮肤或黏膜引起的反应称为浅反射。

1. 角膜反射 嘱患者将眼球向一侧注视，检查者用捻成细束的棉絮轻触其对侧角膜，正常反射的动作为被刺激侧迅速闭眼，对侧也出现眼睑闭合反应，前者称为直接角膜反射，后者称为间接角膜反射。角膜反射的中枢在脑桥，传入纤维为三叉神经眼支，传出纤维为面神经，参与的肌肉为眼轮匝肌。

2. 咽反射 用压舌板轻触患者两侧咽后壁，可引起咽部肌肉收缩和舌肌后缩，出现恶心反应，严重者可出现呕吐。咽反射的中枢位于脑干延髓，其传入神经为咽丛的感觉神经，其传出神经为迷走神经，参与的肌肉为咽部肌肉，表现为软腭上抬，腭弓缩紧，舌根紧张。

3. 腹壁反射 嘱患者仰卧位，两下肢稍屈以使腹壁放松，检查者用棉签、钝针或其他硬物从腹部外缘沿肋弓缘划向剑突下，出现该侧上腹部肌肉收缩反应，为上腹壁反射，神经节段定位为脊髓 T_7 ~ T_8；从腹中部外缘划向脐部，出现该侧中腹部肌肉收缩反应，为中腹壁反射，神经节段定位为脊髓 T_9 ~ T_{10}；从腹下部外缘划向耻骨联合，出现该侧下腹部肌肉收缩反应，为下腹壁反射，神经节段定位为脊髓 T_{11} ~ T_{12}。腹壁反射的反射弧中枢部分除了脊髓 T_7 ~ T_{12} 节段外，大脑皮质也参与了此项反射活动，脊髓 T_7 ~ T_{12} 节段后角细胞的纤维上行到达大脑顶叶皮质，通过大脑联合到大脑运动区，发出纤维伴锥体束下行，止于第 7 ~ 12 胸髓前角。传入神经是肋间神经皮支，按照皮节分布，上、中、下腹壁分别是 T_7 ~ T_8、T_9 ~ T_{10}、T_{11} ~ T_{12} 的肋间神经皮节。传出神经是支配腹壁肌肉的肋间神经运动支。参与的肌肉为腹直肌、腹斜肌、腹横肌。

4. 提睾反射 用棉签或钝头竹签由下向上或由上向下轻划股内侧上方皮肤，引起同侧提睾肌收缩，使睾丸上提。反射中枢在脊髓 L_1 ~ L_2 节段，传入神经为生殖股神经、闭孔神经皮支，传出神经为生殖股神经、闭孔神经肌支，参与的肌肉为提睾肌。

5. 肛门反射 俯卧位，用棉签或钝头竹签轻划肛门周围皮肤，引起肛门括约肌收缩。反射中枢在脊髓 S_4 ~ S_5 节段，传入及传出神经均为阴部神经，参与的肌肉为肛门括约肌。

6. 跖反射 仰卧位，下肢伸直，检查者手握患者踝部，用棉签杆划足底外侧，由足跟向前至小趾关节掌侧再转向踇趾，正常表现为足趾皆跖屈。反射中枢在脊髓 S_1 ~ S_2 节段，支配神经为胫神经，参与的肌肉为趾屈肌。

（二）深反射

刺激骨膜、肌腱和关节内的本体感受器所引起的反射活动，是通过深部感受器完成的，故称深反射。

1. 肱二头肌反射 检查者左手托住患者屈曲的肘部，同时将拇指置于肱二头肌肌腱上，右手执叩诊锤叩击拇指，表现为肘关节屈曲。反射中枢在脊髓 C_5 ~ C_6 节段，传入神经为肌皮神经的感觉纤维，传出神经为肌皮神经的躯体运动纤维，参与肌肉为肱二头肌（图 7-1）。

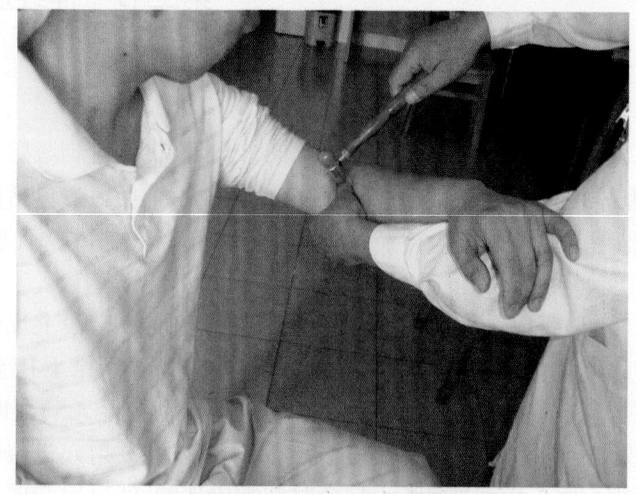

图 7-1 肱二头肌反射

2. 肱三头肌反射 检查者用左手托住患者肘部，嘱患者肘部屈曲，右手执叩诊锤直接叩击鹰嘴上方的肱三头肌肌腱，表现为肘关节伸展。反射中枢在脊髓 C_7 ~ C_8 节段，传入神经为桡神经的感觉纤维，传出神经为桡神经的躯体运动纤维，参与肌肉为肱三头肌（图 7-2）。

3. 桡骨膜反射 检查者用左手托住腕部，并使腕关节自然下垂，右手执叩诊锤轻叩桡骨茎突，表现为前臂旋前、屈肘。反射中枢在脊髓 C_5 ~ C_8 节段，传入神经为桡神经的感觉纤维，传出神经为正中神经、肌皮神经的躯体运动纤维，参与肌肉为肱二头肌、旋前圆肌、旋前方肌等（图 7-3）。

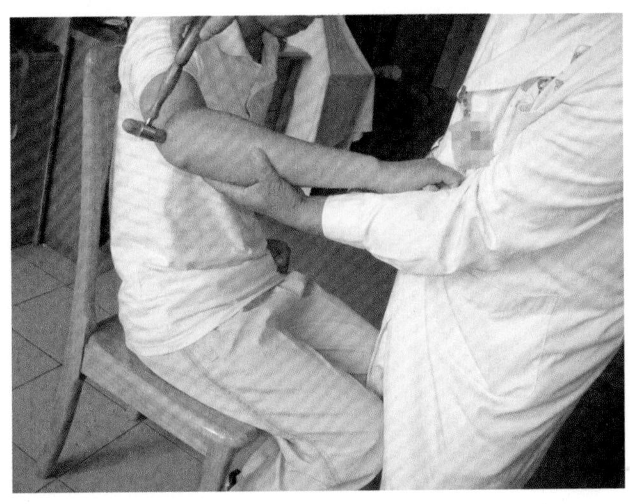

图 7-2　肱三头肌反射

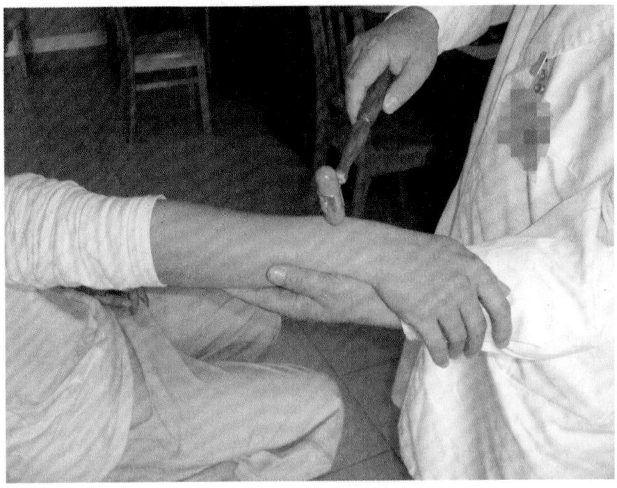

图 7-3　桡骨膜反射

4. **膝腱反射**　仰卧位，检查者在腘窝处托起双下肢，使髋、膝关节稍屈曲，右手执叩诊锤叩击髌骨下方的股四头肌肌腱，表现为膝关节伸展。反射中枢在脊髓 $L_2 \sim L_4$ 节段，传入神经为股神经的感觉纤维，传出神经为股神经的躯体运动纤维，参与肌肉为股四头肌（图 7-4）。

5. **跟腱反射**　仰卧位，下肢外旋，髋、膝关节稍屈曲，检查者左手托起患者足掌，使踝轻度背伸位，右手执叩诊锤叩击跟腱，表现为踝关节跖屈。反射中枢在脊髓 $S_1 \sim S_2$ 节段，传入神经为胫神经的感觉纤维，传出神经为胫神经的躯体运动纤维，参与肌肉为腓肠肌（图 7-5）。

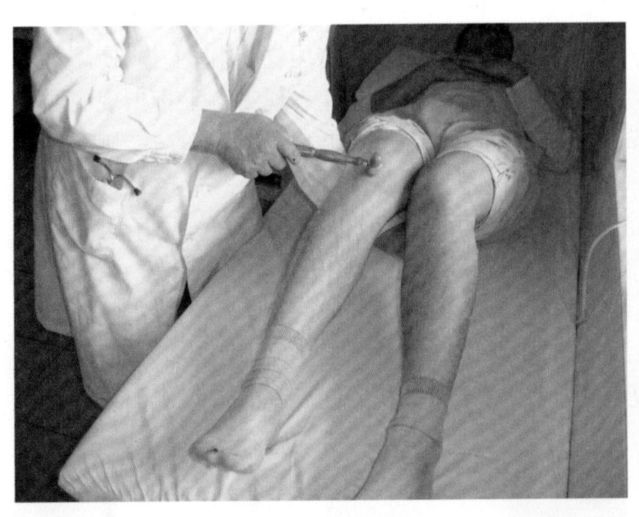

图 7-4　膝腱反射

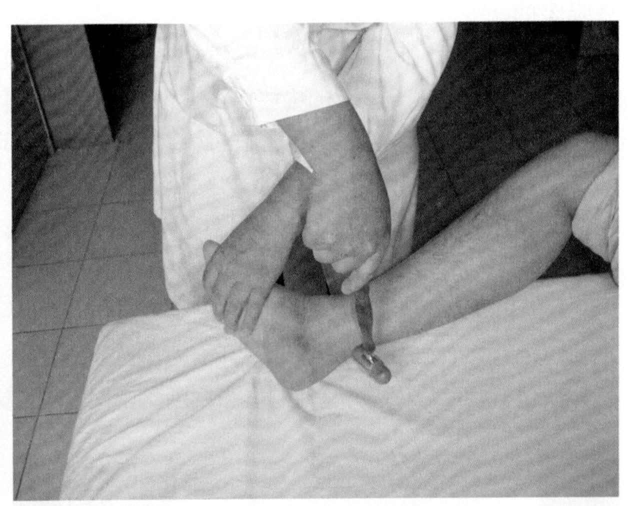

图 7-5　跟腱反射

6. **髌阵挛**　仰卧位，下肢伸直，检查者用拇、示两指握持髌骨上缘，突然向远端快速推动数次，并维持不放松，附着在髌骨上缘的股四头肌肌腱被拉长，阳性表现为髌骨连续有节律地上下快速颤动。意义与深反射亢进相同，见于锥体束损害（图 7-6）。

7. **踝阵挛**　仰卧位，髋、膝关节稍屈曲，检查者左手托抬患者小腿，右手握持其足掌前端，用力使踝关节背伸，阳性表现为踝关节出现连续的、有节律的、屈伸交替的往复运动。意义与深反射亢进相同，见于锥体束损害（图 7-7）。

8. **下颌反射**　患者口微张开，检查者将左手拇指置于患者下颌，右手执叩诊锤叩击拇指，阳性表现为双侧咬肌收缩，下颌闭合。反射中枢在脑桥，支配神经为三叉神经，参与肌肉为咀嚼肌。

（三）病理反射

是指锥体束受损后，失去了对脑干和脊髓的抑制功能而释放出来的反射现象。1 岁半以前的婴幼儿由

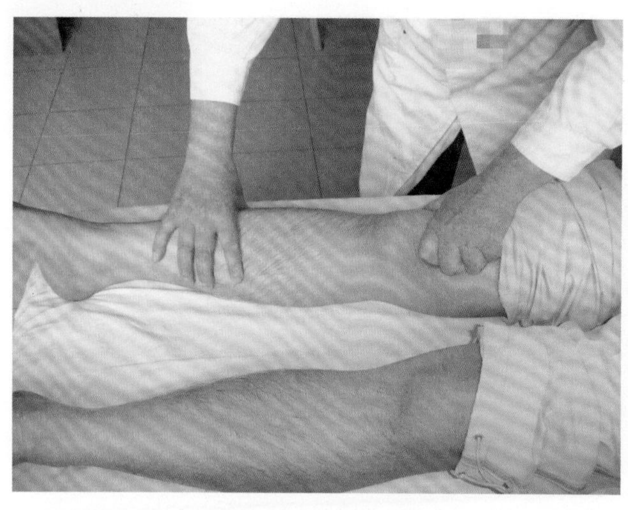

图 7-6 髌阵挛

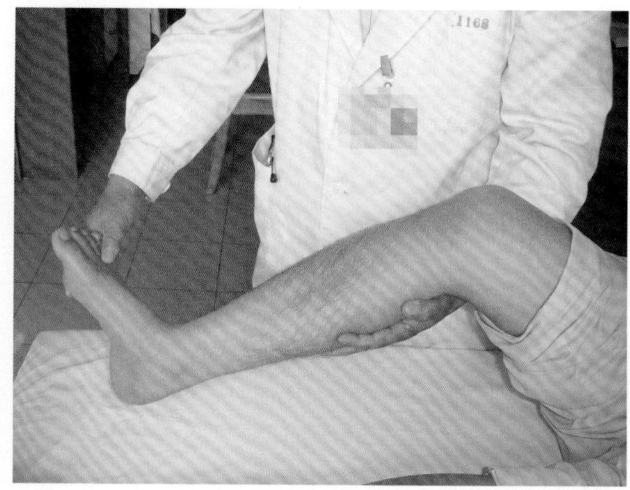

图 7-7 踝阵挛

于锥体束尚未发育完善，可以出现这种反射，不属于病理反射。成年人若出现这种反射则有病理意义。

1. 吸吮反射 用压舌板轻触患者的上唇和口角处，阳性表现为如同婴幼儿吸吮的动作。成年人两侧额、颞叶或双侧大脑半球出现广泛性病理改变时常为阳性反应。

2. 口轮匝肌反射 检查者用叩诊锤轻叩患者上嘴唇部，阳性表现为口轮匝肌收缩而成努嘴样动作，见于大脑双侧锥体束损害性病变。

3. 掌颌反射 检查者用棉签杆轻划患者手掌鱼际处皮肤，阳性表现为同侧下颌肌收缩，见于皮质脑干束损害的病变。

4. Hoffman 征 检查者左手托起患者腕关节上方，右手中指及示指夹持患者中指，稍向上提，使腕关节轻度背伸，其他各指处于自然放松半屈曲状态，拇指迅速弹拨患者中指指甲，阳性表现为各手指出现屈曲运动，常见于脑血管病变，亦见于颈椎病变。若两侧 Hoffman 征均阳性，如无其他神经系统体征存在，则无定位意义，有时可见于正常人（图 7-8）。

5. 强握反射 检查者轻划患者手掌根部的皮肤，阳性表现为手指屈曲，握住刺激物。见于双侧额叶病变。

6. Babinski 征 检查者用棉签杆在患者足底外缘由后向前轻划，至小趾掌侧关节处再转向跗趾，阳性表现为跗趾背伸，其他四趾呈扇形展开。若跗趾迅速背屈，且范围不大，可反复多次检查以确认。若所有各趾均呈伸展位，也应考虑是病理性的。当判断不清时，应反复多次检查。Babinski 征阳性见于锥体束损害（图 7-9）。

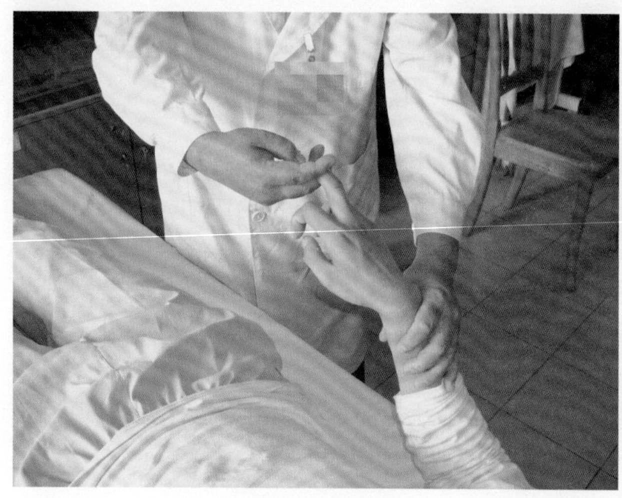

图 7-8 Hoffman 征

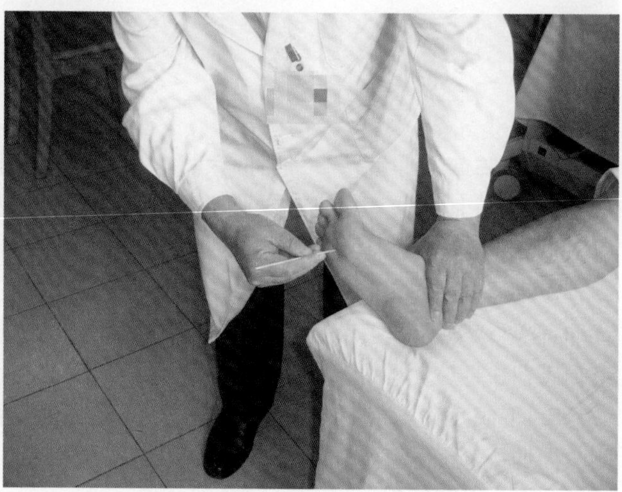

图 7-9 Babinski 征

7. Chaddock 征　用棉签杆在患者足背外缘由后向前轻划，阳性表现为踇趾背伸，其他四趾呈扇形展开。阳性体征见于锥体束损害(图 7-10)。

8. Oppenheim 征　用拇指和示指沿患者胫骨前缘用力由上向下压滑，阳性表现为踇趾背伸，其他四趾呈扇形展开。阳性体征见于锥体束损害(图 7-11)。

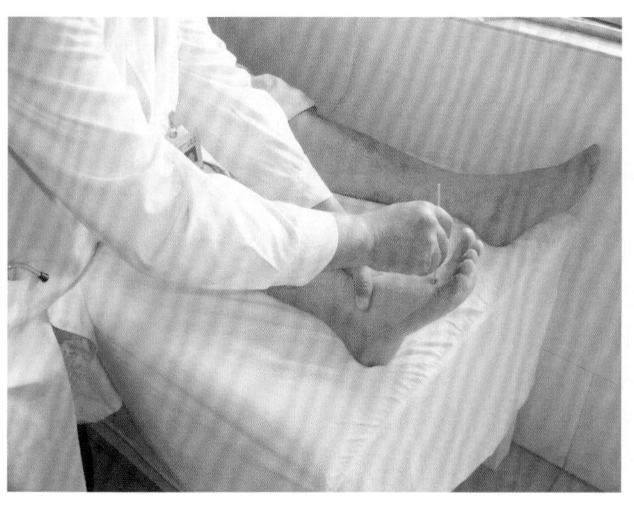

图 7-10　Chaddock 征

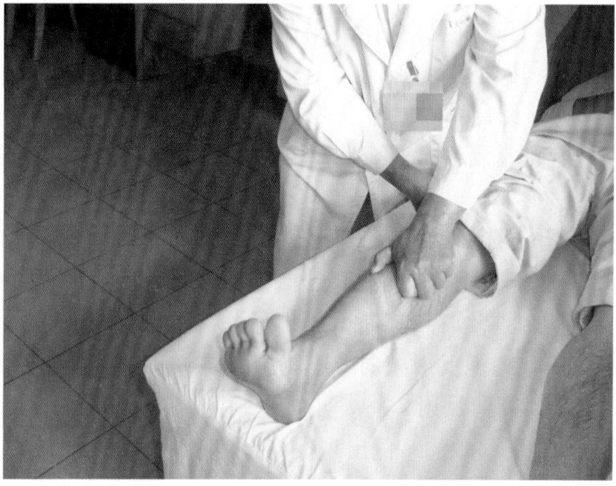

图 7-11　Oppenheim 征

9. Gordon 征　用拇指和其他四指分别置于腓肠肌两侧，捏拿患者腓肠肌，阳性表现为踇趾背伸，其他四趾呈扇形展开。阳性体征见于锥体束损害(图 7-12)。

(四) 脑膜刺激征

为出血性脑血管病血液流入蛛网膜下腔，或炎症刺激脊髓神经根，导致其支配的相应肌群出现一种防御反应性肌痉挛现象。主要包括颈强直、克尼格征(Kernig 征)、布鲁辛斯基征(Brudzinski 征)等。

1. 颈强直　是脑膜刺激征中重要的客观体征，其主要表现为不同程度的肌强直，尤其是颈部伸肌痉挛导致头前屈明显受限，即被动屈颈遇到阻力，头侧弯也受到一定的限制，头旋转运动受限较轻，头后仰无强直表现。见于脑膜炎、蛛网膜下腔出血、颅内压增高等。

2. 克尼格征(Kernig 征)　患者仰卧，检查者托起一侧大腿，使髋、膝关节各屈曲成直角，然后一手固定其膝关节，另一手握住足踝，将小腿上抬，伸膝关节，正常人可以将膝关节伸达 135°以上。阳性表现为伸膝受限，在不超过 135°的情况下出现抵抗及疼痛(图 7-13)。Kernig 征阳性也见于腰骶神经根病变，但其疼痛仅限于腰部及患肢。脑膜刺激征时，Kernig 征阳性表现为双侧阳性且同等强度，疼痛位于胸背部而不局限于

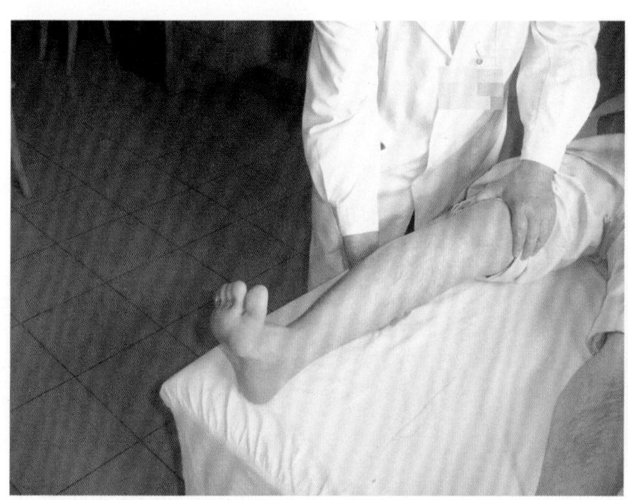

图 7-12　Gordon 征

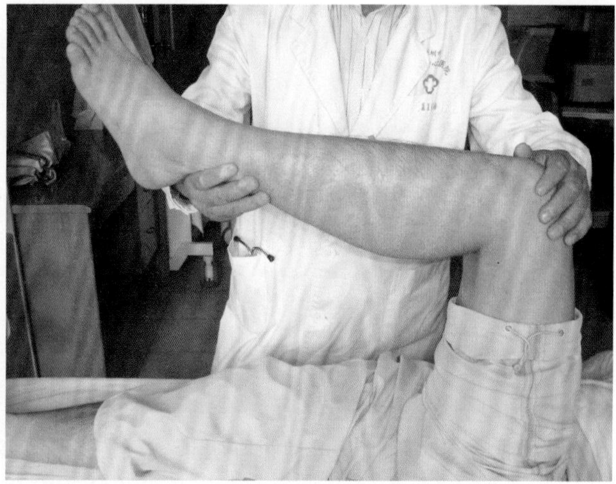

图 7-13　克尼格征(Kernig 征)

腰部及下肢。

3. 布鲁辛斯基征(Brudzinski 征)　仰卧位,双下肢伸直,一手托抬患者枕部,一手置于患者胸部,然后使头部前屈,双髋与膝关节同时不自主屈曲则为阳性。

(五)原始反射

是婴儿时期存在的一些反射动作,在婴儿向幼儿发育过程中这些反射将逐渐消失。如果超过了一定的月龄还有这种反射活动,或者中枢神经系统受损后重新出现这种反射活动,就属病理性。常见的原始反射有以下几种:

1. 觅食反射　检查者用手指轻触婴儿口周皮肤或上下唇黏膜,婴儿会将头转向受刺激侧,用嘴做侧向运动,正常新生儿具有此反射活动,4 个月后消失。超过一定年龄仍存在,属病理性,多见于脑性瘫痪的婴幼儿。

2. 拥抱反射　将婴儿抱起,然后突然松开扶着的手,使婴儿头和躯干向后侧倒入检查者手中,婴儿即出现四肢外展,伸肘,五指分开,随后四肢屈曲,如同拥抱动作。这种反射见于正常新生儿,4 个月后消失。若拥抱反射持续存在,提示婴儿有大脑损伤。肌张力低下的患儿不易引出,肌张力过高的脑性瘫痪婴儿由于肌痉挛,拥抱反射减弱或不易引出,一侧瘫痪婴儿此反射不对称。

3. 侧弯反射　将婴儿置于俯卧位,检查者用手指在婴儿一侧背部从肋缘下至髂嵴划脊柱的平行线,婴儿躯干受刺激的一侧出现侧弯,突向对侧。正常新生儿于出生 8 周内可引出此反射。若侧弯反射持续存在,提示有脑损伤,偏瘫时左右不对称,手足徐动型脑瘫患儿此反射亢进。

4. 紧张性迷路反射　将婴儿置于仰卧位,该反射表现为身体呈过度伸展状态,头后仰并向一侧,两肩胛骨收缩、靠拢,肩关节外展,双髋关节内收,踝关节跖屈。新生儿可有此反射,4 个月时应消失,持续存在多见于脑瘫(痉挛型或手足徐动型)患儿。

5. 不对称紧张性颈反射　将婴儿置于仰卧位,当头部转向一侧时,该侧的上下肢伸展,对侧上下肢屈曲。新生儿可有此反射活动,4 个月时消失,持续存在多见于脑瘫(痉挛型或手足徐动型)患儿。

6. 抓握反射　用手指刺激婴儿手掌并按压,婴儿手指不自主屈曲,作出抓握测试者手指的反射动作。这是刺激手掌的本体感受器而诱发出来的,正常婴儿出生 3 个月内可引出此反射,随着意识性抓握动作的发育,该反射逐渐消失。持续存在多见于脑瘫(痉挛型或手足徐动型)患儿,一侧反射持续存在多见于单侧瘫痪。

7. 交叉伸展反射　将婴儿置于仰卧位,检查者一手抓住婴儿一条腿,使其伸展,另一手刺激该足外侧缘,婴儿对侧腿先屈曲后外展,然后内收并伸展。正常婴儿出生 6 周内可引出此反射,随着意识性蹬踏动作的发育,该反射逐渐消失。持续存在多见于大脑损伤的婴儿或下肢存在痉挛的婴儿。

(刘慧华　冉春风)

第三节　肺功能评定

一、概述

各种原因引起的肢体瘫痪,都会不同程度引起呼吸中枢受损或呼吸相关功能下降,如呼吸驱动力下降、呼吸肌肌力下降、胸廓动力学改变、呼吸模式改变、气道廓清能力下降、肺容量下降等,从而导致瘫痪患者肺功能障碍。

二、肺功能评定方法

(一)呼吸系统体格检查

1. 视诊　呼吸视诊可通过呼吸形式、频率、深度来衡量。

(1)呼吸运动:呼吸肌收缩和舒张引起的胸廓节律性扩大和缩小称为呼吸运动。吸气时肋间外肌和膈肌主动收缩,胸廓扩张,胸腔内负压增高,肺泡内呈负压,空气压力差由外环境进入肺内。呼气时肋间外肌和膈肌舒张，肺由于回缩力复位并牵引胸廓，使得肺与胸廓缩小，肺内压升高，气体呼出，此过程为被动运动。气道阻力增加时，辅助吸气肌如斜角肌、胸锁乳突肌也参与吸气过程。用力呼气时，肋间内肌、腹肌也参与主动收缩，以加强呼气。

（2）呼吸形式：胸式呼吸、腹式呼吸和胸腹式联合呼吸。

1）胸式呼吸：完全用胸部控制气息，气吸到肺里后，由胸部向外挤压，吸气量不能达到最大值，气流不稳定，气息也不能持久，身体易感疲劳，这种方法不好控制气息，也有损健康，所以一般不提倡采用胸式呼吸方法。

2）腹式呼吸方法：以横膈运动为主，吸气时将横膈肌下沉，扩大腹部与腰部。腹式呼吸能有效地控制气流，还可根据需要增强或减弱气流强度，做出强弱变化和腹颤音效果，是一种正确的呼吸方法。

3）胸腹式联合呼吸法：吸气时胸部、肋部、腹部、腰部同时向外扩张，最大限度地将气吸入，这样肺吸入的空气量比前两种方法都要大。采用胸腹式呼吸时，整个呼吸肌肉组织联合工作，呼吸肌肉所承担的负荷分布得非常均匀，呼吸肌肉不易感到疲乏。

（3）呼吸频率：新生儿约 44 次/min，成人 12~20 次/min，呼吸频率超过 24 次/min 称为呼吸过速，低于 12 次/min 为呼吸过缓。

（4）呼吸深度：呼吸变浅常见于呼吸中枢抑制或呼吸肌无力、严重鼓肠、腹水和肥胖以及肺部疾病如广泛肺炎、肺水肿、大量胸水和气胸，作为代偿，常常有呼吸频率加快。呼吸变深常见于剧烈运动、情绪激动或过度紧张、糖尿病酮症酸中毒和尿毒症酸中毒时，常见到呼吸加深加大，称 Kussmaul 呼吸。Kussmaul 呼吸是由于体液 pH 值降低，刺激呼吸中枢，使通气增加所致。潮式呼吸，又称 Cheyne-Stokes 呼吸，轻度潮式呼吸见于老年人睡觉时，正常人在空气稀薄的环境也可出现。此种呼吸模式大多是病情危重、预后不良的表现，见于中枢系统疾病，如脑膜炎、脑炎、脑出血、脑栓塞等。间停呼吸，又称 Biots 呼吸，表现为规律均匀呼吸几次后，停止一段时间，又开始均匀呼吸，每次呼吸深度相等，机制与潮式呼吸大致相同，但中枢抑制比潮式呼吸更重，病情更严重，预后不良，多种呼吸完全停止前出现。叹息样呼吸，正常呼吸中插入一次深大呼吸，并常伴有叹息声，多为功能性改变，见于神经衰弱、精神紧张或抑郁症。

2. 触诊

（1）语音震颤：受检者发出声音，声波沿气管、支气管及肺泡传到胸壁所引起的震动，并由检查者的手触及，故又称触觉震颤。语音震颤的强度受发音的强弱、音调的高低、胸壁的厚薄以及支气管至胸壁距离等因素的影响。

（2）胸膜摩擦感：正常情况下胸膜脏层和壁层之间有少量胸水润滑，呼吸运动时不产生摩擦感。胸膜急性炎症时，纤维蛋白渗出使得胸膜表面粗糙，呼吸时两层胸膜相互摩擦，可触到摩擦感，似皮革相互摩擦的感觉。胸膜摩擦感在呼吸运动度较大的前下胸侧部或腋中线第 5、6 肋间最易触及，在吸气末与呼气初比较明显，屏住呼吸此感觉消失，可与心包摩擦感相鉴别。

3. 叩诊　肺上界即肺尖，正常宽度为 4~6cm，右侧较左侧稍窄。叩诊时自斜方肌中点起，叩诊为清音，分别逐渐向两侧叩诊，当由清音变浊音时，即为肺上界。随后沿锁骨中线、腋前线、腋中线、腋后线（避开肩胛骨）自第 1 肋间起从上至下逐一肋间叩诊直至肋缘。正常肺前界相当于心脏的绝对浊音界，右肺前界相当于胸骨线的位置，左肺前界则相当于胸骨旁线自第 4~6 肋间隙的位置；心脏扩大、心包积液、主动脉瘤、肺门淋巴结明显肿大时，可使左右肺前界间的浊音区扩大，肺气肿时则可使其缩小；肺下界两侧大致相同，平静呼吸时在左锁骨中线第 6 肋间、腋中线第 8 肋间、腋后线第 10 肋间上，深呼吸时肺下界的移动范围是 6~8cm。

4. 听诊

（1）听诊的方法：肺部共有 28 个听诊点，听诊由肺尖开始，自上而下，由前胸到侧胸，最后检查背部，并两侧对称部位进行对照比较。肺部听诊点见表 7-1。

（2）呼吸音：呼吸气流进出呼吸道，产生湍流造成震动，经过肺和胸壁传到体表，借助听诊器所听到的声音称为肺部呼吸音，包括正常呼吸音、异常呼吸音和附加音。听诊时要注意呼吸音和附加音的部位、响度、音调、性质以及与呼吸时相的关系。

1）正常呼吸音：支气管呼吸音、肺泡呼吸音和支气管肺泡呼吸音，其特征见表 7-2。

表 7-1 肺部 28 个听诊点

胸部体表标志	部位	右	左
锁骨上窝		1	1
锁骨中线	上、中、下	3	3
腋前线	上、下	2	2
腋中线	上、下	2	2
腋后线	上、下	2	2
肩胛间区	上、下	2	2
肩胛下区	内、外	2	2
共计		28	

表 7-2 正常呼吸音特征的比较

特征	气管呼吸音	支气管呼吸音	支气管肺泡呼吸音	肺泡呼吸音
强度	极响亮	响亮	中等	柔和
音调	极高	高	中等	低
吸:呼	1:1	1:3	1:1	3:1
性质	粗糙	管样	沙沙声	轻柔沙沙声
正常听诊区域	胸外气管	胸骨柄	主支气管	大部分肺野

2）异常呼吸音：即啰音，是呼吸音以外的附加音，正常情况下不存在，按其性质不同可分为以下几种：

①湿啰音是气体通过呼吸道内的稀薄分泌物如渗出液、痰液、血液、黏液和脓液等，形成水泡并破裂所产生的声音，故又称水泡音。其特点是断续而短暂，一次常连续多个出现，于吸气相尤其吸气末较为明显，有时也出现于呼气早期，部位较恒定，性质不易变，中、小水泡音可同时存在，咳嗽后可减轻或消失。

②干啰音是气管、支气管或细支气管狭窄或部分阻塞，空腔吸入或呼出时发生湍流所产生的声音。病理基础有炎症引起的黏膜充血水肿、分泌物阻塞、支气管平滑肌痉挛、管腔内肿瘤或异物以及管壁被管腔外肿大的淋巴结或纵隔肿瘤压迫等。干啰音的强度、性质、部位易改变。

3）语音共振：检查方法与触觉语音震颤基本相同，需用听诊器听声音。正常情况下，所听到的语音共振既不响亮，也不清晰。语音共振与触觉语颤意义相同，但敏感度更高。为提高语音共振检查的灵敏度，检出较轻的病变，可做耳语音检查，患者用耳语发“一、二、三”音，在胸壁上听诊时，正常人只能听到极微弱极含糊的音响，当肺实变时，可听到增强的清晰的耳语音。

4）胸膜摩擦音：正常人呼吸时胸膜脏层和壁层之间相互滑动并无音响发生，当胸膜面由于炎症而变得粗糙时，随着呼吸可出现胸膜摩擦音。受检者取坐位或卧位，检查者用听诊器在胸部听诊，在呼吸动度最大的前下侧胸壁最明显，可听到一种摩擦的声音，声音差别很大，有的声音柔软细微，如丝织物的摩擦音；有的声音很粗糙，如搔抓声、沙沙声、踏雪或握雪声音。一般吸气末与呼气开始较为明显，屏住呼吸则声音消失，借此可与心包摩擦音鉴别。

5）吸烟指数：吸烟指数=每天吸烟支数×吸烟年数。如果每天平均吸 20 支烟，已有 20 年的吸烟史，那么吸烟指数就是 400。

（二）辅助检查

1. 动脉血气分析 血气分析是对血液中的酸碱度（pH）、二氧化碳分压（PCO_2）和氧分压（PO_2）等相关指标进行测定，医学上常用于判断机体是否存在酸碱平衡失调以及缺氧和缺氧程度等的检验手段。

（1）pH 值参考值：7.35~7.45，当 pH<7.35 为失代偿性酸中毒症；pH>7.45 为失代偿性碱中毒；pH 值正常有 3 种情况：无酸碱失衡、代偿性酸碱失衡、混合型酸碱失衡。

（2）二氧化碳分压（PCO_2）：参考值 4.65～5.98kPa（35～45mmHg），平均值 40mmHg（5.33kPa）。当二氧化碳分压>45mmHg 称为高碳酸血症，即呼吸性酸中毒，PCO_2<35mmHg 称为低碳酸血症，即呼吸性碱中毒，PCO_2>50mmHg 有抑制呼吸中枢的危险。二氧化碳分压是判断各型酸碱中毒的主要指标。

（3）二氧化碳总量（TCO_2）：参考值 24～32mmHg，代表血中 CO_2 和 HCO_3^- 之和，在体内受呼吸和代谢两方面的影响。代谢性酸中毒时明显下降，碱中毒时明显上升。

（4）氧分压（PO_2）：参考值 12.6～13.3kPa（95～100mmHg）。临床意义：①判断有无缺氧和缺氧的程度。低氧血症分轻、中、重三型：轻度，60～80mmHg（8.0～10.7kPa）；中度：40～60mmHg（5.3～8.0kPa）；重度：<40mmHg（5.3kPa）。②判断有无呼吸衰竭的指标：呼吸衰竭根据动脉血气分为Ⅰ型和Ⅱ型。Ⅰ型是指缺氧而无 CO_2 潴留（PaO_2<60mmHg，$PaCO_2$ 降低或正常）；Ⅱ型是指缺氧伴有 CO_2 潴留（PaO_2>60mmHg，$PaCO_2$>50mmHg）。

（5）氧饱和度（SpO_2）：参考值 95%～99%，可作为判断机体是否缺氧的指标，但是单纯缺氧并不敏感，而且有掩盖缺氧的潜在危险。

（6）实际碳酸氢根（AB）：参考值 21.4～27.3mmol/L，标准碳酸氢根（SB）参考值 21.3～24.8mmol/L。AB 是体内代谢性酸碱失衡的重要指标，在特定条件下计算出 SB 也反映代谢因素。二者正常为酸碱内稳正常。二者皆低为代谢性酸中毒（未代偿），二者皆高为代谢性碱中毒（未代偿），AB>SB 为呼吸性酸中毒，AB<SB 为呼吸性碱中毒。

（7）剩余碱（BE）：参考值-3～+3mmol/L，是反映代谢性因素的指标。正值提示血中有多余的碱，负值提示血中碱缺失。

（8）阴离子间隙（AG）：参考值 8～16mmol/L，是早期发现混合性酸碱中毒的重要指标。判断酸碱失衡应先了解临床情况，一般根据 pH 值、$PaCO_2$、BE（或 AB）判断酸碱失衡，根据 PaO_2 及 $PaCO_2$ 判断缺氧及通气情况。pH 值超出正常范围提示存在失衡。但 pH 值正常仍可能有酸碱失衡。$PaCO_2$ 超出正常提示呼吸性酸碱失衡，BE 超出正常提示有代谢酸失衡。但血气和酸碱分析有时还要结合其他检查，结合临床动态观察，才能得到正确判断。

2. 肺通气功能检查 是呼吸功能检查中最基础的检查项目，这项检查包括肺泡的含气量、气流在气道中的流速及其影响。（图 7-14）

（1）静态肺检测：肺活量是指尽力吸气后缓慢而又完全呼出的最大气量。正常成人参考值：男性（4 217±690）ml、女性（3 105±452）ml；实测值占预计值的百分比<80%为减低，其中 60%～79%为轻度、40%～59%为中度、<40%为重度。肺活量的减低提示有限制性通气功能障碍，亦可提示有严重的阻塞性通气功能障碍。

功能余气量是指平静呼气末肺内所含气量，即补呼气量加残气量。正常成人参考值：男性（3 112±611）ml、

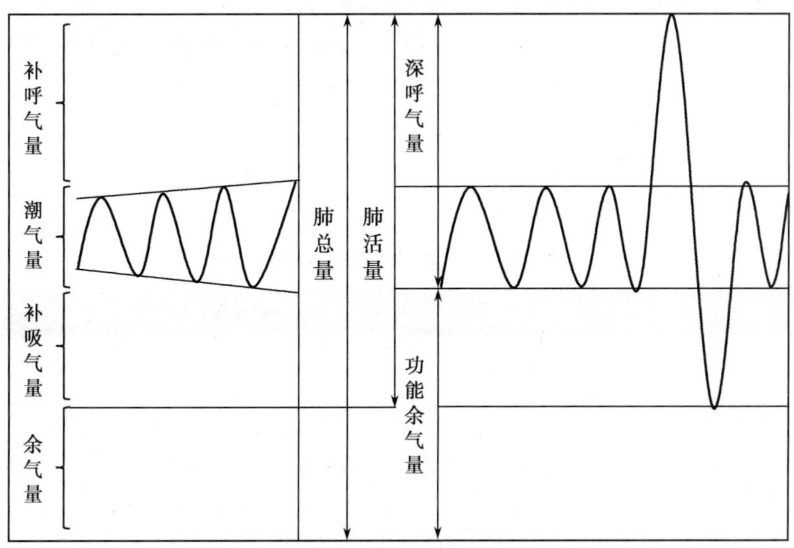

图 7-14 肺容量示意图

女性(2 348±479)ml。功能余气量的意义与余气量相似,余气量减少表示肺容积减少、肺弹性阻力增大,见于限制肺疾病;功能余气量增加表示肺过度充气,见于严重气道阻塞或气体陷闭。

(2) 动态肺检测

1) 肺通气量:每分钟静息通气量指安静状态下每分钟呼出气的量,等于潮气容积(VT)×每分钟呼吸频率(RR/min)。

正常参考值:男性(6 663±200)ml,女性(4 217±160)ml。肺通气量>10L/min 提示通气过度,可造成呼吸性碱中毒。肺通气量<3L/min 提示通气不足,可造成呼吸性酸中毒。平静呼吸的潮气容积中,25%来自肋间肌的收缩,75%依赖膈肌运动完成。故潮气容积的大小不仅与性别、年龄、身高、体表面积有关,还受胸廓与膈肌运动的影响。

2) 最大自主通气:最大自主通气(MVV)指在 1min 内以最大的呼吸幅度和最快的呼吸频率呼吸所得的通气量。可用来评估肺组织弹性、气道阻力、胸廓弹性和呼吸肌的力量,在临床常用作通气功能障碍、通气功能储备能力的考核指标。

成人正常参考值:男性(104±2. 71)L,女性(82. 5±2. 17)L。作为通气功能障碍考核指标时常以实测值占预计值的百分比进行判定,占预计值<80%为异常。

最大自主通气量降低:无论是阻塞性还是限制性通气障碍均可使之降低。通气储备能力指标计算公式:通气储量%=(每分钟最大通气量-每分钟静息通气量)/每分钟最大通气量×100%。正常值>95%,低于86%提示通气储备不足。

3) 用力肺活量:用力肺活量(FVC)是指深吸气至肺总量位后以最大力量、最快速的速度呼出的全部气量。正常参考值:男性(3 179±117)ml、女性(2 314±48)ml。

第 1 秒用力呼气容积(FEV1)是指最大深吸气至肺总量位后以最大努力、最快的速度做呼气,最大呼气第 1 秒钟内呼出的气体容积。正常人 3 秒内可将肺活量全部呼出,正常第 1、2、3 秒所呼出气量占用力肺活量的百分率分别是 83%、96%、99%。FEV1 既是容积测定,亦为 1 秒内的平均呼气流量测定,临床应用广泛,并常以 FEV1 和 FEV1/FVC%表示(简称 1 秒率)。

阻塞性通气障碍患者,由于气道阻塞、呼气延长,其 FEV1 和 FEV1/FVC%均降低,但在可逆性气道阻塞中,在应用支气管扩张剂后,其值亦可较前改善。限制性通气障碍时,因呼气气流不受限制,但肺弹性及胸廓顺应性降低,呼气运动迅速减弱停止,使肺活量的绝大部分在极短时间迅速呼出,其值可达 100%。

4) 最大呼气中段流量:最大呼气中段流量是根据用力肺活量曲线而计算得出用力呼出 25%~75%的平均流量。可作为评价早期小气道阻塞的指标。

将用力肺活量起、止两点平均分为四等份,取中间 50%的肺容量与其所用呼气时间相比所得值。正常成人男性为(3 452±1 160)ml/s,女性为(2 836±946)ml/s。有研究发现,小气道疾患当 FEV1 和 FEV1/FVC%及气道阻力均正常时,最大呼气中段流量却可降低,表明最大呼气中段流量比 FEV1/FVC%能更好地反映小气道的阻塞情况。

5) 通气功能判定:肺功能不全分级见表 7-3。

表 7-3　肺功能不全分级

	VC 或 MVV/%	FEV1/%	SaO_2/%	PaO_2/mmHg	$PaCO_2$/mmHg
基本正常	>80	>71	>94	>87	<45
轻度减退	71~80	61~70	>94	>87	<45
显著减退	51~70	41~60	90~93	>87	<45
严重减退	21~50	<40	89~90	60~74	>45
呼吸衰竭	<20		<82	<60	>45

通气功能障碍分型见表 7-4。

表 7-4　通气功能障碍分型

	阻塞性	限制性	混合性
FEV1/FVC	↓↓	N 或↑	↓
MVV	↓↓	N	↓
VC	N 或↓	↓↓	↓
气速指数	<1.0	>1.0	=1.0

MVV:最大通气量;VC:肺活量;气速指数=(MVV 实测值/预计值%)/(VC 实测值/预计值%)。

阻塞型通气障碍程度分级见表 7-5。

表 7-5　阻塞型通气障碍程度分级

阻塞型通气障碍	FEV1 占预计值/%	FEV1/FVC/%
轻度	<80	60~70
中度	<60	60~40
重度	<40	<40

(3)两种简易肺功能测试法

1)Ruffier 测试法:呼吸短促表明在耐力运动中的无能为力。心脏和肺吸入的氧气较少,身体会受其影响,患心血管疾病的概率大大增加。

Ruffier 测试:静息状态下数 1 分钟的脉搏数,记作 PO;站立,双腿分开(同肩宽),双臂前伸,45 秒内双腿屈伸 30 次,屈伸程度为感觉像要挨着椅边,立即又站起来(站起时双膝不要完全挺直),再次数脉搏数(PI);休息 1 分钟后再次数脉搏(P2)。计算 Ruffier 指数=(P0+P1+P2)-200/10(表 7-6)。

表 7-6　Ruffier 指数意义

年龄	指数	心功能水平
20~30	-5~0	很好
	0~5	还可以
	5~10	一般
	10~15	弱
	<20	不正常
>40	-5~10	很好
	15~20	一般
	<20	弱

2)另一种最简易而实用的肺功能的检测方法,通过屏气时间的长短来衡量肺功能:深吸一口气,然后屏气,时间越久越好,再慢慢呼出,一个年满 50 岁的人,屏气时间约为 30 秒。

日本科学家提出一种简便易行的"人体老化简易自测法",具体方法是:自测者双手下垂紧贴身体两侧,闭上眼睛,用一只脚站立,然后根据保持站立姿势的不倒时间来判断自己的老化程度。判断标准:

9.9 秒,男性生理年龄为 30~35 岁,女性生理年龄为 40~49 岁;

8.4 秒,男性生理年龄为 40~49 岁,女性生理年龄为 50~59 岁;

7.4 秒,男性生理年龄为 50~59 岁,女性生理年龄为 60~69 岁;

5.8 秒,男性生理年龄为 60~69 岁,女性生理年龄为 70~79 岁。

未达到标准者,老化程度偏快,即生理年龄高于实际年龄。

3. 内镜检查　主要包括纤维支气管镜和纤维喉镜检查。

纤维支气管镜检查是将细长的支气管镜经口或鼻置入患者的下呼吸道,即经过声门进入气管和支气管以及更远端，而一些气管切开的患者直接从气切套管进入，直接观察气管和支气管的病变，以及分泌物情况。

纤维喉镜检查，是耳鼻喉科一个常用检查项目之一，主要用于检查患者的咽喉部及其黏膜病变、有无新生物及声带活动等情况。瘫痪患者尤其是出现脑部损伤，涉及呼吸相关中枢受损时，会影响到气道的通畅性，如声带麻痹，或医源性损伤导致的气道通畅障碍，我们需要利用内镜作进一步检查。

4. 影像学检查　由于肺部感染在瘫痪患者是常见的并发症，我们需要通过肺部 X 线、肺部 CT 了解瘫痪患者的肺部情况。可根据相应检查结果识别肺部存在的相关疾病，如肺部感染、血气胸、肺不张等。

（三）肺功能相关检查

1. 气道评估　主要评估气道通畅能力。评估气道通畅的指标包括：呼吸顺畅、呼吸频率和节律、痰液情况、排痰能力，另外还要考虑是否有气切。

气道通畅的特征是指气管和支气管无异物堵塞或狭窄的情况，气体能顺畅通过的状况。表现为正常呼吸，呼吸频率为 16～20 次/min，呼吸节律规则、呼吸运动均匀、无声且不费力。关于痰液情况，在 1963 年 Miller 提出了关于黏液痰、黏液脓痰、脓痰的分级方法（表 7-7）。

表 7-7　痰液黏稠度分级

分级	痰液情况	分级	痰液情况
M1	黏液状，无肉眼可见脓液	P2	2/3 脓液，1/3 以黏液状液体
M2	大部分黏液状液体，含有肉眼可见脓液	P3	>2/3 脓液
P1	1/3 脓液，黏液状液体		

2. 咳嗽能力　包括咳嗽的有效性以及腹部肌肉收缩能力的评价。临床上，咳嗽分为 3 个等级：

（1）功能的或有效的咳嗽：咳嗽声清脆有力，能有效清除痰液。

（2）弱功能的咳嗽：咳嗽声略弱，但可以清除呼吸道的痰液。一般若腹肌无力，但肺活量大于 2 000ml，呼气流速大于 5L/s 者，可以产生弱功能的咳嗽。

（3）无功能的咳嗽：咳嗽声听来像叹气或只是在清除喉咙的声音，不能有效地清除痰液。

3. 胸廓活动度　瘫痪患者常因肋间肌及肩背肌肉的萎缩，久而久之会导致胸廓僵硬，使胸廓活动度进一步下降，一般多在腋下和胸骨剑突处测量用力呼吸时胸围改变的值作为评估。

4. 呼吸肌肌力检查　呼吸肌肌力测定可通过跨膈压、吸气压和呼吸压、肌张力时间指数测定。

（1）跨膈压（Pdi）：为吸气末腹内压（胃内压）与胸腔内压（食管压的）的差值，是反映膈肌肌力的定量指标。受检者由功能残气位作最大用力吸气时所测得的跨膈压为最大跨膈压（Pdi_{max}）。Pdi_{max} 的正常参考值变动范围较大，临床上以成年男性≥98cmH$_2$O、女性≥70cmH$_2$O（1cmH$_2$O＝0. 098kPa）作为膈肌功能正常的简易判断标准。Pdi/Pdi_{max} 的正常参考值为 0. 1，当其值大于 0. 4 时容易发生膈肌疲劳肌力下降。

（2）吸气压（MIP）和呼气压（MEP）：MIP 是指在残气位（RV）或功能残气位（FRC），气道阻断时，用最大努力吸气能产生的最大吸气口腔压。MEP 是指在肺总量（TLC）位，气道阻断后，用最大努力呼气所能产生的最大口腔呼气压力。通过呼吸评定器经鼻或口获得最大吸气压 MIP 与最大呼气压 MEP，此方法无创。最大吸气压反映所有吸气肌共同产生的最大吸气力量，而膈肌是主要的吸气肌，因此最大吸气压是反映膈肌收缩性能的较好指标。

最大呼气压反映全部呼气肌的综合呼气力量。通常情况下，男性 MIP<-70cmH$_2$O，女性 MIP<-40cmH$_2$O，当 MIP<-60cmH$_2$O 时可排除呼吸肌无力引起的呼吸困难，当 MIP<正常预计值的 30%，易出现呼吸衰竭。对于人工通气患者，MIP<-30cmH$_2$O 脱机容易成功，MIP>-20cmH$_2$O 多数脱机失败。通常情况下，男性 MEP>100cmH$_2$O，女性 MEP>80cmH$_2$O，即表示在正常范围，再高亦无更多的临床意义。

（3）肌张力时间指数（TTdi）：该指标是反映呼吸肌耐力的良好指标，对呼吸肌而言，评价耐力比力量更重要。膈肌的力量个体差异很大，为减少个体差异，用膈肌收缩产生的跨膈压（Pdi）的平均值和最大跨膈压（Pdi_{max}）的比值来反映收缩强度，吸气时间（Ti）与呼吸周期总时间（Ttot）的比值反映膈肌收缩持续的时间，两者的乘积即为肌张力时间指数（TTdi）。用公式表示为：$TTdi = Pdi/Pdi_{max} \times Ti/Ttot$。

在有吸气阻力负荷存在的情况下，当 TTdi 值>0.15 时不容易发生膈肌疲劳，而当 TTdi 值<0.15 时发生膈肌疲劳的时间将明显缩短。应注意的是，TTdi 的测定是在人为设置阻力的情况下完成的，与自主呼吸可能有较大差距。因此，如何确定各种不同疾病状态下呼吸肌疲劳的阈值需进一步探讨。

临床上也常用 Borg scale 自感劳累分级表来评估患者的主观劳累程度，以了解患者运动耐力，详见表 7-8。

表 7-8　Borg scale 分级（10 级表）

级别	疲劳感觉	级别	疲劳感觉
0	没有	5	累
0.5	非常轻	6	
1	很轻	7	很累
2	轻	8	
3	中度	9	非常累
4	稍微累	10	最累

（4）膈肌功能检测：膈肌是最主要的呼吸肌，当平静呼吸时，膈肌运动 1~2cm 即可提供 75%的静息肺通气；努力呼吸时膈肌运动幅度可达 7~11cm。膈肌功能包括膈肌运动幅度及收缩幅度两方面，目前常用 M 型超声作为检测手段。

超声检测膈肌运动的方法：患者取平卧位，首先将 5MH 超声探头放置在肋缘下右锁骨中线与右腋前线中点处，探头方向指向头部，以肝右叶为标志，调整探头方向寻找膈肌最大运动幅度位置，且膈肌运动方向与超声探头垂直，用 M 型超声记录随呼吸活动的膈肌运动幅度，膈肌运动幅度正常值如表 7-9 所示，膈肌的厚度及变化率如表 7-10 所示。

表 7-9　成人膈肌的运动幅度正常值

单位：cm

膈肌活动度	平静呼吸	吸气实验·"嗅"	最大深呼吸
男	1.8±0.3	2.9±0.6	7.0±0.6
女	1.6±0.3	2.6±0.5	5.7±1.0

表 7-10　成人膈肌的厚度及变化率

	膈肌厚度/cm	膈肌变化率
正常	0.22~0.28	42%~78%
膈肌萎缩	<0.2	<20%

膈肌肌电图（electromyography，EMG）：膈肌 EMG 可通过食管电极、体表电极和经皮穿刺肌肉内电极测定，目前多数用食管电极检测。EMG 由不同的频率组成，其频率主要在 20~350Hz。根据频率分布规律的变化可发现早期呼吸肌疲劳。

5. 口腔阻断压测定　口腔阻断压（P0.1）是 1975 年以来用于研究呼吸中枢吸气驱动水平的一个指标。它不受呼吸系统力学及肺牵张反射的影响，测定方法无创、易行，是反映呼吸中枢输出功能的较好的指标，因此近年来被广泛应用于呼吸生理、病理生理、药理及临床研究中。

口腔阻断压是指吸气努力开始后 0.1 秒时口腔内产生的压力。关于机械通气脱机的时机，目前无一种公认的标准，近年来有人试图通过测定患者的 P0.1 预测能否成功脱机。一些研究表明，P0.1 值高则提示脱机失败，其临界值为 0.4~0.6kPa（正常低于 0.2kPa）。P0.1 虽然是反映呼吸中呼吸驱动水平的良好指标，到目前为止其应用仍基本限于基础与临床研究方面，尚未像常规肺功能测定那样直接用于临床实践工作中协助诊断、指导治疗，这主要是因为其测定方法虽并不复杂，但尚无专门的测定仪器，没有建立起公认的正常值标准。随着研究的不断进展和简单实用的测定仪器的普及，其有望在疾病诊断、临床用药和机械通气脱机等方面有较大的应用价值。

6. 心肺运动试验 心肺运动试验(cardiopulmonary exercise test，CPET)是通过监测机体在运动状态下的摄氧量(VO_2)、二氧化碳排出量(VCO_2)、心率(HR)、分钟通气量(VE)等来评价心肺等脏器对运动的反应。由于运动需要肺、心脏和肌肉等脏器密切协调工作始能完成，因此，心肺运动试验是唯一将心与肺耦联，在运动中同时对他们的储备功能进行评价的科学工具。它具有无创、定量和敏感的特点，在很多方面包括肺功能评定方面具有重要的应用价值，具体评定方法详见第七章第四节心功能评定。

7. 吞咽功能相关评估 脑卒中患者存在不同程度的吞咽障碍，吞咽障碍容易产生误吸，导致不良预后。其中卒中相关性肺炎是最常见的并发症之一，因此，早期评估吞咽功能，及时发现吞咽功能障碍，并采取积极有效的治疗，能有效预防吸入性肺炎的发生。详见相关章节。

(黄　臻)

第四节　心功能评定

一、概述

心功能通常情况下指的是心脏的泵血功能。左心室规律性的舒张和收缩，将通过肺循环气体交换后富含氧气的动脉血经体循环系统供给全身的组织器官代谢所需，代谢产生的二氧化碳通过静脉回流至右心房心室，进入肺循环排出体外。体内的营养物质和激素，也通过循环系统，由心泵产生的动力遍及全身，代谢废物也被输送到肺、肾和肝脏，进行转换或排出体外。心脏受神经和体液系统调节，可根据机体的代谢需求，调整心脏的泵血量。如在运动和应激状态下，机体的代谢水平提高，心脏可通过提高心率、增强心收缩力来提高心输出量，以满足高代谢状态下的氧气和营养物质需求，以及排出二氧化碳及废物。

正常的心脏具有较高的储备功能。休息状态下，成年人心输出量约为5L，进行运动时，心输出量可增加4~5倍，达到25~30L。与此同时，正常的心脏依然能保持规律性的舒张和收缩，不会出现心律失常、心肌缺血和心脏舒缩功能下降。

正常的心脏功能决定于正常的心脏结构、心肌功能、冠状动脉的供血和心电传导功能，如以上任何一方面出现病变或功能异常，都会导致心室充盈和/或射血功能受损，心输出量不能满足机体组织代谢需要，出现肺循环和/或体循环淤血，器官、组织血液灌注不足，表现为呼吸困难、体力活动受限和体液潴留，即心功能不全或称为心力衰竭。

由于心脏最主要的功能为输送氧气和二氧化碳，人体进行有氧运动时，氧气需求和二氧化碳排出均增加。因此，可通过评估人体进行不同强度的有氧运动时的症状、心电图改变、心脏影像学(包括超声心动图、心肌核素显像和磁共振)变化、摄氧量和二氧化碳排出量来反映心功能情况。

二、瘫痪患者进行心功能评定的目的和意义

1. 瘫痪患者合并心血管疾病的风险升高，评定心功能有助于发现潜在的心血管疾病。由于机体活动功能障碍，瘫痪患者的日常身体活动水平低下，使得患者出现肥胖、代谢综合征、糖尿病、高血压等心血管危险因素的风险升高。研究表明，脊髓损伤后长期存活的患者，身体活动不足普遍存在，低下的身体活动水平使得患者无法保持心血管健康和功能，是脊髓损伤患者发生心血管疾病的关键原因。对于脑瘫患者，研究表明，成人期的脑瘫患者，其心血管疾病患病率明显高于无脑瘫的成年人，最主要的危险因素为肥胖和超重，与身体活动减少有关。另外，由脑血管疾病导致的偏瘫患者，本身就存在心血管危险因素，随着瘫痪后身体活动水平降低，危险因素控制更加困难，因此心血管疾病的发病风险在瘫痪之后进一步升高。

2. 通过心功能评定可进行疾病严重程度的定量评估、指导干预措施的选择、治疗的评价和预后的评估。

3. 有氧运动是瘫痪患者进行运动训练的重要方式，训练前的心功能评定有助于制订适合的个体化活动

和运动处方。

三、心功能评定的常用方法

(一) 症状分级评估法

采用症状评估心功能,主要的方法为通过评估人体在休息和进行不同强度的体力活动时,心血管相关的症状如心绞痛、呼吸困难的程度,来进行心功能分级。通常采用分级量表评估法,最常用的为纽约心脏病学会心功能分级法(NYHA)。该分级评估法对于无肢体瘫痪的患者简便易行,可以初步了解患者的心功能情况和严重程度,但由于仅凭患者的主观症状进行分级,不同的评定者之间存在评定结果差异,同时也不能准确地反映心功能情况。对于有肢体瘫痪不能自如活动的人,如体力活动已经显著受限制,该方法无法使用。

(二) 影像学检查

1. 超声心动图 超声心动图可以较准确地测定心脏各心腔的大小变化、心肌厚度和收缩情况、瓣膜结构和功能,可以反复操作,无创评估,是了解心功能的主要影像学评估工具。主要的评估指标为:

(1) 左室射血分数(left ventricular ejection fraction,LVEF):左心室收缩末及舒张末容量差值为每搏输出量,其占左心室舒张末期容量的百分比即为左心室射血分数,反映的是左心室的收缩能力。如低于50%被认为存在左心室泵功能障碍。如同时出现左心衰的症状包括夜间阵发性呼吸困难、端坐呼吸、劳力性呼吸困难等,这种心衰被称为射血分数降低的心力衰竭。

但是,由于射血分数取决于左心室收缩末期和舒张末期的容量变化,当舒张末期容量下降时,即使每搏输出量降低,EF值也可能正常;或者,由于二尖瓣关闭不全,左心室收缩时泵出的血液部分反流至左心房,收缩末期容量减少,每搏输出量增加,射血分数也可能正常,但有效泵出至主动脉内的血量是减少的。在这两种情况下都可能会出现实际心输出量减少的心衰症状,被称为射血分数保留的心力衰竭。因此,射血分数在临床上评判心功能时,须结合患者的实际情况进行判断。

(2) 左心室舒张功能:一般采用多普勒超声检测心动周期中舒张早期的心室充盈速度最大值(E峰),心室舒张晚期(心房收缩期)心室充盈速度最大值(A峰),正常E/A应大于1.2。如左心室存在舒张功能受损,E峰降低,A峰升高,E/A降低。

2. X线检查 X线胸片检查可了解患者是否存在心脏扩大以及肺淤血情况,结合患者的临床症状可判断是否存在心力衰竭。但不能定量评估心功能情况。

3. 心脏磁共振 可评价左右心室容积、每搏输出量、心输出量、心肌节段运动情况、心肌厚度以及心脏结构,精确度和可重复性高,是评估心室容积和心室壁运动的“金标准”。但不能评估心脏的储备功能。

4. 放射性核素检查 放射性核素心血池显影能相对准确地评价心脏大小和左心室射血分数,也可以通过记录放射活性-时间曲线计算左心室最大充盈速率来评估心脏舒张功能。心肌灌注显像可评价存活/缺血心肌。

5. 冠状动脉造影和左心室造影 为有创性检查,在冠状动脉直接注入造影剂评估动脉情况,心室注入造影剂可评估每搏输出量和心输出量。但同样只能评估休息状态下的心脏功能,不能评估心功能的储备情况。

(三) 运动试验

用于测试心肺功能的运动试验通常分为两大类,一类为场地运动试验,设备简单,方便易行,但一般只能检测反映心肺功能的间接指标,最常见的场地运动试验为6分钟步行,以及专用于脊髓损伤患者的6分钟上肢试验和6分钟驱动轮椅试验。另一类为实验室运动试验,包括运动负荷心电图和运动心肺功能测试,是较精确的评估心功能的方法,尤其是后者,在运动中测得的最大摄氧量,为心肺功能的“金指标”。

运动试验通常情况下需要下肢的运动才得以完成,对于各种原因导致肢体瘫痪的患者,可能存在单侧或者双侧下肢运动障碍、关节挛缩、肌肉萎缩、平衡和协调功能障碍、步态异常等,或因原发疾病导致认知功能障碍和言语障碍无法很好地执行指令和表达运动过程中出现的不适,使得常规的运动试验实施比较困难,危险性升高,因此有必要在进行运动试验前通过临床问诊和其他临床资料评估患者罹患心血管疾病的风险、进行运动评估的风险、肌肉关节情况，结合患者进行心功能评定的目的，把握适应证和禁忌证，调整运动试验的方案以安全地实施运动试验。

1. 6分钟步行测试 该试验测试的是患者进行次极量运动的能力，间接地反映患者的心功能情况。一般用于慢性肺疾患和慢性心力衰竭患者的评估。对于瘫痪患者，视其瘫痪对下肢步行能力的影响，结合评估目的来进行该项检查，或对步行试验进行改良，以及在进行结果的判读时需结合患者的实际情况进行分析。目前尚无瘫痪患者进行6分钟步行测试的标准化流程和结果判读标准。

（1）适应证：评价瘫痪患者整体的功能状况。

（2）禁忌证：绝对禁忌证，近1个月存在不稳定心绞痛或心肌梗死。相对禁忌证，静息状态下，心率超过120次/min；收缩压高于180mmHg；舒张压超过100mmHg。

（3）实施方法：患者在室内25～30m长的走道上进行6分钟往返步行，记录步行距离。结果可分为1～4等级，1级<300m，2级300～374.9m，3级375～449.5m，4级>450m。级别越低心肺功能越差。

（4）偏瘫患者的6分钟步行测试：研究表明，即使脑卒中患者的步行能力恢复至能完成6分钟步行测试，其结果与进行运动心肺功能测试所获得的心肺功能“金标准”最大摄氧量或峰值摄氧量之间的相关关系很弱。脑卒中患者的6分钟步行结果更多地受患者的平衡功能、伸膝肌力和痉挛程度的影响，不能精确反映患者的最大心功能以及心功能储备情况。不推荐采用该方法进行脑卒中患者的心功能评估。

2. 6分钟上肢试验（6-minute arm test，6MAT） 为适用于脊髓损伤患者的亚极量运动能力试验，可用于评估四肢瘫和截瘫患者的亚极量心肺功能，方法简单，所得结果与运动心肺功能测试获得的最大摄氧量正相关，可在一定程度上反映患者的最大心肺功能。该方法主要检测脊髓损伤患者在渐增功率的6分钟上肢自行车运动中达到的功率水平和稳态心率，具体试验步骤见以下内容。研究表明该测试方法的信度和效度均可，但目前并未在临床上广泛应用。

（1）试验用品：心率表或持续心电监护设施可全程记录患者的心率情况；血压计；Borg自觉疲劳量表（6～20分）；上肢功率自行车。

（2）试验前准备：患者需排空膀胱以减少自主神经异常反射。

（3）试验步骤：要求患者使用标准化上肢功率自行车完成单次、6分钟的亚极量运动。自行车输出功率根据手法肌力测试、ASIA运动评分和身体活动水平进行个体化选择。其目标为测试过程中患者的心率能达到稳态水平，位于60%～70%的年龄预测最大心率的区间或者Borg评分在11～15分。起始输出功率选择标准见表7-11和表7-12。

表7-11 四肢瘫患者6MAT起始输出功率

输出功率	患者情况
10W	电动轮椅使用者或腕伸肌力≤4级
15W	手动轮椅使用者
20W	手动轮椅使用者且腕伸肌力为5级且身体活动活跃（采用PASIPD评估参与身体活动每周至少3次）

表7-12 截瘫患者6MAT起始输出功率

输出功率	患者情况
30W	身体活动不活跃的女性患者
40W	身体活动活跃的女性患者或不活跃的男性患者
50W	参与竞技运动的女性或身体活动活跃的男性
60W	参与竞技运动的男性

运动开始后，对于四肢瘫和截瘫患者，自行车功率每分钟分别增加5W和10W。最终稳态心率采用6分钟运动最后30秒心率的平均值。

3. 6分钟推轮椅试验(6-minute push test,6MPT) 该试验为6分钟步行测试的改良版本,专为轮椅使用者制定。研究表明,对于脊髓损伤包括截瘫和四肢瘫的独立的手动轮椅使用者,重复信度较高。该试验能区分出体能高低,与采用上肢功率自行车运动测得的最大摄氧量之间相关度高,可反映患者的心肺功能。目前主要用于脊髓损伤,也可用于脑瘫和偏瘫患者,但相关的研究欠缺。具体检测方法:

(1)试验用品:患者自用轮椅;计时器;记圈器(可用纸和笔替代);心率表;15米长的场地使用圆锥桶标记;尺子;记录表格。

(2)试验前准备:标记好检测的场地;患者戴心率表,休息10分钟,记录运动前心率。

(3)试验步骤:患者在试验前10分钟到达试验地点。核实患者是否具有试验禁忌证,确认患者的轮椅状况。测量血压、脉搏、血氧饱和度,填写工作表。应用Borg评分对其基础状态下的呼吸困难情况做出评分。测试过程中,操作者需跟随患者一同行走。当患者开始出发时,开始计时。

患者每次返回到起点线时,在工作表中标记出折返次数,要让患者看到这些行动。用平和的语调对患者讲话:1分钟后,对患者说(语调平和):“您做得不错。您还要推5分钟。”剩余4分钟时,对患者说:“不错,坚持下去,您还要推4分钟。”剩余3分钟时,对患者说:“您做得很好,您已经推完一半了。”剩余2分钟时,对患者说:“不错,再坚持一会儿,只剩下2分钟了。”只剩余1分钟时,告诉患者:“您做得不错,只剩1分钟了。”不要用其他言语鼓励患者,避免做出暗示患者加快速度的肢体语言。距测试结束只剩下15秒时,对患者说:“过一会儿我会让您停下来,当我喊停时,您就停在原地,我会走到您那儿。”计时6分钟时,对患者说:“停下!”走到患者处。在他们停止的位置做好标记,比如放置一个物体或画上标记。

如果患者在试验过程中停了下来并要求休息,对患者说:“如果您愿意可以休息;当您觉得休息好了就尽快接着推轮椅。”不要中止计时器计时。如果患者未能走满6分钟就停止,并且拒绝继续测试(或操作者认为不宜再继续进行测试),可中止试验,将其完成的距离、中止时间以及未能完成试验的原因记录在工作表上。

试验结束后:对患者做出的努力表示祝贺,并给他一杯水。记录患者行走之后的Borg呼吸困难及疲劳程度评分,并询问患者:“您觉得是什么原因使您不能推得更远一些?都有哪些不舒服?”测定氧饱和度、脉搏、血压并记录。记录下患者最后一个来回中推过的距离,计算患者推轮椅走过的总路程,以米为单位计算,并将计算结果记录到工作表上。

4. 运动负荷心电图试验 运动负荷心电图试验的基本原理是通过运动增加机体全身包括心肌的耗氧量,检测其心率血压和心电图改变来评估机体在耗氧增加的情况下血流动力学改变和心肌的氧需和氧供平衡情况,同时评估机体能达到的运动耐量水平来反映其心肺功能。通常采用有氧运动方式如活动平板、功率自行车和踏板。根据其目标的运动耐量水平分为极量和亚极量运动心电图试验。根据其采用的运动方案分为分级递增功率运动试验和固定功率的运动试验。

运动负荷心电图可以评估患者是否存在运动诱发的心肌缺血和心律失常情况,可用于鉴别胸痛心悸和气促的原因,对于具有心血管危险因素的瘫痪患者是否合并潜在的心血管疾病具有临床意义。但由于瘫痪患者的肢体活动障碍、平衡和协调障碍、肌张力异常、关节挛缩和肌肉萎缩等诸多影响运动表现的因素存在,有些患者无法进行常规的试验,有些患者在进行运动试验时不能达到极量运动水平,因此除了采用改良的适合瘫痪患者的运动试验方法之外,解读患者的试验结果还需要结合其具体情况。

运动负荷心电图在试验过程中无法获得摄氧量指标。其反映心肺功能的指标为机体能达到的运动负荷水平,以代谢当量(Met)或功率水平(W)表示。

(1)活动平板心电图试验:适合尚保存步行功能的瘫痪患者,在试验的过程中可嘱其全程手握扶手以减少摔倒的风险,并采用改良的运动方案如Naughton、Web和mACIP方案。如Naughton方案中,其运动的负荷增加为恒定速率增加坡度,每一级坡度增加2.5%,耗能增加1Met,患者比较容易耐受,并可以较精确地测定心肌缺血阈值,但耗时较长。运动终止的标准为:疲劳无法继续坚持;明显的心绞痛;出现明显的症状包括:严重呼吸困难、面色苍白、发绀、头晕或眩晕、眼花、肢体严重疼痛、步态不稳;心电图出现ST段水平或下斜型压低≥1.5mm或ST段抬高;出现恶性心律失常;运动中收缩压不升或降低;血压过高,SBP>

220mmHg，DBP>110mmHg；患者要求终止运动。运动中达到的负荷水平反映其心功能。

（2）坐位功率自行车心电图试验：适合能完成坐位踏自行车运动的瘫痪患者，对合并姿势控制障碍、平衡障碍、认知和行为障碍的患者，这种方式比较安全。也可采用斜靠位功率自行车。美国心脏病协会（AHA）和卒中协会（ASA）在卒中患者身体活动和运动的指南中即推荐坐位或斜靠位功率自行车测试用于卒中后患者的评估。通常采用递增功率运动方案进行检测，推荐1分钟斜坡式递增（Ramp）运动方案。运动试验分为三个阶段，第一阶段为无功率负荷的3分钟热身，第二阶段以5~25W/min递增功率，要求受试者保持踏车速度40~80r/min直至不能耐受或出现症状，第三阶段为无功率负荷的恢复阶段。运动全程检测心率、血压和心电图，以达到的功率水平评估其运动心肺功能。终止标准同上。

（3）上肢功率自行车运动心电图试验：对不能进行踏车试验的患者，尤其是截瘫的患者，推荐采用上肢功率自行车作为检测的方法。受试者取坐位（可坐在轮椅上），上肢功率自行车中点位于受试者肩高水平，距离允许受试者在伸直上肢时肘部有轻微的屈曲。检测前需排空膀胱避免诱发自主神经过反射。如受试者无足够握力，可利用弹力带将手绑在自行车手柄上。第一阶段为1分钟无功率热身，第二阶段为递增功率，对于四肢瘫患者每分钟增加5W，截瘫患者每分钟增加10W，保持转速为60~80r/min直至患者达到以下终止标准：主观疲劳；不能维持转速；出现其他必须终止运动的症状和心电图改变如上所述。第三阶段为无功率负荷的恢复阶段。

5. 心肺运动试验 心肺运动试验综合评价人体在有氧运动时的呼吸、循环、血液、运动系统的整体反应，通过面罩收集呼出气体进行氧和二氧化碳的量和浓度分析，来测定人体从静止状态开始运动直至运动终止时的通气量、摄氧量（VO_2）、二氧化碳排出量（VCO_2）。有氧运动过程中氧的摄取、运输和利用决定了机体的运动表现，机体能完成的运动强度越大，说明氧气的摄取、运输和利用功能越强，即反映其心肺功能越强。

（1）极量运动试验：可测得机体的最大摄氧量（VO_2max），即在运动增加时，摄氧量随运动负荷增加直至达到一个平台期，此时即使运动负荷增加，摄氧量无继续增加，该摄氧量即VO_2max。通常情况下，机体的肺功能储备较心功能储备大，运动达到的极限值由心功能决定，因此VO_2max是反映最大心功能或心功能储备的指标。但很多患者无法在测试过程中达到摄氧量平台，此时可采用其在运动测试过程中达到的最高的摄氧量，即峰值摄氧量（VO_2peak）作为VO_2max的替代指标。另外，在测试过程中可测定机体由有氧代谢过渡为有氧和无氧代谢混合供能状态的节点，称为无氧阈（anaerobic threshold，AT），该指标也可反映心肺功能，在指导患者运动时有很高的价值。

心肺运动测试采用的运动方法和运动负荷心电图一致，两者可以结合在一起同时测试提供全面的评估结果。

（2）全身斜靠踏步机测试：除了活动平板、坐位功率自行车、上肢功率自行车外，还可以采用轮椅平板测试、全身斜靠踏步机（total body recumbent stepper，TBRS）测试等方法，目前在国内未见应用报道，介绍如下。该测试方法适用于偏瘫患者。测试前应让偏瘫患者熟悉TBRS的使用方法，保持踏步速率为80次/min。试验前2~3小时患者除喝水以外不能进食和喝其他饮料以避免运动过程中的呕吐，同时需要在测试前6小时内不摄入咖啡因。测试前24小时避免剧烈运动。测试全程采用气体分析仪采集分析呼出气体的氧气和二氧化碳。患者斜靠于全身斜靠踏步机上踏步，采用递增阻力测试法，患者按节拍器提示的声音保持每分钟80步的运动速度，测试初始阻力为25W，每2分钟递增15W，具体方案如表7-13所示。运动终止标准同运动平板试验。对于偏瘫患者采用此方法测得的峰值摄氧量和最大心率与采用功率自行车运动测得的相应指标之间有显著相关关系，并且TBRS法测得的VO_2peak值稍高于后者，同时受试者均能完成该试验，完成率较后者高。研究表明，对于偏瘫患者，TBRS能更好地测定心肺功能。

（3）轮椅平板测试：该测试方法适合轮椅使用者测定心肺功能。测试时需要专用的双带电动活动平板，测试者坐在位于平板上的个人轮椅上推动轮椅以跟上活动平板变化的速度和坡度，在进行该活动时测定其摄氧量、二氧化碳排出量、通气量和呼吸商等指标。进行测试时通过递增改变平板的速度和坡度来实现强度的变化，一般为1分钟改变1次，坡度从0°到7.1°，速度从0.6m/s到1m/s，运动方案可参考表7-14。研究表明，该方法测试轮椅使用者的运动心肺功能具有良好的信度和效度。

表 7-13　改良全身斜靠踏步机运动试验方案

分级	阻力/W	速度/(步/min)	持续时间/min
1	25	80	2
4	40	80	2
5	55	80	2
6	70	80	2
7	85	80	2
8	100	80	2
9	115	80	2
10	130	80	2

注:以上表格见参考文献 7,2、3 级被省略。

表 7-14　轮椅平板测试运动方案

分级	1	2	3	4	5	6	7	8	9	10	11	12	13	14	15
坡度	0	0	0	1.7	1.7	2.9	2.9	3.6	4.8	4.8	4.8	5.8	5.8	7.1	7.1
速度	0.6	0.8	1.0	0.6	0.8	0.6	0.8	0.8	0.6	0.8	1.0	0.8	1.0	0.8	1.0

注:坡度单位为度,速度单位为 m/s。

四、总结

心功能评定对于瘫痪患者具有重要意义,影像学检查能检测休息状态下的心功能,如需了解患者的心功能储备,需进行运动试验,但是由于患者存在运动功能障碍,需根据患者的具体情况选择患者能安全完成的运动试验,在进行结果分析时需结合患者的实际情况进行分析。

(梁　崎)

第八章　肢体功能评定

第一节　关节与肌肉功能的评定

一、关节活动范围

关节活动范围(range of motion,ROM)即关节活动度,是指关节的运动弧度或关节的远端向近端运动,远端骨所达到的新位置与开始位置之间的夹角,即远端骨所移动的度数。关节活动范围评定就是测量远端骨所移动的度数。评定关节活动范围对于判断病因,评估关节活动障碍的程度,制订康复治疗计划,评定治疗效果发挥着重要的作用,是康复评定的重要内容之一。

(一) 关节活动范围分类

1. 主动活动范围(active range of motion,AROM)　是指作用于关节的肌肉随意收缩使关节运动时所通过的运动弧,测量关节的主动活动范围实际上是检查受试者肌肉收缩力量对关节活动范围的影响。

2. 被动活动范围(passive range of motion,PROM)　是指由外作用力使关节运动时所通过的运动弧。在关节被动运动终末时,产生一种关节囊内的、不受随意运动控制的运动,超过随意运动范围。因此,被动关节活动范围略大于主动关节的活动范围。

通过关节活动范围的测量,可以判断关节活动障碍是关节本身病变,还是神经肌肉的病变造成的。一般情况下,主动关节活动障碍可能是关节本身出现病理性变化,也可能是神经、肌肉病变所造成的。但存在主动关节活动障碍时,被动关节活动无障碍或程度明显减轻,则是神经或肌肉病变所致;主动关节活动障碍和被动关节活动障碍同时存在,则是关节本身的病理性变化所致。因此,在临床工作中,进行主动关节活动范围测量时,还应进行被动关节活动范围测量。

(二) 测量工具及使用方法

1. 测量工具　包括量角器、电子角度计、皮尺、两脚规等,根据测量部位和测量需要的不同,选择不同的测量工具。皮尺常用于弯腰时,测量手指与地面的距离。两脚规则用于测量拇指外展的活动范围。但更多的是使用量角器,通过对关节近端和远端运动弧度的测量获得量化的指标。

(1) 常规量角器:由一个圆形的刻度盘和固定臂、移动臂构成。固定臂与刻度盘相连,不能移动;移动臂的一端与刻度盘的中心相连,可以移动。量角器主要用于四肢关节活动度的测量。显而易见,量角器的放置和待测关节的位置摆放及其测试过程中发生的旋转或偏移很容易影响测量结果,产生测量误差。患者的胖瘦、骨性标志的清楚与否以及测试者的操作动作都会使测量结果误差增大。

(2) 电子角度计:固定臂和移动臂为2个电子压力传感器,刻度盘为液晶显示器。电子量角器的测量程度优于普通量角器,且重复性好,使用方便。

(3) 指关节量角器:为小型半圆形量角器,半圆形的刻度盘和固定臂相连为一体,不能移动;移动臂与半圆形刻度盘相连,可以移动。指关节量角器适用于手指各关节活动度的测量。

(4) 脊柱活动量角器:为专用于背部活动的量角器,用于测量脊柱屈、伸的活动范围,也可以用于脊柱侧凸的测量。

2. 测量方法　采用不同的测量工具，其测量方法也不同。

（1）量角器的测量方法：量角器的轴心与关节中心一致，固定臂与关节近端的长轴一致，移动臂与关节远端的长轴一致。关节活动时，固定臂不动，移动臂随着关节远端肢体的移动而移动，移动臂移动终末所显示出的弧度即为该关节的活动范围。

（2）电子角度计的测量方法：将固定臂和移动臂的电子压力传感器与肢体的长轴重叠，用双面胶将其固定在肢体表面，此时液晶显示器显示出来的数字即为该关节的活动范围。

（3）指关节量角器测量方法：测量掌指关节时，将量角器的固定臂与掌骨平行，移动臂放在近端指骨上，轴心与其下方的关节相对，掌指关节活动时，移动臂随近节指骨的移动而移动。测量指间关节时，固定臂与关节近端骨长轴平行，移动臂与关节远端骨长轴平行，轴心与其下方的关节相对，指间关节活动时，移动臂随关节远端骨的移动而移动。所移动的弧度即为该关节的活动范围。

（4）脊柱量角器的测量方法：将量角器放在所测量的脊柱椎体的棘突上，令其伸、屈或侧屈脊柱，测量其活动范围，此时量角器上所显示的弧度即为该段脊柱的活动范围。

3. 测量方式　根据解剖学位置，将关节活动方向分为矢状面、冠状面和轴面。关节做屈、伸活动时，是沿着矢状面运动的；关节做内收、外展活动时，是沿着冠状面运动的；关节做内旋、外旋活动时，是沿着轴面运动的。

关节活动范围用“度”来表示。全身大多数关节按解剖学的位置定为0°，解剖位置就是开始测量的体位，即0°位是开始位，在0°位开始活动的范围为关节活动的度数。例如肘关节伸直为0°，膝关节伸直为0°，踝关节在90°中立位时为0°。

测量者要熟练掌握被测关节的正常活动范围，特别在做关节被动活动范围测量时，要注意动作轻柔缓慢，不可超出关节活动范围。因为关节活动有主动与被动之分，所以关节主动活动范围和被动活动范围都要测量。在记录测量数值时，要标明是主动活动，还是被动活动。

（三）测量原则与注意事项

1. 测量原则　测量时，摆放正确的测量位置，以利测量结果准确、可靠。根据所测关节位置和大小的不同，选择不同的量角器。原则上量角器应放在被测关节的外侧，尺与关节的接触要适度，不能影响关节活动。关节存在活动障碍时，主动关节活动范围（AROM）和被动关节活动范围（PROM）均应测量，并分别记录，以便分析关节活动受限的原因。在测量受累关节的活动范围前，应先测量对侧相应关节的活动范围。因为不同的性别、年龄、职业和身体状况不同，个体间的关节活动范围有所差异。所以进行两侧对应部位关节活动范围的测量，有助于确定被检者正常的关节活动范围。

2. 注意事项

（1）注意被测关节：是否存在肿胀、疼痛、变形、挛缩或瘢痕。当患者有明显的骨质疏松征象时，测量关节活动范围时应动作轻柔缓慢，防止出现意外损伤。

（2）注意患者：注意疼痛反应，记录疼痛的部位和范围。

（3）有下列情况，暂不做关节活动范围的测定或慎重操作：近期有骨折；关节半脱位；关节血肿；关节腔积液；关节部位感染；肌腱或韧带损伤；关节部位软组织损伤。

（四）各关节活动范围的具体测量方法

在进行关节活动度的测量操作中，为保证不同测量者之间的可比性，推荐遵循以下几点原则：包括受试者体位与姿势描述；测试者操作描述；具体量角器的轴心、固定臂和移动臂（一般将近端臂定义为固定臂，将远端臂定义为移动臂）的摆放与移动等。以下表格为人体全身常见关节的关节活动度测量总结（表8-1～表8-3）。

二、肌力评定

肌力是指肌肉在做主动收缩时所产生的力量。肌力检查是测定受试者在主动运动时肌肉或肌群的收缩力量，用于评估肌肉的功能状态。肌力评估的主要目的包括：确定肌力减弱的部位与程度；软组织损伤的鉴别诊断；协助某些神经肌肉损伤疾病的定位诊断；为制订治疗计划提供依据；评估肌力训练的效果。

表 8-1 上肢主要关节活动范围测量

关节	运动	体位	量角器放置方法			正常参考值
			轴心	固定臂	移动臂	
肩	屈、伸	坐位或立位，臂置于体侧，肘伸直	肩峰	与腋中线平行	与肱骨纵轴平行	屈 0°~180° 伸 0°~50°
	外展	坐位或立位，臂置于体侧，肘伸直	肩峰	与身体中线平行	与肱骨纵轴平行	0°~180°
	内旋、外旋	仰卧，肩外展 90°，肘屈 90°	鹰嘴	与腋中线平行	与前臂纵轴平行	各 0°~90°
肘	屈、伸	仰卧或坐位或立位，臂取解剖位	肱骨外上髁	与肱骨纵轴平行	与桡骨纵轴平行	屈 0°~150° 伸 0°
桡尺	旋前、旋后	坐位，上臂置于体侧，肘屈 90°，前臂中立位	尺骨茎突	与地面垂直	腕关节背面（测旋前）或掌面（测旋后）	各 0°~90°
腕	屈、伸	坐位或立位，前臂完全旋前	尺骨茎突	与前臂纵轴平行	与第 2 掌骨纵轴平行	屈 0°~90° 伸 0°~70°
	尺侧、桡侧偏移	坐位，屈肘，前臂旋前，腕中立位	腕背侧中点	前臂背侧中线	第 3 掌骨纵轴	桡偏 0°~25° 尺偏 0°~55°
掌指	屈伸	坐位，腕中立位	近节指骨近端	与掌骨平行	与近节指骨平行	伸 0°~20° 屈 0°~90° 拇指 0°~30°
指间	屈伸	坐位，腕中立位	远侧指骨近端	与近侧指骨平行	与远指骨平行	近指间为 0°~100° 远指间为 0°~80°
拇指腕掌	内收、外展	坐位，腕中立位	腕掌关节	与示指平行	与拇指平行	0°~60°

表 8-2 下肢主要关节活动范围测量

关节	运动	体位	量角器放置方法			正常参考值
			轴心	固定臂	移动臂	
髋	屈	仰卧或侧卧，对侧下肢伸直	股骨大转子	与身体纵轴平行	与股骨纵轴平行	0°~125°
	伸	侧卧，被测下肢在上	股骨大转子	与身体纵轴平行	与股骨纵轴平行	0°~15°
	内收、外展	仰卧	髂前上棘	左右髂前上棘连线的垂直线	髂前上棘至髌骨中心的连线	各 0°~45°
	内旋、外旋	仰卧，两小腿于床沿外下垂	髌骨下端	与地面垂直	与胫骨纵轴平行	各 0°~45°
膝	屈、伸	仰卧、侧卧或坐在椅子边缘	股骨外踝	与股骨纵轴平行	与胫骨纵轴平行	屈 0°~150° 伸 0°
踝	背曲、跖屈	仰卧，踝处于中立位	腓骨纵轴线与足外缘交叉处	与腓骨纵轴平行	与第 5 跖骨纵轴平行	背屈 0°~20° 跖屈 0°~45°
	内翻 外翻	俯卧，足位于床沿外	踝后方，两踝中点	小腿后纵轴	轴心与足跟中点连线	内翻 0°~35° 外翻 0°~25°

表 8-3　脊柱关节活动范围测量

关节	运动	体位	量角器放置方法			正常参考值
			轴心	固定臂	移动臂	
颈部	前屈	坐位或者立位,在侧方测量	肩峰	平行前额面中心线	头顶与耳孔连线	0°~60°
	后伸	坐位或立位,在侧方测量	肩峰	平行前额面中心线	头顶与耳孔连线	0°~50°
	左、右旋	坐位或仰卧,于头顶测量	头顶后方	头顶中心矢状面	鼻梁与枕骨结节的连线	各 0°~70°
	左、右侧屈	坐位或立位,于头后方测量	第 7 颈椎棘突	第 7 颈椎与第 5 腰椎棘突连线	头顶中心与第 7 颈椎棘突的连线	各 0°~50°
胸腰部	前屈	坐位或立位	第 5 腰椎棘突	通过第 5 腰椎棘突的垂线	第 7 颈椎与第 5 腰椎棘突连线	0°~45°
	后伸	坐位或立位	第 5 腰椎棘突	通过第 5 腰椎棘突的垂线	第 7 颈椎与第 5 腰椎棘突连线	0°~30°
	左、右旋	坐位,臀部固定	头顶部中点	双侧髂嵴上缘连线的平行线	双侧肩峰连线的平行线	0°~40°
	左、右侧屈	坐位或立位	第 5 腰椎棘突	两侧髂嵴连线中点的垂线	第 7 颈椎与第 5 腰椎棘突连线	各 0°~50°

肌力评定作为患者客观检查的一部分,其主要评估方法可归纳为三类:徒手测试、功能测试以及机械测试。目前国际上及国内对肌肉力量的评估最常用的方法仍然为徒手肌力检查,操作简便,临床应用广泛,但其所参考的 Lovett 和 MRC 半定量分级法也有一定的自身局限性,比如,检查者之间的一致性会存在差异化。目前只能测评肌肉的向心收能力;此外,徒手测试的肌力与患者实际功能并非呈线性相关。机械类测试系统也不可避免地存在其自身的局限性,如等速肌力测试可检查的肌肉主要为部分大肌群,且对于肌力在 4 级以下的肌力难以检测;插入式电针肌电图是一种有创检查,会带给患者较大痛苦,并且存在精准定位困难等问题。此外,已有一些研究尝试利用逐步成熟的超声成像技术从肌肉的厚度、横截面积、回声强度、能量超声、剪切波弹性成像等方面对肌肉功能进行评估,以更好地量化肌力评价。但从实用性考虑,本文依然重点介绍全身主要肌群的徒手肌力检查内容,详见相关书籍。

(一) 徒手肌力检查

1. 肌肉收缩类型　分为等长收缩和等张收缩。

(1) 等长收缩:肌肉收缩时肌长度未发生变化,不产生关节运动,有助于固定肢体,保证关节的稳定性。肌肉做等长收缩时,肌张力明显增加,预防制动的肢体出现肌萎缩或减轻肌萎缩的程度。

(2) 等张收缩:肌肉收缩时肌长度缩短,产生关节运动,肌张力不变。根据肌肉起止部位的活动方向,可分为向心性收缩和离心性收缩两类。

向心性收缩:肌肉收缩时,肌肉的起点与止点相互接近,肌长度缩短是产生关节运动的主动肌的收缩,收缩的力作用于关节,并使关节产生运动。

离心性收缩:肌肉收缩时,肌肉的起点与止点彼此远离,肌长度增加,是对抗关节运动的拮抗肌的收缩,其作用与关节运动方向相反,有助于控制肢体动作和调节运动的速度。

2. 肌力评级标准　Lovett 肌力评级是由 Robert Lovett 于 1912 年制定的分级标准,将肌肉力量分为正常、良好、尚可、差、微弱、无收缩 6 个级别。正常肌力代表能对抗最大阻力;良好是指能对抗中等阻力;尚可是指能抗重力,但不能对抗阻力;差是指不能对抗重力,但可有关节运动;微弱指仅有肌肉收缩,无关节运动。

1983 年,美国医学研究委员会(Medical Research Committee,MRC)在 Lovett 肌力分级的基础上进一步细分,通过附加"+"或"-"对肌力进行更加细致的评价,具体方法见表 8-4。

表 8-4　肌力评定标准

分级	评级标准
5	抗最大阻力达关节最大活动范围
5^-	抗较大阻力达关节最大活动范围
4^+	抗比中等度稍大的阻力达关节最大活动范围
4	抗中等度阻力达关节最大活动范围
4^-	抗比中度稍小的阻力达关节最大活动范围
3^+	抗重力时达关节最大活动范围，抗较小阻力时达关节部分活动范围
3	抗重力达关节最大活动范围
3^-	抗重力达关节最大活动范围的 50%以上
2^+	减重达关节最大活动范围，抗重力达关节最大活动范围的 50%以下
2	减重达关节最大活动范围
2^-	减重达关节最大活动范围的 50%以上
1^+	减重达关节最大活动范围的 50%以下
1	可触及肌肉收缩，但无关节运动
0	没有可以测到的肌肉收缩

3. 肌力检查步骤　按标准既定程序进行合理的肌力检查可以增加患者的配合程度，提高检查速度，增加检查结果的准确性。首先向患者解释肌力检查的目的和要求，以便取得患者充分的配合与合作。检查者要熟悉被检肌肉的作用，确定患者的检查体位，固定被检肢体的远端。检查前，了解与被检肌肉相关的被动关节活动范围（PROM），该活动范围作为关节最大活动范围，依此判断肌力的大小。检查者解释检查动作，让患者按要求完成运动，在正式检查前让患者实际操作一次，以增加检查的准确性。

肌力检查先从抗重力开始，患者能够完成抗重力动作，而且是在关节最大活动范围内主动完成（AROM），则确定肌力为 3 级。在此基础上施加阻力，仍能完成 AROM，则肌力为 4 级以上，再根据抗阻力情况进一步判断 4 级或 5 级。如果不能完成抗重力动作，则应观察在此减重状态下能否完成 AROM，以此判断能否达到 2 级肌力程度。检查时患者无关节运动，再用示指和中指触摸被检查肌肉的肌腹处，了解是否有肌肉收缩，如有肌肉收缩为 1 级，无肌肉收缩为 0 级。

4. 全身各肌肌力检查方法　肌力检查包括上肢主要肌肉、下肢主要肌肉、躯干主要肌肉的徒手检查分法（详见相关书籍）。

5. 注意事项　检查肌力时姿势摆放正确、合理，有利于测出受检肌的收缩程度。注意避免受检肌肉以外的肌肉出现代偿。对于不能引起关节运动者，要注意区别是 0 级还是 1 级；对能够引起关节运动，但不能克服重力者，要将被测关节或者肌群放在减重体位，以测其是否能达到全范围关节活动；对能抵抗重力者，要注意能否抵抗阻力，或抵抗阻力的程度。抗阻测试时，施加的阻力点应在肌肉附着点的远端部位，也即受试关节的远端，但切记阻力不是施加在肢体的远端。阻力的方向与肌肉牵拉力的方向相反，并应进行两侧相关肌肉的对照比较。测试时，给患者解释测试肌力检查的作用，以求获得良好的配合。

（二）器械肌力测试

1. 握力测试　用握力计测定。测试者取坐位，上臂置于体侧，屈肘 90°，前臂和腕部取中立位，手握住握力计的手柄，用最大力握 3 次，取握力最大值。用握力指数评定，握力指数＝握力（kg）/体重（kg）×100，大于 50 为正常。握力主要反映手内肌和屈指肌群的肌力。

2. 捏力测试　用捏力计测试。测试者用拇指分别与其他手指相对，用最大力气捏压捏力计 3 次，取捏力最大值。捏力主要反映拇对掌肌和其他四指屈肌的肌力，正常值约为握力的 30%。

3. 背拉力测试　用拉力计测定。测试者双脚站在拉力计上，双膝伸直，双手握住手柄两端，手柄高度平膝，然后伸腰用力向上拉手柄。用拉力指数测定，拉力指数＝拉力（kg）/体重（kg）×100，正常值男性为 150～

300,女性为100~150。

4. 等速肌力测试 用等速肌力测试仪测定。目前应用的等速肌力测试装置有Cybex、Kincom等型号,等速运动是在整个运动过程中运动速度(角速度)保持不变的一种肌肉收缩的运动方式,即做关节活动范围运动时,仪器的杠杆绕其轴心做旋转运动,肌肉所进行的等速收缩活动。等速仪器内部有特制的结构使运动的角速度保持恒定,角速度确定后,受试者用力越大,机器提供的阻力也越大;受试者用力越小,机器提供的阻力也越小,使运动时的角速度保持不变。其功能是可以记录不同运动速度下,不同关节活动范围内关节周围拮抗肌的峰力矩、爆发力、耐力、功率和达到峰力矩的时间、角度等多种数据,并可分别测定向心收缩、离心收缩及等长收缩的数据。等速肌力测试已被认为是肌肉功能评价及肌肉力学特性研究的最佳方法。

5. 器械肌力测试的注意事项 采用仪器测量肌力时要注意安全,特别是等速肌力测试,旋转角度预先设定,运动职能以恒速进行,故对关节活动程度受限、严重的关节积液、骨关节急性扭伤禁止应用;对于疼痛、慢性软组织损伤、骨质疏松、骨折术后应慎重使用。

三、肌张力评定

(一)正常肌张力

1. 定义 肌张力是指肌肉在静息状态下的紧张度,是维持身体各种姿势和正常活动的基础。肌张力评估指检查者被动活动受检者肢体所感受到的肌肉紧张度变化的过程。正常的肌张力源于外周神经和中枢神经系统的完整调节机制及其肌肉本身特性,依赖于牵张反射神经反射环路,受到脊髓上中枢的调控。正常的肌张力能够维持主动肌和拮抗肌的平衡运动,使关节有序固定,肢体保持一定的姿势,有利于肢体协调运动。

2. 分类 根据身体所处状态不同,正常肌张力可以分为静止性肌张力、姿势性肌张力、运动性肌张力。

(1)静止性肌张力:是指肢体处于不活动状态下肌肉具有的张力,例如仰卧位时的屈膝状态。

(2)姿势性肌张力:是指人体变换各种姿势时肌肉所产生的肌张力,例如卧位时的翻身或从坐位到立位时肌肉的紧张度。

(3)运动性肌张力:是指运动过程中肌肉所产生的张力,例如将肢体被动地置于空间某一位置,突然松手时,肢体仍保持原有的姿势。

(二)异常肌张力

1. 肌张力增高 是指肌张力高于正常静息水平,肌张力增高的状态有痉挛和强直。根据肌张力增高的形式不同,分为折刀样肌张力增高、铅管样肌张力增高、齿轮样肌张力增高。

(1)折刀样肌张力增高:被动运动时,初始感觉阻力较大,被动运动过程中,阻力突然消失,如同打开的折刀合闭过程中突然关闭一样。多见于锥体束损害。

(2)铅管样肌张力增高:被动运动肢体时,整个运动过程中阻力是均匀一致的,与弯曲铅管的感觉相似。多见于锥体束损害。

(3)齿轮样肌张力增高:在被动运动过程中,在肌张力增高的同时伴有震颤,出现有规律的断续停顿,如同齿轮转动的感觉。多见于锥体外系损害。

2. 肌张力低下 是指肌张力低于正常静息水平,即在被动运动过程中,感觉阻力明显减弱或阻力消失的一种状态。肌张力低下见于运动神经元疾病、周围神经疾病、小脑病变、脑卒中弛缓期、脊髓疾病休克期、肌肉疾病等。

3. 肌张力障碍 是一种以张力损害、持续扭曲的运动为特征的运动功能亢进性障碍。张力强弱变化不定,常以持续扭曲状态出现,无规律性。肌张力障碍常由中枢神经系统缺损引起,也可由遗传因素、代谢性疾病所致,也可见于痉挛性斜视。

4. 痉挛 对于痉挛的评价应首先注意区分痉挛和挛缩,这是两种不同的临床表现。痉挛时常见反射亢进、反射向受刺激肌肉以外的肌肉扩散、肌张力增加、共同收缩等,而挛缩是指由于各种原因造成肌肉、肌腱等软组织发生变性、纤维增生使得解剖长度短缩而导致一系列功能障碍,诊断性神经阻滞和神经生理评定有利于帮助鉴别两者。在肌张力的检查过程中,应注意患者的病史,注意询问痉挛发生频率、受累因素和诱发因素等，可通过初步的视诊和触诊来粗略地判断肌肉状态。值得注意的是，一些肌张力异常增高的患者往往存在腱反射亢进的现象。目前肌张力评定的常规方法包括徒手评定以及仪器评定。

（三）肌张力的检查方法

1. 病史　病史采集可在一定程度上了解患者肌张力异常发生的时间、原因、表现方式、治疗效果等变化，也可以了解肌张力异常对某些动作的影响，有助于确定受累的肌肉，痉挛发生的频度和严重程度。

2. 视诊　注意观察肢体和躯干的异常姿态，有无刻板样运动模式、不自主运动模式或自发性运动的缺失。一般情况下，刻板样运动模式常提示有肌张力异常，不自主的波动性运动变化常提示肌张力障碍，自发性运动完全缺失则提示肌张力弛缓。

3. 触诊　触摸被检肌肉的状态，即肌肉的紧张度，借以判断肌张力的强弱。

4. 反射　注意检查腱反射的状态，反射正常提示肌张力正常，反射亢进提示有肌张力增高，反射减弱或消失则提示肌张力降低。

5. 摆动检查　以一个关节为中心，肢体下垂，主动肌和拮抗肌交互快速收缩，快速摆动，观察摆动的范围和快慢。肌张力增高时，摆动的幅度减小，速度减慢；肌张力降低时，摆动的幅度增大，速度快。

6. 被动运动　被动运动检查可以发现肌肉对牵张刺激的反应，检查者通过患者被动运动体会肌肉的张力情况，判断肌肉张力是正常还是存在肌张力过高或过低的情况，并能判断出肌张力过高或过低的严重程度。如果受累部分肌张力极度增高，被动屈伸时出现僵直状态，应与关节本身病变鉴别，例如与骨折后、风湿病等引起的关节僵直相区别。

（四）肌张力的评定标准

1. 肌张力分级　根据被动活动关节所感受到的阻力，分为以下几种类型，见表8-5。

表8-5　肌张力分级

等级	肌张力	标准
0级	软瘫	被动活动肢体无反应
1级	低张力	被动活动肢体反应减弱
2级	正常	被动活动肢体反应正常
3级	轻、中度增高	被动活动肢体有阻力反应
4级	重度增高	被动活动肢体有持续性阻力反应

2. 肌痉挛的评定标准　目前多采用改良版Ashworth痉挛量表进行评定，将肌张力分为0~4级，其中在1级和2级之间增加了一个1^+的等级。分值越高，代表痉挛或者被动运动阻力增加。有部分研究质疑它在痉挛测量中的准确度，但是目前临床尚无直接方法测量痉挛，仍提倡将其作为测量肌张力异常或者被动运动受阻的评定量表。评定时，患者宜采用仰卧位，检查者分别对其双侧上、下肢进行被动关节活动全范围的运动。检查者将患者肢体从最大屈曲位伸直到最大伸直位，感受软组织的抵抗程度，受测关节的全范围被动活动应在1秒内完成。具体分级细则可见表8-6。

表8-6　改良版Ashworth痉挛量表

级别	评定标准
0级	无肌张力增加，被动活动患侧肢体在整个范围内均无阻力
1级	肌张力稍微增加，被动活动患侧肢体到ROM末时出现轻微阻力
1^+级	肌张力轻度增加，被动活动患侧肢体时在ROM后50%范围内突然卡住，并在此后的被动活动中均有较小的阻力
2级	肌张力较明显增加，被动活动患侧肢体在通过ROM的大部分时，阻力均明显增加，但受累部分仍能较容易地移动
3级	肌张力严重增加，被动活动患侧肢体在整个ROM内均有阻力，活动比较困难
4级	僵直，患侧肢体僵硬，被动活动十分困难

四、肢体长度与围度测量

肢体长度与围度是关节与肌肉功能评定的常见测量指标，可以反映出患者的肢体是否存在不等长，是否存在发育畸形、肌肉萎缩等情况。肢体长度测量一般包括上肢长度和下肢长度，围度测量则包括肢体围度和躯体围度。

（一）上肢长度测量

坐位或者站位，上肢自然垂于体侧，上肢长度包括3种：

（1）总体长度：相对长度为第7颈椎至中指指尖的长度；绝对长度为肩峰至中指指尖的长度。

（2）上臂长度：相对长度为肩峰到尺骨鹰嘴的距离；绝对长度为肩峰到肱骨外上髁的距离。

（3）前臂长度：相对长度为肱骨内上髁到尺骨茎突的距离；绝对长度为尺骨鹰嘴到尺骨茎突或者桡骨小头到桡骨茎突的距离。

（二）下肢长度测量

患者仰卧位，摆正骨盆位置，如单侧下肢有畸形，则健侧下肢应放在与患侧下肢相同的位置上。

（1）总体长度：相对长度为脐至内踝尖的距离；绝对长度为髂前上棘到内踝尖的距离.

（2）大腿长度：相对长度为髂前上棘到股骨外侧髁的长度；绝对长度为股骨大转子顶点到膝关节外侧平面的距离。

（3）小腿长度：胫骨平台内侧上缘到内踝尖的距离，或者腓骨小头到外踝下缘的距离。

（三）肢体围度测量

测量上肢围度时，受试者一般取坐位或站立位，上肢自然垂于体侧；如测量下肢围度，一般取仰卧位。

（1）上臂围度测量：用皮尺环绕肱二头肌肌腹或者上臂最隆起处一周，其测量结果即为上臂围度，一般在用力屈肘时和上肢自然放松时各测量1次。

（2）前臂围度测量：用皮尺在前臂最粗处测量环绕一周。

（3）大腿围度测量：受试者仰卧位，先定位出髌骨上缘，然后再分别标记髌上5cm、10cm、15cm三处位置，然后分别环绕相应位置。

（4）小腿围度测量：受试者仰卧并屈髋屈膝体位，双足平放在床面，用皮尺在小腿最粗处测量环绕一周。

（四）躯干围度测量

躯干围度分为胸围、腹围和臀围，在测量胸围与腹围时，受试者取坐位或者站位均可，在测量臀围时，则取站位体位。

（1）胸围：上肢自然下垂，用皮尺测量通过乳头上方和肩胛骨下角下方的围度（环绕胸部一周）。对于乳房较大的女性，可在乳头稍高处测量。测量分别在平静呼气末和吸气末进行。

（2）腹围：体位同前，以皮尺经脐部环绕腹部一周即可。

（3）臀围：受试者取站立位，上肢自然下垂，测量大转子和髂前上棘连线中间臀部最粗隆处。

（吴 伟）

第二节 运动功能整体评定

一、肢体运动功能成套评定量表

神经系统损伤后，运动功能障碍是大部分患者常见的功能障碍，是影响患者个人独立生活和生存质量的主要因素。运动功能的评定包括上肢和下肢基本运动能力评定，如肌力、关节活动度、肌张力等。单项的基本运动功能评定对于下运动神经元损伤更合适，对于上运动神经元损伤的功能障碍需要使用较全面的、以运动模式和运动控制为导向的运动功能量表评定，以反映患者的整体运动功能状态。就运动功能量表而言，目前国内外的常用量表主要包括涵盖上下肢的成套性量表和分别针对上肢或下肢运动功能的专项性量表。就适应病种而言，成套量表中针对脑卒中的量表开发最广泛且种类较多，其他疾病造成肢体运动功能障碍的仅有个别量表。本节介绍的量表也多以脑卒中量表居多,但在美国物理治疗学会神经疾患专家组所列的推荐量表中,大部分适合脑卒中的评定量表同样适合于颅脑外伤、脑部肿瘤等其他脑损伤后的运动功能障碍评定。

(一) Brunnstrom 运动恢复 6 期分期

Brunnstrom 运动恢复 6 期分期是瑞典物理治疗师 Brunnstrom 在 20 世纪中期对大量脑卒中患者长期临床观察总结出的基本规律,并提出了 6 期理论。该法是脑卒中最常用的评定运动模式的一种方法。它将偏瘫肢体功能的恢复按照神经发育的原理,以肌力和肌张力的变化情况分为 6 期来评价(上肢部分有更改为 7 期)。Brunnstrom 评定法(表 8-7)是较早运用于脑卒中的运动功能量表,也是制订临床治疗方案的常用参考。但此量表较难反映患者的细微变化,且欠缺协调能力方面的评价,国内常作为临床查房和门诊评价的简易方法,很少运用于科研。

表 8-7　Brunnstrom 肢体运动功能分期

	上肢	手	下肢
Ⅰ(迟缓期)	无任何运动,无反射	无任何运动	无任何运动
Ⅱ(联合反应期)	仅有联合反应模式	仅有极细微的屈曲	仅有极少的随意运动、共同运动
Ⅲ(共同运动初期)	可随意发起协同运动的活动	可作钩状抓握,但不能伸指	在坐位和站位上,有髋、膝、踝的协同性屈曲
Ⅳ(共同运动期)	出现脱离协同运动的活动 1. 肩 0°,肘屈 90°,前臂可旋前旋后 2. 在肘伸直的情况下肩可前屈 90° 3. 手背可触及腰骶部	可以侧捏及伸开拇指,手指有半随意的小范围伸指	在坐位上,可屈膝 90°以上,足可向后滑动。在足跟不离地的情况下踝能背屈
Ⅴ(分离运动初期)	出现相对独立于协同运动的活动: 1. 肘伸直的情况下,肩可外展 90° 2. 肘伸直,肩前屈 30°~90°情况下,前臂可旋前旋后 3. 肘伸直,前臂中立位,臂可上举过头	可作球状和圆柱状抓握,手指可集团伸指,但不能单独伸展	健腿站立,病腿要先屈膝,后伸髋;伸膝情况下,踝可背屈
Ⅵ(协调运动期)	运动协调近于正常,共同运动与痉挛已基本对运动无影响,手指指鼻无明显辨距不良,但速度比健侧慢(≤5 秒)	所有抓握均能完成,能完成随意全范围伸指,但速度和准确性比健侧差	在站立位可使髋外展到抬起该骨盆所能达到的范围;坐位下伸直膝可内外旋下肢,合并足内外翻
Ⅶ(正常运动期)	恢复的最后阶段,已经可以达到正常的运动模式	无	无

(二) Fugl-Meyer 运动功能量表

FMA(Fugl-Meyer assessment,FMA)由瑞典的治疗师 Fugl-Meyer 于 1975 年首次提出,并于 1980 年首次对脑卒中患者进行研究,之后此量表逐渐在欧洲流行起来。FMA 是基于脑损伤恢复理论和 Brunnstrom 的脑损伤 6 期恢复理论进行量化评分,常用于评定脑卒中、脑外伤患者损伤后运动、感觉、平衡、关节活动度和疼痛五个方面的功能障碍。Sullivan 等学者后期进行了量化分级和评定手段标准化,即每个动作分为 0、1、2 分三个等级。FMA 是一个累积积分量表,总分 226 分,其中运动功能总分为 100 分(上肢 66 分、下肢 34 分)。一般认为上下肢总分<50 分为患肢具有严重运动功能障碍(见相关专业书籍)。Fugl-Meyer 等人认为上肢运动积分与协调性积分的联系强于下肢积分,而下肢运动积分与平衡积分和关节活动度积分关系更为密切。国内外有大量研究证实 FMA 运动功能评定在不同恢复时期的脑卒中患者中均有良好的评定者间信度、评定者内信度和较好的效度。2007 年 Hsieh 等设计了简洁版 FMA(S-FMA),只选择了上下肢各 6 条共 12 条的测试项目,结果显示 S-FMA 和 FMA 的相关性可达 0.92,与 Barthel 的同时效度 $r=0.48\sim0.59$,敏感度中等。2008 年又有学者对 S-FMA 进行研究,并加入了 S-FMA 和 STREAM 的比较。综合而言,FMA 对中等功能患者有很好的响应性,但对功能较差的患者容易出现“地板效应”,功能较好的患者也容易出现“天花板效应”。

不过,FMA 运动功能分量表仍因其操作简便和认知度高,在科研和临床中运用十分广泛。

(三) 运动功能量表

运动功能量表(motor assessment scale,MAS)是 Janet H. Carr 和 Roberta B. Shepherd 于 1985 年开发使用的临床评定量表,并于 1994 年进行了二次修订(详见附录表 1)。MAS 是一个基于运动再学习理论,以动作表现和功能性活动为重点进行评定的量表。量表包含 9 个部分(8 个运动功能和 1 个肌张力评定),每部分有 6 个级别,最高分为 54 分,最低分为 0 分。>33 分者为轻度运动障碍,17~32 分者为中度运动障碍,0~16 分者为重度运动障碍。研究结果显示,MAS 有较高的满意度和内部一致性。虽然此量表内容以粗大运动为主,较少涉及手部精细动作,但适合于向患者提供功能进步的直接证据。对于慢性卒中患者,MAS 的重测信度大致在 0.87,组间信度在平衡坐位测试中相关性最高,为 0.99,而在坐站项目中的相关性为 0.89。在急性脑卒中患者中,MAS 与 FMA 总分的结构效度中等相关($r=0.65$)。敏感度在不同测试条目中略有差异。

MAS 评估所需的用具包括计时器、8 粒豆子、1 个塑料杯、1 个橡胶球、1 把梳子、1 个凳子、1 个勺子、1 支钢笔、2 个茶杯、水、1 个圆柱形的罐子、测试桌等。整个量表的评估时间大致需要 15 分钟。

(四) 上田敏评定量表

上田敏评定量表由日本东京大学上田敏教授于 1972 年开发。上田敏认为 Brunnstrom 评价法已经正确地把握了脑卒中的恢复过程,评定标准较准确,但分级设置不能较有效地反映患者的功能变化,因此以 Brunnstrom 分级标准为基础开发了十二级分法的上田敏偏瘫上下肢功能评价法(表 8-8)。具体而言,上田敏评定动作基本与 Brunnstrom 动作一致,其 0 级对应 Brunnstrom Ⅰ级,1、2 级对应 Brunnstrom Ⅱ级,3~6 级对应 Brunnstrom Ⅲ级,7~8 级对应 Brunnstrom Ⅳ级,9~11 级对应 Brunnstrom Ⅴ级,12 级对应 Brunnstrom Ⅵ级。有研究指出,上田敏评定法的下肢分级对步行有 50%的决定作用,患侧下肢的功能障碍得分与移动能力之间呈高度相关性。

表 8-8　上田敏评定量表

检查序号	体位	检查动作	结果判定
1	仰卧位	联合反应(胸大肌,腿内收肌)	不充分/充分
2	仰卧位	随意收缩(胸大肌,腿内收肌)	不充分/充分
3	仰卧位	伸肌共同运动	不可能/不充分/充分
4	坐位	屈肌共同运动	不可能/不充分/充分
5	坐位	部分分离运动 1(下肢评定为仰卧位)	不可能/不充分/充分
6	坐位	部分分离运动 2	不充分/充分
7	坐位	部分分离运动 3	不充分/充分
8	坐位	分离运动 1(下肢评定为仰卧位)	不可能/不充分/充分
9	坐位	分离运动 2	不可能/不充分/充分
10	坐位	分离运动 3	不可能/不充分/充分
11	坐位	速度检查	所需时间,充分/不充分

(五) 脑卒中运动康复量表

脑卒中运动康复量表(stroke rehabilitation assessment of movement,STREAM)是由加拿大犹太人康复医院人员于 1986 年制定原始版本,后经多次修改,由 Daley 等于 1997 年确定产生了最终版的 STREAM(表 8-9)。STREAM 英文版也被运用于中枢神经损伤后的其他肢体瘫痪性疾病,如颅脑外伤等。Hsueh 等于 2006 年对 STREAM 进行了改良,将量表缩减到 15 项,并进行了大样本的信效度研究,结果表明缩减版与原版相关性高,但简短版的 STREAM 内容效度、敏感度较原版略低。2002 年该量表的汉化版首次运用于脑卒中的临床评定。量表包括上肢运动、下肢运动和基本活动三大部分。每部分 10 项,共 30 个分项,其中上下肢评分标准相同,为 0~2 分的三级评分法,总分 40 分(上下肢各占 20 分),基本活动为每项 0~3 分的四级评分法,共

30 分，量表总分 70 分。当某项目不能测试时，需说明原因（如关节活动度受限、疼痛等）。许多研究已证实，STREAM 具有良好的评定信度和效度，对急性期脑卒中患者使用也具备良好的预测效度。有学者对 STREAM 的最小临床意义变化值（minimal clinically important difference，MCID）进行了研究，确定了 STREAM 上肢部分、下肢部分及生活活动部分的 MCID 值分别为 2.2、1.9 和 4.8。

表 8-9　脑卒中运动康复量表

项目	分值
1. 仰卧位，肘关节伸直时肩前屈 90°	/2
2. 仰卧位，肘关节伸直（起始位肩关节 90°，肘关节充分屈曲）	/2
3. 仰卧位，同时屈髋屈膝（双脚支撑在床上）	/2
4. 仰卧位在床上从仰卧位翻到任一侧（手臂协助-2）	/2
5. 仰卧位桥式运动（两腿屈曲、抬臀）	/2
6. 从仰卧位到坐位（两腿碰地）（手臂协助-2）	/2
坐位（以下 7~14 项中，两腿支撑，手放于大腿上） 7. 耸肩（双肩同时抬高）	/2
8. 举手碰头顶	/2
9. 手背触及腰骶部（并尽可能伸向对侧）	/2
10. 肘伸直，臂尽量上举过头	/2
11. 肘屈曲 90°，前臂旋前旋后（仅一个方向-1）	/2
12. 在充分伸展位我握紧手指（腕不能伸展-1）	/2
13. 在充分握紧位伸展手指	/2
14. 对掌（拇示指相对，指尖对指尖，围成一圈）	/2
15. 坐位屈髋	/2
16. 坐位伸膝（脚离地）	/2
17. 坐位屈膝（患脚在前、然后向后滑动）	/2
18. 在足跟不离地的情况下背屈踝（患脚在前）	/2
19. 在脚趾不离地的情况下踝跖屈	/2
20. 伸膝、背屈踝关节（能伸膝但不能背屈踝-1）	/2
21. 从坐位到站位（用手撑-2，有不对称现象-1）	/2
22. 站立 22 秒，保持 20 秒	/2
站立位（23~25 项中保持有一个稳定的支撑以平衡） 23. 患侧伸膝、髋外展	/2
24. 患侧伸膝屈髋	/2
25. 膝伸直时，背屈患侧踝关节	/2
站立和行走 26. 患肢跨上台阶（或 18cm 高的凳子）（用手扶-2）	/2
27. 后退 3 步（均匀的 3 步，双脚前后放置）	/2
28. 向患侧迈 3 步	/2
29. 室内步行 10 米（直线、有矫形器-2，超过 20 秒-1）	/2
30. 两腿交替下 3 级楼梯（用扶手-2，不能交替下-1）	/2

(六) Chedoke-McMaster 脑卒中评定量表

Chedoke-McMaster 脑卒中评定量表(Chedoke-McMaster stroke assessment scale,CMSA)由麦克马斯特大学 Carolyn Gowland 等人于 1993 年首次报道。全套量表包括两个部分,即残损问卷和残障问卷。残损问卷有肩痛、姿势控制、上肢运动、手部运动、下肢运动和足部运动 6 个内容(表 8-10)。残损问卷中按照神经发育理论将每个项目均分为 7 个等级,除第一等级以外,每个等级均有 3 个确认问题,若通过 2 个问题或以上即可认为患者达到该等级。残障问卷以功能任务为评定内容,包含 15 个项目,如向健侧卧位、向患侧卧位、从健侧坐起、从患侧坐起、站起、步行、床椅转移、上下楼梯等。残障问卷的评定标准将患者的独立程度分为 7 个等级(类似于 FIM 量表的分级方法)。量表中上肢和手部分的组内和组间信度均较高,组内相关系数(intraclass correlation coefficient,ICC)达 0.98,但每项内容的结果判定描述较粗略和主观,耗时较长,每次评定需要 45~60 分钟(允许 2 天内完成),且目前没有太多证据证实其效度,这些因素都限制了此量表在临床的广泛应用。

表 8-10 Chedoke-McMaster 脑卒中评定量表

1. 肩痛 1) 持续且严重的肩部、上肢疼痛 2) 间歇性、较严重的肩部、上肢疼痛 3) 肩部持续性疼痛 4) 肩部间歇性疼痛 5) 被动检查时疼痛,功能性活动时无痛 6) 没有肩痛,但是存在以下几种特征之一(A. 上肢 1 至 2 级;B. 肩胛骨异常位置;C. 肩关节活动度减少) 7) 没有疼痛及特殊体征
2. 姿势控制 1 级 未到 2 级 2~6 级 仰卧、侧卧、坐、站(有不同评定条目)
3. 上肢功能(7 级) 除了 1 级外,2~6 级每级都有 3 个评定动作 如 3 级:上肢碰对侧膝盖、上肢碰下巴、耸肩>1/2ROM 4 级:伸肌共同运动到屈肌共同运动;肩前屈 90°;屈肘 90°完成旋前旋后
4. 手功能(7 级) 除了 1 级外,2~6 级每级都有 3 个评定动作 如 3 级:伸腕>1/2ROM;屈腕或屈指>1/2ROM;旋后位,拇指伸展位与示指相对 4 级:从伸指到屈指;拇指伸展>1/2ROM,完成对掌;侧握下屈指
5. 下肢功能(7 级) 除了 1 级外,2~6 级每级都有 3 个评定动作 如 3 级:外展或内收位到中立位;屈髋 90°;完全伸膝 4 级:从屈髋 90°到伸肌共同运动;双腿负重完成桥式;坐位下,屈膝>100°
6. 足踝功能(7 级) 除了 1 级外,2~6 级每级都有 3 个评定动作 如 3 级:卧位跖屈>1/2ROM;坐位部分踝背屈;伸足趾 4 级(坐位下):部分外翻;完全外翻;双腿交叉,踝先背屈再跖屈

(七) Rivermed 运动功能量表

1. Rivermed 运动功能量表 Rivermed 运动功能量表(Rivermed motor assessment,RMA)是由 Lincoln 和 Leadbitter 在 1979 年设计开发的量表,主要适用于脑卒中、颅脑外伤患者的临床使用和科学研究。量表包括粗大运动(RMA-gf)、下肢和躯干(RMA-lt)和上肢功能(RMA-a)三个部分,共 38 项测试内容(表 8-11)。RMA 是美国物理治疗学会脑卒中专家组推荐的评定工具之一。每项评分标准分为两个级别,其"1"分代表可以按要求完成指定运动,"0"分代表无法完成。每个项目允许尝试 3 次,如果患者在"粗大功能"和"上肢

表 8-11　Rivermed 运动功能量表

项目
A. 粗大运动功能
1. 无支撑坐位(双手不支撑下完成坐于床边)
2~12. 床椅转移、室内、外步行等
13. 患侧下肢用前脚掌原地单脚跳 5 次
粗大运动总分:
B. 下肢和躯干
1. 仰卧位向患侧翻身
2~8. 坐站、桥式运动、踝背屈等
9. 卧位,患侧腿伸膝踝背屈
下肢躯干总分:
C. 上肢功能
1. 卧位,患侧上肢上举肩前伸
2~13. 肘关节屈伸、够物、拿大球、网球、对捏、拍球、规定时间内对指等
14. 头后方放一条绳子,并在后面绑一个结
15. 15 秒完成 7 次拍手游戏(墙上标记十字,双手一起拍掌再拍墙上十字)
上肢总分:

功能”的部分有连续三个条目都未完成,则终止评定。而“下肢和躯干功能”部分需要患者完成全部评定项目。量表三部分在脑卒中的重测信度分别达到 0.66、0.93 和 0.88,组间信度和区分效度较好,但 RMA-gf 部分具有一定的天花板效应。Kurtais 等于 2009 年通过 107 名受试者的调查发现,RMA 的内在一致性、结构效度和敏感度(SRM=0.60~0.86)均较好。目前 RMA 只有英语版本,因此本章节只罗列部分内容以供参考。

2. Rivermead 运动指数(Rivermead motricity index,RMI)　由英格兰 Rivermead 康复中心设计开发,早期属于 RMA 的一个亚量表,之后逐渐改良为一种较为功能性的评价方法。该量表包含 15 项内容,评定标准分为两个级别,其中可以完成得 1 分,不能完成得 0 分(表 8-12)。每项检查内容可采用实际操作来评定,也可以询问的方式获得评价结果。该量表是量化评价法中较省时的快速运动障碍量化评价法,适用于门诊筛查和病例汇报时使用。评定项目内容从易到难,容易判断患者运动功能障碍的具体状态,但敏感度和手部功能评价的效能方面不及 Fugl-Meyer 运动功能量表。

表 8-12　Rivermead 运动指数

项目	评分标准	评定得分
1. 床上翻身	自己从仰卧位转成侧卧位	
2. 卧位至坐位	自己从卧位坐起来,并坐在床沿	
3. 坐位平衡	自己坐在床沿 10 秒	
4. 坐位至站位	在 15 秒内从椅子上站起来,并保持站立 15 秒(必要时可用手扶物体或用助具)	
5. 独自站立	观察独自站立 10 秒的情况	
6. 体位转移	不用帮助,自己从床转移到椅子上,再回到床上	
7. 室内借助助行器等行走	在室内行走 10m(可以借助助行器、室内家具,但不用他人帮助)	
8. 上楼梯	自己上一层楼的楼梯	
9. 室外平地行走	不用他人帮助,在人行道上行走	
10. 室内独自行走	在屋内独自行走 10m(不用任何帮助,包括夹板、助行器、家具或其他人的帮助)	
11. 地上拾物	自己走 5m,拾起掉在地上的物体,再走回来	
12. 室外不平地面行走	自己在不平整的地面行走(如草地、沙石地、斜坡等)	
13. 洗澡	自己进出浴室并自己洗澡	
14. 上下四级楼梯	不用他人帮助,不抓扶手上下四级楼梯(必要时用助行器)	
15. 跑步	跑或快速走 10m 而没有坡行或出现坡行不到 4 秒	

综合上述肢体整体运动功能量表的阐述,目前我国在神经系统成套量表方面多以引进国外量表进行汉化居多,本土自行开发设计的量表较少。同时,由于中枢神经损伤后,上下肢肢体运动功能障碍已较为明确,所以各个量表的评定条目之间存在相似之处,区别常在于不同量表的划分等级和覆盖面的广度上。因此在临床工作中,选择包含上下肢功能的成套量表可参考各国神经系统疾病诊疗指南,结合诊疗者评定目的选择信度、效度和敏感度高的成套量表即可。

二、躯干特异性评定量表

(一) 躯干控制测试

躯干控制测试(trunk control test,TCT)源自 Northwick Park 运动评估,由 Wade 和 Hewer 于 1987 年首次应用于神经系统疾病,是有文献报道的第一个用于躯干功能评估的特异性量表。TCT 经过国内外研究者的大量心理测量学验证,是评估躯干运动功能的有效量表。该量表只有 4 个项目,评估所需时间非常短,约 20.50 秒,且不会引起患者疲劳,具有很强的临床实用性和易用性。

TCT 包括四个轴向运动,即从仰卧位转向患侧卧位、从仰卧位转向健侧卧位、从仰卧位坐起、双脚离床保持平衡 30 秒。每个项目的评分分为 0 分、12 分、25 分 3 个等级,0 分表示没有帮助时无法完成动作,12 分表示患者在异常模式下可以完成动作,25 分表示患者可以正常完成动作。TCT 总分 100 分,分数越高代表患者的躯干控制能力越好。TCT 在国内的使用频率远远高于躯干损伤量表,但由于只有 4 个项目,评估相对粗略。此外,一些研究还指出 TCT 存在明显的天花板效应,是其最大缺陷之一。Collin 和 Wade 的研究也指出,TCT 仅提出了躯干控制的一般概念,不能判断躯干运动的质量、头、手臂和腿的协调运动、平衡、肌肉力量等。

(二) 躯干损伤量表

躯干损伤量表(trunk impairment scale,TIS)由比利时的 Geert Verheyden 于 2004 年首次报道,是最早被提出的、研究最多的躯干功能评估量表之一,也是临床用于评估躯干控制能力的首选量表。2020 年我国学者吴丹丽等对 TIS 进行了汉化,并分析了中文版 TIS 量表在脑卒中患者中的信度和效度;研究结果表明,TIS 在脑卒中患者的躯干功能评定中具有良好的信度、效度和区分度,能精准评估脑卒中患者的躯干功能,且该量表专门用于躯干功能的评估,具有针对性,评定内容易于掌握,无需特定工具,便于临床推广应用。

2010 年,Verheyden 和 Kersten 通过实验研究发现,TIS 中的静态坐位平衡副量表不符合 Rasch 分析模型,因此把静态坐位平衡副量表移除,形成了 TIS2.0。后挪威专家又将 TIS 中评定相同功能的条目组合为一个项目大类,形成了改良版 TIS(即 mTIS-NV)。目前 mTIS 已经被引入多个国家,如韩国、意大利、西班牙等,在这些国家的康复评定中表现出良好的效度、信度和敏感度,能很好地评估脑卒中患者的躯干控制能力,但目前尚无中文版的 mTIS 可供临床使用。因此本节将详述已有中文版本的躯干损伤量表。

1. 躯干损伤量表的评定内容　包括静态坐位平衡、动态坐位平衡和协调功能 3 个分量表,每个分量表包含 3~10 个项目。TIS 总分为 23 分。

2. 躯干损伤量表的评估起始姿势　躯干损伤量表所有项目的起始姿势均为患者坐在床沿或没有靠背和扶手的治疗椅边,背部及手臂不能有任何支撑。头和躯干位于中线位置,大腿充分与床面或椅面接触,屈膝 90°,两足间距与两髋同宽,并平放在地面上。两手置于腿上,如果患者张力过高则以患侧手臂的位置作为起始位置。

3. 躯干损伤量表的评分注意事项　患者应能够保持起始姿势 10 秒才可以进行躯干损伤量表的评估。躯干损伤量表的每项测试均进行 3 次,以最高分为最终得分。测试前不允许患者练习,但在每次测试间可矫正患者的动作。治疗师可采用口头说明或动作示范的方式向患者说明需要完成的动作。躯干损伤量表的评估内容和评分标准(详见附录表 2)。

三、上肢特异性评定量表

（一）Wolf 运动功能评估量表

Wolf 运动功能评估量表(Wolf motor function test,WMFT)是由艾默瑞大学医学院的 Steven L. Wolf 教授于 1989 年首次开发并用于上肢运动功能障碍的人群。随后,三位访问该学院的实验人员 Edward Taub、Paul Blanton 和 Karen McCulloch 对 WMFT 进行修订,形成了改良版 Wolf,并在临床上广泛运用于轻至中度的慢性脑卒中患者。WMFT 的动作设计由简单到复杂,由近端到远端关节,通过对单关节运动、多关节运动和功能性活动计时及对运动完成质量的评估来客观评价上肢运动能力。

WMFT 具有良好的组间和组内信度,两个评价指标(时间和动作分级)的内部一致性均较高(0.88~0.98)。有许多研究,特别是强制性使用疗法的临床疗效测试,常常使用 WMFT 作为疗效评估指标。2009 年,我国学者吴媛媛等对 WMFT 进行了汉化,并研究了 WMFT 中文版在脑卒中患者中的信度效度,其与 FMA 上肢部分之间标准效度达到 0.9,组间一致性也达到 0.97。因此,WMFT 可有效监测脑卒中、脑外伤患者的功能恢复情况,既可以评价残损程度,又可以评价训练对残疾的效果,反映患者的功能任务性训练的疗效,非常适合运用于神经系统损伤后上肢运动能力评估和疗效观察。

WMFT 的评估内容及评分标准:共有 18 个项目(表 8-13),每个项目需根据动作质量评分,并记录完成动作的时间。动作质量评分为 0~5 分六个等级(表 8-14),WMFT 总分 75 分。所有测试任务的完成时间最多不能超过 120 秒,时间计算为中位数,而不是平均数,即总计时任务总数(共 15 项)中有效的测试时间按大小排列后居中间位置的时间(遇偶数为中间两个时间的平均值)。当患者可以完成的项目很少时,为了减少患者失望,剩余项目的计时栏可以直接记录 120+。

表 8-13 Wolf 运动功能评估量表

项目	时间	评分	备注
1. 前臂放到侧方的桌子上			
2. 前臂放到侧方桌子的盒子上			
3. 侧方伸肘			
4. 负荷侧方伸肘			
5. 手放到前面的桌子上			
6. 手放到前面桌子的盒子上			
7. 手负重放到前面桌子的盒子上		kg kg kg	
8. 前伸后回收			
9. 举起易拉罐			
10. 拿起铅笔			
11. 拿起回形针			
12. 堆棋子			
13. 翻卡片			
14. 握力测试		kg kg kg	
15. 旋转在锁中的钥匙			
16. 折叠毛巾			
17. 拎起篮子			
总分			
平均时间			
评估者			

表 8-14 WMFT 的动作质量评分标准

得分	评分标准
0 分	测试上肢完全不能做尝试性的动作
1 分	测试上肢不能参与功能性任务，但可以做一些尝试性的动作 在单侧测试任务中可以用非测试上肢来帮助测试上肢
2 分	能完成。但需要非测试上肢给予较少帮助，如稍微调整或改变体位；或者在单项任务中需要尝试两次以上，耗时过长。在双侧测试任务中测试上肢只起到辅助作用
3 分	完成。但测试过程中会受到一些因素影响，如共同运动模式、完成费力、耗时长等
4 分	完成。运动接近正常，但稍微有点慢，缺乏准确性、协调性和流畅性
5 分	完成。运动可正常完成

（二）上肢动作研究量表

上肢动作研究量表（action research arm test，ARAT）于 1981 年由 Lyle 首次发表，用于评估脑卒中患者的上肢功能和灵活性。但 Lyle 对评估中所需物品的大小、重量等未做明确的规定，对可能影响评分的诸多细节也未阐明，这可能影响评估的准确性。随后，1990 年 Wagenaar 等增加了“异常长”的时间限制，这是区分 2 分与 3 分的主要标准；2005 年 Platz 等补充了测试工具的尺寸和评分的一般准则；2008 年 Nuray Yozbatiran 等又制定了 ARAT 标准化评估的细则和指南，并通过 12 名脑卒中患者验证了该细则的可靠性和有效性。我国研究者翁长水于 2007 年和 2008 年分别报道了 ARAT 在我国脑卒中患者中的信度和效度。2019 年赵江莉、毛玉瑢团队又根据 Nuray Yozbatiran 制定的细则汉化了 ARAT 量表和操作手册，并验证了中文版 ARAT 在我国脑卒中患者中具有良好的信度、效度，且没有地板效应和天花板效应。

1. ARAT 的评估内容 上肢动作研究量表包括抓（6 项）、握（4 项）、捏（6 项）和粗大运动（3 项）四个子量表，共 19 项（表 8-15）。每项评分为 0 分、1 分、2 分、3 分四个等级，每侧上肢总分 57 分，得分越高表明上肢运动功能越好。每个子量表首先测试子量表中最困难的项目，其次是最简单的项目，然后测试难度逐渐增加。这样的难度排列可以提高评估效率，因为最困难的项目能正常完成时可以预测该子量表中所有其余项目皆能正常完成。同样，最简单项目完全不能完成时可以预测子量表所有其余项目均不能完成。因此，完成 ARAT 的评估仅需要 5~15 分钟。

ARAT 的评分标准为 0 分是在 60 秒内不能完成任何动作；1 分是在 60 秒内可完成测试任务的部分动作，不管手和上肢的动作成分是否异常或者身体姿势是否符合要求。如果受试者只有上肢可以活动而手没有动作，在抓、握、捏的测试中，受试者不能得 1 分。不管动作是否正常，受试者的手必须存在一些动作，能够控制并且举起测试工具，才能得 1 分。如果只是利用手背在桌面上推动测试工具，不能算是部分完成测试任务，不能得分。2 分为能完成动作，但是完成得很困难或所需时间“异常长”（5~60 秒）。“完成得很困难”指下面任何一种情况：①存在异常的手部运动成分，如握的姿势错误；②存在异常的上肢运动成分，如肘关节屈曲不够；③身体姿势异常，如代偿患侧上肢。“异常长”指完成测试任务的时间为 5~60 秒。3 分则是在 5 秒内正常地完成动作，身体姿势正确；手部运动成分正常；上肢运动成分正常。

2. ARAT 评估所需物品 1 把无扶手的椅子，1 张桌子，4 个不同大小的木块，1 个板球，1 个石块，2 个规格不同的合金管和 2 个放置架，1 个垫圈和螺栓，1 个放置垫圈木桩的支架，2 个透明杯子，1 个玻璃球，1 个钢珠，2 个盒盖，1 个 37cm 高的架子。弹球和滚珠。还需要 2 个用于放置合金管的木板，1 个放置垫圈的木板，2 个烟盒盖和 1 个 37 厘米高的架子。测试工具的具体规格见表 8-16。

3. ARAT 评估的测试指令及测试顺序 评估者应大声向患者说明每个测试任务的指令，如果患者在理解指令方面存在困难，比如伴随失语症，评估者可以示范动作让患者模仿。评估者可以反复操作测试任务以确保患者完全理解指令。双上肢分别进行测试。每一个子量表都先测试健侧或者较好的一侧，然后测试患侧。测试的顺序是：健侧手抓子量表的测试→患侧手抓子量表的测试→健侧手握子量表的测试→患侧手握子量表的测试，如此进行下去。

表 8-15 上肢动作研究量表

序号	项目	评分	
		左侧	右侧
抓			
1	木块,10cm×10cm×10cm	0 1 2 3	0 1 2 3
2	木块,2. 5cm×2. 5cm×2. 5cm	0 1 2 3	0 1 2 3
3	木块,5cm×5cm×5cm	0 1 2 3	0 1 2 3
4	木块,7. 5cm×7. 5cm×7. 5cm	0 1 2 3	0 1 2 3
5	板球	0 1 2 3	0 1 2 3
6	石块	0 1 2 3	0 1 2 3
	抓子量表总分	/18	/18
握			
7	将一个水杯中的水倒入另一个水杯中	0 1 2 3	0 1 2 3
8	将直径 2. 25cm 的合金管从一个木桩拿到另一个木桩上	0 1 2 3	0 1 2 3
9	将直径 1cm 的合金管从一个木桩拿到另一个木桩上	0 1 2 3	0 1 2 3
10	将垫圈套到木桩上	0 1 2 3	0 1 2 3
	握子量表总分	/12	/12
捏			
11	钢珠,用环指和拇指捏	0 1 2 3	0 1 2 3
12	玻璃球,用示指和拇指捏	0 1 2 3	0 1 2 3
13	钢珠,用中指和拇指捏	0 1 2 3	0 1 2 3
14	钢珠,用示指和拇指捏	0 1 2 3	0 1 2 3
15	玻璃球,用环指和拇指捏	0 1 2 3	0 1 2 3
16	玻璃球,用中指和拇指捏	0 1 2 3	0 1 2 3
	捏子量表总分	/18	/18
粗大运动			
17	手摸头后部	0 1 2 3	0 1 2 3
18	手摸头顶	0 1 2 3	0 1 2 3
19	手摸嘴巴	0 1 2 3	0 1 2 3
	粗大运动子量表得分	/9	/9
	ARAT 总分	/57	/57

表 8-16 ARAT 测试工具的具体规格

工具	规格	质量/g
桌子	高 75cm,长 76cm,宽 49cm	
椅子	高 46cm,没有扶手	
箱子(架子)	高 37cm	
4 个木块	边长分别为 10cm、7. 5cm、5cm、2. 5cm 的立方体	分别为 492、196、55、6. 5

续表

工具	规格	质量/g
大合金管	直径 2.25cm,长 11.5cm	38.5
小合金管	直径 1cm,长 16cm	14.2
板球	直径 7.1cm	159
石块	10cm×2.5cm×1cm	
玻璃球	直径 1.6cm	5.4
钢珠	直径 6mm	
2 个透明杯	上口径 7~8cm,下口径 6~7cm,高 12~15cm	125.4
垫圈	外直径 3.5cm,内直径 1.5cm	16
起始木桩支架	高 1.5cm,长 15cm,宽 8.5cm	
目标木桩支架	高 3.5cm,长 34cm,宽 8.5cm	
大合金管起始木桩	圆木桩,直径 2cm,高 13.5cm	
大合金管目标木桩	圆木桩,直径 2cm,高 8cm	
小合金管起始木桩	圆木桩,直径 0.8cm,高 6cm	
小合金管目标木桩	圆木桩,直径 0.8cm,高 6cm	
垫圈支架	高 1.5cm,长 8.5cm,宽 8.5cm	
垫圈木桩	圆木桩,直径 0.8cm,高 8.5cm	
盒盖	直径 9cm,深 1cm	

（三）偏瘫上肢功能测试-香港版

偏瘫上肢功能测试(the functional test for the hemiplegic upper extremity,FTHUE)最早由 Wilson 等基于 Brunnstrom 分期制定,用于评估偏瘫患者上肢从无功能到全手功能的全过程。英文版的偏瘫上肢功能测试按照从易到难的顺序分为 7 个功能水平,共 18 项活动,包含非功能性活动到使用辅助具完成自理活动、再到独立完成功能性活动。FTHUE 在国外已经过验证,具有良好的信度和效度,但由于测试项目太多,完成一次评估需要 30~45 分钟,在临床应用较为困难。

FTHUE 的一些项目并不能反映中国人文化习惯相关的功能,如使用筷子。因此香港作业治疗师协会根据华人文化和生活方式对 FTHUE 原量表进行改进,制定了偏瘫上肢功能测试-香港版(FTHUE-HK),用于评估脑卒中患者在日常生活中使用上肢的能力。FTHUE-HK 结合了偏瘫运动模式和上肢功能变化的特点,将上肢和手作为整体,以任务为导向对上肢和手功能进行整体评估,而不是单独评估近端部分或手部功能。研究表明,FTHUE-HK 具有良好的信度、内部信度和标准效度,且耗时少、简便易行,但目前 FTHUE-HK 在中国脑卒中患者中的研究和临床应用均较少。FTHUE-HK 具有良好的评分者间信度、内部信度和标准效度,且评定耗时比 Fugl-Meyer 上肢部分和 MSS(motor status scale)量表更少。

1. FTHUE-HK 的等级　FTHUE-HK 按照复杂性分为 7 个等级,每级别的最低限度运动要求详见表 8-17。等级一无测试项目,其余 6 个等级每等级 2 个任务,共 12 个测试任务。测试时,评估者先给予口头说明或动作示范。当测试者命令"开始",患者完成相应等级的活动,每个动作最多可尝试 3 次。每个等级 2 个任务全部完成才能记录为完成,否则为失败。测试过程中,测试者需记录患者完成动作的质量和完成动作所用的时间。每个动作限定时间为 3 分钟,3 分钟内不能完成则记录为失败,时间记录为 3 分钟,连续两项任务失败则终止测试。测试结束后记录完成项目的等级和所用总测试时间。(表 8-18)

2. FTHUE-HK 测试所需物品　1 磅(1 磅≈0.45 千克)重的手提袋、口径 10 英寸的螺旋塞(包括广口塑料瓶)、湿毛巾、5 个 1 英寸的小木块和 1 个盒子、腕、勺子、10 个弹珠、6 英寸×2 英寸×9 英寸(1 英寸≈2.54 厘米)的盒子、矿泉水瓶(装 3/4 的水)、钥匙和锁、筷子、盘子、5 个 1 英寸的泡沫、5 个夹子。

表 8-17　FTHUE-HK 每级别的最低限度运动要求

等级	最低要求
1 级	患侧肩、肘、手无任何自主运动
2 级	患侧肩、肘开始有少许自主运动
3 级	患侧肩或手肘可以提起至腹部，手指能轻微弯曲
4 级	患侧肩膀或手肘可以提至胸前，手指能进行基本抓放活动
5 级	患侧肩膀及手肘可高举过头，手指可进行较轻微的抓放活动
6 级	患侧肩膀、手肘及手腕都能独立并协调地活动，但手指活动仍欠灵活
7 级	患侧上肢和肌肉都能活动自如，但对于复杂或是粗重工作仍有不足

表 8-18　FTHUE-HK 评估

级别		测试	关键动作	结果	时间
1	1N			PF	
2	A	联合反应	上肢开始活动	PF	
	B	患手放在大腿上	肩和肘的共同活动	PF	
3	C	健手将衣服塞入裤子里时，提患侧手臂	肩关节外展	PF	
	D	提着袋子	抓举中手指的弯曲度	PF	
4	E	患手稳定瓶盖	手掌的抓举和腕关节的稳定性	PF	
	F	将湿毛巾拧干	肩和肘关节屈曲	PF	
5	G	拿起并搬移小木块	肩关节屈曲、伸展和内收，抓举和松开手指时肘屈曲和伸展	PF	
	H	用勺子进食	肩关节屈曲和内旋，肘关节屈曲和伸直，前臂旋前旋后，腕关节尺偏和桡偏，侧捏、抓握	PF	
6	I	提举盒子	肩关节屈曲和伸展，抓握和放松时肘关节的屈曲和伸展	PF	
	J	用杯子喝水	肩关节弯曲、伸展和内收，肘关节屈曲和伸展，前臂旋前和旋后，对抓握和放松的控制	PF	
7	K	用钥匙开锁头	肩关节和肘关节的弯曲、伸展，前臂的旋前和旋后，侧捏	PF	
	L1	操控筷子（利手）	三角肌掌握和释放，相互屈伸肘部和肩膀在同肱骨	PF	
	L2	操控夹子（非利手）	三角肌掌握和释放，相互屈伸肘部和肩膀在同肱骨	PF	
等级					
评定总耗时					

注：P = Pass，F = Fail。

（四）上肢运动状态评估量表

上肢运动状态评估量表（motor status scale，MSS）是近年来为了评价辅助训练对脑卒中和脑外伤患者上肢功能的影响而开发的新量表，包括肩部、肘部和前臂、手腕、手指的 35 个动作和 3 个功能性任务（详见附录表 3）。MSS 肩/肘部分的评分分为 0、1^-、1、1^+、2^-、2。MSS 腕、手和手指部分评分分为 0、1、2，具体评分标准详见表 8-19。

MSS 在框架上与 Fugl-Meyer 量表上肢部分相同，国内外研究也证实 MSS 与 Fugl-Meyer 量表上肢部分有很高的相关性，但 MSS 包含更多的运动成分分析，可以更精确地评价复杂运动的运动成分；此外，MSS 增加了三个功能性任务，更清晰地反映脑卒中患者上肢的作业活动情况，是从评定单个肌力到整体运动功能变化、从残损到残障的连续性测量工具。在评分上,MSS 在肩部运动和肘部运动部分采用 6 级评分,具有更好的敏感性,能更加精确地反映治疗效果。

表 8-19 运动功能状态评分标准

得分	评分标准
肩/肘部分	
0 分	无主动运动或无肌肉收缩
1^-分	有肌肉收缩或患者能完成起始几度范围的活动
1 分	完成部分/不完全或不能控制的运动
1^+分	缺少几度完成运动
2^-分	完成全范围运动,但有控制缺陷或时间延迟
腕、手和手指部分	
0 分	无主动运动或无肌肉收缩
1 分	完成部分运动
2 分	无障碍完成全范围运动

四、下肢特异性评定量表

(一)"起立-行走"计时测试

"起立-行走"计时测试(timed up and go test,TUGT)是一种快速定量评估功能性步行能力的方法,由 Podisadle 和 Richardson 在"起立-行走"测试(get-up and go test)的基础上加以改进而形成。

"起立-行走"计时测试的最初设计用途是筛查社区一般老年人群以及老年病患者功能性步行能力及预测摔倒的风险性,并非专门为脑血管疾病患者设计的专用量表。因此其主要不足之处在于,在评定时未考虑被测试者是否使用助行器具,而这一点对早期康复患者的评估效果可能会产生较大影响。燕铁斌教授在介绍此量表时进行了相应的考虑,创造性地增加了助行器具条目及其类型(如助行架、四角拐、单脚拐)作为补充,并赋以相应分值,以利于更加客观地分析评定结果。燕铁斌教授也以此方法评定健康老人($n=26$)和脑损伤患者($n=13$),研究结果表明,该量表对正常人和患者的重复测试信度(ICC)分别为 0.96~0.99 和 0.93~0.99。燕铁斌教授对两组测试人群采取单因素方差法进行分析,发现"起立-行走"计时测试在健康老人与脑损伤患者之间具有高度显著性差异($p=0.012$~0.01),证明该方法可以较好地反映出脑损伤患者的功能性步行能力。设计者也将 TUGT 与 Berg 平衡量表、Barthel 指数和步行速度相比较,发现"起立-行走"计时测试与这 3 种评定方法成负相关,相关系数分别为-0.81、-0.78、-0.61,即"起立-行走"计时测试的时间越长,Berg 平衡量表、Barthel 指数和步行速度的得分就越低。

综上所述,TUGT 过严谨的设计,经反复临床验证证明其在评定患者步行能力和摔倒风险方面有较高的信度和效度,且评估时只需要 1 块计时秒表、1 张靠背椅、地面标记线即可,应用非常简便,建议国内临床上推广使用。

TUGT 适用于一般老年人、骨科及神经科的患者,例如关节炎、下肢骨折或手术后(包括全髋及全膝关节置换术)、脑卒中、帕金森病、多发性硬化、小脑退行性变等。

1. TUGT 的评定方法 测试前需要准备 1 张带扶手的靠背椅、1 个计时器、地面标记彩条。患者坐在有扶手的靠背椅上(椅子座高约 45cm,扶手高约 20cm),身体靠在椅背上,双手放在扶手上。如果使用助行具(如手杖、助行器),则将助行具握在手中。在离座椅 3m 远的地面上贴 1 条彩条。当测试者发出"开始"的指令后即开始计时,患者从靠背椅上站起,站稳后按照平时走路的步态,向前走 3m,双足后跟超过地面标记彩条处后转身,然后走回到椅子前转身坐下,靠到椅背上,测试者按下秒表,停止计时。每次测量 3 次,中间休息 1 分钟,连续测量 3 次结果后取平均值,为最终记录结果。

测试过程中不能给予任何躯体的帮助。测试者记录患者背部离开椅背到再次坐下(靠到椅背)所用的时间(以秒为单位),以及在完成测试过程中出现可能会摔倒的危险性。正式测试前,允许患者练习1~2次,必要时测试者可以示范,以确保患者理解整个测试过程。

2. TUGT 的评分标准　患者完成TUGT的时间若<10秒为低摔倒风险,10~20秒为中摔倒风险,>20秒为高摔倒风险。TUGT除记录所用时间外,对测试过程中的步态及可能会摔倒的危险性按以下标准打分,即:①1分,正常;②2分,非常轻微异常;③3分,轻度异常;④4分,中度异常;⑤5分,重度异常。

(二) 10米步行测试

10米步行测试(10-meter walk test,10MWT)由Wade于1987年提出,用于评估脑卒中患者的步行功能。10MWT使用简单方便、不需要特殊设备,且已被证实具有高度可靠性,良好的测试者间信度以及良好的响应性,是临床上常用的脑卒中患者步行功能评估方法之一。

国际卒中后物理治疗指南建议使用10米步行测试和6分钟步行测试评估卒中患者的步行速度和步行耐力,因为多项研究证实这两项测试有极好的可靠性。但据统计临床上仅有少于50%的物理治疗师使用,其主要原因为目前10米步行测试和6分钟步行测试在走道形状、位置、长度、计时方法、言语指示和鼓励方面尚无统一的标准,可能会影响测试结果。创始人Wade在其文章中没有提及10米步行测试中患者使用何种速度行走,目前临床和科研上多采用舒适步速和最快步速进行测试。而在行走距离上,常使用10米或14米,其中以14米最为常见。评估者可根据评估场所的大小、患者的功能状况选择行走速度和距离。以下将以临床上最常用的方案介绍10米步行测试。

10MWT在直线14米、无障碍的通道上进行,在起点、终点、2米和12米处贴颜色鲜艳的标记线。测试时指示患者安全地、以最快速度从起点走到终点,当患者第一只脚越过2米标记线时治疗师开始计时,患者第一只脚越过12米标记时停止计时,但患者继续走到14米标记线处。重复测试3次,每次测试间隔1分钟,取3次的平均值为患者的测试结果。10米步行测试中,为了避免加减速对步行速度的影响,排除最初和最后2米的间隔,治疗师仅记录患者走完中间10米的时间。通过测试的步行距离(10m)除以完成测试所需的平均时间(s)计算步速。测试中,患者可以佩戴日常使用的助行器或辅助具,并在备注中记录。

(三) 6分钟步行测试

6分钟步行测试(6-minute walk test,6MWT)是测量患者6分钟内在没有障碍物的硬地上行走的最远距离,以行走距离判断患者步行耐力的一种评估方法。1976年Mc-Gavin等人首次提出定时步行测试以判断患者的身体残疾状况,随后被用于评估各种患者群体的功能结局。1982年Butland等比较了2分钟、6分钟和12分钟的步行测试在呼吸系统疾病中的应用,并建议6分钟的测试时间长度是区分身体功能的最佳折中方案。2003年Mossberg KA等研究证明6分钟步行测试在获得性脑损伤患者中具有良好的可靠性。

前文也提到国际卒中后物理治疗指南建议使用6分钟步行测试评估卒中患者的步行速度和步行耐力。6分钟步行的运动量和大部分日常生活活动的运动量相当,因此6分钟步行测试可以客观反映患者的实际生活能力、步行耐力和心肺功能。6分钟步行测试中15米、20米、30米和40米通道均有研究者采用,但临床上多采用30米通道进行评估。

1. 6分钟步行测试内容　患者穿合适的鞋子在长、直、地面平坦且硬、无障碍物的30米走廊上行走,步行时可佩戴日常所用辅助具。测试前两小时不能进行剧烈运动。提前到达测试地点,测试前需休息10分钟。患者在评估者说“开始”后在起点和终点间往返行走。当时间到达6分钟时,评估者记录患者往返的次数以计算行走距离。测试期间治疗师可以向患者提供言语鼓励。每分钟可提醒患者一次剩余的步行时间。测试过程中若患者需要休息,可以靠在墙上稍事休息,患者休息期间不停止计时。若患者不能完成6分钟步行,也需要记录患者行走的时间和距离。

目前还没有健康人的6分钟步行测试的参考值,影响6分钟步行测试距离的独立因素包括体质、年龄、性别、身高、所患疾病等,因此在解释测试结果时应综合考虑以上因素。

2. 6分钟步行测试的临床应用　6分钟步行测试可用于评估脑卒中、慢性阻塞性肺炎、心肺疾病患者、社区老年人等的步行耐力,为判断人们是否可以在社区环境中独立行走提供标准。但1个月内出现不稳定型心绞痛或者心肌梗死的患者为绝对禁忌证。收缩压高于190mmHg,舒张压高于100mmHg,静息状态下心率高于 110 次/min 的患者为相对禁忌证。由于 6 分钟步行测试需要患者持续在相对较长的时间内保持合适的步行方式，并提供测试的直接结果。近年来有研究认为重复使用 6 分钟步行测试可以改善脑卒中患者、条件不佳的老年人、心肺疾病患者的步行功能，提高步行速度。因此建议重复使用 6 分钟步行测试增加患者的活动水平，鼓励患者走路。

除了以上介绍的常用量表，用于神经系统损伤患者上下肢专项运动功能评估的量表还有许多，可针对不同神经疾病和不同的功能进行特定评估，例如用于躯干功能评估的改良功能性前伸测试（modified functional reach test，MFRT）和坐位伸展测试（sitting-rising test，SRT），用于上肢功能评估的九孔柱测试（nine-hole Peg test，NHPT）、组块测试（box and block test，BBT）、手功能 Jebson 测试（Jebsen hand function test，JHFT）、运动活动日志（motor activity log，MAL）等，用于下肢的步态评估量表和 Berg 平衡量表评估等。临床上，治疗师可根据患者的诊断、年龄、功能障碍、评定目的等选择相应的评估方法。

（李睿　薛晶晶）

第三节　姿势评定

一、概述

（一）基本定义

姿势是指身体各部分在空间上的相对位置，反映了人体骨骼、肌肉、内脏器官、神经系统等各组织间的力学关系。姿势这一术语常用来描述身体的生物力学对线和身体相对于环境的方向性。良好的姿势具备如下基本条件：①脊柱存在正常曲度，下肢的骨骼在理想的排列下承受体重。骨盆的“中立”位有助于腹部、躯干和下肢的良好排列。胸廓和上背部处于维持呼吸器官最佳功能的位置。头处于使颈部肌肉承受最少应力的良好平衡直立位。②具有维持各种正常姿势和正常活动而具有的肌张力和肌力。③关节可在正常关节活动度内移动。④可以让身体各个关节的受力比较均衡，不会让某些特定的关节承担过多的重量，避免身体功能障碍和疾病的产生。⑤具有进行各种日常生活活动的能力，并能表现出人体的美学特征和良好的精神面貌。

（二）姿势的构成

1. 正常的姿势　姿势是由平衡、强壮且灵活的肌肉、完整无损的韧带、自由活动的筋膜、健康且功能完全的关节、重力线的平衡和良好的姿势习惯来维持的。良好的身体力学结构的内涵是有质量的排列与肌肉平衡，两者缺一不可。检查和治疗程序指恢复并维持良好的身体力学姿势和运动。强化薄弱肌肉和牵伸紧张肌肉的治疗是恢复肌肉平衡的主要方法。良好的身体力学需要关节充分但不过度的活动。正常的活动度是一种特性，但过度的活动则不是。关节活动的基本原则总结如下：“灵活性越好，稳定性越差；稳定性越好，灵活性越差。”

2. 异常的姿势　姿势的改变可继发于神经损伤、结构异常、关节退变、重心改变、不良姿势习惯。异常的姿势可能会导致关节、骨骼、肌肉和韧带承受过大的压力和张力。姿势不正确可造成过度的应力和劳损，导致某些肌肉相应缩短，造成功能降低，容易引起损伤。所以长久的错误姿势会增加身体不适、疼痛、甚至伤残。从不适到伤残的影响范围通常与错误姿势的严重程度和持续时间相关。

（三）姿势评定的内容

姿势评定是观察患者的静态姿势和动态姿势，是康复评定的重要组成部分，主要包括对头颈、肩胛骨、脊柱、骨盆、髋关节、膝关节和足的观察。评估和解决姿势问题需要理解相关的排列、关节和肌肉的基本原则：①错误的排列方式会导致骨骼、关节、韧带和肌肉过度的应力和张力；②关节的位置表明哪些肌肉延长，哪些肌肉缩短；③在习惯性姿势中，排列和肌肉测试的发现之间存在一种关系；④肌肉缩短使肌肉的起、止点紧密靠近；⑤肌肉维持在缩短状态会引起肌肉适应性缩短；⑥肌无力会使肌肉的起、止点分离；⑦维持在拉长状态的单关节肌肉会发生拉伸无力。所以通过姿势评定可以获得有关患者身体结构的大量信息，姿势评定包括静态姿势评定和动态姿势评定。

1. 静态姿势评定 静态要求患者脱去外衣，显露受检查部位，房间内灯光分布要均匀，不能存在阴影，患者站立于姿势评估系统前方，双脚分开15cm，双臂自然下垂，挺胸收颔，双目平视正前方，头颈部无倾斜，并保持眼眶下缘与耳屏点在同一水平面上，即眼耳平面（Ohr-Augen-Ebene），又称法兰克福平面（Frankfurt horizontal plane，FH），简称FH平面。分别从正面、背面、侧面进行观察，评定时可自上向下或自下向上进行，评定人员要观察骨骼肌的对称性、形态和张力，以及骨骼的结构情况。静态时可观察到骨骼肌出现过度激活、过度紧张、肥大或萎缩、薄弱和抑制情况。

2. 动态姿势评定 动态主要是评定步行时身体的动态姿势情况，要求患者脱去外衣，显露受检查部位。步态姿势评估见本书步态分析章节，此处不再介绍。目前临床上也使用计算机控制下的姿势评估设备进行。

3. 姿势评定的目的 通过观察或测量被评定对象，了解有无姿势异常，分析骨骼肌的形态、体积、质量和骨骼结构情况，为治疗方案提供客观依据，同时判断治疗效果。

二、姿势评定方法

（一）观察法

1. 前面观察正常前面观，双眼平视前方，头颈直立，两侧耳屏上缘和眼眶下缘中点处于同一水平面上。两足跟分开大约7.5cm，足尖分开，两只脚向外倾斜的角度都与中线成8°~10°，两脚之间的角度小于等于20°，足趾尖应有朝外的80°~100°，双足内侧纵弓对称，舟状骨结节应位于Feiss线上。（图8-1）

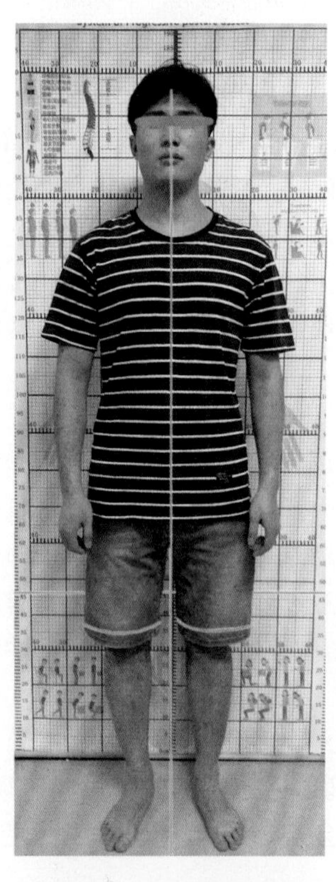

图8-1 前面观察姿势

（1）正常情况：胫骨应正直无弯曲，膝关节有13°~18°的外翻（正常Q角），髌骨应位于前方，腓骨头应等高，双侧骨盆应等高、双侧髂前上棘应在同一水平。胸廓应对称，肋骨或胸骨不应有突起或塌陷。双肩等高，斜方肌的斜部及伸展部应对称。双臂对称等高，旋转角度相同，双肘提携角相同头和颈应正直无旋转或侧倾。正常的颌骨姿势应是双唇相触，但放松是在上下牙齿之间有一小缝，舌应在上牙后居于硬腭上。

（2）异常情况：自足部开始，注意有无足内翻、扁平足、锤状趾、踇外翻。观察内侧纵弓，趾甲着色异常。注意胫骨是否存在弯曲或旋转，患者可能存在胫骨扭转，注意腓头骨头相应高度。注意髌骨有无倾斜，有无膝内翻或膝外翻，股四头肌有无萎缩。观察髋关节，是否存在过度的内、外旋转，是否存在一侧髋的屈曲，注意股骨大转子的高度，将手放于髋嵴上并检查下肢长度的差异。将手指放于髂前上棘处，注意它们是否对称，相应变化可继发于骨盆的旋转、结构性或功能性下肢长度差。观察胸廓，注意呼吸时是否对称，观察肋骨和胸骨，是否一侧胸锁关节或肩锁关节高于另一侧，是否存在一侧肩分离，患者是否有胸部陷凹、胸部隆凸或桶状胸。观察上肢，双侧上肢姿势位置是否相同，是否一侧上肢远离躯干或保持过度内、外旋，这可继发于肌肉短缩和不平衡。是否头处于前倾位，是否存在斜颈且伴头向一侧弯曲及旋转。

（3）常见的异常姿势

1）锁骨和其他关节不对称：一般由骨关节的外伤引起。

2）髋外旋、髋内旋：髋内旋时髌骨转向腿内侧，会出现蹲踞步态，常出现于小儿脑瘫患者。髋外旋时髌骨转向腿外侧，常见于脑卒中患者的患侧及脊髓损伤患者。

3）膝外翻：膝外翻时，双下肢自然伸直或站立，膝关节的中心在大腿和小腿中线的内侧，两侧膝关节碰在一起，而两足内踝无法靠拢，两腿呈“X”形，故又称X形腿。膝关节外侧的肌肉及其他软组织紧张，膝关节内侧的组织被拉长。单、双侧膝外侧均可见。膝外翻与佝偻病、先天畸形、软骨发育障碍、外伤、骨折等有关。

4）膝内翻：膝内翻时，双下肢自然伸直或站立，膝关节的中心在大腿和小腿中线的外侧，两足内踝能相碰而两膝不能靠拢，两腿呈“O”形，故又称O形腿。在肌肉方面，髋内旋紧张，膝关节过伸，髋外侧旋转肌、胫后肌腘绳肌被拉长。单、双膝内翻均可见。膝内翻与佝偻病、先天畸形、缺钙及长期异常的运动姿势有关。

5）足内翻、足外翻：正常人足底可向内、外翻35°。当足部活动受限，呈固定性内翻、内收时，称足内翻；当足掌呈固定性外翻、外展位时，称足外翻。足内翻、足外翻常与先天畸形、脊髓灰质炎后遗症、脑卒中患者等有关。

6）爪形趾：为跖趾关节过伸而远侧及近侧趾间关节处于屈曲状态，肌肉生长不平衡，脚趾不适当受力，神经性病变（脑卒中患者足趾屈曲与张力有关）。

2. 侧面观察　从左右两侧观察：

（1）正常情况是：足底应显示正常足弓，舟骨结节位于Feiss线（内踝至第1趾关节的连线）上，膝关节有0°~5°的屈曲，髋关节应在0°屈曲，骨盆排列应是髂前上棘与髂后上棘位于同一平面上，形成一个正常的前倾。髂前上棘与耻骨联合位于同一垂直面上，自髂后上棘至耻骨支的后-前骨盆角是30°。脊柱呈正常的前后弯曲，腰椎及颈椎前凸，胸椎后凸，胸椎后凸的顶点不应超过颈椎前凸最深点后方5cm。胸廓呈光滑的轮廓，无突出及塌陷。肩关节无前移或变圆，耳屏位于肩峰突起的垂直线上。（图8-2）

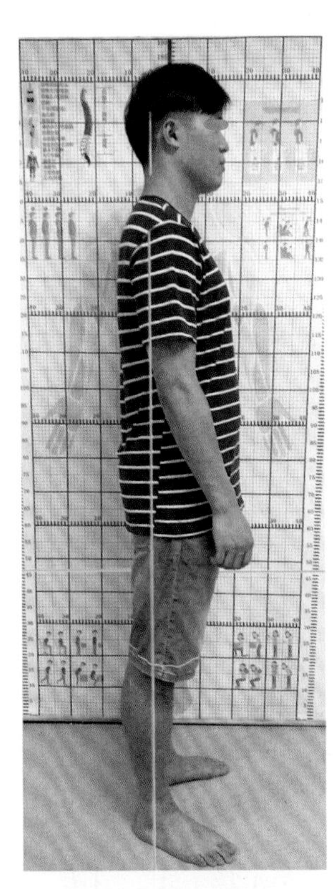

图8-2　侧面观察姿势

（2）异常情况：足弓消失，舟骨结节位于Feiss线之下。膝关节可呈屈曲挛缩或膝反屈。注意髂前上棘与髂后上棘的相对位置，如果髂前上棘升高，提示骨盆后倾或髋骨向后旋转；骨盆后倾将引起腰椎前凸减少或平背甚至摆动背；髂后上棘相对较高，提示骨盆前倾或髋骨向前旋转，骨盆前倾将加大腰椎前凸。侧面观察躯干可了解有无圆背或胸椎后凸变平，是否有老年Dowager驼背。注意肩有姿势体位，是否有圆肩畸形。头过度前伸将引起下颌前伸，下颈段和上胸屈曲增加，上颈段伸展增加，颈部屈肌松弛，伸肌紧张。

（3）常见的异常姿势

1）平背：又称直背，这种情况主要是由于脊柱胸段和腰段的生理弯曲弧度变小。其特征是脊柱胸曲和腰曲小于2~3cm，导致背部相应呈扁平状，常伴有骨盆后倾的表现。

2）鞍背：以腰段向前凸程度明显增加为主要特征，前凸常大于5cm，使腹部向前凸出。鞍背与驼背相反，为维持身体的直立平衡使头颈或上部躯干重心落于标准姿势的后方。一般与腰骶增大、骨盆前倾、髋屈曲、椎体后部受压等因素有关，也见于脑卒中后核心力量弱，背部肌群用力过度代偿所致。

3）骨盆前倾：骨盆前倾者骨盆较正常位置向前倾斜一定角度，耻骨联合位于髂前上棘之后，髂前上棘位于重心线的前方，小腹前凸臀部后凸。多见于脑卒中者，因腹部肌肉减弱，背部肌肉过度代偿所致。

4）骨盆后倾：骨盆较正常位置向后倾斜一定角度，耻骨联合位于髂前上棘之前，髂前上棘位于重心线的后方，臀部下垂。

5）膝过伸：膝关节过伸，甚至后凸，踝关节常呈跖屈位，膝关节位于重心线的后方，股四头肌、腓肠肌紧张，常见于脑部神经损伤后出现的异常运动模式及股神经损伤患者。

6）膝屈曲：膝关节过度屈曲，伴踝关节背伸位、屈曲，膝关节位于重心线的前方，股四头肌被拉长，可见神经损伤患者引起的膝部屈伸肌力量不平衡、髌韧带或半月板损伤等。

3. 后面观察　正常人的跟骨中点连线与跟腱垂直。

（1）正常情况：足尖朝外8°~10°，双侧内踝等高。胫骨无弯曲，腘窝等高。双膝呈13°~18°外翻，大转子及臀皱襞等高，双侧骨盆等高，髂后上棘位于同一水平。脊椎无侧弯，双侧肩胛骨与脊柱应等距且平贴于胸壁。肩胛冈水平与肩胛下角等高，双肩等高。优势手一侧可表现出肩关节降低及相应的髋关节升高。头颈应正直无侧方倾斜（图8-3）。

（2）异常情况：自足开始，观察足是否为扁平足，扁平足的度数，是否有马蹄足，观察跟骨是否存在内、外翻，注意腓肠肌是否萎缩，注意胫骨的长度，是否胫骨长短不一。检查膝关节是否有内、外翻及膝关节屈（过度后伸）畸形。注意两侧腓骨头的高度差异，如有不同提示胫腓骨的解剖长度差。注意髋关节的排列，屈度增加可继发于髋的屈曲挛缩。可行Thomas试验检验髋屈肌的长度。观察是否存在过度的髋内、外旋，

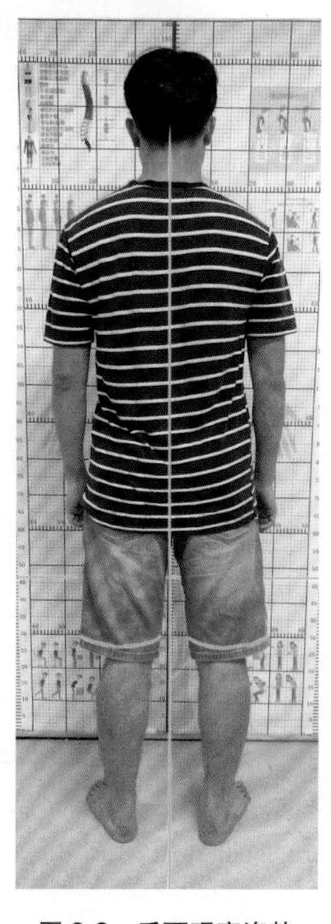

图 8-3 后面观察姿势

核查大转子的相对高度。高度不同可继发于股骨在长度上的结构差异。检查骨盆,将手置于髂嵴上观察其相对高度,高度不同可继发于骨盆的旋转或结构性或功能性短腿。将手置于髂后上棘并注意其相应高度,高度的变化可继发于骨盆的旋转或下肢长度的差异。观察脊柱,首先注意软组织是否存在萎缩肌或痉挛区域,其可继发于应力集中的节段或围绕功能障碍的区域。注意皮肤皱褶的差异,使脊椎的侧凸和旋转更形象。注意棘突的排列,背部是否正直或存在侧弯或后突。如果存在侧弯,应注意胸廓形状及侧方隆起。患者能否站直或向前、后弯曲。观察两侧肩胛骨。是否与脊柱等距,是否等高,有无过度内收或外展,是否有翼状肩胛,观察冈上肌、冈下肌肌腹及位于肩胛骨上的大、小圆肌是否有萎缩。肩袖损伤可出现冈上、下肌的废用性萎缩。观察斜方肌上部是否肥大或萎缩。观察上肢,患者双上肢姿势体位是否一样,一侧肢体是否过度离开躯干或过度内、外旋,这可继发于肌肉的缩短和不平衡。观察头、颈的姿势,头部是否前倾、旋转或侧屈。

(3) 常见的异常姿势

1) 头部侧方倾斜:与同侧椎体受压有关,当一侧颈部屈肌张力高而对侧颈部屈肌被牵拉,头部就在冠状面上向一侧倾斜。常于脑卒中后颈部肌肉肌张力升高有关,也多见于"挥鞭症候群"。

2) 肩半脱位:可见于三角肌、肩胛提肌瘫痪者,多见于脑卒中患者。

3) 平肩、翼肩:平肩多见于斜方肌瘫痪;前锯肌瘫痪者上肢向前平举时表现为翼肩。

4) 肩内旋、肩外旋:肩内旋与肩关节屈曲、外旋的受限有关,常见于长期使用腋杖的截瘫和小儿麻痹患者;肩外旋临床少见。

5) 骨盆倾斜:骨盆在冠状面偏向一侧即可出现骨盆向侧方倾斜。例如:骨盆右侧方倾斜时,伴有左侧髋关节内收和右侧髋关节外展。在肌肉方面,右侧腰方肌紧张,髋关节外展时,对侧髋内收肌紧,对侧髋外展肌力减弱。常见于脑卒中患者、臀上神经损伤,亦见于 L_5 神经根病和脊髓灰质炎。

6) 骨盆旋转:可见内旋肌和屈髋软弱,重锤悬垂法的铅垂线落在臀裂的一侧。偏瘫患者容易出现。

4. 坐姿 站在身后观察其坐姿。从后注意观察头颈、躯干及骨盆的排列差别。某些患者在坐位时去除了双下肢长度不一致的影响,可使姿势得到明显改善。

(二) 铅垂线测量法

如果观察法发现姿势异常,可以通过铅垂线测量法了解有无脊柱侧凸。具体方法:患者站立,用一个铅垂线从枕骨隆突的中点下垂,如果铅垂线不经过臀中沟,则表示有脊柱侧凸(图 8-4)。如果姿势异常但铅垂线经过臀中沟,则表示脊柱侧凸的代偿完全。

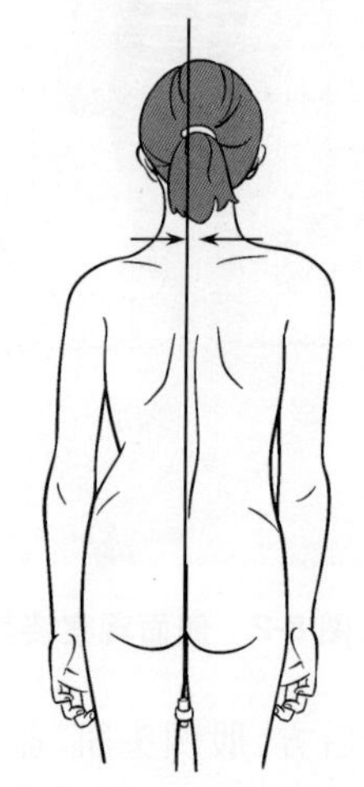

图 8-4 铅垂线测量法

(三) 放射影像学评定

对怀疑有影像脊柱侧凸的患者,应建议做放射学 X 线检查(怀孕妇女除外)。拍摄直立位从第 1 胸椎到第 1 骶椎的正、侧位片,在 X 线片上测量脊柱侧凸的角度,具体测量方法见放射影像学专著。

三、计算机姿势分析系统

(一) 计算机姿势分析系统的优点

计算机姿势分析系统与传统的姿势分析方法相比,具有以下几个方面的优点:

1. 操作简便耗时短且可信度高 简便的可操作性对于一项技术的推广极其重要。传统的姿势评估方法操作复杂,且需要治疗师们消耗较长时间,准确性差。而计算机姿势评估系统简便的操作,量化的数字测试，省时高效，大大提高了治疗师的工作效率，免去了复杂的评估过程。

2. 人机互动 患者可实时直观地观察到姿势的异常情况，计算机通过外部硬件设备，获得姿势的信息，通过图像、实时、具体、量化地给予患者反馈姿势情况，简单易懂。

3. 可重复性 姿势异常的调整需要较长的时间，而且需要重复地进行评估。传统的评估方法要求治疗师有丰富的知识和临床经验，才能较好地完成评估，进行重复评估时，必须要求专人进行，以减少误差。没有经过较长时间实践的治疗师不能快速、准确地完成。而计算机姿势评估系统可以解决这一问题，也不会出现不同治疗师评估时的差异性，可增加治疗师个体内部和个体之间的信度。

（二）常用计算机姿势评估系统

近年来计算机姿势评估系统正在进入临床使用，并获得了较满意的效果。本节就几种目前常见的训练系统进行简要介绍。

1. 德国 formetric 4D（图 8-5） 该设备由脊柱测试核心组件、颈椎活动度测量模块、下肢步态测量模块、长短腿仿真模拟平台、足底压力跑台五部分组成。治疗师可快速地利用设备中的模块进行针对性的评估：如利用脊柱测试核心组件、颈椎活动度测量这两个模块，评估脊柱相关问题；利用长短腿仿真模拟平台，评估长短腿情况；利用下肢步态测量模块及足底压力跑台动态分析患者的步态情况。该设备针对不同患者进行选择性评估及全身性评估，可进行静态及动态的步态评估。

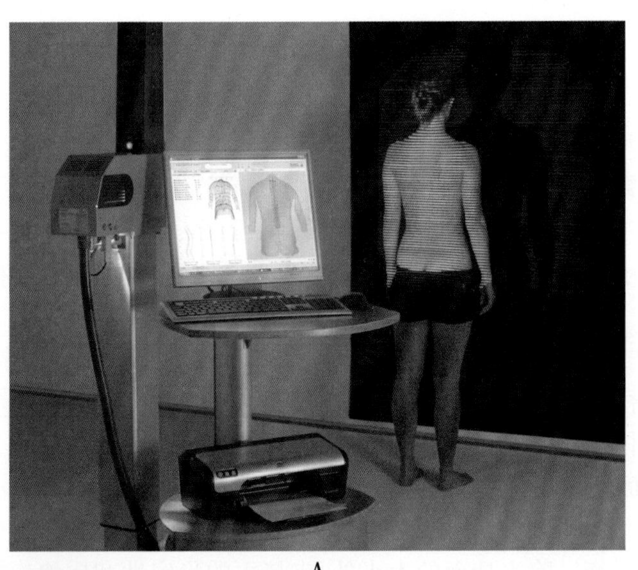

A

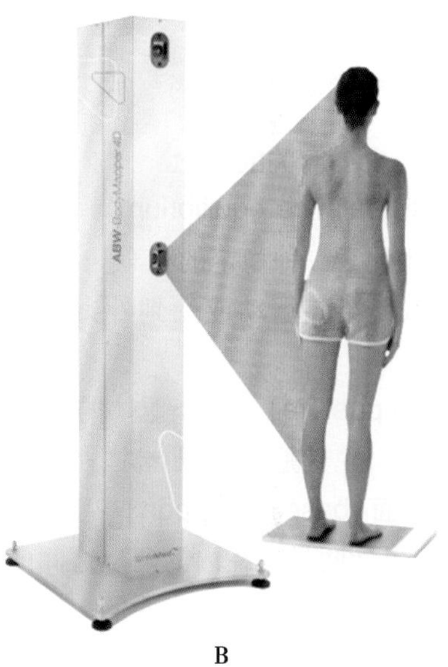

B

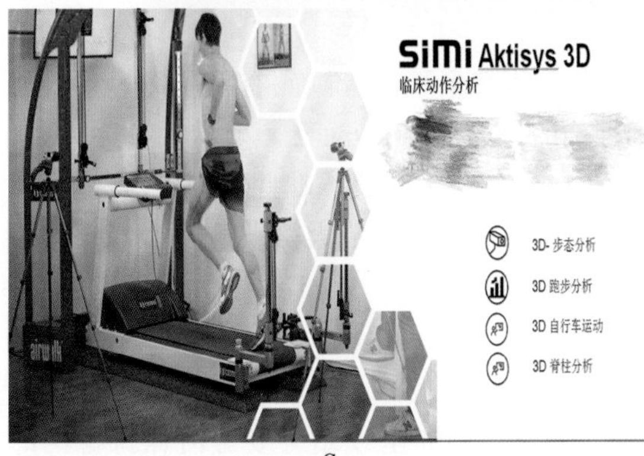

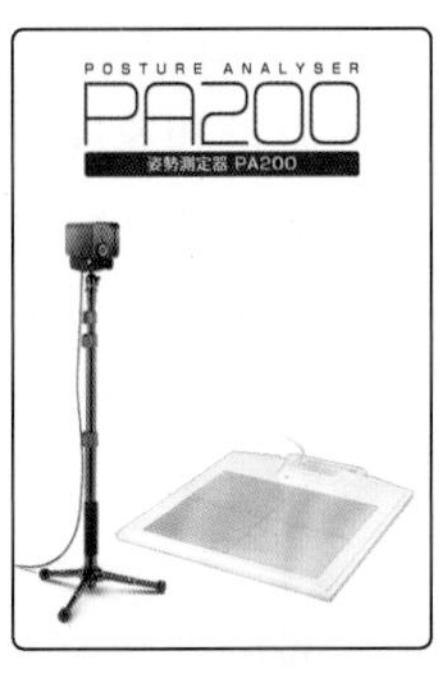

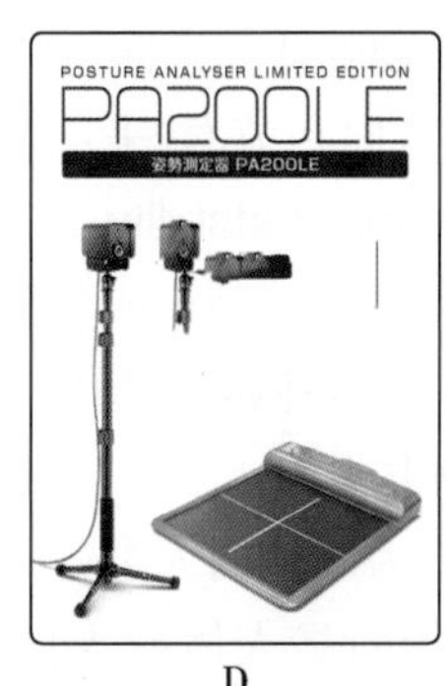

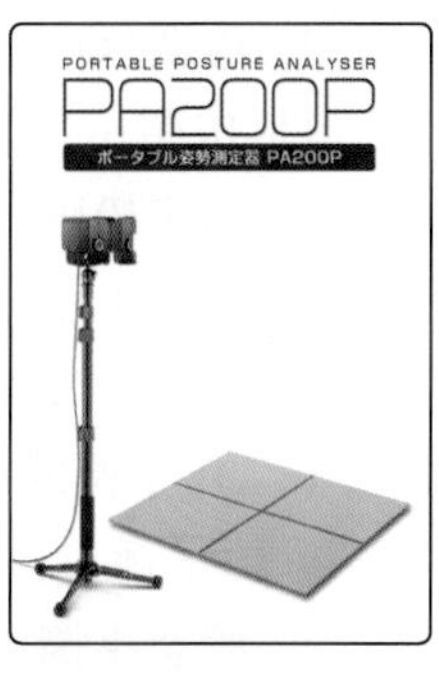

C　　D

图 8-5　常见的计算机姿势评定系统

A. 德国 formetric 4D；B. 德国 ABW BodyMapper；C. 德国 aktisys 3D；D. 日本 PA200LE

2. 德国 ABW BodyMapper 4D（图 8-5） 该设备由高精度的 4D 身体姿态捕捉系统、足压板、计算机电脑三部分组成。BodyMapper 系统利用视频立体光栅成像技术和光学三角测量原理对人体姿势进行快速测量和分析评估；系统采用先进的120Hz的高分辨率技术，加上多达200万的测量图像捕捉人体的生物力学姿势参数；另外还可通过对脊柱和背部的三维重建，自动生成模拟图像，从而对身体姿势实现整体性的评估，对捕捉到的异常姿势系统进行进一步分析。BodyMapper系统结合足底测力台，可以进行静态或动态姿势测量。

3. 德国aktisys 3D(图8-5)　该设备由测量用带、软件USB、足底压力垫、摄像机、笔记本电脑五部分组成。受试者佩戴好测量用带站立于足底压力垫，主要通过摄像系统，在身体侧面、正面及屈膝位三个方向拍摄，软件系统就能生成人体姿势图片，受试者可以清晰地看到身体姿势情况，该设备只可进行静态的评估。

4. 日本PA200LE(图8-5)　该设备主要由摄像机、足底压力垫、分析软件、笔记本电脑四部分组成。受试者站立于足底压力垫上，分别在冠状面和矢状面拍摄两张照片，系统自动计算标志点的位置偏移、角度等数据，并对足底压力分布进行测量，找出左右、前后的压力分布以及重力位置，自动生成3D图像，清晰分析姿势结构、肌肉张力和足底压力情况，主要应用于身体姿势分析评估、脊柱异常监测、足底压力测试等。该设备只能进行静态姿势评估。

（李春镇）

第四节　平衡与协调评定

一、平衡评定基础

（一）与平衡有关的概念

1. 平衡(balance equilibrium)　自然界的平衡是指物体受到来自各个方向的作用力与反作用力的大小相等，使物体处于一种稳定的状态。人体的平衡比自然界物体的平衡要复杂得多，是指身体所处在的一种姿势状态，或是指在运动或受到外力作用时自动调整并维持姿势稳定性的一种能力，这种能力称为平衡功能。

2. 姿势(posture)　是指躯体的一种非强制性、无意识状态下的自然状态，从人体力学方面来说，是指身体各个器官，尤其是骨骼、肌肉以及神经系统互相关联所构成的一种状态。

3. 支撑面(base of support)　是指人体在各种体位下(卧、坐、站立、行走)所依靠的接触面。站立时的支撑面是指包括两足底在内的两足之间的面积。为了保持平衡，人体重心(center of gravity，COG)必须垂直地落在支撑面的范围内。支撑面的大小直接影响身体的平衡，当身体的重心落在支撑面内时，人体就保持平衡；反之，重心落在支撑面之外时就失去平衡。除支持面的大小外，支持面的稳定性和质地均影响身体平衡。

4. 协调(coordination)　又称为共济，与平衡密切相关，是指人体产生平滑、准确、有控制的运动的能力，包括按照一定的方向和节奏，采用适当的力量和速度，达到准确的目标等几个方面。

5. 稳定极限(limits of stability，LOS)　指人站立时身体能够倾斜的最大角度。在此范围内，人体重心能安全移动而无需借助挪动脚步或外部支持来防止跌倒。正常人体前后方向的最大摆动角度为12.5°，左右方向约为16°，如果重心偏离并超出稳定极限，平衡便被破坏以至跌倒。

（二）平衡的分类

人体平衡可以分为以下两大类：

1. 静态平衡　指的是人体或人体某一部位处于某种特定的姿势，例如坐或站等姿势时保持稳定的状态。

2. 动态平衡　包括两个方面：

（1）自动态平衡：指的是人体在进行各种自主运动(包含加速和减速)，例如由坐到站或由站到坐等各种姿势间的转换运动时，能重新获得稳定状态的能力。

（2）他动态平衡：指的是人体对外界干扰，例如推、拉等产生反应、恢复稳定状态的能力。

（三）平衡反应及其形成规律

1. 平衡反应　是指当平衡状态改变时，机体恢复原有平衡或建立新平衡的过程，包括反应时间和运动时间。反应时间是指从平衡状态的改变到出现可见运动的时间；运动时间是指从出现可见运动到动作完成、建立新平衡的时间。

2. 平衡反应的形成　平衡反应的形成有一定的规律。通常在出生6个月时形成俯卧位平衡反应，7～8个月形成仰卧位和坐位平衡反应，9～12个月形成蹲起反应，12～21个月形成站立反应。

3. 特殊平衡反应　除了一般的平衡反应之外，尚有2种特殊平衡反应。

（1）保护性伸展反应：是指当身体受到外力作用而偏离原支撑点时，身体所发生的一种平衡反应，表现为上肢和/或下肢伸展，其作用在于支持身体，防止摔倒。

（2）跨步及跳跃反应：是指当外力使身体偏离支撑点或在意外情况下，为了避免摔倒或受到损伤，身体顺着外力的方向快速跨出一步，以改变支撑点，建立新平衡的过程，其作用是通过重新获取新的平衡，来保护自己避免受到伤害。

平衡反应使人体不论在卧位、坐位、站立位，均能保持稳定的状态或姿势，是一种自主反应，受大脑皮质控制，属于高级水平的发育性反应。人体可以根据需要进行有意识的训练，以提高或改善平衡能力。例如，体操、技巧等项目的运动员，或舞蹈杂技演员的平衡能力明显高于普通人群；各种原因引起平衡能力受损后，通过积极的治疗和平衡训练，可以使平衡功能得到改善或恢复。

（四）平衡的维持机制

一般认为，维持人体平衡需要三个环节的参与：感觉输入、中枢整合、运动控制。此外，前庭系统、视觉调节系统、身体本体感觉系统、大脑平衡反射调节、小脑共济协调系统以及肌群的力量在人体平衡功能的维持上都起到了重要作用。

1. 感觉输入　正常情况下，人体通过视觉、躯体觉、前庭觉的传入来感知站立时身体所的处置和与地球引力及周围环境的关系。因此，适当的感觉输入，特别是躯体、前庭和视觉信息对平衡的维持和调节具有前馈（feedforward）和反馈（feedback）的作用。

（1）视觉系统：由视网膜所收集到的信息经过视觉通路传入到视中枢，提供了周围环境及身体运动和方向的信息。在视觉环境静止不动的情况下视觉系统能准确感受环境中物体的运动以及眼睛和头部的视空间定位，从而影响站立时身体的稳定性。如果躯体感觉受到干扰或破坏，此时身体直立的平衡状态主要是由视觉系统来维持。视觉系统通过颈部肌肉的收缩使头部保持向上直立的位置和水平视线来使身体保持或恢复到原来的直立位，从而获得新的平衡。如果去除或阻断视觉输入（如闭眼、戴眼罩或在黑暗的环境中），此时，姿势的稳定性要比睁眼站立时显著下降，这也是视觉障碍者或老年人出现平衡能力降低的原因之一。

（2）躯体感觉：与平衡维持有关的躯体感觉包括皮肤感觉（触、压觉）和本体感觉。在维持身体平衡和姿势的过程中，与支撑面相接触的皮肤的触觉、压觉感受器向大脑皮质传递有关体重的分布情况和身体重心的位置；分布于肌肉、关节及肌腱等处的本体感受器（属于螺旋状感觉神经末梢）收集随支持面而变化的信息（如面积、硬度、稳定性以及表面平整度等而出现的有关身体各部位的空间定位和运动方向），经深感觉传导通路向上传递。正常人站立在固定的支撑面上时，足底皮肤的触觉、压力觉和踝关节的本体感觉输入起主导作用，当足底皮肤和下肢本体感觉输入完全消失时（如外周神经病变），人体失去了感受支持面情况的能力，姿势的稳定性就会受到影响，需要其他感觉特别是视觉系统的输入。如果此时闭目站立，由于同时失去了躯体和视觉的感觉输入，身体出现倾斜、摇晃，并容易摔倒。

（3）前庭系统：包括三个半规管，感知人体角加速度运动，椭圆囊、球囊（耳石器）感知的瞬时直线加速运动及与直线重力加速有关的头部位置改变的信息，经中脑的第Ⅳ对颅神经（滑车神经）进入脑干。头部的旋转刺激了前庭系统中的两个感受器。其一为半规管内的壶腹嵴（运动位置感受器），能感受头部在三维空间中的运动角加（减）速度变化而引起的刺激。其二为前庭迷路内的椭圆囊斑和球囊斑，感受静止时的地心引力和直线加（减）速度的变化引起的刺激。在躯体感觉和视觉系统正常的情况下，前庭冲动在控制人体重心位置上的作用很小，但当前庭器官发生疾病时，人会出现晕厥等现象。只有当躯体感觉和视觉信息输入均不存在（被阻断）或输入不准确发生冲突时，前庭系统的感觉输入在维持平衡的过程中才变得至关重要。

2. 中枢整合 三种感觉信息输入在包括脊髓、前庭核、内侧纵束、脑干网状结构、小脑及大脑皮质等多级平衡觉神经中枢中进行整合加工，并形成产生运动的方案。当体位或姿势变化时，为了判断人体重心的准确位置和支持面情况，中枢神经系统将三种感觉信息进行整合，迅速判断何种感觉所提供的信息是有用的，何种感觉所提供的信息是相互冲突的，从中选择出那些提供准确定位信息的感觉输入，放弃错误的感觉输入。

3. 运动控制（输出） 中枢神经系统在对多种感觉信息进行分析整合后下达运动指令，运动系统以不同的协同运动模式控制姿势变化，将身体重心调整回到原来的范围内或重新建立新的平衡。

当平衡发生变化时，人体可以通过三种调节机制或姿势性协同运动模式来应变，包括踝调节制、髋调节及跨步调节机制。

（1）踝调节（ankle strategy）：是指人体站在一个比较坚固和较大的支持面上，受到一个较小的外界干扰（如较小的推力）时，身体重心以踝关节为轴进行前后转动或摆动（类似钟摆运动），固定组合的肌群按由远端到近端顺序依次兴奋收缩，以调整重心，保持身体的稳定性。

（2）髋调节（hip strategy）：正常人站立在较小的支持面上（小于双足面积），受到一个较大的外界干扰时，稳定性明显降低，身体前后摆动幅度增大。为了减少身体摆动使重心重新回到双足的范围内，人体通过髋关节的屈伸活动来调整身体重心和保持平衡，肌群按近端到远端的顺序依次兴奋。

（3）跨步调节（stepping strategy）：当外力干扰过大，使身体的摇动进一步增加，重心超出其稳定极限，髋调节机制不能应答平衡的变化时，人体启动跨步调节机制，自动地向用力方向快速跨出或跳跃一步，来重新建立身体重心支撑点，为身体重新确定稳定站立的支持面，避免摔倒。

此外，前庭神经系统，内侧纵束向头部投射影响眼肌运动，经前庭脊髓通路向尾端投射维持躯干和下肢肌肉兴奋性，经 γ 运动纤维传出的冲动调整梭内肌纤维的紧张性；而经运动纤维发放的冲动调整骨骼肌的收缩，使骨骼肌保持适当的肌张力，能支撑身体并能抗重力运动，但又不会阻碍运动。交互神经支配或抑制可以使人体能保持身体某些部位的稳定，同时有选择性地运动身体的其他部位，产生适宜的运动，完成大脑所制订的运动方案，其中静态平衡需要肌肉的等长运动，动态平衡需要肌肉的等张运动。上述几方面的共同作用结果，使得人体保持平衡或使自己处于一种稳定的状态。

（五）常见疾病和人群

临床中与平衡障碍相关的常见疾病和人群主要有以下几种：①中枢神经系统损害，脑外伤、脑血管意外、脑肿瘤、脑积水、脑瘫，脊髓的炎性病变、肿瘤、外伤，以及帕金森病、多发性硬化、小脑萎缩症等神经退行性病变。②耳鼻喉科疾病，各种眩晕症。③骨科疾病或损伤，躯干和下肢骨关节的骨折及关节疾患、截肢、关节置换、影响姿势与姿势控制的颈部与背部损伤，以及各种运动损伤、肌肉疾患、外周神经损伤和病变、畸形等。④其他人群，如老年人、运动员、飞行员及宇航员。

二、平衡评定方法

（一）评定目的与评定内容

1. 评定目的 评定平衡主要是了解是否存在平衡功能障碍；找出引起平衡障碍的环节；确定是否需要进行治疗（如药物治疗或康复治疗）；重复评定以了解治疗手段是否有效；预测患者可能发生跌倒的危险性。任何引起平衡功能障碍的疾患都有必要评定平衡功能。

2. 评定内容确定 ①静止状态下：在不同体位时均能保持平衡，睁、闭眼时能维持姿势稳定，在一定时间内能对外界变化做出必要的姿势调整反应。②运动状态下：能精确地完成运动，并能完成不同速度的运动（包括加速和减速），运动后能回到初始位置，或保持新的体位平衡，如在不同体位下伸手取物。③动态支撑面内：当支撑面发生移动时能保持平衡，如在行驶的汽车或火车中行走。④姿势反射：当身体处在不同体位时，由于受到外力（如推力或拉力）而发生移动，机体建立新平衡的反应时间和运动时间。

3. 评定方法 包括临床评定和实验室评定两个方面。临床评定以观察和量表为主，实验室评定主要采用仪器检测。

（二）临床评定

1. 观察法　虽然过于粗略和主观，缺乏量化，但由于其应用简便，可以对具有平衡功能障碍的患者进行粗略的筛选，具有一定的敏感性和判断价值，至今在临床上仍广为应用，常用方法如下：

（1）跪位平衡反应：受试者取跪位，检查者将患者上肢向一侧牵拉，使之倾斜。阳性反应：头部和躯干上部出现向中线的调整，被牵拉一侧出现保护性反应，对侧上、下肢伸展并外展。阴性反应：头部和躯干上部未出现向中线的调整，被牵拉一侧和另一侧上、下肢未出现上述反应或仅身体的某一部分出现阳性反应。

（2）坐位平衡反应：受试者坐在椅子上，检查者将患者上肢向一侧牵拉。阳性反应：头部和躯干上部出现向中线的调整，被牵拉一侧出现保护性反应，另一侧上、下肢伸展并外展。阴性反应：头部和躯干上部未出现向中线的调整，被牵拉一侧和另一侧上、下肢未出现上述反应或仅身体的某一部分出现阳性反应。

（3）站立位平衡反应：①Romberg 检查法，1851 年 Romberg 制定的简易平衡功能检测法，双足并拢直立，观察在睁、闭眼时身体摇摆的情况，又称为"闭目直立检查法"。②强化 Romberg 检查法，1966 年由 Graybiel 开始使用，单腿直立检查法：要求受检者单腿直立，观察其睁、闭眼情况下维持平衡的时间长短，最长维持时间为 30 秒；强化 Romberg 检查法：要求受检者两足一前一后、足尖接足跟直立，观察其睁、闭眼时身体的摇摆，最长维持时间为 60 秒。

（4）自发姿势反应：受检者取中立位站立，他人用轻或中等强度的力量在其胸骨或骨盆处向后推，然后再在背部（两肩胛骨之间）或骨盆处用力向前推，分别观察在不同方向的推力下受检者身体平衡有无丧失（即能否站住不倒），分正常、良好、一般、差、不能 5 级。

（5）跨步反应：受试者取站立位，检查者向左、右、前、后方向推动受试者身体。阳性反应：脚快速向侧方、前方、后方跨出一步，头部和躯干出现调整。阴性反应：不能为维持平衡而快速跨出一步，头部和躯干不出现调整。

（6）其他：包括在活动状态下能否保持平衡。例如，坐、站立时移动身体；在不同条件下行走，包括脚跟碰脚趾、足跟行走、足尖行走、走直线、侧方走、倒退走、走圆圈、绕过障碍物行走等。

2. 量表法　虽然属于主观评定，但由于不需要专门的设备，评分简单，应用方便，临床仍普遍使用。目前国内外临床上常用的平衡量表主要有 Berg 平衡量表（Berg balance scale，BBS）、Tinetti 平衡与步态评估量表（Tinetti performance oriented mobility assessment，Tinetti POMA）、"起立-行走"计时测试（timed "up & go" test，TUGT），以及功能性前伸试验（functional reach test）、跌倒危险指数（fall risk index，FRI）等。Berg 平衡量表、Tinetti 量表和"起立-行走"计时测试三个量表评定平衡功能具有较高的信度和较好的效度，因此应用普遍。此外，Fugl-Meyer 量表和 Lindmark 运动功能评估表中也有评定平衡功能的部分，在临床上也有一定的应用。另外，Brunel 平衡量表（Brunel balance assessment，BBA）作为最新的评定脑卒中患者的平衡量表，由于其评定实用简便，且信度和效度好，正受到越来越多的关注。

（1）Berg 平衡量表：Berg 平衡量表（BBS）由 Katherine Berg 于 1989 年首先报道，最初用来预测老年患者跌倒的危险性，广泛用于临床，有较好的信度、效度和敏感性。BBS 共包括站起、坐下、独立站立、闭眼站立、上臂前伸、转身一周、双足交替踏台阶、单腿站立等 14 个项目，每个项目最低得分为 0 分，最高得分为 4 分，满分总分 56 分，测试一般可在 20 分钟内完成。BBS 按得分分为 0~20 分、21~40 分、41~56 分三组，其代表的平衡能力则分别相应于坐轮椅、辅助步行和独立行走三种活动状态。BBS 总分少于 40 分，预示有高跌倒风险。BBS 具有良好的信度、效度、敏感度，可以定量地反映平衡功能，预测跌倒风险，但是 BBS 在帕金森、脑卒中、脊髓损伤等患者中具有天花板效应，即使 BBS 高分者仍有平衡障碍，甚至有跌倒者，因此在应用 BBS 评价患者功能时应慎重。具体评定内容和标准详见附录表 4。

（2）Tinetti 量表：Tinetti 量表（Tinetti POMA）由 Tinetti 于 1986 年首先报道，也是用来预测老年人跌倒的危险性。此量表包括平衡和步态测试两部分，满分 28 分。原版中平衡测试部分有 10 个项目，满分 16 分；步态测试部分有 8 个项目，满分 12 分。改良版中平衡测试部分有 9 个项目，满分 16 分；步态测试部分有 7 个项目，满分 16 分（表 8-20）。得分越高，提示平衡及步行能力越好。有研究提示，得分在 19~24 分之间则预示有跌倒风险，低于 19 分提示有高跌倒风险。

表 8-20 Tinetti 平衡与步态量表

序号	评价项目	得分	序号	评价项目	得分
1	坐位平衡		9	坐下	
2	起立		10	起始步态	
3	试图起立		11	步长和步高	
4	突然起立时的平衡		12	步伐对称性	
5	站立平衡		13	步伐连续性	
6	对抗阻力时的平衡		14	行走时的路径	
7	闭眼时的平衡		15	行走时躯干是否稳定	
8	转身 360°		16	行走时的步宽	

（3）“起立-行走”计时测试：“起立-行走”计时测试（TUGT）是由 Mathias 于 1986 年首先报道。此测试方法是测试患者从坐椅站起，向前走 3m，折返回来的时间并观察患者在行走中的动态平衡。TUGT 是一种快速定量评定功能性步行能力的方法，也可以间接反映动态平衡情况，国外已广泛用于脑卒中临床评定和研究，国内测试研究结果证明此种评定方法在我国脑卒中患者的临床应用中也具有很高的信度和效度。评估方法和评分标准见第八章第二节。

（4）Brunel 平衡量表：Brunel 平衡量表是布鲁内尔大学 Tyson 等于 2003 年专门设计的用于脑卒中患者的量表，共 14 个项目，后又对此量表进行研究改良，去掉多余的两项，因此于 2004 年报道并应用于临床的 Brunel 平衡量表共包括 12 个项目，分为 3 大部分：坐位平衡、站立平衡和行走功能，分别为 3、3、6 个项目，评定时每个项目给予受试者 3 次通过机会，根据受试者的完成情况记分，每通过 1 个项目记 1 分，不通过记 0 分，满分 12 分。评估从受试者能力可能达到的项目开始，当受试者能通过某个项目时，则认为其能通过所有难度更小的项目；当受试者不能通过某一条目时，评估结束。Brunel 平衡量表具有简便性、灵活性、敏感性和可分析性等特点，因而可广泛应用于脑卒中患者的平衡功能评定。该量表在国内有官方发布的中文版，具体评定内容和标准见表 8-21。

表 8-21 Brunel 平衡量表评估内容和标准

项目	动作要领	评估标准
1. 坐位计时	坐位，无他人帮助，无后背支持，上肢可扶支撑台	维持平衡时间≥30 秒
2. 独坐举臂	坐位，无他人帮助，无后背支持，健臂全范围上举、放下	15 秒内完成次数≥3 次
3. 独坐取物	坐位，无后背支持，平举健臂，伸手向前取物	取物距离≥7cm
4. 站立计时	站立位，无他人帮助，上肢可扶支撑台	维持平衡时间≥30 秒
5. 站立举臂	站立位，无上肢或他人帮助，健臂全范围上举、放下	15 秒内完成次数≥3 次
6. 站立取物	站立位，无上肢或他人帮助，平举健臂，伸手向前取物	取物距离≥5cm
7. 跨步站立	站立位，无上肢或他人帮助，健足前跨，使健足足跟超过患足足尖水平	维持平衡时间≥30 秒
8. 辅助步行	无他人帮助，仅在助行器辅助下步行 5m	完成时间≤1min
9. 重心转移	站立位，无上肢或他人帮助，患足前跨，使其足跟位于健足足尖前，重心在患腿和健腿间充分转移	15 秒内完成次数≥3 次
10. 辅助步行	无助行器或他人辅助，独立步行 5m	完成时间≤1 分钟
11. 踏台阶	站立位，无上肢或他人帮助，患腿负重，健足踏上、踏下 10cm 台阶	15 秒内完成次数≥2 次
12. 下台阶	站立位，无上肢或他人帮助，健足踏上 10cm 台阶，患足跟上，然后健足踏下台阶，患足收回	15 秒内完成次数≥1 次

(5) Fugl-Meyer 平衡功能量表:Fugl-Meyer 平衡量表是 Fugl-Meyer 评定量表的组成部分,主要适用于偏瘫患者的平衡功能评定,内容比较全面,简单易行。此种评定法对偏瘫患者进行从坐位到站位的 7 个项目的检查,每个检查项目都分为 0~2 分 3 个级别进行记分,最高分 14 分,最低分 0 分,少于 14 分,说明平衡功能有障碍,评分越低,表示平衡功能障碍越严重。具体评定项目及评分标准见表 8-22。

表 8-22 Fugl-Meyer 平衡功能评估量表

评估项目	评估标准
1. 无支撑坐位	0 分:不能保持坐位
	1 分:能坐但少于 5 分钟
	2 分:能坚持坐位 5 分钟以上
2. 健侧"展翅"反应	0 分:肩部无外展肘关节无伸展
	1 分:反应减弱
	2 分:正常反应
3. 患侧"展翅"反应	评分同第 2 项
4. 支撑站立	0 分:不能站立
	1 分:他人完全支撑时可站立
	2 分:一个人稍给支撑能站立 1 分钟
5. 无支撑站立	0 分:不能站立
	1 分:不能站立 1 分钟或身体摇晃
	2 分:能平衡站 1 分钟以上
6. 健侧站立	0 分:不能维持 1~2 秒
	1 分:平衡站稳达 4~9 秒
	2 分:平衡站立超过 10 秒
7. 患侧站立	评分同第 6 项

注:无支撑坐位时双足应着地。检查健侧"展翅"反应时,术者要从患侧向健侧轻推患者至接近失衡点,观察患者有无外展健侧上肢 90°以伸手扶持支撑面的"展翅"反应。同理,检查患侧"展翅"反应时,要从健侧向患侧轻推。

(6) 功能性前伸试验:功能性前伸试验(functional reach test)是在与肩水平的墙面上固定一个直尺,要求受试者站在墙边(不要靠到墙上),前臂抬起,手握拳,标记出掌指关节的位置(起始位)。指令"尽可能向前伸,但不要迈步",要求受试者尽可能沿着与直尺平行的方向,向前前伸。可先尝试两次,再进行 3 次测量,取平均值。少于 6 或 7 英寸(1 英尺 = 2. 54cm),表明平衡受限。大多数健康人可达到 10 英寸。

(7) 跌倒危险指数:跌倒危险指数(FRI)适用于脑卒中康复患者跌倒风险的评估,它评估的内容大部分与脑卒中引起的后遗症有关,而这些症状均易导致患者跌倒。FRI 由 8 个条目组成,包括性别、ADL 评分、尿失禁、姿势的稳定性、半侧或双侧肢体活动障碍情况、视野有无半侧忽略、大脑的受损情况、药物的使用(利尿剂、抗抑郁药、镇静剂),得分 8~11 分评定为跌倒高风险。

(8) 动态步行指数:动态步行指数(dynamic gait index,DGI)最初是为评价 60 岁以上的老年人步行时其姿势稳定性及跌倒风险而设计的量表。这一量表包括 8 个项目,如以不同速度行走、步行中转头、跨越及绕行障碍物、上下台阶、快速转身等。每个项目分为 0~3 共 4 个等级,满分为 24 分,分数越高表示平衡及步行能力越好。DGI 低于 19 分,提示有高跌倒风险。但是,DGI 在前庭功能障碍的患者中存在天花板效应,在一定程度上限制了其使用。具体评估内容和标准见表 8-23。

表 8-23　动态步行指数评估内容和标准

评估项目	口令与标准
1. 基本步态	口令:请用平常步速从这一标识走到下一标识(20 英尺)
2. 步速改变	口令:开始时请用平常步速行走(5 英尺),当我说加速时,请以尽可能快的速度步行(5 英尺),当我说减速时,请以尽可能慢的速度步行(5 英尺)
3. 步行中头部水平转动	口令:开始时请用平常步速行走,当我说"向右看"时,继续向前行走同时将头转向右侧直到我说"向左看",然后继续向前行走,同时将头转向左侧直到我说"向前看",继续向前行走同时头保持中立位
4. 步行中头部垂直运动	口令:开始时请用平常步速行走,当我说"向上看"时,继续向前行走同时头部上抬直到我说"向下看",然后继续向前行走,同时低头直到我说"向前看",继续向前行走同时头保持中立位
5. 步行中转身	口令:开始时请用平常步速行走,当我说"转身停止"时,尽可能快地转身面向相反方向停步
6. 步行中跨越障碍	口令:开始时用平常步速行走,当遇到鞋盒时,跨越它,然后继续前进
7. 步行中绕过障碍物	口令:开始时用平常步速行走,当遇到第一个障碍物时(6 英寸处),从其右侧绕过,当遇到第二个障碍物时(12 英寸处),从其左侧绕过,继续前进
8. 上下楼	口令:与您在家时一样走上台阶,如必要时可使用扶手,到顶部时转身然后下台阶

注:1 英尺 = 2.54 厘米。

(9) 功能性步态评价:DGI 在临床应用上有天花板效应,为消除此效应,2004 年 Wrisley 等学者对其进行改良,并对某些具体评价项目的实施进一步细化,提出了功能性步态评价(functional gait assessment, FGA)。FGA 由原 DGI 量表 8 项中的 7 项,再加上 3 项新项目,共 10 项组成,分别为水平地面步行、改变步行速度、步行时水平方向转头、步行时垂直转头、步行和转身站住、步行时跨过障碍物、狭窄支撑面步行、闭眼行走、向后退、上下台阶等。每个项目分为 0~3 共 4 个等级,满分为 30 分,分数越高,提示平衡及步行能力越好。其中狭窄支撑面步行、闭眼行走、向后退 3 项为新增添项目,其余 7 项为原 DGI 项目。而原 DGI 项目中的绕行障碍物一项因其难度不够而被弃用。FGA 对跌倒的预测在不同人群中存在差异,在社区居住的老年人中≤20/30 提示高跌倒风险,而在帕金森病患者中 FGA≤15/30 提示高跌倒风险。FGA 在临床应用中未发现 DGI 呈现的天花板效应。

(10) 平衡评价系统测试:平衡评价系统测试(balance evaluation systems test, BEST)是 2009 年由 Horak 颁布的量表,它是包括多个量表并从多方面评价平衡障碍的系统,共有 7 项任务,有些项目有 2~4 个子项目(如左侧、右侧),共计 36 项。其中 17 项来自 BBS、DGI、单腿站立试验、TUGT、功能性伸展测试等效度较好的平衡评价工具,其余 19 项则包括双侧任务、姿势反应和代偿性迈步、站立时的全身调整、髋和踝部的力量、斜靠和回到垂直状态、坐在地上并回到站位、站在斜面上等项目。36 个项目分为 6 部分,分别为生物力学限制、稳定性限制和垂直性、预料到的姿势调节、姿势反应、感觉定向力、步态稳定性。每一部分均代表一种理论上的平衡调控系统,都可以帮助指导平衡治疗。每一项分为 0(最差)~3(最好)共 4 个等级。BEST 总得分及每一部分得分均以总分的百分比表示。研究发现,BEST 低于 69% 提示患者有高跌倒风险,未发现 BEST 有天花板效应。BEST 是目前唯一的综合性平衡评价工具,它包含影响平衡的各方面的内容,因此具有良好的效度。

(11) 特异性活动平衡自信量表:特异性活动平衡自信量表(activities specific balance confidence scale, ABC)是由 Powell 和 Myers 于 1995 年颁布的量表。该量表其实是一份平衡自信调查问卷,共包括 16 项任务,受试者回答完成每项任务而又不会失去平衡的自信心为多少,每项以 0~100% 计,再计算均分。16 项任务包括日常生活中的基本任务(如在屋子周围行走、上下楼梯、在室内取物、扫地等)以及在社区中难度较大的任务(如在拥挤的商场里穿行、上下扶梯、在室外冰面行走)等。ABC 对跌倒的预测点为 67%,低于

67%提示有高跌倒风险，其敏感性和特异性分别为84.4%和87.5%。ABC在帕金森病患者中也存在天花板效应。ABC的中文版是香港理工大学的学者发布的，是广东话版，目前无中文普通话版发布。详细内容见表8-24。

表8-24　特异性活动平衡自信量表

在完成下面每个活动时，请从如下的分级量表中选择一个合适的数字，指出你的信心水平

当进行如下活动时，你有多大的信心不会失去平衡或变得不稳定？　0 10% 20% 30% 40% 50% 60% 70% 80% 90% 100%

1. 房间内步行？
2. 上下楼梯？
3. 弯下腰从地面壁橱里拿起一只拖鞋？
4. 与眼睛水平的高度的架子上够一个小罐子？
5. 靠足尖站立并够自己头上方的东西？
6. 站在一个椅子上够东西？
7. 扫地？
8. 走出房子并走到停在车道的车旁？
9. 进入汽车？
10. 穿过停车场走到购物商场？
11. 在斜坡上下走动？
12. 一个拥挤的商场内行走，里面的人快速经过你？
13. 当你在商场内行走时，会被人撞倒？
14. 当握住扶手时上下自动扶梯？
15. 当手里拿着包裹不能握扶手时，上下自动扶梯？
16. 走在结冰的人行道上？

（三）实验室评定

平衡测试仪是近年来国际上发展较快的定量评定平衡能力的一种测试方法，其种类包括Balance Performance Monitor（BPM）、NeuroCom Balance Manager Systems、Synapsys Posturography System、Balance Master、Smart Balance、Equitest等。这一类仪器采用高精度的压力传感器和电子计算机技术，整个系统由受力平台（force plate）即压力传感器、显示器、电子计算机及专用软件构成。受力平台可以记录到身体的摇摆情况并将记录到的信号转化成数据输入计算机，计算机在应用软件的支持下，对接收到的数据进行分析，实时描计压力中心在平板上的投影与时间的关系曲线，其结果以数据及图的形式显示，故也有称平衡测试仪为计算机动态姿势图（computerized dynamic posturography，CDP）。

平衡测试仪的评定项目主要包括以下几个方面：

1. 静态平衡测试　在睁眼、闭眼、外界视动光的刺激下，测定人体重心平衡状态，主要参数包括：重心位置，重心移动路径总长度和平均移动速度，左右向（x轴向）和前后向（y轴向）重心位移平均速度，重心摆动功率谱，睁眼、闭眼重心参数比值等。

静态姿势图仅对静力时压力中心的变化情况进行描述和分析，以此了解平衡功能，但不能将影响平衡功能的三个感觉系统完全分别开来进行研究。

2. 动态平衡测试　被测试者以躯体运动反应跟踪计算机荧光屏上的视觉目标，保持重心平衡；或者在被测试者无意识的状态下，支撑面突然发生移动（如前后水平方向，前上、后上倾斜），了解机体感觉和运动器官对外界环境变化的反应以及大脑感知觉的综合能力。

动态平衡测试的测试内容主要有：

（1）感觉整合测试（sensory organization test，SOT）：动态平衡测试仪可以将影响平衡功能的视觉、前庭觉和本体感觉3个感觉系统分别开来进行研究，从而能够进一步确定引起平衡障碍的原因并指导治疗，临床上常用的测试方法见表8-25。评估结果见图8-6。

表 8-25 感觉整合测试方法

条件	环境		预期的系统响应	
	视觉	表面	不利	运用*
1	稳定(睁眼)	稳定	无	本体感觉
2	剥夺(闭眼)	稳定	视觉	本体感觉
3	不稳定	稳定	视觉	本体感觉
4	稳定(睁眼)	不稳定	本体感觉	视觉和前庭觉
5	剥夺(闭眼)	不稳定	本体感觉和视觉	前庭觉
6	不稳定	不稳定	本体觉和视觉	前庭觉

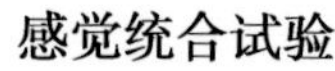

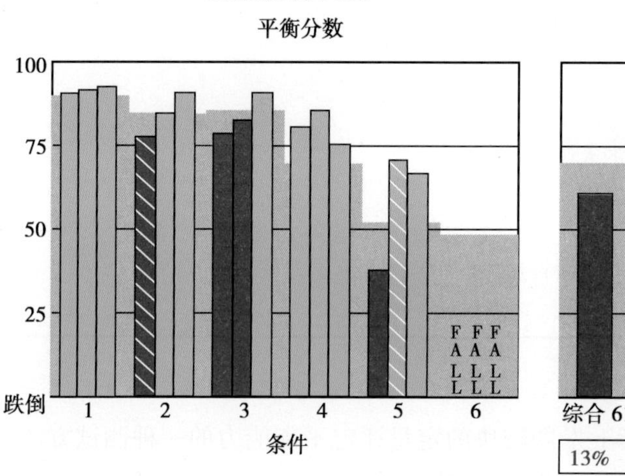

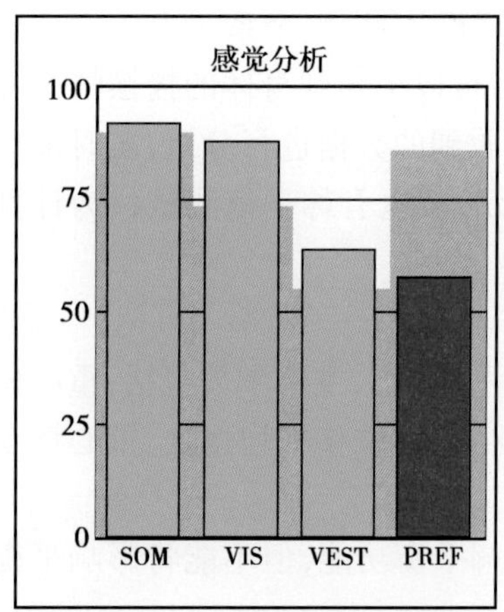

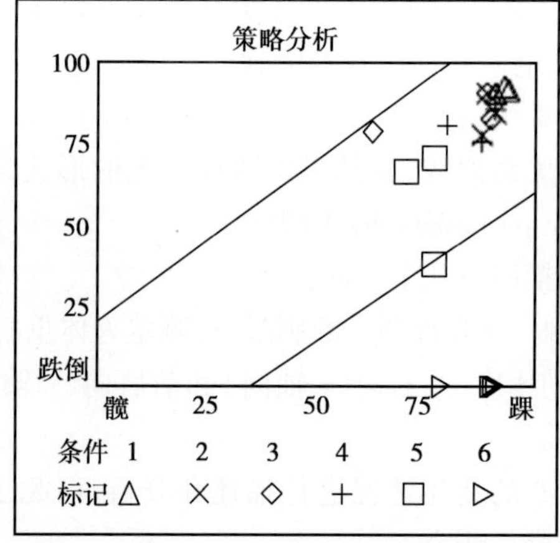

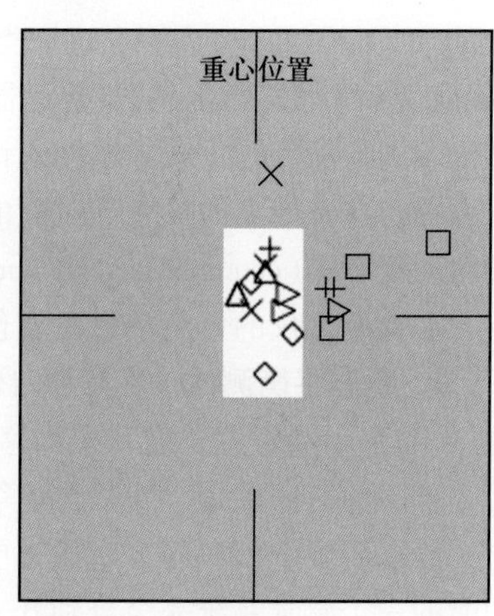

图 8-6 感觉统合测试结果

(2) 运动控制测试(motor control test, MCT):主要评定自发运动系统在身体受到未预料的外界干扰时快速恢复平衡的能力,由踏板在前后方向上做出各种幅度的有序运动而引出身体的自发姿态控制反应(图 8-7)。

(3) 应变能力测试(adaptation test, ADT):测量当支持面突然倾斜和出现意想不到的变化时,尽量减少晃动的能力(图 8-8)。

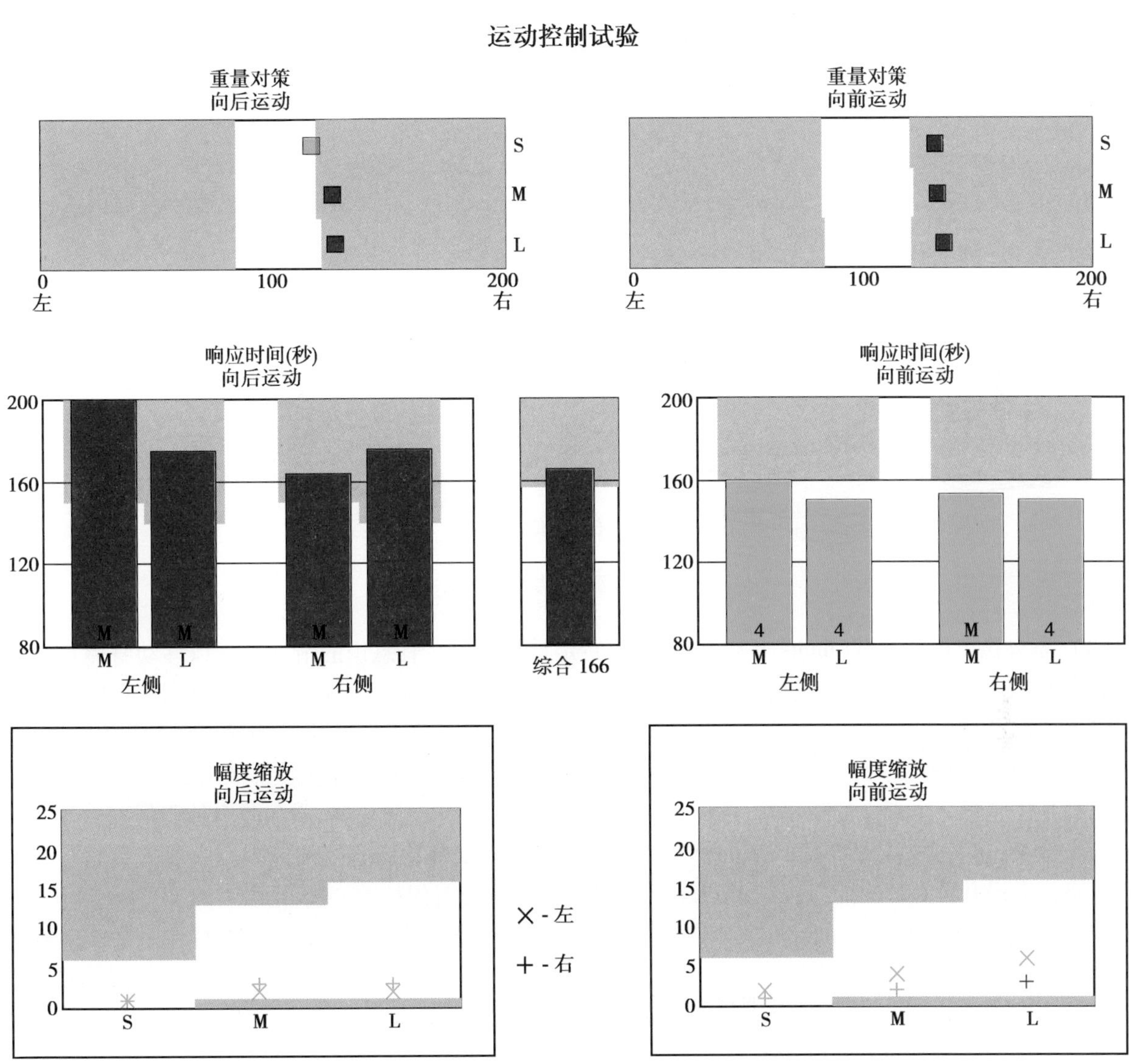

图 8-7　运动控制测试结果

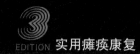

适应性试验

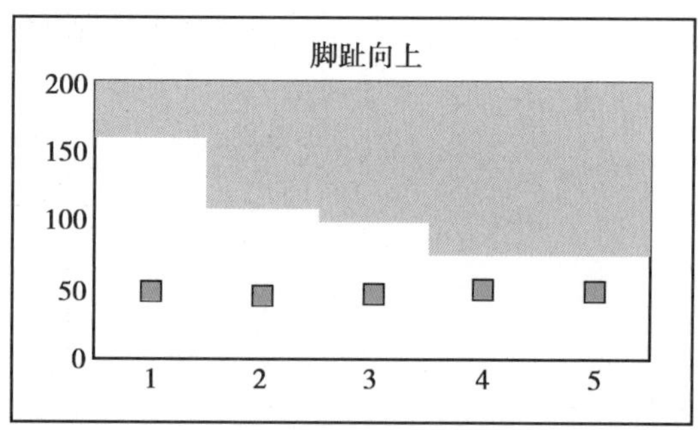

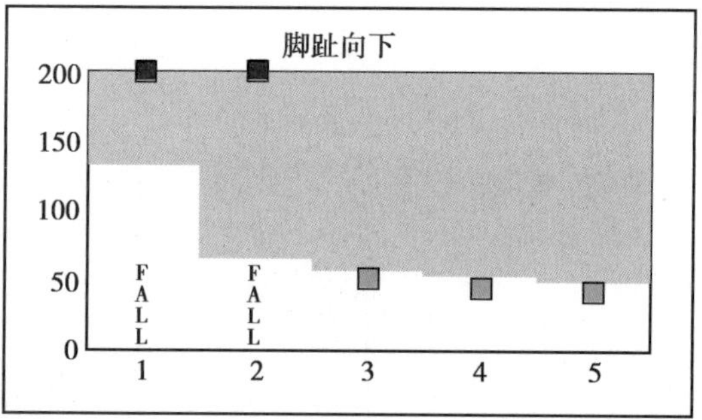

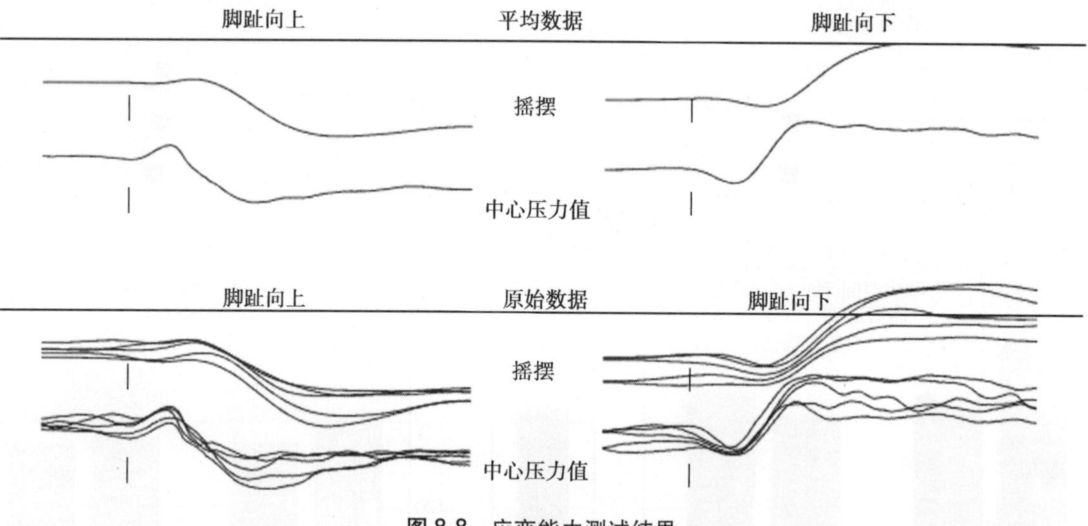

图 8-8　应变能力测试结果

(4) 姿势稳定极限测试(limits of stability,LOS):定量一个人在有意识的情况下可以移动身体重心的最大距离,即在不失去平衡、不移动、没有任何辅助物品的情况下,按照给出的方向倾斜身体(图 8-9)。

(5) 徒步走测试(walk across,WA):测试的主要目的是评估患者在步行穿过测试板时步态的特性等。

(6) 高低步行分析(step up/over,SUO):高低步行分析定量就好像一个人走上路缘石,先抬起一只脚,然后提高身体越过一个直立的障碍物,然后摆动另外一只脚直接越过障碍物,最后将身体降低。

(7) 坐姿-立姿变换分析(sit to stand,STS):测试患者由坐姿转化为立姿的能力。主要的参数有将身体重心由座位上提升至足部的能力,扩展开来还有身体在直立姿态时保持重心的能力。

(8) 加速分析(forward lunge,FL):本测试定义患者在用一条腿跃进或是行走时的特性。测试主要得出的参数有距离、时间、冲击力等。

目前在国内外临床上较常用的动态平衡测试仪已基本具备对平衡功能进行静态、动态测试,以及对有平衡功能障碍的患者进行针对性训练治疗。平衡测试仪不仅可以定量评定平衡功能,还可以明确平衡功能损害的程度和类型,有助于制订治疗和康复措施,评价治疗和康复效果,因此,临床应用范围越来越广泛。

三、协调功能评定

(一) 协调的定义和分类

1. 协调的定义　协调(coordination)是指人体产生平滑、准确、有控制的运动的能力。所完成运动的质量应包括按照一定的方向和节奏,在一定的时间内,采用适当的力量和速度完成稳定的动作,达到准确的目标等几个方面。协调是完成精细运动技能动作的必要条件,需要健全的中枢神经系统、感觉系统、运动系统。协调与平衡密切相关,协调功能障碍又称为共济失调(ataxia),是由于中枢神经系统不同部位的损伤所

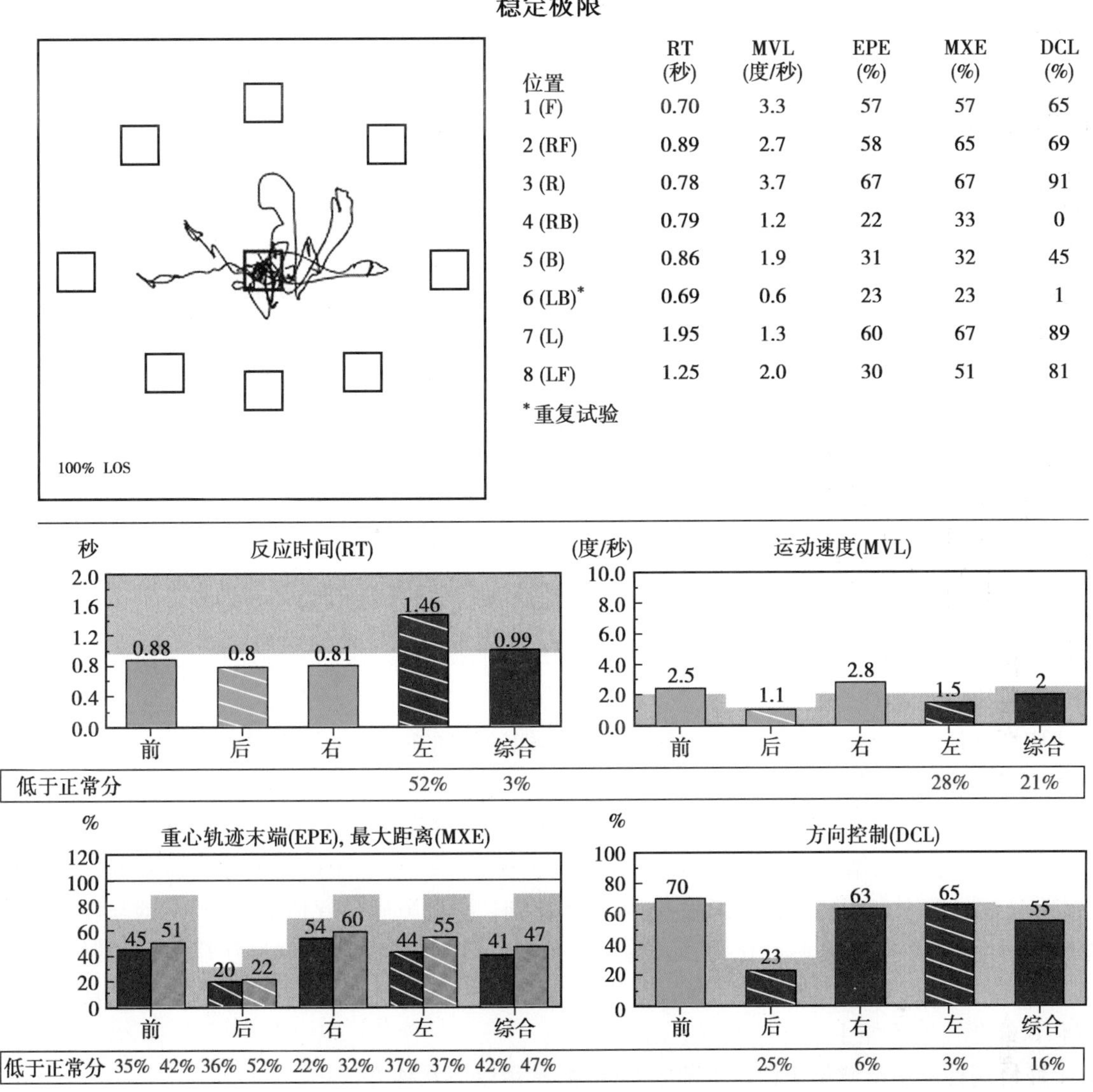

稳定极限

位置	RT (秒)	MVL (度/秒)	EPE (%)	MXE (%)	DCL (%)
1 (F)	0.70	3.3	57	57	65
2 (RF)	0.89	2.7	58	65	69
3 (R)	0.78	3.7	67	67	91
4 (RB)	0.79	1.2	22	33	0
5 (B)	0.86	1.9	31	32	45
6 (LB)*	0.69	0.6	23	23	1
7 (L)	1.95	1.3	60	67	89
8 (LF)	1.25	2.0	30	51	81

*重复试验

图 8-9　姿势稳定极限测试结果

致；前庭迷路系统、本体感觉与视觉的异常也可造成障碍，表现为以笨拙的、不平衡的和不准确的运动为特点的异常运动等。

2. 协调的分类　中枢神经系统中参与协调控制的部位主要有小脑、基底节、脊髓后索，因此根据中枢神经系统的病变部位不同而将共济失调分为以下 3 个类型：小脑性共济失调、大脑性共济失调和感觉性共济失调。

（1）小脑性共济失调：小脑是重要的运动调节中枢，其主要功能是维持身体的平衡、调节肌张力和随意运动，因此小脑的损伤除了出现平衡功能障碍外，还可出现共济失调。共济失调是小脑病变的主要症状，急性小脑病变（如脑卒中、炎症）因无代偿，临床症状较慢性病变更为明显。小脑半球损害导致同侧肢体的共济失调。患者由于对运动的速度、力量和距离的控制障碍而产生辨距不良和意向性震颤，上肢较重，动作愈接近目标震颤愈明显，并有快复及轮替运动异常，字愈写愈大（大写症）；在下肢则表现为行走时的酩酊步态。

（2）大脑性共济失调：额桥束和颞枕桥束是大脑额、颞、枕叶与小脑半球的联系纤维，其病变可引起共济失调，但较小脑病变的症状轻，可包括以下几种类型：①额叶性共济失调，见于额叶或额桥小脑束病变。表现类似小脑性共济失调，如平衡障碍、步态不稳、对侧肢体共济失调，肌张力增高、腱反射亢进和出现病理征，伴额叶症状如精神症状、强握反射等。②顶叶性共济失调，对侧肢体出现不同程度的共济失调，闭眼时明显，深感觉障碍不明显或呈一过性。③颞叶性共济失调，较轻，表现为一过性平衡障碍，早期不易发现。

（3）感觉性共济失调：脊髓后索的病变会造成深感觉障碍，从而引起感觉性共济失调。此类患者的协调障碍主要表现为站立不稳，行走时迈步不知远近，落脚不知深浅，踩棉花感，并需要视觉补偿，常目视地面行走，在黑暗处则难以行走。检查时会发现振动觉、关节位置觉缺失，闭目难立（Romberg）征阳性。

（二）协调的维持机制

简单来说，保持人体协调需要3个环节的参与：感觉输入、中枢整合、运动控制。但与平衡有所不同，协调的感觉输入主要包括视觉和本体感觉，而前庭觉所起的作用不大；中枢的整合作用依靠大脑反射调节和小脑共济协调系统，其中小脑的协调系统起了更为重要的作用，小脑的损伤除了出现平衡功能障碍外，还可出现共济失调；运动控制要依靠肌群的力量。

以上3个环节共同作用，就可以保证协调功能的正常，无论哪一个出现问题，都会导致协调功能障碍的产生。

（三）协调障碍的相关因素

1. 肌力低下　肌肉不能有效收缩，常过度用力，不能产生姿势与运动的协调。

2. 关节活动范围减小　运动的自由度受限。

3. 肌张力异常　影响运动的效率与准确性：肌张力低下收缩无力；张力高则运动阻抗增高，动作僵硬刻板，出现异常的姿势。

4. 感觉障碍　躯体运动觉/感觉障碍使患者不能维持肌肉收缩，运动发动缓慢，运动速度缓慢，肌肉不能协同收缩，运动的准确性与效率降低。

5. 适应性降低　CNS病损，不能控制精细运动，不能做不同速度的协调运动。

（四）协调的评定方法

主要是观察被测试对象，在完成指定的动作中是否直接、精确，时间是否正常，在动作的完成过程中有无辨距不良、震颤或僵硬，增加速度或闭眼时有无异常。评定时还需要注意共济失调是一侧性或双侧性，什么部位最明显（头、躯干、上肢、下肢），睁眼、闭眼有无差别。协调障碍的评估适用于：①脑与脊髓疾患，小脑或前庭疾患、帕金森病、老年动脉硬化、脑瘫、脑基底节变性（脑炎或中毒）、脊髓疾病等；②其他疾患引起的协调障碍，酒精中毒、巴比妥中毒、慢性肝病、甲状腺功能亢进、低钙血症、碱中毒和进行性肌营养不良症等。意识障碍、认知障碍或不能主动合作者不适用。

1. 上肢协调检测主要侧重于评定手部的协调性，常用以下几种方法：

（1）指鼻试验：被测试对象用自己的示指，先接触自己的鼻尖，再去接触检查者的示指。检查者通过改变自己示指的位置，来评定被测试对象在不同平面内完成该试验的能力。

（2）指-指试验：检查者与被测试对象相对而坐，将示指放在被测试对象面前，让其用示指去接触检查者的示指。检查者通过改变示指的位置，来评定被测试对象对方向、距离改变的应变能力。

（3）轮替试验：被测试对象双手张开，一手向上，一手向下，交替转动；也可以一侧手在对侧手背上交替转动。

（4）示指对指试验：被测试对象双肩外展90°，伸肘，再向中线运动，双手示指相对。

（5）拇指对指试验：被测试对象拇指依次与其他四指相对，速度可以由慢渐快。

（6）握拳试验：被测试对象双手握拳、伸开。可以同时进行或交替进行（一手握拳，一手伸开），速度可以逐渐增加。

（7）拍膝试验：被测试对象一侧用手掌，对侧握拳拍膝；或一侧手掌在同侧膝盖上做前后移动，对侧握拳在膝盖上做上下运动。

（8）旋转试验：被测试对象双侧上肢屈肘90°，前臂同时或交替旋前、旋后。

2. 下肢协调检测，常用以下几种方法：

（1）跟-膝-胫试验：被测试对象仰卧，抬起一侧下肢，先将足跟放在对侧下肢的膝盖上，再沿着胫骨前缘向下推移。

（2）拍地试验：被测试对象足跟触地，脚尖抬起做拍地动作，可以双脚同时或分别做。

3. 其他检测方法

（1）肢体放置：检查者让患者将双上肢前屈 90°并保持，或让患者将膝伸直并保持。

（2）还原试验：患者双上肢先前屈 90°，再按照检查者的指令将上肢继续前屈至 180°，再还原到 90°，或将上肢放回身体一侧（0°），再还原至 90°。

（3）跟-膝、跟-趾试验：患者仰卧，抬起一侧下肢，足跟先后放在对侧下肢的膝部和踇趾上。

（4）拍手试验：屈肘，前臂旋前，用手拍膝。

（5）趾-指试验：患者仰卧位，抬起下肢，踇趾触及检查者手指，检查者可以通过改变手指的位置来评定患者对方向、距离改变的应变能力。

（6）划圆试验：患者抬起上肢或下肢，在空中划出想象中的圆。

4. 协调检测时注意事项

（1）检查前向受检者详细说明检查的目的和方法，取得其合作。

（2）检查时注意观察受检者在完成指定动作时是否直接、精确，时间是否正常；在动作完成过程中有无辨距不良、震颤或僵硬；增加速度或闭眼时有无异常。

（3）注意双侧对比。

（陈汉波　金冬梅）

第五节　儿童运动功能量表评定

运动功能是一种综合能力，儿童在生长发育过程中逐渐获得基本的运动要素以适应环境的变化，包括速度、耐力、关节活动度等。在此基础上，根据涉及肌肉的广度，粗大运动和精细运动相继形成以满足游戏、运动以及生活所需。粗大运动（gross motor）是指抬头、翻身、坐、爬、站、姿势转换、走、跑、跳等运动；精细运动（fine motor）是指主要依靠手及手指等部位，在感知觉、注意力等心理活动的配合下完成的特定动作，其关键是手眼协调能力。因此，儿童运动功能量表评定可根据不同的侧重分为全面性运动（包括部分儿童综合发育量表的运动评定项目）、粗大运动、精细运动功能评定。

一、全面性运动功能评定

（一）Peabody 运动发育量表

Peabody 运动发育量表（Peabody development motor scale，PDMS）是目前国际上最为常用的全面性运动功能专项评定量表。1974 年由美国学者 Folio 和 DuBose 共同制定，经过反复的临床使用和修改，于 1983 年正式出版。国内目前引进使用的是 2000 年修订的第 2 版，称为 PDMS-2。该量表主要评定儿童出生以后的早期阶段（0~72 个月）与粗大运动和精细运动相关的技能，6 个分测试的内容包括：①反射。有 8 个项目，评估儿童（0~12 个月）对环境事件自动反应的能力。②姿势。有 30 个项目，评估儿童维持其身体姿势、使其控制在重心之内的能力和保持平衡的能力。③移动。有 89 个项目，评估儿童由一处向另一处的移动能力（包括爬、走、跑、跳等）。④实物操作。有 24 个项目，评估儿童操控球的能力（不小于 12 月龄）。⑤抓握（手的使用）。有 26 个项目，评估儿童用手的能力，从单手抓握物体开始，逐渐发展到有控制性地使用双手手指的动作。⑥视觉-运动（手眼协调和操作灵活性）。有 72 个项目，评估儿童应用视知觉技能来执行复杂的手眼协调任务的能力，如伸手抓握物体、搭方块、模仿画图等。

PDMS-2 具有定量和定性的评定功能，每个项目都采用 0、1、2 分的 3 级评分：0 分表示儿童不能尝试或没有尝试做某项目，或者其尝试未能显示出相应的技能正在形成；1 分表示儿童在项目中的表现与掌握标准相似，但没有完全符合标准；2 分表示儿童在项目中的表现已经达到掌握标准。评定结果还可以给出各个测试的 5 种分数："原始分"代表儿童在一个分测验中所有得分的总和，可用于科学研究；"相当年龄"通过附表可查出儿童对应的相当年龄；"百分位"代表等于或者低于某个特定分数的人群所占的百分率；"标准分"可使测试者能够在不同的分测验之间进行比较，17~20 分为非常优秀，15~16 分为优秀，13~14 分为中等偏上，8~12 分为中等，6~7 分为中等偏下，4~5 分为差，1~3 分为非常差；"综合发育商"为 PDMS-2 最可靠的分数，131~165分为非常优秀，121~130分为优秀，111~120分为中等偏上，90~110分为中等，80~89分为中等偏下，70~79分为差，35~69分为非常差。此外，PDMS-2还制定了与评估项目相对应的运动功能指南，可以根据量表测试结果直接制订相应的训练计划，大大方便了康复和特殊教育工作者，增强了其实用性。

（二）丹佛发育筛查测验

丹佛发育筛查测验（Denver development screening test，DDST）是由美国儿科医师Frankenberg和心理学家Dodds于1967年共同研制发表的，并于1992年重新更新修订为第2版，简称Denver Ⅱ。目前，我国使用的DDST是20世纪80年代在北京、上海等地区进行标准化的第1版DDST量表。DDST的适用年龄是0~6岁，主要应用于感觉异常的儿童，从客观上加以证实或否定；临床上无症状的儿童，通过筛查，可在早期发现智能发育异常；高危婴儿的发育监测；观察早期治疗和干预训练的效果。DDST共包括104条测试项目，涵盖的四大领域：①大运动能力（31项）。儿童头的控制、坐、爬、站、走、跑、跳及身体平衡能力。②精细动作-适应性能力（30项）。儿童看、用手取物和图画及对外界事物的分析和综合能力。③语言能力（20项）。儿童听觉、发声、理解和语言表达能力。④个人-社交行为能力（23项）。儿童对周围人的应答能力和日常生活自理能力。

DDST的结果表示为：正常、可疑、异常或者无法测定。该量表操作简便，耗时短，通常只需10~15分钟，且在我国进行了区域常模的研究，较符合我国文化背景，是一种适用于基层儿童保健人员开展的筛查工具。每名婴儿在出生后的6~8个月至少要进行1次DDST筛查，对筛查出来的可疑或异常儿童，需进一步进行诊断性评估。此外，对高危儿的随访检查也可选用DDST，每个高危儿应监测2~4次。

（三）格塞尔发育诊断量表

格塞尔发育诊断量表（Gesell development diagnosis schedules，GDDS）是世界上最早的儿童发育量表。美国心理学家Amold Gesell早期用电影记录并分析婴幼儿的日常行为反应，发现了婴幼儿发育的规律：婴幼儿的生长发育是有次序地逐步成熟和由简易到精细分化的过程。婴幼儿的行为在某一阶段会表现出飞跃式进展，反映其在生长发育上已抵达新的阶段。Gesell称这些年龄阶段为枢纽年龄，并把测定枢纽年龄列为量表的重点检查项目和诊断标准。其中，1岁内以每4周为一个阶段，而以4周、16周、28周、40周、52周作为枢纽年龄；1~3岁间则以3~6个月为一个阶段，以18个月、24个月、36个月作为枢纽年龄。Gesell等人在1940年正式发布了GDDS，并于1984年进行再次修订。我国使用的GDDS是20世纪80年代由北京市儿童保健所等单位完成的区域性常模。

GDDS适合年龄为4周~36个月的婴幼儿，首次以婴幼儿的正常行为模式为标准，鉴定被试婴幼儿行为发展的成熟年龄，并与实际年龄相比，算出发育商（developmental quotient，DQ），开创了儿童发育的量化分析，为其后诸多量表的设计和实施提供了良好的基础。GDDS有63个项目，建立了8个分量表，评定婴幼儿的4种能力：①动作能。分为粗大运动和精细运动，粗大运动如姿态的反应、头的平衡、坐立、爬走等能力，精细运动如手指抓握能力，这些动作能构成了对婴幼儿成熟程度估计的起点。②应物能。是指对外界刺激物的分析和综合的能力，是运用过去经验解决新问题的能力，如对物体、环境的精细感觉。应物能是后期智力发育的前驱，是智慧潜力的主要基础。③言语能。反映婴幼儿听、理解、表达言语的能力，其发育也具备一定的程序。④应人能。是指婴幼儿对现实社会或文化的个人反应，反映其生活能力（如大小便）及与人交往的能力。GDDS的结果判定：75分以下诊断为发育落后，76~85分为边缘状态，85分以上为正常。目前，我国有较多医疗机构采用GDDS进行诊断性评估，但是目前使用的区域常模近年来没有更新修订，在反映近期国内儿童发育状况方面有一定的局限性。

（四）贝利婴幼儿发育量表

贝利婴幼儿发育量表（Bayley scales of infant development，BSID）是美国心理学家Nancy Bayley借鉴GDDS的优点，经过对数千名婴幼儿的测试所研制出来的一套诊断性量表。第1版于1969年发表，其后经过1993年、2006年两次改版，目前国际上使用最多的是第3版，简称BSID-Ⅲ。修订后的BSID-Ⅲ在临床工作中，不仅可以评定婴幼儿的生长发育水平，还可以辨别婴幼儿可能存在的特定的发育延迟，并对其生长发育过程进行监测，为制订综合干预措施提供发育优势或弱势方面的信息。

BSID-Ⅲ适用于年龄为0~42个月的婴幼儿，具体内容包括运动量表、认知量表、语言量表、社会情感问卷和适应性行为问卷五部分。其中运动、认知和语言三大量表用于客观评估婴幼儿的粗大运动功能、精细运动功能、认知能力、语言接受能力和语言表达能力等；社会情感问卷和适应性行为问卷可由父母或照看人回答，较为主观。①粗大运动功能。检测静态定位、肢体运动和平衡的发育情况。②精细运动功能。评价儿童操纵物体的能力和手的功能技巧。③认知能力。包括感觉运动发育、概念形成和记忆。④语言接受能力。评估是否理解词义及其程度，对单词和请求做出适当反应的能力。⑤语言表达能力。测试儿童会说话之前的交流，词汇和语法的发展。BSID-Ⅲ评定结果以指数表示，分别为运动发育指数（psychomotor developmental index，PDI）和智能发育指数（mental developmental index，MDI）。此外，BSID-Ⅲ作为科研评估工具，可以用于评估某些临床诊断的发育结局，如早产、药物暴露及遗传病等。

二、粗大运动功能评定

（一）Alberta 婴儿运动量表

Alberta 婴儿运动量表（Alberta infant motor scale，AIMS）（图 8-10）由加拿大 Alberta 大学 Piper 和 Darrah 共同制定，是通过观察来评估 0～18 个月或从出生到独立行走阶段婴儿运动发育的工具。该量表的信度及效度很高，不仅可以评估运动技能的获得与否，还对每一项技能从负重、姿势及抗重力运动三方面特征进行分析，可以尽早地识别出运动发育不成熟或运动模式异常的婴儿。AIMS 不仅可以敏感地反映出婴儿在短时间内所发生的运动发育的微小变化，精确地评估婴儿运动发育成熟的水平以及在干预治疗后的变化，还可以通过观察运动技能找出其中的缺失或异常的成分，为干预方案的制订提供了参考信息，具有指导意义。

AIMS 包括 58 个项目，主要对婴儿负重、姿势、抗重力运动三方面特征进行评价和分析，分为俯卧位（21 个项目）、仰卧位（9 个项目）、坐位（12 个项目）及站立位（16 个项目）四个亚单元。每个项目依据“观察到”或“未观察到”评分，计算出 AIMS 的原始分，再通过与常模比较得出受试婴儿在同龄儿中所处的百分位，由此判断婴儿的运动发育水平，分为正常、可疑和异常三类。

（二）粗大运动功能分级系统

粗大运动功能分级系统（gross motor function classification system，GMFCS）是 Palisano 等根据脑瘫儿童运动功能随年龄变化的规律所设计的一套分级系统，主要评价患儿在日常环境中的活动能力。该系统目前有 2 个版本，1997 年版本将脑瘫患儿分为 4 个年龄组，每个年龄组又根据患儿运动功能的表现划分为 5 个级别；2007 年版本是补充与修订版，在 1997 年版本的基础上增加了 12～18 岁年龄组，并强调 WHO 关于功能、残疾和健康的国际分类（ICF）概念。GMFCS 通过评价脑瘫患儿在日常生活中坐位、体位转移和移动的能力，客观地反映粗大运动功能障碍对日常生活能力的影响。该量表具有非常良好的信度和效度，目前在国际上被广泛使用。

（三）粗大运动功能评定量表

粗大运动功能评定量表（gross motor function measure，GMFM）（详见附录表 5）由 Russell 等人研制，经过反复地测试和修订，目前应用最广的是 88 项 GMFM（1993 年）。GMFM 主要用于评定相当于 0～5 岁正常儿童运动能力的脑瘫儿童。该量表可以对脑瘫儿童的运动功能进行个体化描述及量化记录，并据此制订具有针对性的康复治疗方案。GMFM 可以定量地测量并反映脑瘫儿童的粗大运动功能发育状况、随时间或由于干预而出现的运动功能改变情况，具有良好的信效度和反应度。此外，GMFM 也可应用于中枢神经系统损伤后遗症、唐氏综合征、发育协调性障碍等患儿。根据 GMFM 得分不仅可以了解患儿的运动发育状况和康复治疗效果，还可以预测和分析潜在运动能力，修订或调整康复治疗计划。

GMFM 由 5 个功能区组成。A 区：卧位与翻身，共 17 个项目，总分为 51 分；B 区：坐位，共 20 个项目，总分为 60 分；C 区：爬与跪，共 14 个项目，总分为 42 分；D 区：站立位，共 13 个项目，总分为 39 分；E 区：走、跑、跳，共 24 个项目，总分为 72 分。量表中的每一项都有 4 级评分：0 分表示动作还没有出现的迹象；1 分表示动作开始出现，只完成整个动作的 10%以下；2 分表示部分完成动作，可以完成整个动作的 10%～99%；3 分表示整个动作可以全部完成。若无法确定分数时，则按照较低的等级评分。GMFM 评分结果以各功能区百分比、总百分比和目标区分值百分比表示。

观察			
俯卧位	俯卧位（1）：生理性屈曲：头转向一侧以免鼻子贴住支持面 俯卧位（2）：非对称性抬头45°头部不能保持在中线位 支撑俯卧：肘关节位于肩关节后方；非持续地抬头至45° 前臂支撑（1）：抬头超过45°；并维持肘关节与肩关节对线；胸部抬起 俯卧位下重心转移：抬头至90°；非控制性地重心转移 前臂支撑（2）：肘关节位于肩关节前方颈部伸长，主动收下颌	伸臂支撑：双上肢伸展收下颌，胸部抬高重心侧方转移 不伴躯干旋转的从俯卧位翻转至仰卧位：运动由头部转动为起始躯干作为同一单位进行运动 泳状运动：主动伸展模式 前臂支撑下够物：体重主动转移至身体一侧；非负重上肢进行有控制地够物 轴向旋转运动：轴向转动双上肢和双下肢同时运动躯干侧方屈曲 伴有躯干旋转的从俯卧位翻转至仰卧位：躯干旋转 四点跪（1）：双下肢屈曲、外展、外旋腰椎前凸；保持此姿势	一侧支撑卧位：双下肢分开肩部稳定以躯干为轴身体旋转 交替腹爬：互为对侧的上肢、下肢运动伴躯干旋转 四点跪变为坐或半坐位：变进、变出此位置可以变为坐位 交替手膝爬（1）：双下肢外展、外旋腰椎前凸；伴躯干侧屈下体重从一侧转移至另一侧 上肢伸展支撑下够物：非支撑上肢够物躯干旋转 四点跪（2）：髋关节位于骨盆下方；腰椎平坦 变化的四点跪：在此位置上玩耍可向前移动 交替手膝爬（2）：腰椎平坦前进时躯干旋转
仰卧位	仰卧位（1）：生理性屈曲头部旋转口触手；偶有上肢和下肢的运动 仰卧位（3）：头居于中线位；上肢有运动，但双手不能至中线 仰卧位（2）：头向中线转动；存在非对称性紧张性颈反射 仰卧位（4）：主动屈颈、收下颌双手可至中线 手触膝：收下颌手碰触膝腹肌收缩	手触脚：双下肢可以维持中间角度；存在骨盆活动主动伸展 双下肢将身体椎至伸展位 不伴躯干旋转的从仰卧位翻转至俯卧位：头侧方直立躯干作为同一单位进行运动 伴有躯干旋转的从仰卧位翻转至俯卧位：躯干旋转	
坐位	扶持坐：可以短暂抬头并保持头于中线位 上肢支撑坐：保持头于中线位，主要依靠上肢支撑体重 拉坐起：收下颌：头与躯干一线或位于躯干之前	短暂坐：肩胛骨内收、上臂伸展不能保持此姿势 上肢伸展支撑坐：胸椎伸展头可自由转动伸展的上肢支撑体重 无上肢支撑的短暂坐：不能在没有监护下保持坐位 非持续坐下重心转移：重心向前、向后、向侧方转移；不能在没有监护下保持坐位 独坐（1）：上肢可离开身体进行活动可以玩玩具可以独立保持坐位 坐位下转身够物：独坐躯干旋转去够玩具	坐位变到俯卧位：由坐位变为俯卧位上肢用力拉；下肢无活动 坐位变到四点跪：主动抬起骨盆、臀部和非负重下肢，变为四点跪 独坐（2）：双下肢有多种姿势婴儿可以轻松进出此位置
站立位	扶持站（1）：可以有间断的髋关节和膝关节屈曲 扶持站（2）：头与身体一线髋关节位于肩关节后方双下肢有多种运动	扶持站（3）：髋关节，肩关节一线躯干有主动控制双下肢有多种运动	支撑下拉站起：上肢向下推，并伸展双膝 拉物站起：拉物站起：重心从一侧转移至另一侧 伴有旋转的扶站：躯干和骨盆旋转 无旋转侧行：躯干无旋转地侧行 单膝跪：可以在此位下玩耍或站起 站立位有控制地下移：站立位下有控制地下移 伴有旋转的侧行：身体旋转地侧行 独站：独站片刻双足有平衡反应 早期踏步：独立行走5步以上小步幅快速前进 从蹲位站起：从蹲位站起，髋关节和膝关节进行有控制的屈伸活动 从手足支撑位站起：双手迅速推地站起 独立行走：独立行走 蹲：通过双足平衡反应和躯干的位置来维持蹲的姿势

图 8-10　Alberta 婴儿运动量表

（四）全身运动质量评估

全身运动（general movements，GMs）是胎儿、早产儿、足月儿和出生后数月内的婴儿最常出现和最复杂的一种自发性运动模式，最早出现于妊娠9周的胎儿，持续至出生后5~6个月，直至被意向性运动和抗重力动作所替代。按照时间顺序的发育历程包括：①足月前（foetal and preterm）全身运动。指胎儿和早产儿阶段的全身性的活动，持续时间从几秒到几分钟或更长，手臂、腿部、颈部和躯干的运动顺序可变，偶尔呈现幅度大、快速的运动。②扭动运动（writhing movements）。从足月至足月后6~9周龄，此阶段为小至中等运动幅度、中低速度，也偶尔发生快速且幅度较大的伸展运动，以手臂多见。典型的运动轨迹呈椭圆形，形成了一种扭动的特征。③不安运动（fidgety movements）。足月后6~9周龄至5~6个月龄，是一系列小幅度、中等速度的循环式运动，时常伴有颈部、躯干和四肢在各个方向上的可变加速运动。不安运动可细分为：连续性不安运动、间歇性不安运动和偶发性不安运动。

当神经系统受损时，GMs的质量会发生改变，失去复杂多变的特性，表现出异常特征，通过观察GMs，可以有效帮助治疗师早期评估婴幼儿神经系统的功能。GMs质量评估就是在充分考虑个体发生适应和年龄特异性的基础上产生的一种非干扰性、非侵入性、简便易行的神经运动预测工具。在进行GMs质量评估时，主要观察全身运动的复杂性和变化性。它能敏感地提示特定的中枢神经系统损伤，例如连贯一致的痉挛-同步性和不安运动缺乏的异常全身运动特征，可以对脑瘫等神经学发育障碍做出早期可靠的预测。

三、精细运动功能评定

（一）精细运动分级

精细运动分级（bimanual fine motor function，BFMF）（表8-26）是由Beckung和Hagberg在2002年首次描述的，具有较高等级间可靠性的量表。BFMF主要对脑瘫儿童的精细运动功能进行分级，通过评估将儿童每只手抓取、操作和握持物体的能力分为5级，等级越低，表示精细运动功能越好。此外，根据双手掌握和操作能力的变化，Ⅱ~Ⅳ级进一步细分为a和b亚级。

表8-26　精细运动分级

等级	标准
Ⅰ	一只手不受限制地操作。另一只手无限制地操作，或者在高级精细运动技能方面有限制
Ⅱ	（a）一只手无限制地操作。另一只手只能抓取或握住 （b）双手在高级精细运动技能方面有限制
Ⅲ	（a）一只手无限制地操作。另一只手没有功能 （b）一只手在高级精细运动技能方面有限制。另一只手只有抓取或更差的功能 进行任务时需要帮助
Ⅳ	（a）双手只有抓取功能 （b）一只手只有抓取功能。另一只手只能握住或更差的功能 进行任务时需要支持和/或依赖设备
Ⅴ	两只手只有握住或更差的功能 即使是适应性任务，也需要全面的帮助

（二）精细运动功能评定量表

精细运动功能评定量表（fine motor function measure scale，FMFM）在2005年由上海复旦大学附属儿童医院的史惟等人编制，是我国学者自主研发的针对脑瘫儿童精细运动功能评定的量表。FMFM参考了Peabody、Gesell等量表，并在此基础上增加了评估项目和等级评分点，可以较为合理地判断脑瘫患儿的精细运动功能水平，具有良好的信度和效度。FMFM适合年龄为0~3岁的脑瘫儿童，为小年龄组脑瘫儿童的精细运动功能评估、疗效评价及康复计划的制订提供重要依据。FMFM分为五个方面，包括A区（视听觉能力）11项；

B 区（上肢关节活动能力）15 项；C 区（抓握能力）18 项；D 区（操作能力）15 项；E 区（手眼协调）27 项，共 86 项。每项设定 0~3 分共 4 级评分：0 分为没有表现出对完成项目的动机和努力，或者没有任何迹象表明相应技能正在发展出来；1 分为表现出完成项目的动机或者完成半数以下的标准动作；2 分为完成一半及以上的标准动作，但未完成达到标准；3 分为完成项目，已经达到掌握动作的标准。原始分满分为 135 分，通过查表可以得出具有等距特性的精细运动功能分值，得分范围在 0~100 分之间。由于 0~3 岁是儿童精细运动快速发育阶段，因此，一般每隔 3 个月就应进行 1 次评估，通常每次 30 分钟。由于常模样本偏向于小年龄组患儿，目前 FMFM 只适合于 0~3 岁年龄段脑瘫儿童，急需增加大年龄组儿童数据，扩大适应年龄范围。

（三）手功能分级系统

手功能分级系统（manual ability classification system，MACS）（表 8-27）是瑞典学者 Eliasson 等人于 2006 年发布的针对脑瘫儿童手功能的分级系统，根据脑瘫儿童在日常生活中操作物品的能力进行分级，旨在描述孩子在家庭、学校和社区中的日常表现和双手参与的能力，并非单独评定某一个手的功能。MACS 参照 GMFCS 的分级方法，同样有 5 个级别，Ⅰ级功能最高，Ⅴ级功能最低，年龄适用范围为 4~18 岁，具有良好的专业人员和家长间的信度。

表 8-27 手功能分级系统

等级	标准
Ⅰ	能轻易成功地操作物品，最多只在手的操作速度和准确性上表现出能力受限，但这些受限不会影响日常活动的独立性
Ⅱ	能操作大多数物品，但在完成质量和/或速度方面受到一定影响。在避免某些活动或完成某些活动时可能有一定难度，但会采用另外的操作方式，而手部能力通常不会限制日常生活的独立性
Ⅲ	操作物品困难，需要帮助准备和/或调整活动。操作速度慢，在质量或数量上能力有所限制，但能成功完成，如果对活动进行准备或调整，仍能进行独立操作
Ⅳ	在调整的情况下，可以操作有限的简单物品。通过努力可以完成部分活动，但是完成的成功率有限，部分活动需要持续的支持、帮助和/或设备调整
Ⅴ	不能操作物品，进行简单活动的能力严重受限，完全需要辅助

①Ⅰ级和Ⅱ级之间的区别：Ⅰ级的孩子在操作非常小、非常重或易碎物品时可能受限，这些操作需要良好的精细运动控制或双手间的有效协调，在新的不熟悉的情况下也可能出现操作受限。Ⅱ级的孩子能完成的操作几乎与Ⅰ级的孩子一样，但是操作时质量下降或速度较慢。双手之间的功能差异会影响操作的有效性。Ⅱ级的孩子通常会尽量简单地操作物品，比如采用平面支持手部的操作方法，取代通过双手进行操作。②Ⅱ级和Ⅲ级之间的区别：Ⅱ级的孩子虽然在操作速度和质量上有所下降，但能操作大多数物品。Ⅲ级的孩子由于伸手或操作物品能力受限，所以通常需要帮助他们做好活动准备和/或调整环境。他们不能进行某些活动，其独立程度与周围环境的支持程度相关。③Ⅲ级和Ⅳ级之间的区别：当预先做好环境安排，得到监护和充足的时间，Ⅲ级的孩子能完成一些选择性的活动。Ⅳ的孩子在活动中需要持续帮助，最多能够有意义地参与某些活动的部分内容。④Ⅳ级和Ⅴ级之间的区别：Ⅳ级的孩子能完成某些活动的一部分，但是需要持续的帮助。Ⅴ级的孩子最多在特殊情况下能参与某些简单动作，例如简单按键。

2017 年 Eliasson 等人在 MACS 的基础上研发了适用于 1~4 岁脑瘫患儿的幼儿版手功能分级系统（mini-manual ability classification system，mini-MACS）（表 8-28）。mini-MACS 的核心内容与 MACS 相似，都是通过对孩子日常生活中操作物体的能力进行评价分级。与 MACS 相比，mini-MACS 的适用年龄较小，在进行活动观察时应与患儿精细运动的发育水平相适应，故进行了相应调整：首先，mini-MACS 的全部 5 个级别都加入了儿童操作物体时成人给予不同程度帮助的描述，即便是手功能障碍最轻的脑瘫儿童，仍然可能需要照顾者的援助，与帮助程度相比，功能独立性并不是 mini-MACS 评级的主要观察指标；其次，MACS 有关Ⅲ级与Ⅳ级评定采用的准备与调整用语，在 mini-MACS 中没有出现，可能是考虑到幼儿在操作物品时通常很少涉及这样的步骤。最后，MACS 用任务表现和活动等词汇来进行评价，旨在引导评价者更多地观察儿童在日常生活中的手功能活动能力表现。鉴于幼儿手功能尚处于简单操作阶段，mini-MACS 用动作取代任务表现和活动用语，以期更恰当地反映 4 岁以内脑瘫儿童的日常生活情况。

表 8-28　幼儿版手功能分级系统

等级	标准
Ⅰ	轻松成功地操作物品。在做精确和协调的动作时可能具有轻微的限制，但是仍然可以执行它们。与同龄人相比，其处理物体时可能需要成人帮助
Ⅱ	能操作大多数物品，但质量和/或速度有所降低。部分动作有困难或者只能练习后才能执行，和/或尝试替代方法，如仅使用一只手。与同龄人相比，需要家长频繁地帮助
Ⅲ	操作物品有困难。手功能较差，完成的类型和质量有限，能在短期内独立操作简单物品，需要家长更频繁地帮助
Ⅳ	只能操作一些比较容易的物品。操作物品缓慢，需要家长不断地帮助
Ⅴ	不能操作物品，简单动作都受到严重限制。至多可以推动、触摸和按压，需要家长持续帮助

①Ⅰ级和Ⅱ级之间的区别：与同龄孩子相比，Ⅰ级的孩子在操作需要良好精细运动技能的物品时有轻微的困难。Ⅱ级的孩子操作的物品基本和Ⅰ级的孩子一样，但是他们可能在操作过程中容易遇到困难或需要更长的时间，因此他们经常要求帮助。与Ⅰ级的孩子相比，Ⅱ级的孩子可能需要更多的指导和练习。②Ⅱ级和Ⅲ级之间的区别：Ⅱ级的孩子虽然在操作速度和质量上有所下降，并且需要更多的指导和练习，但他们能操作大多数物品。Ⅲ级的孩子能够操作简单的物品，但经常需要帮助他们做好活动准备和/或调整环境，其动作较单一且缓慢。③Ⅲ级和Ⅳ级之间的区别：Ⅲ级的孩子可以短时间独立操作简单的物品，其动作较单一且动作耗时长。Ⅳ级的孩子最好的状态是存在一些简单的动作，例如在适当调整后对简单的物品进行抓取和释放。他们需要不断的帮助。④Ⅳ级和Ⅴ级之间的区别：Ⅳ级的孩子能操作非常有限的物品并需要持续的帮助。在孩子最好的状态下，Ⅴ级的孩子在特殊情况下出现一些简单的动作，例如，他们可以按一个简单的按钮或拿单个简单的物品。

（四）墨尔本单侧上肢功能评定量表

墨尔本单侧上肢功能评定量表（Melbourne assessment of unilateral upper limb function，MA）是由澳大利亚皇家儿童医院的作业治疗师 Melinda 等人于 1999 年发布的，并于 2009 年修订形成了墨尔本评估量表 2（Melbourne assessment 2，MA2），修订后的 MA2 适用于评估 2.5～15 岁患有先天性或获得性神经系统疾病儿童的上肢运动功能。MA2 不仅可以用来评估脑瘫儿童上肢的运动功能，还可以指导康复工作中上肢训练方案的制订、修订以及干预效果的评估。该量表有 14 个测试项和 30 个评分项。14 个测试项包括：前方伸手（reach forwards）、侧方伸手-举高（reach sideways-elevated）、抓起蜡笔（grasp of crayon）、握住蜡笔画画（drawing grasp）、放下蜡笔（release of crayon）、抓起小球（grasp of pellet）、放下小球（release of pellet）、手指动作的控制（manipulation）、用手指（pointing）、将手从前额伸至颈后（palm to bottom）、触摸臀部（palm to bottom）、前臂旋前/旋后（pronation/supination）、触及对侧肩膀（reach to opposite shoulder）、手到口再放下（hand to mouth and down）。30 个评分项主要评估关节活动度（range of motion，ROM）、准确度（accuracy）、灵巧性（fluency）、流畅性（dexterity）4 个运动质量要素。MA2 可以得出 3 种分数：原始分、分测试百分比和总测试百分比。百分比分值由分测试或总测试原始分比分测试或总测试总分所得，表示受试者运动功能水平，0 代表完全受损，100 代表完好。

（五）Carroll 上肢功能试验

Carroll 上肢功能试验（upper extremity function test，UEFT）（表 8-29）是由美国巴尔的摩大学康复医学部 Carroll 博士研究制成的，是综合评价上肢功能的有效测试方法之一。它共有 33 个项目，可以检查拇指、示指和中指的抓握、圆柱状抓握、侧捏、拇指与其他四指的对捏、运用上肢放置物体、前臂的旋前和旋后、书写等能力，从而较为全面地评定手的整体功能。评分标准为：0 分表示全部不能完成，包括将物体推出其原来的位置，推出测试板外，推倒在桌上，或能拿笔但写不出可辨认的字；1 分表示只能完成一部分，能拿起物品，但放不到指定的位置，在第 27 和 28 项中能拿起罐和杯，但不能倒水等；2 分表示能完成，但动作慢或笨拙；3 分表示能正确完成。UEFT 得分提示手功能优劣的程度：0～25 分表示功能微弱，26～50 分表示功能很差，51～75 分表示功能差，76～89 分表示有部分功能，90～98 分表示有完全功能，99 分（利手）和 96 分（非利手）表示有最大功能。该测试方法可对左右手的功能分别进行测试。

（六）上肢技能质量评定量表

上肢技能质量评定量表（quality of upper extremity skills test，QUEST）是加拿大作业治疗师 DeMatteo 等人于 1992 年制定，用于评估痉挛型脑瘫患儿上肢精细运动功能的量表，在国外已被多次证实其良好的实用性。

表 8-29 Carroll 上肢功能试验

右手得分	项目	左手得分
	抓握	
0 1 2 3	1. 抓起 10cm 见方的方木	0 1 2 3
0 1 2 3	2. 抓起 7.5cm 见方的方木	0 1 2 3
0 1 2 3	3. 抓起 5cm 见方的方木	0 1 2 3
0 1 2 3	4. 抓起 2.5cm 见方的方木	0 1 2 3
0 1 2 3	5. 抓握 4.5cm 直径的圆柱体	0 1 2 3
0 1 2 3	6. 抓握 2cm 直径的圆柱体	0 1 2 3
	捏	
0 1 2 3	7. 像拿钥匙那样，用拇、示指捏起厚 1cm、宽 2.5cm、长 11cm 的石板条	0 1 2 3
0 1 2 3	8. 捏起直径 7.5cm 的木球	0 1 2 3
0 1 2 3	9. 用示、拇指捏起 1.6cm 的弹球	0 1 2 3
0 1 2 3	10. 用中、拇指捏起 1.6cm 的弹球	0 1 2 3
0 1 2 3	11. 用环、拇指捏起 1.6cm 的弹球	0 1 2 3
0 1 2 3	12. 用小、拇指捏起 1.6cm 的弹球	0 1 2 3
0 1 2 3	13. 用示、拇指捏起直径为 1.1cm 的钢珠	0 1 2 3
0 1 2 3	14. 用中、拇指捏起直径为 1.1cm 的钢珠	0 1 2 3
0 1 2 3	15. 用环、拇指捏起直径为 1.1cm 的钢珠	0 1 2 3
0 1 2 3	16. 用小、拇指捏起直径为 1.1cm 的钢珠	0 1 2 3
0 1 2 3	17. 用示、拇指捏起直径为 0.64cm 的钢珠	0 1 2 3
0 1 2 3	18. 用中、拇指捏起直径为 0.64cm 的钢珠	0 1 2 3
0 1 2 3	19. 用环、拇指捏起直径为 0.64cm 的钢珠	0 1 2 3
0 1 2 3	20. 用小、拇指捏起直径为 0.64cm 的钢珠	0 1 2 3
0 1 2 3	21. 用示、拇指捏起直径为 0.4cm 的钢珠	0 1 2 3
0 1 2 3	22. 用中、拇指捏起直径为 0.4cm 的钢珠	0 1 2 3
0 1 2 3	23. 用环、拇指捏起直径为 0.4cm 的钢珠	0 1 2 3
0 1 2 3	24. 用小、拇指捏起直径为 0.4cm 的钢珠	0 1 2 3
	放置	
0 1 2 3	25. 将垫圈套在钉子上	0 1 2 3
0 1 2 3	26. 将熨斗放在架子上	0 1 2 3
	旋前和旋后	
0 1 2 3	27. 把水从罐子中倒入杯子中	0 1 2 3
0 1 2 3	28. 把杯子的水倒入罐子中	0 1 2 3
0 1 2 3	29. 把水再倒回杯子中	0 1 2 3
0 1 2 3	30. 把手放在头后	0 1 2 3
0 1 2 3	31. 把手放在头顶	0 1 2 3
0 1 2 3	32. 把手放在嘴上	0 1 2 3
	书写	
0 1 2 3	33. 书写自己的名字	0 1 2 3
	总分	

QUEST 将上肢运动分为 4 个分测试项：①分离运动（dissociated movements，DM）。独立完成肩部、肘部、腕部、手指的伸展屈曲运动。②抓握（grasp，GR）。坐位下抓积木、豆子、笔的评估。③负重（weight bearing，WB）。俯卧位或四点撑位下手支撑、坐位下伸手取物。④保护性伸展（protective extension，PE）。用手臂保护自己防止从前方、后方、侧方倾倒。4 个计量分测试的原始分满分为 128 分、54 分、100 分和 72 分。此外，QUEST 还包含手功能分级（hand function rating，HFR）、痉挛分级（spasticity rating，SR）和合作性分级（cooperativeness rating，CR）3 个分测试项。这 3 个分级是给治疗师一个初步的主观印象，完成标准是在没有他人或物体的帮助下（个别项目可通过其他方式来诱导），儿童必须维持一个姿势>2s。

（七）House 上肢实用功能分级法

House 上肢实用功能分级法（表 8-30）是在一项评估手掌畸形儿童手和拇指功能的研究中首次进行了描述。该量表为 2~20 岁的脑瘫儿童设计，将上肢功能程度区分为 9 个级别，从不使用（0），到被动使用，到主动自发地使用（8），可以判断上肢功能水平和功能基线。它可以通过患者、家长、治疗师或医生的观察来完成，没有具体的管理任务和手册，应用范围广，操作方便。

表 8-30　House 上肢实用功能分级法

等级	定义	活动水平
0	不能使用	不能使用
1	被动辅助较差	只用来稳定重量
2	被动辅助一般	可以握住放在手上的物体
3	被动辅助较好	可以握住物体并依靠另一只手稳定来使用物体
4	主动辅助较差	可以主动抓住物体并较差地握住
5	主动辅助一般	可以主动抓住物体并稳定地握住
6	主动辅助较好	可以主动抓住物体并对抗另一只手操作物体
7	部分自发地使用	可以轻松进行双手活动，偶尔自发地使用手
8	完全自发地使用	可以完全独立地使用一只手进行操作

（王文达　徐开寿）

第九章　步 态 分 析

第一节　临床步态分析方法

一、概述

1. 概念　步行是人类实现独立功能的基本要素之一，非常容易受到疾病或损伤的影响。步态（gait）是指步行时人体的姿态，它是人体结构与运动调节系统，行为及心理活动在行走时的外在表现。步态分析（gait analysis）是利用力学的概念和已掌握的人体解剖、生理学知识对人体行走功能状态进行对比分析的一种生物力学研究方法。

2. 步态分析内容　包括如下内容：描述步态模式和步态参数，认识和描述与正常步态的差异，分析出现差异的原因，研究产生异常步态的机制。确定步态异常者是否需要治疗、如何治疗以及是否需要助行器。

3. 步态分析目的　步态分析在康复医疗中有以下几个方面的目的：

（1）分析肢体功能：用步态分析的数据与曲线鉴别、评定肢体伤残的程度，为制订整体的康复计划提供客观依据。

（2）制订治疗方案：根据步态分析系统提供的信息，对行走功能和致残的机制进行深入研究，从生物力学的角度提供针对性的治疗方案。

（3）评价步态训练效果：康复训练前后的步态对比检查有助于评价康复训练的效果。

（4）评定假肢或支具的可行性：对穿戴假肢或支具前后的步态进行评定，评定其作用程度并做出必要的调整。

4. 步态分析对象　凡是有步行障碍的患者均是步态分析的对象，从临床角度看，引起步行障碍的主要原因有以下几个方面：

（1）神经系统障碍：包括中枢性和周围性神经损伤，如脑卒中、头部外伤、脑性瘫痪、脑肿瘤、脊髓损伤、脊髓炎、尺、桡、胫、腓神经损伤等。

（2）运动器官障碍：可以分为骨骼、关节、韧带、肌肉、肌腱等障碍，包括各种脊椎疾病、关节疾病、肌营养不良、截肢等。

（3）神经肌肉接头处障碍：如重症肌无力等。

二、步态分析方法

步态分析方法可以归纳为两大类型：运动性和动力性。

（1）运动性步态分析：描述运动模式，把身体的运动作为一个整体，或从身体节段间的相关关系中描述，如正常步态、划圈步态、跨阈步态、慌张步态、减痛步态等。此类分析既可定性也可定量。观察性步态分析（observational gait analysis，OGA）是物理治疗检查的基本内容，临床上简单地用一张纸，一支笔即可开展。治疗师对正常步态的生物力学机制，包括特征性的关节活动度和肌肉活动需求有较扎实的认识，就有可能采用简单的步态分析方法甄别出异常运动的特征，并找到可解决问题的原因，进而可以针对潜在的原因进行有效处理。本节将重点讨论这一分析方法。

（2）动力性步态分析：决定步态中所涉及的力，如地板反作用力、力矩、诸关节力、功等，目前此类分析需要大型测力台、昂贵的摄像设备及专业技术，我们将在后序一节进行介绍。

三、步态分析常用参数

观察性步态分析的结果可以用来确定患者存在的结构性障碍或活动受限。美国加州 Rancho Los Amigos 医学中心的观察性步态分析系统可能是目前物理治疗师使用最广泛的 OGA 系统，被称为 Rancho Los Amigos（RLA）方法。RLA 分析法中包括一套针对步态周期各属性的运动模式中身体各关键部位（足、踝、膝、髋、骨盆和躯干等）的检查系统，该分析方法所采用的记录表包含了步行中常见的 45 种异常改变的描述。

（一）步态周期

身体向前移动时，其中一侧下肢充当移动性支撑源，与此同时，另一侧下肢自身向前移动并成为下一个新的支撑点。随后，两个下肢交换彼此角色。单侧下肢完成这些功能活动的一个单独序列被称为一个步态周期（gait cycle）（图 9-1）。初始着地（initial contact，IC），即单侧下肢与地面接触的这一刻被定义为步态周期的起点，正常人步行时首先是足跟与地面接触（足跟着地），但患者不一定具有这个能力。

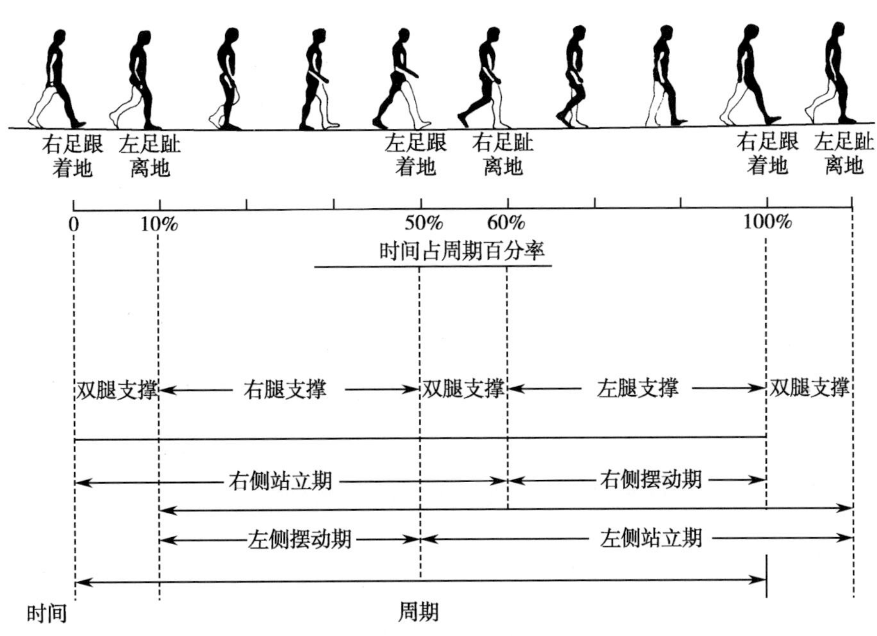

图 9-1　步态周期

步态周期可划分为两个阶段：支撑相和摆动相。

1. 支撑相（support phase）　即足部与地面有接触的这一阶段的全过程，从足跟着地到足尖离地，即足部支撑面接触的时间，约占步态周期的 60%。此相细分为 3 个时段：初始双下肢支撑、单下肢支撑和终末双下肢支撑。单支撑相的持续时间是体现下肢支撑能力的最好的指标，相对较长的支撑持续时间反映了较好的稳定性。

2. 摆动相（swing phase）　用于描述足与地面无接触（在空中移动）肢体向前移动的时相。从足抬离地面的瞬间到初始着地，即足部离开支撑面的时间，约占步态周期的 40%。

每一个步态周期均包含 8 个功能模式（时相），每一个时相都有一个功能性的目标，各阶段的有序结合保证了肢体能完成步行中的 3 个基本功能任务，即：体重接收、单下肢支撑以及下肢摆动前进（表 9-1）。

在步行过程中，身体可分为乘客单元和运动单元两个功能区。头、颈、躯干和手臂都属于乘客单元，其平衡取决于下肢的力线排列。双下肢和骨盆组成运动单元，步行时，每一侧下肢都需要完成下列功能：向前推进，振荡吸收，支撑稳定性，能量守恒。

表 9-1 步态周期的功能分期

功能任务	功能分期	目标
体重接收	初始着地	以足跟轴开启支撑相。减缓冲击速度
	承重反应期	振荡吸收。维持承重稳定性。维持前进
单下肢支撑	支撑相中期	前进越过静止的足。保持下肢和躯干稳定性
	支撑相末期	身体前进超过支撑足。保持下肢和躯干稳定性
下肢摆动前进	摆动前期	把下肢放在适当的位置以进入摆动相。加快前进速度
	摆动相早期	足廓清。下肢从后伸体位向前移动
	摆动相中期	下肢前进。地面足廓清
	摆动相末期	完成下肢前进。下肢做准备进入支撑相

（二）正常步态参数

步态分析中常用的基础参数包括步长、跨步长、步频、步速、步宽、步角、步态周期、步态时期，其定义或内涵是对行走的生物力学分析所涉及的最基本知识，进行步态分析者应当熟练掌握，现简介如下：

1. 步长（又称单步长，step length，单位：cm） 行走时一侧脚跟着地到紧接着的对侧脚跟着地所行进的距离称为步长。正常人平地行走时，一般步长为 50~90cm。个体步长的差异主要与腿长有关，腿长者，步长也大。

2. 跨步长（又称复步长，stride length，单位：cm） 行走时，由一侧脚跟着地到该侧脚跟再次着地，所行进的距离称为跨步长。其大小一般为单步长的两倍。

3. 步频（又称步调，cadence，单位：步/min） 行走中每分钟迈出的步数，称为步频。正常人步频是每分钟 95~125 个单步。东方男性的步频为(112.2±9.9)步/min；女性为(123.4±9.0)步/min。

4. 步行速度（pace，单位：cm/s 或 m/min） 单位时间内在行进方向上，整体移动的直线距离。正常人平常行走的速度为 65~95m/min。在临床上，一般是让测试对象以平常的速度步行 10m 的距离，测量所需的时间，按照下面的公式计算出步行速度：

$$步行速度(cm/s 或 m/min) = 距离/所需时间$$

步行速度受许多因素影响，如年龄、发育水平、身高、性别、体重等，同时速度也能影响步长、跨步长、步角及其他步态参数。

5. 步宽（step width，单位：cm） 两足一行进线之间的宽度。

6. 步角（step angle，单位：°） 足跟中点至第二趾之间连线与行进线之间的夹角，一般小于 15°。

步态受诸多因素的影响，即使是正常人，由于年龄、性别、身体肥瘦、高矮、行走习惯等不同，时间、距离参数的参考值差异较大，因此正常值比较难以确定，国内有作者曾报道过 50 名健康人平地行走时的 TD 参考值，摘录如下（表 9-2）。

表 9-2 50 名健康人平地自由行走时的参考值

TD 参数	男($\bar{X}$±S)	女($\bar{X}$±S)
步长(cm)	140.93±2.16	125.37±3.26
跨步长(cm)	69.34±1.09	62.42±1.64
步频(步/min)	75.45±1.91	67.95±2.39
步速(m/min)	111.39±2.02	113.21±2.93
步宽(cm)	9.77±0.67	9.94±0.94
步角(°)	9.59±0.42	9.34±0.59

除了以上参数，步行时还包括下述特征性参数：重心垂直移动 5cm，呈一正弦曲线，重心侧方移动约 5cm；骨盆旋转左右各 4°，合计 9°；骨盆倾斜 5°；支撑期膝屈曲 15°；下肢轴旋转摆动期骨旋 25°，支撑期外旋。

临床常用的步行能力评估量表包括“起立-行走”计时测试、10 米步行测试、6 分钟步行测试等（参见第八章第二节）。临床行走能力评估量表常用的还有 Holden 步行功能量表（表 9-3）、RLA 步态分析表（表 9-4），可以大致评估患者的步行能力。

表 9-3　Holden 步行功能评级标准

级别	表现
0 级：无功能	患者不能走，需要轮椅或 2 人协助才能走
Ⅰ级：需要大量持续性的帮助	需使用双拐或需要 1 个人连续不断地搀扶才能行走及保持平衡
Ⅱ级：需少量帮助	能行走但平衡不佳，不安全，需要 1 个人在旁给予持续或间断的接触身体的帮助或需使用膝-踝-足矫形器（KAFO）、踝-足矫形器（APO）、单拐、手杖等以保持平衡和保证安全
Ⅲ级：需监护或言语指导	能行走，但不正常或不够安全，需 1 人监护或用言语指导，但不接触身体
Ⅳ级：平地上独立	在平地上能独立行走，但在上下斜坡、在不平的地面上或上下楼梯时仍有困难，需他人帮助或监护
Ⅴ级：完全独立	在任何地方都能独立行走

表 9-4　RLA 步态分析表

姓名：　　　性别：　　　年龄：　　　床号：　　　科室：

		体重接收		单下肢支撑		下肢摆动前进			
		首次着地	承重反应	站立中期	站立末期	迈步前期	迈步初期	迈步中期	迈步末期
躯干	前屈								
	后伸								
	侧弯（左/右）								
	过度旋转（向同侧）								
	过度旋转（向对侧）								
骨盆	一侧抬高								
	后倾								
	前倾								
	旋前不足								
	旋后不足								
	过度旋前								
	过度旋后								
	同侧下降								
	对侧下降								
髋关节	屈曲：受限								
	消失								
	过度								
	伸展不充分								

续表

		体重接收		单下肢支撑		下肢摆动前进			
		首次着地	承重反应	站立中期	站立末期	迈步前期	迈步初期	迈步中期	迈步末期
髋关节	后撤								
	外旋								
	内旋								
	内收								
	外展								
膝关节	屈曲:受限								
	消失								
	过度								
	伸展不充分								
	不稳定								
	过伸展								
	膝反张								
	内翻								
	外翻								
	对侧膝过度屈曲								
踝关节	前脚掌着地								
	全足底着地								
	足拍击地面								
	过度跖屈								
	过度背屈								
	内翻								
	外翻								
	足跟未触地								
	无足跟离地								
	足趾或前脚掌拖地								
	对侧前脚掌踮起								
足趾	过度伸展(上翘)								
	伸展不充分								
	过度屈曲								

（三）分析步骤

1. 认识观察对象的步态模式及差异 要做到这一点，必须熟悉步态分期的知识，正常步态姿势在步态两个时期(站立相与摆动相)中每一部分身体节段正常变换和在三维空间分析的每个面上的思维图像。

2. 确定异常步态模式及偏差的原因 正常步态分期内各关节活动时的肌肉作用和功能不同。患者由于不能以正常方式完成行走功能，在步行时就会产生偏差。例如，脑卒中足下垂的患者在摆动期就不可能应用足背伸获得踝离开地面所需要的中立位，因此患者通过增加髋膝在正常行走时不需要的屈曲程度来代偿不能背伸的踝，即通过整个下肢的划圈或抬高髋部呈钩状完成下肢的摆动。

（四）位移与参照系统

1. 定性的运动学步态分析所要评定的主要变量是位移（displacement），它包括运动模式、正常偏差、身体姿势及在步态周期中特定点上的关节角度的描述，线性位移以米测定，旋转位移以角度测定。

2. 在描述位移方面需要4个不同的参照系统。①绝对空间系统：用作参考的环境，即目测在何处进行。②相对空间系统：一个身体节段的位置相对于另一个节段的描述。③绝对参照系统：以垂直或水平位置作参考，描述身体的节段。④相对参照系统：描述身体节段从一个位置移动到另一个位置。

（五）注意事项

1. 选择环境　选择患者行走的地方，并测量准备让患者走的距离。确定观察者自己的位置，以便能看到观察对象的全貌。如果拍照，相机应当放在能看到患者下肢、脚以及从矢状面和冠状面都能看到头和躯干的地方，即观察者与观察对象呈45°角较合适。

2. 观察顺序　分别从矢状面（侧面）或冠状面（前、后）观察，观察时可集中注意力在步态周期的某一部分某节段，不要从一个节段跳到另一个节段或从一个期跳到另一个期。

3. 两侧对比　如偏瘫患者等大多数虽只有一侧受累，但身体另一侧也可能会受到影响，因此，要观察两侧，自身对比。

（六）目测法步态分析的优缺点

1. 优点　几乎不需要仪器、设备，使用方便，能够对步态变量进行一个整体描述。

2. 缺点　主要依赖于评定者的观察技能，具有主观性，可靠性差，难以同时对多环节和人体多节段进行观察。

（吕　晓）

第二节　实验室步态分析

随着电子计算机技术的发展，使得基于红外线摄影的数字化运动捕捉分析系统在过去的十几年时间内发展成为广泛应用的三维步态分析工具。步态分析也从过去的图像观察逐渐转变为精确的三维数字报告模式。目前国内多家医院建立了三维步态分析实验室，引进了高尖端的设备，如意大利的BTS、英国的Vicon、瑞典的Qualysis、美国的Motion等，在科研、临床疗效观察、治疗方案设计等方面得到广泛认可。

一、步态分析实验室的组成

（一）环境要求

一个宽敞的实验室，行走步道应在8米以上，实验室尽量简洁明了，无过多视觉干扰，以保障采集的步态周期均匀、稳定（图9-2）。

（二）主要设备及软件

1. 2台同步摄像机，分别位于步行的前方和侧方进行步态的录像。

2. 1套三维运动捕捉系统，一般至少要6个高清红外摄像头，增加摄像头可提高捕捉运动的数据质量。

3. 若干大小不一、便于系统捕捉的反光标志物，一般根据特定要求贴于皮肤表面。

4. 2个地面压力测力平台，由对称分布在力板4个角的传感器组成，用来测量行走时地面的支撑反应力。2个以上的测力平台可减少误差，也可提高工作效率。

5. 1套无线表面肌电测试系统，电极放在检测肌肉的表面，可在动态下观察步行过程中肌肉的肌电变化，常用8～16通道，可同时监测8～16组肌肉。

6. 足底压力系统与耗氧测量系统（可选）。

7. 步态分析工作平台，内含特定的步行分析模块，如Davis Heel、Helen Hayes、Oxford Foot等，以及计算机后台处理分析系统。

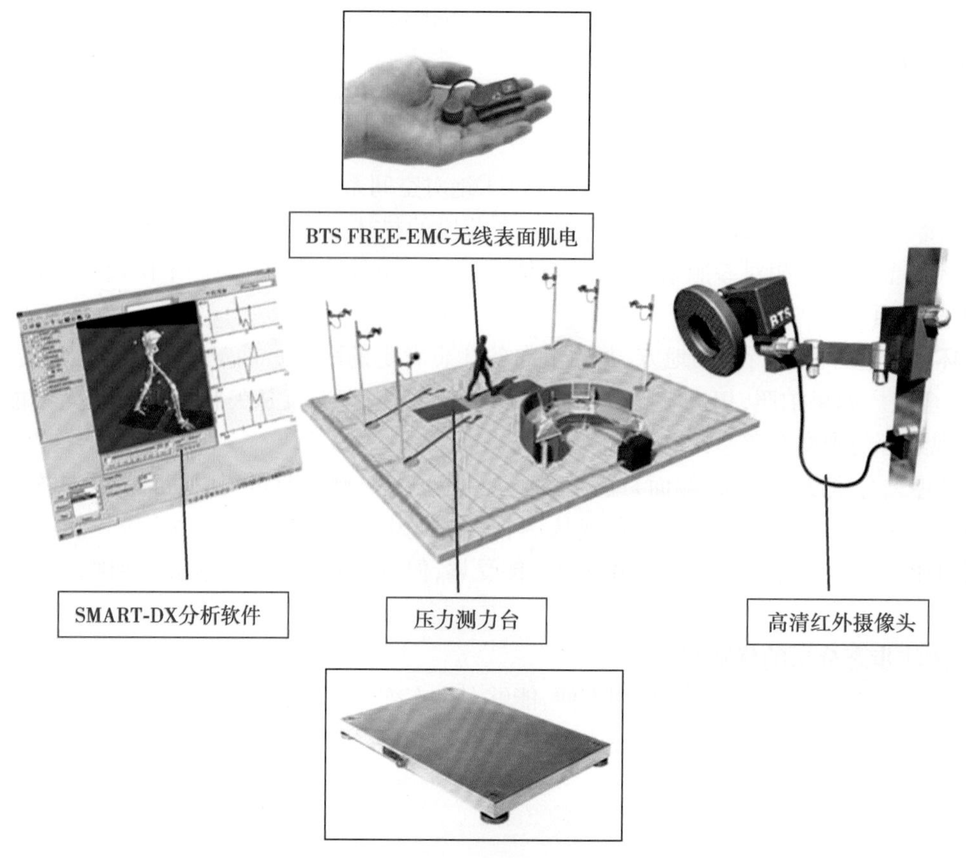

图 9-2　实验室的组成

二、步态分析系统操作流程

1. 着装要求　为了保证实验室数据的真实可靠以及减少误差，检查之前尽量要求患者身着紧身衣物，或者短衣短裤。

2. 检查流程　患者准备就绪后，即可开始检查流程。

（1）系统校准：为减少原始资料的误差，要求有正确的摄影和校准系统。在实验室某一位置放置一标志物，该系统便可根据已知空间距离进行实验室的校准。在大多数步态分析实验室里，每天都要对系统进行一次校准，以检验该系统因摄像头位置、室温变动以及电子仪器移动等可能引起的改变。

（2）数据测量：测量患者身高、体重、双下肢长度、骨盆宽度与深度、踝关节宽度等基本参数，必要时可进行下肢骨骼肌肉的特殊体格检查。

（3）反光标记物：按照步态分析模块，将带有反光标记物的小球体贴附于全身各固定关节点（图 9-3），22 个标记物分别位于（从上至下）第 7 颈椎棘突、双侧肩峰、双侧髂前上棘、双侧髂后上棘的连线中点、双侧大转子、双侧股骨大转子与股骨外侧髁中点、双侧股骨外侧髁、双侧腓骨小头、双侧腓骨小头与外踝连线的中点、双侧足跟、双侧外踝、双侧第 5 跖骨外侧缘。

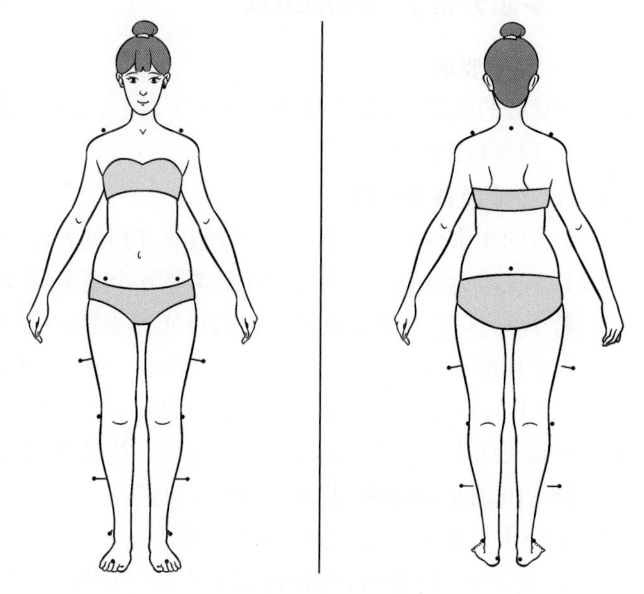

图 9-3　反光标记物

(4) 测量:在医务人员要求下,静态下站立 6~10s,记录静止站立下测试者的姿势;然后在步道范围内以自然姿态往返行走数次(8~12 次为宜),过程中避免口头言语以及其他暗示性的指导动作,尽量保证患者步态的真实性。

(5) 数据分析:利用工作平台操作系统进行运动学、压力平台、表面肌电信号的数据分析。

三、步态分析报告

到目前为止,标准健康人的正常步态数据已经在国际生物力学界得到共识。由于人种差异、系统误差、操作准确性以及重复性、对患者步行掌控严格程度不同等因素都会影响正常数据曲线的变化,各临床实验室大多自己建立标准的健康人正常步行的数据库,但就整体而言,与国际公认的统一标准相差并不大。

一份完整的三维步态分析报告一般包括以下内容:

1. 时空参数　主要观察步态的距离和时间参数特征,如步长、跨步长、步频、站立相和迈步相在步行周期中所占时间、比例以及步行速度(表 9-5)。

表 9-5　时空参数

时间参数	右侧	左侧	正常值
跨步时长(s)			1.1±0.09
站立时长(s)			0.65±0.07
摆动时长(s)			0.44±0.05
站立相(%)			58.98±1.97
摆动相(%)			41.02±1.97
双腿支撑相(%)			10.27±3.09
平均速度(m/s)			1.2±0.2
平均速度(%身高/s)			80±5
步频(步/min)			114±4.2
空间参数	**右侧**	**左侧**	**正常值**
跨步长(cm)			136±11
跨步长(%身高)			80±10
步长(cm)			62±5
步宽(cm)			8±5

2. 运动学分析　从冠状面(frontal plane)、矢状面(sagittal plane)、横断面(transverse plane)三个平面对躯干、骨盆、髋关节、膝关节、踝关节进行运动学分析(图 9-4),可以显示每个关节的运动角度变化。灰色曲线为正常值范围,绿色曲线为右侧下肢运动曲线,红色曲线为左侧下肢运动曲线。

3. 动力学分析　包括步行周期中下肢髋关节、膝关节、踝关节的力矩(moment)、做功(power),以及地面反作用力(ground reaction force)在左右、前后、垂直方向的体现(图 9-5)。

4. 表面肌电分析　主要反映相关肌肉的活动,如原动肌和拮抗肌的收缩程度、收缩时序、收缩持续时间等,有助于分析步行中各个时期肌肉的作用,提示过早或者不恰当的肌肉活动。

四、发展前景与展望

随着近些年技术的进步,三维步态分析系统的可靠性和准确性已经得到很多临床试验研究的证实,它所提供的客观数据分析,避免了测试者经验及主观因素的影响,能更加真实地反映患者的功能情况。但是,

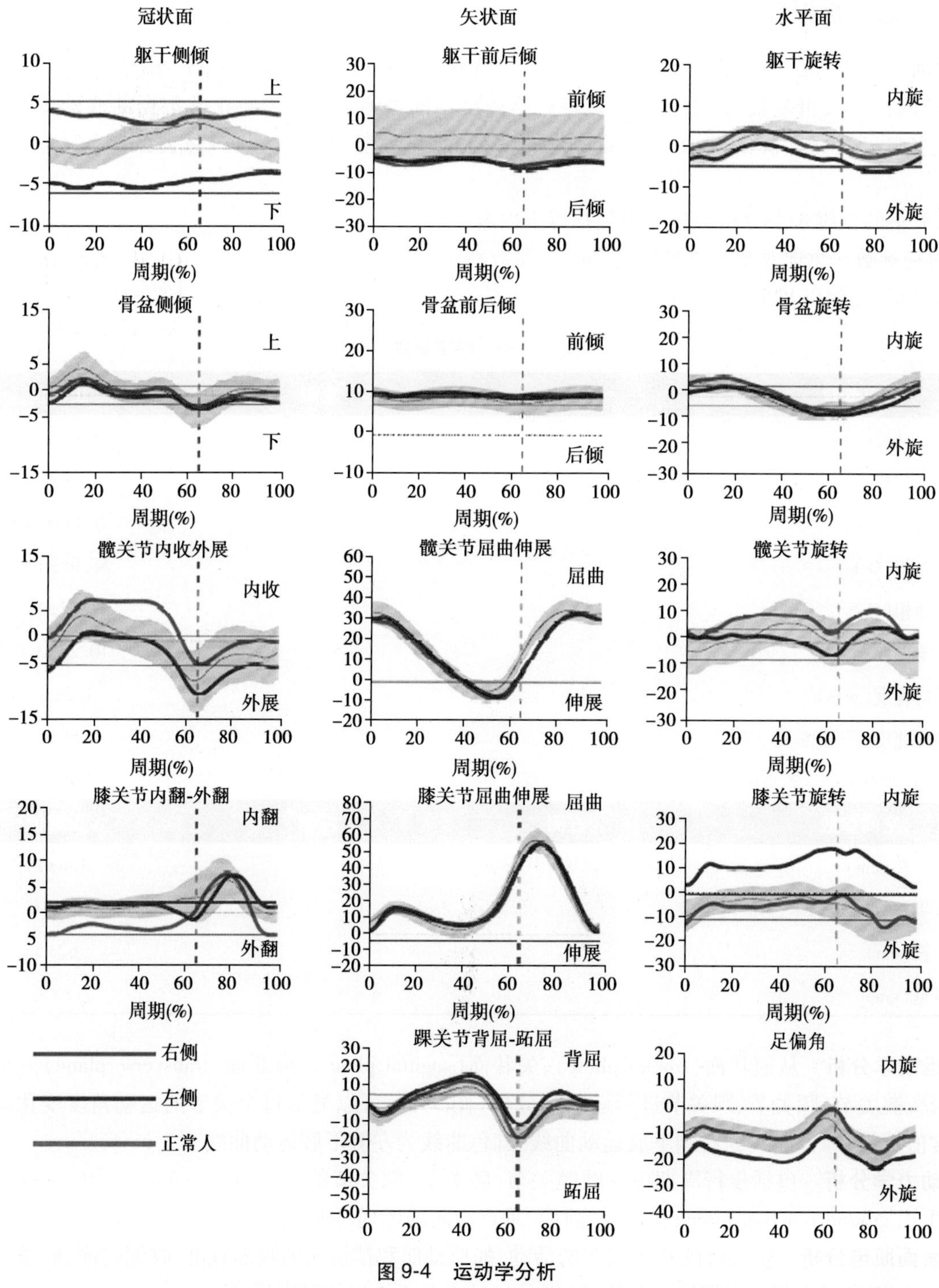

冠状面
矢状面
水平面
躯干侧倾
躯干前后倾
躯干旋转
上
下
前倾
后倾
内旋
外旋
周期(%)
骨盆侧倾
骨盆前后倾
骨盆旋转
髋关节内收外展
髋关节屈曲伸展
髋关节旋转
内收
外展
屈曲
伸展
膝关节内翻-外翻
膝关节屈曲伸展
膝关节旋转
内翻
外翻
踝关节背屈-跖屈
足偏角
背屈
跖屈
右侧
左侧
正常人

图 9-4 运动学分析

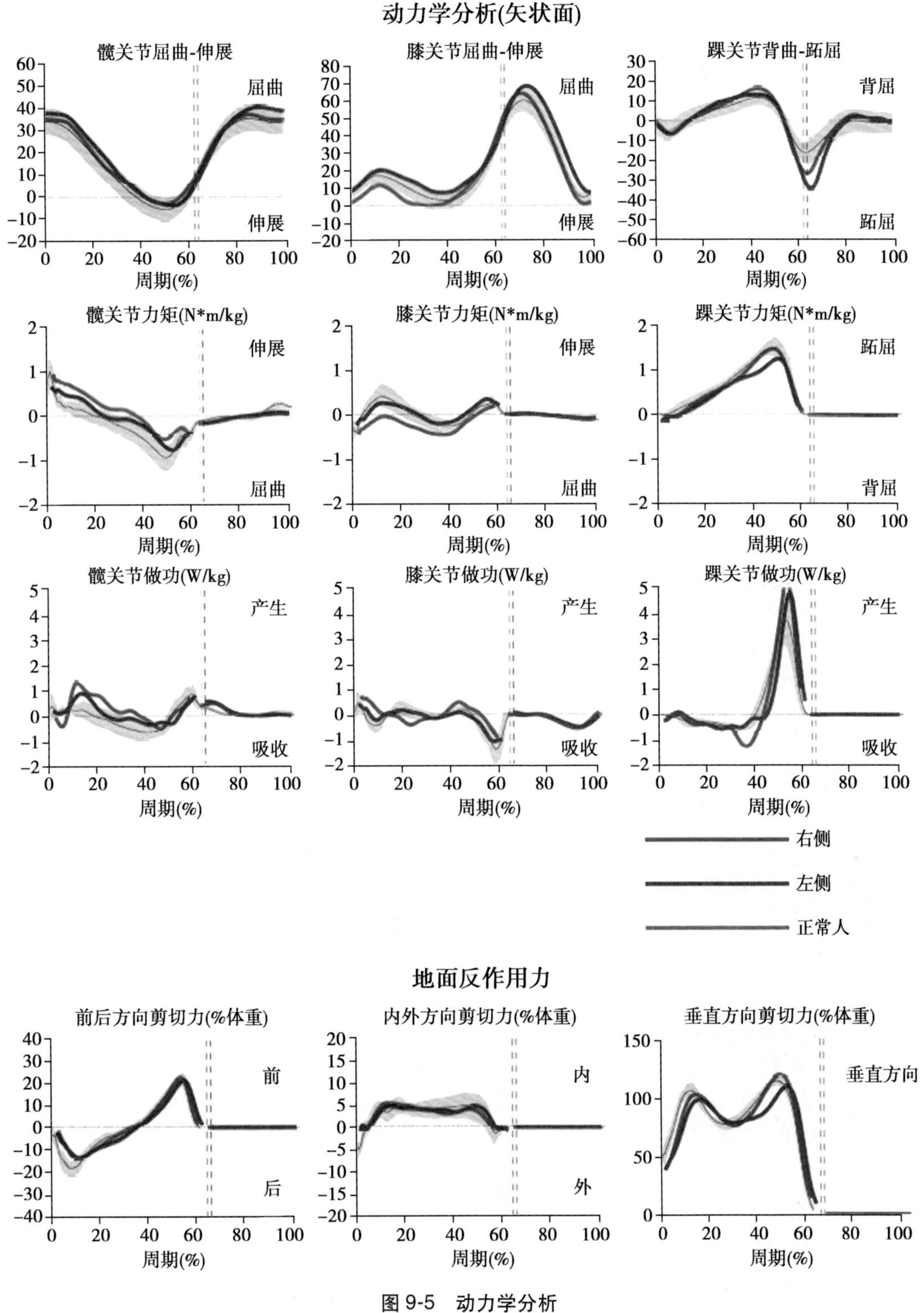

图 9-5 动力学分析

三维步态分析系统在国内的临床使用中尚存在很多问题：①各系统的标准化操作流程尚不明确，容易人为造成测量数据的误差。②由于各系统技术缺陷，目前运动学分析中，关于水平面数据的采集以及分析的难题尚未解决，因此，国际上权威期刊通常使用矢状面的运动学分析数据而较少提及水平面的数据分析。③目前各实验室较多使用西方公司提供的步态数据库，而西方人与东方人的步态是不尽相同的，因此国内尚缺乏大标本量的、统一的标准数据库。在未来三维步态分析的研究使用中，应尽快解决上述这些问题，使这项技术能够更加广泛地应用于临床各个领域。

（冯重睿）

第三节　神经肌肉损伤常见异常步态

一、异常步态分类

异常步态有多种分类与名称。着眼于疾病原、肌紧张、异常步态类型三方面进行分类，见表 9-6。

表 9-6　异常步态分类

1. 按疾病原因分类
（1）中枢性疾病：失用性步态、失调性步态、偏瘫步态、脑瘫步态、帕金森病步态、截瘫步态
（2）末梢性疾病：小儿麻痹步态、末梢性麻痹步态
（3）运动系统疾病：假肢步态、关节疾病步态
2. 按肌紧张异常分类
（1）肌紧张亢进：痉挛性步态、僵硬步态
（2）肌张力低下：弛缓性步态
3. 按异常形态类型分类
（1）中枢性疾病：划圈步态、尖足步态、剪刀步态、慌张步态
（2）末梢性疾病：垂足步态、跛行步态

二、瘫痪常见异常步态

因中枢和外周神经损伤，可表现出不同的步态异常，归纳起来有下述 3 种类型（图 9-6）。

（一）偏瘫步态

1. 运动学参数异常　偏瘫患者常见股四头肌痉挛导致的膝关节屈曲困难、小腿三头肌痉挛导致的足下垂、胫后肌痉挛导致的足内翻，多数患者呈划圈步态（图 9-6A）。

基本运动学参数与同年龄的健康者相比，偏瘫患者步态的运动学参数均表现为异常。

（1）步长：步长主要由身高决定，还受性别、年龄的影响，随年龄的增大，步长逐渐变小，偏瘫患者的步长小于正常者。Lehman 研究发现，偏瘫患者的步长小于 40cm，且健侧步长小于患侧步长。影响偏瘫患者步长的因素有：上运动神经元损伤的部位、程度、发病时间及治疗情况等。

（2）跨步长：偏瘫患者的跨步长为（60±25）cm。

（3）步频：研究发现，偏瘫患者的步频为 32.1～95.3 步/min，明显小于正常人。

（4）步速：步速受身高、体重、年龄、平衡的稳定性和下肢肌肉力量的影响，且随着年龄的增大，步速逐渐减小，原因是年龄增大，下肢力量减弱和平衡能力减弱。患侧下肢力量和站立时的平衡控制能力是决定偏瘫患者步速的主要因素。偏瘫患者病情不同，步速变化范围较大，但总体来说，小于正常人的步速。在评定偏瘫步态的参数中，步速分为两种：随意步速和最大步速，两者都能较好地反映患者的功能变化，简单、实用，有较好的信度和敏感性，在临床上得到广泛研究和应用。两者比较，随意步速更实用、更安全、更敏感。行走能力的恢复主要在发病后的 11 周之内，在此之后，步行功能的恢复程度较少。步速也主要在此阶段得到改善。

2. 步态周期异常　表现为支撑和摆动相均异常。

（1）支撑相：偏瘫患者的支撑相时间较正常人的延长，且患侧和健侧的时间均延长，患侧为 0.9～2.3 秒，健侧为 1.1～2.7 秒，明显大于正常人的 0.61～0.73 秒，而且健侧增大的程度比患侧大。

（2）双腿支撑相：偏瘫患者双腿支撑相与正常人的相比，绝对时间都延长，所占百分比都增大，原因是双腿支撑相时间延长可增加步态稳定性。

（3）单腿支撑相：偏瘫患者患侧和健侧的单腿支撑阶段的绝对时间与正常人相比都延长，且健侧比患侧增加得多，但所占整个步态周期的百分比与正常相比是减小的，患侧比健侧减小得多，原因是患侧负重能力下降，而靠健侧来代偿。

（4）摆动相：偏瘫患者的健侧与患侧的摆动相明显不同，患侧摆动相的时间比健侧时间长，百分比比健侧大，有报道，患侧摆动相的时间平均为0.53~1.03秒，健侧为0.32~0.56秒，且患侧摆动相的时间比正常人的时间长，百分比也比正常人的大，健侧摆动相的时间比正常人的时间短，所占百分比比正常人小。

3. 下肢关节角度异常 步行主要是依靠下肢髋、膝、踝关节角度的不断变化，使双侧下肢产生持续、交替运动而完成的。偏瘫患者与正常人相比较，在一个步态周期的不同阶段，其髋、膝、踝关节角度存在明显不同。速度是关节角度的重要影响因素，以不同速度行走，其关节角度的变化也不一样。偏瘫患者的步行速度都较慢。

脑卒中所致偏瘫患者，由于伸肌紧张，而致整个行走周期髋膝痉挛伸直，且髋内旋，足内翻下垂，行走时患肢沿弧线摆动经外侧回旋向前，呈回旋步，且缺乏足跟着地与蹬离动作，而用前足甚至足外缘着地，严重者上肢于行走时不能摆动，且肩内收，肘腕指屈曲，前臂旋前，呈现典型的偏瘫步态。步态分析结果见表9-7~表9-10。

表9-7 偏瘫步态：踝足矢状面分析

步态分期	差异	描述	可能原因	分析
开始着地	足拍向地面	在足跟着地时足前部拍向地面	背伸肌软瘫或无力，背伸肌的交互抑制，背伸肌的萎缩	可见踝部肌张力低，可见跨阈步态
	足趾先着地	足尖代替足跟先着地，整个站立相可能维持尖足姿势	腿长度差异，跟腱挛缩，跖屈肌痉挛，背伸肌瘫痪，足跟疼痛	比较两腿长度，检查有无髋膝屈曲挛缩，分析肌张力，跖屈肌群活动时序，足跟有无疼痛
	全足着地	在足跟着地时，全足均接触地面	过多固定足背伸，足背伸肌瘫痪、无力，新生儿/本体感受性行走	检查踝关节活动范围，检查膝过伸和持续发育不成熟步态模式
站立中期	过多位置性跖屈	胫骨不能从跖屈10°移至中立位	由于跖屈肌的瘫痪或无力，无跖屈肌离心性收缩，跟腱的外科松解、断裂或挛缩	检查股四头肌痉挛或无力，膝过伸，髋过伸、躯干向后或向前倾，检查跖屈肌无力或跟腱断裂
	站立中期足跟提起	在站立中期足跟不能接触地面	跖屈肌群痉挛	检查跖屈肌、股四头肌、髋屈肌群、内收肌痉挛
	过度位置性跖屈	胫骨前移太快，导致跖屈程度大于正常	跖屈肌不能控制胫骨前移，膝或髋屈曲挛缩	检查踝部肌群，膝、髋肌群，躯干活动范围和姿势
	介形足	足跖屈呈抓握地面状	可能是仅部分整个的跖握持反射所致或由于正性支撑反射所致，跖屈肌痉挛	检查跖握持反射，正性支撑反射和足趾活动范围
蹬离期（足跟离地到足趾离地）	没有足的滚动	重心不能充分地由后跟移到前足中部	踝、足机械融合，跖屈肌、内收肌、趾屈肌软瘫或抑制跖屈肌和背伸肌僵硬共同收缩，足前部疼痛	检查踝、足活动范围，检查肌肉功能和踝部张力，检查足前后部分离
摆动期	足趾拖曳	背伸不充分，使足前部或趾不能离开地面	足背伸肌、趾伸肌瘫痪或无力，跖屈肌痉挛，髋、膝屈曲不足	检查踝、髋、膝活动范围，检查髋、膝、踝肌力和肌张力
	足内翻	足过分内翻	内翻肌痉挛，足背屈肌和外翻肌瘫痪或无力伸肌模式	检查内翻肌和跖屈肌张力，检查背伸肌和外翻肌肌力，检查下肢伸肌模式

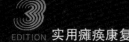

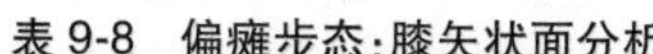
表 9-8 偏瘫步态:膝矢状面分析

步态分期	偏差	描述	可能原因	分析
开始着地(足跟着地)	膝屈过多	当足跟着地时,膝屈而不足膝伸	膝疼痛、膝屈肌痉挛、股四头肌无力或瘫痪、对侧腿短	检查膝部疼痛,屈膝肌张力、膝伸肌力、腿长度、骨盆前倾
足底着地	膝过伸	超过了正常膝伸	股四头肌软瘫/无力,通过牵拉臀大肌、比目鱼肌代偿,股四头肌痉挛、踝跖屈畸形的融合术	检查踝、膝屈肌的肌力和肌张力,踝部活动范围
支撑中期	膝过伸	但腿支撑期间,当身体重心移过足部时,胫骨仍在踝关节后方踝呈跖屈位	同上	同上
蹬离期(足跟离地至足趾离地)	过度膝屈	足蹬离期间,膝屈超过40°	重心通常在骨盆的前方,可能由于躯干僵硬膝/髋屈曲挛缩,所致屈曲回缩反射,脑卒中恢复早期屈肌协同占优势	检查躯干姿势,膝、髋活动范围,屈肌协同动作
	膝屈受限	膝屈正常程度不能产生	股四头肌和/或跖屈肌痉挛/活动受限	检查髋、膝、踝肌张力
加速期到摆动中期	过度膝屈	膝屈大于65°	摆动前膝屈消失,屈肌回缩反射,辨距不良	检查髋、膝、踝肌张力,测试反射和辨距不良
	膝屈受限	膝不能屈曲65°	膝疼痛,膝活动范围消失,伸肌痉挛,在髋部划圈	膝部疼痛,活动范围评估,检查膝、髋肌张力

表 9-9 偏瘫步态:髋矢状面分析

步态分期	偏差	描述	可能原因	分析
足跟着地到全足着地	过度屈曲	屈曲超过	髋和/或膝屈曲挛缩,由于比目鱼肌和股四头肌无力引起的膝屈、髋屈肌张力过高	检查髋、膝活动范围,比目鱼肌和股四头肌力,检查髋屈肌张力
	髋屈受限	髋屈小于30°	髋屈范围受限,臀大肌无力	检查髋屈伸肌,分析髋活动范围
足跟着地到支撑中期	髋伸受限	髋达不到中立位	髋屈曲挛缩,髋伸肌痉挛	检查髋活动范围和髋部肌肉张力
	内旋	肢体内旋位置	内旋肌痉挛,外旋肌无力,对侧骨盆过度旋前	检查内旋肌张力,外旋肌力,测定两髋关节活动范围
	外旋	肢体外旋位置	对侧骨盆过度旋后	评估双髋关节活动范围
	内收	肢体处于内收位	臀中肌挛缩,躯干向同侧髋部侧倾	检查内收模式
	外展	下肢处于外展位	髋屈肌和外展肌痉挛,如在痉挛性双侧瘫中见到的那样,骨盆向对侧下移	评估髋屈肌和外屈肌力
摆动期	划圈	整个下肢的外侧环向运动,由外展、外旋、内收、内旋构成	对髋屈肌无力的代偿,对下肢不能缩短的代偿,以便腿能离开地面	检查髋屈肌、膝屈肌、踝背伸肌力,检查髋屈、膝屈、踝背伸肌力,检查伸肌模式
	髋程钩状	由于腰方肌作用,摆动腿的缩短	对缺乏膝屈和/或踝背伸的代偿,也可能是对摆动腿伸肌痉挛的代偿	检查膝、髋、踝的肌力和活动范围,也检查膝、踝肌张力
	髋过屈	屈曲超过20°~30°	足下垂出现时,试图缩短下肢,屈曲模式	检查肌力和踝足活动范围,检查屈肌模式

表 9-10 偏瘫步态:躯干矢状面分析

步态分期	偏差	描述	可能原因	分析
站立相	躯干侧倾	躯干倾向站立的肢体(臀中肌步态)	站立侧臀中肌无力或麻痹,不能预防摆动侧骨盆下移,以致躯干倾向站立侧帮助代偿无力肌,如果患者髋部疼痛,躯干侧倾有助于减少髋部力量	检查臂中肌力,评估髋部疼痛
	躯干后倾	躯干向后倾斜,引起髋过伸(臀大肌步态)	站立腿臀大肌无力或麻痹,骨盆前倾	检查髋伸肌力,检查骨盆位置
	躯干前倾	躯干向前倾,导致髋屈曲	代偿股四头肌无力,前倾消除了膝力矩,髋、膝屈曲挛缩,骨盆向后退	检查股四头肌力,检查骨盆位置

(二) 截瘫步态

损伤水平在 T_{10} 以下的截瘫患者,通过训练,借助手杖、支具等可达到功能性步行,但截瘫较重的患者,双下肢可因肌张力高而始终保持伸直,行走时可出现剪刀步,甚至足着地时伴有踝阵挛,使得行走更加困难。(图 9-6B)

(三) 脑瘫步态

痉挛型脑性瘫痪患者,常见小腿三头肌痉挛导致的足下垂和足外翻或足内翻,股内收肌痉挛导致摆动相足偏向内侧,以及腘绳肌痉挛导致的膝关节屈曲等,表现为踮足剪刀步态,病情较重者可发展为蹲伏步态。而共济失调型则由于肌张力不稳定,步行时通过增加足间距来增加支撑相稳定性,通过上身和上肢摆动的协助来保持步行平衡,因此类似于醉酒步态。

(四) 小脑与基底节疾患步态

小脑疾患患者,由于共济失调,行走时东倒西歪,摇晃不稳,不能沿直线行走,且步宽加大,跨步长长短不一,呈现酩酊步态或蹒跚步态。帕金森病或基底节疾患患者,行走时上肢缺乏摆动动作,跨步长短小,且行走阵发加快,不能骤停或急速转向,常易跌倒,呈现出前冲步态或慌张步态(图 9-6C)。表现为起步困难,呈小碎步,越走越快,头和躯干前屈,膝关节稍屈曲,缺乏上肢的协调摆动,似前冲状态,其代表性疾病为震颤性麻痹和弥漫性动脉硬化症。此外,小脑损伤患者还表现为醉酒步态(蹒跚步态),走路左右倾斜,摇晃不稳,双足间基底增宽,似醉酒状。

(五) 下运动神经元病损步态

1. 臀大肌步态(图 9-6D) 臀大肌是主要的伸髋肌及脊柱稳定肌。在足触地时可控制重心向前。肌力降低时,其作用由韧带支持和脊旁肌代偿,导致在支撑相早期臀部突然后退,中期腰部前凸以保持重力线在髋关节之后。臀大肌步态表现出支撑相躯干前后摆动显著增加,类似鹅行步态,故又称为鹅步。

2. 臀中肌步态 支撑期早期和中期骨盆向患侧下移超过 5°,髋关节向患侧侧凸。患者肩和腰出现代偿性侧弯,以增加骨盆稳定性。臀中肌步态主要表现为支撑相躯干左右摆动显著增加。类似于鸭行,故又称为鸭步。

3. 平足步态 站立期出现,腓肠肌群无力。

4. 过伸步态 股四头肌无力会使支撑相早期膝关节处于过伸位,可用臀大肌保持股骨近端位置,用比目鱼肌保持股骨远端位置,从而保持膝关节稳定。膝关节过伸可导致躯干前屈,产生额外的膝关节后向的力矩。长期处于此状态,将极大地增加膝关节韧带和关节囊的负荷,导致损伤和疼痛。

5. 足下垂步态 足触地后,由于踝关节不能控制跖屈,所以支撑相早期缩短,迅速进入支撑相中期。严重时患者在摆动相出现足下垂,导致下肢功能性过长(图 9-6F)。

6. 跨槛步态 摆动期出现,足背伸肌无力。

7. 蹒跚步态 摆动期出现,股四头肌无力(图 9-6G)。

8. 腘绳肌无力步态 摆动期出现,腘绳肌无力。

(六) 其他步态

1. 舞蹈步态 步伐紊乱,忽快忽慢,似跳跃舞蹈,并伴有四肢躯干及面部的不自主运动。舞蹈症和扭转性痉挛步态即如此。

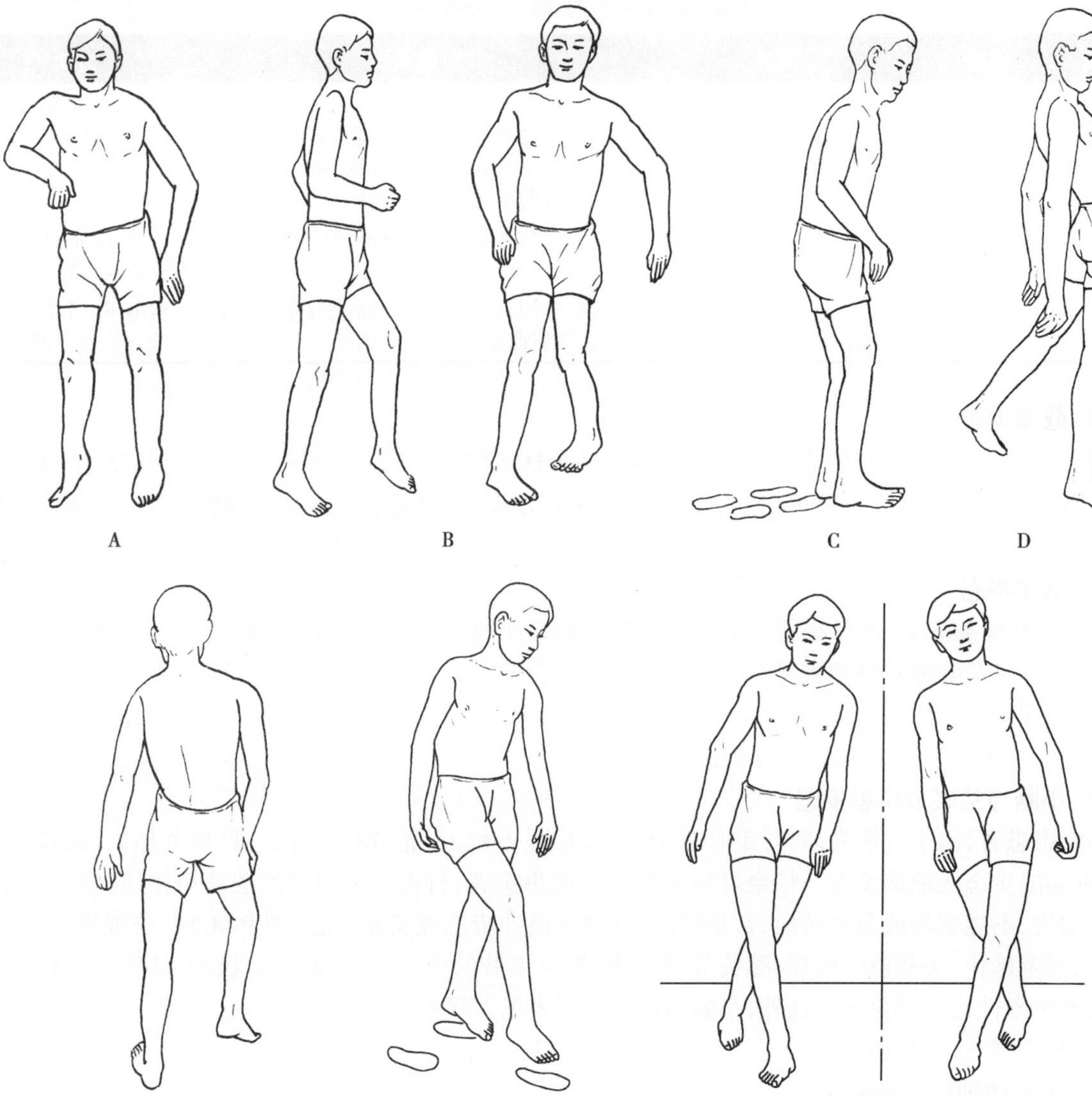

图 9-6　瘫痪常见异常步态

A. 偏瘫步态；B. 截瘫步态；C. 慌张步态；D. 臀大肌步态；E. 臀中肌步态；F. 足下垂步态；G. 蹒跚步态

2. 倾斜步态　此为前庭病变的步态，向前行走时总向患侧倾斜，其足迹呈现星状（星迹状步态），见于前庭神经细胞炎。

3. 脊髓性共济失调步态　躯干左右摇摆失去平衡，足高抬而足跟用力着地，闭眼行走时尤甚。脊髓结核、费利德力氏共济失调等患者可出现此种步态。

4. 痉挛步态（剪刀步态）　双下肢僵直，膝关节伸直，双大腿紧靠，小腿稍分开，足下垂擦地而行，有的双下肢呈交叉状，故又称剪刀步态，见于先天性痉挛性截瘫、脊髓炎或脊髓外伤后遗症。

5. 马尾性间歇性跛行步态　起步正常，行走一定距离即出现一侧或双侧下肢麻木无力或终痛，不能继续步行，下蹲片刻即可恢复。患椎管狭窄症者可出现此种步态。

6. 反张膝步态　足下垂不能抬高，膝关节向后反张，小腿松弛，步行时左右摇摆，足尖擦地，见于多发性神经炎，圆锥马尾病变。

7. 鹤步步态　步行时膝高抬上举，足松弛下垂，似仙鹤单肢挺立（金鸡独立），见于腓骨肌萎缩症，腓总神经瘫痪。

8. 癔病步态　见于癔病性单下肢瘫、偏瘫或截瘫，步态奇异，变化不定，患者常以手扶以助患肢运动。

（吕　晓）

第十章　神经肌肉电诊断技术

神经肌肉电诊断是应用先进的探测仪器记录神经、肌肉生物电活动的一种技术。它通过对肌细胞在各种功能状态下的生物电活动进行分析，评估脊髓前角细胞、周围神经（根、丛、干、支）、神经肌肉接头、肌纤维的功能，同时结合特定的外界刺激（包括体感、视觉、听觉）来了解运动和感觉神经纤维通路的完整性及病变部位，从而对中枢神经系统、周围神经系统疾病进行定性、定位、定量的分析。在康复医学中，神经肌肉电诊断是功能检查和疗效评定的方法之一，为制订康复治疗措施提供客观依据。

第一节　肌　电　图

肌电图（electromyography，EMG）是将针电极插入肌肉记录电位变化的一种电生理检查。通过肌电图，对不同部位的肌肉进行检测，以判断肌肉病变是肌源性损害还是神经源性损害；判断神经源性损害的部位（脊髓前角细胞、神经根、神经丛、神经干、末梢）；判断神经的再生情况；辨别病变是活动期还是慢性期；为肌强直及其分类的诊断和鉴别诊断提供依据。

一、仪器设备及基本原理

（一）肌电图的仪器设备

肌电图检查仪的主要组成部分包括电极、放大器、扬声器、显示器、记录器和计算机。肌电图电极分为针电极和表面电极两类。针电极是传统的常规电极，有单极和同芯之分，同芯又有单芯、双芯及多导之分，还有单纤维电极和巨肌电图电极，它们各有其用处。单芯针电极最常用，它主要记录电极周围的电活动。单纤维电极只记录到周围 250~350μm 范围内的电活动。表面电极记录到电极下广泛范围电活动的总和，常用于神经传导测定、诱发电位的检查、运动学的研究。

（二）运动单位

运动单位（motor unit）是肌肉收缩的最小功能单位，它指一个前角细胞及其轴索和运动神经元所支配的全部肌纤维，是肌电图评价的主要结构基础。运动单位的单次发放冲动，可引起其轴突所支配的全部肌纤维的同步收缩；通过细胞外电极所记录到的波形，即运动单位电位（motor unit potential，MUP）。运动单位电位基于其神经支配比例、肌纤维密度、传导速度以及神经肌肉接头传递功能的不同而有差异。在随意收缩时，要是激活那些含肌纤维数少、收缩时间长的小运动单位，其运动神经元的核周体较小，临界放电阈值低；而较大运动神经元支配的是收缩时间较短的运动单位，在较强的收缩时才被激活，这就是所谓的“小大原则”。

（三）肌电图检测内容

对一块肌肉进行肌电图检查，一般分为四个步骤：①插入电活动，将针电极插入肌肉所引起的电位变化。②自发电活动，观察肌肉在不收缩的情况下而记录到的电活动。③肌肉随意轻收缩期间，运动单位动作电位的特征性表现（波幅、时限、波形、电位数）。④肌肉募集和干扰相电活动，肌肉大力收缩时的电活动变化。由于针电极只能观察到肌肉一部分肌纤维的活动，如果要观察一块肌肉的全貌，最好将针插入到肌肉的各个方向的不同部位，可将针电极小心地回抽到肌肉和筋膜交界平面时，再从一个新的角度插入，一般需要在四个不同的象限，每个象限在 3~4 个不同的深度进行检查。检查的部位越多，则假阴性的概率越低。

二、正常肌电图

（一）肌肉松弛时肌电图的表现

1. 插入电活动(insertion activity) 插入电活动的产生是由于针进入肌肉的一瞬间，或者是针在肌肉中移动时，机械刺激肌纤维所产生的一种电活动。常呈爆发性、重复发放的高频棘波，或呈负向或呈正向，在扬声器中可以听到清脆的响声；其最一致的特征是，持续时间不超过针移动的时间，持续时间平均为几百毫秒[国人正常肌肉插入电活动的持续时间为(465.3±278.3)ms]。正常插入电位中，其持续时间不超过针移动的时间。根据插入电位的波形及扬声器中听到的声音，可将其分为正常、减少、增加。当失神经支配时或者炎症过程中，插入电位延长；当肌肉纤维化时，肌肉的兴奋性降低，插入电位减少。

2. 电静息(electrical silence) 当健康的肌肉完全松弛时，肌纤维没有收缩，因此肌肉电极记录不到电活动，这种征象叫电静息。电静息是一种正常表现。荧光屏上表现为一条近似平直的基线。

3. 正常自发电活动(spontaneous activity) 在正常情况下，肌肉完全松弛时，如果针电极在终板区，由于针尖激惹肌肉内神经末梢，从而产生终板电位(end plate potential)，属于生理现象。终板电位主要有两种：终板噪声和终板棘波。终板噪声波幅低、起伏不定；终板棘波波幅高、间断发放。当显示屏出现终板电位时，受检者常感觉疼痛，此时稍微移动一下针尖，疼痛可消失。

（二）随意收缩时肌电图的表现

正常运动单位动作电位(normal motor unit action potential) 当正常肌肉随意收缩时，出现正常运动单位动作电位，它是由一个前角细胞所支配的一组肌纤维组成，几乎但非完全同步收缩所形成的综合电位。其解剖和生理特性基于其神经支配比例、肌纤维密度、传导速度以及神经接头传递功能的不同而有差异。但在正常情况下，综合电位有其特征性表现。其基本参数见图 10-1。

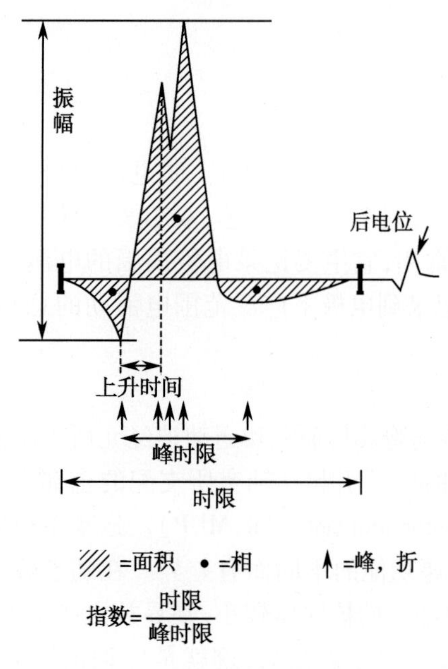

图 10-1 肌电图的基本参数

1. 上升时间 指从起始正峰与随之而来的大的负峰之间的时间间隔。用作定量分析的运动单位，其上升时间不应超过 500μs，最好在 100~200μs 之间。它可以反映针尖与发放冲动的运动单位之间的距离，针尖与发放冲动的运动单位距离越近，运动单位电位上升时间越短、波形越陡峭，这样的运动单位可产生尖锐而清脆的声音。

2. 波幅 指在时限范围内最大负峰与最大正峰之间的幅度差，又称振幅。波幅与电极记录面积的大小、肌纤维的大小、密度及其发放的同步性相关。正常情况下同心圆记录的运动单位，其波幅为几百微伏到数毫伏间。

3. 时限 指电位的变化从离开基线至回到基线的持续时间，是反映运动单位一个非常重要的参数，通常以毫秒来代表，它反映了一个运动单位里不同纤维同步化兴奋的程度。针电极的移动对它的影响较波幅小得多，其正常范围一般在 5~15ms 之间。

4. 相位 是检测运动的单位内不同肌纤维放电的同步性，测量时一般是从离开基线再回到基线的次数再加 1 而得。多相波的百分比随所检肌肉、年龄的变化而变化。一般来说，正常的运动单位电位相位为 2~4 相，多于 4 相，称为多相电位增多，这是肌纤维同步化不好或肌纤维脱失的表现。

5. 转折 指运动单位没有过基线的电位改变，转折增多与多相波增多具有相同的意义。

6. 变异性 指 MUP 反复发放时，在未动针的情况下，其波形和波幅所发生的变化。正常情况下运动单位所产生的电位其形状通常比较一致，但在神经和肌肉结果之间传递有障碍时，则会出现运动单位电位的变异。

7. 运动单位电位募集 当肌肉轻用力随意收缩时，运动单位动作电位互相之间可清晰地分开，电位的时限和形状可被分辨。如果肌肉收缩的力量增加，更多的运动单位被动员参与，当肌肉最大用力收缩时，许多运动单位动作电位彼此相互重叠波形，叫做“干扰相（interference pattern）”。干扰相是健康肌肉在最大用力收缩时的正常特征性表现。

三、异常肌电图

肌电图学所研究的是细胞外的肌电活动。在肌源性和神经源性病损中会出现异常自发电位和运动单位动作电位的变化，它是临床检查的延伸，必须结合病史以及其他临床检查共同分析，才能更好地解决临床上的问题。

（一）肌肉松弛时肌电图的表现

1. 插入电活动的减少和延长　插入活动异常延长即指动针后，插入活动仍需持续一段时间，提示肌肉激惹、肌膜的不稳，常见于失神经支配的肌肉、某些肌源性疾病、肌强直性疾病等；插入活动明显减少甚至缺失，常由于肌肉纤维化或严重的肌肉萎缩，也可见于周期性瘫痪的发作期。需注意排除技术上的因素，如导线、针的故障，皮下脂肪厚，针未进入肌肉等情况。

2. 异常自发电活动　最常见的肌纤维自发电位包括纤颤电位、正相尖波、强直放电、重复放电等。当针插入肌肉或针移动时出现这些自发电活动，在肌肉非终板区找到两个以上自发电位具有诊断价值，它多见于神经源性损害和肌源性损害。（图 10-2）

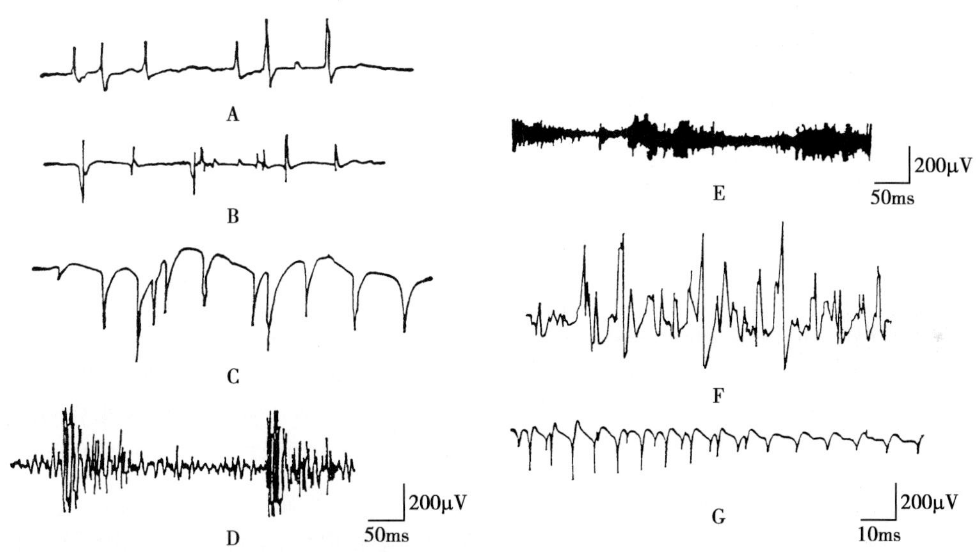

图 10-2　部分异常肌电图波形

A. 终板电位；B. 纤颤电位；C. 正相波；D. 复合重复放电；E. 肌强直放电；F. 痉挛电位；G. 神经性肌强直

（1）纤颤电位（fibrillation potential）：常为双相或三相棘波，初始为正相，其时限范围是 1~5ms，波幅为 20~200μV，在扬声器中为一种清脆的声音，类似雨点落到篷布上的声音。典型的纤颤电位是以规则的频率发放，而频率不规则的纤颤电位，是多个肌纤维发放的结果。在同一块肌肉上出现两处以上的纤颤电位，就应该考虑为病理性。对下运动神经元疾病，纤颤电位是肌纤维失神经支配的有价值的指征，一般失神经支配 2~3 周后才出现。在肌肉疾病如肌营养不良、皮肌炎和多发性肌炎，也很常见。这可能是由于肌肉坏死后继发失神经改变引起。

（2）正相尖波（positive sharp wave）　正相尖波为长时限的双相电位，起始部为正相波，继之出现一个时限较宽，波幅较低的负相波；其时限范围是 10~30ms，波幅为 20~200μV；通常规律发放，在扬声器中可表现为较钝的爆米花样的声音。正锐波是肌肉失神经支配时出现的另一种自发性电活动，常和纤颤电位一起出现，也可单独出现。

（3）束颤（fasciculation）：束颤是一群肌纤维的自发性收缩，典型的束颤可在前角细胞病变时出现。但在神经根病、嵌压神经病以及肌肉-痛性束颤综合征中也可出现。可分为良性束颤和病理性束颤或称为复合性束颤(图10-3)。

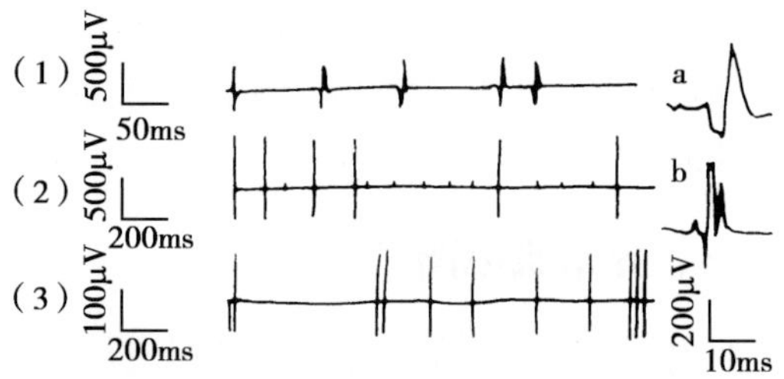

图10-3　束颤电位
(1)单纯束颤;(2)复合束颤电位;(3)重复发放
a、b为间断扫描之单纯和复合束颤电位

(4)肌颤搐放电(myokymic discharge):与束颤单个运动单元发放不同,肌纤维颤搐是一个复合的重复发放,呈规律性爆发发放。多见于面部肌肉、脑干胶质瘤、多发性硬化及周围性脱髓鞘病损。

(5)强直放电:肌强直与肌强直样电位,是插入电活动延长的一种特殊形式,代表一组肌纤维的同步放电,整个电位以一定的频率重复发放。肌强直电位的波幅和频率呈逐渐增大然后又逐渐减少,持续数秒或数分钟。肌强直样电位又称怪异形高频放电,它的特点是突发突止或突然变形,波幅和频率无渐增渐减变化。

肌强直电位见于先天性肌强直或紧张性肌营养不良。肌强直样电位见于肌营养不良,多发性肌炎和多种慢性失神经状态,如运动神经元病、神经根病和慢性多发性神经病。

(6)群放电位:是一种时现时消的群放电位,如是规则性的,多见于帕金森病、舞蹈症、痉挛性斜颈。不规则的群放电位见于姿势性震颤、脑血管意外痉挛性瘫痪的肌肉(图10-4)。

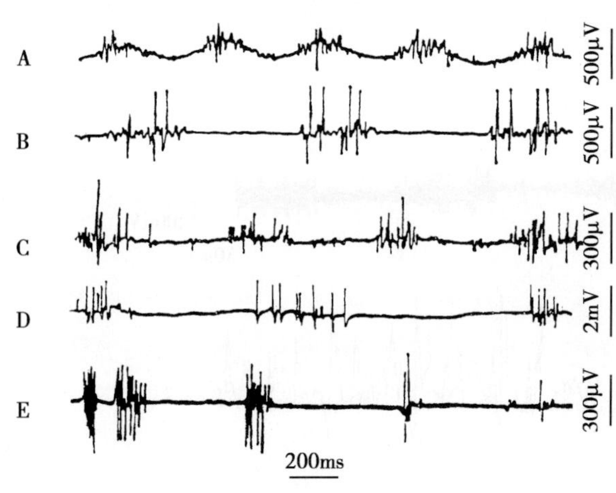

图10-4　群放电位
A.局限性癫痫;B、C.帕金森综合征;D.神经官能症;E.半侧面肌抽搐症

(二)随意收缩时肌电图表现

1. 运动单位动作电位的变化　观察运动单位时,需注意运动单位波幅、上升时间、时限、相位、稳定性及区域。运动单位动作电位的相位超过四相,叫多相电位。多相电位常在病理情况下出现。如神经变性、神经再生以及肌肉疾病时出现多相电位,分别称为群多相电位和短棘波多相电位(图10-5)。

(1)神经再生电位(regeneration potential):在周围神经病损后常发生神经病变,并随后神经再生,神经纤维的传导功能、传导冲动的速度均较健康神经纤维慢,受损神经所支配的肌纤维一部分获得再生的神经轴突分支支配。而另一部分肌纤维尚未获得神经再支配,因此运动单位动作电位变为时限延长的多相电位,叫做“神经再生电位”。它是高波幅长时限的多相电位,又称做群多相电位(图10-5A)。

(2)巨大运动单位电位(giant motor unit potential):多见于脊髓前角细胞病变,其变化系一部分前角细胞受损变性,而一部分前角细胞完整无损,这时尚存的前角细胞通过芽生的方式支配已经丧失神经支配的肌纤维,导致一个运动单位内的肌纤维数量增多,在肌电图检查时可见到时程明显增宽,波幅明显增高的运动单位电位,这种电位称作“巨大单位”。这些扩大了的运动单位动作电位,其时限延长超过12ms,波幅升高超过3 000μV,甚至高达10 000μV(10mV),但相位单纯,由于同步性加强,一般二相或三相,而且是同一相似的电位。这种电位称作“巨大运动单位电位”。

(3)肌病电位(myopathy potential):肌病时肌纤维受损,运动神经元是不减少的,只是组成运动单位的很多纤维却遭受变性,因此运动单位内包含的肌纤维数目减少,致使动作电位的平均时限缩短,电位的波幅也降低,收缩时由于变性程度不一,所以很不同步,而呈现多相电位。这种多相电位是低波幅短时限的多相电位,即肌病电位,又称棘状波多相电位(图10-5B)。

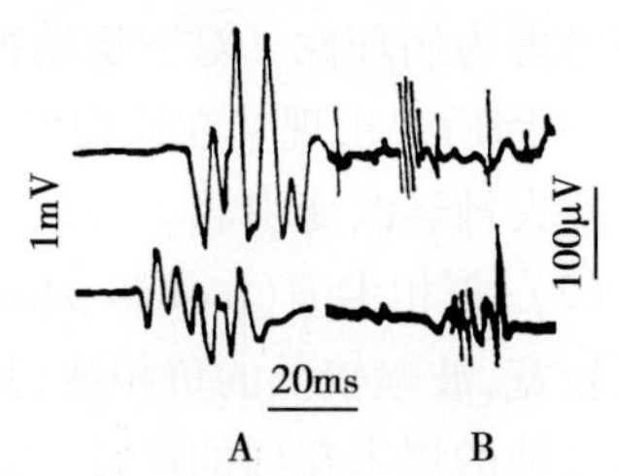

图10-5　多相电位
A.群多相电位;B.短棘波多相电位

(4)同步电位:在同一肌肉上,用两根针电极在间距大于20mm沿肌纤维走行直角垂直插入同时引出动作电位时,如两者同时出现称为同

步电位。如同步达 80% 以上称为完全同步电位（图 10-6）。同步电位是脊髓前角细胞病变的特征性电位，也是肌源性和周围神经疾病的鉴别指标。脊髓的其他疾病，神经根和神经丛的疾病，如果累及脊髓前角均可出现同步电位。

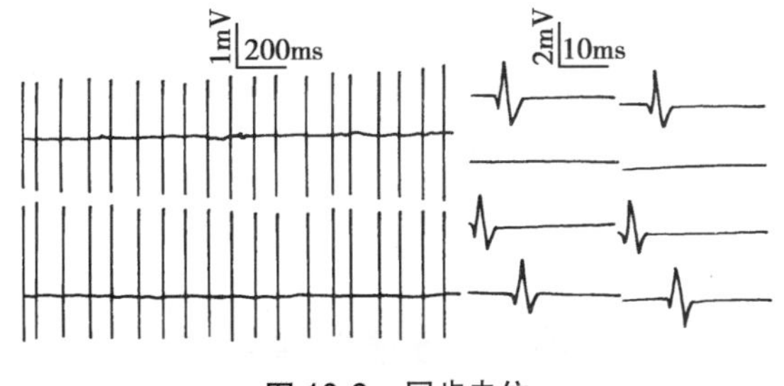

图 10-6　同步电位

2. 干扰相的变化　健康肌肉在最大用力随意收缩时，肌电图表现为干扰相。当由于各种病损影响到肌肉的神经支配时。肌肉最大用力随意收缩时没有足够的运动单位参与活动，因此运动单位动作电位减少，在肌电图上不出现干扰相，而表现为干扰相减少称为干扰波减少。如周围神经病损时，其干扰波减少的程度取决于肌肉的失去神经支配的程度。完全失神经支配的肌肉，当试图用力收缩时，完全没有动作电位出现，这种现象叫"病理性电静息"。如前角细胞病变时，某一肌肉所支配的前角细胞完全变性时，则该肌肉呈软瘫状态；有少许前角细胞时，在用力收缩时呈现稀疏的巨大电位，则可称为单纯相。

对最大用力收缩时运动单位动作电位的数目来划分肌肉的肌力等级，比徒手肌力测定更具有客观性和准确性以及可比性。在肌肉疾病，虽有程度不同的肌纤维变性缺失，但神经元没有变性，一般尚有足够的运动单位参与活动，因此当肌肉最大用力时仍呈干扰相，但这种干扰相为棘状波多相电位组成，它与正常肌肉的干扰相不同，叫"病理性干扰相"。

四、瘫痪的肌电图评定价值

肌电图不论是在中枢性瘫痪、周围性瘫痪还是肌肉疾病所致的躯干与肢体功能障碍的诊断评定、预后的分析上都是非常客观的指标。

（一）中枢性瘫痪的肌电图评定

中枢性瘫痪的急性期，肢体功能障碍的早期多数呈软瘫状态。这时肌电图表现为患侧肢体的近端、远端的屈伸肌均呈现病理电静息，此时肌纤维不能有效地收缩，故不会产生动作电位。实则是脊髓处于一种失控状态，称为脊髓休克（但非本身病损所致），此期一般为 1 个月。随后患侧肢体进入共同运动期，此时痉挛肌的肌电图表现为动作电位持续，意识支配痉挛肌松弛或在医护人员指导帮助下可以达到电静息状态。此时是康复治疗、功能训练的最佳时期。如果肌电图显示患侧肢体痉挛肌呈强烈持续状态，并且多个同一功能的肌肉均有同样表现，任何指导和帮助均不能做到肌肉松弛。肌电不能显示电静息，为进入强化共同运动期。这是康复治疗和训练最难渡过的一期。如果患侧肢体的伸肌和屈肌也即痉挛肌和它的拮抗肌同时进行功能活动，肌电图同时显示动作电位，这时已达到分离运动期。通过肌电图检测客观地评定中枢性瘫痪属于哪一阶段，可作为初期、中期、后期的康复效果评定的指标。

（二）周围性瘫痪的肌电图表现

周围性神经损害，表现为弛缓性瘫痪，严重时表现为病理性电静息，通过运动单位动作电位的数量，肌电图可进行肌力的量化分级。这比徒手肌力测定更客观、更准确。也可依据异常自发电位、运动单位动作电位的表现，进行定性（是神经源性或是肌源性）、定位（神经受损水平是哪一节段的神经或是哪一水平的脊髓损害）、定量（严重程度）的评定。同时根据上述损害程度、范围可估计预后情况和指导制订康复治疗计划。

（何晓阔　燕铁斌）

第二节　神经传导速度

一、概述

神经传导速度（nerve conduction velocity）测定是测定周围神经功能的一种检查方法。它的原理是在神经干的远、近两点分别给予超强刺激，在该神经所支配的远端肌肉上记录诱发出的混合肌肉动作电位。它可反映运动神经轴索、神经肌肉接头以及肌肉的功能状态。神经传导速度测定可分为运动神经传导速度测定和感觉神经传导速度测定。

常见神经传导检查中上肢包括正中神经、尺神经、桡神经、肌皮神经、腋神经和副神经等；下肢包括股神经、腓总神经、胫神经、隐神经、腓肠神经等；也可测定面神经、膈神经等。此外可通过 F 波、H 反射以及诱发电位来测定神经近端的功能状态。

二、运动神经传导速度测定

（一）测定和计算方法

在一条神经的经路上，选定两个刺激点：一个远端，一个近端；记录电极置于神经支配的远端肌肉；刺激电极的负极置于神经的远端，其刺激引起神经去极化，正极在近端引起超极化，从而阻滞冲动的传播。测定时先以低强度寻找最佳刺激反应点，即引起最明显的肌肉动作的位置；然后加大刺激强度至超强，引出最大肌肉动作电位，即 M 波。所谓超强刺激（supramaximal stimulation）即当刺激强度增加到一定程度，所诱发出的电位波幅不再增加，再将此时的刺激强度增加 20% 即为超强刺激。在远端刺激所得的潜伏时，称末梢潜伏时；近端点刺激的传导时间为近端潜伏时，近端潜伏时减去末梢潜伏时，称为传导时间（即远端和近端刺激点之间的传导时间）。测量两个刺激点之间的距离，用两刺激点之间的距离除以传导时间即为该神经的运动神经传导速度（图 10-7），其计算公式如下：

$$\text{神经传导速度}=\frac{\text{神经两个刺激点之间距离(mm)}}{\text{该段神经传导时间(ms)}}=\text{毫米/毫秒(mm/ms)}$$

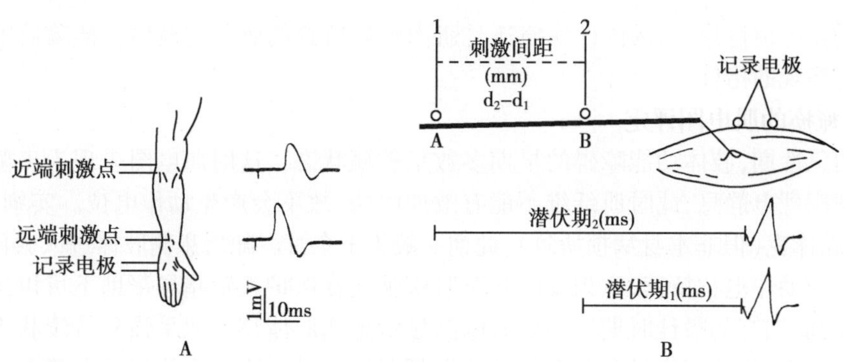

图 10-7 运动神经传导速度测定

A. 刺激方法、刺激电极、记录电极位置示意图；B. 测量记录方法，分别由肘部、腕部记录的诱发电位

测定时为减小引起误差，最好诱发出相似的肌肉动作电位。当刺激强度过大时，刺激范围会扩大到几个毫米，可产生较短的潜伏期。此外，潜伏期的测量一定要在固定的放大倍数中进行，放大程度与所用的正常值的条件一致。

（二）异常神经传导类型

1. 轴索损害 轴索损害最重要的异常是运动神经传导肌肉动作电位波幅降低，而末端潜伏时及传导速度均正常；在很严重的轴索损伤中，其末端潜伏时及传导速度也起轻度延长。

2. 髓鞘脱失 在病变部位近端刺激时，传导减慢、末端潜伏时延长和传导阻滞，但近、远端刺激肌肉动作电位波幅没有明显改变。

3. 传导阻滞 在脱髓鞘改变中，由于髓鞘脱失多是节段性或斑片状，所以当在近端刺激时，动作电位的波幅明显降低、波形离散。传导阻滞的部位不一样，动作电位波幅的改变情况也不一样。

三、感觉神经传导速度测定

（一）测定和计算方法

测定感觉神经传导速度时，以电流刺激感觉神经一端，冲动沿着神经干传导，在感觉神经的另一端记录这种冲动，以刺激点和记录点之间的距离除以潜伏时便得出感觉神经传导速度。测定的方法有两种，顺向记录法和反向记录法，多数测试者是刺激手指或足趾的末梢神经，顺向性地在近端收集。

（二）异常所见

感觉神经传导的异常与运动神经传导相似：明显的神经传导速度减慢有利于髓鞘脱失的诊断；轴索断伤时波幅明显低平。此外，感觉神经电位的正常与否可作为后根神经节前损害疾病（神经根病）与节后损害（神经丛病及周围神经损害）的鉴别要点。

四、F 波传导速度测定

（一）F 波的生理基础

以超强刺激刺激某一神经，可以在其远端记录到一个晚期肌肉电位。这个兴奋首先逆向传导至脊髓前角细胞，前角细胞被兴奋再顺向引起相应肌肉的动作电位。F 波实际上就是一小的肌肉的动作电位，在该环路中，无论是传入还是传出均是纯运动纤维，有 1%~5%的逆行兴奋运动神经元发放。

F 波（F wave）是经过运动纤维近端的传导，又由前角细胞兴奋后返回的电位，即兴奋运动神经的逆向冲动传入相应的脊髓前角细胞，通过中间神经元或树突网，而直接或间接兴奋其他前角细胞，再经该运动神经传出，到达其所支配的肌肉所出现的一个晚反应。F 波有助于我们对近端神经的运动传导进行评价，是对传统神经传导检测技术的一种有益的补充，使周围神经病的定位诊断更为准确和全面。目前 F 波广泛应用于周围神经病损，是具有价值的一种测定方法。

（二）F 波的潜伏时和波形

F 波的潜伏时和波形多变而且易缺失。其原因是回返放电只发生在一小部分运动神经元，而且神经传导速度快慢也不一样，大而快的运动纤维传导快，小而慢的运动纤维传导慢，故每次刺激所得的 F 波潜伏时都不一样，最短潜伏时和最大潜伏时之间可相差几毫秒。在检查时，通常选择连续刺激 10~20 个连续的 F 波来测量期最长、最短潜伏时，了解其离散程度，同时观察 F 波出现率，正常情况下 F 波的出现率是 79%。

（三）F 波传导速度测定

F 波传导速度的测定也可分为远端和近端。上肢和下肢的测量稍有不同（图 10-8），但原则都一样，即远段 F 波传导时间 F 腕（踝）减去运动神经传导速度测定时的 M 腕（踝）潜伏时，再减去在前角细胞转换时耽搁的 1.0ms，由于 F 波潜伏时是一个来回的传导时间，所以应除以 2，得出的结果才代表中枢段即近端传导时间。距离为刺激点到棘突的距离，上肢为腕至肘，肘至颈$_7$ 棘突的和。下肢是踝至腘，腘至大转子、大转子至腰$_1$ 棘突的和。F 传导速度（FWCV）的计算公式如下：

$$FWCV = D/(F-M-1)/2$$

（四）临床应用

F 波可作为评价运动神经兴奋性的一种手段，有助于确定多发性周围神经病的性质，尤其是病变累及神经近端的病变，当 F 波延长时，在远端传导速度正常的情况下，常提示神经近端有脱髓鞘性改变。F 波的异常常见于各种周围神经病，如急性或慢性脱髓鞘性神经病、糖尿病性周围神经病、尿毒症性周围神经病、遗传性运动感觉神经病等。格林-巴利综合征是较常见的多发性周围神经病，常累及最近端的神经根及最远端的末梢部分；在急性期病变累及近端神经节段时，可表现为 F 波消失，尤其是当出现广泛的 F 波延长时，常提示近端神经节段的脱髓鞘；随着病情的好转，当神经传导可通过近端节段时，F 波复现，这也是病情转归的一个客观依据。此外，F 波还可用于痉挛的评定，在痉挛的患者中，F 波的平均波幅显著增大。

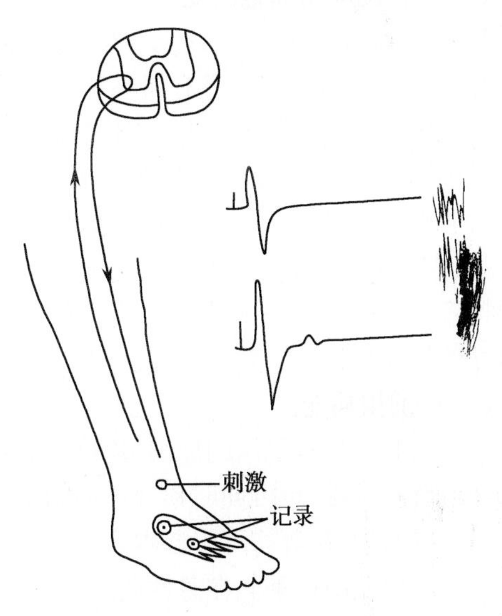

图 10-8　F 波及其检查

五、H 反射

H 反射(H reflex)是在 1918 年由 Hoffmann 首次发现的,与 F 波不同,H 反射是一种反射性反应;通过电刺激胫神经后,由Ⅰa 类感觉神经传入,经过突触,再由胫神经传出。在进行胫神经运动神经传导速度检测时,当刺激量轻微或 M 波刚出现时,H 波即明显出现,随着刺激强度的加强,H 波减少,M 波逐渐加大,M 波最大时 H 波消失。它在 1 岁以前的新生儿中可在许多神经中引出。但到了成人期,则只在小腿三头肌以及桡侧腕屈肌可诱发出 H 反射,且肌肉要放松。H 反射原理如图 10-9。

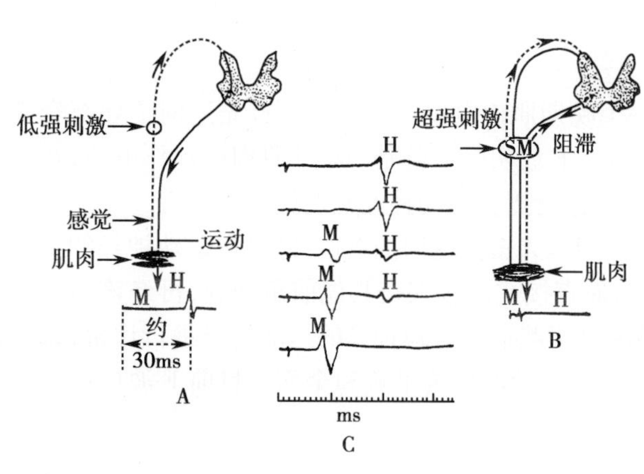

图 10-9　H 反射原理图

(一) H 反射的基本参数

包括 H 反射潜伏期、H 反射最大波幅、H 反射与 M 波最大波幅之比(Hmax/Mmax)。

(二) H 反射正常值

H 反射的潜伏期与年龄、身高、腿(臂)长均有关,一般小腿三头肌的 H 反射正常值上限是 35ms,桡侧腕屈肌为 20ms;H 反射潜伏期侧间差的正常上限,在小腿三头肌应小于 1.5ms,在桡侧腕屈肌应小于 1.0ms;波幅在 2.4mV 左右,但波动较大;H/M 比值在 64%之下,两侧间的波幅差小于 50%。

(三) H 反射临床意义

H 反射的潜伏时可反映沿传入和传出通路全长的神经传导;临床上常用 H 反射来检测神经根病变。小腿三头肌的 H 反射,可作为 S_1 神经根病变的一个敏感指标;H 反射的延迟或缺如代表 S_1 根性病变;在评价单侧病变时,H 反射潜伏时的侧间差是最敏感的指标,侧间差超过 1.5ms,结合相应的临床情况,提示 S_1 神经根病变。周围神经损害如糖尿病周围神经病变的早期也可以出现 H 反射潜伏时延长。在中枢神经系统损害和上运动神经元损害者,H/M 比值增加,提示中枢运动神经元池的兴奋性增高。脑卒中后数周到数月,H/M 比值增加,与肌张力增加、腱反射亢进、病理征阳性等上运动神经元体征在时间上相关联。

六、肌电图及神经电图的临床意义

从脊髓前角细胞至肌纤维,即沿运动单位通道的解剖位置上(前角细胞、神经根、神经丛、周围神经、神经肌肉接头及肌肉)任何一个部位发生病理改变,都可能引起肌电图及神经电图上的异常变化。

(一) 脊髓前角细胞病变

脊髓前角细胞病变包括运动神经元疾病(包括进行性脊髓性萎缩症、进行性延髓麻、肌萎缩性侧索硬化痹、原发性侧索硬化、进行性脊肌萎缩症)、脊髓灰质炎、脊髓空洞、婴儿型脊髓性肌萎缩、脊髓压迫(椎间盘移位或脊椎骨质增生等压迫前角细胞),以及其他可影响到脊髓前角细胞的疾病,如家族性系统萎缩疾病、脊髓小脑退行性变、常染色体显性遗传的橄榄体小脑萎缩等,都可能出现上、下运动神经元均受累的临床征象以及肌电图的下运动神经元损害表现。典型的肌电图表现是多个肢体的所检肌肉出现正在进行的失神经电位(包括纤颤电位、正锐波、束颤电位等)以及轴索再生过程中出现的长时程、高波幅的巨大电位。神经传导检查的目的主要是排除类似于运动神经元病的其他周围神经病。此外,通过神经电生理的检查还可判断治疗效果及病情的转归等情况。

(二) 前根病变

任何引起神经根受压的原因,均可引起神经根压迫综合征。在临床此类病损不少见,它可以单独影响到运动或感觉纤维,也可同时累及运动和感觉纤维,如肿瘤、血管异常、囊肿、脊椎骨折、脊髓周围脓肿、骨关节增生、椎间盘脱出等均可引起本病。临床上可表现为肌无力、肌萎缩、腱反射低下或消失、痛性痉挛、肌肉束颤及各种感觉障碍等。在急性期肌电图检测可见运动单位动作电位减少,2~3 周后可出现大量的纤颤电位和正相尖波。运动神经传导速度检测可见肌肉动作电位波幅下降,感觉神经传导速度变化取决于病变的位置是在节前，还是在节后的病变。肌电图可作为神经根受压的诊断及定位诊断的检查方法，当来自同一神经根的不同周围神经支配的肌肉出现神经源性损害时应考虑根性受损；同时通过不同肌肉的神经节段支配情况来判断受压的部位。

（三）周围神经病

多发性周围神经病的发生不拘年龄和性别，一般呈慢性发展特点，如格林-巴利综合征、糖尿病性周围神经病、砷中毒、尿毒症合并周围神经炎、非神经炎等。临床上主要有三联征：感觉障碍、肌肉无力和萎缩以及腱反射消失。神经电生理诊断包括神经传导速度检查和肌电图检查，可表现为神经传导速度减慢。F 波传导速度更敏感和全面。下运动神经元疾病和肌肉疾病往往必须依赖肌电图和神经电图来进行鉴别诊断。

（四）周围神经损伤

神经损伤分三类，即神经失用、轴突断伤、神经离断。根据出现纤颤电位、正相电位的多少、随意收缩时干扰相的变化，可间接判断伤情，为临床是否行手术探查提供参数。

（五）神经肌肉接头疾病

临床上遇到肌无力的患者均应想到原发性的重症肌无力、肌无力综合征、肉毒毒素中毒等。还应想到继发于运动神经元病以及某些神经病的神经肌肉接头障碍。典型的肌电图特征是当病变肌肉重复一系列同样动作时，运动单位电位出现“衰减现象”，即电位的振幅迅速地递减和电位刺激更简便易行。即低频刺激时呈现递减现象，递减最大不超过 15%，频率提高后开始可递减但继而递增。同时还可作腾喜龙试验，注射后 15~20 分钟，再进行重复电刺激或一系列动作，振幅可见升高及推迟了肌肉的疲劳出现。

（六）肌肉疾病

肌病是指原发于骨骼肌细胞的疾病，常见的是指进行性肌营养不良、先天性肌营养不良和获得性肌病（多发性肌炎、甲亢性肌病、激素性肌病等）。肌肉疾病的运动单位一般不减少，但由于肌纤维变性缺失，使运动单位的结构改变，其特征是低波幅、短时限的棘状波多相电位。

（七）肌肉兴奋性异常的神经肌肉疾病

这种疾病组造成肌肉兴奋性异常的病理生理可以是在肌膜，也可以在神经轴索末梢、周围神经干或中枢神经系统，它包括萎缩性肌强直、先天性肌强直和先天性副肌强直。肌电图呈高频重复放电并渐见减弱至平静。

七、临床检测基本原则

（一）检测的安全性

1. 电的安全性问题 操作人员必须有安全用电的知识，使用的设备有安全的技术指标，检测的环境无外源性高磁场的干扰。

2. 针极穿刺的安全性 把握穿刺的深度及位置，有凝血功能障碍或易感染者，原则上不使用针极穿刺，对所使用的电极应严格消毒，提倡使用一次性针电极。

3. 电极刺激的安全性 严格掌握电流的强度，选择合适频率与持续刺激的时间。

4. 皮肤升温的安全性 检测时，应注意室温与肤温，切忌烫伤患肢。

（二）操作程序的规范化

根据临床要求，选择合适的检查时间及检测项目。检测前有必要把被检部位的清洁要求及检测可能引起的不适向患者交代清楚，以利患者的配合。了解病情，对患者进行必要的体格检查，并记录相关的病史及其他辅助检查结果。根据临床诊断及鉴别诊断需要，设定检查方案，检查顺序一般是从最易获取信息的检查项目入手，并随检查过程中发现的信息，合理修改方案，以取得作出诊断的必要治疗。通过分析原始数据、图形，打出完整的检测报告，如对病史、体征、结果有疑问，可重复必要的检查，以利综合分析写出诊断意见。由上级医师核对并签发诊断意见。如患者发生非本科所属疾病，应与有关科室联系，对病史不详或定位有困难的疑难病例，有必要建议在术中作肌电检测或短期内重复检查。

（三）检测的一般原则

1. 电检测的原则 操作人员必须熟悉人体运动解剖及肌肉的分布及常见变异，必须学习所检疾病的诊

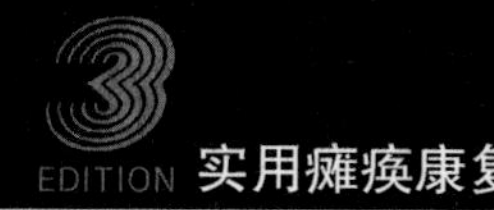

断要点及一般的体格检查，了解所使用机器设备及辅助配件的性能，了解常用肌肉和神经传导的检查方法，并了解影响肌电图及神经电图的因素，正确放置刺激电极与记录电极，熟悉及辨认各个运动单位和诱发电位的正常图形及变异，并正确标点，应尽可能减少主观因素的影响，熟悉辨认运动单位电位的形态及音频反馈的生物信息，综合病史，对检测的信息做出合理的解释。

2. 术中监护及术中肌电图检测的原则　在术中需了解病史及相关的检测报告，或在手术前确定基准波形和数值，作为术中观察的对照指标，在术中密切观察由于手术或其他因素引起的变化，尤其是在做关键手术时发现的变化必须与临床医师及时沟通，术中必须把麻醉肌松剂对术中肌电的影响向麻醉师交代清楚，以利适当调整药物的浓度，术中须保留完整的原始记录治疗，术后及时写出术中报告，并存档备案。

（四）临床检测资料及病史管理

对各项检查的原始资料做好登记，统一归档保存；存档资料要完整（包括姓名、年龄、性别、住院号、地址、电话、相关病史、实验室检查等记录），检测报告由电脑统一打印，必须注明检查医师，核对签发者姓名，书面资料及病史记录资料要备份，统一编号保存，实验室内部电脑联网，病史资料统一管理，存盘保存，方便查询，原始资料不得外借，特殊需要须经本科室同意后将复印件外借。

（何晓阔　燕铁斌）

第三节　诱发电位及其临床应用

诱发电位（evoked potential，EP），是指神经系统（包括外周或中枢，感觉或运动系统）接受内、外界各种特异性刺激后所产生的生物电活动。它反映了中枢神经系统各种传导通路功能的完整性。诱发电位是继脑电图和肌电图之后临床电生理学的第三大进展。临床上，诱发电位可用来协助确定中枢神经系统的可疑病变，帮助病损定位，监护感觉、运动系统的功能状态，为预后和康复治疗提供确切指标，因此它是神经内、外科、康复科等的有力工具，为临床医疗，科研提供有价值的资料。

一、概述

（一）诱发电位的产生

诱发电位的结构基础是神经元，神经元是神经系统的基本组成核心，它能产生、扩布神经冲动并将神经冲动传递给其他神经元或效应细胞。但神经元种类繁多，形状各异，而其结构包含胞体、树突和轴突三个细胞区。树突在胞体附近反复分支，为神经元提供接受传入信号的网络。轴突从胞体向远处延伸，引导兴奋朝远处延伸，为神经冲动传导提供通路。

诱发电位的产生与神经瞬时电信号沿神经纤维的传导有关。无髓鞘轴突传导通过已兴奋区（活动区）和未兴奋区（静息区）之间的电紧张性扩散和局部电流实现。一旦未兴奋区的去极化达到阈值，该区即可产生自发再生，由被动去极化转为主动去极化，依次向邻近的区域发展产生兴奋冲动的传导。有髓鞘轴突的传导方式也是如此，不同的是传导的方式是从一个郎飞结跳到另一个郎飞结，故其传导兴奋的速度较无髓鞘快。

（二）诱发电位的分类

临床实用诱发电位的分类主要可分为两大类：外源性的与感觉或运动功能有关的刺激相关电位（SEP）和内源性的与认知功能有关的事件相关电位（EPR）。此外，也可以按照其他依据进行分类。

1. 按感觉刺激的类型　可分为躯体体感诱发电位、听觉诱发电位、视觉诱发电位。

2. 按诱发电位的发生源　可分为皮质诱发电位、皮质下电位。

（1）皮质诱发电位：是皮质神经元的突触后电位，当刺激产生的神经冲动，沿各自的感觉神经传导通路到达一级感觉皮质后，引起神经细胞及其突出产生的膜电位。体感诱发电位中的 N_{20}、视觉诱发电位中的 P_{100} 都属于原发性皮质诱发电位。它们的波形稳定，潜伏期和波幅仅受物理参量影响，很少受意识状态影响，反复刺激，反应波一致，一般不产生适应性，临床应用价值大。

（2）皮质下诱发电位：可能是皮质下神经核团的神经元所产生的突触后电位和皮质下投射到皮质的传导束所产生的动作电位总和。包括脑干听觉诱发电位中的各波、脊髓电位、臂丛神经电位等。由于皮质下各波的神经发生源比较肯定，加之较少受药物和生理因素影响，因此也具有较高的临床应用价值。

3. 按刺激后诱发电位的潜伏期　可分为短、中、长潜伏期诱发电位，其潜伏期的长短主要取决于感觉通路的长度、突触数目的多少和神经传导速度。其中短潜伏期诱发电位包括BAEP各波中潜伏时小于10ms的各波，上肢体感诱发电位各波中潜伏时小于25ms的波及下肢潜伏时小于45ms的波。

4. 按记录电极距离神经发生源远近　可分为近场电位、远场电位和远近场电位混合记录。

（1）近场电位：记录电极距诱发电位发生源很近时，记录的诱发电位为近场电位；上述皮质电位、脊髓电位、周围神经（或神经丛）的动作电位，均属于近场电位。由于其记录部位距离电位发生源较近，因此记录到的波形清晰，波幅较高，所需要平均的次数也少，如VEP中的P_{100}，只需200～300次即可，但其接受刺激后到达皮质的传导通路较长，因此，其潜伏时和时程都长，所以记录时，需要用低频率刺激，每秒1～2Hz。

（2）远场电位：其发生源在脑的深部，一般记录电极距离神经发生源超过3～4cm，所以从头皮下记录的皮质下电位和脑干电位均属于此类。BEAP中的各波就是典型的例子。由于诱发电位大小与记录电极的发生源距离的平方成反比，因此电位较小，且波幅低，潜伏时短，时程也短，故需平均1 000次，常用的刺激频率为每秒5～10Hz。此外，由于电场在头颅表面广泛分布，所以头皮电极位置略有改变，一般对EP波幅和潜伏期影响很小。

5. 按刺激速率　可分为稳态诱发电位和瞬态诱发电位。

（1）瞬态诱发电位：由于刺激的时间间隔足够长，待刺激后所要测试的反应完全呈现之后，才开始进行下一次刺激，如此循环，直到预定的刺激次数，这样所得的结果是每次刺激后瞬时反应的叠加平均结果，因而称为瞬态电位，在临床最常用。

（2）稳态诱发电位：指上述刺激间隔较短，瞬时诱发电位尚未完全呈现出来，接着第2个刺激又开始启动。其结果是瞬态诱发电位不能呈现，使诱发电位显示出具有相同频率的稳定的正弦样谐波或次谐波。

（三）诱发电位命名法

1. 按诱发电位出现的先后顺序与极性来命名　以P表示正向波，N表示负向波，如P_1N_1、P_2N_2等表示。第一个出现的正相波动即称P1波。视觉诱发电位常以此命名（图10-10）。

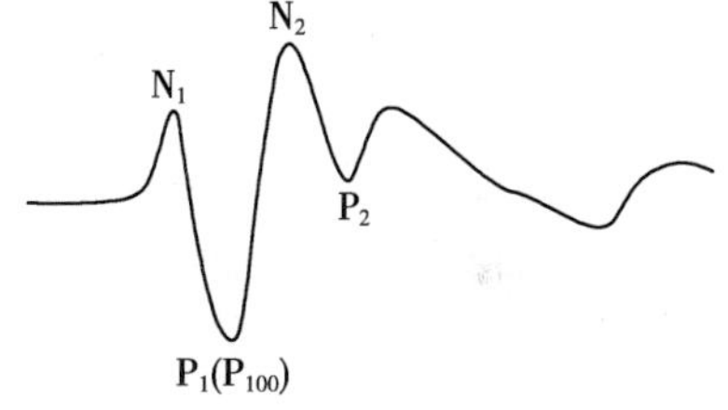

图10-10　视觉诱发电位

2. 按诱发电位的极性和平均潜伏时来命名　如$N_9N_{20}P_{15}P_{40}$等。N_9即是在平均潜伏时9ms出现的负向波。躯体感觉诱发电位常以此命名（图10-11）。

3. 按记录的部位命名　如马尾电位、腰髓电位、颈髓电位等。

4. 按各诱发电位出现的先后以罗马字顺序命名　Ⅰ、Ⅱ、Ⅲ、Ⅳ、Ⅴ等。脑干听觉诱发电位常以此命名（图10-12）。

（四）诱发电位的神经发生源

人类诱发电位的神经发生源，更多地来自手术直接记录和临床病理或影像学相关研究。到目前为止，多数诱发电位的解剖学发生源都尚未能肯定，只是短潜伏时诱发电位有些成分的主要解剖发生源相对明确。但需要记住，每一个成分可能由几个相邻解剖学结构所产生，而一个结构也可与几个波成分产生关系，尤其是头部记录的远场电位，决非单一的神经发生源。

1. 模式翻转诱发的视觉电位（PRVEP）　从后枕头皮记录到的PRVEP多数成分为枕叶皮质起源。它含有两种来源不同的成分。

（1）原始成分：即起自视觉感受器的视觉冲动，经外侧膝状体换元后直接达枕叶。

（2）辅助成分：亦称非特殊成分，起自视觉感受器的冲动，经网状结构和丘脑弥散性投射系统，而达枕叶。

电极放置于枕叶外粗隆越远，所记录到的诱发电位含这种辅助成分就越多，所以准确安放电极可使这种辅助成分大为减少。

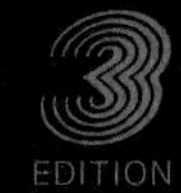

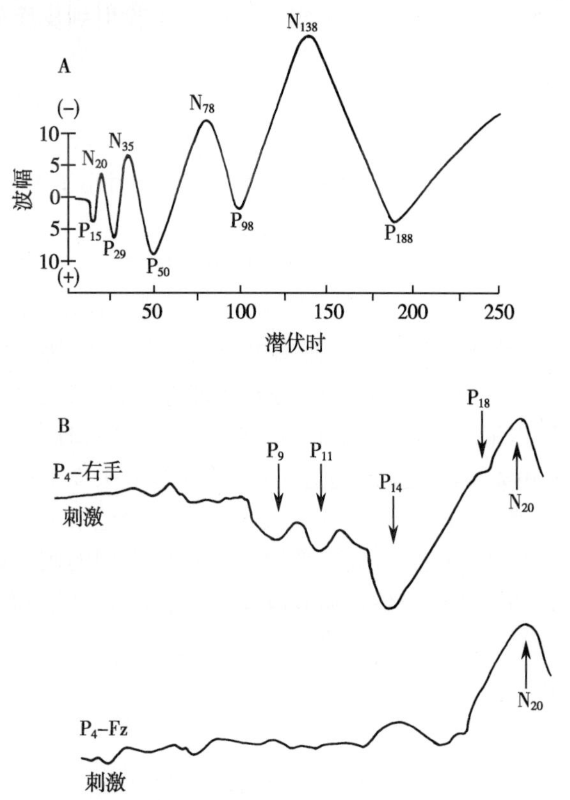

图 10-11　躯体感觉诱发电位

A. 按诱发电位极性平均潜伏时命名；B. 按记录部位命名

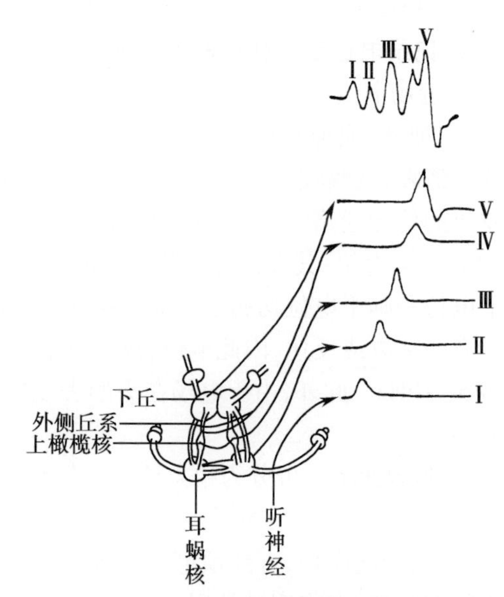

图 10-12　脑干听觉诱发电位

2. 脑干听觉诱发电位（BAEP）　各波的发生源主要在脑干同侧听系，由罗马数字标定Ⅰ～Ⅶ波。

Ⅰ波：与听神经颅外段的电活动有关，是动作电位或突触后电位。

Ⅱ波：有两个发生源，一个是听神经颅内段，另一为耳蜗核的突触后电位。

Ⅲ波：与上橄榄核或耳蜗核的电活动有关。

Ⅳ波：外侧丘脑系神经核团的电活动有关。

Ⅴ波：除与外侧丘脑系有关，尚涉及下丘核的中央核团。

Ⅵ波：为内侧膝状体突触后电位。

Ⅶ波：涉及听放射和原始听皮质。

3. 短潜伏期体感诱发电位　体感诱发电位（SLSEP）是因反复刺激皮肤，多由中枢神经系统的体表投射部位记录而得。其成分分别代表脊髓、脑干和大脑皮质等部位。故可作为中枢神经系统的主要诊断手段之一。它有上、下肢 SLSEP 之分。

（1）上肢 SLSEP：N_9 为臂丛电位，用非头参考颈$_7$ 记录时，N_{11} 为颈髓后索远场电位，N_{20} 为体感皮质一级原发反应，是刺激对侧中央后回记录。在中央前回记录的 P_{22} 和 N_{30} 可能起源于 4、6 及 9 区域。

（2）下肢 SLSEP：马尾电位为周围神经监护电位，其作用与上肢 N_9 类同，腰髓电位则起源于腰髓后角突触后电位，刺激胫后神经时对侧中央后回记录为 P_{40}，是一级体感皮质的原发反应。

二、诱发电位的实验室及其设备

（一）实验室及检查要求

诱发电位的实验室要求远离嘈杂的环境，远离高频电辐射源，远离大型的仪器和设备，避免外界电、噪声的干扰。检查设备要性能良好，要求良好的接地设备，设备的电源必须是独立的插头，以免干扰。检查室室温保持在 20～24℃，患者既不感觉到冷，也不出汗，湿度在 20%～80%。

（二）诱发电位仪

目前诱发电位仪实际上是信号平均仪，其核心为平均器，还包括刺激器、放大器、滤波器等，主要功能是将诱发的电信号放大,同时把噪声减少。刺激器包括刺激脉冲发生器及刺激换能器,刺激脉冲发生器可决定刺激间隔及刺激重复率,刺激换能器可将电能转化为各种声、光、直流脉冲等刺激,形成各种刺激发生器,控制各种相应刺激的强度、时程及刺激的极性。放大器的主要功能是将诱发出的电信号放大,同时把噪声减少。滤波器旨在改变或限定放大器的工作频率,使所研究的诱发电位频率不同的电位衰减,在到达平均器之前,减少许多不必要的频率成分。平均器是由数字计算机实现的,是诱发电位仪的核心部分。目的是将和刺激由锁时关系的诱发电位波形成分提取出来,将背景噪声如脑电、心电和其他干扰去除。在操作中至少需检测两次,以取得重复性好的波形;一般近场电位平均的次数较少,远场电位平均的次数较多。

三、诱发电位在临床上的应用价值

诱发电位是继脑电图和肌电图之后临床电生理学的第三大进展。临床上,诱发电位可用来协助确定中枢神经系统可疑病变,帮助病损定位,监护感觉、运动系统的功能状态,为预后和康复治疗提供确切指标,因此它是神经内、外科、康复科等的有力工具,为临床医疗、科研提供有价值的资料。

(一) 视觉诱发电位的临床应用

1. 视神经炎和球后视神经炎　PRVEP 对视神经的脱髓鞘疾病很敏感,90%以上的患者都有 PRVEP 异常。

2. 多发性硬化　是中枢神经系统的脱髓鞘疾病,临床表现为四肢无力甚至瘫痪,智力意识均有不同程度的下降迟钝,有学者提示 95%以上的患者 PRVEP 异常,而且异常变化显著,P_{100} 延长在 30ms 以上。

3. 弥散性神经系统病变　包括:①脊髓小脑变性;②肾上腺白质营养不良;③进行性神经性腓骨肌萎缩症;④帕金森病;⑤慢性遗传性舞蹈症;⑥恶性贫血;⑦慢性肾病;⑧脊髓病,尤其是慢性病变患者;⑨脑肿瘤和脑梗死等。以往不了解这些疾病有视觉系统的损害,但经检测都发现有 PRVEP 异常。无疑给这些疾病提供了又一个临床客观指标,同时给治疗方案也提出了新的要求。

(二) 听觉诱发电位的临床应用

脑干听觉诱发电位 BAEP 可以提供听力学和神经学两方面的资料,常用于下列神经系统疾病的检测:

1. 听神经瘤　是 BAEP 最敏感的可检测的病变。

2. 小脑脑桥角肿瘤　如果已出现脑干和颅神经症状,这时不难诊断,如果肿瘤较小,则 BAEP 便会帮助早期发现。

3. 脑干髓内肿瘤　BAEP 的阳性率是很高的。

4. 脑干血管病　包括脑干出血主要为脑桥出血,脑干梗死特别已致残者 BAEP 异常率更高。另外,一过性脑缺血发作或可逆性卒中发作,阳性表现文献报告不一致,但可提供异常变化指标。

5. 脑死亡　BAEP 各波均不能引出或Ⅰ波可见,此时可判定脑死亡。

6. 其他　多发性硬化、脑桥中央髓鞘溶解症、白质营养不良。

(三) 体感诱发电位的临床应用

体感诱发电位在临床上的应用是很广泛,亦即从皮质到末梢的神经功能均可通过调整记录电极,精确地检测不同节段部位的情况,给临床一个明确的指标和解释。

当周围神经、神经丛、神经根、脊髓前角和后索、脑干以及皮质受损时,从不同部位记录相应的改变。尤其是大脑皮质和皮质下神经元受损时,SEP 晚成分会有异常改变,它比脑电图更敏感,更易于比较和分析。因此,临床上对如下疾病均可进行 SEP 检测:①各种周围感觉、运动神经病损。②各种原因所致神经根和脊髓受损疾患。③各系统的脱髓鞘疾病。④颅脑疾病和损伤(包括脑血管意外疾病)。⑤各种中毒和中枢神经系统损害、癫痫、精神疾病及心理研究等。⑥昏迷及死亡等。

四、经颅磁刺激运动诱发电位及临床应用

经颅磁刺激运动诱发电位(TMS-MEP)系用电或磁刺激脑运动区或其传出通路,在刺激点下方传出径路及效应器——肌肉所记录到的电反应。

（一）TMS-MEP 的发展史

对神经系统电学特征的描述可追溯到 1 个世纪以前，Merton 和 Merton 于 1980 年开创了经颅电刺激（TES）技术，标志着临床神经生理学的新篇章。第一次能对受试者无创地兴奋其中枢运动通路，并可定量地评估中枢运动传导功能。通过完好的头骨对运动皮质进行刺激所产生的运动诱发电位（MEP），为临床神经生理学家提供了一种新方法，它可以直接检查影响运动系统的疾病所产生的运动通路功能的改变。大量运动试验和临床资料表明，在检测锥体束功能方面，MEP 比 SEP 更直接、敏感和可靠。然而，当时的经颅电刺激会引起受试者较强的不适感，使得它的应用受到了限制。但近年来该技术已有较大改进。

1985 年，英国 Shef field 大学的 Barker 成功地研制出第一台经颅磁场刺激器，可以在颅外直接刺激运动皮质引发身体对侧手的运动。从此翻开了经颅磁刺激的历史篇章。

TMS 技术具有无痛和安全性的优点，在临床应用中更为可取。在过去的 10 多年中，这种方法已经席卷了临床和生理学的研究领域，这种测试技术在研究人类运动系统的功能方面已经成为临床和科研的重要手段。

（二）TMS-MEP 的原理

TMS 的原理是在一组高压大容量的电容上充电，用电子开关向磁场刺激线圈放电，在 0.2ms 内流过数千安培的脉冲电流，瞬时功率达到几十兆瓦，线圈产生的脉冲磁场峰值可达 1～2T，（特斯拉，相当于 1.5T MRI 的恒定磁场，地球磁场的 4 万倍）强大的瞬变磁场可毫无损耗地穿过颅骨，根据电磁感应原理，在线圈下颅内大脑皮质会产生反向感应电流，刺激局部大脑神经细胞去极化引起兴奋和抑制，产生一系列生理生化反应。

（三）TMS-MEP 的作用机制

1. 对突触兴奋性的影响　高频率、高强度 rTMS，可产生兴奋性突触后电位总和，导致刺激部位神经异常兴奋，低频刺激的作用则相反，通过双向调节大脑兴奋与抑制功能之间的平衡来治疗疾病。对 TMS 刺激的局部神经通过神经网络之间的联系和互相作用对多部位功能产生影响；对于不同患者的大脑功能状况，需用不同的强度、频率、刺激部位、线圈方向，才能取得较好的治疗效果。

2. 对神经递质和受体的影响　TMS 可引起多种神经递质的释放，如多巴胺（DA）、5-羟色胺（5-HT）、谷氨酸，是对情感障碍性疾病和帕金森病有效的原因。动物和人体试验都可见基底神经节区多巴胺的释放增加，低频 rTMS 引起鼠脑额叶 5-羟色胺受体表达下调，突触前受体对 5-羟色胺敏感性下降，谷氨酸、谷氨酰胺的浓度有变化。25Hz 的刺激频率可上调额叶皮质 β-肾上腺素能受体，下调 5-羟色胺 2（5-HT_2）受体和纹状体 β 肾上腺能受体；10～20Hz 的刺激可增加神经元活动，延迟第一次快眼动睡眠发生时间，延长非快眼动睡眠时间。

3. 表达的影响　TMS 引起皮质较广泛的 *c-fos* 基因表达增加，近中线结构（纹状体、丘脑、扣带回、室旁核等）尤为显著，在松果体、视网膜及调节生物节律区，有更敏感的转录因子 CREB 磷酸化形式表达增加。rTMS 引起的这种效应更明显，更易引起星形胶质细胞胶质纤维蛋白（CFAP）mRNA 表达增加。TMS 参数对不同部位的基因表达效应也有差异。

4. 血流、代谢、内分泌的影响　健康受试者在右前额背外侧 0.9Hz，5 分钟，90%运动阈值刺激，血流速度减少 10%，5～10 分钟恢复，刺激后 10 分钟，左侧大脑中动脉血流增加 7%，低频刺激可使刺激局部葡萄糖代谢、血流减少，却使远隔区域的血流、代谢、兴奋性增加。刺激左额叶背外侧，杏仁体血流减少，应急对抗能力增强，促肾上腺皮质激素（ACTH）应急性增高的程度降低，与抗抑郁药物引起的效果相似，提示抑郁症患者可能有下丘-垂体-肾上腺轴功能失调。TMS 改变不同脑区的血流、代谢、兴奋性和内分泌功能而发挥治疗作用。

（四）TMS-MEP 的应用及大脑功能区定位

磁场刺激作为一种新工具为神经电生理学开辟了一个新领域，增加了新的内容、新的项目和标准。TMS 的刺激与肌电图诱发电位仪、脑电图、脑磁图、fMRI、PET 等检查设备结合，可以研究各种神经功能区的定位、制图、功能区之间的联系和传导。TMS 的刺激参数有频率、强度、脉冲串数、脉冲串内的刺激数、脉冲串间歇时间，还有刺激位置、线圈方向、每次治疗时程和疗程安排等。刺激强度以运动阈值为基数，以百分数来表示输出强度。

早期TMS给大脑功能区定位是以头部的骨性标志、脑电图电极安置标准点来描述。这种定位不精确。用无框架计算机辅助立体定向技术，可以准确地把刺激线圈和头形进行矩阵变换，成为可视化数字图形与MRI图像进行三维重合。TMS刺激点可定位并融合在MRI图像上，能实时显示磁场刺激点在三维MRI的位置。其功能定位的准确性已被外科手术中的电刺激证明。

1. 运动功能区定位　用8字形线圈刺激大脑皮质，在手的肌肉处记录磁刺激诱发的复合肌电位，根据肌电位的幅度及变化，移动和记录刺激线圈的位置，可以测定皮质运动区的位置和区域大小，精度范围在0.5cm左右。

2. 视觉功能区定位　用电脑屏幕给予不同的图像视觉刺激后100ms，TMS刺激视觉皮质区可以抑制视觉认知（字母、数字等），表现为内容模糊或者什么都看不到，但是这个现象在刺激间隔小于60ms或大于140ms都不会发生。双线圈TMS（dTMS）对双侧颞顶枕交界处的刺激干扰视觉知觉的时间比双侧枕叶皮质要晚20ms，还可以诱发运动的光幻视，提示枕叶皮质在信号处理过程中的上游地位。TMS刺激枕叶的视觉皮质区可以诱发星形闪光的幻视。刺激深达视放射纤维还可以诱发视野中出现暗点。TMS既可以测定传统的枕叶视皮质，又可以测定视觉认知相关的功能区。

3. 体感功能区定位　在感觉测试前20~200ms或后0~20ms给予对侧体感功能区刺激，触觉定位和手指的躯体感觉功能虚拟受损，感觉阻断。TMS刺激可以诱发感觉异常，刺激中央前回出现的概率多于中央后回，并以体感分布的方式组织。这种效应提示在知觉过程中不仅涉及感觉皮质，也有运动皮质参与。

4. 语言功能区定位　TMS可以干扰神经功能。当受试者大声计数或给图画命名时，刺激颞前区引起发声停顿或命名出错可以定出哪一侧是语言运动中枢并被Wada试验和手术证明其高度准确性。TMS可以通过刺激运动皮质，从而抑制颌肌，产生非特异性语言阻断；也可以刺激左侧优势半球的额中回和额下回脑区，产生特异性语言阻断。

5. 认知功能定位　TMS特别重要的一个新功能是对认知活动进行定位，例如利用TMS的抑制效应和MRI图像叠加融合技术，可将数学计算功能定位在左半球角回；根据易化效应，可以对图片命名功能、视觉工作记忆。暗示学习功能定位。

（五）TMS-MEP参数的测量

1. 方法学

（1）记录位置：在肌肉放松的状态下记录肢体远、近端靶肌的肌肉复合动作电位，亦可选择躯干肌，常规是在上肢外展小肌或外展拇短肌、下肢在外展趾短肌和胫前肌做皮肤电极记录电位。下肢的诱发电位较小，有时必须在肌肉轻微的收缩状态下起易化的作用才能引起。

（2）刺激部位：经颅骨刺激大脑运动皮质区（C_3、C_4、Cz）；经脊椎骨刺激脊髓运动神经根（C_6、C_7、L_1、L_4）；刺激周围神经的近端（上肢Erb点，肘点以下肢的臀点、窝点）。不同的经颅刺激所获得的诱发电位常在潜伏期、波幅以及形状上有所不同。线圈要在头颅放置恰当，以便获得最大波幅的电位。这个位置常常是将线圈的中心放置在头颅处，或偏向运动区。放置妥当后，再进行几次刺激以获得重复性好、波幅高和潜伏期短的电位。由于不能刺激脊髓，应将线圈置于颈和腰部运动纤维刚出椎间孔处，以引出最大波幅的电位为最好的位置。注意要用强刺激。一般上肢65%~75%最大输出量，而下肢需要65%~80%。要求多次刺激以获得重复性好、波幅高和潜伏期短、较稳定的电位。

（3）测量条件：放大器灵敏度1~5mV/d；扫描速度5~50ms；刺激强度500~1 000mV。

（4）测量指标：诱发电位的起始潜伏期；诱发电位的波幅值。

（5）靶肌肉收缩：当靶肌肉处于轻微收缩状态时，经颅刺激所获得的电位波幅较高，潜伏期短。

这种现象在电刺激时已有人提出。我们对健康人对照组进行了肌肉放松时和肌肉收缩期时两种测定。这种易化作用的发生机制还未完全清楚，但有人提出，这与中枢运动神经元在自主轻收缩时处于兴奋有关。

2. TMS-MEP与肌电图诱发电位仪结合应用

（1）运动诱发电位（MEP）：是刺激运动皮质在靶肌记录到的肌肉运动复合电位；检查运动神经从皮质到肌肉的传递、传导通路的整体同步性和完整性（图10-13）。

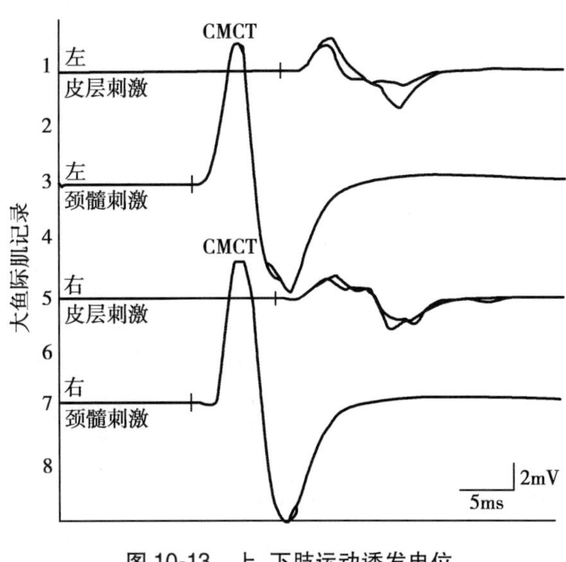

图 10-13　上、下肢运动诱发电位

(2) 中枢运动传导时间：在脊髓旁神经根处刺激也可引出靶肌动作，与头部刺激的潜伏期之差为中枢运动传导时间(CMCT)，是运动神经从皮质到神经根之间的传导时间，主要反映上运动神经元和脊髓前脚细胞的功能。

(3) 运动阈值(MT)：是指在靶肌记录到大于 20μV MEP 时最小头部磁刺激强度，反映中枢运动神经的兴奋性。

(4) 成对刺激和皮质间的抑制和易化：用双脉冲成对磁刺激，第一阈下刺激作为条件刺激，间隔 1~4ms 给第二个阈上刺激，MEP 减小，间隔 5~30ms 时 MEP 增加。分别反映皮质间的抑制和易化。刺激一侧大脑半球，可易化或抑制对侧大脑半球称为皮质间的调制效应。

(5) 中枢静息期(SP)：让受试者在 TMS(图 10-14)刺激运动皮质时保持靶肌收缩，刺激兴奋后有一段无肌肉收缩的静息期，反映中枢抑制，可以发生在皮质或前脚细胞。

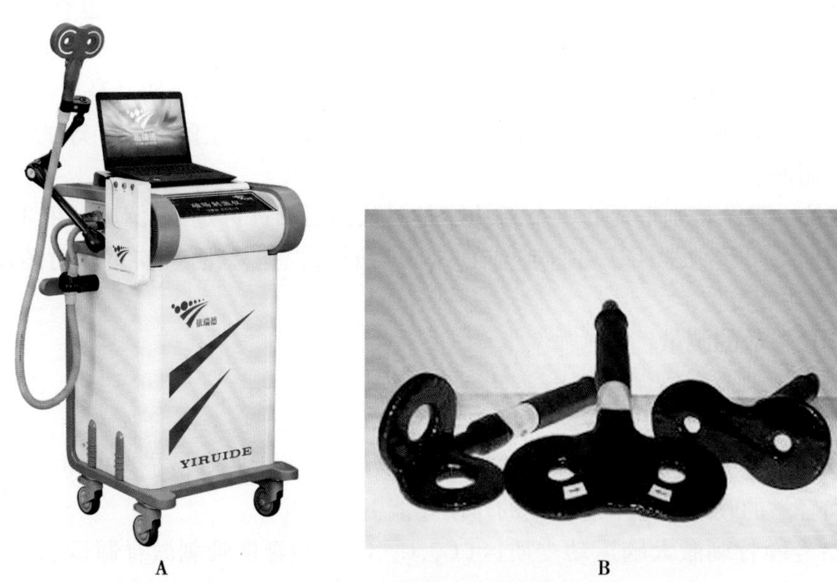

图 10-14　磁刺激仪器及线圈

A. 磁场刺激仪；B. 线圈

(六) TMS-MEP 在临床诊断的应用

经颅磁刺激运动诱发电位作为临床神经电生理学一种新的手段，已被广泛用于神经常见疾病的检测和研究，对于疾病诊断、疗效评价和预后判断，以及术中监护和疾病治疗方面均有肯定的价值。与影像学检测不同，MEP 检测提供病变对正常组织生理功能的损伤程度，而不是病变的性质。因此，MEP 是临床神经系统检查和影像检测的补充。MEP 的异常表现为潜伏期、中枢运动传导时间延长、波幅降低和时间增宽等。

磁刺激的 MEP 不能对疾病进行定性分析，和其他神经电生理检查一样，其结果应结合临床。临床病损与 MEP 异常程度之间的相关性也不密切。尽管如此，MEP 的变化还是可以预示某些特定的疾病过程。例如，脱髓鞘改变时中枢运动传导的减慢大多比较明显。

1. 脑卒中　TMS 所提供的一些神经电理特征，可客观反映脑梗死患者运动功能缺失的情况，具有一定的病情判断和预后评估的价值。一般认为，卒中后中枢运动传导时(CMCT)、皮质静息期(CSP)、运动阈值(MT)的延长和 MEP 波幅的降低均与患者的预后成负相关，即 CMCT 延长，MT 越高，MEP 波幅越低，则预后越差。

2. 脊髓损伤　对于脊髓损伤后运动诱发电位消失的患者，若在经皮电刺激的基础上经颅磁刺激未能诱发出 MEP，则说明脊髓损伤为完全损伤可能。

3. 椎间盘突出症　有学者研究指出，椎间盘突出症中 MEP 对颈椎管狭窄的敏感性高于腰椎管狭窄。推测与颈椎管体积小，狭窄后更易压迫脊髓有关。

4. 其他　肌萎缩侧索硬化症、脊髓灰质炎、中毒性（脑）脊髓病、遗传性痉挛性截瘫、多发性硬化、帕金森综合征等。

（七）TMS-MEP 在康复治疗中的应用

计算机技术、三维立体成像定位技术、正电子发射断层扫描（PET）、功能性磁共振（fMRI）和多导脑电图与 TMS 互相结合和融合，TMS 刺激大脑的过程和结果在这些设备上显示，可以发现很多 TMS 的作用原理和效果。使 TMS 成为唯一无痛无损刺激大脑，具有确定大脑活动和行为之间因果关系的大脑功能定位的一种方法。TMS 操作方便，安全无损，重复性好，同时具有诊断和治疗价值，TMS 众多的独特的优越性提高了 TMS 的应用深度和广度。近年来 TMS 的研究论文成指数上升，新发现、新成果不断涌现。用经颅磁刺激（transcranial magnetic stimulation）作为主题词搜索，在搜索引擎上可查找到 170 000 个相关网页。不少发达国家专门成立了 TMS 实验室和专科门诊。TMS 已经广泛用于对大脑功能的基础研究、大脑功能定位和成像、神经精神疾病的临床诊断、预后、治疗和跟踪。TMS 作为一种新技术，新工具引起了神经科、精神科、康复科、小儿科以及基础医学科研人员的极大兴趣。

1. 脑卒中后康复　研究人员采用 TMS 测定脑卒中患者的运动皮质面积，双侧对比，特别注意控制手的重要肌肉的皮质部分。治疗后半年时随访发现，患侧大脑仍维持于高水平活动；TMS 显示大脑两半球活动区域大小近相同，同时运动功能也得到改善。

2. 外周神经康复　在康复治疗中对外周神经磁刺激在神经康复领域中的应用日益增多，有关对周围功能性磁刺激的可能性研究也成为热点之一，Lin 等用功能磁刺激以帮助排尿困难和脊柱损伤者的训练，以及四肢麻木者和咳嗽困难者的功能恢复；Craggs 等人讨论了膈神经的功能磁刺激对呼吸功能的作用；Sheriff 等人报道了对患者逼尿调进反射的脊柱损伤患者的骶骨外进行功能磁刺激的有效作用；前列腺手术、泌尿科、妇产科的神经源性大小便功能障碍的患者，应用磁场刺激骶尾神经引起膀胱和直肠压力增高，可以治疗便秘、尿失禁等。另外 Pujol 等用重复性的外周磁刺激对消除骨骼肌疼痛最近获得成功。

3. 颅外伤后的抑郁症　rTMS 的治疗可以代替传统的药物及心理疗法，几乎没有副作用。

4. 疼痛　TMS 可以调节疼痛和其他性质的感觉，在缓解发作性神经性疼痛及筛选植入皮质电刺激器指征方面有着重要作用。

（八）TMS-MEP 在其他方面的应用

1. 研究疲劳　疲劳是运动医学研究的重要课题，疲劳是指运动后最大肌力减小，涉及肌肉、外周运动神经、运动皮质中枢等多方面因素。Taylor 用正常人做试验发现，TMS 引出的 MEP 在疲劳时降低，中枢静息期延长。在疲劳期受试者做最大收缩时磁刺激运动皮质可引出更强的收缩，证明疲劳发生在脊髓以上的运动中枢。Tergau 等人用成对 TMS 研究运动疲劳机制。23 名男性正常受试者做引体向上动作直至疲劳，在肱二头肌记录 MEP，发现皮质易化性下降，并与运动量和疲劳程度相关。8 分钟后皮质易化可以恢复，提示 TMS 可为科学运动训练防止过度疲劳提供客观依据。

2. 研究药物作用　麻醉药物对 MEP 的波幅与潜伏期影响较大。1993 年，Glassman 报道了多种麻醉药物对 MEP 的影响，认为在诱导麻醉期，硫喷妥钠对 MEP 的影响较大，而甲苄咪酯的影响较小；在维持麻醉期，氟烷对 MEP 的影响较大，而芬太尼和氯胺酮的影响较小。Yamada 也证实了麻醉剂对肌肉 MEP 的波幅与潜伏期有显著影响，而对脊髓 MEP 的影响甚小。

3. 研究呼吸机制　TMS 研究膈神经传导和膈肌运动诱发电位，以及各种呼吸障碍的机制。可区分神经源性、肌源性膈肌运动障碍，检查结果的异常和病情严重程度高度相关，可发现睡眠呼吸暂停综合征的各种异常，对呼吸障碍分类诊断和预后有价值。

4. 性功能障碍　磁场刺激阴部神经和记录球海绵体肌的运动诱发电位，可区分器质性和功能性勃起障碍。

5. 研究 TMS 对血流和代谢的影响　Bohning 对 3 个志愿者作 fMRI 时用非铁质磁场线圈刺激大脑，发现 TMS 刺激处血流量明显增加。Oliviero 用分光光度计对 10 名健康受试者在 rTMS 前后检测，发现磁刺激后氧活血红蛋白明显增高，细胞色素氧化酶降低，提示 rTMS 使局部血流量和代谢增加。

（九）TMS-MEP 的技术及安全性问题

TMS 的本质是一种不用电极、非接触性的电刺激，是磁场经颅感应的电刺激。电休克的副作用给人们留下恐惧的阴影。TMS 利用上千伏的高压电容储能，近万安培的脉冲电流在瞬间输出功率在 10 兆瓦以上，强大的脉冲电流在刺激线圈中产生的磁场，对人体大脑产生的效果不是普通的磁疗概念，TMS 对人产生实实在在的声响、抽动和震撼。强烈的磁刺激效应起人们的紧张和疑虑，TMS 是否对大脑有损伤和副作用？是否会失去记忆？是否会诱发癫痫？是否会引起颅内出血？在 TMS 技术刚刚出现时，几乎所有的人都有这种担心和害怕。在 1990 年，就连重复经颅磁刺激器制造者 Candwell 也担心自己在试验中刺激出癫痫或使自己 12 年的从医生涯从此告吹。因为确实有人用连续重复高频磁刺激引发了癫痫。

其实 TMS 强大磁场随距离的增加呈指数衰减，只在大脑局部产生约十万分之一的感应电流，一般小于 50mA，作用时间小于 0.5ms，能量小于 0.25mJ，只有电休克治疗量的百万分之一、大脑基础代谢能量的千分之一。

尽管大家公认 TMS 是安全的，为以防万一，国际经颅磁刺激学会（ISTS）在 1998 年制定出经多次修订的 TMS 安全指南，规定了 rTMS 的最大刺激强度、频度和作用时间，提出了 TMS 的注意事项和禁忌证。在急性大面积脑梗死、重度癫痫、颅内金属植入等情况下 TMS 要慎用。应减少 TMS 的刺激量、刺激频率、增加刺激间歇期，避免过度刺激。

人脑内有上千亿个神经细胞，还有超过 10^{14} 个神经触突。把大脑的组织结构和功能连接成最为复杂和精巧的神经网络。人类大脑有海量的储存能力，大脑神经功能细胞之间每秒可完成 1 000 万次的链接。人类大脑的潜能开发还不到 20%。我们可以用 TMS 研究大脑的高级功能，如学习、记忆、推理、认知功能的研究。TMS 把大脑神经解剖学引入结构和功能的研究，可用于研究神经精神疾病的发生、发展、诊断、预后、治疗和追踪。

（何晓阔　燕铁斌）

第四节　表面肌电图及其临床应用

一、概述

（一）定义

表面肌电图（surface electromyography，SEMG）是从皮肤表面通过电极引导、记录下来的神经-肌肉系统活动时的生物电信号，它与肌肉的活动状态和功能状态存在着不同程度的关联性。表面肌电图（surface electromyography）又称为动态肌电图（dynamic electromyography），它的出现为临床提供了一种安全、简单、无创的有关肌肉功能状况的检查手段。近年来，应用表面肌电图及其分析技术研究不同活动和功能状态下的肌肉功能变化，已成为康复医学、职业医学、运动医学和人机工程学领域肌肉功能评价的一种重要手段（广泛应用于康复医学、运动医学、生物工程学、生理学、体育运动科学、航空医学等各个领域）。在一般运动学分析时，直接记录肌电图的原始图形，分析内容包括时限与波幅、每秒过零线的次数。在疲劳等分析时则分析肌电图的频谱，现在用得最多的是频谱分析中的平均频率、中位频率和频率变化的斜率。

（二）仪器配置

表面肌电图系统由肌电采集测试仪、电子计算机分析系统、记忆卡（RAM）、光纤、表面电极、电缆等组成。该系统具有先进的肌电信号分析处理软件，对采集的肌电信号进行自动分析。此外，该系统还可配置摄像机，便于将肌电信号与运动过程结合起来分析。

肌电测量方式有联机（Online）和脱机（Offline）两种状态。前者采集肌电信号与信号处理及屏幕显示同步进行，便于调节肌肉收缩强度、运动方式及标记等；后者可在各种姿势、体位及运动中测量，不受环境限制，先用肌电测试仪采集肌电信号储存到 RAM 卡中后，再转移到计算机中进行肌电信号的处理加工。

（三）测量及基本参数

应用常规电极做神经传导速度测定时用的 Ag/AgCl 表面电极，测试皮肤阻抗<5 000Ω，仪器设定电压上限放大至 5 000 倍，带通 3～1 000Hz。主记录电极置于肌腹中央，参考电极置远端或肌腹纤维旁边，间距 2～3cm。令被检者快速随意用力活动。

表面电极记录到的是电极下及周围多个肌运动单位产生的动作电位，故肌电图为“干扰型波”。其测量参数与传统肌电图不尽相同，应用也各有侧重。表面肌电图可用传统的肌电-诱发电位仪及专用的表面肌电图测试系统记录测试分析。由于专用的表面肌电图测试仪体积小、携带方便、肌电信号能储存，且有先进的肌电分析软件，能进行脱机状态下的肌电分析。因此，有的学者也称这套肌电图测试系统为动态肌电图（dynamics EMG）。

二、基本参数

（一）原始信号

虽然原始 EMG（Raw EMG）信号在分析肌肉活动起始与结束的关系、不同肌肉活动时间，以及肌肉活动的潜伏期等方面有意义，但是由于信号经常不稳定而导致量化困难，并且还存有不能很好辨别、振幅较小变化的缺点，故有时只能用主观分级评分法（0～4 分）来达到“量化”目的。平均 EMG 是 SEMG 中常采用的一项指标。其振幅是由所选择的频谱区域内所有数据点的平均值计算所得，这一区域在动态过程中可选择 5～10 秒的数据段并可根据微积分公式计算。这样就可用于不同测试时间、不同肌肉或不同受试者之间的比较。

（二）力量指标

有关 SEMG 和力量间的关系自 1952 年起开始研究，总的观点是两者之间有直接关系，但它们之间的关系可能是线性的，也可能是曲线的。因此，SEMG 可间接反映肌力的大小，但应考虑肌肉的长度、收缩的形式等因素。

（三）疲劳度测试指标

在肌肉疲劳过程中可出现如下生理现象：运动单位的同步性、慢/快肌纤维的募集顺序改变、代谢方面的变化（包括能量产生形式的改变、乏氧、H^+浓度增加、细胞膜传导性降低）、EMG 信号的频率内容趋于低频率的转变。因此，应用 EMG 信号可以进行疲劳测定，并对疲劳过程中相关的生理现象进行测定。SEMG 通过一快速傅里叶转移（FFT）频谱分析程序可获得有关疲劳（或耐力测试）的指标。其中包括：中间频率（median frequency，MF），即将所统计的频谱区域分为 1/2 时的频率；平均能量频率（mean power frequency，MPF），平均频率被有关频率资料除权的指标，是一项表示时间功能的指标；零线相交率（zero crossing rate，ZCR），即信号上升或下降通过零线的比率。以上这 3 个参数的变化率（负向斜率），其中平均能量频率（MPF）斜率是反映局部肌肉疲劳的一项较好指标。

（四）其他测试指标

包括时间或时间差（单位：ms）、振幅或振幅差（单位：μV，或%的相对值）、波分析等。

目前临床还有用 SEMG 尖峰信号（spike）分析研究正常与患病肌肉的活性。尖峰信号与峰不同，至少应由一个向上和向下的偏移构成。可根据 SEMG 波形计算：平均尖峰信号幅度、平均尖峰信号频率、平均尖峰信号斜率、每个尖峰信号的平均峰数。每次选取 3 个连续重复的或 5～10 秒段等长收缩的运动单位进行分析。肌电图的优点是非入创性，使用便捷。

三、临床应用

（一）康复医学

表面肌电图在功能评定及康复治疗中都具有重要作用，应用范围包括神经疾患，如脑血管意外、脑瘫、脑外伤、偏瘫患者的肌肉功能测试、生物反馈训练以促进肢体功能恢复及提高行走能力。

1. 伤病测定及功能评定　在手术、外伤及其他功能障碍情况下，SEMG 可以通过潜在的肌电信号改变确定肌肉的功能障碍、疼痛等的严重程度，并可在治疗过程中观察恢复效果。

2. 康复治疗效果评估　对某种康复手段，特别是康复运动训练手段，可作为治疗前、后及随访的评估方法。

3. 训练监测　有些 SEMG 装置的软件本身就带有此项功能。

4. 作为一种治疗手段　SEMG 生物反馈技术作为一康复治疗方法在临床实践中较好地体现了其有效性。

5. 与其他先进康复测试、训练仪器密切配合　SEMG 可与视频图像结合较好地对某些功能动作、步态进行解析；一些平衡测试、训练仪器和等速装置上均配有与 SEMG 接驳的通道。这些先进技术的相互配合不仅使诊断更为明确，而且对支具设计、装配、使用等具体康复实践也很有帮助。

（二）工业医学和人类工程学

可用于测定在各种工作条件下，躯体（特别是颈椎、腰椎部位）肌肉应力负荷的水平和特点，以改善工作体位造成的慢性损伤。

（三）运动医学

在运动过程中间接测定肌力、疲劳度，计划、预防运动损伤。

（四）军事医学

以监测运动训练效果、指导制订训练计划，测定在军事训练中力量和应力的程度，并可对某些军事训练中特有的生物力学现象，如应力造成飞行员的颈椎损伤进行研究。

（五）神经生理学

应用 SEMG 还可对温度改变、体位姿势改变时神经肌肉方面的生理变化进行相关的基础研究。

四、临床应用进展

近年来，SEMG 在康复医学领域的应用广泛而深入，具体可归纳为如下几个方面：

（一）作为无创检测手段

替代某些有创或复杂的检查手段。通过肌电信号产生的解剖和生理基础可以看到，借助 SEMG 可间接地反映运动过程中一些生理、生化的改变情况。

（二）作为测试疲劳度指标

更广泛地应用 SEMG 有关疲劳度（或耐力）的测试指标。SEMG 测试中有关疲劳度（或耐力）的指标越来越多地应用于康复训练之中。

（三）对颈腰疾患的运动功能评定和疗效评价

颈腰疾患是人类最为常见的运动系统疾患，大部分颈腰疾患可发生原发性或继发性肌炎。结合疼痛强度、功能障碍量表的评价、SEMG 有关疲劳度（或耐力）的指标。可以较好地对下腰痛疾患的功能障碍情况予以客观量化，并采用这一评定方法对治疗性锻炼、按摩、热疗等康复治疗手段的疗效予以评价。

（四）作为量化评定痉挛的辅助方法

应用 SEMG 记录拮抗肌肌电活动情况，以鉴别挛缩和拮抗肌收缩。有关应用 SEMG 技术对痉挛评定的研究还涉及脑外伤患者治疗方法的选择及步态分析等方面。步态分析中有一个肌肉痉挛指数，其定义为正常步态离地期的 EMG 活动/Z 常步态着地期的 EMG 活动，可作为正常人和痉挛患者的鉴别指标。

（五）作为生物反馈技术应用于康复治疗

SEMG 生物反馈技术不仅可应用于放松训练、调节心理压力，还是建立自主功能的随意控制、运动行为的再学习、慢性疼痛综合治疗的手段之一。由此，SEMG 兼备了康复诊断和治疗两个方面的作用，应用领域也更为广阔。

五、表面肌电图的不足

表面肌电测定常需要多通道测量。邻近肌肉组织将能量传递到所记录的肌肉组织时容易产生失真现象。难以测定一特定的肌肉，解决的方法是更好地确定表面电极的放置。不过，目前有关电极放置的问题尚还无统一的标准。

对 SEMG 的解释有争议，尤其是与肌力的关系问题。确切地讲，SEMG 并不是在测定肌力，而只是测定了在收缩、做功过程中肌肉的肌电活动。因此，对其解释要慎重。

（何晓阔　燕铁斌）

第五节　肌电图在肉毒毒素治疗中的应用

肌电图引导下进行肉毒毒素注射的靶肌肉定位是一种直观、可视的方法。目的是评判 MUP 的形态和声音性质，记录与针尖最接近的 MUP，再通过各种主动和被动活动激发的 MUP 来验证针尖正置于靶肌肉中。EMG 可用于肌张力障碍及痉挛患者肌肉活动的评价。

一、肌电图引导下肉毒毒素注射的靶肌肉定位基本步骤

（一）定位步骤

1. 根据临床观察选择靶肌肉。
2. 触摸靶肌肉肌腹、肌腱的局部形态。
3. 触摸非靶肌肉肌腹、肌腱的局部形态。
4. 检查靶肌肉/肌腱/关节的被动活动范围。
5. 检查非靶肌肉/肌腱/关节的被动活动范围。
6. 让患者进行靶肌肉/肌腱/关节的自主运动。
7. 让患者进行非靶肌肉/肌腱/关节的自主运动。
8. 然后把兼具记录电极和注射功能的针头插入靶肌肉，观察 MUP，反复上述操作过程。

（二）主要内容

主要目的是记录只与靶肌肉/肌腱/关节/兴奋对应的尖锐的 MUP，理想状态应该是在靶肌肉被动活动及非靶肌肉随意运动期间没有肌电活动。这些步骤对区分小的深在肌肉如指屈肌的某些肌束非常有效。例如，通过指和腕的主动及被动的屈伸活动证明与指深屈肌无关的尺侧腕屈肌的兴奋。这种方法对区分较大的深在肌肉如胫骨后肌也同样有效。

肌电图引导下进行注射部位选择的主要问题是区别屏幕显示的 MUP 是来自靶肌肉的异常收缩还是来自检查时所激发的代偿性肌肉活动，最好用上述主动和被动运动的方法来解决。但实际上有些患者存在的主动肌和拮抗肌的共同收缩可能混淆评判，选择注射肌肉就成为一种临床判断。

二、异常肌肉收缩的电生理所见

多数患者多导肌电图仪记录的肌电异常活动范围远比临床表现要广泛复杂。肌张力障碍的神经电生理特征是随意运动时拮抗肌与主动肌病理性同步收缩，并且收缩过度和扩散，特定动作并未涉及肌肉活动增加，即所谓“溢出现象”（overflow phenomenon），也可出现反拗收缩。肌电活动方式多样，以强直型为主，间或有快速阵挛样肌电活动，间隔不规律，持续时间不等。节律性的肌电活动可单独存在或叠加于强直型肌电活动之上。“感觉诡计”可使异常收缩的肌电活动明显减少，作用大小与其位置及方向均有关系。在肉毒毒素注射治疗后，即使肌张力障碍的临床症状基本消失，受累肌肉的肌电活动模式仍有异常，非注射肌肉的肌电活动正常，提示运动整合程序异常，而非个别肌肉的选择性兴奋。神经生理技术也可用作感觉反馈治疗肌张力障碍。

肉毒毒素的有效治疗需满足两个条件。第一，一定要把肉毒毒素注入肌肉组织而非邻近组织（如血管、皮下组织、脂肪、筋膜），第二，针尖应位于造成患者症状的靶肌肉中。潜层靶肌常受邻近肌肉的重叠掩盖，需在肌电图监视下进行定位治疗。动物研究显示，药物注入运动终板区时可以获得最大的肌肉内肉毒毒素的阻滞效应。终板通常位于所有肌纤维的中点附近，典型的运动终板密集在多数骨骼肌的特定区域（支配

带）。然而也有例外，比如人类的缝匠肌、骨薄肌和腓肠肌，其支配带众多并散布于整个肌肉。由于没有临床方法定位终板，可用肌电图技术使注射尽可能接近终板区。

三、肌电图定位操作方法

肌电图

肌电图（electromyography，EMG）可用于肌张力障碍及痉挛患者肌肉活动的评价，也可用于辅助局部注射技术（如肉毒毒素、石炭酸、局部麻醉药）。

1. 靶肌电信号的特征 靶肌局部的肌电图可直接获得，记录近针尖处运动诱发电位的形态学及声学特征。肌束、肌腱及关节的被动和主动活动等各种手法所引出的后续电位可确定针尖的位置，同样也可区分非靶肌，避免误注射的风险。

近针尖的肌纤维在快速上升期表现为全幅的 2~3 相位的运动电位。这样的运动电位有清脆的声学特征。如果看到一个低振幅的电位（或听到低哑的声音），应重新放置针尖以达到最近位置。有时，遇到“海贝壳”的声音，可能反映神经肌肉接头的微型终板诱发电位。但是清脆的运动诱发电位，不一定提示针在靶肌里的正确位置，只不过提示针尖靠近一条收缩的肌纤维。确定靶肌的位置要通过主动收缩或被动运动。这对处于共同运动模式的患者（例如脑卒中后痉挛状态的患者）、儿童比较困难。

2. 定位注射操作步骤 一个清醒合作的患者，借助肌电检查的空心针电极，BTXA 的注射步骤如下：

（1）插入空心针肌电电极到定点的靶肌内，打开肌电检查设备。最常用的注射设备见表 10-1。

表 10-1 肌电图或电刺激设备要求

空心 EMG（通过双腔，同时与注射器与导线连接）	电刺激仪（可与肌电仪合二为一）
表面电极	清洁皮肤用的酒精
肌电图仪（标注或手提式）	注射器

（2）运动诱发电位出现时，鼓励患者轻柔牵伸或用其他方法放松。一旦动作电位静息，开始进行针尖局部的被动和主动的手法评测。最初的目标是获得与靶肌、肌腱、关节的活动相关的清脆的动作电位，以下步骤有助于这一过程。

（3）移动靶关节产生被动关节活动，通过被动关节活动范围，监控肌电图的动作电位活动（活动或插入针电极可能会诱发痉挛）。

（4）移动非靶关节，通过被动关节活动范围监控肌电图的动作电位活动（非目标区域会缺失或较小）。

（5）患者主动活动靶肌，监控肌电图的动作电位活动。

（6）患者主动活动非靶肌，监控肌电图的动作电位活动（非目标区域会缺失或减小）。

（7）确定位点后，接上注射器，按确定的剂量，通过肌电检查的空心针注射 BTXA，拔针后用棉签轻压止血。

其他各定位及注射依次类推。以上步骤能有效分离出小的、深在的肌群。例如，用这项技术通过腕关节和手指主动和被动屈伸能区别尺侧屈腕肌与指深屈肌的独立活动。这些步骤同样适用于大的深部肌群，如胫骨后肌。

对不能合作或不能忍耐的患者，由麻醉师给予适合于门诊患者的短效镇静剂。在这种情况下，注射者只能进行被动关节活动技术的操作，因为麻醉下患者不能主动活动。这种情形下，电刺激可能是更适合的工具。

EMG 能否准确定位取决于测试时区别靶肌或代偿肌活动引出的动作电位，这种区别最好通过主动和被动 ROM 比较后作出。然而，肌张力障碍的患者，主动肌和拮抗肌的联合收缩可能会影响评价。决定注射哪块肌肉则是医生的临床决策。

四、肌电图监视引导注射治疗的适应证

对异常运动或姿势复杂的患者，或仅凭临床检查判断靶肌肉相对困难的患者（包括肥胖、有手术史、估

计深部肌肉受累等)，以及对肉毒毒素注射原发或继发反应不良的患者，推荐肌电图监视引导下进行肉毒毒素注射治疗。

(一) 痉挛性斜颈

最常选择注射的肌肉依次为头颈夹肌、胸锁乳突肌、斜方肌、提肩胛肌、斜角肌和颈深部伸肌(头、颈半脊肌，头、颈最长肌等)、颈阔肌等。每次选择痉挛最为突出的 2~4 块肌肉，每块肌肉采用多点注射的方法。通常第一次治疗需要更多的实践和努力以达到最佳疗效。大约 15%的患者对首次注射反应不佳，其中约 1/2 经过调整剂量和/或改变注射部位后可产生疗效；对于这些患者，十分需要肌电图监视以便准确注射。

(二) 痉挛性构音障碍

肉毒毒素治疗痉挛性构音障碍必须在肌电图监视下，最好与喉科医生合作。内收肌型注射甲杓肌，或同时注射环杓侧肌；外展肌型注射环杓后肌，严重者尚需注射环甲肌。临床上以内收肌型为多见，用兼具记录电极和注射功能的特殊针头，经颈前皮肤刺破环甲膜进入声门下腔，针尖向上、外侧方向 30°~45°进针。在肌电图仪显示器上看到甲杓肌痉挛性收缩引起的募集电位伴肌电声时，推注 BTXA 至一侧或两侧的甲杓肌，一般注射剂量为 2.5~10U。双侧注射毒素剂量要小，而单侧注射时剂量可稍大。单双侧注射的疗效和副作用相似，发声功能多恢复到正常水平的 70%~90%。并发症有短暂的失音、轻度吞咽困难或饮水呛咳及喘鸣，没有严重或持久的不良后果。

(三) 局限性肢体肌张力障碍或痉挛状态

以书写痉挛最为多见，主要累及手和前臂肌肉，因其肌腹薄且肌肉多交叠，要把针置于大块肌肉的终板区注射，需要肌电图仪引导。注射肌肉以前臂屈肌群为主，包括指、拇屈肌和深肌、桡、尺侧腕屈肌和伸肌、小指展肌、第 1 骨间肌、肱桡肌等，一定要在患者持笔书写的同时仔细观察异常收缩并行肌电图监视，才能准确注射在靶肌肉的特定部位(终板区)。36%~80%的患者有至少中度的症状改善。伸肌痉挛似比屈肌痉挛易于和缓解，书写、打字等简单动作比复杂技能如演奏乐器的恢复要确实。

(四) 脑卒中

脑卒中后的肢体肌张力增高或痉挛是瘫痪肢体恢复过程的一个阶段，但高痉挛状是妨碍肢体功能进一步好转的最大障碍，有的患者甚至停留在高痉挛状态。肌电图监视 BTXA 注射可使脑卒中患肢肌张力降低，缓解痉挛，改善 Ashworth 评分，步速、步长、踝关节活动度均能明显改善。如此时配合正确的运动治疗，强化拮抗肌功能，重建伸、屈肌的协调及控制功能，可以较好地提高肢体的活动能力，减轻致残率，促进患者日常生活活动能力恢复，并缩短其住院时间及节省费用。

(五) 痉挛性脑瘫

肌电图监视下应用 BTXA 再配合系统的康复训练可明显缓解痉挛程度，降低肌力、异常姿势及抑制异常反射运动，降低康复训练的难度。

(六) 脑和脊髓外伤引起的痉挛

和其他疾病一样，如果在未发生挛缩前用 BTXA 治疗可以产生较好的效果。可根据损伤的程度和部位选择注射部位，而不需要全身抗痉挛治疗。随着病情恢复，可应用于某些特定的肌肉。脊髓损伤(SCI)后并发膀胱功能障碍大多由骶段或骶段以上的损伤引起，而膀胱的脊髓反射弧完整，多发展为高张力、高反射的痉挛性膀胱，此类患者膀胱逼尿肌与尿道括约肌不协调，出现贮尿与排尿功能双重障碍：一方面残余尿量多、尿路感染常见；另一方面，反射性的膀胱收缩不仅造成频繁的反射性尿失禁，且尿路感染和膀胱内高压引起膀胱输尿管反流，损害肾功能。肌电图监视下使用 BTXA 注射治疗痉挛的外括约肌和平滑肌，可以抑制膀胱过度活动，明显提高膀胱功能，增加膀胱容积，降低残余尿量和排尿压力。

(七) 康复训练

在肌电图监视下注射药物后要鼓励患者进行肌肉收缩运动，可以采用电刺激，以促进药物吸收和内化。加强拮抗肌的主动运动训练是增强治疗肌肉痉挛效果的重要措施，包括肌力训练、牵伸训练、步态训练等。牵伸性夹板或矫形器可以增强肌肉痉挛的治疗作用；推拿按摩直接刺激肌肉和神经组织，恢复肌组织弹性、改善骨和关节的活动性和稳定性，降低肌组织张力，恢复肌力平衡。

(陈月桂　燕铁斌)

第十一章　认知功能评定

第一节　概　　述

认知(cognition)是认识和知晓事物过程的总称,包括感知、识别、记忆、概念形成、思维、推理及表象过程。实际上认知是大脑为解决问题而摄取、储存、重整和处理信息的基本功能。当这些基本功能因中枢神经系统障碍出现异常,则称为认知障碍。

一、与认知有关的解剖及功能定位

左、右大脑半球具有各自的功能特点,右侧大脑半球主要在音乐、美术、空间、几何图形和人物面容的识别及视觉记忆功能等方面起主要作用,而左侧大脑半球在言语、逻辑思维、分析综合及计算功能等方面占优势。正常人的脑功能需要左右两个半球共同合作来完成。

(一) 额叶

与随意运动和高级精神活动有关,损伤后产生的精神症状主要为痴呆和人格的改变,表现为记忆力减退,注意力不集中,自知力、判断力和定向力下降,反应迟钝等。

(二) 顶叶

接受对侧身体的深、浅感觉信息,分辨触觉和实体觉,也是运用中枢和视觉语言中枢所在处。运用中枢主要存在于优势半球,与人体复杂动作和劳动技巧有关,而视觉语言中枢主要是理解看到的文字和符号。顶叶损伤后导致皮质感觉障碍,如实体觉、位置觉、两点辨别觉和皮肤定位觉的丧失;体象障碍(右侧顶叶损伤),如自体认识不能(患者否认对侧肢体的存在)和病觉缺失(患者否认偏瘫肢体的存在);失用症和失认症等。

(三) 颞叶

与记忆、联想、比较等高级神经活动有关。优势半球损伤易导致失语,其中感觉性失语表现为患者有自发语言,但不能理解他人和自己说话的含义;命名性失语,又称健忘性失语,表现为患者丧失对物品命名的能力;记忆方面表现为存在记忆障碍。

(四) 枕叶

主要是接受视觉信息,损伤后易导致视觉失认、视觉变形、偏盲等,如患者绕过障碍物走路,不认识看见的物体、图像或颜色等;或对所看见的物体有变大、变小、形状歪斜不规则及颜色改变等现象。

(五) 边缘叶

参与高级神经、情绪与记忆和内脏的活动,损伤后可出现情绪及记忆障碍、行为异常、幻觉、反应迟钝等精神障碍。

大脑损伤易导致患者认知功能障碍,即不能对事物进行正确的理解、认识和反应,进而影响其日常生活活动,甚至影响其肢体功能的训练。由于每个人的生活经验不同,其认知方式和评价模式也有所不同,此外,随着年龄的增长,认知功能也将会有不同程度的退化。因此,掌握认知功能的正确评价,对正常人及脑损伤患者都具有重要的意义。

二、认知障碍表现

当各种原因引起脑部组织损伤时，导致患者记忆、语言、视空间、执行、计算和理解判断等功能中的一项或多项受损，影响个体的日常或社会活动能力，称为认知障碍，又称高级脑功能障碍，包括定向力障碍、注意障碍、记忆障碍、知觉障碍和执行能力障碍等。

（一）定向力障碍

定向力（orientation）是个体对时间、地点、人物等的自我察觉能力。定向力障碍（disorientation）表现为对时间和地点等方面的信息混淆不清，比如患者可能不知道自己身在医院，睡午觉起来后以为是新的一天，将医生误以为是家人或朋友等。

（二）注意障碍

注意（attention）是心理活动指向一个符合当前活动需要的特定刺激，同时忽略或抑制无关刺激的能力，是一切意识活动的基础，具有指向性和集中性两个特点。当个体集中于某种事物时，必须排除外界刺激的干扰，当患者不能处理进行活动所必需的各种信息时称为注意障碍（attention/concentration deficits）。当进行一项工作时，不能持续注意，常是脑损伤的后遗症。比较基本的问题是不能充分地注意，但对简单刺激有反应如声音或物体；比较严重的注意问题包括不能把注意力从一件事上转到另一件事上，或分别注意同时发生的两件事情上。注意力代表了基本的思维水平，这个过程的破坏对其他认知领域有负面影响。

（三）记忆力障碍

记忆的过程主要由编码、储存、提取三个部分组成。根据提取内容的时间长短，又分为瞬时记忆、短期记忆、近期记忆、长期记忆。记忆力的评估主要依赖各种记忆量表，从言语记忆和视觉记忆方面进行评定。记忆力障碍（memory deficits）是脑损伤后最常见的主诉。表现为不能回忆或记住伤后所发生的事件，但对久远的事情回忆影响不大。虽然记忆力随时间推移可逐步改善，但大多数人仍有严重问题。某种程度记忆障碍可在脑损伤后 2 年才出现，对个人重返工作岗位和独立生活能力逐步产生影响。

（四）执行功能障碍

执行功能（executive function）是人类推理、解决和处理问题的能力，是人类的智力性功能的最高水平。在这一范畴内包含的功能有学习获得器材及其操作、抽象思维（思考、推理、分类、归纳）、计算等方面的能力，这些是复杂的神经心理学功能，是以更基础性的过程（注意、言语、记忆等）的统合和相互作用来完成的。执行功能受损的患者，智力、长时记忆和运动技能测验结果可以正常，但是整合协调这三者的能力受损。

执行功能障碍（executive function deficits）以解决问题能力的下降或丧失为其重要的特征，即不能认识存在的问题、不能计划和实施所选择的解决方法、不能检验所解决问题的方法是否满意，大体可概括为三个方面：启动、终止和自身调节障碍。

（五）知觉障碍

1. 感觉（sensation）　是人脑对直接作用于感觉器官的事物的个别属性的认识。感觉器官由感受器、神经通路、大脑皮质感觉中枢构成。这些组成部分中任一部位发生病变，都会出现感觉障碍（sensory disturbances）。

2. 知觉（perception）　是人脑对直接作用于感觉器官的客观事物的各个部分和属性的整体反映。知觉是人类对客观事物的整体认识，人类认识客观事物始于感觉输入，感觉器官将外界的刺激信息输入到神经系统进行识别和辨认。知觉是人们认识客观事物最重要的环节，例如橙子，我们不仅仅要知道它是黄色的、酸甜味道，摸起来有点硬的感觉，还要将它与其他物品区别开，如柠檬、西红柿，这就是知觉。知觉以感觉作为基础，但不等于各种感觉信息的总和，要比感觉信息的叠加复杂。各种原因所致的局灶性或弥漫性脑损伤，大脑对感觉刺激的解释和整合发生障碍，称为知觉障碍（perceptual deficits），如躯体构图障碍、空间知觉障碍等。

（六）其他

包括精神活动过程整体降低。与脑损伤前相比，个人要花较长时间思考，才能反应；情感淡漠，不与他人交往；视觉处理障碍；洞察力、手眼协调、空间与距离判断有困难。如果额叶受损（其功能主要与随意运动和高级精神活动有关），伤者很容易分心，很难明白复杂事物的整体性；他们可以处理日常的活动或工作，但学习控制新技能则相当困难。

三、认知障碍的评定方法

1. 确认患者意识是否清楚 采用格拉斯哥昏迷量表（Glasgow coma scale，GCS）等，判断意识障碍的程度，患者意识清楚是认知功能评定的前提条件。

2. 认知功能障碍的筛查 在患者意识清楚的条件下，通过简易精神状态检查量表（mini mental state examination，MMSE）等，筛查患者是否存在认知功能障碍，这是认知功能障碍评定的关键步骤。

3. 认知功能的特异性检查 根据认知功能筛查的结果，初步确定患者可能存在某种认知功能障碍，并进行有针对性的认知功能评定，如记忆力评定、单侧忽略评定等。

4. 成套认知功能测验 是对认知功能较全面的定量评定，常用洛文斯顿作业疗法认知评定成套量表（Loewenstein occupational therapy cognition assessment，LOTCA）、H. R 神经心理学成套测验（Halstead-Reitan neuropsychological battery，HRNB）、MATRICS 共识认知成套测验（MATRICS consensus cognitive battery，MCCB）等。

5. 功能检查法 大量研究表明，认知功能障碍及其程度与日常生活活动能力状况密切相关，因此，通过直接观察患者从事日常生活活动的情况来评定相关认知功能障碍的程度，如地形定向障碍（根据地图找到回家路线）、穿衣失用（嘱患者脱或穿上衣，观察其动作表现）均采用功能活动进行检查。Arnadottir 作业疗法-日常生活活动神经行为评定（Arnadottir OT-ADL neurobehavioral evaluation，A-ONE）及厨房任务评估（kitchen task assessment）所采用的就是功能检查法。

（廖宇君 欧海宁）

第二节 认知功能评定

一、认知功能的筛查量表

当患者意识清楚时，可以通过简易精神状态检查量表（mini mental status examination，MMSE）、蒙特利尔认知评分量表（Montreal cognitive assessment，MoCA）及神经行为认知状态测试（neurobehavioral cognitive status examination，NCSE）等进行认知功能筛查，这是认知功能障碍评定的关键步骤。

（一）简易精神状态检查量表

简易精神状态检查量表（mini mental status examination，MMSE）作为认知障碍检查法，应用得较多，范围较广，不仅可用作临床认知障碍的检查，还可以用于社区人群中痴呆的筛选。表中包括定向力、记忆力、注意力和计算力、回忆力、命名、复述、3 级指令、阅读、书写、临摹，如答错可进行单项检测，见表 11-1。在注意力和计算力测试中，当受试者不能完成连续减 7 任务时，请受试者完成倒转讲出句子。

表 11-1　简易精神状态检查量表

项目		得分
定向力	现在是什么日期？(年份)(季节)(月份)(几号)(星期几)	/5
	我们现在是在哪里？(省)(市)(区县或乡镇)(什么医院)(第几层楼)	/5
记忆力	现在我会说三样东西的名称，说完之后，请您重复一次。请记住它们，因为几分钟后，我会叫您再说出来给我听。[苹果][报纸][火车] 现在请您说出这三样东西给我听。(每样东西一秒钟，一个一分，以第一次的表现进行打分；然后重复物件，直至全部三样都记住，至多重复 6 次)	/3
注意力和计算力	请您用 100 减 7，然后再减 7，一路减下去，直至我叫您停为止。(减五次后便停) (口头表达困难者，可手写代替，但要求每写出一个答案，测试者须将其遮掩起来不能让受试者看到。) (　)(　)(　)(　)(　)	/5
	☆替代题：现在我读几个字给您听，请您倒转讲出来。[祝出入平安]	
回忆力	我之前叫您记住的三样东西是什么？	/3
命名	(出示铅笔、手表)这个是什么东西？	/2
复述	请您跟我讲这句话"非如果，还有，或但是"	/1
3 级指令	我给您一张纸，请您按我说的去做，现在开始："用您的右手(若右手不能，可用左手代替)拿起这张纸，将它对折，并放在地上。"	/3
阅读	请您看看这句话，并且按上面的意思去做。"闭上您的眼睛"	/1
书写	请您给我写一个完整的句子。 ＿＿＿＿＿＿＿＿＿＿＿＿＿＿＿＿	/1
临摹	这里有一幅图，请您照着它一模一样地画。	/1
总分		30

附注：☆替代题，如果患者不能或不愿意做减法运算，请患者倒转讲出来"祝出入平安"。分数为按正确顺序倒转讲出的字数。

总分：范围 0~30 分，评定时间为 5~10 分钟。正常与不正常的分界值与受教育程度有关：文盲(未受教育)组 17 分；小学(受教育年限≤6 年)组 20 分；中学或以上(受教育年限>6 年)组 24 分。在标准分数线下考虑存在认知功能障碍，需进一步检查。

(二) 蒙特利尔认知评分量表

蒙特利尔认知评分量表(Montreal cognitive assessment，MoCA)福州版是根据中国国情在原表的基础上修订而成的，是一个用来对认知功能异常进行快速筛查的评定工具。包括视结构技能、执行功能、记忆、语言、注意与集中、计算、抽象思维和定向力等 8 个认知领域。其敏感性高，覆盖重要的认知领域，测试时间短，适合临床运用。但其也受教育程度的影响，文化背景的差异、检查者使用 MoCA 的技巧和经验，检查的环境及被试者的情绪及精神状态等均会对分值产生影响，对于轻度认知功能障碍(mild cognitive impairment，MCI)，蒙特利尔认知评估量表的筛查更具敏感性，见表 11-2。

表 11-2　蒙特利尔认知评分量表(MoCA)福州版

出生日期:＿＿＿＿＿＿教育水平:＿＿＿＿＿＿姓名:＿＿＿＿＿性别:＿＿＿检查日期:＿＿＿＿＿＿

视空间/执行能力			得分
连线 戊 结束　甲 5　乙　2 1 开始 丁　4　3 丙 [ ]	复制立方体 [ ]	画钟(11 点 10 分)(3 分) [ ] [ ] [ ] 轮廓 数字 指针	＿/5
命名			＿/3
[ ]	[ ]	[ ]	

记忆　朗读右侧词语,之后由受试者复述,不论第一次复述是否完全正确,重复朗读两遍词语,并提醒受试者 5 分钟后回忆。		面孔	丝绒	寺庙	菊花	红色	不计分
	第一次						
	第二次						

			得分
注意	读出下列数字,请受试者重复(每秒 1 个)	顺背[ ]21854 倒背[ ]742	＿/2
	读出下列数字,每当数字 1 出现时,受试者必须用手敲一下桌面,错误数大于或等于 2 个不给分[ ] 5 2 1 3 9 4 1 1 8 0 6 2 1 5 1 9 4 5 1 1 1 4 1 9 0 5 11 2		＿/1
	100 连续减 7　[ ] 93[ ]86[ ]79[ ]72[ ]65 4~5 个正确给 3 分,2~3 个正确给 2 分,1 个正确给 1 分,全都错误为 0 分		＿/3
语言	复述:我只知道今天小张来帮忙。[ ] 狗在房间时,猫总躲在沙发下面。[ ]		＿/2
	流畅性:1 分钟之内尽可能多说出以"yi"同音的字开头的短语(2~4 个汉字)。[ ](≥4 个记 1 分)		＿/1
抽象	词语相似性:如香蕉—橘子=水果[ ]火车—自行车[ ]手表—直尺		＿/2

延迟回忆	回忆时不能提示	面孔 [ ]	丝绒 [ ]	寺庙 [ ]	菊花 [ ]	红色 [ ]	仅根据无提示回忆计分	＿/5
选项	分类提示							
	多选提示							
定向力	[ ]日期[ ]月份[ ]年[ ]星期几[ ]地点[ ]城市							＿/6
							总分 教育年限≤12 年加 1 分	＿/30

分类提示:
面孔:身体的一部分
丝绒:一种纺织品
寺庙:一座建筑物
菊花:一种花
红色:一种颜色

多选提示:
鼻子　面孔　手掌
麻布　棉布　丝绒
学校　寺庙　医院
牡丹　玫瑰　菊花
红色　蓝色　黄色

蒙特利尔认知评估总分 30 分,教育年限≤12 年加 1 分,得分≥26 分正常。

（三）神经行为认知状态测试

神经行为认知状态测试（neurobehavioral cognitive status examination，NCSE）是一全面性的标准认知评估，可按患者的认知状况作初步的筛选和评估。由 The Northern California Neurobehavioral Group，Inc. 于1986年制定，后名为 Cognistat，是认知障碍最基本的筛查用表。中文版本由香港的职业治疗师翻译而成，内地使用单位不多，但发展很快，仅内地已有不同电子版本问世。

1. 评估内容　Cognistat 评估的内容包括意识能力（不测试）、定向能力、专注能力、语言能力（含理解、复述、命名，但阅读及写作能力不测试）、结构组织能力、记忆能力、计算能力、推理能力（侧重于类似性、判断）等8个方面。评估内容参见相关专业书籍，正常值标准参见表11-3。

表11-3　Cognistat 测试程度概况

	意识能力	定向能力	专注能力	语言能力			结构组织能力	记忆能力	计算能力	推理能力	
				理解能力	复述能力	命名能力				类似性	判断能力
	清醒						-6-			-8-	-6-
正常		-12-	-(S)8-	-(S)6-	-(S)-	-(S)-	-(S)5-	-12-	-(S)4-	-(S)6-	-(S)5-
					-12-	-8-					
		-10-	-6-	-5-	-11-	-7-	-4-	-10-	-3-	-5-	-4-
轻微	受损	-8-	-5-	-4-	-9-	-5-	-3-	-8-	-2-	-4-	-3-
中度		-6-	-3-	-3-	-7-	-3-	-2-	-6-	-1-	-3-	-2-
严重		-4-	-1-	-2-	-5-	-2-	-0-	-4-	-0-	-2-	-1-
写下更低的分数											

注：(S)，筛查合格。

2. 评估方法　Cognistat 比较敏感地反映认知能力的问题和问题的所在，除定向能力及记忆能力外，每一项目均有筛查和等级题目，被测试者只在筛查题目中不合格，才需要进行有困难等级的题目。很多筛选题目需要被测试者要有持久的专注力，若被测试者太疲劳或注意力不集中，可分几次完成测试。

3. 注意事项　此项测试的准确性取决于是否严格地依照操作手册进行。患者如果超过65岁，在测试其组织能力、记忆力及类似性时，若分数等同“轻微受损程度”一级，仍属正常。并非所有因脑部受损而导致的认知缺陷都可从 Cognistat 测试出来，故此，表示正常的分数不足以证明脑部没有问题；同样，表示轻微、中度或严重受损的分数也不一定反映出脑部出现功能障碍。

二、认知功能的成套测验

一整套标准化的测验主要用于认知功能较全面的定量测定。成套测验不同于单项特异性临床检查。成套测验的信度和效度均经过检验，成套测验得分低于正常范围时提示该患者存在认知障碍。单项特异性检查结果异常，则仅仅说明某种认知功能存在缺陷，如面容失认或结构性失用等。成套测验由各种单项测验组成，每一个具体检查项目都可以视为独立的特异型临床检查方法。因此，成套测验可以全面评价主要的脑功能。H. R 神经心理学成套测验（Halstead-Reitan neuropsychological battery，HRNB）是常用的神经心理学成套测验。洛文斯顿作业疗法认知评定成套量表（Loewenstein occupational therapy cognition assessment，LOTCA）近年来广泛用于神经康复评定中。MATRICS 共识认知成套测验（MATRICS consensus cognitive battery，MCCB）被美国食品和药品监督管理局认可，成为神经精神药物临床试验的指定测验，可用于精神分裂症、双相情感障碍及其他神经精神疾病的认知评估。

（一）H. R 神经心理学成套测验

H. R 神经心理学成套测验（Halstead-Reitan neuropsychological battery，HRNB）用于脑损伤评估和脑与行

为关系研究。美国心理学家霍尔斯特德于 1947 年编制，后经雷坦修改和发展而成。HRB 由十余个分测验组成，分别测查感觉、知觉、运动、思维、记忆、言语和空间能力等多方面神经心理功能。其具有较好的信度和效度，常用于脑损伤辅助诊断、脑功能状况评估、疗效评估和康复指导等方面。HRB 有适用于不同年龄的版本，如成人版(15 岁以上)、少儿版(9~14 岁)和幼儿版(5~8 岁)。已有中国修订版(由湖南医科大学精神卫生研究所修订)，应用广泛。

HRB 成人版包括以下 10 个项目。此外有智力和记忆测验等联用，可用于 15 岁以上的人群。

1. **侧式优势检查**　通过测定利手、利足、利肩等来判患者的优势大脑半球。
2. **失语检查**　通过临摹图案、解释词义、重复语言来测查是否有失语症。
3. **握力测验**　握力计测量左右手，比较利手和非利手。
4. **范畴测验**　检查患者的抽象能力。
5. **手指敲击测验**　测查手指精细运动、协调功能。
6. **语音知觉测验**　测查持久注意、听与视觉综合、听分辨的能力。
7. **连线测验**　测查顺序化能力和空间能力。
8. **触摸操作测验**　测查触觉、空间知觉和触觉回忆能力，这是 HRB 的主要测验。
9. **音乐节律**　测查警觉性，持久注意，分辨非言语的听知觉和不同节律顺序的能力。
10. **感知觉检查**　测查患者触、听、视觉、感知觉的功能。

(二) 洛文斯顿作业疗法认知评定成套量表

洛文斯顿作业疗法认知评定成套量表(Loewenstein occupational therapy cognition assessment, LOTCA)是由以色列希伯来大学和洛文斯顿康复医院联合研制的检测脑损伤认知功能的标准化评估工具，主要应用于脑外伤、脑血管疾病如脑卒中或其他神经损伤患者、老年病患者以及精神病患者，可获取其详细的认知功能状况，为治疗目标和干预方案的制订提供依据。

LOTCA 有适用于不同年龄的版本，洛文斯顿作业疗法认知评定标准版(DLOTCA)是为 18~69 周岁的测试者所设计，包括 7 个认知领域:定向、意识、视知觉、空间知觉、动作运用、视运动组织和思维操作的 28 项子测验，记录表详见相关专业书籍。洛文斯顿作业疗法认知评定老年版(DLOTCA-G)是为 70 周岁及以上的测试者所特别设计的，针对老年测试者的生理和心理特点，提供更大的组件，简化图像细节，增加多项选择题，缩短测试时间，包括 8 个认知领域:定向、意识、视知觉、空间知觉、动作运用、视运动组织、思维操作和记忆的 24 项子测验。洛文斯顿作业疗法认知评定儿童版(DLOTCA-CH)可以对 6~12 岁有特殊需要的儿童认知功能和学习潜力进行评估测试，包括 5 个认知领域:定向、空间知觉、动作运用、视运动组织和思维操作的 22 个子测验，每个子测验有一个结构化的 5 步调节选项，对短期记忆和动作运动的评估包括在视运动组织领域之内。

三、功能检查法

功能检测法是以结果为导向的评估方法，以表现技能(performance skills)为基础，直接测验患者的日常生活活动(activities of daily living, ADL)，观察患者进行吃饭、穿衣服等功能性活动，来推测患者是否有注意力、半侧忽略等问题，再针对各项能力进行评估。如地形定向障碍(根据地图找到回家路线)、穿衣失用(嘱患者脱或穿上衣，观察其动作表现)均采用功能活动进行检查。

Arnadottir 作业疗法-日常生活活动神经行为评定(Arnadottir OT-ADL neurobehavioral evaluation, A-ONE)为一套利用标准化的日常生活活动，如吃饭、刷牙，来评估患者是否有认知与知觉问题。

厨房任务评估(kitchen task assessment)是一种标准化的、基于观察的评估工具，利用患者成功完成一项烹饪任务来做认知与知觉评估。厨房任务评估以 3 分制度(0 = 独立，3 = 完全无能)，测量 6 个表现区域:任务、组织、步骤、排序、判断和安全的执行，以及完成任务。评估便携，很容易在基于家庭的评估中进行管理。

（廖宇君　欧海宁）

第三节 知觉功能评定

感知功能评定包括感觉(sensation)功能、知觉(perception)功能两方面。感觉功能方面,一般检查触觉、听觉、视觉等,检查方法同神经科检查(略)。

知觉是人类对客观事物的整体认识,人类认识客观事物始于感觉输入,感觉器官将外界的刺激信息输入到神经系统进行识别和辨认。知觉是人们认识客观事物最重要的环节,例如橙子,我们不仅仅要知道它是黄色的、酸甜味道,摸起来有点硬的感觉,还要将它与其他物品区别开,如柠檬、西红柿,这就是知觉。知觉以感觉作为基础,但不等于各种感觉信息的总和,要比感觉信息的叠加复杂。

感觉与知觉有对应关系,如视觉——视知觉(visual perception)、触觉——触知觉(tactile perception)、听觉——听知觉(auditory perception)。其中最重要的是视知觉,也是知觉评估的主要项目。

各种原因所致的局灶性或弥漫性脑损伤时,大脑对感觉刺激的解释和整合发生障碍,称为知觉障碍(perceptual deficits),如躯体构图障碍、空间知觉障碍等。

一、概述

(一)概念

1. 躯体构图(physical composition) 指本体感觉、触觉、视觉、肌肉运动觉及前庭觉传入信息整合后形成的神经性姿势模型,包含人体各部分之间相互关系及人体与环境关系的认识。

2. 单侧忽略(unilateral neglect) 又称单侧不注意、单侧空间忽略、单侧空间失认或单侧空间忽略(unilateral spatial neglect,USN),是脑损伤尤其是脑卒中后最常见的认知障碍之一。患者视野正常,但不能对正常视野内的物品组合刺激做出反应,如患者不能“看到”或不能再现脑损伤对侧的空间环境;走路只看到一侧的建筑,忽略对侧的建筑物,或忽略脑损伤对侧的肢体,或身体倾斜于健侧等。

3. 空间知觉(spatial perception) 是指物体的空间特性,是物体的形状、大小、远近、方位在大脑中的反映,包括形状知觉、大小知觉、深度知觉和方位知觉,而深度知觉又包括绝对距离知觉和相对距离知觉。空间知觉可以通过后天获得,是视觉、触觉、运动觉等多种感觉系统协同作用的结果,其中视觉最为重要。大脑具有视空间分辨能力,可以组织并解释所看到的信息,并赋予其一定意义的信息加工能力,包括图形背景分辨(figure ground)、形状恒常性(form constancy)、空间关系(spatial relationship)、视觉性闭合(visual closure)、视觉记忆(visual memory)和视觉辨别(visual discrimination)等。大脑损伤后,观察两者之间,或自己与两个或两个以上物体之间的空间位置关系上存在障碍,称视空间关系障碍(visual-spatial perception disorder)。

4. 失认症(agnosia) 是指对视觉、听觉、触觉等感觉途径获得的信息,缺乏正确的分析和识别能力,如对物品、人、声音、形状或气味的识别能力的丧失。患者在特殊感觉正常的情况下,不能认识熟悉的事物,但可以利用其他感觉途径识别的一类症状,如患者不能通过照片辨认亲人或朋友,但可以通过脚步声识别,多由于枕叶或顶叶特定区域损伤导致。

5. 运用(praxia) 是指在外界刺激或内在神经冲动下做出有目的的动作。运用的过程包括动作产生的意念、形成、制订执行动作计划及动作执行的步骤,如口渴就会产生喝水的意念,然后将水烧开,倒入杯中,凉后端起饮用。

6. 失用症(apraxia) 是指肢体在没有运动功能障碍的情况下,不能按要求完成有目的的运动,左侧脑损伤可导致失用症。当意念或概念形成障碍,运动的构思过程被破坏而导致复杂动作的概念性组织障碍为意念性失用(ideational apraxia);运动记忆的储存受损,导致动作计划的制订或执行障碍为意念运动性失用(ideomotor apraxia)。

(二)知觉障碍的分类及其特点

常见的知觉障碍有躯体构图障碍、视空间关系障碍、失认症和失用症等。

1. 躯体构图障碍(physical composition disorder) 与人体知觉有关的障碍,包括单侧忽略、疾病失认、手指失认、躯体失认及左右分辨困难。

(1) 单侧忽略(unilateral neglect):指患者对大脑损伤对侧身体或空间物品不能注意,或不能对其变化做出相应反应或反应迟钝。

(2) 左右分辨困难(right/left discrimination disorder):不能分辨自身或他人的左侧和右侧,不能执行含有"左"和"右"的指令。

(3) 躯体失认(body agnosia):患者不能识别自己和他人身体各个部位以及各个部位之间的关系,常见于优势半球顶叶和颞叶后部的损伤。表现为否认偏瘫肢体的存在;或承认偏瘫的肢体,但认为长在别人身上;不能完成区别身体各个部位的指令;不能模仿他人的动作;把身体的某个部位看得比实际大或小;常常述说患侧有沉重感;不能识别身体的部位,但能识别物体的结构等。

(4) 手指失认(finger agnosia):不能识别和命名自己或他人的手指,甚至不能指出触及的手指,轻者不影响手的实用性,但严重者会影响手指的功能活动,如系纽扣、系鞋带、打字等,见左侧大脑半球顶叶的角回损伤。

(5) 疾病失认(anosognosia):患者否认或忽视瘫痪肢体的存在,见于大脑非优势半球顶叶缘上回的损伤,是脑卒中后的短暂性表现,康复期较少见。

2. 视空间关系障碍(visual-spatial perception disorder) 视空间关系障碍与日常生活活动能力的关系密切,因此,视空间关系障碍的分类主要是根据其特征进行分类。

(1) 图形背景分辨障碍(disorder in figure-ground identification):图形背景知觉是指从背景中分辨物体不同的形状,选择必要的对象及忽略无关的视觉刺激的能力。图形背景分辨障碍指不能从视野范围内发现自己所需要的对象,注意广度缩短,注意力分散等,如不能在抽屉中找到想要的剪刀,不能找到轮椅中的手闸等。

(2) 空间定向障碍(spatial disorientation):空间定位知觉又称方位觉,指物体的方位,如上下、前后、左右、内外、东、南、西、北等。不能判断物体与物体之间的关系,如患者不能按指令完成"请将桌子上的书拿起来"这样的动作。

(3) 空间关系障碍(spatial relation disorder):患者不能认识两个或两个以上的物体之间,以及物体与人体之间的位置、距离及角度等关系,主要表现为穿衣、梳妆、转移障碍,不能计算,结构性失用等日常生活活动异常。如患者不能区别衣服的前与后,里与外,常常将衣服穿反、找不到袖子、纽扣、两条腿同时穿进一条裤腿中,不能列竖式进行算术运算等。

(4) 地形定向障碍(topographical disorientation):地形定向觉是指判断两地之间关系的能力,如从一个地点到另一个地点,需要准确判断目的地的方向、线路周围的环境特征等,最终完成两地之间的移动。当地形定向存在障碍时,患者表现为不能描述以往熟悉的环境或线路的特征,不能记住新的线路,不能识别路标,在熟悉的环境中迷路等。

(5) 形态恒常性识别障碍(form constancy identification disorder):形态恒常性指识别两个相似,但大小和位置不同的物体性质的能力。有形态恒常性识别障碍者不能观察或注意到物体的结构和形状上的细微差别,如患者不能区别"b"和"d""田"和"由""手表"和"手链"等外观或结构略有差别的字或物体。形态恒常性识别障碍与失认症不同,前者是不能区别相似的物品,而后者是不能识别单一的物品。

(6) 距离知觉障碍(distance perception disorder):不能准确判断物体之间的距离,如不能准确够到眼前的物品、上下楼梯感觉不安全、往杯子倒水时,水倒在杯子外边,或水满后不知道停止、不能准确地将饭菜送到口中等。

(7) 视觉完形障碍(visual closure disorder):视觉完形是指个体可以看到形状不完整的形状或物体时,即自动把缺的部分补上去,而形成整个形状或物体的印象与概念,此能力可使个体能快速辨认并将看到的形状或物体与先前的经验做连结。视觉完形障碍患者不能快速辨认仅呈现部分或不完整的形状或物品。

3. 失认症(agnosia) 根据其表现特点分为视觉失认、触觉失认和听觉失认三种。

(1) 视觉失认(visual agnosia):患者在没有视觉障碍的前提下,不知道视觉范围内客观实体的名称、形状、作用等，但通过视觉以外的感觉系统（听觉、味觉、嗅觉）可以理解实体的特征。视觉失认又分为物体失认、面容失认、颜色失认和同时失认。

1）物体失认（pragmatagnosia）：是失认症中最常见的一种类型，表现为患者视力和视野正常，却不能识别常用物品，但通过其他感觉可以识别，如拿一双筷子，问患者是什么？患者不认识，但用手触摸后知道是筷子。

2）面容失认（prosopagnosia）：不能识别以往熟悉的面孔，即便是自己最亲近的人，但可以通过说话、脚步声、发型、服装等识别。

3）同时性失认（simultagnosia）：不能同时完整地识别一个图像，患者只能识别一幅画中微小的细节，即只能理解或识别画中的一个方面或一部分，却不能获得整体感，因而不能说出一幅画的主题。

4）颜色失认（color agnosia）：又称色彩失认，患者不能说出和命名熟悉物品的颜色，当医生说出某种物品的颜色，让患者在图片上找出相对应的物品时，不能完成匹配任务，但当两种不同颜色的物品放在一起时，患者知道两种物品颜色不同，色盲表检查表现正常。

（2）触觉失认（tactile agnosia）：指不能通过触觉来识别物品，患者的触觉、温度觉、本体感觉和注意力正常，但不能通过触摸识别熟悉的物品。

（3）听觉失认（auditory agnosia）：患者听觉正常，但不能识别所听到声音的意义。听觉失认分非言语性声音失认和言语性声音失认，前者指患者不能将一种物体和它所发出的声音联系在一起，如患者能听到汽车鸣笛声、钟表声、门铃声等，但却不能将声音与汽车、钟表、门铃等联系到一起；后者仅仅表现为不能识别言语声音的意义，而言语声音以外的所有听觉认识正常保留，如听理解破坏，但阅读理解、书写及自发言语均正常。

4. 失用症（apraxia）　传统的失用症包括意念性失用、意念运动性失用和肢体运动性失用，根据失用症的表现特征又增加了结构性失用、穿衣失用、口-颜面失用等类型。

（1）意念性失用（ideational apraxia）：动作意念的形成包括对物品功能、动作及动作顺序的理解，意念性失用患者表现为工具的选择和使用障碍，患者不能自动或根据指令完成有目的的动作，尤其是多步骤的动作，患者能正确完成复杂动作中的每一个分解动作，但不能按顺序完成，也不能正确地选择和使用工具。如用餐时，餐桌上摆有碗、筷子、勺子、米饭、菜、热汤，患者可能用筷子去喝汤，并且不能合理进食饭菜。

（2）意念运动性失用（ideomotor apraxia）：患者不能执行运动的口头指令，也不能模仿他人的动作，但对过去学会的运动仍有记忆，可无意识地、自动地进行过去学会的动作，当发出指令要求其完成某种动作时，却表现出障碍。如让患者徒手完成刷牙的动作，患者表示茫然，但递给牙刷时，会完成用牙刷刷牙的动作。

（3）肢体运动性失用（melokinetic apraxia）：在排除肢体运动功能障碍疾病的情况下，患者肢体精细动作笨拙，如患者不能完成系纽扣、系鞋带、穿针引线等。

（4）口腔-面部失用（facial-oral apraxia）：患者不能按照指令完成面部唇、舌、咽、喉、下颌等部位的复杂动作，如舔嘴唇、噘嘴、吹口哨、皱眉、鼓腮、咳嗽、眨眼、呲牙等动作，或表现为动作不协调、不正确或持续动作。

（5）结构性失用（constructional apraxia）：指组合或构成活动障碍。正常情况下，人们在进行组合性的活动中，能清楚地观察每一个细节，理解各个部分之间的关系，并能将各个部分组合起来，构成完整的组合性活动，如复制、根据指令画图、组装二维或三维的模型或结构等。结构性失用的患者，在结构性活动中表现出困难，如不能根据指令完成画图、积木组装等，严重者不能完成穿衣、摆放餐具、组装家具等，常见于大脑半球顶叶后部病变导致运用技巧障碍的患者。

（6）穿衣失用（dressing apraxia）：表现为不能辨认衣服的上下、前后、里外，自己不能穿衣服，找不到袖口及扣眼，常常错位系扣、两条腿穿入一条腿中，常见于大脑右侧半球顶叶的损伤。

（7）步行失用（walking apraxia）：是指患者不伴有下肢肌力、肌张力、反射异常的情况下出现的步行困难，或者患侧瘫痪时健侧肢体的运动出现失控，造成步行困难。

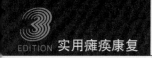

二、知觉障碍的评定

（一）躯体构图障碍的评定

1. 单侧忽略的评定

（1）Schenkenberg 二等分线段测验法：在一张 26cm×20cm 的白纸上画三组平行线段，每组 6 条，其长度分别为 10cm、12cm、14cm、16cm、18cm，在最上边及下边各画一条 15cm 长的线段作为示范，见图 11-1。嘱咐患者用笔在每条线段的中点做一标记（每条线段只能画一个标记），其中最上端和最下端各一条线段用来做示范，不统计在内。

被检者画完后，通过粗略目测即可发现所画"中点"是否均偏向一侧，或漏掉标注线段中点。还可通过较精细的测量和计算来判断所画"中点"普遍偏向哪侧，偏离程度如何。测量和计算方法如下：测量一条线段的全长，算出其中点位置，测量被检者所画"中点"距离线段一侧的距离，较真正中点偏左 Xcm 记为-Xcm，偏右 Xcm 记为+Xcm。对所有线段进行测量后，计算总和的偏离百分数。计算方法如下所示：

偏离百分数=各线段标记"中点"与真正中点间的距离之和/所有线段全长之和×100%

切分点偏移距离超出全长的 10%或与正常组对照而偏移大于 3 个标准差者为异常。

（2）Albert 线段划消测验：在一张 26cm×20cm 的白纸上画有 40 条线段，每条线段长 2.5cm，分为 7 个纵行，中间一行为 4 条线段，其他 6 行有 6 条线段，见图 11-2。要求患者划消每一个线段，最后分析遗漏的线段数及偏向。也可以划消字母、数字、相同的汉字或符号等。

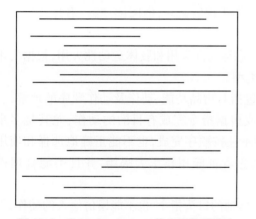

图 11-1　Schenkenberg 二等分线段测验法

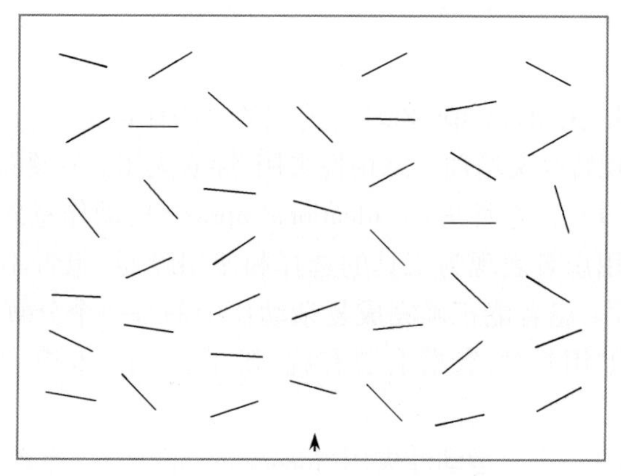

图 11-2　Albert 线段划消测验

（3）模仿绘画试验：给其一张标准画样，让其尽量和画样完全一样地画出来。常用的是有茎、有叶、有花瓣的图画进行检查，根据其画图的结果分为轻、中、重等级。极重度，只画右面草的一半，见图 11-3；重度，漏掉画中左半侧的全部；中度，左侧花瓣较右侧少，并且漏掉了左侧的小草；轻度，左侧的花瓣较右侧少，或中央花大致能画出，只是左侧漏掉了小草。

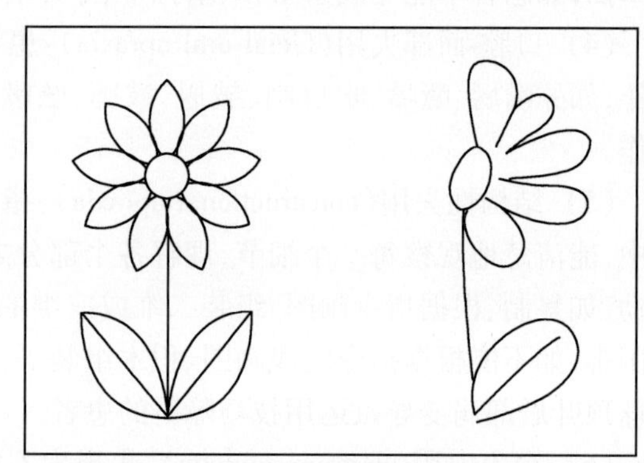

图 11-3　模仿绘画试验

（4）双侧同时刺激检查：首先给患者进行单侧感觉检查，如视觉、听觉、触觉刺激，然后对双侧同时刺激，观察患者的反应。严重的单侧忽略患者，即使只刺激一侧，对来自其忽略侧的刺激也毫无反应，而轻型患者可表现为反应迟钝，或只有刺激双侧时，才忽略一侧。

（5）功能检查：将实物放在患者视野中线内，让患者按指令去做，"将牙刷放在刷牙缸中""用毛巾擦擦嘴"等。

（6）行为忽略测验（behavioral inattention test，BIT）：BIT 是评估有无单侧忽略及其程度的标准化筛查成套工具。该量表分为 2 个部分：传统纸笔测验（BIT-C）和行为测试（BIT-B）。BIT-C 和 BIT-B 分别由 6 项常用的纸笔试验（划线测验、字母删除、星形删除、临摹图形、线段二等分和自由绘图），见图 11-4，和 9 项行为学测试（浏览图片、打电话、读菜单、读文章、读取和设定时间、硬币分类、强调和复制句子、地图导航、卡片分类）组成。治疗师根据患者在每项测试中的表现评分，得分越低，表明单侧忽略越严重。BIT-C 和 BIT-B 可单独用于单侧忽略功能障碍和能力受限的评定。BIT 可用于脑卒中后单侧忽略评估，但不仅限于脑卒中使用，全套测试耗时 30~40 分钟，目前 BIT 有英文版和中文版供临床使用。目前 Pearson 相关性研究证实 BIT 具有非常好的重复测试信度和测试者间信度，与作业治疗检测清单、Barthel 指数以及 Rivermead 日常生活活动密切相关，其中 BIT-C 能很好地鉴别患者有无视觉忽略。脑卒中后 10 天时 BIT-B 分值是脑卒中后 3、6 和 12 个月预后不良的重要预测指标。

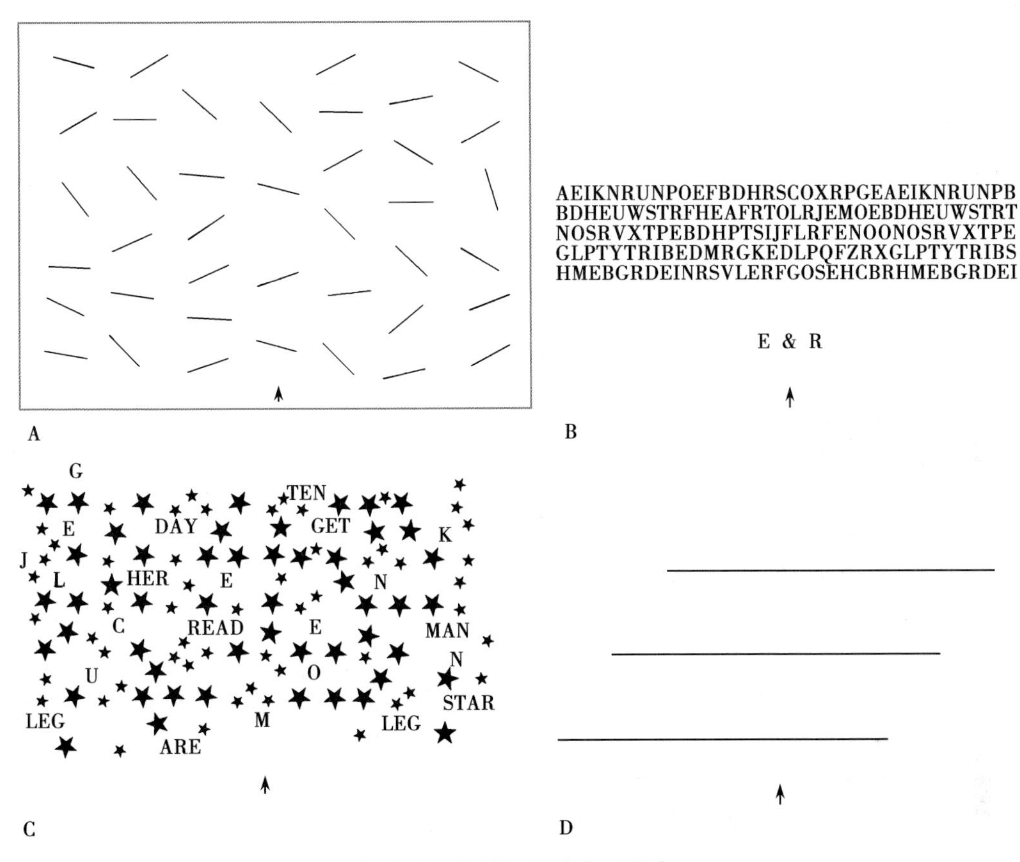

图 11-4　传统纸笔测验（BIT-C）

A. 划线测验；B. 字母删除；C. 星形删除；D. 线段二等分

Stone 等于 1987 年建立了 BIT 的简化版，将测试时间减少到了 10~15 分钟，该版本包括 3 项传统测试（划线测试、星型删除、临摹图形）和 5 项行为学测试（浏览图片、读菜单、吃饭、读文章、硬币分类），并已证明其具有良好的信度和效度；虽然 BIT 评定需要其他技能如书写、阅读、识字、视觉记忆和识别、视知觉等，限制了其早期临床应用，但对于即将从急性期出院的患者则是很有效的测试工具。

（7）凯瑟林-波哥量表（Catherine Bergego scale，CBS）：CBS 量表要求患者完成 10 项具体的日常生活活动，根据其完成情况来评估忽视。10 项日常生活活动分别是：清理左脸（刮胡子）、穿左袖或左边鞋、吃盘子左边的食物、吃饭后清洁左边口腔、自发向左侧注视、注意左侧躯体、注意左侧听觉刺激、碰撞左侧物体、在熟悉的地方向左侧行走及定位左侧熟悉的物品。评分标准为：0 分，不能完成；1 分，部分完成；2 分，中等程度地完成；3 分，基本完成。总分为 0~30 分。CBS 比传统的“纸和笔”测试更加敏感，信度和效度均满意。CBS 量表的优点在于其包括了自身忽视、近身忽视和远空间忽视的项目，而且可同时通过对比患者自己完成评估量表得分情况，评估患者病觉缺失（anosognosia）情况。

2. 左右分辨障碍的评定

（1）指令完成能力检查：检查者发出指令，被检者完成。如“伸出你的右手，去摸你的左耳”，见表 11-4。

表 11-4　Benton 左右定向检查表

序号	检查项目	评分
1	伸出你的左手	1.0
2	指你的右眼	1.0
3	触摸你的左耳	1.0
4	伸出你的右手	1.0
5	用你的左手触摸你的左耳	1.0
6	用你的左手触摸你的右眼	1.0
7	用你的右手触摸你的右膝	1.0
8	用你的左手触摸你的左眼	1.0
9	用你的左手触摸你的右耳	1.0
10	用你的右手触摸你的左膝	1.0
11	用你的右手触摸你的右耳	1.0
12	用你的右手触摸你的左眼	1.0
13	指我的左眼	1.0
14	指我的左腿	1.0
15	指我的左耳	1.0
16	指我的右手	1.0
17	用你的右手摸我的左耳	1.0
18	用你的左手摸我的左眼	1.0
19	把你的左手放在我的右肩上	1.0
20	用你的右手摸我的右眼	1.0
总分		20.0

注:17~20 分为正常,<17 分为异常。

（2）动作模仿能力检查:检查者做一个动作,要求患者模仿。如检查者将左手放在右侧大腿前面,观察患者是否存在镜像模仿。

3. 躯体失认评定方法

（1）观察:观察患者如何摆放偏瘫的肢体,是否认识到自己偏瘫肢体的功能丧失。

（2）指令完成情况:要求在合理的时间内准确说出身体部位的名称,如“指出你的鼻子”,不要用“左”或“右”这样的字,以区别左右分辨障碍。需要指出的是躯体失认的患者可以表现为左右分辨障碍,而左右分辨障碍的患者可以辨别身体部位。

（3）模仿动作:能够模仿他人的动作,如果为镜像动作,也属于正常。

（4）回答问题:在合理的时间内能够回答与身体部位有关的一些问题,如“你的眼睛在鼻子上面吗?”,见表 11-5。

表 11-5　与身体部位有关的问题

序号	问题	序号	问题
1	你的眼睛在鼻子上面吗?	5	你的手指在肘和腕之间吗?
2	你的腿在胃下面吗?	6	舌头是在嘴的外边还是里边?
3	嘴和心脏,哪一个离你的鼻子近?	7	腰背部是在前面还是后面?
4	头顶上长的是头发还是眼睛?		

（5）画人体部位图:准备好纸和笔,让患者画一张人体结构图,包括 10 个部位,头、躯干、双臂、双手、双腿和双脚,每个部位 1 分,共 10 分。10 分为正常,6~9 分为轻度障碍,不足 5 分为重度障碍。

4. 手指失认的评定

（1）手指图辨认：向被检者出示一张手指图，嘱被检者手掌向下放在桌子上，检查者触及其某一手指，让被检者在图中指出被触及的手指，睁眼和闭眼情况下分别指 5 次。

（2）命名手指：检查者说出手指的名称，要求被检者从自己、检查者及手指图上分别指认，共 10 次。

（3）动作模仿：检查者做指关节弯曲和对指动作，要求被检者模仿。

（4）绘图：令被检者画一张手指图，观察各手指排列及分布。

（二）视空间关系障碍的评定

1. 图形背景分辨困难的评定

（1）图片测试法：向被检者出示三种物品重叠到一起的图片，要求在 1 分钟之内说出所见物品的名称。

（2）功能检测法：在卧室的床上铺上白色床单，要求被检者挑选出床上摆放的白色浴巾或毛巾；或要求被检者从没有分类的柜橱中找出勺子，不能完成者为有图形背景分辨障碍。

2. 空间定位障碍的评定

（1）图片测试法：将一张画有正方形的纸放在受试者面前，令其在正方形纸的上方或下方画圆圈；或将几张内容相同的图片放在被检者面前，每一张图片都画有铅笔和铅笔盒，但铅笔的位置不同，要求被检者描述铅笔与铅笔盒的位置。

（2）功能检测法：将生活中常用的物品摆放在被检者面前，要求被检者按照指令完成相应的动作，如“将牙刷放在牙缸中”“将勺子放在碗里”等，不能完成指令者为存在空间定位障碍。

3. 空间关系障碍的评定

（1）点式图连接测试：将一张画有左右相同的点式图纸出示给被检者，左边通过各点的连接形成一个图案，要求被检者按照左侧图的形状，将右侧的点连接成与左侧一样的图案。

（2）十字标测试：在示范卡片的不同位置画上十字标，要求被检者按照示范卡的样子，将十字标准确无误地画在另一个卡片上，如果被检者不理解指令，检查者给予示范。

（3）ADL 测试：让被检者根据检查者的指令进行穿衣、梳洗、转移、进食等日常生活活动，观察其使用物品、摆放物品、处理物品之间位置关系的能力。

（4）结构性运用测试：准备好盘子、碗、筷子、汤勺等餐具，令被检者将餐具摆放在餐桌的合适位置上，观察其是否能够合理摆放；也可以准备画笔、纸、绘有表盘的简笔画，令被检者按简笔画进行模仿绘图，观察其绘画中时针与分针的位置关系。

4. 地形定向障碍的评定

（1）了解病史：询问被检者家属患者在日常生活中是否有迷路的情况，并让被检者描述其非常熟悉的环境的特征，或画出线路图，测试其是否理解和记住两地之间的关系。

（2）地图理解测试：给被检者一张其居住城市的地图，令被检者指出其所在的位置，并按地图所指到达指定地点，观察是否能准确到达目的地。不能根据地图确定目的地的线路，也不能描述或画出过去熟悉环境的线路图，为存在地形定向障碍。

5. 形态恒常性识别障碍的评定

（1）检查所需要的物品：图片（相似的字或物体）及生活中常用的物品（手表、手链、牙刷、铅笔、吸管、钥匙等）。

（2）方法：将图片和物品毫无规律地混放在一起，每一个物品从不同的角度呈现给被检者（物品上下、正反颠倒），让其辨认，不能正确识别相似物品者为存在形态恒常性识别障碍。

6. 距离知觉障碍的评定　可以通过以下方式测试：

（1）将一物体抛向空中，让被检者接取（正常时可以接到）。

（2）将物品摆放在桌子上，让被检者抓取（正常时可以准确抓取到）。

（3）让被检者上下阶梯（正常时无不安全感）。

不能按指令完成上述动作者为存在距离知觉障碍。

7. 视知觉成套测验　视知觉标准化成套测验有无视觉动作的测验和具有视觉动作的测验。无视觉动作的测验主要有免动作参与之视知觉测验(motor-free visual perception test,MVPT)和视知觉能力测验[test of visual-perceptual skills(non-motor),TVPS]。具有视觉动作的测验有弗劳斯帝格(M. Frosting)编制的视知觉发展测验(frosting developmental test of visual perception,DTVP)和L94。

MVPT是一套标准化成套测验,可以快速、可靠和有效地测量患者的视知觉功能,不需要受测者动作参与,适用于学习或认知障碍人群。MVPT有不同的版本,MVPT-4适用于年龄4~95的儿童和成人,测验分为5个类别,包括空间关系、视觉完形、视觉辨别、视觉记忆、图形背景分辨。

DTVP是测量幼儿感知觉发展的一套纸笔测验,特别适合于有学习困难或有神经障碍的儿童。DTVP已在全球范围内施测了三亿多儿童。DTVP包括以下领域测试:手眼协调、摹画、空间位置、空间关系、图形背景分辨、视觉完形、视觉动作速度、形态恒常性。

(三)失认症的评定

1. 视觉失认的评定

(1)物体失认的评定

1)视物辨认:将生活中常见的物品实物或照片放在被检查者面前,如电视、牙膏、牙刷、鸡蛋、碗、筷子等,要求被检者说出物品的名称,或检查者说出某种物品的名称,被检者指出相应的物品。

2)触物辨认:被检者闭上眼睛,触摸常用的生活物品,并说出它的名字。

3)描述实物特征:要求被检者根据实物或照片上物体的特征进行描述,如物体的形状、颜色、用途等。

4)模仿画图:出示常用生活物品的简单线条画,要求被检者模仿绘制。被检者不能说出所看物体的名称,或不能指出检查者说出的物品,或通过触觉不能说出该物品的名称,或不能按图画完整画出,均可判定存在物体失认。

(2)面容失认的评定:出示被检者本人、亲人、朋友或著名人物的照片,要求被检者说出人物的名字和面部特征;也可以将相同的照片混杂在诸多照片中,要求其挑选出相同的;还可以根据声音、步态和服装等特征辨认,不能完成者判定存在面容失认。

(3)色彩失认的评定:将不同颜色的物品或卡片放在被检者面前,检查者说出某种颜色,要求被检者指出来;或出示常见的水果或植物线条画,让被检者用彩笔涂上相应的颜色,如西红柿、香蕉、苹果、橘子等,不能完成者可判定存在色彩失认。

(4)同时性失认的评定:出示一张整版印有印刷符号的作业纸,如星号,要求被检者查数星号数,观察其是否只注意作业纸中的某一部分;或出示一幅画,令被检者描述其主要内容;或要求被检者照图画画,看是否能完整画出,不能完成者可判定为存在同时性失认。

2. 触觉失认的评定 确认患者不存在深、浅感觉、复合感觉功能障碍及命名性失语后,在桌子上摆放生活中常用的物品,如碗、勺子、盘子、球、玻璃杯、书、铅笔等,被检者闭上眼睛触摸其中一件物品,识别后放回原处,然后睁开眼睛,挑出该物品。

3. 听觉失认的评定

(1)听力检查:判断被检者听力是否正常。

(2)非言语性听觉测试:检查者在被检者背后发出不同声音,如咳嗽、拍手、敲桌子等,询问被检者是什么声音。

(3)言语性听觉测试:检查者说一段话,或放录音,让被检查者复述,或写下听到的内容,如不能复述和完成听写功能,可判定存在言语听觉障碍,或言语性声音失认。

(四)失用症的评定

无论是意念性失用,还是意念动作性失用,患者均表现为不能正确执行口令,因此,判断有无失用症主要采用动作检查法,即要求被检者使用某种工具完成特定的动作,观察其动作表现。

1. 意念性失用的评定 通过完成事物目的性及规划性进行测试。准备系列日常生活常用物品,要求被检者完成系列的日常生活活动。意念性失用的患者由于对完成某种事情的目的性和规划性缺乏正确地认识和理解,而不能正确完成系列活动过程,如将牙杯、牙刷、牙膏准备好,让患者完成刷牙的过程,患者不知道刷牙的程序,但患者可以按指令完成每一个分解动作,如刷牙的正常程序是先将牙杯接水-漱口-将牙膏挤在牙刷上-刷牙-漱口，但患者不能按照正常的程序刷牙，可能会先用牙刷刷牙，而不知道将牙膏挤在牙刷上，也不知道先漱口。

2. 意念运动性失用的评定　通过执行动作口令能力进行测试。令患者表演使用某种工具的动作，或检查者做出使用某种工具的动作，要求被检者模仿。意念运动性失用的患者不能执行运动口令，也不能准确模仿他人的动作或手势，但将某种工具交给患者时，患者可自动完成使用工具的动作。如让患者演示擦脸的动作，患者会表情茫然，但将其脸上滴上水滴，再将毛巾交给他时，患者会自动完成擦脸的动作。

3. 肢体运动性失用的评定　可采用精细运动进行测试。患者在没有运动功能障碍的条件下，对其上肢精细运动功能进行测试，如表现动作笨拙、缓慢等为存在肢体运动性失用，可以通过以下测试验证：

（1）手指或足尖敲击试验：令被检者用一只手的手指快速连续敲击桌面，或用一只脚的脚尖快速连续敲击地面。

（2）手指模仿试验：检查者用手演示日常生活常用的动作，如拧瓶盖、洗手等，要求被检者模仿。

（3）手指轮替试验：被检者快速进行前臂的旋前、旋后动作。

（4）手指屈曲试验：被检者快速进行示指的屈曲动作。

（5）集团屈伸速度测试：被检者快速进行手指的屈曲和伸展抓握运动。

4. 结构性失用的评定

（1）复制几何图形：要求受试者复制二维的平面几何图形，如相互交叉的五边形，或三维几何图形，如立方体等。

（2）复制图画：要求受试者按照给出的图画进行模仿绘画，内容包括表盘、菊花、大象、空心十字、立方体和房子，评分标准见表 11-6。

表 11-6　绘画评分标准

绘画内容	指令	得分	评分标准（每一项 1 分）
表盘	画一个有数字和指针的表盘	满分 3 分	表盘轮廓大致为圆形
			数字定位对称
			数字正确
菊花	画一朵菊花	满分 2 分	能画出大体形状
			花瓣分布对称
大象	画一头大象	满分 2 分	能画出大体形状
			比例基本对称
空心十字	一笔画出空心十字	满分 2 分	能画出基本结构
			所有的直角角度适宜
立方体	画一个能看到顶部和两个侧面的正方体	满分 2 分	能画出大体形状
			基本有立体感
房子	画一个能看见房顶和两面墙的房子	满分 2 分	房子大体特征正确
			有立体感

（3）功能活动：令被检者进行实物组装及部分日常生活活动，如组装家具、穿衣、做饭等，观察其功能活动是否受到影响。

（4）拼图：出示拼图图案，图案不宜过于复杂。

5. 穿衣失用的评定　通过穿衣的过程，观察被检者是否能够分清衣服上下、里外的关系，是否与身体的相应部位对应。

6. 步行失用的评定　观察患者能否步行、上下楼梯、跨门槛。

为便于评估与记录，中山大学附属第三医院康复医学科参考有关资料，设计了一份感知功能综合评估表，详见附录表6。

（廖宇君　欧海宁）

第四节　注意力评定

一、概述

注意（attention）是心理活动指向一个符合当前活动需要的特定刺激，同时忽略或抑制无关刺激的能力，是一切意识活动的基础，具有指向性和集中性两个特点。当个体集中于某种事物时，必须排除外界刺激的干扰，当患者不能处理进行活动所必需的各种信息时，为存在注意障碍。存在注意障碍的患者，不能集中于某种康复训练，不能高质量完成治疗师的指令，在作业康复训练中表现尤为突出。

一般可分为以下几类：

1. 重点注意（focus attention）　对特殊感觉（视觉、听觉、触觉）信息的反应能力，如观察某人时，注意其特殊的面部特征、言谈举止的细节等。

2. 持续注意（sustained attention）　持续一段时间注意某项活动或刺激的能力，又称为集中与警觉有关，它取决于紧张性觉醒的维持水平。这也是信息处理的底线，如在公路上开车、看电视、在功能训练中观察患者等都需要此类注意。

3. 选择性注意（selective attention）　选择有关活动任务而忽略无关刺激（如外界的噪声、内在的担心等）的能力，如在客厅里别人看电视，你却在看报纸或做作业，这与有意向选择某项活动有关。

4. 交替注意（alternate attention）　两项活动之间灵活转移注意重点的能力，如正在做某项工作时，电话铃响了，你会暂停工作去接电话，然后再恢复工作。

5. 分别注意（divided attention）　对多项活动同时反应的能力，也称为精神追踪，如驾车时，边开车边与旁边的乘客说话。

二、注意障碍的评定方法

注意障碍的评定方法包括量表筛查法如（简易精神状态测试、蒙特利尔认知评估量表、莫斯注意评定量表）、成套测验法（注意过程测试、日常注意测试、其他测试）和特异性检查法如（持续作业测验、Stroop色词干扰测试、连线测试B、同步听觉序列加法测试）。

1. 莫斯注意评定量表（MARS）　Whyte等在2003年专门针对注意相关行为设计出MARS，该量表原有45个条目，后经过分析简化为22个条目，采用Likert计分法，经因子分析得出3个维度，分别测量了持续注意、重点注意和分别注意，专门用于急性和亚急性中重度脑损伤患者注意功能的评定。MARS是通过医务人员和训练人员观察患者的行为以及和患者互动得出的判断而计分的，但目前此量表在国内尚未见到报道，因此，运用到国内注意障碍患者治疗康复效果测评的实用性和可靠性有待进一步验证。

2. 注意过程测试（APT）　APT是一个以临床注意障碍分类为基础的测验方法，不但可以检测出注意障碍的分类，也能够判断出注意障碍的严重程度。但APT目前主要和注意过程训练相结合使用，作为患者注意过程训练前的注意障碍类型及程度的评定方法，尚未见到单独使用。

3. 日常注意力测验（TEA）　这是唯一有正常参考值的注意力测验，由Robertson等人于1994年制定，可以量度4种不同类型的注意力，即选择注意、持续注意、分别注意、转移注意。该测试将日常活动作为测验项目，将其设想成在去费城的假期路途中的场景，在想象的旅途中各个分测试要求受试者完成各种日常活动任务，共有8个测验项目（表11-7）。

表 11-7　日常注意力测验

1. 阅读地图(map search)　要求受试者在一张费城地图上找出相应的标志,如版本 A 要求找出"刀-叉"标志,代表餐馆的位置。共有 80 个标志,测试时间为 2 分钟,每分钟用不同颜色的笔标出,记录 2 分钟时间受试者找出的标志总数。本节主要测试视觉选择注意。
2. 数电梯上升的层数(elevator counting)　该测试要求受试者想象自己在电梯里,而电梯里显示到达层数的视频指示灯坏了,电梯每到达一层就会发出一个声音,受试者需要聆听录音磁带,通过计数一连串的声响数出电梯到达的层数;反应持续注意功能。共有 7 组声音,每正确计数一组声音得 1 分,最高分 7 分,7 分是正常,2 个及以上的错误(即≤6 分)则提示有"持续注意障碍"。本测试无标准分对比。
3. 在分神的情况下数电梯上升的层数(elevator counting with distraction)　该测试与上一测试相似,仍想象在电梯里,录音带中出现两种不同的声音,受试者只需数出与上一测试相同的低音调的属于电梯的声音,而忽略高音调的干扰音。共有 10 组声音,每正确计数一组声音得 1 分,最高分 10 分。本测试项目主要测试受试者的听觉选择注意,同时测试听-词语工作记忆能力。
4. 视像电梯(visual elevator)　本测试要求受试者想象在电梯里上上下下,通过看图说出最终电梯停下的层数。如图 11-5 所示,方框里有电梯门的图表示楼层,每一个图代表一层,方框里的大箭头代表电梯的走行方向,不代表层数,只是提示下一步电梯的走行方向,因此不作计数。向上的大箭头表示"上",向下的大箭头表示"下",提示要倒着计数。当受试者看到大箭头时要说"上"或"下",最后说出电梯停在哪一层。共有 10 组图片,每正确计数一组图得 1 分。同时要记录计数每组图所用的时间,计算出每正确转换一次所用的时间(即正确计数各组所用的时间总和除正确计数各组的转换次数的总和)。本项目测试注意的转移能力。
5. 双向电梯(elevator counting with reversal)　本测试任务类似于"视像电梯"任务,是与其等同的听觉测试。受试者被告知乘电梯上、下,而视频指示灯坏了。录音带中出现 3 种不同的声音:低音代表电梯向下,高音代表电梯向上,平音代表电梯继续向同一方向移动。如果听到高音,则说"上",不要将此音计数在内;当听到低音时表示电梯停止上行而准备开始下行,受试者要说"下",且不要将此音计数在内,并开始倒着数,就像视像电梯。当再听到高音时再重新向上计数,如此类推。受试者说出电梯最后停下的层数。共有 10 组声音,每正确计数一组声音得 1 分,最高分 10 分。本测试反映"听-词语工作记忆"能力。
6. 查阅电话(telephone search)　要求受试者尽快从电话页中找出有两个相同图案标志的电话号码,只需将两个相同的标志圈出,同时计时,最后计算出每正确找出一个标志所需的单位时间。该测试反映视觉选择注意。
7. 数数和查阅电话(telephone search while counting)　本测试为双重任务,要求受试者同时做两件事情,一边尽快从电话页中找出有两个相同图案的电话号码(如同测试 6)。
8. 核对彩票(Lottery)　本测试假设受试者购买了彩票,正在听开奖号码。受试者听一系列字母和数字,每组均为两个英文字母开始,接着是三个数字结束,如"EF184"。要求受试者听到结尾是数字"55"(版本 A,版本 B 为"88",版本 C 为"33")的彩票时,就写下这张彩票的前两个英文字母。测试时间为 10 分钟,共有 10 组符合要求的彩票。本节测试持续注意力。

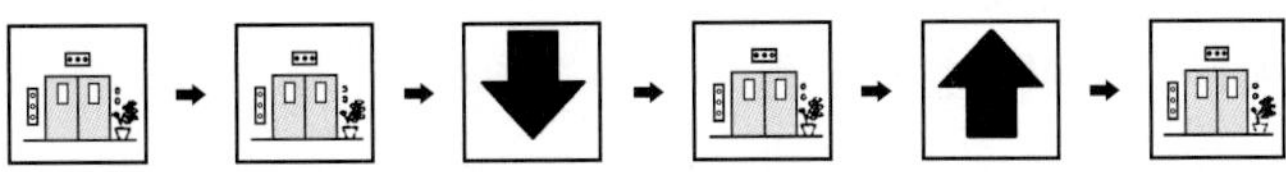

图 11-5　视像电梯

4. 信息处理速度和效率的测试　除上述标准化测试外,注意过程可通过评价信息处理速度和效率的测试以及注意力水平的测试直接评估。简介如下:

(1) 定时测试(timed test):如 WAIS-R 的行为表现分测验,特别适用于能够完成任务但不能按规定时间完成的患者。

(2) 步调听觉连续(halstead-reitan):神经心理学测试量表(halstead-reitan neuropsychological test battery,HRNTB)适用于视觉筛查各项测试中表现比较慢的患者以及在 Seashore 节律性测试中表现有相当障碍者。

(3) 附加任务测试(the paced auditory serial addition task,PAST):适用于当步调的听觉刺激间的间隔减少时,行为表现的困难程度增加者。

5. 注意水平的测试　几种注意类型都有许多相应量表进行测试,如配对测试(trail making test A & B)、WAIS-R 数字符号分测试(Digit Symbol Subtests of the WAIS-R)、数学分测试(arithmetic subtests of the WAIS-

R)、Wisconsin 纸牌分类测试(Wisconsin card sorting Test)、数字警觉测试(digit vigilance test)、连续操作测试(continuous performance test),临床实践中根据需要加以选择。

(黄惠娜 欧海宁)

第五节 记忆力评定

一、概述

记忆的过程主要由编码、储存、提取三部分组成。根据提取内容的时间长短,又分为瞬时记忆、短时记忆、近期记忆和远期记忆。记忆力的评估主要依赖各种记忆量表,从言语记忆和视觉记忆方面进行评定。记忆的分类与特点如下:

1. **瞬时记忆(immediate memory)** 又称"感觉记忆",信息保留时间极短,最长 1~2 秒。与感觉刺激关系密切,尤其是特殊感觉刺激,当刺激结束后,大脑仍能保持瞬间印象,是记忆的第一阶段。人类只有少量的感觉记忆信息被保留进入到短时记忆中,大部分未被注意的信息很快消失。如许多与我们擦肩而过的人,我们见过,但在头脑中却没留下任何记忆。

2. **短时记忆(short-term memory)** 又称"工作记忆",信息保留时间在 1 分钟以内;感觉记忆信息被注意转入到短时记忆中,是记忆的第二阶段,但短时记忆的容量是有限的,即不是所有的感觉记忆都能转变成短时记忆,它只是将其中必要的感觉信息重新编码和复述后转为长时记忆储存下来,如对某种信息一遍又一遍地复述,使记忆内容得以储存和巩固。

3. **长时记忆(long-term memory)** 指信息保留时间在 1 分钟以上,甚至数天、数年、终生。长时记忆又分为近期记忆和远期记忆,近期记忆指信息保留时间在数小时、数天、数月之内,而远期记忆指信息保留超过 1 年。经过短时记忆阶段重现编码后的信息转入长时记忆中,是记忆的第三阶段,是回忆的基础,并且不受容量限制,没有止境。

二、记忆障碍的评定方法

(一) Rivermead 行为记忆测试

Rivermead 行为记忆测试(Rivermead behavioral memory test,RBMT)是一个日常记忆能力的测验,由 Barbara Wilson、Janet Cockburn、Alan Baddelay 于 1985 年设计而成。有儿童、成年等共 4 个版本,每个版本有 11 个项目。RBMT 主要检测患者对具体行为的记忆能力,如回忆人名、自发地记住某样物品被藏的地方、问一个对某线索反应的特殊问题、识别 10 幅刚看过的图片、即时和延迟忆述一个故事、识别 5 张不熟悉面貌照片、即时和延迟忆述一条路线、记住一个信封、对时间地点及人物定向力的提问。完成整个测试需耗时约 25 分钟。患者在此项行为记忆能力测验中的表现,可帮助治疗师了解患者在日常生活中因记忆力受损所带来的影响。

1. 评估内容详见表 11-8。

2. **评估准备** 进行此项评定,应选择一间安静的房间进行,房间除门窗外,应有一些家具,如

表 11-8 Rivermead 行为记忆测试

分数摘要及解释	标准分数(2、1、0 分)	筛选分数(1、0 分)
一、姓	□	○
二、名	□	○
三、物件	□	○
四、约会	□	○
五、图片	□	○
六甲、故事(即时忆述)	□	○
六乙、故事(延迟忆述)	□	○
七、样貌	□	○
八甲、路线(即时处理)	□	○
八乙、(延时处理)	□	○
九、"讯息"信封	□	○
十、时空的定向	□	○
十一、日期	□	○
总分	□	○

有抽屉的桌子和凳子。检查者需要携带20张人物相片、一个信封、一些常用的小物件如铅笔、钥匙、钱包等。

3. Rivermead 行为记忆测试步骤

（1）一和二、姓名：治疗师说出相片中人物的姓名，要求被测试者注意，等一会儿将让他指认。

（2）三、物件：治疗师借用被测试者的个人物件如钥匙，收藏于一地方内如柜子，并要求被测试者于测验完成时取回。

（3）五、图片：即时说出10幅图片中的物件或动物。

（4）六甲、故事：即时处理（被测试者即时忆述治疗师阅读的一段短文）。

（5）五、图片：被测试者须从20幅图片中拣出曾见过的10幅图片。

（6）八甲、路线：即时处理（被测试者即时重复治疗师所行的路线），如果患者行动不便，可请他口述路线。

（7）九甲、信封：测试即时处理能力，治疗师须留意被测试者有否于开始时拿起信封。

（8）七、相貌：被测试者须从10幅相片中，选出5幅曾看过的样貌相片。

（9）六乙、故事：延迟忆述（不再阅读），被测试者须把先前治疗师阅读的短文再忆述一遍。

（10）八乙、路线：延迟处理，被测试者重复先前所行的路线，如果患者行动不便，可请他口述路线。

（11）九乙、信封：延迟处理，治疗师须留意被测试者有否于开始时拿起信封。

（12）一和二、姓名：被测试者说出开始本项测试时相片中人的姓名。

（13）三、物件：当治疗师说："测验做完啦"，被测试者需要向治疗师取回被收藏的个人物件，治疗师须留意被测试者是否能忆述被收起的物件及存放处。

表 11-9　Rivermead 行为记忆测试判断标准

记忆功能水平	分界点（标准）	分界点（筛选）
正常	22~24	10~12
轻度	17~21	7~9
中度损坏	10~16	3~6
严重损害	0~9	0~2

4. 正常值及判断标准　测验完成后，从分数段范围可得出患者记忆功能水平的受损程度，见表11-9。

（二）香港文字记忆测试量表

香港文字记忆测试量表（HKLLT）是一个新的学习与记忆评估量表，是在California词语学习测试量表（California verbal learning test，CVLT）的基础上发展而来。HKLLT重点评价学习和记忆策略，包括随机词语测试和成组词语测试两部分。随机词语测试是随机读出16个单词，避免属于同一类别的连续两个词放在一起的情况。成组测试也是16个词，但连续4个词属于同一类别，分别和服装、花朵、音乐、职业有关。测试包括即时回忆、2个延迟回忆（10分钟、30分钟）以及再认。HKLLT可评估以下方面的能力：①编码和学习速度（信息获取）。②遗忘速度（信息保持）。③信息提取。④学习策略，其中包括a. 语义学习，b. 主观组织能力，c. 初次记忆和最近记忆，d. 具体和抽象概念。⑤记忆干预，其中包括a. 重复，b. 外观组织。⑥插入错误。⑦重复错误。⑧干扰因素的影响。该量表的常模通过测试338名说中文的香港人而获得（年龄7~95岁）。

（黄惠娜　欧海宁）

第六节　执行功能评定

一、概述

执行功能（executive function，EF）是人类推理、解决和处理问题的能力，是人类的智力性功能的最高水平。在这一范畴内包含的功能有学习获得器材及其操作、抽象思维（思考、推理、分类、归纳）、计算等方面的能力，这些是复杂的神经心理学功能，是以更基础性的过程（注意、言语、记忆等）的统合和相互作用来完成的。执行功能受损的患者，智力、长时记忆和运动技能测验结果可以正常，但是整合协调这三者的能力受损。引起 EF 损伤的神经精神疾病有很多，尤其是非遗忘型轻度认知损害（nonamnestic MCI）和血管性认知损害（VCI）等概念的提出，凸显了 EF 评估的重要性，因为非遗忘型 MCI 和 VCI 以 EF 受损为核心特征。目前国际上使用的 EF 量表有几十种，如威斯康星卡片分类测试（Wisconsin card sorting test，WCST）、Stroop 色词测试（Stroop color and word test，SCWT）、连线测试（trail making test，TMT）、词汇流畅性（word fluency）等。但是，大部分测试还没有在国内应用的报告。

执行功能障碍以解决问题能力的下降或丧失为其重要的特征，即不能认识存在的问题、不能计划和实施所选择的解决方法、不能检验所解决问题的方法是否满意，大体可概括为三个方面：启动、终止和自身调节障碍。

1. 启动障碍　指不能在需要时开始某种动作，对事物缺乏兴趣和耐心，行为被动，反应迟钝。

2. 终止障碍　表现为持续某一言语或动作而不能停止。

3. 自身调节障碍　表现为不能根据周围环境的变化而做出相应的反应，不能改变其不适的行为，常常以自我为中心。

二、执行功能障碍的评定方法

目前尚无针对执行功能障碍的特异性测评工具，大多采用针对痴呆或帕金森病患者的执行功能测量工具。神经心理学评估是目前筛查和诊断执行功能障碍的重要手段，可分为筛查法和专项检查法。

（一）筛查法

筛查法可快速判断受试者是否存在执行功能障碍，但不能作为特异性诊断的依据。常见筛查量表主要有执行功能面谈量表、额叶功能评定量表和认知神经机构额叶筛查量表等。

1. 执行功能面谈量表（executive interview-25，EXIT25）　EXIT25 是床边筛查执行功能障碍的有效工具，可较好识别早期执行功能障碍，包含 25 个项目，评估耗时约 10 分钟，主要分为工作记忆、言语和视觉流畅性、抑制控制、运动程序以及模仿行为 5 类，总分 50 分，评分越高代表执行功能越差。

2. 额叶功能评定量表（frontal assessment battery，FAB）　FAB 是一种可较好检查额叶功能、反映执行功能的工具。该量表可检查相似性判断、语句流畅性、动作程序性、抗干扰能力等 6 个部分，总分 18 分，12 分以下提示额叶功能异常，评分越低代表执行功能越差。

3. 认知神经机构额叶筛查量表（institute of cognitive neurology frontal screening，IFS）　IFS 是一种筛查痴呆患者执行功能的测评工具，操作方便，评定耗时 10 分钟左右。IFS 涵盖 3 个执行功能域（反应抑制和转换、抽象以及工作记忆），包含 8 个亚测验，总分 30 分，评分越高说明执行功能越好。

（二）专项检查法

1. 威斯康星卡片分类测试（Wisconsin card sorting test，WCST）　WCST 于 1948 年由 Berg 编制而成，通常被认为是测定额叶执行功能的标准测验。测试包括 4 张刺激卡片和 128 张分类卡片，依次按照颜色、形状和数目规则分类，要求受试者根据刺激卡片对 128 张卡片依次进行分类；评估者不告诉受试者分类的规则，只告知每次的选择正确还是错误。常用的分析指标主要有 8 个：完成分类数（cc）、错误应答数（Re）、持续性错误数（Rpe）、持续性错误百分数（Rpe%）、持续性应答（Rp）、非持续性应答（nRpe）、完成第一个分类所需应答（Rlst）、概念化水平（C1）。WCST 主要评估受试者的抽象概括、定势转换、定势维持、概念形成、工作记忆和问题解决能力等，缺点是费时，难度偏大，不易获得受试者的配合。

2. 执行缺陷综合征的行为评价测试（behavioral assessment of dysexecutive syndrome，BADS） BADS 由 Wilson 等于 1996 年在多种执行功能测量的基础上发展而来，可评估受试者的计划、组织、监督行为和问题解决等能力，包括 6 个亚项测试（规则转换卡片、找钥匙、动作计划、时间判断、动物园分布图和修订的六元素测试），多以回答问题的正确数和完成时间两项指标评定执行功能，总分 24 分，评分越高代表执行功能越好。BADS 的最大特点是通过模拟日常生活环境提高测试的真实性和客观性，具有良好的生态效度，可检查和预测日常生活中与执行功能相关的缺陷。实际操作中，BADS 对语言依赖性和环境要求较小，不易受外界因素影响，目前广泛应用于老年人、神经损伤疾病的认知功能筛查。

3. Stroop 色词测试（Stroop color and word test，SCWT）　SCWT 是 Stroop 于 1935 年为了研究干扰的

影响而编制的一项测试,目前常用于科研和临床中执行功能的评测,对早期发现执行功能损害有重要意义。SCWT 由 3 张卡片组成,卡片 A 写色名(红、绿、黄、蓝),要求受试者尽量快而准确地读出色名;卡片 B 画有红、绿、黄、蓝 4 种颜色的圆形,要求受试者尽量快而准确地说出各种颜色的名称;卡片 C 用红、绿、黄、蓝 4 种颜色字体写着"红、绿、黄、蓝"4 种颜色的名称,但颜色和色名不一致,要求受试者尽量快而准确地读出颜色或文字。该测试要求被测者准确分辨出文字和颜色,主要评估受试者知觉转换能力、选择性注意和抑制习惯性反应的能力,有着良好的认知缺损检测敏感性,但要求被测者有良好的抑制控制能力,难度较高的测试部分(卡片 C)完成率和正确率往往比卡片 A、B 低。

4. 连线测试(trail making test,TMT)　TMT 分为 A 和 B 部分,A 部分中 25 个写有数字 1~25 的圆圈随机分布在一张 83cm×11cm 的纸张上,要求被试者对这些圆圈按照数字大小顺序依次连线;而在 B 部分,纸张上的圆圈则包含了数字 1~13 和字母 A~L,要求被试在数字 1~13 和字母 A~L 之间进行持续转换地连线(即:1—A—2—B—3—C,如此继续。)不论在 A 部分还是 B 部分,都要求被试者尽快地完成任务,完成任务的时间被当作考察的对象。将 B 部分进行的时间减去 A 部分进行的时间,就可以得到被试者在两个刺激维度上转换注意所用的时间。该测验在一定程度上反映了被试者的视空间扫描和书写运动能力,而 B 部分的任务表现还取决于即时的维持注意能力和认知目标转换的能力。因其是两项任务相互转换的控制过程,能较好地反映定势转换能力。总的来说,TMT 能反映受试者的整体视空间扫描、书写运动和目标转换等能力,具有良好的客观性和费时少等优点,是常用的执行功能检测工具之一。

5. 画钟测试(clock drawing test,CDT)　CDT 是一种简单的测试工具,能够初步反映测试者的执行功能和视觉结构能力。要求患者在白纸上画出一个钟表的表盘,把数字放在正确位置,并用表针标出 8:20 位置。评分方法包括 3 分法、4 分法、Rouleau 评分 10 分法等。常用的 4 分法介绍如下:画出闭锁的圆得 1 分,将数字安放在正确位置得 1 分,表盘上标出全部 12 个正确数字得 1 分,将指针安放在正确位置得 1 分。该试验简单易行,能够快速筛查轻度认知功能障碍患者的执行功能。

6. 数字符号测试(digit symbol test,DST)　DST 的参考部分包括 9 个数字和 9 个与数字对应的符号,受试者应根据参考部分在数字下方填上对应的符号,可用 10 个样本练习,以熟悉规则。测试限时 90 秒,要求受试者在限时内尽量又快又准地填写相应的符号。DST 主要检测受试者的视觉-运动协调、精细运动、持久能力和操作速度,常用于个体的执行功能评估。

(黄惠娜　欧海宁)

第十二章　语言与言语功能评定

第一节　概　　述

一、语言和言语

1. 语言(language)　是人类独有的复杂认知和心理活动,是人类最重要的认知功能之一。人类大脑每天加工处理大量信息,其中最重要和最大量的就是语言符号,包括听觉和视觉符号。这些信息在脑内的加工过程如对语言符号的感知辨识,理解分析和言语表达都与其心理过程如思维、学习和记忆有着不可分割的联系,也就是说人类的一切高级心理活动都离不开语言。

语言是通过应用抽象的符号系统达到交流的能力,这些符号包括口头的和书面的以及姿势的如手势、表情和手语。人类借助语言进行交际,交流思想,互相了解,组成人类社会生活。语言分为接收系统和表达系统,接收系统是指通过交流的符号去理解所表达出来的观点和想法,而表达系统是使用交流符号去传递要表达的观点和想法。语言的四个要素即语音、语义、语法、语用,体现在语言接收和表达两个方面。

2. 言语(speech)　是表达语言的一种方式,是口语交流的部分,也就是说话的能力,通过发音器官的协同运动来实现。

二、语言和言语障碍

(一) 语言障碍

根据语言障碍发生的原因,可以分为发展性语言障碍、获得性语言障碍和进行性语言障碍。

1. 发展性语言障碍(developmental language disorder)　是指儿童在语言学习或发展上有着显著困难。这些儿童所表现出来的语言行为与其生理年龄所应有的表现显著不同,通常称为“儿童语言发育迟缓”(childhood language development delay)。

2. 获得性语言障碍　主要是指由于脑损害导致的原已习得的语言功能受损或丧失,最常见的是失语症(aphasia)。也包括言语失用症(apraxia of speech,AOS)及以书面语受损为主的失读症和失写症。

失语症是最常见的获得性语言障碍,听、说、读、写功能均不同程度受损或丧失。引起失语症最常见的原因是脑卒中,还有其他脑损害包括脑外伤、脑肿瘤、感染、代谢性、营养性、药物或化学物损害也可以导致失语症。

脑卒中患者约 1/3 有失语症。脑卒中部位不同症状可能不同,如前部损害产生表达障碍(如 Broca 失语),后部损害常与语言理解障碍以及语音、词汇、语义系统障碍有关(如 Wernicke 失语)。

尽管失语症有自发恢复和治疗性康复,但 2/3 的失语症患者将长期面临交流的困扰,给患者及其家属的生活质量造成极大的影响。

失读症和失写症可以单独存在,如纯失读和纯失写,也可以失读伴失写,或伴有其他的语言障碍如失语症,以阅读和书写障碍为主。

3. 进行性语言障碍(primary progressive aphasia,PPA)　是进行性、连续性语言退变的少见的神经病学综合征。主要是由于脑退行性变导致的进行性语言功能减退或受损,也称为退变性语言障碍。主要包括痴呆性语言障碍、原发性进展性失语症等。

（二）言语障碍

单纯的言语障碍包括构音障碍(dysarthria)、言语失用等，不伴有其他语言障碍，如理解、书写障碍等，构音障碍是由于发音器官结构或者支配这些器官的神经、肌肉病变造成发音异常和构音不清楚，造成言语清晰度和可懂度下降，包括运动性构音障碍、器质性构音障碍以及功能性构音障碍。

由于篇幅有限，失语症和构音障碍是最常见的语言与言语障碍，因此本章主要介绍有关失语症、构音障碍的评定方法。由于失语症患者常合并有言语失用及口颜面失用，因此，本章也一并介绍言语失用及口颜面失用的评估。

（丘卫红）

第二节　失语症的评定

失语症(aphasia)是由于脑损害引起的语言能力、交流能力障碍，即后天获得性的对各种语言符号(口语、文字等)的表达及认识能力受损或丧失。患者在意识清醒，无精神障碍及严重智能低下的前提下，无感觉缺失和发音肌肉瘫痪，却丧失了对语言信号意义的理解或表达能力，不仅包括对口语的理解和表达困难，对文字的理解和表达困难，对文字的阅读和书写困难，还包括其他高级信号活动的障碍，如计算等。脑血管病、脑外伤、脑肿瘤、感染等都可引起失语症，脑血管病是其最常见的病因。失语症应与以下障碍相鉴别：①意识障碍；②痴呆；③运动性构音障碍；④其他高级脑功能障碍，如失用、失认等。

一、失语症的语言症状

（一）听理解障碍

听理解障碍是失语症患者常见的症状，是指患者对口语的理解能力降低或丧失。根据失语症的类型和程度不同而表现出在字词、短句和文章不同水平的理解障碍。

1. 语义理解障碍　患者能正确辨认语音，但不明词义，是由于音-意联系中断造成的，往往造成词义混淆或不能理解词义。常见于以下几种情况：①在重症情况下，对日常生活的常用物品名称或简单的问候语也不能理解。②在中度时患者理解常用的名词无困难，对不常用的词有困难，或者对名词无困难，但对动词不能理解。③轻症患者往往在句子较长，内容和结构复杂时不能完全理解。

2. 语音辨识障碍　患者能像常人一样听到声音，但听对方讲话时，对所听到的声音不能辨认，给人一种似乎听不见的感觉，患者可能会说听不懂你的话或不断地让对方重复或反问。经纯音听力检查听力正常或仅有言语频率外的高频听力减弱。典型的情况称为纯词聋，是临床上偶见的语言理解障碍。

3. 听觉记忆广度损害　表现为患者能理解单词、简单句子，对较长的复杂的句子理解困难。一般来说，信息长度是影响听理解的重要因素。在语法结构、词汇使用频度控制的情况下，随着输入刺激的长度增加，信息量越多，患者的听理解越困难。听觉记忆广度受损的患者常常要求说者重复，或自己重复说者的话，而且当治疗师尚未完全呈现听语刺激时，他们就急于打断治疗师，作出反应。

（二）口语表达障碍

1. 发音障碍　失语症的发音障碍与言语产生有关周围神经肌肉结构损害时的构音障碍不同，发音错误往往多变，这种错误大多由于言语失用所致。重症时仅可以发声，在中度时可见到随意说话和有意表达的分离现象，即刻意表达明显不如随便说出，模仿语言发音不如自发语言，且发音错误常不一致，可有韵律失调和四声错误。

2. 说话费力　一般常与发音障碍有关，表现为说话时言语不流畅，患者常伴有叹气，面部表情和身体姿势费力的表现。

3. 错语(paraphasia)　常见的有三种错语，即语音错语、词义错语和新语。语音错语是音素之间的置换，如将“苹果”说成“xing 果”；词义错语是词与词之间的置换，如将“毛巾”说成“咸菜”；新词则是用无意义的词或新创造的词代替说不出的词，如将“鼻子”说成“祖子”。

4. **杂乱语(jargon)**　在表达时,大量错语混有新词,缺乏实质词,以致说出的话使对方难以理解。

5. **找词困难和命名障碍**　指患者在谈话过程中,欲说出恰当词时有困难或不能,多见于名词、动词和形容词。在谈话中因找词困难常出现停顿,甚至沉默或表现出重复结尾词、介词或其他功能词。所有患者都有不同程度的找词困难。如果患者找不到恰当的词来表明意思,而以描述说明等方式进行表达时,称为迂回现象(circumlocution)。当面对物品或图片时,不能说出物品或图片名称时称命名障碍。

6. **刻板语言**　常见于重症患者,可以是刻板单音,如"嗒嗒嗒",也可以是单词,如"妈妈""妈妈",这类患者仅限于刻板语言,即任何回答都以刻板语言回答;有时会出现无意义的声音。

7. **言语的持续现象**　在表达中持续重复同样的词或短语,特别是在找不到恰当的表达反应方式时出现,如有的患者被检查时,已更换了图片,但仍不停地说前面的内容。

8. **语法障碍**　可表现为失语法和语法错乱:①失语法表达时多是名词和动词的罗列,缺乏语法结构,不能很完整地表达意思,类似电报文体,称电报式言语。②语法错乱指句子中的实词、虚词等存在,但用词错误,结构及关系紊乱。

9. **复述障碍**　在要求患者重复检查者说的词句时,有复述障碍者,不能准确复述检查者说出的内容,如完全性失语患者,几乎完全不能复述。Broca 失语患者表现为较长语句不能准确复述。有些类型的失语症可以较好地复述,如经皮质运动性失语、经皮质感觉性失语等。有患者机械地、强制性地复述检查者说的话,称模仿语言(echolalia)。如检查者询问患者"你叫什么名字?",患者重复"你叫什么名字?"。多数有模仿语言的患者还有语言的补完现象,例如:检查者说"1、2",患者可接下去数数,检查者说:"床前明月光",患者接下去说:"疑是地上霜"。有时补完现象只是自动反应,实际患者并不一定了解内容。

10. **言语的流畅性与非流畅性**　一般根据患者谈话的特点将失语的口语分为流畅性和非流畅性。Benson 的言语流畅性与非流畅性的鉴别见表 12-1。

表 12-1　非流畅性与流畅性言语的鉴别

项目	非流畅性	流畅性
说话量	减少,<50 词/min	正常或多
流畅程度	费力	不费力,正常
语句长度	短,电报式	可说长句子
韵律	异常	正常
信息量	多,仅有实词,突出名词	少,空洞,缺乏实词,虚词多

(三) 阅读障碍

因大脑病变致阅读能力受损称失读症。阅读包括朗读和文字的理解,这两种可以出现分离现象。

1. **形、音、义失读**　患者既不能正确朗读文字,也不理解文字的意义,表现为词与图的匹配错误,或完全不能用词与图或实物配对。

2. **形、音失读**　表现为不能正确朗读文字,但却理解其意义,可以按字词与图或实物配对。

3. **形、义失读**　能正确朗读,却不理解文字的意义。

失读患者对文字的阅读理解也表现在语句的层级上,能正确朗读文字,文字与图匹配也正确,但组成句子后不理解。

(四) 书写障碍

书写不仅涉及语言本身,还有视觉、听觉、运动觉、视空间功能和运动参与其中,所以在分析书写障碍时,要判断书写障碍是否是失语性质,检查项目包括自发性书写、分类书写、看图书写、写句子、描述书写、听写和抄写。

失语症的书写常见于以下几种表现:

1. **书写不能**　完全性书写障碍,构不成字型。

2. **书写障碍**　是写出的字看起来像该字,但有笔画增添或减少,或者写出字的笔画全错。

3. **镜像书写**(mirror writing)　是脑部疾病引起的一种特殊类型的书写障碍，它是指书写时出现字体及笔画顺序的逆转，即书写的字左右颠倒，像照在镜子里一样。镜像书写的机制目前尚未明了，原因可能为当右半球病变或左半球病变损害或阻断了左半球书写运动-图式对右半球镜像书写运动-图式的抑制作用和对右侧运动区书写运动的主导作用，镜像书写运动-图式对右半球运动区书写运动的影响占据了相对优势，左手书写时出现镜像的书写运动程序而表现为镜像书写。

4. **书写过多**　类似口语表达中的言语过多，书写中混杂一些无关字、词或造句。

5. **惰性书写**　写出一字词后，让患者写其他词时，仍不停地写前面的字词，与口语的言语持续现象相似。

6. **错误语法**　书写句子出现语法错误，常与口语中的语法障碍相同。

二、失语症的分类

（一）国内的主要分类

失语症的言语障碍归纳起来可分为输出障碍（说、写）为主、输入障碍（听、阅）为主以及输出、输入均发生障碍三大类，第一类以 Broca 失语为代表；第二类以 Wernicke 失语为代表；第三类以完全性失语为代表；此外，代表复述障碍的常见类型是传导性失语，代表命名障碍的常见类型是命名性失语，它们都有特定的发病机制、临床表现。值得注意的是，失语症的研究中一个基本的观点是，失语症往往不是一个单一的具有统一标准的临床综合征，30%~50%的失语症患者可能属于混合形式的失语症，可能是某个特定类型的失语症占主导地位，例如一个患者可以出现 Broca 失语症加上一个轻度的传导性失语。治疗时应根据其临床表现特征及损伤机制予以相应的语言训练。为此，Benson 提出了失语综合征的概念，他对失语症的分类在世界范围广泛使用。

我国学者以 Benson 失语症分类为基础，根据失语症的临床特点以及病灶部位，结合我国具体情况，制定了汉语的失语症分类方法，具体如下：

1. **外侧裂周失语综合征**　①运动性失语(Broca aphasia，BA)，也被称为运动性失语症、表达性失语症；②感觉性失语(Wernicke aphasia，WA)，也被称为感觉性失语症、理解性失语症；③传导性失语(conduction aphasia，CA)。

2. **分水岭区失语综合征**　①经皮质运动性失语(transcortical motor aphasia，TMA)；②经皮质感觉性失语(transcortical sensory aphasia，TSA)；③经皮质混合性失语(mixed transcortical aphasia，MTA)。

3. **完全性失语**(global aphasia，GA)

4. **命名性失语**(anomie aphasia，AA)

5. **皮质下失语**(subcortical aphasia syndrome)　①丘脑性失语(thalamie aphasia，TA)；②基底节性失语(basal ganglion aphasia，BGA)。

6. **纯词聋**(pure word deafness)

7. **纯词哑**(pure word dumbness)

8. **失读症**(alexia)

9. **失写症**(agraphia)

（二）各类失语症的临床特征及病灶

1. **Broca 失语**　以口语表达障碍最突出，轻者仅口语略不正常，偶漏字；严重者可能完全说不出，仅有咕噜声，或仅说“是”或者“不是”。早期可能有哑，几天以后先出现刻板语言，随后出现典型非流利型失语口语，命名有困难，患者往往知道是什么，却无法说出名称，但可以接受语音提示，如检查者提示“铅……”(指铅笔时)，患者可以说出“铅笔”。有短语现象，甚至出现一字句，所谓电报式语言，说话费力，尤其开始说时表现为说话延迟、慢、中间停顿时间长；发音和语调障碍，错语常见，特别是音韵性错语，常为低声的单音调。语量虽少但常为实质词，如名词、动词和固定短语，明显缺少语法词。由于主要是实质词，所以仍可表达基本意思。口语理解相对较好，简单的句子可以理解，对复杂的言语或命令理解较为困难。其理解障碍具有特点，即不能掌握连续、多个信息。尽管有些患者听理解障碍较重，但是仍比口语表达障碍程度轻(表 12-2)。

表 12-2　Broca 失语的主要特征

流畅性	非流畅
听理解	相对好
复述	发音启动困难,错误主要为辅音错误
呼名	障碍,可接受语音提示
阅读	常有障碍
书写	有字形破坏,语法错误

复述不正常,但比自发谈话好些。复述语法词尤其困难。因此复述出的句子如同自发言语一样,常略去语法词。如将"他刚一进门就又下雨又打雷"复述成"进门……下雨……"。

大多数 Broca 失语患者有朗读困难,对文字的理解则相对好一些,但也有障碍。单词和简单句的理解较好,对含有语法词的句子则理解较困难,或对需维持词序才能理解的语句理解有困难。

书写不正常,不仅写字笨拙,笔画潦草,亦可有构字障碍,并可出现镜像书写。不仅听写有困难,抄写也会有困难。难以写完整的句子,或写出的句子缺少语法词,或句子的结构错误。

预后视病灶大小不同。一般预后较好,可恢复到很轻的语言障碍,甚至正常。

另外,Broca 失语常常伴有颜面失用,即颜面部自主运动不能听从命令随意进行。

病灶累及优势半球额下回后部(Broca 区)。

2. Wernicke 失语　口语为典型的流利型。语量正常或过多。在所有各型失语中,此型失语患者语量较多,无构音和韵律异常。有些甚至出现强迫语言,患者说话滔滔不绝,需要制止才能使其谈话停止,由于听理解障碍严重,常答非所问,说话不费力,发音和语调也正常。大多数有适当的语法结构词,但是也可有文法错误。主要问题是说出的话中缺少实质词或有意义的词。因此,尽管说话的发音和语调正常,说得多却不能表达意思,即所谓的空话。大量错语中以词义错语和新语为主,以致说出的话完全不能被理解。此型失语者初起病时常有病觉失认。有病觉失认又有赘语,因此谈话常滔滔不绝,但内容可能与检查者提问或要求无关。虽然检查者打断患者的话题,重新提问,但是患者仍按原先的题目继续说(表 12-3)。

有个别患者早期表现语量减少,但是发音清楚,无短语现象,有错语和新语,说话不费力,且不能表达意思,提示为奇特语言。

大部分患者随病情好转,说话逐渐减慢。由于病觉缺失好转,可部分理解检查者要求。虽口语仍为流利型,但不再自顾自地只说一个话题。新语减少,词义错语更接近想说的词,或与想说的词有联系。当找词困难明显时,可出现口吃,也可致语量减少。

表 12-3　Wernicke 失语的主要特征

流畅性	流畅
听理解	障碍(重)
复述	因听理解障碍不能复述
呼名	障碍,错误,难接受提示
阅读	障碍(重)
书写	形态保持,书写错误

严重的口语理解障碍为此类型失语的另一突出特点,但是其严重程度可有所不同,有些患者可理解简单的短句、短语及常用字和词,严重者几乎完全不懂他人的口语,答非所问,并伴有持续症和不能完成简单指令。

Broca 失语患者对语法的理解比对实质词的理解困难,而 Wernicke 失语患者两方面都有困难,但对动作名词要比物品名词理解好一些。不能进行复述。Wernicke 失语者的阅读和对文字的理解常有障碍,其产生的原因是在正常发音中先获得听语言,然后是视语言,视语言是通过已完好建立的听语言学到的。损害听语言的病变也干扰了阅读的基础及视-口语之间的联系,因而失读。

Wernicke 失语者预后一般较差,恢复到有效的口语交流较困难。可通过手势、表情和语言交流板进行日常生活交流。

病变部位在优势半球颞上回后部(Wernicke 区)。

3. 传导性失语　属于中度失语范畴,以自发谈话流利、听理解障碍不严重、复述有成比例受损为特点(表 12-4)。

表 12-4　传导性失语的主要特征

流畅性	流畅
听理解	相对好
复述	发音启动不难，辅、元音均可错误
呼名	障碍，可接受选词提示
阅读	不正常
书写	不正常

其自发谈话为流利型，有找词困难，谈话可出现犹豫和中断，但绝不是电报式语言的一字一句，而是有语法结构，用词正确的完整句，只不过是一个字一个字地慢慢说。

传导性失语者的听理解可以接近正常，也可有障碍。在是/否题和听辨认题中大多数可完成60%～75%，执行指令可完成50%，如果将简单指令和复杂指令分开计算，则完成复杂指令要困难得多，有些病例甚至完全不能执行。

复述不成比例地受损是最有鉴别诊断意义的特点。所谓不成比例是指与听理解障碍不成比例，因为理解障碍比复述障碍明显轻些。患者能够听懂要求复述的内容，但是不能复述。命名、阅读和书写均有不同程度的障碍。

病灶位于优势半球缘上回或者深部白质内的弓状纤维。

4. 经皮质运动性失语　其口语表达为非流利型，说话费劲，常以手势帮助说话，有些有构音障碍，偶有语音错语。突出特点为自发性扩展言语发生明显障碍，可以简单地叙事，但不能详细叙述，即不能扩展。虽然自发谈话费力，但系列言语好，检查者一旦说出患者熟悉的系列语、诗词、儿歌和十二生肖的开始几个词，患者可继续说下去（表 12-5）。

口语理解较好，一般能理解日常谈话内容，对执行多步骤指令或含语法词的复杂指令可有轻度障碍，特别是对语法句理解有障碍。

复述好为本型失语特点，可复述词、数、短语、绕口令、无关词组、长复合句等。另外，除了命名障碍，阅读和书写也有缺陷，其中阅读理解比朗读要好。

表 12-5　经皮质运动性失语的主要特征

自发口语	非流畅
呼名	部分障碍
听理解	多正常
复述	正常
阅读	少有障碍
书写	不正常

该型失语症与 Broca 失语的最大区别在于可以复述较长的句子，另外，自发语虽少，但构音失用现象较少。

病灶位于优势半球 Broca 区的前、上部。

5. 经皮质感觉性失语　自发语言流畅，错语较多，听理解严重障碍，命名障碍和复述相对好为特征，常伴有严重的失读和失写。其口语表达中常混有明显词义错语和新语，语量多，表现为滔滔不绝，却不能达意，信息量低而形成明显空话或奇特性失语。有强制性模仿和语言完成现象。口语理解严重障碍，回答是/否问题以及听辨认和执行口头指令均有明显障碍，对常用名词的理解可部分保留，但对介词、副词、连接词的理解有困难。与 Wernicke 失语的最大区别在于复述保留。复述好，命名有严重缺陷，语音提示和选词提示均不能接受，阅读中的朗读能力可保留，但对文字的理解严重障碍，书写困难尤其是听写和自发书写困难，常有错字和构字障碍（表 12-6）。

病灶位于优势半球颞、顶叶分水岭区。

6. 经皮质混合性失语　自发语言严重障碍，完全不能组织构成表达自我意思，仅保留部分复述和系列言语的能力，其他语言功能均严重障碍或完全丧失。其口语表达为非流利型，语量少，甚至仅为刻板重复或模仿检查者说的话，命名困难，系列言语好，有语言完成现象。口语理解有严重障碍，文字理解和口语理解都有困难，阅读和书写严重障碍或完全不能，但是复述能力被很好地保留下来（表 12-7）。

病灶位于优势半球分水岭区，病灶较大。

表 12-6　经皮质感觉失语的主要特征

谈话	流利型、错语、模仿言语
口语理解	严重障碍
复述	好
命名	有缺陷
阅读,朗读	有缺陷
书写	有缺陷

表 12-7　经皮质混合性失语的主要特征

谈话	非流利型伴模仿言语
口语理解	严重障碍
复述	相对好
命名	严重缺陷
阅读,朗读	缺陷
理解	缺陷
书写	缺陷

7. 完全性失语　又称球性失语,其临床表现为所有语言功能均严重障碍,早期可有哑,恢复期可发单音或简单的单词。口语理解严重障碍,但可学会非语言交流,对姿势、语调和表情敏感且能部分理解。复述和命名、阅读和书写完全不能。这类患者预后差,需要交流板进行日常生活的非言语交流(表 12-8)。

病变最常累及优势侧大脑中动脉分布区,病变广,累及优势侧额颞顶叶。

8. 命名性失语　又称健忘性失语,其口语表达为流利型失语口语,说话不费力,在口语表达中主要表现为找词困难、缺乏实质性词,空话连篇以致不能表达信息,常以描述物品性质和用途代替名称,发音和语调正常。对人的名字等也有严重的命名困难。口语理解正常,复述好,阅读和书写可正常或有轻度障碍。预后大多数较好。命名性失语与命名不能是两个不同的概念,虽然都表现为找词困难,但是命名不能是与找词困难相同义并且可在各型失语症中存在,而命名性失语是失语症中独立的一个类型。这类患者预后好,大部分可完全恢复正常(表 12-9)。

病灶位于优势半球颞中回后部或颞枕交界区。

表 12-8　完全性失语的主要特征

谈话	严重缺陷、刻板言语
口语理解	严重缺陷、刻板言语
复述	严重缺陷、刻板言语
命名	严重缺陷、刻板言语
阅读,朗读	严重缺陷、刻板言语
阅读,理解	严重缺陷、刻板言语
书写	严重缺陷、刻板言语

表 12-9　命名性失语的主要特征

谈话	流利型,有空话
口语理解	正常或轻度缺陷
复述	正常
命名	有缺陷
阅读,朗读	好或有缺陷
阅读,理解	好或有缺陷
书写	好或有缺陷

9. 皮质下失语　随着神经影像技术的发展,人们发现优势半球皮质下结构(如丘脑和基底节)受损也能引起失语。主侧半球丘脑受损出现丘脑性失语,表现为音量较小、语调低,可有语音性错语,找词困难,言语扩展能力差,呼名有障碍。复述保留相对较好。听理解和阅读理解有障碍,书写大多数有障碍。基底节受损特别是尾状核和壳核受损,可以引发基底节性失语,多表现为非流畅性,语音障碍,呼名轻度障碍,复述相对保留。听理解和阅读理解可能不正常,容易出现复合句子的理解障碍,书写障碍明显。

10. 纯词哑　发病急,早期常表现为哑,或者仅有少量构音不清和低语调的口语,恢复后说话慢、费力、声调较低。语调和发音不正常,但说话时语句的文法结构仍然完整,用词正确。听理解正常。因为发音障碍,复述、命名、朗读不能。对文字的理解正常。书写可正常,即便存在书写障碍,症状也很轻,比口语要好得多。纯词哑并不是 Broca 失语的最轻型,两者的差别在于,Broca 失语有失语法,听理解障碍和命名障碍,其命名障碍不是由构音障碍造成。而纯词哑则是单纯的发音障碍。中央前回下部或其下的传出纤维受损被认为可以产生纯词哑。

11. 纯词聋　患者听力正常,口语理解严重障碍,症状持久,简单的测试也会产生错误。患者虽然对词的辨认不能完成，但是可能在犹豫后完成简单的指令，这是此症的典型表现。纯词聋存在对语音和非语音的辨识障碍存在差别，即患者可以不理解词语的信息，但是对非语音的自然音仍能辨识，如鸟鸣声、电话声等。复述严重障碍。口语表达正常或仅有轻度障碍。命名、朗读和抄写正常。病变部位不清。

12. 失读症　失读症（alexia）是指没有视觉障碍或智能障碍的患者，由于大脑病变导致对语言文字的读能力丧失或减退，分为后部失读症、中部失读症、前部失读症三种。

（1）后部失读症：又称纯失读、拼读性失读、枕叶失读、失读不伴失写症。患者表现为不理解文字，常伴朗读障碍。患者可读字母，但不能理解并联合成音节或词。非视觉途径有助于理解。如果患者自己临摹字形，或将字母写在患者身上，或摸方块上突出的字形，或按顺序说出某字的字母排列（主要针对拼音文字），患者可拼出该字。也就是说，患者主要通过听觉、动觉、触觉等其他感觉途径来达到理解文字的目的。患者的数字阅读能力常保留，可能与数字词汇较少有关。此型失读症一般不伴有书写障碍，但书写并非完全正常，自发书写或听写表现较好，而抄写表现较差。出现患者不认识自己写出的字的情况。患者的口语表达基本正常。可有轻度命名障碍，特别是常伴有颜色命名障碍。神经系统检查常伴有一些视觉系统症状，如偏盲或视野缺损。失读不伴失写的病理损害常在左侧枕叶距状区或外侧膝状体至距状区的视觉通路上，以及胼胝体压部或紧邻压部外侧白质。

（2）中部失读症：又称为皮质视觉性失语症、顶颞叶失读症、失读伴失写症。突出临床表现是全部或部分丧失了阅读和书写能力，既不能认识字，也不能认识词；既不能通过视觉途径认知文字，也不能通过触觉、听觉或书写动作来理解。书写障碍的程度也不一致，主要影响主动书写和听写，抄写能力常常保留。抄写常表现为临摹性质。对所抄写的摹本文字和自己抄写出的文字均不认识、不理解。失读伴失写患者常伴有其他神经系统症状，包括枕叶失读症的部分症状、轻微命名性失读症、偏瘫、偏身感觉障碍、偏盲或象限盲、错语、Gertsmann 综合征等。失读伴失写的病变部位是主侧半球角回，影像学改变常在顶颞叶交界区。

（3）前部失读症：又称额叶失读症。临床特征为字母失读明显，词失读较轻，大多对检查者拼出的字母不认识。常有惰性阅读，即阅读思维不能随阅读内容的改变而改变，当阅读刺激字已经改变，患者仍以前一个阅读的词应答；近形错读，将刺激字读作形态相似的另一个字，如“由”读作“申”，或只读成词的一部分，如“油”读成“田”。大多数额叶失读症患者可理解一些文字材料，但仅限于个别字，特别是名词实词、动作动词和意义明确的修饰词。如果一个句子依靠一两个或几个有实质意义的字即可理解全句，患者可猜出全句的意义。如果一个句子的结构依语法结构能够确定句子的意思，患者则不理解或理解错误。这与 Broca 失语患者的听理解障碍相似。有时有些额叶失读症患者能理解报纸上的新闻标题，却不理解文章中的句子。额叶失读症患者还会出现语句和篇章失读：指丧失对语法结构、语句前后因果关系、短文逻辑关系的综合分析能力。常伴有严重书写障碍，包括拼写障碍、遗漏字母、构字障碍。抄写虽相对好，仍较其他失读症要重。常伴有 Broca 失语或经皮质运动性失语，口语表达表现为非流利性失语口语，听理解相对好，常伴有明显的右侧偏瘫和偏身感觉障碍。目前所报道的病例其病变的共同特点是均累及额叶。

13. 失写症　失写症（agraphia）是指脑损害引起原有的书写功能受损或丧失。不同部位脑损害可导致不同形式的失写症。分为失语性失写、非失语性失写和过写症三大类。

（1）失语性失写：书写是语言表达的一种形式，因此失写症也是失语症的组成部分，表现为以下几种型式：

1）非流畅性失写：见于非流畅性失语患者，常伴有右侧偏瘫而被迫改用左手书写。书写表现为写出量少，书写费力，字体笨拙。常遗漏笔画，书写简短，缺乏语法词，比口语中语法缺失明显，但书写内容可反映出中心含义。

2）流畅性失写：见于流畅性失语患者，如患者利手无瘫痪，则书写时写出量较多或很多，书写不费力，字形尚可，句子长短正常。但拼写困难，缺实质性词，出现大量语音性和词义性错写。患者边写边大声朗读，大多是类似乱语样或错语样朗读。

3）其他失语性失写：完全性失语患者表现为严重失写，具有非流畅性失写特点，但写出量很少，可能只有固定的几个字，且不成字形，抄写也不能。经皮质混合性失语的失写表现为抄写相对好，其余表现如非流畅性失写。命名性失语者的失写，表现为抄写明显优于自发书写，自发书写时表现为提笔不知选用什么字词。

4）失读伴失写：患者的阅读和书写能力均有受损，即所谓后天文盲。伴有命名困难，书写不费力，可写简单字词，但杂乱无章，由于失读，对书写的内容不会纠正。

5）Gerstmann 综合征：Gerstmann 综合征有四个主要症状，包括失写、失计算、手指失认、左右失认，常见于优势半球的顶叶角回病损。失写表现为流畅性失写，书写不费力，有字母遗漏，或者字母秩序错误而组成无意义词。

6）纯失写：指除书写障碍外其他的语言功能正常或接近正常。这些患者多为左顶叶病变使产生视觉控制下的手运动缺陷而导致单纯书写功能的障碍，可引起纯失写，也有其他部位局灶病变可引起纯失写的报告。

7）精神错乱状态失写症：是指在各种原因引起的精神错乱状态下，如药物中毒、代谢性脑病或麻醉状态，发生语言功能障碍。有些患者的口语表达、理解、复述、命名和阅读能力正常或接近正常，但书写功能受损，表现为字形笨拙、书写量少，不能反映书写主题。

8）深层失写症：患者在书写中出现词义替代，即词义性错写，病变多位于优势半球顶叶。

9）分离性失写症：多出现在胼胝体切除术后，患者用右手书写正常或接近正常。左手抄写尚可，但自发书写完全失败，不能写出有意义的文字材料。

（2）非失语性失写：书写功能除与语言功能密切相关外，还与运动和视空间功能有关。因此，运动或视空间功能受损都可干扰书写的正常进行，甚至产生严重的书写障碍。表现为运动性失写、视空间性失写（右侧颞顶枕交界处病变导致一侧空间的不注意或空间视觉的改变，视空间定位能力障碍）、癔症性失写（因手的癔性瘫痪或震颤而致书写障碍）。

（3）过写症：包括以下两种情况：①人格改变的患者书写内容多，带有强烈的情绪色彩，多为泛泛的、空洞的过量书写内容。在癫痫发作或颞叶病变时也可见该表现。②精神分裂症患者书写过多，内容稀奇古怪，反映患者严重的思维紊乱。

各型失语症的特点总结见表 12-10。

表 12-10 各型失语症的特点

失语症类型	病灶部位	流畅性	听理解	复述	命名	阅读		书写
						理解	朗读	
Broca 失语	左额下回后部	非流畅型	+~++	+++	+++	+++	+~++	+++
Wernicke 失语	左颞上回后部	流畅型	+++	+++	+++	+++	+++	+++
传导性失语	左弓状束及缘上回	流畅型	+	++~+++	++	++	+	++
完全性失语	左额颞顶叶大灶	非流畅型	+++	+++	+++	+++	+++	+++
经皮质运动性失语	左 Broca 区前上部	非流畅或中间型	+	-~+	+	+	-~+	+++
经皮质感觉性失语	左颞顶分水岭区	流畅型	++	+	++	+~++	+~++	++~+++
经皮质混合性失语	左颞顶分水岭区大灶	非流畅型	+++	+	+++	+++	+++	+++
命名性失语	左颞顶枕结合区	流畅型	+	+	++~+++	-~+	-~+	+
皮质下失语	丘脑或基底节	中间型	+~++	+	++	+	+	++

注：-正常，+轻度障碍，++中度障碍，+++重度障碍。

三、失语症鉴别流程

失语症鉴别流程见表12-11。

表12-11　汉语失语症类型鉴别流程

- 失语
  - 不流畅的(完全性、Broca、经皮质混合性、经皮质运动性)
    - 理解差(完全性、经皮质混合性)
      - 复述差(完全性)
      - 复述好(经皮质混合性)
    - 理解好(Broca、经皮质运动性)
      - 复述差(Broca)
      - 复述好(经皮质运动性)
  - 流畅的(传导性、命名性、Wernicke、经皮质感觉性)
    - 理解差(Wernicke、经皮质感觉性)
      - 复述差(Wernicke)
      - 复述好(经皮质感觉性)
    - 理解好(传导性、命名性)
      - 复述差(传导性)
      - 复述好(命名性)

四、失语症评定

(一)失语症的标准化评估

标准化(standardization)是指测验的编制、施测、评分以及解释测验分数的程序的一致性。对所有受测者施测相同或等值的题目;在相同的条件下施测(情境、指导语等都一样);评分必须客观(两个或两个以上的评分者对同一份测验试卷的评定是一致的);测验分数的解释要建立常模或标准参照。

常模参照测试(norm-referenced test)是指以群体测验的平均成绩作为参照标准,说明某一人在群体中的相对位置。常模参照测试以鉴别个体差异为指导思想,目的是测得个体在所处群体中的相对水平。常模实际上即是该群体在测验中的平均成绩,个体成绩便是以常模为参照标准来确定的,这一测试衡量的是个体的相对水平,因此其评分属相对评价范畴。其优点是比较公平,但个人的表现往往不能直接说明其实际表现,而且常模的效度往往受到受试人群的影响。

标准参照测验(standard reference test)又称目标参照测验,是衡量个体是否达到预期目标的测验。测验将个人分数与特定的标准相比较,评价个体是否合格,而不考虑个体在群体中的相对位置,因此常用绝对评分方式记分。其优点是直接反映成绩,而且测试与目标紧密相连,能够激励个体实现标准,但不能通过与他人比较标明自己在测试人群中所处的地位,而且标准的设定难免有随意性之嫌。

标准化评估(standardization evaluation)是指具有常模以及评估实施和评分方法的详细规定,且具有代表性的相同的一组测验。失语症的标准化评估因其测量内容较广泛,语言能力评估更加完善,确保信度和校度,具有更高的客观性;能够确定障碍是否存在及特定障碍的范围;可以提供百分等级、标准分、T分数等量化指标,可与正常人和患者进行对照等优势,因此常被语言治疗师优先使用。

(二)国内外常用的失语症标准化评估量表

1. 波士顿诊断性失语检查法(Boston diagnostic aphasia examination,BDAE)　此检查是目前英语国家普遍应用的标准失语症检查。此检查由27个分测验组成,分为5个大项目:①会话和自发性言语;②听觉理解;③口语表达;④书面语言理解;⑤书写。该测验在1972年标准化,1983年修订后再版,此检查能详细、全面测出语言各种模式的能力,但检查需要的时间较长。河北省人民医院已将此方法翻译成中文,在我国应用并通过常模测定。

2. 西方失语症成套测验(western aphasia battery,WAB)　西方失语症成套测验克服了波士顿诊断性失语症检查冗长的缺点,在1小时内检查就可以完成,比较实用,而且可单独检查口语部分,并根据结果进行分类。此检查法的内容除了检查失语部分外,还包含运用、视空间功能、非言语性智能、结构能力、计算能力等内容的检查。因此可作出失语症以外的神经心理学方面的评价。这是一个定量的失语症检查法。除可测试大脑的语言功能外，还可测试大脑的非语言功能。

此检查法可以从失语检查结果中计算出：①失语商（AQ）；②操作商（PQ）；③皮质商（CQ），以最高为100%来表示。

（1）失语商：计算方法为从自发谈话分数，口语理解分数除以20，复述分数除以10，命名分数除以10，然后相加乘以2得出指数。它是口语障碍程度的可信赖尺度，可反映出失语症的严重度并作为失语症好转与恶化的评定指标。

（2）操作商：为失语症套表中非口语性检查的分数总和。计算方法为阅读和书写分数除以10，运用分数除以6，结构分数除以10，然后各项相加。可反映大脑的非口语性功能，即阅读、书写、运用、结构、计算、推理等多方面的功能状况。

（3）皮质商：计算方法为自发谈话、口语理解、复述、命名、阅读和书写各除以10后加上运用分数除以6与结构分数除以10，大脑皮质指数表示大脑认知功能的全貌。具体包括下列各项：

口语交流包括：①自发言语。包含表达的信息量；流畅度、语法能力和错语2个亚项。A. 信息量的检查（10分）：通过患者对诸如姓名、地址等6个提问的回答和对一个情景图（图12-1）的描述情况，判断其表达的信息量多少。B. 流畅度、语法能力和错语检查（10分）：根据对上述6个提问的回答和对情景图的描述情况，来判断言语表达的流畅度。②听理解（粗分200分，除以20得标准分10分）。包含是非题、听词辨认和相继指令3个亚项。A. 是非题：包括姓名、性别、住址、判断等简单问答题20题，让患者用“是”或“否”判断，如每题3分，共60分。B. 听词辨认：也即“听词指物”任务，包含指实物、绘制的物体、形状、拼音字母、数字、颜色、身体部位、手指、身体左右部等10项内容（每项6个），最高60分。C. 相继指令：在患者前方桌上按一定顺序摆放几种物品（如笔、梳子和书），并借助环境中的物体（如门、窗），然后要求患者完成依次发出的一步到四步的指令（如“用笔指梳子”），共80分。③复述检查（粗分100分，除以10得标准分10分）。让患者复述字、词或句子15项，每项可重复一次。④命名检查（粗分100分，除以10得标准分10分）。包括物体命名、自发命名、完成句子和反应命名4个亚项。A. 物体命名：也称为呼名，向患者出示球、茶杯、别针等20件物体让其命名，最高60分。B. 自发命名：让患者在1分钟内尽可能多地说出动物名称，每说一个1分，最高为20分。C. 完成句子：让患者完成检查者说出的不完整的句子，如“草是……的”（答案：绿色的），满分为10分。D. 反应性命名：要求患者用物品的名称回答5个问题（如“你用什么写字？”），满分为10分。

将自发言语的信息量、流畅度、听理解、复述、命名这5项（各10分，满分50分）实际得分乘以2得出失语商（aphasia quotient，AQ），AQ小于93.8可以诊断为失语症。失语商越低表示失语症越严重。

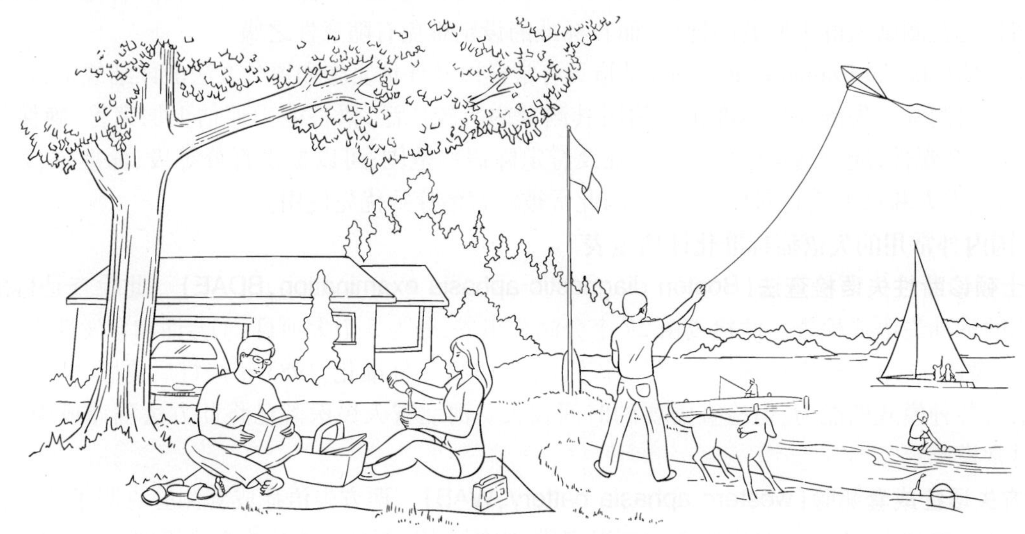

图12-1　自发语言评估情景图

根据 WAB 流畅度、听理解、复述这 3 项的实际得分，通过“三步走”，就可以明确患者是 8 种类型失语症中的哪一种。

除了口语的表达和理解检查外，WAB 还检查阅读、书写、运用、结构能力，视空间能力和计算能力。

阅读理解（粗分 100 分，除以 10 得标准分 10 分）：包括句子理解、阅读指令、书面单词与物品搭配、书面单词与画搭配、画与书面单词搭配、口语单词与书面单词搭配、字母辨别、识别口头拼写的单词等。A. 句子理解：让患者从 4 个答案中选择，如“老王修理汽车和卡车，他是一个________（裁缝、机器、机械师、公共汽车）”，最高 40 分。B. 阅读指令：让患者朗读后执行字面指令，如“拿起铅笔，点三下，然后放回原处”，最高 20 分。C. 书面单词与物品搭配：让患者将看到的词语与实物进行匹配，如“茶杯、梳子”，最高 40 分。D. 书面单词与画搭配：让患者将看到的词语与图片进行匹配，最高 40 分。E. 画与书面单词搭配：让患者将看到的图片与词语进行匹配，最高 40 分。F. 口语单词与书面单词搭配：让患者在给出的词语中找出所听到的词语，如：“塔、花、树、力量、花园”，最高 4 分。G. 字母辨别：内容为 J、F、B、K、M、D，最高 6 分。H. 口头拼写，识别单词：内容为没有、鼻子、锤子、狗、棕色、电话，最高 6 分。I. 听写：内容为上面、猫、池、房子、铅笔、政府，最高 6 分。

书写（粗分 100 分，除以 10 得标准分 10 分）：包括按要求书写、书写表达、听写、听写或看实物后写出、写字母表和数字、听写字母和数字、抄写句子等 7 个项目。A. 要求书写：要求写出姓名和地址等，最高 6 分。B. 书写表达，摆出郊游画，指导患者“就画中进行的事写一个故事”，允许 3 分钟，鼓励写句子，完整描述最高给 34 分。C. 听写：听写的内容为“把 5 打饮料罐装璜放进我的盒子”，最高 10 分。D. 听写或看实物后写出：实物包括枪、鼻子、电话等，最高 10 分。E. 写字母表和数字：0~20，最高 10 分。F. 听写字母和数字：包括 D、M、J、700、1867 等，最高 10 分。G. 抄写句子：句子内容与听写的内容相同，均为“把 5 打饮料罐装璜放进我的盒子”，最高 10 分。

运用（粗分 60 分，除以 6 得标准分 10 分）：让患者做哑剧性的无道具的动作，如手部（如敬礼）和面部动作（如闻花），做假装使用道具的动作（如用锤子钉钉子），以及做复杂的动作（如点香烟）。如果患者在没有实际道具的情况下能完成哑剧式动作即得满分，如果仅模仿正确或有道具情况下才能完成则部分得分。

结构能力、视空间能力和计算能力（粗分 100 分，除以 10 得标准分 10 分）：包括让患者画画（形状、钟等）、积木设计（按图示摆积木）、计算（选择加减乘除算式的正确答案）、瑞文彩色测验（根据逻辑推理选择缺省的图案）。

阅读理解、书写、运用、结构等 4 项实际标准分的得分相加（满分 40 分）即为操作商（performance quotient，PQ），反映了非口语的语言、认知能力。

将自发言语的信息量（10 分）、流畅度（10 分）、听理解（粗分 200 分除以 10 为 20 分）、复述（10 分）、命名（10 分）、阅读（10 分）、书写（10 分）、运用（10 分）、结构（10 分）9 项相加即为皮质商（cortical quotient，CQ），即 CQ＝1/2AQ+听理解/20+PQ，满分 100 分。CQ 反映了大脑综合的认知、语言能力。

在失语症的诊断和研究方面都可以利用上述指标。根据言语功能部分如失语指数的各项分数可以作出失语症的分类，此分类结果经多因素分析统计学处理证明是有效的。此套表评分标准、项目构成、内部一致性、重复查的信度、检查不同患者的信度、不同检查者之间的信度等标准化检查的条件全部满足，是一个好的失语症检查套表。而且适用于非失语症脑损伤者，尤其对智能测验不适宜的重症患者是有效的。

3. 日本标准失语症检查（standard language test of aphasia，SLTA） 此检查由日本失语症研究会设计完成，检查包括听、说、读、写、计算 5 大项目，共包括 26 个分测验，按 6 阶段评分，在图册检查设计上以多图选一的形式，避免了患者对检查内容的熟悉，使检查更加客观。此方法易于操作，而且，对训练有明显的指导作用。

4. token 测验 是 De Renzi 和 Vignolo 于 1962 年编制，此测验由 61 个项目组成，包括两词句 10 项，三词句 10 项，四词句 10 项，六词句 10 项以及 21 项复杂指令。适用于检测轻度或潜在的失语症患者的听理解。目前用得较多的是简式 token test。优点是不但可以用于重度失语症患者，同时，该测验还有量化指标，可测出听理解的程度。

5. 汉语标准失语症检查　此检查是中国康复研究中心听力语言科以日本的 SLTA 为基础，同时借鉴国外有影响的失语评价量表的优点，按照汉语的语言特点和中国人的文化习惯所编制，亦称中国康复研究中心失语症检查法（CRRCAE），1990 年由李胜利等编制完成，经 40 例正常成人测试后制成试案应用于临床。经过近 10 年多家医院的临床应用，证实适合中国的失语症患者。于 1999—2000 年对 151 名正常人和非失语症患者进行检测并计算出均数和标准差，并用方差分析年龄、性别、利手、职业和文化水平对此检查法的影响，除了不同文化组间在执行口语指令和描述图有差异外，其他项目未发现显著差异。因此，本检查方法适用于我国不同地区使用汉语的成人失语症患者。

此检查包括两部分内容，第一部分是通过患者回答 12 个问题了解其言语的一般情况，第二部分由 30 个分测验组成，分为 9 个大项目，包括听理解、复述、说、出声读、阅读理解、抄写、描写、听写和计算。为不使检查时间太长，身体部位辨别、空间结构等高级皮质功能检查没有包括在内，必要时另外进行。此检查只适合成人失语症患者。在大多数项目中采用了 6 等级评分标准，对患者的反应时间和提示方法都有比较严格的要求，除此之外，还设定了中止标准。本检查是通过语言的不同模式来观察反应的差异，为避免检查太繁琐，在一些不同项目中使用了相同词语。又为了尽量避免和减少患者对内容的熟悉，在图的安排上有意设计了一些变化。使用此检查以前要掌握正确的检查方法。应该由参加过培训或熟悉检查内容的检查者来进行检查（详见相关专业书籍）。

6. 汉语失语成套测验（aphasia battery of Chinese，ABC）　此检查法是由北京医科大学神经心理研究室参考西方失语成套测验（WAB）并结合汉语语言特点编制而成，包括自发谈话、复述、命名、理解、阅读、书写、结构与视空间、运用、计算、失语症总结 10 个大项目，并规定了评分标准，于 1988 年开始用于临床，也是国内目前较常用的失语症检查方法之一（见相关专业书籍）。

7. 失语症严重程度的评定　目前国际上多采用波士顿诊断性失语检查法（Boston diagnostic aphasia examination，BDAE）中的失语症严重程度分级进行评估（表 12-12）。

表 12-12　失语症严重程度分级

0 级：无有意义的言语或听觉理解能力
1 级：言语交流中有不连续的言语表达，但大部分需要听者去推测、询问和猜测；可交流的信息范围有限，听者在言语交流中感到困难
2 级：在听者的帮助下，可能进行熟悉话题的交谈，但对陌生话题常常不能表达出自己的思想，使患者与检查者都感到进行言语交流有困难
3 级：在仅需少量帮助下或无帮助下，患者可以讨论几乎所有的日常问题，但由于言语和/或理解能力减弱，使某些谈话出现困难或不大可能
4 级：言语流利，但可观察到有理解障碍，但思想和言语表达尚无明显限制
5 级：有极少的可分辨得出的言语障碍，患者主观上可能感到有点儿困难，但听者不一定能明显觉察到

8. 言语失用及口颜面失用检查　失语症患者常常合并有言语失用及口颜面失用，对言语失用及口颜面失用的准确评估和诊断并进行干预，对指导失语症患者的语言训练有极大的帮助。失用是患者躯体及四肢的运动功能正常，却不知道如何让肢体去做想做的动作，即无法执行某些有意识的目的性动作，是在把动作的意识转换成动作指令的过程出现问题，无法将“想要做的”转化成“去做”的实际动作。言语失用是指由于脑损伤，不能执行自主运动进行发声和言语运动，而且这种异常是在缺乏或不能用言语肌肉的麻痹、减弱或不协调来解释的一种运动性言语障碍，或者说是一种运动程序障碍。大部分是由于左侧大脑半球的损伤波及第三额回。可以单独发生，也可以伴随其他语言障碍，常常伴随运动性失语，常用检查表见表 12-13。言语失用患者常合并有口颜面失用，表现为患者无法听口令做口面部的动作，即口语上要求患者有意识地做动作，患者会出现困难，无法完成动作，但在非有意识的情况下，患者可以自动做出这些动作，并且无困难，常用检查表见表 12-14。

表 12-13　言语失用检查

元音顺序(1、2、3 要求连续说五遍)	
1. (ɑ—u—i)	3. 词序(复述爸爸、妈妈、弟弟)
正常顺序	正常顺序
元音错误	词音错误
摸索	摸索
2. (i—u—ɑ)	4. 词复述(啪嗒、洗手、你们打球、不吐葡萄皮)
正常顺序	
元音错误	正常顺序
摸索	词音错误
	摸索

表 12-14　口颜面失用检查

1. 鼓腮	4. 缩拢嘴唇
正常	正常
摸索	摸索
2. 吹气	5. 摆舌
正常	正常
摸索	摸索
3. 咂唇	6. 吹口哨
正常	正常
摸索	摸索

(三) 失语症的非标准化评估

非标准化评估的编制和使用不遵循严格的标准化程序,评估资料和评估方法都未做严格要求,如治疗师自编的语言评定测验等都属于非标准化测验。非标准评估虽然结论不一定非常可靠、完整,但其形式灵活、简单易行,有广泛的适用性。标准化评估和非标准化评估可以有机结合起来运用,以标准评估为主,将非标准评估作为标准评估的事先准备和必要的补充。同时也与国际通用的关于疾病和健康状态的分类系统《国际功能、残疾与健康分类》(International Classification of Functioning,Disability,and Health,ICF)相对应。

美国言语语言听力协会将 ICF 定为最佳实践的指导原则。标准化的失语症评估仅涉及身体结构和功能评估,但活动和参与水平的评估往往需要通过观察个体在实际生活中的情况或与失语症患者(或其他人)访谈来完成。目前美国言语语言听力协会开发的沟通技能的功能性评估量表,用以评估患者完成这些活动的能力,包括日常生活活动的 4 个方面:社会交往(如打电话交流信息)、基本需求的交流(如紧急事件的反应)、读写和数字概念(如理解简单的标志)以及日常生活计划(如旅游)。但参与的评估需要了解一个人生活习惯的一贯性或相关的生活角色,目前还没有为失语症的参与评估而设计的评定量表。行为观察和访谈法已被用来获得患者生活参与方面的信息(包括与谁交往,做了什么,去了哪里),这些信息有助于确定参与的程度、因失语而带来的参与上的变化,以及制订注重参与的干预目标。

1. 基于心理语言学的评估　随着语言认知理论、认知神经心理学(cognitive neuropsychology,CNP)个案研究技术和功能影像技术、神经电生理技术的发展,国际上对失语症的认识已经远远超出了经典的分类,对语言功能的诊断已经不是模糊分类(如感觉性失语、运动性失语等),而是功能模块化。通过使用 CNP 方法发展起来的语言加工模型,认为人的语言以模块化处理的方式组织,而且语言加工模型是由多个模块组成,每个模块有各自的功能,它不仅存储信息,而且不同的语言信息通过不同的通路进行加工,脑损伤可以选择性地破坏一些模块,而其他模块不受影响。这种方法解释了失语症临床症状产生的原因,以确定失语症患者的正常模块和功能受损模块,治疗师对受损模块进行处理,包括恰当地再存储或补偿,从而改善失语症患者的言语功能,有助于制订更具有针对性的语言治疗计划。目前国内应用最多的基于心理语言学的失语症评估方法是汉语失语症心理语言评价(Psycholinguistic Assessment in Chinese Aphasia,PACA)。

2. 访谈　访谈是发生在个体间的言语交流形式。根据访谈的目的和作用可分为收集资料式访谈、诊断式访谈和治疗式访谈;根据访谈的方式又可分为结构式访谈和非结构式访谈。结构式访谈是事先准备好访谈框架,如访谈程序、内容,用于快速了解被评估者的一种访谈形式。非结构式访谈是事先未设定访谈结构,而是在访谈中根据谈话要求灵活地交谈的访谈形式。通过对患者及其家属进行访谈,了解关于患者的个人历史、文化知识和信仰,深入了解关于患者言语语言障碍的信息。治疗师可以从让患者描述日常行为入手,尽量采用无结构访谈、半结构化访谈以及诱发式开放问题,让访谈更像是一场“朋友间的对话”,顺着患者的思路,并引导患者主动地表达个人的意愿。

3. 行为观察　观察被评估者的行为表现，特别是与语言问题相关的行为表现，包括患者的精神状态、参与评估的愿望程度、注意程度、测验中的停顿、其他不寻常的反应；注意记录患者完成任务的表现，以及患者完成任务时家属提供了何种程度的帮助，需详细系统地记录并佐例证。可以在自然环境中对其行为进行观察，也可以使观察者成为个体自然环境的一部分，以观察被评估者的行为。

4. 生活质量评估　随着人们对生活质量的重视，生活质量已成为失语症干预的一个重要的效果指标。生活质量的评定方法主要有访谈法、观察法、量表法、症状定式检查法、主观报告法5种，尤其以具有良好信度、效度和反应度的正式标准化评定量表最为常见。近年国外学者研制了失语症专用生活质量量表，包括脑卒中失语症生活质量量表（stroke and aphasia quality of life scale，SAQOL-39）和疾病影响程度量表——失语症适用版（aphasic-adapted version of the sickness impact profile，SIP-65）。其中SAQOL-39已被我国学者编译为中文版，并具有良好的信度、效度。

5. 家庭社会支持系统评估　针对家庭社会支持系统评估的量表有每天交往需求评估量表，该量表包括对话和一个问卷，对话评价个人的交往需要，问卷评估社会支持和观察。它是在个体的自然环境中评分，这种评价反映了失语症患者和非失语症患者之间真正发生了什么，失语症患者和他的交流伙伴真正需要的是什么，康复可以做些什么。

6. ICF的理论框架评估　国际功能、残疾与健康分类（ICF）是世界卫生组织于2001年第54届世界卫生大会上颁布的关于功能与残疾、健康与健康有关状况的分类系统。内容包括功能与残疾、背景性因素两大部分。功能与残疾部分包括身体结构与功能、活动与参与两部分，身体结构以字母“s”表示、身体功能以字母“b”表示、活动和参与以字母“d”表示，通过限定值（0~4）表示该项的损伤（结构与功能）、受限（活动）、限制（参与）的程度。背景性因素包括环境与个人两个因素，主要指环境因素，以字母“e”表示。因此ICF理论的核心概念是个体的特定领域的功能是健康状况（疾病、障碍、损伤、创伤等）与背景性因素之间动态交互作用和复杂联系的结果（图12-2）。ICF运用了一种字母数字编码系统，为临床提供一种统一、标准的语言和框架来描述患者的健康状况和与健康有关的状况；运用这种标准化的通用语言可以使全世界不同学科和领域能够相互进行交流。

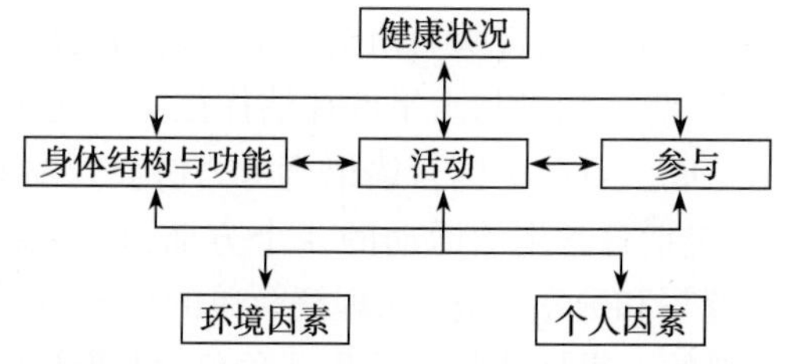

图12-2　国际功能、残疾与健康分类理论框架示意图

失语症患者作为一个需要采取语言治疗的交往障碍者，其构架主要为以下几个方面：①大脑语言中枢及语言功能（身体结构及功能）。②沟通、人际与学习（活动与参与）。③沟通通讯用具与技术、亲友关系及公共政策与服务（环境因素）。④个人行为、疾病认知及应对策略（个人因素）。

基于构架的不同层面，失语症的评价应包括：针对脑损伤状况及语言功能的评估（例如身体结构-脑损伤状况-MRI及CT检查、功能-语言功能-失语症评估、言语失用评估等）；实用沟通能力评估（活动与参与-CADL等）、沟通通讯用具与技术、亲友关系及公共政策与服务的评估（环境因素-CAA的使用、家人的支持、公共政策及社会环境的帮助-目前尚缺乏标准化评定体系）；个人行为、疾病认知及应对策略（个人因素-可借鉴心理学的相关评估手段）。因此失语症的评价、干预在系统构架的引导下连接，形成了失语症康复治疗的整体框架。

因此，语言评价中遵循ICF原则表现在下列几个方面：①从总体上遵循ICF原则，即把语言障碍看作是疾病或损伤（如脑卒中或脑外伤）导致的交流功能障碍的同时，要关注语言障碍对患者日常生活、社会参与的影响。也要考虑患者所处的环境因素（技术、用品、设备、关系、社会、态度、政策等）和个人因素（如年龄、种族、性别、教育程度、生活方式、兴趣爱好、适应能力等）对于其语言障碍和交流活动的交互影响。②从评定上遵循ICF原则，即用语言障碍评定量表评价功能受损的同时，要对患者的语言交流相关的个人活动、社会参与能力进行评估，也要对患者的特定环境因素和个人因素进行评价，分析可以利用的有利因素和需要克服的阻碍因素，为制定康复治疗计划奠定基础。③从康复结局效果评价上遵循ICF原则，即对于语言康复干预的效果评价，不仅通过语言功能的评定量表做局限性评价，也要利用ICF中语言交流相关的功能、活动与参与、环境因素及其对于生活质量的影响等进行评价，这样才能更加全面和实际地对语言康复效果进行全面统一的评价。

（四）双语与多语失语评估

在我国，语言与方言异常复杂，如单纯按照方言与普通话的差异度区分，有较多的双语人群，如大量的普通话-粤语、普通话-闽南语等双语人群以及普通话-粤语-闽南语多语人群。随着人口老龄化，脑卒中的患病率增高，双语及多语失语症患病率也随之增高。

双语失语(bilingual aphasia)和多语失语(polyglot aphasia)是指发病前熟练掌握两种或两种以上语言的失语症患者。如普通话-粤语、普通话-英语、普通话-粤语-英语等双语及多语者脑损伤后可导致双语或多语失语。根据语言获得及运行机制，两种语言在大脑的储存主要有两种形式：①共同储存。两种语言彼此联系，可以互相转译，共存储于一个语言记忆系统中。②单独储存。两种语言各有独立的加工和储存系统，各自进行信息编码、语句分析、独立记忆储存。储存形式与双语间的差异有关，影响双语能力的因素主要有语言使用数量程度、使用语言的环境、习得语言的环境、习得动机及年龄、语音的结构距离等。双语和多语失语患者各语言能力的检测评估是诊断、研究和设计语言康复治疗的首要问题，双语失语的评估是建立在每两对语言的检测评估的基础上。

双语失语的评估方法，包括部分与单语失语重叠的方法，以及特定的双语失语评估方法。评估过程中，若评估人员与患者使用不同的语言时，应由熟悉患者语言的其他人员进行翻译。评估应重点关注患者语言使用的情况，可通过询问患者家属进行了解，可采用语言经历及熟练程度问卷(Language Experience and Proficiency Questionnaire，LEAL-Q)进行评价。目前双语检测常用的是 Paradis 的双语失语检测法(the bilingual aphasia test，BAT)。

BAT 是目前双语失语检测中较全面、涉及语种较多的权威性双语失语检测方法，由于可对各种语言进行可比性检测，故也可以用于评估多语失语。BAT 是在世界各国的双语人群中进行检测取得正常范式的基础上编制而成的，目前其语言库中有 100 多对成套检测表及工具，还可以根据其原则制定新的语种的检测版本，我国目前已有汉语普通话版本及粤语版本可使用。BAT 通过听、说、读、写 4 种语言形式，对每种语言从 3 方面进行调查：①语言水平，语音、语调、句法、词汇、语义；②语言任务，理解、复述、接受判断、词汇判断、提问；③语言单位，词、句子、段落。BAT 评估包括 3 部分(表 12-15)：

表 12-15　语言能力及检测项目

语言能力	检测项目
理解	
听理解	指物、简单指令
读理解	词、句、短文
判断	语义的可接受性、词汇判断、语法判断
词汇的可接受性	命名、口语的流利性、语义对立、按图描述、自发讲话
复述	词的复述、语句复述
阅读	朗读词、句子 阅读理解词、句子
拼写	抄写、词的听写、语句听写、自发书写
书写	词的听写、语句听写、自发书写
语言间转换	词及非词的复述、语句复述、词的听写、语句听写、词的朗读、语句的朗读、抄写

第一部分：双语历史。共 50 题，调查语言获得和语言环境。

第二部分：分别调查双语中两种语言能力。分为语言背景、自发言语、词语理解、听音辨词、语句理解、语义分类、语法判断、语义的可接受性、有或无义词的复述和判断、系列、命名、造句、语义对立、形态变化、量词的使用、描述、计算、听力测验、阅读、抄写、听写、读词识图、读句识图、写作，共 24 项，427 题。

第三部分:双语中两语言转换检测,即翻译能力。分为词的辨认、词的翻译、句的翻译、语法判断,共4项,86题。

在制定各种语言的检测表时应考虑双语中两语言的对应差异,根据BAT设计原则,编制成不同对应语言的检测表,对各检测项目的合理性和检测难度有统一的标准。林谷辉、陈卓铭等经过多年的研发,在BAT检测库中已完成了全套普通话-英语双语失语检测法和粤语-英语双语失语检测法、普通话-粤语双语检测法,可直接使用,其他方言地区应用,可参照BAT设计原则进行编译。

（丘卫红）

第三节　构音障碍检查法

一、构音障碍的定义

（一）运动性构音障碍

是指参与构音诸器官(肺、声带、软腭、舌、下颌、口唇)的肌肉系统及神经系统因疾病所致的运动功能障碍,即言语肌肉麻痹,收缩力减弱和运动不协调所致的言语障碍。一般分为6种类型。

1. 弛缓型构音障碍　由下运动神经元损伤造成,如颅神经核、颅神经、周围神经纤维病变,或构音肌肉的病变。其特点是说话时鼻音过重,可听见吸气声。发音时因鼻腔漏气而使语句短促,音调低,音量小和字音不清。主要由于咽肌、软腭瘫痪,呼气压力不足,使辅音发音无力以及舌下神经、面神经支配的舌、唇肌肉活动受损而不能正确地发出声母韵母。伴发症状可有舌肌颤动与萎缩,舌肌与口唇动作缓慢及软腭上升不全造成的吞咽困难,进食易呛,使食物从鼻孔流出。唇闭合差造成流涎。

2. 痉挛型构音障碍　由上运动神经元损伤后构音肌群的肌张力增高及肌力减退所致说话缓慢费力,字音不清,鼻音较重,缺乏音量控制,语音语调异常,舌交替运动减退,说话时舌、唇运动差,软腭抬高减退。常伴有吞咽困难。

3. 运动失调型构音障碍　是因小脑或脑干内传导束病变所致构音肌群运动范围、运动方向的控制能力差。发音不清、含糊、不规则、重音过度或均等,语音语调差,字音常突然发出(爆发性言语),声调高低不一,间隔停顿不当(吟诗状或分节性言语)。言语速度减慢,说话时舌运动差,舌抬高和交替运动差,系构音肌群的协调动作障碍所致。

4. 运动过少型构音障碍　系锥体外系病变所致,构音肌群的不自主运动和肌张力改变,主要是构音肌群强直造成发音低平,单调,甚至有颤音和口吃,语音语调差,言语速度加快,音量小,发声时间缩短,舌抬高差,运动不恰当伴有流涎。

5. 运动过多型构音障碍　是由于锥体外系病变所致,如舞蹈症、肝豆状核变性、脑瘫等造成发音高低、长短、快慢不一,可突然开始或中断,类似运动失调型构音障碍,实为构音肌不自主运动造成。嗓音发哑紧张,言语缓慢。

6. 混合型构音障碍　由上下运动神经元病变造成,如多发性卒中、肌萎缩性侧索硬化。舌的运动、唇的运动以及语言语调语速均有异常,由于病变部位不同,可出现不同类型的混合型构音障碍。多发性硬化可有痉挛型与运动失调型构音障碍。脑外伤可有多种混合的构音障碍。

（二）器质性构音障碍

由于构音器官的形态、结构异常导致功能异常而出现构音障碍。

1. 原因　造成构音器官形态异常的原因常见的有先天性唇腭裂、先天性面裂、巨舌症、齿列咬合异常、外伤致构音器官形态及功能损伤、神经疾患致构音器官麻痹、先天性腭咽闭合不全等。器质性构音障碍的代表是腭裂。腭裂患者的呼吸功能和发声功能均为正常,其所出现的异常语音是由于构音能力和共鸣能力出现障碍所致。腭裂语音障碍的言语病理基础主要是由于腭部结构缺失引起鼻腔和口咽腔交通、软腭和悬雍垂发育畸形以及软腭肌肉缺陷引起的腭咽闭合功能不全、腭扁桃体和腺样体肥大、牙列发育异常、唇裂舌体位置后移、舌体体积过大或过小。

2. 常见的语音异常

（1）共鸣异常：在正常生理状态下，发元音及非鼻音的任何辅音时，鼻口腔因腭咽闭合而完全分隔，口腔独立完成共鸣；当腭咽闭合不全时，口鼻腔交通，一部分气流进入鼻腔，产生鼻腔共鸣。按照气流进入鼻腔的程度，共鸣异常也有不同的表现，可以包括有限的鼻腔共鸣到很少或完全没有口腔共鸣，分为：①开放性鼻音（hypernasality），即鼻音过重，它是腭咽功能不全时的常见表现，例如发 li 音时发成了/eng/或/en/，主要是由于过度鼻腔共鸣所引起，言语病理学上又称为“鼻音化”。②闭塞性鼻音（hyponasality），即鼻音过少，多见于鼻腔堵塞、腺样体肥大以及咽腔狭窄，发音时类似于感冒后的鼻塞音。此类音多于发/m/、/n/时出现。③鼻漏气（nasalescape），是指发音时不能关闭口咽以及鼻咽之间的通道，声音由鼻孔逸出。尤其在发辅音时，由于气流大部分自鼻腔流出，口腔内气流较少，导致发音含糊不清、音调低沉和音量小。如在发/p/、/t/等送气音时较容易出现。

（2）构音异常：构音活动中最主要的是舌和腭的相对运动，由于舌位的变化和舌腭的接触，从而发出不同的元音和非鼻辅音。正常人在发元音时舌有固定的位置，表现在频谱上有固定的共振峰模式；正常人发辅音时主要有 3 种形式：①爆破音，发音时双唇、舌尖或舌面与腭，舌根部与腭、软腭，紧密接触，气流在接触点之后聚集，产生一定压力，瞬时爆发引起振动发声，如/d/、/b/、/g/等音。②摩擦音，舌与腭无接触但接近关闭状，口腔内气流挤压式溢出产生振动发音，如/s/、/h/、/x/等音。③塞擦音，舌与腭有接触，但气流缓慢释放，如/z/、/j/、/c/等音。

腭裂患者由于有或者曾经有过腭咽闭合不全，口腔内气流自鼻腔流出，口腔内压力不足，患者为了获得充足的口腔内压力，经常需要使舌位后置以缩小气流腔体积，此外，患者在发声时也会尽量使舌背高抬以协助闭锁咽腔，增加口腔内气流压力，这种发声习惯是患者为了补偿形态异常形成的错误构音方法，即使在手术矫形后也不易自我纠正，必须要术后进行功能锻炼。此类常见的构音异常包括：①腭化构音，发音时舌在硬腭前部或软腭前部形成卷曲（舌背高抬呈卷曲状），气流从舌腭之间的空隙通过，摩擦音、鼻音和爆破音都可出现，临床上以/k/、/g/、/c/等音最易发现。②侧化构音，发音时舌与硬腭接触，但在牙槽脊和牙弓的一侧或双侧形成空隙，气流从空隙逸出，形成气流与颊黏膜之间的共振，比较典型的是把/ki/发成/gi/，并能听到气流的杂音，在/i/、/sɑ/、/zɑ/、/j/等音的检查中容易出现。③鼻咽构音，发音时舌后部后缩，舌与腭部接触良好，气流不穿过腭部的表面，而是由软腭的振动形成软腭的摩擦音，气流逸出鼻腔，似鼻后部摩擦音。临床上最常见的是把/gu/发成了/ku/，/i/和/u/相关的音较容易出现。

（3）其他发音异常：要是由于腭咽闭合功能不全所引起。腭裂患者发音过程中由于腭咽部闭合不全，总是试图在气流通过腭咽部进入鼻腔前利用咽部与喉部肌肉的紧张性变化阻挡住进入鼻腔的气流，此时就会形成气流在声门处的异常摩擦和舌咽部的异常摩擦，这些共同组成了腭裂患者特殊的发音。按其发音的特点又可分为：①声门爆破音，在言语病理学上又称为“腭裂语音”的代表音，其音声特点为发某些辅音时，声音似从咽喉部强挤出，辅音起声时间消失或过短，在发/pɑ/、/tɑ/、/kɑ/等音时最易检出，严重的患者在发辅音时完全会省略掉摩擦和爆破的动作，并且会有面部表情的伴随。②咽喉摩擦音，是腭咽闭合功能不全患者特有的一种异常语音，其表现为在发塞擦音时咽腔缩小，舌根和咽喉摩擦而形成的异常语音，在发声时几乎看不见患者的舌尖活动，语音清晰度较低，临床上以/z/、/c/、/s/、/j/、/q/、/x/等音较容易检查到。③咽喉爆破音，也是腭咽功能闭合不全的特有语音，患者发音的过程几乎都是靠舌根和咽后壁的闭锁和开放来完成的，在/k/、/g/的音群中最容易发现。正常构音者在发/kɑ/、/gɑ/时，可见舌背向上抬的运动，但在发咽喉爆破音的患者，舌背呈水平向后移动。

（三）功能性构音障碍

错误构音呈固定状态，但找不到作为构音障碍的原因，即构音器官无形态异常和运动功能异常，听力在正常水平，语言发育已达 4 岁以上水平，即构音已固定化。

1. 原因 目前还不十分清楚功能构音障碍的原因，一般认为是幼儿在学习发音的过程中因某种原因学会了错误的构音动作，而且这种构音动作已养成了习惯，在这阶段，大多数幼儿不会注意到自己的发音错误;有些研究资料显示,功能性构音障碍主要与儿童语音的听觉接受、辨别、认知因素有关。

2. 常见的构音错误　①将 g、k 发成 d、t,如把“哥哥”说成“的的”或者相反的发音方式。②将 zh、ch、sh 发成 z、c、s,如把“知”发成“滋”,“吃”发成“次”,“是”发成“四”。③把 l 发成 n(除外地方语音的发音特点,比如我国的部分地区 n、l 不加区分)。④把部分非鼻音发成鼻音。

二、构音障碍的评价

(一) 汉语构音障碍评定法

此评定法是李胜利等参考日本构音障碍检查法和其他发达国家构音障碍评定方法的理论,按照汉语普通话语音的发音特点和我国的文化特点于 1991 年研制。评定法包括两大项目:构音器官检查和构音检查。通过此方法的评定,不仅可以检查出患者是否患有运动性构音障碍和程度,也可用于器质性构音障碍和功能性构音障碍的评定。对治疗计划的制订具有非常重要的指导作用(详见附录表 7)。

1. 评定目的　①判定构音障碍的有无、构音障碍的种类和构音障碍的程度;②原发疾病及损伤部位的推定,可作为制订治疗计划的依据。

2. 评定内容

(1) 构音器官评定:目的是通过构音器官的形态和粗大运动检查来确定构音器官是否存在器官异常和运动障碍。常常需要结合医学、实验室检查、言语评价才能做出诊断。另外,病史、交往史、听觉和整个运动功能的检查促进诊断的成立。评价范围包括肺(呼吸情况)、喉、面部、口部肌肉、硬腭、腭咽机制、下颌、反射。评价用具包括压舌板、笔式手电筒、长棉棒、指套、秒表、叩诊锤、鼻息镜等。观察安静状态下构音器官的同时,通过指示和模仿,使其做粗大运动并对以下各方面做出评价:①构音器官哪个部位存在运动障碍;②器官的形态是否异常;③判定异常程度;④确认异常是中枢性、周围性或失调性;⑤确认是否运动速度低下或是节律异常;⑥确认运动范围是否受限、运动控制是否低下;⑦确认肌力是否低下;⑧可通过协调运动和连续运动判断运动的精确性、连贯性。

(2) 构音检查:以普通话语音为标准音结合构音类似运动,对患者的各个言语水平及其异常的运动障碍进行系统评价。

房间及设施要求:房间内应安静,没有玩具和可能分散患者注意力的物品。光线充足、通风良好、两把无扶手椅和一张训练台。椅子的高度以检查者与患者处于同一水平为准。检查时,检查者与患者可以隔着训练台相对而坐,也可让患者坐在训练台的正面,检查者坐在侧面,为避免患者注意力分散,除非是年幼儿童,患者的亲属或护理人员不要在室内陪伴。

检查用具:单词检查用图卡 50 张、记录表、压舌板、卫生纸、消毒纱布、吸管、录音机、鼻息镜。上述检查物品应放在清洁小手提箱内。

(二) Frenchay 构音障碍评定法

该检查法中文版由河北省人民医院康复中心修订,能为临床动态观察病情变化、诊断分型和疗效判定提供客观依据,并对治疗预后有较肯定的指导作用(详见附录表 8)。

(三) 语音清晰度测试

采用残疾人分类分级标准(国标)中的语音清晰度测试方法,可以评价患者的语音清晰程度,适用于构音障碍的初次评价以及语言治疗和训练效果的评价。

1. 测试用图单词

(1) 第一组

白菜　菠萝　拍球　飞机　毛巾　头发　太阳　电话　脸盆　萝卜　牛奶

公鸡　火车　黄瓜　气球　西瓜　浇花　树叶　唱歌　照相机　手绢

自行车　扫地　碗　月亮

(2) 第二组

苹果 拍球 冰糕 沙发 门 太阳 弹琴 电视 女孩 绿色 脸盆 蝴蝶
喝水 看书 汽车 熊猫 浇花 茶杯 唱歌 照相机 手绢 擦桌子 扫地
牙刷 碗

2. 测试方法 受试者面对主试者,主试者从两组图片中任意取一组图片,依次出示(25 张图片),让受试者认读,同时录音。为使测试结果更近实际,本测试采用三级人员测试方法,即依测试人员与被测试者接触密切程度分为三个级别,一级 1 名,二级 1 名,三级 2 名。一级测试人员为直接接触:测试对象的父母、兄弟或者语言治疗师或语训教师;二级测试人员为间接接触:测试对象的亲属或者本地残疾人工作干部;三级测试人员为无接触:其他专业的人员。要求测试人员的听力正常。由以上 4 名人员听受试者的录音并记录下受试者说的词。然后与主试者对照正确答案,最后将 4 名测试人员记录的正确数累计,即可算出受试者的语音清晰度。

(四) 仪器检测

1. 发声空气力学检测 常用于检测嗓音障碍和运动性构音障碍的发声功能,指标主要有:最长发声时间(maximum phonation time,MPT)、音调(pitch,P)、音量(intensity,I)、平均气流率(mean airflow rate,MAR)。

(1) 最长发声时间(MPT):是在深吸气后舒适发元音(a 音,i 音或 u 音)的最长持续时间,与年龄、性别、职业和肺活量有关,MPT 缩短提示构音障碍患者的言语呼吸功能下降。

(2) 音调(P):声音的高低叫作音调,表示人的听觉分辨一个声音的调子高低的程度,该设备可以检测构音障碍患者的音调变化。运动性构音障碍患者表现为音调降低。

(3) 音量(I):即声音的响度,是人耳对声音强弱的主观评价尺度。其客观评价尺度是声音的振幅大小,单位为分贝(dB)。

(4) 平均气流率(MAR):即发声时每秒通过声门的气流量,是喉功能空气动力学检查的主要方法之一,用于判断声门闭合程度,闭合程度越差,流量越高。运动性构音障碍患者表现为平均气流率降低。

2. 鼻流量检测 共鸣是物体或含气腔对施加影响于其上的频率的振动性响应。共鸣障碍就是指在言语形成过程中,由于舌的位置、口腔的大小以及共鸣腔的开放程度异常,使得言语聚焦点出现了偏差,影响了咽腔、口腔以及鼻腔的共鸣效应以及言语的音色效果。鼻腔共鸣障碍是言语障碍的一种,它影响患者的发音清晰度,在运动性构音障碍中,鼻腔共鸣障碍患者占很大比例,因此对鼻腔共鸣障碍进行准确评估与矫治显得非常重要。鼻腔共鸣障碍的测量指标目前常用的是鼻流量。

鼻流量(nasalance)是鼻腔声压级(n)占输出声压级[口腔声压级(o)和鼻腔声压级(n)之和]的百分比,可用下列公式表示:$[n/(n+o)]\times100\%$,其主要作用是反映鼻腔共鸣功能是否异常。研究表明,汉语普通话不同性别、年龄的正常人鼻流量值间差异均无统计学意义。运动性构音障碍患者的鼻流量显著高于正常人,元音[i]及非鼻音句子鼻流量测定与鼻音化主观判定之间有一定的一致性,鼻流量测定可作为判定运动性构音障碍患者鼻音化情况的客观指标。

3. 多维嗓音发声分析系统(MDVP) MDVP 是一种以计算机为基础的多参数嗓音发声分析系统,可以对嗓音进行迅速而标准的评价,特别是作为嗓音障碍特征的评价工具。检测指标包括基频(f0)、频率微扰商(PPQ)、平滑频率微扰商(sPPQ)、振幅微扰商(APQ)、振幅峰值变异、谐振比(H/N)等参数。这样可以把患者的嗓声特点、发音部位、发音方法视觉化、客观化,以便及时为临床诊治及康复提供有效的客观指标,从而进一步提高言语治疗的效果。

4. 电磁发音动作描记仪(electromagnetic articulography,EMA) EMA 是近年来用于评估言语状态下构音运动的新兴仪器,其工作原理是在构音器官(唇、舌、下颌等)上粘贴微型传感器并置于交互电磁场中使之产生感应电压,随后感应电压会被交互电磁场以不同频率的方式采样,最终得到言语运动时构音器官的实时音频及运动数据(包括运动持续时间、速度、加速度、运动距离和位移运动轨迹等),能直观和客观地同步展现构音运动的时间和空间运动状态,可揭示构音障碍患者的构音运动学特征,从而为构音障碍的言语康复提供精准的量化评估与个体化的训练指导(图 12-3)。

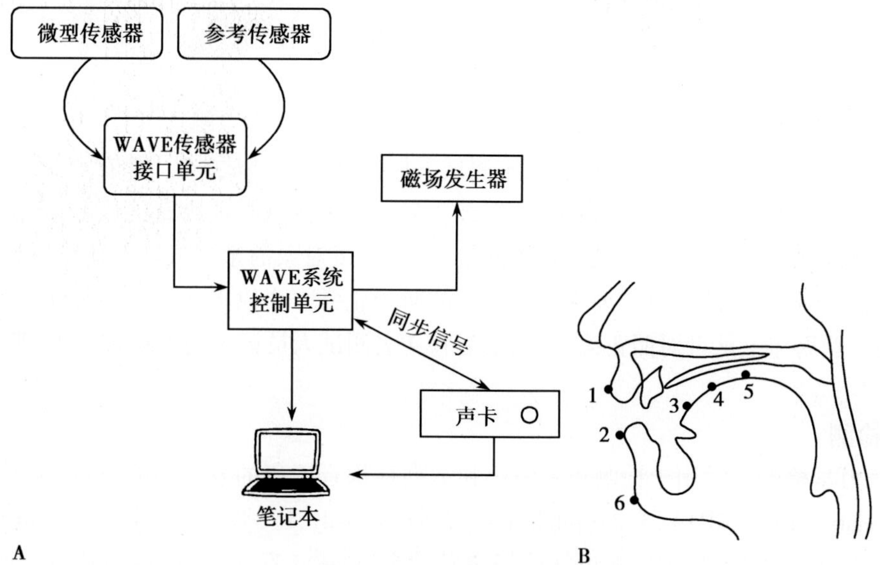

图 12-3　EMA 测评方法示意图

A. EMA 系统连接示意图；B. 传感器粘贴位置示意图：1. 上唇；2. 下唇；3. 舌尖；4. 舌面；5. 舌根；6. 下颌

（丘卫红）

第十三章　吞咽功能评定

第一节　吞 咽 筛 查

一、概述

吞咽功能筛查(dysphagia screening)是一种快速的方法,目的是识别有吞咽功能障碍风险的患者。一般对吞咽功能障碍患者的吞咽评估从筛查开始。一旦患者的健康状况允许,应立即进行筛查。指导进一步评估,确定患者是否能安全经口进食。

筛查不同于全面的临床评估,后者要求检查吞咽困难的症状体征,并以制订治疗方案为目的。筛查的目的主要是识别出吞咽障碍的高危人群。筛查要求简单、准确、可靠、安全、经济,有高敏感性、高特异性、阴性预测值,低似然比,目前还没有一种吞咽障碍筛查工具是最有效的,可供任何情况任何人群使用,在不同的工作环境中应选用不同的筛查工具。

吞咽筛查应该有以证据为基础的工具。早期吞咽障碍筛查可降低肺炎风险,降低致死性并发症。如果筛查结果显示患者无吞咽异常,方可进食水。如果筛查结果异常,应进一步请专业人员进行全面专业评估,包括临床床旁评估(clinical bedside assessment,CBA)以及仪器评估。床旁评估包括:①吞咽困难的相关主诉;②吞咽器官的感觉、运动、反射、结构的体格检查;③试验性吞咽,令患者吞咽不同量及黏度的食物,通常包括低稠度(稀流质,水)、中稠度(浓流质)、高稠度(糊状)这三种黏度的食物,观察吞咽过程。英国国立临床卓越研究所建议在入院后 4 小时内对急性卒中患者进行吞咽筛查,理想的筛查应该是一个快速和微创的过程,可以确定吞咽困难和误吸的可能性,个体是否需要进一步吞咽评估,以及患者经口进食是否安全。

二、常用的筛查方法

(一)反复唾液吞咽试验

反复唾液吞咽试验(repetitive saliva swallowing test,RSST)由才藤荣一在 1996 年提出,是一种评估反复吞咽的能力,与误吸的相关性高、较为安全的筛查方法。主要用于评估高龄患者的吞咽功能。

1. 方法　患者取坐位或半坐卧位。检查者手指位于受试者喉结及舌骨处,受试者反复吞咽,以喉结及舌骨越过手指并复位为完成 1 次吞咽,观察受试者 30 秒内的吞咽次数和喉上抬的幅度(图 13-1)。

2. 结果判断　在 30 秒内患者吞咽的次数和喉上抬的幅度,高龄患者≥3 次,正常;喉上下移动<2cm,异常。

(二)改良饮水试验

改良饮水试验(modified water swallowing test,MWST)用于检测吞水时的误吸和反应。

1. 方法　被测试者取端坐位,先让患者吞咽唾液 2 次,用注射器将 3ml 的冷水放在口腔底部(舌下与下门齿间),吞下测试液,如果不能吞咽,即终止测试;最后再做 2 次空吞咽(图 13-2),观察咳嗽、湿性发音等变化。整个测试方法重复 2 次,简单、易行、安全。本方法与吞咽造影对比,3 分为边界分数,检测误吸的敏感性和特异性分别是 0. 70 和 0. 88。

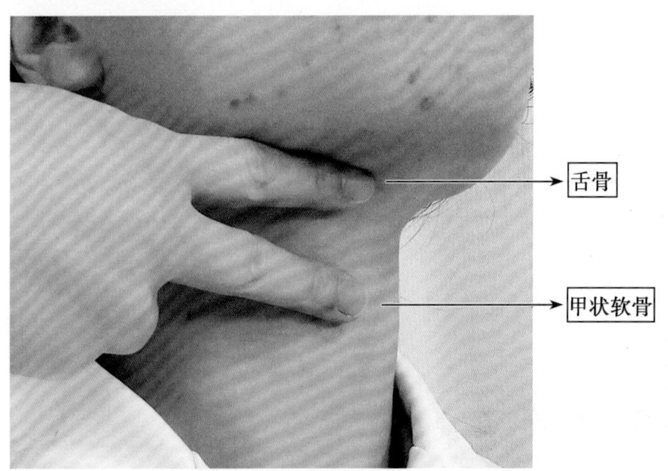

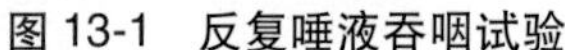

图 13-1　反复唾液吞咽试验

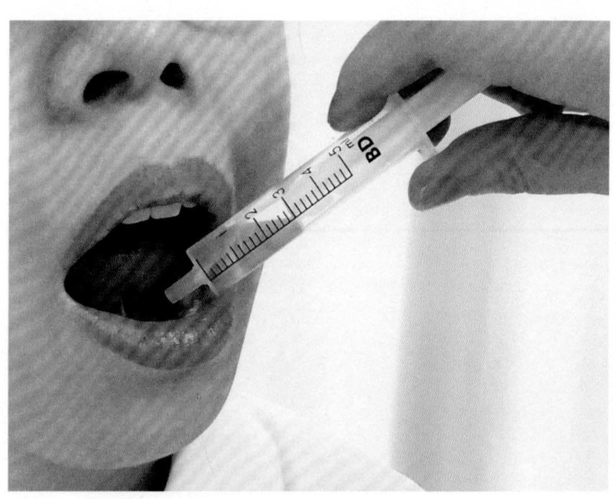

图 13-2　改良饮水试验

2. 结果判断见表 13-1。

表 13-1　改良饮水试验结果判定

分值	症状	分值	症状
1	难于吞咽,咳嗽,呼吸促	4	可吞咽、无呛咳,呼吸无变化,无湿性发音
2	可吞咽、无呛咳,呼吸变化	5	在 4 分基础上,30 秒内有 2 次或以上的干吞咽
3	可吞咽,呼吸无变化,但是有呛咳或湿性发音		

(三) 饮水试验

由日本学者洼田俊夫在 1982 年设计后提出,通过饮用 50ml 水来筛查患者有无吞咽障碍及其程度,安全快捷。后改为饮用 30ml 水筛查,降低因筛查带来的误吸风险。通过饮水来筛查患者有无吞咽障碍及其程度,灵敏度为 42%~92%,特异度为 9%~91%。洼田饮水试验具有简便、快速、无创、可重复、易操作等优点,是目前最经典的吞咽功能筛查试验。洼田饮水试验诊断吞咽障碍的准确性优于误吸筛查。

1. 方法　先让患者单次喝下 2~3 茶匙水,如无问题,再让患者像平常一样喝下 30ml 水,然后观察和记录饮水时间、有无呛咳、饮水状况等。饮水状况的观察包括啜饮、含饮,水从嘴唇流出、边饮边呛、小心翼翼地喝等表现,饮后声音变化、患者反应、听诊情况等。分级:按 5 级分级进行评价记录。

2. 诊断标准　正常,Ⅰ级,在 5 秒内喝完;可疑,Ⅰ级,超过 5 秒喝完,Ⅱ级;异常,分级在Ⅲ、Ⅳ、Ⅴ。用茶匙饮用,每次喝 1 茶匙,连续 2 次均呛咳属异常。饮水试验不但可以观察到患者饮水的情况,而且可以作为能否进行吞咽造影检查的筛选标准。

(四) 染料测试

染料测试(dye test)利用测试液加入蓝色/绿色食用染料测试,是筛查气管切开患者有无误吸的一种方法。

1. 方法　给患者进食一定量的蓝色染料混合食物,吞咽后,将气管套管的气囊放气,通过气切管深部吸痰吸除黏附在气囊或气囊上方的分泌物。然后再次深部吸痰,观察气道中是否有蓝染食物(图 13-3)。

2. 结果　若有咳出或从气管套管中吸出有蓝染的食物,提示存在误吸,应安排做吞咽造影检查。该测试对于非气管切开患者的敏感性较气管切开患者低。对于微量误吸,可能检测不出。

(五) 进食评估问卷调查

进食评估问卷调查(eating assessment tool,EAT-10)有 10 项吞咽障碍相关问题(表 13-2)。每项评分分为 4 个等级,0 分无障碍,4 分严重障碍,一般总分在 3 分及以上视为吞咽功能异常。EAT-10 有助于识别误吸的征兆和隐性误吸,异常吞咽的体征。与饮水试验合用,可提高筛查试验的敏感性和特异性。Belafsky 等于2008年研发吞咽障碍筛查工具，目的为识别吞咽障碍高风险人群，EAT-10已经过了信度和效度的检验，EAT-10中文版仅适用于已有饮水和进食经历的患者，EAT-10中文版对评估急性期脑卒中患者有良好的信度和效标效度，当分界值为1，EAT-10总分≥1时灵敏度和阴性预测值最佳，能够较好地预测急性期脑卒中患者吞咽障碍、吞咽能力受损、渗透和误吸。

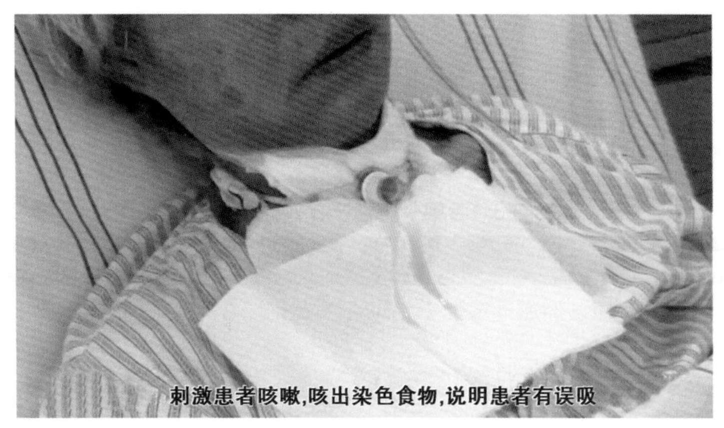

刺激患者咳嗽，咳出染色食物，说明患者有误吸

图13-3　染料测试

表13-2　进食评估问卷调查(EAT-10)

项目	没有	轻度	中度	重度	严重
1. 我的吞咽问题已经使我体重减轻	0	1	2	3	4
2. 我的吞咽问题影响到我在外就餐	0	1	2	3	4
3. 吞咽液体费力	0	1	2	3	4
4. 吞咽固体食物费力	0	1	2	3	4
5. 吞咽药片(丸)费力	0	1	2	3	4
6. 吞咽时有疼痛	0	1	2	3	4
7. 我的吞咽问题影响到我享用食物时的快感	0	1	2	3	4
8. 我吞咽时有食物卡在喉咙里的感觉	0	1	2	3	4
9. 我吃东西时会咳嗽	0	1	2	3	4
10. 我吞咽时感到紧张	0	1	2	3	4

三、常用的吞咽功能评估方法

(一) 容积-黏度吞咽测试

容积-黏度吞咽测试(volume-viscosity swallowing test，V-VST)是通过评估患者吞咽不同体积和黏度食物的安全性与有效性来评价患者吞咽的风险。研究发现，V-VST可以有效识别患者吞咽的安全性是否受损，其敏感度为87%~88%，特异度为64%~81%，且V-VST的评估结果可以为患者食物改进提供具体的实施方案。

1. 测试前准备

(1) 材料准备：饮用水；食物增稠剂；50ml注食注射器；杯子(用来盛装3种不同稠度的液体)；指尖血氧监测仪。

(2) 测试食物准备：V-VST需要用到低稠度食物(稀流质，液体，水)、中等稠度食物(浓流质，糖浆稠度)及高稠度食物(糊状，布丁稠度)3种不同性状的食物。低稠度液体可直接使用饮用水；中等稠度食物可以用100ml饮用水加入舒食素S 2.0g调制而成；高稠度食物用100ml饮用水加入舒食素S 3.0g调制而成。

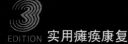

（3）患者准备：患者必须处于足够的清醒状态以配合测试；让患者处于坐起状态，可借助靠垫尽可能坐直；测试前患者佩戴好指尖血氧监测仪，通过血氧仪监测患者的血氧饱和度水平；请患者说出自己的名字或其他短语，以此作为音调和音色的参考；向患者解释即将进行的测试步骤。

2. 测试时观察内容　在测试期间，应该密切观察和记录患者是否有吞咽的安全性和/或有效性方面出现的问题或临床征象（表 13-3）。若患者出现吞咽安全性方面的临床征象，提示患者可能存在误吸，患者产生呼吸系统并发症、肺炎的相关风险提高。若患者出现吞咽有效性方面的临床征象，提示患者未摄取足够热量、营养和水分，患者发生营养不良和脱水的风险提高。若出现安全性方面的任意征象，应判断患者是否有必要增加稠度，继续检测，还是暂停测试。若出现有效性方面的任意征象，需进行相关记录，因其不会使患者的健康受到威胁，故没有调整稠度的必要。

表 13-3　吞咽安全性及有效性临床征象

安全性临床征象	有效性临床征象
咳嗽：吞咽相关的咳嗽提示，部分食团已经通过声带到达呼吸道，误吸已经发生	唇部闭合：唇部闭合不完全可能导致部分食团漏出
音质变化：吞咽后声音变得湿润或微弱提示已经发生渗漏或误吸	口腔残留：吞咽后口腔残留物的存在可能提示舌部推进力度受损，导致低效吞咽
血氧饱和度水平下降：基础血氧饱和度下降 5%，提示误吸的发生	分次吞咽：无法在单次吞咽动作吞下食团会降低吞咽有效性 咽部残留：吞咽后咽部残留物的存在提示咽部食团清除能力受损

3. 测试步骤　V-VST 旨在尽可能地保护患者不发生误吸，因此遵循测试步骤进行十分重要。吞咽安全性问题征象的检出是影响该方法测试顺序的主要因素。稠度越小，食团体积越大，口咽吞咽障碍患者发生吸入的风险越高。为了尽量减少误吸的危险，测试开始于中等稠度，即糖浆稠度食物，且从 5ml 体积开始，且测试全程应使用指尖血氧仪监测患者的血氧饱和度水平，以便检出隐性误吸。整个测试过程应密切观察患者是否出现吞咽安全性受损或吞咽有效性受损的指征，并在记录表上记载观察结果。测试过程中一旦患者出现安全性问题，禁止使用稠度较低或体积较大的食团。若测试过程中观察到患者出现有效性受损征象，应及时记录，并继续依照测试步骤进行试验。具体流程如下（图 13-4）：

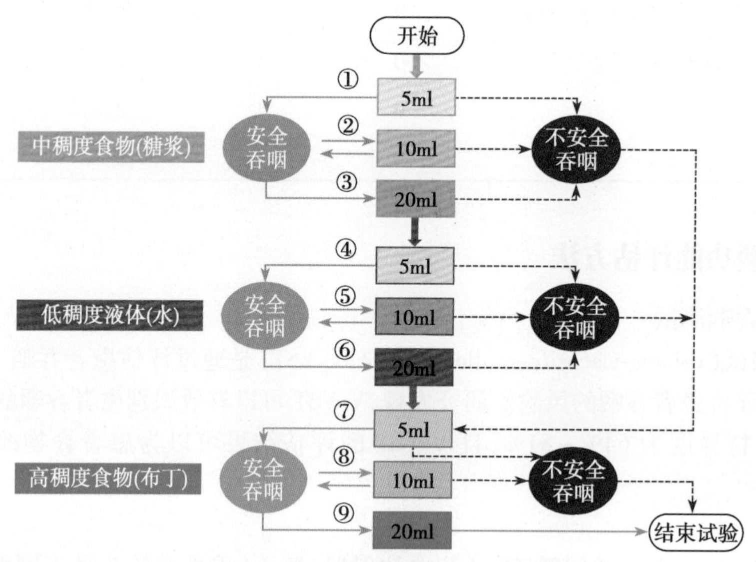

图 13-4　容积黏度吞咽测试流程图

（1）先从吞咽中等稠度食物开始，用注食注射器让患者吞咽 5ml 中等稠度食物（步骤①），如吞咽 5ml 中等稠度食物过程安全，则开始吞咽 10ml 中等稠度食物（步骤②）。如吞咽 10ml 中等稠度食物过程安全，则开始吞咽 20ml 中等稠度食物（步骤③）。

（2）如吞咽20ml中等稠度食物过程安全，则进入吞咽低稠度液体的环节。先使用注食注射器让患者吞咽5ml的低稠度液体（步骤④），如吞咽5ml低稠度液体过程安全，则开始吞咽10ml低稠度液体（步骤⑤），如吞咽10ml低稠度液体过程安全，则开始吞咽20ml低稠度液体（步骤⑥）。

（3）如吞咽20ml低稠度液体过程安全，则进入吞咽高稠度食物的环节。先使用注食注射器让患者吞咽5ml的高稠度食物（步骤⑦），如吞咽5ml高稠度食物过程安全，则开始吞咽10ml高稠度食物（步骤⑧），如吞咽10ml高稠度食物过程安全，则开始吞咽20ml高稠度食物（步骤⑨），如吞咽20ml高稠度食物过程安全，则结束测试，进入最终评估环节。

（4）若患者在吞咽中等稠度食物过程中出现安全性临床征象，无论伴不伴有效性征象，也无论当前吞咽的是5ml、10ml还是20ml，均立即停止吞咽中等稠度食物，不要进入吞咽低稠度液体的环节，直接进入吞咽5ml高稠度食物环节（步骤⑦）。

（5）若患者吞咽5ml低稠度液体过程中出现安全临床征象，无论伴不伴有效性征象，也无论当前吞咽的是5ml、10ml还是20ml，均立即停止吞咽低稠度液体，直接进入吞咽5ml高稠度食物环节（步骤⑦）。

（6）如吞咽高稠度食物环节过程中出现安全征象，无论当前吞咽的是5ml、10ml还是20ml，都应立即停止吞咽，结束测试，直接进入最终评估环节。

4. 测试结果的解释

（1）不伴安全性/有效性受损：如吞咽过程中未出现安全性/有效性受损的相关征象，说明V-VST结果为阴性。根据这一方法得出的结论是，该患者并未患有口咽性吞咽障碍。

（2）伴有有效性受损，不伴安全性受损：如吞咽过程中未出现安全性受损的相关征象，但存在有效性受损的相关指征，根据V-VST结果，该患者存在口咽性吞咽障碍。患者可安全吞咽，但有效性受损，这可能危及患者的营养和补水状况。

（3）伴有安全性受损（有或没有有效性受损）：如吞咽过程中出现任何安全性受损的相关征象，伴或不伴相关有效性问题。根据V-VST结果，该患者存在口咽性吞咽障碍。吞咽时安全性降低表明患者可能已经发生误吸。

（二）多伦多床旁吞咽筛查试验

多伦多床旁吞咽筛查试验（toronto bedside swallowing screening test，TOR-BSST）是为护士制定的筛查工具，对于有鼻饲喂养、意识障碍和肺炎等并发症患者的评估准确度有限。要求在患者清醒、能在支撑下坐直，并能执行简单指令的情况下，进行舌的活动、咽部敏感度、发声困难（饮水试验之前、之后）、50ml吞水试验。

（三）吞咽功能性交流测试评分

吞咽功能性交流测试评分（functional communication measure swallowing，FCM）由美国言语和听力协会（American Speech-Language-Hearing Association，ASHA）编制，目前已经得到国际认证并被广泛应用。FCM能敏感地反映出经口进食和鼻饲管进食之间的变化，治疗师根据临床检查结果来确定吞咽功能是否受损。

（四）床边吞咽评估

曼恩吞咽能力评估量表（Mann assessment of swallowing ability，MASA）能确定吞咽困难和误吸，也可作为患者长期吞咽能力的监测工具，大型临床试验证明其是评价吞咽功能简便、安全可靠的评估方法。此评价方法是2002年由Mann提出，主要评估内容包括：意识、检查配合程度、听理解、呼吸、吞咽时呼吸节律、失语情况、失用情况、构音障碍、控制唾液能力、唇闭合能力、舌运动、舌力量、舌协调性、口腔处理食物能力、咽反射、软腭运动、食团清除率、口腔运送能力、咳嗽反射、自主咳嗽、发声、气管插管评估、食物咽阶段、吞咽反射等24个项目，<178分认为存在吞咽障碍，<170分认为存在误吸。

改良曼恩吞咽能力评估量表（modified Mann assessment of swallowing ability，MMASA）是一种简单、易于推广且最适合神经内科医生使用的急性卒中吞咽障碍筛查试验。MMASA所包含的检查项目均为神经内科医生熟悉的临床查体项目，不需经复杂的培训即可使用，且此量表可应用于所有急性卒中患者，包括存在意识障碍和失语的患者，见附录表9。

（安德连　林拓）

第二节　临床评估

一、概述

（一）评估目的

吞咽功能临床评估的目的是确定是否存在吞咽障碍，为吞咽障碍的判断提供解剖和生理学依据；明确患者是否存在误吸的危险因素，并采取针对性的措施预防误吸的发生；明确患者是否需要改变营养方式，以改善营养状态；为行进一步检查和治疗提供依据；可用于判断疗效，有助于技师调整治疗方案。

（二）评估对象

临床上可能出现吞咽障碍的患者均为吞咽功能临床评估对象，主要包括以下常见疾病患者：

1. 神经源性吞咽障碍　神经源性吞咽障碍多由神经系统、神经肌肉接头或肌肉本身病变所致，也可由老年人吞咽器官组织结构萎缩，神经反射和运动反射功能降低、功能失调等生理性因素引起。常见于以下疾病：

（1）中枢神经系统疾病：包括脑卒中、脑外伤、脑肿瘤、帕金森病、放射性脑病、多发性硬化、颅内感染、脑瘫、手足口病后脑干脑炎、舞蹈症、脊髓灰质炎累及球部、严重认知障碍或痴呆等。

（2）颅神经病变：包括累及第Ⅴ、Ⅶ、Ⅸ、Ⅹ、Ⅺ、Ⅻ对颅神经的肿瘤或炎症，如吉兰-巴雷综合征、面神经麻痹、糖尿病性迷走神经病变。

（3）运动神经元疾病：包括肌萎缩侧索硬化症、进行性肌萎缩、进行性延髓麻痹、原发性侧索硬化。

（4）神经肌肉接头疾病：如重症肌无力、Lambert-Eaton（兰伯特-伊顿）肌无力综合征、肉毒中毒等。

（5）肌肉性疾病：如多发性肌炎、皮肌炎、代谢性肌病、硬皮病、张力性肌营养不良、眼咽性肌萎缩、颈部肌张力障碍等。

（6）食管动力性病变：如胃食管反流病、食管-贲门失弛缓症、弥漫性食管痉挛、环咽肌失弛缓症等。

（7）精神心理因素：如抑郁症、癔病、神经性厌食症等。

2. 其他疾病所致吞咽障碍

（1）炎症：非特异性食管炎、反流性食管炎、舌炎、扁桃体炎、咽喉炎等。

（2）肿瘤：鼻咽癌、食管癌、纵隔肿瘤、肺癌、喉癌、甲状腺肿等口腔及头颈部恶性肿瘤或赘生物。

（3）化学性损伤：摄入强酸、强碱等腐蚀剂所致的药物性食管炎、食管静脉扩张行硬化剂治疗。

（4）放射性损伤：鼻咽癌放疗术后。

（5）手术后及术后改变：胃底放置抗反流器具、颈部手术、后颅窝手术、食管癌术后吻合口狭窄等。

（6）其他：颈椎骨质增生、咽食管憩室、先天性腭裂、口腔过于干燥、贲门失弛缓症、食管裂孔疝。

二、评估内容及流程

吞咽障碍临床评估包括全面病史的评估，吞咽器官功能包括口颜面功能及喉部功能评估及摄食-吞咽功能评估，并注意做好评估记录及报告。评估流程如图13-5所示。

（一）全面的病史评估

包括主诉、现病史、既往相关病史和相关检查及治疗等全面病史的评估，由患者本人、照顾者、家属等提供。医生及治疗师、护士每次与患者面谈所涉及的有关症状及功能不佳的描述都被视为主观资料，应做好相应的记录。

1. 主诉及现病史　在首次接诊患者时，通过与患者或者患者家属、陪同人员等询问及交谈，医师应了解患者的主诉，并详细询问病史，了解患者吞咽问题的发生、发展情况、治疗经过、治疗效果等情况。重点是从

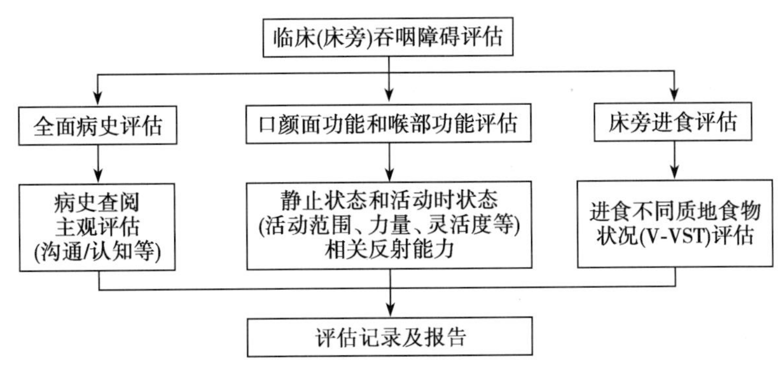

图 13-5　吞咽障碍临床评估流程

主观上发现患者是否存在吞咽障碍，了解患者吞咽障碍的病因及临床表现。不同部位的吞咽障碍可表现为不同的症状，或有不同的症状组合(表 13-4)，因此患者的主诉及临床表现也不尽相同。因此，通过患者的主诉、病史及相应的临床表现，可以初步判断吞咽障碍的类型，推测吞咽障碍的病因。

表 13-4　不同部位吞咽障碍的临床表现

	口腔期吞咽障碍	咽期吞咽障碍	食管期吞咽障碍
发生时间	咀嚼时	吞咽时	吞咽后数秒内
特点	咀嚼、食团形成、口腔运送等困难	吞咽启动、食团下咽等困难	食团通过食管困难
起病及进程	长期持续	长期持续	逐渐起病、进展缓慢
吞咽食物难易	吞咽固体较困难	吞咽液体较困难	吞咽固体较困难
常见伴随症状	流涎，食物从口中漏出、食物在口中堆积、吞咽时仰头	吞咽后食物停滞或“黏着”在咽喉处、咽部梗阻感，可伴鼻腔反流、呛咳、咳嗽、咳痰、反复发热	胸痛、烧心感、胸骨后堵塞感、延迟反流胃内容物、进食后呕吐

（1）口腔期吞咽障碍：患者的主诉是流涎或食物从口中流出，食物在患侧面颊堆积，食物难以运送至咽部、患者常仰头吞咽，伴有构音障碍和口腔黏膜感觉，如味觉、温度觉、触觉的减退或丧失。

流涎：①唾液分泌超过了正常吞咽唾液的速度，出现淤积，多余的唾液由口内流出；②口腔感觉减退，尤其是口前部和舌前部感觉减退造成流涎；③舌肌瘫痪或面肌功能障碍引起唾液堆积、流涎。

食物从口中流出：唇闭合减退时，食物尤其是流质食物会从口中流出，而且有的患者会试图把食物推出口腔。

食物在口中堆积：正常吞咽时需要舌尖封住齿龈边缘的前部，舌的两侧封住两侧齿龈，使得食团被舌所环绕而不至于落到齿龈外。当舌运动功能减退时，食物经咀嚼后会遍布口腔，落入口腔的前部或一侧齿与面颊之间，这表明舌形成杯状把食团保持在其中存在问题，食物就会落到齿龈外，造成食物在牙齿与面颊之间堆积。

吞咽时仰头：由于口腔尤其是舌运动功能差，不能有效将食团运送至舌根部启动吞咽，因此患者常常在吞咽时仰头，借助食物重力帮助食团运送至舌根部。

（2）咽期吞咽障碍：患者常见的主诉是呛咳；进食时咽部异物感，食物梗在咽喉部有残留感；进食时或进食后立刻出现呼吸异常声音变化、痰量增多、食物经鼻腔反流等。

呛咳：是吞咽过程中因渗漏或误吸而产生的强烈咳嗽。但由于还有很多其他因素也会引起咳嗽，如口腔食物过早流入咽，咽食物的不完全清除和食管内容物反流至咽等，这些掩盖因素使患者难以意识到咳嗽与吞咽的关系。因此要注意区分患者咳嗽与吞咽的联系，是单纯咳嗽还是呛咳。如果出现咳嗽或者呛咳，要询问发生的频率和严重性，是痒痒的咳嗽还是不可控制的咳嗽？有没有影响呼吸？如果是在吞咽时或吞咽后即刻发生的咳嗽，则强烈提示吞咽有问题。

梗阻感：吞咽障碍患者常见的主诉是梗阻感，患者常常将这种感觉描述为食物或液体黏附在咽部。由一侧或双侧咽缩肌无力或食管上括约肌不开放，食物在咽部堆积难以下咽所致。有些患者使用“异物感”“停滞感”甚至用“窒息”一词描绘同样的感觉。

隐性误吸：部分吞咽障碍患者即使食物或唾液渗漏到声门下甚至进入气管，也没有表现出咳嗽或者其他症状，称为隐性误吸（silent aspiration）或无症状性误吸。临床上必须高度警惕患者发生隐性误吸。据统计，隐性误吸在吞咽困难患者中的发生率可高达40%。由于隐性误吸临床上很难确认，因此如果患者有气管切开、肺炎病史、咳嗽无力、进食后声音湿润嘶哑、出现低热等症状，应尤其注意是否有隐性误吸的可能。

（3）食管期吞咽障碍：特征性主诉包括胸痛、胸部堵塞感、延迟反流胃内容物、慢性烧心感。其中，进食后呕吐、有鼻腔反流史是最重要的主诉。

反流：是指食物或液体通过口腔或咽以后再返回去甚至返至鼻腔的现象。正常吞咽的生理机制保证了吞咽时食物从口腔至胃的单向协调性运动。反流时，不需要用力食物就回到口腔或咽。患者常主诉有烧心感、胸痛。这与呕吐不同，后者常有恶心、干呕、腹部肌肉和膈肌收缩等反应。当反流物味道有酸臭味，患者则通常有吞咽障碍。酸苦或酸臭味的食物或液体提示至少一部分反流物到过胃，当有酸臭味反流物出现时，患者的问题可能是由于胃食管反流疾病导致的吞咽困难。

其他问题：除反流外，以下三个主要问题也应引起足够的重视。①是否仅为进食固体食物困难，还是进食液体时也困难：对液体和固体都存在吞咽困难，尤其是间歇性发作伴胸痛者，提示食管动力障碍；如只在进食固体时发生吞咽困难，则提示机械性梗阻可能，且食管内径<15mm。②吞咽障碍呈间歇性还是进展性：如吞咽障碍呈进行性加重，要怀疑消化性肿瘤。③是否与烧心感关联：消化性狭窄的患者常常有长期烧心和反流病史及体重减轻。

2. 吞咽障碍病史询问要点见表13-5。

表13-5 吞咽障碍病史询问要点

（1）发生的部位和时间
口内：咀嚼、食团聚集，吞咽启动等方面有困难
咽：症状出现在吞咽时，或噎呛发生于吞咽完成后，提示为咽内残余食物的再误吸
食管：症状由吞咽引起，胸骨后痛
（2）发病时间、频度、进程
持续时间：与某种事件（如脑卒中、服食药丸时梗阻）有关的突然发病
频度：间断的还是持续的
症状的进程和严重程度
（3）诱发因素和代偿机制
食物硬度：固体、半固体和/或液体
进食的一口量和速度
愿意接受的食物温度，热、冷的影响
是否用吸吮法，有无头颈部转动或倾斜以及特定的身体姿势或位置
症状出现是间隔性或经常性，是否出现在疲劳时
（4）合并症状
语言或声音的改变
衰弱；肌肉控制力缺失，特别在头颈部
噎呛或咳嗽
反复多次吞咽，或“清嗓”动作增加
呕吐：咽性、鼻性、食管性或胃性；进食后即刻或延迟发生；呕吐物为未消化食物，腐烂物质或分泌物
咽喉部梗阻感、粘贴感
疼痛：局部性或放射性
吞咽痛（食团通过时痛感）
（5）次要症状或发生并发症的证据
体重减轻，缺少活力，包括因脱水而致者
对食物的态度食欲等较差
呼吸症状：咳嗽，痰量增多，气短，呼吸道感染，反复肺炎
睡眠障碍（继发于清理分泌物或反呕）
唾液分泌：流涎过多或口干

3. 提示吞咽障碍的其他异常行为表现　当患者存在气管插管、气管切开、使用镇静麻醉类药物等情况而无法诉说时，或有些患者可能给出的描述不可信或虚构时，临床医师也可直接或通过家属、陪护或喂食者等有关人员观察患者是否存在下列提示吞咽障碍的异常行为表现：①进食时摆弄食品、咬下食物块的大小不适当，试图吞咽时有情绪变化。②进食环境和选择食物的变化，如不愿在公众餐厅用餐；偏食，不吃某种质地较硬或较软的食品；进食用时很长或进食时停顿、中断；进食时头颈部常习惯性做某种运动。③咀嚼费力，反复多次吞咽，吞咽后频繁"清嗓"。④发音困难；声音"潮湿"，嘶哑；面部两侧不对称，颈部发生痉挛性倾斜。

4. 其他与吞咽相关的病史询问　通常包括一般状况、家族史、既往的吞咽检查情况、相关系统如神经系统、呼吸系统、消化系统的情况，外科情况、现在和既往服药情况等。

（1）神经系统：神经系统疾病与吞咽障碍密切相关，常常影响吞咽的感觉及运动功能，患者的高级脑功能和意识状态对吞咽过程亦有影响，因此尤其要注意患者神经系统疾病史，如脑血管疾病、神经系统感染、神经退行性疾病等。

（2）心血管系统：心血管系统的问题会影响患者的身体状态，使患者容易疲劳。

（3）呼吸系统：吞咽障碍的患者由于常发生误吸，因此常有吸入性肺炎或肺功能障碍的病史。因此病史询问时尤其要注意患者近期是否有肺炎的征兆，如白细胞增高、胸片有炎症的表现、长期不明原因的低热、带有脓性分泌物的咳嗽、血氧分压降低（PO_2<70mmHg）、肺部听诊有异常，如支气管音、水泡音。

（4）胃肠消化系统：消化系统的临床表现也很重要，尤其是有胃食管反流病，可影响口腔、咽喉及食管的功能。

（5）药物：很多药物可影响吞咽功能，在病史询问中应注意。抗抑郁药可引起黏膜干燥，嗜睡；镇静剂可影响精神状态；肌松剂可使肌力减退；抗胆碱药、抗组胺药、利尿药可导致口干；黏膜麻醉药可抑制咳嗽反射等。

（6）其他：需记录的病史如鼻咽癌、口腔癌，口、咽喉部切除或放射治疗后烧伤等，往往造成咽、食管平滑肌炎症纤维化或增生，使管腔变窄。既往住院史、手术史，既往声音语言、吞咽问题及其医疗干预等均需详细记录。

5. 营养状态　吞咽障碍患者由于营养摄入不足，常有贫血、营养不良及体重下降、抵抗力下降、伤口愈合减慢、容易疲劳、食欲减退等情况。

（1）注意询问营养摄入的方法：对于能经口进食的吞咽障碍患者，应注意询问患者进食使用的器具如器皿或吸管等；对于非经口进食的患者，应询问患者的营养方式，是否靠静脉营养或依靠鼻饲管、胃造瘘管、十二指肠管、空肠管，是否多种营养摄入方式并用。此外，向患者或照顾者详细询问何时用何种方法摄入何种营养物质非常重要。

（2）注意询问摄入食物及液体的类型、数量及频率：患者是否因为吞咽障碍而改变了饮食习惯。比如偏爱某一类型的食物或讨厌吃某一类型的食物，注意每种类型膳食的摄入时间和摄入量，这些信息对制订饮食计划有重要参考价值。

6. 心理问题　吞咽是对于生理和心理健康都有重大影响的复杂运动功能。进食不但对保证营养起重要作用，还是社会交际的一个重要方面。在主观资料的收集过程中应特别注意患者存在吞咽障碍时的自主感受。其内容包括心理压力不良及恐惧心理、精神健康、社会功能、疲劳及睡眠等出现的情况。部分吞咽障碍患者由于不能控制流涎，与他人相互交流的能力严重受限，从而使个体变得孤立。部分吞咽障碍留置胃管或者间歇插管的患者会拒绝参与聚会等社会活动。研究发现，吞咽障碍可引发许多心理问题，如焦虑羞耻、窘迫、恐惧及自尊心下降等，约33%的吞咽障碍患者存在抑郁状态，如此高比例的精神心理问题在临床上却经常被忽视。所以理解患有吞咽障碍的患者，让其家人感知吞咽障碍对患者生活的影响是非常重要的。

（二）吞咽器官功能评估

通过吞咽功能筛查，可以大致确定患者有无吞咽障碍。为进一步明确吞咽障碍的原因及程度，还需作与吞咽有关的器官检查，包括口腔、咽、喉等结构、运动、感觉及反射功能。

1. 口颜面功能评估　主要包括唇、下颌、软腭、舌等与吞咽有关的肌肉运动、力量及感觉功能检查。所需设备包括一个小手电筒和一块压舌板。

（1）口腔直视观察：观察唇结构及两颊黏膜有无破损，唇沟和颊沟是否正常，是否有食物残留，硬腭（高度和宽度）的结构，悬雍垂是否居中，若悬雍垂向一侧偏斜，说明对侧软腭无力。观察腭、舌咽弓的完整性，腭扁桃体有无肿大；舌表面是否干燥、结痂、瘢痕，牙齿及口腔分泌物状况等。

（2）口腔器官运动及感觉功能检查：包括唇、颊、颌、舌及软腭的运动。

唇、颊部的运动：观察静止状态唇的位置，有无口角歪斜、流涎，观察露齿时口角的收缩情况，嘱患者做闭唇鼓腮动作，观察唇闭合是否有力，嘱患者交替重复发“u”和“i”音、观察会话时唇的动作。观察咬肌是否有萎缩，用双手触患者双侧脸颊，嘱患者做咬合动作，感受双侧咀嚼肌收缩是否有力。若患者有唇闭合不全、口角向一侧歪斜、闭唇鼓腮时一侧嘴角漏气、一侧咀嚼肌收缩乏力等症状，说明存在一侧面瘫。

颌的运动：观察静止状态及说话和咀嚼时颌的位置，张口时颞颌关节活动度是否正常，是否能抗阻力运动。一侧三叉神经病变或颞下颌关节病变患者可能存在一侧颌歪斜，经常牙咬舌或颊部黏膜，下颌下垂闭合无力等情况。

舌的运动：静止状态下舌的位置，能否完成伸舌及舌向上、下、左、右各个方向的运动，舌向各个方向的抗阻能力（图 13-6），抗某个方向阻力下降，说明舌向该方向运动力量不足。是否能完成舌的交替运动、说话时舌的运动。舌的敏感程度，是否过度敏感及感觉消失。此外，还应注意是否有舌肌萎缩、舌肌震颤，评估舌的感觉功能，吞咽障碍患者往往有舌感觉减退。舌肌萎缩、震颤应考虑舌下神经损伤。

软腭运动：发“a”音观察软腭的抬升，观察说话时是否有鼻腔漏气；软腭抬升差的患者刺激腭弓是否有上抬。若一侧软腭上抬幅度减小，悬雍垂偏向健侧，说话鼻腔音重，说明同侧软腭瘫痪。

2. 吞咽反射功能评估　吞咽反射包括咽反射、呕吐反射、咳嗽反射等涉及舌咽神经、迷走神经所支配的反射活动。

（1）咽反射：可用冰冷物或棉签触碰硬腭与软腭的交界处或软腭和悬雍垂的下缘，正常情况下会引起软腭向上向后动作，但咽壁不会有反应，也不会造成呕吐的全咽反应。若软腭反应幅度小或无反应，说明咽反射减弱或消失。

（2）呕吐反射：呕吐反射引发的动作反应是把食物从咽向上及向外推挤出来，其目的是清除咽的有害物质。呕吐反射检查是由表面的触觉感受器所启动。常用方法是用棉签触碰舌面或触碰舌根或咽后壁，在触碰后，观察此触碰是否能引起整个咽后壁和软腭强劲而对称地收缩。若咽后壁收缩不对称，可怀疑有单侧咽无力现象。

（3）咳嗽反射：咳嗽反射是由于气管、咽黏膜受刺激而作出的一种应激性咳嗽反应。观察患者自主咳嗽以及受刺激后的咳嗽反应，如果咳嗽反射减弱或消失，容易产生误吸及误吸性肺炎。

3. 喉功能评估　包括以下几个方面：

（1）音质/音量的变化：嘱患者发“a”音，聆听其声音的变化。如声音沙哑且音量低，说明声带闭合差，在吞咽时气道保护欠佳，容易发生误吸。

（2）发音控制/范围：与患者谈话，观察其音调、节奏等变化。如声音震颤，节奏失控，说明喉部肌群协调欠佳，吞咽的协调性会受到影响。

（3）刻意的咳嗽/喉部的清理：嘱患者作咳嗽动作，观察其咳嗽力量的变化。如咳嗽力量减弱，将影响喉部清除分泌物、残留食物的能力。

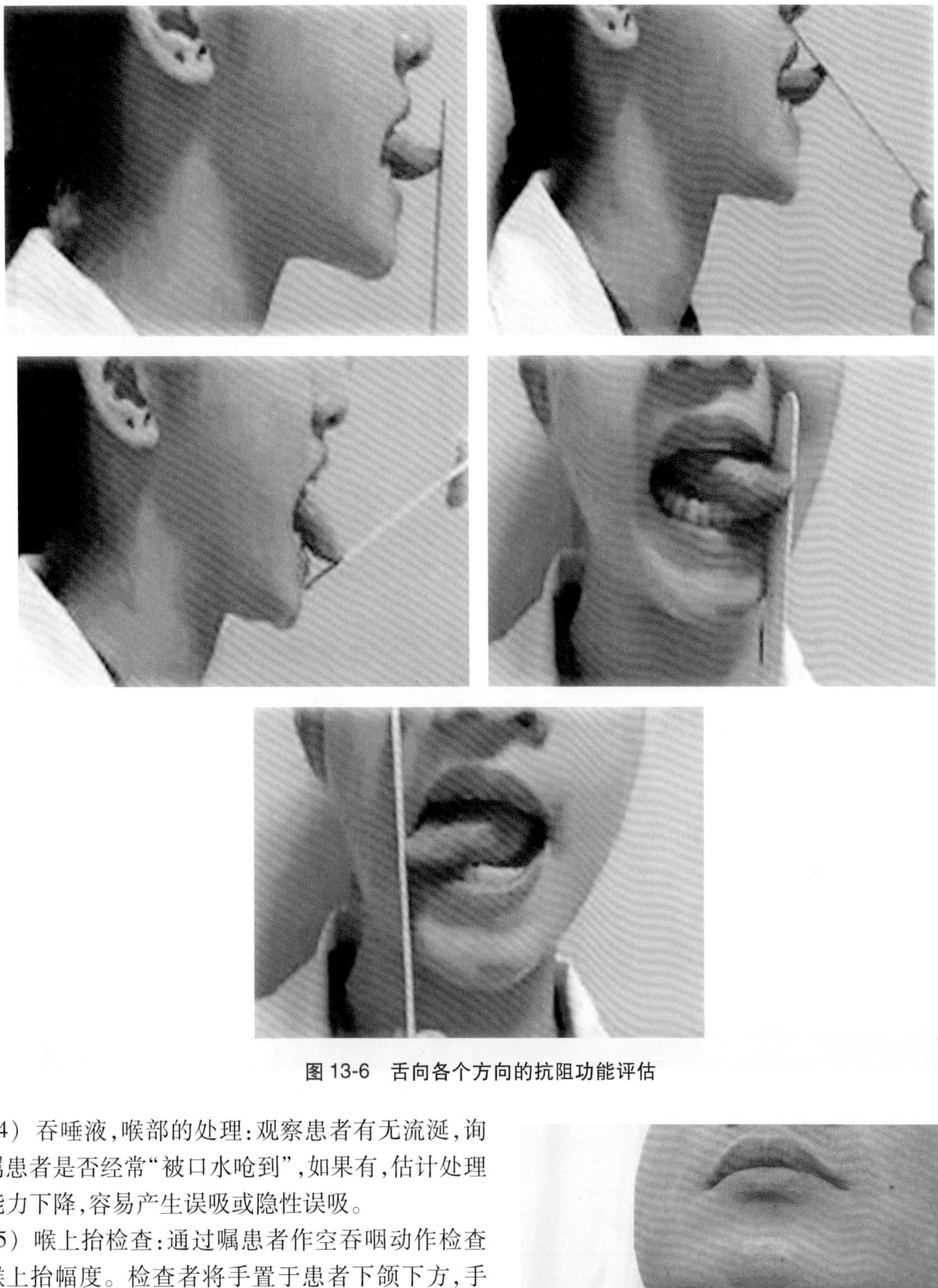

图 13-6　舌向各个方向的抗阻功能评估

（4）吞唾液，喉部的处理：观察患者有无流涎，询问家属患者是否经常“被口水呛到”，如果有，估计处理唾液能力下降，容易产生误吸或隐性误吸。

（5）喉上抬检查：通过嘱患者作空吞咽动作检查患者喉上抬幅度。检查者将手置于患者下颌下方，手指张开，示指轻置于下颌骨下方，中指置于舌骨，无名指放于环状软骨处，小指放于甲状软骨上，就是喉结最高处，嘱患者吞咽唾液（图 13-7）。通过感觉甲状软骨上缘能否接触到中指来判断喉上抬的能力。正常情况下，吞咽时甲状软骨上缘能接触到中指，说明喉上抬幅度正常，吞咽时喉移动幅度约为 2cm。若吞咽时甲状软骨上缘不能接触到中指，说明喉上抬幅度下降，喉移动幅度小于 2cm。

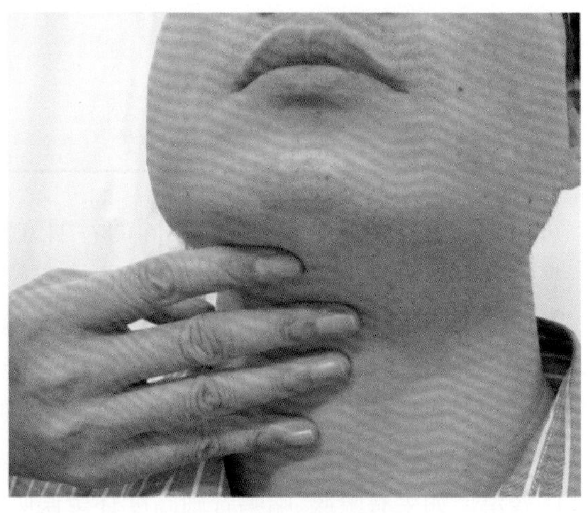

图 13-7　喉上抬检查手法

三、颈部听诊

（一）颈部听诊前准备

颈部听诊法是把听诊器放在颈部，听诊吞咽食物过程中咽喉部产生的声音，通过吞咽声音的音调持续长短以及呼吸音的音调、产生时间判断吞咽障碍的一种方法。该方法是判断有无误吸残留等非侵入性的检查手段，在床边简单易行，在日本美国等国对颈部听诊法都非常推荐，有广泛应用。本方法与饮水试验等筛查共用可以得到更为准确的判断。

1. 听诊器　由于颈部相对于肺部胸背听诊的面积小很多，因此选择听诊器最好是听头较小的，如新生儿用的听诊器。钟形和表型都可以，以表型较好。

2. 吞咽食物　一般来说口腔期障碍的患者固体食物较难吞咽，咽期障碍的患者液体食物容易产生误吸，黏稠度高的容易残留。在颈部听诊前通过问诊等了解患者容易吞咽难以吞咽的食物、一口量、食物性状、水分与营养的不足、嗜好等。此外，液体较固体、黏度低的较黏度高的吞咽时产生吞咽音较大、持续时间短、声音明晰。

3. 口腔清理　颈部听诊检查前原则上须先进行口腔清理，让患者尽量把口腔、咽腔的残留物或痰液排出，具体可指导患者躯干和颈处于前屈位，深吸一口气用力咳出。对于咳嗽能力差、咽腔残留物或痰液较多的患者宜先进行排痰处理，经鼻或经口用吸痰管插入咽腔吸引。此时可以配合颈部旋转动作，使转向侧的对侧梨状隐窝开大，有利于吸引。

4. 诱发吞咽反射　重度吞咽障碍患者在使用吞咽食物测试前可以按摩唾液腺促进唾液分泌，让患者空吞咽观察患者是否可以诱发吞咽反射、顺畅地产生吞咽动作。

（二）颈部听诊方法及结果判定

1. 颈部听诊的方法　口腔、咽部残留物或痰液排出后，将听诊器听头置于颈部两侧胸锁乳突肌范围内，嘱患者呼气注意听诊患者的呼吸音。听到呼气音有湿啰音时，做排痰或吸痰处理。直到听到清晰的呼吸音时给予患者准备好的食物，嘱患者进行吞咽，听诊患者吞咽产生的声音。吞咽结束后先不让患者咳嗽或者行吸痰等动作，听诊呼气音并与吞咽食物前的呼气音进行比较。对于一些不能遵从指令的患者，如重度认知障碍患者，先进行充分排痰听患者自发呼吸时的呼吸音，然后听患者喂食时的吞咽音以及吞咽后的呼吸音，并与吞咽食物前的呼气音进行对比（表 13-6）。

表 13-6　颈部听诊方法

患者可以配合	患者无法配合
1. 让患者咳嗽或吸痰、机械辅助排痰	1. 吸痰、机械辅助排痰
2. 呼气（听呼气音）	2. 自然呼吸（听呼吸音）
3. 吞咽食物（听吞咽音）	3. 吞咽食物（听吞咽音）
4. 呼气（听呼气音，并与 2 的呼吸音比较）	4. 自发呼吸（听呼吸音，并与 2 的呼吸音比较）

可以尝试不同类型的食物以及不同的吞咽方法、吞咽姿势、一口量时的颈部听诊，值得注意的是，如果怀疑患者已经有误吸的情况下，要立即停止检查，迅速指导患者咳出食物并行吸痰、排痰处理。

2. 颈部听诊结果判定　听到有吞咽音延长、减弱或多次吞咽音的情况，需要考虑舌的运送障碍、咽缩肌乏力、喉上抬困难或食管上括约肌失弛缓等的可能。吞咽时听到湿啰音或者听到有呛咳音，要高度怀疑有误吸的可能。吞咽音中间夹杂听到呼吸音，考虑呼吸停止-吞咽-呼吸的呼吸吞咽模式的失调，有可能出现渗漏或误吸。吞咽后即刻的呼气音如果表现为湿啰音、咳嗽音或者是液体的振动音，则考虑渗漏、误吸或者咽腔液体残留。如果有呛咳、喘鸣音则高度怀疑误吸（表 13-7）。在听诊吞咽后的呼吸音时要特别注意与吞咽前排干净残留物时的呼吸音的比较。

表 13-7　颈部听诊结果判定

听诊音	结果判定
吞咽音：	
延长、变弱、反复的吞咽音	舌运送障碍、咽缩肌乏力、喉上抬困难或食管上括约肌失迟缓
	误吸
湿啰音、呛咳音	呼吸吞咽模式的失调、误吸、渗漏
吞咽音中夹杂呼吸音	
呼吸(呼气音)：	
湿啰音，呛咳，液体的震动音	咽腔残留，渗漏或者误吸
呛咳，喘鸣音	误吸

四、直接进食评估

进食过程的评价是了解吞咽功能的重要检查，在患者进食时，通过观察和测试直接评估患者的进食情况。

除 V-VST 评估外，对有进食能力的患者需要进行直接摄食评估。直接摄食评估时原则上应首先使用糊状食物，再使用中稠度(浓流质)、低稠度(稀流质)，然后过渡到半固体、固体。数量从 3ml 开始，再逐步增至 5ml、10ml。直接摄食评估应重点观察下列内容：

1. 对食物的认知　给患者观看食物，观察患者对食物的认知情况，是否有意识地进食，是否能自主张口。也可将食物触及其口唇，观察患者是否张口或有张口的意图。若患者不认识食物或食物触及口唇却不知道张口，表明患者存在认知方面的问题，需要进一步做认知功能评估。此外，完整的进食过程，需要一定的身体耐力及意识控制。观察是能遵从配合有关要求，身体耐力能否坚持进食过程。

2. 食物放入口的位置　患者是否能将食物正常地送入口中，食物入口的顺畅性，食物是否需要放于口腔的某些位置方可促进咀嚼和吞咽。若需要把食物往舌根部放才能较顺利吞咽，表明患者口腔运送功能较差。

3. 一口量　评估患者一次安全进食和吞咽的食物体积，建议从 3~5ml 开始。有些患者需要较小的食团，以便能更好地控制和安全运送食团，减少食物残留；另一些患者需要较大的食团增加感觉输入，以利于吞咽启动。

4. 口腔控制食物情况　观察患者在进食时是否自主张口及张口的幅度，是否有张口困难；咀嚼吞咽时唇闭合是否有力，能否含住吸管、汤匙，能否控制食物不流出来(特别是流质食物)。口腔对食物温度、味道、性质的感知；牙齿对食物的咀嚼能力；咀嚼时舌对食物的左右、上下搅拌情况；吞咽食团时舌前后运送及协调运动；咀嚼、吞咽食团时软腭的活动，食物是否有反流。

5. 进食的姿势　观察患者采取何种姿势进食，是否能保持坐位，进食时躯干是否平衡，姿势的调整是否对食物会产生影响。一般对于体力较佳者，应尽量采取自然的坐位姿势；对于体力较弱者，可采取半卧位，头部维持在 30°以上。在这些体位下，可选择低头、转头、侧头、仰头等姿势进食。习惯低头吞咽的患者，表明其舌根后缩不足；习惯仰头吞咽的患者，表明其口腔运送功能差；习惯转头或侧头吞咽的患者，可能存在一侧咽缩肌无力。

6. 进食或吞咽所需要的时间　包括一次吞咽的时间和完成一餐进食的时间。

7. 呼吸及咳嗽情况　呼吸和吞咽之间的协调是保证吞咽安全性的重要前提。正常吞咽需要瞬间暂停呼吸 0.3~0.5 秒，防止误吸的发生，让食物通过咽腔。若患者吞咽前咳嗽，提示吞咽前有误吸，是由于口腔内食物控制不佳，食物在喉部上抬之前流入咽，进入呼吸道所致。患者吞咽后咳嗽，提示吞咽后发生误吸，是由于会厌谷、梨状窦的残留物溢出、流进呼吸道所致。若患者在整个进食过程完成后咳嗽，提示有隐性误吸，是由于呼吸道的反射性咳嗽差，对误入物未及时作出咳嗽反应所致，不能咳出进入呼吸道的食物，此种情况最危险。

8. 食物的形态及质地的选择 口腔期吞咽障碍患者，往往存在咀嚼、口腔运送等功能下降，选择流质食物较有利于吞咽；而咽期吞咽障碍患者，吞咽稀流质误吸风险高，选择柔软、密度及性状均匀、有适当的黏度、不易松散的糊状食物有利于提高吞咽安全性。可根据以上条件结合患者的喜好，选择食物内容并加以调制。

9. 分泌物情况 主要是唾液和痰液。观察唾液分泌量是否正常，可否与食物充分搅匀，形成食团进食后痰液是否增多，咳嗽出的痰液是否有食物。及时清理口腔及咽的痰液（有时有食物），可减少吸入性肺炎的发生。

10. 声音的变化 观察患者吞咽或进食后说话时声音是否有“湿润”感，若有，说明发生了渗漏或误吸。

11. 吞咽失用 吞咽失用与认知功能障碍有关。吞咽失用是指患者无法按照指令完成进食过程，但在没有给患者任何有关进食的语言指令的情况下，患者能正常进食，即患者的自主吞咽功能明显受损，无法模仿或按指令做出相应的吞咽动作，但无意识的吞咽功能相对保留。

（林拓 兰月）

第三节 吞咽造影检查

一、概述

（一）概念

1. 吞咽造影检查（videofluoroscopic swallowing study，VFSS） 是在X线透视下，针对口、咽、喉、食管的吞咽运动所进行的特殊造影。该检查可以在过程中点片或录像来记录所看到的影像，并加以分析。其他的英文名称包括modified barium swallow（MBS），videofluoroscopic barium examination（VFBE），videofluoroscopic swallowing examination（VFSE）等。

正常的吞咽过程中，食团通过咽十分迅速，整个过程仅约0.75秒，普通X线片无法进行完整记录，只有通过X线动态造影录像或快速摄片才能记录其活动，并且可以逐帧慢速回放，仔细分析发现其中活动的异常。因此，吞咽造影是检查口咽和食管期吞咽功能最常用的方法。操作者需要具备关于检查设备的基础知识、指导吞咽造影检查的能力，并且要熟练掌握吞咽生理学和病理生理学，一般由放射科医师和语言治疗师或医生共同合作完成，可能还需要喂食者协助患者进食。技术人员将检查结果转变成视频，用于后续分析。由于吞咽造影操作过程中会有一定的辐射，操作者应遵循“辐射防护与安全最优化（as low as reasonably achievable，ALARA）原则”。

该方法可对整个吞咽过程进行详细的评估和分析，通过观察侧位及正位成像，可对吞咽的不同阶段（包括口腔准备期、口腔期、咽期、食管期）的情况进行评估，也能对舌、软腭、咽喉的解剖结构和食团的运送过程进行观察。在检查过程中，语言治疗师可以指导患者在不同姿势下（尤其是改变头部的位置）进食，以观察何种姿势更适合患者；当进行吞咽障碍治疗时，则随时给予辅助手段或指导患者使用合适的代偿性手段以帮助其完成吞咽。这种检查不仅可以显示吞咽快速活动的动态细节，而且对研究吞咽障碍的机制和原因也具有重要价值，是目前公认最全面、可靠、有价值的吞咽功能检查方法，被认为是吞咽障碍检查的“理想方法”和诊断的“金标准”。

2. 应用价值 吞咽造影检查对评价吞咽障碍和指导临床吞咽治疗具有重要意义，主要体现在以下几个方面：①评价吞咽相关的解剖结构，口腔、咽、喉，尤其是咽、喉的结构，如会厌谷、梨状窦的对称性。②评价与吞咽相关结构的运动模式，以推断其生理功能（如运动的速度、对称性、范围、力量、感觉、协调性），以及吞咽的安全性和有效性。③明确患者是否存在吞咽障碍，发现结构性或功能性异常的病因及其部位、程度和代偿情况。④确定和描述是否有危及气道的情况（如渗漏、误吸）发生及其发生条件和环境。⑤评价代偿方法的效果，如能否通过某些吞咽方法或食物黏稠度的调整来改善吞咽的安全性和有效性，为选择有效治疗措施（食物黏稠度调整和姿势调整）和观察治疗效果提供依据。⑥明确和描述下咽和喉部（或其他部位）是否有残留物聚积，患者能否通过吞咽或咳嗽将分泌物清除。⑦大致评估食管的解剖和生理，以发现导致吞咽障碍症状的明显食管因素。⑧辅助临床治疗方案的制订，包括营养或水分摄入的途径，最安全或最有效的饮食等级，是否需要喂食调整或治疗性干预。

（二）吞咽造影检查对象的筛查

1. 绝对适应证　①全面的临床评估不能完全说明患者的临床问题。②吞咽障碍的特点不明确需要进一步确认时。③营养问题或呼吸问题提示患者存在可疑的吞咽障碍。④明确吞咽的安全性或有效性。⑤需要决定吞咽康复治疗的方向和策略。

2. 可能的适应证　①患者的临床状况出现吞咽障碍的风险性高。②吞咽功能出现明显变化。③患者不能配合进行临床评估。

3. 不适应吞咽造影检查的情况　①患者不再有吞咽障碍的主诉。②患者的临床病情严重或不能配合完成检查。③预计检查不会改变临床进程或治疗计划。

（三）准备工作

1. 检查设备　一般用带有录像功能，具备800mA以上功率的X光机，它可记录吞咽时从口腔准备期到食物进入胃的动态变化情况，如无X线录像设备，也可用像素较高的数码摄像机或手机录下操作台显示屏画面来代替。

2. 造影用食物

（1）造影剂：目前临床应用最为广泛的造影剂为硫酸钡混悬剂，如少量误吸可通过自身咳嗽或体位振动排痰等方法被排出，不会或极少存留在肺泡内，不影响肺的呼吸功能。但应注意避免出现大量误吸硫酸钡混悬剂的情况，因硫酸钡混悬剂无法在肺内吸收，长期滞留可能会导致肺内组织机化。因而使用硫酸钡时应当尽量减少误吸，误吸后应注意加强体位排痰，严重者可考虑进行支气管镜吸痰。此外，还可使用泛影葡胺、碘海醇等含碘造影剂进行吞咽造影，但因其味道苦，不能用食物调配，患者较难接受，且进食量较多时，容易产生胃肠不适，如腹泻、腹痛等，目前仅针对误吸风险较大的患者，如气管切开、气管食管瘘患者，或对钡剂过敏的患者。

（2）造影剂的调制：①低稠度（稀流质，液体，水），将硫酸钡粉剂加适量的水调制而成，可用200mg硫酸钡加入286ml水中，混匀调至60%浓度（硫酸钡粉剂重量/混悬液体积）的硫酸钡混悬剂，取上述硫酸钡混悬液，加入适量的米粉或食物增稠剂，不同的增稠剂用量有所差异，检查过程中仍应注意多加搅拌避免沉淀形成。②中稠（浓流质），取上述硫酸钡混悬液，加入适量的米粉或食物增稠剂，根据需要调制成不同浓度的浓流质状造影剂。③高稠（糊状），取上述硫酸钡混悬液，加入适量的米粉或食物增稠剂，根据需要调制成不同浓度的糊状造影剂。④固体，可显影的固体食物，用饼干夹上可显影的糊状食物即可。

（3）患者的准备：在进行吞咽造影检查前，需根据患者的情况做好如下准备工作：①签署知情同意书。向患者及家属讲解吞咽造影检查的意义、过程、注意事项、可能的风险，签署知情同意书。②吞咽准备运动。进行清洁口腔、排痰、适当的口腔内按摩、颈部旋转运动、发声、空吞咽等。③喂食者的培训。对喂食者进行喂食食物浓度的介绍、喂食餐具（勺子、注射器等）的使用方法、喂食一口量的量取、食物放入口腔的位置、喂食的速度等进行培训，以便吞咽造影可顺利完成。④操作者以及喂食者穿戴防护用具。

（四）检查方法

1. 标准的操作　让患者在坐位下进行，一般选择侧位和正位观察吞咽造影情况。根据患者的病情和造影时所能显示的最大信息体位，通常取侧位像，颈部较短者可取左前或右前30°直立侧位，此位可更清晰地显示造影剂通过环咽段时的开放情况。此外，可根据需要做正位像。

2. 患者体位摆放　采用何种体位取决于患者当时的身体状况，常用的体位如下：①如果患者配合度良好，通常取侧位和前后坐位。②如果患者不能自己坐稳，则最好坐在头颈部有支撑物的椅子上并固定好躯干，以免跌倒，此椅子要求与所用X光机配套，以便在侧坐位和前后坐位间能够转换，如图13-8。③如果患者无力，如偏瘫、四肢瘫不能坐站，可以将患者用绑带固定在X光机检查台上，为避免发生意外，采取头高脚低的半卧位，并在吞咽造影中调整为侧卧位或斜位。

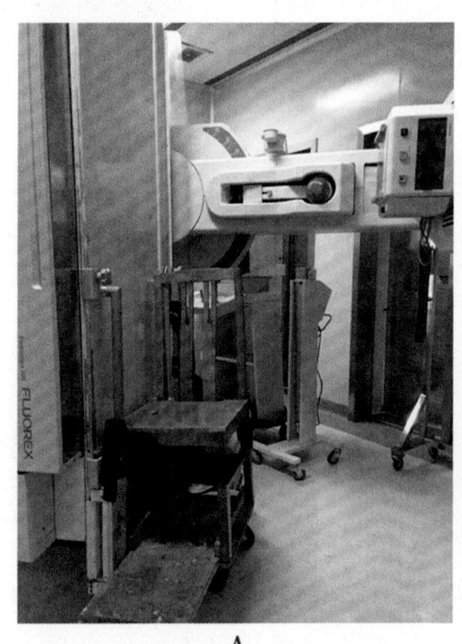

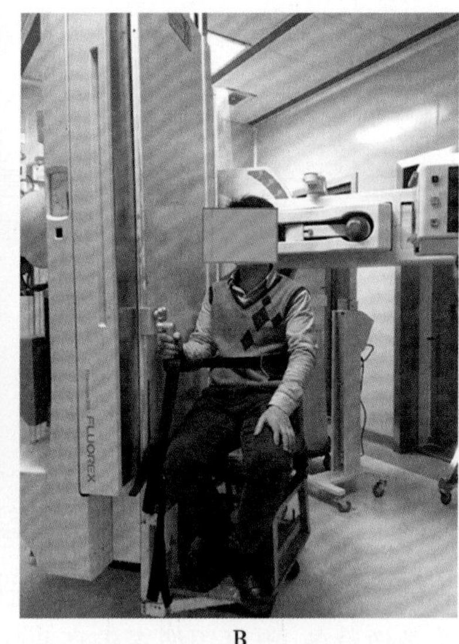

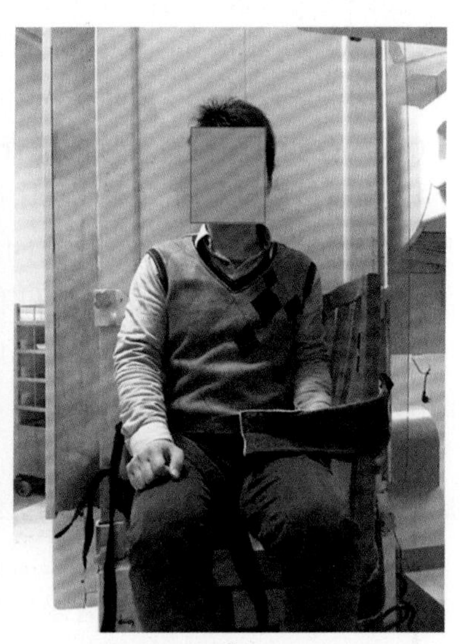

A B C

图 13-8 坐位造影姿势
A. 座椅摆放;B. 侧坐位;C. 前后坐位

3. 注意事项 为了保证造影顺利进行,患者应清洁口腔,插鼻饲管者应尽量拔除鼻饲管。因为鼻饲管会影响食物的运送速度,黏附食物,影响吞咽的顺应性和协调性,影响观察;造影过程中应由语言治疗师或指定的人员(家属等)为患者喂食含造影剂的食物,不允许患者自行食用;造影过程中若发现存在误吸,应及时中止检查并对患者及时进行排痰。

(五)不同质地造影食物的实施方法

1. 先后顺序 根据临床评价结果决定使用含造影剂食物的先后顺序,原则上先糊状,后液体和固体,量由少到多。①如果患者仅发生饮水呛咳,可先喂糊状食物,患者口含一小勺,3~5ml,先在口腔内进行咀嚼动作,观察口腔功能情况,然后嘱患者尽可能一次全部咽下,观察患者咽功能、会厌谷及梨状窦情况。②如果临床评估中预测到患者咽部易残留难以清除,可先选择稀流质,因为糊状食物残留在会厌谷或梨状窦会更难清除,残留物将会占据会厌谷、梨状窦的体积,导致进食稀流质时更易误吸。③进食稀流质造影剂时,要根据患者的情况,先从小剂量开始,逐渐加量,可以分次给 3ml、5ml、10ml 造影剂,观察不同剂量时患者的吞咽情况,有无误吸现象发生。④如患者口腔功能减退,尽可能将食团或水样造影剂送至舌根后部,并刺激咽部帮助患者完成吞咽动作。

2. 注意事项 吞咽造影检查过程应注意,只有当第一次吞咽的造影剂完全通过食管后,再做重复的吞咽检查。①如患者进食后发生呛咳,及时采用拍背、咳嗽及吸痰等方法,尽可能将误吸的造影剂排出气道或肺。②评估吞咽过程中的代偿效果,对于梨状窦残留较多的患者可以尝试左右转头,观察残留物清除情况。对于声门关闭不及时导致误吸的患者,嘱患者屏气,使用声门/超声门上吞咽法,或者可以通过进食更稠的食物,减缓食团的运送速度,降低误吸的风险。③在美国 MBSImP 的实施方案中,各种不同质地的食物均通过汤匙喂食,顺序为稀流质、花蜜状食物、蜂蜜状食物先后予 5ml 汤匙送服、让患者从杯中饮用 1 口及连续多口吞咽,后再根据病情予布丁状食物 5ml 汤匙送服及固体食物(1/2 酥饼涂布 3ml 布丁状造影剂)。

3. 吞咽造影观察范围 ①侧位检查图像显示的范围应至少前至嘴唇前缘,上至鼻腔,后至后咽壁后缘,下至颈$_6$下缘。②正位检查图像显示范围应至少上至鼻腔上缘,下至声门下,双侧包括颌面及颈部,正位造影检查后主要观察食管蠕动及贲门开放情况以及双肺内的误吸情况。③检查过程中为明确吞咽时所采用食团的性状,应当在患者放射暴露区域贴附金属数字标记,同时进行音频的录制以便分析过程中明确食团相关信息。此外,还可通过对放射区域亮度的调节确保吞咽相关的解剖结构显影清晰。

二、定性分析

（一）观察要点

根据食团在吞咽时所经过的解剖部位，一般将正常吞咽过程分为三个期来观察，即口腔期、咽腔期和食管期，把口腔准备期和口腔运送期合并在口腔期内。

1. 口腔期　口腔期需要重点观察口唇的闭合及随意运动、舌的搅拌运动、舌的运送功能、软腭的活动及有无鼻腔内反流、口腔内异常滞留及残留等（图 13-9）。

2. 咽期　咽期需要重点观察吞咽反射启动的触发时间、咽缩肌舒缩活动、咽喉上抬程度、会咽及声门关闭、会厌谷及梨状窦异常滞留及残留，有无误吸气道、误吸食物的浓度和误吸量（图 13-10）。

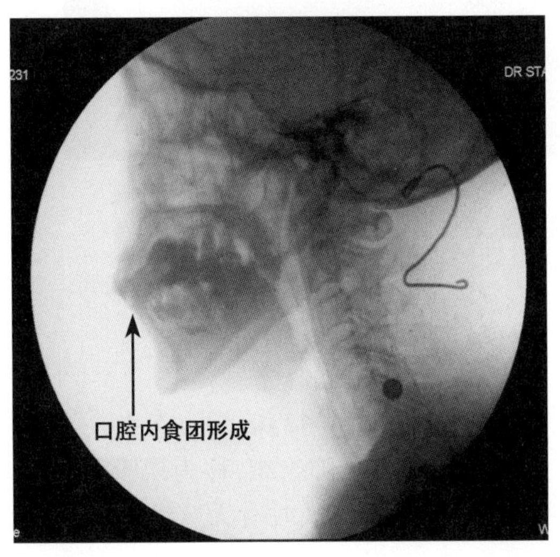

图 13-9　造影食物在口腔内形成食团（录像截图）

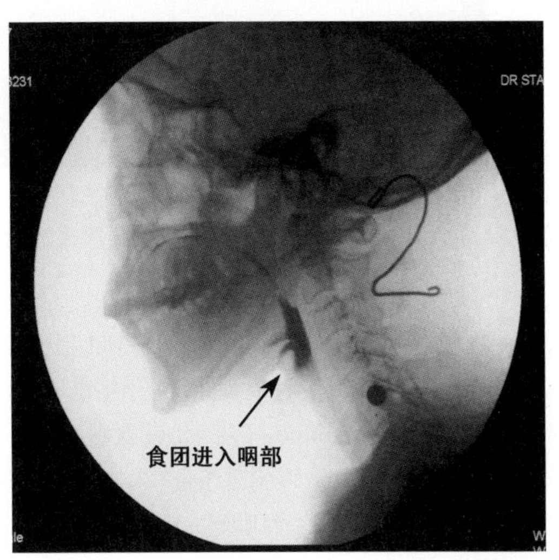

图 13-10　食团进入咽期造影所见（录像截图）

3. 食管期　食管期重点需要观察食管上括约肌能否开放、开放程度、食管的蠕动、食管下括约肌的开放等（图 13-11）。

（二）口咽期动态造影的异常表现

在吞咽造影评估过程中，吞咽障碍主要表现在以下几个方面：①吞咽启动过度延迟或不能启动吞咽；②发生与吞咽有关的误吸；③腭咽反流；④吞咽后口咽不同部位（会厌谷、梨状窦、咽后壁）食物滞留及残留，现从侧位及正位像详述如下。

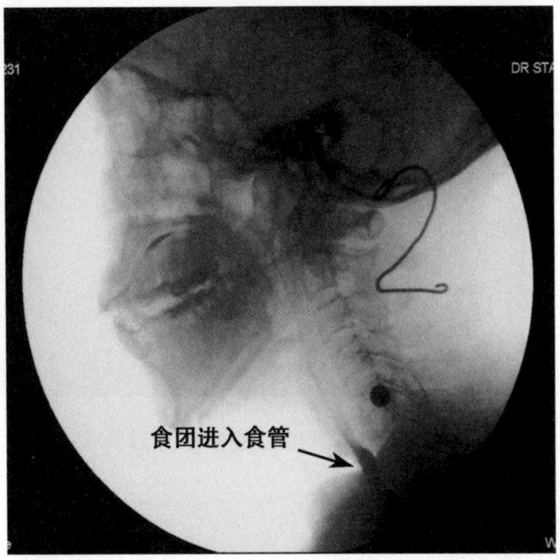

1. 侧位像　侧位是从唇到颈段食管吞咽机制的最佳观察位，也是气管与食管分开的最佳观察位，由此位可判断造影剂是否会进入气管。此体位是信息量最大的观察像，由此可见吞咽各期的器官结构与生理异常的变化，包括时序性（timing）、协调性（coordination）、肌肉收缩力（strength）、会厌反转（epiglottic inversion）、环咽肌开放情况，以及食物通过咽腔的时间，异常表现包括滞留、残留、反流、溢出、渗漏、误吸，食管蠕动运送食团的情况等。

图 13-11　食团进入食管造影所见（录像截图）

（1）滞留（pooling）：吞咽前，内容物积聚在会厌谷或梨状窦时的状况，即多量造影剂在会厌谷及梨状窦内，数次吞咽后能及时排出，称为滞留，也可在环咽段上方或口腔底部发生阻滞和滞留。

（2）残留（residuals）：吞咽完成后内容物仍留在会厌谷或梨状窦的状况，即少量造影剂在会厌谷及梨状窦内，数次吞咽后不能完全排出（图 13-12）。

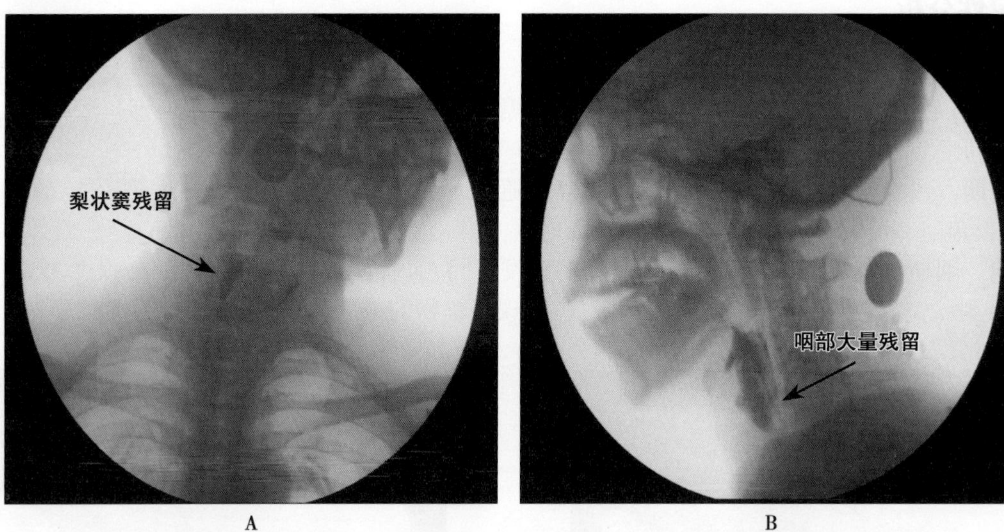

图 13-12　双侧会厌谷及梨状窦造影剂残留，右侧居多（录像截图）
A. 正位；B. 侧位

（3）反流（reflux）：造影剂从下咽腔向上反流入鼻咽腔和/或口咽腔。

（4）溢出（spillage）：在吞咽指令开始前造影剂提前流入会厌谷和/或梨状窦。

（5）渗漏（penetration）：造影剂进入喉前庭，未通过声门，称为渗漏（图 13-13）。

（6）误吸（aspiration）：造影剂进入喉前庭，通过声门，进入气管及以下肺组织，称为误吸，见图 13-14。应记录误吸发生的时间（吞咽前、中、后）、误吸时吞咽食物的质地和量、误吸时有无咳嗽反应、咳嗽的效果等。

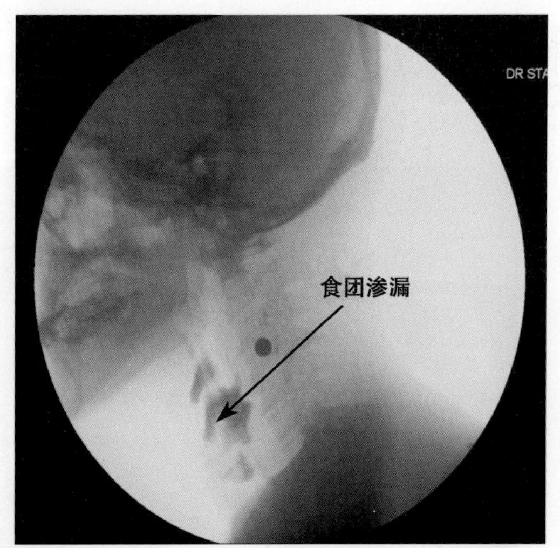

图 13-13　造影剂进入喉前庭并未穿过声带（渗漏）（录像截图）

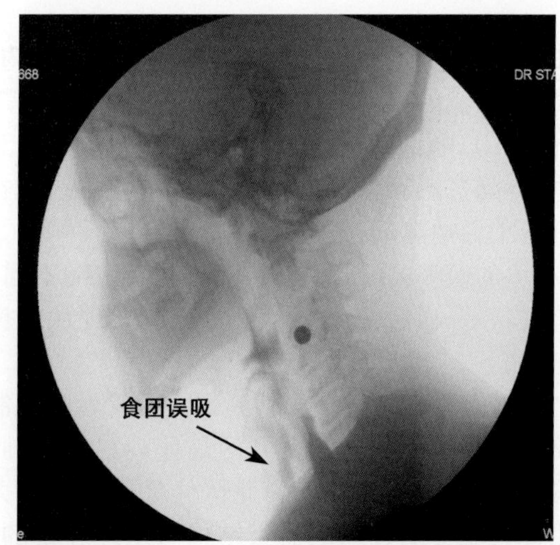

图 13-14　造影剂进入喉前庭并通过声带误吸入气管（录像截图）

（7）环咽肌功能障碍：环咽肌功能障碍（cricopharyngeus dysfunction，CPD）通常指环咽肌不能及时松弛或发生肌肉痉挛。①松弛/开放不完全：吞咽造影除可见会厌谷和梨状窦有食物滞留和残留外，患者经反复多次吞咽后，少许食物才能通过食管上段入口进入食管中，食物进入食管入口后的流线变细，并有中断，咽腔底部食物积聚过多。如图 13-15 所示，提示环咽肌开放不完全（部分失弛缓）。②松弛/开放缺乏：吞咽造影可见会厌谷和梨状窦有食物滞留和残留，咽腔底部有大量食物聚集，食团不能通过食管上段入口进入食管中（未见食物流线）。食物溢入喉前庭，经气管流入肺中，见图 13-16。

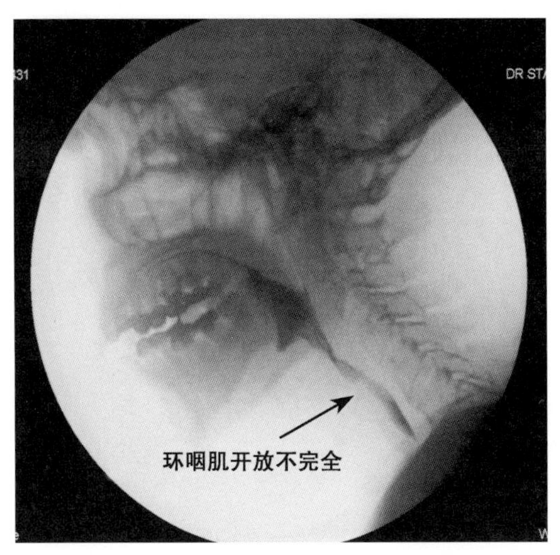

图 13-15　环咽肌开放不完全(录像截图)

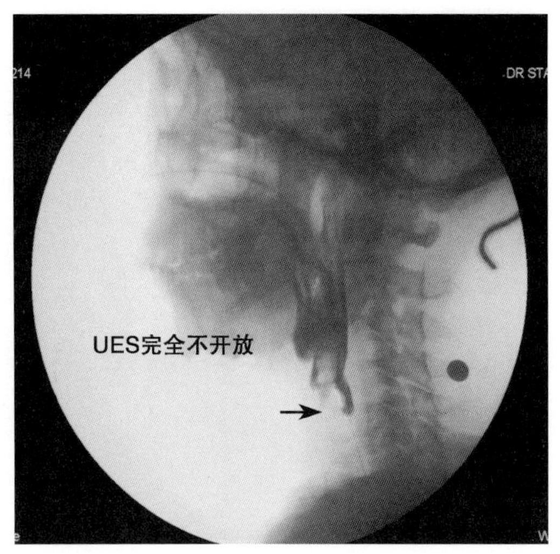

图 13-16　环咽肌完全不开放(录像截图)

(8) 吞咽功能紊乱：吞咽过程中口、咽、食管三者之间的相互关系不协调及吞咽时间延长，时序及协调性(sequence & coordination)差，不符合正常吞咽过程的各期表现，也无典型异常特征者为吞咽功能紊乱。应注意找出并在录像报告中描述功能紊乱发生的部位(如环咽段)、时间(如口期、咽期)、代偿情况(良、可)及失代偿程度(轻、中、重度)，并尽可能指出导致功能紊乱的结构活动异常情况。例如，喉上抬受限、会厌反转度减少、咽肌萎缩(颈椎前软组织厚度变薄、咽缩肌蠕动微弱)、舌肌萎缩无力(推挤造影剂的幅度及速度减少)等。

(9) 结构异常：如侧咽囊、肿物等占位病变的出现。

2. 正位像　对吞咽动作的对称性、咽部收缩和食管清除等情况可以做出最佳评价，并能观察代偿策略对吞咽的影响，从而指导治疗。

(1) 对称性观察：两侧咽壁、会厌谷、梨状窦、黏膜皱襞等均应对称，会厌尖、悬雍垂应无偏斜，两侧软腭高度应相同。主要观察会厌谷和梨状窦残留，以及辨别咽壁和声带功能双侧是否不对称。

(2) 咽部收缩：咽部缩短和两侧咽壁向内收缩，挤压食团尾部通过咽部，观察两侧咽部收缩是否不对称。

(3) 食管清除：追踪食团从口腔进入下食管括约肌的过程，观察食团在食管中是否有反流或停滞，一般用浓流质和糊状食物进行测试。

(三) 食管动态造影常见异常表现

1. 食管上括约肌(UES)开闭功能不协调　如环咽肌功能障碍所见(图 13-15、图 13-16)。有报道其在吞咽障碍患者中的出现率可达 19.5%，主要与颅脑、颈部、食管等的病变及外伤有关。

2. 食管下括约肌(LES)重度狭窄　狭窄段规则、光整，可短暂、轻度开放，伴食管高度扩张是失弛缓症的特征(图 13-17)。

3. 频发、多量的胃食管反流　多量反流伴远段蠕动微弱，清除力低是反流性食管炎的主要表现，重度者食管黏膜出现糜烂、溃疡，管腔狭窄、裂孔疝等病变(图 13-18)。

4. 远段食管蠕动微弱，造影剂停滞　见于累及食管平滑肌的疾病，如结缔组织病，以皮肌炎和硬皮病的表现最为明显和典型。

5. 明显的、多数的无蠕动收缩　可见于多种食管运动紊乱(esophageal motility disorder，EMD)，是 EMD 的主要征象，大多位于中下段。但需与其他异常表现结合才能做出最符合于某一病种的诊断。例如，中下段明显的可致管腔闭合的多数、重复的非蠕动性收缩，致食管呈串珠状或螺旋状，为弥漫性食管痉挛(diffuse esophageal spasm，DES)、非特异性食管运动紊乱(nonspecific esophageal motility disorder，NEMD)的常见表现；幅度较浅的非蠕动性收缩亦可见于失弛缓症的早期和“老年食管”，后两者无胸骨后疼痛，而 DES 的此种症状最重。如能看到食管壁的弥漫增厚，则为 DES 的特征性表现。

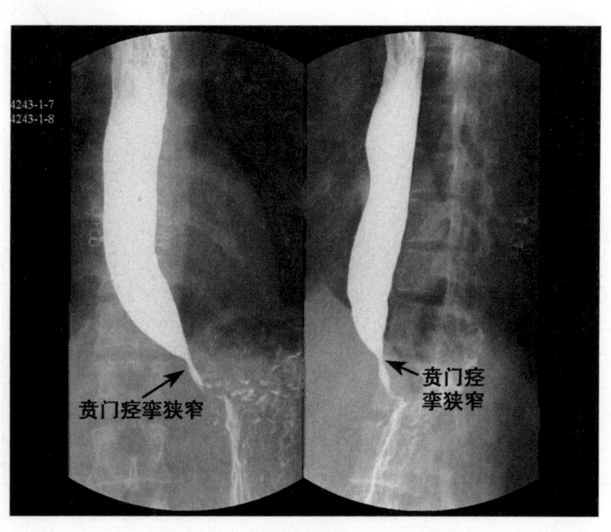

图 13-17　贲门失弛缓症造影所见

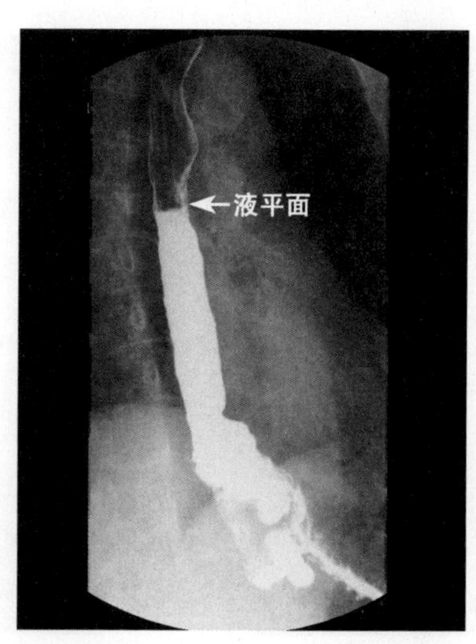

图 13-18　食管反流造影所见

6. **整体食管松弛扩张**　食管呈囊袋状，无或仅有微弱蠕动，LES 经常开放，极少闭合，胃内容物可随体位自由流至食管，为弛缓症的典型表现。

三、半定量分析

半定量分析主要是指可用于吞咽造影视频分析中的相关评定量表。

（一）渗漏误吸分级

针对吞咽安全性的评价中，渗漏误吸分级（penetration aspiration scale，PAS）是目前广为临床、科研使用的定性分析方法之一，该分级表又称渗漏误吸评分量表，由 Rosenbek 在 1996 年提出，主要根据造影过程中食团进入喉、气道的深度及咳嗽的强度将渗漏、误吸情况分为 1～8 共 8 个等级。具体量表见表 13-8。

表 13-8　Rosenbek 渗漏评分误吸量表

类别	分级	表现
无渗漏或误吸	1	食物未进入气道
渗漏	2	食物进入气道，存留在声带以上，并被清除出气道
	3	食物进入气道，存留在声带以上，未被清除出气道
	4	食物进入气道，附着在声带，并被清除出气道
误吸	5	食物进入气道，附着在声带，未被清除出气道进入声带下
	6	食物进入达气道声带以下，但可被清除气道或清除入喉部
	7	食物进入达气道声带以下，虽用力亦不能清除气管
	8	食物进入达气道声带以下，无用力清除表现

（二）标准化吞钡造影功能障碍评价量表

标准化吞钡造影功能障碍评价量表（Modified barium swallow Impairment Profile，MBSImP）由美国南卡罗来纳大学的吞咽影像学家 Martin-Harris 教授设计，推荐采用标准的吞咽造影准备和检查（如稀流质、浓流质、糊状和布丁）。建议临床医生在给予造影剂之前记录上气道/消化道的影像，以区分钡的影像还是结构的影像（如钙化、手术钢板、缝线等）。如果有需要，在整个检查中应该采取代偿性姿势和体位。经过验证和推荐的检查顺序、方法和食团体积如下：

1. 侧位像

（1）稀流质:①用汤匙喂 5ml。指导语:检查者喂食团。让患者“含在口中直到让你吞下去”。当食团被含住后,指导患者“吞下去”,首次 5ml 的检查不作为总体印象评分(OI)的评估内容。②用汤匙喂 5ml。指导语:检查者喂食,让患者“含在口中直到让你吞下去”。③单口杯中啜饮。指导语:“按通常情况喝一口,含在口中直到让你吞下去”。理想的是用 90~120ml 的一次性杯子喝(患者自己控制量),用吸管(如果是床旁评估)或检查者喂食也是可接受的。当食团放入口中时,指导患者“吞咽”。④连续吞咽。指导语:“用你习惯的方法喝直到让你停止”。理想的是用 90~120ml 的一次性杯子喝(患者自己控制量),用吸管(如果是床旁评估)或检查者喂食也是可接受的。患者可能快速吞咽或分几次吞咽。目标是检测特定患者的吞咽障碍特征,不应该强迫患者快速吞咽。如果患者目前未使用吸管,但是治疗师希望评估吸管对吞咽的作用,这应该作为一种干预或代偿手段,不作为 OI 的依据。

（2）浓流质:①用汤匙喂 5ml。指导语:检查者喂食,让患者“含在口中直到让你吞下”,当食团含于口中后,指导患者“吞咽”。②用汤匙喂 5ml。指导语:检查者喂食,让患者“含在口中直到让你吞下去”。③单口杯中啜饮。指导语:“按通常情况喝一口,含在口中直到让你吞下去”。理想的是用 90~120ml 的一次性杯子喝(患者自己控制量),用吸管(如果是床旁评估)或检查者喂食也是可接受的。当食团放入口中时,指导患者“吞咽”。④连续吞咽。指导语:“用你习惯的方法喝直到让你停止”。理想的是用 90~120ml 的一次性杯子喝(患者自己控制量),用吸管(如果是床旁评估)或检查者喂食也是可接受的。患者可能快速吞咽或分几次吞咽。目标是检测特定患者的吞咽障碍特征,不应该强迫患者快速吞咽。如果患者目前未使用吸管,但是治疗师希望评估吸管对吞咽的作用,这应该作为一种干预或代偿手段,不作为 OI 的依据。

（3）糊状食物:用汤匙喂 5ml。指导语:检查者喂食,让患者“含在口中直到让你吞咽”,当食团含于口中后,让患者“吞咽”。

（4）布丁状食物:用汤匙喂 5ml。指导语:检查者喂食,不要让患者将食团含于口中。一旦给予食团,就指导患者“吞咽”。

（5）固体食物:1/2 酥饼涂布 3ml 布丁状造影剂。指导语:检查者用汤匙喂食,一旦给予食物,指导患者“像平常那样咀嚼食物并吞咽”。

（6）可以尝试对患者使用一些代偿性的手法。

（7）由检查者决定是否还需添加额外的吞咽任务。

2. 前后位像(均观察整段食管)

（1）用汤匙喂 5ml 浓流质食物。指导语:检查者喂食团。要求患者“将食团含在口中直到让你吞咽”。应让患者轻微上抬下颌到中立位,但应避免头后伸。一旦食团含住,指示患者“吞咽”。

（2）用汤匙喂 5ml 布丁状食物。指导语:检查者喂食团,不要让患者含食团。应让患者轻微上抬下颌到中立位,但应避免头后伸。一旦食团含住,指示患者“吞咽”。如果可能,完整的 12 种吞咽方案,应尽可能都做,这样看起来可能会增加放射暴露的剂量。但是,他们研究发现,即使在使用代偿策略和手法的情况下,遵从标准化的方案提高了整体的效率和检查的时效性。而且,他们发现临床医师可以通过观察不同的食团/吞咽掌握吞咽障碍的特征。当然,有些情况下某种特性或容积的食物基于上次测试不能被检测,或受限于临床情况不能检测。最高/最差的总体印象评分[overall impression(OI) score]应该根据观测到的损害予以评定。

MBSImP 从影像角度将吞咽运动过程细分为 17 个生理成分(节点)(表 13-9),每一成分均有相应分级标准,并在吞咽造影的评估中对各部分内容分别进行评分。相对前述的定性分析而言,这一吞咽障碍评估方法的内容更为全面,涵盖了口咽期吞咽中所涉及的各种解剖结构的运动以及功能;通过进一步对评估者培训,使其掌握评分、分级标准,可以大大减少评估过程中的主观成分;经过对各成分进行半定量的分析,可获得患者功能总体印象评分(OI),便于在同一患者多次造影的评估中进行纵向对比和在患者间进行横向对比。

表 13-9　MBSImP 中划分的吞咽生理成分

编号	生理成分	评分标准
1	唇闭合	0=食团无溢出唇;1=食团从唇间溢出,无流出到唇前部;2=食团少许从唇间或一侧口角溢出;未超过唇边缘;3=食团溢出到达下巴中部;4=食团溢出超过下巴中部
2	舌控制	0=整个食团控制在舌与软腭之间;1=溢出到口腔颊部或口腔底;2=小于一半的食团向后溢出;3=多于一半的食团向后溢出
3	食团准备/咀嚼	0=快速、有效的咀嚼;1=咀嚼速度稍缓慢,但食团仍可完全聚集在一起;2=无序的咀嚼,小部分食团进入咽部前未被咀嚼;3=咀嚼无力,大部分食团未咀嚼
4	食团运送	0=舌快速运动;1=舌运动启动延迟;2=舌运动缓慢;3=反复/紊乱的舌运动;4=舌运动微弱或无运动
5	口腔残留	0=口腔无残留;1=口腔微量残留;2=少量残留物聚集在口腔;3=大量食团残留;4=仅极少量食团可从口腔清除或无清除
6	咽期吞咽启动	0=食团头部位于下颌角后部(舌骨首次位移时);1=食团头部位于会厌谷;2=食团头部位于会厌后部的喉表面;3=食团头部位于梨状窦;4=无明显的吞咽启动
7	软腭抬升	0=软腭与咽壁间无食团;1=软腭与咽壁间可见微量造影剂;2=造影剂反流至鼻咽部;3=造影剂反流至鼻腔内;4=造影剂反流至鼻孔或滴出
8	喉上抬	0=甲状软骨向上运动完全并杓状软骨与会厌柄完全接近;1=甲状软骨部分上移并杓状软骨与会厌柄部分接近;2=甲状软骨微弱向上移动,杓状软骨与会厌柄轻度接近;3=甲状软骨无向上移动
9	舌骨运动	0=向前位移充分;1=向前位移幅度下降;2=无明显向前位移
10	会厌翻转	0=翻转完全;1=部分翻转;2=无翻转
11	喉关闭	0=完全,喉前庭无空气/造影剂;1=不完全,喉前庭可见窄带的气体/造影剂;2=无,喉前庭有宽带的气体/造影剂
12	咽蠕动	0=存在,完全;1=存在,不完全;2=消失
13	咽收缩	0=完全;1=不完全(假性憩室);2=咽收缩时一侧咽壁膨出;3=咽收缩时双侧咽壁膨出
14	上食管括约肌开放	0=扩张完全,食物可顺利通过;1=环咽肌开放程度下降或时间缩短影响食团通过;2=环咽肌开放不明显或时间显著缩短致食团通过困难;3=完全不开放
15	舌根收缩	0=收缩完全,舌根和咽后壁间无造影剂;1=舌根和咽后壁间少量造影剂;2=舌根和咽后壁间窄条带的造影剂;3=舌根和咽后壁间宽条带的造影剂;4=无舌根向后移动
16	咽部残留	0=咽清除完全;1=咽腔内任何部位见微量残留;2=咽腔内任何部位见中等量残留;3=咽腔内任何部位见大量残留;4=咽部完全无清除;咽腔内部位包括舌根/会厌谷/咽壁/杓状会厌襞/梨状窦
17	直立位食管清空	0=食管清除完全;1=中到远端的食管滞留;2=中到远端的食管滞留伴反流至 PES 下方;3=中段和或远端食管滞留伴反流超过 PES,或反流通过无力的憩室,如 Zenker's 憩室;4=食管微弱或无清除

四、量化分析

为了更全面、更深入地运用吞咽造影所提供的信息,对吞咽造影检查视频进行量化分析是十分必要的。量化分析是指由经过培训的分析人员利用电脑软件对吞咽造影视频进行逐帧分析,从而获取能够反映吞咽功能的时间学和运动学参数。量化分析由于步骤繁杂,较为繁琐,多借助软件完成,过去通过 Adobe Premiere 完成视频的剪辑、逐帧浏览及截图、时间点锚定及分析,再通过 Image J 完成图片中点坐标、线长度及面积的分析,再根据公式自行计算出所需分析的参数,该方法费时费力,现已渐渐被功能集成的吞咽造影数字化分析系统取代。

但无论分析工具如何,量化分析的方法基于文献查阅,多数参数方法目前已达成共识。总体来讲,可分析的参数分为时间学参数和运动学参数，其中时间学参数又包括有间隔时间和持续时间两种类型，常用的参数分析方法具体分述见表 13-10、表 13-11。

表 13-10　常见时间学参数分析方法

参数	英文及缩略名	定义	起始时间点	结束时间点
口腔运送时间	Oral transit time，OTT	口腔期食团进入口中，经由舌推送至咽部所用时间	食团完全进入口腔，在舌推送下食团开始发生形变（图 13-19A）	食团头部到达舌根与下颌支交点（图 13-19B）
软腭上抬时间	Soft palate elevation time，SET	咽期吞咽软腭上抬封闭鼻咽后回落至原位所耗时间	软腭开始上抬（图 13-20A）	软腭接触咽后壁后下移回到原位（图 13-20B）
舌骨位移时间	Hyoid bone movement time，HMT	咽期吞咽舌骨发生位移所耗时间	舌骨开始位移（图 13-21A）	舌骨向前向上位移后回到原位（图 13-21C）
环咽肌开放时间	UES opening time，UOT	咽期吞咽环咽肌开放持续时间	环咽肌由闭合变化为开放状态（图 13-22A）	食团尾部通过环咽肌下缘，环咽肌闭合（图 13-22C）
喉关闭时间	Laryngeal closure time，LCT	咽期吞咽喉前庭关闭持续时间	喉前庭开始关闭（图 13-23A）	喉前庭重新开放（图 13-23B）

表 13-11　常见运动学参数分析方法

参数	英文及缩略名	定义	目标帧
舌骨向前位移/舌骨向上位移	anterior hyoid bone movement/superior hyoid bone movement，HAM/HSM	咽期吞咽中舌骨向前向上位移到达最远点较静息时在平行和垂直第 2~4 颈椎方向所产生的位移	1. 舌骨在静息的位置（图 13-24A） 2. 舌骨运动到最远点的位置（图 13-24C）
UES 开放幅度	UES opening diameter，UOD	环咽肌开放到最大程度时最狭窄处的直径	UES 开放到最大程度（图 13-25）
咽腔收缩率（图 13-26）	Pharyngeal constriction rate，PCR	咽腔收缩程度最大时面积与静息时咽腔面积的比值	1. 食团含在口中静息状态下咽腔面积最大 2. 吞咽启动后咽部收缩至咽腔面积最小

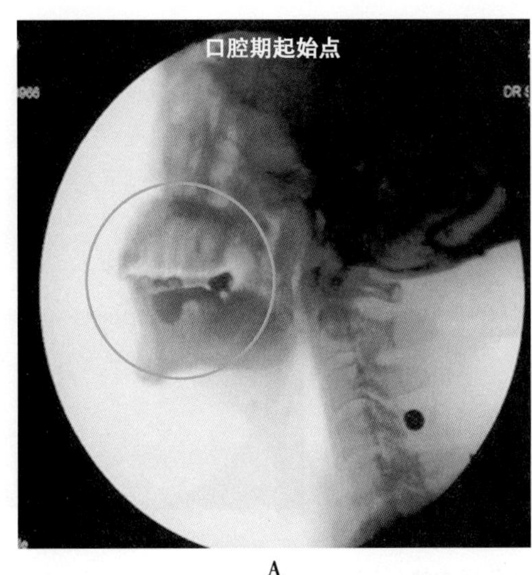

A

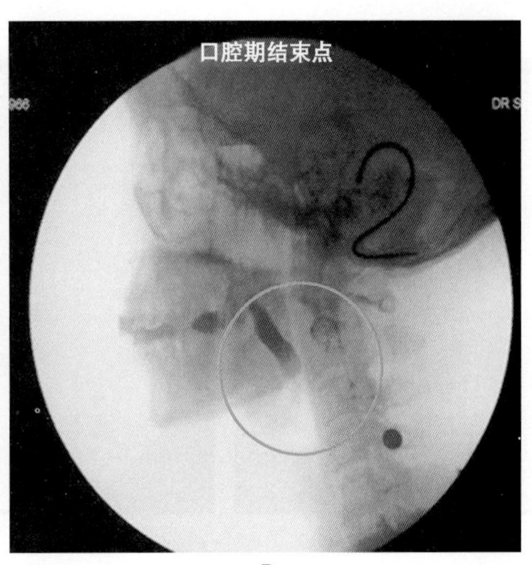

B

图 13-19　口腔运送时间（OTT）分析方法（OTT=TB-TA）

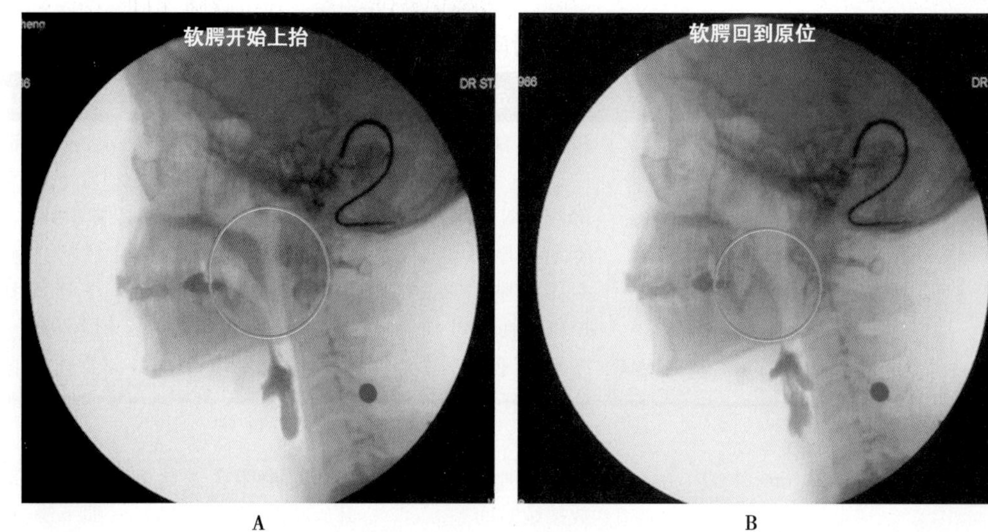

图 13-20　软腭上抬时间(SET)分析方法(SET=TB-TA)

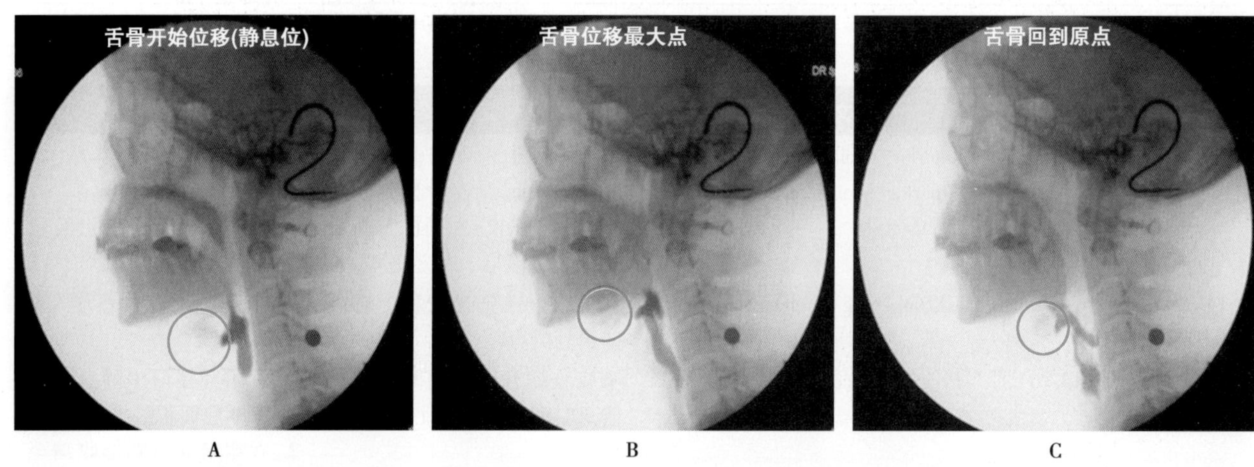

图 13-21　舌骨位移时间(HMT)分析方法(HMT=TC-TA)

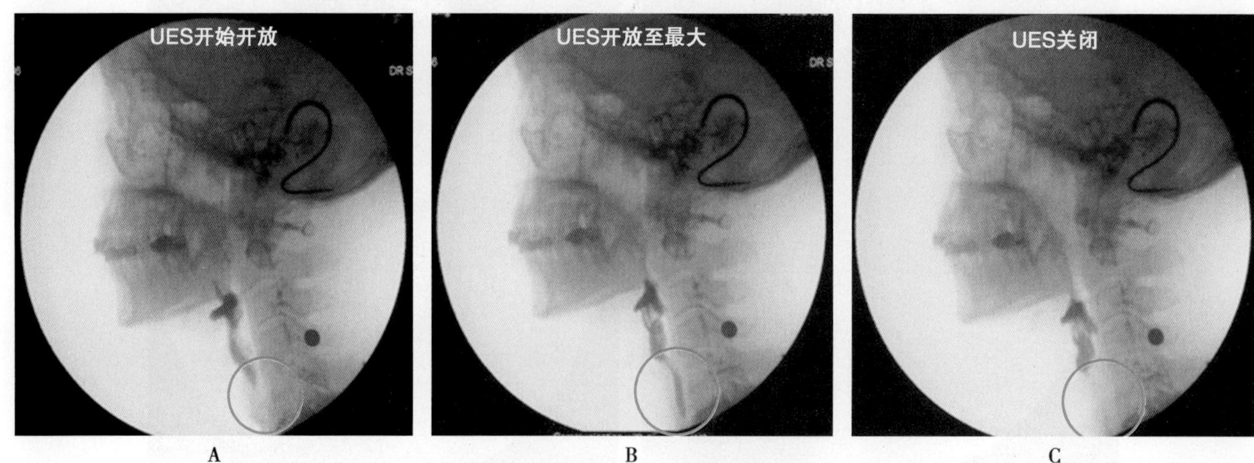

图 13-22　环咽肌开放时间(UOT)分析方法(UOT=T5C-T5A)

构异常以及神经系统疾病,如腭裂、喉裂、气管食管瘘等。此外还应注意,婴幼儿进食技能需要在正常口腔解剖结构及感知基础之上,经过后天的学习逐渐发展成熟,因而在评估中,要注意患儿所处的发育阶段,给予不同的处理。

2. 优势 对于存在进食功能障碍的婴幼儿,选择吞咽造影检查前一定要权衡利弊,通常造影检查存在的优势在于:①实时评估吞咽各时相的表现;②客观评估吮吸-吞咽-呼吸协调的时序;③能够明确是否存在误吸、残留;④可评价治疗方法的有效性。但对于婴幼儿这一特殊人群,亦存在相关弊端:①婴幼儿对射线较敏感;②由于易哭闹不配合,检查过程不能反映婴幼儿的真实进食情况;③需要重复多次检查。综合以上因素,医生及治疗师应当权衡利弊并征得法定监护人的知情同意后方可进一步检查。

3. 与成人造影的不同 进行儿童的吞咽造影检查在以下方面与成人进行吞咽造影检查不同:

(1)体位的选择:如果是<3 个月的婴儿,可以使婴儿侧卧在上抬的 X 光检查台上。具有坐位平衡的患儿可以在原有椅子的基础上增加一个儿童座椅,注意这个座椅是可以拆卸并且方便清洁的。可参考成人的吞咽造影体位或使用儿童进食餐桌;未具有坐位平衡的患儿,需要扶抱体位,若患儿是易激惹者,需要将患儿抱在喂食者身上,有利于稳定患儿情绪,若患儿为嗜睡者,需将患儿扶抱时远离喂食者,提高患儿的警觉度维持清醒状态进食。

(2)食物的选择:通常在检查前由患儿家长准备,尽可能根据患儿的进食功能及喜好的口味选择不同形状、不同口味的食物,减少患儿的厌恶拒绝情绪。

(3)进食工具的选择:可根据患儿的年龄及吞咽功能,选择奶瓶、吸管、硅胶勺等个体化的进食工具,如图 13-27 所示。

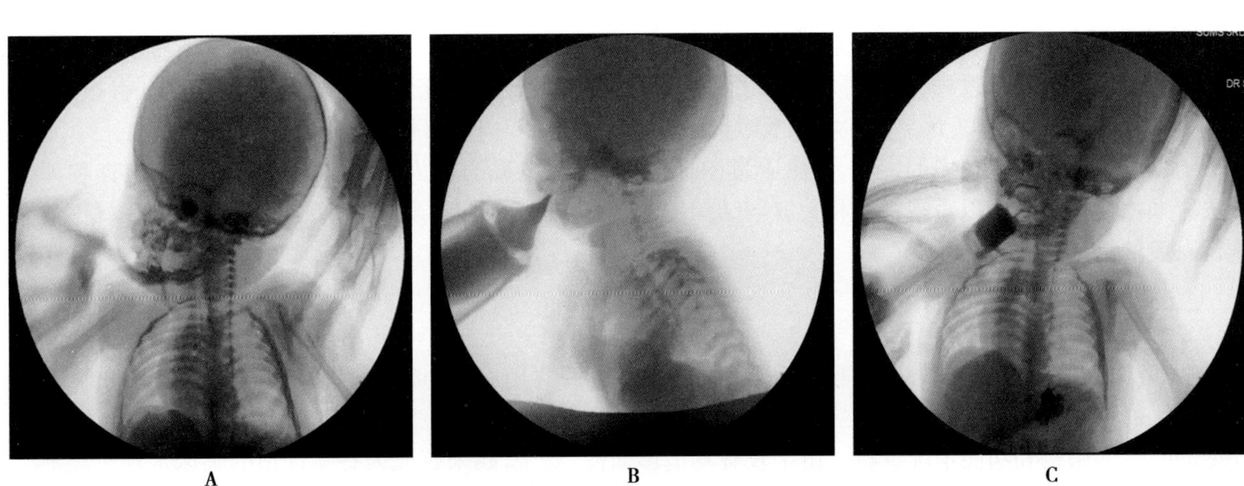

A　　B　　C

图 13-27 喂食者怀抱婴儿使用不同工具喂食吞咽造影下所见

A. 硅胶勺;B. 奶瓶;C. 注射器

(二)认知障碍患者的吞咽造影检查

吞咽障碍合并认知障碍的患者一个重要的表现为口腔前期及口腔运送期吞咽功能障碍,认知障碍影响患者对食物信息的处理、对进食任务的执行能力下降,患者在检查过程中常常将食物含于口腔中不启动吞咽,不能配合检查。针对此类患者,需要运用诱发吞咽的方法,如半卧位检查、给予特殊味觉的食物增加味觉刺激、给予 K 点刺激、压舌根等手法刺激、联合电刺激等(图 13-28)。

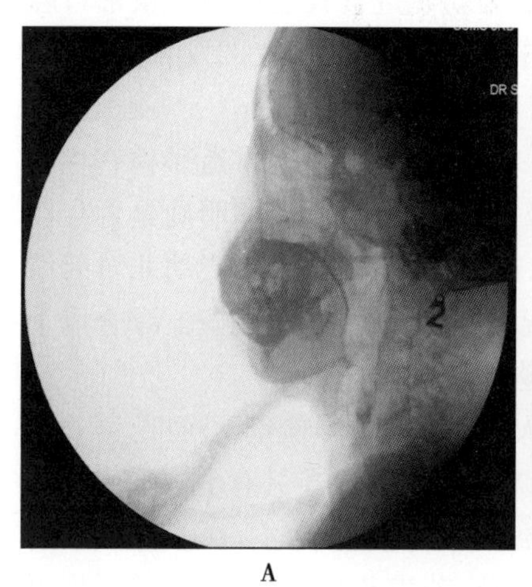
A

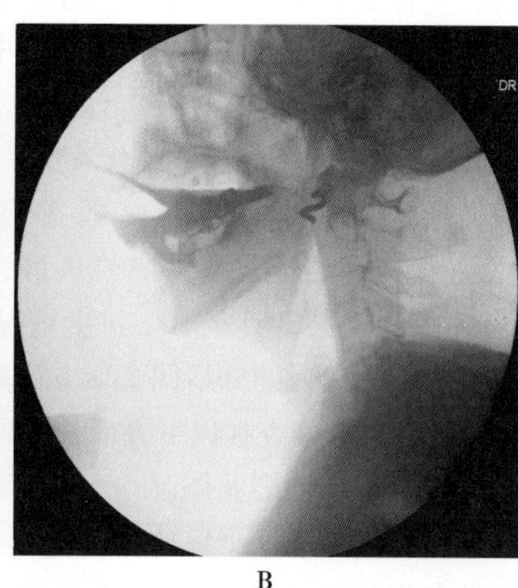
B

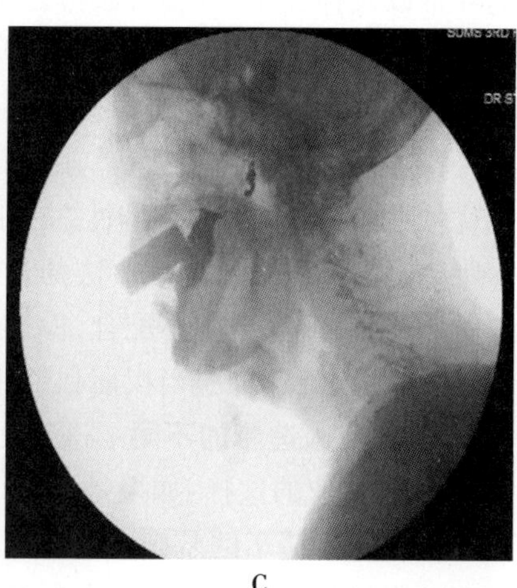
C

图 13-28　常见的协助启动吞咽的方法
A. 按摩舌根；B. 按压咽部；C. 将食物直接注入舌根

（温红梅　窦祖林）

第四节　喉镜吞咽检查

咽、喉是呼吸和消化的共用通道，咽喉部的解剖结构和功能改变均可造成吞咽障碍的发生。同时咽喉部疾病和食管疾病间有着密切的关系，比如咽喉反流、下咽-食管肿瘤等。因此，吞咽障碍诊断需要考虑从口腔到胃的整个吞咽序列过程，涉及耳鼻咽喉科、口腔科、消化科、康复科、食管外科等多个学科。有报道，约80%的吞咽障碍患者因头、颈部的症状和咽喉部阻塞感会首诊于耳鼻喉科医师。

随着咽喉内镜成像技术的发展，图像质量的提高，喉内镜也逐渐成为吞咽临床医学的一线检查和评估方法。喉内镜检查既可以直视吞咽相关解剖结构的改变，也可以评估吞咽动态功能，还能够病理取材，甚至进行一定的治疗操作。

一、喉内镜设备

咽喉部，尤其下咽部和喉部，是呼吸道、消化道和声道的共用腔道，负责通气、发声、吞咽启动和吞咽气道保护反射等。因此，需要进行详尽的咽喉部检查和功能评估。喉内镜结合高清晰的摄像系统，能够获得详尽的咽喉部结构和功能情况资料。由于较吞咽造影简便、安全，越来越成为吞咽评估的临床常规手段。

随着技术的进步，喉内镜的品种也逐渐增加，根据能否屈伸等功能分为硬管镜和软管镜。软管镜由于经鼻腔进入，纤小柔软，基本不影响吞咽动作的进行，因此在吞咽功能检查评估中具有独一无二的优势，用于吞咽功能评估的一般用电子喉镜。

电子喉镜属于软管喉内镜。1993 年鼻咽喉电子内镜影像系统投入市场。由于具有更高的分辨率和更真实的影像，目前已基本替代纤维喉镜系统。它利用喉电子内镜影像系统（包括内镜部分、摄像系统、光源、彩色监视器、录像及打印设备）及数字影像处理系统观察咽喉情况。其内镜影像系统在内镜尖端配以 CCD 片，作为超小型摄像机，获得的影像转换为电子信号后传输，同时可连接数字影像处理系统（接受影像系统的电子信号，实时处理，进行结构或颜色增强），以实时处理动态影像进行重建放大，可以避免蜂房影像。镜体分检查镜和有工作通道的工作镜。喉内镜有一个可弯曲的插入镜，大约长 40cm，直径 3.2~4mm。小儿喉镜，直径 1.6~2.2mm。操作杆可控制内镜远端的角度，远端偏转范围>90°。

二、软管喉内镜吞咽检查

（一）概述

随着内镜技术的广泛应用，应用软管喉内镜做吞咽功能检查已成为常规的方法，目前也被认为是吞咽功能评估的另一项“金标准”。该方法不仅能够直接观察鼻腔、鼻咽、口咽、下咽和喉部的病变，还可以在基本自然的状态下观察声道、咽喉部吞咽道的变化，以及与吞咽、发音、呼吸的关系。

软管喉内镜吞咽功能评估（flexible endoscopic evaluation of swallowing，FEES），最早是1988年由美国的Langmore SE、Schatz K、Olsen N等三位学者提出，起初英文缩写为FEESS（flexible endoscopic evaluation of swallowing safety），即“吞咽安全的纤维内镜评估”，不过后来逐渐被称为FEES。也有学者将其称之为“内镜录像下吞咽障碍评估”（video endoscopic evaluation of dysphagia，VEED）。比如，作为美国耳鼻咽喉科权威的Bastian，从1984年起就开始了基于内镜检查录像进行的吞咽功能评价，结合对患者的指导，于1991年以VEED为名做了报告。FEES同吞咽造影检查一样，尽管名称较多，但实质都一样。该项技术是利用软管喉内镜进入患者口咽部和下咽部，观察会厌、会厌谷、舌根、咽壁、喉、梨状窝等结构以及这些结构在呼吸、发音、咳嗽、屏气和吞咽食物时的运动，该方法通过咽期吞咽前后咽喉部运动功能及食物滞留情况来评估吞咽过程中的食团运送。

由于这个概念提出的时间是80年代，当时软管喉内镜只有纤维喉镜，所以国内一直沿用“纤维喉镜吞咽检查”至今。但随着技术的进步，1993年电子喉镜的出现，由于具有更好的图像质量，逐渐替代纤维喉镜。故目前采用“软管喉内镜吞咽检查”或者“电子喉镜吞咽功能评估”的说法更为合适。

（二）适应证和优势

1. 优势　①了解鼻咽部、喉部等结构的改变，这些结构在透视中无法显影。②了解咽部和喉部感觉的完整性和喉部结构的完整性。③了解患者在给定的一段时间内启动和维持气道保护的能力。④具有误吸的高危因素时，不适合用钡剂进行吞咽功能评估。⑤重复的吞咽动作能够激发患者的兴趣，减少疲惫感。⑥需要评估咽部收缩的对称性。FEES能够在直视下同时提供双侧舌体和咽腔的收缩情况，这是其他技术不具备的。⑦可在一段时间内多次重复评估各种吞咽策略的效果，包括头的转向、屏气等方式。

2. 适应证　FEES检查尤其适合于以下情况：①患者不能转运到影像学中心时。②当病情发生变化，患者担心重复暴露于X线辐射下而不愿做透视吞咽检查时。③预约FEES的检查时间远快于透视吞咽检查时。

（三）操作步骤

1. 准备工作

（1）人员：FEES检查人员必须经过吞咽功能相关的解剖生理等专业知识培训，并且需要经过FEES检查操作和结果判定等方面的训练后才能进行。除操作者外，至少还需要一名助手和一名护理人员。

（2）物品准备：FEES检查需要准备增稠剂、可食绿色素、呋麻滴鼻液、2%利多卡因胶浆、矿泉水或温开水、面包/饼干、纸杯、纸巾、压舌板、棉签、手套、注射器、吸痰管或吸唾管、指夹式血氧饱和度监测仪或监护仪等物品。事先用水和增稠剂调配好色彩鲜艳的绿染食物，包括低稠、中稠、高稠和固体（可参照吞咽造影剂的调配）。

（3）患者准备：FEES检查的第一步应向患者充分解释检查过程。虽然经鼻喉内镜检查是安全无痛的，但还是会给一些患者带来不适感。解释对第一次接受此项检查的患者尤其重要，以便取得合作。此外，应与患者或其家属签署知情同意书。

一般情况下，患者能坐起来应尽量取坐位，保持头直立，脸向正前方，四肢放松的体位。对于不能转移或卧床不起的患者，在半卧位下也可进行。操作医生在检查前应评估两个鼻腔通道，确定进入路线。检查前，尽量清洁鼻腔，如有必要，向鼻内喷入少许血管收缩剂（呋麻滴鼻液）和1%丁卡因药液。临床上，也常用利多卡因凝胶涂抹纤维鼻咽喉镜前端1/3表面，对插入内镜的那侧鼻腔给予局部麻醉。最新研究提出，检查尽量不使用任何药物，因为使用血管收缩剂和局部麻醉药物与不使用药物相比，在操作成功率及鼻腔出血发生率方面无任何差别。但据临床观察，对于鼻腔敏感的患者，适当使用表面麻醉剂可明显提高耐受度，鼻腔出血率明显下降。使用上述药物要防止药物的潜在副作用。在任何情况下，患者的安全应是首先考虑的问题。

2. 操作程序　首先将软管内镜连接好，有工作通道的喉镜，连接好负压吸引管，打开光源和录制设备。然后操作者戴好手套，一手持镜的近端体部，并用大拇指操作可以控制镜头方向的操纵杆，另一手持镜管远端，由一侧鼻孔进入，轻轻地将其置于下鼻甲和中鼻甲之间的通道（中鼻道），远离鼻中隔，尽量从鼻腔缝隙当中穿过，不要碰触到鼻腔黏膜。当遇到中鼻道较窄，镜头不易通过，或紧张和过于敏感的患者时，其会出现频繁打喷嚏甚至抗拒检查而影响操作，可适当使用利多卡因凝胶涂抹镜头前端以降低操作难度；或者调整到另一侧鼻腔进镜。镜头行进过程中，遇到视野变小或模糊时，不能强行插入，需要及时后退，调整方向和角度，看清所到部位的管腔方向再深入。进入后鼻孔时，可看到侧壁类似单个橘瓣的半圆形隆起部分是圆枕，又称为咽鼓管隆突，即到达鼻咽部。操作的关键点是镜头从鼻咽部深入到口咽部时，镜子要经过一处向后下方的斜坡样结构，即鼻咽部的顶后壁，操作者要用操作手大拇指小心调节控制镜头方向的操纵杆，使镜子前端接近斜坡面后能及时向下弯曲，另一只手顺着向下的方向把镜头慢慢往前递送至口咽部，当可清晰看见会厌时就可以松开操纵杆。如果痰液潴留较多出现影响镜头视野的情况时，可以利用负压吸引器经工作通道及时吸出。若喉镜无工作通道，可在喉镜观察下，用吸唾管连接负压吸引将痰液或食物吸出。在检查和评估过程中必须小心避免用内镜的末端无意中碰触任何咽喉部结构，以免引起咳嗽或不适。

3. 观察内容　上气道的结构由一系列的阀门和空腔构成。空腔包括口腔、口咽、喉咽，这些空腔先扩大接收食团，再对食团进行压缩，随着压力的变化，食团被推送并从腔内清除。阀门主要包括舌、腭咽、喉咽（杓状软骨、会厌、室带、声带）、咽食管交界处。阀门的主要功能是负责把食团向下一个部位推送，允许或阻止食团从一个腔到另一个腔。阀门损害会导致食团不正常地进入空腔或反流，或食团无效运输。FEES 的首要目的是评估这些空腔和阀门的结构，根据评价目的的不同，观察的重点也不同。FEES 检查评估内容包括以下方面：

（1）咽喉部的解剖生理学评估：镜头到达鼻咽部时，通过发声和咽下唾液，并根据软腭和咽后壁的收缩来对鼻腔闭锁功能进行评价。嘱患者发哼声，发元音、辅音及发短句音，检查鼻咽结构功能。嘱患者作干吞咽或发“咔”音，评估吞咽过程中的软腭运动功能。如果怀疑患者存在鼻咽反流，可通过观察干吞咽时唾液通过鼻咽的情况来判断，或让患者吞咽 1～3ml 的染色液体来判断。观察鼻咽结构后，镜头深入口咽和喉咽，置于会厌上，悬雍垂下。此位置可清晰看见口咽及喉部结构，包括局部黏膜颜色和光泽度，会厌的形状大小、倾斜角度，舌根部及会厌谷的滤泡增生情况，杓会厌皱襞（披裂）是否有红肿，两侧咽侧壁及咽后壁是否有溃疡，喉前庭、室带及声带是否有异常增生，两侧梨状窝是否对称。喉前庭大小形态的不一致，决定了吞咽时发生喉前庭渗透的风险有大有小。在一些有过气管插管的患者，可以观察到声门后方或者声门下部位的肉芽肿。若有鼻胃管，观察位置是否正常，有无压迫会厌等，并仔细观察咽、喉部是否存在结构改变，如肿胀、囊肿。在检查过程中计数自主吞咽频率，一般>3 次/min。见图 13-29～图 13-31。

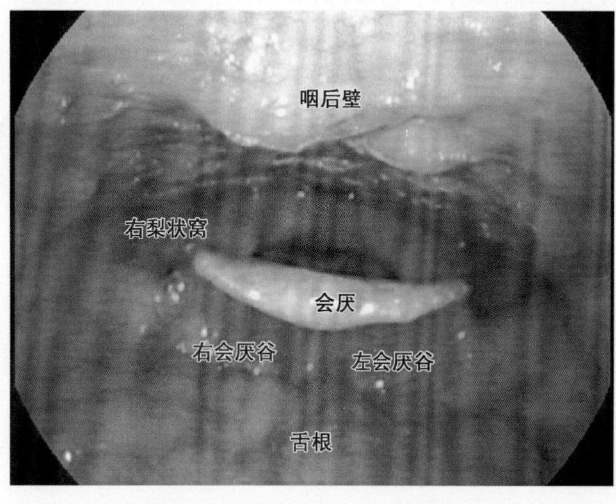

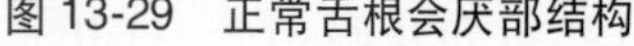
图 13-29　正常舌根会厌部结构

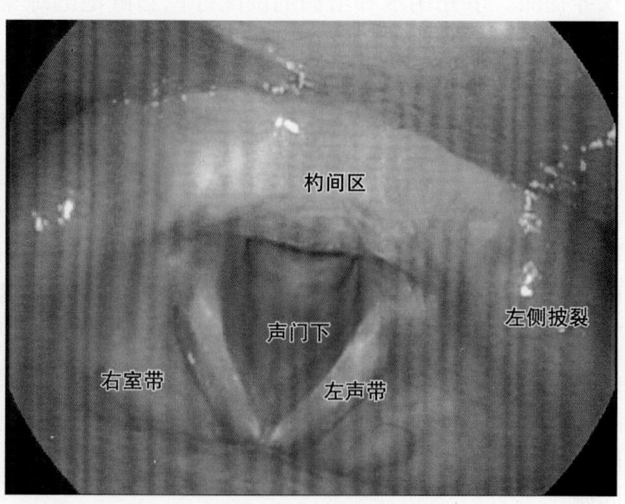

图 13-30　声门开放相

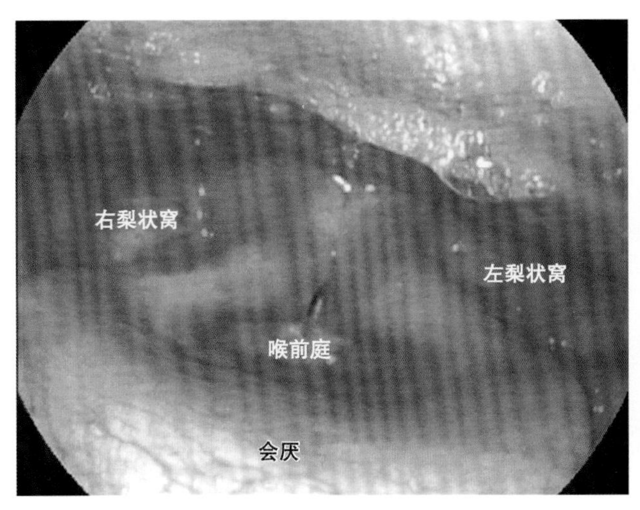

图 13-31　声门闭合相

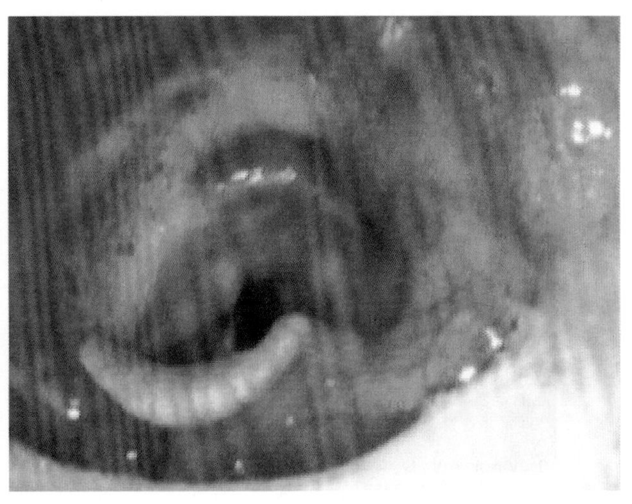

图 13-32　喉内镜检查
可见会厌形态正常，右侧杓状软骨、声带瘫痪，两侧梨状窝不等量唾液聚积，右侧较左侧多

（2）检查分泌物积聚情况：喉镜进入口咽部后，可以观察会厌谷、梨状窝、咽壁、舌根、环杓后区等部位是否有分泌物潴留。在有分泌物潴留的地方，检查者应轻轻用镜头触碰组织，并让患者在感受到触碰时做出回应。在正常人群中，这些部位应该没有分泌物的潴留，或只有一点点气泡，用镜头触碰容易引起反应。有分泌物潴留提示该部位感觉功能差，或该部位组织的清除能力差。若吞咽时积液可被清除则提示感觉受累；若吞咽时分泌物无法清除，则提示该处组织存在不完全或无效运动。在一些患者中，感觉和运动功能可以同时受累。

根据美国学者 Murray 等的分法，可以把咽喉部分泌物的积聚情况分为 4 个等级（scale 0~3）：咽喉部无分泌物积聚定为 0 级；会厌谷/梨状窦有分泌物积聚时定为 1 级；喉前庭处存在分泌物暂时性积聚定为 2 级；喉前庭处存在持续性积聚的分泌物时定为 3 级。（图 13-32）

（3）评估咽喉部的运动：咽活动的评估技巧包括嘱患者发假声元音、做 Valsalva 动作（深吸气后捏鼻鼓气，再用力呼气）等。高音调发音可促进咽侧壁向内挤压，可以评估咽部力量是否有力或对称，完好的咽部挤压可降低误吸风险。通过嘱患者做 Valsalva 动作，观察梨状窝的最大打开程度，然后让患者放松呼气，观察梨状窝的恢复情况，有助于明确解剖结构的微小移位或提示一侧咽功能减退。让患者把头从一侧转向另一侧，观察梨状窝的关闭，若不对称，则提示一侧存在问题。

喉的功能是保护气道以及吞咽时协助食管入口的开放。因此，评估喉功能主要就是评估喉头保护气道的关闭能力和喉头促进食管入口开放的上移能力。检查内容还包括评估喉部对食团的反应能力。

把镜头放在接近会厌的位置，让患者持续发“衣”声数秒，通常会引起喉部的上升，帮助喉结构暴露。如果软腭的上升导致视野暴露不佳，则需要用鼻音，如“m”，来帮助完成任务。观察声带的运动，前方、后方是否闭合紧密以及在内收的位置能维持多久（患者吞咽受损时需要保持几秒钟来保护气道）。记录声音的质量、不完全关闭情况和持续关闭情况。带呼吸音的说话声提示声带功能障碍以及气道保护能力的障碍。

让患者发低的元音，然后转成尽可能高的音，观察声带长度的变化、喉结构的升高。升高的音调与喉部的抬高和咽部的挤压有关。若患者不能完成高低音转化则可能提示喉上神经的损伤，或者环甲肌或舌骨上肌群的功能障碍。

让患者屏住呼吸，观察声带的内收、室带向中间挤压以及杓状软骨向会厌靠近的情况。正常情况下，当屏住呼吸时，室带会关闭；当完全屏住呼吸时，喉部会出现缩紧状态，伴有室带的收缩及杓状软骨的上移。这是一种用来评估喉部所有阀门的好方法。

观察声带在清嗓和咳嗽时的内收情况，如果发现声带外展和闭合时明显或轻微的不对称，提示有一侧声带的麻痹或轻瘫。嘱患者发“啊”“衣”音，观察杓会厌皱襞（披裂）、声带内收外展的运动功能，明确是否存在单侧或双侧声带麻痹。（图 13-33）

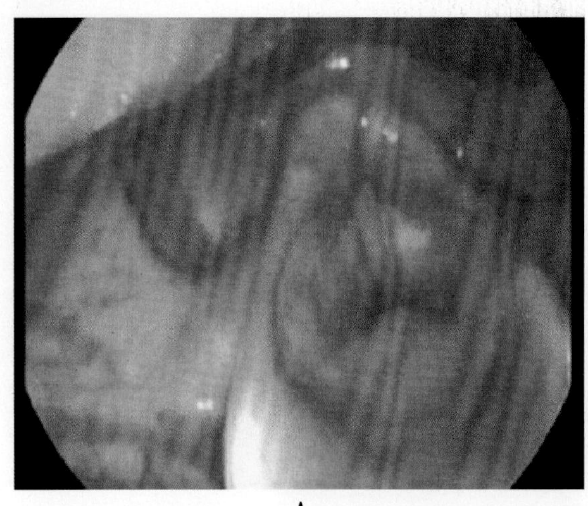
A

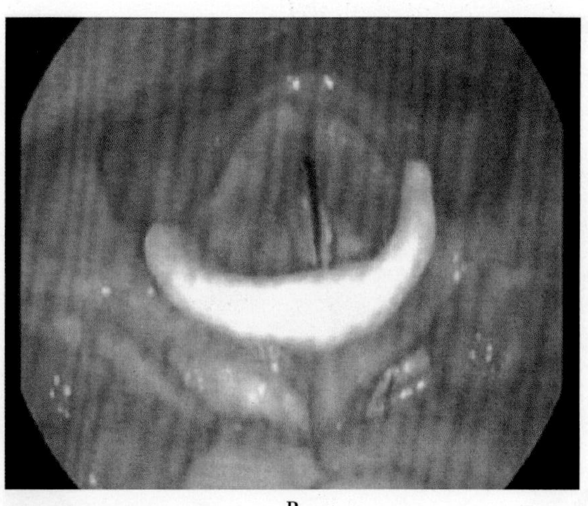
B

图 13-33　异常咽喉部解剖
A. 双侧声麻痹，声门闭合相；B. 双侧声带麻痹，声门开放相

（4）咽喉感觉的评估：气脉冲的方法，将喉内镜套入带工作通道的管鞘内，工作通道的近端与空气脉冲感觉刺激器的脉冲管相连，喉镜管鞘涂以非油性水溶性润滑剂后经一侧鼻腔进入咽喉部，将内镜的远端放在距杓部、杓会厌皱襞或声带表面 2~5mm 处，通过工作通道远端发放压力值在 0~10mmHg、单次发放时间为 50ms 脉冲气流或发放连续的气流，以引出声襞内收，即喉内收肌反射（laryngeal adductor reflex，LAR），在观察咽喉运动功能的同时，了解其感觉阈值。Merati 等介绍的另一种方式是直接用 3mmHg 空气脉冲分别检测一侧上述部位，若 LAR 引出则该侧黏膜感觉正常，若未引出则直接增加至 6mmHg，仍未引出则增加至 9mmHg，即以 3mmHg 的增加值递增检测，其认为此法可快速评估咽喉黏膜感觉障碍的程度。

判断标准：压力值<4mmHg 为正常感觉阈值，压力值为 4~6mmHg 为感觉中度减退，压力值>6mmHg 为感觉重度减退；Merati 等介绍的判定标准<3mmHg 为感觉正常，3~6mmHg 为轻度感觉障碍，6~9mmHg 为中度感觉障碍，>9mmHg 仍未引出则为重度感觉障碍。若双侧感觉减退均存在是吞咽功能障碍的有力临床指标。正常人群 LAR 的反应阈值是 20~40 岁为 2. 06mmHg，41~60 岁为 2. 44mmHg，>60 岁为 2. 97mmHg，年龄越大，感觉阈值越高，这可能与感觉神经随年龄退行性变有关。

触碰法：由于气脉冲方法需要特定的装置，不易实现。临床上也可采用喉镜末端触碰披裂、杓会厌皱襞的方法检查咽喉部的敏感性，正常的反应是诱发喉内收反射，两侧分别进行评估。

（5）通过进食不同黏稠度的染色食物直接评估吞咽功能：在患者咀嚼食物时，通过观察舌根部的运动情况来评估舌根对食物的推挤作用和舌向后推送食团的对称性和时间。在进食时，根据观察食团前端到达何位置时启动吞咽反射，可以评估喉上抬能力。通过测算口腔期的持续时间，以及观察食团进入咽部的大小和黏度，可以评估咀嚼的效率和形成食团的能力。

让患者吞咽经色素绿染的食物，包括低稠、中稠、高稠及固体等不同黏稠度的食物，一般先从中稠食物开始，给食量一般从 3ml 开始，或根据预先简单评估量给予。用注射器吸取定量的食物，由助手喂食后，嘱患者将食团含在嘴里，直到检查者数到 3 开始吞咽，观察有没有部分食团提前溢出到会厌谷或者梨状窝，或是在吞咽前是否有食团的渗入或误吸。如果食物，特别是流质食物，提前掉入咽部（食物溢出），提示舌根部运动受限不能抬高与软腭接触。

吞咽后，观察吞咽启动的速度；再次检查鼻腔、会厌谷、梨状窝、舌根、咽壁、环状软骨后区、声带、室带是否有食物残留，记录食物残留的位置并估算残留量；观察是否出现喉前庭、声门下气道染色，由此评估对食团的清除能力并估计误吸的程度；如果观察到声带或声门下染色，注意患者咳嗽或者清嗓的反应，如果没有反应，则要求患者咳嗽并重复吞咽，记录此次重复吞咽过程中是否有食团清除发生。完成以上任务后，中稠食团增加至 5ml，如果测试安全进行，可以接着尝试更大量的液体食团，如 10ml，甚至最后患者可选择自己想要尝试的吞咽食团量。如果可以吞咽中稠食物，可以接下去测试高稠、低稠食物。吞咽功能较好的患者，可以尝试固体食物。

软管喉镜下，无法看到吞咽过程中口腔、上食管和食管的各个阶段。由于软管喉镜周围的组织，比如舌，与咽后壁紧贴，如果患者吞咽几乎正常，会在吞咽过程中覆盖了视野，检查者不太可能观察到吞咽的即时变化，在吞咽过程中会出现“白屏”现象。反而在那些舌-咽收缩功能较弱的患者中，检查可能会获得更多信息。

在检查过程中，要注意保持内镜的位置。由于视野有限，需要及时调整视野范围以观察到更多的吞咽信息。在吞咽过程中，如果内镜的尖端被分泌物或食物残渣覆盖，可以选择提示患者吞口水，或者利用咽后壁或者舌头擦拭内镜，如果依然无法清除残渣，将内镜退出，用无菌纱布清洁后，重新插入。吞咽后，应迅速将内镜置于咽的更深处，以便观察喉部前庭、梨状窦和声门下区域，以确定是否在白屏现象时出现渗漏和误吸，见图 13-34。

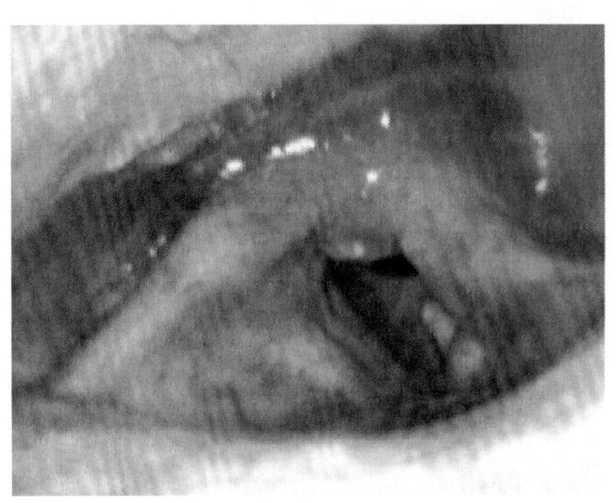

图 13-34　患者进食中稠绿染食物，可见双侧梨状窦残留，并渗漏至杓间区，未至声带下方

(6) 评估代偿吞咽方法的疗效：在检查过程中，操作者可以对患者实施代偿型策略，如姿势、动作、一口量的调整以及感觉刺激输入等。在内镜下嘱患者空吞咽与交互吞咽，对进食吞咽后残留较明显者，嘱反复作几次空吞咽或予饮少量的水（1～2ml），观察食团是否能全部咽下。对咽部两侧的梨状窝残留食物较多的患者，让其分别左、右转，做转头吞咽，观察去除残留食物的情况。如果一侧咽腔麻痹，头侧转向麻痹侧点头位吞咽，观察食团的通过情况。遇到会厌谷残留食物，嘱患者做点头样空吞咽动作，通过残留食物去除的情况来评价疗效。可以使用门德尔松手法，用于增加喉部向上和向前运动，促进环咽肌的开放。对于气道保护较差的患者，嘱患者屏气（声门/超声门上吞咽法）吞咽，以关闭声门保护气道。

(7) 反流情况观察：对可能存在反流的患者，可将内镜固定在检查部位更长时间以观察数次吞咽后的反流情况，此种现象常常提示食管上括约肌功能不全，或者存在 Zenker 憩室或严重食管缺乏动力。

需要明确的是，FEES 的任务主要是评估个体的结构和功能，评估的内容和时长要个体化。比如门诊患者及住院患者就有很大的不同，门诊患者情况较好，而住院患者很多已经不能经口进食了，也有可能无法耐受较长时间的检查。

值得注意的是，由于操作医生与患者是面对面的，因而在屏幕上看到的图像与患者实际解剖结构的位置是相反的。图像中的右侧实际上是解剖学上的左侧，而图像中的左侧实际上是解剖学上的右侧。

（四）FEES 检查注意事项

1. 操作者应具有使用喉内镜的资质，能够熟练使用喉内镜进行各项操作检查。初学者需要在指导下进行知识培训，了解相关风险知识，并先在模型上练习熟练后，经过认证再对实际患者进行操作。

2. 各中心开展 FEES 检查需要预先设计好完善的工作流程和预案，包括人员任务安排、食物的准备、遇到风险情况时的处理、设备的清洁维护，并要求操作人员严格按照流程和预案进行工作。

3. 关注医疗紧急情况的管理。FEES 相关的潜在风险包括血管迷走神经性反应、鼻出血和局部麻醉的反应（如果使用）。以下措施可以减少这些风险发生的可能性，例如，在检查前努力让患者放松；插入喉镜操作时动作应小心轻柔；限制鼻黏膜的麻醉药使用量等。在检查中必须有足够的设施和处理方法来应对可能出现的任何突发事件。

（五）儿科人群 FEES 检查

婴儿和儿童的吞咽障碍症状可为单发，也可作为疾病的症状之一出现，先天性和后天性神经病变和进行性神经疾病是婴儿和儿童出现吞咽障碍的主要原因，引起了喂养以及进食过程中的安全性和有效性的相关问题。

对于存在吞咽功能障碍的儿科人群,可以通过 FEES 进行可视化检查,评估患儿的解剖结构以及功能。儿科人群 FEES 的适应证包括:未经口进食或者经口进食摄入量不足的患儿,患儿喉部解剖结构异常,评估分泌物的情况,需要多次反复检查,希望避免吞咽造影辐射。另外,由于在母乳喂养时不能进行吞咽造影,但 FEES 可以评估这期间婴儿的吞咽功能,这成为 FEES 的一个特殊优势。

针对儿科人群,FEES 的禁忌证较少,包括:①患儿无法配合检查;②解剖结构的异常影响内镜显像(如鼻阻塞、下咽狭窄等)。综合以上因素,医生及治疗师应当权衡利弊并征得法定监护人的知情同意后方可进一步检查。

进行儿童的吞咽造影检查在以下方面与成人进行吞咽造影检查不同,具体体现在以下几个方面:①仪器的选择。标准尺寸(3.5~4mm)的内镜也可用于儿童,也可选择直径小一些(1.6~2.2mm)的小儿喉镜。②食物的选择。通常在检查前由患儿家长准备,尽可能根据患儿的进食功能及喜好的口味选择不同形状、不同口味的食物,减少患儿的厌恶拒绝情绪。③进食工具的选择。可根据患儿的年龄及吞咽功能,选择奶瓶、吸管等。

(温红梅)

第五节　咽腔测压检查

一、概述

(一) 概念及设备

1. 咽腔测压概念　吞咽是一个压力驱动的生理过程,由于压力较难测定,通常用压强(pressure)反映食团的推动力(forces)。测压技术(manometry technique)利用多导腔内测压仪记录和量化腔壁肌肉收缩过程中的腔内压强变化,从而间接反映压力变化,这种压力可以是腔壁组织与传感器直接接触产生的压力,或者是腔内空气或食团环绕传感器所产生的压力,目前该技术包括灌注式液态测压和固态测压两种方式。但液态测压受时间分辨率以及测量时体位的影响,在吞咽功能的评估中的应用价值有限,固态测压技术发展更快。

新型高分辨率固态测压技术(high resolution manometry,HRM)具备较好的时间和空间分辨率。固态咽腔测压不但利用传感器的输出随咽肌肉运动或喉部上抬而变换位置发生变化的特点,评估咽期吞咽肌的收缩和松弛情况,而且能够反映吞咽过程中肌肉的协调性。利用其导管上的压力,可以评估咽和食管腔运动、压力和协调性质与量化静态和动态的变化,准确地反映其功能状态,有助于吞咽障碍患者的诊断和制订治疗策略。

2. 测压设备　新型的高分辨率固态测压主要包括测压导管(ManoScan ESO)及 ManoView 图形分析软件。ManoScan 固态测压导管可用来测量从咽部至食管的压力和运动,本章主要讲述在咽部及食管上段的应用。导管一般有 36 个通道,每个通道均带有环绕微型压力传感器,直径为 4.2mm,传感器间距约 1cm,压力的变化直接通过传感器上的电信号变化输出显示,如图 13-35、图 13-36。ManoView 分析系统提供了压力分析工具,检测者能有效确定动力障碍,高级工具可用于进一步的、精确和深入的定量分析研究,见图 13-35、图 13-36。

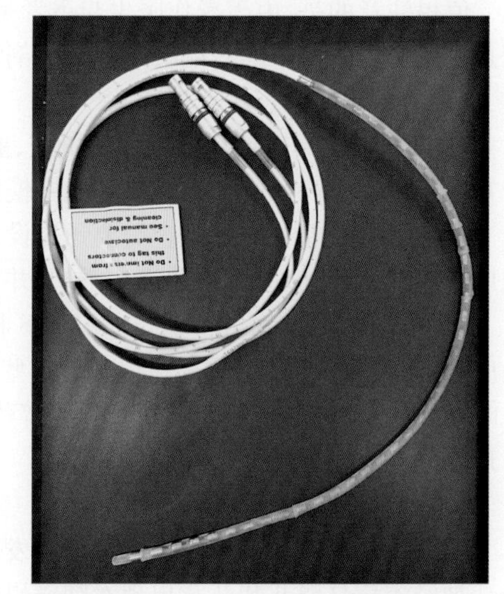
图 13-35　36 通道电极导管

(二) 应用范围

1. 适应证　该检查系统可用于检查咽腔至食管,直至胃的近端,如胃食管反流、各种原因导致的吞咽困难、功能性胸痛、食管括约肌失迟缓等疾病的诊断,并有助于分析其原因。但本节仅

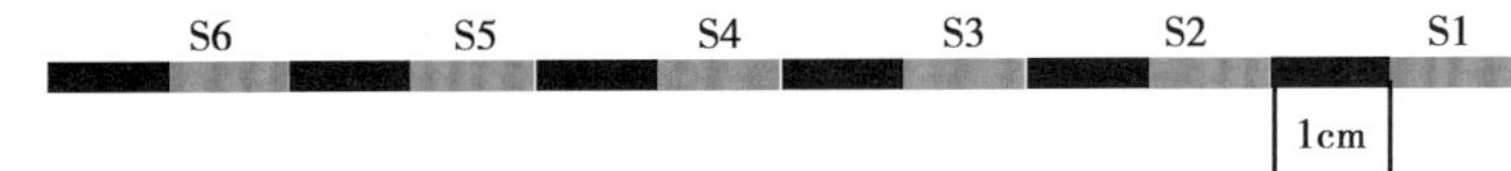

图 13-36　电极导管上带有间距 1cm 的环形压力传感器

关注咽腔及食管上端，凡因神经肌肉病变等病因导致吞咽困难的患者或者功能性因素需要测定咽-食管段压力者。

2. 禁忌证　不能耐受经鼻插管的患者；因患血液系统疾病不能经鼻插管的患者；近期进行了消化道手术的患者；食管穿孔的患者。

二、操作步骤

1. 受试者准备　测压前 48 小时停服下列可能影响测量结果的药物：肌松剂、硝酸甘油、钙通道阻滞剂、胃肠促动力剂、H_2 受体阻滞剂、镇静剂、止痛剂、抗抑郁药物及抗胆碱能药物等。如病情不允许停用一些影响食管动力的药物（如心脏病患者服用硝酸甘油、钙通道阻滞剂等），分析检查结果时则必须考虑这些药物的影响作用。

2. 仪器准备　检查前先进行仪器校准，由于压力值是以大气压为准，因此使用前要进行温度、湿度校准，空腔内压力应等同于大气压，设定为“0”。

3. 检查程序　患者取坐位，经鼻孔或口腔轻缓地插入测压导管，必要时也可以采用 2%利多卡因局部麻醉鼻腔再插管以减轻不适。嘱患者同时进行吞咽动作（干吞咽或水），测压导管更易于进入食管。插入导管 40cm 时停止，用胶布将导管在鼻翼处固定。此时可看到 UES 高压区处于屏幕中间水平。经过 5 分钟的适应期后，嘱受试者停止吞咽及说话，平静呼吸，缓慢放松 30 秒，记录咽部及食管上括约肌（upper esophageal sphincter，UES）各段基础压力水平。然后按照检查要求进行吞咽特定容积和种类的食物，依次进行干吞咽、液体吞咽、糊状食物、固体食物以及其他干预手段，如低头吞咽、门德尔松吞咽等。测压系统及操作流程见图 13-37、图 13-38。

4. 可能的风险　由于导管需要插入鼻腔，由此可能带来鼻部疼痛、轻微出血、流涕、咽喉不适，罕见诱发心律不齐或者穿孔、导管进入气道引起咳嗽，甚至窒息。如发生上述意外，应及时就医，甚至可能需要内镜或者手术干预。该检测设备不能进入 MRI 检查室。

由于 HRM 并不能实时监测误吸情况，检查过程中可能出现误吸。此外，由于导管脆而易折，操作时不能弯折，若使用和清洗等保养方式不当会大大缩短导管的使用寿命。

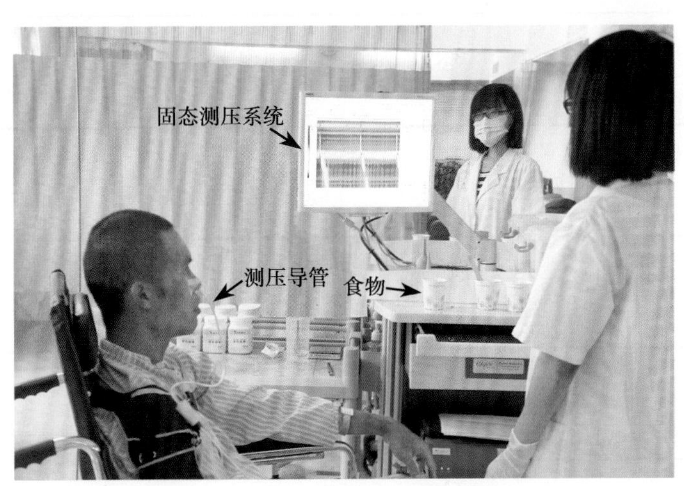

图 13-37　高分辨率咽腔测压系统检查

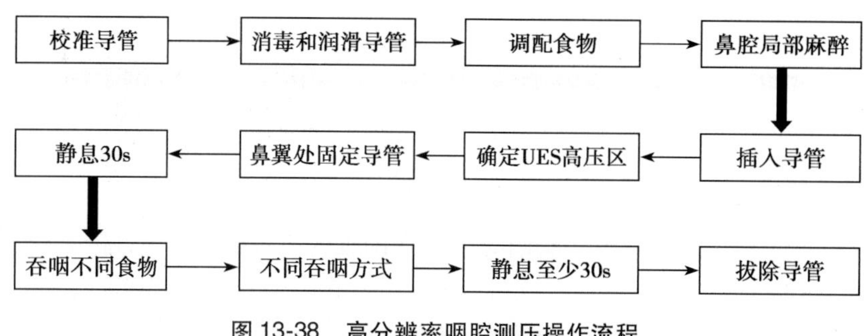

图 13-38 高分辨率咽腔测压操作流程

三、记录与参数分析

（一）记录

HRM 主要测量的是吞咽过程中从腭咽到 UES 之间的压力动态变化情况。静息状态下，咽腔内压力应等同于大气压，而 UES 呈收缩状态，存在一个明显压力带，压力值为 50~80mmHg，根据此压力带可以判断传感器的位置，以及定位其他解剖结构。吞咽时咽蠕动起始腭咽收缩，伴随舌根后缩压迫导管，出现相对低波幅、长持续时间的压力波；吞咽中期中、下咽肌收缩时出现快速、高波幅上扬波和单一尖波，这种波可立即迅速恢复到压力基线，随后伴随 UES 典型的"M"型波形。见图 13-39、图 13-40。

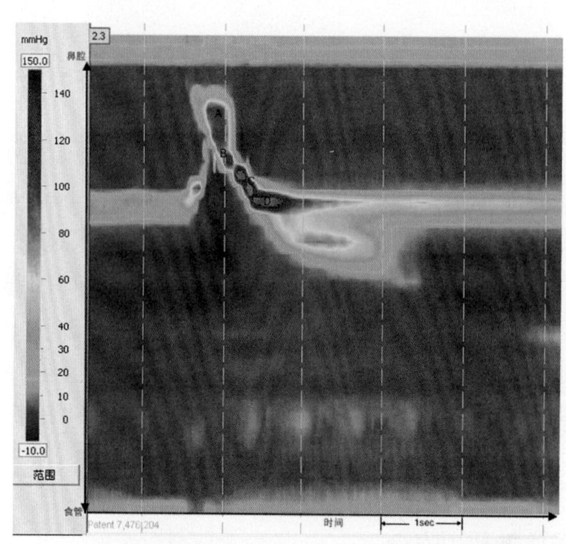

图 13-39 正常人咽腔测压压力时空分布图
不同颜色代表不同的压力值，红色最高，蓝色最低

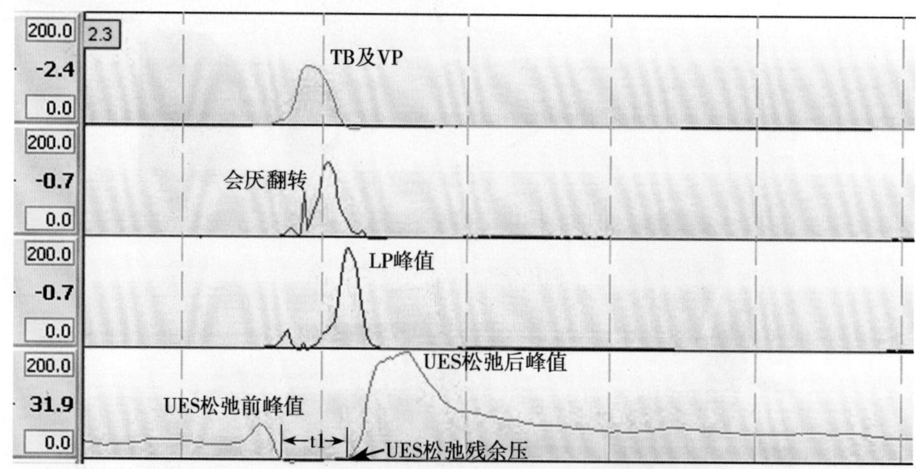

图 13-40 示图 13-39 中 A、B、C、D 对应的波形图，分别观察腭咽部、舌根部及会厌、下咽部以及 UES 水平的压力随时间变化情况。TB：舌根部；VP：腭咽部；LP：下咽部；UES：上食管括约肌

（二）定性分析

1. 腭咽部　腭咽（velopharynx，VP）位于软腭后方与咽后壁的前方之间。舌向后挤压导管压迫咽壁时，咽腔出现高耸、尖形的压力波；从图 13-40 中可见一个明显的短暂的峰值，是舌根部（tongue base，TB）压力峰值。VP 和 TB 峰值通常融合在一起；随后就是位于舌根下方的会厌，当会厌翻转时，压迫导管，在压力图上也可产生一个短暂的高峰。这个波的峰值有可能是上咽部最大，但由于时间短暂，波峰下面积反而最小。但有时该压力波峰未能显示，一般会厌在舌根之下 1cm 左右，如欲显示会厌峰，可以轻轻移动导管。

2. 下咽部　此处包括有上、中、下咽缩肌以及环咽肌。由于咽缩肌由快速Ⅱ型纤维组成，而环咽肌由Ⅰ型纤维组成，因此，狭窄的波代表的是咽缩肌，宽波主要是环咽肌收缩导致的。窄波的峰值即可称为下咽部（low pharynx，LP）压力峰值，代表的是咽部收缩最大的地方；而宽波的峰值是食管上括约肌（upper esophageal sphincter，UES）峰值，在 UES 松弛前后各有一个，分别是 UES 松弛前波峰和松弛后波峰。这两个波峰之间的一段低平波形，即为 UES 松弛残余压，正常情况下应低于大气压。正常吞咽时 UES 压力曲线呈"M"型改变，如图 13-40。

（三）定量分析常用指标

1. 压力参数　①上咽部收缩峰值常采用舌根部压力值；②UES 静息压；③UES 松弛残余压（UES 松弛至最低点时的压力值）；④UES 松弛前收缩峰值和松弛后收缩峰值；⑤LP 压力峰值。

2. 时间参数　以收缩波峰持续时间或波峰之间的间隔时间均可测量。但临床上最常关注的是 UES 松弛时间，是以 UES 松弛前波和松弛后波之间的时间间隔计算（图 13-40 中 t1）。也可以计算咽腔收缩峰值与 UES 松弛之间的时间间隔，评估咽缩肌与 UES 的协调性，通常咽收缩的同时，UES 压力应降至最低点。

3. 还可以将压力值与时间参数结合起来，计算波峰下面积。

（四）常见异常表现

常见异常表现见图 13-41～图 13-43。

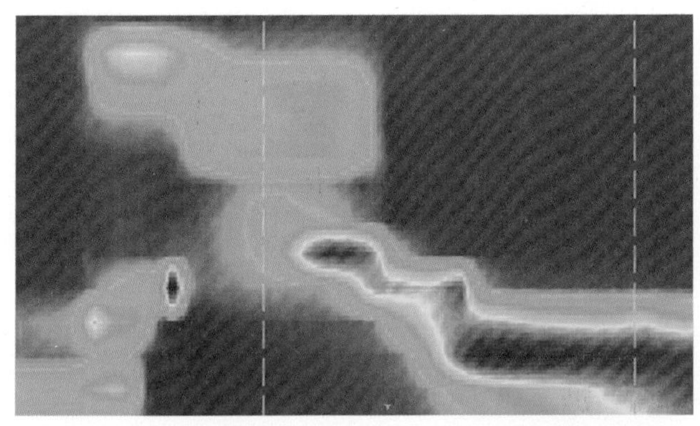

图 13-41　鼻咽癌患者咽喉部收缩压力明显降低，但与 UES 松弛基本正常

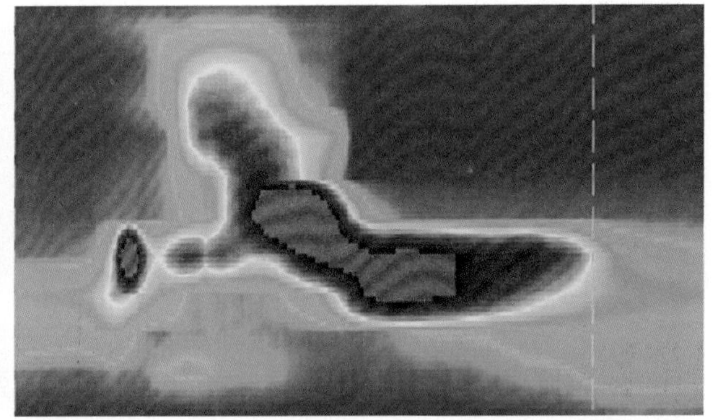

图 13-42　帕金森病患者 UES 松弛不完全，松弛残余压增高

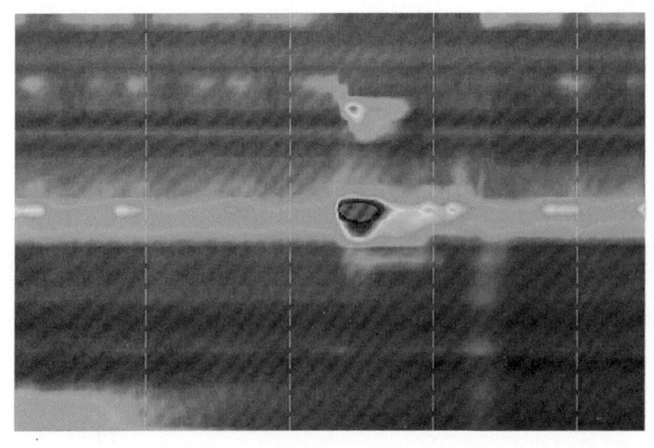

图 13-43　脑干梗死患者咽部无压力，舌根部压力下降，UES 不开放，并且在舌根部收缩时压力反而明显升高，提示松弛不协调

（五）可能的影响因素

1. 内在因素　以下内在因素可影响测压结果，在解释 HRM 结果时，首先应充分考虑到这些因素：①吞咽时 UES 会向口腔的方向移动 2~3cm；②UES 高压区呈狭长卵圆形，且其压力分布不对称；③在软腭上抬或喉上抬时均可能出现传感器上移；④所采用的电极导管的型号、直径、形状不同。

2. 外在因素　年龄、食团容积、黏稠度、头部体位、不同吞咽动作均可能对测压结果造成影响，但目前结论并不统一，现总结如表 13-12，供参考。

表 13-12　不同外在影响因素对 HRM 测压结果的影响

	咽部压力	UES 静息压	UES 松弛残余压	UES 松弛时间
年龄↑	↑	↑	-/↑	N
食团容积↑	-	N	↑	↑
食团黏稠度↑	↑	N	↓	↑
体位				
低头	↑	↓	↓	N
转头	转向侧↑	↓	↓	N

注：↑升高；↓降低；-无变化；N 不详。

四、高分辨率咽腔测压在婴幼儿人群中的应用

高分辨率咽腔测压作为一种创新性的技术，可客观地评价婴幼儿吞咽功能的压力变化，描述吞咽障碍的病理生理基础。可用以下几个指标来评估婴幼儿的吞咽功能：①咽部收缩力和舌根后缩力；②UES 静息压；③UES 松弛开始时间；④UES 松弛持续时间。

（温红梅　窦祖林）

第十四章 心理评定

第一节 概 述

由于脑和脊髓损伤引起的瘫痪常与伤病或意外事故有关,带有很大的突然性,严重地影响着患者的身心健康、学习、工作、经济收入和家庭生活,给患者带来巨大的精神创伤和精神压力。患者可能在不同阶段出现不同程度的心理障碍,导致感觉、知觉、记忆、思维、想象和性格等多个方面的功能问题。有些瘫痪患者的心理障碍影响甚至超过躯体的问题,这可能严重地影响躯体障碍的恢复。因此,在康复全过程中应及时予以心理评估,及时进行心理咨询和心理干预治疗。

一、瘫痪患者的心理分期

瘫痪患者的心理改变首先表现在对瘫痪致残的态度,常经历 6 个心理阶段,包括无知期、震惊期、否认期、抑郁期、承认期、适应期。

(一) 无知期

是指患者遭受疾病或创伤后,对自己的真实病情不了解,不关心具体治疗的细节,因而患者表现出来与瘫痪程度无关的异常情绪和行为。

此期的心理特点:患者在认知方面主要表现为对自己病情的真实情况完全不了解,认为自己可以痊愈,没有意识到残疾的严重后果。患者此期的精力主要集中在意外事件本身上,反复思考自己为什么会遭受如此的不幸,特别是在夜间经常想这些问题,心里很压抑、很委屈,影响睡眠。在情绪和行为方面,患者主要表现为焦虑、压抑、委屈和恐惧,并经常对家人发脾气。如有些患者一见到自己的家人和熟人就哭诉自己的不幸;而有些患者由于害怕回忆受伤时的可怕情境而不敢入睡,严重影响睡眠。另外,身体的疼痛和不适也会给患者带来一些异常的情绪和行为。无知期的出现主要与患者本人的经历、医学知识的了解程度,以及家人和医护人员对病情的保密程度有关,所以并不是每个人伤后心理方面都会经历此阶段。此期持续时间从伤后至 3 个月不等,但对于一些认知水平低的人如儿童和老龄人,无知期持续的时间可能会更长。

(二) 震惊期

是患者意识到自己伤病的严重程度后,表现为情感上的麻木或休克状态。这种心理状态主要是由于患者对伤病的严重性毫无准备,当突然面对巨大打击时表现为沉默或无明显反应。震惊期一般出现在无知期之后,但对于那些具有一定医学知识的患者来说,受伤后心理上即刻就可进入震惊期阶段。

此期的心理特点:患者常感到脑子里一片空白,思维反应迟钝,表情惊讶、发呆,行为上不知所措,沉默,对周围的人和事件无感觉、无反应。震惊阶段一般持续几秒到数天的时间。

(三) 否认期

是指患者在经过震惊期的打击之后,为避免出现更大的精神痛苦,很自然地采取心理防卫的方式,对给自己带来心理创伤和打击的事实一概加以否认,否认瘫痪的存在、瘫痪对身体的影响以及由此引起的各种实际问题,就像没发生一样。此时患者并不认为自己已经残疾了,不肯接受康复治疗,拒绝别人帮助,不肯按照康复的需要,实事求是地改变生活方式,或进行生活和工作上的调整,以适应残疾后的实际情况。

此期的心理特点:在认识方面,患者大多对自己的病情缺乏全面、客观的了解,不相信自己永远不能走路了,认为科学很发达,有办法能治好他的病,或者认为自己的情况跟别人不一样,坚信自己的病一定能好。在情绪方面,患者表现为紧张、焦虑和恐惧,患者常会出现失眠及头痛、胸闷和胃部不适等一些躯体化症状。在行为方面,患者到处打听病情,查找医学资料,注意收听有关广播和电视节目,不加分析地收集对自己有利的信息,并督促家人寻找专家咨询。为了逃避现实,有些患者不愿别人提及他的真实病情,不愿接触残疾人,拒绝看残疾人的书籍和节目。有些患者还出现攻击行为,他们不友好,不与人合作,而且还爱发脾气、摔东西和骂人等,特别是对待自己最亲近的人时,尤为突出。此阶段一般持续数周或数月的时间。

(四)抑郁期

随着治疗和康复的进行,患者逐渐意识到自己病情的严重性和后果,心理防线彻底瓦解,在心理方面出现消极的情绪反应阶段。随着时间的推移,病情未出现明显的进展,患者开始考虑将要面临的残疾及以后生活的问题,心理越来越紧张焦虑,压抑情绪加重,对自己的生活逐渐失去信心。当患者最终认识到自己所受的创伤会造成长期或终身残疾时,会表现出对前途悲观失望,对康复毫无信心,情绪沮丧,表情淡漠,对生活和周围环境缺乏自觉性和积极性,终日郁郁不乐,甚至出现自卑、自责、自罪等严重抑郁状态。

此期的心理特点:在认知方面主要表现为对自己的病情及生活悲观,认为自己一切都完了;认为自己活着不仅痛苦,而且给家人增加负担,有自杀的想法。情绪方面,患者情绪低落、不稳定,反复无常,心境压抑、忧伤,表情单一、痛苦,怨天尤人,经常哭泣,性情乖戾。而行为方面表现为对什么事件都不感兴趣,拒绝康复治疗,对待周围环境、医务人员和家人很不耐烦,易发脾气,不合作,很少说话,不与人交往,并可能出现自杀行为。此阶段可持续数月或更长时间。

(五)承认期

是指患者的情绪已趋于稳定,日常行为也开始恢复正常,心理方面基本默认和接受自己的残疾。经过别人的劝导和周围环境的积极影响,患者逐渐认识到生存的价值,发现痛苦是没有用的,因而负面情绪逐渐消失和减轻,心理上不得不面对残疾的现实,并开始考虑今后生活的一些具体问题。

此期的心理特点:患者在认识方面,对自己的病情比较了解,认识到病情在短时间内不可能恢复,因而恢复的可能寄望于以后新的医疗技术,心理上被动接受目前残疾。另外,患者心理仍很自卑,缺乏自信,对以后的生活比较担心;一些患者以自我为中心,不愿独立,认为自己残疾了,应该得到别人照顾,无限制地向别人提出各种要求,缺乏自强自立的信念,事事要求别人关心;许多患者有社交恐惧,他们不想见人,不想回归家庭和社会,不愿面对熟悉的环境。在情绪方面,患者焦虑和抑郁情绪比较轻,但恐惧情绪比较重,情绪的稳定性与抑郁期相比有明显改善。行为方面,患者主动行为增加,但有些患者对康复治疗仍比较被动,训练不积极,生活上依赖别人,很少出门,不愿出院。

(六)适应期

是指患者经过上述几个阶段后,在心理上不仅能接受残疾,而且能很好地适应残疾,并以一种积极的心态对待回归家庭和社会,建立起新的社会适应性行为。经过家人和医生的帮助,及患者的自我调整,患者逐渐发现自己的生存价值,认识到残疾并不可怕,心理上渐渐适应自己的残疾生活,愿继续工作和重新参与社会生活。

此期主要的心理特点:患者对自己的疾病和残疾状态有比较清楚的认识,能客观、合理地评价康复治疗效果,承认和接受目前的残疾。能意识到自己的生存价值,对残疾生活有信心,希望进一步发挥自己的潜能,并尽最大可能谋求自己在生活上和经济上独立,愿意带着伤残回归家庭和社会。情绪方面,患者的焦虑、恐惧和抑郁情绪基本消失,能经常见到愉快的表情,情绪总体很稳定。行为方面,患者能积极配合康复治疗,主动与人交往,积极与人合作,经常到公共场合,并参与社会活动。

二、脑损伤后的心理特点

脑损伤的患者除了存在疾病和损伤直接导致的机体功能障碍外，常常会出现认知、行为、情感等方面的神经心理问题。

1. 认知方面　脑损伤后，特别是颅脑损伤，在认知方面不同程度地存在许多问题，其常见的认知缺陷见表 14-1。

表 14-1　脑损伤后常见的认知缺陷

意识障碍　disorders of consciousness	注意集中困难　difficulty in sustaining attention
定向力障碍　disorientation	精神不集中　distractability
记忆缺陷　memory deficits	疲倦　fatigability
抽象能力降低　decreased abstraction	茫然　perplexity
学习能力减退　decreased learning abilities	计算障碍　dyscalculia
语言/交流障碍　language/communication deficits	运动速度减低　reduced motor speed
智力障碍　general intellectual deficits	眼手协调降低　reduced eye-hand coordination
处理/整理信息能力缺陷　deficits in processing/sequencing information	深度感知差　poor depth perception
非逻辑思维　illogical thoughts	空间定向障碍　spatial disorientation
判断能力差　poor judgment	平面-立体感知差　poor figure-ground perception
决断能力丧失　inability to make decision	听觉缺陷　auditory perceptual deficits
主动性差　poor initiative	疾病失认　anosognosia
言语、动作重复　verbal, motor perseveration	事物失认　autotopagnosia
虚构症　confabulation	触、听、视觉忽略　tactile, auditory, visual neglect
一般概念困难　difficulty in generalization	失用　apraxias

2. 行为方面　最常见的是缺乏主动性，表现为情绪低落、兴趣减退、睡眠障碍等抑郁状态，特别是在老年人群。脑损伤后常见的行为和人格改变见表 14-2。

表 14-2　脑损伤后常见的行为和人格改变

妄想　delusions	自我价值降低　reduced self-worth
幻觉　hallucinations	否认瘫痪及其后果　denial of disability and its consequences
激越　agitation	攻击行为　aggressive behavior
情感淡漠　apathy	幼稚行为　childlike behavior
冲动　impulsivity	怪异、错乱的思想和行为　bizarre, psychotic ideation and behavior
易激动　irritability	对外界无兴趣　loss of sensitivity and concern for others; selfish
攻击　aggressiveness	依赖，被动　dependency, passivity
焦虑　anxiety	犹豫　indecision
抑郁　depression	兴趣低落　indifference
情绪多变　emotional lability	邋遢　slovenliness
愚笨　silliness	性错乱　sexual disturbance
缺乏目的的行为　lack of goal-directed behavior	药物依赖，酗酒　drug, alcohol abuse
缺乏始动性　lack of initiation	

（闵　瑜）

第二节　心理评定的意义和方法

一、心理评定的意义

由于脑损伤引起的瘫痪常伴有认知缺陷、情绪异常、性格改变，而各种严重瘫痪和意外对患者的打击也常引起反应性的心理和精神上的急剧改变，因此，在康复过程中对瘫痪患者各种心理上的改变进行测量和评定，其意义主要有以下两方面：

1. 找出问题　明确患者的心理异常的范围、性质、程度及类型，以便估计实施康复的可能性和预后，并为制订心理康复的计划提供依据。

2. 提高康复效果　掌握康复过程中患者在心理和行为上的反应，以便及时调整康复治疗的方式方法，争取更好的康复效果。

二、心理评定的方法

心理障碍的检查是正确诊断心理障碍的依据，包括自评、采集病史和心理状态检查等多方面内容的收集。人的心理活动及心理障碍的临床表现与生物学、心理学、社会学因素密切相关，甚至互为因果，然而要进行正确的诊断，在目前尚缺乏生物学指标的情况下，主要通过与患者进行交谈，了解其内心活动并观察其外显行为予以诊断。心理检查的主要方法是与患者及知情人进行面谈检查。

（一）病史的采集

病史主要来源于患者和知情者，后者包括与患者共同生活的亲属，如配偶、父母、子女，与之共同学习和工作过的同学、同事、领导，与之关系密切的朋友、邻居等。然而，所提供的病史多是反映疾病中患者的外在表现，对其内心体验则知之不多，所以仍需要通过面谈检查，从患者处直接获取有关病史资料。实际上，心理障碍的病史内容应是二者所提供资料的结合。为书写病史方便，将知情者提供的资料作为病史书写，而将患者所谈内容记录在精神状态监测之中。

病史及检查内容：包括一般资料、主诉、现病史、个人史、既往史、家庭史和有关记录，对致残患者的医疗、工作及生活的记录进行收集、整理和分析，以便发现与瘫痪或心理有关联的资料，按发病时间先后描述疾病的起始及其发展的临床表现，其包括以下内容：

1. 发病条件及原因　询问患者发病的环境背景及致残因素，以了解患者在什么情况下发病，有何心理社会因素？应了解其内容与心理症状、躯体疾病的关系，是发病的原因还是诱因。

2. 疾病发展及演变过程　起病的缓急及早期症状的表现，可按照时间先后逐年、逐月甚至逐天地分段作纵向描述。内容包括发病前患者的心理状况，疾病的首发心理症状，心理症状的演变及其与生活事件、应激源、心理冲突、所用药物之间的关系；与既往社会功能比较，病后所发生的社会功能改变；病程特点，如为进行性、发作性、迁延性等。对病程长者，可重点对近一年或本次发病情况进行详细描述。

3. 病时的一般情况　如工作、学习、睡眠、饮食情况，生活自理能力，与周围环境接触的情况，对疾病的认识程度和瘫痪后角色的转变等，这些都对心理障碍的诊断有重要意义。患者有无消极厌世观念、自伤、伤人、冲动行为等，以便护理防范。

（二）心理检查

心理检查与病史收集对心理障碍的诊断具有同等重要的意义。心理症状是心理障碍患者异常的内心体验及外在行为表现，是心理障碍的具体表现，是诊断心理疾病的依据，也是观察疗效的客观指标。心理检查主要是通过与患者交谈和观察患者在面谈时的外部表现来判断患者的心理状态是否异常，存在哪些心理症状，为进一步作出心理障碍诊断及康复计划提供依据，心理检查的内容为：

1. 一般表现

（1）意识状态：意识是否清楚，有无意识障碍，意识障碍的程度及内容。

（2）定向力：包括自我定向如姓名、年龄、职业，及对时间、地点、人物、周围环境的定向力，有无双重定向。

（3）与周围的接触：对周围事物是否关心，主动接触还是被动接触，合作情况及程度。

（4）日常生活：包括仪表、仪态，如特殊的服饰、衣着不整、不洁，饮食，大小便能否自理，睡眠情况，女患者的月经情况，平时患者在病房与其他病友的交往情况。

2. 认识活动

（1）知觉障碍：包括错觉，错觉的种类、内容、出现的时间及频度，与其他精神症状的关系及影响；幻觉，幻觉的种类、内容、真性还是假性幻觉，出现的时间及频度，与其他精神症状的关系及影响；其他知觉障碍，种类、出现的时间及性质。

（2）思维活动障碍：包括思维联想障碍，语量、语速、结构的异常，如有无思维迟缓、思维中断、思维奔逸及思维贫乏等；思维内容障碍，如有无妄想，其种类、内容、性质、出现时间、原发或继发，发展动态，涉及范围是否固定，是否成系统，内容荒谬还是接近现实，与其他精神症状的关系。

（3）记忆力：记忆力减退，包括即刻记忆、近记忆力及远记忆力。有无记忆力增强，有无遗忘，是逆行性遗忘还是顺行性遗忘，有无错构、虚构等。如有明显的记忆力减退，应进一步检查智力。

（4）智能：可按患者的文化适当提问，包括一些常识、专业知识、计算力、理解力、分析综合能力等，如有智能减退，可进一步详细检查，如进行韦氏智力测验等。

（5）自知力：是指患者对其本身精神状态的认识能力，包括自知力缺如、部分自知力或自知力基本完整。

3. 情感活动 情感活动包括患者的外部表现和内心体验两个方面。外部表现可根据患者的面部表情、姿势、动作以及面色、呼吸、脉搏、出汗等自主神经反应来判定。主观体验可通过交谈，启发了解患者的内心体验。可据情感反应的强度、持续时间和性质，观察出病态的优势情感反应是什么，如情感高涨、情感低落、焦虑、恐惧、情感淡漠。情感的诱发是否正常，如易激惹、烦躁、抑郁、有无病理性激情等。情感是否易于起伏变动，有无情感脆落。有无与环境不适应的情感、情感倒错等。

意志行为：包括意志减退或增强，本能活动（食欲、性欲）减退或增强，有无兴奋、冲动以及怪异的动作行为。与其他精神活动配合程度如何。

4. 自我报告 通常采用一些有关心理和瘫痪的固定式报告清单，让患者自己填写。报告内容主要涉及心身问题，过去心理及致残后的发展情况，社会功能情况等。这种方式对大样本调查和门诊康复咨询时较为适用。

心理评定的方法较多，在康复医学中运用的有医学检查方法、心理测量学技术以及其他学科的特殊检测手段等。一般来说，多种方法联合使用，收集的资料更全面，评定结果更具科学性，在康复工作中更有价值。

三、心理评定的内容

心理评定的内容较为广泛，涉及智能、情感和性格等。而不同的心理学派在评定中所针对的内容和结构也有所不同。在瘫痪康复的评定过程中常用的心理测量主要有两方面的内容。

1. 认知测量 包括认知水平、学习能力、记忆力、注意力、识别力和对社会环境的适应力等测量项目，应用客观测验（objective tests）进行检查和测量。

2. 心理、情绪和性格测量 包括心理投射测验（projective tests）及特殊检查，检查有无意识障碍（如错觉、幻觉）、思维障碍（如妄想、强迫观念、恐怖症、疑病等）、情绪异常（抑郁、紧张、焦虑、惊恐、躁狂、敌意、孤独及隔离感）、行为异常和特殊性格等。

四、常用心理测验和评定量表

近几年来，随着国内心理测验和评定量表的运用增多，有关的研究发展迅速，特别是在常用量表的修订和标准化方面，为临床提供了有力的评定手段。现将国内康复医学领域较常用的心理测验和评定量表归纳如下，供使用时参考（表 14-3）。

表 14-3　常用心理测验和评定量表

类别	名称	测验内容	效度	信度	常模	应用
记忆	1. 韦氏记忆量表（WMS-RC）	长时记忆、短时记忆和瞬时记忆	较高	较高	有	广泛
	2. 临床记忆量表	指向记忆、联想学习、图像自由回忆、无意义图形再认和人像特点回忆	一般	一般	局部	较少
	3. Benton 视觉保持测验（BVRT）	视觉记忆	较高	一般	局部	较多
筛选	1. 简易精神状态检查表	注意、记忆、思维、言语等认知功能	较高	较高	局部	广泛
	2. 蒙特利尔认知评估量表	注意、记忆、思维、言语等认知功能	较高	较高	局部	较多
	3. 长谷川痴呆量表	注意、记忆、思维、言语等认知功能	一般	一般	局部	较多
	4. 克莱顿皇家行为量表	躯体活动和精神障碍 2 方面	一般	一般	局部	较多
	5. 老年认知功能量表	注意、记忆、思维、言语等认知功能	一般	一般	局部	较少
	6. 心智测验（MST）	基本认知功能	一般	一般	局部	较少
人格	1. 埃森克人格测验（EPQ）	内外倾性、情绪性和心理变态倾向 3 个基本因素	较高	较高	有	较多
	2. 十六项人格因素测验（16PF）	乐群性、聪慧性、稳定性、持强性、兴奋性、有恒性、敢为性、敏感性、怀疑性、幻想性、世故性、忧虑性、实验性、独立性、自律性、紧张性等 16 个独立因素	尚可	一般	局部	一般
	3. 明尼苏达州多相人格调查表（MMPI）	疑病、抑郁、癔病、精神病态、男性化-女性化、妄想狂、精神衰弱、精神分裂、轻躁狂、社会内向等 10 种人格特质	较高	较高	有	较多
情绪	1. 汉密尔顿焦虑量表（HAMA）	焦虑	较高	较高	有	广泛
	2. Zung 抑郁量表	抑郁	较高	较高	局部	较多
	3. 汉密尔顿抑郁量表（HAMD）	抑郁	较高	较高	局部	广泛
	4. 手臂稳定度测试仪	反映情绪紧张及程度	较高	较高	局部	较少
	5. 流行病学研究中心抑郁量表	抑郁	尚可	尚可	局部	一般
	6. 贝克抑郁问卷（BDI）	抑郁	一般	一般	局部	较少

（闵　瑜）

第三节　神经心理学测验

一、神经心理学测验的目的和意义

1. 协助诊断　由于神经心理学测验方法都是针对各种心理活动所包含的不同功能环节的工作状态

以及其总的特点来设计的，因此，神经心理学测验可为临床诊断和功能评定给出精确的症状学根据，成为脑与行为相互关系研究及确定脑损伤部位的定位诊断和功能评定方法。在临床中可以用来协助判断患者有没有大脑的器质性病变、病变的部位以及病变造成的认知障碍的性质和严重程度，但不能确定病变的性质。

2. 早期发现和疗效评定　神经心理学测验较为精确，能较敏感地测出脑损害患者心理功能的变化，此种变化甚至早于结构影像学，因此，可以用于早期发现患者异常以及用于疗效评估。

3. 制订康复策略的依据　心理康复主要是通过康复训练，促进功能再造，而获得功能恢复。这只有通过神经心理学评定，准确把握脑损害患者心理功能受损的性质和程度，才可能有的放矢地制订康复策略，采取适当的康复措施，提高疗效。

4. 预测预后　反复的神经心理检查有助于预测心理功能可能改善的程度和质量，或对退行性病变患者心理功能减退的程度和质量等进行预测。

5. 研究价值　在脑与行为关系的研究中神经心理学评定是必不可少的。

二、神经心理测评与普通心理测评的异同

神经心理测评与普通心理测评的不同表现在两个方面。

1. 目的不同　普通心理测评的对象是正常人或心理障碍者，主要检查患者的性格特质和能力，目的是区别正常人和心理障碍者或精神病患者；神经心理测评的对象是正常人或脑功能障碍患者，主要检查患者各项神经心理功能，目的是区别正常人和有脑器质性损伤的患者。

2. 方法不同　普通心理测评常用的方法是问卷和投射技术，神经心理测评常用的方法是操作性的或者工具性的测验。两者测评的相同之处是所采用的工具都要有良好的重测信度和效度，在临床中使用的原则基本相同。

三、常用神经心理学测验方法

目前较为常用的成套神经心理测验是由一些单项测验组成的，每一项测验负责测量某一主要功能，彼此可能有部分重叠。主要脑功能都可以测量，是成套测验的重要优点。成套神经心理测验现在流行的方法分为两类，一类是固定成套使用，另一类是灵活成套使用。神经心理评定要采用多种技术，包括心理学、病理学、精神病学和神经病学的一些相关技术，即所谓“联用”技术。联用是与神经心理学测验联合使用，与神经心理测验的作用并无主次之分。

对医疗康复过程中何时选用神经心理测验，有以下几点供参考：①通过筛选仍不能满足临床康复功能的诊断要求或评定；②通过筛选，但患者仍表现有某些不同程度的认知缺陷并影响其某些功能；③部分筛选后低分者，作进一步的分析评定，供制订康复治疗方案时参考；④科研观察；⑤功能鉴定。一般来说，成套的神经心理测验在康复医学中不作常规检查，由医生根据具体情况与专职神经心理测评人员讨论后选用，这类测验要求经培训合格的神经心理测验人员进行测验。

四、神经心理学评定中常用测验量表简介

（一）智力测验

1. 韦氏智力量表　由 Wechsler 于 1939 年编制出版，属于一般能力测验，现已成为世界通用的智力量表。其主要特点一是不采用年龄量表分类而采用项目分类标准，二是用标准分数和离差智商评定智力。该表被公认是一个结构良好的标准化智力测验量表，有幼儿、儿童和成人不同人群组的量表。湖南医科大学于 1981 年修订的中国版韦氏成人智力量表（WAIS-RC）由 11 项分测验组成，其中 6 项为口头言语测验，5 项为操作测验。言语测验和操作测验所得智商之差，以及各项分测验得分之差可以用来衡量患者各方面能力的强弱。进一步作细致分析比较还可用来帮助大脑损伤的定位诊断。韦氏成人智力量表的基本结构见表 14-4。

表 14-4 韦氏成人智力量表(WAIS-RC)各分测验及内容

项目		测验内容
言语测验	1. 常识	知识的广度、一般学习能力、对学习材料的记忆和对日常事物的认识能力
	2. 理解	判断能力、运用实际知识解决问题的能力和普通常识
	3. 算术	数学推理能力、计算和解决问题的能力以及注意力
	4. 类同	逻辑思维、抽象和概括能力
	5. 数字广度	注意力、短时记忆能力
	6. 词汇	言语的理解能力、知识范围和文化背景
操作测验	7. 数字符号	一般学习力、知觉辨别速度与灵活性、机动程度
	8. 填图	视觉记忆和视觉辨认能力、区分重要特征与不重要细节的能力
	9. 积木图案	分析综合能力、知觉组织及视动协调能力
	10. 图片排列	逻辑联想、知觉组织能力和理解总的情景的能力
	11. 拼图	概括思维能力、知觉组织能力、辨别部分与整体关系的能力

2. 简易精神状态检查表 见第十一章表 11-1。

近 30 年来，国外发展了一系列标准化的认知障碍检查方法，其中 Folstein(1975)等的简易精神状态检查表(MMSE)应用得较多，范围较广，不仅可用于临床认知障碍的检查，还可用于社区人群中痴呆的筛选。该方法与 WAIS 测验结果比较，一致性较理想。各国在引进时，对其在不同文化背景下的效度和信度，以及影响评定结果的因素也进行过较为系统的研究，认为 MMSE 作为认知障碍的初步检查方法，具有简单、易行、效度较理想等优点。以临床诊断为标准，选定 MMSE 评定痴呆的界线值为 17 分，其敏感性为 100，特异性为 0.89。

(二) 记忆测验

1. 韦氏记忆量表 简称 WMS，是一个供临床应用的较为简单的记忆测验量表。包含 7 个分测验：①常识，包括问，即问年龄、出生日期等。②定向力，包括时空走向，问现在日期和测验地点等。③精神控制能力，从 20 倒数到 1，从 3 起累加等。④逻辑记忆，讲述两个简短的故事，要求受试讲出主要情节。⑤数字广度，分顺背倒背两种。⑥视觉记忆，看图案后凭记忆默画出来。⑦联想学习，配对词的学习和记忆。中国版韦氏记忆量表(WMS-RC)由湖南医科大学修订，在原表的基础上增加了三个分测验。⑧记图，记忆实物图片后立即回忆。⑨再认，识记实物图形后立即再认。⑩触摸，采用 HRB 中的方法，手摸形板后立即回忆其形状和位置。共 10 项分测验。它给临床提供了一个很有用的客观检查方法，有助于鉴别器质性和功能性记忆障碍(表 14-5)。

表 14-5 韦氏记忆量表测试项目、内容和评分方法

测试项目	内容	评分方法
A 经历	5 个与个人经历有关的问题	每回答正确一题记一分
B 定向	5 个有关时间和空间定向的问题	每回答正确一题记一分
C 数字顺序关系	(1) 顺数 1~100	限时记错、记漏或退数次数，扣分分别按记分公式算出原始分
	(2) 倒数 100~1	限时记错、记漏或退数次数，扣分分别按记分公式算出原始分
	(3) 累加从 1 起每次加 3~49 为止	限时记错、记漏或退数次数，扣分分别按记分公式算出原始分

续表

测试项目	内容	评分方法
D　再认	每套识记卡片有 8 项内容,呈现给受试者 30 秒后,让受试者再认	根据受试者再认内容与呈现的相关性分别记 2、1、0 或-1 分,最高分 16 分
E　图片回忆	每套图片中有 20 项内容,呈现 1 分 30 秒后,要求受试者说出呈现内容	正确回忆记 1 分、错误扣 1 分,最高得分 20 分
F　视觉再生	每套图片中有 3 张,每张上有 1~2 个图形,呈现 10 秒后让受试者画出来	按所画图形的准确度记分,最高分为 14 分
G　联想学习	每套卡片上有 10 对词,分别读给受试者听,同时呈现 2 秒。10 对词完毕后,停 5 秒,再读每对词的前一词,要受试者说出后一词	5 秒内正确回答 1 词记 1 分,3 遍测验的容易联想分相加后除以 2,与困难联想分之和即为测验总分,最高分为 21 分
H　触觉记忆	使用一副槽板,上有 9 个图形,让受试者蒙眼用利手、非利手和双手分别将 3 个大木块放入相应的槽中。再睁眼,将各木块的图形及位置默画出来	记时并计算正确回忆和位置的数目,根据公式推算出测验原始分
I　逻辑记忆	3 个故事包含 14、20 和 30 个内容。将故事讲给受试者听,同时让其看着卡片上的故事,念完后要求复述	回忆第一内容记 0.5 分。最高分位 25 分和 17 分
J　背诵数目	要求顺背 3~9 位数,倒背 2~8 位数	以能背诵的最高位数为准,最高分分别为 9 和 8,共计 17 分

2. 临床记忆量表　是由中国科学院心理研究所许淑莲教授主持编制的一套记忆量表。这个量表包括 5 项分测验:指向记忆、联想学习、图像自由回忆、无意义图形再认和人像特点联系回忆。前 2 项为听觉记忆,指导语和刺激词均录制在磁带上,由录音机播放。中间 2 项为视觉记忆,由主试者按规定时间呈现图片刺激。最后 1 项为听觉和视觉结合的记忆,主试者在呈现图片刺激的同时,说出图片的特征。各项分测验操作方法介绍如下:

(1) 指向记忆:有两组内容,每组有 24 个词,其中有一组 12 个词是属于同一类别的词,如均是水果,要求被试者记住;另一组是不要求记住的混入词,是与要求识记的词较接近的词类,如食品类名词。两类词混杂一起,随机排列。录音机播放后,要求被试者立即回忆,说出要求他记住的词。以两组指向记忆刺激词的正确回忆数之和来记分。最高分为 24 分。

(2) 联想学习:共 2 对词,每个词由 2 个字组成。6 对为有意义关联的词,如太阳-月亮;6 对为无意义关联的词,如勇敢-电灯,随机排列。录音机播放后,立即检查被试者能否根据前 1 个词联想起后 1 个词。共学习 3 次。容易的词每答对 1 个记 0.5 分,6 对共 3 分;困难的词每答对 1 个记 1 分,6 对共 6 分,两者之和为 9 分。三遍的满分是 27 分。

(3) 图像自由回忆:包括两组图片,每组有 15 张黑白勾画图片,内容都是常见的、熟悉的和易于辨认的东西。图片随机排列。15 张图片呈现完毕后,要求被试者立即回忆,说出图片内容。第一组图片回忆结束后,再呈现第二组图片。以两组图片的正确回忆之和记分,满分为 30 分,并记录添加性错误数。

(4) 无意义图形再认:其中包括 20 个目标刺激和 20 个混入刺激的无意义图形。先依次随机呈现 20 个目标刺激,要求被试者识记。接着依次随机呈现 40 个包括有目标刺激和混入刺激的无意义图形,要求被试者分辨出目标刺激和混入刺激。评分方法为将正确再认的目标刺激数减去错认的混入刺激数再乘以 2。最高分为 40 分。

(5) 人像特点联系回忆:共有 6 张勾画的人面像,随机排列,分别呈现给被试者。在呈现的同时向被试者介绍两遍这个人面像的姓氏、职业和爱好。全部呈现完了，重新打乱程序，再呈现给被试者，要求被试者根据人面像的模样回忆其姓氏、职业和爱好。每个姓氏记 2 分，每项职业和爱好各记 1 分，然后以 3 项之总和记分。最高分为 24 分。

最后将 5 项分测验所得原始分，根据等值量表分换算表换算成量表分，其总和为总量表分，然后按不同年龄组总量表分的等值记忆商换算表求得记忆商（MQ）。记忆商分为 7 个等级：69 以下为很差，70～79 为差，80～89 为中下，90～109 中等，110～119 中上，120～129 优秀，130 以上为很优秀。以此衡量被试者的记忆水平。

3. 视觉保持测验 Benton 视觉保持测验（BVRT）是流行较广的心理测验，是为评测视知觉、视觉记忆和视觉结构能力而设计的，已成为重要的临床检查和研究工具。共有 3 种替换式测验（型式 C、D 和 E），每种型式包括绘有无意义图形的卡片 10 张。它的运用联系到一些复杂的认知技巧，对一些区域的器质性损害较敏感，如视运动结构、视空间知觉，瞬时记忆和视觉概念化，也可测量词语概念化。

（三）综合性神经心理学成套测验

Halstead-Reitan 成套神经心理测验，简称 HRB。由于其包含从简单的感觉运动测验，到复杂的抽象思维测验，较为全面地测评了各方面的心理能力，因此，对大脑损伤的定侧定位诊断敏感可靠。该测验也已经标准化，记分客观，能定量分级，有正常值作对照，目前已成为较广泛接收和使用的神经心理学测验量表。国内心理工作者根据我国的文化和社会实际情况作了修订，并建立了常模。HRB 的主要测验内容见表 14-6。

表 14-6 HRB(A)-RC 各分测验

分测试名称	方法	目的
1. 优势侧	测定利手、利足、利眼	鉴别大脑优势半球
2. 失语甄别	测验命名、临摹、书写心算、复述等	甄别有无失语及失语性质
3. 握力	用握力计测左、右手	测量两上肢的运动力
4. 连线	纸上多个小圆圈，标有数字或字母顺序，要求按数字顺序或字母顺序交替画连线	观察数字记忆，视觉空间功能，数序与字序两系统的交替传递能力
5. 触觉操作	蒙眼，用利手、非利手和双手将各形状木块放入相应槽板中；睁眼，给出木块形状及位置	检查触觉运动知觉、空间知觉、触觉形状记忆和位置记忆
6. 节律	30 对节律音响逐对出现要求分辨每对中的两次音响的节律是否相同	测验区别节律的能力
7. 手指敲击	先利手后非利手示指尽快敲击一个键	检查两手的精细运动能力
8. 语言知觉	用四声发音，要求从字卡上数个发音相似的词中选出	观察语言辨认能力听，视觉联系能力及注意集中
9. 范畴	根据分类、例外等规律对看到的图形按数字键，对正误判断有不同声音作反馈	测验思维的抽象和概括过程
10. 感知觉	检查触觉、听觉、视觉、手指失认、指尖识数及触辨认	检查有关感知觉缺失

1. 评分方法

（1）划界分：所谓划界分是划分正常与异常的临界分。划界分与年龄性别有关。

（2）损伤指数：损伤指数的计算公式如下：

损伤指数（damage quotient，DQ）= 划入异常的测验数/测验总数

DQ 用以判断有无脑损害及其严重程度，见表 14-7。还应参考智力、记忆、感知、失语等检查结果。

表 14-7　DQ 与脑损害程度(DQ 的划界分)

变量异常数	DQ 范围	脑损害程度(DQ 的划界分)
1	0~0.14	正常
2	0.15~0.29	边界
3	0.30~0.43	轻度脑损害
4	0.44~0.57	中度脑损害
5	0.58	重度脑损害

2. 定性与定位评定　定性，是指确定有无脑器质性损害。有脑器质性损害的参数指征是：①DQ 在划界分以上。②感知检查有多次阳性发现；失语症检查有发现；WAIS 及 WMS 显示低，MQ 也低，与以往的学习工作成绩不相符。定位，是指确定脑损害在何侧或是弥散性的参数指征见表 14-8。

表 14-8　脑损害定位的参数指征

	左半球	弥散性	右半球
DQ	在划界分以上	在划界分以上	在划界分以上
IQ	VIQ<PIQ	明显降低	PIQ<VIQ(10 或 15 以上)
记忆	语言记忆特别减退	普遍减退	TPT 记位，WMS 记位特别减退
思维	心算、相似性成绩特别低下	范畴领悟相似性成绩低下	木块图案、图片排列成绩特别低下
运动	敲击触摸时间成绩差，握力右手明显低于左手	连线 B 成绩差	定型运动能力低下，握力左手明显低于右手
感知觉	右手、右侧有阳性发现		左手、左侧有阳性发现，节律性、感知觉能力低下，音乐节律成绩低下
失语检查	有语言困难，语言知觉成绩低下		有结构性失用

（四）认知功能测量

在瘫痪康复中常会遇到一些认知问题，应根据患者的认知缺陷设计一些实用的认知测验量表，既对患者的认知功能作等级量化的分析，又能直接为治疗提供依据和指导。

1. 蒙特利尔认知评分量表(Montreal cognitive assessment，MoCA)　具体见第十一章第二节。

2. 简易认知功能测验　具体见第十一章第二节。

3. 克莱顿皇家行为量表(Crichton royal behavioural rating scale，CRBRS)　该表由克莱顿皇家医院设计，1976 年由英国曼彻斯特大学精神科和社会科 David Wilkin 等人修订。本表包括 10 项，1~5 项为反映躯体活动，包括活动能力、穿衣、洗澡、进食及大小便控制；6~10 项反映精神障碍程度，包括记忆、定向力、交谈、合作及不安。除进食及记忆为 0~3 级记分外，其余均为 0~1 级记分，总分共计 0~38 分。

经北京医科大学精神卫生研究所的试验研究，结果提示总分平均为 10 分或大于 10 分者精神障碍或躯体疾病的可能性比较大。分量表中以 5 分或 5 分以上者精神障碍或躯体疾病的可能性较大。在反映精神障碍活动分表中，以大于或等于 2 分为可疑病例的界限值(表 14-9)。

（五）情感和人格测量

1. Zung 抑郁量表　William W. K Zung 于 1965 年编制自评抑郁量表(self-rating depression scale，SDS)，该表为自评量表(表 14-10)，用于衡量抑郁状态的轻重程度及其在治疗中的变化。1972 年 Zung 增编了相应的检查者用表(表 14-11)，改自评为他评，称为抑郁状态问卷(depression status inventory，DSI)。评定时间跨度为最近 1 周。

表 14-9 克莱顿皇家行为量表(CRBRS)

总分：

躯体照顾项目：分表总分	精神障碍项目：分表总分
一、活动能力	一、记忆
0=行动自如	0=完好
1=通常可单独活动	1=偶有遗忘
2=步行需要照顾	2=短程记忆丧失
3=步行需人扶持	3=记忆短暂或不能记忆
4=卧床不起或固定于坐椅内	二、定向力
二、穿衣	0=完好
0=穿衣正常	1=在住所或单位内能定向
1=穿着动作缓慢	1=错认人
2=需稍加帮助，才可穿着适当	3=找不到路
3=需要经常帮助	4=完全丧失
4=不能自己穿着	三、交谈
三、洗澡	0=总是清晰的
0=正常照顾	1=能进行简单的交谈
1=需要照顾	2=能理解简单的问题，但不能提出需要
2=洗澡时和洗后需帮助	3=保存了一些表达能力
3=只能洗手和洗脸	4=不能接触
4=不能洗	四、合作
四、进食	0=主动配合
0=正常照顾	1=被动配合
1=需稍加帮助	2=需要说服
2=需要很多帮助	3=拒绝帮助
3=需喂食	4=抗拒或退缩
五、大小便控制	五、不安
0=完全能控制	0=没有
1=偶有失禁	1=间或有
2=定期如厕才能控制	
3=小便失禁	
4=二便失禁	

表 14-10 自评抑郁量表(SDS)

	从无或偶尔	有时	经常	持续
1. 我感到情绪沮丧，郁闷	1	2	3	4
*2. 我感到早晨心情最好	4	3	2	1
3. 我要哭或想哭	1	2	3	4
4. 我夜间睡眠不好	1	2	3	4
*5. 我吃饭像平时一样多	4	3	2	1
*6. 我的性功能正常	4	3	2	1
7. 我感到体重减轻	1	2	3	4
8. 我为便秘烦恼	1	2	3	4
9. 我的心跳比平时快	1	2	3	4

续表

	从无或偶尔	有时	经常	持续
10. 我无故感到疲劳	1	2	3	4
*11. 我的头脑像往常一样清楚	4	3	2	1
*12. 我做事情像平时一样不感到困难	4	3	2	1
13. 我坐卧不安，难以保持平静	1	2	3	4
*14. 我对未来感到有希望	1	2	3	4
15. 我比平时更容易激怒	1	2	3	4
*16. 我觉得决定什么事情很容易	4	3	2	1
*17. 我感到自己是有用和不可缺少的人	4	3	2	1
*18. 我的生活很有意义	4	3	2	1
19. 假若我死了别人会过得更好	1	2	3	4
*20. 我仍旧喜爱自己平时喜爱的东西	4	3	2	1

注：* 为反序计分。

表 14-11　抑郁状态问卷(DSI)

	偶无	有时	经常	持续
1. 你感到情绪沮丧，郁闷吗?	1	2	3	4
2. 你要哭或想哭吗?	1	2	3	4
*3. 你感到早晨心情好吗?	4	3	2	1
4. 你夜间睡眠不好吗？经常早醒吗?	1	2	3	4
*5. 你吃饭像平时一样多吗？食欲如何?	4	3	2	1
6. 你感到体重减轻了吗?	1	2	3	4
*7. 你的性功能正常吗？乐意注意具有吸引力的异性，并喜欢和他/她在一起、说话吗?	4	3	2	1
8. 你为便秘烦恼吗?	1	2	3	4
9. 你的心跳比平时快吗?	1	2	3	4
10. 你无故感到疲劳吗?	1	2	3	4
11. 你坐卧不安，难以保持平静吗?	1	2	3	4
12. 你做事情比平时慢吗?	1	2	3	4
*13 你的头脑像往常一样清楚吗?	4	3	2	1
14. 你感到生活很空虚吗?	4	3	2	1
*15. 你对未来感到有希望吗?	1	2	3	4
*16. 你觉得决定什么事很容易吗?	4	3	2	1
17. 你比平时更容易激怒吗?	1	2	3	4
*18. 你仍旧喜爱平时自己喜爱的事情吗?	4	3	2	1
*19. 你感到自己是有用和不可缺少的人吗?	4	3	2	1
20. 你曾经想过自杀吗?	1	2	3	4

注：* 为反序计分。

（1）评定内容：SDS 和 DSI 分别由 20 个陈述句和相应问题条目组成。每一条目相当于一个有关症状，按 1 陈述级评分。20 个条目反映抑郁状态四组特异性症状：①精神性情感症状；②身体性障碍；③精神运动性障碍；④抑郁的心理障碍。

（2）评分方法：每一个条目均按 1,2,3,4 四级评分。请受试者仔细阅读每一条陈述句，或检查者逐一提问，根据最适合受试者情况的时间频度圈出 1（从无或偶尔），或 2（有时），或 3（经常），或 4（总是如此）。20 个条目中有 10 项（第 2、5、6、11、12、14、16、17、18 和 20）是用正性词陈述的，为反序计分（标注 *），其余 10 项是用负性词陈述的，按上述 1 是用顺序评分。SDS 和 DSI 评定的抑郁严重度指数按下列公式计算：抑郁严重度指数=各条目累计分/80（最高总分）。指数范围为 0.25～1.0，指数越高，抑郁程度越重。或者将 20 道问题各题的分数相加为粗分，然后粗分×1.25=标准分。通常抑郁症的标准分>60。

（3）测试结果：Zung 氏等曾进行了 SDS 信度和效度检验，其内部一致性满意，奇偶数条目劈半相关性为 0.73（1973 年）和 0.92（1986 年）。北京医科大学精神卫生研究所曾对 50 例住院抑郁症患者于治疗前、中、后同时进行 SDS 和 HRSD 评定共 300 次（50 例×6），其评分之间的相关系数为 0.84。SDS 评分指数与抑郁严重度之间的关系与 Zung 氏报道相符。

2. 汉密尔顿焦虑量表（Hamilton anxiety scale，HAMA）　包括 14 个项目，由 Hamilton 于 1959 年编制，是应用较为广泛的由医生评定的量表之一（表 14-12）。

（1）适应范围：主要用于评定神经症及其他患者焦虑症状的严重程度。

（2）信度、效度检验：①信度。评定者经过系统训练后，可取得较好的一致性。国内检验总分评定的信度系数 r 为 0.93；各单项症状评分的信度系数为 0.83～1.00；p 值均少于 0.01。②效度。HAMA 总分能很好地反映焦虑状态的严重程度。上海市精神卫生中心曾对 36 例焦虑性神经症的病情严重程度与 HAMA 总分间的相关检验效度进行评测，其效度系数为 0.36，$p<0.05$。

（3）使用方法：由经过培训的两名评测者联合检查，用交谈与观察的方式，检查后，各自独立评分。若需比较治疗前后症状和病情的变化，在治疗前，评定当时或入选前 1 周的情况，并在治疗后 2～6 周，再次评定，进行比较。

（4）评定标准：HAMA 的评分为 5 级（0～4 分），0 分无症状，1 分症状轻，2 分症状中等，3 分症状重，4 分症状极重。

表 14-12　汉密尔顿焦虑量表（HAMA）

圈出最适合患者情况的分数					
焦虑心境	0	1	2	3	4
紧张	0	1	2	3	4
害怕	0	1	2	3	4
失眠	0	1	2	3	4
认知功能	0	1	2	3	4
抑郁心境	0	1	2	3	4
躯体性焦虑：肌肉系统	0	1	2	3	4
躯体性焦虑：感觉系统	0	1	2	3	4
心血管系统症状	0	1	2	3	4
呼吸系统症状	0	1	2	3	4
胃肠道症状	0	1	2	3	4
生殖泌尿系统症状	0	1	2	3	4
植物神经症状	0	1	2	3	4
会谈时行为表现	0	1	2	3	4

注意：0 无症状；1 轻微；2 中等；3 较重；4 严重。

（5）注意事项：本量表除最后一项需结合观察外，所有项目都根据患者的口头叙述进行评分；同时特别强调受检者的主观体验。因为患者仅仅在有病的主观感觉时方来就诊，并接受治疗；故以此可作为病情进展与否的标准。虽然 HAMA 无工作用评分标准，但一般认为："1"症状轻微；"2"有肯定的症状，但不影响生活与活动；"3"症状重，需加处理，或已影响生活和活动；"4"症状极重，严重影响其生活。另外，评定员需由经训练的医师担任，做一次评定，需 10～15 分钟。

（6）结果解释：总分超过 29 分，可能为严重焦虑；超过 21 分，肯定有明显焦虑；超过 14 分，肯定有焦虑；超过 7 分，可能有焦虑；如小于 7 分，没有焦虑症状。一般划分界，HAMA14 项版本分界值为 14 分。

总分能较好地反映病情的严重程度，全国精神科量表协作组曾对 230 例不同亚型的神经症患者的 HAMA 总分进行比较，发现神经衰弱总分为 21.00，焦虑症为 29.25，抑郁性神经症为 23.87。由此可见，焦虑症状是焦虑症患者的突出表现，该组患者为一组病情程度偏重的焦虑症。

（7）因子分析：①躯体性焦虑（somatic anxiety）由肌肉系统、感觉系统、心血管系统症状、呼吸系统症状、胃肠道症状、生殖泌尿系症状和植物神经系症状等7项组成。②精神性焦虑（psychic anxiety）由焦虑心境、紧张、害怕、失眠、认知功能、抑郁心境以及会谈时的行为表现等7项组成。通过因子分析可进一步了解患者的焦虑特点。计算方法为：

因子分=组成该因子各项目的总分/该因子结构的项目数

3. 手臂动作稳定度 简称手臂稳定度，是人体状况，如生理和心理稳定的常用参数，既是反映上肢灵敏程度的标志，又与人的注意、情绪、休息、高级和低级神经活动状态密切相关，可作为心理咨询和治疗的心理检测指标，反映人的基础焦虑水平和目前的紧张情绪反应，也可以正确判断瘫痪患者的主诉、情绪以及进行心理训练的参考指标。

标准化测量目前国内可使用JNH手臂动作稳定度仪（上海交通大学康复工程研究所制）进行，操作简单可靠。

（1）受试者手持测试棒（握笔状，左手或右手视要求而定），手臂必须悬空不得搁置，端坐JNH仪前，双目注视测验孔，自左至右将测验棒依次顺序插入测验孔内（如不依次顺序插入，电脑自动控制测试无效）。

（2）测试孔测试通过（测试棒针插入触及孔底及抽出的动作过程均不触碰孔边），绿色指示灯亮，显示数值即为对应的手臂动作稳定度值。手臂动作稳定度根据设计最大值为1.0，即能通过最小孔者，其余为0.9、0.8、0.7、0.6、0.5、0.4、0.3、0.2、0.1。

（3）测试孔测试未通过（有触碰），红色指示灯亮并伴有蜂鸣器响声，显示数字为前一已通过的测验孔的对应手臂动作稳定度值。一般受试者可反复测试3次后由检查者评定其手臂稳定度值。

（闵 瑜）

第十五章　日常生活活动能力与生存质量评定

第一节　日常生活活动能力评定

一、概述

（一）概念和分类

1. 概念　日常生活活动(activities of daily living,ADL)是指人们为独立生活而每天必须反复进行的，最基本的，具有共性的身体动作群，即进行衣、食、住、行、个人卫生等基本动作和技巧。

2. 分类　ADL能力是反映人们生活质量的重要指标，分为两类：①基础性日常生活活动(basic activities of daily living,BADL)，包括自理和功能性移动两类活动，自理活动包括进食、梳妆、洗漱、洗澡、如厕、穿衣等，功能性移动包括翻身、从床上坐起、转移、行走、驱动轮椅、上下楼梯等。②工具性日常生活活动(instrumental activities of daily living,IADL)，包括做饭、家务、打电话、管理钱财、使用交通工具、自己管理药物和买东西等。IADL是在BADL基础上实现的活动，是维持残疾人自我照顾、健康并获得社会支持的基础。

（二）评定目的和意义

1. 评定目的　对健康人来说，日常生活活动是人们生活中最基本的行为，不需要作任何努力即可完成，但对于病、伤、残者却极为困难。要了解他们日常生活活动中存在的问题及原因，必须进行ADL评定。这也是确定康复目标，制订康复计划，评定康复疗效的重要依据。

2. 评定意义　ADL的评定对确定患者能否独立及独立的程度、判定预后、制订和修订治疗计划，评定治疗效果，安排返家或就业具有十分重要的意义。

（三）评定方法

主要采用量表法来评定，ADL的概念最早由Dearier在1945年提出，其后相继出现了许多定量的评定方法，多达200种。一个全面、具体、简明、量化、敏感的评估表，不仅可以发现患者在ADL方面存在的问题和功能改善的程度，判断其生活质量的高低，而且有助于医学科研和交流。各种评定方法各自有其实用的一面及不足之处，好的量表其评定内容应尽可能包括日常生活活动能力的各个方面，用以对患者进行全面的评估。

可采取直接观察法或间接评定法。直接观察法即在患者实际生活环境中或功能评定室由检查者直接观察各项活动的完成情况，能够比较客观地反映患者的实际功能情况，但对体弱者常需分次检查，需要较多时间，而且有些动作，如穿脱内衣、大小便、洗澡等，不便于直接观察。间接评定法即通过询问患者或家属来了解情况，故其准确性不如直接观察法，但实施较简单。因此，具体评定时需要结合实际情况加以选择。

（四）评定内容

BADL反映较粗大的运动功能，IADL反映较精细的功能，临床上常将二者结合进行评定，具体内容包括以下几个方面：

1. 个人卫生自理能力　①更衣，如自己穿脱不同式样的上衣、裤子、袜子和鞋；②个人卫生，如洗脸、刷牙、修饰、洗澡、大小便及便后卫生；③进食，如准备食物和使用餐具等。

2. 体位转移能力　①床上及活动能力；②坐起及坐位平衡能力；③站立及站位平衡能力。

3. 行走及乘坐交通工具能力　①室内行走；②室外行走；③上下楼梯；④上下汽车；⑤使用轮椅。

4. 交流能力　①阅读书报；②书写；③使用辅交流用具，如交流板、图片、打字机、电脑等；④与他人交流；⑤理解能力。

5. 社会认知能力　①社会交往；②解决问题；③记忆能力。

二、常用评定量表

常用的 BADL 评估工具：Barthel 指数评定量表、改良 Barthel 指数评定量表、Katz 日常生活功能指数评定量表。常用的 IADL 评估工具：Frenchay 活动指数（Frenchay activities index，FAI）、快速残疾评定量表（rapid disability rating scale，RDRS）、功能活动问卷（functional activities questionnaire，FAQ）等。

（一）Barthel 指数

Barthel 指数是 1965 年由 Dorothea Barthel 和 Florence Mshoney 首次发表，该量表简单，是临床上应用最广泛、研究最多的一种 ADL 评定方法。Granger 等报道其重测信度达 0. 89，评定员间信度大于 0. 95。该表不仅能够用来评定患者治疗前后的功能状态，也可以预测治疗效果、住院时间和预后。Wade 等发现，83 例 CVA 患者 6 个月以后的功能状态与 Barthel 指数得分成正相关；Hertanu 等研究 41 例脑卒中患者 31 个月，发现 Barthel 指数能够最可靠地预测患者最终的康复结果，认为 Barthel 指数比根据 CT 图像显示的 CVA 损伤程度，更能可靠地预测康复结果；也有研究发现，Barthel 指数不仅与脊髓损伤患者的独立生活结果明显相关，也与 CVA 患者出院类型和留院时间明显相关。

Barthel 指数包括进食、洗澡、穿衣、大便控制、小便控制、用厕、床椅转移、平地行走、上下楼梯等 10 项内容。根据是否需要帮助及帮助的程度将其分为 15、10、5、0 共 4 个等级，满分为 100 分。得分>60 分表示有轻度功能障碍，能独立完成部分日常活动，需要一定帮助；41～60 分表示有中度功能障碍，需要极大的帮助才能完成日常生活活动；≤40 分表示有重度功能障碍，大部分日常生活活动不能完成或需人照料。见表 15-1。

（二）改良 Barthel 指数

虽然 Barthel 指数广泛应用，但是其设定的评定等级比较少，大部分分为完全独立、需要帮助、完全依赖 3 个等级，分类粗糙，且相邻等级之间的分值差距太大，不能很好地反映等级之间的变化和需要帮助的程度，特别是治疗的作用，故其灵敏度有限。1989 年，加拿大学者 Shah 和 Vanchay 等对原有的 Barthel 指数的等级进行加权，扩展为 5 个等级（1～5 级），提高了灵敏度。改良版评定的内容不变，而是将每一项细分为 5 级，且每一项每一级的分数有所不同，总分 100 分。独立能力与得分成正相关。其简体中文版也具有良好的信度、效度和较高敏感度，而且使用方便，评分量表及标准见相关专业书籍。

（三）Katz 指数评定

Katz 指数评定（又称 ADL 指数），1970 年，Katz 等人认为患者按一定的顺序发生功能障碍，较复杂功能先受影响，故根据功能复杂程度将 ADL 分为 6 项：洗澡、穿衣、如厕、床椅转移、大小便控制和进食，并将功能状况分为 A、B、C、D、E、F、G 7 个等级，A 级为完全自理，G 级为完全依赖，见表 15-2。

（四）Frenchay 活动指数

Frenchay 活动指数是专供评定脑卒中受试者社会活动能力的量表，测试内容包括家务劳动、工作/休闲、户外活动 3 大方面，细分为 15 个项目，评估受试者最近 3 个月或 6 个月中实际完成该活动的频率，分值越高代表活动功能越好。该量表不仅能用于评定受试者的自理能力，还能评定日常生活工具使用的能力和社区参与能力，见表 15-3。

表 15-1 Barthel 指数评分表

ADL 项目	自理	较小帮助	较大帮助	完全依赖
进食	10	5	0	
洗澡	5	0		
修饰(洗脸、梳头、刷牙、刮脸或化妆)	5	0		
穿衣(包括系鞋带)	10	5	0	
控制大便	10	5	0	
控制小便	10	5	0	
用厕所	10	5	0	
床椅转移	15	10	5	0
平地走 45CM	15	10	5(用轮椅)	0
上下楼梯	10	5	0	

附:Barthel 指数评分标准

说明:如患者不能完成所订标准时则为 0 分。

1. 进餐

10 分:食物放在盘子里或桌上患者能拿到的地方,在正常时间内可以独立完成进餐;如果需要帮助时,可以用刀来切食物,使用盐等调味品。

5 分:需要较多帮助或在较长时间内才能完成进餐。

2. 洗澡(可以用浴池、盆池或淋浴)

5 分:独立完成所有步骤。

3. 修饰

5 分:独立完成洗脸、梳头、刷牙、刮脸或化妆(女患者)。

4. 穿脱衣服

10 分:独自穿脱所有衣服、系鞋带。当戴支具或围腰时,能自已穿脱。

5 分:穿脱衣服时需要帮助,但能在正常时间内独自完成至少一半的过程。

5. 大便控制

10 分:能控制,没有失禁。

5 分:需要在帮助下用栓剂或灌肠,偶尔有大便失禁。

6. 小便控制

10 分:能控制小便,脊髓损伤患者用尿袋或其他用具时应能自己使用,排空用具并清洗。

5 分:偶尔有尿失禁。

7. 进出厕所

10 分:独立进出厕所,穿、脱裤子,使用卫生纸。必要时可借助于墙上扶手或其他物体支撑身体。如用便盆,用后应能自己倒掉并清洗。

5 分:在下列情况下需要帮助:脱、穿裤子,保持平衡,便后使用卫生纸。

8. 床-轮椅转移

15 分:独立完成整个过程。如安全到达床边,刹住轮椅,抬起脚踏板,安全移到床上,躺下;或者在床上坐起,移动到床边,必要时改变轮椅的位置,再由床转移到轮椅上。

10 分:在完成上述活动的过程中,某些步骤需要给予一定的帮助、提醒或监督,以保证安全完成。

5 分:能自己在床上坐起,但要帮助才能转移到轮椅,或在用轮椅时要较多帮助。

9. 行走(包括平地行走和操纵轮椅)

15 分:独立行走 45 米,可能穿假肢或用支具、腋杖、手杖,但不能用带轮的助行具。如用支具,应能在站立或坐下时将其锁住或打开,但不包括穿脱支具(属于穿衣项目)。

10 分:在较少帮助下行走 50 米,在监督或帮助下完成上述活动。

5 分:能操纵轮椅前进、后退、转弯、到桌边、床上、如厕等,并能操纵轮椅至少 50 米。如患者能行走则不作此项评定,按平地行走标准评分。

10. 上下楼梯

10 分:独自上、下一层楼,可抓扶手,也可用手杖、腋杖,但应能携带手杖或腋杖一同上、下楼。

5 分:在帮助或监督下上、下一层楼。

表 15-2 Kata 指数评定表

生活能力	项目	分值
洗澡(擦浴、盆浴或淋浴)	独立完成	2
	仅需要部分帮助(如帮助)	1
	需要帮助(不能自行沐浴)	0
穿衣(取衣、穿衣、扣扣、系带)	完全独立完成	2
	仅需要帮助系鞋带	1
	取衣、穿衣需要协助	0
如厕(如厕大小便自如,便后能自洁及整理衣裤)	无需帮助,或能借助辅助器具进出厕所	2
	需帮助进出厕所、便后清洁或整理衣裤	1
	不能自行进出厕所完成排泄过程	0
床椅转移(起床、卧床,从椅子上站立或坐下)	自如(可以使用手杖等辅助器具)	2
	需要帮助	1
	不能起床	0
大小便控制	能完全控制	2
	偶尔大小便失控	1
	排尿、排便需别人帮助,需用导尿管或失禁	0
进食	进食自理无需帮助	2
	需帮助备餐,能自己进食	1
	进食或经静脉给营养时需要帮助	0

评定标准:按表中标准对 6 项内容进行评定,统计出无需帮助(即能独立完成)的项目数,然后按下述标准评级:
A 级:全部项目均能独立完成。
B 级:只有一项依赖。
C 级:只有洗澡和其余五项之一依赖。
D 级:洗澡、穿衣和其余四项之一依赖。
E 级;洗澡、穿衣、如厕和其余三项之一依赖。
F 级:洗澡、穿衣、如厕、床椅转移和其余二项之一依赖。
G 级:所有项目均依赖。

表 15-3 Frenchay 活动指数

评定项目	说明	评分标准
准备主餐(并非只是简餐) 清洗餐具	需要参与组织、准备与烹调主餐的大部分活动,不仅仅是做快餐或加热已准备好的食物 必须做全部的工作,如洗、擦和放置,而不是偶尔冲洗一件	近 3 个月来: 0=从来不 1=每周至少 1 次 2=每周 1~2 次 3=绝大数时间
洗衣服 轻家务劳动 重家务劳动 当地购物 社交场合	洗衣服和晾晒衣服(手洗、用洗衣机或拿去洗衣店洗) 打扫、擦拭与整理小物件 所有家务劳动,包括整理床铺、擦地板和收拾炉子、搬椅子等 无论购物多少,应在组织与购买中起实质性的作用,必须到商店去,而不仅仅是推手推车 去俱乐部、教堂、电影院、戏院,喝酒与朋友聚餐等。如果他或她在到达目的地后主动参与活动的话,也可以让人将其送至那里	近 3 个月来: 0=从来不 1=3 个月内 1~2 次 2=3 个月内 3~12 次 3=至少每周 1 次

续表

评定项目	说明	评分标准
室外步行	持续步行至少 15 分钟（允许为缓口气而短暂地停顿），约 1 英里（1 609 米）。或者可以步行足够长的距离，包括步行去购物	近 6 个月来： 0＝从来不 1＝6 个月内 1～2 次 2＝6 个月内 3～12 次 3＝至少每周 2 次
业余爱好	需要有一定程度的主动参与和思考的爱好，如在家栽花种草、针织、画画、游戏、运动等，不仅仅是看电视中的运动节目	
驾车/乘坐公共汽车	需要驾车（不仅仅是坐在车里）或登上公共汽车/长途汽车并且乘车外出	
外出旅游/驾车兜风	乘长途汽车或火车，或驾车去某地方游玩，不是常规的社会性外出（即购物或会见本地的朋友）。患者必须参与组织和决策。除外有机构组织的被动性的旅游，除非患者试图决定去与不去。常见的因素是旅游是为了享受	
园艺	屋外的园艺劳动：轻度，偶尔除草；中度，经常除草、修剪等；重度，所有必需的活动，包括重体力的挖掘工作等	近 6 个月来： 0＝从来不 1＝轻度 2＝中度 3＝所有必需的活动
操持/汽车维护	轻度，修理小物件；中度，某些装饰活、常规的汽车养护	
读书	必须是完整较厚的书籍，不是杂志、期刊和报纸	近 6 个月来： 0＝没有 1＝6 个月 1 次 2＝2 个星期不到 1 次 3＝2 个星期 1 次以上
工作	指有报酬的工作，而不是志愿性的工作	近 6 个月来： 0＝没有 1＝每周不到 10 小时 2＝每周 10～30 小时 3＝每周 30 小时以上

注：目的是记录患者需要有一定主动性的活动，观察患者在较近一段时间内实际的活动频次，而不是他很长时间以前的活动或潜在的能力，一种活动只能在一个项目中评测。

（闵　瑜）

第二节　生存质量测量

一、概述

（一）生存质量概念

生存质量（quality of life，QOL），也有译为生活质量、生命质量、生命指数等。1999 年 12 月由国家卫生部颁布的生存质量测定量表中将 QOL 的中文译文“生存质量”正式定为国内行业标准（WS/T 119-1999）。按照该标准的定义，生存质量是指“不同文化和价值体系中的个体对与他们的目标、期望、标准以及所关心的事情有关的生存状况的体验”。在医学领域中，生存质量是指个体生存的水平和体验，这种水平和体验反映了病、伤、残患者在不同程度的伤残情况下，维持自身躯体、精神以及社会活动处于一种良好状态的能力和素质，即健康相关生存质量（health-related quality of life）。

（二）评定内容

生存质量的研究始于 20 世纪 30 年代，近年来更是形成了新的研究热潮。对于 QOL 的内涵至今仍有很多争议。世界卫生组织认为，生存质量是指生活于不同文化和价值体系中的个人对于其目标、期望、标准以及所关注的问题有关联的生存状况的体验。主要包含 6 个领域的身体功能：身体状况、心理状况、独立能力、社会关系、生活环境、宗教信仰与精神寄托。每个大方面又包含一些小方面，共有 24 个。

（三）评定方法

1. 访谈法　通过当面访谈或电话访谈，了解被评定对象的心理特点、行为方式、健康状况、生活水平等，进而对其生存质量进行评价评价，自行在评定量表上评分。

2. 自我报告　由被评定对象根据自己的健康状况和对生存质量的理解，自己报告对生存质量的评分。

3. 观察法　由评定者在一定时间内对特定个体的心理行为或活动、疾病的症状等进行观察，从而判断其综合的生存质量。

4. 量表评定法　是目前广为采用的方法，即采用具有较好效度、信度和敏感度的标准化评定量表对被评定对象的生存质量进行多维的综合评定。

二、常用评定量表

（一）概述

1. 国外量表的汉化　国内生存质量所用的量表不外乎两种，一是重新制定的新量表，二是利用现成的国外量表。目前大部分的生存质量测定量表都产生并应用于英语及法语国家。由于文化类型的不同，不能将量表直接翻译后应用，而需要进行适当的改造，使之成为适合本国文化背景的新量表。首先要进行量表的翻译及回译，再进行文化调适。考察量表的概念等价性、语义等价性、技术等价性及心理测量等价性，并进行量表可行性、信度、效度的研究之后方可应用。

2. 生存质量的量表种类　分为两种，一种为普适性量表（generic scale），用于一般人群生存质量测定，如 SF-36、WHOQOL-100 等。普适性量表并不针对特定某一年龄段，某一疾病，可用于进行不同疾病间、不同治疗效果之间的对比研究。另一种为疾病专表（disease-specific scale），用于特定人群（患者及某些特殊人群如吸毒人群）等。疾病专表不能用于不同疾病的对比研究，但对于特定的疾病，敏感性较强。常应用于脑卒中患者生存质量测量的普适性量表主要有 MOS SF-36、WHOQOL-100 或 WHOQOL-BREF 等。

（二）普适性量表

1. 医疗结局研究简表（medical outcomes study short form 36，MOS SF-36）　MOS SF-36 是由美国医学结局研究组开发的含有 36 个条目的健康调查问卷简化版，并形成了不同语言背景的多种版本。内容包括躯体功能（PF）、躯体角色（RP）、机体疼痛（BP）、总的健康（GH）、活力（VT）、社会功能（SF）、情绪角色（RE）和心理卫生（MH）共 8 个领域。整个测量耗时 5～10 分钟。SF-36 是目前世界上公认的具有较高信度和效度的普适性生存质量评价量表，Anderson 等将 SF-36 应用于脑卒中后患者的生存质量研究，发现在身体和精神健康领域较敏感，而在社会功能领域表现较差。但目前 SF-36 用于脑卒中的研究仅限于发病后一年的患者，尚未有用于脑卒中急性期患者的资料。SF-36 中文版已经由中山大学公共卫生学院统计学教研室方积乾教授等研译制出来并投入使用。SF-36 在中国人群中的适用性研究显示，SF-36 在中国人群中的信度和效度总体上可以接受，但 8 个不同领域的信度和效度不同。国内外在目前许多与健康相关的生存质量的研究中，很多人使用 SF-36 作为标准效度（即金标准）或参照的标准。

2. WHOQOL-100　由世界卫生组织领导 20 余个国家和地区共同研制的跨国家、跨文化的适用于一般人群的国际性量表。目前在国际上使用的语言版本近 30 种，其内容包括 6 个领域：生理、心理、独立性、社会关系、环境和精神支柱/宗教/个人信仰，共 24 个方面。此量表结构严谨、内容涵盖面广，适合于多个学科的有关生存质量的研究。尽管 WHOQOL-100 能够详细地评估与生存质量有关的各领域，但在临床或研究工作当中有时显得特别冗长，大大增加了实际的工作量。鉴于此，WHO 于 1998 年发展出了世界卫生组织生存质量测定简式量表（WHOQOL-BREF）。WHOQOL-BREF 包括 4 个领域：生理、心理、社会关系和环境，共 24 个方面。简表各个领域的得分与 WHOQOL-100 各相关领域得分有较高的相关性，在测量与生存质量有关的各个领域得分水平上能够代替 WHOQOL-100。简表具有良好的内部一致性、区分效度和结构效度。WHOQOL-BREF 的制订使得在生存质量的测量上多拥有了一个方便的测量量表。WHOQOL-100 及 WHOQOL-BREF 的中文版已由中山大学公共卫生学院生存质量课题组主持译制成功，并已通过专家鉴定，确认为我国医药卫生行业标准。目前国内应用 WHOQOL 两个量表来评估脑卒中患者生存质量的研究报道较少。

3. EuroQOL　由英国 York 大学的 EuroQol 研发组于 1990 年制定的普适性生存质量测量量表。全面简洁地描述了健康状况的 5 个领域，即运动功能、自我照料、社会功能、疼痛/不适和焦虑/抑郁，每个领域包括 6 个小问题，3 种回答类型。还包括 1 个 0～100 的视觉分级测量，由患者根据自己的健康状况，全面地定量估算其健康相关的生存质量。Paul J. Dorman 等第一次将此量表应用于脑卒中后生存质量的测量，与 SF-36 相比较，EuroQOL 比较简短，患者接受度和完成率高，资料易于收集。使用 EuroQOL 增加了研究效率，减少了出现偏性的危险。

4. 疾病影响问卷　疾病影响问卷(sickness impact profile)于 1975 年由 Gilson BS 等人制定，1981 年由同一工作组 Bergner M 等人完成了量表的修改和定稿，形成目前使用的版本。共 12 个领域、136 个条目，包括步行、活动、自身照顾、社会交往、情绪行为、交流、行为动作的灵敏度、睡眠与休息、饮食、家居料理、娱乐与休闲和工作等内容。其中交流、行为动作的灵敏度、情绪行为和社会交往能力比较适合脑卒中患者的后期测量，与其他 QOL 问卷相比，强调了具体的行为受限程度，对变化的敏感性较强。但对主观的情绪和理解力领域条目较少。完成全问卷耗时 20～30 分钟。此问卷的内容和问卷长度更适合用于多中心的研究。总分介于 0(无任何功能障碍)至 100(最差的功能水平)之间。

（三）脑卒中疾病专用量表

1. 概述　生存质量是患者各个功能领域的总和，其测量量表包括很多领域，项目较多，比较复杂，而脑卒中患者往往年龄较大，合并症较多，且常伴有不同程度的认知和言语功能障碍，完成这些问卷较困难，因此临床工作中需使用测量项目相对较少而针对性相对较强的测量量表。国外许多学者开发出了一些脑卒中患者专用的量表，如 Frenchay Activities Index、Stroke-Adapted 30-Item Version Sickness Impact Profile、Stroke-Specific Quality of Life Scale、Stroke Impact Scale Version 2. 0、Ferrans and Powers QOL Index-Stroke Version、Niemi QOL Scale 以及慢性脑卒中患者生存质量评估问卷(Quality of Life Inventory for Cerebral Apoplexy Patients，QOLI-CAP)等。这些量表均适合用患者自答、面谈、电话访问和书信访问等形式来完成。

2. 脑卒中影响量表(stroke impact scale，SIS)　由美国堪萨斯大学老年医学中心的 Duncan PW 等人研制而成，包括力气、手功能、ADL/IADL、移动能力、交流、情绪、记忆与思维和参与等 8 个领域，共 59 个条目。前 4 个领域亦可合并为一个大的躯体功能领域。另附一个 0～100 计分的脑卒中恢复程度的目测类比表(VAS)。每一个条目的计分为 1～5 分，经过专用公式将每一领域的得分均换算为 0～100 分。计算公式类似 SF-36。在缺失条目>50%的情况下，此领域的分数作废。缺失条目<50%时，以该领域其他条目平均值代替。量表在分别应用于卒中后 1、3 和 6 个月的检测中，发现该量表的信度、效度和敏感度均较好。另外还使用了其他一些较公认的量表，如 Fugl-Meyer 运动功能量表、FIM 量表、Barthel 指数、MMSE 和 SF-36 作效标准效度检验。不过量表在手功能领域有些封底效应(floor effect)，同时在交流领域有些封顶效应(ceiling effect)(详见附录表 10)。

此量表设计严谨，涉及多个功能维度，关注到了除躯体功能以外的情绪、交流、记忆、思维以及社会角色功能等领域。因贴近脑卒中患者而内容效度高。该量表有多种版本，有仅限于运动功能的 16 个条目的简明版本以及代理人测量版本。当患者有认知障碍和失语、昏迷无法回答问题时，亦可采取代理测量的方式。Duncan 等人对 377 位脑卒中患者及其家属分别使用自测量表和代理人量表进行研究，认为代理人量表的信度、效度亦符合要求，且与自测量表相关性很好。该量表可免费使用，已被翻译成 14 种语言版本(如德文、法文、意大利文、西班牙文、葡萄牙文等)，在全世界广泛应用，并推荐作为脑卒中患者跟踪调查的一组量表之一。作者还在网上发布了 3. 0 版本的电子版，患者可以快捷明了地看到自己的得分情况。另外，如果得到该中心的同意并签订使用协议书，还可以获得该中心为量表编写的数据库程序。但目前的研究主要集中于轻中症患者，对于在重症患者的应用领域还需进一步研究。

国内对此量表进行了编译、汉化，并做了心理测量学研究，认为中文版 SIS 量表具有良好的效度、信度和灵敏度，可行性强，能准确地反映脑卒中患者的生存质量状况，及随时间出现或由于干预而出现的生存质量改变，具有针对脑卒中患者的特异性，适用于国内脑卒中患者的生存质量临床评估及科研研究。

3. 生存质量指数脑卒中版本　Ferrans 和 Powers 等人 1985 年研制了专门应用于测量脑卒中患者的生存质量工具，即生存质量指数脑卒中版本(QOL Index-Stroke Version)，由满意度和重要性两部分共 38 项组成。测定 4 个领域的内容，即健康与功能、社会经济、精神心理和家庭。该量表内部一致性很强，共同效度也好，总分 0~30 分。分数越低，表明生存质量越差。

4. 脑卒中生存质量测量(stroke-specific quality of life scale) 是由 Williams LS 等人研制的脑卒中患者生存质量测量量表。量表共包括体能、家庭角色、语言、活动能力、心情、个性、自理、社会角色、思想、上肢功能、视力和工作能力等 12 个领域，78 个条目。此量表的最大优点就是针对性较强、覆盖面较全，对脑卒中患者的敏感性较强，尤其是在语言及认知领域反应性较好。Hilari K 等使用本量表进行有关伴有失语症的脑卒中患者生存质量的研究，以及对其进行心理测量学的特性和可接受性的评估，结果显示采用该量表是可行的。其信度和效度好，敏感度尚可。但是，针对发病后 3 个月内的测量，量表表现出的信度和效度一般，而且条目较多，耗时较长，部分条目的语句语义不够明确。

（闵　瑜）

第十六章　国际功能、残疾与健康分类

第一节　疾病诊断与功能诊断

一、国际疾病分类

（一）国际疾病分类发展简史

《国际疾病分类》(International Classification of Diseases,ICD)是世界卫生组织(World Health Organization,WHO)发布的要求各成员国在卫生统计中共同采用的对疾病损伤和中毒进行编码的标准分类方法,是目前国际上通用的疾病分类方法。ICD 根据疾病的 4 个主要特性:病因、部位、病理、临床表现形成了一个多轴心的分类系统。自产生至今,ICD 已有 100 多年的历史,先后历经 11 次修订,从最初的用于死亡原因统计,逐步发展到涉及所有疾病及死亡原因。WHO 于 1900 年发布的第 1 版 ICD-1,当时仅列出了 192 种疾病。1989 年第 10 次修订本 ICD-10 正式通过,并从 1993 年开始逐步在各成员国中使用。ICD-10 使用字母数字组合式编码,较 ICD-9 扩展了近一倍的类目,分类更加详细复杂,应用范围和深度增加。我国从 2002 年开始使用 ICD-10,并于 2008 年出版 ICD-10 第 2 版中文译本,此版本汇入了 1997 年至 2003 年新修订的内容。2010 年 ICD-10 进一步被国内本地化,将疾病分类编码扩展到 6 位数,统一了全国的扩展码,并在全国医疗机构内广泛使用。ICD 是疾病的分类和诊断标准,是主要关注疾病及其结局的归属分类,而随着医学的发展,疾病谱也随之变化,人们对健康及疾病的认识也发生变化,从最初只关注疾病的生物学分类法,过渡到希望通过分类来了解疾病对人体造成的不利影响,并为后续的功能改善提供指引。因此,有关功能和残疾或失能(disability)的分类引入到疾病分类体系中,并很快引起了各国的关注。各国希望用一个通用标准对残疾和功能障碍的诊断及其可能原因分类,以便提供一种国际标准化的语言,使各国不同学科与专业领域的专家有一个共同交流的工具。这个标准就是《国际功能、残疾与健康分类》(International Classification of Functioning,Disability and Health,ICF),ICF 是功能和残疾(失能)分类系统,构建了功能和残疾(失能)的理论架构、术语标准、分类体系和编码方法。而 WHO 也因此做了相应的补充和调整,并在 ICD-11 修订版中得到体现。

（二）ICD-11 的重大变动

2018 年 6 月 18 日 WHO 发布了第 11 次修订本 ICD-11,该版本在 2019 年 5 月举行的世界卫生大会批准通过,并于 2022 年 1 月 1 日正式生效。目前 WHO 国际分类家族中国合作中心已完成 ICD-11 中文版的翻译和标准化工作。国家卫生健康委员会要求自 2019 年 3 月 1 日起,各级各类医疗机构应当全面使用 ICD-11 中文版进行疾病分类和编码。ICD-11 本体模型中定义了 13 个属性,清晰地从症状、病因、发病过程和结果、治疗反应、与基因的关系以及与交互环境的关系 6 个角度定义疾病。同时,ICD-11 有独立的功能评定章,即 V 部分,提供了基于 ICF 的标准化功能评定工具。该部分采用 ICF 关于功能的术语和编码方法以及基于 ICF 的标准功能评定方法。WHO 在 ICD-11 中融入 ICF,开启了新的疾病分类内容模式。ICD 和 ICF 的联合应用,可实现对健康和健康相关服务的评估、诊断、干预和效果评价等的标准化质量管理、数据采集、统计与应用,提高健康和健康相关服务质量和效益,保障医疗安全。

二、国际残损、残疾和残障分类

1980 年 WHO 颁布了国际残疾分类《国际残损、残疾和残障分类》(International Classification of Impairment, Disability and handicap, ICIDH)。与 ICD 明显不同的是, ICIDH 不仅注重残疾,还注重残疾的转归及结果。以残疾为出发点,从不同层面来剖析残疾状况及其结果,是国际疾病分类的一个进步。ICIDH 使人类对疾病关注的重心从单纯的生物学模式(病因、临床表现、诊断、治疗)发展到以功能为导向。ICIDH 根据残损(impairment)、残疾(disability)和残障(handicap)的内涵,分别对应于个体出现功能障碍的器官水平、生活自理水平、社会水平这 3 个层面,并进行了清晰地陈述,为功能障碍的诊断及其标准化治疗,提供了评价指标(图 16-1)。

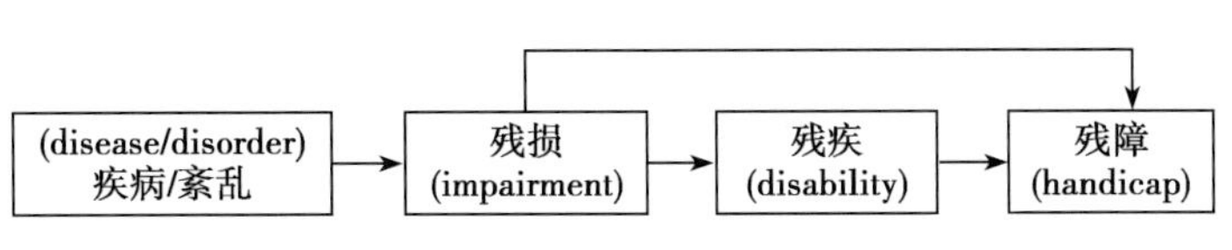

图 16-1　国际残损、残疾和残障分类(ICIDH)模型图

然而,随着人口老龄化、卫生保健和医疗服务重点的转移, ICIDH 在促进医学发展的同时其不足之处也日益彰显。主要表现在:①ICIDH 比较偏重于疾病对个体的不利影响,采用的多是消极用语,例如残损、残疾、残障;②ICIDH 是从生物、个人和社会水平来对残疾进行思考,没有体现出环境及个人因素对于健康和功能状态的影响,而环境及个人因素往往对功能会产生决定性影响;③ICIDH 中涉及的人群主要为残疾人群,应用范围较为局限;④ICIDH 各概念之间是单向、平面式的关系,在实际使用中有很大的局限性。

基于以上问题的思考, WHO 在经过 10 年国际间的努力与合作之后,于 2001 年 5 月在第 54 届卫生大会上正式将 ICIDH 修改为国际功能、残疾与健康分类(图 16-2)。

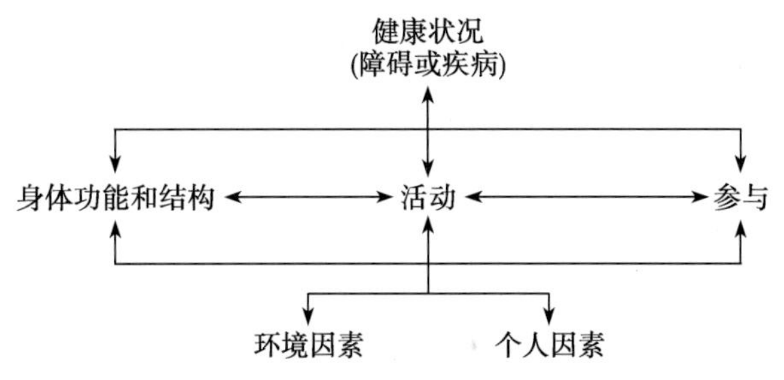

图 16-2　国际功能、残疾与健康分类(ICF)模型图

ICF 理论的核心概念是个体在特定领域的功能取决于健康状况和背景性因素(环境和个人因素)之间的交互作用,这种交互、网络式的作用是双向、多维、非静态的,一种成分的变化会对其他成分产生影响,具有促进或者阻碍作用。从 ICDIH 到 ICF 的变革,标志着国际疾病分类进入到一个以功能为导向,以全面健康为着眼点的全新的生物-心理-社会疾病分类模式。

(燕铁斌)

第二节　ICF 体系

一、ICF 概述

(一) ICF 简介

随着康复服务人群逐渐增多,康复市场需求日益增大,功能成为现代康复医学的核心。正确理解功能并指导康复评定,规范康复治疗,评价康复疗效,判定康复预后,收集和整理康复医疗数据,监督康复服务质量,这些对于康复医疗发展意义重大。ICF 是 WHO 颁布的用于描述健康和健康相关状况的统一的理论框架和分类系统,也是国际通用的有关功能和残疾的语言工具。ICF 包含中文版在内共有 6 种语种的版本, 191 个成员国签署协议共同推动它在全球使用。ICF 是基于"生物-心理-社会医学模式",把健康和残疾统一成为人类功能的多维度综合性的整体。它的核心概念是个体在特定领域的功能取决于健康状况和背景下因素(环境和个人因素)之间的交互作用。ICF 可以为医疗领域关注长期慢性疾病、老年疾病、儿童出生缺陷与残疾以及其他功能性状态提供理论依据,也为康复医学奠定了理论与方法基础。

（二）ICF 中的基本术语

认识 ICF，先要了解 ICF 中的基本术语。

健康：是个体生活中所处的良好状态。健康状况体现为在 ICF 给定的健康领域内的功能水平，ICF 范畴涉及身体功能和结构、活动和参与、环境因素、个人因素四个维度。

功能：是特定领域人类功能的集合，包括身体功能、身体结构、人类所从事的一切活动以及渴望扮演的角色。它表示在个体（某种健康情况）和个体所处的情境性因素（环境和个人）之间发生交互作用的积极方面。

残疾：是身体功能和身体结构上有障碍，活动受限与参与受限。它表示在个体（某种健康情况）和个体所处的情景性因素（环境和个人因素）之间发生交互作用的消极方面。

身体功能：身体各系统的生理功能（包括心理功能）。

身体结构：身体的解剖部位，如器官、肢体及其组成成分。

损伤：身体结构或生理功能的丧失或异常。

活动：由个体执行一项任务或行动，它代表了功能的个体方面。

活动受限：个体在进行活动时可能遇到的困难。根据完成活动时的质和量或对没有达到健康情况期望的程度，可以有轻微到严重偏差的变化。

参与：投入到一种生活情境中。它代表了功能的社会方面。

参与局限性：个体投入到生活情景中可能经历到的问题。通过比较个体的参与和在相同的文化或社会中无残疾个体所期望的参与来决定。

环境因素：构成个体生活背景外部或外在世界的所有方面，并对个体的功能产生影响。

个人因素：是与个体相关联的背景性因素，如年龄、性别、生活经历等。

有利因素：是个人环境中的各种因素。通过其存在或不存在，可以改善功能或降低残疾程度。

障碍因素：是个人环境中的各种因素，通过其存在或不存在，限制功能的发挥和形成残疾。

（三）ICF 的理论框架

区别于 ICIDH，ICF 在身体结构、身体功能的基础上加入活动、参与、环境因素等概念元素，使理论框架更为丰富多维。它采用更为积极的用语来描述功能，例如，用健康状况（health condition）代替疾病（disease）和失调（disorder），用活动（activity）代替残疾（disability），用参与（participation）代替残障（handicap）；采用交互、立体的理论框架来描述各概念之间的相互关系，强调各成分之间的双向、动态作用。例如，ICF 中身体功能和活动是双向调节关系，身体功能可能会导致患者活动受限，而长期的活动受限，同样会导致功能障碍情况进一步加重。此外，ICF 不仅关注到了环境因素（environment factor）对个体的影响，同时强调了个人体验在功能发挥中的作用。基于这种双向、动态、多维的模型关系，使得 ICF 在分析或描述健康或功能状态时不再是单一和孤立的，而是具备了更为合理的整体观和辩证思维。

二、ICF 应用

（一）ICF 的特点

1. 受益的对象具有广泛性　ICIDH 由于关注被评定者的功能障碍，因此应用范围主要是患者或残疾（失能）人群；而 ICF 关注的是所有人群的健康和功能状况，因此 ICF 的使用范围更为广泛，可以应用于不同的健康状态者。

2. 分类术语采用更为积极的语言　和 ICIDH 残损、残疾（失能）和残障三水平分类不同，ICF 三水平的分类变成了身体功能与结构、活动和参与，将身体结构与功能缺损分离，以反映身体所有的损伤状态；用活动受限替代残疾（失能），用严重程度指标对活动限制的情况加以描述；用参与受限代替残障，并列举了一系列环境因素以确定个体参与社会生活的程度。ICF 采用分类描述的词语更为中性，避免了过去 ICIDH 中使用的对残疾人带有贬义的消极词汇。

3. ICF 分类中增加了情境性因素　表明健康状态和功能残疾（失能）状态与环境因素和个人因素相互影响。因此，ICF 的分类不仅仅是对人的分类，而是将人置于某种环境因素和个人因素背景下再对健康状况进行描述。

4. 评定的类目给出了准确的定义　ICF 各个分类维度中，具体类别均含操作性定义，并且给出了各类的基本属性、分界、测量方法以及具体的实例。

5. 评定的内容提倡平等性　强调充分参与社会生活，对不同健康状态（身体和心理）的个体，提倡尽可能创造出无活动障碍或参与限制的环境。

6. 应用范围扩大　ICF 不仅可以作为一种统计工具用于健康数据的收集和记录，作为研究工具用于评价相关量表或指南的合理性、规范性，也可作为临床工具用于康复目标的制订、功能评定、疗效评价，甚至可作为社会政策工具用于社会保障计划、赔偿系统和政策的制定和实施，以及作为教育工具用于课程设计和教学实践活动。

7. ICF 中各成分是双向互动的　一种成分的变化会影响到其他成分，而其他成分的变化也会影响该成分，这种双向互动的模式避免了简单孤立地看待每一种成分，而是采用更为全面、整体和动态的思维模式来看待疾病对人类的影响。

（二）ICF 在康复领域的应用前景

ICF 自颁布以来，已经逐步在各种环境和部门实施，并作为临床工具在康复领域使用；在“2014—2021”年全球残疾行动计划中，ICF 已被 WHO 推荐作为收集关于功能和残疾的综合信息框架，最终将有利于加强和扩大各种康复、辅助技术、援助和支持服务以及社区康复等方面。同时 ICF 在康复实践中已经被纳入 WHO 和国际物理和康复医学学会的协作计划，即制定和实施一种国家模式，包括合适的临床数据收集工具的规定。

（三）ICF 在国内应用的瓶颈

尽管 ICF 可为康复医学发展提供理论框架、标准术语、编码，也可用于数据采集、康复质量监督，但目前 ICF 在我国康复领域的应用并不广泛，其主要原因是：①ICF 类目概念抽象不易理解。尽管每个 ICF 类目都有具体的定义，但有些仍显晦涩、难懂，所包含的内容宽泛，在使用过程中会产生不同的偏差，赋予 ICF 类目更为通俗易懂或者以更直观的形式表现会更利于使用者理解。②ICF 类目没有提供具体的测量信息。ICF 评定的信息来源包括：病史、问卷调查、临床检查和医技检查，评定者可根据实际情况自行加以使用。多种信息来源在一定程度上虽然保证了评定的全面性，但在实际应用的过程中往往不知道如何选择，不同评定方式产生的结果，其可靠性也存在很大差异。例如：对“b134 睡眠功能”，多导睡眠记录、睡眠问卷，甚至是病史记录中的随机问答都可作为评定的依据，但作为“金标准”的多导睡眠记录显然比其他两种的可靠性更高。再如，有些涉及患者观点或态度的类目，采用问卷调查较为恰当。有些关于身体功能和结构、活动和参与方面的类目，采用医技和临床检查的方式则更为可靠。但在既往的 ICF 研究中，类目的评价方式鲜有被具体描述，也无相关研究开展。ICF 存在的这些问题都成为其在全球范围内推广应用的主要瓶颈。

三、ICF 分类编码体系

ICF 具备了全功能域的核心术语架构与编码体系，提供了一种统一和标准的语言和框架以描述健康状况和与健康有关的问题。

（一）ICF 的分类体系

ICF 分类系统呈树状或网络状等级结构排列，从上到下分别由部分（part）、成分（component）、结构（construct）、领域（domain）和类目（category）构建而成。ICF 包含“功能和残疾”“背景性因素”两大组成部分。其中“功能和残疾”分为“身体功能和结构”“活动和参与”两大成分；“背景性因素”分为“环境因素”和“个人因素”两大成分。领域则构成了各种成分中不同的章和节；类目是分类的基本单位，在所有的分类成分之中，章代表一级分类，并根据内容细化为二级、三级和四级类目（图 16-3）。目前 WHO 尚未发布个人因素具体的分级类目。

临床可根据评定需求明确所对应的成分是身体结构、身体功能、活动和参与还是环境因素，再根据成分选择相应领域内类目的章和级别。例如需要了解患者某一关节的活动功能，就要先选择身体功能的成分，再选择 b7 神经肌肉骨骼和运动相关的功能这一章，再选择三级类目 b710 关节活动功能，最后选择 b7100 单

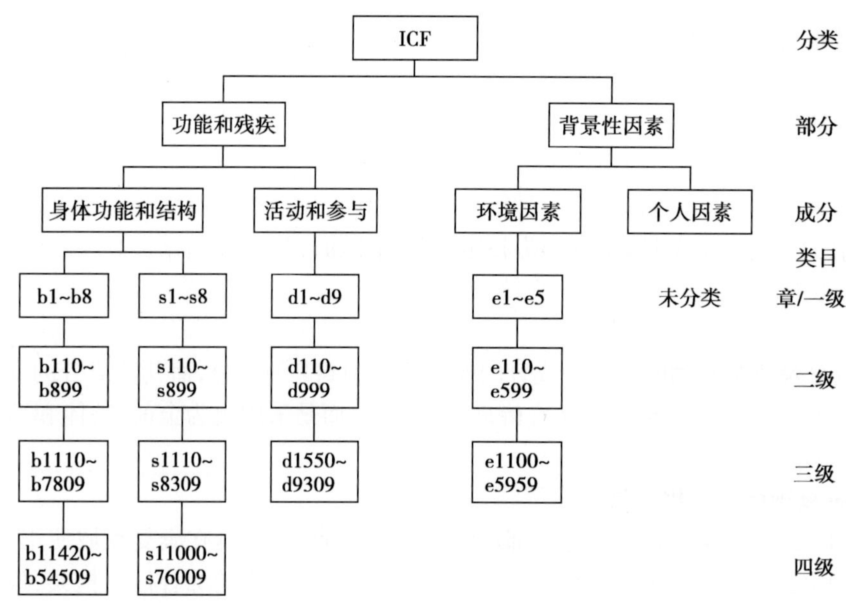

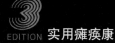

图 16-3　ICF 等级结构图及编码

个关节活动功能。

（二）ICF 的编码系统

ICF 编码系统采用字母和至少一位数字组合的混合编码方式，其中字母 b 代表身体功能、s 代表身体结构、d 代表活动和参与、e 代表环境因素。字母后面跟随的一位数字代表一级水平类目，三位数代表二级水平类目，四位数代表三级水平类目，五位数代表四级水平类目。以"头颈部疼痛"的编码"b280103"为例，其中"b2 感觉功能和疼痛"为一级类目；"b280 痛觉"为二级类目；"b2801 身体单一部位疼痛"为三级类目；"b28010 头颈部疼痛"为四级类目。一般而言，二级水平的类目可用于调查和临床结果的评定，三、四级类目仅于专家使用。ICF 采用统一的编码系统来对应各级水平类目，提供了国际通用的语言工具，而统一的编码为国际范围内有关功能的数据规范和交流奠定了基础。

（三）ICF 的限定值

1. 限定值的意义　ICF 限定值是用于描述类目功能障碍的严重程度，每个 ICF 编码至少需要一位限定值才具有意义。ICF 共有三级限定值，总体说来，第一级限定值描述了功能障碍的整体严重程度，从功能正常（没有问题）到残疾（完全问题），区间使用限定值 0~4 来表示轻、中、重度和极重度残疾，对于"未特指"和"不适用"的类目则分别用限定值 8、9 来表示（表 16-1）。

表 16-1　ICF 一级限定值通用度量表

身体功能、身体结构、活动和参与			环境因素	
限定值	问题程度	出现频率		
0 没有问题	无，缺乏，微不足道	0~4%	0 无障碍因素	+ 0 无有利因素
1 轻度问题	略有一点	5%~24%	1 轻度障碍因素	+1 轻度有利因素
2 中度问题	中等程度	25%~49%	2 中度障碍因素	+2 中度有利因素
3 重度问题	很高，非常	50%~95%	3 重度障碍因素	+3 充分有利因素
4 完全问题	全部	96%~100%	4 完全障碍因素	+4 完全有利因素
8 未特指（缺少足够的信息描述问题）			8 未特指因素	+8 未特指因素
9 不适用（类目不适用）			9 不适用	+9 不适用

2. 限定值的等级　ICF各成分采用不同等级的限定值,其中"身体功能"使用一级限定值;"身体结构"使用三级限定值,一、二、三级限定值分别表示损伤的范围、性质和部位;"活动和参与"使用二级限定值,一级限定值是记录活动和参与的表现范围,二级限定值是记录个人能力。表现描述了个体在环境因素影响下(包括物理、社会和周围人的态度等方面)能够完成活动的水平。与之对应的是,能力描述了个体完成任务或行动的能力。二级限定值代表个体在无辅助器具、与他人协助及其他有利或障碍环境因素影响下的个人的真实能力,而中立环境(如测试环境)是获取能力信息最适合的表现。表现与能力之间的差别反映了环境因素对功能状态的影响。例如,ICF编码d450.13说明行走能力存在重度受限(3=重度问题),但是限定值1(1=存在轻度问题)表明个人能力受限通过助行器等环境因素得以补偿;"环境因素"使用一级限定值,但运用(+)来标识积极或有利因素,(-)来标识消极或障碍因素。按照ICF研发中心制定的一级限定值通用度量表(0~4级)的原则,将患者每个条目功能障碍的严重程度分为5个级别,分别是:无功能障碍(0级)、轻度功能障碍(1级)、中度功能障碍(2级)、重度功能障碍(3级)、完全功能障碍(4级)。同时,考虑到评定对象的性别及病情等特殊情况,保留了原始等级中的8(未特指)和9(不适用)。一级限定值通用度量表见表16-1。

3. 必要的培训　在使用ICF前,评定者需要接受专门的培训,以掌握标准的评定方法;经过培训的康复医师、治疗师、护士均可参与评定。评定者可根据病史、问卷调查、临床检查、医技检查等信息来源界定限定值对患者进行功能描述。

四、ICF家族

ICF共有1 400多条类目,既完整地涵盖了功能和残疾的健康及相关领域,又包含了可能对此产生影响的环境因素。但是由于类目过多,在康复日常实践中难以广泛应用。基于对此问题的思考,ICF国际研发中心开发了一系列ICF组合,以此作为临床实践中ICF进入实际应用的关键措施及工具。

(一) ICF的核心组合

针对特定卫生保健情境下(急性期、亚急性期以及慢性期)经历特定健康状况人们的功能和残疾状况,ICF研发中心在完整版的基础上,开发了一系列ICF核心分类组合(ICF Core Set),例如在急性期有神经系统疾病核心组合,在亚急性期也有神经系统疾病组合,在慢性期则分为多发性硬化、脑卒中、创伤性脑损伤、脊髓损伤等具体疾病的核心分类组合。目前已经研发的ICF核心分类组合有70余种。每个核心分类组合均包含简明版和综合版。其中简明版涵盖类目较少,主要来自一级或二级水平类目,适用于对患者功能进行宽泛和概略的描述,记录与疾病最相关的功能状态。综合版ICF核心分类组合内含条目数较多,多为一至四级水平的类目,可用于对功能进行完整详细的描述,可实现跨学科的评估和合作。

(二) ICF通用版

针对ICF临床应用中存在的完整版本不能普及使用,核心组合应用面过于局限,ICF研究中心又推出了一种超级简化版ICF通用组合(ICF Generic Set,ICF-GS)。ICF-GS仅包括7个功能核心类目,它是目前筛选出的最少的ICF类目组合,对临床不同学科患者的关键功能进行统一的描述和评定,其目的是找到一个可应用于不同国家、不同机构、不同人群的普适性ICF评估工具。根据不同国家对该组合的临床使用报告(包括中国),ICF-GS具有良好的效度和信度,但因其类目过少,涵盖内容过于简单,也不能够充分体现ICF的初衷和患者的基本功能状况。因此,ICF研究中心在总结上述ICF应用的基础上,推出了ICF康复组合(ICF Rehabilitation Set,ICF-RS),包括30条类目,从而实现了从ICF完整组合过渡到ICF核心组合,再从核心组合过渡到更为普适性的ICF康复组合的转变。

(三) ICF康复组合

ICF康复组合(ICF-RS)属于ICF通用组合(ICF-GS)的扩展版本,它是通过30条类目对患者的关键功能进行描述,其中身体功能成分9个类目,活动和参与成分21个类目。ICF-RS是由各国康复组织密切合作制定出来的收集功能相关信息的工具,用以评估不同康复环境下患者及残障人群功能水平及其变化,可作为日常康复服务报告的基础及实施电子监控记录的标准功能信息。

但目前有关ICF-RS作为评定工具的应用尚处于探索阶段,国际上有关ICF-RS临床应用的文献报道较少。我国中山大学孙逸仙纪念医院燕铁斌教授领导的 ICF 团队在 ICF-RS 应用方面进行了研究，取得了一定突破。

（章马兰　高焱）

第三节　ICF 康复组合

一、ICF 康复组合的开发

1. 开发过程　ICF-RS 是国际 ICF 研发中心开发的 ICF 核心分类组合其中的一种，其开发目的是挑选出最小的 ICF 类目集合，针对患者关键功能（从急性期到慢性期）进行描述。

ICF-RS 的开发是以 ICF 通用组合的 7 个功能核心类目为基础，通过对既往开展的 22 个国际性多中心研究数据进行二次分析，结合专家调查的结果发展而来。数据分析部分包含了 9 264 名处于疾病慢性期、门诊或是社区患者的资料，将自我报告的健康状况（极好/非常好/好/尚可/差）作为因变量，将能够与 ICF 身体功能、身体结构、活动和参与成分相关联的数据资料作为自变量，通过 Random Forest 和 Group Lasso 回归分析，选取其中回归系数大于 50%的类目。专家调查部分主要对急性期和亚急性期患者的功能状况展开讨论，5 名概念研究、健康评定方面的专家在已开发完成的急性期、亚急性期 ICF 核心分类组合中选取他们认为与患者核心功能最为相关的类目。综合上述两部分研究的结果以及 ICF 通用组合中的 7 个类目，最终形成了由 30 个 ICF 二级水平类目构成的 ICF-RS，其中身体功能成分 9 个类目，活动和参与成分 21 个类目。

2. ICF 康复组合的意义和价值　ICF-RS 对于卫生统计、公共卫生、临床应用都有重要的意义和价值。第一，使用 ICF-RS 可对不同健康状况、环境、文化背景下人群的功能状况进行描述，实现"功能"即"健康"之间的横向（不同人群）和纵向（不同时间）对比。第二，ICF-RS 可在不同的医疗机构、社区中使用，为相关人员理解功能提供数据资料。第三，ICF-RS 的 30 条核心功能类目能够为患者功能康复提供具体的思路和目标，从而提高医疗服务质量。

目前，我国康复质量控制体系正处于建设阶段，其主要目标之一是监测在康复医疗服务的过程中患者功能状况的改善，但尚未有适合的评定工具。考虑到 ICF-RS 的意义和价值，我国康复医学会正在和 ICF 国际分类家族积极合作，致力于将其应用于各级医疗机构之中，对患者的功能作出评价。

二、ICF-RS 评定量化标准的研发

（一）研发过程

1. ICF-RS 的编制过程　ICF-RS 本质是一个类目清单而非评定量表，由于缺乏具体可操作性的评定用语以及评定指导，内容相对抽象、宽泛，评定者不易掌握。因此，有必要建立评定标准的量化细则或开发具体操作性条目。ICF-RS 评定量化标准是基于 ICF-RS 原始类目和限定值，在多中心研究的基础上进行开发、验证，具体流程包括：①形成本标准的研究小组；②建立 ICF-RS 类目的操作性条目池，并对操作性条目进行逐条讨论和筛选；③通过国内专家调查，确定 ICF-RS 评定的量化标准；④通过全国 13 家综合医院 515 例临床病例的使用，证明其具有良好的可操作性和信度。

2. ICF-RS 的适用范围　本标准适用于成年康复人群的功能评定，包括伤残人群、慢性疾病人群、老年人群等，可在医院、残联、社区等不同级别的康复机构使用。

3. ICF-RS 的结果判定　本标准的结果判定是基于 ICF 研发中心制定的一级限定值通用度量表。每个条目按患者功能障碍的严重程度分为无功能障碍（0 级）、轻度功能障碍（1 级）、中度功能障碍（2 级）、重度功能障碍（3 级）、完全功能障碍（4 级）。同时，考虑到评定对象的性别及病情等特殊情况，保留了原始等级中的 8（未特指，缺少足够信息内容描述问题的严重程度）和 9（不适用，选择类目不适合而无法对功能、残疾水平及环境障碍进行评估，例如使用类目"b650 月经功能"描述男性）。评定者可对患者治疗前、中、后的结果进行比较，分析患者存在的问题，指导临床实践。

4. ICF-RS 人员培训　经过培训的康复医师、治疗师、护士、社区工作人员均可参与评定。培训内容包

括 ICF-RS 概述、ICF-RS 评定量化标准的细则及应用。

（二）评定量化标准的内容

评定规则　类目 1~16 采用问卷调查方式评定，17~30 采用临床检查的方式评定。ICF 康复组合量化标准评定表见附录表 11。

（三）ICF 康复组合评定量化标准的应用

ICF-RS 的 30 个二级类目是 ICF 研发中心挑选出对人类健康和功能进行描述的最小类目集合，使用 ICF-RS 评定量化标准进行康复评定，仅需 10~20 分钟即可完成，具有很强的临床实用价值。与传统功能康复评定量表相比，ICF-RS 量化标准的康复评定不仅兼顾到了患者的一般身体功能的相关指标，同时也能够反映出其在睡眠、情感等方面的状况和社会参与程度，因而可以更加全面地了解患者的健康状况，以制订有针对性的干预措施。例如，此前临床中很少关注到的"有报酬的就业""情感功能""亲密关系"等问题，在实际生活中对患者生活影响巨大，同时也与其预后密切相关，有必要对患者进行引导和干预。

目前 ICF-RS 量化标准已经在纸质版的基础上开发了 APP 版。该平台主要的架构和内容是 ICF-RS 的 30 条二级类目。医护人员可对患者进行 ICF-RS 评定，评定过程中可查看对应的康复评定指导、评定细则及注意事项。该 APP 支持 Android 系统终端，主要为医护人员使用的移动端，可方便广大专业人员的 ICF-RS 临床评定和数据收集，对于促进 ICF-RS 评定的一体化和规范化，实现不同医院数据比较和共享都具有一定的价值和意义。ICF-RS 移动 APP 自研发以来，分别在广东、福建、湖北、陕西等多个省市 10 余家医院开展培训以及临床试用。经过对 ICF-RS 评定量化标准的系统学习和讨论，参与培训者均能掌握康复评定细则，并开始在临床中加以应用，进一步验证了 ICF-RS 的临床可操作性。

（四）ICF-RS 应用的注意事项

ICF-RS 在应用过程中必须要遵循以下注意事项：①评定范围是过去 2 周内的身体功能、活动和参与的情况。②被评者需具有正常的认知能力，如不能进行有效的语言沟通（如失语等），则需有一定的读写能力（能够完成问卷评定部分的填写）。③本标准评定的是患者的"表现"，即个体在环境因素影响下（包括物理、社会和周围人的态度等方面）能完成活动的水平，使用矫形器和助行器等辅具不影响得分。④如果患者在不同环境的评分有所差异，则选择最经常经历的环境下的得分。⑤ICF-RS 评定量化标准所列条目均需要评定，不允许空项。限定值 0=正常，1=轻度损伤，2=中度损伤，3=重度损伤，4=完全损伤，"8 未特指"指的是缺少足够信息描述问题的严重程度；"9 不适用"指的是选择类目不适合而无法对功能、残疾水平及环境障碍进行评估。⑥有关主观感受的类目，以被评定者的评定结果为准。

总之，ICF-RS 量化标准经研究证实有良好的信、效度，可适用于所有成年康复人群的康复评定，并可在不同的医疗机构（从急性期到非急性期）中使用，因此有助于构建我国的功能评定体系，以减少因评定标准不一致所产生的问题。同时，ICF-RS 评定量化标准采用 ICF 类目进行统一编码，有助于患者资料的录入和分析，为健康大数据的储存和分析创造了条件。今后，ICF-RS 评定量化标准在临床推广使用的同时，其对于患者预后、住院时间、医疗费用支出等方面的预测功能值得研究者继续探索。

（高焱　章马兰）

第四节　ICF 与脊髓损伤

一、概述

脊髓损伤（spinal cord injury，SCI）会给患者带来损伤平面以下感觉、运动和自主神经等方面的功能障碍，严重地影响了患者的自理能力和生存质量。ICF 作为一种统一标准的语言和框架，在评估患者功能以及促进多团队合作方面具有优越性，适用于 SCI 患者的多学科协作康复模式。目前，ICF 主要应用于 SCI 康复的结局功能评价、临床实践指导和科学研究等领域。

多个基于 ICF 的评估工具已应用于 SCI 患者的结局评价中，包括脊髓损伤 ICF 核心组合（亚急性期和慢性期）、ICF 检查表等。

1. 脊髓损伤 ICF 核心组合　通过经验性临床资料的收集、相关文献的系统性评价、专家调查、针对 SCI 患者的访谈以及一个国际性的专家共识会议之后，亚急性早期和慢性期的脊髓损伤 ICF 组合（综合版和简明版）在 2010 年发布。各个组合的类目数详见表 16-2。

表 16-2　脊髓损伤核心组合类目

	脊髓损伤 ICF 核心组合（亚急性早期）		脊髓损伤 ICF 核心组合（慢性期）	
	综合版本	简明版本	综合版本	简明版本
身体功能	63	8	44	9
身体结构	14	3	19	4
活动和参与	53	9	61	11
环境因素	32	5	41	9
总计	162	25	168	33

这些 ICF 核心组合可应用于不同阶段（亚急性早期和慢性期）的 SCI 患者。在进行结局功能评价时，可应用 ICF 的限定值标准进行评价。对于身体功能、身体结构、活动和参与这 3 个成分，ICF 类目的评定采用 5 个级别，0、1、2、3、4 分别表示没有问题、轻度问题、中度问题、重度问题、完全问题；背景性因素成分有 9 个评定级别，1、2、3、4 分别表示障碍因素的轻度、中度、重度、完全影响，0 表示没有影响，+1、+2、+3、+4 分别表示有利因素的轻度、中度、重度、完全影响。限定值 8 表示未特指，即没有充分的信息确定损伤的严重性；限定值 9 表示不适用，即该类目不适用某个具体病例。

由于 ICF 是一个通用的语言，因此基于 ICF 核心组合的结局功能评价数据可进行不同国家和地区之间的比较。Herrmann、Reinhardt 等（2011）使用亚急性早期和慢性期的 SCI 患者的 ICF 核心组合对 1 048 名 SCI 患者（来自 14 个国家的 16 家研究中心）进行功能评定，结果显示，与截瘫患者相比，四肢瘫痪者在躯体功能、躯体结构、活动与参与和环境因素等方面都有很多的功能方面的差异，配置资源丰富的国家的 SCI 患者与资源贫乏的国家的 SCI 患者之间也存在功能方面的差异。ICF 的核心组合能够较好地描述他们之间的差异。

2. 其他 ICF 相关评估工具

（1）ICF 检查表：ICF 检查表是说明和记录个体功能状况和残疾的工具，在 SCI 人群中有较好的信度和效度。该检查表包括基本信息、身体功能损伤、身体结构损伤、活动受限和参与局限及环境因素等部分。每一部分包含若干 ICF 二级类目，使用 ICF 的限定值标准进行评定。

（2）其他基于 ICF 的评估工具：脊髓损伤 ICF 核心组合虽然凝聚了 SCI 患者最核心的功能评价指标，但是具体到每一个专科的健康从业人员使用时，往往会出现信息不足的情况。Agnes（2009）曾采用 Delphi 专家调查法调查了护理专家对类风湿关节炎 ICF 核心组合的看法，发现一些重要的护理内容，如药物副作用的观察并没有包括在这个核心组合中。Herrmann、Kirchberger 等（2011）用 Delphi 技术分别从物理治疗师和作业治疗师的角度对 SCI 患者的 ICF 核心组合进行了评定。结果显示，SCI 患者的 ICF 核心组合涵盖了物理治疗师专家及作业治疗师专家提出的绝大多数问题，但是，仍有若干身体功能、身体结构、活动和参与方面的问题并未被及脊髓损伤 ICF 核心组合所纳入。因此，研究者们以 ICF 核心组合为基础开发了不同领域的 ICF 类目集。但这些类目集尚未得到广泛、公开地应用。

二、临床实践

（一）多学科团队工作

SCI 患者的康复需要多学科专业人员的参与。ICF 可作为理论框架用于指导 SCI 多学科管理。ICF 的相关类目可用于评估 SCI 患者的功能，制订康复和干预的目标；不同 ICF 类目可分配至不同卫生专业人员，用于制订详细、综合的康复计划；患者的康复评价也可使用 ICF 类目进行评定。

首先,对患者进行访谈,了解患者对康复的期望,并将患者的期望目标与ICF类目相联系,确定其需要干预的ICF类目。然后,进行基于ICF类目的分工协作,针对不同的ICF类目,明确不同学科专业人员的任务和目标。最后,使用ICF限定值对患者的康复效果进行评价。

(二) 出院后随访

目前,若干基于ICF的电子化随访工具也应用于SCI患者的出院后康复及护理中。

Spreyermann等(2011)以ICF为依据,设计了一个针对SCI患者的计算机随访系统,以显示患者长时间的功能恢复情况。通过建立随访系统,医生能够了解患者的情况,同时可以和患者保持联系,使患者也参与到康复中来。通过这个电子系统,患者的躯体功能、结构、活动和参与、环境影响因素等方面的内容都会被记录,这个系统有利于多学科之间的联系和协作,也有利于患者的康复。

国内也有学者基于ICF设计了SCI患者延续护理随访应用程序(application,APP)(李琨,2019)。该APP可实现远程评估、标准化健康指导、专科转介、信息交互和随访管理等核心功能。研究者通过Delphi专家调查等方法确定了一组脊髓损伤延续护理相关ICF组合,然后根据临床实践的需要选取其中的若干ICF类目用于SCI患者的随访评估和健康指导。APP能够将医护人员的原始评估结果自动转换为ICF的限定值,减少了由于对ICF限定值的理解偏差造成的评定者之间的差异,提高了评定者之间的信度。

(三) 科学研究

目前,ICF也广泛地应用于SCI患者的研究领域。它可以用作理论框架,也可以通过联系规则与其他的评估工具、分类标准或者访谈结果建立联系,并对其进行分析和解释。

1. 理论框架 ICF用现代康复医学的视角对功能和残疾进行了完整的解释和概括。因此,在SCI康复相关的研究中,ICF可用于构建研究的理论框架,诠释功能相关的概念之间的关系。以下是ICF用于理论框架的一个例子。

Bowden等(2008)对一个59岁的C_7不完全性损伤患者进行了多学科的康复干预,并以ICF为理论框架来选择结局评价指标。躯体功能和结构方面使用美国SCI协会的评定标准(ASIA)、上肢运动得分和下肢运动得分;活动方面采用步行速度、立体步态分析、独立行走的水平;参与方面采用家居和社区步行活动的总量来评价;环境因素通过与患者、卫生专业人士的访谈而获得。结果显示,此患者在步行速度、步行活动总量、步行方式等方面均得到了提高,访谈结果也显示他在自信、自尊、自我激励、生活态度等方面都有所提高,最终这个患者能够实现独自生活。这例个案也提示ICF作为一个理论框架能够指导患者的康复进程。

2. 联系类研究(linking studies) 是将现有的评估工具、分类标准或者访谈记录中的术语和概念与ICF的各级类目相联系,从而判断它们与ICF之间的关系。这一类的文章遵循了Cieza等制定的联系规则(linking rules)(表16-3)。Cieza等制定的联系规则在ICF和其他研究之间建立了沟通桥梁,进一步扩大了ICF的应用领域。

表16-3 ICF联系规则

	ICF联系规则	举例
1	在联系有明确意义的概念与ICF类目之前,必须先获取ICF在术语和分类学上的基础知识	
2	每一个有明确意义的概念与最精确的ICF类目联系	“玩扑克牌或其他游戏”这一项目与三级水平“d9200游戏”相联系,而不是与二级水平类目“d920娱乐和休闲”相联系
3	不要使用所谓“其他特指”的、以最后编码8作为唯一识别的类目。如果有意义的术语内容没有明确指定的相应ICF类目,在ICF上未明确指定的附加信息应加附注	“您是否有右足/踝关节疼痛?”与“b28015下肢疼痛”联系,而“右足/踝关节”在ICF上未明确制定的附加信息应加附注
4	不要使用所谓“未特指”的、以最后编码9作为唯一识别的低水平ICF类目	“您认为疼痛干扰你和他人关系的程度是多少”,有明确意义概念“你与他人的关系”与“d7人际交往和人际关系”联系而不是与“d799人际交往和人际关系,未特指”联系

续表

	ICF 联系规则	举例
5	如果有明确意义的概念所提供的信息不足以提供充分的信息来选择最精确的 ICF 类目，有意义的概念标出 nd（不可定义）	有明确意义的概念所指的健康、身体健康和精神（情感）健康，通常会标出 nd-gh ph mh（不可定义-总体健康、身体健康、精神健康）
6	如果有明确意义的概念未被涵盖在 ICF 中，但是作为 ICF 的明确个人因素，这一有意义的概念将会被标注 pf（个人因素）	"对宗教方面的信仰"有明确意义的概念，标注为 pf
7	如果有明确的概念未被涵盖在 ICF 中，且确定它不是个人因素，这一明确意义的概念被标注 nc（未被 ICF 涵盖）	汉密尔顿抑郁量表"…自杀倾向"这一有意义的概念被标注为 nc
8	如果有明确意义的概念指一个疾病诊断或一个健康状况，有明确意义的概念会被标注 hc（健康状况）	哮喘患者生活质量调查问卷"您出现了几次由于哮喘导致的气短？"有明确意义的概念"哮喘"被标注 hc

以下是几个应用 ICF 联系规则的研究：

Bold 等（2012）使用 Delphi 技术对世界范围内的 SCI 护理专家进行了三轮调查，这些护理专家需要列出护理 SCI 患者时出现的主要问题。结果发现，17 个国家的 35 名 SCI 护理专家给出了 823 个答案，这些回答与 ICF 类目相联系之后，得到 143 个 ICF 类目，24 项个人影响因素和 51 个无法联系的概念（主要是关于 SCI 患者面临的危险）。这一套 Delphi 专家调查确定的 ICF 类目组合为确定 SCI 患者的护理问题和护理方面的需要奠定了基础。

Machado 等（2010）应用 ICF 对 8 个家居的高位 SCI 的患者进行了访谈，结果应用 ICF 的术语进行了归纳。结果显示，家庭支持、医疗技术、对未来的担心以及功能的恢复是患者最关心的问题，尤其是父母的支持，是患者面对残疾的基础，也是在残疾和健康之间寻求平衡的基础。

Street 等（2009）回顾了脊髓转移癌患者生存质量的评估工具，并将这些工具中的概念与 ICF 相联系，以检验这些工具的效度。最终研究者推荐 Eastern Cooperative Oncology Group Performance Status（ECOG）和 SF-36 作为脊髓转移癌患者生存质量的评估工具。

（李 琨）

第五节 ICF 与大数据及人工智能

一、ICF 与大数据

（一）数据管理平台

1. 国内缺乏统一的康复数据管理平台 目前我国临床医院的信息化管理建设仍旧处于初期阶段，全国各级康复医疗机构的数据孤立化、碎片化，无法联通和共享，严重影响了不同地区、不同医疗机构、不同健康人群对于疾病干预疗效、转归、预后的评价和比较，也不利于在国际范围进行数据比较和交流。鉴于目前国内尚缺乏与康复相关的统一的功能数据库，部分功能测评数据仍以纸质为主，容易导致数据丢失、数据浪费及数据使用价值低等问题。通过康复功能数据共享平台的建设，将康复医疗大数据统一到同一信息平台上是解决这一问题的有效途径。

2. 康复医学的科学研究缺乏大数据支持 大数据时代的到来，为科学研究提供底层架构的基础信息资源日益受到业界重视，越来越多的科学研究和发现依赖于全面、完整、准确的科学数据的收集和利用。而目前康复领域的研究仍处于小样本调查阶段，尚缺乏大样本、多中心的研究甚至大数据的支持。通过构建康复功能大数据平台，获取海量数据资源并加以数据挖掘，发现潜在的问题和发展趋势，对于提高康复医疗及科研水平都显得尤为重要。

3. ICF-RS 移动数据平台 目前国内部分学者也开发了 ICF 组合相关的评定标准，并构建了数据移动平台。中山大学孙逸仙纪念医院燕铁斌教授领导的 ICF 团队开发出了 ICF-RS 量化标准,并通过多中心研究证实具有较好的信度和效度,可作为评定工具在各级康复机构推广使用。但由于大多数医务工作者对 ICF-RS 并不熟悉,也甚少在临床工作中使用,目前仍需较大规模的推广、培训以统一和规范临床应用。因此,如何使广大康复医务工作者简便、快捷地获取 ICF 及 ICF-RS 的相关知识并掌握其规范化操作,是促进 ICF-RS 在康复领域运用和推广所面临的问题。因此,该团队也开发了基于 ICF-RS 量化标准的移动平台,并逐步在全国各大城市康复机构推广应用,通过临床使用反馈来不断促进平台的优化和完善其功能模块。ICF-RS 移动平台是建立 ICF 数据平台的有效尝试,可解决偏远地区医护人员无法现场培训的难题。

总之,应构建 ICF 大数据平台并大力推广包括 ICF-RS 在内的 ICF 核心组合在中国各级医疗康复机构的应用,并逐步向其他健康医疗领域拓展。通过该平台丰富健康信息系统中有关功能、残疾和康复的数据,完善康复信息管理体系;通过对海量数据进行存储和云端处理,深度挖掘数据的潜在价值,增强患者功能数据的共享利用和交流。

（二）构建康复功能大数据平台的 ICF 相关理论基础

ICF 是由 WHO 于 2001 年颁布的用以描述健康和健康相关状况的统一的理论框架和分类体系,是有关功能和残疾的国际通用语言,可以作为信息化建设的标准工具。ICF 把健康和残疾统一为人类功能的多维度综合性整体,可作为统计工具、研究工具、临床工具、社会政策工具和教育工具使用。自颁布以来,ICF 已经逐步在各种环境和部门实施,并作为临床工具在康复领域使用。

针对 ICF 涵盖条目繁多、内容广泛、结构概念相对抽象难以在临床实践中推广使用等问题,ICF 研发中心开发了一系列 ICF 核心分类组合,用于特定疾病康复功能的评定、干预措施的指导、康复疗效和结局的评判,其中所开发的 ICF-RS,挑选出最小的 ICF 类目集合对患者的关键功能进行描述。目前 ICF-RS 作为监测临床、服务和公共卫生层面干预措施影响的最低标准,是开发具体康复评定工具的基础,也是国际上在临床和康复实践中全面实施 ICF 的重要工具。因此,ICF 以及 ICF-RS 是建立康复功能大数据平台的理论基础。

（三）构建 ICF 康复大数据平台的意义

1. 促进学科发展,加强国际交流　ICF 运用标准化的语言使全世界不同学科和领域能够在同一术语平台上进行有关健康和保健信息的交流。通过建立 ICF 数据共享平台,可较好地加快 ICF 的临床应用和推广,促进学科发展,并使我国康复领域在理念和技术上与国际接轨,为国际合作及交流提供强有力的数据支持,促进在大数据时代全球化信息共享的进程。

2. 完善评价体系,加快信息化管理建设　基于 ICF 构建功能、残疾和康复的数据共享平台,全面系统地采集功能和康复相关的信息,开展相关的信息和数据研究,对于改善医疗卫生服务、加强康复医疗质量监督、加快康复信息化管理建设具有较大意义。

3. 建立 ICF 大数据平台面临的挑战　如何构建"ICF 大数据平台"并在全国加以推广,是目前面临的重要难题。具体面临的挑战有以下几个方面:

(1) 临床应用不够:目前,ICF 在国外应用已经较为普遍,但国内 ICF 的应用比较缓慢,尚未进入临床广泛应用阶段。其原因是广大医疗工作者对 ICF 的理念认识不足,以及 ICF 体系概念抽象,缺乏详细的操作指南。因此仍需要更为具体的量化标准或操作细则作为构建大数据平台的基础。

(2) 跨学科合作不足:数据共享平台的搭建需要跨学科、跨领域的多方合作以及计算机互联网技术、资金、专业技术人员及相应配套设施的储备,工程和投入巨大,需要国家科技部门多方位地帮扶和支持。

(3) 数据分享不够:各级康复医疗机构仍把数据作为独立的权利,对数据安全缺乏信心,不愿意共享开放,如何让各医疗单位破除壁垒,加入到数据共享平台的队伍上来,如何健全数据共享激励机制及数据安全保障机制,仍需政府职能部门的引导和决策。目前很多法律法规制度仍不完善,数据信息的共享开放有一定的风险,哪些数据可以跨部门共享和向公众开放仍需法律法规更清晰地规范和界定。

总之,构建《国际功能、残疾和健康分类》数据共享平台对于康复医学科既是发展机遇,也是重要挑战,需要多部分、多学科的共同努力及密切协作。

二、ICF 与人工智能

（一）人工智能的特点

基于 ICF 建立康复功能大数据平台是解决数据存储、共享和交流的有效途径。而面对日益增多的医疗数据，如何进行数据处理并有效服务于临床是后续面临的又一挑战。近年来人工智能已成为各领域的研究热点并开始向临床医疗渗透，目前已开始应用于多个临床学科。因此，如何通过人工智能技术与康复医疗的跨界融合，运用机器学习技术实现智能分析、图像分析、开展智能诊断和预测是今后需要研究的前沿课题。

人工智能通过机器学习、表征学习、深度学习和自然语言处理等各种技术，利用计算机算法从数据中获取信息，以协助制订临床决策为目的，实现辅助诊断、疾病风险预测等一系列功能。这些高科技需要医学与工科等领域的专家共同合作才能实现跨学科融合，仅依靠康复医学专业本身难以完成。因此，如何与从事人工智能的计算机领域的专家合作是实现此工程技术难题的第一步。

（二）人工智能的应用

1. 运用人工智能开展数据分析 通过运用大数据的深度挖掘技术，可以分析疾病和功能障碍的流行率、致病和致残因素、各种干预方法的效果和成本效益，以及从宏观角度分析康复结局、康复服务质量、康复服务成本效益等。

2. 基于 ICF 建立康复数据模型 康复医疗与临床医疗最大的差别不是关注疾病的诊断，而是疾病对患者功能与健康的影响。康复医疗是通过不断（不同时间点）评估患者、不断给予康复治疗，逐渐达到病患者可以达到的最佳功能状态及结局。因此，其医疗数据的产生是一个反复发生、累计叠加的过程，而如何将海量的康复医疗数据融入临床比较成熟的数据库中是实现工程技术的关键点。解决此问题的关键是借助深度学习技术或深层神经网络（deep neural network，DNN）技术，模拟大脑的多层级信息处理方式，将输入信息分层解读；通过组合低层特征形成更加抽象的高层属性类别或特征，并以发现数据的分布式特征表示。通过深度学习技术建立功能评价的数据模型、功能干预的数据模型、建立康复质量评估和典型疾病预测模型的数据模型。

3. 未来的工作方向 基于互联网技术、大数据技术、人工智能技术构建中国康复功能大数据平台，在技术方面搭建底层架构，建立数据仓库，完成数据采集（如离线采集、实时采集、互联网采集、第三方数据采集等），并对数据进行清洗和处理。通过数据清洗、数据挖掘、数据统计分析，建立康复功能评估、康复诊治及随访、康复结局预测等模型，通过深度学习算法建立的模型经历快速迭代周期，借助于康复医疗不同时间点海量数据的自我修正，实现最终的康复数据模型，从而不断提高康复服务的质量和水平。

（章马兰）

第三篇

瘫痪相关康复技术与方法

第十七章　体位转移技术

第一节　概　　述

体位转移是指人体从一种姿势/地方转移到另一种姿势/地方的过程。这些转移活动对于正常人来说轻而易举,但对于瘫痪患者通常需要不同程度的指导与辅助。因此,教会瘫痪患者掌握从床到椅、卫生间、公共场所等地方的转移方法是瘫痪康复的一项重要任务,也是患者必须完成的目标。当患者不能独立完成转移活动时,则需教会患者及家属/陪护学会借助人手或设备辅助完成。

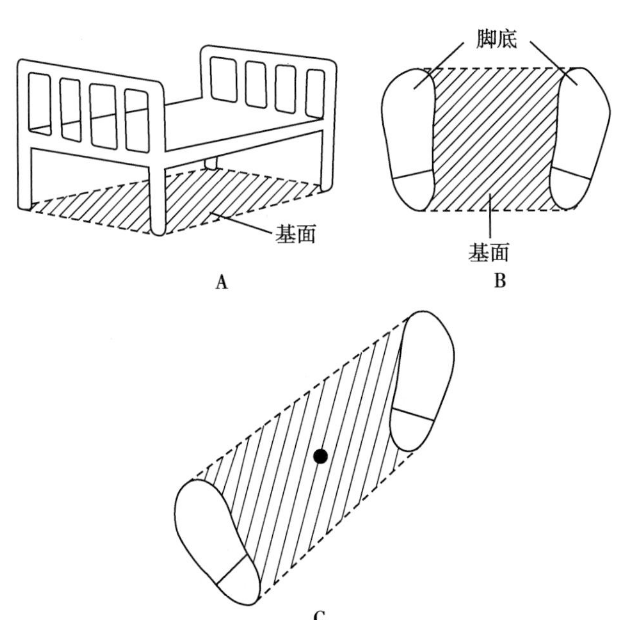

图 17-1　支撑面与稳定性的关系

A. 床基面大;B. 脚底基面小;C. 两脚位置改变,增加基面

一、生物力学基础

1. 支撑面　支撑面是指支撑一件物体的底部平面,支撑面越大,物体就越稳定。当支撑面改变后,物体的稳定性也随之发生改变。人体站立时的支撑面是两脚之间(包括脚底)所构成的面积。在一定程度内,双脚相隔越远,站得就越稳,双脚左右分开可增加外侧的稳定力,按步行姿势放置可增加前后稳定力(图 17-1)。

2. 重心与重心线　物体的"重心"是其平衡点。站立位时人体的重心位于第 2 腰椎(图 17-2)。认识人体的重心位置对于扶抱瘫痪或体弱的患者十分重要。要扶起患者,最容易的方法是在其重心附近着力。例如:扶一位患者站起来时,可以在其臀部用力。"重心线"垂直穿过重心点。若要物体稳定,重心线必须落在物体的支撑面/基面范围以内;若重心线落于支撑面/基面以外,物体便会失去平衡(图 17-3)。

二、体位转移方法分类

体位转移按照转移时力量的来源可分为主动转移、辅助转移和被动转移三大类。

1. 主动转移　是指患者独自完成、不需他人帮助的转移方法。

2. 辅助转移　是指由治疗师或其他人员协助的转移方法。

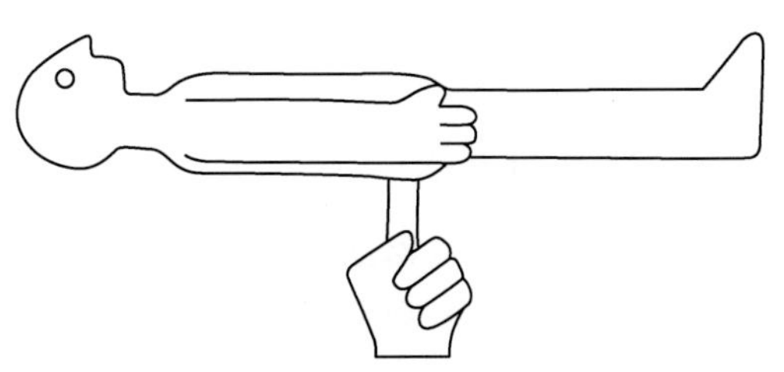
图 17-2　人体的重心位于第 2 腰椎

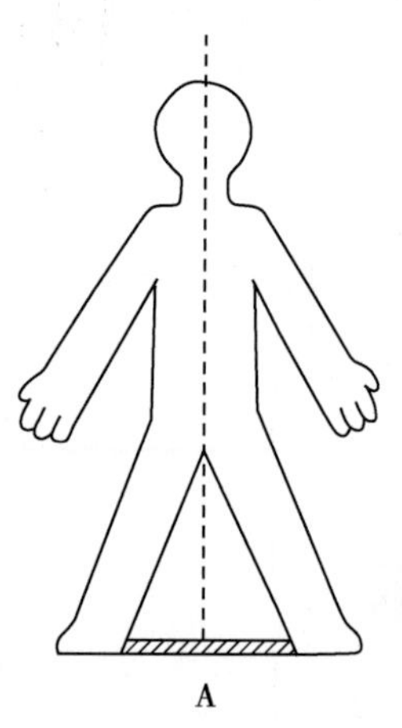

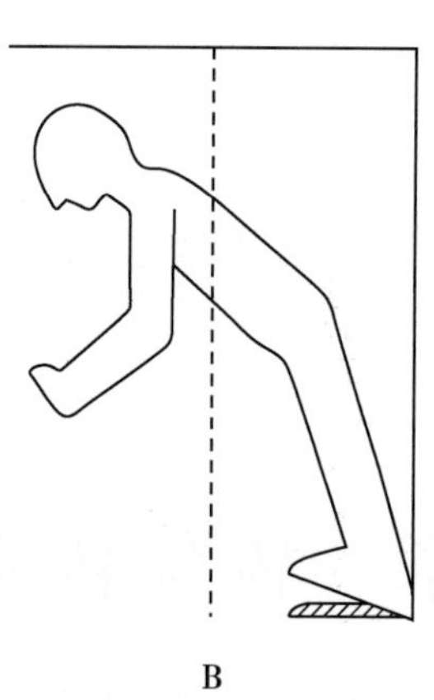

图 17-3　重心线、支撑面与平衡的关系

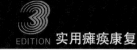

A. 基面宽，重心线在基面内，物体或人体姿势稳定；B. 基面狭窄，重心线在基面外，物体或人体姿势不稳定，易跌倒

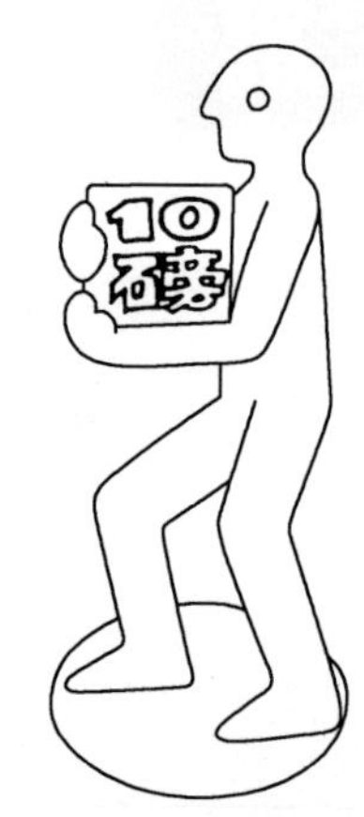

图 17-4　搬移时的正确姿势

3. 被动转移　即搬运，是指患者因瘫痪程度较重而不能对抗重力完成独立转移及辅助转移时，完全由外力将患者整个抬起从一个地方转移到另一个地方，分为人工搬运和机械设备搬运。

三、躯体力学原理

进行体位转移时，患者和治疗师（或其他辅助者）都要遵循正确的生物力学原理，以便保证安全并节省体力。

1. 姿势正确　双脚分别向前后及外侧分开，屈曲膝部，伸直腰背，维持重心线于支撑面范围内是搬移的正确姿势（图 17-4）。

2. 用力部位及程度适当　搬抬者与被搬移的人一起移动，主要利用股四头肌的力量而不是单纯的腰背肌力量站起来。

（李　奎）

第二节　主动转移技术与方法

一、基本原则

1. 等高原则　水平转移时，相互转移的两个平面之间的高度应尽可能相等。

2. 稳定原则　相互转移的两个平面的物体应稳定。轮椅转移时必须先制动，活动床转移时应先锁住床的脚轮，椅子转移时应将其置于最稳定的位置。

3. 靠近原则　相互转移的两个平面应尽可能靠近。若两者之间有距离，可搭转移滑板。

4. 硬度原则　床垫和椅面应有一定的硬度。一般越硬越有利于转移。

5. 动量原则　应当教会患者利用倾斜力、翻滚力、摆动惯性等以增加移动身体的动量。

6. 时机原则　把握患者学习独立转移的时机。时机太早容易失败，使患者失去信心，太晚则因依赖而失去兴趣。

7. 安全原则　有多种转移方法可供选择时，以最安全、最容易的方法为首选，同时预防转移过程中对皮肤的刮擦等不良事件。

二、技术与方法

（一）床上翻身及移动

1. 偏瘫患者仰卧-侧卧翻身　常用伸肘摆动翻身法（图 17-5）：①双手十指交叉，双掌对握，患手拇指放在健手拇指上方；②伸肘；③屈髋屈膝，双脚平放在床上；④双手摆向健侧，再反方向摆向患侧，借摆动的惯性翻向患侧。反之亦然。

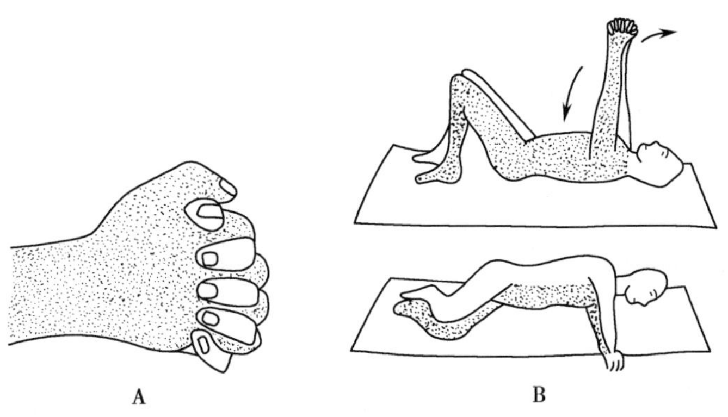

图 17-5　伸肘摆动翻身法

A. 双手十指交叉，患手拇指在健手上方；B. 伸肘屈膝摆动翻向患侧

2. 截瘫患者仰卧-俯卧位翻身　常用双上肢摆动的棍式翻身法，具体方法此处不再赘述。

3. 偏瘫患者仰卧位侧方移动　方法如下：①将健足伸到患足下方；②用健侧腿抬起患腿向一侧移动；③用健足和肩支起臀部，将臀部移向同侧；④将头、肩移向同侧。

4. 脊髓损伤患者床上移动　截瘫或 C_7 以下四肢瘫的患者均可独立完成床上长坐位下的前后与侧方移动，具体方法此处不再赘述。

（二）床上坐起

1. 偏瘫患者床上坐起方法（图 17-6）　①患者侧卧位，头、颈和躯干向上方侧屈；②双上肢或健侧上肢撑在床上提供支撑点；③上面的腿跨过下面的腿，同时将身体前移至床边；④用上肢支撑床面侧屈起身。

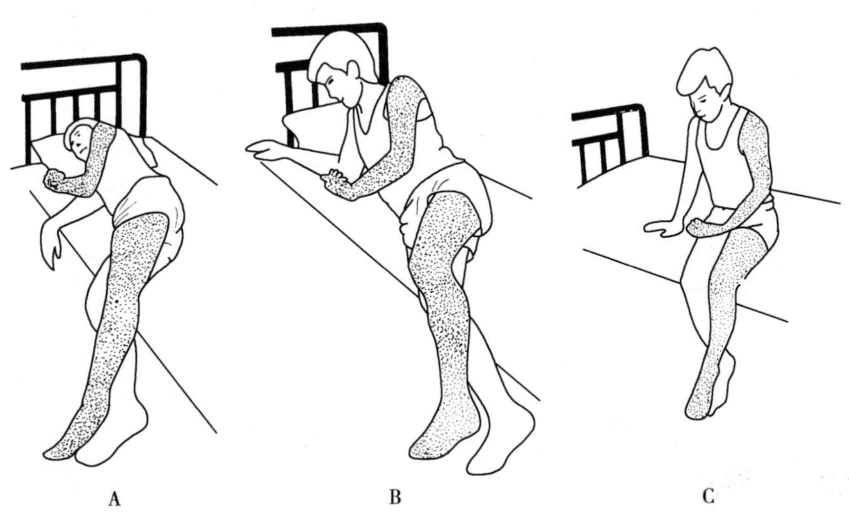

图 17-6　偏瘫患者床上独立坐起

A. 侧卧位将双小腿移到床边外；B. 双上肢或健侧上肢撑床；C. 头、颈和躯干向上方侧屈坐起

2. 截瘫患者床上坐起　截瘫患者甚至 C_6 以下完全性损伤的四肢瘫患者都可通过双上肢后方支撑的方式独立从床上坐起到长坐位，具体方法请参考相关书籍，此处不再赘述。也可借助绳梯、吊环、床两边的扶栏等坐起（图 17-7）。

（三）坐位转移

在进行坐位转移之前，患者要能达到基本的坐位平衡条件，即：双足平放、双膝自然分开，与肩同宽；屈髋、躯干伸直，肩部与髋部保持在同一垂直面上，头居中，体重平均分布保持平衡。

1. 椅-椅转移　椅-椅转移是坐位下最典型的转移方法，在转移过程中，不需要完全站起来。使用轮椅的患者，掌握了这些基本技术后，可以完成轮椅到床、坐厕、地面、浴缸等转移，大大方便了日常生活，提高了生活质量。

椅-椅转移常用的方法有成角转移、侧方转移、错车式转移等，必要时可借助滑板转移。下面以最常用的成

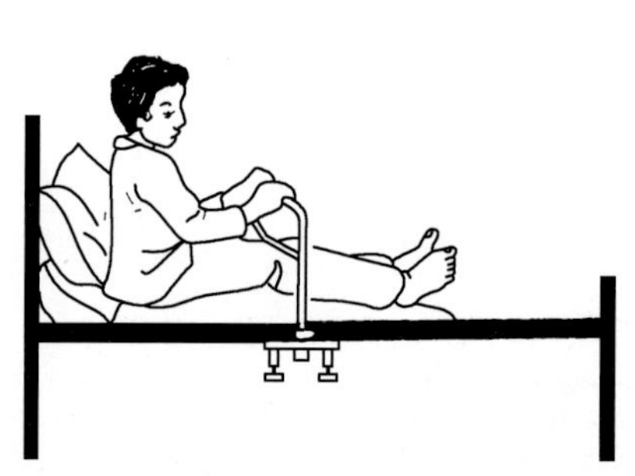

图 17-7　截瘫患者借助床两边的扶栏独立由仰卧位坐起

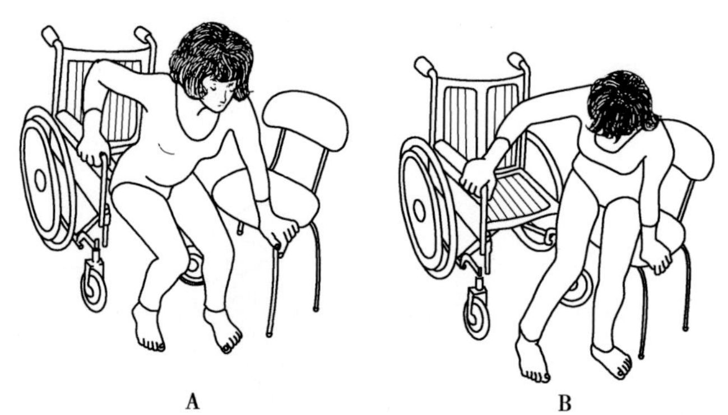

图 17-8　成角转移法

A. 两椅成角放置，患者将臀部移出到第一张坐椅前；B. 双手分别扶住两张椅子的外侧支撑，将臀部摆到第二张椅子上

角转移为例介绍具体方法(图 17-8)：①两椅前缘之间夹角 30°~45°，若是轮椅，两椅间的扶手最好拆除；②患者从所坐的第一张椅子向椅前移动，放好两足(若两腿不能站立，在转移前，可以把两脚搬到第二张椅子前)；③靠近第二张椅子后握着第二张椅子最远侧扶手，另一只手扶着第一张椅子；④两手支撑(腿可以辅助)，将臀部摆到第二张椅子上面；⑤握着第二张椅子两侧，两脚进行适当调整以便维持平衡慢慢坐到第二张椅子上。

2. 床-椅转移　上述椅-椅转移也适用于床边到轮椅的转移，对于偏瘫患者已足够，但截瘫患者有时双脚不离地面也可完成床-椅转移，通常有前向转移和后向转移两种方法。后向转移时轮椅的后背必须可以拉开(带拉链)，并且需要滑板，因此应用较少。而前向转移法应用较多，方法如下(图 17-9)：①轮椅放置于床

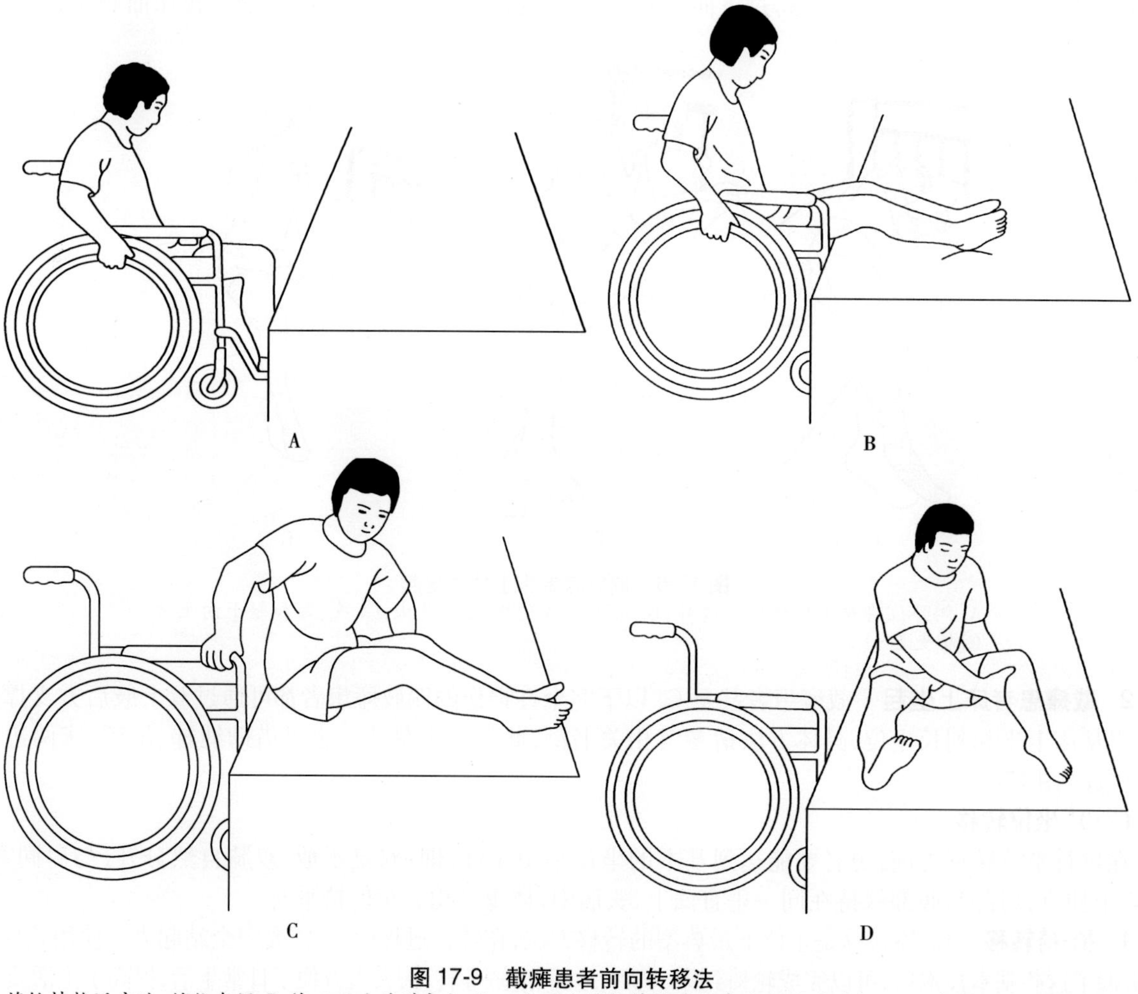

A　B　C　D

图 17-9　截瘫患者前向转移法

A. 将轮椅推近床边，锁住车闸；B. 将双下肢移到床上；C. 双上肢支撑轮椅扶手将身体向前移到床上；D. 在床上移动到所需体位

边，膝能接触到床边时，锁住车闸；②患者头、躯干前屈，为防止跌倒，用一手钩住扶手，另一手放在同侧下肢膝下，将该下肢抬起放在床上，用同样方法，更换另一侧，将另侧下肢抬起放到床上；③将脚踏板搬开或卸掉，打开车闸与床边对接，两手握住扶手，头、躯干前倾，撑起将身体移至床上；④两手移至床上，整理坐姿或慢慢躺至床上。

3. 截瘫患者轮椅与地板之间的转移　下面以 T_{11} 完全性脊髓损伤患者为例介绍转移方法。

（1）由轮椅到地板的转移（图 17-10）：①制动轮椅，卸下扶手；②双足放到地板上，移开脚踏板，患者左肘支撑于轮椅靠背，右手支撑于轮椅大轮，抬起上身，左手将轮椅坐垫拉出；③膝关节伸直，将坐垫置于两前轮之间的地板上；④双手支撑于轮椅坐位前方，上抬躯干并将臀部向前滑动越过轮椅的前沿；⑤逐渐放低重心坐到置于地板上的坐垫上。

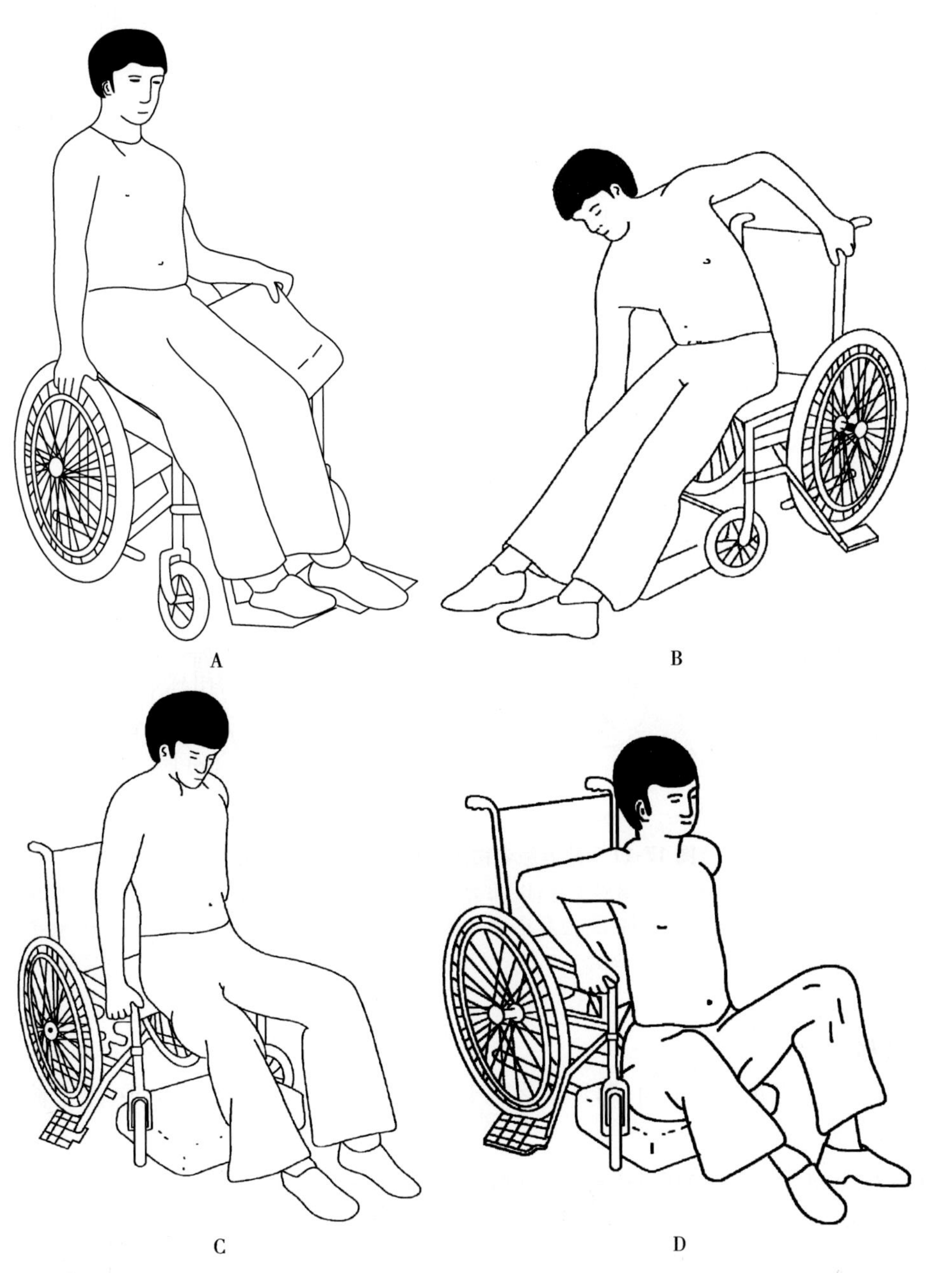

图 17-10　截瘫患者由轮椅到地板的转移方法

A. 制动轮椅，卸下扶手，抽出坐垫；B. 将坐垫置于两前轮之间的地板上；C. 将臀部向前滑动越过轮椅的前沿；D. 屈肘逐渐放低重心坐到地板上的坐垫上

（2）由地板到轮椅的转移（图 17-11）：①患者背向轮椅坐在地板上的轮椅坐垫上，制动轮椅，患者两手支撑于轮椅坐位前缘，或重新安好脚踏板，将双手置于脚踏板顶端以支撑；②用力支撑上抬躯干，注意头、颈要伸展；③收缩腹肌，下降肩部，向后拉骨盆坐到轮椅上，用手将双腿上抬放于脚踏板上；④将轮椅坐垫对折，置于大轮和髋部之间的轮椅扶手上，患者双手支撑于大轮上上抬身体，坐垫弹向臀下。

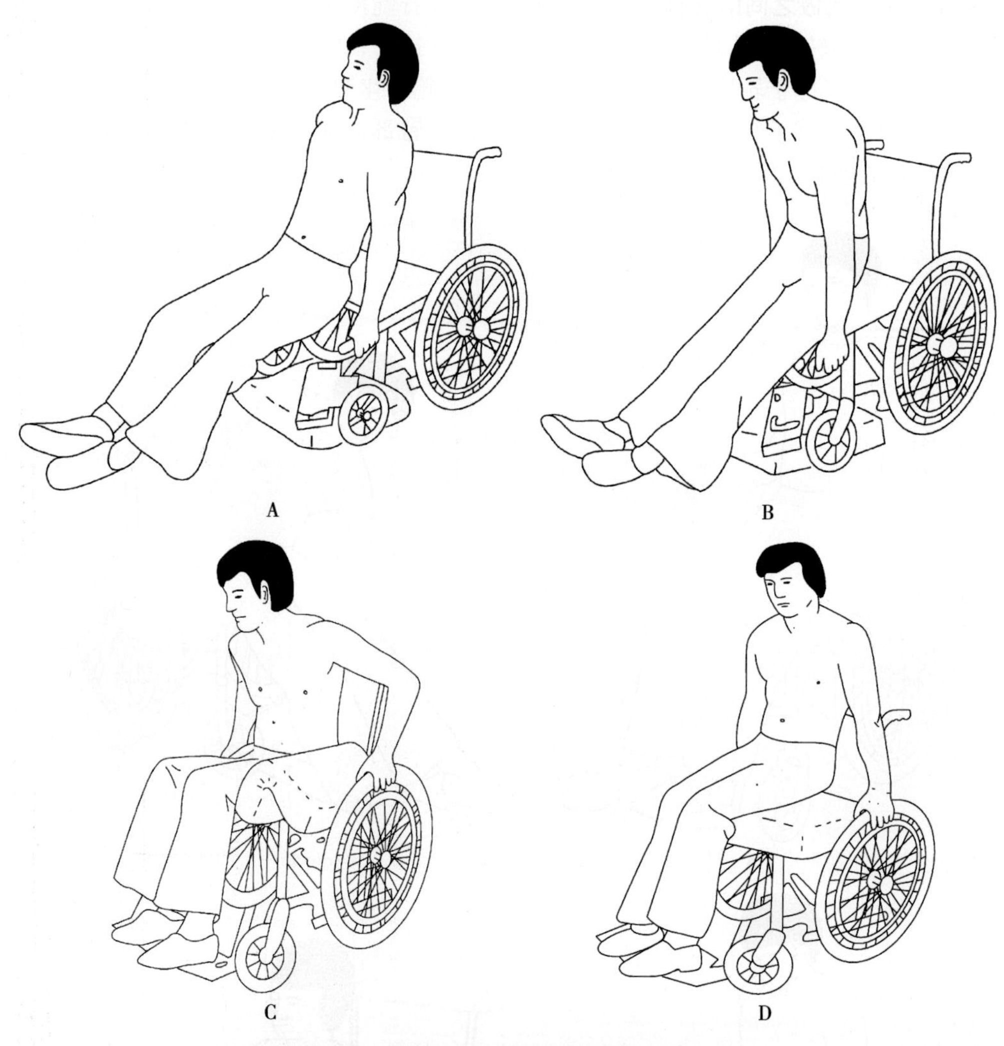

图 17-11　截瘫患者由地板到轮椅的转移方法

A. 制动轮椅，将双手置于脚踏板顶端以支撑；B. 用力支撑上抬躯干，收缩腹肌，下降肩部，向后拉骨盆坐到轮椅上；C. 将双腿上抬放于脚踏板上，捡起轮椅坐垫并对折置于一侧大轮和髋部之间；D. 双手支撑于大轮上，上抬身体，坐垫弹向臀下后坐好

（四）坐站转移

1. 站起时　方法：①双足平放地面，两足跟落后于两膝；②髋屈曲，颈后伸，抬头，躯干伸直后前倾；③两膝向前移动；④伸膝，伸髋站起。

2. 坐下时　方法：①屈髋，颈胸伸直，躯干前倾；②两膝前移；③屈膝坐下。

（李　奎）

第三节　被动转移技术与方法

对于功能障碍比较严重而不能进行主动转移的患者，通常需要他人扶抱或借助机械辅助才能完成转移活动，因此将完全依赖他人扶抱或机械帮助的转移称为被动转移。

一、常用扶抱技术与方法

（一）床边坐起与躺下

患者侧卧位(健侧、患侧均可)，两膝屈曲。扶抱者先将患者双腿放于床边，然后一手托着肩部，另一手按着患者位于上方的骨盆，命令患者向上侧屈颈部，治疗者抬起下方的肩部，以骨盆为枢纽转移成坐位，在转移过程中，鼓励患者用健侧上肢支撑(图 17-12)。

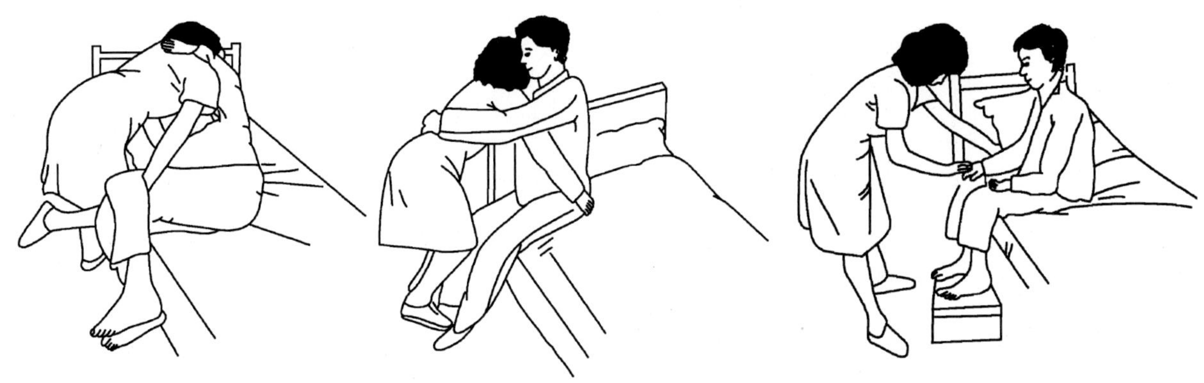

图 17-12　治疗师辅助偏瘫患者从侧卧位坐起的方法

此方法运用于偏瘫患者，对于截瘫患者，治疗者可面对患者，扶抱两肩部，拉起患者成坐位。

（二）坐位-站立的扶抱转移

1. 骨盆扶抱法　具体方法(图 17-13)：患者坐在椅子前边，双手放于自己大腿上或治疗师的肩上，身体稍前倾，将下颌置于治疗师的肩部，把一脚(健侧脚较合适)稍后放置，两足分开。治疗者面对患者，一侧膝顶着患者前面的患侧膝使之不会倾倒，另一足适当分开放置以保持稳定。扶抱时治疗者屈曲双膝下蹲，腰背挺直，双手置于患者双侧臀部(如果治疗者的双手不够长，可把一手置于臀部下，另一手抓住患者腰部的衣裤和腰带，或者治疗者一手置于患者的髋下，另一手置于肩胛骨处)，患者双手揽住治疗者的颈背部，让患者在口令下同时站起，然后治疗者帮助患者调整好重心。

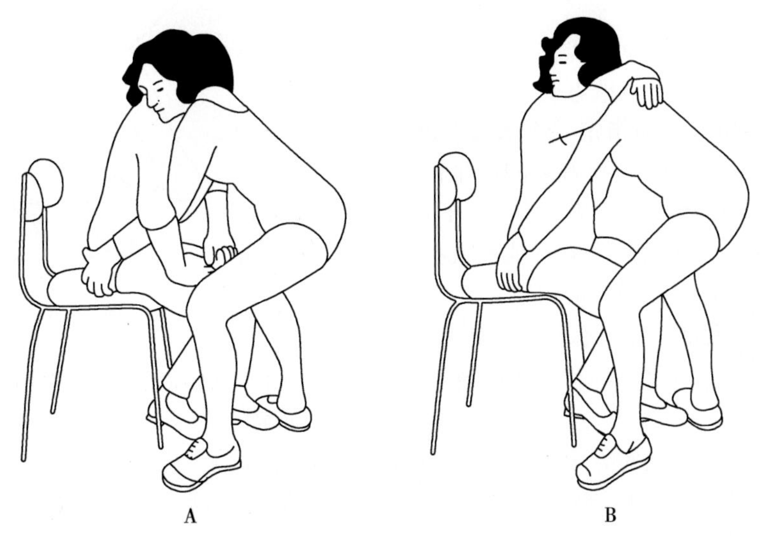

图 17-13　骨盆扶抱法

A. 患者手放于大腿上；B. 患者手搭在治疗师肩上

2. 前臂扶抱法　具体方法(图 17-14)：如前所述转移患者做好站立的准备，治疗者站在患者前面，顶住患者一腿，让患者双膝屈曲，背伸直同时抬起双臂，双手置于治疗者肘上，而治疗者把双前臂置于患者前臂下，双手置于患者肘下扶住患者。嘱患者屈肘并听从治疗者口令一起站起，同样地，如果要从一个坐位转移至另一个坐位，治疗者帮助患者在坐下前摆动双髋到另一个坐位。

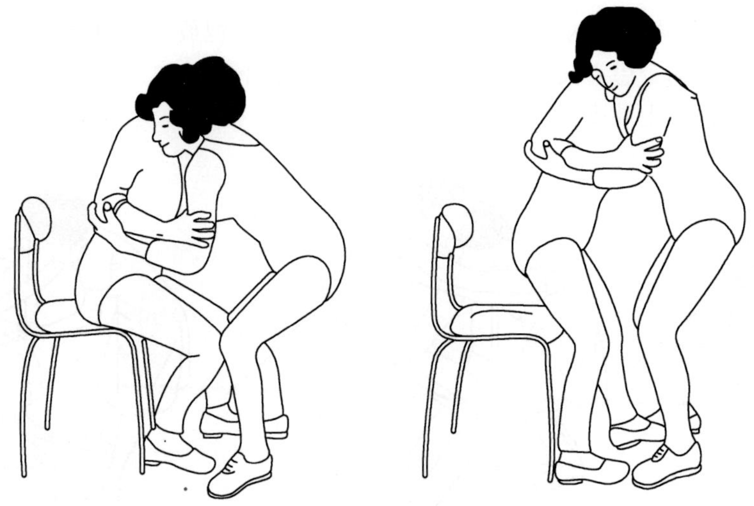

图 17-14　前臂扶抱法

3. 肩胛后扶抱法　具体方法（图 17-15）：患者双膝放置如前所述，坐在椅子的前沿，双肘前伸，双手合在一起放在双膝之间，受累侧拇指置于最上边。治疗者面对患者，如前所述，用膝顶住患者一腿，双手置于患者肩后，双手掌置于患者肩胛骨上。听治疗者的口令齐步站立。

4. 双人帮助站起　帮助患者从椅子或床上坐位到站起，两人站在患者两侧，每人以臂绕过患者背后支撑，另一臂在患者屈曲的手肘，前臂和手掌下扶住，患者两脚向前触地，身体微向前倾，在两个人帮助下站起。

5. 单人帮助患者站起来　帮助者站在患侧，帮助者弯腰屈膝向前倾，一臂绕过患者背后，另一臂放在患者屈曲的手肘、前臂和手掌之下来支持。患者两脚着地，身体前倾，在协助下站起来。

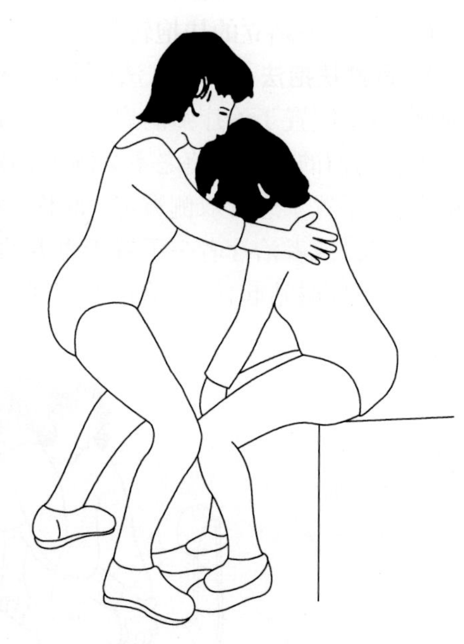

图 17-15　肩胛后扶抱法

（三）抬起技术与方法

当一个患者的瘫痪程度使他在转移过程中不能对抗重力，治疗者必须把整个患者抬起从一个地方转移到另一个地方，需要两个或以上人员帮助转移时，必须指定一个人做指挥，发口令，以产生同步活动，良好的协调是各个治疗者之间产生同步活动的基础。患者则应：①放松，对治疗者或抬起者有信心，不要在抬起时对他们产生怀疑，对抗情绪；②向前看，不要看地板或抬起者；③如果病情允许，在抬起时全力保持自己身体的位置。

1. 标准式或椅式抬起法　这种扶抱法的优点是在整个过程中可观察到患者的表情和反应；对胸部和上肢疼痛的患者特别适用。具体方法（图 17-16）：两位扶抱者面对面站立，尽量靠近患者，双脚前后分开，前脚向着预定移动方向，屈膝半蹲下，保持腰背挺直及抬起头部。一手扶着患者背部下端，另一手握住对方手腕，承托着大腿靠近臀部部分。患者交叉双臂于胸前或绕着扶抱者的肩膀保持下腭后缩，被抱起时用脚跟向床面推，伸直双腿，帮助移动。扶抱者用腿力站起将患者抬离床面，循着预定的方向把患者的重量由后脚移至前脚，到达目的地后，然后将他缓缓放下。

2. 穿臂抱法　这种方法要求患者的双臂或至少一只手臂或手掌较为强壮，因此偏瘫、截瘫、脑瘫患者均可适用。具体方法（图 17-17）：患者在胸前两手交叉握着自己的手腕，治疗者或抬起者站在患者后面。两手穿过患者腋下，握着患者前臂，身体贴近其背部。若需要两位，则令一位两手放在患者膝下或小腿处。使用此方法，可由一人完成患者的床上转移，两人可完成患者床椅、厕所等两地间的转移。

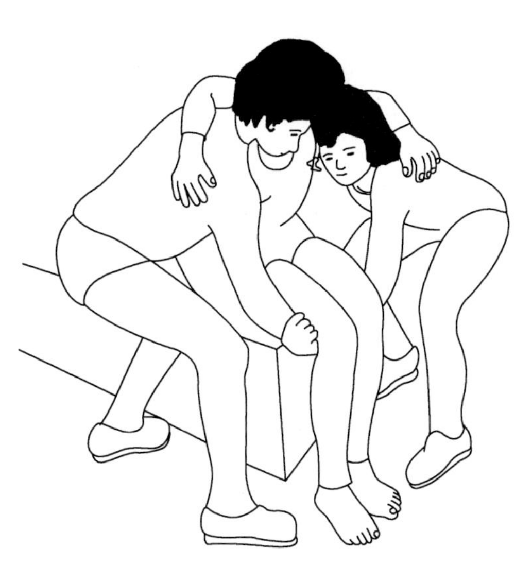

图 17-16 标准式或椅式抬起法

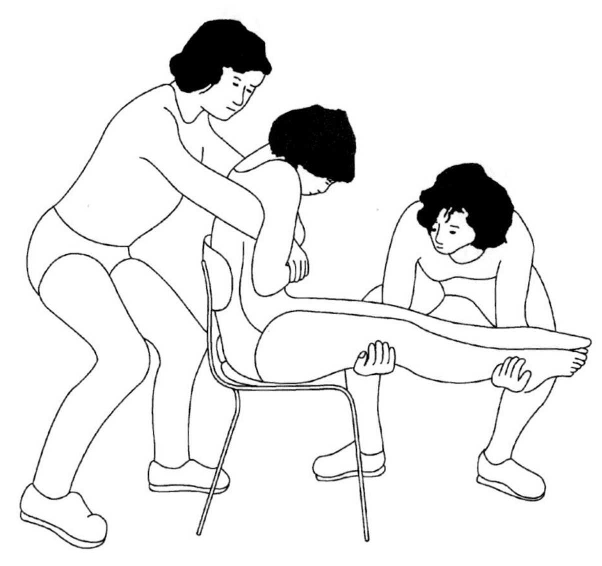

图 17-17 穿臂扶抱法

3. 肩膊抬起法 具体方法(图 17-18):患者坐直;两位扶抱者肩对肩站立在患者的后侧,尽量靠近床边,双脚前后分开,前脚向着预定移动方向,背对着患者,屈膝半蹲下,挺直腰背及抬起头,肩膊承托着患者腋下,让其手臂垂于扶抱者背部,一手(腕握)承托着患者大腿靠近臀部部分,另一手可拉着扶手,或扶着床或患者背部。扶抱者利用腿力站起,循着预定方向把重量由后脚移往前脚将患者抬起。

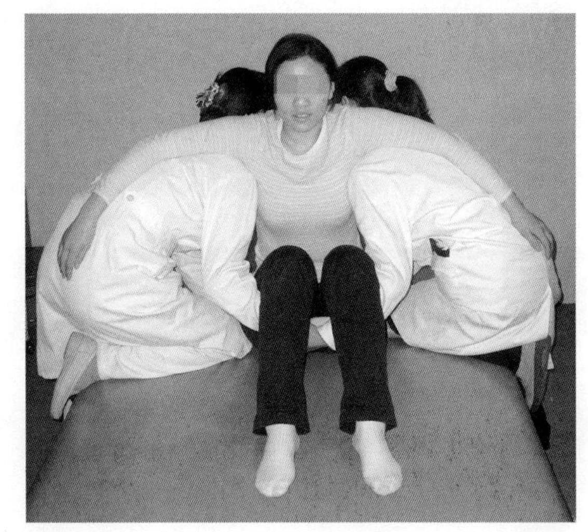

图 17-18 肩膊抬起法

这种扶抱法的优点:①适用于多种情况及扶抱比较重的患者;②扶抱者只需用一只手臂进行移动,空出的手可用来稳定轮椅或开门或控制患者的头部及上身;③扶抱者可面向移动方向,所以可走较长的距离及上落楼梯、巴士或坐厕等;④扶抱者与患者距离极接近,从力学上分析,这是最省力的方法。

(四) 扶抱原则与注意事项

1. 扶抱的基本原则 ①扶抱者先分腿站稳;②利用下肢肌肉承担重量,切勿单独用腰背力;③身体要循着扶抱方向移动;④保持患者身体两边对称。

2. 扶抱前应注意事项 ①扶抱前先计划移动的方向和方法;②预备好足够的空间,使扶抱过程得以安全地进行;③若要由床移往椅或由椅移往轮椅,要先将椅或轮椅放在适当的位置,以缩短距离及减少转换方向;④锁上轮椅或活动床,拆去阻碍或可能移位的扶手及脚踏;⑤为了安全,扶抱者及患者需穿合适的鞋子或赤脚,后者会更安全,由于打滑,不可只穿袜子进行扶抱;⑥倘若扶抱过程需要两位或多个扶抱者,则每一位都必须清楚地了解整个程序方可。开始时,由其中一位负责人喊口号,如"一、二、三、起"然后同时把患者扶起。

3. 选择扶抱方法要考虑的事项 ①扶抱时要注意患者的身形及体重;②患者的瘫痪程度,如果患者具有一定的能力,则要求其必须先尽力;③扶抱者本身的能力,扶抱者本身的力气如果偏小,应安排好在必要时的助手;④在进行扶抱前,应作自我介绍及清楚解释扶抱目的和程序;⑤留意突然或不正常运动(如脑卒中患者的不随意动作),避免意外发生。

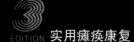

二、借助过床板的转移技术

过床板由两部分构成，一是两块约90cm长、60cm宽的塑料板，质地坚硬、光滑，中间一般由皮质材料相连，方便折叠；另一是光滑的尼龙套，它正好套在塑料板上，可在塑料板上滑动。

1. 过床板的作用　过床板可轻松地实现瘫痪患者在卧位下从一个床转移到等高的另一个床，适用于早期的瘫痪患者或不能通过坐位转移的瘫痪严重的患者。

2. 借助过床板转移的方法　以从患者躺着的床（第一床）转移到另一床（第二床）为例来说明转移的步骤（图17-19）：①将第一床与第二床平行对接，两床调至等高，并将带活动轮的床锁死；②把患者从仰卧位翻到侧卧位，将过床板放到患者身下，然后让患者再回到仰卧位，使得其有一半身体置于过床板上；③把患者的两脚放于过床板上；④转移者把手置于患者的肩部和髋部，推动患者从第一床滑到第二床。若患者有颈部损伤，转移时一定要固定或有专人稳定颈部；⑤再把患者从仰卧位翻到侧卧位，将过床板从患者身下拿出，并调整好患者卧姿。

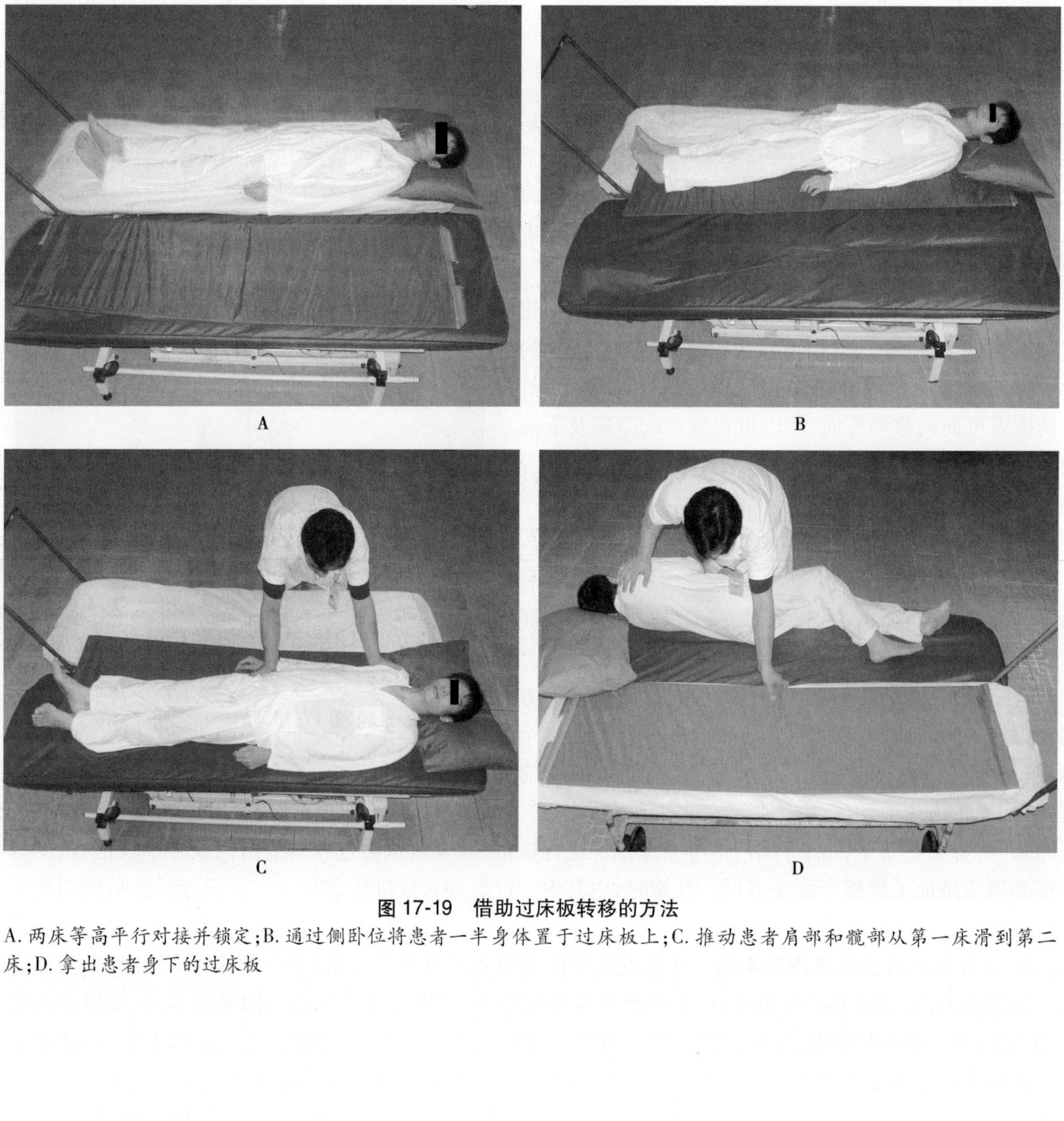

A　B　C　D

图17-19　借助过床板转移的方法

A. 两床等高平行对接并锁定；B. 通过侧卧位将患者一半身体置于过床板上；C. 推动患者肩部和髋部从第一床滑到第二床；D. 拿出患者身下的过床板

三、借助机械的转移技术

（一）传统医用升降机转移

1. 医用升降机的作用　医用升降机是指一种用于转移和/或吊起患者的机械装置，除动力装置外，还有合适的吊带及固定的坐套，它可以将患者从一个地方转移到另一个地方，如从床上到坐厕椅或到浴池等。这种机械装置用于严重残疾无法用人力进行长期转移的患者。此种方法适用于严重患者如四肢瘫、重度颅脑损伤者，他们有可能终身卧床，医院或康复机构不能久留，回到家里也没有多少人力提供长期帮助。假如一个人进行扶抱或抬起转移，无论对扶抱者还是患者都比较困难和危险。因此使用医用升降机可在一定程度上解决这些问题。如果患者能正确操作和使用，将会给他的生活带来极大方便，解放了看护人员的双手。

2. 常用医用升降机种类　常用医用升降机有下面三类：

（1）移动式升降机：此种升降机用圆形或方形钢管制成，患者可通过悬吊带或吊椅提起（图 17-20A）。该机具有如下特点：①一般的提升重量为 127~220kg；②由他人帮助操作，升降杠由液压或手握螺杆两种类型的控制装置可供选择；③底盘上装有脚轮，底盘大小，脚轮尺寸可根据用户的需要选择，一般由床边、浴池边或汽车门边的空间大小来决定；④可以拆，便于运输。

移动式升降机的优点是采用质轻材料做成，易于搬动。缺点是严重残疾或僵硬的患者不适合使用。

（2）固定式升降机：一种为永久性固定于地面，另一种为底盘固定于地面适当位置，升降杠可从底盘拔除（图 17-20B）。这种升降机由患者自己操作或由别人帮助操作均可。主要供洗浴时用，将患者从浴池边吊起放进池中。固定式升降机主要适用于地方不够大或不适合使用活动式升降机的地方，如浴池。

（3）天花板固定式升降机：这种升降机或是永久型固定于一个位置或是不同长度的垂直或弯曲地吊装于天花板的滑轮上。实际是由滑轮、绳索或吊带构成的起吊系统，可以是电动或手动（图 17-20C）。工作时通过两条绳索完成，一条升起，另一条放低，或者在此基础上再有两组绳索，一组向左摆，一组向右摆。

天花板固定式升降机的安装，安全是第一位，滑轨必须牢牢固定。其承载重量、滑轮大小、尺寸等必须详细计划好。

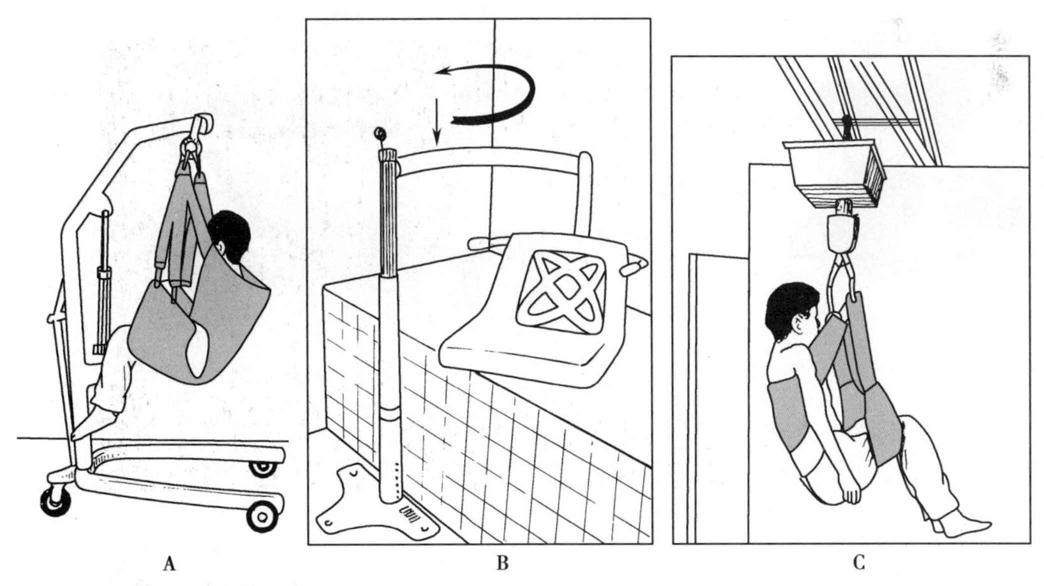

图 17-20　各种升降机
A. 移动式升降机；B. 固定式升降机；C. 天花板固定式升降机

（二）现代智能机器人转移

随着时代和科技的进步，传统的医用升降机转移越来越少，取而代之的是更加先进、智能和便捷的各种机器人（亦称“电动移位机”）转移。这些机器人可以帮助各种原因导致的无法正常站立的患者，解决其日常生活活动过程中的站立、转移、行走、大小便等问题，使患者摆脱床的桎梏，方便看护，提高生活自理能力和生活质量。下面介绍两种具有代表性的智能转移机器人的功能。

1. 全智能看护机器人 全智能看护机器人可以满足患者坐、卧、站三种姿势下的转移。在卧位下可借助过床板与床之间相互转移（图 17-21）；在坐位下可以进行椅-椅的侧方转移（图 17-22）及椅-坐厕转移（图 17-23），并且具有电动轮椅的代步功能；可以从坐位升起到站立位，并在站立位下电动驱动行驶（图 17-24）。

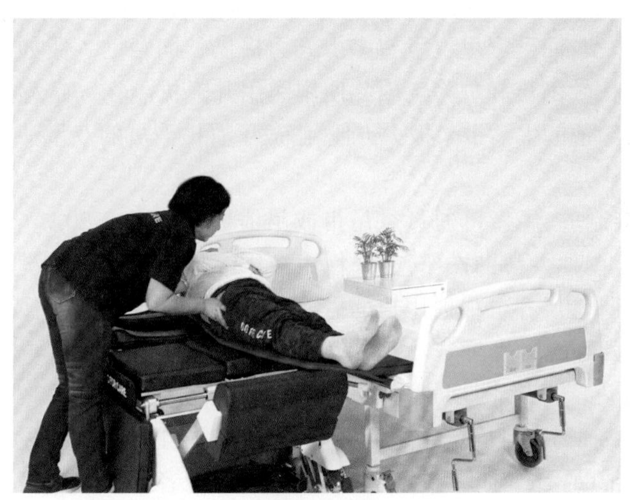

图 17-21 从看护机器人转移到床上

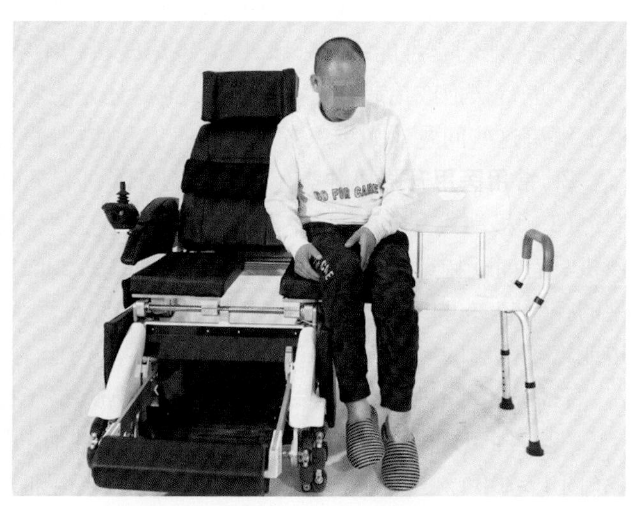

图 17-22 看护机器人到椅子的侧方转移

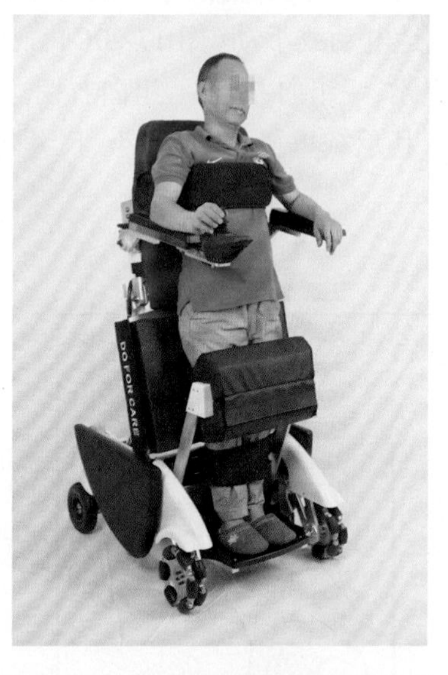

图 17-23 看护机器人到坐厕的转移

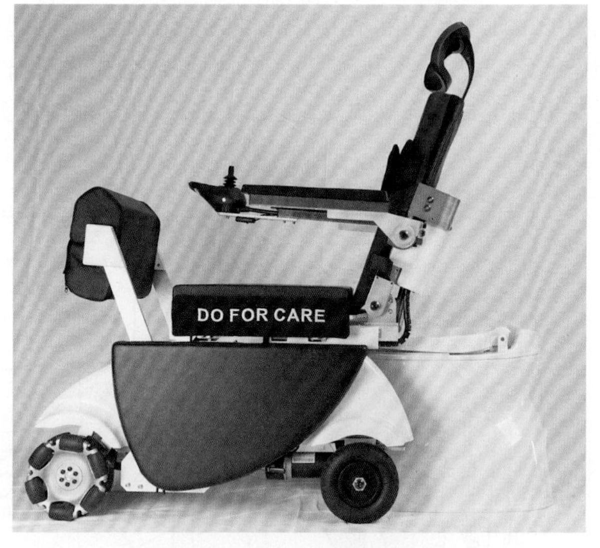

图 17-24 看护机器人驱动行驶

2. 移位机器人 移位机器人是一种可遥控的智能机器人，其人性化的机械结构和绑带设计，可将站立与转移功能完美结合，满足患者站立和家居、外出、户外活动移动的需求，提高活动和参与的积极性；同时，其全向移动、0 旋转半径的设计，智能操控，可满足各种狭小空间内转移的需求，有效减轻医护人员转移患者的负担。

（1）家居转移及活动：患者可以通过遥控的方式让移位机器人自动来到自己床边合适的位置（图 17-25），然后在坐位下摆放好双腿、绑上相应的固定带（图 17-26）后就可以按上升键以适当的速度（可调）站起，再驱动移位机到厨房（图 17-27）或卫生间（图 17-28）进行必要的日常生活自理活动。

（2）外出：患者可驱动移位机乘坐电梯外出（图 17-29）。

（3）户外活动：患者出户后，可驱动移位机在花园（图 17-30）或马路上（图 17-31）行驶，进行购物等必要的户外活动，融入社会。

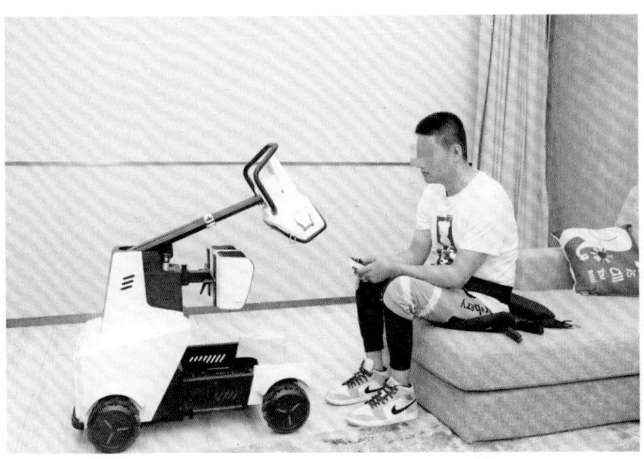

图 17-25　患者遥控移位机到床边

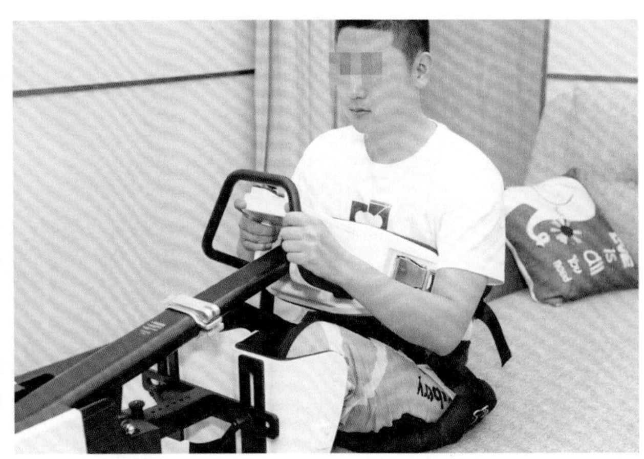

图 17-26　患者将自己固定于移位机上

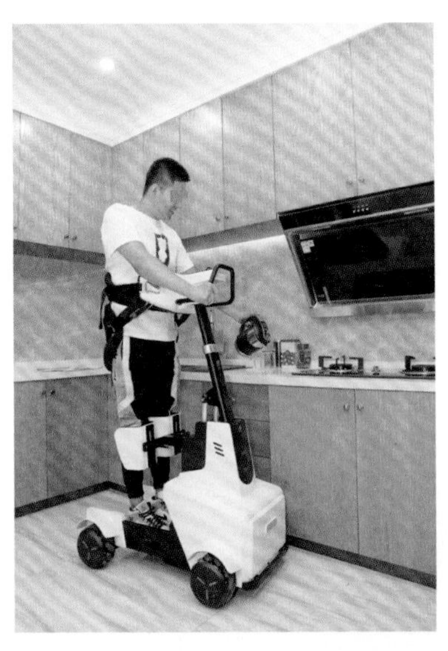

图 17-27　患者驱动移位机到厨房活动

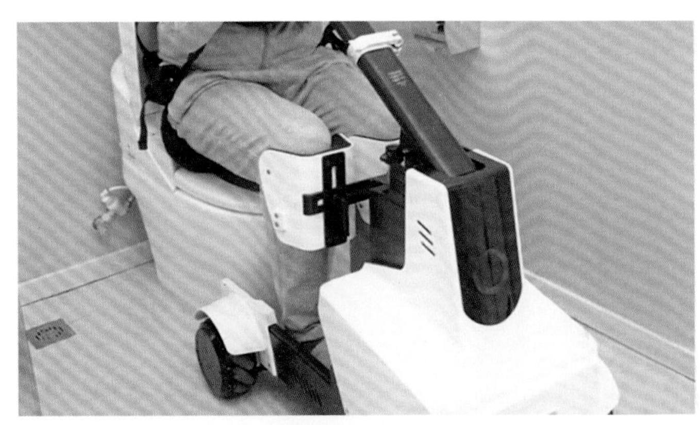

图 17-28　患者驱动移位机到卫生间如厕

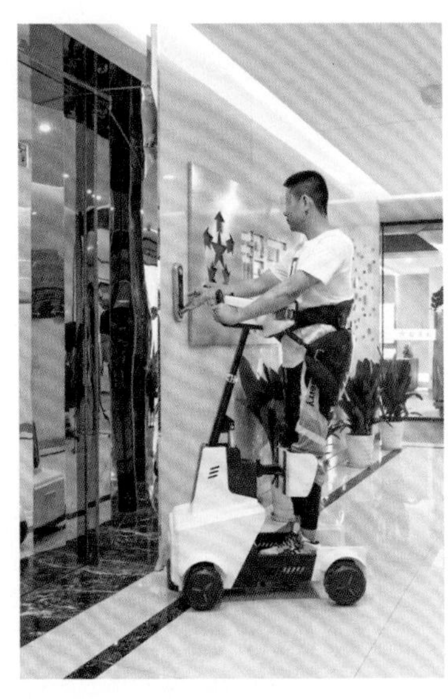

图 17-29　患者驱动移位机乘坐电梯

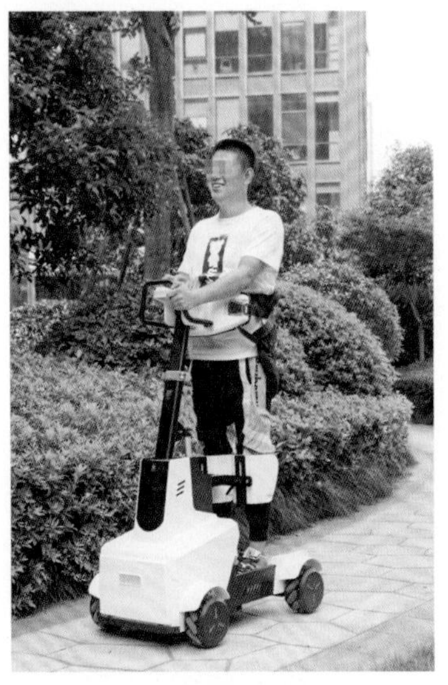

图 17-30　患者驱动移位机在花园活动

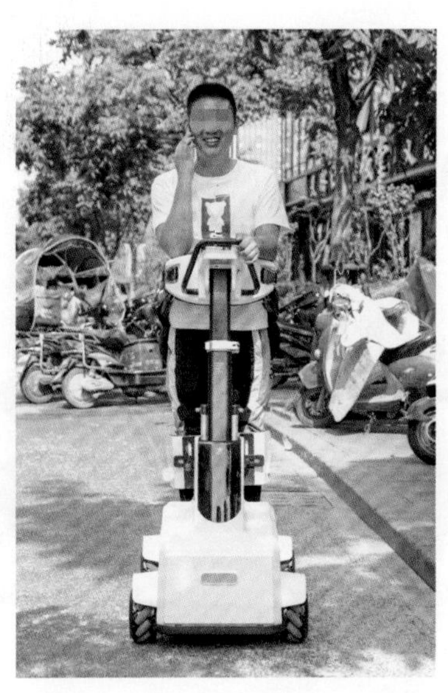

图 17-31　患者驱动移位机在马路上活动

（李　奎）

第十八章　神经发育治疗技术

第一节　概　　述

一、神经康复发展简史

（一）国际起源

神经疾患的现代康复起源于20世纪40年代欧美等医学比较发达的国家。

1. 临床医学的发展是神经疾患康复发展的基础　20世纪初期，临床学科特别是神经病学的发展，使得医学界对神经疾患的诊断和临床处理能力有了较大的发展和提高，大批神经疾患的患者经过临床学科的积极救治，挽救了生命，存活下来。但大量生存者存在着不同程度的功能障碍，这些生存者及其家属对功能恢复或改善的渴望及需求，给刚刚兴起的康复专业人员打开了一个新的领域——神经康复，提出了新的研究课题，即如何按照康复的基本理念，在这些患者生命体征稳定后开始介入和实施康复治疗，改善或提高患者的功能，提高其生活自理能力；这些奠定了神经康复的基础，推动了神经康复的兴起和发展。

2. 康复专业人员的认识提高是神经疾患康复发展的动力　针对日益增多的神经疾患对象，从20世纪40年代开始，西方一些康复发展比较快的国家，临床康复治疗的先驱者们就开展了在瘫痪患者中的积极尝试，采用与时俱进的知识和技术，积极治疗脑损伤和周围神经损伤后运动控制障碍（各类瘫痪）的患者，通过临床实践不断探索一些比较成功、临床观察有效的治疗技术及方法，并通过临床实践的不断验证来修正这些技术。在此期间，基础医学特别是神经发育学、神经生理学的研究成果，大大加快了这一研究的进程，并为其提供了理论上的客观依据，从而奠定了神经疾患康复的基石，推动了瘫痪康复的发展。

（二）国内神经疾患康复的发展

1. 现代康复医学在国内兴起　国内从20世纪50年代开始，康复的手段主要是体疗（体育治疗）和理疗（物理因子治疗），以骨科康复为主。20世纪80年代中期，现代康复开始引入国内，初期仍然以肌骨疾患的康复为主要对象，这主要是因骨科康复在国内有基础，容易开展，见效快，且骨科康复的安全性优于神经疾患康复。

国内神经疾患康复在20世纪90年代以前基本上是空白，究其原因，来自两个方面：一方面是国内临床学科特别是神经内外科的医生对神经疾患康复缺乏认识或认识不够，对神经疾患的治疗仍然停留在药物或手术处理方面，没有康复意识，不能主动转介需要康复的患者到康复科接受治疗；另一方面，由于国内当时从事康复治疗的专业人员多是从理疗、针灸、推拿按摩转岗而来，临床经验特别是处理神经疾患方面的临床经验相对缺乏，不敢接收神经疾患患者；此外，绝大多数医院的康复科在当时是以门诊治疗为主，甚少有自己的病房，患者群则以骨科为主，缺乏神经疾患康复的经验，特别是脑损伤后患者如脑卒中、脑外伤、儿童脑瘫等的康复，基本上没有接触过。

2. 市场需求推动了神经康复的起步　从20世纪90年代起，国内个别院校或医院中有机会出国考察、研修的专业人员回国后带回来了国外神经疾患康复的现状和进展信息，使国人认识到我们和国外在神经疾患康复方面存在的巨大差异，一些有条件的医院开始启动神经疾患特别是脑损伤后的康复。

初期开展神经疾患康复方面的工作相当艰难，康复科的专业人员不仅需要说服神经内外科的同行明白和理解康复介入对神经疾患特别是脑损伤后功能恢复的重要作用,更要说服患者及其家属,取得各方面的支持;同时,还要通过努力做出成绩,使各方面相信康复的介入与不介入对患者功能的恢复大不相同。这种在今天显而易见的康复成效,在20年前的神经康复领域中,却是举步维艰!

3. 神经疾患康复快速发展 20世纪90年代,国际脑的10年(the 10-year of the brain)的研究成果,特别是脑的功能可塑性的动物及人体研究成果极大地鼓舞了国内从事神经疾患康复的专业人员。大量循证医学证明,神经损伤特别是脑损伤后,虽然在解剖结构上难以修复,但在功能上具有重组的巨大恢复潜能。许多因素都可以影响到这种功能重组的可能性和可行性,其中康复的介入特别是早期、系统、长时间的康复治疗,对这种功能重组具有重要的促进作用。而一些脑损伤后康复介入的成功范例也从单纯的临床实践的经验积累,上升为通过科学设计的随机对照研究,借助于循证研究收集客观证据,提高瘫痪康复的有效性,推动了国内神经康复的发展。

在诸多促进神经疾患功能恢复的技术和方法中,神经发育疗法是一种切实可行、行之有效的方法。虽然国外目前将其列为治疗神经疾患的传统康复方法,但因其经过了长期的临床实践的检验,患者易于接受,仍然深受患者及其家属的欢迎;由于其操作方便,不需要特殊设备,易于在各级医疗机构中开展,即使在今天高科技不断涌入康复领域,神经发育学疗法仍然有其用武之地!在基层或康复欠发达地区,仍然是治疗神经疾患的主要方法。

二、神经康复技术分类

任何一种实用技术的形成都有它的时间性,或者说是随着时间的推移而发展的。因此,从产生的时间来看,神经康复技术可以分为两大类:神经发育治疗技术和现代神经康复技术。

(一)神经发育治疗技术

1. 技术起源于不同国家 20世纪40—60年代,国际上先后出现了一些治疗脑损伤后运动障碍比较成熟的技术与方法,其典型代表为起源于英国的Bobath技术、起源于瑞典的Brunnstrom技术、起源于美国的Rood技术,以及起源于美国的Kabat-Knott-Voss技术(本体感觉神经肌肉促进技术)等。传统神经康复治疗技术产生的特点是从实践中产生,是康复治疗实践经验的结晶。由于当时国际间的交流远没有21世纪方便,因此,这些技术主要是在各自的国家和地区流行,经历了数十年的临床应用后,证明其是治疗神经疾患行之有效的方法。

2. 技术体系在国际形成 20世纪80年代以后,随着国际间的交流日益方便,这些技术才有机会走出自己的国家,得到不同国家的认可;同时随着国际间的交流,各国治疗瘫痪的技术也得到了不断发展,虽然不尽完善,但逐渐形成了一个治疗技术体系,称为神经发育疗法(neurodevelopment therapy,NDT),或称为神经发育促进技术(neurodevelopment facilitation),简称为促进技术。

(二)现代神经康复技术

1. 技术的起点高 如果上述介绍的神经发育治疗技术源于临床实践,并不断经过临床实践验证,那么,20世纪80年代以后形成的一些治疗神经疾患的康复治疗技术,就是循证医学的产物,其形成是从理论到实践。典型代表为由澳大利亚Carr和Shepherd教授创立的运动再学习疗法(motor relearning program,MRP),由美国Taub和Wolf教授创立的强制性使用运动疗法(constrained-induce movement therapy,CIMT),以及想象疗法(imagery therapy,IT)等。

2. 与神经康复技术的最大区别 现代神经康复技术是循证医学(evidence-based medicine,EBM)的产物,其创立的过程是根据神经发育学、神经生理学、生物力学、运动学等现代理论和研究成果,先提出假设,并经过实验室的探索或循证医学的验证,最终将其转换为临床实践,因此,是一个从理论到实践,从实验室到临床的过程。

关于现代神经康复技术本书有专门章节介绍,可以参阅。

(三)神经康复整合技术

神经康复整合技术是将各类神经康复治疗技术有机地整合起来,是近年来受到神经康复临床关注的一个方面。神经康复整合技术目前还没有确切的定义,其简单的概念应该包括至少两个方面,一个是技术层

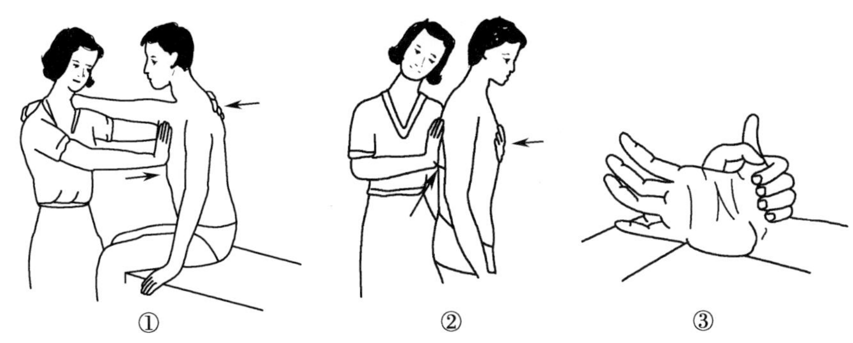

图 18-1　控制关键点

①控制中部关键点(胸骨);②控制近端关键点(肩峰与髂前上棘);③控制远端关键点(拇指)

以把头放置在屈曲位来降低伸肌张力,增加屈肌张力。

(2) 通过肢体位置来调节肢体肌张力:利用牵伸反射来调节肢体肌张力。例如,当肢体的屈肌张力增高时,可以将肢体放在外旋位上;当肢体的外展肌张力增高时,可以将肢体放在内旋位。此外,如果上臂屈肌痉挛,也可以取肢体的对称性伸展(保持头在中立位,以排除不对称紧张性颈反射的影响);当颈、臂及手出现屈曲痉挛时,可取上臂水平外展或对角线伸展来抑制;躯干与髋出现痉挛时,可将臂上举过头,以促进躯干及髋的伸展。

(3) 通过躯体位置来调节躯干肌张力:当躯干的屈肌与伸肌张力均增高时,可以通过旋转躯干(保持骨盆不动)来抑制躯干肌张力。

3. 调正反应(righting reaction)　属于静态平衡反应,是指当身体偏离正常姿势时,人体会自发性地出现恢复正常姿势的动作,即出现头部位置、头部对躯干位置、四肢对躯干位置等恢复正常的一系列反应,称为调正反应。根据感受刺激部位和动作效应出现的部位,可将调正反应分为以下四类:

(1) 发自颈部,作用于躯干的调正反应:是指由于头部的转动,使得头部与躯干之间的位置发生了变化而带动了躯干的转动。如仰卧位翻身时,如果头部转向一侧,由于颈部受刺激而出现胸、腰、下肢转动。

(2) 发自迷路,作用于头部的调正反应:是指当躯干位置倾斜时,人体保持头部直立,眼睛处于水平位的动作。例如,患者坐在椅上,当被动向左、右倾斜时,虽然躯干的重心发生了变化,但仍然能保持头部处于直立状态。

(3) 发自躯干,作用于颈部的调正反应:是指当上半身或下半身发生转动时,另一半会随之转动成一直线。例如,患者仰卧位翻成侧卧位时,在头部转动以后,如果将肩胛带或骨盆转动比较容易带动躯干转动。

4. 平衡反应(balance reaction)　包括静态和动态反应两类,是比调正反应更高级的一种维持全身平衡的反应,特别是动态反应对维持重心的稳定尤其重要。当人体突然受到外界刺激引起重心变化时,四肢和躯干会出现一种自动运动,以恢复重心到原有稳定状态。例如,当坐位或立位时,突然被推了一下,全身平衡状态发生了变化,此时会不自主地伸出上肢或移动下肢等以恢复平衡状态。患者也可以在坐位或站立位上,治疗者向各个方向推动患者(前、后、侧方、斜方),开始时缓慢推动,当患者能适应时可加快推动速度或增加推动幅度。在推患者时,治疗者可以用一手向一个方向推患者,使其失平衡,然后另一手抓住患者,在相反方向上将其推回中线(图 18-2)。当患者能在稳定的平面上完成平衡反应时,就可将其放在可移动的平面上,然后移动或倾斜这一平面以引出平衡反应。

5. 感觉刺激　是指利用各种感觉来提高脑损伤患者对运动的控制能力。Bobath 技术中常用的感觉刺激主要有以下几种:

(1) 加压或负重:利用关节及其周围组织的本体感受器(位于肌腱、韧带、关节囊处),通过施加压力与阻力来增加姿势性张力与减少不自主运动。这种负重对需要发展静力性姿势,在小范围内活动的共济失调与手足徐动症的患者特别有效,但对痉挛患者多需要持续性加压或负重。

(2) 放置及保持:放置是将肢体按要求放在一定的位置上;保持是指肢体在无帮助情况下,停留在某一位置(图 18-3)。因此,放置与保持常一起应用。例如,上肢弛缓性瘫痪患者,可以在仰卧位,被动将上肢放

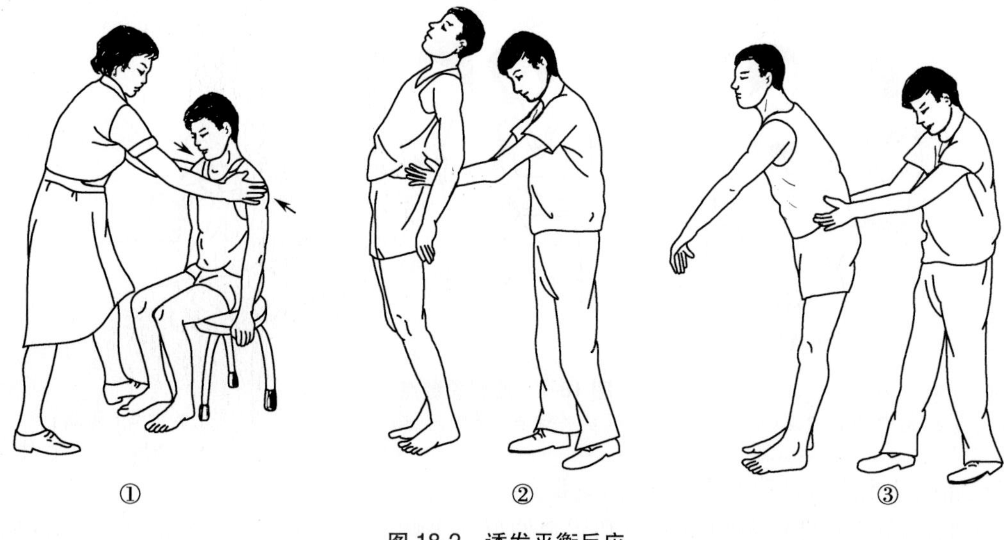

图 18-2　诱发平衡反应

①坐位；②和③站立位

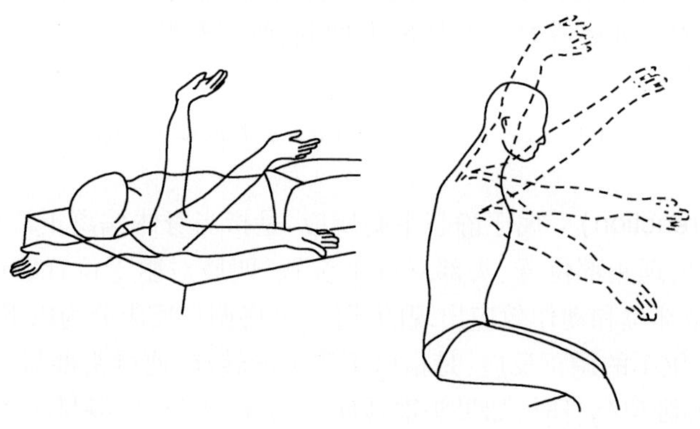

图 18-3　放置与保持

置在某一位置上（如前屈 90°、伸肘的位置上），通过从腕部对肘及肩部反复多次挤压，让患者保持上肢在前屈、伸肘这一位置。

（3）轻推：也是利用本体感觉反射来诱发正常的运动。轻推有几种手法（图 18-4）：①压迫性轻推，即挤压关节，用来增加肌张力，以保持合乎要求的姿势；②抑制性轻推，以诱发由于拮抗肌痉挛产生交互抑制的无力肌肉收缩；③交替性轻推，用方向相反的手法轻推患者，如从前向后与从后向前，从左向右与从右向左，以引出平衡反应。

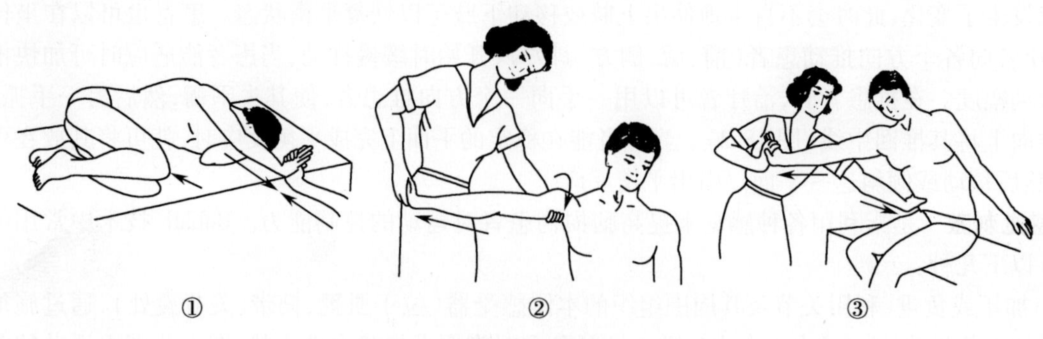

图 18-4　轻推

①压迫性轻推；②抑制性轻推；③交替性轻推

（燕铁斌）

第三节 Rood 技术

Rood 技术又称多种感觉刺激技术(multiple sensory stimulation approach),由美国物理治疗师和作业治疗师 Margaret Rood 在 20 世纪 50 年代创立。Rood 将神经生理学和动作发育的研究成果应用到脑损伤患者的康复治疗中,如儿童脑瘫、成人偏瘫以及其他有运动控制障碍的患者。Rood 一生致力于临床治疗和临床带教,极少著书,因此,文献中关于 Rood 技术的记载,主要由她的一些学生所介绍。

一、基本理论

1. 利用多种感觉刺激运动的产生 Rood 在治疗脑损伤患者的临床实践中发现,在皮肤的某些特殊区域施加温和的机械刺激或表面热刺激,通过应用某些动作的作用引出有目的的反应,具有良好的治疗效果。因此,Rood 认为肌肉具有不同的功能,大部分情况下是协同收缩,但有些肌肉在“轻工作”中发挥主要作用,而另一些则在“重工作”中发挥主要作用。

(1) 感觉刺激要适当:Rood 认为,适当的感觉刺激是保持正常肌张力的基本条件,适当的感觉刺激可以诱发所需要的肌肉反应。正确的感觉输入是产生正确运动反应的必要条件,有控制的感觉输入可以反射性地诱发肌肉活动。感觉性运动控制是建立在发育的基础之上,并逐渐发展起来的。因此,治疗时必须根据患者个体的发育水平,循序渐进地由低级感觉性运动控制向高级感觉性运动控制发展。治疗所获得的反射性肌肉反应又可以用来发展脊髓以上中枢对这些反应的控制能力。

(2) 完成的动作要有目的:Rood 认为利用患者对动作的有目的反应,可以诱导出皮质下中枢的动作模式。根据治疗目的,可以使主动肌、拮抗肌、协同肌相互协调收缩。在运动的发育过程中,人脑对动作的掌握并不是孤立地去支配具体的肌肉、关节。例如,当大脑发出“捡起这本书”的指令时,所有与完成这一动作有关的皮质下中枢都按照一定程序或是促进或是抑制相应的肌肉,相关肌群协调地完成这一动作。在完成“捡起这本书”的过程中,大脑并不会去控制躯体及四肢关节肌肉的动作,而是集中在“捡起书”的最终目的上。因此,动作中“有目的”的感觉是掌握这一动作的基础,“有目的”的动作有助于反射性地诱发出大脑对运动的控制。虽然“有目的”的运动对某些重症患者不太理想(因为难以诱发出这种反应),但这种方式的确是一个很有效的治疗方法,特别是对躯干、上肢或下肢近端的控制训练。

(3) 注重感觉运动的反应:反复的感觉运动反应对动作的掌握是必需的,所用的各种活动不仅应当是有目的的反应,也应当是可重复的。任何动作仅仅通过有限次数的训练很难使患者掌握,而重复训练有助于大脑记住所学的动作。

2. 利用个体发育规律促进运动的控制能力 Rood 认为,从个体发育的规律来说,运动控制能力的发育一般是先屈曲、后伸展;先内收、后外展;先尺侧偏斜、后桡侧偏斜;最后是旋转。Rood 将个体运动控制的发育水平划分为以下 4 个阶段:

(1) 关节的重复运动:任何动作的形成和掌握都需要经过主动肌收缩与拮抗肌抑制的反复练习,这种重复性运动在动作学习的初期往往是一种无目的性的活动。例如,新生儿的四肢活动即是一种无目的的重复性运动。

(2) 关节周围肌群协调收缩:功能性活动需要关节周围肌群的协调收缩,任何不协调都会影响功能的正常发挥。如脑损伤后上肢痉挛患者,在抬起上肢时,由于肩部肌群的不协调收缩,导致在上肢抬起时,出现肩关节的回缩、内收,肘关节屈曲等不协调的共同运动,使得肩关节难以发挥正常功能。

(3) 远端固定,近端活动:这是一种闭环运动,比较容易完成和掌握。例如,婴儿在学会爬行之前,先手脚触地,躯干作前后摆动。同样,脑损伤后肢体偏瘫患者,也应该练习这种动作。可惜中国脑损伤患者大多不喜欢这一动作。

(4) 技巧动作:在完成上述 3 个阶段的发育后,运动的控制进入了技巧性动作阶段。技巧性动作往往需要肢体固定近端,活动远端。例如,在掌握行走动作的过程中需要躯干和骨盆相对固定,方可活动膝和踝关节,完成行走;上肢手的使用,更是需要固定肩关节,将手释放出来。

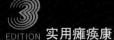

3. 利用个体发育的 8 个运动模式　Rood 根据个体发育的规律总结出了个体在发育过程中的 8 个运动模式。

（1）仰卧屈曲模式：表现为在仰卧位时躯体处于屈曲状态，肢体多放置在双侧对称的位置或在胸前交叉的位置（图 18-5①）。

（2）转体或滚动模式：表现为同侧上、下肢屈曲，此模式容易使身体发生转动或滚动（图 18-9②），这是个体完成从仰卧位到侧卧位动作的一个过程。

（3）俯卧伸展模式：表现为俯卧位时，颈、躯干、肩、髋、膝比较容易伸展，身体的中心位于胸 10 水平，这种姿势最稳定，但在伸肌张力高的患者由于此模式可以进一步增加肌张力，因此，应尽量避免应用（图 18-5③）。

（4）颈肌协同收缩模式：表现为在俯卧位时能抗重力抬头并保持稳定，这是促进头部控制的一个比较理想的模式，脑损伤特别是儿童脑瘫早期肌张力低下的患儿常常采用此模式来促进抬头的控制（图 18-5④）。

（5）俯卧屈肘模式：表现为俯卧位时，上肢可以放在胸前，使得肩前屈，肘屈曲，抬头，上肢负重。这是一种促进脊柱伸展的模式，儿童脑瘫患儿在训练对脊柱的控制能力时常采用此模式，但由于此模式容易加强上肢屈肌痉挛，因此，对有上肢屈肌痉挛的患儿（或成人偏瘫患者）应慎用（图 18-5⑤）。

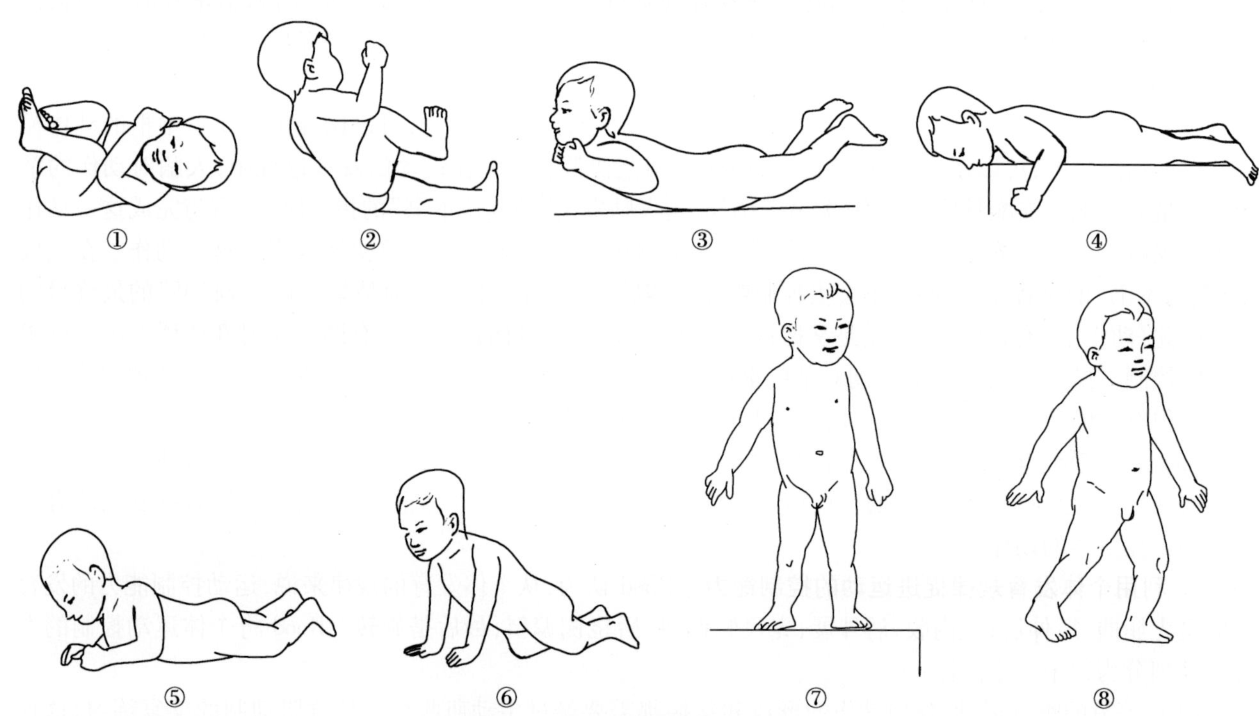

图 18-5　个体发育顺序的运动模式

①仰卧屈曲；②转体或滚动；③俯卧伸展；④颈肌协同收缩；⑤俯卧屈肘；⑥手膝位支撑；⑦站立；⑧行走

（6）手膝位支撑模式：表现为手和膝关节可以同时放置在地上支撑躯体。当颈和上肢已经能保持稳定时，可利用这一体位，以促进发展下肢与躯干的协同收缩。虽然脑损伤后的患者都可以采用这一模式，但中国人似乎更容易在脑损伤患儿的训练中采用，而对脑损伤的成人则比较难开展。训练此支撑模式时，应该先在静止状态下训练，即先训练患者能否保持在手膝位支撑的状态下承受躯体重量，并保持躯体的稳定；然后再训练在移动的状态下是否仍然可以保持躯体的稳定。支撑点也应该由多到少。例如，先双手双膝同时触地（四点支撑），然后抬起一个或两个支撑点（一侧手或/和一侧膝），最后发展到爬行（图 18-5⑥）。

（7）站立：先双下肢站立不动，然后，单腿站立，再完成重心转移（图 18-5⑦）。

（8）行走模式：发育的最后一个模式，也是动作发育的技巧性阶段。此模式包括双腿承重、单腿支撑、单腿抬腿、摆动、足跟着地等一系列动作的控制（图 18-5⑧）。

二、基本手法

（一）利用感觉刺激来诱发肌肉反应

1. 触觉刺激　包括快速刷擦（quick brush）和轻触摸（light touch）。快速刷擦是指用软毛刷在治疗部位的皮肤上作3～5秒的来回刷动，也可以在相应肌群的脊髓节段皮区刺激，如30秒后无反应，可以重复3～5次。轻触摸是指用轻手法触摸手指或脚趾间的背侧皮肤、手掌或足底部，以引出受刺激肢体的回缩反应，对这些部位的反复刺激则可引起交叉性反射性伸肌反应。

2. 温度刺激　常用冰来刺激，因冰具有与快速刷擦和触摸相同的作用。具体方法是将冰放在局部3～5秒，然后擦干，可以引起与快速刷擦相同的效应。由于冰可引起交感神经的保护性反应（血管收缩），因此应避免在背部脊神经后支分布区刺激。也可以将冰刺激与快速刷擦结合起来运用，如用冰在肢体的远端（如前臂背侧伸腕肌群、小腿前面踝背伸的胫前肌）向近端快速刷擦，可以引起瞬间的伸腕动作、踝背伸动作；用冰刺激手掌与足底或手指与足趾之间的背侧皮肤时，可以引起与轻触摸相同的效应——反射性回缩，当出现回缩反应时应对运动的肢体适当加阻力，以提高刺激效果。

3. 牵拉肌肉　快速、轻微地牵拉肌肉，可以引起肌肉收缩，这种作用即刻可见。牵拉内收肌群或屈肌群，可以促进该群肌肉收缩、抑制其拮抗肌群的收缩；牵拉手或足的内部肌肉可引起邻近固定肌的协同收缩。例如，用力抓握可以牵拉手部的内在肌，如果这一动作在负重体位下进行（肘、膝跪位），则可以促进固定肘、膝肌群的收缩。

4. 轻叩肌腱或肌腹　叩击肌腱可以刺激位于肌腱的本体感受器，叩击肌腹可以兴奋肌梭反射，产生与快速牵拉相同的效应，引起肌肉收缩。

5. 挤压　挤压肌腹可引起与牵拉肌梭相同的牵张反应。用力挤压关节，可引起关节周围的肌肉收缩。

（1）挤压关节：在脑损伤后肢体瘫痪的早期或软瘫期，治疗者通过对关节的挤压，刺激位于关节及其周围的本体感受器，使患者感受到关节的位置并刺激关节周围的肌肉收缩，提高肌张力。因此，各种支撑位，例如，仰卧位时的下肢屈髋、屈膝的桥式体位，屈肘俯卧位时的手（确切地说是肘关节）膝4点跪位或由此演变而来的3点（抬起一侧下肢或上肢）跪位或2点跪位，站立位时抬起一侧下肢而使另一侧下肢负重等，都可以产生类似的增加肌张力的效应。

（2）挤压骨突：对骨突处加压具有促进与抑制的双向作用，例如，在跟骨外侧加压，可促进踝背伸肌，抑制小腿三头肌收缩，产生踝背伸动作；在跟骨内侧加压则相反，可以促进踝的跖屈肌群收缩，抑制小腿胫前肌的收缩，产生踝的跖屈动作。

6. 特殊感觉刺激　Rood常选用一些特殊的感觉刺激来促进或抑制肌肉。

（1）听觉和视觉刺激：可用来促进或抑制中枢神经系统，如节奏明快的音乐具有促进作用，节奏舒缓的音乐具有抑制作用。治疗者说话的音调和语气也可以影响患者的行为，当希望产生兴奋效应时，说话的语调应比较高，反之，希望产生抑制效应时，说话应比较平和、低沉。

（2）光线：明亮、色彩鲜艳的环境可以产生促进效应，而柔和、深色的环境容易产生抑制作用。

（二）利用感觉刺激来抑制肌肉反应

1. 挤压　轻微地挤压关节可以缓解肌肉痉挛。对脑损伤患者，常在以下部位施加挤压手法：

（1）挤压肩部：在脑损伤后肢体瘫痪（如成人偏瘫）的后期或痉挛期，偏瘫肩部常常出现疼痛（或肩关节半脱位）时，治疗者可以托住其肘部，使上肢外展，然后把上臂向肩胛盂方向轻轻地推，使肱骨头进入关节窝，并保持片刻，可以使肌肉放松，疼痛缓解（图18-6①）。

（2）轻压背部：在治疗儿童脑性瘫痪时，挤压背部骶棘肌可以放松全身肌肉。如让患儿俯卧位，治疗者双手交替由颈后部开始从上而下轻压脊柱两侧肌肉，直至骶尾部，一般3～5min后可出现肌肉的放松效应。

（3）加压肌腱：当手的屈肌腱痉挛或挛缩时，在手的屈肌腱上持续加压可引起该肌肉的放松（图18-6②③）。

2. 牵拉　持续牵拉或将已经延长的肌肉保持在该位置数分钟、数天甚至数周，可以抑制或减轻痉挛。例如，对屈肌明显痉挛的患者，可用系列夹板或石膏托使痉挛的屈肌处于延长的位置持续牵拉数周，然后再

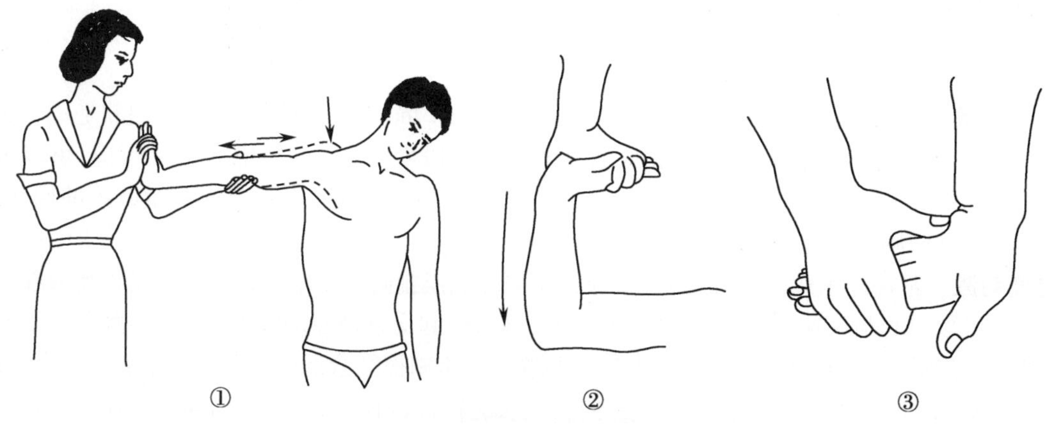

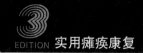

图 18-6　抑制肌张力的挤压方法
①挤压肩部；②③加压手部的屈肌腱

更换新的夹板或托使肌腱保持较长状态。

（三）临床应用

应用 Rood 技术时要根据患者运动障碍的性质和程度，运动控制能力的发育阶段，由低级向高级发展。

1. 弛缓性瘫痪　对于弛缓性瘫痪，应采取快速、较强的刺激以诱发肌肉的运动，常用方法有以下几种：

（1）快速刷擦：在关键性的肌肉或主动肌群的皮肤区域上快速刷擦。

（2）整体运动：通过肢体的整体运动来促进肌肉无力部位收缩。

（3）刺激骨端：适当地在骨端处敲打、快速冰敷和震动。

（4）诱发肌肉收缩：固定肢体远端，在肢体近端施加压力和阻力来诱发深部肌肉的活动。

2. 痉挛性瘫痪　对痉挛性瘫痪，应采取缓慢、较轻的刺激以抑制肌肉的异常运动，常用的方法有以下几种：

（1）轻刷擦：对痉挛性瘫痪肌群的拮抗肌轻轻刷擦，以此来诱发关键肌肉的反应。

（2）缓慢牵拉：利用缓慢牵张来降低颈部和腰部伸肌、肩胛带回缩肌、股四头肌的肌张力。

（3）重复收缩：通过非抗阻性重复收缩来降低肩部和髋部肌群的痉挛（图 18-7）。

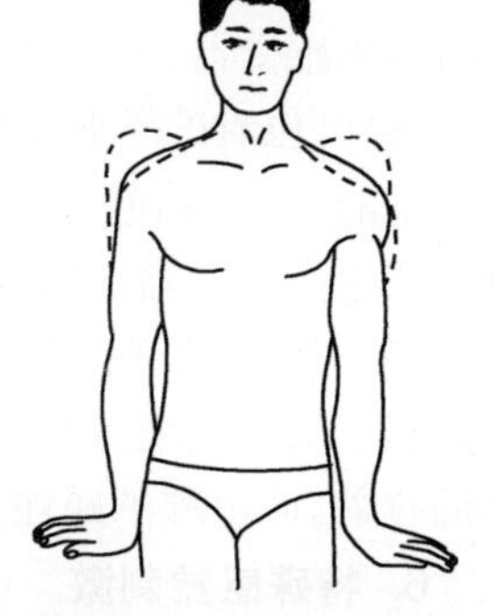

图 18-7　非抗阻性重复收缩

（4）肢体负重：可以将患者放置在负重体位上，通过负重时的挤压和加压来刺激力学感受器，促进姿势的稳定。例如，为了降低上肢痉挛，促进前臂和手部的负重能力，肱骨头在关节盂内的位置必须正确，不能内收和内旋；同样，对下肢负重，髋关节必须处于中立位，没有屈曲和内收。

（5）个体模式：可以根据前面所介绍的发育规律，按照个体所需选择适当的模式。例如，如果伸肌张力增高，应避免使用整体伸展的运动模式。

3. 吞咽和发音障碍　主要是诱发肌肉反应，可以在局部采取比较强的刺激，方法如下：①轻刷上嘴唇、面部和咽喉部，避免刺激下颌、口腔下部；②用冰刺激嘴唇和面部，用冰擦下颌部的前面；③抗阻吸吮。

（燕铁斌）

第四节　Brunnstrom 技术

瑞典物理治疗师 Signe Brunnstrom 在广泛复习文献资料的基础上，结合临床观察和应用，创立了一套治疗脑损伤后运动障碍的方法。Brunnstrom 认为，脑损伤后中枢神经系统失去了对正常运动的控制能力，重新出现了在发育初期才具有的运动模式，例如，肢体的共同运动，姿势反射以及联合反应，并出现一些原始反射和病理反射，如紧张性颈反射，紧张性迷路反射，而深肌腱反射等正常反射则被加强。Brunnstrom 技术的基本点是在脑损伤后恢复过程中的任何时期，均使用可利用的运动模式来诱发运动反应，以便让患者能观察到瘫痪肢体仍然可以运动，刺激患者康复和主动参与治疗的欲望。强调在整个恢复过程中逐渐向正常、复杂的运动模式发展，从而达到中枢神经系统的重新组合。而肢体的共同运动和其他异常的运动模式是脑损伤患者在恢复正常自主运动之前必须经过的一个过程。因此，主张在恢复早期利用这些异常的模式来帮助患者控制肢体的共同运动，达到最终能自己进行独立运动的目的。

一、理论基础

（一）原始反射

出生后的新生儿具备了许多运动反射，这些反射是生来就有的正常反射，因此称为原始反射（primitive reflex），随着婴儿神经系统的不断发育完善，大部分的原始反射在 1 岁以后逐渐消失。当脑部受损后，这些反射又会再次出现，成为病理性反射。脑损伤后常见的原始反射包括以下几种：

1. 同侧伸屈反射　是同侧肢体的单侧性反应，例如刺激上肢近端伸肌产生的冲动能引起同侧下肢伸肌收缩，或者刺激上肢近端屈肌可以引起同侧下肢屈曲反射。

2. 交叉伸屈反射　当肢体近端伸肌受到刺激时，会产生该肢体伸肌和对侧肢体伸肌同时收缩；反之，刺激屈肌会引起同侧和对侧肢体的屈肌收缩。当屈肌协同抑制不足时，刺激髋或膝的屈肌不仅可以使身体同侧屈肌收缩加强，也使对侧髋、膝屈肌收缩加强。

3. 屈曲回缩反射　远端屈肌的协同收缩又称为屈曲回缩反射。表现为刺激伸趾肌可以引起伸趾肌、踝背伸肌、屈膝肌，以及髋的屈肌、外展肌和外旋肌出现协同收缩。上肢也有这种屈曲回缩反射，例如，刺激屈指、屈腕肌时不仅能引起屈腕肌和屈指肌的收缩，也可以使屈肘肌甚至肩后伸肌反射性收缩。屈肌收缩能牵拉拮抗肌（伸肌），引起对抗性伸肌反射。在病理状态下，由于正常的抑制作用减弱，这些相互对抗的反射会引起交替的主动肌、拮抗肌肌张力亢进。

4. 伤害性屈曲反射　当肢体远端受到伤害性刺激时，肢体出现屈肌收缩和伸肌抑制。其反应的强度与刺激强度成正比。轻微刺激只引起局部反应，例如，在仰卧位下肢伸直时，如果轻触足底前部，会出现足趾屈曲和轻微的踝跖屈。随着刺激强度增大，反应逐渐向近端关节的肌肉扩展，除了足趾和踝屈曲外，还可以出现屈膝、屈髋，屈曲的速度也加快，甚至会出现对侧肢体的伸展。

5. 张力性颈反射　这是由于颈部关节和肌肉受到牵拉所引起的一种本体反射，包括对称性和非对称性两种。引起反射的感觉末梢位于枕骨、寰椎、枢椎之间关节周围韧带的下方。感觉纤维经第 1、2、3 颈髓后根进入中枢神经系统，止于上 2 个颈节和延髓下部网状结构内的中枢。最后，通过神经元增加受刺激肌肉肌梭的兴奋性而引起反射活动。

（1）对称性张力性颈反射（symmetrical tonic neck reflex，STNR）：表现为当颈后伸（抬头）时，两上肢伸展，两下肢屈曲；当颈前屈（低头）时，两上肢屈曲；两下肢伸展。也就是说，颈前屈能使上肢屈肌张力和握力增加，使伸肌张力降低，并能降低骶棘肌的活动；同时，还能使下肢伸肌活动增加，屈肌活动降低。相反，颈后伸能增加上肢和躯干伸肌的活动，降低上肢屈肌张力和握力，同时能增加下肢屈肌张力，降低下肢伸肌张力。

在个体正常发育过程中，对称性张力性颈反射和张力性迷路反射是婴儿学会爬行的基础，而在成人则有助于维持身体平衡和保持头部正常位置。对脑损伤所致的偏瘫患者来说，不能控制的对称性张力性颈反射可以限制患者的正常活动以及改善功能。例如，当患者想从卧位转为坐位时，由于常常抬头导致伸髋肌群张力增高，妨碍了这一动作的完成。当在床上半卧位时，由于头和躯干屈曲，使患侧下肢伸肌张力增高，上肢屈肌张力增高。当坐在轮椅中时，由于头部屈曲，容易产生同样的痉挛模式。而当患者行走时，由于肢体偏瘫，稳定性下降，患者惧怕摔倒，不得不低头注视地面，这种低头（颈前屈）强化了对称性张力性颈反射，使得患者上肢屈肌张力增加，下肢伸肌张力增加，形成了特定的痉挛模式。

（2）不对称性张力性颈反射（asymmetrical tonic neck reflex，ASTNR）：是指当身体不动，头部左右转动时，头部转向一侧的伸肌张力增高，肢体容易伸展，另一侧的屈肌张力增高，肢体容易屈曲，如同拉弓箭一样，故又称为拉弓反射（图 18-8）。

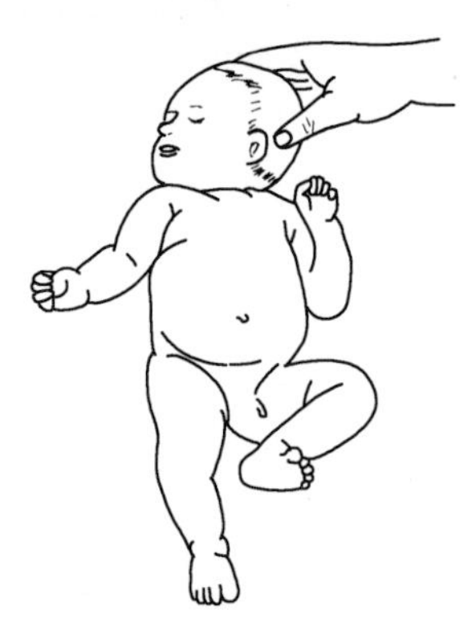

图 18-8　非对称性紧张性颈反射

在个体正常发育过程中，这一反射是婴儿学会翻身的必要条件，也是伸手抓物时视觉固定的基础。但对脑损伤所致的偏瘫患者来说，这一反射常常成为限制患者功能恢复的因素之一。例如，患者在卧位和坐位时由于所需物体常常被放在健侧，需要经常将头转向健侧，从而诱发了不对称性张力性颈反射，使偏瘫侧上肢屈肌张力增高。因此，解决脑损伤患者不对称性张力性颈反射的最好办法就是将日常用品尽量放在患侧，让患者经常注意到自己的患侧，从而减弱不对称性张力性颈反射对肌张力的影响，达到降低肌张力的目的。

6. 张力性迷路反射（tonic labyrinthine reflex）　迷路反射又称为前庭反射，是由于头部在空间位置的变化而引起的一种反射。表现为仰卧位时伸肌张力增高，四肢容易伸展，俯卧位时屈肌张力增高，四肢容易屈曲（图 18-9），根据体位又分为静态张力性迷路反射和动态张力性迷路反射两种。

（1）静态张力性迷路反射：是由重力作用于内耳卵圆窝感受器引起，有助于增加上肢屈肌张力，使肩外展 90°并伴外旋，肘部和手指屈曲，双手能上举至头部两侧。如将人体直立位悬吊起来，则其髋。膝不会完全伸直，但如让其双脚紧贴地面，髋、膝就会完全伸直。

静态张力性迷路反射通过强化下肢、腰背及颈部的伸肌而有助于保持直立位。在伸肌收缩力弱时，让患者保持头部直立而不朝脚下看，可以加强下肢伸直。反之，如果抑制性控制不足，过强的静态紧张性迷路反射会使双侧下肢伸直而影响正常行走。由于髋部伸肌协同成分包括内收和内旋，因此静态迷路反射抑制不足会使髋部伸直、内收和内旋。

（2）动态张力性迷路反射：头部的角加速度运动能刺激半规管的加速度运动，引起动态紧张性迷路反射，出现四肢反应，临床上称为保护性伸展反应。例如，当向前方摔倒时，出现双手举过头顶，伸肘，颈和腰背后伸，下肢屈曲；当向后摔倒时，出现上肢、颈、腰背屈曲和下肢伸直；当向侧方摔倒时，同侧上下肢伸展，对侧上下肢屈曲。

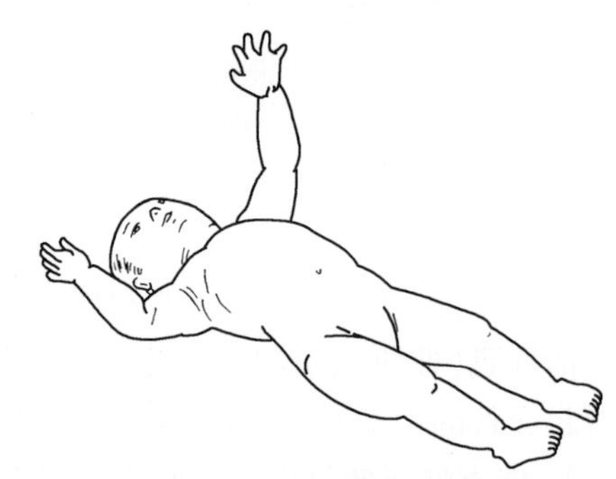

图 18-9　张力性迷路反射

7. 正、负支持反射　正支持反射（positive supporting reflex）又称磁反应，是指在足跖部（足底前部）加以适当的压力时，如果将施加压力的手缓慢收回，受刺激的下肢在伸肌反射的作用下会随着收回的手产生运动，恰如受到磁铁的吸引一样。负支持反射（negative supporting reflex）是指当牵拉伸趾肌时能有效地引起伸趾、伸踝、屈膝以及髋的屈曲、外展、外旋。在个体的正常发育过程中，正支持反射是婴儿站立和行走的先决条件，该反射使下肢能承受体重，从而允许另一侧下肢屈曲，屈曲下肢的反应也称为负支持反射。

（二）共同运动

共同运动（synergy）是脑损伤后常见的一种肢体异常活动表现。是指当让患者活动患侧上肢或下肢的某一个关节时，相邻的关节甚至整个肢体都出现的一种不可控制的运动，并形成了一种特有的活动模式，这种模式性运动就称为共同运动，在上肢和下肢均可表现为屈曲模式或伸展模式。一般在用力或紧张时，共同运动表现得特别明显。

1. 上肢共同运动　一般上肢是屈肌活动占优势，因此，屈曲共同运动出现早，也明显（图 18-10），但上肢同样存在伸展的共同运动。

（1）上肢屈曲共同运动：表现为肩胛骨内收（回缩）、上提，肩关节后伸、外展、外旋，肘关节屈曲，前臂旋后，腕和手指屈曲。当让患者将上肢抬起时，此动作特别明显，如同手抓同侧腋窝前的动作（图 18-10①）。

（2）上肢伸展共同运动：表现为肩胛骨前伸，肩关节内收、内旋，肘关节伸，前臂旋前，腕和手常为伸腕、屈指。当让患者将手向前伸时特别明显，如同坐位时手伸向两膝之间的动作（图 18-10②）。

2. 下肢共同运动　下肢由于伸肌收缩占优势，因此，主要为伸展的共同运动模式，此模式在站立位或行走时特别明显，但下肢屈曲的共同运动也可以见到，特别是在卧位下肢完成屈曲动作时。

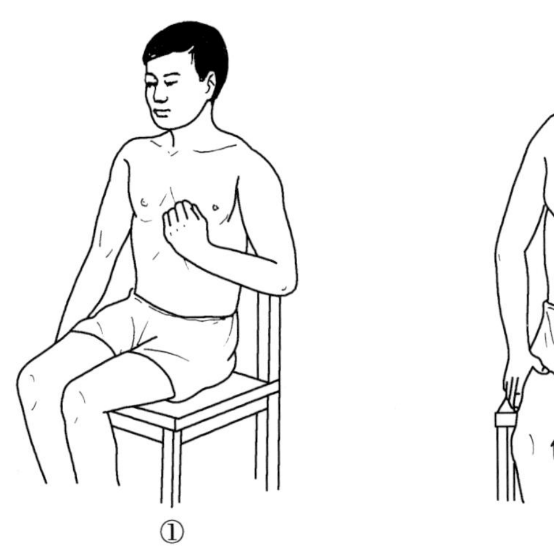

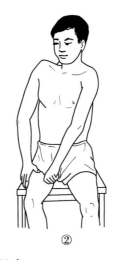

图 18-10　上肢共同运动

①屈曲共同运动；②伸展共同运动

（1）下肢伸展共同运动：表现为髋关节内收、内旋，膝关节伸，踝跖屈、内翻。

（2）下肢屈曲共同运动：表现为髋关节屈曲、外展、外旋，膝关节屈曲，踝跖屈、内翻。

（三）联合运动与联合反应

联合运动与联合反应是两个完全不同的概念，联合运动见于健康人，联合反应是病理性的。

1. 联合运动（associated movement）　是两侧肢体完全相同或相似的运动，通常在需要加强身体其他部位的运动或用力时才出现。例如，打羽毛球、网球或乒乓球时非握拍手的运动。

2. 联合反应（associated reaction）　是脑损伤后在某些环境下出现的一种双侧肢体非随意运动或反射性肌张力增高的表现。例如，脑损伤患者在进行健侧肢体抗阻练习时，可以不同程度地增加患侧肢体的肌张力或患侧肢体出现相应的动作，这种反应就称为联合反应。根据两侧肢体的运动是否相同，又分为对称性和不对称性两种。

（1）上肢联合反应：在对脑损伤患者的健侧上肢进行外展抗阻活动时，当阻力达到一定强度后，患侧上肢也可以出现外展动作；在对健侧肘关节抗阻力屈曲或伸直时，患侧肘关节也可出现类似的动作（图 18-11）。

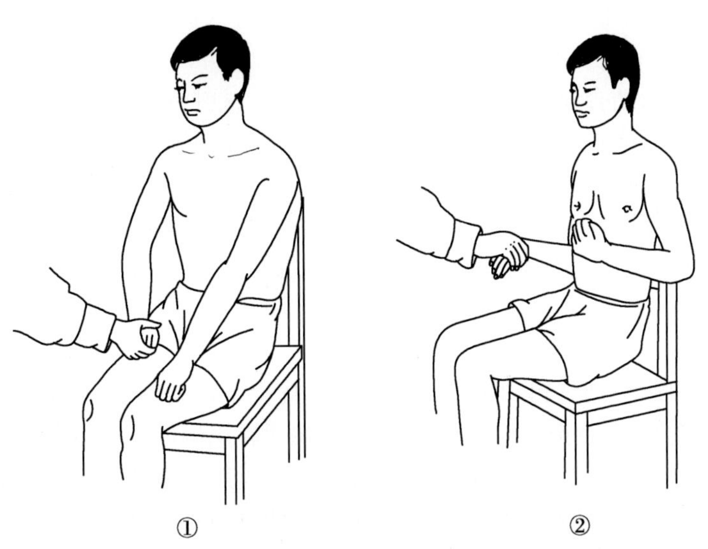

图 18-11　上肢联合反应

①健侧伸肘抗阻力，诱发患侧伸肘运动；②健侧屈肘抗阻力，诱发患侧屈肘运动

（2）下肢联合反应：仰卧位时，在对健侧下肢进行抗阻力外展或内收时，患侧下肢可出现相同的动作，下肢的这种反应又称为 Raimiste 现象。

二、基本方法

Brunnstrom 技术最基本的治疗方法是早期充分利用一切方法引出肢体的运动反应，并利用各种运动模式（不论这种运动模式是正常的还是异常的），如共同运动、联合反应，再从异常模式中引导、分离出正常的运动成分，最终脱离异常的运动模式，逐渐向正常、功能性模式过渡。

Brunnstrom 将脑损伤后的异常运动模式分为屈曲模式和伸展模式（详见第六章第二节），将脑损伤后的运动功能恢复过程分为Ⅰ~Ⅵ期（详见第六章第二节），下面以脑损伤后上肢瘫痪为例，简要介绍 Brunnstrom 技术的具体应用方法。

（一）Ⅰ~Ⅱ期

1. 治疗目的　诱发肢体活动。通过对健侧肢体的活动施加阻力引出患侧肢体的联合反应或共同运动。

2. 治疗方法　①通过近端牵拉引起屈曲反应，或采取轻叩上、中斜方肌、菱形肌和肱二头肌引起屈肌共同运动；②轻叩三角肌，牵拉前臂肌群以引起伸肌的共同运动；③迅速牵张瘫痪的肌肉并抚摸其皮肤引起反应，先引出屈肌反应或共同运动，接着引出伸肌反应或共同运动，通过被动的屈伸共同运动来维持关节的活动范围；④早期应用视觉和本体刺激。

（二）Ⅲ期

1. 肩和肘　治疗的目的是学会随意控制屈、伸共同运动，促进伸肘，并将屈、伸共同运动与功能活动和日常生活活动结合起来。具体方法如下：

（1）学会随意控制屈、伸共同运动：①先从屈曲共同运动模式中的肩胛带上提开始，颈向患侧屈曲，当头肩接近时，对头肩施加分开的阻力，加强屈颈肌群和斜方肌、上提肩胛肌的收缩；②单侧肩胛上举，不能主动进行时，可以通过叩击或按摩上斜方肌来促进；③利用类似于下肢的 Raimiste 现象，如将患者健侧上臂外展 45°后让其将臂向中线内收，治疗者在健臂近端内侧加阻力，以诱发患侧胸大肌收缩。

（2）促进伸肘反应：①利用紧张性迷路反射，在仰卧位促进伸肌群的收缩；②利用不对称紧张性颈反射，使头转向患侧，降低屈肌群的张力，增加伸肘肌群的张力；③前臂旋转，旋前促进伸肘，旋后促进屈肘；④利用紧张性腰反射，即躯干转向健侧，健肘屈曲，患肘伸直；⑤轻叩肱三头肌肌腹，在皮肤上刷擦，刺激肌肉收缩；⑥治疗者与患者面对面双手交叉相握作划船动作，通过联合反应促进伸肘。

（3）把共同运动应用到功能活动中：①屈曲共同运动，如患手拿外衣，手提包，握牙刷，而健手挤牙膏等；②伸展共同运动，如患手稳住纸，穿衣时患手拿衣服让健手穿入健侧衣袖中；③联合交替应用共同运动，如擦桌子、熨衣服、编织等。

（4）把共同运动与 ADL 结合起来：例如，进食、洗脸、梳头、洗健侧肢体等。

2. 手　治疗目的是对抗异常的屈腕、屈指，诱发手指的抓握。可以利用近端牵引反应、抓握反射和牵引内收肩胛肌等，此外，利用伸肌的共同运动模式，保持伸腕。例如，治疗者支托和上抬臂时叩击腕伸肌；或将臂保持在外展 90°左右的位置，对手掌近端施加阻力；也可轻拍伸腕肌并让患者做伸腕动作，如患者能握拳并能维持，治疗者轻叩伸腕肌使握拳与伸腕同步，或者伸腕握拳时伸肘，屈腕放松时屈肘。

（三）Ⅳ期

1. 肩和肘　治疗目的是促进上肢共同运动的随意运动。

（1）训练患手放到后腰部：通过转动躯干，摆动手臂，抚摸手背及背后；在坐位上被动移动患手触摸骶部，或试用手背推摩同侧肋腹，并逐渐向后移动，也可以用患手在患侧取一物体，经后背传递给健手。

（2）训练肩前屈 90°：①在患者前中三角肌上轻轻拍打后让其前屈肩；②被动活动上肢到前屈 90°，并让患者维持住，同时在前中三角肌上拍打，如能保持住，让患者稍降低上肢后再慢慢一点一点地前屈，直至达到充分前屈；③在接近前屈 90°的位置上小幅度继续前屈和大幅度地下降，然后再前屈；④前臂举起后按摩和刷擦肱三头肌表面以帮助充分伸肘。

（3）训练屈肘 90°时前臂旋前/旋后：伸肘时先对前臂旋前施加阻力，再逐步屈肘；或屈肘 90°时翻转扑克牌，取牌时旋前，翻牌时旋后。

2. 手　治疗目的主要为手的功能活动，伸、屈、抓握及其放松。方法如下：

（1）患者前臂旋后，治疗者将其拇指外展并保持这一位置。

（2）被动屈掌指关节及指间关节，以牵拉伸指肌，并在伸指肌皮肤上给予刺激；肩前屈 90°以上，前臂旋前可促进伸指，反复练习直到肩前屈小于 90°时仍能伸指。

（3）保持肩前屈位，前臂旋前时可促进伸第 4、5 指，如前臂旋后可促进伸拇，如能同时刷擦尺侧缘背面则效果更好，当能反射性伸指后，可练习交替握拳及放松。

（四）Ⅴ期

1. 治疗目的　脱离共同运动，增强手部功能。

2. 治疗方法　包括以下内容：

（1）巩固肩部功能：①通过上肢外展抗阻来抑制胸大肌和肱三头肌的联合反应；②被动肩前屈 90°～180°，推动肩胛骨的脊柱缘来活动肩胛带；③加强前锯肌作用，当肩前屈 90°时让患者抗阻向前推，并逐渐增加肩前屈的活动范围。

（2）增强肘及前臂的训练：用类似于Ⅳ期中旋前/旋后的训练方法，训练肩前屈 30°～90°时伸肘并旋前和旋后。

（3）强化手的练习：当手能随意张开，拇指和各指能对指时，开始练习手的抓握。

（五）Ⅵ期

1. 治疗目的　恢复肢体的独立运动。

2. 治疗方法　主要方法是按照正常的活动方式来完成各种日常生活活动，加强上肢协调性、灵活性及耐力的练习，以及手的精细动作练习。

（燕铁斌）

第五节　PNF 技术

PNF 技术，也称为本体感觉神经肌肉促进技术（proprioceptive neuromuscular facilitation，PNF），是指通过刺激位于关节及其周围组织的本体感受器，结合某些特定的运动模式，诱发神经肌肉反应，调节神经肌肉的兴奋性，达到增强相应肌肉收缩能力，改善肢体功能的一种康复训练方法。其不只是一种治疗技术，更是一种治疗理念。

20 世纪 40 年代，PNF 的理论体系主要由美国内科医生和神经生理学家 Herman Kabat 博士创立，1947 年，Kabat 博士和 Margaret（Maggie）Knott 物理治疗师在加利福尼亚州的瓦列霍，成立了 Kabat Kaiser 学院，并开始不断补充和发展该治疗技术和程序。1953 年，物理治疗师 Dorothy Voss 加入他们的团队，当时这项技术被命名为 Kabat-Knott-Voss 技术，后来改为 PNF 技术。在 20 世纪 50 年代，他们在瓦列霍开始举办 3 个月和 6 个月的 PNF 课程班。1956 年 Margaret 和 Dorothy 共同撰写出版了世界上第一部 PNF 著作《PNF 的模式和技术》，并开始在各地教授和推广这项技术。1978 年 Margaret Knott 去世，1985 年国际 PNF 导师团成立，1990 年国际 PNF 学会（IPNFA）成立，1994 年 Kabat 去世。

PNF 技术最早用于治疗脊髓灰质炎和多发性硬化引起的肢体瘫痪，在后来临床实践中经过不断总结完善，其应用范围也逐渐扩大到更多神经疾患病种，例如，脑外伤、脑血管意外、脊髓损伤，甚至开始延伸到肌骨康复领域，如疼痛、活动受限等。

一、理论基础

（一）基本理论

1. 神经生理学基础　PNF 以 Charles Sherrington（1947）的神经生理学原理为理论基础。Sherrington 在有关脊髓反射的研究中发现，外周神经和感受器所产生的输入信号，可以影响脊髓运动神经元的兴奋性，并由此得出结论：凡是引起运动神经元发放冲动的刺激，均可以使与该运动神经元相邻的运动神经元处于阈下兴奋状态，而能引起处于阈下兴奋状态中的运动神经元发出冲动的刺激则被认为具有易化作用；凡是能使已经处于兴奋状态中的运动神经元停止释放冲动重新回到阈下兴奋状态的刺激则被认为具有抑制作用。

（1）交互神经支配（或交互神经抑制）：任何动作的完成都需要不同肌群的协调收缩。在完成动作的过程中，当主动肌收缩时，拮抗肌的活动必然会受到抑制，以确保动作协调地完成，这一过程就是神经交互支配的过程。交互神经支配是运动发育和技巧掌握所必要的组成部分。

（2）连续诱导：在动作的完成过程中，当主动肌受刺激产生肌肉收缩后，可反射性地引起拮抗肌兴奋使其产生收缩，这一过程称为连续诱导。

（3）时间和空间总和：引起神经兴奋、肌肉收缩的刺激必须达到一定的阈值。在一定时间内，连续阈下刺激的总和可以引起神经肌肉兴奋，这是神经肌肉兴奋的时间总和。如果在身体的不同部位给予阈下刺激，这些刺激可以相互加强引起神经肌肉的兴奋，这是神经肌肉兴奋的空间总和。时间总和和空间总和可以获得较大的躯体活动。

2. 解剖学基础 人体大多数肌肉的纤维附着和排列在解剖学上表现为螺旋形和对角形，这种排列方式符合生物力学原理。大脑支配的是肌群的运动而非单一肌肉的收缩，即运动由运动模式组成，而不是由单一肌肉的收缩产生。只有整个肌群协同运动，才能完成螺旋或对角运动，而螺旋或对角线运动可以增加对运动神经元的刺激，提高其兴奋性。

3. 发育学基础 在正常的运动发育模式中，螺旋或对角线运动是动作发育的最后阶段，这是因为所有的对角线模式中总有旋转的成分，而旋转是肢体发挥正常功能所不可缺少的，如洗脸、梳头、吃饭、行走等。由于对角线运动都越过中线，也有利于身体双侧运动的发展。

4. 基本技术 PNF 以正常的运动模式和运动发展为基础技术，强调整体运动而不是单一肌肉的活动，其特征是肢体和躯干的螺旋形和对角线主动、被动、抗阻力运动，类似于日常生活中的功能活动，并主张通过手的接触、语言命令、视觉引导来影响运动模式。

（二）治疗原则

PNF 最基本、最有代表性的原则归纳起来有以下几点：

1. 充分挖掘潜能 每一个体都有尚未开发的潜能，PNF 在治疗中强调发挥患者的能力和挖掘体内的潜能。例如，偏瘫患者可以利用健侧肢体来帮助患侧肢体活动，或在负重活动中利用头、颈、躯干的肌肉来增强患肢的作用；截瘫患者可以通过增强上肢的力量和灵活性来代替下肢的功能。

2. 利用各种反射 早期的运动以反射活动占优势，如新生儿期的各种反射活动，成熟的运动可以通过姿势反射来维持或增强。例如，伸肘肌力较弱时，可以让患者注视患侧，通过非对称性紧张性颈反射来增强。反之，也可以通过反射来影响姿势。例如，当患者从侧卧位坐起来时，可以借助身体的调正反射。

3. 按照发育顺序 动作发展的顺序总是按照整体的动作模式和姿势顺序发展。婴儿先学习滚、爬，最后学习站立和行走。在这个学习过程中，婴儿也学会了在不同的动作模式中和不同的姿势下使用四肢。又如手的使用，起初，手在良好姿势下如仰卧位和俯卧位才能拿取或抓握物体，随着姿势控制的发展，开始学习在侧卧位、坐位和站立下使用手。

虽然正常运动的发育有一个顺序，但并非完全按部就班，每一过程都必须经过，期间可以有跳跃和重叠。例如，有的儿童可能未经过爬行这一发育过程而直接进入站立阶段；大多数儿童在不能完全独立站立，保持良好的站立平衡时，就已经开始学习步行了，这表明儿童并非在熟练地掌握了一种活动能力后才开始学习另一个更复杂的动作。因此，治疗中虽然首先要考虑到正常的整体模式，但如果一种发育性技能的学习不能达到预计的结果，也可以尝试另外一种相关的发育性活动。

4. 近端先于远端 正常的运动发育是按照由头向足或由近端向远端的顺序发展，治疗中也应如此。例如，治疗时先改善头、颈、躯干功能，然后改善四肢功能。只有在改善了头、颈、躯干的运动之后，才有可能恢复上肢的精细和技巧运动。因此，当严重残疾存在时，应注意头、颈部的位置，并借助于视觉、听觉和前庭感觉器来促进肢体远端的运动。

5. 注意双向运动 早期动作的特征是一种节律性、可逆转、自发性的屈、伸运动，因此，在治疗中要注意到两个方向的动作。例如，训练患者从椅上站起的同时，也要训练由站立到坐下；同样，在 ADL 训练中，如更衣，患者必须同时学习穿衣和脱衣这两个方面，才能达到期望的目的。

6. 拮抗中平衡　动作的发展具有在屈肌和伸肌分别占优势中交替移动的趋势。例如，婴儿在学习向前爬时，手和脚的伸肌占优势，向后爬时，屈肌占优势。同样，在脑损伤患者的治疗中，如果患者屈肌张力高，应以伸肌训练为主；如果伸肌张力过高，则应以训练屈肌为主。

运动取决于屈肌和伸肌的交互性收缩，维持姿势需要不断调整平衡，而相互拮抗的运动或反射，肌肉和关节的运动则影响着动作或姿势。例如，颅脑外伤的患者，由于躯干伸肌占优势而出现平衡障碍，当坐在桌前进行认知功能训练时，难以维持坐位平衡。又如，偏瘫患者的手部屈肌占优势而出现手指屈肌痉挛，治疗时必须首先抑制痉挛。也就是说，当存在痉挛时，先抑制痉挛，后促进拮抗肌收缩，最后促进反射和姿势。

7. 强调感觉反馈　动作能力的改善取决于动作的学习，而动作的学习应从主动肌复杂动作的条件反射开始。治疗中的多种感觉输入会促进患者动作的学习和掌握。例如，当训练脑损伤患者的肩前屈动作时，可以让患者在桌上端一个杯子，同时通过语言信号的输入，鼓励患者注视动作的方向，以提高动作的反应。同样，也可以利用触觉、听觉和视觉信号的输入。到了没有这些外部信号的输入也能正确地完成这一动作时，该动作的学习即告完成。

8. 重复所学动作　反复刺激和重复动作可以促进和巩固动作的学习，发展力量和耐力。在动作发展过程中，未受损部分会不断重复动作技能直至掌握。这就如同儿童学习走路一样，一旦学会即成为生活中的一部分，可以自动使用这一动作，并根据需要而调整。没有实践，任何动作的学习都不可能完成。

9. 治疗要有目的　使用有目的的活动，借助于促进技术来加快生活自理活动的学习。当把促进技术应用于生活自理训练时，其目的是改善功能活动，而这种改善仅仅通过指导和练习很难达到，还需要通过手的接触和促进预期反应的技术来纠正错误。例如，治疗屈肌痉挛患者时，可以通过牵拉手指伸肌来促进手放松抓握的物体；对平衡失调患者，通过挤压肩关节和骨盆，提供稳定，以便能完成站立洗东西的动作。

二、基本运动模式

（一）模式命名

1. 命名原则　PNF 模式的命名是以近端关节的运动为基准，强调主动肌与拮抗肌在模式中相互转化，并共同构成了对角线运动(diagonal)。身体每一个主要部位都可以出现两种类型的对角线运动，根据肢体的活动分为屈曲(flexion，F)模式和伸展(extension，E)模式。由于每个关节都有屈、伸两个运动方向，因此在既往的分类方法里，曾经分别命名为 D1F、D1E 和 D2F、D2E 的运动模式。但是经过不断的理论完善和补充之后，现在已经不再采取这样的命名方法，而以近端关节(上肢肩关节、下肢髋关节)运动到终末体位时，分别在矢状面、冠状面、水平面的位置直接命名，如屈曲-外展-外旋、伸展-内收-内旋。

2. 基本成分　在基本模式中，肢体的远端和近端关节是固定的，中间关节则是可变的，可以在屈曲、伸直或中立位。例如，在上肢屈曲-内收-外旋模式中，近端关节(肩)必须是屈曲，远端关节(前臂)必须外旋(旋后)，而中间关节(肘)可以屈曲、伸直或保持中立位。躯干参与肢体的模式可以使运动更加协调，如在肩的屈曲-内收-外旋模式中，当肩胛骨上抬时，躯干稍稍伸展并向对侧旋转。此外，在功能性活动中并不需要每一种动作模式的所有成分都参加或需要关节的全范围运动。对角线运动相互影响，可以从一种模式向另一种模式转变，或两者结合起来。

（二）模式种类

PNF 运动模式根据发生部位，可以分为上肢模式、下肢模式、头颈模式、肩胛模式、骨盆模式。根据参与肢体的数量，分为单侧模式和双侧模式。单侧模式是指一侧肢体的上肢或下肢运动；双侧模式是指双侧肢体的上肢或下肢运动。双侧模式又分为对称性模式和非对称性模式、对称性交叉模式和非对称性交叉模式。

1. 上肢模式　有 2 个对角线(从屈到伸)运动模式：①屈曲-外展-外旋模式和伸展-内收-内旋模式，前者如用手梳同侧的头发(由前向后梳头)，后者如用手触摸对侧腰、下腹部或大腿；②屈曲-外展-外旋模式和伸展-内收-内旋模式，前者如用手梳对侧的头发(由对侧向同侧梳头)，后者如坐在汽车内开车门(由内向外开门)。不论哪一种模式，肩关节的运动都是不可分割的一部分。

参与上肢运动模式的主要肌群见表 18-1。

表 18-1　上肢运动模式

关节	运动	主要参与的肌肉
(1) 屈曲-外展-外旋模式		
肩胛骨	向后上提	斜方肌、肩胛提肌、前锯肌
肩	屈曲、外展、外旋	三角肌、肱二头肌(头部)、冈上肌、冈下肌
肘	伸展(姿势不变)	肱三头肌、肘肌
前臂	旋后	肱二头肌、肱桡肌、旋后肌
腕	桡侧伸	桡侧伸腕肌群(长肌与短肌)
手指	伸、桡侧偏	指长伸肌、骨间肌
拇指	伸、外展	拇伸肌(长肌与短肌)、拇长展肌
(2) 伸展-内收-内旋模式		
肩胛骨	向前下压	前锯肌、胸小肌、菱形肌
肩	伸展、内收、内旋	胸大肌、大圆肌、肩胛下肌
肘	伸展(姿势不变)	肱三头肌、肘肌
前臂	旋前	肱桡肌、旋前圆肌
腕	尺侧屈	尺侧屈腕肌群
手指	屈、尺侧偏	指屈肌(浅肌和伸肌)、蚓状肌、骨间肌
拇指	屈曲、内收、对掌	拇屈肌(长肌与短肌)、拇内收肌、拇对掌肌
(3) 屈曲-内收-外旋模式		
肩胛骨	向前上提	斜方肌(上部)、肩胛提肌、前锯肌
肩	屈曲、内收、外旋	胸大肌(上部),三角肌(前部)
肘	伸(姿势不变)	肱三头肌、肘肌
前臂	旋后	肱桡肌、旋后肌
腕	桡侧屈	桡侧腕屈肌
手指	屈、桡侧偏	指屈肌(浅肌和伸肌)、蚓状肌、骨间肌
拇指	屈、内收对掌	拇屈肌(长肌与短肌)、拇内收肌、拇对掌肌
(4) 伸展-外展-内旋模式		
肩胛骨	向后下压	菱形肌
肩	伸、外展、内旋	背阔肌、三角肌(中后部)、肱三头肌
肘	伸(姿势不变)	肱三头肌、肘肌
前臂	旋前	肱桡肌、旋前肌(圆肌和方肌)
腕	尺侧伸	尺侧腕伸肌
手指	伸、尺侧偏	指长伸肌、蚓状肌、骨间肌
拇指	掌外展、伸	外展拇肌(短肌)、拇伸肌

上肢模式可用于治疗上肢的肌肉无力、不协调、关节活动受限，也可用来活动躯干。对较强的肌肉抗阻可以使兴奋扩散到肌力较弱的肌肉。

2. 下肢模式　也有2个对角线运动模式：①屈-内收-外旋模式（D1F）和伸-外展-内旋模式（D1E），前者如坐位时将腿放在对侧膝关节上，后者如骑自行车时的后腿上车动作；②屈-外展-内旋模式（D2F）和伸-内收-内旋模式（D2E），见图18-12，游泳中的蛙泳就是下肢D2F和D2E的最好例证。

参与下肢D1F与D1E运动模式的主要肌群和参与下肢D2F与D2E运动模式的主要肌群见表18-2。

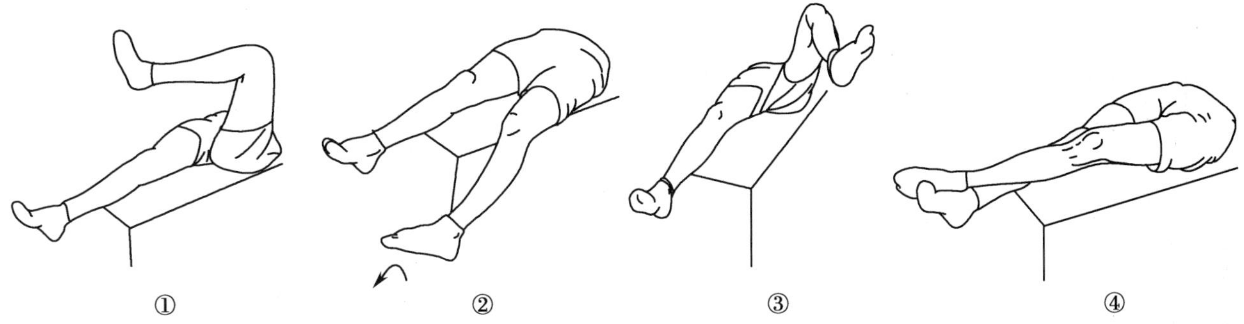

图18-12　下肢模式

①曲-外展-内旋模式；②伸展-内收-外旋模式；③屈曲-内收-外旋模式；④伸展-外展-内旋模式

表18-2　下肢运动模式

关节	运动	主要参与的肌肉
（1）屈曲-外展-内旋模式		
髋	屈曲、内收、外旋	阔筋膜张肌、股直肌、臀中肌、臀小肌
膝	伸（姿势不变）	股四头肌
踝/足	背屈、外翻	第三腓骨肌
足趾	伸展、外侧偏	拇伸肌、趾伸肌
（2）伸展-内收-外旋模式		
髋	伸展、内收、外旋	内收肌、臀大肌、腘绳肌、外旋肌
膝	伸（姿势不变）	股四头肌
踝/足	跖屈、内翻	腓肠肌、比目鱼肌、胫骨后肌
足趾	屈、内侧偏	拇屈肌、趾屈肌
（3）屈曲-内收-外旋模式		
髋	屈曲、内收、外旋	腰大肌、髂肌、内收肌、缝匠肌
膝	伸（姿势不变）	股四头肌
踝/足	背屈、内翻	胫骨前肌
足趾	伸、内侧偏	跗趾伸肌、趾伸肌
（4）伸展-外展-内旋模式		
髋	伸展、外展、内旋	臀中肌、臀大肌（上部）、腘绳肌
膝	伸（姿势不变）	股四头肌
踝/足	跖屈、外翻	腓肠肌、比目鱼肌、腓骨长短肌
足趾	屈、外侧偏	跗趾屈肌、趾屈肌

下肢模式可用于治疗下肢的肌肉无力，不协调，关节活动受限，也可用于躯干练习。对肌力较强的肌肉抗阻可以使兴奋扩散到肌力较弱的肌肉。

3. 头颈模式　与肢体模式相同，头颈模式也包括屈曲或伸展、侧屈以及旋转三种运动成分。通过鼻子、下颌与头顶的这一条线为该模式的运动轴线。在头颈模式里，远端成分是上颈椎，该部位运动称为短颈屈或短颈伸。近端成分是下颈椎和第6胸椎以上的胸椎，该部位运动称为长颈屈或长颈伸。颈部的屈-伸对角线为：①屈曲伴右侧屈和右旋，伸展伴左侧屈和左旋；②屈曲伴左侧屈和左旋，伸展伴右侧屈和右旋。

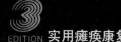

头颈模式可以用于治疗躯干问题，如偏瘫、背痛、各种原因引起的躯干肌力不足，以及翻身、行走等功能问题，甚至可以利用扩散原理治疗颈椎问题。

4. 肩胛模式　肩胛带在肢体运动和稳定性上发挥着重要作用，它不是负重结构。肩胛模式能在上肢模式中被激活（不管是为了运动还是稳定），将所有上肢模式和肩胛运动整合在一起。肩胛的锻炼对颈部和上肢的治疗非常重要，肩胛的肌肉控制或影响颈椎和胸椎的功能。上肢要发挥正常的功能，既需要肩胛的灵活性，也需要它的稳定性。肩胛模式有2种对角运动，以患者完全侧卧体位为例，肩胛骨为轴心点，其对角线方向是5~11点方向（前下-后上）和1~7点方向（前上-后下）。对角运动是沿着患者躯干的曲线而形成一条直线。肩胛在进行对角运动时，患者不应向前或向后摇摆，也不应有脊柱旋转。根据对角线方向，肩胛模式可具体分为前下模式、后上模式、前上模式、后下模式。治疗师站在对角线方向上给予患者施加助力或者阻力完成不同方向的训练。

肩胛模式可以用于锻炼肩胛的运动能力与稳定能力，可以锻炼躯干肌力，帮助完成部分功能性运动（如翻身），促进脊柱与上肢的运动与稳定。

5. 骨盆模式　骨盆带，由骶骨、髋骨、髂骨组成，直接附着在脊柱上，主要依赖于椎骨支持，是承重结构。骨盆模式可以通过骶骨直接作用到腰椎，而下肢模式通过髋骨延伸到骨盆带。通过髋骨的运动，不管是负重训练还是非负重训练，都支持和顺应了下肢的运动。骶骨在骨盆模式中有着非常重要的作用，髋骨在骨盆模式中只有很少的被动功能，除非肢体参与运动，这就是为什么在产生骨盆模式后要积极练习翻身训练的原因。

骨盆模式有2种对角运动，以患者完全侧卧体位为例，髂嵴为轴心点，其对角线方向是5~11点方向（前下-后上）和1~7点方向（前上-后下）。对角运动是沿着患者躯干的曲线而形成一条直线。骨盆在进行对角运动时，患者不应向前或向后摇摆，也不应有脊柱旋转。根据对角线方向，骨盆模式可具体分为前下模式、后上模式、前上模式、后下模式。治疗师站在对角线方向上给予患者施加助力或者阻力完成不同方向的训练。

骨盆模式可以用于锻炼骨盆的运动功能和稳定能力，可以锻炼躯干肌力和稳定性，帮助完成部分功能性运动（如翻身），促进下肢的运动能力与稳定能力，还可以通过扩散效应，间接治疗上部躯干和颈部。

6. 单侧模式　仅由一侧上肢或下肢完成的运动模式。

7. 双侧模式　由双侧上肢或双侧下肢或双侧上下肢体结合而完成的模式。双侧模式又可以进一步分为以下4种：

（1）双侧对称模式：双侧上肢或下肢同时完成相同的运动。例如，双侧上肢同时进行屈曲-内收-外旋模式，如用双手洗脸（图18-13）。

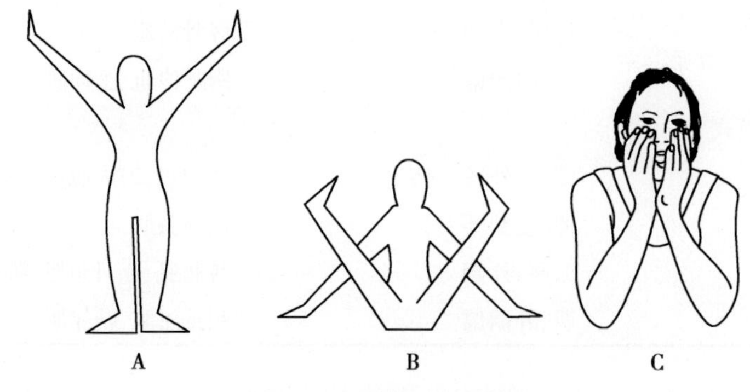

图18-13　双侧对称性模式
A. 上肢模式；B. 下肢模式；C. 上肢模式应用

(2) 双侧不对称模式：双侧上肢或下肢同时完成相反方向的运动。例如，右侧上肢完成屈曲-内旋-外旋模式，左侧上肢完成屈-内收-内旋模式，如用双手摘取耳环(图 18-14)。

(3) 双侧对称交叉模式：双侧上肢或下肢肢体在同一个对角线上完成方向相反的运动(图 18-15)。

(4) 双侧不对称交叉模式：双侧上肢和下肢在相反的对角线上完成方向相反的运动(图 18-16)。

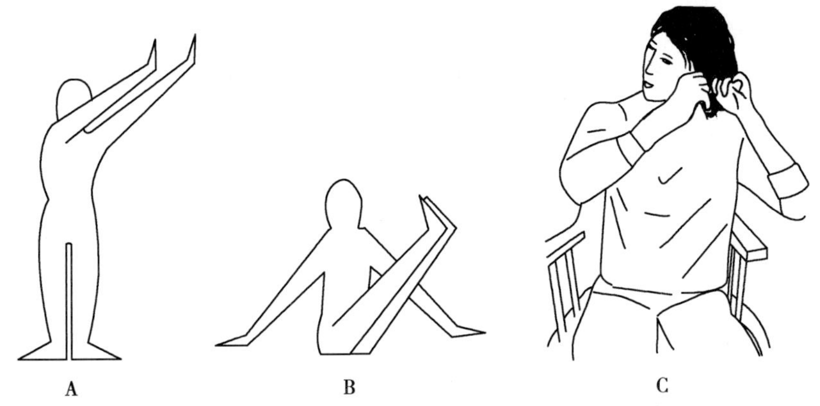

图 18-14　双侧不对称性模式

A. 上肢模式；B. 下肢模式；C. 上肢模式应用

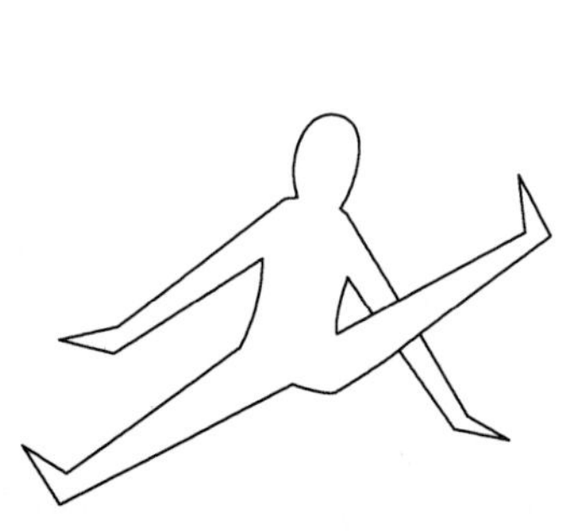

图 18-15　双侧对称交叉模式

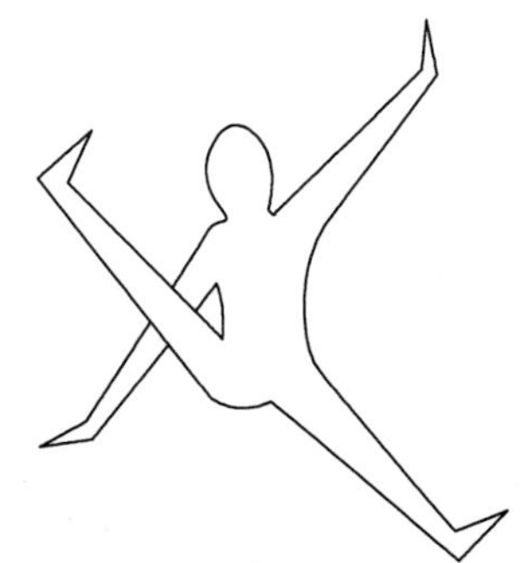

图 18-16　双侧不对称交叉模式

8. 模式的时序及变化　模式的正常时序是肢体远端关节(上肢为手和腕，下肢为足和踝)首先按要求完成活动，并保持该位置，随后其他部分均匀一起活动来完成运动。旋转是模式中的重要组成部分，由开始直至最后。实际应用时，可以通过下列几种方式来改变模式：

(1) 中间关节：改变肢体中间关节的活动可以更好地发挥功能。如在肩屈-外展-外旋时，肘关节可以由伸到屈，如用手触摸自己的头，也可以由屈到伸，如用手触摸更高的物体。

(2) 患者体位：改变患者的体位可以增加重力的作用。例如，下肢的伸-外展-内旋模式。除了可以在仰卧位练习之外，还可以在侧卧位练习，使髋关节的外展肌肉能抗重力；也可以通过改变患者体位来利用视觉反馈，如在练习下肢模式时，让患者半卧位，使其能看见自己的踝和足。

三、基本技术

PNF 的目的是通过肌群的兴奋或抑制、肌肉收缩的增强或放松来促进功能性运动的改善，除了运用基本的运动模式之外，尚有以下 10 种常用基本技术，可分为 3 种类型：A. 主动肌技术(①节律性启动；②等张组合；③重复；④起始范围重复牵伸；⑤全范围重复牵伸技术)；B. 拮抗肌技术(①动态反转；②稳定性反转；③节律性稳定)；C. 放松技术(①收缩-放松技术；②保持-放松)。

(一) 运动肌技术

1. 节律性启动　根据患者的功能状态，可分为 4 个不同时相：①患者能被动完成期望的动作；②患者能在主动辅助下完成期望的动作;③患者能在抗阻情况下完成期望的动作;④患者可独立完成期望的动作。其目的是帮助患者开始运动,改善运动的协调和感觉,使运动速度正常化,使肌张力正常化以便帮助患者放松,更好地完成训练动作。具体方法如下:患者在开始的关节活动范围内做被动运动,通过下达语言指令的速度来引导患者的运动节律。运动的预定目标可以通过患者的听觉、视觉和触觉信息输入传递给患者,这样患者就可以在被动运动过程中有意识地担当主动角色。让患者在期望的方向上开始主动帮助运动,返回动作由治疗师完成;治疗师对主动运动施加阻力,通过口头指令控制节律;在训练结束时,患者应能独立完成该项运动。主要适应证如下:①起始运动困难;②运动过快或者过慢;③共济失调或动作僵硬;④肌张力异常状态等。该项技术可以与其他技术相结合,如可以应用肌肉的离心性收缩以及向心性收缩(等张组合)来结束,也可以用两个方向的主动运动结束(拮抗肌反转)。

2. 等张组合 其特点是一组肌肉(主动肌)持续向心、离心、稳定性收缩而全程无放松的过程。其目的是控制和协调主动运动,增加主动的关节活动范围,增加肌力,以及控制离心性运动中的功能性训练。具体方法如下:患者在期望的关节活动范围内抗阻患者的主动运动(向心抗性阻收缩);在关节活动末端,治疗师让患者保持在该体位(稳定性抗阻收缩);当身体姿势达到稳定后,告诉患者保持主动用力状态,治疗师将会加大阻力,将患者缓慢地推回到起始位置(离心性抗阻收缩),在不同的肌肉收缩类型之间没有放松,并且治疗师的手始终放在患者身体同一部位,没有离开。适应证:①离心运动控制能力不足;②协调能力或者向期望方向运动能力的不足;③主动关节活动范围降低;④在可用的关节活动范围内缺乏主动运动。本项技术可以与拮抗肌的反转技术结合使用。

3. 重复 通过牵拉肌肉,增加肌张力,以诱发肌肉的牵张反射。其目的是促进运动的开始,增加主动的关节活动范围,增加肌肉力量,引导关节按照既定的方向完成运动。具体方法如下:治疗者先牵拉肌肉至最大范围,然后快速拍打拉长的肌肉,以诱发牵拉发射,患者同时主动收缩肌肉,治疗者再对肌肉施加阻力,即反射性和自主性抗阻力运动。

4. 起始范围重复牵伸 其特点是反复使用牵张反射,以便在被拉长而增加张力的肌肉上诱发出主动的肌肉募集。其目的是促进运动的起始,增加主动关节活动度,增强肌力,防止或者减轻疲劳,在期望的方向上引导运动。具体方法如下:治疗师给予患者准备指令,同时在这个模式中充分拉长肌肉,要特别注意旋转。给予快速的"拍打"肌肉,以进一步拉长肌肉并诱导出牵张反射,在牵张反射的同时,治疗师给患者指令,使患者随着被牵拉肌肉的牵张反应主动用力收缩,对引起的反射和主动肌肉收缩施加阻力。需要注意的是,只让肌肉处于紧张状态,但不是牵拉关节结构。适应证:①肌肉无力;②由于肌肉无力或强制而不能起始运动;③疲劳;④运动知觉能力下降。

5. 全范围重复牵伸 其特点是反复使用牵张反射,以便从肌肉收缩紧张状态诱导出主动的肌肉募集。目的在于增加主动关节活动度,增强肌力,防止或者减轻肌肉疲劳,在期望的方向上引导运动,促进肌张力正常化。具体方法如下:治疗师对某一运动模式施加阻力,诱发所有相关肌群收缩和紧张,可以从起始牵张反射开始,治疗师发出预备指令,使牵张反射与患者新增加的主动用力相协调,同时治疗师不断增加阻力以轻度牵拉肌肉,嘱患者做新的肌肉抗阻收缩,随着患者通过全关节范围的活动,反复牵拉以加强收缩,在给予下一个牵张反射之前允许患者做主动运动,在牵拉过程中患者不能放松或反转运动方向。通常来说,在一个模式中做3~4次牵拉。适应证:①肌肉无力;②肌肉疲劳;③运动知觉能力下降。

(二)转换肌技术

1. 动态反转 其特点是主动抗阻和向心性运动从一个方向(主动肌)转换到其相反的方向(拮抗肌),在整个运动过程中没有停顿或放松。其目的是增加主动的关节活动范围,增加肌力,发展协调性,预防或减轻疲劳,增加耐力,降低肌张力。具体方法如下:患者在某一方向上作抗阻力运动(通常是患者力量更强的方向),当接近运动的终末端时,治疗师改变阻力的方向在肢体背侧施加阻力,在患者达到主动的关节活动范围的终末端时,治疗师发出改变运动方向的动作指令,随即(不停顿)改变运动的方向,在远端给予新开始的运动施加阻力。当患者开始向反方向运动时,治疗师反转另一只手的抓握,使所有阻力均加在新的方向上。

动态反转技术不一定总是需要做关节全范围活动,运动方向的改变可以用于加强某一部分关节的活动范围。可以在每个方向上以小范围运动开始，随着患者功能的改善而不断增加关节活动范围。适应证：①主动关节活动度下降；②主动肌力量不足；③改变运动方向的能力下降；④锻炼的肌群开始出现疲劳；⑤放松高张力的肌群。

2. 稳定性反转 其特点是在主动肌群与拮抗肌群做交替等张收缩时，给予足够的阻力以阻止动作的发生。治疗师发出动态的指令（如“推我的手”或者“不要让我推动你”），只允许患者出现很小的关节运动或没有运动。其目的是增加肌力，增加关节的稳定和平衡，改善主动肌群与拮抗肌群的协调性。具体方法如下：治疗师给患者施加阻力，从最强的方向上开始，让患者对抗阻力，只允许有很小的动作发生。当患者充分地抵抗阻力时，治疗师把一只手移到相对方向上施加阻力，当患者对新方向上的阻力有反应之后，治疗师的另外一只手也移动到新方向上施加阻力。

该项技术可以从缓慢反转开始逐步达到一个小的活动范围，直到患者稳定，稳定性反转通常从较强的肌群开始，以期扩散到弱肌，最终使所有肌群都得到锻炼。适应证：①稳定性下降；②肌力不足；③患者不能做等长收缩，并仍然需要一个方向的阻力。

3. 节律性稳定 其特点是让患者做交替的等长收缩以对抗阻力，患者无意产生动作。其目的是增加主动与被动关节活动度、增强肌力、改善稳定性和平衡能力、减轻疼痛。具体方法如下：治疗师对主动肌群的等长收缩施加阻力，患者保持在这个体位，不尝试产生动作。当患者产生同样大小抵抗力时，缓慢增加阻力。当患者肌肉充分募集收缩时，治疗师开始改变阻力转而抗阻拮抗肌的运动。当阻力改变时，治疗师和患者都不能放松。治疗师给患者施加新的阻力，当患者肌肉再次充分募集收缩时，治疗师开始改变阻力以对抗拮抗肌的运动。根据患者的情况，适当配合使用牵引或者挤压。

该项技术一般从较强的肌群开始，以扩散至较弱的肌群（继发诱导）；稳定活动之后可以对弱肌群应用肌力增强技术；为了增加关节的活动范围，稳定活动之后可以让患者做增大关节活动范围的运动；可以在结束本技术时让患者放松所有的肌群；为避免出现疼痛，应在远离疼痛区域的肌肉完成。

适应证：①关节活动范围受限；②疼痛，尤其是在运动刚开始时就出现的疼痛；③关节不稳定；④拮抗肌力量不足；⑤平衡能力下降。

（三）放松技术

1. 收缩-放松 其特点是对活动受限的关节做拮抗肌的抗阻等张收缩，然后放松并运动到新增加的活动范围。其目的主要是增加被动关节活动范围。具体方法如下：治疗师或患者先将关节活动至末端，能进行主动运动或者抗少许阻力更好，此时治疗者施加阻力让患者做主动抗阻力收缩，10～15 秒之后，完全放松；患者再活动关节到新的范围，再做主动抗阻力收缩，然后再放松，反复多次，直至关节活动范围不再增加，最终以主动肌和拮抗肌在新获得的关节活动范围内做主动抗阻训练而结束。

2. 保持-放松 肌肉等长抗阻收缩后放松。其目的是增加被动的关节活动范围，降低疼痛。具体方法如下：治疗者先活动患者的关节至终端或受限处，施加阻力并缓慢增加，患者抗阻力作等长运动（关节不发生运动）5～10 秒，然后逐渐放松；治疗者再活动患者的关节至新的终末端，重复上述步骤。

（吴伟　燕铁斌）

第十九章 运动控制技术

第一节 运动再学习

一、概述

运动再学习疗法(motor relearning program,MRP)又称 Carr-Shepherd 技术,是由澳大利亚学者 Janet H. Carr 提出的一套主要用于成人脑卒中后功能恢复的康复治疗方法。代表著作是他和 Roberta. B. Shepherd 教授共同著作的 *A Motor Relearning Program for stroke*(脑卒中患者的运动再学习方案)。20 世纪 80 年代主要在澳洲应用,90 年代开始受到其他国家同行的注意并逐步推广应用。随着脑功能研究及人类运动力学研究的不断深入,"运动学习"(motor learning)相关理论和方法越来越广泛地被应用到各种运动功能障碍的康复治疗中,尤其是中枢神经损伤导致的运动功能障碍。

(一) 理论基础

运动再学习疗法是一种以生物力学、运动科学、神经科学、行为学等为理论基础,以任务或功能为导向,在强调患者主观参与和认知重要性的前提下,按照科学的运动学习方法对中枢神经系统损伤后的患者进行再教育以恢复其运动功能的运动疗法。

1. 以多学科知识为理论基础 运动再学习疗法把中枢神经系统损伤后运动功能的恢复视为一种再学习或再训练的过程,以神经生理学、运动科学、生物力学、行为科学等为理论基础,在强调患者主观参与和认知重要性的前提下,按照科学的运动学习方法帮助患者恢复运动功能。

2. 以脑损伤后的可塑性和功能重组为理论依据 根据现代脑损伤后功能恢复的研究理论,运动再学习疗法将脑的可塑性和功能重组学说融入其中,认为实现功能重组的主要条件是需要进行针对性的练习活动,练习得越多,功能重组就越有效,特别是早期练习有关的运动。而缺少练习则可能产生继发性神经萎缩或形成不正常的神经突触。

3. 限制不必要的肌肉活动 脑损伤后,当肌肉功能自发恢复时,大多会产生一些错误动作,并可通过用力而被代偿强化。例如活动了不应活动的肌肉或是健侧活动过多而缺少患侧活动。运动再学习疗法强调充分动员瘫痪肢体肌肉的运动单位,减少不必要的肌肉活动,要求按照运动发生的先后顺序对完成运动的肌肉进行训练,并在训练中避免过度用力,以免兴奋在中枢神经系统内扩散,出现异常的病理模式。

4. 重视反馈对运动的控制 运动再学习疗法主张通过多种反馈(视觉、听觉、皮肤感觉、体位、手的引导)来强化训练效果,充分利用反馈在运动控制中的作用。

(二) 基本内容和训练步骤

针对脑损伤后的运动再学习疗法由 7 部分内容组成,包含了日常生活中的基本运动功能。分别为:①上肢功能;②口面部功能;③从仰卧到床边坐起;④坐位平衡;⑤站起和坐下;⑥站立平衡;⑦步行。治疗师可根据患者的具体情况选择最适合患者的那部分开始训练,但每次治疗通常会包含各部分的内容。

运动再学习疗法的每一部分内容一般分以下 4 个步骤进行。

1. 分析作业 描述正常的活动成分并通过对作业的观察来分析缺失的基本成分和异常表现。

2. 练习缺失的成分 针对患者缺失的运动成分,通过简洁的解释、指令,反复多次练习,并配合语言、视觉反馈及手法指导，重新恢复已经缺失的运动功能。

3. 练习作业　设定符合日常生活中不同难度的作业练习，把所掌握的运动成分与正常的运动结合起来，通过反复评定，不断纠正异常现象，使其逐渐正常化。

4. 训练的转移　创造良好的学习环境，安排和坚持练习，通过自我监督、亲属和有关人员的参与等，在真实的生活环境练习已经掌握的运动功能，使其不断熟练。

（三）基本要点

1. 限制不必要的肌肉过强收缩　以免出现异常代偿模式以及兴奋在中枢神经系统中扩散。

2. 重视反馈对运动控制的重要性　通过明确的目标，视觉、听觉、触觉等反馈和指导，使患者学到有效的运动及控制。

3. 调整重心　只有当身体各部分处在正确的对线关系时，仅需肌肉极少地做功及能量消耗就能保持姿势平衡。运动时人体姿势不断变化，其重心也不断改变，因此，需要体位调整才能维持身体的平衡。体位调整既有预备性又有进行性，它与功能性动作和环境有密切关系。平衡不仅是一种对刺激的反应，而且是一种与环境间的相互作用。

4. 训练要点　①目标明确，难度合理，及时调整，逐步增加复杂性；②任务导向性训练，与实际功能密切相关；③闭合性与开放性训练环境相结合；④部分和整体训练相结合；⑤指令明确简练；⑥按技能学习过程设计方案，即通过认知期和联想（或过渡）期，达到自发期；⑦避免误用性训练；⑧患者及其家属积极参与；⑨训练具有计划性和持续性，患者应学会自我监测。

5. 创造学习和恢复的环境　适宜的环境可以促进脑的可塑性和功能重组，使患者能按照运动再学习的方法持续练习，确保训练从医院到日常生活的泛化和转移。良好的恢复环境因素包括：①配备有经验的治疗师，按运动再学习方法的需要设计环境，使患者得到有效的治疗；②尽早开始康复治疗；③针对患者的问题制订康复计划，它不仅包括运动，而且根据需要还应包括有关视力、认知和语言等问题的内容；④治疗师实行训练时应具有一致性。

（四）有关进展

Carr 等学者根据近年临床研究的进展提出，上运动神经元损伤后，除了出现阳性特征（positive features）、阴性特征（negative features）外，还有一组适应性特征（adaptive features）。神经系统、肌肉和其他软组织的适应性改变和适应性运动行为可能是构成一些临床体征的基础。

适应性特征（adaptive features）主要指身体在上运动神经元损伤后容易产生适应性变化。它包括肌肉和其他软组织的生理学、物理学和功能的改变及适应性的运动行为。急性脑损伤后，肌肉和其他软组织的适应是由于脑损伤造成的肌肉无力及随后继发的废用。制动可引起肌肉、肌腱、结缔组织特性的改变，因而造成肌肉萎缩、僵硬、张力过高。适应性行为是病损后患者根据可能得到的最好功能而做出的代偿性反应，它尝试使用不同于正常的运动模式或方法来达到目的。病损后运动模式的形成受以下因素的影响：①过度使用较强壮的肌肉；②肌肉延展性的丧失；③体位和环境的影响。

由此可见，早期积极主动和具有挑战性的康复训练可预防或使适应性的肌肉和行为的改变以及阴性特征等减少到最小的程度。缺乏活动和制动会导致软组织的适应和“习惯性废用”。

早期康复的目的是针对患者在功能性运动活动中学习运动控制及发展力量和耐力。康复治疗的重点应针对上述特征，主要进行：①强化肌力训练，包括尽早诱发肌肉主动活动（必要时应用电刺激和肌电生物反馈治疗）、提高肌肉协同控制能力、增强与功能有关的肌力和耐力；②软组织牵伸，保存其长度和柔韧性，包括良肢位摆放、合理应用矫形器和电疗等；③预防废用性肌萎缩和不良的适应性运动行为；④控制肌肉痉挛，严重者可采用肉毒毒素注射。

与传统的 Bobath 技术、Brunnstrom 技术、Rood 技术及 PNF 技术等神经生理学疗法（neurophysiological therapy，NPT）或称为神经发育疗法（neurodevelopmental therapy，NDT）相比，运动再学习疗法强调作业的练习，也注重环境的重要性，强调视觉反馈和语言反馈，更加强调患者主动参与治疗的积极性。近年来有学者通过研究发现，运动再学习疗法代表的任务适应性方案要优于 NPT/NDT 所代表的易化/抑制方案，且运动再学习疗法在提高患者 ADL 能力方面比 NPT/NDT 更有价值。

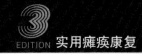

二、基本运动成分与训练方法

（一）上肢功能

1. 上肢的正常功能　大部分日常活动均涉及上肢的复杂运动，神经系统对上肢运动的控制，如肌力产生和关节活动度的顺序、程度等，与任务特性、所操作的物体、环境条件以及操作者与物体间的距离等密切相关。复杂的上肢功能使脑卒中后康复治疗面临极大的挑战，某些状态下，上肢的功能实现还需要有躯干和下肢的参与。在日常生活中，上肢的运动常常服从于手的活动要求，例如指向、伸手取物，移动一个握着的物体，因此，要求上肢和手能够达到以下功能：①抓住和放松不同形状、大小、重量和质地的各种物体；②手臂在身体不同位置上（如靠近身体、远离身体）抓住和放松不同物体；③把物体从一个地方移至另一个地方；④手掌内可自由活动一个物体；⑤为达到特殊目的，操纵各种工具；⑥向各个方向伸展（前、后、头上等）；⑦双手同时操作（如拧瓶盖时一只手拿着瓶子，另一只手拧瓶盖），两手做同样的运动或不同的运动等。

这些复杂的运动需要许多关节和肌肉的参与，这取决于所完成动作的目的或目标以及完成该动作的环境，因此，要有效地使用上肢，需要有一定的先决条件，即：①能够看到自己正在做的事情；②臂活动时调整姿势及使双手自由操作的能力；③有感觉统合的能力。

2. 上肢的基本运动成分　尽管上肢功能复杂，但我们依然可以识别一些基本运动成分，这些成分发动起来可以完成许多不同活动。在这里，肌肉关节成分可以被视为日常许多功能性活动的标准部件，这些成分在发挥作用时，首先要被激活，然后和其他关节肌肉成分结合起来完成一定的任务，单独作用是不能完成特定任务的。

（1）臂：臂的主要功能是帮助手在空间定位以便操作（图 19-1）。伸手取物涉及的基本成分包括：①肩外展；②肩前屈；③肩后伸；④肘关节的屈和伸。这些成分常伴随有适当的肩胛带运动和盂肱关节的旋转。

（2）手：手的主要功能是抓握、放松及操作（图 19-2），因此基本成分是：①伸腕时桡偏；②拿起一个物体时，腕伸和屈；③在拇指关节的腕掌关节处有掌外展及旋转（对掌）；④各手指朝向拇指的屈曲及旋转（对指）；⑤手指掌指关节的屈、伸并伴有指间关节的一些屈曲；⑥拿物体时，前臂的旋后和旋前。

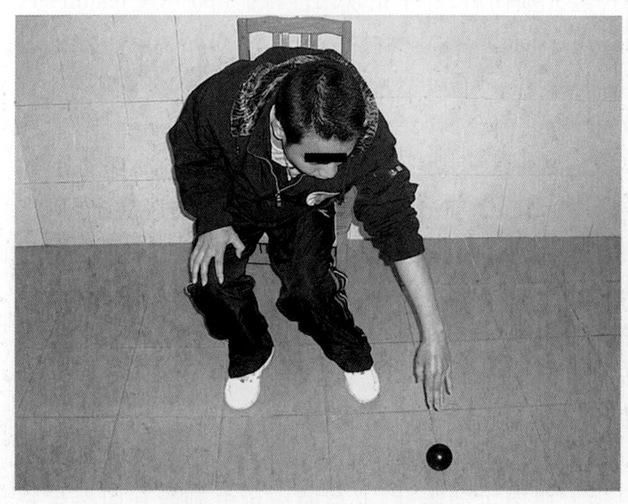

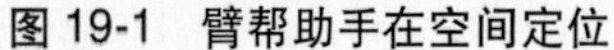

图 19-1　臂帮助手在空间定位

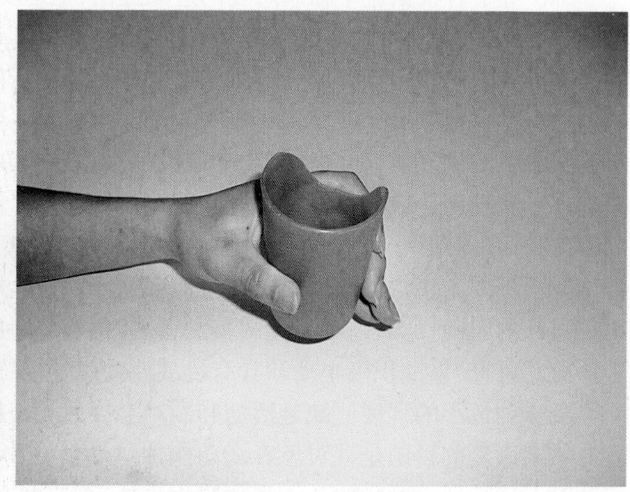

图 19-2　手的抓握功能

3. 上肢功能分析　偏瘫后的上肢可出现异常的屈曲或伸展模式，这里根据上肢的基本运动成分，从上肢功能的角度出发，分析一些常见的问题及其代偿。

（1）臂常见的问题：①肩胛运动差，特别是肩外旋和前伸，肩胛带持续性下降；②盂肱关节肌肉控制差，缺乏肩外展和前屈，或维持这种位置时患者通过过度上举肩胛带及躯干侧屈进行代偿；③过分及不必要的肘屈、肩内旋和前臂旋前。

（2）手常见的问题：①伸腕抓握困难，缺乏伸腕肌活动，指长屈肌群收缩时则产生了屈腕及屈指；②掌指关节屈伸困难，为了定位，手指抓握物体时常伴有一定程度的指间关节屈曲；③抓握和放松物体时，拇指外展及旋转困难；④不屈腕不能放松物体；⑤放松物体时，常有过度伸拇及伸指；⑥拿起物品时，前臂有过度地旋前倾向；⑦当移动臂时，不能拿不同的物体；⑧手呈杯状姿势困难，即对指困难。

由于上述功能活动方面的障碍，患者常使用健侧上肢来代偿，并用健手移动患手，久而久之则导致肩、腕、拇指、手指软组织发生一些变化，更加影响患肢的功能。

4. 上肢功能练习　侧重以下方面的练习：

（1）诱发前伸和前指的肌肉活动和运动控制训练：可分别在仰卧位和坐位时练习。仰卧位，支撑患者上肢于前屈 90°，让患者上抬肩带使手伸向天花板或让患者的手跟随治疗师的手在一定范围内活动，让患者用手触摸自己的前额、枕头等，并逐渐增加难度，让患者用手越过他的头部，再伸直他的肘部（图 19-3）。此时注意不能让患者的前臂旋前，不许肩关节外展，检查肩胛骨是否产生运动。

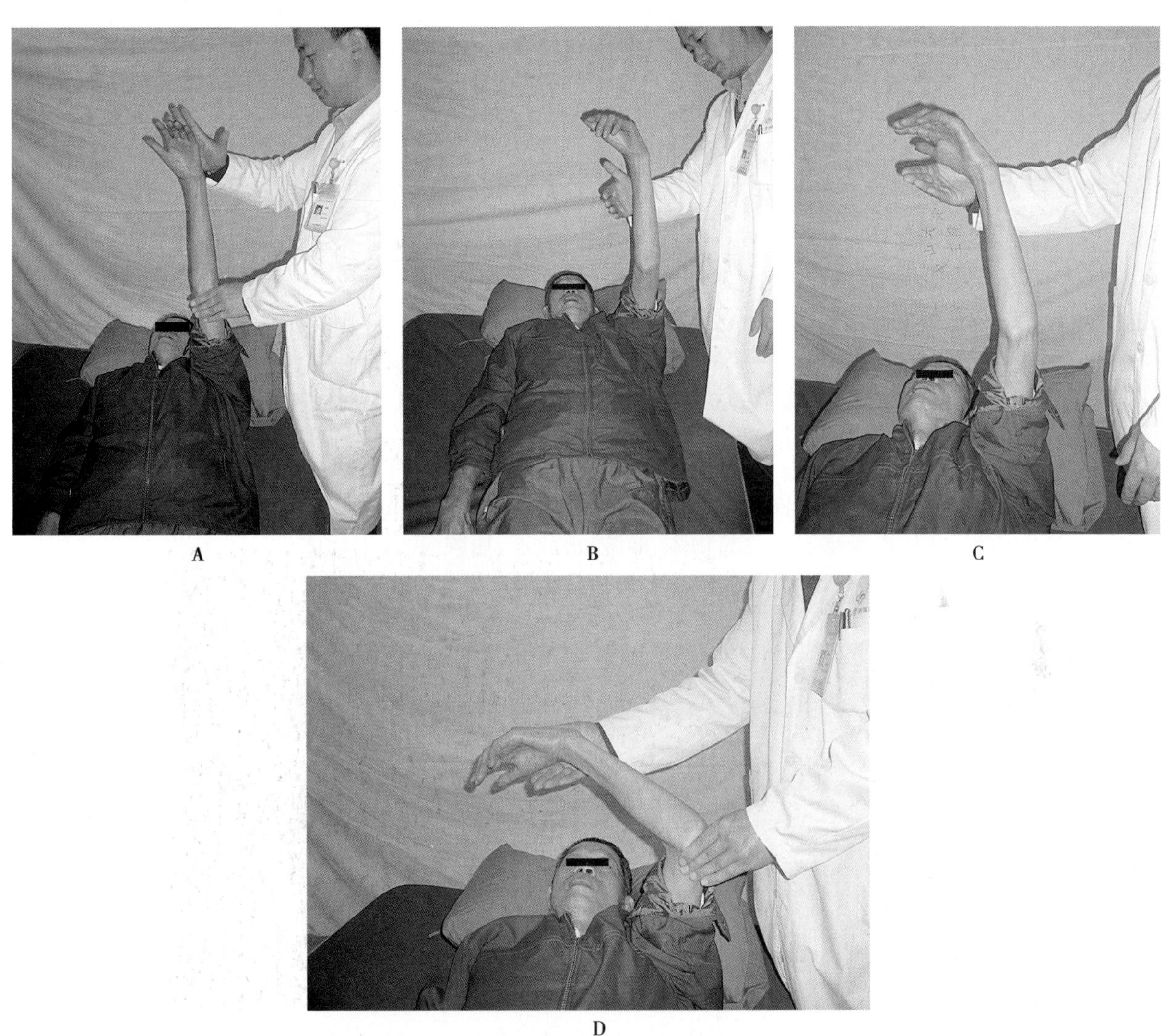

图 19-3　仰卧位下诱发前伸和前指的肌肉活动和运动控制训练

A. 治疗师帮助患者保持上肢在肩前屈 90°，肘关节伸直位；B. 治疗师松开对患者上肢的支持，嘱患者努力保持上肢体位不变；C. 治疗师嘱患者抬高上肢，在一定范围内自主运动，逐渐增加活动范围；D. 治疗师帮助患者稳定上臂，嘱患者主动触摸自己的额头

一旦患者具有一定肩关节周围肌肉活动的控制能力，可取坐位练习，伸手向前、向上指物体并逐渐扩大范围，直至上臂从侧位屈曲前伸和外展前伸。此时不能提高肩带以代偿肩外展或前屈；肘关节不能屈曲。

（2）维持肌肉长度，防止挛缩的训练：可以分别在坐位和站立位时练习。

1）取坐位，治疗师帮助患者将臂后伸，肘伸直，肩外旋，手平放于训练床上以承受上半身的重量（图 19-4）。此动作可防止肩关节屈肌群、内旋肌群和屈指长肌群的挛缩。确保患者的重量真正向后移及确实通过患手负重，不允许肘部屈曲。

2）取坐位或站立，治疗师帮助患者上肢外展 90°，肘伸直，将手平置于墙上，通过其臂施加一些水平方向的压力，防止手从墙上滑落（图 19-5）。开始时，需要患者肘关节伸直，在这个姿势下，患者练习弯曲和伸直肘关节以改善对肘伸肌群的控制。同时，当他重新获得肩关节和肘关节控制后，让患者练习转动他的躯干和头部。

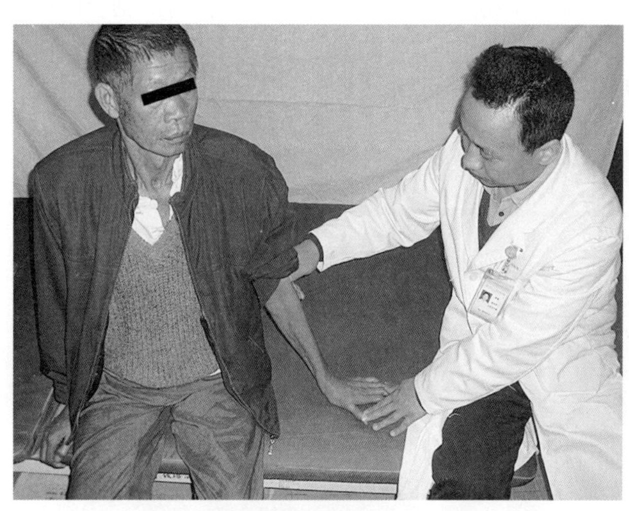

图 19-4　坐位下患侧上肢负重练习

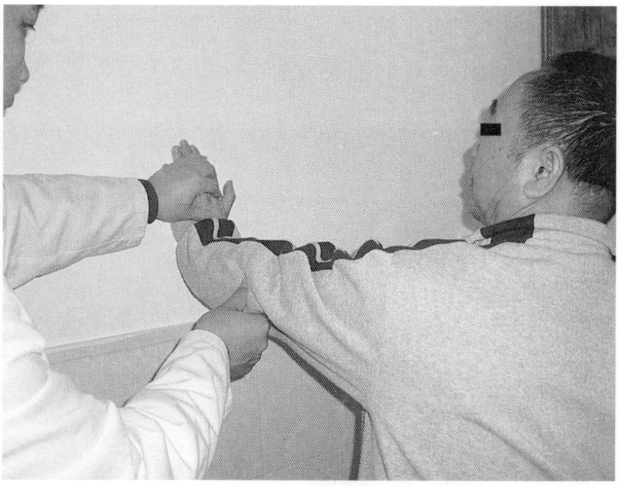

图 19-5　站立位下患侧上肢负重练习

（3）诱发手操作的肌肉活动和运动控制训练：可以从以下几个方向练习。

1）为练习伸腕，治疗师可用腕桡侧偏移诱发腕伸肌的活动（图 19-6）。

2）前臂在中立位时，患者练习可拿起物体、伸腕、再放下、屈腕、再放下物体。

3）患者可用自己手背移动物体，以训练前臂旋后（图 19-7）。

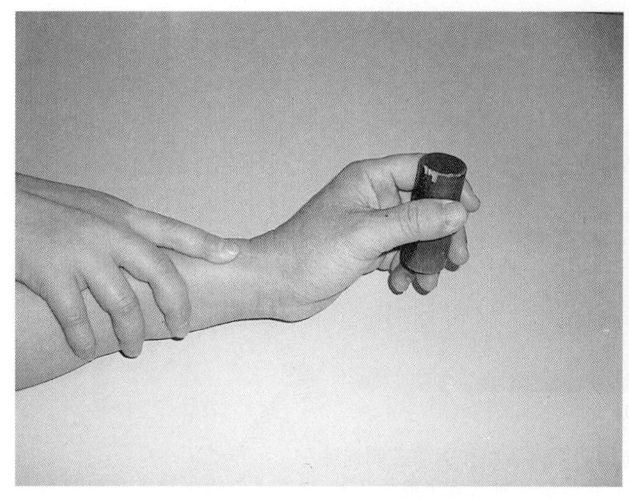

图 19-6　用腕桡侧偏移诱发伸腕

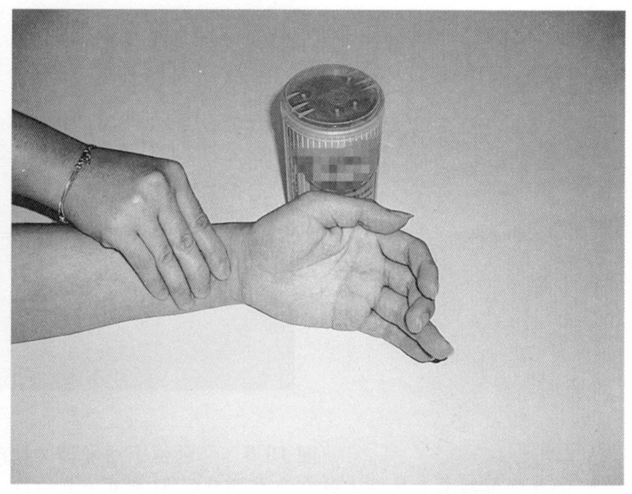

图 19-7　患者用手背移动物体训练前臂旋后

4）为训练拇外展和旋转，可使患者外展拇指以推移物体。

5）训练对指活动，患者前臂旋后，练习拇指尖和其他手指尖相碰（图 19-8）。确保腕掌关节活动而不只是掌指关节活动。之后，可让患者练习用拇指和其他各个手指捡起各种小物体（图 19-9），前臂旋后，再放入另一碗中，以更进一步训练操纵物体的能力。在这一过程中，确保患者用拇指指腹抓握物体而不是用拇指内侧缘抓握。为增加难度,患者练习用手适当抓住不同形状的塑料杯的边缘,并向各个方向移动,不能让杯子脱落。

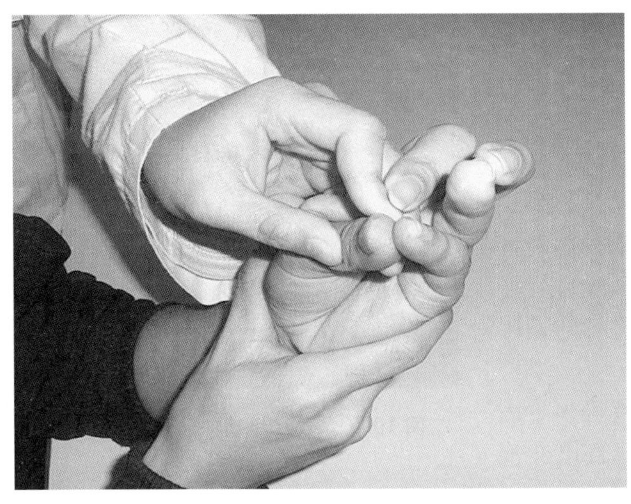

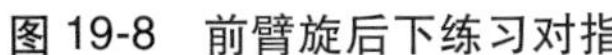

图 19-8　前臂旋后下练习对指

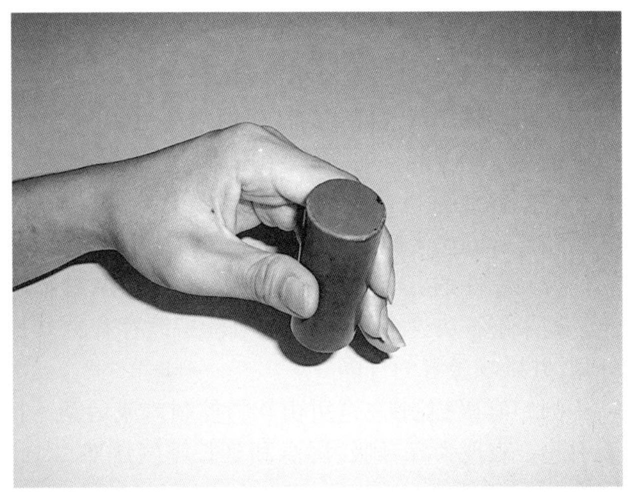

图 19-9　通过拇指和其他各个手指对指捡起各种小物体

为了有效使用手的功能,需要精细地控制肩、肘、腕关节。可采用增加上肢活动复杂性的活动,如训练上肢整体控制下手的活动能力、练习从自己对侧肩上拾起小纸片、上臂前伸去拾起或接触某一物体、向后伸展上肢抓握和放下某一物体、训练使用餐具等。

5. 将训练转移到日常生活中　当偏瘫侧臂或手已经恢复了一些主动运动能力时,在治疗期间和他的日常生活中,应当帮助患者经常使用它们,以这种方式可以改善患侧的感觉和意识,也可刺激潜在的主动运动恢复。

下面是训练患手完成一些简单、实用性活动的例子。即使只存在轻微的主动运动,也可以运用臂和手完成简单的工作。

(1) 穿衣为患臂提供了几项比较简单的活动:患者用患手拾起袜子,然后用健手穿上;患者用两手穿袜子;手指、拇指仅用很小的活动,患者可以系鞋带,只用患手握住带子一端。

(2) 日常生活中的其他活动也为患手完成容易的工作提供了机会:吃烤肉或面包卷;从杯子里喝水;把牙膏挤在牙刷上并刷牙。这些活动开始可能需要健手帮助,逐步减少帮助,直到最终独立完成。

(3) 尽量使用双手进行活动:使用双手来完成正常情况下只用单手即可完成的活动,这样做的目的在于预防患臂的联合反应。例如,切碎洋葱,如果患者只用健手,他的患侧臂立即屈曲,当健手握着患手做这一动作时,可以预防联合反应,整个身体变得更对称,运动更加正常化;使用吸尘器和擦洗家具:患者两手握在一起吸尘、擦洗家具,如果可能的话,患手平放在吸尘器上,另一只手放在其上。

(4) 患手的复杂功能训练:当患者进行更复杂的、由几个步骤组成并需要使用两手的工作时,治疗师可以指导患手以正常方式完成所有必要的运动。例如,把橘子切成两半挤出汁来;把汁倒进杯中,然后喝掉它;随后清洁、冲洗、擦干用具。

(二) 口面部功能

1. 口面部功能的基本成分　口面部主要功能包括吞咽、面部表情、通气和形成语言的发声运动等。其基本成分包括:①闭颌;②闭唇;③抬高舌后 1/3 以关闭口腔后部;④抬高舌的侧缘。

此外,有效地吞咽还需要如下的前提:①坐位;②控制与吞咽有关的呼吸;③正常的反射活动(张口反射是唯一在成人存在的正常口腔反射)。

2. 口面部功能的分析　包括:①观察唇、颌和舌的序列及其运动;②检查舌和双侧面颊的力量;③观察吃饭和喝水。

卒中后口面部功能常见的问题包括以下几个方面:

（1）吞咽困难：主要是因为缺乏对口面部肌肉的控制能力，特别是张颌、闭唇差，舌固定不动（舌可能看起来增大并太靠前）。常会导致：①流口水；②食物存于面颊与牙床之间；③觉察力降低或过度敏感。

（2）面部运动和表情不协调（图 19-10）：这是患侧面部的下部缺乏运动控制以及健侧面部肌肉过度活动的结果。面部上 1/3 肌肉接受双侧神经支配，因此卒中后通常不受影响。

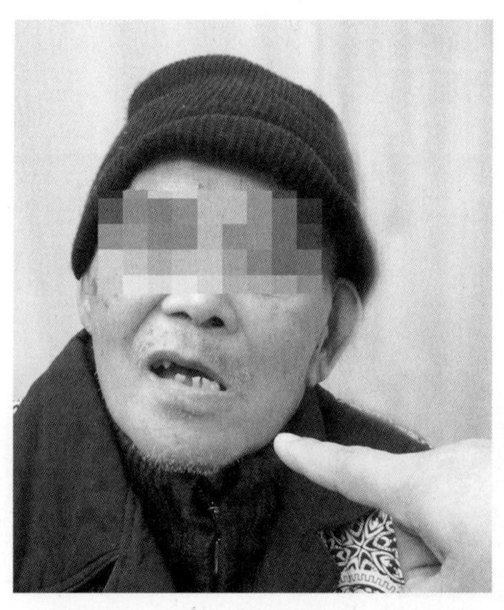

图 19-10　面部运动和表情不协调

（3）缺乏感情控制：此问题本质上不是口面部的问题，卒中早期经常看到患者缺乏自身感情表露的控制。这种缺乏控制经常表现为突发性的、无法控制的哭泣，它很难由患者调整或自行停止。如果不解决这个问题，它很可能持续存在并妨碍患者的训练计划，并影响患者的自尊。

（4）呼吸控制差：这可由软腭控制差或运动不持续等多种因素引起。表现为深呼吸、屏息和延长呼气困难，因此使言语交流困难。

3. 口面部功能练习　主要从以下几个方面进行：

（1）吞咽训练：对吞咽及吃饭最有效的体位是坐位。治疗师应检查患者的坐位姿势，并保证患者用双侧髋部充分向后坐在椅子里，头和躯干保持直立位。

治疗时不主张用压舌板，由于压舌板的质地使人不愉快，但现在已发明出各种口腔刷舌器，治疗师可以使用这些工具，去评估和训练口腔功能。双唇及口内区域对温度变化敏感。有时用冰刺激来训练口部功能，但它有麻木的作用，这可增加患者舌在口内运动及了解唇是否闭合困难。吮吸冰块也可使患者吸气，因为液体较固体更易使人吸气。

1）训练闭颌：确保患者舌在口腔内，治疗师用手帮助患者闭颌（图 19-11），牙轻轻合上，再对称张开嘴，再合上，不要向后推他的头部。

2）训练闭唇：治疗师用手指指出患者没有功能的唇的区域，训练患者闭唇（图 19-11）。不鼓励患者噘嘴及吮下唇，这样会妨碍吞咽时的舌部运动。

3）训练舌部运动：治疗师用裹上纱布的示指用力下压患者的舌前 1/3 并做水平方向的震颤（图 19-12）。震颤运动的幅度要小，而且治疗师的手指在患者口中不应超过 5 秒，然后帮助闭颌；之后再用力下压引出舌后 1/3 的抬高，以关闭口腔后部，从而完成吞咽动作。还可应用冰块来刺激。

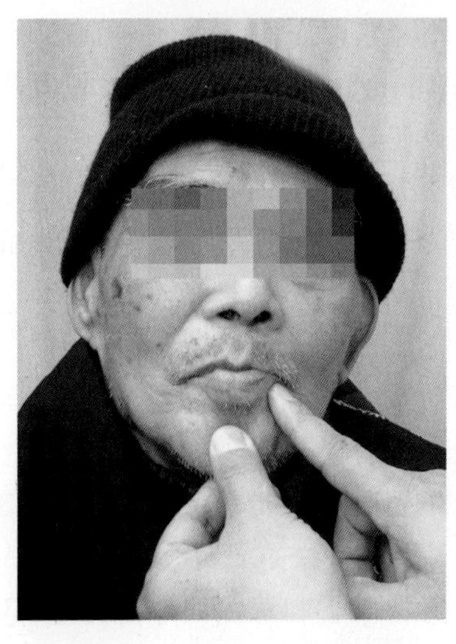

图 19-11　训练患者闭颌和闭唇

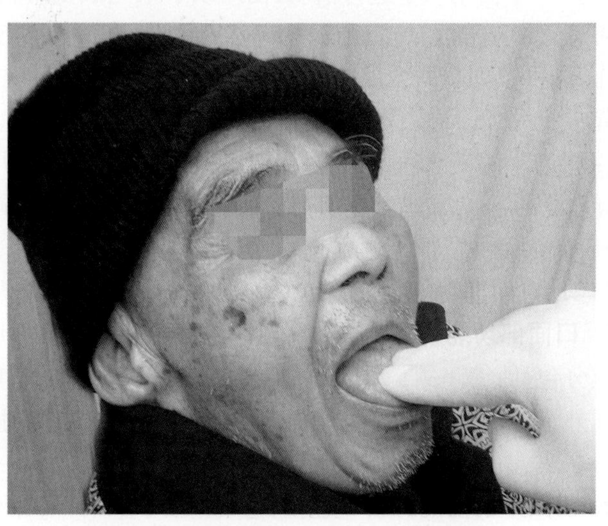

图 19-12　治疗师以手指训练患者舌部

（2）面部运动训练：治疗师先让患者张口，练习降低健侧面部的过度活动，再闭口。治疗师用手指示意哪部分应该放松和哪部分应该运动（图 19-13）。

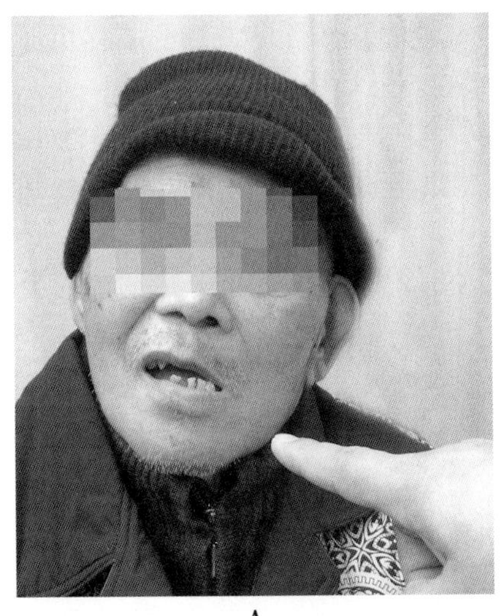
A

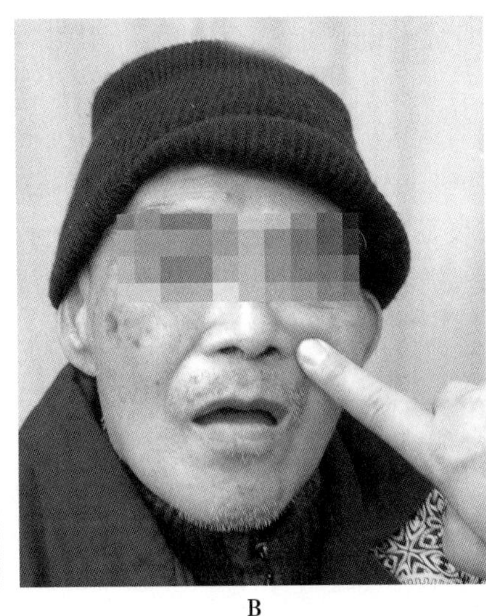
B

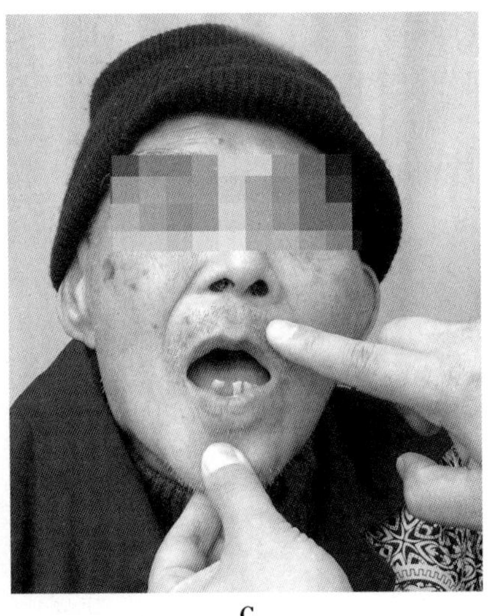
C

图 19-13　训练面部运动

A. 治疗师让患者主动张口，注意避免健侧面部过度活跃；B. 治疗师以手指帮助患者确认患侧面部肌肉用力；C. 治疗师指导患者重复加强张口闭口训练

（3）改善呼吸控制：患者躯干前倾，上肢放在桌子上，让他深吸气后立即呼出，治疗师在其呼气时于下 1/3 胸廓加压并施以震颤的手法。训练时尽可能让患者每次呼气的时间长一些，并与发声相结合，也可让患者试验用变化的声音，这样可提供有用的听觉反馈。

4. 将训练转移到日常生活中　治疗师要运用上述训练吞咽的技术来帮助患者完成发病后最初几餐的进食行为。条件许可时，在患者进餐前应先训练其吞咽功能。患者应坐到桌子旁吃饭并应安排好吃饭时间，以便他们能及早适应社交的场合。

在所有的训练时间里，当患者致力于各种作业如肢体训练或其他活动时，治疗师要注意观察其面部的表现。如当患者张嘴时，应向其指出并提醒他保持闭嘴。

口面部外观及其控制的改善会帮助患者重新树立自尊并增强与工作人员、家属及其他人交往的信心，同时也可以改善他的营养状况。如果在发病的最初几天开始治疗，上述的口面部问题会很快得到解决。

（三）从仰卧到床边坐起

1. 从仰卧翻身到侧卧的运动成分　包括：颈旋转、屈曲；屈髋、屈膝、足跟上移；肩屈曲、肩胛带前伸；躯干旋转。

2. 从床边坐起的运动成分（图 19-14）　包括：颈部侧屈；躯干侧屈；下肢屈髋屈膝越过床沿；外展下面的臂支撑身体。

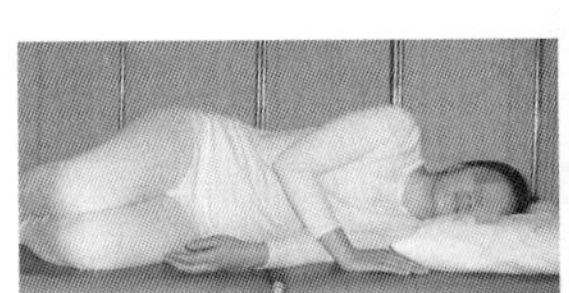
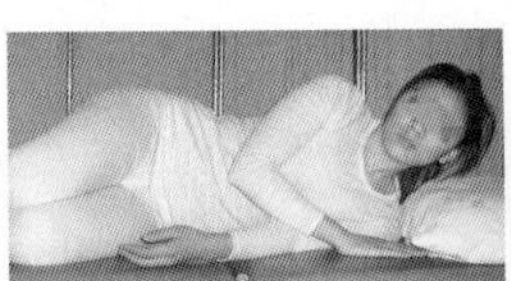
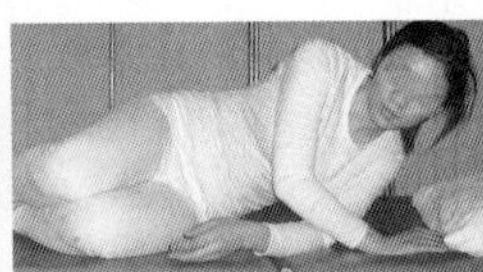
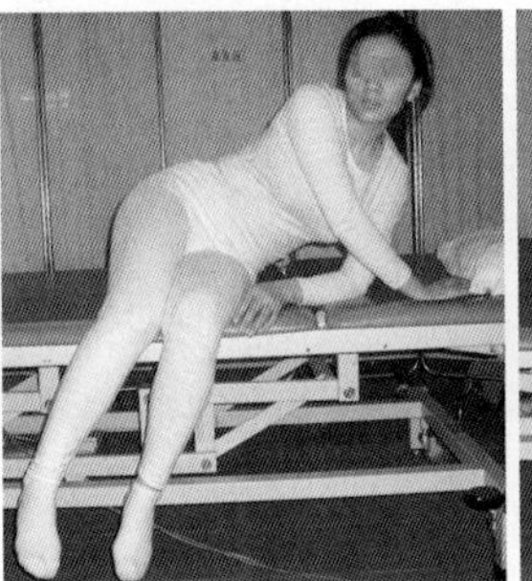
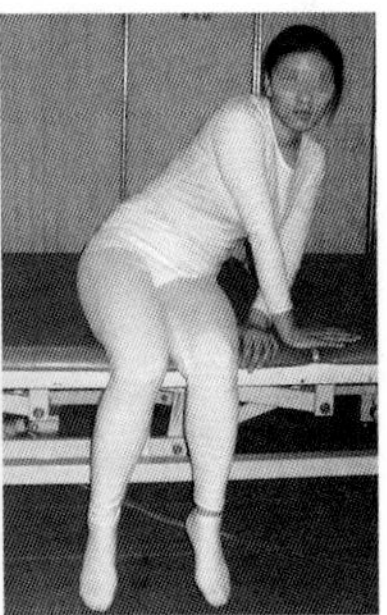

图 19-14　从床边坐起的运动成分

3. 向健侧翻身的困难　向健侧翻身时，常有如下困难：患侧屈髋屈膝困难；肩屈曲和肩胛带前伸困难。

4. 从床边坐起的问题　从床边坐起时，常有如下问题：用健脚伸到患脚下方勾住患腿，使双下肢移至床边；蠕动至床沿或用健手抓住东西使身体向前向上移至床边，代替颈和躯干侧屈；忽略将患侧上肢移至前面；旋转和前屈颈以代替躯干侧屈。

5. 训练步骤

（1）训练颈侧屈（图 19-15）：侧卧位，令患者头部离开枕头，做颈部侧屈肌群的向心性收缩；再缓慢回到枕头，做颈部侧屈肌群的离心性收缩，反复进行（先帮助，后无帮助）。

（2）训练翻身（图 19-16）：令患者健腿屈髋屈膝固定于床上，用力蹬，使骨盆、躯干、肩离开床向前向上旋转，向患侧翻身。

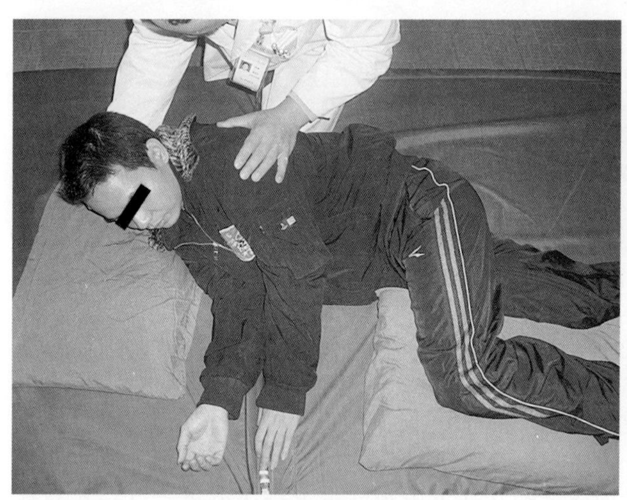

图 19-15　侧卧位下训练颈侧屈

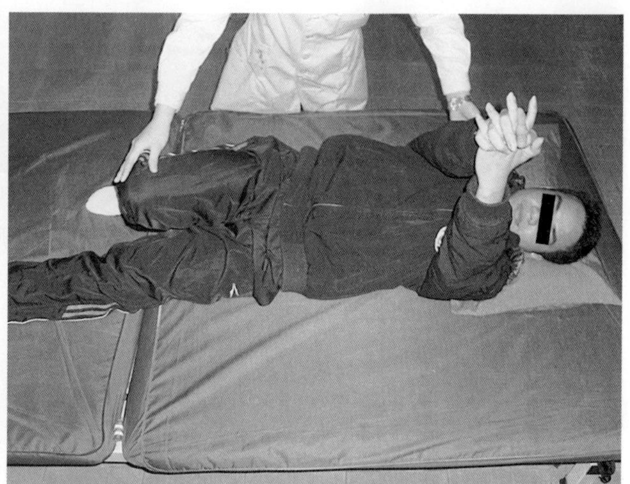

图 19-16　训练向患侧翻身

（3）协助患者从床边坐起（图 19-17）：①协助屈颈，转颈，将患侧上肢向前移；②协助屈髋、屈膝、向后移臀、移背；③协助将双下肢移至床边；④令患者抬头，治疗师一手抬肩，一手扶住对侧骨盆，向下交叉用力，使患者侧身坐起。

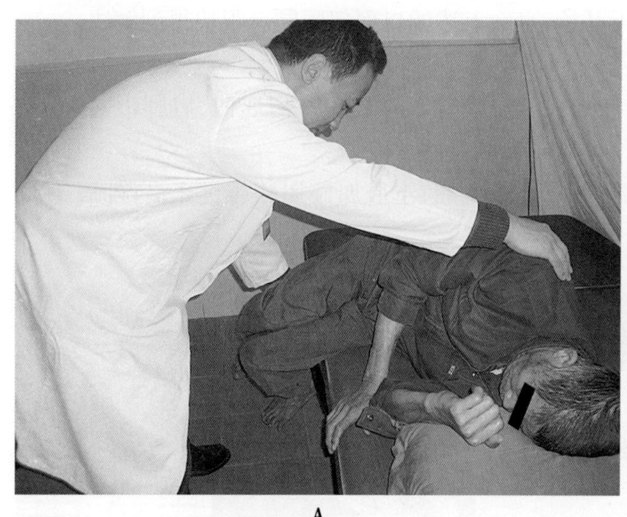

A

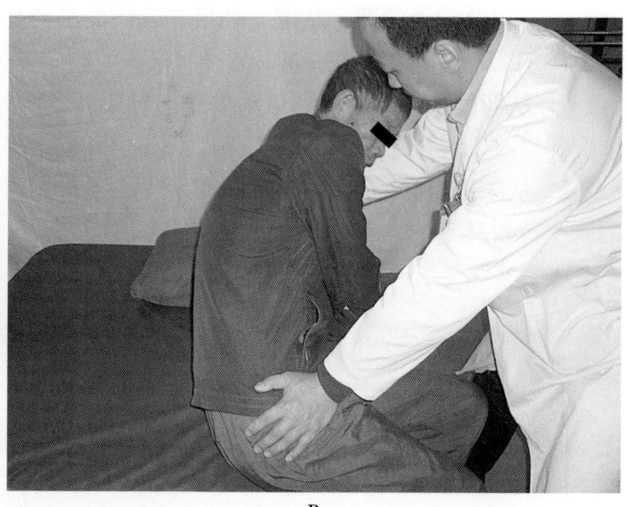

B

图 19-17　协助患者从床边坐起

A. 治疗师帮助患者完成翻身；B. 治疗师帮助患者完成坐起

（4）协助患者躺下：①患者从坐位将重心侧移至健侧前臂；②双下肢抬高至床上；③身体回落至床上躺下。

6. 将训练转移到日常生活中　只要病情允许，应该尽快帮助患者坐起来，这利于树立患者恢复的信心。对患者的中枢神经系统是良好的刺激，可预防抑郁症，有助于控制膀胱，增加口面部控制、增加视觉输入及便于交流。坐起时要坚持应用上述正确方法，防止代偿出现。坐起时用枕头支持其患臂。必须卧床时，要帮助患者做桥式运动。

（四）坐位平衡

1. 坐姿的基本要素　基本要素包括：双足平放，双膝自然分开，与肩同宽；体重均匀分布，双侧对称坐位；躯干伸直，双肩在双髋的正上方；头部在双肩水平上平衡。

2. 坐位平衡的基本成分　基本内容包括：①静态平衡，预备性姿势调整，视觉平衡；②动态平衡，为完成运动而进行的姿势调整；③受力时平衡，当外力推动时需保持的平衡。

3. 坐位平衡的代偿方式　坐位平衡常见的代偿方式如下：①增大支撑面，双足或双膝分开；②自发地限制运动，如屏住呼吸；③用手及上肢支撑以扩大支撑面或保护性地用手抓住物体以增加平衡；④重心转移时，身体前倾或后倾，而非侧移；⑤以足部的滑行取代正常的身体调整。

4. 坐位平衡训练　即训练重心移动时的姿势调整。

（1）视觉平衡训练（图 19-18）：坐位，令患者向两侧和后方转动头部和躯干，利用视觉寻找物体而转动头部和躯干，使之熟悉环境，找到平衡感觉。

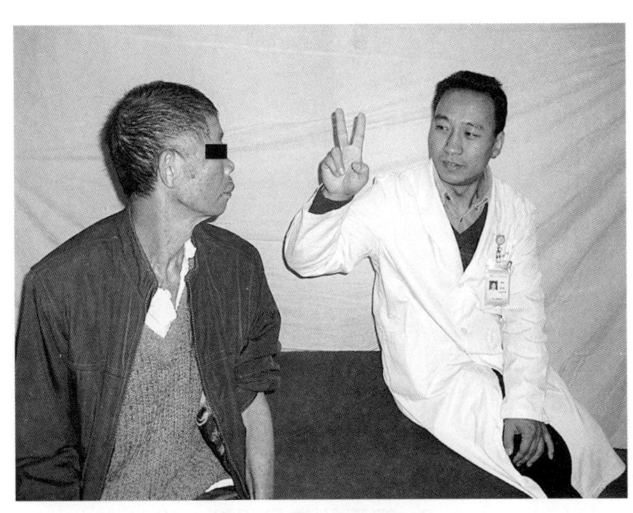

图 19-18　视觉平衡训练

（2）动态平衡训练（图 19-19）：坐位，将实物轮流放在患者的前方、侧方、后方，治疗师协助患者眼见实物（视觉反馈），令患者不断用手抓放实物，每次抓放后身体都要回到直立体位。可先从简单的前屈拾物训练开始，由近及远，由高到低，逐渐增加训练的难度。

（3）推动平衡训练（图 19-20）：令患者坐稳，治疗师用手从前方、侧方、后方推动患者，使之学会维持平衡。

5. 增加训练的复杂性　取坐位，让患者从侧下方地面拾起一个物体，或取坐位，让患者用双手拾起地面上的一个小盒子；或双手向前伸拿起桌上一件物品，再转身向后伸并取一件物品。

6. 将训练转移到日常生活中　让患者经常练习将重心在自己的两侧臀部之间交替转移。如果患臂松弛无力，应将患臂支持在桌子上，以便患者能够阅读和做其他活动。

此外，坐位平衡（以及运动再学习疗法的其他内容如站起和坐下、站立平衡和步行等）与躯干也有很大的关系。因此，在此了解躯干的基本运动成分、常见问题及躯干的训练方法也十分必要。

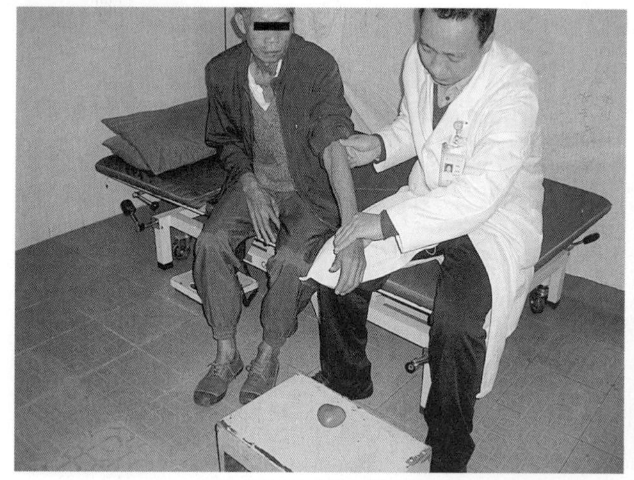

A

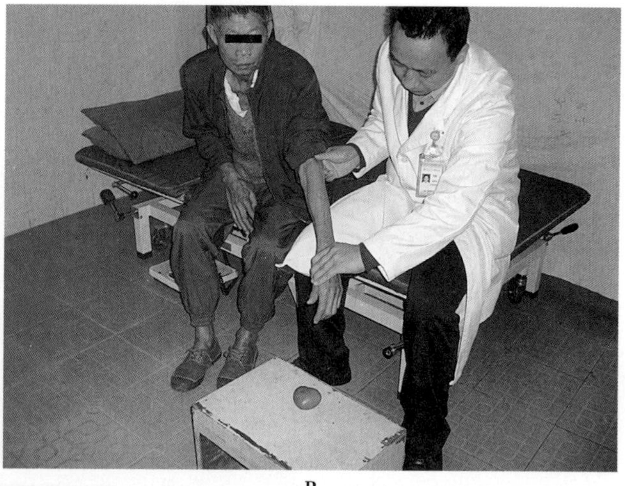

B

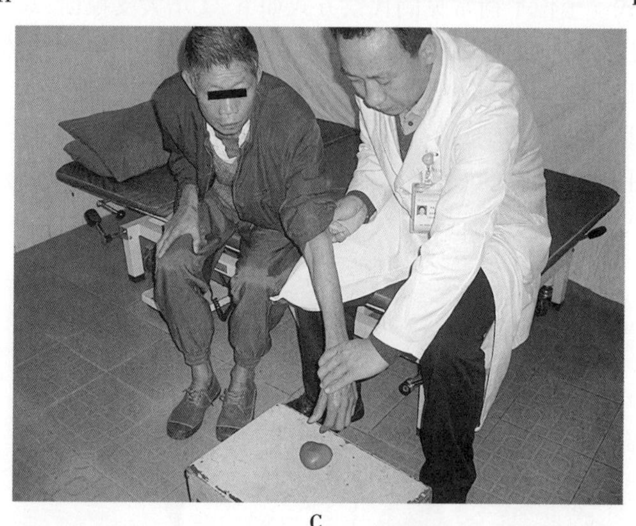

C

图 19-19　不同方向不同难度的取物训练

A. 辅助患者够取身体近侧的物品；B. 辅助患者够取身体远侧的物品；C. 训练患者主动够取身体远侧物品

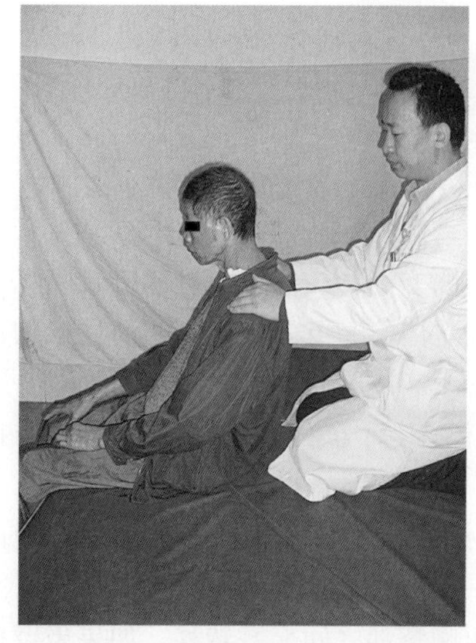

图 19-20　不同方向的推动平衡训练

7. 躯干的基本运动成分　躯干直立，左右两侧对称；两肩胛对称，两肩等高；头在水平的两肩上直立平衡；可灵活进行前屈、后伸、左右侧屈、左右旋转的运动。

8. 躯干的常见问题　脊柱弯曲，左右不对称，由于患侧肌群瘫痪致脊柱两侧肌群的肌力和肌长度不对等；两肩胛不对称，由于患侧肩胛周围肌群瘫痪，不能维持肩胛的位置，致肩胛向外翘，两肩不等高；由于患肩周围肌群瘫痪，致患肩下垂；躯干前屈、后伸无力，致躯干前屈、后伸无力，躯干左右侧屈、左右旋转困难；由于患侧肌群瘫痪，致左右两侧肌群的肌力和肌长度不对等。

9. 躯干的训练　具体方法如下：

（1）患侧颈肌训练：仰卧位，向上抬头；侧卧位，向上抬头。

（2）患肩周围肌群训练：坐位，在治疗师的辅助下，肩胛带及肩关节向各方向运动，耸肩。

（3）躯干上半身屈肌群训练：仰卧位，令患者单手或双手前伸够物，肩离开床。

（4）躯干下半身屈肌群训练：仰卧位，令患者屈髋屈膝，膝盖向左右两侧触物。坐位，两臂交叉相抱，向前屈曲躯干，用臂触膝；或用左右两肘交替触对侧膝；站位，两臂交叉相抱，向前屈曲躯干；或向左右两侧转动躯干。

（5）躯干侧屈肌群训练：坐位或站位，治疗师在患者后方，一手扶住腋下，一手扶住对侧腰部，交叉用力，辅助患者完成左右侧屈，同时牵拉侧屈肌群；患者两臂交叉相抱，向左右两侧侧屈躯干，用肘触侧面物品。

（6）躯干伸肌群训练：①仰卧位，令患者行双桥或单桥运动；②坐位，骨盆固定，令患者抬头的同时单臂或双臂尽量前屈。

（五）站起和坐下

1. 站起的基本运动成分（图 19-21） ①双足平放；②屈髋使躯干前倾，伴颈部和脊柱的伸展；③双膝向前移动；④伸髋和伸膝达到最后直立。

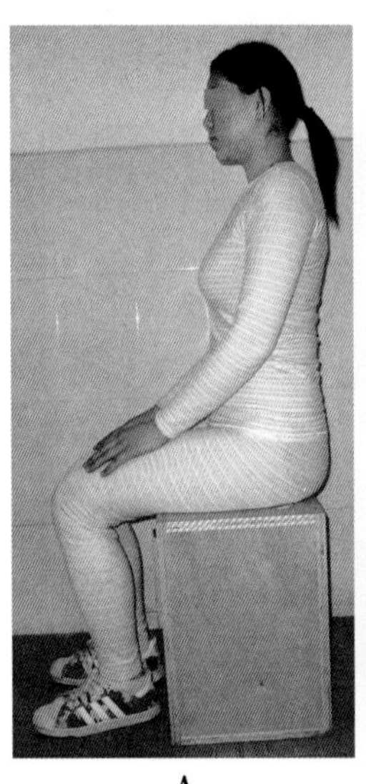
A

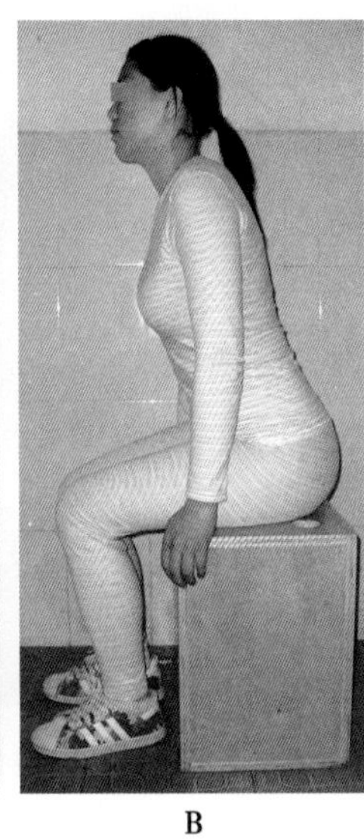
B

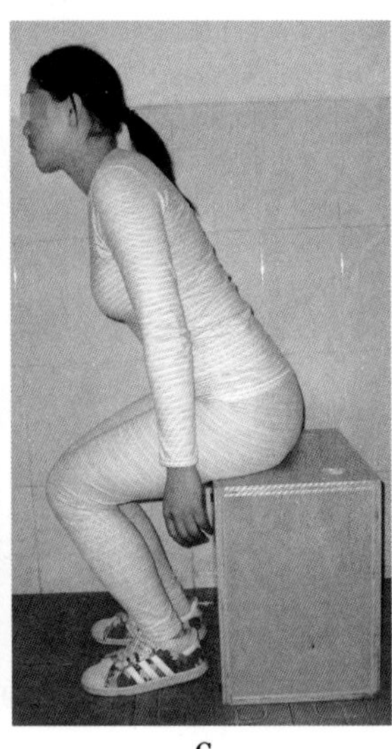
C

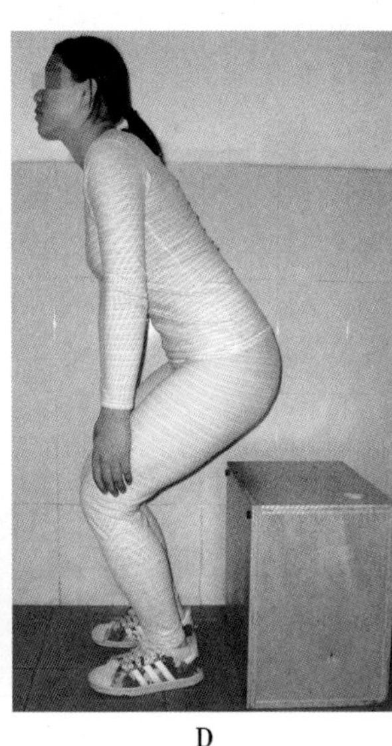
D

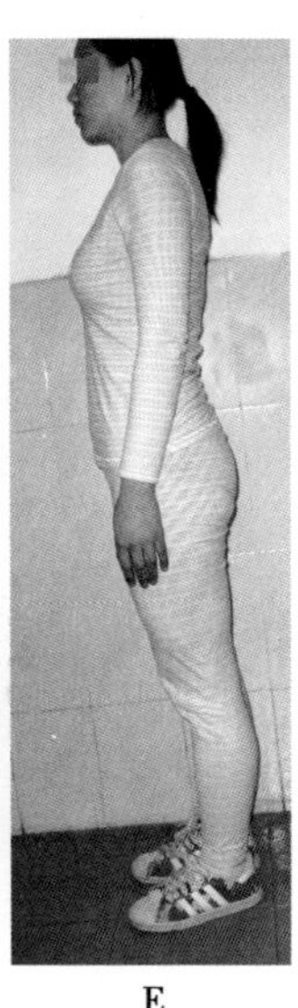
E

图 19-21　站起的基本运动成分

A. 患者端坐、保持双足平放，足尖不过膝；B. 患者躯干前倾，保持颈部和脊柱处于伸展位；C. 双膝关节向前移动；D. 患者重心前移，伸髋伸膝；E. 完成站立行为，保持站位平衡

2. 坐下的基本运动成分（图 19-22） ①屈髋使躯干前倾，伴颈部和脊柱的伸展；②双膝向前移动；③屈膝坐下。

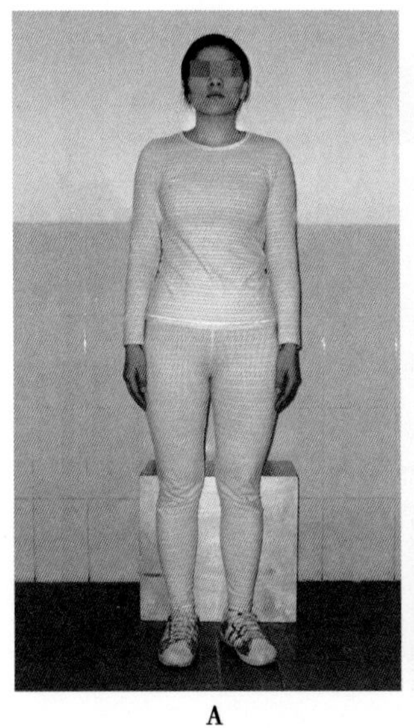
A

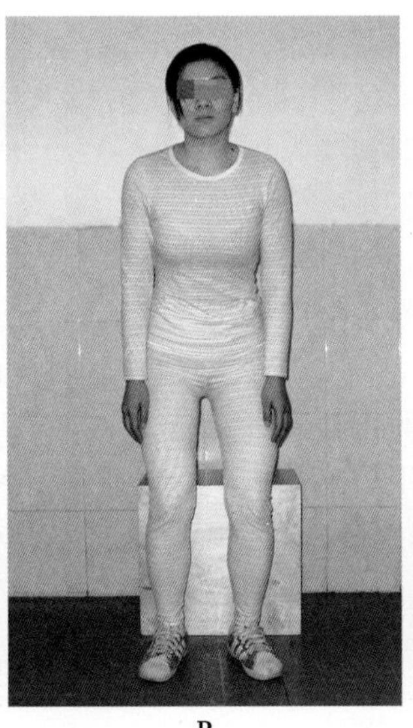
B

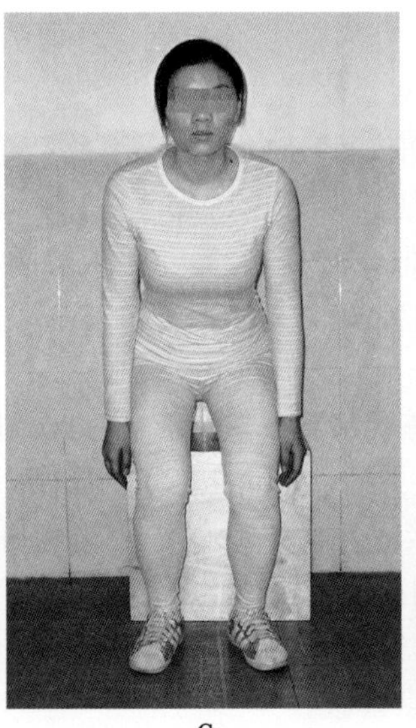
C

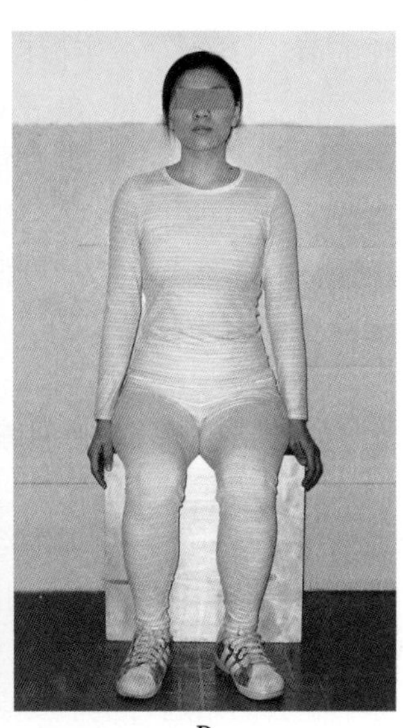
D

图 19-22　坐下的基本运动成分

A. 患者站立位，做好准备坐下的准备；B. 患者躯干前倾，保持颈部和脊柱伸展；C. 双膝向前移动，进一步屈髋屈膝；D. 患者回到端坐位

3. 站起和坐下的常见问题 ①主要由健侧负重；②重心不能充分前移，即双肩不能前移过足（图 19-23），膝不能前移；③患者通过屈曲躯干和头部来代替屈曲髋部或向前蠕动至椅子的边缘，而不是重心前移；④不能平放患足，通过健足负重站起和坐下。

4. 站起和坐下的训练 具体方法如下：

（1）练习躯干前倾伴膝前移：坐位，患者双足平放地面，足间距不能过大，通过屈髋伴伸展颈部和躯干来练习躯干前倾，同时膝部前移，向下推其双足，使其充分着地（图 19-24）。

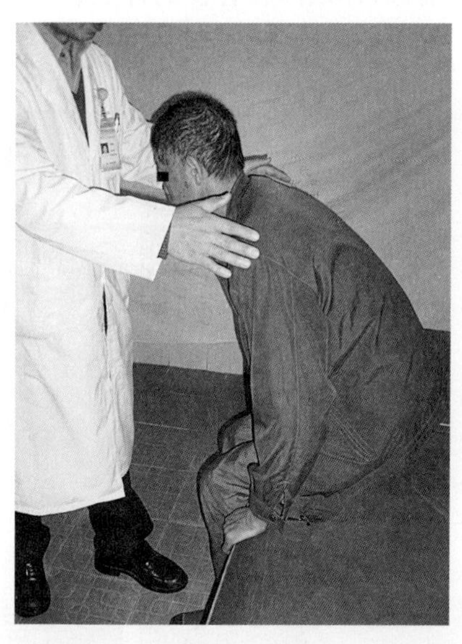

图 19-23 站起时双肩不能前移过足

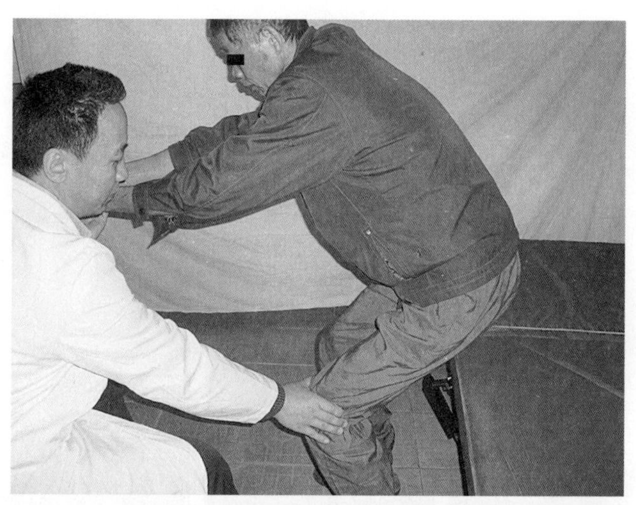

图 19-24 躯干前倾伴膝前移练习

（2）训练站起：患者坐位，训练站起时可采用先辅助后独立的方式进行。治疗师协助站起：①当患者双肩前移超过足、膝前移时，治疗师一只手放在患膝上方，通过膝向足跟方向按压固定患足，协助患者站起来，患者可将患侧上肢搭在治疗师肩上（图 19-25）；②患者手搭在治疗师肩上，治疗师双手托住患者肩胛，用膝抵住患侧膝，协助患者膝前移后伸直站起。

借助家具（如桌子）站起：坐位，患者两手臂置于桌面，完成肩和膝的前移，屈髋使躯干前倾后，双手按住桌面慢慢伸膝伸髋站起。

独立站起：坐位，患者双手交叉相握，前臂前伸，双足平放地面（与肩同宽），稍后于膝，当前臂和双肩向前向下移动超过足时，臀部离开椅面，伸膝伸髋站起，注意头和躯干保持直立，两腿均匀负重。

（3）训练坐下：治疗师协助患者将肩和躯干前倾，前移膝，再屈髋、屈膝坐下（图 19-26）。当患者掌握了此方法并具备相应的能力后，令患者练习独立坐下。

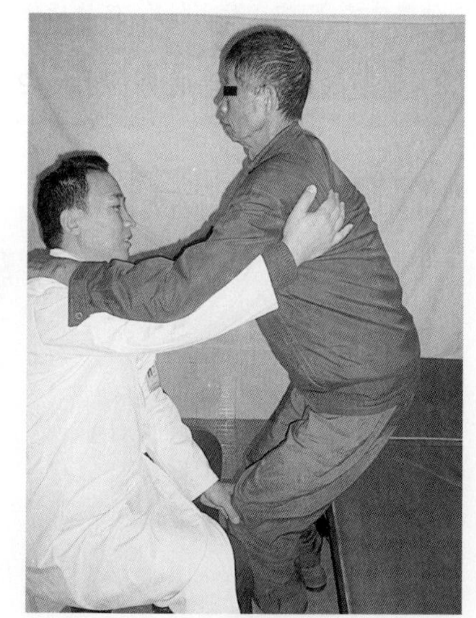

图 19-25 治疗师协助患者站起

5. 增加难度，并将训练转移到日常生活中 开始时可让患者双上肢向前放在桌子上来练习抬高臀部和前移肩部，可用较高的椅子来练习；以后阶段可利用接近日常生活的环境来训练患者，并逐步增加难度。例如，可从不同高度的物体（如椅子、沙发、床等）表面站起，从一侧站起，握物站起，交谈中站起等。此外，要注意保持练习的连续性，即其他时间里也要求患者按训练中学会的站起与坐下要点去做。

（六）站立平衡

1. 站立的基本成分（图 19-27） ①躯干直立；②双足间距与肩同宽，对称平衡；③双髋在双踝的前方，双肩在双髋的上方；④髋关节和膝关节伸展；⑤头平衡在水平的双肩上。

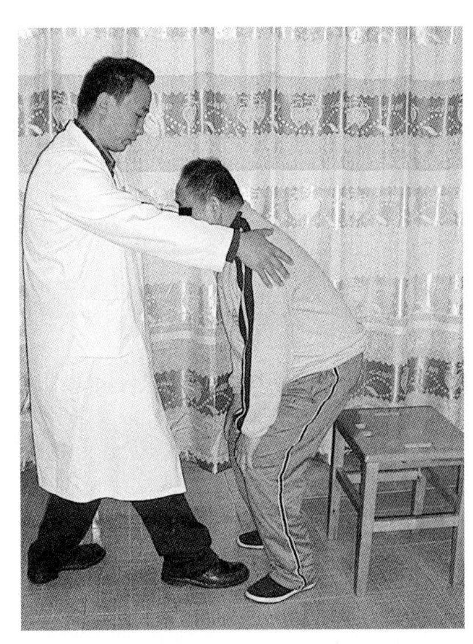

图 19-26　治疗师协助患者坐下

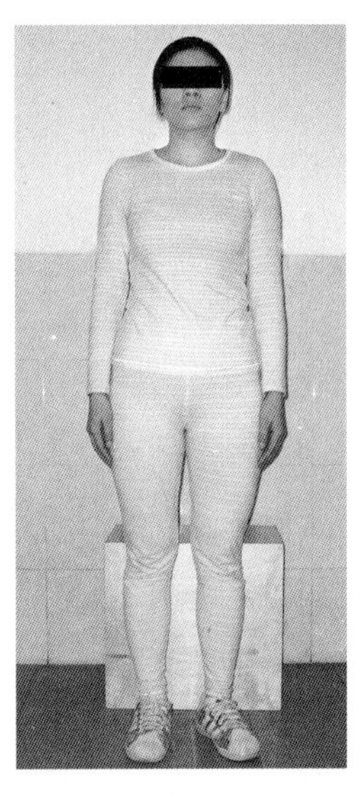

图 19-27　站立的基本成分

2. 站立平衡的基本成分　①预备性姿势调整的能力；②不断进行姿势调整的能力。

3. 站立平衡的代偿方式　常见的代偿方式有以下几种：①增大支撑面，即双足过度分开，单侧或双侧髋外旋（图 19-28）；②主动地限制活动，即患者僵硬不动和屏住呼吸（图 19-29）；③用手扶物以维持平衡，或伸手够物时只动手，较少移动重心，不前移髋部；④变换足的位置，即靠移动足来迅速取物，而不是调整相应的身体部位；⑤向前够物时，以屈曲髋关节代替踝背屈；⑥向侧方够物时，用躯干运动代髋和踝的运动；⑦患者过早地跨步，即当重心稍有偏移，患者就马上跨步。

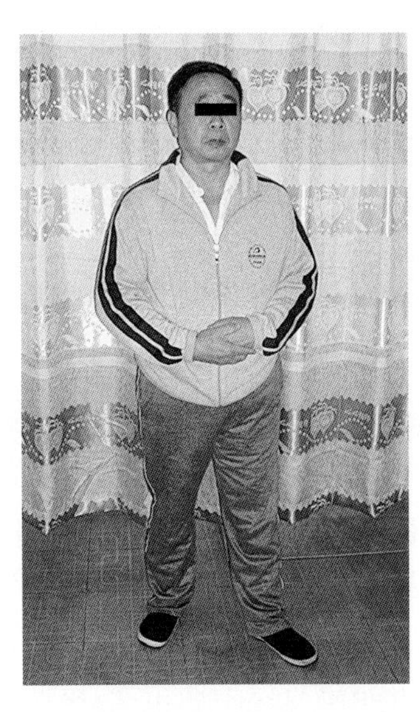

图 19-28　患者双足过度分开，髋外旋以维持站立平衡

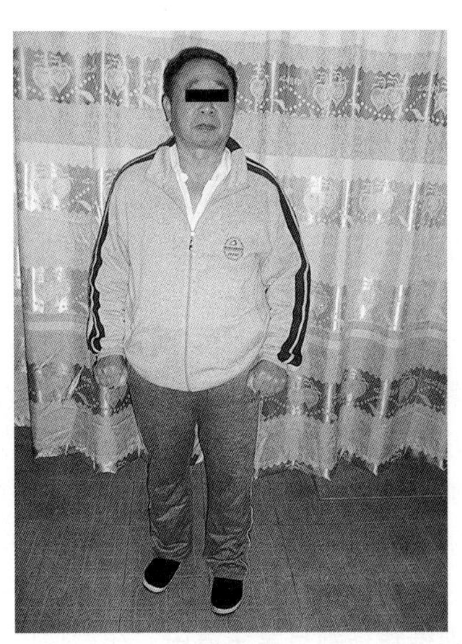

图 19-29　患者僵硬不动和屏住呼吸以维持站立平衡

4. 站立的训练　训练站立时应首先保持患者头、患髋、患膝在一直线上，足跟落地，然后再进行针对性的训练。

（1）当髋关节不能前移和伸直时，予以伸髋训练：①卧位下双桥或单桥运动（图 19-30），注意患者每次抬臀的间距宜短，抬臀时治疗师可用手体会臀大肌收缩的反应；②患者双足负重站立，嘱患者用髋向前靠近目标。

（2）当膝不能伸直和受力时，患者站立经常会出现膝关节的屈曲。防止膝屈曲可用以下方法：①用矫形器固定患膝（图 19-31）；②治疗师用手固定患膝。

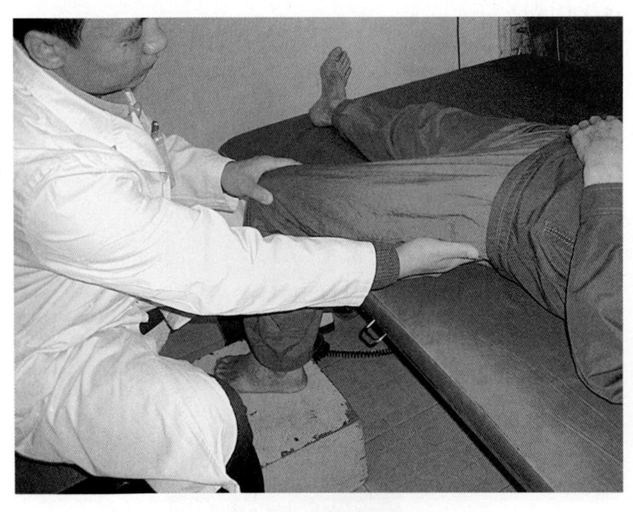

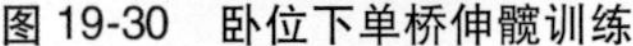

图 19-30　卧位下单桥伸髋训练

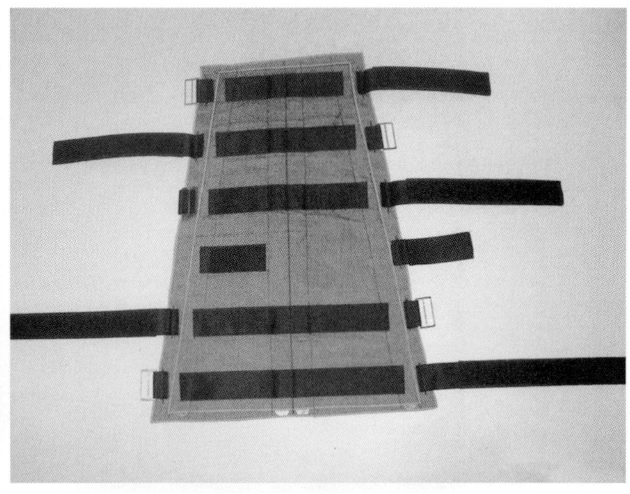

图 19-31　膝部矫形器

(3) 股四头肌收缩训练:①患者坐位,伸直膝置于床上,嘱患者股四头肌收缩致膝盖上下滑动,尽可能保持较长时间(图 19-32),然后放松;②患者坐位,在治疗师辅助下保持伸膝,嘱患者尽量不让足落至地面上,或让其缓慢落下。

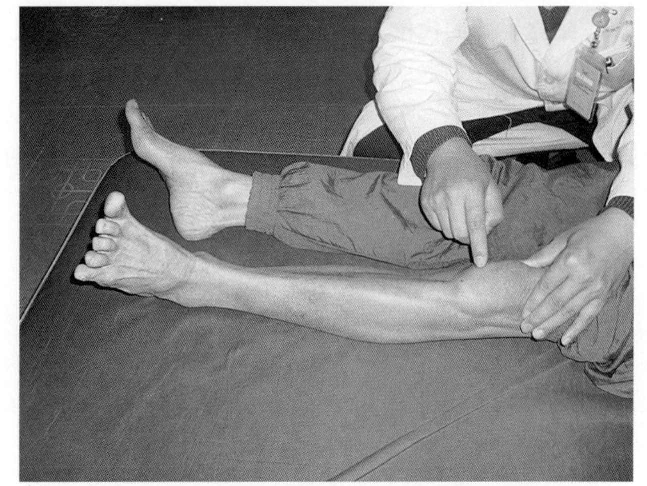

图 19-32　床上坐位下股四头肌收缩训练

5. 站立平衡的训练　与坐位平衡训练一样,也是训练重心移动时的姿势调整。

(1) 视觉平衡训练:双足分开站立,头部转动向上方、前后、左右看。

(2) 动态平衡训练:①双足分开站立,嘱患者进行各方向伸手拾物训练,要求双足不能移动;②跨步平衡,取站立位,患腿负重,健腿向前迈一步,然后退回或向后迈一步;③患者两腿分开背靠墙站立,双足跟距墙约 10cm,两手交叉握拳前伸,令患者臀部前移,离开墙面,治疗师握住患者手,给予轻微阻力或助力,保证其重心持续在后。在臀部前后运动期间,治疗师注意观察踝背屈活动是否被诱导出来,若有踝背屈活动,治疗师应鼓励患者主动完成。

6. 增加训练的复杂性　患者掌握上述一般的平衡技术后,可进行如下训练以增加难度:①患者站立位,伸手去接治疗师分别从前方、侧方、下方抛来的球,之后向前跨一步去接球;②患者站立位,用单手或双手从地上拾起不同大小的物体;③用健腿或患腿向不同方向迈步(前、后、左、右),以及练习跨过物体等。

7. 将训练转移到日常生活中　在治疗以外时间进行上述练习,并给患者以书面指导,以便患者能监督自己的练习。特别要患者注意保持正确的站姿及患腿负重。可以练习靠桌子站立,也可用肢体负重监测器来确保患腿负重或部分负重。另外,站立平衡的练习还要与站起和坐下的练习结合起来。

(七) 步行

1. 站立期的基本运动成分　包括:①髋关节保持伸展(髋及踝发生角度位移);②躯干和骨盆在水平面侧移(4~5cm);③在足跟着地时,开始屈膝(约 15°),紧接着伸膝,然后在足趾离地前再屈膝。

2. 摆动期的基本运动成分　①屈膝伴早期伸髋;②当足趾离地时,骨盆在水平面上向下侧倾斜(约 5°);③屈髋;④摆动腿的骨盆旋前(3°~4°);⑤足跟着地前瞬间伸膝,同时踝背屈。

3. 步行的常见问题　步行的不同时期常有各不相同的问题。

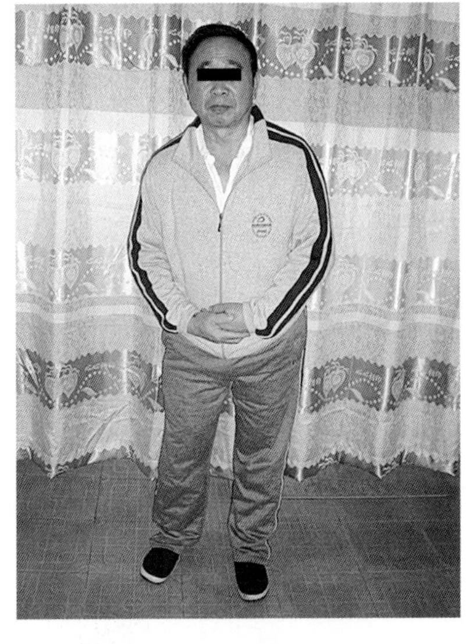
图 19-33 患腿站立期时骨盆过度水平侧移

（1）患腿站立期的常见问题：①髋关节伸展和踝关节背屈不够；②膝关节在 0°～15°范围内的屈、伸控制不够；③骨盆过度的水平侧移（图 19-33）；④健侧骨盆过度向下倾斜，伴骨盆过度侧移至患侧。

（2）患腿摆动期的常见问题：①足趾离地时屈膝不够；②屈髋不够；③足跟着地时，伸膝不够及踝背屈不够。

（3）步行常见问题小结：①步行的分析和训练经常是从患腿站立期开始；②患者的重心转移或侧移困难；③患腿不能伸髋使重心前移；④在整个站立期，对膝关节的控制不够；⑤在足趾离地时，屈膝不够；⑥在摆动期末期，踝的主动背屈不够，但不作为单独的问题处理；⑦在向前迈步或行走时，支撑面扩大。

4. 步行训练 针对步行的不同时期予以训练，各期训练的侧重点不同。

（1）站立期：站立期可进行伸髋、膝的控制、骨盆水平侧移等训练。

1）伸髋训练（训练臀大肌）：①卧位下，行双桥或单桥运动；②站位，嘱患者前移髋触物；③站位，嘱患者重心移至患腿，健腿向前迈步，然后退回，迈步时确保患髋伸直。

2）膝的控制训练：①卧位，患膝下垫一枕头，使膝屈 60°（60°时，股四头肌在中等收缩范围易引起肌肉收缩），做伸膝和慢慢放下的动作；②坐位，治疗师坐在患者的对面，一手抵住患者的患腿足跟向其膝部施加压力，另一手给出屈膝伸膝目标，令患者在 0°～15°范围内屈膝和伸膝，不超过目标（图 19-34）；③站位，患腿负重，健腿向前迈步及向后迈步；④健腿在前分腿站立，前移髋使重心前移至健腿，保持患膝伸直，然后进行患膝屈伸的练习；⑤患腿负重，健腿上下踏板，保持患髋伸直；⑥上下踏板，患腿踏上踏板，患膝前移伴重心前移，健腿踏上踏板，伸直患膝，然后健腿退下。

3）骨盆水平侧移的训练（训练臀中肌）：①站立，髋位于踝的前方，患者练习将重心从一侧脚转移到另一侧脚，治疗师用手指指示其骨盆移动的距离（约 2.5cm）；②站位，髋位于踝的前方，患者练习健腿向前迈步；③扶墙站立，腿外展侧行。令患者先将重心移至健腿，再外展患腿向侧方迈步，然后患腿负重，健腿合拢，再接着迈下一步。

（2）摆动期：摆动期可进行摆动初期时屈膝、足跟着地时伸膝和踝背屈等训练。

1）屈膝训练（训练腘绳肌）：①俯卧位，将患膝屈曲 30°左右，令其维持住。先弯上一点，再慢慢放下（图 19-35），重复进行，注意臀部不要翘起来；②站位，治疗师协助患者维持患膝屈曲 30°左右，令患膝行屈伸运

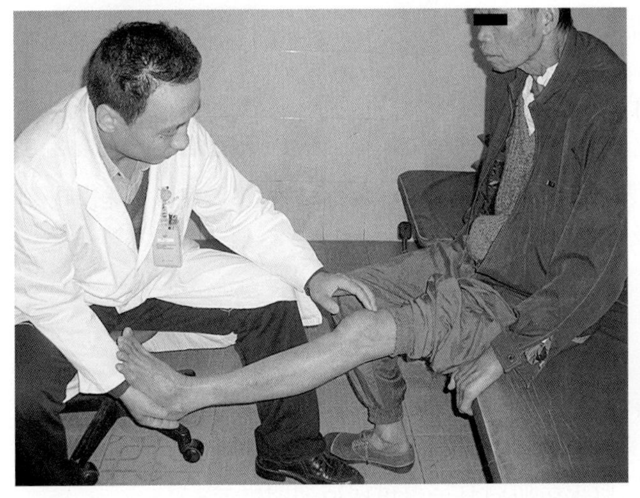
图 19-34 患者在 0°～15°范围内进行膝的屈伸控制训练

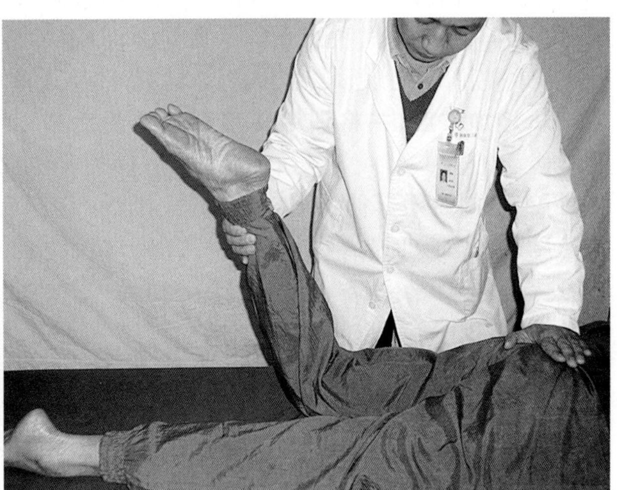
图 19-35 俯卧位训练屈膝

动。如先让其足趾慢慢落到地面，然后从地面慢慢提起，此时腘绳肌分别进行离心性、向心性收缩（图 19-36）。练习中注意保持患髋伸直；③俯卧位，将患膝屈曲 90°左右，令其保持住或令小腿向左、右目标摆动，训练和检测腘绳肌的控制能力；④站位，令患者用患腿向前迈步，治疗师协助患者控制迈步前最初的屈膝；⑤站位，令患者练习向后倒退走路，治疗师指导其屈膝及踝背屈（图 19-37）。

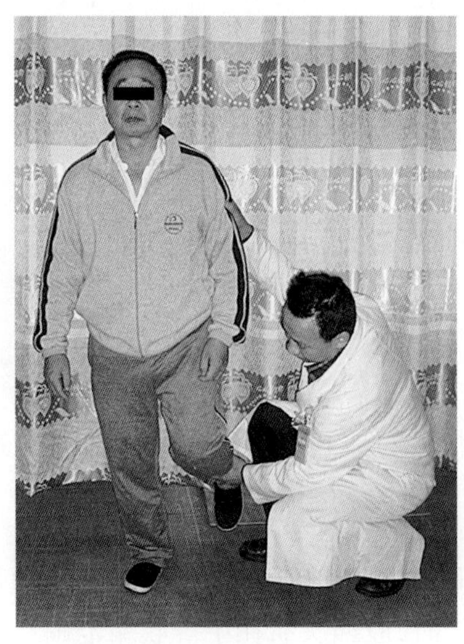

图 19-36　站立位训练屈膝

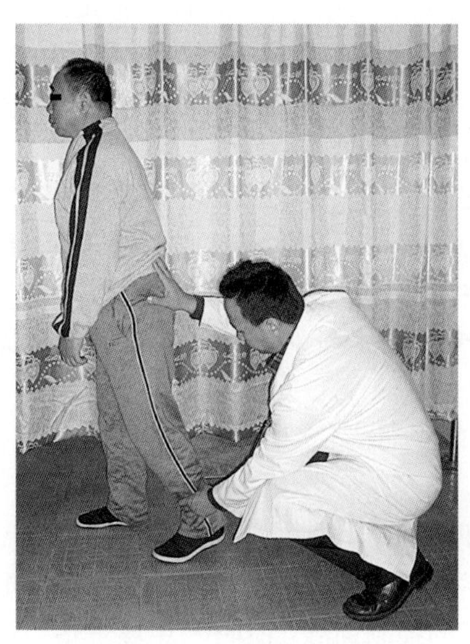

图 19-37　倒退走路训练屈膝

2）足跟着地时伸膝和踝背屈的训练：患者健腿站立，治疗师握住患足置于伸膝和踝背屈位，患者练习将重心前移至足跟（图 19-38）。注意对侧膝不要弯曲。

（3）辅助步行的训练：①站立，健腿先向前迈一步，再由治疗师一手扶住患膝前，一手扶住患足后跟，辅助患腿迈步前移，注意送髋，步子不要太大；②治疗师站在患者的后方，双手扶住患者的肩外侧，防止向两侧摔倒，令其迈步行走。

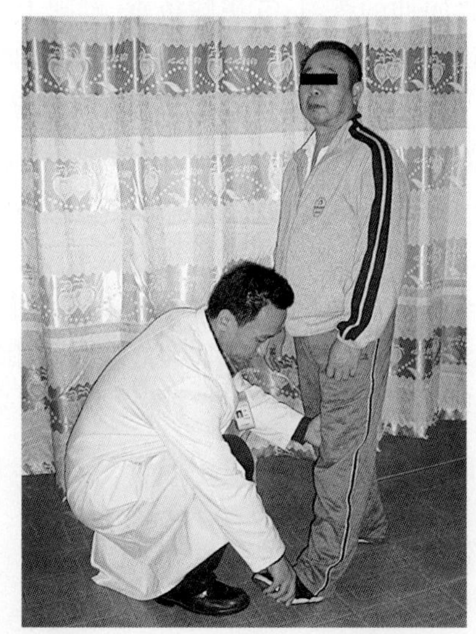

图 19-38　足跟着地时伸膝和踝背屈的训练

5. 行走练习　先用健腿迈步，然后训练用患腿迈步。如患腿迈步有困难，治疗师可用自己的腿来指导患者的腿前移。可给予一定口令，让患者有节奏地行走。同时要观察分析患者身体的对线情况，找出问题，改善其行走的姿势。

可为患者制订家庭训练计划。使用平行杠、手杖等辅助工具要适当，因其只能暂时解决患者的平衡问题，但破坏了平衡控制的正确反馈。使用踝-足矫形器也会妨碍踝的背屈及跖屈。

6. 增加难度，并将训练转移到日常生活中　可去有人群和物体移动的公共环境进行行走练习。练习跨过不同高度的物体；行走的同时做其他活动，如和别人说话，拿着东西等；改变行走速度；在繁忙的走廊中行走；出入电梯；在跑台及不同地面上练习行走等。

三、运动再学习疗法的注意事项

1. 患者主动参与　应使患者及其家属了解运动再学习技术的理念和主要方法，以获得患者及其家属的积极配合。患者要主动参与，注意力要集中，鼓励患者采取积极的态度。

2. 掌握学习时机　在患者病情稳定后应立即开始，避免给肌肉有学习错误活动的机会。

3. 活动应有功能　应充分了解使用运动再学习技术不仅仅是为了增加肌力，更重要的是增加对运动的控制能力,完成功能性活动。要练习与日常生活功能相联系的特殊作业,要模仿真正的生活条件,练习要有正确的顺序。要学习的不是某种运动模式,而是有现实意义的日常工作能力。

4. 训练中要充分利用反馈,视、听和言语等的反馈均非常重要。

5. 利用多种感觉学习和训练要循序渐进。制订的目标要符合患者的实际状况,多给予鼓励,不要让患者丧失信心。随着训练的进展,注意及时调整目标。

(吴伟　李奎成)

第二节　强制性使用

一、概述

(一) 强制性使用运动疗法的概念

强制性使用运动疗法(constraint-induced movement therapy,CIMT)是20世纪80年代开始兴起的一种新的康复治疗方法。该方法通过限制健侧上肢,达到强制使用和强化训练患肢的目的,自应用于治疗慢性脑卒中患者上肢运动功能障碍以来,强制性使用运动疗法得到较大发展,其原则在神经康复多个领域得到应用并获得了成功,受到越来越广泛的关注。该疗法由美国Alabama大学神经科学研究人员通过动物实验而发展起来的治疗上神经元损伤的一种训练方法。"强制性使用"运动疗法的基本概念是在生活环境中限制脑损伤患者使用健侧上肢,强制性反复使用患侧上肢。该疗法的优点是需要的人力(投入)少,花费少,能达到较好的治疗效果。

(二) 强制性使用运动疗法的形成过程

早在20世纪60—70年代,研究人员发现,如果对动物(如猴子)的一侧前肢造成去神经支配,动物将不能使用此前肢。但是,如果将动物未受损伤的健侧肢体束缚(constraint)起来限制其使用,动物为进食等需要必须使用患侧肢体,从而在客观上达到强迫动物使用患侧肢体的作用,则动物将开始重新学习如何使用去神经支配的前肢。训练过程中,研究人员一开始采用的是条件反射技术(conditioned-response technique),随后逐渐增加行为成型技术(behavior shaping techniques),后者被认为在动物的实际生活环境中更加有效。实验结果发现,如果这种"束缚和强迫使用"持续数天,患侧前肢的功能可以暂时性恢复,如果持续2周,则功能有可能永久性恢复。60—70年代主要在实验室内使用,80年代后经过临床验证,发现此方法可以明显提高脑损伤慢性期患者患侧上肢完成运动的质量,增加患侧上肢的使用时间。

(三) 改良强制性使用运动疗法

随着CIMT的研究越来越多,研究者发现典型的CIMT要求对患者患侧上肢进行每天6~7小时的监督训练,患者健侧上肢穿戴限制夹板及联指手套的时间要达到清醒时间的90%,使很多患者产生焦虑,治疗依从性低下,而过分强调使用单侧患肢往往忽视双侧肢体的协同运动,反而达不到预期的治疗效果。近年来,改良强制性使用运动疗法(modified constraint-induced movement therapy,mCIMT)开始更多地应用于脑卒中后上肢功能的康复。与CIMT相比较,mCIMT在限制时间及训练强度上都有较大优化,且注重强化双侧肢体的协调性训练,更为患者和治疗者所接受。国外一项系统评价表明,mCIMT可减轻残疾水平,使患者在康复过程中更容易克服习得性废用,从而改善患侧上肢的运动能力,加强肢体的自发运动。与CIMT相比,mCIMT更符合中老年脑卒中患者的康复需求,在提高老年人康复积极性及减少训练时可能发生的安全风险事件方面更具优势。

二、理论基础

为什么束缚和训练可以改善去神经支配动物的运动功能?研究人员从动物实验中得出一个假设,这一理论被称为习得性废用(learned non-use)。其理论基础来自于行为心理学和神经科学的研究成果——习得性废用的形成及其矫正过程。

(一) 习得性废用的形成

中枢神经系统在受到严重损伤后会出现"休克"现象,由此导致运动神经元的抑制。这种休克不论是在脊髓(脊髓休克)还是大脑(皮质休克),都会使运动功能受到抑制。最初的失神经支配可以导致脊髓水平内神经元对刺激的反应性(兴奋性)降低,兴奋的阈值则明显增高。动物实验发现,由于在神经休克期间,动物不能活动失神经支配的肢体,产生了条件性抑制该侧肢体的应用。动物在试图使用失神经支配的肢体时,常常出现疼痛或异常的运动模式,如平衡性差、拖步、容易摔倒等,而不能达到既定的目标(如拿取食物)。这一异常结果(负性反馈)进一步抑制了动物继续使用受伤侧肢体。而当利用未受损伤的健侧肢体时则能较好地代偿日常活动,达到既定的目的,从而强化了(正性反馈)非损伤侧肢体的使用。几个月后,随着神经休克缓解,神经功能开始恢复。此时,个体虽具备了使用受损伤肢体的潜能,但由于在损伤的急性期限制了对该侧肢体的使用,这种限制性使用的影响仍然存在,从而使个体难以主动或有目的地去使用该侧肢体。也就是说,动物在损伤的急性期学会了不去使用患侧肢体。由于这种不使用患侧肢体的现象是损伤后学习来的,所以称之为"习得性废用"。

(二) 习得性废用的矫正

1. 限制健侧肢体的使用　当应用合适的技术时,习得性废用有可能被克服。这种技术之一为限制健侧肢体的使用,限制后需要使用患肢进行正常活动,或者使猴子处于一种实际无助当中,当限制应用几天或更长时间,就会导致患肢习得性废用的逆转。另外,合适的训练程序也会诱导猴子重新使用患侧肢体。一种训练方法是条件反射式训练,在条件反射的情况下很有效,但是很少会转换成实际环境中的能力。

2. 重塑技术　另一种训练方法称为重塑(shaping),重塑技术为循序渐进达到预期的运动目标,在提高难度的同时取得小的进步,不会由于失败而受到责备或惩罚,这种方法使每个使用者在取得小的运动功能进步时得到成功的体验和良性的反馈,明显改进在实际环境中的运动能力。

(三) 人体的研究

习得性废用的假说至少能够部分解释人类脑卒中后典型的运动功能恢复。不像猴子肢体去神经后阻断了传入神经对脊髓的输入,人类脑卒中后的习得性废用来源于大脑的损害,在支配肢体的皮质受到损害以后,也会出现肢体运动功能障碍的情况,出现像动物一样的过程,患侧肢体应用受到惩罚,强化应用健侧肢体和大脑皮质功能重组变化,最后导致习得性废用的发生,像猴子一样,在卒中后使用"强制性使用"运动疗法会有一定的康复效果。

对人类脑外伤或脑卒中也可以进行类似的分析,损伤后出现暂时的对患侧肢体使用功能抑制只能用皮质机制来解释,而不是由于去神经后的脊髓水平的损害。这个模型不一定完全适用人类,习得性废用的形成和克服,还会有发生率和心理因素潜在的影响。同时,习得性废用模型不能够解释脑损伤程度与肢体功能障碍之间康复的关系,而这种联系可以解释很多患者恢复程度的不同。然而,事实上,一些患者的恢复程度比另一些有相同程度损害的患者好得多,提示在患者恢复过程中还有其他因素参与,因素之一可能就是习得性废用。

治疗引起的皮质重组、脑的可塑性和功能重组是现代康复的理论基础,涉及CIMT的研究之一是研究神经可塑性与行为的交互作用。研究人员应用局部经颅磁刺激图探讨慢性卒中患者在强制性治疗后脑的可塑性改变的结果表明,治疗之后,运动阈值无变化,但运动诱发的电位波幅明显增高,皮质运动输出区扩大,兴奋区重心转移,提示手皮质运动区的兴奋性升高和邻近中枢的再募集,这和瘫痪肢体运动功能的提高一致。也有人应用功能性磁共振研究了强制性治疗后脑功能的重组情况。患手做对指运动,治疗前仅在患者病变侧半球内出现散在的激活点。治疗后,在病变的边缘可见大量的激活区,而且在同侧感觉运动区、辅运动区、运动前区,甚至病变对侧都可见到广泛的激活区,提示强制性治疗能明显促进脑损伤后的功能重组。

三、强制性使用方案

(一) 入选标准

强制性治疗的入选标准尚未有统一的规定。根据 Taub 和 Wolf 的试验,针对脑卒中患者使用“强制性使用”运动疗法的条件有三种(脑卒中后大约有 75%的患者符合此标准)。

1. 标准条件(脑卒中后大约有 25%的患者符合此标准)

(1) 脑卒中时间在 3~7 个月以上。

(2) 年龄 18 岁以上。

(3) 患侧腕关节伸展>20°,拇指和其他 4 指中任何两个手指的掌指关节和指间关节伸展>10°,且动作 1 分钟内可重复 3 次。

(4) 患侧被动关节活动度:肩关节屈曲和外展>90°、肩关节外旋>45°,肘关伸展<30°,前臂旋后和旋前>45°。

(5) 无严重的认知问题,如失语症、注意力障碍、视觉障碍、记忆力或沟通上的问题。

(6) 无严重药物不能控制的问题,如高血压、糖尿病、心脏病皆能在药物稳定控制下。

(7) 穿上吊带或夹板后能维持一定的平衡,有基本的安全保证。

(8) 坐、站以及如厕的转位能够自己独立动作,能维持静态站姿(可以手扶东西)至少 2 分钟。

2. 手臂功能最低标准(脑卒中后大约有 25%的患者符合此标准)

(1) 患侧腕关节伸展>10°。

(2) 拇指外展>10°,其他 4 指中任何两个手指伸展>10°。

3. 手臂功能极低标准(脑卒中后约有 25%的患者符合此标准) 极低运动标准是,他们用任何能控制的抓握形式从桌面上提起一条抹布,然后放下。

(二) 评定

目前 CIMT 的研究一般采用以下评定量表:

1. Wolf 运动功能测试量表(WMFT) 作为评定此疗法效果的工具,WMFT 由 15 个项目组成,1~6 为简单的关节运动,7~15 为复合的功能动作(表 19-1)。对所有动作当场进行计时和动作质量打分(0~5 分,6 个分级)。此处简述,详见第八章第二节。

表 19-1 Wolf 运动功能测试量表(WMFT)

项目	得分	时间
1. 前臂放到桌子(侧面)		
2. 前臂由桌子放到盒子(侧面)		
3. 在桌面上伸肘(侧面)		
4. 在桌面有负荷伸肘(侧面)		
5. 手放到桌子(正面)		
6. 手由桌子放到盒子(正面)		
7. 在桌面屈肘拉回 0.45kg 的物体		
8. 拿起易拉罐到嘴边		
9. 从桌面上拿起铅笔		
10. 从桌面拿起曲别针		
11. 叠放 3 个棋子		
12. 翻转 3 张纸牌		
13. 在锁中转动钥匙		
14. 叠毛巾		
15. 提 1.35kg 篮子到旁边桌子上		

2. 动作活动记录量表 动作活动记录量表(motor activity log,MAL)的设计目的是了解在临床环境外患者患肢的使用情况,内容为半结构化的面谈问卷,评估在日常环境中常见的 30 个活动的主观描述,见表 19-2。MAL 评价包括在完成 30 个活动中的患侧上肢使用频率的使用量表(amount of use,AOU)和患侧上肢动作质量的动作质量量表(quality of movement,QOM)两部分,见表 19-3。AOU 和 QOM 评价标准共分为 0~5 等级。AOU 和 QOM 评分分别除以执行的活动项目数量,就得到 AOU 和 QOM 的平均值评分。AOU 平均值越高代表使用量越多,QOM 平均值越高代表动作质量越好。

表 19-2　动作活动记录量表(MAL)

1. 通过开关开电灯	16. 通过扶手从椅子上站起
2. 开抽屉	17. 坐下前拉开桌旁的椅子
3. 从抽屉拿出一件衣服	18. 坐下后拉近椅子
4. 拿起电话	19. 拿起杯子
5. 擦厨房的柜台或其他桌面	20. 刷牙
6. 上车或下车	21. 化妆或刮胡子
7. 开冰箱	22. 用钥匙开门
8. 通过把手开门	23. 写字(非利手稳定纸张)
9. 使用电视遥控器	24. 站立时保持身体平稳
10. 洗手	25. 用手转移物体
11. 擦手	26. 用叉子(筷子)调羹吃饭
12. 穿袜子	27. 梳头
13. 脱袜子	28. 通过把手端茶杯
14. 穿鞋	29. 扣衣服扣子
15. 脱鞋	30. 吃半个夹心面包或饼

表 19-3　AOU 和 QOM 评价标准

分级	AOU 评价标准	QOM 评价标准
0	没用过我的患手做这项活动	根本就没用过患手做那项活动
1	偶尔试着用一下我的患手做这项活动	做那项活动时手臂能动,但没有用
2	有时用我的患手做这项活动,但大多数是用我的健侧手	用患手做那项活动有一些用处,但需要健侧手的一些帮助,移动得很慢或很困难
3	用患手的次数大约只有发病前的一半	能有目的地使用患手,但动作慢或只有经过些努力才能完成
4	用患手的次数几乎和发病前一样	患肢的动作几乎正常,但不十分准确或不像正常那样快
5	用患手的次数和发病前完全一样	用患手做那项活动和发病前完全一样好

3. 患手活动清单　为了能进一步确定患者的患手能够完成的活动内容,可评定患手活动清单,让患者及家属能够了解目前患手可以完成的功能活动,在强制性使用治疗时独立完成相关内容,以左手为例,见表19-4。

表 19-4　左手活动清单

时间	活动	完成情况	备注
日间	穿脱衣物:用双手穿袜子	□	
	用左手穿鞋	□	
	双手穿套头衫	□	
	双手穿外套	□	
	双手系扣子	□	
	双手穿裤子	□	
	双手拉拉链	□	
	左手帮助右手戴上强制性使用手套	□	
	整理:双手整理床铺	□	

续表

时间	活动	完成情况	备注
	上厕所:左手打开厕所门	□	
	左手掀开马桶盖	□	
	双手解开、系上裤腰带	□	
	双手脱下裤子	□	
	上厕所后,左手清洁臀部	□	
	上厕所后,双手穿上裤子	□	
	上厕所后,左手按下冲水按钮	□	
	刷牙:右手打开水龙头,左手用杯子盛水	□	
	右手拿牙膏,左手拧开牙膏盖	□	
	右手挤牙膏,左手固定牙刷	□	
	右手盖上牙膏盖、关水龙头	□	
	左手刷牙	□	
	洗脸:左手取下毛巾、脸盆	□	
	左手打开水龙头	□	
	双手清洗、拧干毛巾	□	
	双手擦脸	□	
	左手把毛巾放回原处	□	
	梳头:左手拿出梳子	□	
	左手梳头	□	
	剃胡须:左手打开抽屉、关上抽屉	□	
	左手拿出剃须刀	□	
	左手打开、关闭开关	□	
	左手剃胡须	□	
	剪指甲:左手给右手剪指甲	□	
	护肤:左手拿出护肤露	□	
	右手固定护肤露、左手打开盖子	□	
	用左手挤出或者舀出护肤露	□	
	右手均匀地擦在皮肤上	□	
	进食:用左手持勺子进食米饭、粥、菜等	□	
	左手把碗放回厨房	□	
	左手持杯喝水	□	
	使用刀叉:左手持叉、右手持刀	□	
	舀饭:左手端碗、右手舀饭	□	
	上下电梯:左手按电梯按钮	□	
	洗手:左手打开、关闭水龙头	□	
	左手挤洗手液、双手、左手拿擦手纸	□	

续表

时间	活动	完成情况	备注
	进出门:左手持门把手开、关门	□	
	左手持钥匙开门	□	
	各类开关:左手使用各类开关(电灯、水龙头)	□	
	遥控器:左手使用各种遥控器	□	
晚上	洗澡:左手拿取换洗衣物	□	
	左手按沐浴露、洗发水	□	
	左手洗左手臂、胸前、大腿、双脚、头颈	□	
	双手用毛巾洗后背	□	
	双手拧毛巾	□	
	左手拿毛巾擦干身体	□	
	穿脱衣物:左手解开纽扣	□	
	双手脱去外套	□	
	双手脱裤子	□	
	左手脱袜子、鞋子	□	
休闲娱乐	读书:双手持书阅读	□	
	右手固定图书、左手翻页	□	
	使用电脑:左手操作鼠标	□	
	左手使用键盘输入文字	□	
	使用手机:左手使用手机接听电话	□	
	左手使用手机阅读新闻、收发短信	□	
	做饭:切菜,左手固定、右手进行切割	□	
工具使用	拧螺丝:右手固定螺栓、左手旋紧螺母	□	
	双手系绳子	□	
	左手松绳子	□	
其他			

4. 其他评定 上肢动作研究量表(action research arm test,ARAT)、Fugl-Meyer 运动功能评定(Fugl-Meyer assessment,FMA)也常用于 CIMT 的疗效评定。具体见第八章。

(三)治疗方案

强制性使用疗法的治疗方案主要包括 3 个方面:①限制健肢的使用;②集中、重复、强化训练患肢;③把训练内容转移到日常生活中去。其中集中、强化训练患肢是主要的治疗因素。

1. 健侧的限制 脑卒中患者的健侧必须穿戴一个固定手夹板,可选择穿上一个吊带固定两端(图 19-39)。在治疗期间要求受试者穿戴夹板一整天,除了睡觉和一些特殊状况,例如,洗澡、穿衣、洗手、睡觉或为了安全平衡考虑,才可考虑除去这些装备。每天清醒时固定时间不少于 90%,连续 12 天。

2. 患侧的使用塑形技术 在强制性使用运动疗法中应使用塑形技术(shaping techniques),这种技术是一种行为训练方法,塑形训练一般持续 2 周。训练时,让练习者用患肢连续地做一刚刚超过现有运动能力的动作或接近一行为目标,患者要付出相当的努力才能完成,完成后继续增加任务难度,逐步增加患肢的运动幅度,提高运动能力。通过塑形训练,结合限制健肢使用,能最大限度地克服患者的习得性废用。每一任务

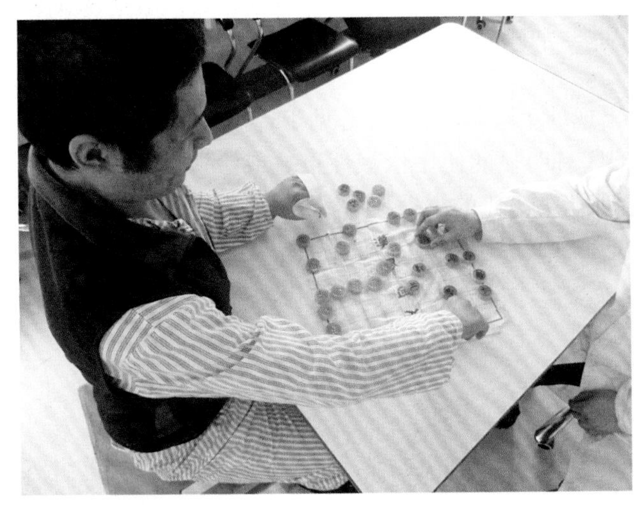

图 19-39　患者佩戴夹板进行患手训练

都有具体的动作描述、反馈变量、动作训练目的和潜在的难度增加方法。根据每个患者功能缺损情况，来选择不同的塑形任务，制订个体化的训练方案。选择塑形任务主要依赖以下 3 个方面：①选定的动作能纠正最明显的关节运动缺陷；②研究者认为所训练的关节运动有最大的提高潜力；③在几个有相似功能的任务中，要考虑患者的偏好。每一次动作塑形过程要包括语言指导、示范、反馈和鼓励，值得注意的是，在患者练习小动作时，给予的是正向回馈，例如告诉受试者，“你做得很好”“你做对了”等。患者即使取得微小的进步或者动作比较标准，都要不失时机地给予鼓励，以调动患者的训练积极性，不断突破患者的功能极限。在日常活动时，鼓励患者进行实际的功能任务练习，在强化治疗结束后应为患者制订家庭训练计划，研究表明，持续的家庭训练对维持或进一步提高效果十分重要。

3. 改良方案　mCIMT 干预方案的基本原则与 CIMT 相同，主要差别在于训练的时间与限制时间，目前还没有统一的标准。大部分学者选择在治疗室进行每天 2 小时的集中监督训练，每周 5 天，持续 2 周，而限制健侧肢体活动每天 6 小时即可（包括训练的 2 小时）。也有学者将治疗时间延长至 10 周，每天训练 30 分钟，每周 3 次，健侧肢体固定时间为每天 5 小时。由此可见，mCIMT 的核心是将训练强度降低，同时延长训练时间，但总训练时间一般不超过 30 小时。mCIMT 很少单独应用于脑卒中患者的康复中，多与其他康复方法联合应用。

四、CIMT 的临床应用

CIMT 是近年来引人注目的针对脑卒中及脑外伤后上肢功能障碍的一种新的康复训练技术，国外随机对照试验结果表明，接受 CIMT 的患者在上肢运动功能改善方面显著优于接受常规训练的患者。我们在国内的研究也初步证实了 CIMT 的有效性，CIMT 分别在脑卒中及脑外伤的慢性期、亚急性期、急性期都取得了很大进展。此外，CIMT 在神经康复的其他领域也逐步应用。

（一）对慢性失语症的治疗

卒中后的另一表现失语症常常包含重要的运动成分。慢性卒中患者运动功能可以缓解的事实表明，通过适当的强制性治疗，慢性失语症有可能得到较充分的恢复。Pulvermüller 等作了这方面的尝试，17 例失语患者分成强制性治疗组和对照组，治疗组采用实用性或交流性失语治疗，小组训练为主，进行治疗性语言游戏，强制患者使用语言交流，并且避免使用手势和其他身体语言。每天集中训练 3 小时，每周 5 天，连续 2 周。对照组采用传统语言治疗方法，治疗总时间相同，但疗程较长约 4 周。治疗中遵循强制性运动治疗的一般原则：集中、强化练习，强制患者语言交流，使用语言塑形技术，并强调在日常生活中的运用。结果显示，治疗组在实验室语言能力测试和日常生活实际语言使用量方面获得了显著性提高。

（二）在儿童脑瘫中的应用

对儿童脑瘫和脑外伤所致不对称性上肢功能障碍的治疗也是强制性使用疗法的适应证。研究人员把强制性治疗原则应用于儿科康复中，对脑瘫、脑外伤等引起的不对称性上肢功能障碍进行了干预，均取得了明显的成功。儿科强制性治疗与成人略有不同，要考虑到儿童的兴趣和活动方式。主要包括 3 个部分：①在一特定的时间内，使用一个与上肢等长的玻璃纤维手套限制受损较轻的上肢；②利用许多专门的适用于孩子不同阶段的训练任务来训练较弱的上肢，重点使患儿获得一些实用性的运动技巧；③接受每天 6 小时，连续 21 天（包括周末）的强化训练，要求治疗师在家、学校或其他场所与孩子建立一种亲密的工作或合作关系,鼓励家庭成员参与治疗,以产生最大的运动行为和脑的可塑性改变。

(三)局部手肌张力障碍的治疗

局部手肌张力障碍是由于手指大量过度使用后出现的手指协调障碍,常见于音乐家。到目前为止没有很有效的治疗方法。脑磁图显示,患者原始运动支配区有明显的使用依赖性重叠或涂抹现象,动物实验也发现相似的现象。Candia 等对 10 例长期存在局部手肌张力障碍的小提琴手和吉他手实施了强制性治疗,治疗体现了强制性运动的理念:强制、集中强化和动作塑形。方法是用手指夹板固定正常的手指,重复性强制训练肌张力异常的手指,每天训练 1.5~2.5 小时,连续 8 天,治疗前后应用一种移动灵活性测试装置记录手指运动协调性曲线。结果显示,治疗后所有患者都取得了显著的进步,曲线明显变得平滑,波幅增高。半数患者恢复了手的功能并能继续演奏音乐。

(四)治疗幻肢痛

截肢患者常常出现幻肢痛、非疼痛性的患肢感觉异常,这种现象与传入信号减少导致皮质重组有关。目前尚未有一种有效的方法能缓解幻肢痛。近期的研究表明,上肢截肢患者使用功能性假肢后,可明显扩大残肢的使用范围,与使用装饰性假肢相比,能明显降低幻肢痛。这种方法虽然不涉及克服习得性废用,但是同样具有强制使用残肢的特点,通过功能依赖性皮质重组而产生治疗效果。

(李 鑫)

第三节 镜像治疗

一、概述

镜像疗法(mirror therapy,MT),也称镜像视觉反馈疗法,是指利用平面镜反射的原理,将健侧活动的画面复制到患侧,让患者想象患侧运动,通过视错觉、视觉反馈以及虚拟现实,结合康复训练项目而成的治疗手段(图 19-40)。镜像疗法是基于 1996 年意大利帕尔马大学 Rizzolatti 与 Craighero 在一项研究恒河猴大脑运动前皮质(F5)区单神经元放电情况时镜像神经元的偶然发现而逐渐发展出来的一项康复治疗新技术。美国圣地亚哥大学的 Rammachandran 教授等最初提出以减少截肢后的幻肢痛为目的,随后 Alschuler 等在 1998 年第 28 届美国神经科学年会上首次报道 MT 疗法,随后开始运用于卒中后轻瘫等各种类型患者的临床治疗。随着技术的成熟,镜像疗法技术不仅为更多的卒中患者提供了获得肢体功能恢复的机会,也为慢性疼痛、言语障碍等患者提供了另一个治疗选择。

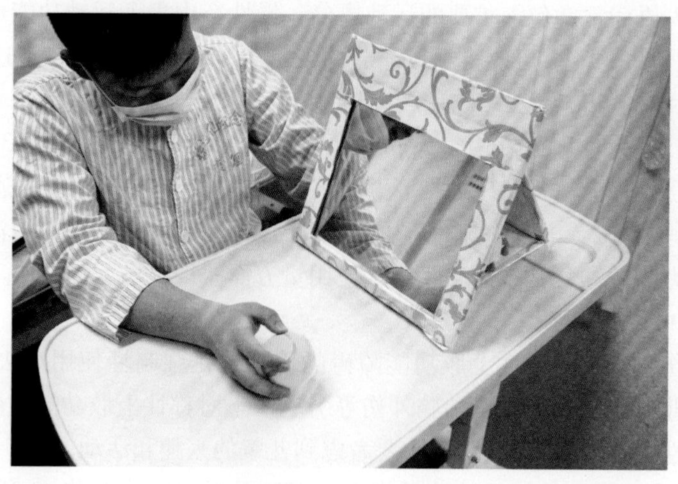

图 19-40 镜像治疗

二、相关作用机制

镜像治疗的作用机制主要与镜像神经元的存在有联系，了解镜像神经元的内容有助于认识与探索镜像治疗的可能作用机制。对于镜像神经元的研究在认知神经科学方面已经有了许多重要的发现，但是，肢体功能是如何通过镜像神经元或镜像治疗达到改善的机制研究仍在持续进行中。

（一）镜像神经元

镜像神经元（mirror neurons，MN）是指能直接在观察者大脑中映射出别人的动作、情感、意图等，参与动作观察与动作感知的一类具有特殊映射功能的神经元。Rizzolatti 等实验观察时发现，猴子大脑的某些神经元在其观察其他个体时也会出现兴奋，且只有在那些目标导向性的任务中才会兴奋（如看到香蕉碰嘴）。同时，F5 区的不同面是与不同动作相联系的（如侧面为观察口面部动作兴奋，上部为手部动作时兴奋）。猴子除了观察不同个体有反应外，在猴子自身进行此动作时也产生放电行，比如观察自己一侧拇示指的动作会在另一侧有同样的放电活动。在人体的研究中，1861 年一位医生在治疗 Broca 区失语的患者时发现类似的效应，因此，人们开始认识到，Broca 区与猴子的 F5 区结构类似，它除了在语言的产生中有重要作用外，在手势交流等过程中可能也有一定功能。Mukamel 等通过实验揭示在人脑内侧颞叶和辅助运动皮质等部位有镜像神经元存在。随着无创性医学影像技术的进步，许多基础研究逐渐证实人脑中同样存在镜像神经元，并互相联系构成镜像神经元网络。目前认为，使用一套通用的 TMS 刺激运动皮质参数（包括 MEP 阈值、幅度、中枢传导时间、兴奋与静息期等）可研究人体的镜像神经元。已有研究指出，人脑中存在两个镜像网络，即顶额镜像系统和边缘镜像系统。顶额镜像神经元的分布位置主要位于额下回后部（BA44）、顶下小叶（BA39，40）、运动前皮质腹侧等部位。边缘镜像系统由脑岛、杏仁体以及前额叶皮质等构成。不同位置的 MN 负责不同的功能，如额下回后部、顶下小叶头部及颞中回的 MN 可能与感知、理解动作有关，躯体感觉区的可能与触觉感知有关，前扣带回和岛叶中后部的 MN 与疼痛感受及共情有关等。镜像神经元在动作模仿、动作观察、运动想象中起重要作用，这也是认知神经科学和神经生物学今年研究的热点方向。

（二）镜像治疗机制

模仿学习心理学实验发现，在观察与自身动作记忆库中存储的动作有共同成分的动作时，人总会“不由自主”地想去重复它，共同成分越多，就越想去模仿，这种“居身模仿”（embodied simulation）的心理现象可能为研究镜像治疗的神经机制提供了方向。早期在声音与动作关联实验中，不论受试者是只看动作还是只听声音，镜像神经元均会有放电，因此这类镜像神经元被学者们称为“视听镜像神经元”（audio-visual mirror neurons）。镜像治疗即是通过视觉性的信息刺激患者脑部的镜像神经元放电，以达到动作理解和模仿的效应。有研究利用脑电图证明，在上肢进行镜像治疗时，其脑电的放电形式与实际执行动作时的脑区生物电活动一致。目前，认可较多的机制主要包括中枢神经系统可塑性和视觉反馈参与的知觉运动链机制。

1. 激活大脑可塑性　大脑皮质的各个调控区域之间并没有明确的分界线，而是动态变化和关联的。正常人蒙眼一整天后，进行皮肤刺激可激活原本支配视觉的大脑皮质。截肢患者皮肤的某些区域同样存在“感觉重绘”的现象，脑磁图及 MRI 发现，截肢患者感觉重绘区域与中央后回躯体感觉支配区靠近，脑梗死病灶与双侧皮质脊髓束空间位置也会发生改变。因此，镜像治疗利用中枢神经的可塑性，通过正常肢体运动激活的镜像神经元，打破疾病所致的大脑功能区域变化，重启废用区域，达到康复治疗的目的。

2. 视觉反馈-动作观察　运动控制理论中，躯体感觉区域的感觉信息对于随意运动的控制起着重要作用。视觉反馈的作用也被运用于多种康复训练中，如姿势矫正、平衡训练等。在多项认知神经科学中都已验证视觉的作用，并且认为视觉在知觉系统中属于主导感觉，某些情况下可以代替患侧微弱的本体感觉信息。在一项慢性手部疼痛的患者试验中，借用凸透镜观察患手的患者主观感觉疼痛的程度要重于使用凹透镜观察患手的患者。因此，视觉信息会对其他躯体感觉造成干扰和混淆。同时，镜像神经元的发现也是在视觉信息对肢体动作产生影响的过程中发现的。镜像治疗中，患者可以观察到自己功能良好的肢体运动在镜子的影像，通过模仿逐渐改变因躯体各种原因所致脑部实际投影变大或变小，从而使患侧的脑部投影图像趋于正常，达到肢体功能改善的目的。

3. 运动神经通路易化机制　镜像治疗是涉及双侧肢体的治疗方法，双侧治疗对于皮质的影响可能同样适合于解释镜像疗法的机制。经颅磁刺激的研究表明，正常人双侧运动过程中双侧大脑的皮质内抑制（intracortical inhibition，ICI）减低。而在单侧运动过程中，同侧大脑半球的抑制增加，这会阻止对称上肢的镜像运动。神经科学发现，短时间进行双侧训练后，双侧半球的皮质内易化也会增加。也有证据表明，皮质脊髓通路除了进行椎体交叉外，仍有少部分未进行交叉，称为同侧皮质脊髓通路，考虑为同侧通路的使用对于脑卒中患者上肢的功能恢复有一定作用。

4. 改变躯体认知能力 中枢神经损伤后的肢体运动障碍除了与神经结构形态的损伤相关外，也会因神经输入-传出环路的病理生理破坏促使患者对患侧肢体的习得性废用。中枢神经损伤急性期，大脑皮质的信号传导中断，动作指令与动作执行失去联系，患者无法完成功能性运动。随着功能性动作减少的时间延长，大脑皮质会发生适应性改变。镜像疗法让患者不断地被“已治愈”的错误图像刺激，转移注意力至功能障碍的肢体，一定程度上“替代”了原本减少或不存在的本体感觉输入，这种现象增加了患侧的存在感，有助于减少习得性废用发生的机会，使大脑皮质运动前区的功能重新恢复。

三、治疗方法

（一）场地和工具

1. 场地 镜像治疗的实施场所可选择较为安静的治疗室房间，也可在家中完成。

2. 镜子 镜像疗法是利用平面镜成像原理进行治疗，镜子是 MT 中的关键部件。早期镜子被固定在一个套盒的外面，形成“镜盒”（mirror box），也被称为“虚拟现实盒”（virtual reality box）。目前，镜子可以采用镜盒的方式固定，也可以平面镜架的方式固定。临床研究中使用的镜子具有多种设计（如在此基础上增加凸透镜或凹透镜），但其原理基本一致。镜子的常见尺寸有 35cm×35cm、50cm×40cm、65cm×85cm 等，但大小可不局限于上述几种尺寸，仍以看到健侧肢体在镜子中的运动影像，且不能看到患侧肢体为准（研究认为大尺寸的镜盒优于小尺寸）。镜盒要求镜面质量佳（最好为有机玻璃），无玻璃边缘，内侧空间足够目标肢体摆放和移动且不会触碰到镜子边缘，背面有遮盖患肢的区域（三角形空间为宜）。镜面清晰，无弯曲，可折叠（方便家庭使用），平面镜的位置必须在患者面前的正中矢状面上，可稳定地立于桌面上。随着科技的发展，除了实体镜子外，目前利用计算机成像技术模拟出一个“虚拟镜盒”的方法也进入实验室（图 19-41）转向临床使用的阶段。整套试验系统是由计算机（PC）、镜像区域（用于隐藏患手）、运动跟踪定位系统（用于跟踪健康手臂移动方向和位置）、显示器和虚拟训练游戏系统（virtual environment，VE）组成。

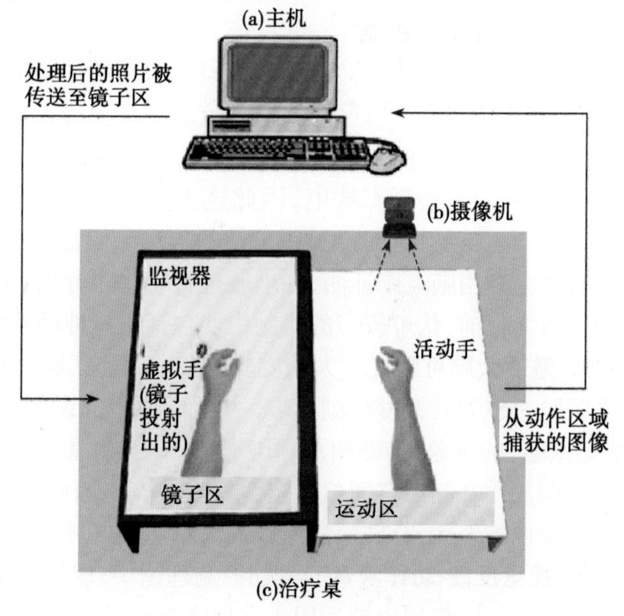

图 19-41 计算机模拟的虚拟镜盒

（二）实施程序

镜像治疗仍没有统一的治疗程序，镜面的使用是镜像治疗的最终步骤。目前认为镜像治疗属于运动想象疗法的其中一种类型。David Butler 教授等提出镜像治疗应涵盖在进阶性运动想象治疗程序（graded motor imagery programme，GMIR）中。按照 GMIR 的实施顺序，被治疗者需要完成 3 个步骤：

1. 左右甄别 这是镜像治疗的第一步（前导训练），患者应首先通过观察卡片上的各种运动进行左右甄别训练，即让患者在大量身体相关的闪卡图片中辨认图片的左右属性（图 19-42），如图片属于左侧器官还是右侧，运动的地方是左侧还是右侧，颈背部转向哪一侧等。经过数次甄别训练后，让患者对左侧与右侧产生主观“混淆”，以便诱发镜像神经元进行后面步骤的干预。这适合于刚开始使用镜像疗法进行治疗的患者。

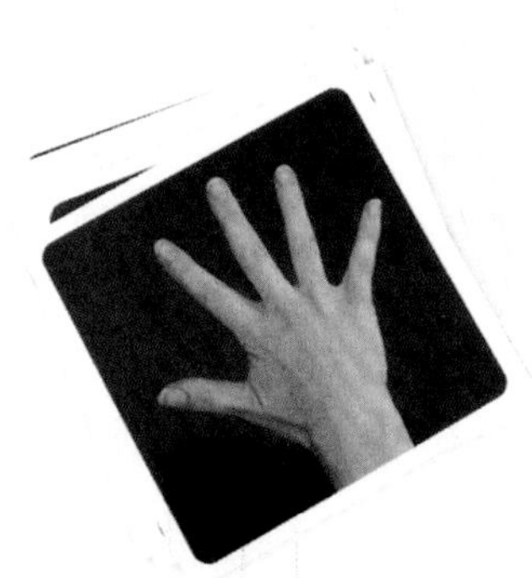
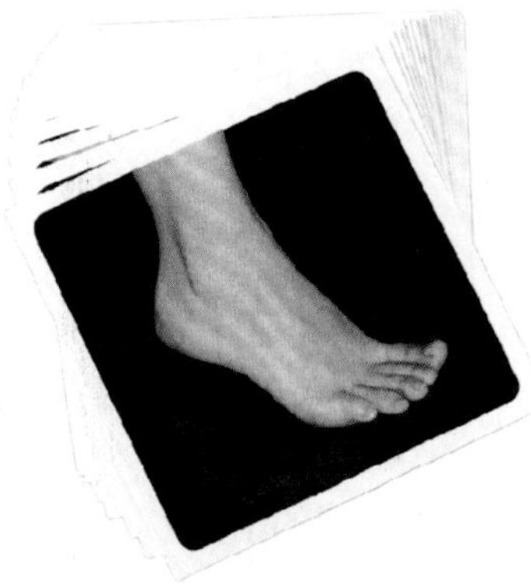

图 19-42　辨认图片训练

2. 具象想象训练　经过左右甄别训练后，患者需进行具体特定事物的运动想象训练。运动想象是个体想象自己在执行或观察特定动作而不产生任何运动或肌肉收缩的认知过程。内部心理的想象代表着意识已转变为运动意图，并建立了运动事件和认知知觉之间的关联。训练的内容需要结合生活情境，有明确的想象内容，如我是站在平衡板还是海滩？我现在正在进食美味的晚餐等。通过运动想象训练激活患者的运动想象能力，帮助患者熟练运用想象的方法指导肢体运动，为镜像治疗的顺利实施提供前期准备条件。

3. 镜盒训练　当患者在前两个步骤完成较好时，表示成功通过静态练习，患者可开始训练的最后阶段，即正式开始进行面对平面镜的治疗步骤。以患手功能训练为例，患者坐于安静的环境中，让患者将健手放在反光面侧，患手藏于镜盒内部，即被镜子挡住且远离患者视野，身体略偏向健侧以便看清镜中健手的镜像。治疗中，嘱咐患者的患手尽量尝试完成动作，患者利用视觉反馈提供的健侧映射图像进行想象，刺激患侧脑区的镜像神经元，促进神经功能重组，达到"欺骗"自己认为患侧肢体是完好的、可自由运动的，从而完成患侧肢体功能任务的目标。训练动作可以从较为简单的动作开始（尤其对于患侧肢体 6 个月以上未运动的患者），后期逐渐进阶至复杂动作（如手指爬行）和持物动作（如拿住日常使用的笔、剪刀等）。具体的训练时间和治疗频率仍没有统一标准。医疗机构内训练多以每天 30 分钟，每周 5 次的治疗频率实施（最短 10～15min/次，一天两次），治疗时长最短 4 周。国外部分研究有选择持续 45 分钟以上的家庭训练时间。若选择较长的治疗时间，需要在中间加入休息时间，防止患者注意力水平下降，影响想象过程。

对于手部功能训练为主的患者可以采用 St. Gallen 治疗方案，即运动包含 10 个类型，观察健侧手的镜中映射：将手抬到身体前方并肘部外展，移动手臂并外展肘部，屈、伸肘部，将手掌旋前放在桌上，手腕外展，手腕内收，握拳及开拳，右手握左手手指，左手握右手手指，敲打桌面。每天练习 30 分钟，前 5 分钟将 10 个动作完成一次。后 20 分钟将 10 个动作完成 10 次。也有其他类型的训练方案设计，如 Yavuzer 训练方案、波恩方案等，均是手部不同动作的组合和治疗顺序的差异。除此之外，镜像治疗结合手部任务导向性训练（如拿起放下杯子，将硬币装入钱包等）同样可以作为治疗的选择。

（三）注意事项

1. 健患侧外部一致　镜像治疗时，为了达到"以假乱真"的效果，激活镜像神经元的模仿功能，患侧肢体与健侧肢体最好有一致的外部特征（如无配饰、文身、衣服长度等）。

2. 环境治疗　环境要尽可能安静，以保证患者良好的浸入感。患者在治疗中需始终注视镜面，面部表情对镜像神经元的刺激同样重要（在躯体感觉的大脑投射中，面部感觉紧邻手部感觉）。

3. 双侧同步　鉴于单侧训练与双侧训练治疗效果的研究仍不确定，训练时刺激和任务可以双侧同时进行，也可只进行非受累侧一侧的活动。双侧练习时，需始终保持双侧同步刺激，如同时刷擦、同时握球，治疗人员也可进行徒手干预或口令指导等。若患者患侧肢体因穿戴支具手部僵硬不容易主动运动，可让患者健手做更大幅度的动作。

4. 随时调整　若治疗中患者镜面后方的手出现明显的疼痛或出汗，表明被治疗者使用大脑的强度过大,需要中断治疗做出适时调整。开始治疗时,训练项目应尽可能动作简单和单一(如对指、手翻转等),而治疗后期为了促进功能的泛化和脑部功能重建,可逐渐增加任务难度,如增加注意力的分散(双重任务训练)、借助不同灯光、不同气味、在不同时间、不同场所进行干预等。

四、临床应用

镜像疗法的临床运用十分广泛,已逐渐发展为临床常用的康复治疗新技术。适应证包括中枢神经系统损伤后上肢功能障碍、认知及知觉障碍、言语障碍、周围神经损伤、三叉神经痛、脊髓损伤后的中枢性疼痛、截肢后的幻肢痛等慢性疼痛,脑性瘫痪、精神障碍患者的治疗、截肢后的运动训练以及骨折等。目前,国内外研究最多的为镜像治疗对中枢神经系统损伤后上肢功能障碍和慢性疼痛的治疗效果。

(一)对脑卒中肢体功能障碍的治疗

最早在1999年有学者对9位慢性期脑卒中患者的上肢功能进行了镜像疗法的随机交叉试验。患者分别使用平面镜和塑料薄板进行双侧上肢对称运动,结果显示,平面镜组的治疗效果要优于塑料板组。随后许多研究都证实,脑卒中患者使用镜像疗法后手部功能均有改善,特别是左侧半球损伤的患者进步更明显,并且治疗效果可持续一段时间。Cochrane library 中对镜像疗法的系统评价表明:与其他干预组相比,镜像疗法可以有效改善脑卒中偏瘫患者的运动功能,且研究对象也由后遗症期逐渐转向急性期患者。近年来,镜像疗法除了单独使用外,镜像集成治疗也获得了许多正向效果。研究人员将镜像训练和生物反馈或功能性电刺激 FES(BF-FES)相集成,或使用与增强现实反馈技术相集成的仪器治疗偏瘫上肢功能和手功能障碍,结果显示镜像疗法结合电刺激比单纯应用一种方法可以更显著地改善偏瘫患者的腕、手协调性和抓握功能,但对于改善手部肌力、日常生活以及肌张力的控制方面仍没有明显效果,考虑原因是镜像治疗效果主要取决于偏瘫侧的初始功能水平。对脑卒中患者下肢功能的治疗也逐渐增多,其结果显示,使用镜像疗法可改善患者下肢 FMA 评分、平衡功能和步行能力,但对痉挛两组无差异。不过,由于镜像疗法装置较为简单,它不仅适用于医疗机构,也适用于家庭训练。国外有机构创立了一种以家庭治疗为基础的家庭镜像康复治疗程序,认为这种基于镜像神经网络机制的动作观察、模仿治疗适合于脑卒中患者后遗症期的居家康复。

(二)对脑卒中后言语、认知的治疗

大脑重要的认知、语言功能区如额下回后部 Broca 区、腹侧前运动皮质、颞上沟皮质区,是镜像神经元的主要分布区域。功能性核磁发现,在失语症恢复过程中语言激活的脑区与编码手动作的脑区有功能连接。并且,在语言功能区与负责运动计划、执行、解释、理解和感知行为的镜像神经元系统(mirror neurons system, MNS)的脑区有明显的交互作用,如前扣带回损伤导致经皮质运动性失语症,出现鹦鹉学舌现象(不自主、被动地模仿别人说话)的同时,也出现手的不自主和被动模仿。已有研究发现,与语言相关的手势会导致人类 MNS 激活,动态手动作观察可显著提高失语症患者的语言功能,并且优于静态图片观察(不激活 MNS)和复述,促进单词的提取和表达。镜像疗法要求患者在训练时仔细观察视频中的动作,聆听动作名称,随后尽力模仿并大声复述所观察到的动作。也有脑卒中患者在言语训练时,应用三维动态发音模型使受训患者自由观察下巴、舌头及嘴唇等发音器官的运动,通过模仿并掌握正确的发音动作,治疗后,结合 MT 的运动性失语症患者失语商明显高于单纯训练组。

(三)幻肢痛的治疗

外伤、手术或某些疾病会需要病患截肢,截肢后除经常出现的伤口问题外,患者常会主诉有去除肢体端的疼痛,即幻肢痛。有研究报道提出,80%左右的患者会主诉有幻肢痛。幻肢痛是一种神经病理性疼痛(neuropathic pain, NP),疼痛的性质个体间有差异,多为持续性的刀割样痛、灼烧痛、麻痛、针刺样痛,严重影响其日常生活活动能力。目前,临床上除了药物、手术、神经阻滞等操作外,MT 也是其中的治疗方法之一。幻肢感和幻肢痛的具体产生机制尚不明确,但 MT 仍然是通过视觉反馈和运动观察,激活大脑可塑性,抑制大脑中枢的功能区改变。通过以视觉作为主导的多感觉协同幻觉,最终引导患者有效控制幻肢感,减轻异常感觉。Moseley 等学者发现,使用凸透镜和凹透镜时,使疼痛手部放大的凸透镜会激发患者运动时上肢的疼痛,反之会抑制该类疼痛。使用时,患者只需把截肢的部位隐藏于镜外,通过观察健全的肢体映像来学会控制疼痛感。由于 MT 有非侵入性、成本低和操作方便等特点,已成为截肢患者幻肢问题干预的主要辅助治

疗手段之一。

（四）对复杂性区域疼痛综合征的治疗

复杂性区域疼痛综合征（complex regional pain syndrome，CPRS）是一种伤害性事件之后发生的疼痛综合征，过去称为“反射性交感神经性营养不良”。临床表现以交感神经的受累和疼痛为主，可分为 CRPS Ⅰ型和 CRPS Ⅱ型。Ⅰ型为与伤害事件不相符的剧痛、持续性疼痛、痛觉过敏、超敏以及皮肤血流改变，且无其他原因解释。Ⅱ型为神经损伤后出现存在明确的神经区域疼痛（灼性神经痛），但不局限于单个外周神经分布区域。脑卒中后的常见并发症肩手综合征也属于 CRPS Ⅰ型。CRPS 的主要机制仍不清楚，但慢性疼痛所诱发出的皮质感觉敏感和突触改变是其中重要的因素。MoCabe 等在 2003 年对病程较短的 CRPS 患者开始使用镜像治疗，每次持续 10 分钟，治疗 6 周后试验组的主观疼痛和皮温等客观指标均有改善。后期有越来越多的研究运用于 CRPS 的治疗，并且将镜像治疗与其他认知行为疗法相互结合。研究发现，患者疼痛量化评估的结果可以维持 6 个月。除了治疗 CRPS Ⅰ型外，研究发现，对周围神经损伤后的灼性痛（CRPS Ⅱ型）也有帮助。

（五）其他

有学者使用镜像疗法治疗面神经炎，结果表明结合肌电反馈治疗 Bell 麻痹可改善不自主流涎的临床表现。镜像疗法治疗单侧空间忽略患者后，其直线等分试验、图像识别任务得分及注意力水平较对照组均有明显改善。也有部分病例报告报道了对感觉过敏、手部关节炎、腕管综合征等骨关节疾病的治疗效果。

五、治疗局限性

镜像治疗是一种近几年兴起的治疗方法，虽然运用方便和简单，但其也存在一些局限性，主要的局限性包括以下几点：

1. 镜像神经元是动作观察、理解和模仿的基础，但并不是动作理解的唯一途径。理解需要建立在认知的基础上，因此，对于认知障碍较严重、视觉受损（视弱、色盲）、双侧肢体障碍等问题的患者，镜像治疗并不是最合适有效的选择。

2. 镜像治疗受镜面大小的限制，肢体运动的种类和幅度是受限的。研究使用较多的仍集中在手部动作，部分幻肢痛和脑卒中有涉及下肢的运动，但不能更功能化地提高患者的肢体功能，因此，镜像治疗目前只适合作为患者训练的其中一个手段，为达到更多的运动功能，需要结合任务导向性训练、神经发育疗法等其他治疗手段。

3. 镜像治疗的临床运用研究仍处于发展阶段，缺乏多中心的随机对照研究，因此，治疗方法的标准化、适应证范围以及适宜人群（如脑卒中慢性期）仍需要继续探索和研究。

（李睿　李奎成）

第二十章　非侵入性脑-肢电磁刺激技术

第一节　概　　述

脑部疾病是引起肢体瘫痪的主要病种，包括脑卒中、颅脑外伤、帕金森病、阿尔茨海默病等。20世纪90年代“脑的十年”研究成果为脑部疾病康复带来了新的希望，脑部疾病的康复策略也从治疗肢体为主转到治疗脑部，并正在形成一种新的康复治疗模式：脑-肢协同调控模式。

一、以肢体为靶器官的康复治疗技术

治疗脑部疾病的肢体康复技术始于20世纪中叶，以神经发育疗法（neurodevelopment therapy，NDT）为典型代表，随后出现的功能性电刺激（functional electrical stimulation，FES）技术、强制性使用运动疗法（constrained-induced movement therapy，CIMT）等也逐渐受到临床关注。21世纪以来，功能性踏车（functional cycling）、虚拟现实（virtual reality，VR）、康复机器人（rehabilitation Robot）等高科技设备的引入，将肢体康复引入了一个全新领域。

（一）神经发育治疗技术简述

1. NDT技术的起源及其代表　20世纪50年代，欧美发达国家从事神经康复的先驱们，在为瘫痪患者康复治疗的过程中，经过不断的摸索和实践，逐渐形成了一些在当时行之有效的治疗方法，并在国际学术交流中逐渐传播，一直使用至今。实际上，NDT并非是某一种康复治疗技术，而是治疗脑部疾病后肢体功能障碍的一系列康复治疗技术的总称，其典型代表为Bobath技术、Brunnstrom技术、Rood技术以及本体感觉促进技术（PNF）等。

2. NDT技术的共同特点　这类技术虽然起源于不同的国家，但经过几十年的临床实践，逐渐总结出了一些共同之处，主要包括：①都是将人体运动发育学、人体神经发育学、人体运动及神经生理学的基本原则应用到脑部疾病后肢体瘫痪的恢复过程中；②都是遵循正常个体的运动发育规律，循序渐进地开展治疗，通过反复活动肢体来诱发肢体的正常反应；③都是利用“外周影响中枢”“肢体活动促进脑部恢复”的方式，期望达到最终改善脑部对肢体动作的控制。

3. NDT技术的不足　由于NDT源于各个国家的临床实践，是从实践中总结出来的，属于经验医学的产物，且在当时的年代，康复早期介入的理念还没有形成，接受康复治疗的脑病患者基本上都处于恢复期或后遗症期；此时肢体运动已经形成了固有的、刻板的异常模式。因此，NDT技术的康复治疗效果起效比较慢，需要经常、不间断地治疗，且所产生的疗效在停止治疗后难以长时间维持。20世纪90年代以来，在康复前移、康复早期介入的现代康复理念冲击下，NDT的这种不足日渐凸显，目前，欧美许多国家已经将NDT技术归入到传统的神经康复治疗技术范畴，而越来越多地借助于高科技、智能化的康复设备，并将这些设备与传统的康复治疗技术相融合。

（二）功能性电刺激技术

1. FES技术的起源及其发展　FES技术于20世纪60年代起源于美国，最初用于纠正脑损伤患者偏瘫侧下肢的足下垂。20世纪70年代初，用于改善脑卒中患者偏瘫侧上肢和手功能的FES也见于文献报告，并逐渐受到临床关注。由于FES所采用的是运动控制理论，循证研究的证据比较充分，因此，临床应用日渐增

多。进入21世纪以来,FES结合各种康复技术和手段治疗脑损伤后肢体瘫痪的组合应用临床研究也屡见报告。

2. FES技术的治疗原理 FES是采用低频脉冲电刺激技术(多用20~50Hz),作用于脑损伤后瘫痪患者的肢体。

(1)工作原理:通过放置在瘫痪侧肢体运动点或肌腹上的皮肤电极,按照预先设计好的动作程序(如上肢的抓握动作,下肢的行走动作),利用电刺激诱发出瘫痪肌肉的收缩,产生肢体的动作,模拟出上肢的抓握、下肢的行走等功能活动,达到改善肢体功能的目的。因此,应用FES的先决条件是患者瘫痪肢体的解剖结构必须完整,也就是说患者肢体的传入/传出神经的反射弧必须完整(属于上运动神经元损伤)。对于反射弧不完整的下运动神经元损伤(马尾或外周神经损伤),FES的治疗效果欠佳或没有明显的治疗效果。

(2)治疗原理:放置在皮肤上的电极,刺激皮肤上的感觉神经元,产生电信号,这些电信号被传递给了中间神经元,中间神经元将传入的神经信号传递给运动神经元;接收到中间神经元传来的电信号之后,运动神经元会通过放电,将电信号传回到身体的肌肉,从而触发肢体肌肉的收缩,产生关节运动,达到预先设计的功能性动作或体现出功能性活动的模式化运动。

3. 影响FES疗效的因素 由于FES具有应用方便(可穿戴、便携)、疗效明显等特点,临床容易推广,深受专业人员及患者欢迎,具有广泛的应用前景。

FES改善脑病患者肢体功能的关键,首先是需要根据具体的治疗目的设计出电刺激诱导出的具有功能动作的模式;其次是要选择好电极放在肢体上的位置(一般放置在运动点上)。此外,工作时的通电/断电时间(on/off time),以及如何保证FES诱导出的动作与功能性动作的同步性等,同样是影响肢体功能恢复的重要因素。因此,对初学者或不具备良好解剖学基础的专业人员来说,在使用初期有一定的难度。

(三)强制性使用技术

1. 中文名称的商榷 CIMT是英文constrained-induced movement therapy的简称,过去中文翻译一直译为“强制性运动”或“强制性使用”。近年来,国内有学者提出“强制性使用”中的“强制性”翻译过于“激进”,建议将其译为“限制性使用”。鉴于“限制性使用”的提法尚未受到行业内的认可,因此,本书采用国内习惯用法,仍然称之为强制性使用。

实际上,“强制性使用”和“限制性使用”虽然二者具有“殊途同归”之功效,但临床应用的关注点还是稍有差异。“强制性使用”是让患者在清醒时间内尽可能多地去使用偏瘫侧上肢(强制使用患侧);“限制性使用”是让患者在清醒时间内尽可能多地不去使用健侧上肢(限制使用健侧),从而间接地迫使患者尽可能多地使用偏瘫侧上肢。2015年,发表在*Cell*期刊上的一项研究发现,人类大脑中连接各个神经元的“信使”突触和树突棘之间存在着相互竞争的关系(强者获得更多的资源)。这种让“强者愈强,弱者愈弱”的观点或许是对将constrained-induced movement翻译为“强制性使用”一种比较理想的诠释。

2. 技术的产生 CIMT起源于20世纪80年代,最初是在美国实验室动物脑卒中模型中发现的,脑损伤后大鼠之所以瘫痪侧肢体活动少、容易形成异常的活动模式,并非是损伤后的直接结果,而是因为瘫痪侧肢体在日常活动中多次不成功的尝试后逐渐形成的一种“习得性废用(learned non-use)”。要想促进脑损伤后瘫痪肢体的功能改善或恢复,就必须要突破这种习得性废用的不良影响,从“习得性废用”转变为“习得性再使用”,而这种习得性再使用的产生只有通过反复使用瘫痪侧肢体来实现,对于动物来说就需要强制性使用(constrained-induced movement)。

3. 临床应用 CIMT是逆转习得性废用所产生出来的一种比较实用的治疗技术。在实验室发现证据、形成理论后,逐渐用于脑卒中患者,初期针对恢复期患者上肢功能特别是手部功能恢复缓慢的特点而开展治疗,为脑卒中偏瘫上肢功能的恢复开辟了一个新的康复领域;随着证据的增多,文献中逐渐出现用于亚急性期的报告。

CIMT临床推广应用中的主要问题是适应范围具有一定的局限性,虽然开始用于脑损伤后的早期患者,但主要还是针对恢复期患者。另外,对患者也有一定的要求,除了手部需要具备一定的活动能力外,还需要具备一定的认知能力,愿意花大量时间去主动使用患侧手,对于不配合的患者效果欠佳。因此,难以应用于软瘫、不清醒或有认知障碍的患者。

(四)功能性踏车

1. 基于运动控制理论的高科技产品 严格来说,功能性踏车不是一种治疗技术,而是一类将被动、助力、主动、抗阻等肢体运动模式融合为一体的康复训练设备。使用时根据患者肢体具备的能力及其参与程度自动调节，较好地体现了模式化运动、强制性运动、重复性运动等运动控制理念及脑可塑性的元素，且清醒、昏迷患者皆可受益，卧位、坐位皆可使用。

2. 体现功能性、模式化运动 功能性踏车一类设备可分为下肢功能性踏车、上肢功能性踏车以及上下肢联动等类型的踏车。由于这一类踏车设备的智能化程度比较高，操作方便，产生的动作即刻可见，且体现了功能性活动，因此，是一种理想的脑病康复技术或手段，很受临床专业人员、瘫痪患者及其家属的欢迎。

3. 临床应用问题 功能性踏车在临床推广遇到的主要问题是使用时必须借助于专门的设备，且该设备为非便携式，体积偏大，在一定程度限制了其临床普及应用。

（五）康复机器人

康复机器人的研发及其临床应用始于20世纪80年代，其最早、最主要的使用对象是脑病患者。

1. 康复机器人种类 由于康复机器人融合了诸多高科技元素，临床开始使用后，各国随之加快了康复机器人在脑部疾病的应用性研究，包括以改善上肢运动功能为目标的上肢机器人，以改善行走能力为目标的下肢机器人，以及以改善认知功能为目标的认知辅助训练机器人。近年来发展较快的康复机器人是将多种功能融合为一体的多功能机器人，如在辅助肢体功能训练时结合功能性电刺激，或结合认知训练，特别是将虚拟现实（virtual reality，VR）训练与机器人结合起来，更是将机器人在脑病患者康复中的作用发挥到极致，开拓了脑病患者在VR环境中主动训练，与环境互动的先河。

2. 临床尚未普及 制约康复机器人临床应用的主要问题，除了仍需要更多的循证研究支持临床疗效外，下列几个问题是主要因素。一是康复机器人体积普遍偏大，占据了康复医学科有限康复治疗场所的较大空间，在购置设备时科室往往不会首先考虑此类设备；二是操作不够人性化，固定一个患者所需要的时间比较长，在目前治疗师人力不足的情况下，并不受治疗师欢迎；三是成本普遍偏高，价格尚未达到普及时代。因此，未来康复机器人应该朝向小型化、操作方便、价格合理的方向发展。目前各国正在投入巨资及人力研发的外骨骼机器人，如能合理控制成本，或许是一个发展方向。

二、以脑部为靶器官的康复治疗技术

（一）基础研究对瘫痪康复治疗的贡献

1. 脑损伤后对肢体瘫痪的重新认识 虽然前述治疗肢体的康复技术能有效地改善脑病患者的运动功能，但其作用的靶器官主要是患者瘫痪的肢体。实际上，脑病患者的偏瘫肢体在解剖结构上和外周神经支配上是完整的，骨骼、肌肉、神经等器官组织并未受到器质性损伤，之所以出现肢体运动障碍是因为脑部（中枢）对肢体（外周）的控制出了问题，其不能活动肢体的关键是脑部的结构。因此，20世纪90年代开始，国际上开启了全球范围的“脑的十年”研究计划。

2. “脑的十年”研究 1989年，美国率先推出了全国性的脑科学计划，把1990—2000年命名为“脑的十年”；2年后，欧洲出台了“欧洲脑的十年”计划。随后，国际脑研究组织（international brain research organization，IBRO）和许多国家的相应学术组织纷纷响应，推动了“脑的十年”计划成为世界性行动。

脑科学研究的终极目的是“认识脑”，从而“保护脑”，并最终“创造脑”。“认识脑”就是要揭示脑功能的本质，“保护脑”就是要预防和治疗脑的疾病，“创造脑”就是要激发人脑的潜在能力，开发人工智能。“脑的十年”最重要的成果是使专业人员重新认识到了脑的巨大代偿能力及无限的功能重组潜力。因此，自20世纪80年代起，非侵入性脑刺激（non-invasive brain stimulation，NIBS）技术快速发展起来，并迅速地引起了基础学科与临床应用学科的超常关注。

（二）非侵入性脑刺激简介

1. 概述 NIBS是相对于深部脑刺激（deep brain stimulation，DBS）技术而言。

（1）DBS：采用手术开颅的方式，利用电极直接刺激脑组织，观察脑组织的变化或治疗脑部疾病。由于DBS属于有创性治疗，虽然对某些脑部疾病有明显疗效，但限于伦理、感染风险、技术成熟度等因素的制约，目前仍局限于动物研究、开颅的术中定位以及对个别特殊病患的治疗，难以在临床推广应用。

（2）NIBS：相对于DBS的临床应用，NIBS凸显出巨大的临床应用前景。广义上，任何作用于脑部的非侵入刺激技术都属于此范畴，也包括中医的头针治疗技术。但习惯上是指通过放置在头部的刺激装置（线圈、电极等)，利用磁、电等原理和手段，经过头颅作用于脑组织的一类技术，包括经颅磁刺激(transcranial magnetic stimulation，TMS)、经颅电刺激(transcranial electrical stimulation，TES)等。

2. 经颅磁刺激(TMS)技术 起源于1985年，由Barker等发明，90年代开始用于临床，近10年来用于脑损伤后肢体瘫痪的临床研究报告逐年增多。

(1) 治疗原理：治疗时通过放置在头颅特定部位(需要事先选定)的刺激线圈，利用电磁感应与电磁转换原理，将通电后刺激线圈产生的瞬变电流所产生的磁场，透过颅骨作用于脑组织(主要是大脑皮质)，从而产生一系列生理生化反应，达到治疗作用；其作用主要包括使大脑皮质产生运动诱发电位，引起脑电活动(使脑细胞产生动作电位)、脑血流及脑细胞代谢变化，以及诱发大脑功能网络的改变等。

(2) 治疗模式：TMS有单脉冲刺激、成对脉冲刺激、重复经颅磁刺激、爆发模式脉冲刺激4种模式；前2种主要用于运动皮质的评估，后2种用于治疗，临床应用较多的是重复经颅磁刺激(repetitive TMS，rTMS)。

(3) rTMS：根据治疗时所采用的频率大小，分为低频rTMS(频率≤1Hz)和高频rTMS(频率>1Hz)。已有研究证明，低频rTMS具有抑制大脑皮质兴奋的作用，而高频rTMS具有促进大脑皮质兴奋的作用。根据rTMS的这一作用特点，rTMS对下列脑病的疗效比较理想：抑郁症、焦虑症、脑病引起的运动障碍等。

虽然rTMS的临床应用日益增多，但其需要专门的设备，参数调节尚无统一标准(包括刺激部位、刺激模式、刺激强度及频率、治疗时间及疗程等)，且在治疗时还有诸多安全性考虑(如颅内有无金属物、是否存在诱发癫痫的风险等)，这些因素在不同程度上制约了rTMS的临床普及应用。

3. 经颅电刺激(TES)技术 凡是将电极放置在头部，治疗脑部疾病的技术都可称之为TES。

(1) TES种类：包括经颅直流电刺激(transcranial direct current stimulation，tDCS)、经颅交流电刺激(transcranial alterating current stimulation，tACS)、经颅随机噪声刺激(transcranial random noise stimulation，tRNS)，其中tDCS是TES中临床应用发展最快、最广泛的技术。

(2) tDCS原理：通过2块或多块电极放置在头部相应的治疗区域，利用微弱的直流电(0~2mA)刺激颅骨，电流经颅骨传入大脑，影响大脑皮质神经元的活动。研究表明，与TMS不同，tDCS并不会直接诱导神经元产生动作电位，而是通过调节神经元的功能(阳极兴奋，阴极抑制)，使神经元更好地发挥作用，因此，对脑病患者来说，tDCS具有协调或调制脑神经的功效。由于tDCS操作方便，安全性优于TMS，近年来在国际上逐渐成为基础学科及临床学科的研究热点，正在成为脑病康复的有效技术。

(3) tDCS国内应用：国内tDCS的应用远不如TMS普及，究其原因，除了tDCS的设备不如TMS普及外，更深层的原因是对tDCS的应用存在一些误区：一是认为tDCS采用的是微弱的直流电(2mA)，电流强度远不如作用于肢体的电刺激，也不如TMS产生的磁场，质疑tDCS的治疗作用；二是认为tDCS的作用是通过放置在头部的电极，电流要穿过颅骨才能到达颅内作用于神经元，且治疗前并不需要处理头发，质疑电流能否到达大脑皮质。因此，要推动tDCS在国内的临床应用，还需要做很多的市场推广。

4. 虚拟现实(virtual reality，VR)技术 起源于20世纪80年代，20世纪90年代开始用于临床，最初是借助于计算机为患者营造一个可视化的非现实的(虚拟出来的)环境，让患者在虚拟出来的环境中完成现实环境中需要的训练和功能。

(1) VR特点：由于VR具有沉浸性(immersion)、交互性(interaction)、想象性(imagination)的特点，特别适合于脑病患者的康复治疗，包括运动功能(如肢体训练、平衡、行走等)和认知功能(如记忆、注意力训练、环境互动等)的康复，是脑病康复中发展比较快的一项实用技术。由于VR需要患者的主动参与，通过脑部来发挥作用，因此，也将其列入以脑部为靶器官的康复治疗技术中。

(2) VR技术的整合：近年来，VR进一步与机器人结合，开发出在机器人辅助下患者主动参与的各种训练系统，临床应用日益广泛。制约VR在脑病中应用的主要因素是需要专用设备，且患者必须清醒，无认知障碍，愿意参与到VR的训练中。

三、脑-肢协同调控技术

越来越多的循证研究证明，以肢体作为靶器官的康复技术和以脑部作为靶器官的康复技术均能够有效改善脑病患者的运动障碍，由此引发笔者的深度思考，如果将两者科学地协调起来，作用会不会叠加？效果会不会更好？为此，笔者于2017年首次提出了一种脑病康复治疗新模式“脑-肢协同调控技术(模式)”。

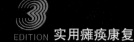

（一）技术或模式概念

脑-肢协同调控技术（或称之为模式）由笔者在国内首先提出，鉴于目前尚无此概念，笔者将其定义为："脑-肢协同调控技术（或模式）是将作用于脑部或作用于肢体的、用于治疗脑部疾患的有效康复技术，按照一定的治疗顺序（同步或非同步）应用于患者的脑部和肢体，产生一种中枢（脑部）-外周（肢体）同时或先后有序刺激的环境，激活中枢-外周的功能调控，发挥二者的协同作用，以提高或增强单一作用于脑部或单一作用于肢体的治疗效果。"从定义来看，脑-肢协同调控技术并非新的技术，而是将已有的经过循证医学证明的、行之有效的不同治疗技术，在脑病患者康复治疗中加以有效整合。

（二）技术或模式内涵

1. 整体模式结构　根据前述定义，脑-肢协同调控技术（或模式）包括作用于脑部的有效技术和作用于肢体的有效技术，通过二者的科学组合，发挥协同作用，调控脑功能，达到治疗脑部疾病的目的，实现"1+1>2"的治疗效果，整体模式见图 20-1。

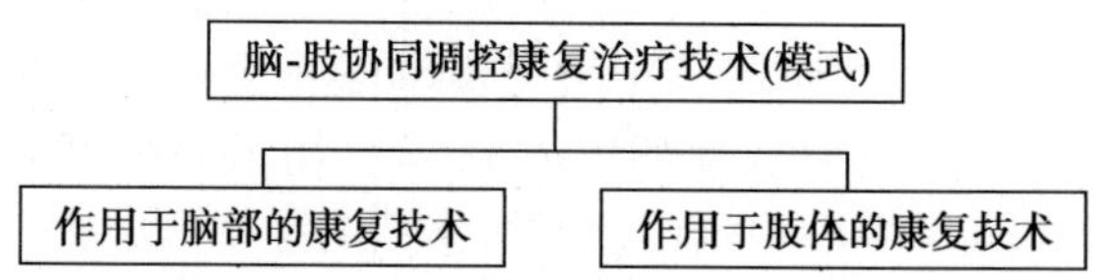

图 20-1　脑-肢协同调控康复治疗技术（模式）简图

脑-肢协同调控技术中所采用的技术，本身应该是经过临床证明对脑损伤患者的功能改善有确切疗效的技术；模式的核心是如何来协调这些技术，使其有效地作用于脑部和肢体，而不是这些技术在脑损伤患者身体靶器官上的堆积。

2. 模式分类　此模式中作用于脑部的技术和作用于肢体的技术都是不可缺少的部分，根据作用的不同方式可以进一步如下分类：

（1）肢体组合模式：根据采取治疗技术作用的肢体靶器官是上肢或下肢，可以进一步分为脑-肢协同调控上肢模式、脑-肢协同调控下肢模式（图 20-2）。例如，将针灸中的头部针灸刺激和上肢的虚拟现实训练组

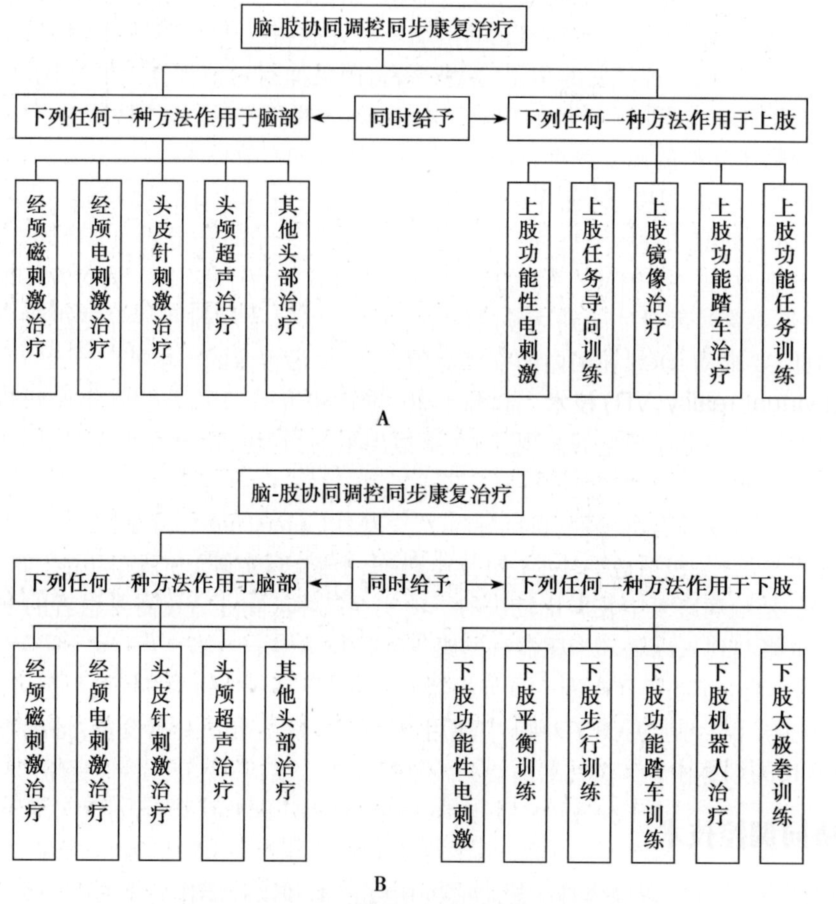

图 20-2　脑-肢协同调控同步康复治疗技术模式图

A. 上肢模式；B. 下肢模式

合起来就构成了脑-肢协同调控上肢模式；将经颅磁刺激和下肢的功能性电刺激组合起来就构成了脑-肢协同调控下肢模式。

（2）时间组合模式：根据作用于脑部和肢体的治疗技术给予的不同时间，可以分为脑-肢协同调控同步模式、脑-肢协同调控非同步模式（图 20-3）。其中同步模式是指治疗时同时（或同步）作用于脑部和肢体，例如，tDCS 同步肢体训练或肢体 FES、头皮针同步肢体的功能性踏车或肢体 FES 等；非同步模式又根据作用于脑部和肢体时间的先后分为“顺序模式”（先治疗脑部，再治疗肢体）、“反序模式”（先治疗肢体，再治疗脑部）。非同步模式不论是顺序模式还是反序模式，在技术实施的时间上应该是连贯的，中间不应穿插其他的治疗。

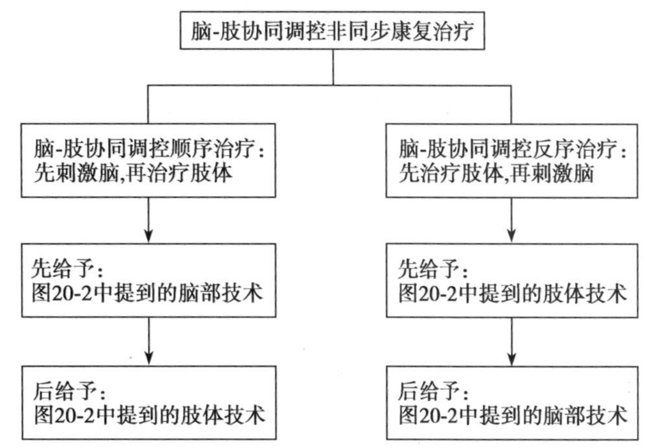

图 20-3　脑-肢协同调控不同步康复治疗技术模式图

综上所述，可以得到脑-肢协同调控技术的几种模式，如图 20-1～图 20-3 所示。

随着人类寿命不断延长，脑部疾病患者的数量也将随之增加。治疗脑部疾病的康复技术也会不断改进，新技术将不断出现，成熟技术将更加合理整合。而成熟技术的合理整合将会不断推动学科的发展，提高脑部疾病康复的临床疗效，使脑病患者享受到更加优质的服务，功能得到最大提高。

（燕铁斌）

第二节　经颅磁刺激技术

一、概述

经颅磁刺激（transcranial magnetic stimulation，TMS）是英国 Shifield 大学的 Barker 等于 1985 年首先创立的一种无创、操作简便、安全可靠的对大脑神经细胞进行刺激的电生理技术。TMS 是通过实时变化的磁场作用于大脑皮质产生感应电流，继而诱发神经细胞产生动作电位，影响大脑神经电活动和脑内神经递质的代谢，最终改变大脑皮质的可塑性。TMS 技术产生后，迅速地应用至神经科学领域，尤其在近些年，既可以作为科学研究工具，又可以作为临床康复治疗方法，越来越广泛地应用于各类疾病的临床康复中。

TMS 刺激模式可分为 3 种：单脉冲经颅磁刺激（single-pulse transcranial magnetic stimulation，spTMS）、双脉冲刺激（paired-pulse transcranial magnetic stimulation，ppTMS）、重复经颅磁刺激（repetitive transcranial magnetic stimulation，rTMS）。其中，单脉冲 TMS 可定量检测运动皮质的兴奋性和皮质脊髓束的完整性。双脉冲 TMS 能够评估皮质内抑制及皮质内易化，常用于皮质可塑性的研究，如长时程增强（long-term potentiation，LTP）和长时程抑制（long-term depression，LTD）。rTMS 是将一定频率和强度的磁脉冲以成串刺激的方式以一定间隔连续发放，可以对大脑皮质局部和功能相关远隔区的兴奋性、脑血流、脑代谢和神经递质等产生不同的诱导作用，对患者的运动功能、认知功能、言语功能及情绪等产生调节作用。

单脉冲和双脉冲磁刺激主要用于大脑皮质评估。单脉冲磁刺激评估的指标主要包括运动阈值（motor threshold，MT）、运动诱发电位（motor evoked potential，MEP）、中枢传导时间（central motor conduction time，CMCT）、皮质静息期（cortical silent period，CSP）等；双脉冲磁刺激评估常用指标包括短间隔皮质内抑制（short-interval intracortical inhibition，SICI）、长间隔皮质内抑制（long-interval intracortical inhibition，LICI）、皮质内易化（intracortical facilitation，ICF）等。单脉冲和双脉冲磁刺激用于大脑皮质评估，结合功能影像、脑电图等技术，能够更客观地评估皮质兴奋及抑制性变化、皮质脊髓束结构完整性及传导功能、经胼胝体纤维连接功能等，更全面地探讨脑神经网络结构-功能的变化规律及内在机制。

rTMS 主要是通过改变其刺激频率而达到兴奋或抑制局部大脑皮质功能的目的。其中,高频(>1Hz)rTMS 可产生兴奋性突触后电位总和,引起刺激局部神经异常兴奋,主要产生兴奋的作用;低频(≤1Hz)rTMS 的作用则相反,通过双向调节大脑皮质兴奋/抑制平衡来治疗疾病,主要产生抑制的作用。rTMS 刺激的局部神经可通过神经网络之间的联系和互相作用对多部位皮质功能产生影响。针对不同患者大脑功能的状况,需要采用不同的强度、频率、刺激部位、线圈方向来调整治疗方案,取得最佳的治疗效果。

二、TMS 用于评估

(一) 单脉冲 TMS 检测常用临床电生理指标

1. MT　包括静息运动阈值(resting motor threshold,RMT)和活动运动阈值(active motor threshold,AMT)。

(1) RMT:指受试者肌肉完全放松的状态下,连续给予 10 次磁刺激(每次磁刺激间隔 30 秒),至少 5 次 MEP 波幅≥50μV 的最小磁刺激强度。

生理意义:神经元细胞膜及皮质脊髓束投射轴突兴奋性的指标,反映静息膜电位功能状态,与电压门控钠离子通道功能、Ca^{2+}离子通道、N-甲基-D-天冬氨酸(N-methyl-D-aspartic acid receptor,NMDA)受体、γ-氨基丁酸(GABA)受体状态及白质纤维束微结构有关。

(2) AMT:是在受试者的检测目标肌肉轻微等长收缩(通常采用 20%最大收缩强度)时进行 MEP 测定,连续给予 10 次磁刺激,至少 5 次 MEP 波幅>200μV 时所采用的最小刺激强度。

生理意义:反映皮质脊髓束(快速传递电位)功能,易化 I 波,降低 TMS 产生下行电位的时间离散度,从而增加 MEP 幅度,缩短潜伏期。

2. MEP　指的是当合适强度的 TMS(一般为 120%~130% RMT)作用于受试者的运动皮质,对侧相应靶肌群记录到的电信号变化。

主要观察指标:MEP 的潜伏期(latency)和波幅(amplitude)。潜伏期是从刺激开始至复合肌肉动作电位(compound muscle action potential,CMAP)出现的时间,单位为毫秒(ms);波幅是最负峰和最正峰之间的电位差,即峰-峰电压,单位为毫伏(mV)。

生理意义:MEP 的波幅变化取决于跨突触传递的部分,GABA-A 受体的激活与 MEP 波幅成负相关,多巴胺受体(dopamine receptor,DR)、去甲肾上腺素受体(norepinephrine,NE)、5-羟色胺受体(5-hydroxytryptamine,5-HT)、胆碱能受体(cholinergic receptor,Ach)可能通过神经调控的作用,调节突触后 GABA-A 受体的功能状态,进而影响 MEP 波幅。

3. CMCT　是指从大脑运动皮质到脊髓 α 前角运动神经元的传导时间,是皮质及脊髓检测所得 MEP 的潜伏期差值。即在运动主皮质进行单次 TMS 测得 MEP 潜伏期,颈$_7$进行单次 TMS 测得 MEP 潜伏期,二者潜伏期差值即为 CMCT。观察指标是时间,单位为 ms。

生理意义:反映下传运动通路的病理及发展过程,CMCT 延长见于皮质脊髓束的传导减慢,提示皮质脊髓束受损,如轴突受损或脱髓鞘变化。

4. CSP　指受试者测试目标肌肉主动收缩(一般为最大收缩力的 20%)的同时,对侧皮质相应功能区给予单个 TMS 刺激,可以通过肌电图检测记录到 TMS 诱发 MEP 后有一段肌肉电活动被抑制的时期,这一段时间即为 CSP。若肌肉主动收缩的同时,TMS 刺激同侧皮质,亦可通过肌电图检测记录到 TMS 诱发 MEP 后有一段肌肉电活动被抑制的时期,即同侧静息期(ipsilateral silent period,iSP)。

生理意义:在目标肌肉主动收缩强度不变的情况下,增加 TMS 的刺激强度,则 CSP 延长;在 TMS 刺激强度不变的情况下,目标肌肉主动收缩强度越大,CSP 越小。CSP 受中间神经元环路 GABA-B 受体功能影响,与突触后 GABA-B 受体介导的抑制过程有关。iSP 则是兴奋性谷氨酸通路刺激了对侧半球的 GABA 环路起到的抑制作用,反映了跨胼胝体抑制。

(二) 成对脉冲 TMS 检测常用临床电生理指标

进行 ppTMS 检测时,同一刺激线圈在运动主皮质区释放成对脉冲 TMS,第一个条件刺激(conditioning stimulation,CS)可对其后的检测刺激(test stimulation,TS)产生抑制或兴奋作用,反映皮质内抑制或皮质内易化现象。常用检测指标包括:短间隔皮质内抑制(short-interval intracortical inhibition,SICI)、长间隔皮质内抑制(long-interval intracortical inhibition,LICI)、皮质内易化(intracortical facilitation,ICF)等。

1. **SICI**　首先给予阈下强度 CS(通常为 70% RMT),间隔 1～6ms 后给予阈上强度 TS(通常为测得 MEP 波幅约 1mV 的磁刺激强度),测得 MEP 的波幅较单独阈上强度 TS 所测得 MEP 的波幅受到抑制。SICI 与 GABA-A 受体功能状态有关。需要注意的是,SICI 检测时,CS 为阈下刺激,TS 为阈上刺激,刺激间隔范围为 1～6ms。

2. **LICI**　给予阈上强度 CS(通常为 120% RMT),间隔 50～200ms 后给予阈上强度 TS(通常为测得 MEP 波幅约 1mV 的磁刺激强度),测得 MEP 波幅较单独阈上强度 TS 测得 MEP 波幅降低。LICI 与 GABA-B 受体功能状态有关。需要注意的是,LICI 检测时,CS 为阈上刺激,TS 也是阈上刺激,刺激间隔范围是 50～200ms。

3. **ICF**　给予阈下强度 CS(通常为 70% RMT),间隔 8～30ms 后给予阈上强度 TS(通常为测得 MEP 波幅约 1mV 的磁刺激强度),测得 MEP 波幅较单独阈上强度 TS 测得波幅增高。ICF 与 NMDA 受体介导的兴奋性突触后电位有关。需要注意的是,ICF 检测时,CS 为阈下刺激,TS 为阈上刺激,刺激间隔范围是 8～30ms。

4. **ppTMS 检测时参数设置**　在 CS 的影响下,记录 TS 所诱发的 MEP,需要注意的记录参数包括:CS 强度、TS 强度、刺激间隔。目前比较公认的参数设置如表 20-1 所示。

表 20-1　ppTMS 检测参数设置

	SICI	ICF	LICI
CS	70%～80% RMT	70%～80% RMT	120% RMT
TS	测出约 1mV 波幅的强度	测出约 1mV 波幅的强度	测出约 1mV 波幅的强度
刺激间隔	2ms	25ms	150ms

(三) 其他检测指标

1. **半球间抑制**　半球间抑制(interhemispheric inhibition,IHI)又称为经胼胝体抑制(transcallosal inhibition),给予一侧半球运动主皮质区阈上 CS,一定间隔时间后给予另一侧半球运动主皮质区阈上 TS,测得 MEP 波幅较单独阈上强度 TS 测得波幅 MEP 降低,即为 IHI。刺激间隔时间主要包括 10ms 和 40ms 两种。IHI 与跨皮质的谷氨酸神经元兴奋对侧运动主皮质的 GABA-B 抑制性中间神经元有关。其中 40ms 刺激间隔的 IHI,也可通过 iSP 的检测来判断。

2. **传入性抑制**　传入性抑制(afferent inhibition)是一种利用一定强度的感觉传入能够抑制特定肌肉运动反应的现象,通常这种感觉传入会联合 TMS(作用于运动主皮质)来研究。TMS 刺激运动主皮质,通过突触去极化兴奋皮质脊髓神经元,可在目标肌肉记录到 MEP;当在 TMS 刺激(TS)前一定时间间隔给予外周神经(如正中神经)刺激(CS),则会抑制 MEP 波幅,即为传入性抑制。根据刺激间隔的长短,又可分为短潜伏期传入性抑制(short latency afferent inhibition,SAI)和长潜伏期传入性抑制(long latency afferent inhibition,LAI)。传入性抑制主要反映乙酰胆碱传导通路的完整性及功能,受 GABA 受体神经元调控。

三、TMS 用于治疗

(一) 运动功能

越来越多的证据显示,大脑半球间存在竞争模式,表现为一侧半球皮质区对另一侧半球皮质区的抑制;脑卒中后患侧大脑皮质兴奋性降低,健侧大脑皮质运动代表区兴奋性增高,出现兴奋/抑制失衡。TMS 是一种能够调节大脑皮质兴奋性的非侵入性脑刺激技术,根据刺激频率的不同可产生兴奋或抑制的效应,恢复双侧半球间的平衡,最终改善肢体运动功能。理论上,治疗方式可选择高频 rTMS 作用于患侧大脑皮质受损区,也可以采用低频 rTMS 抑制健侧大脑皮质相应区域,降低健侧对患侧大脑皮质受损区的抑制,恢复双侧大脑半球间的兴奋/抑制平衡,达到改善功能恢复的目的。

1. **高频 rTMS**　作用于患侧运动主皮质区,可产生兴奋作用。研究表明,在指南规定的范围内进行 rTMS 的参数选择(频率、强度、持续时间、间歇时间)是安全有效的。目前多数研究的入选患者病程均在 3

个月以上。常用刺激参数包括：刺激部位为患侧运动主皮质区，频率为 3～10Hz（5Hz 最常见），刺激强度 80%～100% RMT，治疗疗程为每天 1 次，共 10 次。高频 rTMS 可改善运动反应的精确性、运动幅度、运动速度等运动学指标，改善脑卒中患者的肢体运动功能。高频 rTMS 用于脑卒中急性期患者的研究较少，但已有研究证实 rTMS 用于急性期是安全有效的。目前的刺激参数选择建议：刺激部位为患侧运动主皮质区，频率为 3～10Hz（3Hz 较常见），刺激强度 80%～120% RMT，治疗疗程为每天 1 次，共 10 次。需要注意的是，20Hz 以上的阈上刺激应用于脑卒中患者有诱发癫痫的危险。

2. 低频 rTMS　磁刺激频率≤1Hz 的重复刺激即为低频 rTMS，其作用原理为：作用于健侧运动主皮质区和运动前区的低频 rTMS，降低健侧对患侧大脑皮质受损区的抑制，恢复双侧大脑半球间的兴奋/抑制平衡。低频 rTMS 应用于恢复期患者的研究证据比较充分，证实在 rTMS 的应用过程中，采用抑制健侧的方案较兴奋患侧的方案疗效更好；皮质下脑卒中患者较皮质脑卒中患者对低频 rTMS 的反应更好。常用刺激参数选择包括：刺激部位为健侧运动主皮质区，频率为 1Hz，刺激强度为 110%～120% RMT，治疗疗程每天 1 次，共 10 次。低频 rTMS 用于脑卒中急性期患者的研究较脑卒中恢复期的患者少，尚需更多的大型临床研究证实其治疗效果。常用刺激参数选择：刺激部位为健侧运动主皮质区，频率为 1Hz，刺激强度 90%～100% RMT，每天 1 次，共 5～10 次。

（二）言语功能

目前认为语言功能网络包括左侧 Broca 区和 Wernicke 区，右侧与 Broca 区和 Wernicke 区相对应的语言区，前额叶及额叶的运动前区，顶叶下部等。脑卒中后语言的恢复取决于大脑皮质可塑性的程度。可能与大脑半球 3 种可塑性变化最为相关：①左侧半球病变区及病变周围区对语言相关任务的功能重建；②非优势右侧半球语言镜像区的激活、重组；③非优势半球的激活可能会干扰语言恢复。

1. 低频 rTMS　使用低频 rTMS 刺激右侧大脑半球，抑制右侧语言镜像区皮质的过度兴奋，可促进语言功能网络的重组。刺激参数选择参考：刺激右侧 Brodmann 45 区，频率 1Hz，强度 90% RMT，每次 20 或 30 分钟，共刺激 10～15 次。

2. 高频 rTMS　言语功能的治疗研究中，高频 rTMS 使用相对较少。有学者对失语患者右侧大脑 Broca 镜像区进行 10Hz 的 rTMS 治疗，发现较相同部位 1Hz 刺激患者语言功能改善程度好，可能的机制为受试者 Broca 区损伤较严重，不能很好地进行代偿，高频刺激可促进右侧大脑皮质相应部位功能重组，从而促进语言功能恢复。

（三）吞咽功能

研究证实，人类皮质和皮质下吞咽中枢存在多个脑代表区，主要包括：初级感觉运动皮质区、运动前区、扣带前回、岛叶及顶枕叶区等；其中最为稳定的是初级感觉运动皮质区，通过皮质吞咽通路（包括内囊、锥体束和中脑网状结构）终止于孤束核，调节延髓吞咽中枢，启动随意性吞咽运动，并接受感觉刺激传入的反馈调控。目前临床研究证实，通过高频或低频 rTMS 刺激脑卒中患者患侧或健侧吞咽运动皮质，配合相应的吞咽功能康复训练，可明显改善吞咽的协调性，缩短进食流质和糊状食物的反应时间，减少进食流质时误吸的概率，具有良好的治疗效果。

1. 低频 rTMS　低频 rTMS 治疗吞咽功能的参数推荐：刺激部位为健侧下颌舌骨肌的大脑皮质代表区，频率 1Hz，强度 120% RMT，20min/次，1 次/d，持续 5 天。

2. 高频 rTMS　高频 rTMS 参数推荐：刺激部位为患侧大脑皮质吞咽代表区，频率 3Hz，强度 120% RMT，10min/次，1 次/d，连续 5 天。

（四）认知功能

认知功能由多个认知域组成，包括记忆、计算、定向、执行能力及语言理解、表达、应用能力等方面。认知功能障碍包括认知过程一方面或多方面的损害。脑损伤后，受损区域神经元的兴奋性降低可能导致认知功能整个环路的状态失增益（即对其他神经元调节作用的丧失），继而产生认知功能受损的表象。rTMS 可调节被刺激皮质的兴奋状态，促进受损认知功能网络重组。

研究证实，认知功能障碍患者（注意、记忆、语言、执行功能等）的有效刺激部位包括左侧前额叶、左侧前额叶背外侧区或右侧前额叶、右侧前额叶背外侧区、Broca 区、Wernicke 区、感觉联合皮质区等。高频 rTMS

刺激参数选择：前额叶皮质，刺激频率 10~20Hz，强度 80%~110% RMT，10~15 次。需要注意的是，目前研究发现 rTMS 对认知功能有选择性地改善作用，主要表现在执行记忆力、认知适应性和语言流畅表达方面，而对解决问题的能力，计划或推理的能力没有明显的作用。

30%的右侧大脑中动脉损伤后脑卒中患者会发生偏侧忽视，最常见的偏侧忽略出现在右侧后顶叶和颞上回发生病变时。目前大多把 rTMS 作为治疗偏侧忽略干预手段的研究，集中于降低左半球的兴奋性。rTMS 刺激参数选择：强度选择 80% AMT 或 100% RMT，共治疗 4~10 次。

临床研究证实，rTMS 应用于阿尔茨海默病的治疗是有效的。rTMS 可用于改善阿尔茨海默病患者的记忆功能、语言功能、注意力、定向力等。高频 rTMS 较低频 rTMS 刺激改善阿尔茨海默病患者的认知功能效果明显，刺激双侧前额叶背外侧皮质比左侧前额叶背外侧皮质改善阿尔茨海默病患者认知功能效果明显。

（五）其他

1. 疼痛　关于 rTMS 在疼痛患者中应用的临床研究广泛。目前已被用于神经痛、纤维肌痛、偏头痛等。其中 rTMS 对神经病理性疼痛治疗效果肯定，对纤维肌痛、偏头痛等的治疗效果尚需进一步的研究明确。

rTMS 治疗神经病理性疼痛常用参数：刺激部位为疼痛对侧运动皮质代表区，频率 20Hz，刺激强度为 80% RMT，2 000 个刺激/次，共刺激 5 次；或刺激频率 5Hz，刺激强度 90% RMT，500 个刺激/次，共刺激 10 次。

rTMS 用于治疗偏头痛推荐参数：刺激部位为左侧前额叶背外侧皮质，频率 10Hz，强度 70% RMT。不推荐低频 rTMS 用于治疗偏头痛。

rTMS 用于治疗纤维肌痛推荐参数：刺激部位为左侧前额叶背外侧皮质或运动主皮质区，频率 10Hz，强度 70% RMT；亦可选择刺激右侧前额叶背外侧皮质，频率 1Hz。

rTMS 用于治疗内脏痛常选择低频刺激右侧次级感觉皮质。

2. 痉挛　rTMS 可减轻痉挛，降低肌张力。rTMS 对痉挛的作用呈强度依赖性，与刺激频率无显著关联；对周围神经进行阈上强度 rTMS 可减轻痉挛。

3. 抑郁　rTMS 用于改善抑郁症状的疗效确切，2014 年《基于循证医学的 rTMS 治疗指南》中，rTMS 用于改善抑郁症为 A 级推荐。推荐治疗参数：刺激部位为左侧前额叶背外侧皮质，频率 10Hz，强度 110%~120% RMT，单次刺激 1 200~3 000 次，刺激 10~30 次不等。

综上所述，rTMS 技术作为一种新技术为临床相关疾病的治疗和研究开辟了全新的领域，是目前及未来神经康复的重要手段，其治疗效果需要以临床为基础行进一步优化，其治疗适应证广泛，相关作用机制也有待进一步的研究和探索。

（刘慧华）

第三节　经颅电刺激

一、概述

（一）概念

经颅电刺激（transcranial electrical stimulation，TES）是一种无创的大脑刺激技术，可以通过电流刺激大脑皮质而改变脑功能状态。TES 可以通过两个或多个电极作用于特定头部位置的头皮，大量电流通过软组织和颅骨在电极之间进行传导，部分电流可以透过头皮及颅骨，通过大脑组织进行传导，从而改变神经元的兴奋性。经过多年的摸索，研究者通过改变与兴趣行为相关的大脑区域的活动，观察由此产生的行为变化，从而在两者之间建立起因果关系。

（二）种类

TES 由许多不同的技术组成，包括经颅直流电刺激（transcranial direct current stimulation，tDCS）、经颅交流电刺激（transcranial alternating current stimulation，tACS）、经颅随机噪声刺激（transcranial random noise stimulation，tRNS）。上述 3 种技术均通过放置在头皮的电极进行应用，但是 ES 的模式不同，因此产生的神经行

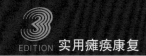

为结果也不同。

需要注意的是,TES 与我们熟知的脑刺激技术 TMS 最大的不同是,TES 技术所传递的电流不足以引起神经的动作电位,维持在阈下水平,仅影响大脑皮质的兴奋性。在此章内容中,我们将具体阐述每一种技术的特点和机制。

(三) TES 的使用方法

1. 设备　包括主机和电极(图 20-4、图 20-5)。

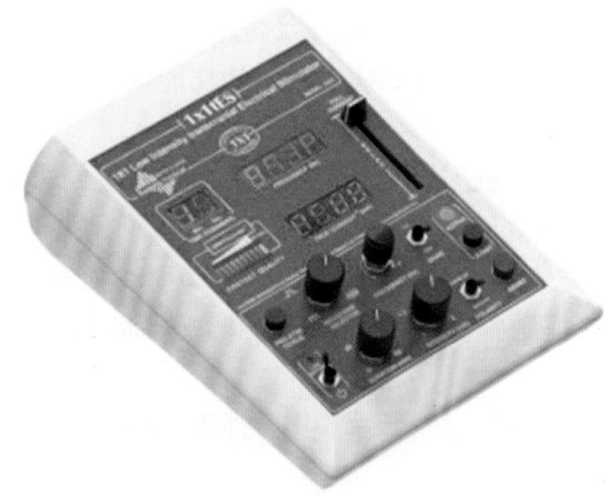

图 20-4　TES 主机

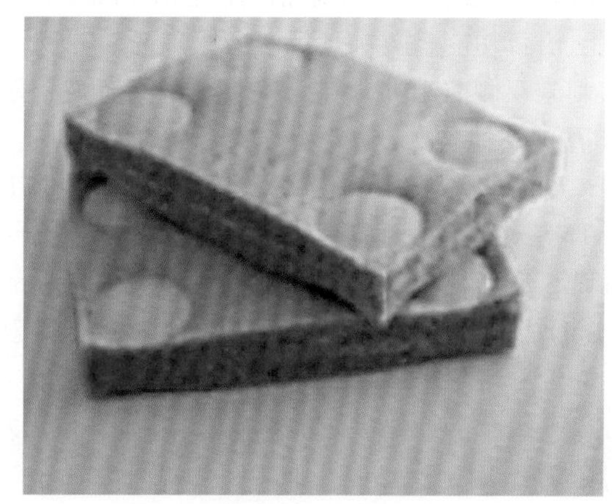

图 20-5　电极片

2. 电极　应用 TES 时,使用者通常将橡胶导电电极置于盐水浸泡过的海绵垫中,然后用不导电的弹性带将其中至少一个电极连接到头部。电极片尺寸通常有 3cm×5cm、5cm×5cm、5cm×7cm 等规格,每一种品牌的机器对应的电极片有所不同,目前对于高精度的 TES(high-defination tEC,HD TES)刺激器,正在用更小的电极阵列来提供更加聚焦的刺激,目前有 4×1、8×1 直至 32×1 等高精度模式。

3. 刺激部位　刺激电极(阳极)的位置取决于需要调节的脑皮质区域,返回电极(阴极)的位置通常放置在与被刺激大脑无关的区域,如眉弓上方,也可以置于头颅外位置,如肩部。准确的电极放置位置通常是根据国际脑电图(EEG)的 10-20 系统来定位的。需要注意的参数一般包括:刺激时间、电流大小、电极放置部位、阳极或阴极刺激。

二、经颅直流电刺激

(一) 治疗原理

1. 工作原理　tDCS 是通过使用低强度的直流电,通常是 0.5~2mA,通过一个或多个刺激电极(阳极)发出,通过头部,沿回路电极(阴极)返回,产生的单向电流可调节脑皮质的兴奋性,兴奋性通常在正极电极处增加,在阴极电极处减少。在脑运动皮质上应用阳极的 tDCS 可以增加运动诱发电位(MEPs)的波幅,而使用阴极 tDCS 可以降低 MEP 的波幅。重要的是,tDCS 产生的低强度电场使得跨膜电位在阈值以下而不能产生动作电位,这意味着它能够通过改变神经元的跨膜电位而调节神经兴奋性,从而使其更接近动作电位的阈值,但却不产生去极化。

2. 基础与临床循证　很多临床研究已经对 tDCS 的作用机制进行探讨。

(1) 动物研究:大量动物实验证明了 tDCS 通过降低 γ-氨基丁酸(GABA)的浓度和提高脑源性神经生长因子而发挥作用,同时 NMDA 受体也发挥关键作用,当用 NMDA 受体阻断钠离子通道后,tDCS 的短期和长期效果均未出现。tDCS 的长期作用被认为是突触可塑性的结果,已有大量的人类和动物研究为这一假设提供支持,但是其潜在的细胞机制尚未建立。在动物实验中,tDCS 可以通过调节长时程增强和长时程抑制影响突触效能,或者通过增强持续的可塑性。但是这些实验是通过离体脑片上发现的,结果并非特异性,并不能完全解释人体试验中的特异性现象。tDCS 可以调节 LTP 的效能,无论是在过程中刺激,还是预先进行刺激,但是 LTP 是如何诱导产生的,预刺激后如何启动持续的 LTP 效能改变仍不明确。一种假说是 tDCS 可以缓慢增加脑源性神经生长因子(BDNF)的释放,对 LTP 的影响也可能是通过胶质细胞介导的,tDCS 在影响 LTP 可塑性时是通过 NMDA 受体发挥作用,影响 LTD 可塑性时是通过代谢性谷氨酸受体(mGLU)发挥作用。

(2) 临床验证:不能单纯通过动物研究结果解释在人类研究中的现象,因为 tDCS 刺激对人类的影响可能远比在简化的动物实验中观察的原因更为复杂。MRI 检查记录了 tDCS 刺激后的极化现象,阳极刺激局部降低了 GABA 活性,阴极降低了谷氨酸的活性。总体来说,一些研究证实了很多不同信号通路的参与,但是究竟电刺激如何参与突触信号仍然不清楚。

(3) 未来研究:tDCS 影响神经元极性和突触可塑性效能可能与刺激的参数方案有关,tDCS 可能并非单独作用,而是需要可塑性的诱导。仍需要体内和体外实验以及计算机模型来进一步从细胞和神经网络水平分析其可能机制。

(二) 临床应用

目前国内 TES 中应用较广泛的是 tDCS,tACS 与 tRNS 尚在临床试验阶段。对于 tDCS 的临床使用,经历了十几年的发展,日臻成熟。

1. tDCS 逐渐受到临床关注 tDCS 与 TMS 几乎在同一时期问世,但在临床应用及其知晓度方面,远不如 TMS。近几年来,发表基础研究论文的杂志,如 *Science*、*Nature*、*Cell* 等先后发表论文,从基础研究方面提供了 tDCS 调节神经元功能的科学证据;而 *NEJM*、*JAMA*、*Lancet* 等发表临床应用研究的杂志,则从循证医学方面提供了 tDCS 临床应用的客观证据,使得 tDCS 的临床应用再次受到国际关注。

2. tDCS 临床应用 任何一种新技术应用于临床,其疗效的验证未必始终一致。tDCS 的临床应用研究也是如此,但越来越多的循证研究支持 tDCS 用于下列疾患:脊髓损伤引起的下肢疼痛,手术后疼痛,肌筋膜痛,抑郁症,脑卒中引起的运动、言语及认知障碍,帕金森病导致的运动及认知障碍,Alzheimer 病,多发性硬化等,证明 tDCS 具有广阔的临床应用价值和市场。

3. tDCS 的安全性 关于 TMS 和 tDCS 安全性的对照研究至今未见报告,从上述二者的主要作用机制来看,似乎 tDCS 较 TMS 更安全一些。由于 tDCS 不会引出神经元的动作电位,它对神经元的刺激作用主要表现为调节功能,使神经元更容易兴奋或抑制,为后续的治疗创造条件。基于这点考虑,tDCS 应该作为一种基础治疗手段,其疗效的产生与后续的干预治疗密切相关。

三、经颅交流电刺激

(一) 治疗原理

tACS 通过电极产生交流电,通常是正弦波。tACS 可以产生基于内源性脑活动节律结构驱动的正弦波刺激波形,由此产生的神经膜电压的周期性调节被假设为与大脑网络振荡(oscillation)相关的节律性去极化具有协同作用。因此,当与目标脑区的内源性振荡频率相匹配的 tACS 波形对脑的节律增强作用最强。

(二) 基础与临床循证研究

1. 动物研究 与 tDCS 不同的是,tACS 并不改变神经元的兴奋性,但是可以使大量潜在的神经元细胞与外源性刺激频率同步进行神经电活动。这种同步的神经电活动是由神经元跨膜的交流电实现的。神经元的极化反映了施加在其上的电流情况,并导致了膜电位的正弦波动。由于这种波动既与频率相关,又与施加的电流呈线性相关,因此低频电刺激比高频电刺激引起更大的极化。在特定的大脑区域内,神经元能够以一定的频率激活,这种能力能够使研究人员识别不同行为中涉及的关键频率,并在它们之间建立因果关系。

与 tDCS 不同,tACS 可以通过选择 tDCS 缺乏的刺激频率,在刺激目标方面提供一定程度的特异性。基于动力系统学的理论表明,即使微小定时的锁定的周期刺激也会影响目标系统的节奏行为,基于动物实验的研究也支持这种理论,即如果刺激频率和内源性脑活动频率相似,那么非常低的刺激幅度便可以达到系统的共振效果。

2. 临床循证 tACS 的一些研究均基于上述理论,研究者可以利用脑电图的频率峰值作为刺激频率,取得较好的效果。需要注意的是,外源性低幅度周期性刺激可以加强脑网络内源性振荡,对于 tACS 如何靶向募集神经细胞使脑自身内源性振荡增强而非被刺激频率所取代，这个机制目前并不明确。而且，刺激的效果同样依赖神经细胞的初始状态，内源性振荡的情况可以影响或限制 ACS 刺激的效果。总而言之，动作电位的反应时间和节律调节均与目标振荡相耦合发生。

四、经颅随机噪声刺激

（一）治疗原理

tRNS 是相对比较新的 TES 方法，始于 2008 年人体试验研究。tRNS 与 tACS 的相似之处是都使用交流电，但是 tRNS 在整个刺激期间并不是以固定的频率进行刺激，而是在特定范围内以随机的频率和振幅进行交替。曾有人论证 tDCS、tACS 和 tRNS 增强运动皮质兴奋性的有效性，发现 tRNS 是三者中最有效的方法。当使用 tRNS 时，刺激频率通常分布在 0.1～640Hz 之间，通常低频率刺激为 0.1～100Hz，高频刺激为 101～640Hz。tRNS 具有明显的神经和行为效应，10 分钟的刺激可以增加 1 小时的运动皮质兴奋性。

（二）基础与临床循证研究

tRNS 可以理解为 tACS 的一种特殊形式，动物实验显示，较高频率的 tRNS 可以调节大脑活动，所以有人认为较高频率的 RNS 应用更容易使神经细胞极化，有研究者测量了交流电刺激下神经元的极化情况，发现 100Hz 的交流电产生的电场和感应极化之间的耦合常数为 0.050mV/（V·m^{-1}），所以 100Hz 大脑中的 1V/m 最大只能使神经元极化 50V，相对于大脑功能的显著调节，这个值非常小。但是，许多突触连接的神经元刺激可能会提供一种放大机制。除此之外，tRNS 一个机制可能是随机共振（stochastic resonance），随机共振是指信号太弱不能超过阈值时，通过添加噪声而放大的现象，例如当大脑中的神经振荡低于引发动作电位阈值时，这些神经活动可能是通过突触连接的阈下活动产生，由神经元从其他脑区接收的振荡输入驱动不足以产生动作电位，此时如果加上随机噪声，两个信号的和在一定时间点上可能超过阈值。阈上活动频率可能取决于阈下的神经振荡，提示 tRNS 可以通过阈下振荡活动的放大来增加神经放电的同步化，从而可能改变内源性振荡。

五、TES 的应用前景

（一）临床应用现状

虽然 TES 与 TMS 几乎同时出现，但国内 TES 的应用远不如 TMS 普及，究其原因主要有以下几个方面：

1. 临床应用的认识不足 由于 tDCS 不能直接诱发出动作电位，治疗时不容易产生 TMS 那样的感觉（如声音、局部的震动等），因此，难以为患者及其家属接受；同时，tDCS 通过微弱电流作用人体，治疗时一般在 1～2mA，没有临床常用的低频电刺激或中频电刺激治疗时产生的皮肤刺激、肌肉收缩的感觉，容易误以为治疗作用不大；此外，推广力度不够，专业人员对此技术认识不足，都制约了此技术的临床应用。

2. 设备普及率不够 虽然 tDCS 是 20 世纪 80 年代在国际上出现的，但国外设备至今未能获批引入国内临床应用；国内自主研发的 tDCS 虽然临床使用超过 10 年（2010 年），但因推广力度不够，一直未能受到足够重视。而临床使用率低又制约了市场的发展，至今也只有极少数产品问世，形成了市场大、产品缺，有产品、缺推广的局面。

3. 临床应用的误区 误区一，认为 tDCS 通过微弱的直流电，这种电流既不如作用于肢体的电刺激（低频、中频）产生的电流强度大，也不如 TMS 产生的磁场，质疑 tDCS 产生的治疗作用。误区二，认为 TES 的作用是通过放置在头部的电极，电流要穿过颅骨才能到达颅内，作用于神经元，且治疗前并不需要特殊处理头发，质疑电流能否到达大脑皮质。误区三，TES 不能产生动作电位，不能使神经细胞直接兴奋或抑制。这些误区极大地制约了 TES 的临床应用。

（二）临床应用推广存在问题的对策

1. 进一步增加 TES 有效性和安全性的验证 TES 是近年来讨论较多的技术，虽然很多临床试验已经证实了无论是健康人的运动、认知功能，疾病状态如脑卒中后的运动、言语、认知等功能恢复，还是精神类疾病如焦虑、抑郁等，抑或是耳鸣、疼痛等多种问题，均显示有一定疗效。但是目前仍然限于临床试验阶段，其有效性和安全性需要更大的受试样本量进行验证。

基础研究证明,TES 虽然采用的是弱电流,通过放置在头皮上的电极发挥作用,但的确可以穿过颅骨到达大脑;虽然不能直接使神经元产生动作电流,但却可以调节神经元功能,使其具有更好地接受神经信息的能力,发挥兴奋或抑制的调节作用。此外,越来越多的临床研究,包括个案和随机对照研究(RCT)也证实了 TES 在治疗神经疾患方面的疗效。

2. 加强 TES 临床应用方面的研究 任何一项新技术的推广都离不开临床应用研究。在确保安全的前提下,疗效是第一要素。与 TMS 相比,TES 的优势在于仪器可以便携、使用操作方便、基本上没有什么副作用;更方便的是 TES 治疗仪自带安慰刺激(shame stimulation),这对于开展临床应用研究来说,非常方便。因此,要证明 TES 的有效性,就需要根据 TES 的作用原理,针对不同疾患开展临床研究,取得客观数据,多中心、大样本的研究尤为推崇。

(三) 未来临床应用发展

1. 临床应用应该个体化 在健康成年人中,TES 效应存在较大的个体差异,这是所有神经调节干预(包括刺激和药理学方法)的必然组成部分。这种差异可能由很多因素造成,如头部解剖结构、遗传、年龄、局部抑制或兴奋组织情况。因此,没有一个“放之四海而皆准”的应用 TES 的方法,即对每个个体、每种疾病采用相同的干预措施是无法实现的。在非侵入性脑刺激(non-invasive brain stimulation,NIBS)领域,应用大多通过“开环”方法获得,即预先定义的刺激方案通常适用于所有参与者,“闭环”应用是该领域正在发展的方向,即根据受试者内部大脑状态在线调整刺激参数。

2. TES 仍有较大发展空间 TES 可以与磁共振成像(fMRI)和脑电图(EEG)等技术结合使用,以密切识别认知过程和行为相关的大脑功能网络。此外,TES 中的 tDCS 作为一种有前途的治疗干预手段已经广泛在精神和神经疾病领域中应用,这种技术具有非侵入性、耐受性好、安全性好、无严重副作用等特点,可能会被临床广泛采用。TES 对大脑和大脑相关功能有多层次的影响,包括皮质兴奋性、振荡活动、神经可塑性、脑网络连接和认知过程的调节等。刺激的确切效果取决于各个方面,包括刺激方案、个体大脑状态以及与刺激相结合的特定任务的性质,应用 TES 的时间(认知或运动任务之前、期间还是之后)也是关键方面。TES 引起的神经可塑性也依赖于刺激参数,在大多数情况下持续时间相对较短,而且在个体之间并不一致,如果需要令其有更持久的影响,以及个体间均能达到良好效果,需要对所有参数、生理机制和效应的关系有更深入的理解,需要理解神经刺激参数(强度、持续时间、间隔、电极大小和位置)等和各个参数之间的相互关系。此外,我们仍需利用刺激参数的空间关系,如为了增强刺激的聚焦性和效率,电极目前发展为多通道,并发展了多通道刺激时的特定电极。

3. 综合治疗是发展方向 当 TES 与其他干预措施相结合时,可能会产生协同的效应,产生超过单独干预的临床效益。燕铁斌教授利用 tDCS 与功能性电刺激(functional electrical stimulation,FES)相结合刺激偏瘫患者下肢,发现“脑肢协同刺激”可以更好地促进偏瘫下肢的步行功能恢复。在其他协同的干预中也得到了证明,如 tDCS 与抑郁症行为疗法的结合、tDCS 与虚拟现实的结合等。为了增加每种治疗的效果并协同改善临床疗效,需要进行更系统的探索,以确定适当的治疗方案,包括每种治疗方案的相对时间、干预类型和强度、功能障碍的阶段和严重程度等因素。

综上,作为非侵入性的干预工具,TES 经过多年的研究,越来越多地应用在心理、运动功能和行为、认知等领域内,需要进一步探索其机制和临床潜力,以便全面开发最佳效果的刺激方案。

(郑修元 燕铁斌)

第四节 上肢功能性电刺激

一、概述

功能性电刺激疗法(functional electrical stimulation,FES)是指应用低频脉冲电流,根据预先设定的程序(频率、波形、脉宽、通断时间、波升/波降时间、周期等),以一定强度输入人体,诱发肌肉收缩产生相应的功能活动,以其产生的即时效应来代替或纠正器官或肢体功能的康复治疗方法。广义上,功能性电刺激疗法可用于人体许多器官的功能训练，如用于心脏功能的心脏起搏器、呼吸功能的膈肌起搏器、听力功能的人工耳蜗、排尿功能的膀胱尿道电刺激，以及治疗语言吞咽障碍技术的吞咽肌电刺激等。

FES 最初的临床应用是20 世纪60 年代美国医生 Liberson(1961)利用电刺激腓神经，成功地矫正了偏瘫患者的足下垂，从此 FES 在脑卒中偏瘫的运动和感觉功能的恢复方面获得了成功的应用，并于 1962 年将该治疗方法正式命名为功能性电刺激疗法。到了 20 世纪 90 年代，康复新理念强调康复的及早介入，FES 随之应用于脑卒中后早期的肢体功能恢复。随着研究技术和方法的深入，FES 的应用范围日益增大，治疗时间窗逐渐扩大至整个脑卒中病程周期。燕铁斌教授团队也在 *Stroke* 等国际杂志上陆续发表了 FES 在偏瘫下肢的研究成果。越来越多的学者发现，FES 可以延缓早期脑卒中患者偏瘫上、下肢肢体痉挛的发生、减轻痉挛程度，改善肢体运动功能，提高日常生活自理能力。

二、治疗作用和作用机制

（一）治疗作用

FES 的治疗作用包括功能替代和功能重建。功能替代指 FES 代替肢体和器官已丧失的功能；功能重建指 FES 在刺激神经肌肉的同时，刺激传入神经，将不断重复的运动模式信息传入中枢神经系统，在皮质形成兴奋痕迹，逐渐恢复原有的运动功能。

（二）作用机制

神经细胞的电活动是人体信息传递的基本方式。中枢神经系统损伤患者仅上运动神经元功能障碍，而神经传导通路仍存在，并有应激功能，且下运动神经元、肌肉仍保持完整的结构和兴奋性，但因失去来自上运动神经元的正常运动信号，不能产生正常的随意的肌肉收缩。因此，若向完好的外周神经施加适当参数的电流，可以引起神经细胞兴奋和肌肉收缩，恢复运动功能。FES 的工作原理本质上是利用神经细胞对电刺激的反应传递外加的人工控制信号，通过外加电流使神经细胞产生与自然激活完全一样的神经冲动，使其支配的肌肉纤维收缩，完成相应的功能活动。最终，促使肢体功能的重建以及心理状态的恢复。目前有关 FES 治疗增强患者运动恢复的可能机制有多种理论，但主要基于以下几点：

1. 增加肢体感觉输入　电刺激产生的感觉模式输入对神经的活动模式具有重要意义，偏瘫肢体由于缺乏必要的活动，缺乏肢体传入的各种感觉信息，FES 模拟正常抓握运动、正常行走模式运动，这些运动是一种交互式运动，非单一关节的屈、伸运动，因此 FES 可以调节脊髓、皮质多个环路功能趋于正常，减少脑卒中后异常的运动模式，如上肢屈肌、下肢伸肌运动模式，诱导分离运动尽早出现，恢复协调运动。

2. 强制性使用原理　FES 刺激肢体运动可看作是另一种的强制性使用，瘫痪肢体反复多次的主动运动促进大脑相应区域的功能重组，皮质兴奋性增加和皮质结构变化，增强大脑的运动活性。

3. 促进侧支循环建立　反复的电刺激可能通过机械刺激，经感觉传导通路或非特异性感觉传导通路或网状结构，重建与周围神经元的神经联络网，使脑内侧支循环开放，脑组织细胞供血供氧能力增强，促进内源性神经干细胞的增殖、迁移、分化，参与神经再生，挽救濒临失去功能的神经元，促使星形胶质细胞增殖，加强功能。

4. 增加大脑可塑性　可塑性是中枢神经系统治疗的主要机制，积极地运动训练能够提高个体的行为能力和相邻或对侧运动皮质的可塑性，这就是所谓的使用依赖性可塑性。FES 在刺激肌肉收缩的同时，不断地重复单一的运动模式，向中枢传入重复的、相同的运动模式信息，在大脑皮质形成兴奋印迹，刺激突触再生，促进主动运动功能恢复。这一过程涉及肌肉毛细血管数量增加，改变肌纤维的类型。

5. 促进神经营养因子分泌　动物实验发现，模拟正常运动模式的功能性电刺激不仅可以改善脑卒中模式的运动功能、增强其运动能力，同时在广泛的运动皮质及海马区域神经营养因子的浓度明显增高，神经营养因子被认为是一种能够促进神经细胞存活、生长、分化的蛋白质，减轻神经损伤。

三、上肢 FES 主要治疗设备

上肢的 FES 设备同刺激其他身体功能的 FES 设备基本一致，包括刺激器、刺激电极和刺激程序。

1. 刺激器　通常采用能输出低频脉冲电流的电刺激器，由微电脑芯片控制，可以预先设置各通道的刺激程序和刺激电流参数。对刺激器的控制方法也是其中一项重要的技术。目前,对于上肢刺激器的控制主要分为被动控制的单纯循环刺激(cyclic stimulation)(按照芯片预先设计的程序)、神经假体(neuroprosthesis)、手动控制开关(主动抓握物体,当需要释放物体时,健侧手手动控制电刺激开关使手指松开物体)、肌电控制开关(EMG triggered stimulation)、插入式刺激器(injectable microstimulators)、对侧控制功能性电刺激和脑电控制开关的联合工作站(incorporation of work stations)。

2. 刺激电极　上肢的刺激电极主要有表面贴敷电极和植入式电极两种,而植入式电极多用于需要长时间进行功能性电刺激的患者,以保证肌肉收缩的持续性,如肩关节半脱位,但经皮植入肌肉的电极会暴露在来自人体皮肤的机械紧张力下。日本一项早期研究发现,1 个月后,有 35%的电极会断裂。但随着材料学和仿生技术的发展,植入电极的耐久性也在逐渐提高。上肢刺激电极的位置因目标动作的不同有所差别,但考虑到中枢神经系统损伤后上肢主要的异常模式,其刺激电极的选择多为上肢伸肌肌群(如三角肌后部、伸腕肌群等),但具体的位置可随治疗目的和患者功能障碍状况选择。选择目标肌群后,上肢 FES 电极主要置于各有关肌肉、肌群的表面的运动点(如上肢前臂背侧距离腕关节 1/3 处的拇外展运动点、腕关节 1/2 处腕背伸的运动点等)或神经点,以便更好地诱发功能动作。

3. 刺激程序　治疗前调整具体的治疗参数(如频率、脉宽等),贴好电极进行治疗时,各通道的刺激电极会按预置的程序进行刺激,使上肢各肌肉先后产生收缩活动,形成接近正常的动作。治疗初期每次刺激 15~20 分钟,每天数次,随着功能的恢复,逐步延长刺激时间,调节电流参数,最后过渡到自主活动。

四、临床运用举例

(一) FES 治疗肩关节半脱位

1. 肩关节半脱位发生机制　肩关节半脱位泛指肱骨头向下、向前半脱位。从解剖学来讲,肩关节是人体中最灵活但稳定性最差的关节,其稳定性有赖于关节周围的肌肉、肌腱及韧带相互协调,共同维持。肩关节主要由冈上肌、喙肱韧带、冈下肌、三角肌后部、肩胛下肌、盂肱韧带等围绕关节囊,发挥其绞锁机制,维持肩关节稳定性;其中防止盂肱关节脱位最重要的肌肉是肌纤维呈水平走向的肌肉,特别是冈上肌、三角肌和冈下肌的后部肌纤维。脑卒中软瘫期患者,患侧三角肌和冈上肌张力低下,难以维持盂肱关节正常位置。当坐位或站位时受患侧上肢的重力影响,上肢向下脱垂,使得肩关节囊和韧带松弛而被牵拉,肱骨头从关节盂下滑,出现肩关节半脱位。据调查,上肢完全无运动功能的患者肩关节半脱位发生率可达 81%。此外,肩关节周围肌力失衡导致肩胛骨向内下旋转,也是肩关节半脱位的原因之一。

2. 上肢 FES 的使用方法　结合卒中后肩关节半脱位发生的原因,上肢 FES 电极常放置于预防肩关节半脱位的关键肌肉冈上肌和三角肌中后部,而频率、脉宽、刺激时间、刺激方式、强度等参数的选择与患者的卒中病程、肩关节半脱位程度息息相关。

(1) 脑卒中急性期和恢复期肩关节半脱位:脑卒中后 2~4 周是肩关节半脱位发生的常见时期,此时的治疗目标是在不引起疼痛的情况下尽早对肩关节半脱位进行干预治疗。刺激部位主要为冈上肌和三角肌后部,以帮助固定肱骨头在肩关节盂中。开始治疗时刺激器的波宽可为 300~350μs,通断比为 1∶3,随着治疗次数的增加,通断比可从 1∶3逐渐增到 4∶2;刺激频率为 35Hz,刺激强度为足以引起肌肉强直性收缩的程度为宜,每次刺激时间从 30min/d 逐渐过渡到 1.5h/d,甚至 6~7h/d(植入式电极多用);治疗持续时间通常为 5~6 周,每周 5~7 天。

在治疗的具体方案上,不同研究略有差异,最初在 1986 年,Baker 等人对 63 名半脱位超过 5mm 的脑卒中患者进行 FES 治疗,结果显示与肩吊带相比,肩峰-肱骨头距离明显缩小。随后有学者提出三阶段刺激方案,即第一过程刺激频率 8Hz,持续 90 分钟;第二过程刺激频率 40Hz,持续 30 分钟;第三过程刺激频率为 1Hz,持续 10 分钟。持续该刺激方案 5 周。该治疗方案不仅能够明显减轻肩关节半脱位,并能保持疗效达 24 个月;亦能够减轻肩关节在一定范围内运动时的疼痛,显著增加肩关节前屈和外展的主动活动范围。也有学者逐渐增加每次刺激的持续时间和通断比,刺激持续时间由 1.5 小时渐增至 6 小时,通断比由 10∶12 逐渐调整到 30∶12;7d/周,共 6 周。结果显示,除可减轻患者肩关节半脱位外,亦可增强上肢运动功能评分和改善肩痛。但目前建议卒中后肩关节半脱位的刺激参数应以提高肌肉耐力的参数为宜,即持续时间长、强

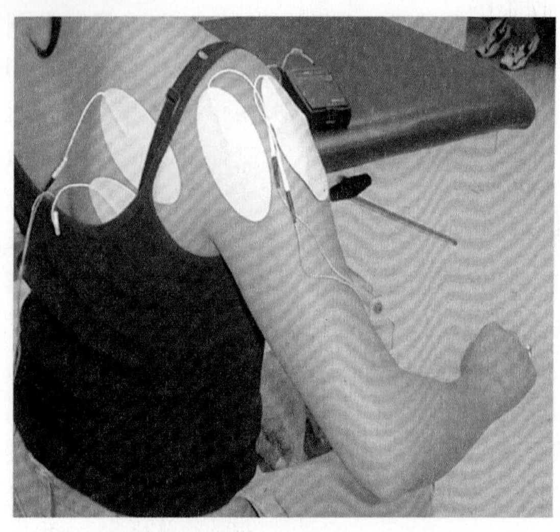

图 20-6 肩关节半脱位的 FES 治疗

度低、波宽大等，同时应合理选择刺激电极的部位（图 20-6），刺激时不宜过多引起斜方肌的收缩。

（2）脑卒中慢性期肩关节半脱位：慢性期肩关节半脱位多指病程 1 年以上的患者。慢性期肩关节半脱位的研究提示，FES 的效果不如急性期和恢复期及时干预的治疗效果，但电刺激仍可减少慢性期患者长期负重所致的肩关节半脱位，提高上肢功能活动的安全性。

总体来说，单次刺激时程，总的治疗时程，是否在入院 48 小时内开始治疗，治疗过程中运动功能评分是否增加均可影响急性期和恢复期肩关节半脱位的治疗效果及效果的维持。诸多研究已确定脑卒中后急性期、恢复期及慢性期患者进行 6 周以上的 FES 治疗可以促进肩关节结构和肌肉组织的康复，减少偏瘫患者肩关节半脱位的发生率，但 Ada 等的荟萃分析证明，早期予以电刺激可以预防肩关节半脱位的结论是可靠的，对于肩关节半脱位已经发生的患者再予以电刺激治疗的作用不明显。Vafadar 等在一篇系统性回顾中提出，对于病程小于 6 个月的卒中患者持续使用 FES 和功能训练 4 周以上可以使卒中后肩关节半脱位提高 4.9mm，而对于>6 个月的患者 FES 治疗效果不明显，部分试验半脱位可提高 2.0mm，但都表示不配合功能训练的单纯 FES 治疗对肩关节治疗效果不佳。也有学者研究发现，FES 纠正肩关节半脱位的即刻效果明显，基本可达到与健侧相同的肩盂肱关节的空间几何位置，但长期效果不明确，与 Linn 等人的结果一致。因此，应用 FES 对于脑卒中慢性期患者肩关节半脱位的预防及治疗效果仍需进一步探讨，如借助超声等更敏感的检测。多个国家的脑卒中诊疗指南中推荐脑卒中患者使用 FES 改善肩关节半脱位情况，特别是对于长期处于软瘫的卒中患者，建议使用 FES 配合上臂支撑或悬吊带的方法。

（二）FES 改善腕、手功能

脑卒中后，绝大部分患者的上肢功能的恢复要明显慢于下肢，超过 80%的患者都存在不同程度的上肢功能障碍。上肢及手功能恢复较慢的原因与手功能的复杂程度、皮质代表区的广泛程度有关，脑卒中患者手部功能的恢复仍然是康复医学领域的难题。脑卒中上肢功能恢复中，常见的腕手功能障碍包括不能控制的屈肌协同模式、腕和手指屈肌张力过高以及手部不能作为独立关节进行屈伸运动，这些异常运动的存在使得偏瘫手在重获腕背伸和抓握等功能时变得十分困难。另外，由于偏瘫手功能受损，患者倾向于使用健侧上肢，一定程度上阻碍了大脑可塑性的出现，因此，上肢 FES 在偏瘫手的功能诱发方面具有独特的优势。上肢 FES 已不再是患者被动接受电刺激的治疗，而是真正与功能运动相结合、主动参与的反馈式刺激（结合镜像治疗、结合经颅直流电等），电刺激的最终目的也从防止肌肉萎缩扩展到诱发主动运动，实现日常生活活动独立的上肢功能性电刺激治疗技术。

1. 被动电刺激法 上肢 FES 最初的使用方法是利用 FES 本身的低频电刺激功能对腕部、手部的肌肉进行刺激（图 20-7），类似于神经肌肉电刺激治疗的方法，也是上肢 FES 最常用的刺激方法。林子玲等使用双通道 FES 治疗仪刺激伸腕肌群、三角肌中部和冈上肌，治疗参数选择 30Hz，300μs，通断时间为 5s/5s，坡升/坡降为 1s/1s，FES 组与无 FES 组均进行常规治疗，3 周后 FES 组在 1、3、6 个月的随访中上肢目标肌群肌力、FMA 和 Barthel 评分均优于对照组。Hara 等对病程 1 年以上

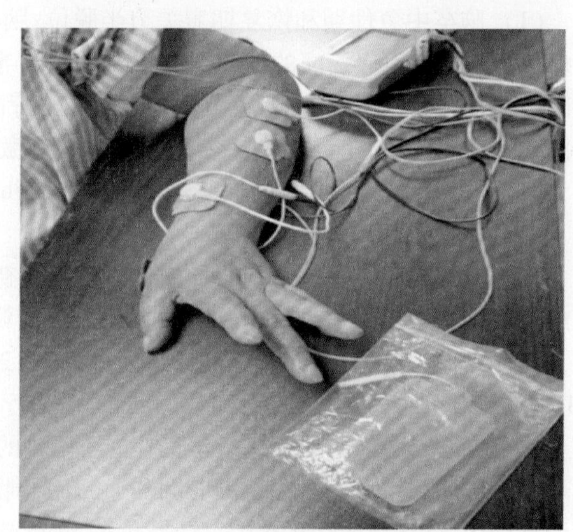

图 20-7 上肢被动电刺激法

的脑卒中患者进行一次 40 分钟的 FES 治疗，4 个月后 FES 组增加患者腕与指关节的活动度，并改善上肢痉挛程度。Popovic 等同样使用 50Hz，300μs 的刺激参数治疗脑卒中患者腕、手功能，3 周后受试者的上肢功能也有提高。Theilig 等发现，持续 2 周的 FES 治疗可以促进脑卒中患者运动功能恢复，缓解偏瘫侧手痉挛，并能够显著改善腕背伸和关节活动度。作者发现，在使用单纯刺激法时，治疗参数的选择基本一致，刺激频率 30~50Hz，脉宽 200~300μs，通断比为 1∶1或 1∶2，刺激强度为运动阈上，刺激时间至少 30 分钟，治疗总时长可至少持续 3 周。对于脑卒中患者，不同时期选择的电刺激参数略有不同，急性期和亚急性期的患者刺激频率常为 40Hz，脉宽 0~300ms，电流强度 10~50mA；慢性期卒中患者可适当增加频率和脉宽等参数，虽然没有统一的参数，但考虑到神经刺激肌肉的生理特性，如不应期、兴奋性等，上肢 FES 的频率不宜超过 50Hz，其他参数可根据需要进行调整。单纯刺激的机制研究也随着影像技术的进步逐渐进行着更新，已有学者对被动刺激时大脑皮质的即刻变化进行了研究，结果发现试验组双侧初级感觉运动区（SMC），小脑、岛叶、前额叶皮质（PFC）、扣带回运动区（CMA）等第二运动区均有双侧激活，提示 FES 不仅诱发上肢正常运动，还可借助感觉反馈调节输出区域。

2. 闭环控制刺激　闭环控制系统是系统中配有传感器，传感器可在刺激过程中即时反馈患者肌力、皮肤感觉等信息，使得控制中心对刺激强度进行及时调整。目前，上肢 FES 常用的信号收集系统根据采集信号的位置可以分为两种类型。

一种是同侧控制 FES（ipsilaterally controlled functional electrical stimulation，ICFES），即通过收集患侧腕、手的肌电信号，当患侧肌电信号达到患者当前手功能阈值时，传感信号就会触发电刺激，帮助患者进一步扩大腕手功能范围以便进行任务训练。通常研究者在使用 FES 时会配合任务导向性训练或上肢作业治疗。朱琳等使用上肢 FES 肌电触发式刺激结合任务导向训练（图 20-8），如患者在进行腕背伸时前臂保持旋前位、拇指外展把持住杯子，在进行腕掌屈时将杯子松开；或者患者在进行腕背伸时前臂保持中立位、拇指外展握住杯子并移动，在腕掌屈杯子触桌后将手指放松。治疗 12 周后 FES 肌电反馈式训练更有利于卒中患者上肢运动功能改善及腕关节背伸的关节活动度提高。Alon G 等将脑卒中患者分为 FES 组和常规训练组，FES 组开始只进行每次 10 分钟，共 4 次的电刺激，每次刺激指伸肌、拇短伸肌、指浅屈肌、拇长屈肌和大鱼际肌，刺激频率 36Hz，通断时间 7s/7s，然后以每天增加 5 分钟的频率完成 12 天的任务导向性训练，由于入选为早期患者，作者选择 1 小时的 FES 配合训练以及 30 分钟单纯 FES 治疗的形式，结果显示 FES 组 Jebsen 手指功能测试的平均时间为（6. 7±2. 9）秒，明显高于对照组的（11. 8±5. 4）秒。上肢的 FES 也可以配合康复踏车一起使用，帮助患者在上肢的屈伸循环运动中主动参与，以提高双侧协同运动的功能（图 20-9）。

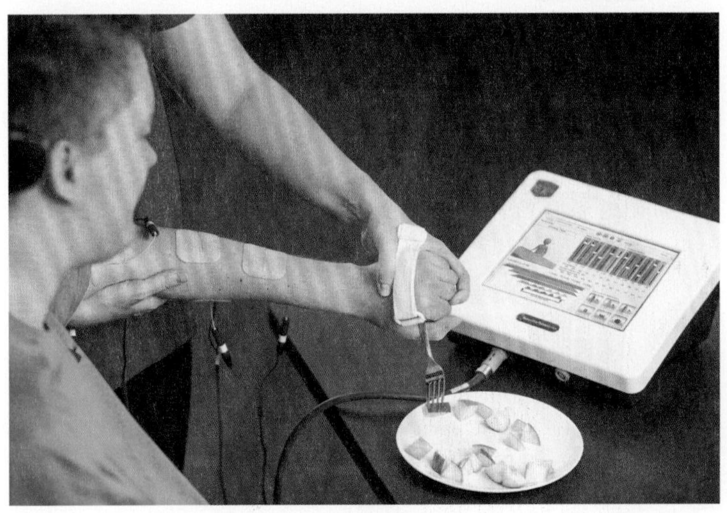

图 20-8　上肢同侧控制 FES

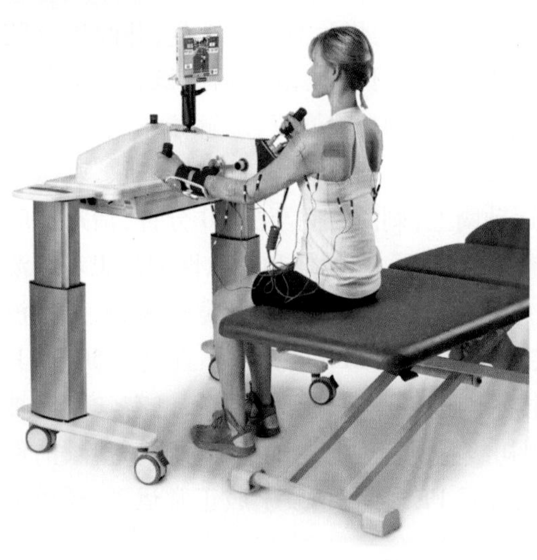

图 20-9　上肢 FES 联合康复踏车训练

另一种采集部位是通过采集健侧腕、手肌电信号，即对侧控制训练 FES（contralaterally controlled functional electrical stimulation，CCFES）。CCFES 是先让健侧做出轻微目标动作，记录此时的肌电值，再通过调节电流强度使患侧达到同样的目标动作（图 20-10）。治疗开始时，双侧上肢同时进行训练，当患侧无法达到治疗前采集的健侧肌电值时，就会得到一次外部刺激。CCFES 在整个过程都需要运动控制，不同于第一种在某个时间点给予刺激，患侧肢体运动的范围、速度、持续时间、休息时间都受患者自己控制，使得患者在训练中注意力更加集中。并且，CCFES 可以很好地使运动意向（中枢神经活动）和刺激的运动反应（周围神经活动）最大程度地同步化。在进行 CCFES 时，患者双侧手能同时完成相似的动作，大脑会“误以为”能同时控制双手。这种运动控制的错觉可激活支配受累侧肢体的运动神经元，引起神经改变，促进脑功能重组和运动恢复。这种双侧对称性运动的模式是中枢神经系统损伤后（特别是恢复后期），较为推荐的治疗技术。Knutson JS 最早于 2007 年提出使用健侧手运动来引导 FES 装置刺激患侧做同样动作，随后进行了多种类型的试验。2012 年的研究是将脑卒中患者分为两组进行 FES 治疗，组 1 使用 CCFES，组 2 使用单纯循环式的神经肌肉电刺激，刺激频率均为 35Hz，两组在两种刺激模式引导下完成 6 周手部拧开盖子的功能性训练任务，随后在 1 个月和 3 个月后进行评价，结果显示组 1 患者的手指自主运动角度、手指运动轨迹错误率、FMA 和盒子积木测试中均高于组 2，而这项试验的不足之处是两组患者的入组标准均较高，一定程度上限制了试验结果的适用性。对侧控制的 FES 是近几年上肢 FES 研究和临床使用的热点，沈滢等采用 60Hz、脉宽 200μs，波升/波降比为 1s/1s 的 CCFES 对脑卒中患者腕背伸进行三种动作幅度的刺激，即<10%、<50%和 100%的动作幅度，连续治疗 3 周后，试验组 Fugl-Meyer 评分法、上肢运动力指数（motor index，MI）、偏瘫上肢功能测试-香港版、主动腕背伸活动度（AROM）均有明显提高。CCFES 除了使用健侧肌电控制，还可以使用健侧关节角度控制。有研究通过戴在健侧手指的加速器感知健侧手指的关节活动度，并实现触发患侧手的 FES（频率 40Hz，脉宽 200μs，波升 3 秒，波降 2 秒，刺激时间 3 秒，强度以使患者完全伸展手指为据），干预为每次 1.5 小时（0.5 小时 FES+1 小时常规治疗），每天 1 次，共 15 次，亦可明显改善手功能及肌肉张力。

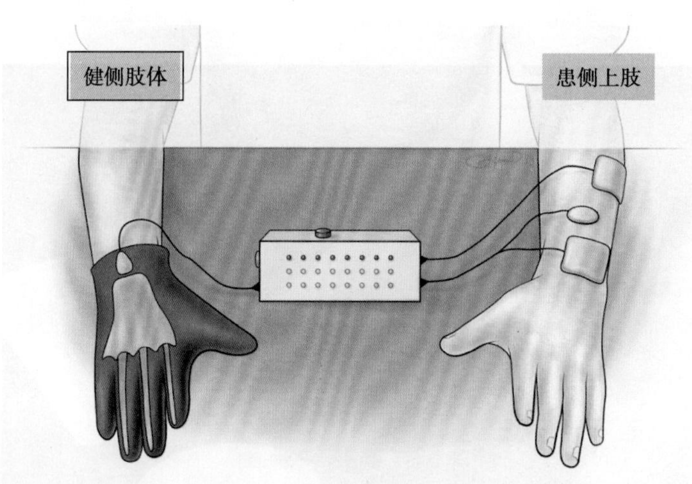

图 20-10　上肢对侧控制 FES

3. **FES 结合镜像治疗**　镜像疗法（mirror therapy）又称镜像视觉反馈疗法（mirror visual feedback，MVF），利用平面镜原理，打破了传统神经学所认为的大脑皮质区域控制理论，是近年逐渐兴起的治疗方法

(详细介绍可参考本书第十九章第三节)。但单纯的镜像治疗对于上肢功能较差的患者难以实施,且缺乏适当正性反馈的训练方法对于中枢神经系统损伤的患者是有局限性的,因此,越来越多的学者提出将 FES 技术与传统的镜像治疗相结合,以弥补 MVF 的不足。Yun GJ 等将脑卒中患者分为 3 组,即镜像治疗组(M)、功能性电刺激组(N)以及两组结合组,其中电刺激参数脉宽为 250μs,频率 35Hz,通断比 5∶5,电流强度 30~70mA,刺激部位选择指总伸肌、拇短伸肌,每组均配合常规的作业疗法,经过 3 周的治疗后,结合组的腕手协调性和指伸肌肌力方面优于其他组,但痉挛水平和腕部肌力无明显差异。Kojima K 等选择急性脑卒中患者进行 8 周的 MVF 结合 FES 的治疗,波形选择双向波,200μs,50Hz 的刺激,每次治疗 20 分钟,按照电刺激与物理治疗的前后顺序,即先进行 4 周运动疗法,后进行 4 周电刺激为延迟组,反之称为即刻组,结果发现加入镜像电刺激后,腕手的主动训练效果可得到提高。

4. 脑电控制刺激　研究证明,非患者主观运动意愿控制的电刺激难有自适应性,极大地制约了其康复效果。近年国内外涌现了一批脑机接口(brain-computer interface,BCI)与 FES 结合在卒中康复的应用研究。Clare 等采用 BCI 系统进行了运用运动想象模式控制 FES 试验,发现 FES 触发前和过程中实施镜像治疗能产生最强的运动皮质功能激活效果。Biasiucci 等结合 FES 与 BCI 应用于慢性脑卒中患者的康复训练中,发现 BCI-FES 有助于患者神经可塑性发生变化,对运动功能恢复有显著影响。张丽清等也验证了基于 BCI 电刺激技术对促进脑卒中患者上肢功能恢复的有效性。脑电控制的功能性电刺激康复系统包括硬件和软件两大部分。硬件由脑电放大器、电子计算机(数据处理)和功能性电刺激仪构成;软件含信号采集软件和信号处理软件。整个系统可分为 4 个主要模块(图 20-11),即信号采集模块、信号处理模块、指令控制模块和信息反馈模块。信号采集模块的主要功能为实时采集用户的脑电数据并经适当处理后送至信号处理模块;信号处理模块设置相关参数,对收到的脑电信号进行处理分析,解读用户主观动作意愿,并将结果发送到指令控制模块;指令控制模块在接收到主观动作意愿解读结果后,将其转换为相应的 FES 控制指令(按患者主观意愿进行肢体康复训练),达到所"动"即所"思"的理想康复训练效果;信息反馈模块将用户肢体运动状态和运动意图识别结果实时地反馈给用户,激活感觉运动皮质,从而起到促进患者大脑神经功能与肢体运动协同康复及可塑性重建的积极作用。多项研究发现,长期使用脑电控制功能性电刺激康复系统进行自主康复训练,有可能帮助脑卒中偏瘫患者的脑神经运动控制功能状态由非正常的同侧占优逐渐向对侧占优的正常态转化,使其得到可塑性重建。但目前脑电控制 FES 仍处于研究的起步阶段,一些参数和模块仍不明确和稳定,如在阈值优化方面引入灵敏度和特异性等相关参数,实时调控决策阈值,以及扩大受试者的样本量和种类(试验多集中于脑卒中患者)。

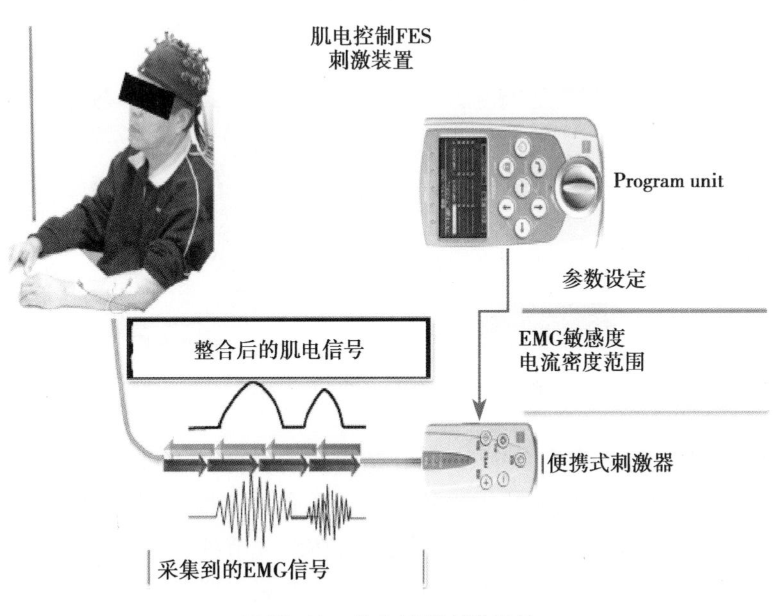

图 20-11　脑电控制刺激系统

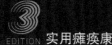

5. 其他类型的上肢 FES　除了上述几类运用广泛的腕手功能性电刺激，FES 与机器人或外部手功能辅具相结合的神经支具也是逐渐兴起的一类上肢功能性电刺激形式。神经支具在 20 世纪 60 年代已陆续出现，该系统通过表面刺激电极控制手的力量抓握和伸展，但由于该系统需要外接电源（便携式电池未出现），因此其普及性受到极大限制。后期随着工程和医学技术的快速发展，此类系统又得到了进一步开发。上肢及手功能十分复杂，临床训练的难点之一是训练强度无法保证，如果将电刺激结合手部支具后，不仅方便患者的日常训练，提高训练强度，还可以有效抑制拮抗肌的兴奋性，这在一定程度上可促进患者功能的提高。

第一种临床常用的上肢 FES 系统为以色列 Roger Nathan 和本古里安大学的团队合作开发的 NESS H 200，也称为 Handmaster 系统。该系统包括一个可调的腕手支具，内部安置有 51 个表面刺激电极，施加单通道恒压对称双向刺激波，以刺激手指和拇指肌肉（图 20-12）。系统预编程了一组手指屈伸程序，包括 3 种运动模式（提高特定肌肉肌力）和 3 种功能模式（与 ADL 匹配的掌部抓握，放开，匙状抓握），配有 LCD 屏幕，操作简便，适合家庭式训练。它是目前美国食品和药品监督管理局（FDA）认可的应用于高位截瘫及偏瘫患者手功能康复的体表 FES 系统（无线款已于 2013 年研发完成）。一项高位截瘫患者的研究中，使用神经支具可以有效提高 ADL 能力和手功能。但该系统不具备实施反馈机制，不能根据患者的力量调整刺激的输出大小。目前国内一些研发机构也在逐渐引进并开发上肢的 FES 训练系统，XFT 系统自带触感器，患者不需要另行粘贴电极（图 20-13）。

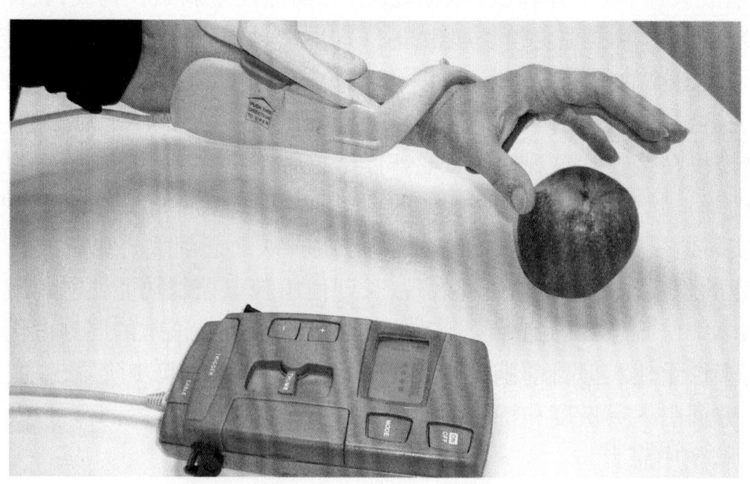

图 20-12　NESS Handmaster 上肢 FES 系统

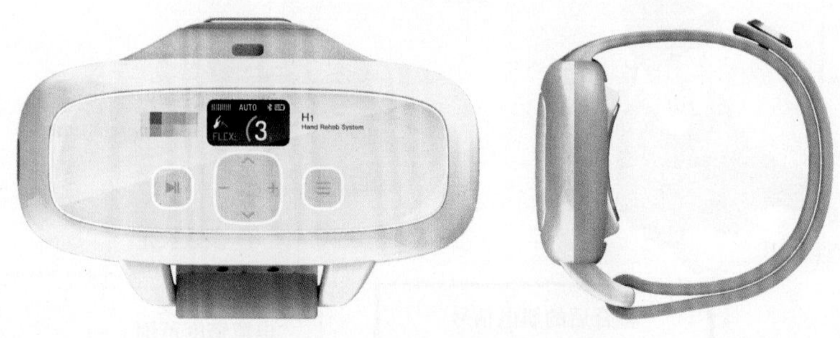

图 20-13　XFT 上肢 FES 系统

第二种是仿生手套，它最初是在患有 2 年 C_6 段脊髓损伤的女性身上进行了测试。第六代由 Alberta 大学开发并在北美和欧洲等地进行了多家医疗中心的研究。手套为无指手套，配有 3~4 个刺激电极，电极需黏附于患者手及前臂相应运动点，患者戴上手套和袖套后，在腕关节处放置位移传感器，当患者腕背伸到一定角度时，可以协同触发近端的指长屈肌、拇外展肌和远端的拇短屈肌完成抓握，而腕屈动作是从前臂的背向刺激指长屈肌和拇指外展肌完成手指放松的动作。仿生手套在四肢瘫痪功能指数（quadriplegia index of function，QIF）评价中，在 QIF 初始得分较低的患者身上起到了较好地辅助恢复上肢功能的效果，但并不表明患者可以完全独立活动，也需要其他辅助治疗手段来达到更高程度的康复。同时，由于手套有两部分组成，需要感受腕部运动仅适合 C_6 节段以下损伤的患者，穿戴不方便，不能持重物，因此仿生手套在临床和居家运用中普及程度低。

第三种是由美国凯斯西储大学（Case Western Reserve University）的 Kilgore KL 教授团队设计开发的 Freehand 系统，这也是 FDA 批准较早的一套手部系统。该系统最初是治疗脊髓损伤导致上肢运动障碍患者，以实现远端拿捏以及手掌抓握功能，它的结构包含 8 通道植入式的刺激器、控制单元、传导线圈，以及肩部位置传感器、电极等部分。目前已从健侧肩部控制的第一代（图 20-14）发展到目前无线遥感技术控制的产品。其中，第二代 Freehand 系统可运用于脑卒中患者和高位截瘫患者。二代系统在肱三头肌、旋前方肌以及手部一些内在肌增加了刺激位点，从而使偏瘫侧上肢功能活动更加自然、协调；并且，植入式传感控制方法代替了第一代对侧肩关节的外置传感器，既可以通过检测关节角度触发电刺激，也可以通过随意肌（如腕伸肌、肱桡肌等）或非随意肌（如胸锁乳突肌或斜方肌等）的肌电信号触发电刺激，因此可以使 FES 更大程度地帮助中枢神经系统患者完成功能活动。对 51 名脊髓损伤患者的研究发现，在抓握力测试中，大多数患者在植入的 Freehand 系统激活后都表现出远端拿捏能力以及手掌抓握力明显提升，ADL 能力评估中，所有参与者都能在至少一个方面获得提高，而绝大多数可提升至少三个方面的能力。但是考虑到植入技术较复杂，需要对临床医生进行严格培训、增加感染风险且手术费用较高，故目前该疗法尚无法产品化和在临床上广泛推广使用。

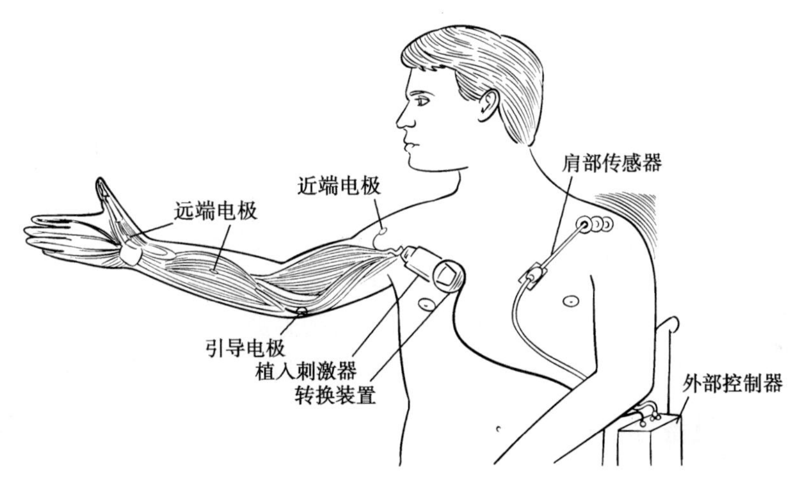

图 20-14　第一代 Freehand 上肢 FES 系统

第四种为 HANDS 系统，该系统由日本学者 Toshiyuki Fujiwara 等设计开发，HANDS 是混合式辅助神经肌肉电刺激（hybrid assistive neuromuscular dynamic stimulation）的英文缩写（图 20-15）。HANDS 系统需要佩戴者可自主行走、能检测到腕部肌群肌电、患手稍能上抬，认知正常且身体无痛。每天进行 90 分钟的作业治疗（OT），穿戴 8h/d，每周持续 5 天，共治疗 4 周，结果表明试验组 FMA 评分远端腕、手得分和运动活动指数等均有所提高，且佩戴无副作用。目前，此系统尚未市场化。

综上所述，随着科学技术的进步，上肢功能性电刺激的刺激模式更趋多样，刺激器的设置更加人性化，刺激设备也逐渐从有线向无线发展，控制芯片（如瑞士生产的 Compex 运动康复仪具有记忆存储芯片）和刺激材料更加科学化，FES 结合的康复设备也多样化（如与康复机器人结合）。越来越多的证据支持上肢 FES 的治疗价值，它已经成为卒中患者临床手功能康复过程常规使用的治疗方法之一。在一篇荟萃分析中，FES 干预 30 分钟的效果优于干预 45 分钟，干预 4 周以上优于 4 周以下，FES 联合常规康复提高脑卒中偏瘫患者日常生活活动的能力效果优于常规康复，完全性脊髓损伤患者比不完全损伤患者可以更快地适应 FES 设备。然而，许多证据的样本量仍然较小，且有些研究的设计存在偏倚，大样本、多中心随机对照试验目前依然缺乏，如何特异性地选择性价比高、精准度高（降噪手段）、便携性好、适合不同病种、病程和功能状态的上肢 FES 是日后发展的趋势。

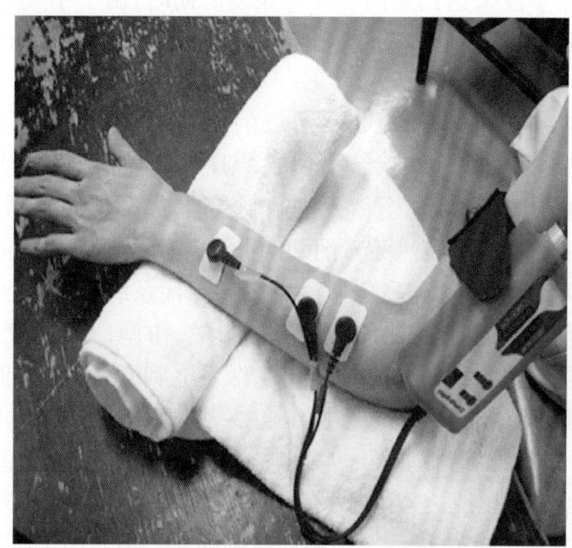
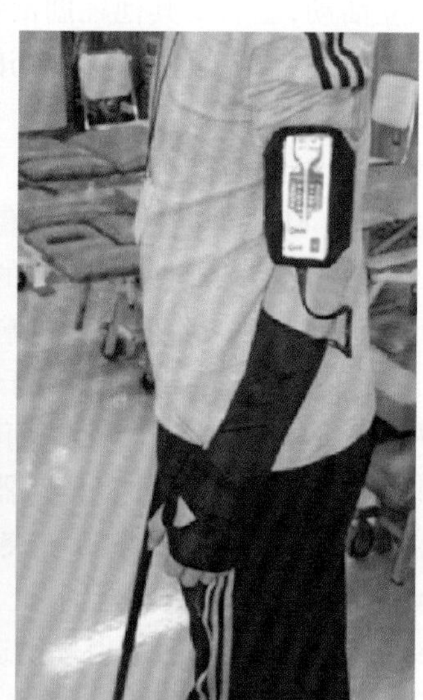

图 20-15 HANDS 上肢 FES 系统

（李睿 刘慧华）

第五节 下肢功能性电刺激疗法

一、概述

FES 在中枢神经系统损伤患者的下肢康复中主要用于辅助站立和行走，称为 FES 辅助步行设备（FES-assisted walking device）。最初的 FES 辅助步行设备采用脚踏开关触发电刺激，多用于脑卒中、脑外伤导致的足下垂患者，对截瘫患者实用性不高。20 世纪 80 年代以后，随着助行器与 FES 技术的成功结合，截瘫患者可以通过助行器手柄上的控制开关自由控制迈步动作，实现了真正意义的“截瘫行走”。

二、FES 辅助步行设备

（一）FES 辅助步行设备的应用

FES 辅助步行设备在中枢神经系统损伤患者中主要用于纠正足下垂，辅助完成站立、转移和行走。FES 辅助步行设备在辅助站立和行走时，患者下肢骨骼承重、关节活动、肌肉主动收缩，有助于增强肌力、改善代谢、防止肌肉萎缩和骨质疏松、减少肌肉痉挛，间接地预防挛缩、压疮、尿动力紊乱、心肺功能衰竭、血栓性静脉炎等并发症，减轻残疾带来的心理负担和社会活动障碍，提高患者的生活质量。

（二）FES 辅助步行设备的分类

根据治疗目的，FES 辅助步行设备可分为治疗性 FES 和矫正性 FES。治疗性 FES 多用于中枢神经系统损伤早期的患者，诱发肌肉收缩，防止肌肉萎缩。矫正性 FES 多用于中枢神经系统损伤后遗症期的患者，矫正患者的不可逆性损伤，重建其功能活动。

根据刺激电极和刺激装置，FES 辅助步行设备可分为表面式 FES、半植入式 FES、植入式 FES 三种。表面式 FES 的刺激开关、刺激装置和刺激电极均置于体外，通过导电性金属电极片或橡胶电极片刺激肌肉的运动点，使肢体产生功能性活动。表面式 FES 因价格低廉、无创、操作简便、无需手术植入内置电极等优点在临床应用最为广泛，偏瘫患者多采用表面式 FES 治疗。半植入式 FES 也称为经皮式 FES，需要通过手术将刺激电极植入体内，刺激开关和刺激装置放在体外；肌肉内的电极引线穿出体外与外部的刺激装置相连。半植入式 FES 对肌肉的定位精确，可作为植入式 FES 的适应性治疗，用于确定电刺激诱发肌肉收缩的可行性，避免过早使用植入式 FES。植入式 FES 的刺激电极和刺激设备均植入体内，通过无线电波向体内的刺激装置供能和进行控制。植入式 FES 可将刺激电极植入到任意的目标肌肉，具有刺激稳定性好、重复性好、可靠性高、肌力调节精细度高等优点。半植入式 FES 和植入式 FES 均属于有创式治疗，长期使用有感染的风险，且价格昂贵；但因其所需刺激强度小，刺激准确性高等优点，常用于不可逆性损伤患者的站立和步行。

（三）FES 辅助步行设备的控制方式

控制装置是 FES 辅助步行设备的重要组成部分，可以调控刺激顺序与功能活动同步。目前 FES 辅助步行设备常用的控制方式包括足底压力控制、手控开关、肌电控制和脑电控制。

足底压力开关通常放置在患侧足跟下方，通过步行中足跟着地和足跟离地的压力变化控制刺激的开启和关闭。足底压力开关需要患者下肢残存部分功能，因此多应用于偏瘫患者。

手控开关多放置在助行器的手柄上，患者行走时通过手部动作控制刺激的启动。使用手控开关时，截瘫患者在行走过程中双手要控制 FES，还需支撑体重，易造成相互干扰，增加跌倒的风险。

近年来，随着生物电生理技术的发展，肌电和脑电控制的 FES 成为生物物理领域的研究热点。肌电控制是从患者躯干或肢体特定肌群的肌电信号中提取控制命令，形成闭环反馈式刺激系统，可大大提高 FES 的助行效果。例如，Dutta 等研究发现，不完全性脊髓损伤患者能自主控制竖脊肌，通过竖脊肌表面肌电启动 FES 辅助步行设备的假阳性率仅为 1%。但由于 FES 使用者在接受电刺激时会在体内产生感应电压噪声，有时会淹没患者本身的肌电信号，难于提取正确的控制信号。

脑电控制从反映患者主观动作意愿的脑电信号中提取控制命令，是目前各类已有 FES 控制方式中唯一可由患者意识直接操控的技术。在脑机接口技术日益成熟的背景下，该控制方式受到越来越多的关注和认可。但截至目前，这方面的研究尚在起步阶段，离实际应用尚有一段距离。

此外，还有很多学者尝试利用患者身体其他部位的动作或残存功能提取 FES 控制命令，如肩部运动、头部运动、呼吸、语音等。但这些控制信号均与下肢运动无直接关联，患者需要将控制命令转换为所需的运动模式，不便于其学习、掌握和灵活应用。

三、常见的 FES 辅助步行设备

目前，临床和科研中常见的 FES 辅助步行设备可以根据输出通道的多少分为单通道 FES 辅助步行设备和多通道 FES 辅助步行设备。单通道 FES 辅助步行设备主要用于纠正足下垂，又称为足下垂刺激器，包括表面式和植入式两种。多通道 FES 辅助步行设备有两个及以上输出通道，可根据功能需要分别刺激下肢和躯干的多组肌群，常见的多通道 FES 辅助步行设备包括表面式、混合矫形系统、植入式、FES 脚踏车四种。

（一）足下垂刺激器

中枢神经系统损伤常引起胫前肌无力、小腿三头肌肌张力增高，使患者步行时摆动相前脚掌不能抬离地面，增加跌倒的风险和能量消耗。足下垂刺激器（foot drop stimulations，FDS）的作用原理是在患侧摆动相开始时触发控制开关，启动低频脉冲电流刺激患侧腓总神经，使患者踝关节背屈和外翻。研究证实，FDS 和踝-足矫形器对中枢神经系统损伤导致足下垂患者的步行速度具有相同的治疗作用。但 FDS 可诱发肌肉主动收缩，改善胫前肌的自主活动，使胫前肌的激活水平、肌肉力量和肌肉围度增加。目前 FDS 已商业化，且广泛应用于临床。

1. 表面式足下垂刺激器　刺激电极置于腓总神经出口或胫前肌和腓骨长短肌的运动点上，刺激参数根据患者情况进行个体化设置，常用频率为 20~40Hz，脉宽 200~400μs，刺激强度以诱发明显的踝背屈但不引起疼痛为度。触发开关多采用压力触发和角度触发。压力触发的 FDS 在患侧足底放置压力传感器，根据步行中足底压力的变化提供准确及时的电刺激。角度触发的 FDS 通过角度传感器探测胫骨角度的变化，以控制电流的启动和停止。但角度传感器对下肢的前后移动较敏感，对侧方移动不敏感。脑卒中患者步行时胫骨角度变化减小可能导致不能给予准确刺激。

临床上，最常用的表面式 FDS 设备包括 Odstock 足下垂刺激器（图 20-16）、Walkaide 足下垂刺激器（图 20-17），均为单通道表面式功能性电刺激，适用于脑卒中患者和不完全性脊髓损伤患者。

2. 植入式足下垂刺激器　对需要长期使用的患者而言，植入式 FDS 具有使用便利、美观、不会出现刺激点偏移、可以精确选择刺激肌肉、诱导的步行模式更加自然协调等优点。

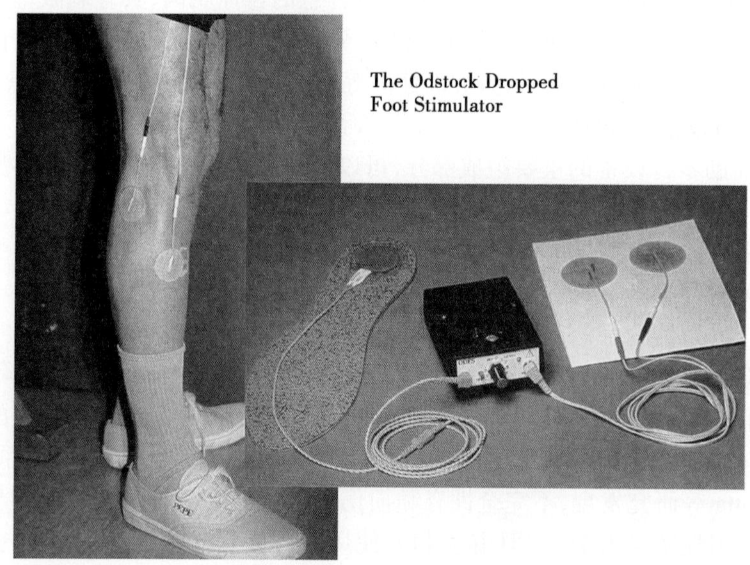

图 20-16　Odstock 足下垂刺激器

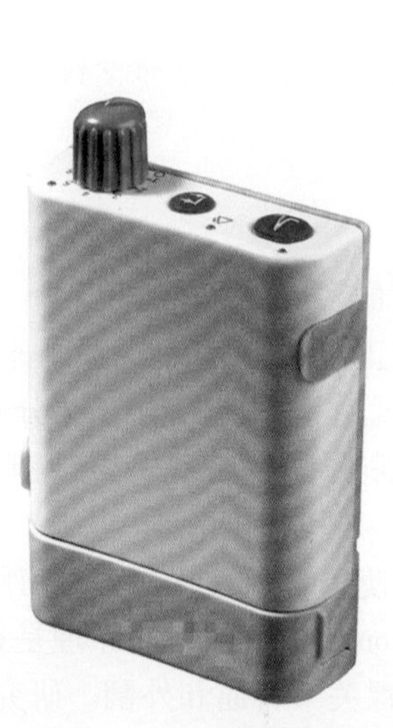

图 20-17　Walkaide 足下垂刺激器

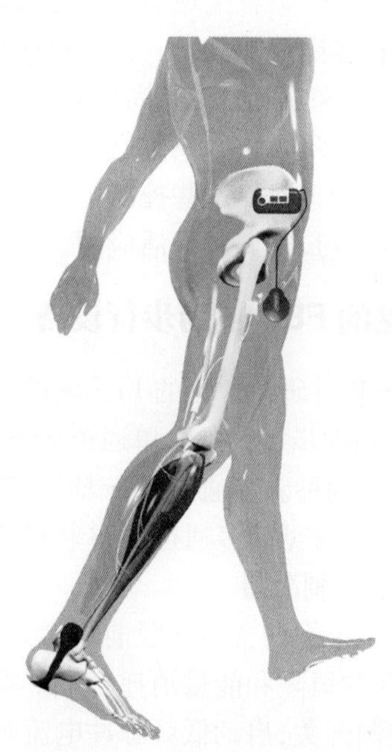

图 20-18　ActiGait 植入式 FDS

最早的商业化植入式 FDS 由 Waters 发明,手术植入无线频率接收器、低频刺激发生器和刺激电极。体外装置放置在腰部,通过无线遥控线圈传送动力,并接收来自足底开关的控制命令。此后,又相继出现了更加可靠便捷的植入式 FDS,如 Finetech FDS、BIONic FDS 系统、ActiGait 植入式 FDS、Neurostep 系统等,以下以 ActiGait 植入式 FDS 为例介绍植入式 FDS。

ActiGait 植入式 FDS(图 20-18)是部分植入式多通道腓神经刺激器,由植入式袖套电极、刺激接收器、外部控制单元、足底开关组成。使用前通过手术将袖套电极植入腓总神经分叉的近端,刺激接收器固定在股外侧筋膜上,电极通过皮下导线与刺激接收器相连。外部控制单元佩戴在腰部,通过无线传输将数据发送到接收器,以调节刺激强度或完全关闭刺激。刺激参数由计算机软件自动计算和调整。放置在患侧足跟下的非植入式无线开关控制刺激的启动和关闭,在每次足跟触地时触发刺激。

（二）多通道 FES 辅助步行设备

运动控制理论认为,人体的功能性活动,无论粗大运动(如站立、跑跳)还是精细运动(如抓握、对指),均需要多个关节、多组肌群的协调运动。人体站立和行走时，除了踝关节背屈，还涉及髋、膝关节多个方向的运动。中枢神经系统损伤患者不能很好地控制患侧髋、膝、踝关节的肌肉活动，导致下肢协调活动障碍和步态异常。FDS 可有效纠正中枢神经系统损伤患者的足下垂，但多以单一通道为主，工作时只能刺激一组肌群，产生踝关节单一方向的活动。20 世纪 70 年代末，多通道 FES 问世，掀开了多通道 FES 治疗的新篇章。

多通道 FES 按照正常功能活动中各肌群收缩次序和时长，通过预先设置的程序控制各输出通道，实现对目标肌肉的时序性、周期性刺激，产生多组肌群、多个关节的协调性功能活动，而且各个通道之间互不干扰，相互独立。此类多通道 FES 诱导肢体进行重复的、具有任务导向性的、接近于正常运动模式的活动，符合“强制性使用”理论，可促进大脑相应区域的功能重组，提高大脑的可塑性。

1. 表面式多通道 FES 辅助步行设备　又称为表面刺激系统，是应用表面电极刺激肌肉收缩，辅助中枢神经系统损伤患者站立和行走的 FES 系统。用于脊髓损伤患者步行的表面刺激系统最早于 20 世纪 70—80 年代由斯洛文尼亚的 Lubli jana 大学研制，包含 6 个输出通道，可以同步刺激 6 组不同的肌群，改善完全性脊髓损伤患者的步行能力。目前，国内最常见的表面式多通道 FES 辅助步行设备是由中山大学孙逸仙纪念医院研发的基于正常行走模式的便携式四通道助行仪。以下将以该助行仪为例详细介绍表面式多通道辅助步行 FES。

基于行走模式的便携式四通道助行仪的设计原理是根据人体正常的行走模式设定各通道的刺激时序，治疗时低频脉冲电流按照预先设定的程序刺激瘫痪肢体，产生类似于正常的行走动作。电流参数为非对称性双向方波，频率 30Hz，脉宽 200μs，电流强度以患者耐受为度。四对输出电极分别置于患侧胫前肌、股四头肌、腓肠肌和腘绳肌的运动点上（图 20-19），按照人体行走时肌肉正常收缩的时序进行周期性的间歇性脉冲刺激（图 20-20），使瘫痪下肢产生步行的动作，辅助患者站立和行走。多通道助行仪采用足底压力开关控制刺激的启动和停止，以足跟离地启动一个刺激周期，从而使刺激周期和患者的步行周期保持一致。

表面式多通道 FES 辅助步行设备适用于各种类型的偏瘫患者和 $T_4 \sim T_{12}$ 脊髓损伤的截瘫患者。脊髓损伤患者根据实际的功能状况，还可增加臀中肌、腰背肌电刺激，以辅助患者保持躯干稳定和完成髋关节活动。

2. 复合矫形系统　表面刺激系统辅助截瘫患者站立和行走时具有抗重力肌持续收缩，易疲劳，依赖屈曲回撤反射等不足。复合矫形系统（hybrid orthotic system，HOS）通常是在现有矫形器的基础上增加 FES，如 Parastep-Ⅰ系统使用 FES 和踝-足矫形器（AFO）纠正足下垂。复合矫形系统在患者步行时用矫形器固定不必要活动的关节，降低运动的自由度，提供机械性稳定，减少对屈曲回撤反射的依赖；同时 FES 刺激迈步所需的肌肉，如刺激股直肌使髋关节屈曲，刺激股二头肌、半腱肌半膜肌使髋关节后伸。复合矫形系统能有效降低步行的能量消耗和延缓疲劳，提高步行速度和步行距离。

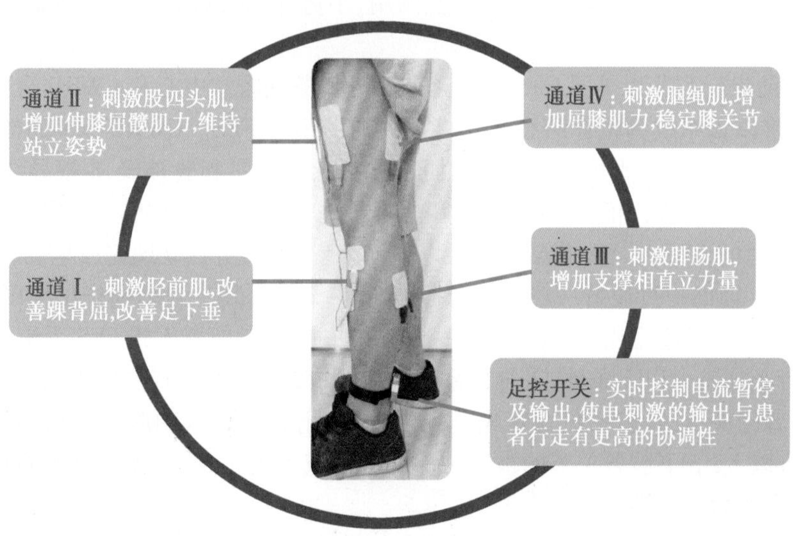
通道Ⅱ：刺激股四头肌，增加伸膝屈髋肌力，维持站立姿势
通道Ⅳ：刺激腘绳肌，增加屈膝肌力，稳定膝关节
通道Ⅲ：刺激腓肠肌，增加支撑相直立力量
通道Ⅰ：刺激胫前肌，改善踝背屈，改善足下垂
足控开关：实时控制电流暂停及输出，使电刺激的输出与患者行走有更高的协调性

图 20-19　步行模式功能性电刺激的电极片放置

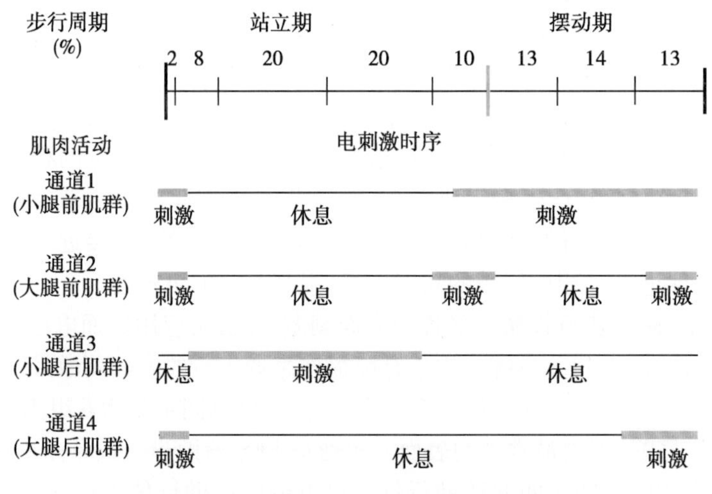

图 20-20 步行模式功能性电刺激的刺激时序

目前报道较多的复合矫形系统包括短距离步行的 Parastep 助行系统、Lublijana 大学研制的交互式步行矫形器（RGO）和表面刺激系统相结合的助行系统。Parastep 助行系统由多通道刺激器、12 片表面电极和辅助器械组成，用于训练 T_4~T_{12} 脊髓损伤患者的站立和行走。Lublijana 大学研制的助行系统包括 RGO 和四通道表面式 FES。RGO 是髋-膝-踝-足矫形器，双下肢在髋关节处相连接，一侧进行伸展运动时可以促进对侧完成屈曲运动。功能性电刺激使用表面电极刺激股直肌和腘绳肌，刺激腘绳肌时膝关节锁定使髋关节伸展同时对侧下肢屈曲；刺激股直肌时髋关节屈曲同时对侧髋关节伸展。

复合矫形系统能校正关节力矩，易化或修正整个步行周期中下肢的运动，改善患者的步速和耐力，提高步行能力，对单独使用支具或 FES 效果不佳的患者是一种有效的治疗方法。曾有报道 T_7 完全性脊髓损伤患者使用 HOS 和两轮助行器，能够实现家庭和社区步行。HOS 对重度痉挛性瘫痪的患者疗效较为显著，既可以通过矫形器降低痉挛，又可以通过 FES 提高主动肌肌力。

3. 植入式多通道 FES 辅助步行设备 脊髓损伤后，下肢运动功能障碍直接影响患者的站立、步行、回归家庭和社会的广度与深度。因此，脊髓损伤后下肢功能重建对患者具有重要意义。FES 能够延缓长期脊髓损伤后肌肉组织的变性，促进肌肉泵活动，改善心血管和呼吸系统功能，预防直立性低血压，辅助患者完成坐位平衡、站位平衡、转移和行走。在目前尚未突破神经再生难题的背景下，FES 是恢复截瘫患者行走能力的有效治疗手段。植入式 FES 结构复杂，但安全、耐用、小巧、高效，对完全性截瘫患者恢复步行功能具有巨大的潜在价值。

植入式多通道辅助步行 FES 以美国 Cleveland 退伍军人事务处医学中心和 CWRU 合作研制的 CWRU/VA 系统较为成熟，以下将以该系统为例介绍植入式多通道辅助步行 FES。CWRU/VA 的体内部分为 8 对刺激电极和 8 根导线，8 对刺激电极分别植入双侧臀大肌、臀中肌、大收肌和股神经，8 根导线在腹部与皮下接收器相连。体外控制部分十分复杂，相当于 1 个微型电脑，通过电磁感应为体内部分提供电能和控制指令。与使用助行器相比，8 通道的 CWRU/VA 刺激系统可以辅助患者更快、更独立地完成坐位-站位转移和步行。

植入式多通道 FES 辅助步行设备一般在患者损伤后 1~2 年安装。脊髓损伤早期可采用表面式 FES 治疗，如患者脊髓功能无恢复且愿意用电刺激帮助完成下肢功能，则考虑植入式 FES 系统。目前主张植入 FES 系统的脊髓损伤患者必须符合以下条件：①神经系统稳定，一般在损伤后 12~24 个月；②拟刺激的肌肉存在周围神经支配；③患者已成年，骨骼系统发育成熟；④术前使用表面式电刺激进行肌肉力量训练，使拟刺激的肌肉肌力达到 3 级以上；⑤下肢各关节的被动活动度正常或接近正常；⑥不存在严重的肌肉痉挛；⑦患者心理健康，并承诺配合术后康复训练。

由于 FES 辅助下步行的地面反作用力和正常步行时明显不同，能量消耗也大大高于正常步态，FES 辅助行走主要用于训练，而不是作为替代轮椅的移动工具。总之，FES 在四肢瘫和截瘫患者下肢的应用已经取得了很大的进展，但距离临床应用尚有一段距离。

4. FES 脚踏车系统　踏车运动能够提高患者肌力、心血管功能和关节活动度，且不需要患者具备站位平衡能力、能够早期介入、安全性高。但临床实践发现，由于共同运动模式、肌张力异常、肌肉耐力下降、心肺功能受限等原因，部分 SCI、脑卒中患者很难独立完成长时间的主动或持续抗阻踏车训练。20 世纪 80 年代，FES 脚踏车系统应运而生。

FES 脚踏车系统（function electrical stimulation cycling，FES-cycling）将 FES 和智能踏车运动系统有机结合为一体。FES 按照预先编订的程序作用于功能障碍的肢体，诱发被刺激肌肉在踏车训练过程中产生主动收缩，辅助患者完成踏车动作。FES 的刺激参数多为频率 20～35Hz，脉宽 300～500μs；少数研究使用更高的频率，如 50 或 60Hz。刺激强度可智能调控，当患者主动运动减弱时刺激强度增加，使患者加强主动运动。当患者主动运动增强时刺激强度降低，激发患者的主动性和积极性。踏车系统具有被动运动、主动辅助运动和阻力运动三种模式，可以根据患者的功能水平自动调节肌肉主动收缩所能承受的最适阻力。以下将以美国的 RT-300 为例介绍 FES 脚踏车系统。

治疗时，患者取坐位，双脚分别置于踏板上并用绷带固定。表面电极分别置于患侧下肢的股直肌、腘绳肌、胫前肌、腓肠肌的肌腹，程序设置为交替刺激下肢肌群。FES 输出频率为 20～30Hz，脉宽 200～300μs，最大刺激强度 20～30mA，在确保患者无不适感的前提下逐渐增加刺激强度直至出现肉眼可见的肌肉收缩。

FES 脚踏车运动在重复性往返运动中需要髋、膝、踝关节的屈肌和伸肌正确地进行协调活动，这个过程与行走相似。因此 FES 脚踏车运动是使用非任务特定性训练改善任务特定性活动（步行）的治疗方法，且可以提高中枢神经系统损伤患者的有氧运动能力。已有研究表明，FES 脚踏车运动可以增加肌肉力量，提高有氧运动能力，改善双下肢的对称性和平滑性，提高姿势控制能力和步行功能，在恢复中枢神经系统及重塑中枢传导通路方面有非常积极地促进作用。因此，FES 脚踏车运动是一种非常适合中枢神经系统损伤患者下肢康复训练的方法，适用于损伤早期不能站立和步行的患者。

总体来说，由于神经肌肉电刺激具有较强的非线性、时变性、易疲劳等特点，通过 FES 准确、稳定地控制下肢是比较困难的。近年来，随着无线电及微信号处理技术的发展，逐步出现了一批智能化、无线传输的 FES 辅助步行系统，可以部分克服上述难点。如香港理工大学研发的智能无线传输 FES 辅助步行系统采用全新的数学模型，根据实时反馈动态调整刺激参数，可以大大降低刺激强度。但目前大多数仍处于试验阶段，尚未在患者群体中证明其有效性。

四、下肢功能性电刺激的临床应用

（一）适应证

中枢神经系统损伤（包括脑损伤和脊髓损伤）导致不能站立、行走、存在步态异常的患者。

（二）禁忌证

1. 安装心脏起搏器的患者　FES 的电流可能干扰起搏器的活动，导致心脏停搏或心室颤动。

2. 下肢血管存在血栓的部位　FES 可能导致栓子脱落。

3. 有赘生物或感染的部位　FES 加速血液和淋巴循环，诱发肌肉收缩，可能使感染加重。

4. 孕妇的躯干部位　孕妇躯干部位的 FES 有导致宫缩的风险，也可能影响胎儿的正常发育，所以孕妇的躯干部位不能使用 FES 治疗。

5. 过于年迈、有心脑血管合并症、肾功能不全、肌肉严重萎缩等患者尚不宜使用 FES 辅助站立和步行。因为电刺激时会大量消耗体能，且在肌肉活动中产生大量肌红蛋白、肌酸进入血液，可能导致不良后果。

（三）慎用范围

1. 高位四肢瘫和软瘫患者使用 FES 站立和步行的难度较大，因此需要慎重考虑。

2. 存在异位骨化、严重痉挛、全身情况较差、高龄或有其他严重病理状态的患者，FES 治疗效果较差。

3. 皮肤破损的部位　局部皮肤破损的区域因为电阻较小，会导致电流聚集，产生刺痛感。

4. 出血部位　电刺激引起的肌肉收缩和血管扩张会影响血管凝血，不利于出血部位止血。

5. 高血压或低血压患者　FES 可能引起自主神经系统反应，影响高血压和低血压患者的血压控制，所以在治疗期间应注意监控患者的血压。

6. **脂肪组织过多的区域** 脂肪组织导电性差，电阻大，使用表面电极刺激肌肉收缩所需的电流强度较大，可能导致不良的自主神经反应。

7. 感觉障碍的区域使用表面电极刺激时需要谨慎，以防电灼伤。

（四）注意事项

1. 电极片不能过小，以免电灼伤。
2. 所选择的电极片应避免患者过敏。
3. 表面式电刺激前应剔除治疗部位的毛发，以降低皮肤阻抗。
4. 高强度的电刺激或低强度表面式电刺激的长期使用，都可能造成电灼伤。因此治疗前、治疗中和治疗后应及时检查皮肤状况。
5. 感染发炎的部位，电刺激可能加速感染的扩散，应避免在感染发炎的部位使用FES。
6. 使用中应避免引起患者的焦虑及恐惧。

（薛晶晶　金冬梅）

第二十一章 作 业 治 疗

第一节 概 述

一、作业治疗的定义

1. 词源 作业治疗(occupational therapy,OT)来源于occupation(作业)和therapy(治疗)。作业(occupation)指的是从事的活动或事件,来源于动词occupy。occupy指占有时间,占有地点,占有物品,捕捉心灵等意思,也就是用时间、空间、物品来填满时空及人们的身心。作业是人类的活动,但不是所有的活动都是作业,作业一般被视为在一个人的生活里有独特的意义和目的的活动。作业没有特定形式,任何活动只要符合对人类个体有意义的定义就可被视为作业。随着时代的发展和健康观念的转变,作业治疗的定义也在不断变化以更体现作业治疗的内涵。

2. WHO定义 2001年WHO颁布新的国际功能、残疾与健康分类(International classification of functioning,disability and Health,ICF),将作业治疗的定义修改为"协助残疾者和患者选择、参与、应用有目的和意义的活动,以达到最大限度地恢复躯体、心理和社会方面的功能,增进健康,预防能力的丧失及残疾的发生,以发展为目的,鼓励他们参与及贡献社会"。

3. WFOT定义 2004年国际作业治疗师联盟(World Federation of Occupational Therapists,WFOT)根据ICF的内容,将作业治疗的定义修订为"作业治疗是通过有意义的活动来促进健康和保持良好的生存状态的一门学科。作业治疗的基本目的是使人能够参与到日常生活活动中去。作业治疗师通过促使患者参与活动来提高患者的参与能力或通过环境改造来改善患者的参与能力"。这一定义突出强调了参与的重要性。

二、作业治疗的特点

作业治疗是应用有目的、经过选择的作业活动,对身体上、心理上有功能障碍以致不同程度地丧失生活自理和劳动能力的患者进行治疗和训练,恢复和改善其生活自理能力、学习和劳动能力,使其能够作为家庭和社会的一员过着有意义的生活。其有以下特点:

1. 目标明确 帮助患者掌握日常生活技能,适应新的家庭生活和社会工作。

2. 综合训练 根据伤、病、残者日常生活、家庭生活、社会和职业生活方面的需要,选择有目的的活动进行治疗和训练,如日常生活活动训练、认知、感知功能训练、上肢功能训练等,改善患者在身体上、心理上的功能障碍。

3. 功能适应 在患者身体功能不能完全代偿的情况下,利用各种辅助器械、工具,以补偿功能不足,用新的方式完成日常生活和劳动,如自助器的选择和应用、环境改造等。

三、作业治疗的作用

作业治疗的目的在于帮助那些身体、精神、社会适应能力以及情感等方面有障碍的人,恢复、养成并保持一种恰当的、能体现自身价值和改善生活质量的生活方式，并从中得到身心上的满足。其治疗作用归纳如下：

1. 躯体方面　根据所选择的活动不同可以改善患者的运动功能、感觉功能和ADL能力。

（1）增强肌力：如木工、金工、飞镖、制陶、泥塑、投篮、舞蹈、通过特殊传感器控制的电子游戏（如E-Link）等可提高肌力。

（2）增强身体耐力：如木工、金工、制陶、泥塑、篮球、舞蹈、足球、绘画、书法、轮椅竞技、园艺、缝纫、郊游、爬山等。

（3）改善ROM：如制陶、泥塑、篮球、乒乓球、舞蹈、绘画、书法、编织、通过特殊传感器控制的电子游戏、橡皮泥作业、编织、纺织等。

（4）减轻疼痛和缓解症状：如通过棋类游戏、牌类游戏、绘画、书法、泥塑、音乐等可转移注意力，减轻疼痛，缓解症状。另外也可在热疗下进行作业或利用热的媒介（如加热陶土）进行作业以减轻疼痛。

（5）改善灵活性：如棋类游戏、牌类游戏、绘画、书法、泥塑、编织、折纸、镶嵌等作业可改善手的灵活性。

（6）改善平衡协调性：如篮球、舞蹈、足球、编织、套圈、保龄球、园艺、飞镖、投掷游戏等。

（7）促进感觉恢复：如利用不同材料进行的手工艺制作、棋类游戏、牌类游戏等。

（8）提高ADL能力：如ADL训练、穿衣比赛、家务活动等可提高ADL能力。

2. 心理方面　可以调节情绪，消除抑郁，陶冶情操，振奋精神。

（1）增强独立感，建立信心：如绘画、书法、泥塑、编织、折纸、镶嵌、手工艺制作等。

（2）提高成就感、满足感：如木工、金工、制陶、泥塑、绘画、书法、编织、折纸、镶嵌、手工艺制作等可生产出产品的作业。

（3）调节精神和转移注意力：如音乐、棋类游戏、牌类游戏、绘画、书法、泥塑、编织、折纸、镶嵌、电子游戏等。

（4）调节情绪，促进心理平衡：如木工、锤打、剪纸、泥塑等宣泄性活动可使患者合理宣泄而促进心理平衡。

（5）改善认知、知觉功能：如棋类游戏、牌类游戏、电子游戏、绘画、书法、音乐等可改善患者注意力、提高解决问题的能力。

3. 职业方面　包括以下几方面：

（1）提高劳动技能：通过木工、金工、打字、手工艺制作、园艺等可提高劳动技能。

（2）提高职业适应能力：棋类游戏、牌类游戏、球类活动等集体性活动可增强竞争与合作意识，促进人际交往而改善同事间的关系，提高职业适应能力。

（3）增强患者再就业的信心：通过木工、金工、制陶、泥塑、绘画、书法、编织、折纸、镶嵌、手工艺制作等治疗性作业活动生产出产品，可增强患者再就业的信心。

4. 社会方面　表现在以下几个方面：

（1）改善社会交往和人际关系：如园艺、棋类游戏、牌类游戏、音乐等。

（2）促进重返社会：通过生产性活动、竞技性活动、游戏性活动等可促进患者适应社会环境，利于他们早日重返社会。

（3）增强社会对伤残人士的了解和理解：伤残人士通过治疗性作业活动生产出精美的工艺品，残疾人体育运动所表现出的拼搏精神，残疾者的自强不息精神无疑会促进社会对伤残人士的理解和尊重。

四、作业治疗的内容

1. 上肢功能训练　包括增强肌力，改善关节活动度，减轻疼痛，增强耐力和协调性的训练。

2. 手功能训练　包括握力、捏力训练，手部关节活动度训练，灵活性训练，感觉训练等内容。

3. **感知训练**　包括失认症训练、失用症训练以及触觉、实体觉、本体感觉、感觉运动觉的训练。

4. **认知训练**　包括注意力、记忆力、理解力、判断力、组织能力等训练。

5. **日常生活活动训练**　如穿衣、进食、个人卫生、如厕等。训练伤、病、残者用新的生活方式完成日常生活活动；训练他们在家务活动中，如烹调、洗衣、清洁时学会省力，减少家务活动的能量消耗。

6. **辅助器具选配和使用训练**　为有需要的患者制作或选购必要的辅助用品，如轮椅、助行器具、生活自助具等。当伤病残者完成日常生活动作有困难时，如梳洗、穿鞋袜、进食等，帮助指导他们借助自助具完成日常生活动作。

7. **矫形器及压力衣制作**　制作低温材料矫形器及压力衣。

8. **其他**　如职业技巧训练、工艺、园艺训练、游戏训练等。

五、作业治疗的实施要点

1. **患者主动参与**　选择患者感兴趣和有意义的活动以充分调动其积极性，鼓励患者尽可能独立完成任务。患者自己的独创性是非常重要的。

2. **合理环境设置**　床、椅或轮椅应放在适当的位置；所有衣物、被服和生活用品应放在适当的位置；当确定物品位置时，尚需考虑视觉和感知问题。

3. **注意安全**　安全是确保伤病残者能否坚持参加作业治疗的关键因素之一。特别是患者稳定性不好时，轮椅应随时锁住，防止跌倒；在治疗时，治疗人员应指导伤病残者将上肢和下肢摆在适当的体位，避免创伤，同时注意体能障碍训练。

4. **注重认知与感知训练**　认知和感知能力对伤、病、残者的参与能力和生活自理能力有很大影响，所以在日常训练中应注意其定向力、注意力、判断力和计划问题、解决问题能力。

5. **合理使用辅助器具**　不用辅助器具能够独立进行活动是最理想的，但许多病残者只有借助某些特殊器材才能独立活动。所以，训练时可从借助辅助器具开始，逐步取消辅助器具。如装一个扶手或一个插勺的 C 型袖套来改善截瘫患者进食，当腕的力量和稳定性不够时，加用一个背侧或腹侧腕托；用一个盘子防护裙改善偏瘫患者的自我进食。

6. **具体工作中要注意的事项**　作业治疗虽然简便易行，但要取得明显效果，需要注意以下几点：

（1）根据患者的特点选择作业内容：即选择对躯体、心理和社会功能起到一定治疗作用的方法，故具有鲜明的目的性。

（2）作业内容要有实用性：作业治疗是从临床、康复治疗向职业劳动过渡，因此，所选择的各种作业活动应具有现实性，不宜过多地超越客观条件，不必照搬发达国家的治疗模式。

（3）集体治疗：强调采用集体治疗的形式，以增加患者与周围群众的接触，有助于参加更多的社会活动。

（4）个性化：在一定范围内允许患者自己挑选某一作业治疗方法，以提高其趣味性，促使其更积极地自觉参加。但也不应该无原则迁就，随意更换作业治疗内容。

（5）循序渐进：作业治疗应遵守循序渐进的原则，应根据实际情况，对作业时间、强度、间歇次数进行灵活调整。

（6）正向反馈：对作业治疗成果要给予充分肯定，特别对具有实用性的产品，还应根据劳动难度情况，给予一定的经济补助或奖励。

（7）做好记录：必须详细记录作业治疗的医嘱、处方、患者完成能力、进度、反应及产品情况等。在处方中还应注明和其他康复治疗方法的配合等。

六、作业治疗中心的作业活动

活动是人对于外部世界的一种特殊的对待方式，是人的本质力量、个体存在、社会生活以及人类历史发展的基础。劳动、语言和思维是人活动的基础。人的各种形式的活动都是建立在物质生产活动的基础上的。活动不是自发的,而是由主体心理成分参与的积极主动的运动形式。美国作业治疗协会作业治疗统一术语(AOTA 第三版,1993)统一了活动行为范畴、活动行为成分、活动行为背景,下面进行简单介绍。

1. 活动行为范畴(performance areas) 是指人类的所有基本活动,包括为日常生活活动、工作或生产活动和休闲娱乐活动,详见表 21-1。

表 21-1 活动行为的范畴

日常生活活动	工作及生产性活动	娱乐休闲活动
1. 修饰	1. 家政	1. 玩耍与休闲活动的探索
2. 口腔卫生	(1) 衣物整理	2. 玩耍与休闲活动
3. 洗澡/淋浴	(2) 清洁	
4. 如厕及个人卫生	(3) 备餐及餐具清洗	
5. 个人用具护理	(4) 购物	
6. 穿衣	(5) 理财	
7. 进食	(6) 家政管理	
8. 服药	(7) 安全事宜	
9. 保健	2. 照顾家庭	
10. 社会化活动	3. 教育活动	
11. 功能性交流	4. 职业活动	
12. 功能性转移	(1) 求职	
13. 社区内转移	(2) 就业	
14. 紧急反应	(3) 工作或职业活动	
15. 性表达	(4) 退休计划	
	(5) 志愿者活动	

(1) 日常生活活动(activities of daily living,ADL):是指人们为了独立生活,每天所必须进行的、最基本的、具有共同性的活动,包括修饰、口腔卫生、洗澡、如厕、进食、穿衣、转移等。

(2) 工作或生产性活动(work or productive activities):指为自我发展、社会贡献及谋生所进行的有目的的活动,包括家政、教育、职业等活动。

(3) 娱乐休闲活动(play or leisure activities):指利用业余闲暇时间所进行的各种活动,主要满足个人兴趣,充分安排时间,并保持平衡的、劳逸结合的生活方式,包括游戏、艺术活动、交际活动等。

2. 活动行为成分(performance components) 是指活动中每一项动作的基本构成要素,包括动作的基本步骤、运动类型和所需的基本功能等。临床上,可以将每一项活动的一系列动作分解成行为构成,详见表 21-2。

(1) 感觉运动成分(sensorimotor components):包括感觉、神经肌肉骨骼、运动等方面。

(2) 认知整合成分(cognitive integration and cognitive components):包括警觉、定向、注意、记忆等方面。

(3) 心理社会成分(psychosocial skills and psychological components):包括心理方面、社会方面和自我维护方面。

表 21-2　活动行为成分

感觉运动成分		认知整合成分	心理社会成分
1. 感觉	2. 神经肌肉骨骼	1. 警觉水平	1. 心理能力
（1）感觉意识	（1）反射	2. 定向	（1）价值观
（2）感觉过程	（2）关节活动度	3. 辨认	（2）兴趣
A. 触觉	（3）肌张力	4. 注意力	（3）自我认识
B. 本体觉	（4）肌力	5. 活动起始	2. 社会能力
C. 前庭觉	（5）耐力	6. 活动终止	（1）角色活动
D. 视觉	（6）姿势控制	7. 记忆	（2）社会品行
E. 听觉	（7）姿势定位	8. 排序	（3）社交能力
F. 味觉	（8）软组织完整性	9. 分类	（4）自我表达
G. 嗅觉	3. 运动能力	10. 概念化	3. 自我维护能力
（3）知觉过程	（1）粗大运动协调	11. 空间操作	（1）应对技巧
A. 实体觉	（2）越中线运动	12. 解决问题	（2）时间控制
B. 运动觉	（3）单侧性运动	13. 学习	（3）自我控制
C. 疼痛反应	（4）双侧整合运动	14. 归纳	
D. 躯体辨别	（5）运动控制		
E. 左右辨别	（6）运用		
F. 物体辨别	（7）精细协调/灵活性		
G. 空间定位	（8）视觉-运动整合		
H. 视觉关闭	（9）听-运动控制能力		
I. 物体前后辨别			
J. 深度感知			
K. 空间关系辨别			
L. 局部形态定向			

3. 活动行为背景（performance context） 是指活动发生的基本外界条件，包括时间和环境。

（1）时间方面（temporal aspects）：包括年龄、发育、生命周期、残疾状况。

（2）环境方面（environment）：包括物理环境、社会环境、文化环境。

（李奎成　窦祖林）

第二节　作业模式与活动分析

一、作业模式

（一）作业表现模式

作业表现模式（occupational performance model，OP）最早由 Reilly、Mosey 等于 20 世纪 60 年代初提出。美国作业治疗协会于 1994 年提出统一术语（uniform terminology）作为作业治疗世界性的蓝本，正式名称为作业治疗实践框架（occupational therapy practice framework，OTPF），即现在所描述的作业表现模式。根据此模式，作业表现（occupational performance）是作业治疗的根本目标，是指人从事某作业活动时的表现，其关注的作业范围包括日常生活活动、工作及生产活动、休闲活动、社会参与活动等。作业表现会根据个人在不同情景及环境下改变。

（二）作业技能

作业技能（occupational skill）是作业活动的基本组成部分，分为运动技能、过程技能以及社会交往技能三种，是个体在活动的各个环节中所表现出来的能力，包括运动和实践技能、感觉和感知觉技能、情绪调控技能、认知技能、交流和社会技能、环境适应技能等，而这些技能背后的身体结构功能和其他因素有着重要的影响性。个体的作业表现及其技能的表达非常复杂，通常以大多数人的模式表现作为判断正常与异常的依据，这是错误的惯性思维，每一个人都应该是一个独特的个体。以前认为作业表现模式完成的要素包含运动、感觉整合、认知、心理、社会，现在将其改变为包含感觉运动、认知技能、社会心理这三个要素。

（三）人类作业模式

人类作业模式（model of human occupation，MOHO）是美国的 Kielhofner 教授于 20 世纪 80 年代提出，在神经、精神、小儿及生理等领域中应用广泛，因其使用的便利性及有效性，成为国际上最为广泛使用的作业模式。这个模式考虑到推动作业的动机（motivation），保持作业的日常习惯（routine），熟练技巧能力（skilled performance）的性质，以及环境对作业的影响。

在人类作业模式中，人是一个开放系统（open system）。系统理论包括输入、处理、输出及反馈四个环节。人会接收外界环境及个人内在需要的讯息，即输入。这个系统接收信息后，会加以分析及理解，这个过程会受到个人身体、功能状况、性格及经验的影响。信息经过适当的处理和组织后成为作业行为，而作业行为的形式、素质及效果会受到其身体、心理、能力和习惯等条件限制。人的作业行为与外界环境形成互动，互动结果的信息会形成反馈，进一步推动这互动过程，形成循环。

环境也是 MOHO 的重要组成部分，所有作业活动都是在物理及社会文化环境中发生的，作业受环境影响，并由环境赋予作业意义。每一个环境都会提供挑战、机遇或资源，或者强迫个体以特定的方法去做某件事，往往能唤起人们的关注和参与，诱发出最好的表现。

三个次系统组成了人类作业模式，包括意志力（volition）次系统、习惯（habit）次系统及执行能力（performance capacity）次系统。

1. 意志力次系统　结合自知与自信、信念与价值观以及兴趣。本系统负责把人的注意力集中在某一方面，分析及理解输入的信息，选择合适的作业行为，预期作业行为的结果，及理解作业过程中的感受。总而言之，意志力次系统是主导人类的作业行为，它影响人们如何选择、预期及理解自己的作业行为。

2. 习惯性次系统　包括人的作业习惯及生活角色。作业习惯是指人们在特定的环境与时空下从事作业行为的方式和安排。人有了从事某些作业行为的能力后，经过多次的重复或练习，不自觉及很流畅地从事日常作业，成为了习惯。这些习惯是生活角色的组成部分。生活角色的内容包括一系列的责任及行为模式。这些责任与行为模式很大程度上受到文化与社会价值的影响，也受到人们所处的情景及环境的影响，很多时候被视为外界对人的要求，变成个人的独特作业角色。常见的作业角色分类包括学生、各行各业的工作人员、义工、照顾者、朋友、家庭成员（夫妻、父母、子女、兄弟姊妹等）、宗教信徒、业余活动爱好者及各类团体的成员。

3. 执行能力次系统　由人的精神（mind）及身体（body）构成。身体能力是身体的基本功能，例如骨骼肌肉系统、神经系统及心肺系统等功能。精神能力是人类的心理、认知及智能等功能。所有能力构成作业行为等客观表现。

（四）人、环境与作业模式

人、环境与作业模式（person-environment-occupation model，PEO）是由加拿大的 Law 博士等人于 1994 年提出，对 1991 年加拿大作业治疗学会提出的作业表现模式予以了较大幅度的修订，重新提出了作业表现模式，最新的版本名称是加拿大作业能力模式修订版（Canadian model of occupational performance and engagement，CMOP-E），但临床上用 PEO 简称较易理解明白，是理解作业活动最重要的基本理论。这个模式阐明作业表现就是人（person）、环境（environment）及作业（occupation）的相互结果。人有一种探索、控制和改变自己及环境的天性，在日常生活中的“生活”被视为是人与环境的互动，互动过程是通过日常作业而进行的。这个过程是动态的，不断因情况而改变，而且三者又互相影响。按照这个作业模式，在作业治疗中以服务对象作为实践中心（client centered practice），见图21-1。

图21-1显示人、环境与作业代表不同的圆形，而三个圆形相交之处就是作业表现。

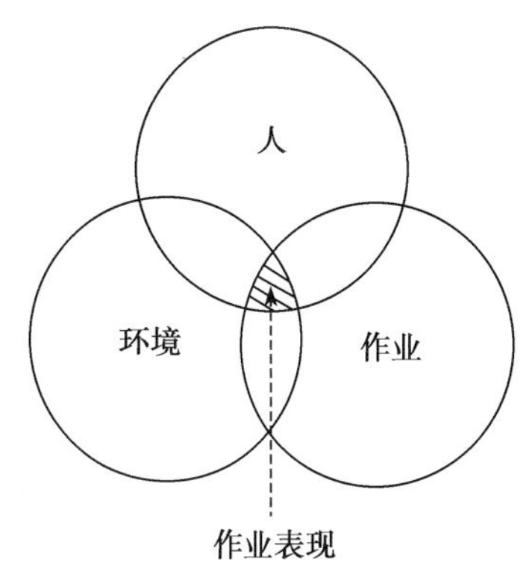

图21-1 人、环境与作业模式

1. 人 包括躯体、情感、认知方面。

（1）躯体：包括关节活动度、感觉、反射、肌力、肌张力、协调性、耐力等。

（2）情感：包括主观感受、内部经验、价值观、激励、情绪、行为等。

（3）认知：包括觉醒、注意、记忆、定向、思维、感知、判断等。

2. 环境 包括文化、社会性、物理性及机构环境。环境不单包括非人类环境、文化/机构/个人的环境，还包括人在不同时代、年纪、发展阶段所处的情景。环境可以有利于作业表现的发生，也可以构成障碍。

3. 作业 日常生活中我们所做的一切事情，包括自我照顾、生产力（除了经济外还包括对社会的贡献）及休闲活动。有意义的活动是组成任务的单位，而作业就是个人一生中要处理的不同任务。作业的目的在于使服务对象在其所处环境中选择自认为有意义、有作用的作业活动。即通过促进、引导、教育、激励、倾听、鼓励服务对象，去掌握生活的手段和机会，并能与人们协同作业活动。

作业表现随人生不同阶段而改变，而这种改变是人、环境与作业相交的互动结果，三者关系密切。该模式对分析环境障碍及改造，分析文化对人的影响，社会环境对人的支持，及残疾人士的参与有很大的指导作用。例如脑卒中患者可透过参与作业活动，即参与一个重新学习的过程，帮助恢复肢体活动能力，重新掌握自理方法、尝试新的工作及业余活动，建立新的生活方式。然而，这个过程不是自然发生的。很多脑卒中患者都没有重新建立新的生活方式。原因是没有遇到合适的作业环境，可以有效地重新学习。他们需要一套按照康复过程每一阶段的需要而安排的作业活动，配合心灵、情感、身体结构及认知能力四方面的需要，最重要的是一个合适环境的辅助及改造按部就班地重新学习和建立新生活。

（五）河川模式

河川模式（KAWA model）也称河流模式，是Michael k. Iwama博士提出的作业治疗实践模式，2006年出版的《河川模式：文化相关的作业治疗》一书系统地介绍了河川模式。

河川模式阐述了人与社会之间的生命体验，把人生比喻为一条流动的河流，所有的元素，包括环境、社会和人被形容成不可分割的整体。动态的流水比喻人与环境之间获得的和谐生活，生活幸福就如同河流强大平顺，生活不幸或身体不适时就像河水遇到弯道或是流水不畅，停止流动正如生命终结。

河川模式的要素有石头/岩石、木头/漂流木、河沙/河床，河水/河流。

1. 石头/岩石 表示阻碍因素，是生命中的障碍与挑战，是阻挡生活状态的遭遇，是造成个体生活崩解或身体失能的各种因素。

2. 木头/漂流木 表示支持因素，是生命中的优势长处也是个性特征，如性格、价值观、信念、态度、技巧、技能、经验以及社会资产等。

3. 河沙/河床 表示环境因素，包括家居环境、社会环境、文化环境、虚拟环境等。

4. 河水/河流 表示生命本身与生命能量，是生活状态与整体日常活动，是指过去现在将来的生活状态、工作经历、患病历程、自我管理和休闲娱乐活动等。

河川模式通过分析这些因素之间的联系和相互影响来认识患者的整体情况，通过河流流动的动态过程理解患者的目前状态。

（六）重建生活为本作业治疗模式

“重建生活为本”是一套集身体功能、生活能力和幸福生活为一体的前瞻性康复模式，是一种处于高层次的、方向性的整体康复理念。在促进身体基本功能、认知及言语功能恢复的基础上，增加更贴近生活的训练方法。这个模式旨在把基本功能转化成生活能力，以建立能维持身心健康的生活方式。

重建生活为本作业治疗模式的架构是基于"生物-心理-社会"现代医学模式，结合作业治疗基础理论中的人-环境-作业模型、人类作业模型的系统构成部分，强化以人为本建立的一套作业治疗通用模式。2015 年由香港职业治疗学院资深作业治疗师梁国辉提出。这个模式含多维内容，其核心内容包括"能力阶梯""重建生活六部曲""作业治疗核心手段""三元合一重建过程""作业活动效果八要素"和"重建生活为本作业治疗 36 项目"等。

1. 能力阶梯　能力阶梯把各层次能力由最基础的器官功能排列到最高的生活方式。两者之间由下而上包含：器官功能、任务技能、生活技能、生活能力、社会角色及生活方式。

2. 重建生活六部曲　包括：①配合治疗；②利用受限功能；③学习适应技巧；④调节自己及别人期望；⑤形成新的生活方式；⑥构建幸福有意义的生活。

3. 三元合一作业治疗　这是重建生活为本作业治疗模式中最重要内容之一，包括重建生活能力、重建生活意志及重建生活方式，三者同样重要，相辅相成，需要同步进行。

4. 作业治疗核心手段　在重建生活为本作业治疗模式中，作业治疗的手段分为三大核心种类，包括作业活动、访谈及环境调适。

5. 作业活动效果八要素　为使日常作业活动对患者在不同康复阶段产生确切疗效，治疗师要设计符合"效果八要素"的作业训练活动，包括：①患者认为活动是重要的、有兴趣或有意义；②有难度及有挑战性；③可学习正常活动模式或方式；④可学习代偿性或适应性方法；⑤训练过程愉快；⑥经努力可获得成功；⑦完成后感觉良好；⑧容易体验的成功与进步。

6. 重建生活为本作业治疗 36 项目　要体现重建生活为本作业治疗服务，治疗师须有能力提供多元化、生活化及系统化的作业治疗训练项目。重建生活为本筛选了 9 类共 36 项训练项目。9 类训练项目包括：访谈及宣教、体位及张力控制、自理训练、任务/游戏形式训练、情景模拟训练、作业活动训练、认知训练、社区生活技巧训练、离院前准备及家居安置。

二、活动分析

（一）意义

作业治疗的目的主要在于协助患者能够从事有意义且有目的的日常活动。为达到这个目的，作业治疗师需要应用经过设计的有目的性的活动或作业活动，通过患者在执行这些活动的过程中，提高患者的能力达到治疗目标，以获得最大的生活独立性并提升生活质量。在作业治疗实践中，不能盲目选择一项活动作为治疗性活动，而是要充分了解这项活动的需求及作用，从而才能体现活动/作业活动的治疗价值。治疗性地使用活动或作业活动被视为作业治疗师独特而且核心的实践技能。因此，作业治疗师在为患者提供治疗性活动之前，必须先对活动/作业活动进行活动分析，这样才能够为患者提供合适的活动，从而达到预期的治疗目标。

活动分析可以为作业治疗师提供系统框架（systematic framework）来准确理解每个人想做或需要做的事情，是一个详细检验活动步骤和要素以决定患者需求的过程，经由活动分析过程，作业治疗师确定成功执行一项特定活动的需求，利用活动分析的经验，作业治疗师可以快速地确认执行一项活动所需要的因素及评定其治疗价值。因此，活动分析过程是作业治疗实践的核心，是作业治疗师应当具备和熟练运用的基本技能之一。

（二）目的

1. 为治疗师提供全面理解活动行为的方法，并通过提示、简化或适应，提供指导他人从事活动的知识基础。

2. 了解从事活动所需要的设备、用具和材料、花费、时间、空间及人员。

3. 使其得到为谁、何时、何地、在何种情况下使用的活动。

4. 提供以技巧能力及评分方式记录的个人情况资料，并为治疗提供参考意见。

5. 通过适应和改造设备、环境及简化活动，来确定转换活动的方式，并以患者可接受的方式来决定从事活动的工具。

6. 在选择可满足特殊需要的活动时，练习解决问题的技能。

7. 提出工作、日常生活技能及游戏等活动行为范畴内的治疗目标，以便将活动用于不同的个体。

8. 使用统一的术语，描述、分析和记录作业治疗实践中使用的活动。

（三）方法

1. 活动分析的对象　活动分析是指对一个特定的活动在一般典型情况下的分析，包括完成该活动所需要的技能和能力（活动需求）以及在社会文化层面潜在的意义。这种分析是从活动本身出发，并不考虑某个人具体所处的环境以及个人因素。这种活动分析的目的是让治疗师能够尽可能地理解活动的成分、对于患者可能的意义以及其治疗特质。作业治疗师在实践中，应不断地对活动进行分析，从而培养熟练的活动分析能力，这样便可快速地理解大量活动的治疗特质。

2. 活动分析的内容　首先决定活动通常发生的情景，包括物理环境、工具、设备、材料、时间、成本需求及社会需求。接下来，将活动分成若干步骤，且描述活动的任何顺序或时间需求。然后分析每一个活动步骤所需要的基本技能和能力。有许多学者发展出不同的活动分析模板，作为作业治疗师活动分析的指引，虽然分析标准不一致，但大体包括以下几个方面：

（1）活动名称：简要描述想要分析的活动内容。

（2）活动适合性：分析活动适合的年龄、性别、社会文化或教育背景、所属的活动范畴，以及活动所需的工具、材料和设备。

（3）活动的空间需求：主要是指物理环境，包括对空间大小、家具的放置位置以及与人之间的相对位置关系、灯光和噪声等环境因素进行分析。

（4）活动的社会需求：描述活动所需的社会和文化需求，主要包括活动是个别进行还是多人同时进行？若是多人同时进行，患者与其他人的关系如何？患者在活动中的角色？活动的规则？活动的文化及象征性意义等。

（5）活动的步骤以及每个步骤所需要的时间：顺序列出活动的步骤（一般不超过15个），以及每个步骤需要的时间。此外，可进一步分析这个活动一般情况下有无特定的执行时间点，例如在哪一天执行？或是在一天当中哪一个特定时间点执行？执行频率（每天、每周、每个月）等。

（6）活动所需技能：分析活动执行时所需要的各种技能，包括动作技能、感觉与知觉技能、情绪调节技能、认知技能以及沟通与社交技能等。

（7）活动所需身体结构和身体功能：简要地列出执行活动过程中所需要的身体结构和身体功能。

（8）活动的难易分级：对活动进行不同难易程度的调整，以应对患者的能力，从而达到预期的目标。

（9）注意事项：活动在执行过程中需要考虑的安全性因素，尤其是对于儿童、老年人、认知功能障碍的人群等。

（四）原则

1. 以目标为中心。

2. 对满足患者的社会角色有一定的意义。

3. 需要患者的身心投入。

4. 为预防和改善功能障碍或残疾而设计活动。

5. 发展可提高生活质量的活动技能。

6. 尽量与患者的兴趣一致。

7. 具有适应性、易于分析，并与年龄相适宜。

8. 治疗师与患者共同选择。

（五）分级

活动分级包括增加难度和降低难度两个方面，一是逐步增加活动的需求或难度，以挑战患者的能力，逐步促进其功能的恢复；二是当患者表现有困难时，降低活动的需求或难度。活动分级的方法有多种，可以根据患者的作业表现问题、想要达到的治疗目标以及参考的理论选择合适的分级方法。例如患者伸手取物时，可通过调整目标物品的高度来分级，越高难度越大。

（六）调适/改良

活动调适/改良的目的是促进患者能参与到活动中，其焦点在于改变活动的需求，以符合患者目前所具备的功能水平，并不在于提高患者的功能水平。活动调适/改良的方法大致可以分为以下三种：

1. 改变做事方式　提供适当的辅具协助患者执行各种作业活动。例如提供长柄取物夹（reacher）、拉链易握环（zip grip）或穿袜器（sock aid）协助患者穿衣服。

2. 改变活动本身　主要可减少活动所需的认知或动作等方面的技巧，让活动变得比较简单，使患者容易执行。例如在抽屉或橱柜外面贴标签，注明内部的物品，可减少患者在找寻物品时的记忆需求。

3. 环境改良　可教育主要照顾者对患者居住的环境进行适当的改造，或是提供患者必要的线索或协助，尽可能维持其作业活动的功能。特别是针对退化性疾病的患者，应视患者病情的变化随时提供必要的环境改造。

（七）注意事项

1. 活动必须培养和维持良好的姿势与位置。
2. 应让患者知道并理解为什么要以不同于正常的方式从事一项活动。
3. 治疗师必须确定适应为患者带来的是积极还是消极的影响。
4. 治疗师必须考虑到改进和维持所采用的活动需要的时间。

（李鑫　窦祖林）

第三节　日常生活活动训练

日常生活活动（activities of daily living，ADL）训练是作业治疗最基本的内容之一，训练内容可包括 ADL 的各个方面，如衣、食、住、行、转移、个人卫生等。本节分别以偏瘫和四肢瘫为例介绍。

一、偏瘫患者日常生活活动训练

（一）穿脱衣服

1. 衣服的选择　上衣尽量选择穿宽松的、有弹性的、开胸式上衣；扣子改用尼龙搭扣或拉链；为减少扣健侧袖扣带来的麻烦，可穿无袖衬衣或无扣衬衣。裤子选腰部有松紧带的、宽松的裤子；男裤开裆处用尼龙搭扣。鞋子：穿套头鞋或搭扣式、带扣式鞋，最好不选有鞋带的鞋子。

2. 穿脱上衣　包括穿脱衬衣和穿套头衫。

（1）穿衬衣和前方开口衣服：方法是先穿患侧后穿健侧（图 21-2），脱衣顺序相反，先脱健侧后脱患侧。具体方法为：坐位或站立位，先将患侧上肢穿入衣袖，健手绕过头部拉好衣领部并穿入健侧上肢，整理好衣服并扣好纽扣，脱衣顺序相反。

（2）穿套头衫：顺序是患肢-健肢-套头-整理（图 21-3）。患者取坐位，先将患侧上肢穿入衣袖，再穿健侧上肢，然后将衣服从头部套入，最后整理。脱套头衫时，用健侧手向后上方拉衣领后方，退出头部，再退出健肢和患肢。

3. 穿脱裤子　穿裤子时，患者取坐位，是先将患腿交叉置于健腿上，穿好患侧裤腿至膝上部，放下患腿，然后穿好健腿并尽量上提裤子，最后站立将裤子上提至腰部并系好裤带、拉拉链（图 21-4）。脱裤子时，与上面动作的顺序相反，先脱健侧，再脱患侧。

4. 穿脱鞋袜　患者取坐位，将患侧下肢抬起置于健侧膝关节上方，用健手为患足穿袜子或鞋，然后放下患肢，重心转移至患侧，再将健侧下肢放在患侧下肢上方，穿好健侧的袜子或鞋子。脱时顺序相反。

（二）进食

1. 工具的选择　可选用防洒碗（图 21-5A）和改造的筷子（图 21-5B、C）或加粗手柄的勺子进食。

2. 非利手侧偏瘫患者进食　对于右手为利手而左手无力的人来说，面对的问题是左手不能把饭碗送到嘴边，而右手仍可持筷夹起菜。改进方法是在饭碗下放一块防滑垫或湿布把碗固定，再用筷子或匙子将饭送到嘴里。

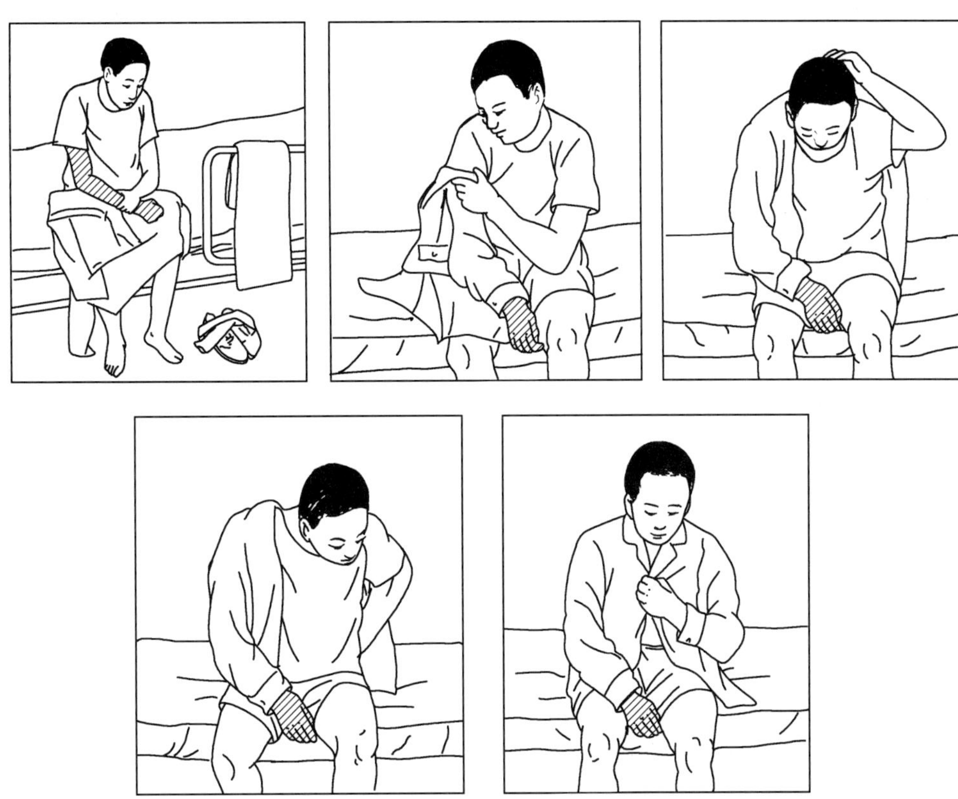

图 21-2　穿衬衣的方法

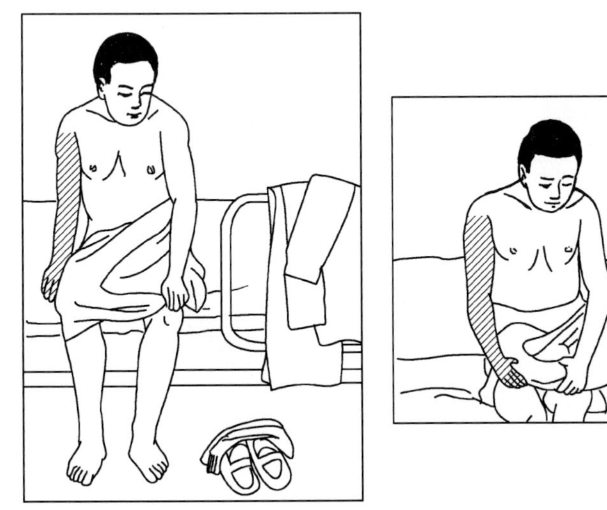

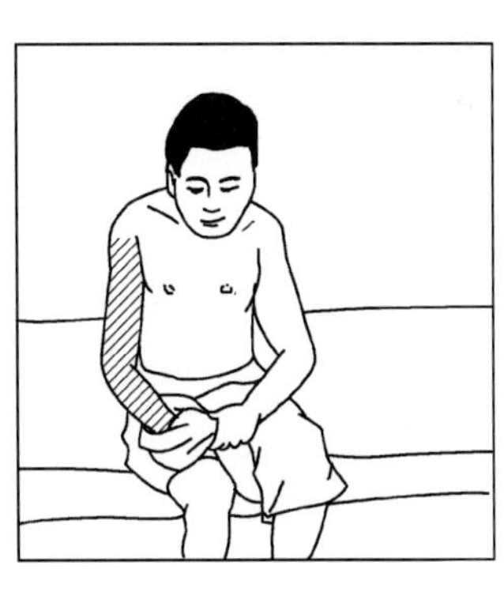

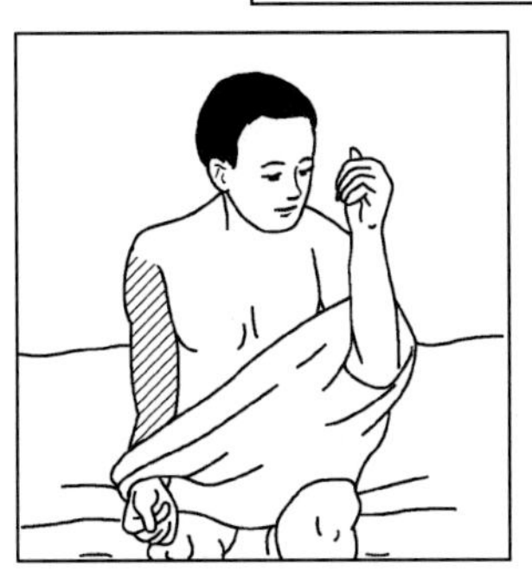

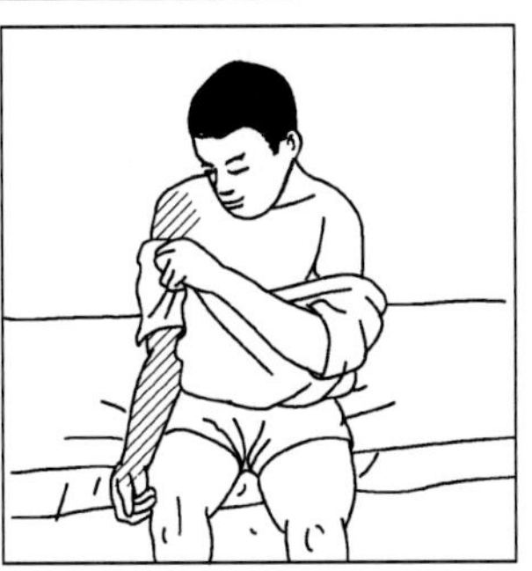

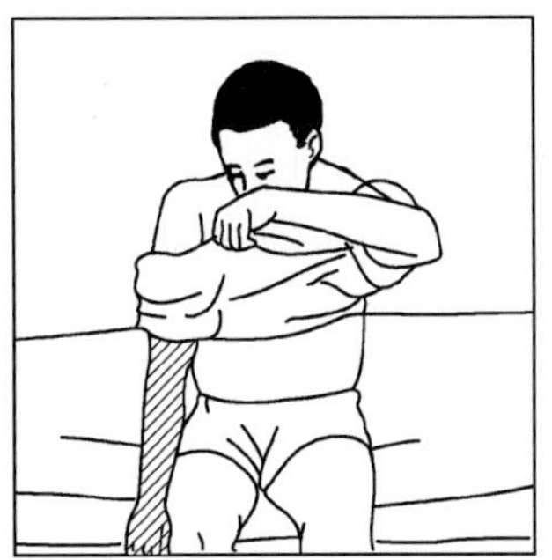

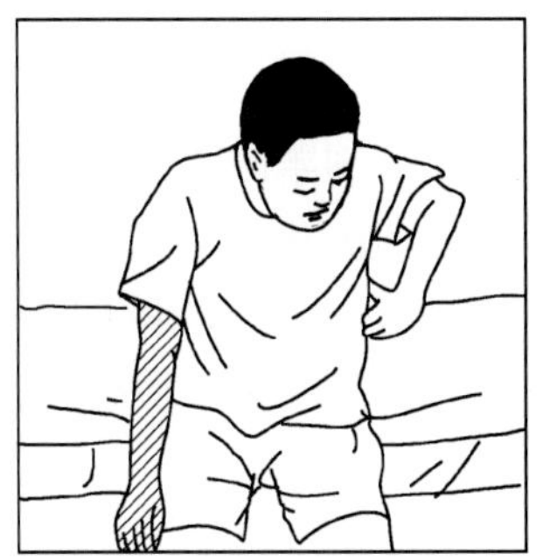

图 21-3　穿套头衫的方法

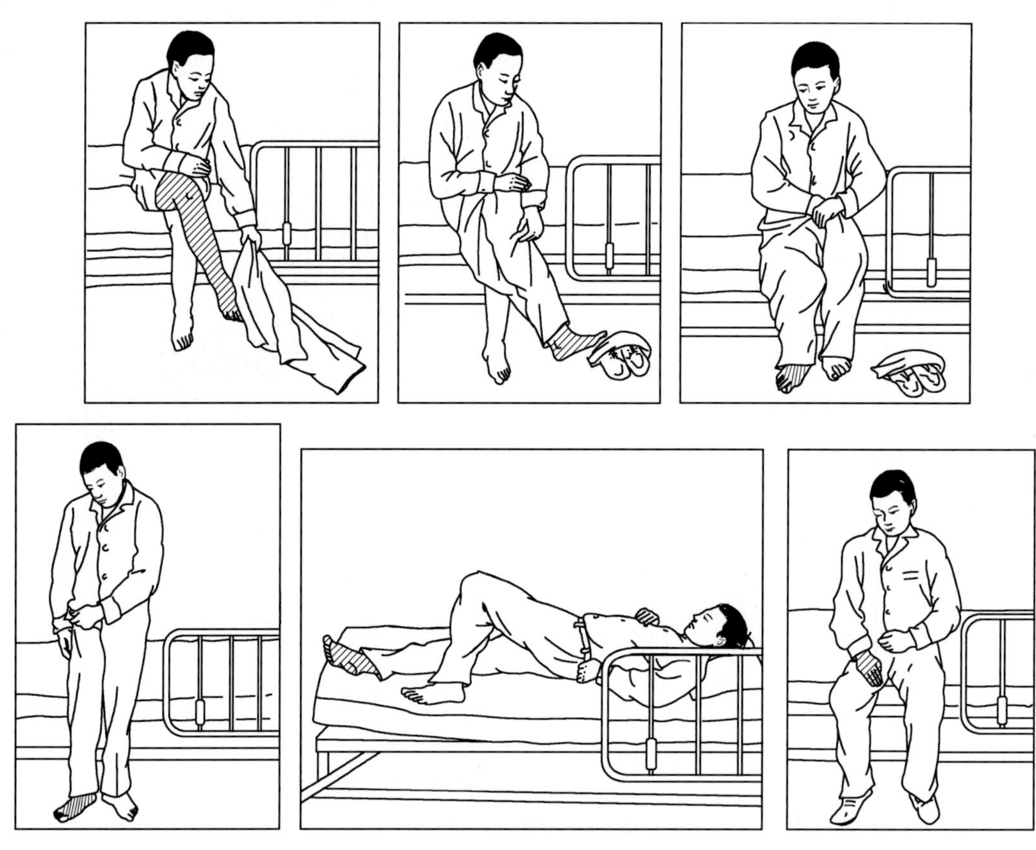

图 21-4　穿裤子的方法

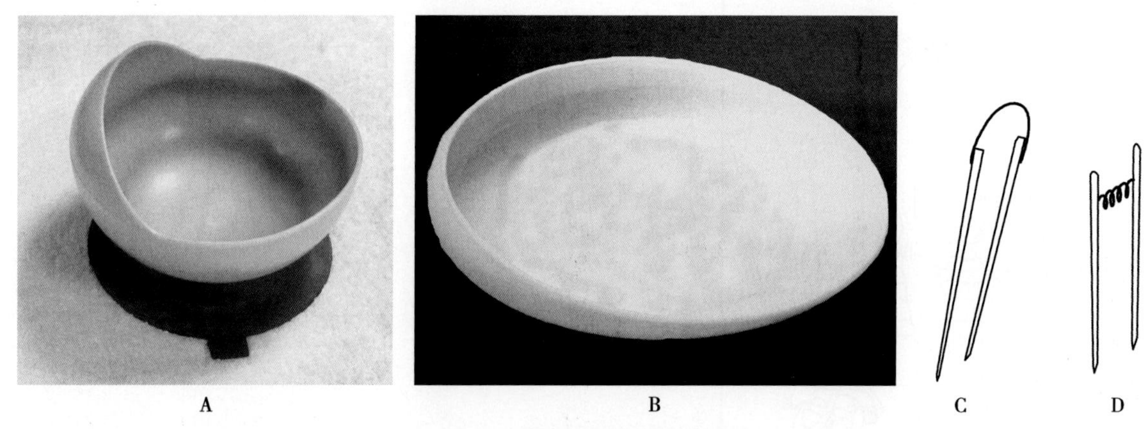

A　B　C　D

图 21-5　利手侧偏瘫患者进食

A. 防洒碗;B. 防洒盘;C. 用金属片连接的筷子;D. 用小弹簧连接的筷子

3. 利手侧偏瘫患者进食　如果利手失去功能,患者必须改变利手,即用非利手执筷子或匙子。如果患手有部分功能,可试用适宜的或改进的筷子(图 21-5D)。

(三) 卫生和梳理活动

1. 洗脸　在水盆内清洗毛巾,单手或健手协助患手拿毛巾洗脸;拧毛巾时可把毛巾绕在水龙头上用单手拧干。

2. 口腔卫生　刷牙时用手挤牙膏管把牙膏挤到牙刷上;用带吸盘的牙刷固定后清洁假牙;面瘫患者,食物易残留在口腔,每次饭后应先漱口,然后清洁口腔防止食物滞留。

3. 剃须　使用电动剃须刀既安全又方便。

4. 洗澡　患者坐在洗澡椅或凳子上，先用健手试好水温然后才让水冲到身上。洗澡过程中可利用带套环的毛巾或长把海绵刷，将其涂上肥皂后擦身。肥皂可置于挂在脖子上的布袋里或专用的肥皂手套里，防止从手中滑落。

5. 手指的清洁　用固定在桌上的指甲剪剪/锉指甲。用固定在台子上的刷子清洗指甲。

6. 如厕　使用座厕较安全，可用座厕加高垫来调节高度。对蹲式厕所可加用座厕架或使用座厕椅。

（四）家务活动

1. 单手切菜方法　用板上有几个不锈钢钉的特制砧板（图 21-6）固定肉、菜或食物，便于单手切割。砧板下要放置防滑垫，防止移动和滑落。

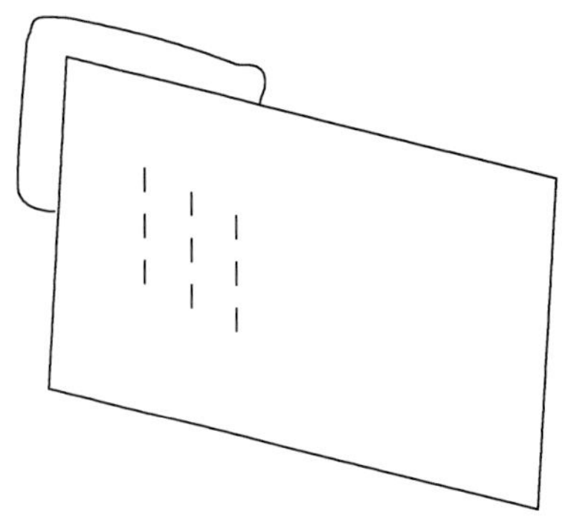

图 21-6　特制砧板

2. 单手打鸡蛋方法　在手掌中轻轻抓住鸡蛋，用其中心部敲击碗缘打破它，再用拇指和示指把蛋壳分开。

3. 单手开启罐头　用固定在墙上的开听器，单手抓住罐头瓶，打开罐头。

4. 电动器具有助于家务活动　如食品搅拌器，超级食品切割器等。

5. 单手扫地、拖地　长把扫帚和撮箕较好，可用受累手和躯干夹住撮箕，再用健手持扫帚将垃圾扫入撮箕。拖地时，先把拖把杆固定在臂下，然后用健手转动拖把拧干，再慢慢把地拖干净。

（五）交流

单手写字时，宜用重物固定纸，有时可将患臂置于桌上被动地固定纸。看书时，可用持书器固定书。有认知或言语障碍者可使用交流板进行交流。

（六）转移方法

详见本书第十七章内容。

二、四肢瘫患者日常生活活动训练

四肢瘫患者的日常生活中主要有进食、穿衣、交流、家务、轮椅使用和转移等方面的障碍，截瘫患者主要为转移和轮椅使用等方面。要提高生活自理能力，常常需要进行日常生活活动训练及生活用品改进，以适应患者的需要。

（一）穿脱衣服

损伤平面低且坐位平衡较好的患者可按正常的方式穿脱衣服。四肢瘫患者由于躯干和双下肢瘫痪，双上肢和双手只有部分功能，平衡困难，所以穿衣时应注意采用一定的姿势和方法；需要时对衣服进行改进或使用辅助器具，如改进纽扣，在拉链拉锁上装一个小环，加长鞋拔，使用穿衣钩，使用弹性鞋带等。常用穿衣方法如下：

1. 穿脱上衣　要求衬衫的袖口大，衣袖宽松，布料结实。同时，根据患者的平衡能力和扣紧衬衫所需要的时间来选择穿衣方法。

（1）衬衫：将衬衫后身放在膝上，领子朝下放置，前身打开，将双臂伸入衣袖，直到袖孔达到肘以上，并且双手游离出来，将手放在胸前衬衫下面，将衬衫推至胸部低头，将衬衫向上甩过头，当衬衫达到颈背部时，臂伸直，使衬衫落到肩部，身体前倾，使衬衫后身在躯干与轮椅靠背之间滑下。脱时先用腕背伸力量拉住衣领，从后面将衣服从头部脱出，然后再脱下双肩部及双上肢。

（2）套头衫：将带有纽扣的衬衫或 T 恤衫放在膝上，内面翻出，前身在下，衣领朝向患者，手伸入袖内，直到袖孔达到肘以上，将后身聚拢，呈束状，置于手和拇指的指蹼上。向上、向后甩臂使衣领滑到头上方，将双臂再次放下，衣领被拉过头部，然后将手伸到内面，将衬衫拉下。这种方法也可用于穿内面没有外翻的衬衫，在一定情况下，衬衫的前身在下，衣领背向患者。如果衬衫袖较长，用该方法较易穿上。脱时可用（1）之方法。

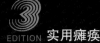

(3) 借助穿衣棒:对活动范围不够或肌力不足的患者,可用穿衣棒将衬衫推至头上,将衬衫放在膝上,衣领朝向患者,将双臂伸入袖内,用手或牙齿将衣服拉至肘上方,用D型圈或环状尼龙拉带将穿衣棒捆在手上,将末端放在衬衫下面,将衬衫慢慢移到头下方,继续用穿衣棒推并不断地屈伸颈部,直到衬衫达到颈后为止。如果有必要,可将一臂钩在轮椅上面,以保持平衡,当身体前倾时,衬衫沿背部落下,然后用拇指钩住衬衫贴边,整理好前身。脱时用穿衣棒勾住衣领将衣服从头部脱出,然后再脱双上肢。

2. 扣纽扣方法　由于四肢瘫患者双手功能较差,常常需借助技巧和自助具帮助完成系扣动作。系扣方法如下:

(1) 徒手系扣:利用腱固定术或手指的残余功能抓住纽扣和钮孔,将纽扣慢慢通过纽孔。系扣时,可用牙齿拉紧贴边。

(2) 使用扣纽扣辅助具:手功能不佳时可使用扣纽扣辅助具(图21-7A)。

(3) 利用腱固定术:用手的根部或手指将魔术搭扣压在一起(图21-7B)。

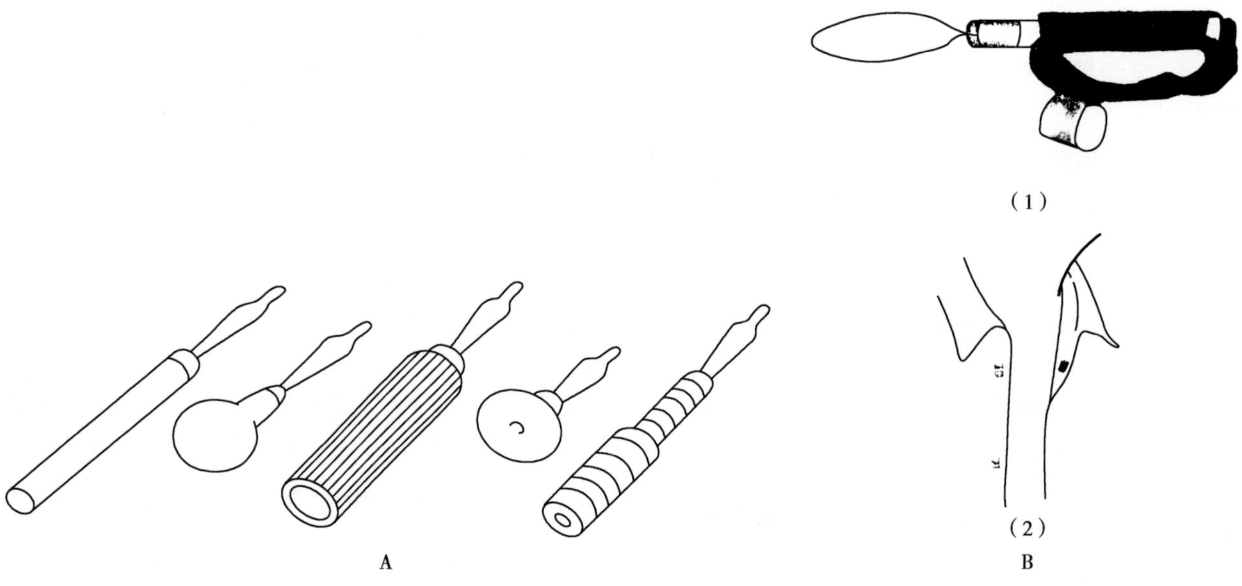

图21-7　系扣

A. 扣纽扣辅助具;B. 魔术搭扣

(4) 改变袖口:袖口上的纽扣比衬衫前面的纽扣更难应付,因为只能用一只手和牙齿来系扣和解扣。最简单的办法是将袖口做得非常松,不用系扣将手穿过。如果不够松,就将扣移到边缘或用有弹性的钉柄缝上,使袖口能够扩大。如果用链扣,就用由两个扣组成的链扣,其间用有弹性的钉缝合。

3. 穿裤子　要点是在操作时维持身体的稳定性和在把裤腰拉过臀部时固定一侧,活动另一侧。

(1) 截瘫患者:取长坐位,一侧膝关节屈曲,小腿置于另一侧小腿上,将一只裤腿穿入(上肢力量好,下肢无肌张力增高者也可用一只手将一侧下肢屈髋屈膝,另一手穿入一只裤腿),同样方法穿另一只裤腿,放好双下肢,将裤腰部尽量上提,用左上肢向身体左后侧支撑,身体重心转移至左侧,将右侧裤腰上提,同样方法提左侧,反复2~3次即可提好裤子。脱裤子顺序相反。

(2) 四肢瘫患者:取长坐位,一侧膝关节屈曲,小腿置于另一侧小腿上,将一只裤腿穿入,同样方法穿另一只裤腿,放好双下肢,将裤腰部尽量上提,然后转为左侧卧位,将右侧裤腰上提,翻身至右侧卧位,同样方法提左侧,如此反复2~3次即可提好裤子。脱裤子顺序相反。

(3) 轮椅上穿脱裤子:要求躯干稳定性及手功能较好。身体稍向前坐出,一只腿置于另一只腿的膝部,或是用手腕抬起一只腿伸入裤筒里,手钩起裤腰拉过膝部,把脚放在脚踏板上,重复以上动作穿进另一只裤腿,然后把一只手伸进一侧裤腰的内后侧,另一只手放在扶手板上,重心移到这一侧,抬起另一侧臀部,同侧手伸进裤腰内后侧把裤腰拉过胯部。这种情况下,扶手成为维持平衡的支撑点,能帮助患者抬起臀部,提好裤子。脱时顺序相反但较穿容易。

4. 系裤子　四肢瘫患者由于手功能差，难以把裤腰系紧，所以要改进裤腰，方便系裤。

（1）改用松紧带：松紧带除了具有能把裤子系紧的功能外，还能使裤子易于穿。如果松紧带不甚满意，可以加上一个系钩，较方便。

（2）使用辅助物品：①指环带。可在腰带带钩侧的边缘缝上一个指环带，大小能容纳拇指，另一个缝在腰带扣眼的内面。②D 型环。可以缝在腰带带钩侧，在腰带扣眼侧缝上 10cm 的尼龙搭扣，另一半相对的 10cm 的尼龙搭扣可缝在纽扣遮布上，当腰带折返回来时刚好两面尼龙搭扣重叠，这样就能系紧裤子。在游离末端还应缝上一个拇指环带，或者在尖端附近开一个拇指大小的小孔，当尼龙搭扣连同皮带返折回来扣紧时起一个美观效应。③拉链。拉锁扣处可加一个指环带帮助拉上拉链，指环带大小应能让拇指通过。患者需要一只手抓住拉锁的基部，另一只手大拇指伸进指环带内，钩起环带向上关闭拉锁。

5. 穿鞋子、袜子　不同的患者可以采取不同的姿势，目的是获得最大的稳定性，不同的姿势具有不同的穿鞋、袜的方法，通常先考虑最合适的姿势，再考虑方法。

如果患者髋关节活动度很好，平衡功能好，可坐在轮椅上向前滑动取得稳定性，然后利用一只手抬起一侧脚利用反作用力穿鞋、袜。患者坐在轮椅上，也可以把一侧踝部架在另一侧的膝部，这样可以取得很好的稳定性，足背固定后，就可以腾出双手来穿鞋、袜，如果踝部倾斜滑下，可以用前臂顶住。或者，患者坐在轮椅上，处于准备转移体位的状态，可以把一只腿放在床上，另一只腿屈膝横跨其上，这样脚就能靠近身体。这种姿势相当稳定，也可以使患者使用双手穿鞋袜。此外，患者坐在轮椅上，跷起两腿，下面的腿给予上面的腿一反作用力，使足跟离开脚踏板，此姿势常常只能使用一只手完成这些动作，故常用于脱袜。须注意稳定轮椅。也可以患者坐在轮椅上，用一只手臂钩住推动杆以保持稳定，另一只手放在膝下移动脚使之穿进鞋内。

（1）穿袜子：袜子的要求是松软，袜口不能太紧，袜口里面应缝上一个指环带，这样患者可以利用环带张开袜子。

方法一：用大拇指把袜口打开，双手分别在袜子两侧拉开，这样袜子很容易沿着直线套在脚上，当脚掌穿进袜内时，患者双手大拇指移到袜后部呈钩状，向上拉袜，使袜子通过足跟，用手扰擦袜子令之易于穿上。

方法二：手指或大拇指伸进指环带里，把袜口张开，让脚趾可以穿进去，边旋转袜子边向上拉至足跟。如果必须用一只手维持足的位置，或提起足跟，则可以只用一只手交替拉双侧环带。然后转动手，拇指处于伸展位，套进环带里，这样拇指受到一种袜子给予的拉力，不需要任何肌肉活动就能抓紧袜子（在拇指后面微屈，则能让环带脱离拇指，但是位于袜内环带归于拇指的拉力则能使拇指维持在伸展位）。在袜里或足上放上滑石粉将能使袜子容易穿进去。

方法三：利用穿衣棒（图 21-8）拉住环带可以把袜子穿进去，当患者足跟深深地陷进软软的床垫时，用此办法穿袜子特别有用。由于只能腾出一只手拿穿衣棒，故通常刚开始穿时觉得很困难，袜子很容易被套在蹈趾上，固定在一侧，如果把另一侧牵开，则可容易穿进去。

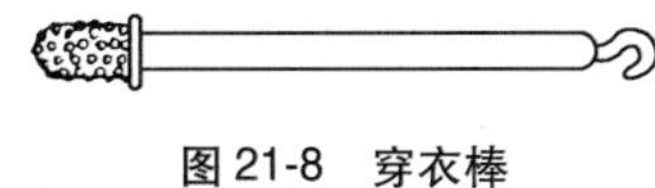
图 21-8　穿衣棒

方法四：穿袜器（图 21-9）可以用薄的聚丙烯或类似的材料制成，上面覆盖一层光滑的尼龙绸。在其后面上端也需要缝上指环带，这种穿袜器可以使袜子易于穿过足跟，然后可以抽出穿袜器，再利用袜上的指环带把袜子向上拉。只要患者处于稳定姿势，并能使用双手，那么利用穿袜器就可轻易地把袜子穿上。

（2）穿鞋子：要求鞋子大小合适，内面平滑，易于穿脱。鞋子的改进方法是在鞋扣上增加一个 D 型尼龙搭扣，上面缝上一个指环带，使鞋子易于扣紧。有些患者需要在鞋后面装上一个指环带以助于穿鞋，环带大小能容纳拇指。

（二）进食

1. 用具的选择　可在饮食器具上增设把手，延长把手，若患者难以端起茶杯，改用塑料吸管等。如在盘上安装防护装置（图 21-10A）和防滑盘垫、改装勺子（图 21-10B）；对肌力很弱的患者可使用肌腱辅助夹板或活动上肢辅助器来改善患者独立进食的能力；上肢功能障碍严重者可使用自动喂食器。

2. 端茶杯的技巧　对接受指屈肌腱固定术的患者，在端茶杯时，可以用另一只手将杯子推入该手；或借助于指屈肌的收缩端起杯子，也可以使用长吸管或加高的茶几（图 21-11）。

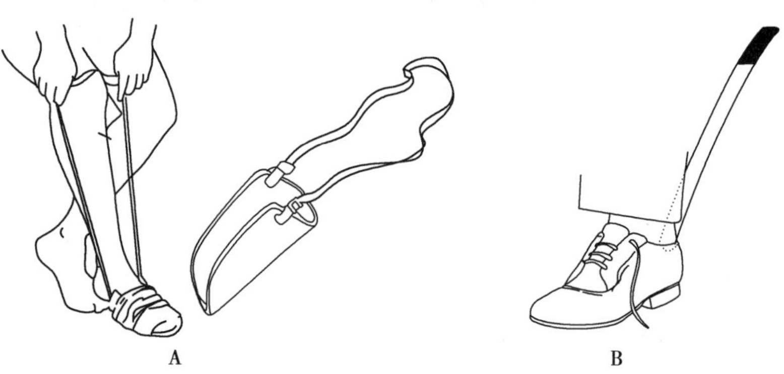

图 21-9　穿袜器
A. 指环带穿袜器;B. 长柄鞋拔子

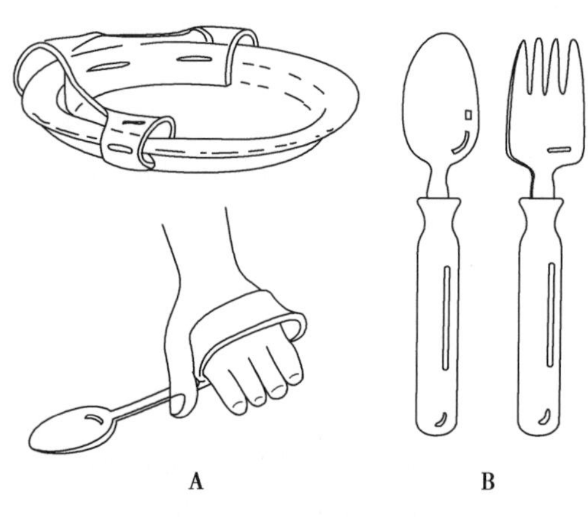

图 21-10　改进进食用具
A. 盘子;B. 勺子与叉子

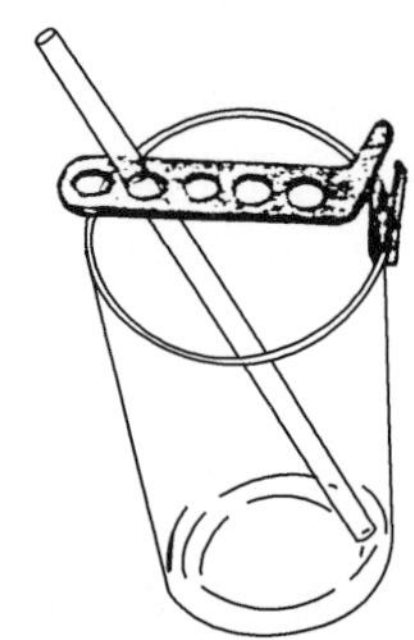

图 21-11　吸管固定器

（三）交流

1. 书写　四肢瘫患者常见的书写困难是纸不易固定，难以握住笔。可以将纸固定在非滑动性垫子上，或用重物固定，改变纸的角度，以适应新的书写方式。也可以借助书写辅助器具(图 21-12)。如果书写时手发抖，可以让患者通过增加书写速度以提高控制能力。

2. 打电话　常见困难是拨号、抓握电话。改进方法如下：

(1) 拨号码：目前使用的触屏式移动电话可使用单个手指或者触控笔进行拨号，也可使用语音助手进行拨号服务，截瘫患者只需要通过呼喊对方姓名即可完成拨号。

(2) 免提接听：将移动电话固定在适当的位置上，进行通话时可使用免提功能，方便不能抓握的患者。

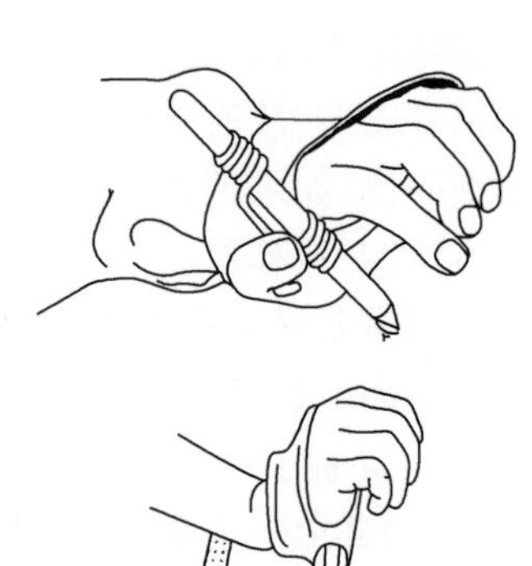

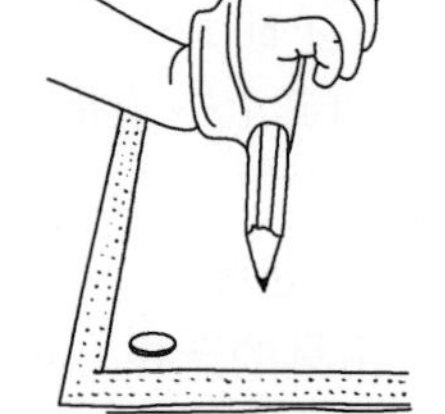

图 21-12　免握笔

（四）家务活动训练

1. 简化家务活动　训练前，先要对患者的家务活动能力进行评定，如能及范围、移动能力、手工活动、能量消耗、安全性、交往能力等。然后对家务活动进行必要的简化，对家庭设施进行必要的改造，使之适合患者的需要，并尽可能在对侧和对称性动作中用双手去工作。

2. 环境设置　合理设置操作区，在正常能及的范围内，提供半圆形的工作区域。控制器或开关放在起立、坐下容易够着的范围内，选择具有定位控制的家用设备。尽可能坐着操作，如坐着熨衣服、洗物品、准备食品等。选择多用途的设备和炊具，减少不必要的动作，选择简单易行的食谱，方便营养的食品。

3. 固定工作位置　每一项工作固定在一个地方,供应品和设备也固定在一个地方便于使用。手操作工具要放在正确的位置,便于抓起来即可开始工作,如把炊具悬挂在可见范围内。避免握持,以便腾出双手,如使用平底炊具、吸杯、橡皮垫或电子搅拌器。避开重活。要使用带有轮子的小桌来移动物品。

4. 家居环境改造(见本章第六节)。

(五) 轮椅使用训练和转移训练

详见本书相关章节内容。

(李奎成　窦祖林)

第四节　治疗性作业活动

一、生产性活动

(一) 木工作业

木工作业是指利用木工工具对木材进行锯、刨、打磨、加工、组装,制作成各种用具或作品的一系列作业活动。木工作业是我国现代作业疗法中应用最为广泛,时间最长远的作业活动之一。通过木工作业可制作各种家具、玩具、艺术品、乐器,甚至是康复治疗器材。

1. 特点　材料工具容易获得;所生产产品可用于日常生活或欣赏;易于操作,多数工序容易掌握;此外,除大型作业外,木工作业较为安全。

2. 常用工具及材料　常用工具有木工台、桌椅、凳、锯、刨、锤子、螺丝刀、钻、钳子、钉子、钢尺、软尺、记号笔、砂纸、刷子等。常用材料有木板、合成板、木条、油漆等。

3. 代表性活动　木工作业动作较多,包括选料、量尺寸、画线、拉锯、刨削、钉钉子、打磨、组装、着色等,其中最具代表性的是锯木、刨削和钉钉子。

4. 活动的调整　可用弯手柄锯子或环状手柄锯子增加抓握的稳定性(图 21-13),加粗手柄锤子和刨子可有利于抓握;增加木材的硬度可增强肌力;固定于较高位置的木材进行锯断时主要训练肘关节的屈伸功能,较低位置则主要训练肩关节后伸功能。木材固定于斜板上有助于扩大肩关节屈曲活动范围。

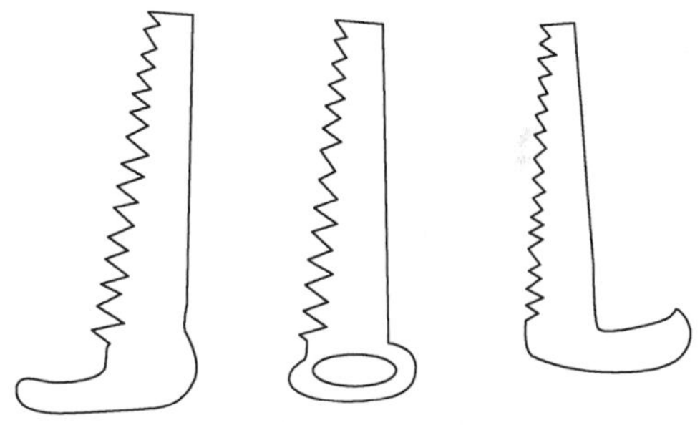

图 21-13　木工工具的调整

5. 注意事项　①注意安全防护,需要时戴安全帽,坐轮椅者需固定腰带,噪声大时需使用防噪声设置(如耳塞),有粉尘和刺激性气体时需配备吸尘和排气装置并佩戴口罩,打磨时注意避免磨伤手部;②使用锯、刨等锋利工具时注意避免割伤,尤其手灵活性欠佳和感觉障碍者;③木工作业时注意防火,因木材、塑料、油漆均属于易燃品。

(二) 金工作业

金工(metalworking, metal technology)为金属工艺的简称,是指用金属材料制作物品的过程或工艺,据《中华人民共和国职业分类大典》职业目录的有关内容,金工包括车工、铣工、磨工、镗工、组合机床操作工、铸造工、锻造工、焊工、金属热处理工、冷作钣金工、钳工等多个工种。金工作业与木工作业一样,为我国早期作业治疗的常用方法,但因需专业工具和专门培训,加之安全方面的考虑,近年来多数工艺已不在作业治疗应用,仅拧螺钉、金属工艺品制作等因工具简单、做工精细、安全性好而继续应用于作业治疗。

1. 特点　金工作业因活动强度较大,比较适合用于增强肌力和耐力训练;可较好地宣泄过激情绪,如锤打等反复重复的较大强度的活动利于发泄情绪;产品易于长久保存及使用。

2. 常用工具及材料　工具包括台钳、铁锤、扳手、钳子、螺丝刀、剪刀、镊子、直尺、记号笔、车床、铣床、切割机等。常用材料有各种金属材料、钉子、螺丝等。

3. 代表性活动

（1）锤打：治疗作用可增加上肢肌力和耐力，尤其是肘、腕部肌群力量和握力；改善上肢关节活动范围；改善手眼协调性；宣泄过激情绪。活动成分：①固定，用手、钳或台钳固定。②锤打，方法同钉钉子，但活动强度更大，可利用肩关节内旋、肘关节屈伸、腕关节屈曲或腕关节尺偏的力量，强度大时需用全身的力量。

（2）拧螺丝：治疗作用包括改善手的灵活性，扩大前臂旋转及手指的活动范围，增强上肢肌力，促进感觉恢复等。活动成分：①握持，用拇指、中指、环指三指捏持，或通过抓握扳手或螺丝刀固定。②旋转，利用手指的活动旋转（用手指直接拧时），或通过前臂旋前旋后来旋转（利用螺丝刀时），或利用腕关节的屈伸来旋转（应用扳手时）。

4. 活动的调整　手抓握功能欠佳者可用加粗手柄工具，握力不足者可加长工具手柄来延长力臂；根据训练目的可选坐位、站立位完成，也可通过位置的改变扩大关节活动范围；如果制作整件产品不方便，可仅选其中一些工序进行训练。

5. 注意事项　①有攻击或自伤行为者禁用，以免造成人身伤害；②处理金属材料时会有材料温度升高的情况，注意避免烧烫伤；③进行切割、锤打等会引起碎屑飞起，注意使用保护网而避免造成伤害；④接触锋利的刀具和工件时，必须小心，以免损伤。

（三）制陶作业

制陶也称陶瓷制作、陶艺，制陶是中国古代的伟大发明，有着悠久的历史，从新石器时代陶器的出现、商周时期釉的发明到东汉晚期瓷器的成功烧制以及陶瓷制造业的蓬勃发展，一脉相承，延续至今。几千年来，匠师们创造了无数技艺精湛的瓷器珍品，成为文化宝库中的巨大财富。近年来，随着陶吧的出现，制陶被越来越多的人所了解，也有更多的人愿意亲试身手，体验制陶的乐趣。

1. 特点　趣味性及操作性均较强，对场地及材料要求不高，可用替代材料（如橡皮泥），易于在 OT 开展。

2. 常用工具及材料　常用工具有转盘（陶车）、面板、面杖、金属棒、纱布、竹刮板、针、石膏粉、容器、瓷器刀、剪刀。常用材料包括陶土、黏土（瓷土、陶土）、釉彩等。

3. 代表性活动　制陶技术包含原料选择与处理、器物成型与装饰、烧成工艺三个部分，其中最具代表性的训练是调和黏土和成型工艺。

4. 活动的调整　可使用清洁易购买的替代品如硅胶土（泥）、橡皮泥等代替黏土；为改善 ROM 和缓解疼痛，可使用加热黏土进行训练；根据需要可选择站立位、蹲位、坐位，以针对性训练站立平衡、下肢力量和ROM、坐位平衡和耐力；可仅选用调和黏土和/或成型工艺进行训练。

5. 注意事项　①烧制时感觉减退者注意防止烫伤；②注意粉尘的防护；③装饰时应使用无毒釉料；④注意保持场地的清洁卫生；⑤未用完的黏土应装入塑料袋，置于密闭容器中保存，防止干燥。

二、手工艺活动

（一）手工编织

手工编织在我国有着悠久的历史，5 000 年前的原始社会就能织造简单的织物，到 20 世纪 80 年代，随着材料和工艺的改进，编织工艺真正进入编织艺术时代。手工编织种类繁多，根据用途不同可分为器类、衣物类、家具类、装饰类四大类。按工艺技法分为交织、针织、编织、钩织等，按所用原料分为草编、竹编、柳编、藤编、棕编、葵编、绳编等类。

1. 特点　所用工具简单易得，活动易学易练，产品丰富多彩，易于在 OT 开展，特别适合用于手功能训练。

2. 常用工具及材料　①常用工具：编织框、挂棒、分经棒、毛衣棒针、缝毛线针、钩针、剪刀、镊子、钳子、尺等。②常用材料：丝线、毛线、编织用草、竹片、竹叶、藤条等。

3. 活动的调整　对于手功能稍差的患者，可先选用较粗的线进行操作；为改善灵活性可选针织或钩织并选稍复杂的图案或形状；手功能欠佳者可在钩针的末端增加套环以利于抓握和稳定；根据需要可选择站立位、坐位、轮椅坐位，以针对性训练站立平衡、下肢力量和 ROM、坐位平衡和轮椅上的耐力，如为扩大肩关节或躯干的ROM，可将编织框挂于墙上较高处；对手功能较差者，可仅选用其中的一两个工序进行训练，也可几个患者流水线作业，如在编结时一人负责编、一人负责抽，另外一人则专门进行修饰，这样可培养合作精神和时间感。

4. 注意事项　①针织或钩织时所选用的针不要过于锋利以免刺伤皮肤；②草编和藤编时注意处理好材料的边缘，以免割伤；③不要选用过细的线进行训练，以防用力拉紧时损伤皮肤；④如需较大的力拉紧时，最好选用钳子或镊子，而不是直接用手拉。

（二）剪纸

剪纸是指利用剪刀、刻刀将纸镂空一部分后形成图画、图案或文字的过程。剪纸是中国民间艺术的一种，早在汉、唐时代，民间妇女就有使用金银箔和彩帛剪成方胜、花鸟贴上鬓角为饰的风尚。后来逐步发展，在节日中，用色纸剪成各种花草、动物或人物故事，贴在窗户上（叫“窗花”）、门楣上（叫“门签”）作为装饰，也有作为礼品装饰或刺绣花样之用的。剪纸按题材分为人物、动物、景物、植物、组字等种类；按颜色分单色、彩色、套色、衬色、拼色等类；从形式上分剪纸、刻纸、撕纸、烫纸及以上几种的组合。

1. 特点　剪纸对患者来说比较简单易学，上手容易，趣味性强，具有很强的直观性和可操作性，因工具材料简单、制作工序相对单一、作品丰富多彩、耗时少等特点，较受患者欢迎，易于在作业治疗中开展。

2. 常用工具及材料　剪纸工具非常简单，常用的有剪刀、刻板、刻刀、订书器、铅笔、橡皮、尺子、胶水、复写纸、彩色笔等。常用材料为纸（单色纸、彩色纸、金箔纸、银箔纸、绒纸、电光纸等）。

3. 活动的调整　手抓握功能欠佳者可选用加粗手柄工具，手指伸展不良者使用带弹簧可自动弹开的剪刀；不能很好固定纸者可使用镇尺协助固定；为增强肌力可选较硬和较厚的纸；为增强手的灵活性可选折叠剪纸，手灵活性不佳者可选刻纸训练，为发泄不满情绪或选剪纸或撕纸，为训练耐心提高注意力最好选择刻纸；根据治疗目的或可选坐位或立位进行训练。

4. 注意事项　①因所用剪刀或刻刀较为锋利，要注意避免损伤，尤其是手感觉障碍者；②有攻击行为者可只选用撕纸而不用剪刀或刻刀，以免伤及他人或自伤；③刻纸前要先检查刻刀是否牢固，刻纸时刻刀要垂直向下以提高产品质量和防止刻刀断裂伤人；④剪好的图案应分开平放，不要相互重叠以免粘连、损坏，最好放在专门的文件夹内或夹于书内。

（三）豆贴画

豆贴画是指使用各种各样的豆为材料制作的粘贴画，是近年才出现的一种新型手工艺方法，所创作的作品因立体感强、视觉效果独特而给人耳目一新的感觉。

1. 特点　豆贴画因材料直接来自于我们日常所吃的粮食，作品颜色丰富，趣味性和吸引力强，操作简便，易于学习和创新，深受患者欢迎，也充分体现了作业疗法的灵活性和实用性。

2. 常用工具及材料　剪刀、笔、镊子、白乳胶、棉签、牙签、各种豆类和粮食（黄豆、绿豆、红豆、黑豆、小米、玉米碎、玉米片、芝麻、麦粒、西米等）、各种丝线、彩纸、橡皮泥等。

3. 活动的调整　手指灵活性欠佳者可选较大镊子，通过抓握代替捏的动作；为训练使用筷子进食功能，可用筷子代替镊子进行操作，需大面积使用较小材料时可用小勺子代替镊子；手功能欠佳者可选用较大的豆，如花生米、黄豆或开心果壳进行训练，手功能较好者可多选芝麻、小米、西米等较小材料进行训练以提高手的精细功能；根据患者功能情况及训练目的，可选择画图、选料、涂胶、粘贴中的一个或几个动作进行训练，也可进行流水作业以培养合作精神。

4. 注意事项　①选料时要选干燥饱满有光泽的材料以提高作品质量和易于保存；②开始粘贴前要选好用料并分别放于适当的位置，以利于下一步操作并提高计划性；③注意环境卫生，不使用粉末状材料；④使用无毒胶水；⑤作品应置于干燥环境保存，注意防霉变和虫蛀。

（四）泥塑

泥塑包括捏土、陶艺，是作业治疗常用活动之一。传统制陶工艺对工具、场地要求较高，但用于作业治疗多为体验性质和小工艺品制作，简单教，易操作。常见活动为揉土、造型、配色和烘烤等。

1. 特点　趣味性及操作性均较强，可充分发挥创造性，启发创作思考，作品丰富多彩，材料安全，保存持久，易于在OT开展。教适合用于握力训练、捏力训练、耐力训练、手部关节活动度训练、协调性训练、灵活性训练、感觉训练、职业训练等。

2. 常用工具及材料　雕刻工具、竹筷、不锈钢棒、直尺、美工刀、彩色笔、刮刀、面板、容器、烤箱和软陶泥、金属环、金属丝、挂绳、饰件等。

3. 活动的调整

（1）材料的选择及调整：选择不同质地的软陶进行训练以达到不同的治疗效果，如较硬的软陶更利于进行肌力及耐力训练。对肌力不足者可选择较柔软的陶泥或在陶泥中加入适量凡士林使其变软。

（2）体位的调节：根据需要可选择站立位、蹲位、坐位，以针对性训练站立平衡、下肢力量和 ROM、坐位平衡和耐力。

（3）工序的调整：可仅选用揉土、造型或烘烤中的一个或几个环节进行训练。

4. 注意事项　①应使用质量合格的陶泥；②烘烤时感觉减退者注意防止烫伤；③造型时避免工具或金属丝等碰伤、擦伤；④手部有伤口或对陶泥材料过敏者需使用胶质手套或一次性手套；⑤注意保持场地的清洁卫生；⑥未用完的陶泥应装入塑料袋或保鲜袋，置于密闭容器中保存，防止干燥。

三、艺术活动

（一）音乐

我国古代就有利用音乐治疗疾病的记载，早在 2 000 多年前，我国最早的医学专著《黄帝内经》就提出了“五音疗疾”的理论，但作为一门完整的学科，音乐治疗是从 20 世纪 40 年代才开始的，我国则是从 20 世纪 80 年代才开始正式应用，并于 1988 年开设音乐治疗专业，1989 年成立中国音乐治疗学会。音乐疗法的主要内容包括音乐欣赏、乐器演奏和声乐歌唱等。

1. 特点　可在作业治疗中广泛开展，可进行言语功能训练、灵活性训练、协调性训练、平衡性训练。

2. 常用工具　管弦乐（文场）曲笛、板胡、胡琴、坠子琴、打击乐（武场）铜锣等。

3. 代表性活动

（1）音乐欣赏：只要有简单的视听器材就可以演奏，不同的乐曲具有不同的作用，如节奏明快的乐曲可使情绪消沉的患者精神兴奋，节奏缓慢的乐曲可使烦躁的患者安静，并具有降低肌张力的作用。

（2）乐器演奏：各种乐器都可称为训练工具，曲笛、板胡等可提高呼吸功能和改善收肌肉的协调性，敲打锣鼓等打击乐器可改善肌肉的灵活性和上肢 ROM。

（3）音乐表演：音乐的再创作活动。通过乐器演奏，人声的歌唱，以及包括指挥在内的多种艺术手段呈现。

4. 活动的调整

（1）活动本身调整：根据训练目的和方式进行调整，如手灵活性稍差的患者选取打击乐而非管弦乐器；呼吸功能稍差的患者可先从稍短的曲目开始；协调功能较差的患者可从简单的动作开始。

（2）环境的调整：在戏曲欣赏时，环境对治疗很重要，最好选取在相对独立和安静的环境下进行训练。

5. 注意事项　①所选取的乐曲一定要适合患者功能训练的需要，否则可能带来与治疗目的相反的结果，如选用摇滚乐来训练会使情绪激动者更加兴奋；②注意卫生，尤其是吹奏乐器，最好单独使用固定的乐器，如需公用则应进行消毒；③治疗中注意观察患者的反应，集体治疗时注意控制相互间的不利影响。

（二）绘画

早在 20 世纪 20 年代弗洛伊德就提出绘画可以疗治心灵创伤。绘画活动包括欣赏和自由创作两方面。按使用的材料分为中国画、油画、壁画、版画、水彩画、水粉画、素描等；按题材内容分为人物画、风景画、静物画、花鸟画、动物画、建筑画、宗教画、风俗画等。绘画的六要素为“线条、平面、体积、明暗、质感、色彩”。

1. 特点　较适合进行肩、肘关节的活动度练习、耐力练习、调节情操等。

2. 常用工具　画笔（钢笔、铅笔、毛笔、水粉画笔、水彩画笔、中国画毛笔、木炭条等）、画纸、颜料、调色盒、画夹、直尺、小刀等。

3. 代表性活动

（1）素描：为一种单色画，通过线条和浓淡调子，或者只用单一色调来表现和创造形象，常用于培养和训练视觉思维和发展技能，是绘画的基础。

（2）水粉画、水彩画：以水为媒介调和含粉颜料的作画方法，而水彩画是以水为媒介调和水性颜料作画的一个画种。表现力极为丰富，其色泽鲜艳明亮、深厚、柔润。

（3）中国画：按艺术方法分为工笔、写意和兼工带写三种形式。从艺术的分科来看，可分为人物、山水、花鸟三大画科。用笔讲求粗细、疾徐、顿挫、方圆等变化，以表现物体的质感。

4. 活动的调整　手功能不佳者可加粗画笔手持的部分，不能抓握者可使用自助具固定画笔于手上，或通过自助具用头、口或脚进行绘画；不能很好固定画纸的可使用镇尺或画夹固定；根据需要可在坐位、站立位下进行训练，也可调整画纸的位置为平放、斜放、竖放而改变上肢的活动范围；根据患者的情况选择不同的绘画方法进行训练，初学者可选素描，有一定基础者可选水彩画、水粉画；上肢协调障碍者选用不需使用颜料和特殊工具的素描进行训练，而为训练协调性或颜色识别能力则可选水彩画、水粉画进行训练。

5. 注意事项　①注意所采取的姿势和持笔姿势正确，避免长时间出现不良姿势；②绘画使用颜料时注意保持纸和治疗场所的清洁；③使用安全无污染的材料和颜料进行创作。

（三）书法

书法是中华民族特有的传统文化，它源远流长，博大精深，是中华文化的宝贵财富。现代书法包括硬笔书法、软笔书法和篆刻艺术三大类，按字体分楷书、隶书、行书、魏碑、篆书、草书。

1. 特点　取材简单，易于执行，患者接受度高，可进行手精细活动训练。

2. 常用工具　文房四宝（笔、墨、纸、砚）为书法的主要工具和材料，笔包括毛笔和硬笔（钢笔、圆珠笔、铅笔、粉笔等）。

3. 活动的调整　手功能不佳不能抓握者可使用自助具固定笔于手上，双上肢功能障碍者可使用脚书写或通过自助具用头、口书写；不能很好固定纸的可使用镇尺固定；根据需要可在坐位、站立位下进行训练；根据患者的情况选择不同的方法进行训练，所选毛笔、钢笔、圆珠笔、铅笔、粉笔、水笔等笔的种类不同，训练要求和针对性也稍有不同，同一种笔写大字和小字对手和上肢的灵活性和ROM的要求也不相同。

4. 注意事项　①注意所采取的姿势和持笔姿势正确，避免长时间出现不良姿势；②毛笔书法训练使用颜料时注意保持纸和治疗场所的清洁；③毛笔书法训练前后均应对毛笔进行清洗，以保证书法质量；④使用安全无污染的材料和颜料进行创作。

四、园艺活动

园艺活动包括种植花草、栽培盆景、园艺设计、游园活动等。利用园艺活动进行训练以达到愉悦心情，促使身心健康目的的训练方法称为园艺疗法。美国园艺疗法协会的定义为：园艺疗法是对于有必要在其身体以及精神方面进行改善的人们，利用植物栽培与园艺操作活动，从社会、教育、心理以及身体诸方面对他们进行调节的一种有效方法。早在1699年《英国庭园》中就有对园艺治疗效果的描述，第二次世界大战后，美国的一些部队医院开始采用园艺疗法治疗战争所造成的心灵创伤，并取得良好效果。此后，园艺疗法迅速发展，1972年美国堪萨斯州立大学开设了园艺治疗课程，1973年美国成立了园艺治疗和康复全国委员会，后改为园艺疗法协会。

1. 特点　强调通过植物的颜色、味道、气味、触感等刺激人体不同的感受器，并通过有针对性设计的园艺活动，改善肢体功能、提高认知能力、训练手眼协调、感受成长、体验收获、建立信心、缓解压力、消除抑郁，最终达到身心同时康健的效果。

2. 常用工具　花盆、铁锹、耙子、花剪、花铲、水桶、喷壶、喷雾器、浸种容器、手套、塑料薄膜等。

3. 代表性活动

（1）花木种植：通过种植园林植物所进行的活动，包括园林花卉的生产、园林树木的生产以及园林草坪的生产及养护等活动。

（2）花木欣赏：花木通过迷人的色彩、绚丽的花朵、芳香的气息以及别致的造型给人以心旷神怡的感受，通过花木欣赏可调节情绪、愉悦心情，增加对生命的热爱和生活的信心，通过游园活动增加了与大自然接近的机会，激发生活的热情。

4. 注意事项　①园艺的场地地面要求平整，将台阶改造为斜坡，方便轮椅通行。斜坡长度较长的应该安装扶手，方便上下行走，防止跌倒；②定期做好驱蚊驱虫；③合理把握参加园艺活动者的适应证，有伤人行为或对某些植物过敏者慎选此活动；④把握好植物习性，合理浇水及日照。

五、体育活动

体育活动主要包括健身类、娱乐类和竞技类体育。用体育活动进行治疗的方法称体育运动疗法，又称适应性体育或康复体育。常用于康复训练的体育活动有篮球、足球、排球、乒乓球、台球、射击、飞镖、游泳、体育舞蹈、太极拳、八段锦、五禽戏等。

1. 特点　体育活动可以改善心肺功能、提高手眼协调能力、改善平衡能力，亦可缓解消极情绪、增加自信心、提升自我价值、培养集体观念。

2. 常用工具　无需特殊的工具及材料，只需要合适的场地就可以开展。

3. 代表性活动

（1）篮球：是深受广大群众喜爱的体育运动项目，具有趣味性强、易学易练、运动量适中等特点，适合伤残人士进行训练，甚至在轮椅上都可进行，轮椅篮球已成为残疾人体育正式的比赛项目。篮球可用于瘫痪者的肌力、耐力、关节活动度、平衡和协调等功能训练。

（2）乒乓球：是残疾人体育活动中最易开展的项目之一，也是最受中国观众喜爱的运动项目之一。技巧性强，尤其适合灵活性、手眼协调性和上肢 ROM 训练。

（3）飞镖：是一项风靡全球的室内体育运动，集趣味性、竞技性于一体，深受普通大众的欢迎。由于其技术简单易于掌握，不需要专门的场地和设施，且运动量适宜，不受年龄、性别的限制，经济实惠，是作业治疗最为常用的训练项目之一。可用于瘫痪者的肌力、耐力、平衡和协调训练。

（4）太极拳：属于传统体育项目“拳术”中的一种，是极具强身健体价值和引导养生的功法。新中国成立后，为进一步推广太极拳，原国家体育委员会将其简化为易学、易练、易记的“二十四式简化太极拳”，具有动作柔、缓慢均匀、圆活自然、连贯协调的特点，要求手脚头眼配合。应用于康复训练中不仅可以改善肢体功能，也可改善患者的心理状态。

（5）八段锦：起始于宋朝，民间流传十分广泛，并且被不断地修改、创新，现广为流传的为由国家体育总局健身气功管理中心整编的“健身气功 · 八段锦”，共分为 8 节，具有动作简单，易学易练的特点，可用于增强全身肌力和肌肉耐力，改善平衡协调能力，提高灵活性和稳定性，放松紧张肌肉等。

4. 注意事项　①尽量选择空旷的环境进行训练，可配合轻柔的音乐；②训练过程中保证安全；③根据患者功能水平以及训练目标选择合适的动作，必要时给予患者适当提醒，纠正姿势；④注意休息，适度训练，切勿过度劳累。

六、娱乐活动

游戏是作业治疗最为常用的活动之一，因极具趣味性而深受患者的欢迎。治疗性游戏种类繁多，包括棋类游戏、牌类游戏、拼图、迷宫、套圈、电脑游戏、体感游戏以及虚拟现实游戏等。

1. 特点　娱乐活动趣味性强，可用于改善手的灵活性、扩大关节活动范围、提高肌力和耐力、缓解疼痛、促进感觉恢复，亦可用于提高注意力、记忆力、思维能力、视扫描能力等。

2. 代表性活动

（1）棋类游戏：是深受中国人喜爱的游戏，也是作业治疗常用的治疗性游戏。棋类游戏包括象棋、围棋、跳棋、陆战棋、飞行棋等。

（2）牌类游戏：包括扑克牌、麻将牌等，是深受广大群众喜爱的娱乐活动，也是作业治疗常用和有效的媒介之一。

（3）电脑游戏：用于作业训练的游戏有许多，可充分利用网络资源，使用在线或下载游戏进行训练。如传统游戏“记忆大师”（用于记忆训练）、“仓库大师”（也称推箱子，用于思维训练）、“逃避吃人花”（用于手功能、解决问题训练）、“迷宫游戏”（注意力训练和定向训练）、“爆笑打野鸡”（用于手灵活性训练和反应能力训练)、"拼图游戏"(用于结构组织训练)、"大富翁"(虚拟生活训练)以及专门设计的训练游戏软件均可用于瘫痪者的功能训练。

(4) 体感游戏:是指通过肢体动作变化进行操作的电子游戏。它突破了以往手柄按键输入的操作方式,而是由肢体操作,增加了游戏的趣味性和互动性。目前广泛应用的有 Wii、Kinect、Xavix 等。

(5) 虚拟现实游戏:利用综合技术形成逼真的三维视、听、触一体化的虚拟环境,用户借助必要的设备以自然的方式与虚拟世界中的物体交互,相互影响,从而产生身临其境般的感受和体验。常见的虚拟现实游戏有滑雪、射击、烹饪和购物等。

3. 注意事项　①注意控制运动量以及运动时间;②针对不同功能情况的患者选择合适的游戏;③注意控制情绪,防止过于激动。

七、治疗性活动应用举例插板

1. 治疗作用　插板是上面有一系列孔的一块方板或圆板(图 21-14A),插件活动可用于改善脊柱、肩、肘、腕、手指等功能。练习时,插板放在桌上,可平放,倾斜放或靠墙竖放(图 21-14B、C)。插件按要求置于孔中,中央孔除外。活动由一个人进行。活动的目的是拔除所有插件,只剩下中央孔一个。方法是患者坐在桌旁,隔件跳(图 21-14D),每次只能跳一个,可纵跳或横跳。当该件被跨越过后就要被拔除。

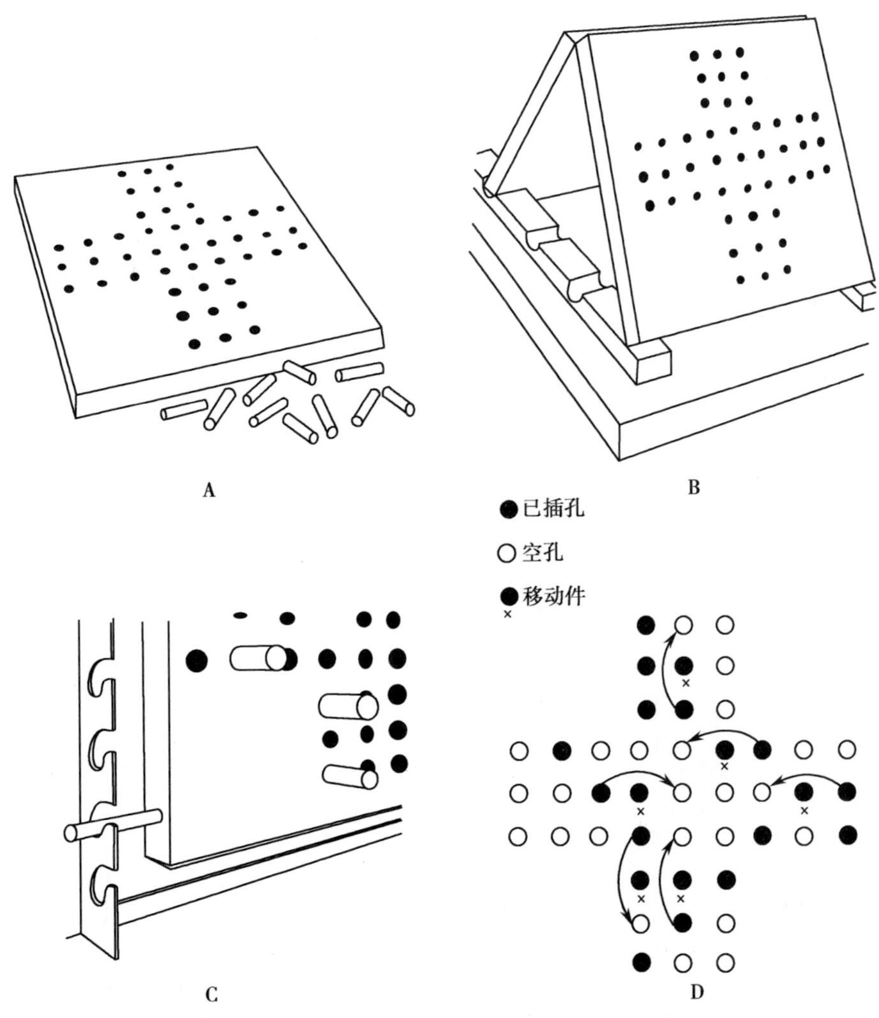

图 21-14　插板及其练习方法
A. 插板结构;B. 倾斜放置;C. 靠墙竖放;D. 插件移动方法

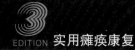

2. 练习方法　因治疗目的不同,采用不同的体位和方法。

（1）脊柱运动:①伸展。用墙式插件,置于患者可够到最高一栏孔的高度。患者可站位或坐在凳上。在下肢治疗的早期,坐在功率车上也可促进平衡和部分负重。②旋转。用墙式插件,置于视野水平位高度,患者站位或坐在凳上或功率车上。当拔除一件插件时,患者转身把它放进后面的盒子里。若左右手交替拔放,可促进躯干左右交替转身。也可用桌上插件,方法同上。③侧屈。同样用墙式插件,置于视野水平位高度,患者站位或坐在凳上或自行车上。当拔除一件时,患者侧身把它放进侧面的盒子里。若左右手交替拔放,可促进躯干左右侧屈。

（2）肩、肘、腕运动:①肩前屈。用桌式插件,游戏时患者为了拔除离他最远的插件,必须尽最大可能肩前屈。②肩外展。为了拔除离他最远的插件,必须尽最大可能肩外展。③肩后伸。用墙式插件或桌式插件,患者面对插件,当拔除一件时,患者(不转身)肩后伸把插件放进后面的盒子里。④肩内旋和外旋。用墙式插件,患者坐或站着。当一只手拔除一件插件时,患者把它从颈后(外旋)或从腰后(内旋)递给另一只手,然后置于盒中。⑤肩上举。用墙式插件,患者为了拔除最上一排的插件,必须尽最大努力把手举上去。患者可站位或坐位。⑥肘运动。插板平放于桌上,患者为了拔除最远一排的插件,必须尽可能伸直肘部。⑦前臂旋前和旋后。此时,插件改成圆盘状(图 21-15A),正好插入小柱内,患者于旋前位拔除圆盘件,于旋后位插入圆盘件(图 21-15B、C)。⑧腕背伸。插板改为可插入小木栓的插孔,孔与木栓的间距要分开,使手能插进去(图 21-16)。⑨腕屈曲。可用一种盘状插件,置于视野水平高度,患者必须把该盘取出。

（3）拇指运动:①对指运动。用栓状插件治疗。注意,在早期拇对指治疗时要用粗栓。当抓握尚不好时可用拇指与最近的指尖夹住木栓。②内收。用栓状插件治疗。在伸直的拇指与第 2 掌指关节之间夹住木栓。③屈曲。用栓状插件治疗。木栓置于拇指与第 2 指之间,用拇指屈曲钩住木栓。注意,在早期治疗阶段用粗栓,随着拇指功能进步逐步改细。当然,有些人(特别是拇指短或大的人)会发现该动作难以正常进行。其能力可能要先用健侧手试一试。

（4）手指运动:①掌指关节屈曲。用栓状插件治疗,要求患者屈曲掌指关节夹住木栓。同样,在治疗早期要用粗栓,随关节活动度增大而逐步改细。②指间关节屈曲。插件改成由两个圆盘组成,上大下小(图 21-17),两个圆盘可粘在一起,也可分开不粘在一起,便于依患者手的大小来调节上盘的大小,依患者手的实际屈曲水平来调节下盘的大小。握盘方法如图 21-17 所示。注意,如果治疗远端指间关节,就要扩大圆盘让这些关节集中抓握,不需要下盘。③掌指关节和指间关节屈曲。用高的木栓状插件,以柱状抓握方式治疗。④内收。要求患者在两个手指间夹住木栓以达到治疗目的。⑤掌指关节和指间关节伸展。改用尼龙搭扣制成训练板,搭扣阴面固定于板上,阳面固定于移动件上,移动件上有一指环(大小可让拇指进出)。训练时患者手指伸进指环,一边伸指间关节一边拔除移动件(图 21-18)。

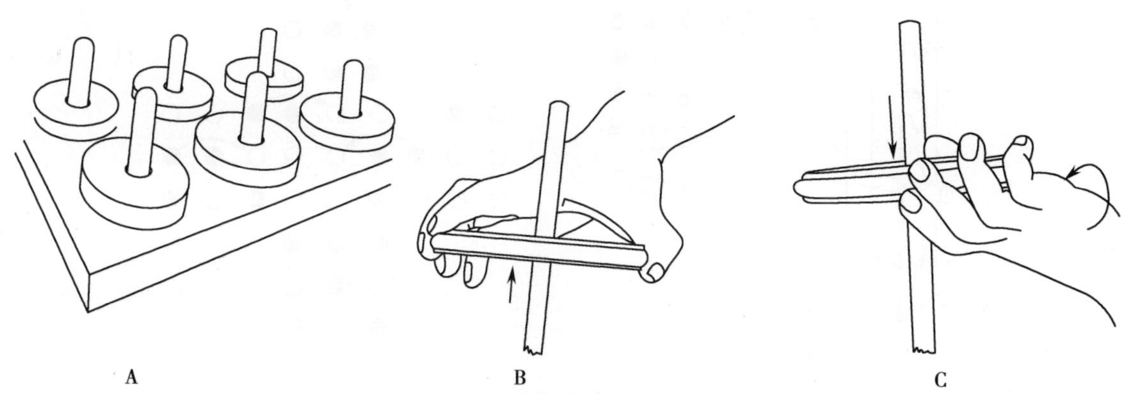

图 21-15　圆盘状插件及其练习方法

A. 插件结构;B. 前臂旋前;C. 前臂旋后

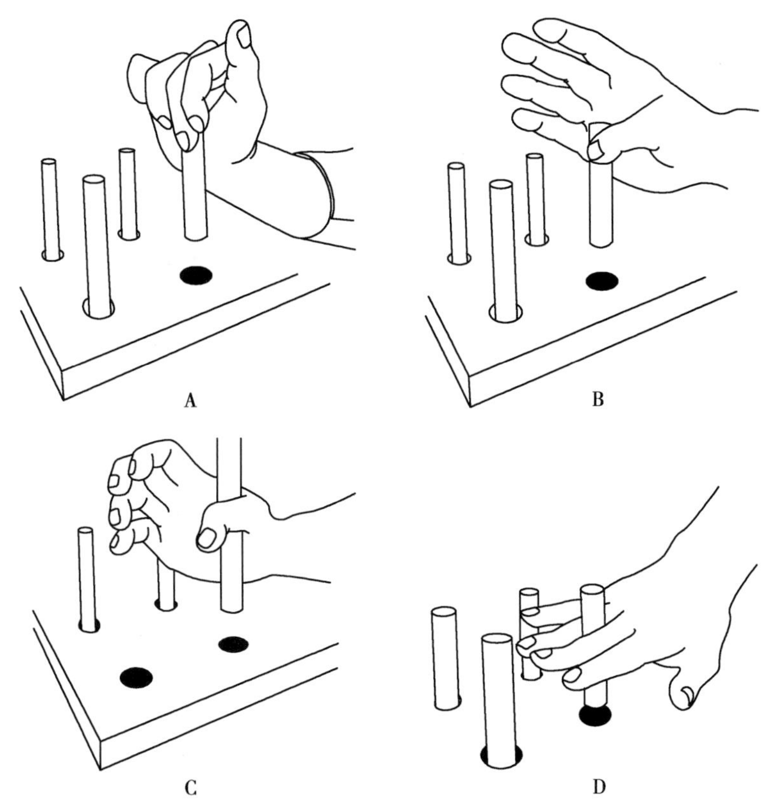

图 21-16　栓状插件及其练习
A. 腕背伸；B. 拇指对指；C. 拇指屈曲；D. 指内收

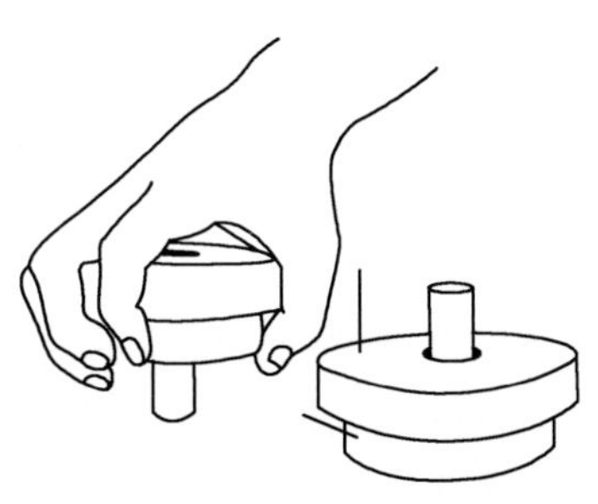

图 21-17　双圆盘插件练习

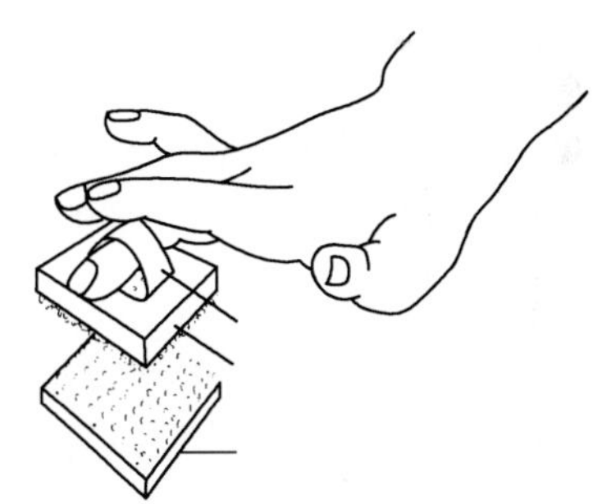

图 21-18　尼龙搭扣式伸指训练板

（5）其他治疗作用和方法：①不协调。用此活动有助于上肢的协调，如当手作抓和放动作时，上肢要努力保持于某一肢位。在协调性很差时，要用大的栓状插件，便于固定，偶尔碰到了也不会碰翻插板。对更精细的手指协调，可用小的钉状插件。②上肢无力。上肢无力者可用连有悬吊装置的桌上插板。起初，当上肢和抓握无力时，可用大而轻的插件（如木块或空油漆罐），便于抓放。若有必要可双侧悬吊。随着力量增加，可按以下几种方式进行抗阻力量训练：空罐内加沙、铁砂或类似重物；在木块和插板上增加尼龙搭扣阴阳面以增加阻力；改用金属插板，插件上加磁铁来增加阻力等。③指捏和对指。改用由布栓和小狗夹组成的游戏板，用手捏住夹子安全地滑到板上的布栓上。可用力量不同的夹子。要求治疗者用拇指与需训练的手指夹住夹子进行。注意，早期治疗阶段可用阻力较小的标准栓状插件。④智力训练。用此活动可训练注意力、意志力和耐力。如果插件编了号，要求写下来，治疗师也可评定治疗者执行指令的能力。此时，插件活动既可用于评定，也可用于治疗。

（李奎成　李鑫）

第五节　手及上肢功能训练

一、概述

（一）手与上肢的功能性活动

手与上肢的功能性活动是人们进行日常生活活动的重要体现，如伸手抓握、投掷、拎重物、捡弹珠等。手与上肢应该是一个整体性的过程，手功能依托于上肢的稳定性功能，而上肢更多的功能需要依靠手的精细动作体现。此外，躯干及下肢的协调稳定也是手功能的前提。因此手功能不只是我们所理解的手部的一些活动，而是一个整体性的概念。

（二）手与上肢常见的功能障碍

脑卒中后，有55%~75%的患者会遗留肢体功能障碍，而手功能障碍占到其中的八成以上，其中只有30%的患者能实现手功能的完全恢复。手功能康复特别是脑损伤后的手功能康复已经成为世界性的难题。除此之外，由于外伤、骨折等引起的手功能障碍也较常见。手功能障碍主要有以下两方面内容：

1. 感觉功能障碍　包括感觉减退或消失、感觉异常及感觉过敏。

2. 运动功能障碍　包括关节活动度障碍、肌力下降、肌张力障碍、协调性下降及耐力下降等。

（三）作业治疗的目的

1. 提升手及上肢的灵活性及协调性。
2. 增强功能活动的控制力和耐力。
3. 调节患者心理状态。
4. 改善和提高患者的日常生活和工作能力。
5. 提高生存质量，使其早日回归家庭、社会。

二、感觉功能训练

神经损伤后部分再生的神经束在与原有的神经束对接时可能发生错位，使得感觉中枢对于一个以往所熟悉的相同传入信号刺激产生了与受伤前不同类型或程度的解译。感觉功能训练的目的就是促使大脑重新理解这部分改变了的信号，促使感觉恢复正常。训练方法包括感觉再教育和感觉脱敏治疗。

（一）感觉再教育

感觉再教育（reeducation of sensory）是发展中枢感知能力和重塑感觉准确性的一种技术，可以降低感觉阈值，提高患者对物体的感知能力。这种训练是大脑对感觉的再学习、再认识过程。其本质是学会对周围神经输入的异常感觉冲动进行正常的辨识。当手掌可感知30Hz振动觉及移动性触觉时，即可开始早期的感觉再教育训练。旨在促进实体觉的恢复，锻炼涉及一系列的触觉辨别任务。

1. 形状辨别　应循序渐进地训练患者恢复精细感觉。从辨别形状明显不同的大物体开始，逐渐过渡到形状只有细微差别的小物体；从熟悉的普通物品开始，先看着抓握物品，然后闭眼，将注意力集中在感知上，再睁眼看物品，以加强感知。也可嘱患者闭眼，将一个物品放在患手，要求患者去感觉，并描述形状。如果给出不正确的反应，允许患者睁眼看着物品进行体验，整合触觉和视觉信息。然后用健侧手去比较感觉体验，用不同形状的物品继续训练。

2. 质地辨别　形状辨别掌握后，可要求患者区别质地不同的物品，如毛巾、纸张、橡皮、塑料、皮革、砂纸等。一般可采用不同摩擦质地的砂纸板让患者触摸辨别，从粗大颗粒逐渐过渡到细颗粒。

3. 日常用品辨别　训练患者闭眼识别形状和质地不同的日常用品，如果反应错误，允许患者睁眼看物体，用健手比较感觉，也可用双手活动进行训练，如陶土、捏橡皮泥、编织等。鼓励患者在双侧活动中应用患手，与健手比较工具和材料的感觉。

（二）感觉脱敏疗法

感觉脱敏疗法又称感觉抑制法，是降低感觉敏感程度的一种技术，主要是通过反复、系统地训练及刺激，提高患者感觉阈值，从而达到降低异常感觉敏感程度的目的。感觉脱敏疗法与感觉再训练在概念上是一致的，都是通过大脑可塑性使不适的感觉信号被抑制，患者可以集中感受有用的感觉信息。感觉脱敏疗法是痛觉再训练，而非触觉再训练，通过刺激粗大A类神经纤维，使传导疼痛感觉的慢反应C类无髓纤维活动减少，从而减轻疼痛。压力、振动、摩擦、敲击、经皮神经电刺激及主动运动能刺激轴突，使敏感程度下降，达到脱敏的目的。

训练前需要进行患者教育，使患者减少恐惧心理，有意识地使用敏感区，循序渐进地让患者接触过敏的特性，让患者明白这种敏感是感觉恢复过程的必然现象及过程。刺激敏感区一般常用不同的材质（棉布、毛巾、毛刷、豆子、米粒、小玻璃球、沙子等）在敏感区摩擦，再逐渐增加刺激量。当患者逐渐脱敏后，可用不同的接触措施进行刺激。采用的方法包括按摩、震动、渐进压力、叩击、交替冷热流体浸入等刺激敏感区，刺激量逐渐加大，使之产生适应性和耐受力。

三、运动功能训练

（一）良肢位摆放

手损伤后常将患肢抬高，有利于降低血管的压力，有助于淋巴液、渗出液的吸收回流，减轻水肿及疼痛。手摆放的体位为：手腕伸直20°~30°，掌指关节屈曲70°~90°，指间关节完全伸直，拇指的掌指关节和指关节伸直、掌面外展，可用穿戴手部矫形器来达成。

（二）改善关节活动度训练

包括主动运动、助力运动、被动运动等，根据患者情况选择相应的运动。

1. 肩关节　主要训练肩屈伸、外展、内收，可选择的作业活动有擦拭桌面、推动滚筒、磨砂板作业、滑轮吊环训练、套筒训练、指梯训练、肩推器训练等，也可进行治疗性运动中的篮球、乒乓球训练等。

2. 肘关节　主要训练肘屈伸，可选择的作业活动有钉木板、体操棒、抛接球、模拟进食、磨砂板作业训练等。

3. 前臂　主要训练旋前旋后，可选择的作业活动有拧铁丝、体操棒、弹力棒、前臂旋前旋后训练器等。

4. 腕关节　主要训练腕屈伸、桡尺偏，可选择的作业活动有木插板、套圈、钉钉子、弹力棒等。

5. 掌指关节　主要训练手指屈伸、抓握，可选择的作业活动有分指板、拧螺丝、捏橡皮泥、木插板、弹力球等。

在训练关节活动度时，要注意动作平稳缓慢，每次活动应完成关节活动全范围活动，循序渐进，活动中不可出现疼痛。当患者肌力改善时，要选择助力运动或主动运动。

（三）增强肌力耐力训练

在治疗过程中，应逐渐增加肌力和耐力训练。在开始进行肌力训练时，必须让患者按照接近全范围关节活动度和尽可能无痛的原则进行。从非抗阻力主动运动到轻微抗阻力主动运动，再到中度和重度抗阻力主动运动的循序渐进原则设计合理的治疗方案。

抗阻力活动可以由作业治疗师或者患者通过徒手施加阻力进行（多在早期抗阻练习中应用），也可以选用橡皮泥、变形球、弹力治疗带、橡皮筋网、弹簧夹、钉钉作业以及手训练器具进行（如重力滑车系统、计算机辅助训练器具等）。在训练时注意保护关节，避免过度训练。同时，鼓励患者在日常生活中多用患手。

（四）降低肌张力训练

中枢损伤患者手及上肢常常会出现肌张力升高甚至痉挛，使得正常的动作无法产生或完成，影响手及上肢功能的恢复。降低肌张力的方法主要有被动牵伸和主动活动。

1. 被动牵伸　牵伸可以在短时间内有效地降低肌张力，在训练前治疗师可以通过徒手牵伸的方式降低患者的肌张力，再进行作业活动。为了能达到持续牵伸的效果，一般可让患者佩戴支具，如屈肘肌张力高的患者可佩带伸肘支具，以达到持续牵伸降低张力的目的；屈指肌张力高时，可采用佩戴分指板的方式来降低张力。也可让患者进行自我牵伸，如在坐位下，把患手五指张开放于床面上，健手辅助患手肘关节伸直，通过身体的重量给患手加压，达到牵伸降低肌张力的目的。

2. 主动活动　主动活动可增强拮抗肌肌力，拮抗肌肌肉收缩可使主动肌放松，以达到降低肌张力的目的。主动活动降低肌张力的效果持续时间长，结合被动牵伸，效果显著而持久。

（五）改善协调性训练

协调（coordination）是指控制正确和稳定运动的能力。协调运动包括粗大运动（如肩、肘、腕关节活动）和精细运动（如掌指和指间关节活动）。反复、准确的练习是协调训练的关键。治疗师可以设计写字、折纸、打绳结、拧螺丝、拾豆子、拾硬币、用镊子或筷子夹捏小物件、翻书、点钞等游戏活动，训练手的灵活性和协调性。随着手的灵活和协调性提高，逐渐增加训练速度和准确性，在相对短的时间内完成诸如木工、金工或编织等活动。

四、综合训练方法

（一）任务导向性训练

任务导向训练以动作控制理论为基础，但需结合环境与动态系统理论，因此在执行一个动作之前，需由个人、任务、环境三方面互动之后才能呈现。

针对缺失成分和异常表现，以实际生活所需的功能为目标，以具体的目标设置具体的任务，以任务为导向让患者主动参与，结合视觉反馈及手法指导，训练难度以患者稍加努力即可完成为宜，训练方法与目的应与实际生活相结合。患者在完成目标的过程中不断得到运动情况的反馈，有利于患者调整运动模式。通过设定不同目标，可让患者感受到自己的进步，有助于提高其康复的积极性。

任务导向性训练常运用于手及上肢功能训练，包括有抓握及释放各种不同的物体、伸臂取物、合并电刺激加强患侧手臂执行各种不同的功能性任务。例如：擦桌子、打开药罐子等功能性动作。此外，还有交互式运动训练、躯干局限合并上肢训练、双侧及单侧上肢训练、局限诱发疗法等，这些疗法皆使用功能性活动作为治疗性任务，也都是任务导向性训练的具体实践。

（二）强制性运动疗法

强制性运动疗法是通过强制装置限制健侧上肢的使用，强迫患者在日常生活中使用患侧上肢和患手，并短期集中强化，重复训练患侧上肢，同时注重把训练内容转移到日常生活中去加以应用。实践表明可明显增加患肢的灵巧度，改善患者的 ADL 能力，从而提高脑损伤后患者的运动功能和 ADL 能力。详见本书相关章节。

（三）运动想象疗法

运动想象疗法（motor imagery training，MIT）作为一种新的康复治疗技术近年来被逐渐应用到脑卒中患者的运动康复中，尤其是手和上肢的康复。运动想象疗法不需要特殊场地、特殊昂贵的设备，投入的成本少；不依赖于患者的残存运动功能；操作较简单，入选标准也低；可应用康复的各个阶段；能够充分地发挥患者在治疗过程中的主观能动性。

运动想象（motor imagery/mental practice）是运动活动在内心反复地模拟、排练，而不伴有明显的肢体运动。例如在暗示语的指导下，在头脑中反复地想象、模拟、排练手指的屈伸运动，从而促进该关节运动功能的恢复和运动技能的学习。

运动想象疗法的训练程序通常分成 6 个步骤：说明步骤、预习、运动想象、重复、问题的解决和实际应用。整个运动想象作业训练通常包括 3 个部分：①患者想象自己在一个舒适的环境当中，例如温暖的沙滩上；②患者在语音或者图片的提示下，想象各类作业活动，例如拿起水杯喝水、用铅笔在纸上写数字、翻卡片、对指等；③患者重新把注意力集中于自己的身体和周围环境，睁开眼睛，全身放松。

运动想象疗法必须和常规的作业治疗内容结合起来才能发挥良好的效果，在选择想象任务的时候往往需要针对性地从康复训练和日常生活中挑选出合适的作业活动。

（四）镜像疗法

镜像疗法（mirror therapy）指利用平面镜或类似镜像成像原理设备将健手的影像反射到患侧，使受试者产生错觉，以为其患侧手能够正常运动，以促进功能恢复。镜像疗法可引起大脑视觉、认知以及感觉运动皮质的广泛激活，促进大脑脑区或皮质之间的网络连接；强化对患侧肢体的感知，减轻习得性废用以及激活镜像神经元系统。

镜像疗法的流程包括：①宣教；②治疗前的评定；③肢体和/或躯干的放松；④根据评定结果设置训练方案；⑤联合外周干预方案。

镜像视觉反馈疗法能显著改善中枢神经损伤后上肢的运动功能、日常生活活动能力等。除了单独利用平面镜提供镜像视觉反馈外，针对运动功能障碍恢复，镜像视觉反馈疗法也结合了任务导向性训练、神经肌肉电刺激、感觉刺激手套、生物反馈、作业治疗器具等，以及联合其他的中枢干预手段如经颅直流电刺激等，形成完整的闭环刺激或强化感觉信息输入。中枢-外周联合干预是镜像视觉反馈疗法的中枢干预手段之一，通过对中枢兴奋性调控进行功能恢复训练，并结合外周干预将有助于强化中枢兴奋性改变。

镜像疗法在临床中应用已经超过 20 年，近些年来镜像治疗结合摄像头、显示器以及虚拟现实等技术，通过提供多模态的感觉输入以及规范的操作流程的镜像治疗系统也逐渐出现，丰富镜像疗法的临床应用。

（五）上肢机器人训练

上肢机器人通过一定的机械结构及其传输方式，引导或辅助具有手或上肢功能障碍的患者进行康复训练，以达到手与上肢功能恢复的目的，具有无疲劳、定量化、个体化的优点，一方面可提供大剂量、高重复的运动训练，另一方面可提供客观即时的训练数据和评估数据。上肢康复机器人大致可分为两大类：末端牵引式上肢康复机器人和外骨骼式上肢康复机器人。上肢康复机器人训练基于神经可塑性原理，通过促进偏瘫上肢的重复、渐进训练和运动学习，增加本体感觉输入，促进中枢神经的代偿和重组。训练方式主要有被动训练、助力训练、主动训练以及抗阻训练。上肢机器人训练通过结合情景互动或游戏的方式，强化视听觉反馈，增加患者的参与性与主动性。

上肢康复机器人训练主要改善偏瘫侧上肢肩肘部力量、速度和运动控制协调等功能，对腕手运动功能改善较小；而腕手训练康复机器人可提高腕手的灵巧度，提高握力，改善手指协调性。

上肢机器人训练可与多种治疗方法相结合，如神经肌肉电刺激、功能性电刺激、经颅磁刺激、经颅直流电刺激、镜像疗法等，均能有效改善手及上肢的功能。

（六）虚拟现实训练

虚拟现实（virtual reality，VR）技术是近年来发展起来的一种新治疗技术。虚拟现实技术因其具有互动性、融入性、想象性而被广泛用于上肢功能障碍的康复。VR 具有多感知性（multisensory）、沉浸感（immersion）、交互性（interactivity）以及构想性（imagination）的特点，尤其是多感知性具有除传统计算机提供的视觉感知之外，还有听觉感知、力觉感知、触觉感知、运动感知，甚至包括味觉感知、嗅觉感知等，丰富的训练环境也可以促进康复的进程，相对于传统疗法，基于虚拟现实的训练能为患者改善康复环境，使枯燥单调的康复训练变得轻松有趣，保障患者康复训练的安全性，减少了在真实环境中由于错误操作导致的危险。另外，虚拟环境与真实世界有高度相似性，在虚拟环境中习得的运动技能能更好地迁移到现实生活中。虚拟现实训练可激活受损大脑的皮质运动区和双侧前额叶皮质，并建立前额叶皮质与各运动皮质的神经连接来帮助加快运动功能的恢复，能明显改善中枢损伤患者的上肢功能。

（七）脑计算机接口训练

脑机接口（brain-computer interface，BCI）指人体大脑（中枢神经系统）与计算机或外界设备（如外骨骼支架、功能性电刺激等）之间的一种连接，具有传输信息与反馈的作用。应用于康复医学领域的多为运动想象脑机接口，而其所采用的运动想象任务具有作业治疗的思想而被应用于作业治疗领域，如嘱咐患者进行想象"拿杯子喝水""够及目标物品"等，从而激活相关脑区，促进脑功能的重塑，恢复或提高患者功能。一般来说，脑机接口分为侵入性脑机接口和非侵入性脑机接口两种，目前国内用于临床的多为非侵入性脑机接口，不需通过手术，而是借助 32/64/128/256 等导电极帽，接采集大脑皮质 EEG 信号，同样实现大脑信息的外部输出，控制机械外骨骼或功能性电刺激来治疗患者。

目前脑机接口的关注点多以手运动功能实现为主，针对上肢手功能训练设计跟日常生活相关的功能性动作，采取作业治疗所关注的动作如握拳、腕背伸、持杯喝水等作为脑机接口的运动想象任务，将作业治疗的思想整合其中。脑机接口从患者的作业治疗思想层面进行康复，让患者带着作业治疗思维去执行运动想象，激活患者运动相关脑区，以患者熟悉的作业活动来进行训练，从而达到恢复其手及上肢功能的目的。

（李鑫　窦祖林）

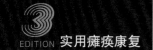

第六节 改良与适应技术

一、环境调适

环境(environment)是构成个体生活背景的外部或外在世界的所有方面,并对个体的功能发生影响。环境是人类赖以生存和发展的外部条件的综合体,是可以直接、间接影响人类生存和发展的各种自然因素和社会因素的总体。

(一) 基本概念

1. 环境改造(environmental modification) 环境改造是指通过对环境进行适当调整,使环境能够适应功能障碍者的学习、生活、工作等活动需求。多指对物理环境进行的改造,如将台阶改为坡道、加装扶手、扩宽门口等。

2. 环境调适(environmental adjustment) 环境调适是指对物理环境、社会环境、作业活动环境等进行调整,以满足功能障碍者活动和参与的需要。环境调适与环境改造含义接近,但环境调适所指的范围更广,既包括物理环境的改造,也包括社会环境和活动环境的调适,以及物品位置调整、辅助器具使用等。

(二) 分类

1. 根据调适内容的不同 分为物理环境调适、社会环境调适和作业活动调适。物理环境调适又包括了活动调整、物品改造、辅助器具应用和物理环境改造。

2. 根据调适方法的不同 分为普适性调适及个人性调适两种。

(1) 普适性调适:普适性环境调适多采用通用设计的原则,使环境既可满足功能障碍者的需要,也能满足普通大众的需求,且不影响健康人士使用甚至带来便利,普适性环境调适设施多在公共场所及空间提供。

(2) 个人性调适:指针对功能障碍特别是严重功能障碍的个体具体情况及特定生活空间所进行的调适,如针对脊髓损伤患者功能的具体情况在其家庭所进行的居家环境调适。个人性调适主要用于个体的家庭空间或特定的工作场所。

(三) 流程

环境调适的流程主要包括需求评估、环境分析与评估、目标及方案制订、实施调适方案、随访与再评估五个步骤(图 21-19)。

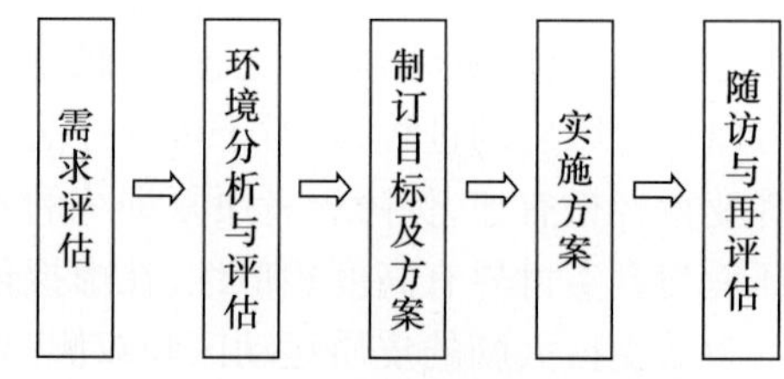

图 21-19 环境调适的流程图

1. 需求评估 在进行作业治疗和环境干预前,治疗师必须对每位患者进行环境调适的需求评估,以确保每一位需要服务的患者都可适时获得需要的服务。需求评估主要通过访谈的方式进行,根据访谈结果、患者功能及预后情况决定是否需要进行环境调适。

2. 环境分析与评估 确定需进行环境调适后,治疗师需对患者的生活及工作环境进行详细的评估与分析。环境评估方法包括标准化评估和非标准化评估方法。可通过访谈、家访、实地测量及使用标准化环境评估和分析量表进行,无法进行实地评估的也可通过照片、视频、结构图纸等获得环境的基本信息。

3. 制订目标及方案 结合患者的功能预后、需求评估结果以及环境评估和分析结果,与患者及其家属共同商定环境调适目标,并制订可行调适方案。方案在考虑物理环境的同时,需关注社会环境和作业活动环境。物理环境调适时首先考虑活动调整,然后是物品摆放位置调整和物件改造,不能满足需求时再考虑辅助器具,最后才考虑物理结构的改造。

4. 实施方案 视具体情况和条件,可由患者或家属自行根据制订的目标或方案进行环境调适,治疗师给予指导,也可由治疗师协助安排完成环境调适。

5. 随访与再评估 环境调适完成后,需现场评估患者活动的完成情况,判断调适是否符合需要,并进行必要的适应性训练和指导。后续还需定期进行随访,条件允许时可尽量由治疗师现场进行,无法实现的也可通过电话随访。

（四）基本原则

环境调适主要遵循无障碍设计原则、通用设计原则和个体化原则。

1. 无障碍设计原则　①无障碍环境（accessibility）：是指能够进去、可以接近、可以获得、易到达的环境，包括生活环境、移动环境、交流环境、教育环境、就业环境、文体环境、宗教环境、居家环境、公共环境等方面的无障碍。②无障碍设计（barrier free design）：是确保功能障碍人士能按照自己的意愿毫无障碍地参与活动；无障碍环境设计中应遵循可及性（可感知性、可到达性和可操作）、安全性、适用性、系统性、自立性、开放性、舒适与艺术性等原则；无障碍设计标准：目前无障碍环境的最新标准为2012年国家住房和城乡建设部、国家质量监督检验检疫总局颁布的《无障碍设计规范》（GB 50763-2012）。这是无障碍设计的基本规范，是进行物理环境调适的最重要的标准。

2. 通用设计原则　①通用设计（universal design）：是指面向所有人，无论其身体状况、年龄、功能障碍程度如何都可安全便捷使用环境的设计。通用设计具有包容性、便利性、自立性、选择性、经济性、舒适性等特征。②通用设计的原则：包括平等使用、灵活使用、简单直观、可感知性、容错设计、省力设计、适当的尺寸和使用空间等基本原则。③无障碍设计与通用设计的联系与区别：通用（universal）是普遍的、全体共有的意思，而无障碍（barrier free）是自由通行的意思。二者针对的对象是不一样的，通用设计面向所有人，而无障碍设计的主要对象是残疾人士、老年人、儿童等弱势群体。通用设计在建筑环境设计中的运用基本上是以无障碍为基础，二者的出发点是一致的，都是以人为本思想的具体体现。虽然通用设计和无障碍设计的对象不同，但基本的设计方法和形式是一致的，都是以减少障碍、方便使用为目的。

3. 个体化原则　进行环境调适时，还必须考虑使用者的个人具体情况，以作为环境调适时的参考。所进行的调适必须符合使用者的功能情况、家庭、工作、社区环境的具体情况能及社会环境情况，同时允许使用者弹性选择，决定最终环境调适方案。

（五）居家环境调适

居住环境调适主要参考无障碍环境的要求，结合使用者的具体情况进行，调适的策略包括健康教育、功能和技巧的训练、活动调整、应用辅助器具、物理环境改造等。

1. 健康教育　由于使用对象存在功能方面的障碍，治疗师需教会他们或家属如何用省力、安全的方式进行活动，教会他们人体工效学原则的正确应用和应用省力原理；教会他们在家庭中进行日常活动的技巧和方法以及注意事项；指导功能障碍者如何处理家庭关系等。

2. 功能强化训练或技巧性训练　如患者运动功能障碍可进行肌力训练、关节活动度训练、协调障碍等，如能通过训练和强化的方式改善这些功能，则需进行功能训练。如果功能难以改善或难以短时间内改善，则需进行技巧性训练，教会患者完成活动的技巧。

3. 进行活动调整　由于患者体力、关节活动度、感觉能力和认知的下降，应当考虑对作业活动实施的步骤进行改造，治疗师可以从简化作业活动、预定活动流程、调节活动结果、节省体力技术、注重活动协作等方面进行具体指导。

4. 辅助器具使用　当患者由于功能受限而影响在家庭环境下进行日常活动时，在物理环境改造前，需先考虑是否可以通过辅助器具解决问题。如步行不稳定者，可通过使用手杖提高步行的安全性；听觉障碍者可通过闪光门铃判断客人的到来；视觉障碍者可通过使用助视器完成日常活动。

5. 物理环境改造　环境改造要符合无障碍设计，包括非房屋结构的改造和房屋结构的改造。

（1）非房屋结构的改造：指的是治疗师帮助患者找一些地方去存放那些可能诱发跌倒危险的物品、家具，或重新摆放物件以腾出更多的空间方便日常的生活活动，提高活动的安全性。

（2）房屋结构的改造：如在入口处增加斜坡、修补开裂和不平的地面、增加楼梯的扶手，门的宽度、浴室和厕所环境设置的改造等。改造的目的通常是为了增加活动的安全性和可出入性。当然，在考虑环境物理结构的改造时，一定要顾及患者及其家属的喜好以及文化背景等因素，要考虑费用由谁来承担，结构的改造是临时的还是长期的，患者的病情及其转归等。

（六）社区环境调适

功能障碍者社区生活中除物理环境外，还可能会面临人际环境障碍，特别是农村地区比较明显，一些社区居民对残疾人的态度和观念是影响他们迈出家门的重要原因之一，周围居民好奇、过度关心或是冷嘲热讽会让功能障碍者望而却步。社区环境的调适适用无障碍设计和通用设计原则，为方便功能障碍者更好地融入社区生活，具体可从以下方面考虑：

1. **进行健康教育**　教育功能障碍者及家属正确认识疾病和残疾，克服畏惧心理。同时对周围居民进行教育，让他们正确对待功能障碍人士，真心关爱而不是好奇、议论等。

2. **社区资源利用**　充分利用社区资源，创造功能障碍者社区融入的环境。比如申请社区环境改造补助金、增加社区无障碍设备等，也可组织社区志愿者协助出门确有困难的功能障碍者外出等。

3. **进行功能训练和技巧性训练**　一方面，对功能障碍者进行功能强化训练，特别是肌力、耐力、平衡、功能性移动能力的训练，通过功能的改善来减少环境的限制。另一方面，进行技巧和适应性训练，掌握省力、转移、活动技巧，掌握外出的基本常识和技巧，如出门前少喝水并提前排尿排便，过马路请求别人帮忙的技巧等。

4. **进行活动调整**　由于患者体力、耐力、移动能力等下降，应当考虑对作业活动实施的步骤进行改造，同居住环境调适一样，治疗师同样可以从简化作业活动、预定活动流程、调节活动结果、节省体力技术、注重活动协作等方面进行考虑。

5. **辅助器具使用**　当患者由于功能受限而影响在社区环境下进行日常活动时，应考虑使用必要的辅助器具，如步行障碍者可使用拐杖、轮椅，需进行较远距离活动的可使用电动轮椅或机动轮椅代替手动轮椅。视觉障碍者可使用导盲杖、导盲犬等。

6. **物理环境改造**　必要时参照无障碍设计原则，结合功能障碍者的功能情况进行物理环境改造，包括改台阶为斜坡，减小斜坡角度，门口马路上设置减速标志和减速带等。

（七）工作环境调适

对于功能障碍者来说，在工作场所同样会面临物理环境、人际环境和作业环境障碍。物理环境障碍如工作场所入口进入困难、通道不适合轮椅通行、存在台阶等影响通行、工作台高度不合适等障碍。人际环境障碍如部分单位可能存在同事间关系冷漠，缺少对功能障碍者的关爱，伤（病）后职工工作行为改变，同事关系紧张等。作业环境障碍包括工作环境不能满足功能障碍者的需要，不能完成完整工序等。

工作环境调适可从以下几方面入手：

1. **进行健康教育**　教育功能障碍者正确认识疾病、残疾和工作，同时对其周围领导和同事进行教育，让他们正确对待功能障碍人士，关爱他们并提供力所能及的支持和帮助等。

2. **进行功能训练和技巧性训练**　对功能障碍者进行工作重整、工作强化、工作模拟、现场工作强化等职业康复训练，并对职场人际关系处理、培养良好工作行为等方面进行训练和指导。

3. **进行工作调整**　由于功能障碍者体力、耐力、移动能力等下降，应当考虑对工作活动实施的步骤进行调整，包括简化工作程序、流水作业、预定活动流程、调节活动结果、节省体力技术、注重活动协作等方面。

4. **辅助器具使用**　当患者由于功能受限而影响工作时，应考虑使用必要的辅助器具和对工作工具进行改造，如使用加粗手柄工具，使用电动工具，进行机械化操作等。

5. **物理环境改造**　参照无障碍设计原则，结合功能障碍者的功能情况进行物理环境改造，包括改台阶为斜坡，工作台改造、车间环境改造等。

（八）治疗环境调适

治疗环境属于特殊的环境，可视作患者治疗期间的居家或社区环境，也可视作工作环境，因为治疗可被视为是生产性活动，而治疗环境又不同于一般的家居、社区或工作环境。对于患者来说，治疗环境可能带来一定的障碍或限制，如不得不在陌生的环境中生活一段时间；和陌生人共居一室；与医生、护士、治疗师、护工、陪护人员相处；忍受病痛的折磨，同时要进行各种治疗；受治疗场所制度约束；生活物品和娱乐休闲活动缺乏等。

治疗环境调适可从以下几方面进行：

1. **进行健康教育**　健康教育需从入院或最初介入治疗时开始，治疗期间反复进行。内容包括：入院环境教育，让患者熟悉治疗环境、物品、制度规定；病情的解释、说明和指导；治疗方案、环境的解释和说明；所接触人员的熟悉，如同病房人员、医务人员等。

2. 良好治疗环境的营造　制造良好的治疗氛围，医务人员态度良好、专业过硬，机构管理制度完善、执行到位，医-患、患-患关系融洽，治疗环境无障碍，治疗设施齐全等均有助于营造高效的治疗环境。

3. 进行活动调整　由于身处医疗机构或治疗场所，不同于居家或工作环境，需要结合身体功能情况和治疗场所情况进行活动调整，如遵守场所内活动时间安排，在规定的时间内起床、睡眠，考虑病友的习惯和感受，减少活动对他人的影响等。

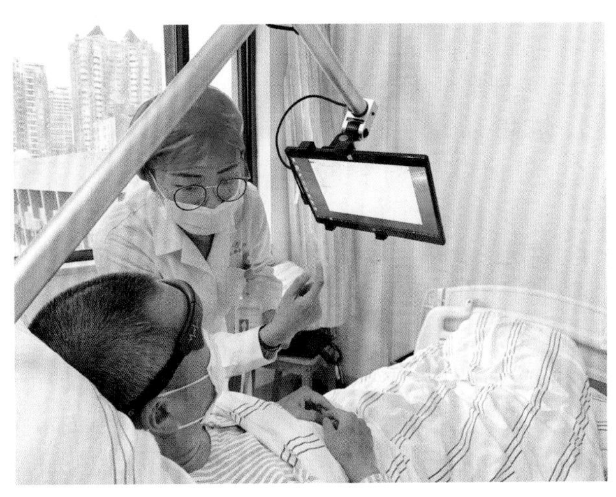

图 21-20　患者使用脑机接口头环在护士指导下学习操作电脑

4. 辅助器具使用　治疗环境应配备足够的适合不同患者需要的辅助器具，如扶手、坐便器、洗澡椅、轮椅、助行器具、生活辅具等，甚至是智能辅具，如护理机器人、情感陪护机器人、远程探视系统等。由于脑机接口技术的逐步成熟，现在出现了脑机接口头环用以控制病房空调、窗帘、电视等设备的智慧病房（图 21-20），患者在病房中可减少陪护人员的照看，给无法行动的瘫痪患者提供生活自理的条件。

5. 物理环境改造　治疗场所物理环境首先应满足无障碍环境的要求，有条件的机构可设置智慧病房、智能治疗场所，设置环境控制系统、智慧化治疗系统等，如脊髓损伤康复病区设置四肢瘫专用病房，内设可通过语音控制、气控或按键控制的环境控制系统，控制门、灯光、窗帘、电视、空调的开关和调整等。

二、节省体能技术

节省体能技术指利用人体工效学原理，结合身体功能状态，采用合适的姿势、正确的活动方法和使用辅助技术，以减少体能消耗，准确、高质量地完成功能性活动的技术和方法。部分瘫痪患者，由于疾病本身或是长期制动及活动量减少，常会出现心肺耐力不足或肌力低下，难以应付正常的生活和工作，如进行日常活动时会出现气喘、心悸等症状，甚至出现更为严重的后果。因此，指导他们利用人体功效学原理进行自我保护、节省体能和预防继发性损害是十分必要的。

（一）原则

节省体能需尽量避免无谓的体能消耗，要节省体能需要记住以下几个原则，并在日常生活和工作中多加应用，并养成良好的习惯。

1. 合理地安排活动　①提前安排好每天的活动：把繁重及轻巧的工作交替进行，减少不必要的工作。②提前做好准备：在开始活动前，先准备好活动所需的物品，并放于容易拿到的地方，避免不必要的身体前倾和旋转取物。③适当的休息：每办完一件事，都要有足够的休息才做下一件事。尽管不疲劳，仍要注意休息。

2. 简化活动　①使用现代化家居产品简化工作：如使用吸尘器代替扫把，使用洗衣机代替手洗衣物等。②使用辅助器具：如使用长柄梳子和电动剃须刀进行修饰、使用洗澡椅坐下来洗澡、使用轮椅代替艰难的步行等。③合理利用工具：如利用手推车搬运比较重的物件、使用购物车代替手提重物。

3. 工作节奏要适中　①合理安排节奏：给予自己充足的时间去完成活动，活动的节奏不宜太过急促。②适当休息：在感到疲乏前，应降低活动速度或停下来休息。③合理安排时间：在事情上多花一点时间，不要急躁。

4. 保持正确的姿势　①坐位下工作：避免站立过久、蹲着或弯着腰工作，如可坐着摘菜、洗菜等。②减少手部活动：避免双手提举过高；肘不要放在高于肩膀的位置；避免拿或推重物。

5. 运用合适的身体力学　①保持良好姿势：进行活动时要挺直腰背，不良的姿势会浪费体力。②使用合理的活动方式:尽量不用单手而是双手做事;活动时双臂紧贴身侧。③合理利用支撑面:如将肘部和前臂承托于桌面工作(如打电脑时)会使活动变得较轻松。

6. 活动中配合呼吸　①基本练习:控制呼吸节奏,用鼻轻吸气约2秒,然后用口慢慢将气吹出,时间为4~6秒。②呼吸要配合姿势:做伸展扩胸的动作(如伸直腰、举高手时)应吸气。当做收向身体的动作时(如弯腰,手收向身体)应呼气。③呼吸要配合动作:当准备用力前,应吸气;当出力时,应呼气。

(二) 日常生活中的应用

1. 进食　①进食时要注意坐姿,不宜弯腰或半卧。②将拿碗筷的双手肘部承托在桌面上,菜碟尽量移近自己。③使用加粗手柄的勺子和防滑垫,功能障碍严重者可使用半自动或全自动喂食器。④使用防洒碗、碟。⑤使用带吸管的杯子喝水而减少上肢过度抬高。

2. 梳洗　①由于洗头和化妆要花更多的时间,所以应坐下来完成。②如果工作完成需要5分钟以上,应将肘部置于桌上进行或双肘撑在面盆上支持双手进行活动。③洗脸时用轻便的小毛巾,而不要用手,因为用手要花更多力气;拧毛巾时配合正确的呼吸方法;抹脸时,不要将鼻及口同时掩盖。④留短发以节省沐浴时间和活动量,洗发与沐浴同时进行。⑤用电动牙刷、电动剃须刀、长柄梳子,以减少上肢的活动。

3. 穿脱衣、裤、鞋、袜　①选择合适的衣物,避免衣服过紧而使穿脱费力。②将衣服放于随手可及的地方。③坐下来穿脱衣服。④先穿患侧,再穿健侧,脱衣时则相反。前面放一张椅子做扶手。⑤选择没有鞋带的鞋,以免弯腰系鞋带。⑥使用穿衣钩和长柄鞋拔。

4. 如厕　①使用坐厕或坐便器,有条件的可配备带助起功能的坐便器或升降坐便器。②留意坐厕高度,需要时,加以改装或使用坐厕加高垫。③平时多吃蔬菜、水果以使大便畅通。④养成良好的排便习惯,大便时,必须分几次用力,保持平均的呼吸,以免过度气喘或憋气。⑤使用智能马桶增加舒适性和减少体能消耗。

5. 洗澡　①选择身体状况及精神最好时洗澡。②提前准备好所需要的洗澡用品。③坐下来洗澡或使用浴缸洗澡;洗头需用水盆者,可将水盆放高,避免弯腰或蹲下。④保持浴室空气流通,可使用抽气扇或打开窗。⑤清洁背部时可用长柄海绵刷或长毛巾,并配合呼吸来洗擦。⑥若洗澡时中途需要休息,可用大毛巾围着身体保暖,如先洗上身,围着毛巾休息后,再洗下身。⑦洗澡完毕,用大毛巾包着身体,抹干水分,保持正确的呼吸并放松休息,然后穿回衣服。⑧利用手柄、扶手及放置防滑垫。⑨使用自动化产品如自动洗发机、洗澡机等。

6. 做饭　①提前准备好所需材料及用具。②做饭过程中,不应心急和贪快而同时处理几项工序,因这样会使人容易紧张。③尽量少用煎炸的烹饪方法,因会造成烟熏,容易引致气喘。④在厨房内或门外放置椅子,以便中途休息,摘菜、削皮及调味等工作应坐下来处理。⑤使用辅助器具,如用长汤匙打开锅盖,这样手就不会被烫;开瓶子时,使用开瓶器或放一块布在盖子上,容易将瓶盖打开。⑥使用智能厨房产品,如升降橱柜、自动洗碗机、厨房机器人等。

7. 洗、熨衣服　①尽量利用洗衣机及干衣机。②坐下来洗、熨或和折叠衣物。③如衣物太重,可分数次从洗衣机拿出或放入。④若要将衣物晾干,应先坐下,然后把衣物逐件放在衣架上,再慢慢配合呼吸,将衣架挂起。如距离较远,晾衣服时把衣服放在推车里。⑤使用电动升降衣架。

8. 清洁及打扫　①编排好每天的家务分工,如周一扫地,周三抹柜等,避免过于操劳。②如室内多尘,可使用吸尘器并戴上口罩。③使用辅助器具,如利用长柄垃圾铲及用拾物器从地上拾起物件,减少弯腰、伸腰动作。④用小推车装重物。⑤使用现代化工具,如扫地机器人、自动吸尘器等。

9. 收拾房间　①整理床单时在两侧进行,整理完一侧再整理另一侧。②床不要靠墙摆放。③叠床单时不要抛。④提前规划,适当休息。

10. 购物　①先计划购物路线及需要物品,避免浪费气力。②使用购物推车,尽量避免使用手提袋。③重的物品尽量使用送货服务,或找家人及朋友帮助购买,必须自己买时则分开买。④使用电商购物平台或电话购物。

(三) 工作中的应用

1. 保持正确的工作姿势　①使用电脑时姿势:显示屏、桌面、座位高度合适,坐位下使用电脑工作时上臂应垂直放于体侧,肘屈曲不超过70°~90°,腕手放松。②抬举及搬运姿势:尽量使用工具,当必须搬抬时尽

表 22-1　训练程序制订的相关因素

项目	内容	难易度	
		易	难
课题	长度	短(单词)	长(句子)
	意义	具体(具体名词)	抽象(抽象名词)
	使用频率	高频词(常用词)	低频词(非常用词)
	造句	简单(单句)	复杂(复句)
	患者兴趣	浓	淡
刺激	提示速度	慢	快
	时间	长	短
	提示次数	多	少
	间隔	短	长
	醒目性	醒目(彩色图片)	不醒目(线条画)
	声音强度	强	弱
输入途径	种类	视觉	听觉
	数量	多数	单一
选择答案	数量	少	多
	内容	不同(不同范畴)	相近(同一范畴)

4. 刺激与反应　在语言治疗过程中,由于患者语言障碍程度不同,反应也会多种多样。例如,对失语症患者进行听理解训练,治疗师在患者面前摆毛巾、牙刷、钢笔、眼镜的图片,治疗师说:"请指出哪个是眼镜?"(刺激),如患者正确指出眼镜的图片,为正反应;如患者不能正确指出眼镜的图片,为错误反应,这就是语言治疗过程中的一种刺激-反应。

5. 强化与反馈　在语言治疗过程中,如患者反应正确,要使之知道正确并给予鼓励(正强化),反之,也要让其知道答错并一起表示遗憾(负强化)。向患者传递反应正误的过程称为反馈。正确使用反馈在治疗过程中非常重要,特别是刚开始语言治疗的患者,常可以使患者配合治疗,巩固效果。在强化和反馈过程中,应考虑患者的年龄、职业、兴趣等合理应用。

6. 升级与降级　在刺激-反应进行过程中,正反应会逐渐增加,当正反应能固定下来时,就可以考虑将训练上升一个阶段。当顺利达到治疗目标时,语言治疗即结束。但有时错误反应会增加,此时大多由于训练难度超出患者的水平,反而要降级。当正答率达到 100%时,要把训练上升一个阶段,一般情况是在正答率达到 70%~80%时,就可以考虑升级。

(三) 治疗目标的设定

对于患病前已经接受过教育、且有个人经验的成人失语症患者,其治疗是特定的、个体化的。失语症所致的语言障碍往往使得这些患者不能表达自我的基本需求,更不能再继续扮演以前的生活角色。他们变得孤立,社交范围明显减少。因此,言语治疗师需要将治疗干预的关注点放在功能恢复以及代偿策略和技巧上,促进患者达到最大程度的独立。

由于失语症患者语言受损程度不同,以及影响失语症预后的各个因素在每个个体身上差异巨大,其预后也会存在较大的差异,一般可根据波士顿失语严重程度分级大致确定失语患者的治疗目标,详见表 22-2。

表 22-2　失语症的治疗目标

程度	严重程度分级	长期目标
轻度	4、5	改善语言功能,力争恢复就业
中度	2、3	充分利用残存功能,在交流上做到基本自如
重度	0、1	利用残存功能和代偿方法,进行简单的日常交流

（四）疗效和预后

1. 疗效 研究发现，失语症患者的语言功能存在一定程度的自然恢复，其病理基础是未损伤的部分大脑在局部大脑损伤后获得功能。目前对于自然恢复期的长短还没有完全一致的意见。如脑血管病所致的失语症的恢复在发病后1~3周，主要原因为脑血液供应的再疏通和病灶周围水肿的消退。

经过大量的临床对照研究，证实了语言治疗的积极作用。目前大多数学者肯定语言治疗是有效的，并认为其效果不是自然恢复的结果，而且证明由专业人员进行的语言治疗才能有效。语言治疗应每周3~4次，根据患者的情况每天可安排1~2次，每次治疗时间30~60分钟。

2. 预后 失语症的预后与以下因素有关：

（1）原发病、病灶部位和大小：颅脑外伤比脑卒中的预后好；病灶小者预后较好；单一病灶者的预后优于复发、多病灶者。

（2）病情轻重程度：病情轻者预后好。

（3）合并症的有无：无合并症者预后好。

（4）治疗开始时间：治疗开始时间越早，预后越好。

（5）发病年龄：发病年龄越年轻，预后越好。

（6）失语类型：表达障碍型者比理解障碍型者预后好。

（7）利手关系：左利或双利者比右利者预后好。

（8）智力：智商高者比低者预后好。

（9）性格：外向性格者预后好。

（10）治疗的积极性和对恢复的期望：积极治疗者预后好；迫切要求恢复者预后好。

二、治疗方法

失语症的治疗方法有多种，可分为七大类：①传统法。针对患者听、说、读、写等某一言语技能或行为，利用组织好的作业进行训练的方法，包括认知刺激法（Schuell刺激疗法）、去阻滞法、程序操作法。②实用法。只着重交流能力的改善，目的在于恢复患者现实生活中的交流技能的方法，如交流效果促进法。③代偿法。用未受损的或健侧大脑半球功能或体外仪器设备来补偿言语功能不足的方法，主要应用于重症失语或经其他语言治疗后效果不显著的患者，如基于镜像神经元技术的视动作疗法、旋律吟诵疗法等。④其他疗法。计算机辅助治疗、强制诱导语言治疗等。⑤非侵入性脑刺激技术。⑥药物治疗。⑦祖国传统医学治疗。

（一）传统法

1. Schuell刺激疗法 是一种对损害的语言符号系统以应用强的、控制下的听觉刺激为基础，最大程度地促进失语症患者的语言再建和恢复的治疗方法。该方法是20世纪60年代由Schuell提出的，此法训练的原则是采用丰富、多变、有意义的材料为刺激物，给予适当的、多途径的语言刺激和强的听觉刺激，强调促进、刺激言语产生，而不是教授言语或词汇。

（1）治疗原则：Schuell刺激法的原则很多，主要原则归纳如下，见表22-3。

表22-3 失语症Schuell刺激疗法的主要原则

刺激原则	说明
利用强的听觉刺激	是刺激疗法的基础，因为听觉模式在语言过程中居于首位，而且听觉模式的障碍在失语症中也很突出
适当的语言刺激	采用的刺激必须能输入大脑，因此，要根据失语症的类型和程度，选用适当的控制下的刺激难度，要使患者感到有一定难度但尚能完成为宜
多途径的语言刺激	多途径输入，如给予听刺激的同时给予视、触、嗅等刺激（如实物）可以相互促进效果
反复利用感觉刺激	一次刺激得不到正确反应时，反复刺激可能可以提高其反应性
刺激应引出反应	一项刺激应引出一个反应，这是评价刺激是否恰当的唯一方法，它能提供重要的反馈而使治疗师能调整下一步的刺激
正确反应要强化以及矫正刺激	当患者对刺激反应正确时，要鼓励和肯定（正强化）。得不到正确反应的原因多是刺激方式不当或不充分，要修正刺激

（2）治疗程序

刺激条件：遵循由易到难，循序渐进的原则。刺激方式包括听觉、视觉和触觉刺激等，但以听觉刺激为主的刺激模式，在重症患者常采取听觉、视觉和触觉相结合，然后逐步过渡到听觉刺激的模式。在材料选择上，一方面要注意语言的功能如单词、词组、句子，另一方面也要考虑到患者日常生活交流的需要，以及个人的背景和兴趣爱好来选择训练材料。

刺激提示：在给患者一个刺激后，患者应有反应，当无反应或部分回答正确时常常需要进行提示。提示的前提要依据治疗课题的方式而定，如听理解训练时，当书写中有构字障碍或阅读理解中有错答时，规定在多少秒后患者无反应才给予，这需依据患者障碍的程度和运动功能来调整。如右利患者因右侧偏瘫而用左手书写时，刺激后等待反应的时间可以延长。提示的数量和项目上常有不同，重症患者需提示的项目较多，如呼名时要用的提示包括描述、手势、词头音和文字等，而轻症患者常只需单一方式的提示，如词头音或描述即可引出正确的回答。

评价：要遵循设定的刺激标准和条件做客观记录，因失语症的类型和严重程度不同，患者可能会做出各种反应，正确反应除了按设定时间做出的正确回答外，还包括延迟反应和自我更正，均以（+）表示；不符合设定标准的反应为误答，以（-）表示。无反应时要按规定的方法提示，连续无反应或误答要考虑预先设定的课题难度是否适合患者的水平，应下降一个等级进行治疗。经过治疗，患者的正答率逐渐增加，提示减少，当连续 3 次正答率大于 80%时，即可进行下一课题的治疗。

反馈：反馈可巩固患者的正确反应，减少错误反应。正确地应用反馈对加速失语症的康复很重要。当患者正答时采取肯定患者的反应，重复正答，将答案与其他物品或动作比较，以扩展正确反应，以上这些方法称正强化。当患者错误回答时要对此反应进行否定，因部分失语症患者的情绪常不稳定，连续生硬的语言可能会使患者失去信心而不能配合治疗。以上介绍的否定错误回答并指出正确回答的方法称为负强化。其他改善错误反应的方法还包括让患者保持注意，对答案进行说明性描述和改变控制刺激条件等。

（3）治疗课题的选择

1）按语言模式和失语症的严重程度选择课题：失语症绝大多数涉及听、说、读、写四种语言模式的障碍以及计算障碍，但这些障碍的程度可能不是等同的，应按语言模式和严重程度选择课题，原则上是轻度和中度者可直接改善其功能和日常生活交流能力为目标，重症者则重点放在活化其残存功能，用其他方式进行代偿或给予试验性治疗，详见表 22-4。

表 22-4　不同语言模式和严重程度的训练课题

语言形式	程度	训练课题
听理解	重度	单词与画、文字匹配，是或非反应
	中度	听短文做是或非反应，正误判断，口头命令
	轻度	在中度的基础上，选用的句子或文章更长，内容更复杂（新闻理解等）
阅读	重度	画和文字匹配（日常物品，简单动作）
	中度	情景画、动作、句子、文章配合，执行简单书写命令，读短文回答问题
	轻度	执行较长文字命令，读长篇文章（故事等）提问
口语	重度	复述（单音节、单词、系列语、问候语），称呼（日常用词、动词命名、读单音节词）
	中度	复述（短文）、读短文，称呼、动作描述（动词的表现，情景画、漫画说明）
	轻度	事物描述，日常生活话题的交谈
书写	重度	姓名、听写（日常生活物品单词）
	中度	听写（单词、短文），书写说明
	轻度	听写（长文章），描述性书写、日记
其他		计算练习、钱的计算、写字、绘画、写信、查字典、写作、利用趣味活动等

2）按失语症类型选择课题见表 22-5。

表 22-5 不同类型失语症的训练重点

失语症类型	训练重点	失语症类型	训练重点
Broca 失语	构音训练、口语和文字表达	经皮质感觉性失语	听理解(以 Wernicke 失语课题为基础)
Wernicke 失语	听理解、复述、会话	经皮质混合性失语	视觉理解、听觉理解、手势、交流板、韵母到声母的过渡发音训练、旋律语调疗法
传导性失语	听写、复述	完全性失语	视觉理解、听觉理解、手势、交流板应用
经皮质运动性失语	以 Broca 失语课题为基础	命名性失语	执行口头指令、口语命名、文字称呼

2. 去阻滞法 是 20 世纪 60 年代由 Weigl 基于简单再学习机制假设提出的，是将未受阻断的较好的语言形式中的语言材料作为"前刺激"，引出另一语言形式中有语义关联的语言材料的正反应，而使"阻断"去除。强调不让患者有意识地注意学习的内容，而在训练设计上，前刺激所用的语言材料应与需去除阻断的语言材料在语言功能上有某种关联，并要求其语言形式应是完整保留的；例如，命名性失语患者，不能说出"脸盆"这个词，但会说出"水""毛巾"时，治疗师可以将"水""毛巾"设定为前刺激，通过听词图匹配或实物操作过程中，将"水""毛巾"这个前刺激进行引导与扩展，让患者将前刺激与目标词"脸盆"建立联系，从而说出"脸盆"这一个目标词。

3. 程序操作法 是由 Lapointe 提出，它是运用操作条件反射原理，把认知刺激法和操作条件反射法有机地组合起来。其治疗方法是通过对正常状态下获得的行为进行结构分析的基础上，设计一系列细致的、严格限制的逻辑性步骤，指导患者逐步接近目标行为。此方法较前几种方法的最大优点是在刺激的基础上结合条件反射，重视了患者的反应，但是却忽略了失语症治疗过程的不可预测性，严格限制了治疗步骤，不够灵活。

（二）交流效果促进法

交流效果促进法（promoting aphasics communication effectiveness，PACE）是目前国际上公认的促进实用交流的训练方法之一。

1. 理论依据 在训练中利用接近实用交流的对话结构，信息在语言治疗师和患者之间交互传递，使患者尽量调动自己残存的语言能力，以获得较为实用的交流技能。

2. 适应证 适合于各种类型和程度的语言障碍者，应考虑患者对训练方法的理解。也可应用于小组训练中。

3. 治疗原则

（1）交换新的未知信息：表达者将对方不知的信息传递给对方。

（2）自由选择交往手段：治疗时可以利用患者口头表达的残存能力，也可用手势、图片等代偿手段来进行交往，语言治疗师在传达信息时可向患者示范，应用患者能理解的适宜的表达手段。

（3）平等交换会话责任：表达者与接收者在交流时处于同等地位，会话任务应当交替进行。

（4）根据信息传递的成功度进行反馈：当患者作为表达者时，语言治疗师作为接收者，根据患者对表达内容的理解程度给予适当的反馈，以促进其表达方法的修正和发展。

4. 训练方法 将一叠图片正面向下扣置于桌上，治疗师与患者交替摸取，不让对方看见自己手中图片的内容；然后运用各种表达方式（如呼名、迂回语、手势语、指物、绘画等）将信息传递给对方，接收者通过重复确认、猜测、反复质问等方式进行适当反馈。

（三）代偿法

1. 基于镜像神经元理论的视动作疗法 也称动作观察疗法，是一种基于镜像神经元为理论基础的失语症治疗方法。镜像神经元是一种特殊的神经元，称为"脑中之镜"，它不仅在个体执行特殊动作时兴奋，而且在个体观察其他同类执行相同或类似动作时也会兴奋。镜像神经元系统与重要的语言区以及运动区非常吻合，研究表明，在口语、手势语、其他语言功能以及执行上肢功能、唇运动过程中，镜像神经元均能被激活。基于此理论，有学者研发出虚拟现实（virtual reality，VR）训练法，并在临床中观察到明显疗效。查阅相关文献,目前 VR 的具体应用有镜像神经元康复训练系统[MNST1.0(6TD)],该系统由控制单元、4 通道虚拟现实全景头盔+2 通道独立训练设备、镜像神经元康复训练专用软件组成。内容包括名词跟读、动词跟读、词组跟读、句子跟读等,上述内容每个重复 5 组,每组包含实物图片、口型视频、语音、文字这 4 方面的内容,每天根据患者的能力更换新的素材。

2. 旋律吟诵疗法(melodic intonation therapy,MIT)　也称旋律音韵法,是著名的语言治疗技术之一,是近年来言语病理学家提出的一种与传统治疗不同的方法。

(1) 理论基础:它的理论基础是语言表达的重音、音调和旋律模式主要由右侧大脑半球控制。基于一些严重失语者虽然不能说话,但能唱出熟悉的歌的事实,表明非优势半球的音乐韵律功能仍然完好,可以以此为基础,利用非优势半球的这种功能来代偿。

(2) 适用范围:主要用于优势半球损伤后表达困难而理解相对好的患者。具体:①口语表达严重受限,仅能以刻板式语言说话;②口头模仿能力差;③相对保留言语理解能力;④有合适的注意广度和情绪稳定的患者。

(3) 基本方法:选择合适的言语资料,将言语"谱"成可以吟诵的句子,教患者以唱一句单调歌的形式吟诵,让患者学会使用夸张的韵律、重音、旋律来表达正常的语言。例如,患者比较熟悉"东方红"这首歌,在训练过程中,治疗师可播放"东方红"作为背景音乐,让患者随着音乐旋律吟诵相对简单的训练材料。治疗师在治疗过程中帮助患者调整节奏,待患者将训练材料与曲调结合后,逐渐去除背景音乐,使患者能够根据自身掌握的韵律正常表达语言。

(四) 其他治疗方法

1. 计算机辅助治疗　我国对失语症的诊疗工作开展较晚,言语语言康复师较为缺乏,计算机辅助治疗可有效改善这一局面。使用计算机辅助治疗,患者可不必长期住院康复,在一定程度上减轻了家庭负担,给患者和家属带来便利。计算机能够实现图、文、声、像的同时呈现,减少了康复过程中的枯燥感。

2. 强制诱导语言治疗　近年来强制诱导语言治疗(constrain-induced aphasia therapy,CIAT)这一新的治疗方法开始应用于科研及临床,并有文献报道该方法对慢性失语症患者语言功能有较明显的疗效。

(1) 原理:强制诱导语言疗法治疗慢性失语症的理论基础可用"习得性废用"形成、矫正模式及其机制来解释。该疗法应遵循集中训练、强制性-诱导和生活相关等原则,可能强制性-诱导原则对慢性失语症患者言语能力的康复具有决定性作用。当患者中枢神经系统受损时,其语言功能减弱,不成功的口语尝试容易产生负性反馈,能减少语言输出,增加手势语等其他代偿性交流形式,减缓语言皮质功能重组的进程,导致患者语言能力无法得到有效恢复,从而形成"习得性废用"。强制诱导语言治疗强制要求患者使用口语形式交流,能增加患者使用口语的动因并产生正性反馈,进一步强化练习,有助于促进大脑皮质功能重组,逆转"习得性废用",加速患者语言功能恢复(图 22-1、图 22-2)。

(2) 具体治疗形式:以小组形式,1 名治疗师,2~3 名语言能力较为接近的患者组成 1 个小组。每位患者在 2 周内接受 30 小时(每天 3 小时)的强制诱导语言治疗。在游戏形式的治疗环境中,参与者必须通过描述和理解其他患者或治疗师提出的要求而获取所要求的图卡。在治疗开始前,治疗师将 16~20 张图卡均分给每位患者(每人 8~10 张图卡),根据患者的交流能力来选择与患者水平相适应的图卡,从而调整难度,要求患者尽量从他人手中获取与自己一致的图卡,患者必须使用口语形式进行交流,如提问、提出要求和提供

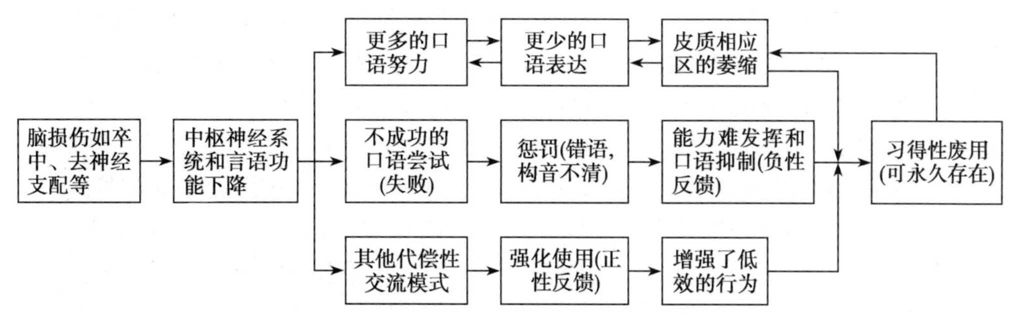

图 22-1　"习得性废用"的形成模式及其机制

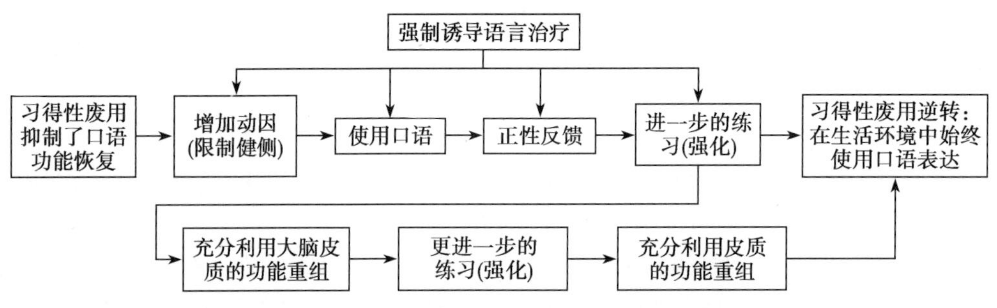

图 22-2 “习得性废用”的矫正模式及其机制

图卡的描述等。治疗师向患者提供交流的成功反馈、引导、帮助和强化，制止患者使用其他交流形式（如手势、画画或书写等），训练过程中注意在患者前方或两侧设置屏障，防止患者看见他人的手或图卡。

（五）非侵入性脑刺激技术

1. 经颅磁刺激（transcranial magnetic stimulation，TMS）技术　作为一种安全、无创的新技术，实现了在人类活体上进行大脑的无创刺激，并出现生理活动的变化。重复经颅磁刺激（repetitive transcranial magnetic stimulation，rTMS）可调节目标脑区的兴奋性，有助于揭示刺激部位与行为表现之间的对应关系，为研究认知、语言功能神经网络提供了新的手段，也常用于失语症的治疗。相关原理、设备、操作方法以及注意事项详见本书相应章节。

2. 经颅直流电刺激（transcranial direct current stimulation，tDCS）技术　作为一种非侵入性脑刺激技术，是利用恒定、低强度直流电调节大脑皮质神经元活动的技术，可以引起大脑皮质神经细胞兴奋性改变及其他一系列变化。与经颅磁刺激相比，由于其安全、低廉、便携和良好的临床应用前景，近年来在肢体运动功能、认知、语言和吞咽等康复领域得到广泛的关注和应用。相关原理、设备、操作方法以及注意事项详见本书相应章节。

（六）药物治疗

脑卒中时大脑受损所致的神经递质系统活动减弱可以由某些因子来补充，这为药物改善患者的语言识别和理解能力提供了理论基础。近年来，临床药物治疗失语症研究多集中在多巴胺受体激动药如溴隐亭，胆碱能药物如右苯丙胺，脑保护性药物如吡拉西坦等药物。此外，多奈哌齐（donepezil）、美金刚（memantine）等改善认知功能的药物，以往的研究显示其对痴呆患者语言功能障碍有确切的疗效，近年来的研究将其联合语言训练用于失语症治疗，发现有更好的疗效。但目前药物治疗失语症尚存在较多争议，因此仍限于辅助手段。

（七）祖国传统医学治疗

中医认为，脑卒中失语症为风阳痰淤阻于脑窍，经络不通，气血阻滞，经筋失养后而至舌强失语。辨证论治给予失语症患者中药治疗，此外，针刺疗法也是一种行之有效的方法。治疗语言障碍以头颈部及舌体穴位为主，主张强刺激和舌体放血。已有很多报道祖国传统医学治疗失语症是有效的，但是其治疗机制还需进一步深入研究。

三、训练形式与安排

（一）训练形式

失语症的训练原则上以一对一训练为主，有时要进行集体训练。

1. 一对一训练　是根据患者的具体情况，如病症的程度、障碍的侧重面、残余语言功能等，制订出个人训练计划和具体语言训练内容，除语言功能训练外，还要进行实际语言交流能力训练。

2. 集体训练　也称为小组训练，常将失语类型相同或相近，失语严重程度相同的患者组成一个小组，也可以将各种类型及不同程度的语言障碍患者召集在一起，以小组的形式进行语言治疗。其特点是能够改善语言障碍患者对社会的适应性，减少心理不安，提高交流欲望，也给语言障碍患者提供了一个交流的场所，对改善由于语言障碍所致的二次性障碍问题，如心理方面、情绪方面、人际关系方面等起到积极的作用。另外，通过集体训练，重症患者可以从轻症患者身上看到希望与信心，也为将来回归家庭与社会打下基础。还可以请心理治疗师、作业治疗师、社会工作者一起参加，这种训练可以增加患者的自信心和兴趣。

3. 自主训练　患者经过一对一训练之后，充分理解了语言训练的方法和要求，具备了独立练习的基础，这时治疗师可将部分需要反复练习的内容让患者进行自主训练。教材、内容和量由治疗师设计决定，治疗师定期检查。自主训练可选择图片或字卡来进行呼名练习或书写练习，也可用录音机进行复述、听理解和听写练习。还可用电脑进行自主训练，选择可进行自我判断、自我纠正及自我控制的程序训练。

4. 家庭训练　语言治疗师将评价及制订的治疗计划介绍和示范给家属，并可通过观摩、阅读指导手册等方法教会家属训练技术，再逐步过渡到回家进行训练。治疗师定期检查和评估并调整训练课题及告知注意事项。

（二）训练的具体安排

1. 训练场所　对于脑血管病急性期或脑外伤患者及个别重症脑性瘫痪的患儿病情允许时，可以在床边进行训练；当患者可以借助轮椅活动时，应到语言治疗室进行训练。成人治疗的房间不要太大，一般 $10m^2$ 即可，要能放下语言治疗机、一张床、教材柜子，能进去轮椅即可；但儿童治疗室要求较宽敞的房间，因为课桌上难以进行的课题常要在地板上进行。治疗室要尽量避开听觉和视觉的干扰，条件许可时应在有隔音的房间内进行，因语言障碍患者的音量一般不高，语言欠清晰，在噪声下表达吃力，另外，噪声下患者的注意力容易分散，心理承受会出现问题；训练期间应限制人员出入治疗室，避免患者注意力分散和紧张加重，影响训练效果。室内要简洁，照明、温度和通风等要适宜。

2. 训练器材和仪器

（1）训练器材：①双卡录音机和录音带；②听力计；③发音口形矫形镜，约 30cm×40cm，可供两人并排使用；④秒表、节拍器；⑤呼吸训练用品，如杯子、吸管、蜡烛、火柴、呼吸训练瓶等；⑥压舌板。

（2）训练教材：①常用实物，如笔、牙刷、眼镜等。②名词图片约 200 张，选择与日常生活接触较多和使用频率较高的各种事物名称；名词字卡约 200 张，与名词图片相对应。③动作图片约 50 张，选择能组成主谓或主谓宾短句型式的画，如“男孩吃饭”。④情景画约 10 张，选择能进行篇章表达的内容较复杂的图画。⑤文句卡片，与③、④内容相对应。⑥笔和纸。

（3）计算机及电子设备辅助语言障碍的治疗：近年来，计算机及电子设备辅助语言障碍的诊断和治疗的仪器逐渐普及应用，如语言障碍诊治仪（ZM2.1）、无障碍电脑语言训练系统（U1）。

3. 治疗次数和时间　治疗次数可以根据治疗师和患者人数而定，每天的训练时间由训练者和诊治患者的人数决定，但至少应保证 0.5~1 小时；住院患者一天一次，门诊患者可间隔长些。语言治疗最好安排在上午，因上午患者精神好，头脑较清醒，或者根据患者的个体差异，选择其注意力集中的时间段进行训练。

4. 卫生管理　训练时经常接触患者的身体和唾液，所以一定要预防各种传染病，手指有伤时要特别注意，训练前后要洗手，训练物品要定期消毒，直接接触患者口腔或皮肤的检查训练物品，要尽量用一次性的压舌板和手套。

四、语言训练课题的操作

（一）听理解障碍的治疗

大部分失语症患者都有不同程度和形式的听理解障碍。治疗师应注意：①听理解障碍并不是单独存在的，而是作为所有失语症表现的一部分；②失语症患者所表现的听理解障碍与言语表达程度并不完全一致。

1. 治疗途径

（1）再建对口语词的理解：治疗目的是治疗师再教患者由易到难建立对所听到词语的理解，患者必须通过听觉再学习辨认、记忆语音和词。训练开始时治疗师可以与患者面对面而坐或面对镜子而坐，这是听觉和视觉通路相结合的方式，当患者具有一定的听理解能力或轻症患者，则是治疗师尽量训练患者的听语复述能力，在发音时治疗师可以用手挡住嘴，也可以站在患者的背后，让他重复发音，训练顺序是先教单元音，然后是双元音、辅音、单词，然后连成句子。

（2）再建口语理解途径：研究发现，应用印刷体文字可以增强口语理解训练的效果和提示。这种训练具体包括复述词、单独读词和按顺序把词排列在句子中。另外对某些口语理解困难的患者，可采用唱歌的形式，患者可以很快地理解词语的意思。

2. 训练举例

（1）单词的认知：在患者面前放一张梳子的图片或一把梳子的实物，治疗师手指着图片或实物并说几遍其名称，然后，治疗师说“梳子”“指梳子”或者“把梳子递给我”；当确认患者理解后，治疗师可以开始另一个单词的学习，要求患者用同样的方式做出反应。下一步是并排放两张图片或两个实物，由治疗师说出其中一个名称，患者指出相应的图片或实物。如果患者达到治疗师的要求（80%或以上正确），治疗师可以用同样的方式用另外的刺激词进行训练；如果患者在两词之中都不能正确选择时，治疗师应返回用单个词进行训练或用其他语言模式促进听理解（如手势示范刺激词的用途，出示印刷体的刺激词，患者复述词等）。

（2）执行口头指令：根据患者的理解能力和运动功能，从短句开始，变换指令的内容。如“指天花板”“闭上眼睛，再点头”“指天花板，再站起来”。

（3）文章的理解：听一小段故事，根据故事内容提问。

（二）口语表达障碍的治疗

1. 言语表达技能训练　首先要训练言语表达技能。方法是通过逐个地训练音素、字和词汇，最后结合成句子。先训练患者发元音“a”“u”及容易观察的辅音“b”“p”“m”。可以用压舌板帮助患者使其发音准确，要求患者对着镜子练习，有利于调整发音。

2. 改善发音灵活度的训练　对于发音缓慢费力的患者，可以让其反复练习发音，如发“pɑ、pɑ、pɑ”“tɑ、tɑ、tɑ”“kɑ、kɑ、kɑ”，然后过渡到发“pɑ、tɑ、kɑ”，反复练习。

3. 命名训练　命名障碍是非流畅性失语中一种常见的症状，这是由于物品的视觉形象与物品的知识、语言之间的连续中断。首先要进行听觉训练、图片与文字卡匹配作业，然后给患者出示一组卡片，治疗师说：“我说几遍图中物品的名称，请你一边看图与字一边注意听。”每个词反复说 10 次，其间隔应为患者能够接受并试着复述的长度；经过反复练习，有些患者可以不费力地自然跟着复述。如果患者能自然正确复述，可变换刺激方法用不同速度和强度，每次刺激让其复述 2 次，也可刺激后不马上复述，而让其等数秒后再试着复述；进一步可不给听觉刺激，只让其看图卡或字卡，然后提问：“这是什么？”。有时患者对出示的图片或实物不能命名，如一患者不能命名“伞”，可以对他说“外面下雨，要带……”，经过几次提示，最终患者说出“伞”这个词。可以采用手势、口型、词头音或利用上下文的方式进行提示，常可获得满意效果。

4. 扩大词汇的训练　通过单词复述、图片-单词匹配等作业扩大词汇。可使用反义词、关联词、惯用语等鼓励患者进行口头表达，如男-女、冷-热、饭-菜、跑-跳等。

5. 利用自动语　有些失语症患者保留部分自动语，某些常用的语言，可自动地、机械地从嘴里发出，在训练中可加以利用，如数数字、诗歌、歌词、格言等。具体方法：让患者数数由 1~21，逐日增加，每天必须掌握规定的数字，但不宜过快，一般每天增加 3~5 个数字。也可以自动语为线索进行提问，如“星期三的后一天是星期几？”

6. 句子的复述　用以上训练中学习的单词，和其他词组成句子，反复练习。

7. 描述训练　给患者出示有简单情景的图片，让患者描述。

8. 实用化练习　将训练的单词、句子应用于实际生活。如提问“杯子里装着什么东西？”“你口渴时，会怎样？”

（三）阅读理解障碍的治疗

1. 促进词的辨认和理解　对于严重阅读理解障碍的患者，应从词的辨认开始训练。词辨认要求患者从一系列词中选出与字卡上相同的词。患者做这种作业并不需要理解词义，只需要辨认相似图案的能力。但如果进行词-图匹配作业就需要阅读理解能力。

（1）匹配作业：包括手写体字与印刷体字、文字与听词（听刺激）、词与图画的匹配。判断患者是否有视觉辨认障碍，字与字匹配是非常重要的。一般要求字与字匹配达到 100%的正确率，才能进行其他的匹配作业。匹配作业中使用的词应与日常生活相关，如：“出口”“洗手间”“人行道”“拉”等。在多项选择中，供选择的词由 2 个开始，逐步增加到 8 个或 10 个左右。

（2）贴标签：在日常物品和家具等贴上写有物品名称的标签，患者每天多次看到这些词汇，可以增强对词与物的联系。

（3）分类作业：分类作业有助于提高患者对名词语义相似性的辨别能力。要求患者对家具、饮料、食品等词汇表进行归纳分类，也可对抽象词汇，如表示情感、颜色、疾病等词汇进行分类。举例：

选出水果类词汇：橙子、香蕉、水稻、电脑、芒果、椅子、桌子、排骨、橘子

选出蔬菜类词汇：菠菜、电视、芹菜、空调、土豆、肥皂、桃子、雪糕、白菜

2. 促进词与语句的辨认和理解

（1）词-短语匹配：当患者能够理解常用词后，就可进行词-短语匹配。这类作业是由词到句的过渡阶段的训练。要求患者读完短语后，找出一个合适的词，使它符合短语的意义。举例：

在家里招待客人的女性

许多人参加的活动

鸟的家

用来放信的纸袋

鸟窝　　　女主人　　　信封　　　聚会

（2）执行文字指令：从简单的作业开始，如躯体动作、操作桌上的实物。治疗师应系统地应用词汇、长度、句法复杂性等影响因素，增加作业的难度水平。真正理解运动指令中的介词是完成指令的关键。举例：

把杯子盖盖上。

把茶杯放在桌上，把勺子放在茶杯的右边。

用你的左手把书翻到第20页，再拿出一支笔放在书的下面。

（3）找错：这类作业是比较有价值的治疗作业，因为它可使患者在寻找错误时认真阅读和分析语句。举例：

他到邮局买水果。

中国是一个多民族的西方国家。

（4）问句的理解：对失语症患者来说，问句的理解也是比较难的阅读作业。如“你结婚了吗？”“你是住在本市吗？”

（5）给语句加标点符号：这类作业有助于提高患者分析句子的能力。举例：

我在菜园里种了西瓜黄瓜和葱

年轻人喜欢摇滚乐老年人喜欢古典音乐

（6）语句构成：语句构成的练习是将一个完整的句子以词为单位分割开，顺序打乱，让患者根据这些词，重新组成一个句子。举例：

夏天　　去　　小张　　去年　　海边

电影　　看　　我们　　去　　今晚

3. 语段的理解　当患者对一般的语句理解较为准确，不感到困难时，则可进行语段阅读训练。有些患者阅读语段较阅读语句更容易，因为语段中有更多的语境提示，有助于理解。在阅读语段或短文前，可先提出几个有关的问题，如人物、时间、地点、结果等，使患者对语段中有关的信息加以注意，有助于理解和记忆。

4. 篇章的理解　当患者对单一语段的理解达到80%的水平，就可将阅读材料增至两三个语段，再逐步增至篇章的理解。训练方法是让患者逐段分析阅读材料。如果患者有口语表达或书写能力，在阅读每个语段后，可让其用自己的话总结语段，然后再阅读下一个语段。

5. 补偿方法　许多患者由于各种不同的原因，不能恢复到患病前的水平。有些人在生活和工作中不需要阅读，阅读障碍对他们影响较小，但对确实想以阅读作为消遣的人，有些方法对他们有帮助。一种方法是听广播，另一种方法是请朋友、亲属给他们朗读报纸、小说，或他们阅读时有不理解的地方向身旁的人请教。

（四）书写障碍的治疗

1. 临摹和抄写阶段　此阶段治疗的目标是促进非利手（通常是左手）的书写运动技巧，促进患者对文字的辨认和理解能力。

（1）临摹：因脑损伤造成的失语症患者常伴有右侧偏瘫，临摹的目的是改善左手的书写运动技巧。方法是临摹圆形、方形等形状及简单笔画的字。为了改善自动语序的书写能力，可让患者临摹系列数字。为了改善患者书写个人基本情况的能力，可让患者抄写自己的姓名、地址、电话号码、家庭成员的姓名等。

（2）看图抄写：当患者存在书面语的理解困难时，应首先训练患者对语词的理解，在活动中利用视觉提示、图-图匹配达到这一目的。在做作业前，向患者解释如何完成作业。先让患者看几幅图，然后把给患者看的这几幅图中的字分别抄在横线上。

下一步的作业活动是在减少视觉暗示的条件下抄写。要求患者理解书面语。治疗师对每个错字、错词记分，这对患者是一有利的反馈，使患者感到任何努力都是可接受并得到重视的。

（3）分类抄写与短语完形：注意在训练中逐渐增加阅读理解的难度，同时帮助患者积累常用词汇。举例：

①动物：马__________ 植物：树__________

猪、草、花、驴、鸟、麦子

②邮递员__________农民__________秘书__________会计师__________

记账、送信、犁地、打字

2. 过渡阶段 此阶段应引导患者逐步放弃单纯的抄写活动，逐步增加自发书写水平。

（1）随意书写：要求患者按偏旁或部首随意书写。如木字旁，可以随意书写出：树、林、杠、村、权等。在这类练习中，可加强正确字形的构成，使患者建立起信心，逐步达到正确字形的形成阶段。

（2）字形完成：要求患者阅读语句后，写出一个字或一个词作为回答。在回答前，呈现该字（词）的偏旁部首作为提示。如果有困难，可以给予更多的提示。举例：

①吃饭用__________子

②开锁用的是__________

（3）视觉记忆书写：目的是训练患者字（词）的视觉记忆能力。将字（词）呈现数秒，然后移开，让患者根据记忆写出字（词）。开始时，字词的笔画要简单，用常用字，以后逐渐增加字词的笔画和长度，并缩短呈现时间。

3. 自发书写阶段 患者可完成听写与简单问题的书写，最重要的是功能书写，即写便条和信件。

（1）句法构成：语法缺失的患者词提取困难不突出，但形成完整的语句出现困难。建立简单句法结构的方法与言语表达训练的方法近似。

作业举例：给患者呈现3张图片和3张字卡。

患者根据图片，将字卡排列整齐。

治疗师移去字卡，患者根据记忆写出语句。

治疗师呈现3张图片，其中2张与上面呈现的图片不同。患者在无提示的条件下书写短句。

（2）语句完成：在没有任何提示的情况下，将未完成的语句书写完整。举例：

我把衣服晾在__________

我把食品放在里保鲜__________

（3）语句构成：患者可以应用简单的句法结构，书写自己、朋友、邻居的情况，也可由治疗师提供一些词汇，患者根据这些词汇构成语句。

五、不同失语症的分类治疗

（一）Broca失语的治疗

Broca失语患者口语常费力，语量减少，构音不清晰，常常一个字一个字地说出，因此，言语旋律很差或丧失，语句长度变短，言语常由单词组成。经常出现词的替代，失语法结构或类似电报式语言，不同类型的错语，听觉理解较轻。Broca失语患者有时会有很好的构音并反复说出一些字词，一些是有具体意义的词。当一些患者的言语恢复到词句水平时，言语中的韵律障碍和构音费力便表现得比较突出。

Broca失语的治疗可在以下几方面加强训练：

1. 教会语言表达技能　可以通过教患者一个一个的韵母、声母，再把声母和韵母成单词，最后组成句子。在训练时，可以先教患者最易看见的声母如 b、p、m，和张口元音"a"，有时可以用压舌板帮助患者将音发准确，常常是面对着镜子进行训练。也可以利用患者随机产生的声音协助发出更多的音，比如患者会说"鼻"，我们便利用让患者看鼻子的图片和用夸张并减慢发音速度的口型引导患者发出"鼻子"这个词。

2. 自动性言语　让患者由 1 开始数数，逐日增加，每天必须掌握规定的数字，否则不宜过快过多增加，每天只宜增加 3~5 个数字。

3. 命名训练　命名障碍是非流利型失语的一种主要症状，这是由于物品的视觉形象与对物品的知识，语言之间的连续中断。有时给患者出示的图片或实物不能命名，比如患者不能命名电话，就对他说："张先生，您如果下班后有其他事情要办，不能及时回家，必须要先给您太太通个……"，经过几次的提示，最终患者说出了"电话"这个词。

4. 描述训练　可以给患者出示有情景的图片，让患者描述，这种方法适合较轻的患者。另外，还可以利用手势表达的方法进行训练。因为言语活动是整体的反映，这些活动可以与言语、模仿结合在一起，在适当的时间从记忆中诱发口语反应，已证明了对严重的失语症患者是有效的。在训练中先教会患者手势，然后训练发音，最后使患者掌握完整的词和短句。

（二）Wernicke 失语的治疗

Wernicke 失语是最常见的类型，Hecaen 等曾描述了三类不同的感觉性失语：①语音译码（decoding）；②语义理解；③非语言学注意。Wernicke 首先描述了这类失语，这种障碍是言语理解丧失，而且阅读和书写也严重损害，听力和发音是完整的。治疗方法是从最简单的声音到最复杂的信息，然后是词，最后连成句子。对 Wernicke 失语，治疗人员则是试图再教患者由易到难建立对所听到词语的理解。

Wernicke 失语患者必须通过听觉再学习辨认、记忆语音和词，训练开始时治疗师可以与患者面对面而坐或者面对镜子而坐，这是听觉和视觉通路相结合的治疗方式，重症患者在治疗的初期可以采用这种方式。当患者具有一定的听理解能力或比较轻的患者，则是治疗师尽量训练患者的听语复述的能力，在发音时治疗师可以用手挡住嘴也可以站在患者的背后，让他重复发音、字、词，然后连成句子，顺序是先教单韵母，然后是双韵母、声母、单词。还可应用去阻滞技术，其理论基础是言语理解知识是完整的，只是怎样得到这种知识的途径受到了阻滞。应用印刷体文字可以增强训练效果和作为提示，这种训练分为三项：复述词、单独读词和按顺序把词排列在句子中。

对口语理解困难的患者，有些人采用唱歌的形式，患者很快地可以理解词语的意思。

听觉理解训练举例：

1. 标记训练　挑选由 3 个属性（大小、颜色、形状）标记的物品，如"指出红色汤匙""指出小的红色汤匙"。

2. 对/错问题回答训练　听到问题后作出"是""否"的回答，如"下雨了吗？""你喜欢鱼吗？""你脚上穿着鞋吗？"

3. 系列指点　指出听到的物品，如"指杯子和房子""指杯子、房子和树""指房子、杯子和汽车。"

4. 系列指令　按我说的去做，如"指天花板，再站起来，站起来转过身，坐下""过来，关上窗，坐下，递给我笔"。

（三）完全性失语的治疗

完全性失语是指全部语言模式受到了严重损害，因此他们既没有能力通过言语和书写进行交际，又几乎没有能力理解口语和书面语，他们所面临的是最大的康复挑战。虽然完全性失语是一种严重的失语，但是有人对完全性失语的患者进行了研究，观察到他们表现出不同程度的视觉交流能力（visual action therapy，VAT），包括：①执行指令；②回答问题；③描述事情；④表达感情；⑤表达即刻需要；⑥表达要求。这些发现表明，在完全性失语患者中，一些自然语言所需要的认知活动是确实存在的。临床治疗已证实了只要使用适当的暗示、提词和刺激，甚至最严重的失语患者也可以理解和产生语言。虽然他们不能明显地改善回忆能力，但可以临时帮助患者理解和表达。

近些年来，波士顿治疗中心应用 VAT 保留下来这种方法训练患者把专门的物体与活动和概念形式联系起来,并执行一系列与这些图画有关的训练,VAT 应用 8 个实物,例如刮脸刀和杯子,所有这些物品都很容易用一只手操作,并可以用一种手势表示,这些过程按难易程度分成不同的步骤和水平,目的是使患者逐渐认识线条画和手势所代表的意思,然后产生有代表意义的手势。12 名完全性失语患者接受了 VAT 治疗,治疗前后的标准测试比较表明,所有患者在听觉理解部分和手势表意方面有明显改善,命名和书写也存在不同程度地改善。尽管 VAT 过程是在无声形下进行的,但也收到了以上效果,这个发现支持了失语患者有可能没完全损害的观点。

除了以上的方法,还可以利用人工语言,如使用交流板,利用形状和线条画来代替语言和概念,我们对一些完全性失语的患者利用交流板进行训练,使患者在理解和表达方面都有不同程度的改善。还可以应用带有符号标志的剪纸来表达不同的关系,包括相同/不同,肯定/否定等动作的状态。尽管完全丧失使用语言的能力,完全性失语患者仍有能力学习人工语言。

(四) 命名性失语的治疗

实际上所有的失语症都有不同程度地找词和命名困难,可以通过命名测验了解其程度。然而,由于失语的类型和损伤的部位与范围不同,命名困难也有所不同。命名性失语可以视为词汇量减少,也就是不能命名事物。治疗师要帮助患者学习命名。选用不同的刺激方法有助于对词的回忆,常用音素性(词头音)、手势、描述、上下文、书写、描图及让患者重复的方法,引出目的词。

训练方法 用图片和实物进行训练,每次 8~10 个实物或图片,这些图片所表示的词很多可以用手势可以表达使用。如训练说木梳,可以做梳头的动作;训练说牙刷,可以张开口做刷牙的动作。

例 1:选词“牙刷”,途径:图片命名。

联合刺激:治疗师说“看着我和听我说”,然后治疗师说“牙刷”,患者复述。

提示:治疗师的口型作出“y”音的构音形状,治疗师提供一个刷牙的手势。

联想:治疗师说:“早上起床后,你要先穿衣服、洗脸,然后……”。

完形填空:治疗师说:“我要把牙膏挤在__________”。

多种模式:看图片说和写出牙刷这个词。

复述:患者复述正确的回答。

例 2:要求患者提供最后一个词来完成一个密切联系没有结尾的句子(或用一些方法使之转化到命名课题)。

提示:利用单词的初始音、句子完形填空、语义联系。

程序:用以上全部 3 种提示,当患者超过 3 次正确成功率达到 80%,提示按以下顺序去做。

提示:首先是文字,随后是初始音,最后是语义联系。

程序:分为 4 个阶段,当患者不能达到规定的水平,治疗师应返回前一个水平,用较简单的句子进行。

阶段 1:把一张“门”的图片放在患者面前约 5 秒,然后对患者说:“有一个人正在敲这个 m __________”(用类似的拼音提示),“用肥皂 sh __________洗手。”

阶段 2:像阶段 1 一样说句子,但去除图片提示。

阶段 3:像阶段 2 一样说句子,但去除词头音提示。

阶段 4:说没有语义联系和没有句尾的句子,例如“我不喜欢__________”,“我看见一个__________,有一个__________”

虽然这些方法源于纠正口语命名障碍,其中的许多内容也可以用于命名书写障碍患者的训练。

六、非语言训练相关游戏

在听说读写的训练基础上,还可以利用周围环境对患者进行实际语言交流能力的训练,主要是使言语和语音障碍的患者最大程度地利用其残存的能力,确定其有效地交流手段和方法,使之能与家人或周围的人互相有效地沟通。常见的非语言训练的相关课题是一些基础的认知训练,此训练只为提高患者语言功能的认知能力,不能替代认知障碍的系统训练。下面介绍一些在语言训练中常用的游戏训练方式:

1. 找音节或偏旁或字 对于轻度失语的患者,可以把词头包含特定音或部首(如,t 或 zh;人字旁、火字旁)的词的文章打印出来,让患者圈出特定的音或偏旁部首。鼓励患者边圈边说出所圈出的音或字,如患者无法说出时,仅圈出即可。

2. **迷宫** 下载一些简单的迷宫图,将其打印出来,引导患者找出入口和出口,并让患者用笔画出走出迷宫的线路图,鼓励患者边画边说出方位词语,当患者不能说出时,仅能画出线路图即可。

3. **简单的数字格** 根据患者的能力,选择 2×2 或 3×3 或 4×4 不同难度的数字方格图,让患者根据规则,将数字填入方格中,并鼓励患者边填写边说出所填写的数字,当患者不能读出时,仅完成填写即可。

4. **数字连线** 将数字打乱写在白纸上或在互联网直接下载相关的图样,让患者按照顺序将数字用线连起来,鼓励患者边连线边读数字,当患者不能读出时,仅完成连线即可。

5. **找不同** 可使用互联网下载相似的图片,用电脑屏幕显示或将其打印出来,让患者仔细观察,找出图片间的差异,并鼓励患者讲出来,患者语言表达不能时,只指出或用笔圈出即可。

6. **图形和文字的抹消** 将一些图形或文段打印出来,让患者抹消特定的图形或文字。鼓励患者边抹消边说出该图形或文字,如患者不能说出,仅完成抹消即可。

7. **书写报纸、古诗词** 书写经常使用的单词或报纸上的标题、唐诗、成语,鼓励患者边写边读出声,如患者表达障碍不能读出声时,仅完成抄写或默写即可。

8. **钱币** 让患者把不同面值的纸币、硬币分类,或让患者数出具体的纸币或硬币的金额,或根据治疗师说出来的钱数,患者数出相应的钱。鼓励患者边数边说出数量,如患者不能说出,仅完成数量的清点即可。

9. **钟表** 指出时针、分针、秒针所指的位置,读出具体的时间、长度。

10. **纵横填字游戏** 根据患者的能力,选择 2×2 或 3×3 或 4×4 不同难度的方格图,为患者填入随机一个字,让患者根据规则,想一个字填入方格中,并鼓励患者边填写边说出所填写的字,当患者不能读出时,仅完成填写即可。

11. **拼图** 根据患者的能力,选择 2×2 或 3×3 或 4×4 或其他不同难度的拼图,让患者完成。

12. **棋牌游戏** 根据患者的兴趣选择中国象棋、国际象棋、围棋、麻将、扑克等棋牌游戏。

13. **将画补完** 将一些常见的物体,例如"钟表""剪刀"的图像,画出其一半,让患者补充完另外一半。

14. **看字画图** 给患者一些简单物品的名称,例如"西瓜""碗"等,让患者画出图画,鼓励患者边画边说出画的物品,如患者表达不能,仅画出图画即可。

15. **绘本** 为患者提供一些儿童绘本,让患者选择相应的颜色给画涂颜色,鼓励患者边涂颜色边说出具体的颜色,如患者表达不能,仅完成涂上颜色即可。

16. **小漫画** 为患者选择有故事情节的小漫画,最好 3~6 张漫画形成一个小故事,将漫画按照顺序排列好,讲解给患者听,然后再让患者重新讲一遍,最后将漫画顺序打乱,请患者将其重新排列好,鼓励患者边排列边讲述内容,如患者表达不能,仅完成排列即可。

17. **制作交流手册(注意、记忆)** 将能满足日常生活交流的内容写在上面,如姓名、年龄、住址、出生年月日、喜欢吃的东西、家里人的姓名等。也可以制作一天的流程表。

18. **电脑等电子产品的使用** 利用患者原来喜欢使用的电子产品,教患者重新学会使用,如教患者打开文档,编辑文档,找到相应的好友,给好友发邮件,发微信等。

七、训练的注意事项

1. **选择合适的训练项目** 根据言语-语言障碍的类型选择合适的训练方法,根据障碍的程度及患者的障碍表现,并结合患者的年龄、性别、职业及性格特点,选择适合患者的项目。

2. **布置治疗环境** 语言治疗有其特殊性,需要一定的设备,对环境也有一定的要求。环境需要尽可能安静,避免噪声,以免干扰患者的情绪,分散其注意力,或者加重自我紧张;座椅舒适稳定,桌子高度适当;室内照明、温度、通风等要适宜。

3. **反馈的重要性** 这里所说的"反馈"是指治疗过程中,患者对自己的反应有意识地认识(如指出图片或发出声音等)。有两种意义:一是对自己所进行的活动有意识客观地把握,二是能认识到反应正确与否。

4. **确保交流手段** 语言是交流的工具,对于重症失语症患者,首先要用手势、笔谈、交流板等交流工具建立非语言的交流方式,这对患者有很大意义。

5. 要重视患者的自我训练　一般来说训练效果与训练时间成正比，因此，在训练时间内要充分调动患者和其家属的积极性，配合训练。此外，在训练课结束后，根据患者的情况，可布置课后的自我训练，训练的课题和内容可以一样，让患者自己训练，但要变换形式。

6. 结合自我训练和家庭训练　当患者配合治疗师课堂训练较好时，可让家属从旁观摩学习，将训练内容延续至家庭中。有些患者治疗时，家属在场可能会影响其治疗情绪，但治疗师需要让家属观察整个训练过程，以帮助其掌握训练患者的方法，这时最好使用有单向玻璃的观察窗口，家属可以看到患者，而患者看不到家属，以避免干扰。充分调动患者与家属的积极性，配合训练，在日常生活当中、在家中也应进行训练。家属给予的训练项目和内容可以与治疗师训练时的一样，也可以根据家庭环境变换其中内容，选择较为容易操作的内容项目。

7. 注意观察患者的异常反应　治疗前要了解患者原发病及合并症方面的资料以及可能出现的意外情况。另外要经常注意患者的身体情况、病房人员的介入量、运动疗法、作业疗法训练内容等，特别要注意患者的疲劳表情。注意脑损伤患者在检查和训练中可能发生的异常情况，如癫痫发作等，要时常询问或观察患者的身心疲劳情况。出现异常状况要及时终止言语治疗、及时处理。

8. 必须充分理解患者　认真、耐心的态度帮助患者改善，与患者建立充分的信赖关系，是将治疗引向成功的第一步。

9. 尊重患者的人格　对成年患者，应仍以成人或年长者看待，不要因为其行为表现有“返童倾向”等异常，而以接触儿童或痴呆人的态度处之，避免加重患者的心理不平衡，以及削弱训练欲望，影响训练效果等。同时要尊重患者的意见。对收集个人生活资料中涉及的个人私生活内容，应注意保密。

10. 要让患者对自身的障碍有正确的认识　不要为了患者一时宽心而说与事实不符的话，可将患者障碍的现状、恢复的预测及治疗计划等情况，根据患者不同的理解力和承受力，适当地直言相告，以利尽早正视事实，接受自己。有时隐瞒真相，会影响治疗师与患者建立真诚的信赖关系。

11. 要增强患者的自信心　注意正面引导，避免否定患者的言行。当患者强调自己的错误时，应在淡化其失败感的同时，努力向克服障碍的决心方面引导。对于患者细微的进步，也不要忘了鼓励，要使患者总是处在有可能成功的状态。

12. 心理治疗　失语症患者的心理障碍应视为语言障碍引起的继发症状。语言治疗的目的不仅使语言功能改善和恢复，同时也要设法使患者的心理-社会状态得到适应。

13. 重视健康宣教的作用　一般家属或朋友往往难以理解认知障碍和语言障碍，他们必须明白失语症的表现，也需要意识到患者们是不能通过语言来和他们正常交流的。因此，需要教导他们使用除口语以外的其他方式与失语症患者交流，例如，写下关键词语可帮助失语症患者理解谈话的主题。如患者长时间难以适应这种语言能力缺失的现状，将不利于患者回归到社会角色中（工作、家庭和社会角色）。然而，对这种情况及时干预，进行宣教和为其提供代偿方法，可促进患者及家庭最大程度地参与训练、适应变化以及改变态度。

（武惠香）

第二节　构音障碍的治疗

一、治疗原则

构音障碍治疗的目的是促进患者发声说话，使构音器官重新获得运动功能。治疗要在安静的场所进行，急性期可以在床边进行，如患者能够在轮椅坚持 30 分钟，应到语言治疗室进行训练。治疗多采用一对一方式，也可以进行集体治疗。

1. 针对言语表现进行治疗　构音障碍治疗的侧重应是针对异常言语表现，而不是按构音障碍的类型进行治疗。因此，治疗计划的设计应以言语表现为治疗中心，兼顾各种不同类型构音障碍的特点进行设计。言语的发生受神经和肌肉控制，身体姿势、肌张力、肌力和运动协调的异常都会影响言语的质量。语言治疗应从改变这些状态开始，这些状态的纠正会促进言语改善。

2. 按评定结果选择治疗顺序　一般情况下，按呼吸、喉、腭和腭咽区、舌体、舌尖、唇、下颌运动逐个进行训练。要分析这些结构与言语产生的关系，治疗从哪一个环节开始和先后的顺序，要根据构音器官和构音评定的结果。构音器官评定所发现的异常部位，便是构音运动训练的出发点，多个部位的运动障碍要从有利于言语产生，选择几个部位同时开始；随着构音运动的改善，可以开始构音的训练。一般来说，均应遵循由易到难的原则。对于轻中度障碍的患者，训练主要以自身主动练习为主，对于重度障碍的患者，由于其无法进行自主运动或自主运动很差，更多地需要治疗师采用手法辅助治疗。

3. 选择合适的治疗方法和强度　选择合适的治疗方法对提高疗效非常重要，不恰当的治疗方法会减低患者的训练欲望，使患者习得错误的构音动作模式。治疗次数和时间要根据患者的具体情况进行调整，避免过度疲劳，一般一次治疗时间 30 分钟。

二、呼吸训练

呼吸是构音的动力，呼吸气流的量和呼吸气流的控制是正确发声的基础，必须在声门下形成一定的压力才能产生理想的发声和构音，因此，进行呼吸控制训练是改善发声的基础。重度构音障碍的患者常呼吸很差，特别是呼气相短而弱，很难在声门下和口腔形成一定压力，呼吸应视为首要训练项目。

1. 调整坐姿　如果患者可以坐稳，应做到躯干要直、双肩水平、头保持正中位。如果患者瘫痪，治疗师可站在患者身后双手扶着患者腰部让其平稳地用鼻吸气用嘴呼气。注意胸廓的向外向上运动。每次呼吸之间要有停顿，防止过度换气。

2. 辅助呼吸训练　如果患者呼气时间短而弱，治疗师可将双手放在患者两侧肋弓稍上方的位置，然后让患者自然呼吸，在呼气终末时给胸部以压力，使患者呼气量增加，这种训练也可以结合发声、发音一起训练。

3. 口、鼻呼吸分离训练　让患者练习平稳地由鼻吸气，然后从口缓慢呼出。

4. 增加呼气时间的训练　治疗师数 1、2、3 时，患者吸气，然后数 1、2、3 憋气，再数 1、2、3 患者呼气，以后逐渐增加呼气时间直至 10 秒。呼气时尽可能长时间地发“s”“f”等摩擦音，但不出声音，经数周练习，呼气时发音达 10 秒，并维持这一水平。

让患者一口气数 1、2、3 逐步增至 10。对一些配合不好或病重的患者，可让其对着镜子先深吸气，然后哈气。

5. 呼出气流控制训练　继续上述练习，在呼气时摩擦音由弱至强，或由强至弱，加强和减弱摩擦音强度。在一口气内尽量作多次强度改变。指导患者感觉膈部的运动和压力，这表明患者能够对呼出气流进行控制。也可以让患者在数 1、2、3、4、5 时改变发音强度。

6. 上臂运动协助呼吸训练　让患者做上肢举起或划船动作，增加肺活量。双臂上举时吸气，放松时呼气，协调呼吸动作。

7. 增加气流　用一标有刻度的透明玻璃杯，装上 1/3 的水，把一吸管放入水中，对着吸管吹气，观察气泡达到的刻度，以及吹泡的持续时间，告诉患者吹气泡的结果，将进展情况记录下来。

三、放松训练

痉挛型构音障碍的患者，往往有咽喉肌群紧张，同时肢体肌肉张力也增高，通过放松肢体的肌紧张可以使咽喉部肌群也相应地放松。治疗师的言语亲切、平稳，声调要低，保持平静和松弛的气氛。通过一系列的运动达到放松状态。取放松体位，闭目，精力集中于放松的部位。

（一）足、腿、臀的放松

1. 脚趾向下屈曲 3~5 秒，然后放松，反复数次。
2. 踝关节旋转，每次转一只脚，然后放松。
3. 坐位时双脚平放在地板上，用力向下踏 3 秒，然后放松，反复数次，让患者感觉小腿用力和放松。
4. 双腿膝关节伸直 3 秒，然后放松，患者应感到大腿用力和放松。
5. 股四头肌和臀大肌收缩、紧张练习，双手置于双膝上（取坐位），躯干向前探，处于即将站起位 3 秒，然后坐下放松，反复数次。鼓励患者体验这些肌肉的紧张和松弛。

6. 提醒患者现在应该感到下肢和臀部有所放松。

（二）腹、胸和背部的放松

1. 把注意力集中在腹部、胸部和背部，但需要双脚、腿和臀部保持放松。

2. 收腹使腹肌持续收缩3秒，然后放松，反复数次。要求患者在收腹时注意背肌、胸肌也紧张，并体验放松时的松弛感。

3. 在肌肉松弛时，鼓励患者平稳地深呼吸。

（三）手和上肢的放松

1. 将注意力集中在上肢和手，同时要继续感到双脚、双腿、臀部、腹部和胸背部的放松。

2. 紧握拳，然后持续几秒后放松，反复数次。

3. 双上肢向前举到肩水平，保持3秒，然后放下，反复数次。

4. 将上述动作结合起来做，在平举上肢时握拳并保持3秒，然后放下双臂，双手松开反复数次。

5. 提醒患者注意紧张感和放松感的对比，如果手仍感紧张可平稳地抖动手腕，直到放松。

（四）肩、颈、头的放松

在进行双肩、头部、颈部的放松锻炼之前要检查患者是否已经放松还是又恢复到原来的习惯性紧张。如果又紧张了，则要求患者把注意力依次集中在身体的某一部分，平稳地深呼吸。在观察所达到的放松程度时，举起患者的腕部平稳地摇晃数次，然后放下。也可以托住患者的肘部抬起臂然后放下。如果上肢放松，上肢放下时非常松软。

1. 双肩向上耸，保持3秒，然后放松，反复数次。

2. 头向前下垂，然后平稳地向后仰，缓慢地将头由一侧转向另一侧，再慢慢地做转头运动，可以闭目以防眩晕。

3. 为了确保头部运动平稳和缓慢，治疗师可站在患者背后，用手扶住患者头部做上述动作。

4. 将眉毛向上挑起，皱额，然后放松，反复数次并注意感觉紧张与松弛的差别。

5. 紧闭双唇，保持3秒，然后放松，嘴张开，反复数次。

6. 缓慢平稳地移动下颌，上下左右旋转，然后放松。

7. 尽可能用力皱起脸，保持3秒，然后放松，反复数次。

做这些活动的目的是鼓励患者通过身体各部位的紧张与放松的对比来体验松弛感。这些活动不必严格遵循顺序，可根据患者的情况，把更多的时间花在某一部位的活动上。如果患者在治疗室学会了某些放松的技巧并能在家中继续练习则非常有益。

四、发音训练

痉挛型构音障碍患者的喉运动异常主要是内收增强，而弛缓型则相反，内收减弱。可根据患者具体情况选择下列训练：

（一）发音启动

1. 呼气时嘴张圆发“h”音的口形，然后发“ɑ”。反复练习后可发不同长短的“h”“ɑ”和“hɑ”音。

2. 与上述练习相同，做发摩擦音口形，然后做发元音口形如“s……u”。

3. 当沙哑是因为喉紧张时，可做局部按摩和放松动作，在颏舌骨肌和下颌舌骨肌处进行按摩或振动按摩，按摩后喉紧张降低，可继续进行发音练习。也可让患者做打哈欠动作，因为打哈欠时可以完全打开声门，停止声带的内收。

4. 弛缓型构音障碍患者常伴有不同程度的喉内收肌瘫痪可做：①双手握拳，举至胸水平，然后双臂突然向下摆动，同时呼气，从口腔排出气体。②双手将胸壁按住，呼气时向内推并从口腔排出气体。③双臂举至肩水平，肘部屈曲，双手十指交叉，然后突然用力将手分开，同时呼气。要求患者尽可能地用嘴呼气，然后继续练习发音。

5. 进一步促进发音启动，可深吸一口气，在呼气时咳嗽，然后逐渐把咳嗽变为发元音。

（二）持续发音

1. 当患者能够正确启动发音后可进行持续发音训练。一口气尽可能长时间地发元音，用秒表记录持续发音的时间，最好能够达到15~20秒。

2. 由一口气发单元音逐步过渡到发两个或三个元音。

（三）音量控制

1. 指导患者持续发“m”音。

2. “m”音与元音“ɑ　i　u”等元音一起发，逐渐缩短“m”音，延长元音。

3. 如果患者持续发双唇音“m”有困难，可发鼻音“n”。

4. 朗读声母为“m”的字、词、词组、语句。目的是改善呼气和音量，通过口唇的位置变化将元音进行对比，促进元音的共鸣。

5. 保持松弛体位，深吸气后数数1~20，音量尽量大。

6. 为改善音量控制，进行音量变化训练时，数数的音量由小至大，然后由大至小，或音量一大一小交替，或者发元音时音量逐渐改变。在复述练习中，鼓励患者用最大音量，治疗师逐步拉长与患者的距离，直到治疗室可容下的最长距离，鼓励患者让声音充满房间，提醒患者尽可能地放松，深呼吸。

（四）音高控制

许多构音障碍患者表现为语音单调，或者高音异常，过高过低或过短。因此有必要扩大音高范围，帮助患者找到最适音高，在该水平稳固发音。

1. 扩大音高范围，指导患者唱音阶。可唱任何元音或辅音与元音连起来唱。如“ɑ ɑ ɑ”或“mɑ mɑ mɑ”。如果患者不能唱完整的一个八度，可集中训练三个不同音高，以后逐渐扩大音高范围。

2. 当患者的音高建立后，可进行“滑移”训练，它是语调训练的前提。发元音，由低—中—高、高—中—低，等滑动。

3. 患者模仿治疗师做下列练习：

lɑ—lɑ　　→你好！

mɑ mɑ/mɑ mɑ mɑ→你吃饭了吗？

mɑ mɑ/mɑ mɑ→你要笔吗？

患者倾听时，模仿这些不同的音高变化，应清楚这些音高的改变表示不同的意义或语气，如果患者已掌握上述练习，可复述一些惊叹句、疑问句和问候句。

（五）鼻音控制

鼻音过重是指发音时，鼻腔共鸣的量过多，这些常见特征通常由软腭、腭咽肌无力或不协调造成。

1. 深吸气，鼓腮，维持数秒，然后呼出。

2. 使用直径不同的吸管，放在口中吹气，有助于唇闭合，增加唇的肌力。

3. 练习发双唇音、舌后音等，如“bɑ、dɑ、gɑ”。

4. 练习发摩擦音，如：“fɑ　　sɑ”。

5. 唇、鼻辅音交替练习，如：“bɑ　　mɑ　　mi　　pai”。

（六）克服费力音的训练

费力音是由于声带过分内收所致，听起来喉部充满力量，声音似从其中挤出来，因此治疗的目的是让患者获得容易的发音方式。可以用打哈欠的方法诱导发音，其理论基础是打哈欠时可完全打开声带而停止声带过分内收。具体方法：让患者打哈欠并伴随呼气，当成功时，在打哈欠的呼气相教患者发出词和短句。

五、发音器官的运动训练

（一）本体感觉神经肌肉促进法

本体感觉神经肌肉促进法是指通过感觉冲动的传入，增加神经元的兴奋性，引起肌肉收缩。可通过刺激和手操作达到这一目的。

1. 感觉刺激　用一小块冰由嘴角向外上沿颧肌肌腹向上划，并可刺激笑肌，由下向嘴角划去，时间3~5

秒，反复刺激，其作用可立即出现，但持续时间短。机制是刺激温度感受器，冲动通过传入纤维到达中枢神经，使肌梭的敏感性增加，神经肌肉兴奋，引起肌肉收缩。

另一种方法是用软毛刷沿着上述部位轻轻地快速刷拂 1 分钟，刷拂后 30 分钟出现效果。

2. 压力、牵拉与抵抗 面部肌肉的活动是以各肌群的协调运动为基础的。在练习时应双侧同时进行。

（1）压力：由手指或拇指尖实施，如对颏下舌肌外部施行触压，对舌骨施行压力。

（2）牵拉：用手指对收缩的肌纤维施行反复的轻击，刺激和诱发更大的收缩。如沿收缩的笑肌轻轻拍打，可促进微笑动作。

（3）抵抗：对运动施加一个相反方向的力量，以加强这一运动。只有当患者能够做某种程度的肌肉收缩动作，才能执行。抵抗力量施加于健侧，当患侧力量足够强后，才可施加于患侧。

患者在没有帮助的情况下不能执行某一运动时，可使用压力和牵拉技术，促进运动的实施。一般先实施压力和牵拉技术，随着功能改善再实施抵抗技术。

（二）发音器官的运动训练

分析患者的评定结果，首先要集中训练运动的力量、范围和准确性，然后再进行速度、重复和交替运动练习，这些运动对产生准确的、清晰的发音是非常重要的。

1. 下颌的运动

（1）下颌上抬：尽可能大地张嘴，使下颌下降，然后再闭口，缓慢重复 5 次后休息。以后加快速度，但需保持上下颌最大的运动范围。

（2）下颌前伸，缓慢地由一侧向另一侧移动，重复 5 次后休息。

2. 唇的运动

（1）双唇尽量向前噘起（发 u 音位置），然后尽量向后收拢（发 i 音位置），重复 5 次后休息。逐渐增加交替运动的速度，保持最大的运动范围。

（2）一侧嘴角收拢，维持该动作 3 秒，然后休息，重复 5 次后再休息。健侧与患侧交替运动。

（3）双唇闭紧，夹住压舌板，增加唇闭合力量。治疗师可向外拉压舌板，患者闭唇防止压舌板被拉出。

（4）鼓腮数秒，然后突然（排气）用嘴呼气。有助于发爆破音，患者也可在鼓腮时用手指挤压双颊。

3. 舌的运动

（1）舌尽量向外伸出，然后缩回，向上向后卷起，重复 5 次后休息，逐渐增加运动次数。治疗师可将压舌板置于患者唇前，让患者伸舌触压舌板或用压舌板抵抗舌的伸出，以加强舌的伸出力量。以最大的范围将舌伸出，并且增加重复次数和增加运动速度，可用秒表记录。

（2）舌尖外伸尽量上抬，重复 5 次后休息，逐渐增加练习次数。练习时可用手扶住下颌以防止下颌抬高。当舌的运动力量增强时可用压舌板协助和抵抗舌尖的上抬运动。

（3）舌面抬高至硬腭。舌尖可紧贴下齿，舌面抬起，重复 5 次后休息，逐渐增加运动次数。

（4）舌尖伸出并由一侧口角向另一侧口角移动。可用压舌板协助和抵抗舌的一侧运动或增加两侧移动的速度。

（5）舌尖沿上下齿龈做环形"清扫"动作。

4. 软腭抬高 构音障碍常由于软腭运动无力或软腭运动不协调造成共鸣异常和鼻音过重。为了提高软腭的运动能力，可以采取以下方法：

（1）用力叹气，可促进软腭抬高。

（2）发"ɑ"音，每次发音之后休息 3~5 秒。

（3）重复发爆破音与开元音"pɑ、dɑ"；重复发摩擦音与闭元音"si、shu"；重复发鼻音与元音"mɑ、ni"。

（4）用细毛刷等物直接刺激软腭。

（5）用冰块快速擦软腭，数秒后休息，可增加肌张力。刺激后立即发元音，同时想象软腭抬高，然后鼻音与唇音交替发声，作为对照。

（6）发元音时将镜子、手指或纸巾放在鼻孔下观察是否有漏气。

5. 交替运动 发音器官的运动速度对发音的准确性和言语的可理解度起重要作用。交替运动主要是唇、舌的运动，是早期发音训练的主要部分。在开始进行交替运动时，不发音，只做发音动作，以后再练习发音。方法如下：①颌的交替运动做张闭嘴动作。②唇的交替运动做唇前噘，然后缩回。③舌的交替运动包括：舌伸出缩回，舌尖于口腔内抬高降低，舌由一侧嘴角向另一侧移动。

六、语音训练

大部分构音障碍的患者表现为发音不清，在评价时有些患者能够正确读字、词，但在对话时单辅音不正确，应把重点放在发单音训练上，然后再逐渐过渡到练习字、词、词组、语句朗读。对前一类患者要求他们在朗读和对话时减慢说话速度，使他们有足够时间完成每个音的发音动作。可让患者朗读散文、诗歌等，有助于控制言语速度。

为了控制对话时的言语速度，可与患者进行简短问答练习。所问的问题应能使患者做出简短的、可控制速度的回答，同时注意发音的准确性。当患者发单音困难时，治疗师首先应明确患者是否已进行足够的发音器官训练和交替运动训练，只有当舌、唇、颌以及软腭的运动范围、运动力量、运动速度、协调性和准确性的训练已完成，才能进行发音训练。

1. 音辨别训练 患者对音的辨别能力对准确发音非常重要，所以要训练患者对音的辨别，首先要能分辨出错音，可以通过口述或放录音，也可采用小组训练形式，由患者说一段话，让其他患者评议，最后由治疗师纠正，效果很好。

2. 语音训练 语音训练应由易到难，根据患者个人情况进行选择。如练习发“b”音，鼓励患者看治疗师的发音动作，患者在发音时照镜子，以便及时纠正自己的发音动作。发“b”音的要领：双唇紧闭，鼓腮，使口腔内气体压力升高，在发音的同时突然让气体从双唇间爆破而出。还可朗读由“b”音组成的绕口令。对成年人最好使用真实语言，这样患者容易接受，对于治疗师来说，在这个阶段语音的建立比词的应用更重要。

3. 减慢言语速度 构音障碍的患者可能表现为绝大多数音可以发，但由于痉挛或运动的不协调而使多数音发成歪曲音或韵律失常，这时可以利用节拍器控制速度，由慢开始逐渐变快，患者随节拍器发音可以明显增加言语的清晰度。节拍速度根据患者的具体情况决定。如没有节拍器，也可以由治疗师轻拍桌子，患者随着节律进行训练。

4. 补偿技术 发音器官的肌肉无力、运动范围受限或运动缓慢常使得一些患者不能达到完全准确的发音。在这种情况下，可以让患者学习发音补偿法以使语音接近正常和能被他人听懂。举例：

“l”为舌尖音，舌尖抵住齿龈为难发音，其补偿方法是舌体抬高，保持舌尖于低位。

“s”为舌尖前音，舌尖跟上齿背接近。可将舌尖置于下齿背去发“s”。

“p”为唇音，双唇紧闭，气流爆破而出。可将上齿抵住下唇来发这个爆破音。

“m”为唇音，双唇闭紧，气流出自鼻腔。可将上齿抵住下唇而产生鼻音。

“n”舌尖音，舌尖抵上齿龈，气流从舌两边溢出。可将舌体抬高，保持舌尖于低位再发此音。

七、语言的节奏训练

语言的节奏是由音色、音量、音高、音长四个要素构成的，其中任何一个要素在一定时间内有规律地交替出现就可形成节奏。由音色造成的节奏主要表现在押韵上，由音量造成的节奏，主要表现在重音上，由音高造成的节奏主要表现在平仄和语调上，由音长造成的节奏，主要表现在速度和停顿上。

在构音障碍中，共济失调型和运动减退型均存在重音、语调和停顿不当与不协调。

1. 重音与节奏训练 在连续读两个以上的音节时有轻重之分，而节奏与重音很难分开，因它们是相互依存的，因此在治疗时两者使用共同的方法。

（1）呼吸控制：可使重音和轻音显示出差异，从而产生语言的节奏特征。因此，进行呼吸训练不但有助于发音，而且为节奏和重音控制奠定了基础。

（2）朗读诗歌：为了促进节奏的控制，可让患者朗读诗歌。诗歌有很强的节奏，治疗师用手或笔敲打节奏点，可帮助患者控制节奏。

（3）语音调节：利用生物反馈技术，把声音信号变为视觉信号可加强患者对自己语言的调节。

(4) 强调重音：为了突出语意重点或为了表达强烈感情，而用强音量读出来的重音，是由说话人的意图和情感所决定的，没有一定的规律，如："谁今天去上海？""谁今天去上海？""谁今天去上海？"

(5) 注意重音：当患者建立起节奏和重音的概念时，就可以让患者在日常生活中辨认和监视自己话语中的重音。患者与治疗师一起把日常对话的语句标出重音，然后朗读。

2. 语调训练 语调不仅是声带振动的神经生理变化，也是说话者表达情绪和感情的方式。疑问句、短促的命令句，或者表示愤怒、紧张、警告、号召的语句使用高升调。表示惊讶、厌恶、迟疑情绪使用曲折调，一般陈述句使用平稳、没有显著变化的平直调。

(1) 升调与降调：练习元音的升调与降调，如 ā á ǎ à。

(2) 给患者做示范：让其模仿不同的语调，以表达不同情感如生气、兴奋……。举例：

我要去旅游了，真高兴。

孩子们又吵架了，真让人生气。

(3) 练习简单陈述句、命令句的语调：这些语句要求在句尾用降调。举例：

我看你是对的。

过来，坐下！

把那本书给我！

(4) 练习疑问句，要求句尾用升调。举例：

你喜欢吃鱼吗？

我可以进来吗？

八、改善清晰度的训练

言语清晰度（speech intelligibility）有人将其译为言语可懂度、语言可懂度或语音清晰度，即听众可以准确地获得说话者语音信号表达信息的程度。它是言语-语言病理学（特别是在构音障碍）的重要概念。构音障碍患者言语清晰度下降，从而降低了其在日常生活中的交流能力。言语清晰度降低是构音障碍最重要的临床和社会学症状，改善言语清晰度是治疗的基本目标。言语清晰度受多种变量的影响，包括讲话者发出的声学信号和收听者对语言及讲话内容的了解程度。

清晰度的影响因素：说话者的语段时长、元音共振峰频率、声音起始段都与各种言语障碍的言语清晰度有关。此方面影响言语清晰度的因素有：嗓音、鼻音化、发音和韵律。在这 4 项因素中，发音和韵律对言语清晰度的影响最大，鼻音化影响最小。此外，听者对清晰度的影响方面，有关于言语补充策略、听者对讲话者谈话内容的熟悉度等的研究。言语补充策略，即将讲话者谈话内容的首字母、主题或两者一起告知听者。听者对讲话者谈话内容的熟悉度，即让讲话者多次重复所说的句子，则言语清晰度多有所提高。

改善清晰度的方法：通过上述言语清晰度的影响因素的描述，可得出改善清晰度的方法，包括：①训练时注重发音训练；②训练时注重节奏韵律训练；③将谈话内容的首字母、主题、关键词等通过口语、书写或其他方式告知听者；④遇到清晰度不佳时，采用多次重复的策略；⑤减慢语速等。

九、构音障碍的其他治疗

1. 构音相关肌肉的电刺激 选择构音相关的肌肉如口轮匝肌、颊肌、舌肌、咀嚼肌及舌咽部肌肉等，利用神经肌肉电刺激、功能性电刺激、感应电刺激或其他电刺激技术进行电刺激治疗，可通过促进神经、肌肉的感觉或运动的恢复，改善构音功能。同时非侵入性脑刺激技术如经颅直流电刺激（tDCS）、经颅磁刺激技术（TMS）等是目前较新颖的治疗神经性言语语言障碍的方法。

2. 高压氧疗法（high pressure oxygen，HPO） 脑卒中后构音障碍的病灶可能与局部血液循环障碍、严重缺氧造成大脑功能的抑制和严重损害有关。有资料显示，HPO 有利于毛细血管的再生、侧支循环的建立、成纤维细胞的转化、脑水肿的减轻、组织出血和渗出的减少等，进而有利于微循环的改善，因而适用于卒中后构音障碍的患者。

3. 构音障碍的中医治疗 中医治疗常包括头针、项针、舌针、穴位按摩以及中药治疗等。针刺治疗是中国传统的治疗方法之一，有研究证实，针刺治疗结合言语治疗能使构音障碍患者的声学和言语水平显著提高。

十、构音障碍训练的注意事项

1. 布置治疗环境　语言治疗有其特殊性，需要一定的设备，对环境也有一定的要求。环境需要尽可能安静，避免噪声，以免干扰患者的情绪，分散其注意力，或者加重自我紧张；座椅舒适稳定，桌子高度适当；室内照明、温度、通风等要适宜。

2. 确保交流手段　语言是交流的工具，对于重症失语症患者，首先要用手势、笔谈、交流板等交流工具建立非语言的交流方式，这对患者有很大的意义。

3. 要重视患者的自我训练　一般来说训练效果与训练时间成正比，因此，在训练时间内要充分调动患者和其家属的积极性，配合训练。此外，在训练课结束后，根据患者的情况，可布置课后的自我训练，训练的课题和内容可以一样，让患者自己训练，但要变换形式。

4. 联合治疗　随着现代医学技术的不断提高，构音障碍的康复治疗日渐完善。采用多种方式进行联合治疗的方法在临床中的应用越来越普及。

5. 要让患者对自身的障碍有正确的认识　不要为了患者一时宽心而说与事实不符的话，可将患者障碍的现状、恢复的预测及治疗计划等情况，根据患者不同的理解力和承受力，适当地直言相告，以利尽早正视事实，接受自己。有时隐瞒真相，会影响治疗师与患者建立真诚的信赖关系。

6. 要增强患者的自信心　注意正面引导，避免否定患者的言行。当患者强调自己的错误时，应在淡化其失败感的同时，努力向克服障碍的决心方面引导。对于患者细微的进步，也不要忘了鼓励，要使患者总是处在有可能成功的状态。

7. 心理治疗　患者的交流能力受到严重影响，患者早期会出现不同的心理问题，如烦躁、抑郁、害羞、易怒等，严重影响患者的生活质量，也影响训练的进行，存在心理问题的患者要及早给予鼓励和安慰，耐心开导，告诉患者言语障碍问题是暂时的，鼓励患者主动参与康复训练，认真反复训练。

8. 重视健康宣教的作用　对于构音障碍的患者，康复治疗的最大目的是使患者构音器官的运动功能得以恢复，使患者能够发声、说话。研究表明，团体治疗、家庭成员的参与是一种有效的管理脑卒中后构音障碍患者的方法。因此，在患者的言语训练中家属或陪护的积极参与意义重大。在住院期间医生要对患者和照顾者给予一定的康复宣教，应将训练方法、训练时间及注意事项告诉患者及照顾者，以取更好的疗效，可以采用视频、讲课、相关读物等一系列方式。

（武惠香）

第三节　双语和多语失语的治疗

一、双语和多语中枢的不对称

大脑两半球在语言等高级心理活动中担负的功能是不对称的，在双语和多语上表现得更为突出。可有不同模式：①两语言在同一半球，指左侧半球占优势；②一语言在左半球，另一语言在右半球；③一语言在左半球，其他语言呈双侧分布。其产生原因与第二或第三语言获得时间有关，年龄越大获得第二语言其右脑参与就越多。儿时获得的双语主要在左侧半球占优势，但并不在左侧的同一位置，两种语言有各自代表区，另外还有一个在两种语言之上的共管区域，管理各种语言行为。通过皮质刺激也会发现刺激某些部位可影响两种语言，而另一些部位仅影响一种语言，所以病变部位不同而采用同样的双语训练却会出现差异性恢复。普通话和地方双语者与中日双语者和中英双语者语音、语义、词汇、句型规则等的不同程度越大，失语后再恢复的差异也越大，其未恢复的语言不是被破坏而是被抑制。不同的人可表现不同的恢复模式。

二、恢复模式及影响因素

1. 恢复模式　双语和多语失语中不同语言的恢复由许多因素制约，产生许多种恢复模式。比较常见的恢复模式有以下几种：

(1) 平行性恢复：患者掌握的语言同等受损，并以同等速度恢复。

(2) 差异性恢复：受损的语言在恢复时，恢复程度不一致，即有的恢复较好，有的恢复差。

(3) 连续性恢复：一种或几种语言先恢复(至少部分恢复)后，另一种语言才开始恢复。

(4) 选择性恢复：一种或两种以上语言恢复而另一种或几种不恢复。不恢复的语言或是其表达和理解均不恢复，或是其表达能力丧失而理解恢复。

(5) 拮抗性恢复：一种或几种语言恢复，同时另一语言消退。

(6) 混合性恢复：两种语言在各语言层次之间相互混合，从某一语言开始谈话，结束时加入了另一语言，混合发生在语音、语句、词汇、语义等方面。

(7) 交替拮抗性恢复：某一时期恢复一种或几种而消退另一种或几种；而另一时期又进行交替转换，表现在不同的时期中只用一种或几种语言，可认为是拮抗性恢复的特殊类型。

(8) 不同失语分类的恢复：患者不同语种表现出不同的失语症，如一种语言表现为 Broca 失语，而另一语言表现为 Wernicke 失语。

(9) 选择性失语恢复：一种语言明显表现为某失语类型受损，而其他语言没有受损。

这 9 种模式并非完全隔离，针对每一个患者的恢复模式可能随时在改变，例如：连续性恢复可能演变成拮抗性恢复，两种语言平行性恢复，可能第三种语言选择性地不恢复或迟恢复，出现几种恢复模式转换或交叉。

2. 影响因素　影响失语恢复的因素都会同时作用于双语和多语失语者，如：性别、年龄、利手和教育水平、病变情况、康复欲望等。此外，还有母语因素、环境语言因素和语种差异这 3 个重要方面。

(1) 母语因素：在语言获得关键期的第一种完整语言为母语，而第二语言甚至是第三、第四语言的获得大都比母语的获得要晚一段时间，有的还是在语言获得关键期以后。通过各种脑成像的研究发现，使用母语时，脑激活的区域较非母语小，推测母语受损的可能性较非母语小，同等受损时，母语更易被自动化激活，从而更易恢复。

(2) 环境语言因素：患者听理解时语言的输入至口语表达时语种的选择都受环境语言因素的影响。所以，有意识地设计患者预后的康复环境语言，有意识地加强环境中促进语言恢复的因素，能够提高语言恢复的效果；另外，患者发病前最常使用的语言及当时的环境语言也会影响其语言的恢复。

(3) 语种差异：患者掌握的语言间差异的大小可影响该患者各种语言的恢复，如在广东地区的普通话和粤语双语者，在非失语时，普通话和粤语口语视场合要求灵活使用，在书面语中大多使用普通话，两种语言的关联性明显大于使用普通话-英语或粤语-英语的双语者，语言间差异小的更易连带恢复。

三、语言治疗的基本方法

(一) 康复语言的选择

治疗师在对双语和多语失语患者进行康复治疗前，必须确定以下几个问题：应先治疗一种语言，还是两种或更多种语言同时进行？应选择哪种语言开始治疗最佳？应在什么样的语言环境下进行？这些都是单语失语治疗中没有遇到的问题。

以上问题要针对患者的个体情况分析后决定，大多数学者认为：对发病早期或病情较重的双语和多语失语者，最好针对一种语言治疗。在选择哪一种语言作为康复治疗时，意见分歧较大，主要有 4 种不同的选择方式：①选母语。②选病前最熟悉的语言。③选患者最先自发恢复的语言。④选发病治疗时的环境语言。

如果 4 种方式选出的语言均一致，建议参照失语症评定和康复治疗，以康复治疗单一语言为突破口，提高该语言的各项能力；通过翻译训练，再延伸至其他语言中。如果 4 种不同的方式选择出不同的语言，要视各种选择、患者个体情况、各语言能力评定的差异和试验性康复训练等多种因素综合考虑。如果母语是病前最熟悉的且是最先自发恢复的语言，而环境语言不是该语言时，建议以母语作为康复治疗语言，有目的地改变该环境，使环境中出现的语言最大程度地倾向于康复治疗语言。

（二）语言能力的转换

为了使双语和多语失语者达到最大程度的康复，这时语言治疗的目的不只是一种语言的恢复，因此，使治疗后已恢复的语言向未治疗语言的转换就显得尤为重要。有研究表明，语言能力的转换是建立在神经生理和语言结构的基础上的，即使对两种语言同时进行治疗，其直接治疗效果也主要表现在一种语言上，然后再通过患者的康复努力而转换到另一语言。两种语言的结构差异程度影响语言间的转换，如果两种语言在语音、语法、结构等方面有更多的相似性，则语言的转换更易，此外，第二语言如环境语言的康复也易产生向母语转换的能力。

（三）翻译

1. 翻译功能障碍　目前仍不知道翻译是否有一个独立的大脑处理中枢，但双语失语患者可能表现为多种翻译障碍，临床上有以下形式：

（1）翻译不能：不能从语言 1（L1）翻译为语言 2（L2），如同时也不能从 L2 翻译为 L1，则为双向翻译不能。

（2）自发翻译：指强迫性地把自己或者对方说的每一句言语都翻译成某一语言。

（3）非理解性翻译：指患者不理解翻译要求，而是机械地将某一语言翻译为另一语言，甚至将翻译指令也译为另一语言。

（4）荒谬性翻译：指患者可以把 L1 翻译为 L2，但不能自发说出 L2，而且不能从 L2 翻译为 L1。

因此，双语失语患者的大脑损伤可能在一段时间内选择性地仅仅抑制翻译过程的组成部分，而另一组成部分因为在神经学上是独立的，翻译功能可能丝毫不受干扰。对翻译中两种语言的脑转换机制，脑内有一局限部位如同转换器，其功能是允许患者从一种语言转换到另一种语言。如此区受损，患者只能说任一种语言而不能进行两种语言对译。

2. 康复措施　在两种语言翻译上，人们善于将不熟练的语言翻译成熟练的语言。当出现翻译功能障碍时，可以在以下几方面给予康复：

（1）词的辨认训练：普通话-英语双语者，进行两组字词的连线训练。如："老豆"（粤语）—"父亲"（普通话）、"马骝"（粤语）—"猴子"（普通话）、"恤衫"（粤语）—"衬衣"（普通话）。

（2）词的翻译训练：可进行口译和笔译两种训练形式，如"琴日"（粤语）翻译成普通话"昨天"；"肥皂"（普通话）翻译成（粤语）"番碱"。

（3）句子的翻译：可进行口译和笔译两种训练形式，如："我食紧饭"（粤语）翻译成（普通话）"我正在吃饭"。

（4）听使用语种的指令表达：如："他不要这三本杂志"要求用英语说出（或写出），"He does not want these three magazines"，再用普通话说出（或写出）。

（5）语法判断：利用两种语言间的语法差异点，设计某些正确或错误语句，可采用听判断和阅读判断两种形式，判断是否错误并给予改正，如：英语和普通话双语训练。请判断这个句子"她知道我是"或"I do not understand you are saying what"，是否正确，如果不正确，请将其修改正确。

（四）语言能力训练

对于大部分双语失语患者而言，单语失语患者的治疗原则与方法同样适用。如选择的训练课题难度适中。现有的双语失语有效治疗方法有全面刺激法，如密集的听觉刺激、重复刺激、复述、命名、阅读、不同语言水平的书写训练等。其他的治疗方法包括语调、节律促进患者词汇及短语的产生。一般根据患者训练语言的选择原则，采用单一语言作为训练语言，在训练时，应根据双语或多语失语患者病前语言的使用情况，选择训练语言及任务。如口语理解与表达训练时，采用母语，阅读训练选择患者病前常用于阅读的语言等。

四、粤语-普通话双语失语的康复训练

粤语与普通话的语音几乎完全不同，由于使用统一的书面语，使得有文化的讲粤语-普通话的人在阅读、书写方面能交流；书面语层面上，其实是单语关系。他们又用粤语语音及普通话语音分别朗读统一的书面

语。在表达同样的意思时，粤语的口语与用粤语朗读统一的书面语有较大的差别。这种差别，在普通话中基本没有。基于这一双语特点，对其失语患者的康复治疗提出如下参考意见：

1. 口语训练遵从双语失语及一般失语的康复训练原则。

2. 双语的语法差别最小，两语言的科技词汇只是发音不同，按照疗效自动传递的理论，疗效在结构相同的成分容易传与对方。

3. 选择训练的语言时，如母语为粤语，要考虑在这种双语的家庭中长大的人越来越多，普通话在入学后学会者更多。应根据实际情况以及双语失语治疗的原则、策略进行设计。例如对于口语表达以及理解的训练，粤语-普通话失语者与其他语言的训练方法类似。旋律音韵疗法（melodic intonation therapy，MIT）常用于非流利型失语或表达困难者，由于粤语极富有音乐性，粤语声调接近音乐旋律，将音乐旋律转变为讲话的语调旋律的训练过程可望缩短。因此可在粤语-普通话双语失语表达困难时，考虑采用旋律音韵法治疗，以促进表达功能的恢复。又例如，目的是恢复阅读与书写，则可以选择普通话进行训练，以避免选择粤语时存在粤语方言语音及词汇方面的干扰。

4. 利用翻译功能时，粤语与普通话的对译习惯与个人习惯以及文化程度有关。注意两语口语与书面语的关系。其康复设计与一般双语失语康复设计不尽相同，应仔细考虑，以免事倍功半。

5. 比较双语失语患者的训练效果时，同一个患者的粤语与普通话在朗读的理解项目上可能有差别，粤语可能会更差。

（武惠香）

第四节 非言语交流方式的利用和训练

一、概述

对于重度语言障碍的患者，由于言语功能严重损害，经过语言治疗其言语交流也是难以进行的，即使能恢复，所经历的过程也较漫长，在语言功能恢复前的一段时间内，言语能力不足以满足患者的交流所需，为解决患者的沟通问题，能进行社会交流，语言治疗师可根据每个患者的具体情况和未来交流的实际需要，选择设置非言语交流的一些方法并予以训练。

（一）非言语交流方式

也称为辅助沟通系统（augmentative and alternative communication，AAC），作为一种临床、教育、研究实践的领域，旨在暂时或永久补偿较少有或无功能性语言个体的沟通技能。其针对的障碍包括语言的产生或理解损伤、活动限制和社交参与等，而补偿方式包含沟通——说及写的形式。从字面上翻译，AAC 为扩大及替代性沟通系统。扩大性是指加强既有的能力，当说话无法被沟通对象理解时，可采用语言之外的所有非口语的方法来补充口语，主要有肢体、表情、书写等方法。替代性是指个人说话能力严重受损时，用来代替口语的表达或者说话的方式，如，符号方式或者动作方式。总的来说，AAC 的宗旨为扩大特殊人群的残存能力，替代其有待提升或较为不足的能力，各年龄层各种障碍人群，因口语缺陷无法满足沟通需求，特别是当接受的语言超过表达的技巧时，就可考虑使用 AAC。

（二）AAC 的组成要素

AAC 是由沟通符号、沟通辅具、沟通技术和沟通策略等四大要素组成。

1. 沟通符号 利用视觉、听觉、触觉等形式（如图片、手语等）来表达概念；符号又可以分为非辅助性沟通符号和辅助性沟通符号。非辅助性沟通符号是指人体具备的符号，例如表情、手势、肢体动作等，辅助性沟通符号是指利用人体以外的物件来传达信息，例如物体模型、照片、线条图。

2. 沟通辅具 指传送或接受沟通信息所应用的装置或设备，可分为低科技、中科技、高科技，详见下文 AAC 分类介绍。

3. 沟通技术 是指使用辅具、传送信息的方法，可分为直接选择或间接选择。直接选择是使用者利用声音或身体任何部分直接操作界面与选择符号，例如使用键盘、触控式屏幕，过程比较便利；间接选择是通过扫描的方式来呈现所有选项，使用者需全程维持注意力，才能选择到想要的选项，较为费力。

4. 沟通策略　是根据使用者的需求及能力，整合符号、辅具和技术等三项要素成为一个特殊的沟通介入方案，使得信息能有效传递。包含各种符号的储存方式、版面信息数量、信息形成的复杂程度、信息提取以及沟通修补策略等。

（三）AAC 的分类

1. 按操作方法　可以分为直接选择技术和扫描技术，其中直接选择技术是指利用身体压力触碰屏幕或利用身体部位接触沟通板直接从沟通板面选择，或没有接触的指向。而扫描技术是指当要选择的符号经过沟通伙伴或机器选择到时，沟通辅具的使用者用眨眼、摇头、点头或其他的方式来确认自身想选择的符号。

2. 按照技术类别　可分为无科技 AAC、低科技 AAC、中科技 AAC、高科技 AAC。

（1）无科技 AAC：指任何非言语交流来分享信息的方式，包括手势、眼神交流、面部表情或肢体语言。举例：玲玲是个 12 岁的女孩，患有唐氏综合征，她同时使用自然口语和无科技 AAC 来帮助她沟通。在足球场上，她通过招手来引起朋友们的注意。

（2）低科技 AAC：指打印出来的沟通书本或沟通板，通常是使用符号来代表人物、地点和事物等信息。不需要电脑系统或者任何高科技设备，沟通版面通常是静态而没有变化的。如治疗师或家属为患者所制作的交流字板、交流画板或交流册。举例：康康是个 6 岁的自闭症儿童，他不会用自然口语来沟通。在学校里，老师制作沟通板，这样他就可以充分参与到课堂活动中来。如图 22-3。

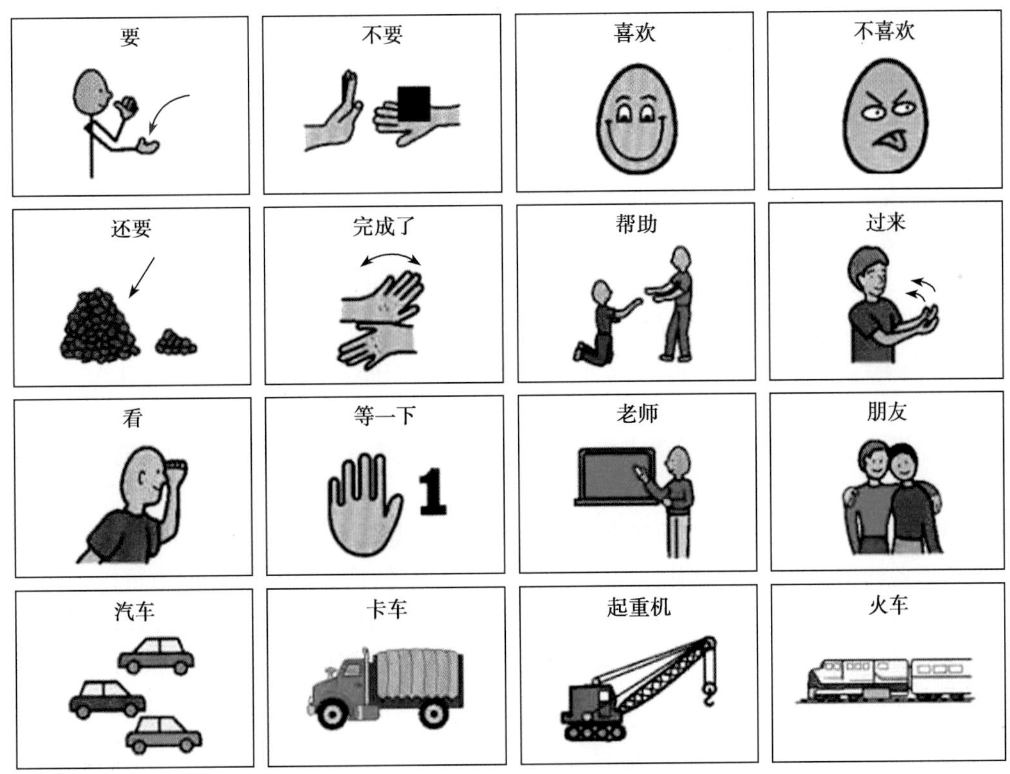

图 22-3　制作的沟通交流板

（3）中科技 AAC：指非常简单的科技，一般由一些按钮加上简单的录音组成。如无障碍电脑语言系统 U1，是低科技 AAC 和高科技 AAC 之间的过渡。如图 22-4。

（4）高科技 AAC：指具有语音输出功能的设备，与一些高科技沟通系统与手机、平板电脑类似，如编辑好患者沟通符号以及配音的平板电脑等，而另一些则使用专门为支持沟通而设计的设备。通常他们有语音发声功能、内置符号及沟通板。当你点击图片符号的时候，设备会发出声音，给孩子不断地提供言语示范，让他知道这个词应该是怎么发声的。同时内置照相机，孩子也可以拍照来和我们沟通。有键盘可以打字，

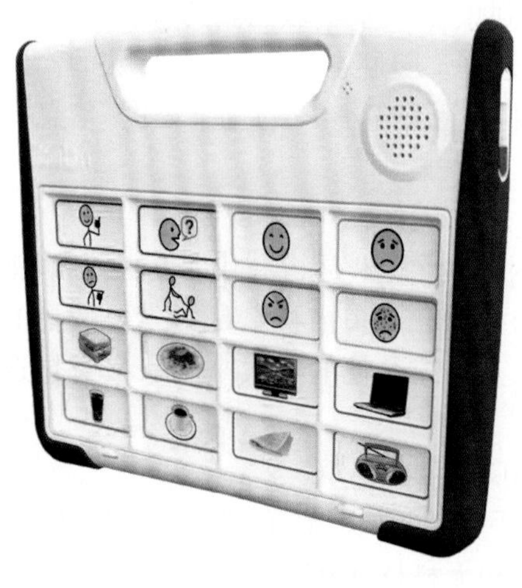

图 22-4　中科技 AAC

可以把文字转换成语音，帮助发展孩子的阅读能力。举例：明明是个 8 岁的自闭症儿童，使用 Indi 来与他人沟通。在公园里，他用 Indi 邀请朋友们玩耍。Indi 帮助他在不同场景下开始建立友谊。

各种辅助工具各具优势，应该综合个体因素进行恰当选择。现有的 AAC 种类繁多，各种辅助工具都有其自身的优势与局限。无科技 AAC，手势自然，容易表达，在任何环境中都可以使用，可以增进人与人之间的自然交往，但使用手势的儿童必须具有良好的精细动作；低科技 AAC，图片沟通系统有明确的视觉提示，容易携带与操作，但要求使用者须有图卡的辨别能力，还需考虑使用者的书写速度；中高科技系列辅具具有声音与画面的反馈，容易引起使用者的注意与沟通动机，需要电脑系统或者高科技设备，沟通版面可以根据自身需求进行编辑更改。但费用较高，量身定做较繁琐。

二、辅助沟通系统应用

1. 筛查　对于语言障碍患者，要首先明确患者是否需要接受 AAC 干预。可让患者或家属填写一简单的筛查问卷，以了解患者的有效沟通需求，从而确定患者是否需要 AAC 介入。临床工作者可根据患者的情况，进行询问与筛查。筛查问卷一般包括以下几个方面：①患者的原发病有没有涉及语言和言语障碍的诊断，如自闭症、脑瘫、脑损伤后失语症等。②患者的语言功能水平是否能满足不同场景的沟通需求，如患者的表达想法时是否能被家人理解，是否能被陌生人能理解等。③患者的沟通障碍是否对其造成心理负担，如是否在沟通受阻时表现出挫败感、失落、对事物失去兴趣等。④患者是否曾使用手势、书写、图片等辅助交流手段进行交流，使用后是否提高患者的沟通效果。

2. 参与模式评估　目前临床中对语言障碍的 AAC 评估是“参与模式”，临床工作者根据患者的日常活动范围和活动内容，了解患者的沟通参与模式和沟通需求，并找出其参与障碍加以评估。评估者需要针对各项障碍、沟通策略、沟通辅具对改善患者沟通参与的效果，来考虑患者目前以及日后的需求。以患者所需进行的活动为目标，事先评估患者是否具有完成该项活动步骤的能力，了解其需要使用 AAC 的辅助或替代步骤，设计出合适个体需要的沟通辅具。根据上述内容，提供给患者和其沟通伙伴适当的 AAC 辅具以及教导其使用。此评估模式的优点是能随着患者能力的变化进行调整，并兼顾其日后的沟通需求。AAC 参与模式的模型见图 22-5。

3. AAC 的选择　当患者经过筛查确实需要 AAC 介入时，需要为其选择和制订合适的 AAC 手段。其选择的依据主要是患者的功能性能力、使用环境、交流需求。AAC 使用者的功能性能力可以细分成多个领域：沟通能力，特别是使用语言的水平；移动能力，包含粗大和精细动作技能、学习能力、认知能力、空间定位能力；感知能力，包括使用多种感官并进行功能统合的能力以及手部技能。在设计交流板之前，应考虑：①患者能否辨认常见物品图画、字词、语句等符号；②患者能否接受自身使用上述符号；③沟通伙伴能否接受患者以及自身使用沟通符号；④患者潜在的语言技能是什么。对有阅读能力的患者，可以在交流板上补充一些文字；⑤患者能否用手或其他身体部位操作 AAC 辅具。

通过整合患者功能性能力、使用环境和交流需求的个体化信息，为患者选择符合自身沟通需求的 AAC，不要一味追求高科技的、多感官输入的 AAC，只需要选择合适帮助患者，且能满足有效沟通需求的 AAC。例如重度失语患者，可选择将居家基本词汇做出图片的低科技 AAC。失语极严重，听、说都极困难的患者，可选择无科技 AAC 的手势交流等。严重构音障碍，但书写正常的，可选择低科技的交流板或随身携带笔和纸进行交流。

4. AAC 训练与应用　患者患病前以及主要交流者的平时沟通方式，主要是使用正常听理解以及口语能力进行交流，因此为患者选择合适的 AAC 后，需要对患者及其主要交流者/沟通伙伴进行训练，让 AAC 技

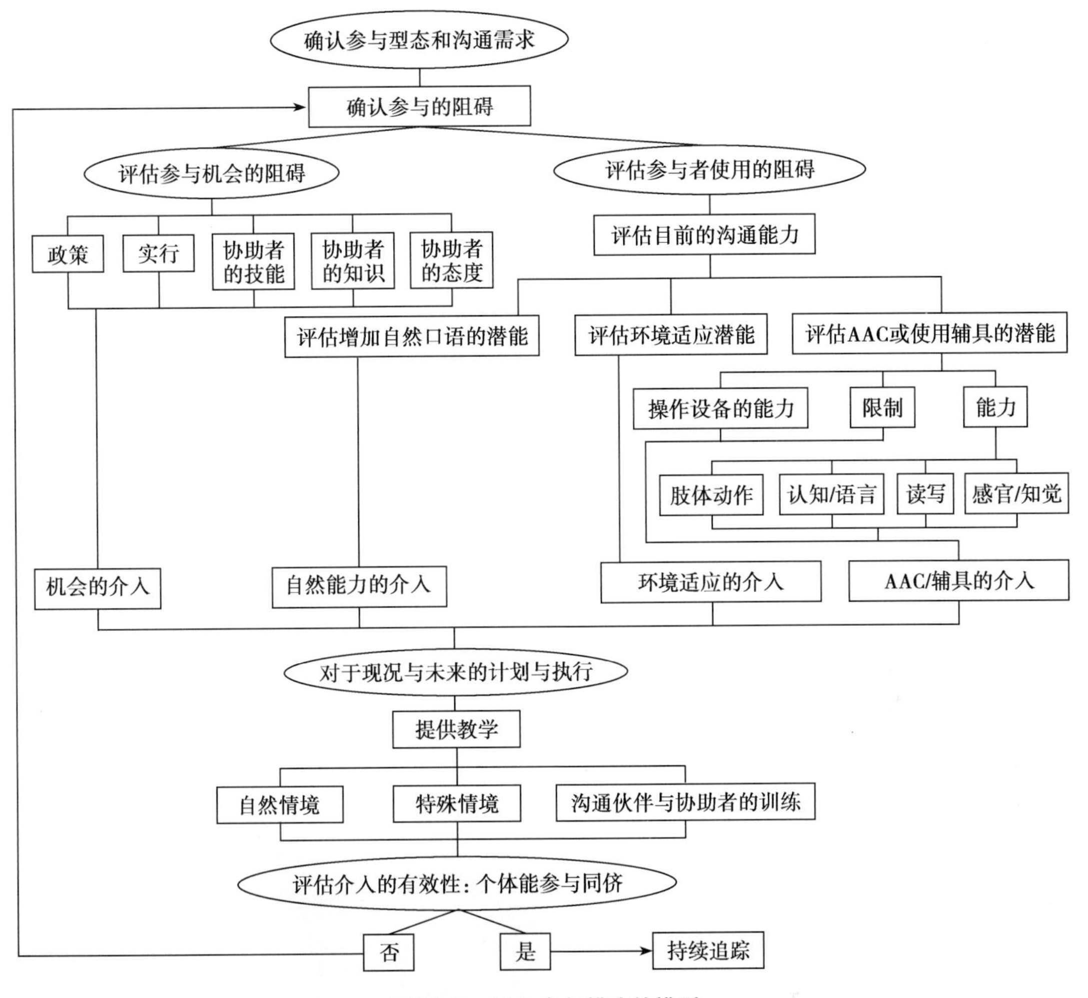

图 22-5　AAC 参与模式的模型

术可作为一种代偿性交流手段。训练的方法主要为在交流场景中，反复演示 AAC，增加患者对其了解、熟悉的程度，并尝试开始应用。例如，针对重度失语症患者的口语及书面语障碍，严重影响语言交流活动，治疗师可以从常用手势（点头、摇头表示是或不是，指物表示等）入手，强化手势的应用；然后，治疗师示范手势语，让患者在训练期间增加观察、逐渐过渡到模仿，进而让患者用手势语对提问进行应答，确定手势语的建立。对于理解能力较好，表达能力差的患者，可将日常生活用品与动作的图画成低科技 AAC，随着沟通需求地增加，而改为中高科技 AAC。在此过程中，治疗师、家属其他沟通伙伴，通过反复演示 AAC，让患者完成从观察、模仿到应用的过程。

（武惠香）

第二十三章　吞咽障碍的治疗

第一节　感觉训练

一、温度觉刺激

（一）冷刺激

冷刺激是用较低的温度刺激口腔或咽部，从而改善患者吞咽功能的方法，是目前吞咽障碍治疗的主要传统方法之一，可有效地强化吞咽反射，反复训练可使之易于诱发且增强吞咽力量。目前临床常进行的冷刺激治疗，温度多接近0℃，所以有时又称为冰刺激治疗。

1. 冰刺激　将大小为00号的反光喉镜（或长柄不锈钢勺）在碎冰块中放置数秒钟，然后将冷喉镜或不锈钢勺取出置于患者口内前咽弓处并平稳地做垂直方向的摩擦4～5次，然后嘱患者作一次空吞咽，如出现呕吐反射，则应中止。也可制作冰冻棉棒进行刺激，如图23-1所示。

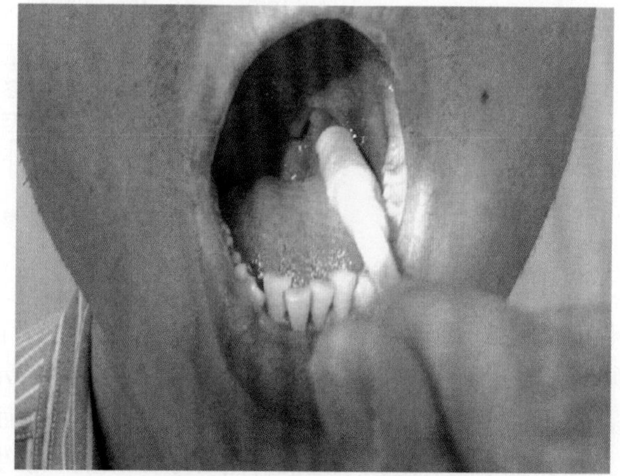

图23-1　冰冻棉棒刺激前咽弓

2. 冰水漱口或冲洗口腔　①有漱口能力的患者可准备一杯冰水让其含漱，每次将冰水含于口中约1秒，然后吐出，重复10～20次；②无漱口能力的患者可在负压吸引系统下使用口护冲洗牙刷冲洗口腔，冲洗液为冰水。

3. 治疗作用　①提高食块知觉的敏感度；②减少口腔过多的唾液分泌；③通过刺激，给予脑皮质和脑干一个警戒性的感知刺激，提高对进食吞咽的注意力。

4. 注意事项　为避免患者出现痛觉反应或黏膜冻伤，宜采用断续刺激治疗，每次接触时间约1秒，持续刺激时间不超过5秒。

（二）冷热交替刺激

冷热交替刺激是准备一杯冰水及一杯温水，将两把长柄不锈钢勺分别放于两个杯子中，交替取出勺子刺激面颊、口唇周等部位，每次接触皮肤时间2～5秒，每次刺激后将勺子放回相应的杯子中。

二、口腔刷擦刺激技术

（一）治疗作用

使用柔软材质刷子缓慢持续轻柔刷擦，可降低患者肌张力和敏感度，使用有质感的刷子快速刷擦可增加肌张力，提升敏感度。

（二）准备物品

口腔刷擦刺激技术操作需要准备纱布、软刷、海绵棒。若要降低患者肌张力和敏感度，可使用软刷；若要增加肌张力，提升敏感度，可使用有质感的刷头。

（三）操作步骤

1. **口唇刷擦刺激**　以口唇为中心，用纱布包着手指，或合适的刷子，手指指腹或刷子沿口唇边缘以顺时针方向轻刷（12，2，4，6，8，10 点位置），在上下唇边来回刷擦。每个动作做 2~6 次，鼓励患者合口，操作期间若有唾液，提醒患者用力吞咽。

2. **牙龈刷擦刺激**　宜使用较柔软的材质进行，如用纱布或小毛巾包着手指进行。患者张口，由上方外侧牙龈先进行。用纱布包着手指，手指指腹由上方中间牙龈进行到侧边，再由侧边下方牙龈回到中间，然后以反方向回到上方中间牙龈，来回刷擦 3 次。上方内侧牙龈，下方内外侧牙龈也是如此进行来回刷擦 3 次。若患者张口不大，内面牙龈可以只刷擦上下方中间部位即可。刷擦刺激结束后，鼓励患者闭唇吞咽。

3. **舌刷擦刺激**　嘱患者张口，用纱布包着手指，或使用合适的刷子，以稳定力道按压舌中间和上腭，进行 2~6 次。

三、振动棒感觉训练

（一）治疗作用

改良振动棒感觉训练可为口腔提供口腔振动感觉刺激，通过振动刺激深感觉的传入反射性，强化运动传出，改善口腔颜面的运动功能。此种训练在临床实践中并未出现任何不良反应，配合度高、依从性好的患者也可以在家中训练。

（二）操作方法

振动棒的头部放于口腔需要刺激的部位，如唇、颊、舌、咽后壁、软腭等部位，开启电源振动，可移动振动棒头部振动需要刺激的部位，直到被刺激的器官产生动作或感觉，如图 23-2 所示。

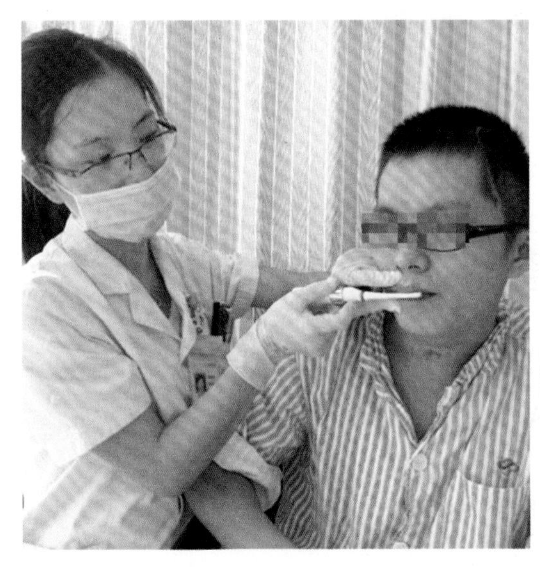

图 23-2　改良振动棒感觉训练

四、K 点刺激

K 点（K point）是由日本言语治疗师小岛千枝子教授发现的，并以她的英文名字第一个字母 K 命名，2002 年发表在 *Dysphagia* 上，不仅在日本，目前在中国也已得到推广并广泛应用。K 点位于磨牙后三角的高度，在舌腭弓和翼突下颌帆的凹陷处（图 23-3）。临床上主要应用于上运动神经元损伤的口腔期牙关紧闭或张口困难、吞咽启动延迟的患者，通过刺激此部位，可以诱发患者张口和吞咽启动。

（一）治疗作用

K 点刺激可协助张口，诱发吞咽启动。

（二）操作方法

方法一：对于严重张口困难的患者，可用小岛勺（图 23-4）或棉签直接刺激 K 点，患者比较容易产生张口动作，如图 23-5 所示。

方法二：治疗师戴上手套，用示指从牙齿和颊黏膜缝隙进入 K 点处直接刺激，如图 23-6 所示。如果患者没有磨牙，治疗师的手指很容易接触到 K 点，如果有磨牙，就需要适度地用力去按压 K 点。通常按压 K 点之后患者可以反射性地张口；对于吞咽启动延迟而又无张口困难的患者，按压 K 点，继而可见吞咽动作产生。

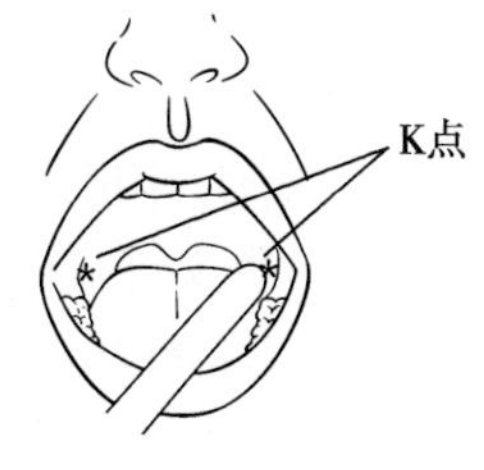

图 23-3　K 点位置

（三）注意事项

K 点刺激时，如果刺激 10 秒以上无张口和吞咽动作出现，说明 K 点刺激不敏感，应考虑其他方法开口。

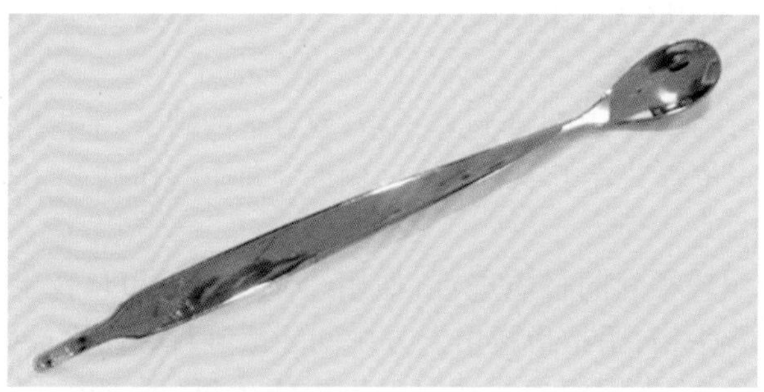

图 23-4 小岛勺

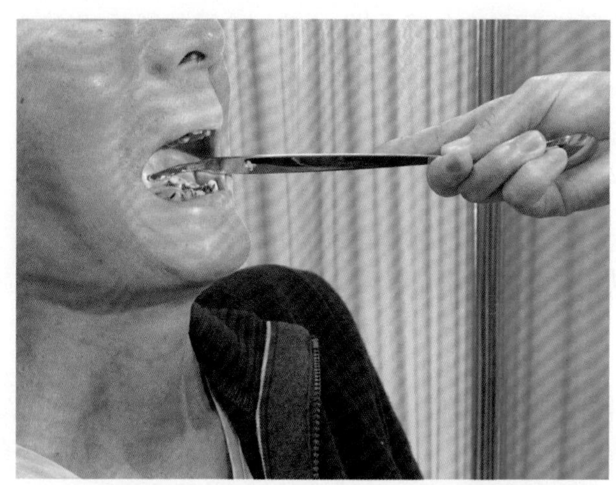

图 23-5 使用小岛勺进行 K 点刺激

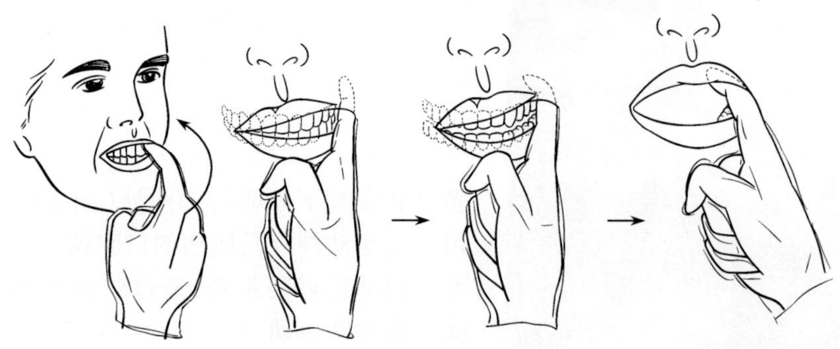

图 23-6 使用手指进行 K 点刺激

五、深层咽肌神经刺激疗法

深层咽肌神经刺激疗法(deep pharyngeal neuromuscular stimulation, DPNS)是由美国语言治疗师 Karlene H. Stefanakos 发明,该方法是利用一系列的冰冻柠檬棒刺激咽喉的反射功能,着重强调 3 个反射区:舌根部、软腭、上咽与中咽缩肌,达到强化口腔肌肉功能与咽喉反射,改善吞咽功能的目的。

(一) 治疗作用

此治疗方法可强化咳嗽及吐痰能力,减少呛口水机会,改善声音音质,强化咽肌功能。

(二) 准备物品

此治疗方法需准备冷冻柠檬棒(可以自己制作,将纱布包在筷子上,沾上柠檬汁后外包塑料膜,在冰箱中冷冻,等纱布球变硬后可以拿出使用),纱布。

（三）操作方法

治疗师戴上手套,使用稳定的压力,以湿的纱布包住患者前三分之一的舌面,将舌拉出来,分别刺激以下 8 个不同的位置：

1. **双边软腭平滑刺激**　用冰冻的柠檬棒,从弱的软腭肌肉部位上,平滑到健壮的部位上,平滑 1~3 秒。此法可增加软腭的反射功能。

2. **三边软腭平滑刺激**　以冰冻的柠檬棒,在软腭上,由前往后,由弱的部位平滑刺激,再到健壮的部位平滑刺激,中间部位,往悬雍垂部位滑下去,平滑 1~3 秒。此法可增加软腭的反射功能。

3. **舌后平滑刺激**　用冰冻的柠檬棒,从舌后根味蕾部位平滑,由弱的部位平滑到健侧,平滑 1~3 秒。此法可增加舌根后缩反射。

4. **舌旁侧刺激**　用冰冻的柠檬棒,从舌前外圈往舌根味蕾部位平滑;换另一边舌侧平滑刺激;平滑 2~4 秒。此法可增加舌旁边感觉度和舌旁移动的运动力。

5. **舌中间刺激**　用冰冻的柠檬棒,在舌中间部位,从舌后往前平滑。此法可增加舌形成汤匙状的刺激运动。

6. **双边咽后壁刺激**　用冰冻的柠檬棒,先从弱的部位往舌后咽后壁处刺激,刺激 1~2 秒,然后换健侧刺激。此法可增加咽后壁紧缩反射功能。

7. **舌后根后缩反射力量刺激**　用冰冻的柠檬棒,在悬雍垂上轻点一下,观察舌后根回缩的反应,刺激 1~2 秒。此法可增加舌后根回缩反射的速度和力量。

8. **悬雍垂刺激**　用冰冻的柠檬棒,沿悬雍垂两边划线,由弱的部位开始划线。然后换健侧,观察舌后根回缩的反应和吞咽反射,刺激 1~2 秒。此法可增加舌后根回缩反射力量。

（四）注意事项

深层咽肌神经刺激疗法适用于认知功能低下的患者,该方法经济易行,且可在短期获得疗效,患者满意度高。但是该方法不适用于癫痫失控、腹部手术病患、脑神经退化病症、重度阿尔茨海默病、重肌肉无力症、呼吸衰竭、强烈紧咬反射、运动失调、精神状况不稳定、使用呼吸器或气切的患者。

六、嗅觉刺激

（一）治疗作用

嗅觉刺激多用芳香味刺激物,故又称“芳香疗法”,主要通过芳香物质中的小分子物质(芳香小分子)刺激嗅觉来达到对嗅觉的调节及对嗅觉信息传递的促进作用。芳香小分子可以通过嗅觉通路直接刺激下丘脑垂体,进而分泌激素及神经调节物质等,以调节机体功能。芳香小分子可恢复刺激诱导的免疫抑制,调节神经内分泌。嗅觉刺激可改善感觉和反射活动。

研究发现,运用缓冲生理溶液刺激嗅觉,是治疗老年吞咽障碍最新的一种治疗方法,这可能与右侧岛叶皮质的活动有关。嗅觉刺激是刺激嗅觉改善吞咽活动,只是经鼻吸入有气味的气体,不需要患者有遵从口令的能力,简便易行,不会有副作用,适用于有误吸风险、低意识状态、重度认知障碍、痴呆、不能执行口头指令的患者等。常用的嗅觉刺激物有黑胡椒、薄荷脑等。

（二）准备物品

嗅觉刺激一般需要准备辛辣香料(如黑胡椒)、精油、有气味的食物、薄荷锭等。

（三）操作方法

此处注意描述闻、尝、观嗅觉刺激技术：

1. **闻**　将气味主动提供给患者经鼻吸入,如将黑胡椒装在小袋子挂在患者的脖子上,或在床头放置可挥发气味的精油。若患者意识正常,可让患者在闻到气味后先在大脑中想象此气味的图像,练习分辨不同的气味。

2. **尝**　若患者口腔功能足以含住食团不会误咽或可以经口进食部分食物,可结合鼻后嗅觉和味觉刺激,让患者口含薄荷锭、进食气味较浓郁的食物。

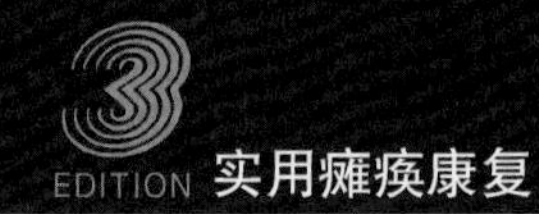

3. 观　提供挥发气味的食物或相关图片给患者，让患者想象其气味，然后让患者闻到具体的气味，能经口进食的患者在闻到气味后可品尝该食物的味道。此法适合意识清醒的患者。

七、味觉刺激

（一）治疗作用

人的味觉系统能够感受和区分多种味道，众多的味道则是由四种基本的味觉组合而成，即酸、甜、苦、咸。味蕾是味觉的感受器，主要分布于舌背部表面和舌缘，人舌表面的不同部位对味觉的敏感程度不一样，一般是舌尖部对甜味比较敏感，舌两侧对酸味比较敏感，舌两侧的前部对咸味比较敏感，舌体对咸味和痛觉敏感，软腭和舌根部则对苦味比较敏感，如图 23-7 所示。通常，NaCl 能引起典型的咸味，H^+是引起酸感的关键因素，甜感则主要由葡萄糖的主体结构引起，奎宁则能引起典型的苦味。另外，即使是同一种味质，由于其浓度不同，所产生的味觉也不相同，如浓度在 0.01~0.03mmol/L 的食盐溶液呈微弱的甜味，浓度大于 0.04mmol/L 时才是纯粹的咸味。味觉的敏感度还受食物或刺激物本身温度的影响，在 20~30℃之间，味觉敏感度最高。将不同味道的食物放于舌部相应味蕾敏感区域，可以增强外周感觉的输入，从而兴奋吞咽皮质，改善吞咽功能。

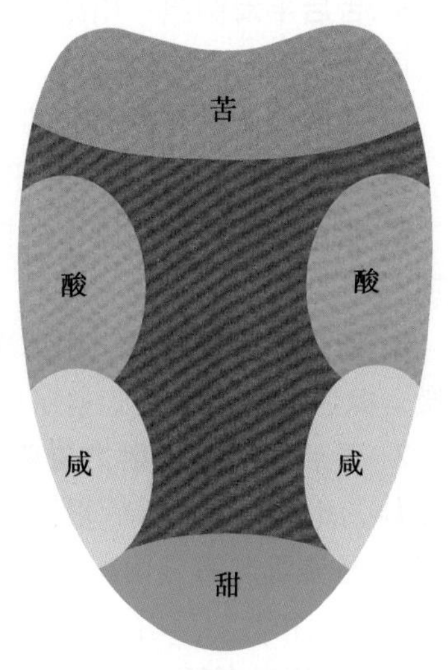

图 23-7　味觉的敏感分区

（二）物品准备

味觉刺激时，可选用酸、甜、苦、咸 4 种味道为刺激的口味，辣作为传统观念的口味，实则为痛觉刺激，受部分地区喜爱，也可作为刺激口味。代表性味道食物分别为：酸——柠檬酸，甜——蔗糖，苦——奎宁，咸——食盐，辣——辣椒素。将其各种味道分开独立调制成稀流质备用。

（三）操作方法

根据患者的个人口味喜好，将不同味道的食物放置于舌部相应的味觉敏感区域，蔗糖的甜味刺激应放置于舌尖，柠檬选的酸味刺激应放置于舌两侧缘，奎宁的苦味刺激应放置于舌根部或软腭，食盐的咸味刺激应放置于舌前方两侧，辣椒素的辣味刺激实际触发痛觉或舌部的温热感受器的 TRP，可放置于舌面。治疗师或操作人员取出味觉刺激物，以棉棒蘸取后放于舌部相应的味觉敏感区域，每次刺激 3~5 秒，间歇 30 秒，共 10 分钟，持续 4 周。刺激后，根据患者的实际吞咽能力，进行空吞咽训练或摄食训练，采用标准记录表格记录进食的时间、食物的成分、食物的形状、每次的进食量、每次进食所需的时间、进食的途径、进食的反应（发生呛咳的次数和痰量）等情况。

（四）注意事项

味觉感受器是一种快适应感受器，某种味质长时间刺激时，其味觉敏感度迅速降低。因此，进行味觉刺激时，同一种味质刺激时间不宜过久，刺激的部位不宜固定，刺激完毕后，需嘱患者移动舌体并行吞咽动作。

八、气脉冲感觉刺激

使用具有一定压力的气泵发生器，或手动挤压气囊，对口腔舌咽神经支配的扁桃体周围区域给予气脉冲刺激（oral air pulse stimulation）的治疗方法称为气脉冲感觉刺激治疗。对于咽反射消失或吞咽启动延迟的患者，传统治疗常用按摩、温度觉刺激等方法，但对于唾液分泌较多而又无处理能力的患者，此方法容易增加其误吸的风险。气脉冲感觉刺激训练通过气体脉冲对相关反射区域产生感觉刺激，可加快启动吞咽，且不增加唾液的分泌，增加吞咽的安全性。与电刺激治疗相比，气脉冲刺激治疗简单、安全，被认为是吞咽障碍创新性治疗方法之一，尤其适合儿童吞咽障碍患者。

（一）治疗作用

气脉冲刺激后，食物的吞咽次数与吞咽欲望明显增加，与震动棒刺激相比，更有效。通过对舌腭弓、舌根部、咽后壁等部位进行气体脉冲感觉刺激,重新建立咽反射,加快吞咽启动。

(二) 操作方法

操作时将普通气囊接导气管,将导气管头端置于患者舌腭弓、舌根部、咽后壁、K点,通过输液管调节阀避免患者咬住导气管,治疗师快速按压气囊,每秒3～4次,引出吞咽动作或送气后嘱患者作主动吞咽,见图23-8所示。

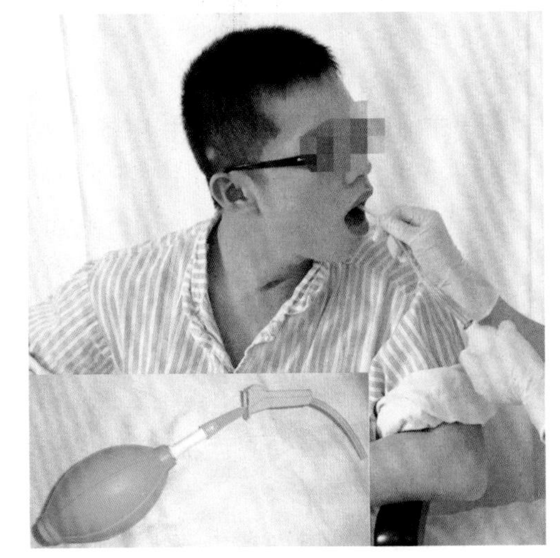

图23-8　气脉冲感觉刺激训练

九、感觉促进综合训练在进食中的应用

增加感觉输入方法既是代偿方法,也是吞咽障碍的治疗方法。在患者开始进食之前或进食中给予感觉刺激,能够快速地启动吞咽,尤其适用于吞咽失用、食物感觉失认、口腔期吞咽启动延迟、口腔本体感觉降低、咽期吞咽启动延迟的患者。通常是多种感觉刺激综合应用,具体方法包括:

1. 把食物送入口中时,增加汤勺下压舌部的力量,模仿正常食物对口腔的触压觉,增强感觉输入,增强患者对食物的认知。

2. 给予感觉较强的食物,例如,给予有触感的食物(果酱或果冻等),增强食物本身对口腔的触-压感觉;在食物中突出患者喜欢的味觉,如酸味、甜味等。

3. 鼓励患者自己动手进食,可使患者得到更多的感觉刺激。对于吞咽失用、食物感觉失认的患者鼓励多用。

4. 给予需要咀嚼的食团,借助咀嚼运动提供最初的口腔刺激。

(谢纯青)

第二节　运动训练

一、头颈部训练

稳定的躯干和放松的肩颈部肌肉状态是口面部运动控制的基础,也是进行吞咽训练的基础。在所有吞咽训练开始之前进行姿势调整及放松训练,将有助于提高训练的有效性。具体操作如下:

1. 端坐,保持躯干稳定,调整呼吸。如患者不能保持稳定的端坐体位,则调整为身体状况允许的最佳姿势。

2. 进行双肩关节"耸肩运动"及"划圈运动"。

3. 头颈部"米字"运动:双眼平视前方保持头部中立位,以下颌中立位为起始位,分别进行左右方向、上下方向、左上方向、右下方向、右上方向、左下方向的平缓匀速运动,每个方向运动至最大幅度并维持1～3秒。

以上运动以主动运动为主,如无法主动完成,可通过被动按摩或被动牵伸来达到训练前的放松效果。如患者有关节不稳、关节活动受限、颈椎病等情况,头颈部训练需谨慎。

二、下颌训练

加强上下颌的运动控制、力量及协调,有助于提高咀嚼的效能。具体操作如下:

(一) 放松训练

下颌的放松训练一般以轻柔的手法按摩放松颞下颌关节周围的肌肉,亦可用双手拇指伸进口腔内,在上下末端磨牙之间的黏膜处轻轻按摩。此处可配合K点刺激。

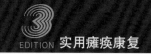

（二）下颌主动训练

1. 张口至最大幅度，维持5秒，然后放松。

2. 将下颌向左右两边移动，维持5秒，然后放松，重复做10次。

3. 夸张地做咀嚼动作，重复做10次。

4. 张开口说“呀”，动作要夸张，然后迅速合上。重复做10次。

（三）下颌被动牵张训练

1. 治疗师用双手的四指托住下颌，以双手示指轻叩患者下牙床，辅助患者做张口动作，缓慢进行。在张口至最大位置时治疗师可稍加助力将下颌向下牵拉。重复9~20次。

2. **下颌分级牵张训练**　可选用下颌分级训练板或由多块压舌板叠加组成的简易分级开口工具，根据最大张口幅度增减压舌板的层数对下颌进行分级牵张，以达到增大张口幅度的目的。治疗师根据患者的张口情况，调整压舌板叠加厚度，厚度与患者可张口的最大幅度相匹配，放置于患者上下磨牙之间维持1~2分钟，待张口受限症状减轻时增加一层，循序渐进，如图23-9所示。

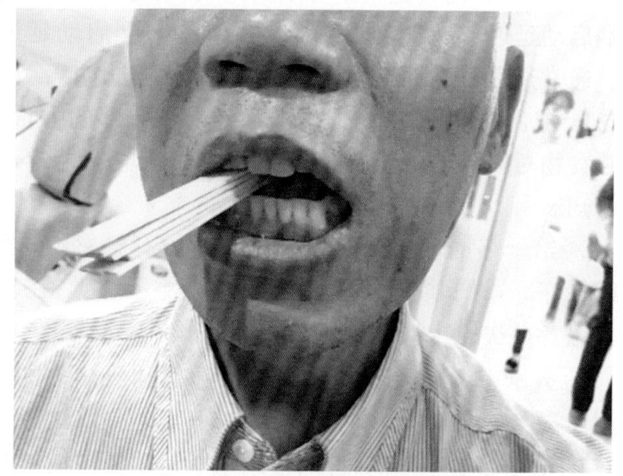

图23-9　利用多层压舌板进行下颌分级牵张训练

3. **开口器的应用**　现市面上有许多开口器成品，如丁字开口器（图23-10）、钳式开口器（图23-11）、therabite开口器（图23-12）等，可协助患者将下颌稳定在最大角度并小幅度增大张口幅度进行牵伸训练。训练时注意控制张口的幅度及力度，增加幅度在患者可耐受范围内。注意丁字开口器前端为金属，使用前用纱布包裹，以减少开口时的不适感。一次牵伸坚持10~20分钟为宜，每2~5分钟可取下休息一次，适当按摩放松后再继续。

（四）下颌抗阻训练

1. **下颌前伸运动抗阻训练**　治疗师以拇指和示指轻轻卡住下颌两边，嘱患者用力前伸下颌，抵抗治疗师施加的内推阻力。坚持5~10分钟，重复10~20次。

2. **下颌左右运动抗阻训练**　治疗师以双手的四指分置下颌左右两侧，并在患者左右运动时，在两侧给予反向阻力，嘱患者尽力并维持5~10分钟，重复10~20次。

3. **下颌向下运动抗阻训练**　治疗师以手托住患者下颌，嘱患者尽力张口，下压下颌与治疗师施加的向上阻力对抗，坚持5~10分钟，重复10次。

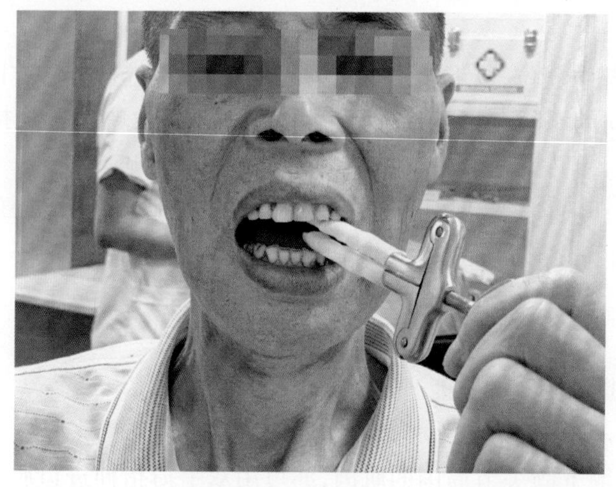

图23-10　使用丁字开口器进行下颌被动牵张训练

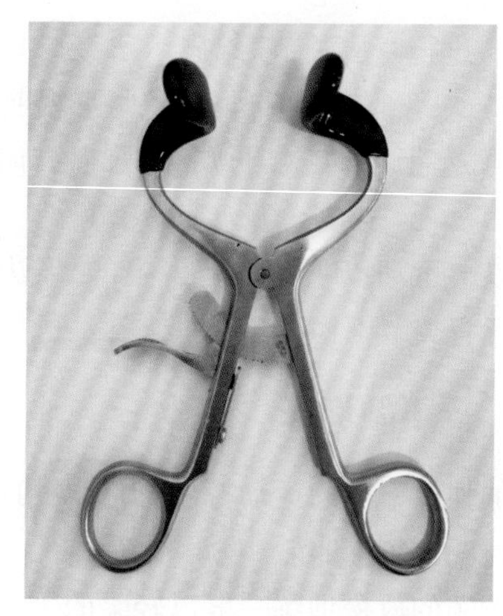

图23-11　钳式开口器

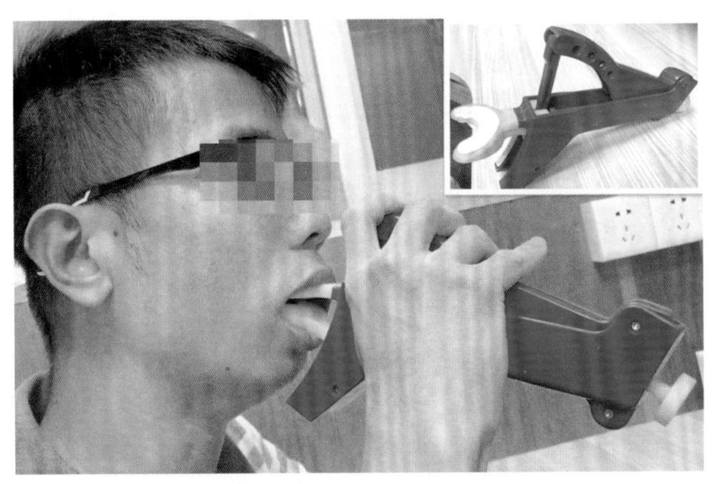

图 23-12　therabite 开口器

4. **下颌咬合抗阻训练**　①以压舌板分别置于中切牙及左右两侧牙间，嘱患者用力咬紧压舌板，抵抗治疗师将压舌板外拉出口外。②选用专用的咬胶训练器（T 棒、P 棒或其他形状的咬胶）进行训练，如图 23-13。此训练可单侧分别进行，也可双侧同时进行。每侧每次咬合坚持 5~10 分钟，重复 10 次。

（五）下颌分级抗阻训练

由多块不同厚度的分级训练板（图 23-14）叠加组成，通过增减训练器的总厚度来达到对下颌不同等级的控制训练。治疗师可根据患者的情况，选择及组合训练器的厚度，放置于患者上下牙齿之间，对患者分别进行下颌低位、中位及高位的控制训练。嘱患者咬紧合适厚度的训练器，抵抗治疗师施加向外的牵拉力，并维持 5~10 分钟。每选择一个下颌高度可进行 5 次训练。

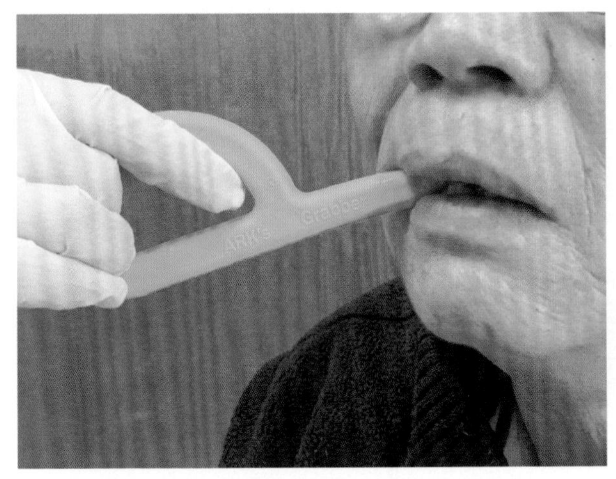

图 23-13　咬胶训练器训练下颌咬合抗阻能力

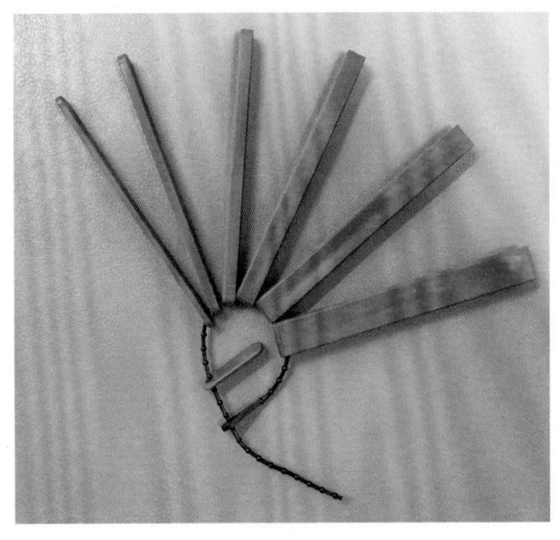

图 23-14　下颌分级训练板

三、面颊及唇部训练

通过加强颊部及唇的运动控制、力量及协调，可提高口腔控制能力，减少流涎、食物流出唇外及弥散残留于口腔内部的现象，从而提高进食吞咽的功能。具体操作如下：

（一）主动训练

1. **抿唇运动**　用力闭合上下唇并向内抿紧，保持 5 秒，重复 10~20 次，以此改善闭唇肌力与耐力。

2. **展唇运动**　用力将唇向两侧展开，尽可能露出最多的牙齿，保持 5 秒，重复 9~20 次，以此改善展唇的肌力与耐力。

3. **拢唇运动**　用力将唇向中部最大幅度拢起，保持 5 秒，重复 10~20 次，以此改善拢唇的肌力与耐力。

4. 唇部轮替运动 ①重复交替进行张口后用力闭唇抿紧的动作 10~20 次；②重复交替进行拢唇后展唇的动作 10~20 次。以上动作可训练唇部运动的灵活性。

5. 鼓腮训练 紧闭嘴唇，双侧鼓腮，维持 5 秒，放松，重复 10~20 次。也可一侧鼓腮后将空气快速地在左右面颊内转移，重复 10~20 次。

6. 双颊内缩运动 双唇闭合，微微向前缩起，再将两颊从唇角向内吸至凹陷，如“狐狸嘴”状，并保持 5~10 秒，重复 10~20 次。此动作可改善颊侧的内收控制，对于维持咀嚼时的食团向内控制力和维持吞咽时的口腔负压都有积极作用。

（二）被动训练

1. 被动闭唇、拢唇训练 治疗师将手指放置于患者的唇周并被动将其唇部闭合或拢起，保持 5~10 秒，重复 10~20 次。被动运动时可配合振动、拍打等感觉训练，同时可给予口令调动患者主动运动的意识。

2. 被动展唇训练 治疗师将双手拇指及示指固定在患者唇的两侧，并将患者唇部被动向两侧拉开，保持 5~10 秒，重复 10~20 次。可同时给予口令调动患者主动运动的意识。

（三）抗阻训练

1. 闭唇抗阻训练 ①用力闭唇，压紧双唇间的压舌板，治疗师以适当的外力将压舌板往外拉。坚持 5~10 秒，重复 10~20 次；②将闭合训练器最前端置于患者的唇与齿龈间，唇部位于凹槽处嘱患者用力闭紧双唇，治疗师以一定的外力轻拉训练器，嘱患者用力闭唇并坚持 4~10 秒，防止训练器被拉出，重复 10~20 次，如图 23-15；③选取中间带孔的伍分硬币大小的纽扣，将干净结实的棉线交叉穿过扣孔，并留一部分长度，将纽扣竖着置于患者的唇与齿龈间，嘱患者用力包拢双唇，治疗师以一定的外力轻拉棉线，嘱患者用力闭唇并坚持 5~10 秒，防止纽扣被拉出唇外，重复 10~20 次；④闭唇鼓腮，治疗师在双颊鼓起处给予一定向内的阻力，嘱患者保持双唇闭紧不漏气，坚持 5~10 秒，重复 10~20 次。

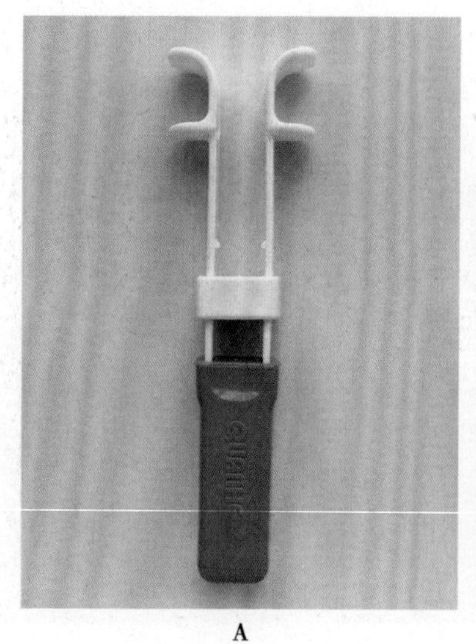

A

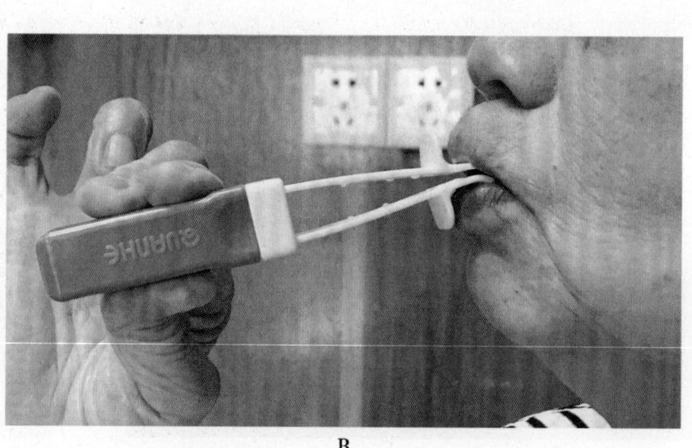

B

图 23-15 闭唇训练器的使用

A. 闭唇训练器；B. 使用闭唇训练器进行闭唇抗阻训练

2. 展唇抗阻训练 ①嘱患者用力将唇向左右两边展开，治疗师用双手分别在两侧唇角给予对抗的阻力，并嘱患者坚持 5~10 秒，重复 10~20 次；②嘱患者用力将唇向上下展开，露出尽可能多的牙齿，治疗师用双手分别在上唇上方和下唇下方给予对抗的阻力，并嘱患者坚持 5~10 秒，重复 10~20 次。

3. 拢唇抗阻训练 ①嘱患者用力拢唇做发“u”音的准备动作，治疗师用示指轻压拢起的唇部，嘱患者持续对抗外力并坚持 5~10 秒，重复 10~20 次；②闭唇，治疗师将压舌板或棉签以适当的力压在双唇正中，嘱患者用力对抗压舌板或棉签的压力将唇拢起，将压舌板或棉签向前顶起，并维持 5~10 秒，重复 10~20 次。

4. 抿唇抗阻训练 双唇微张，嘱患者将上唇往内抿紧，模仿摄食时上唇将汤匙内食物抿下的动作。治疗师可用汤匙或棉签，给予反向阻力，嘱患者对抗阻力坚持 5~10 秒，重复 10~20 次。下唇抗阻方法同上。

四、舌训练

加强舌的运动控制、力量及协调，可提高舌的搅拌、运送能力。具体操作如下：

（一）主动训练

1. 口腔外舌运动训练　①舌最大幅度伸出唇外，并分别向左、向右、向上、向下各方向运动至最大幅度，在每个方向的运动终末端维持4~10秒，重复9~20组；②将舌伸出唇外，从左至右、从上至下依次环转扫过唇面，重复9~20次。

2. 口腔内舌运动训练　①在口腔内尽量移动舌体从左至右分别扫过上下排每颗牙齿，然后再从右至左返回，重复9~20次；②张大口腔，舌尖尽量上抬触及硬腭，或使舌尖从上齿龈沿着硬腭运动至最后方，可在每次上抬后保持5~10秒，亦可只完成交替动作10~20次，进行舌上抬运动时，尽量使舌面脱离下颌，保持舌体和下颌的分离运动；③弹舌运动，唇微张，舌前部贴紧上腭，然后在舌面和上腭间施加一个向内的吸力，使舌面快速脱离上腭，并发出“得”弹响声，重复10~20次，此动作可以加强舌前部与上腭紧贴的力量，使吞咽时食团的推进更加有力；④舌搅拌能力训练，选取干净的纱布条，稍稍沾湿，一端用手固定在口腔外，另一端放在患者一侧磨牙，嘱患者用舌将纱布搅拌至另一侧磨牙，交替重复以上动作10~20次，然后取出纱布条。

3. 吸吸管训练　取一根长吸管，封闭一端；将吸管未封闭的一端放入患者口中，吸管口放于患者舌中部；让患者尽力以舌上抬夹紧吸管作吸动作，尽可能将吸管吸扁，见图23-16。此时用手可感受到舌骨肌群收缩，并可观察到喉部有上抬。此法有助于舌骨-喉复合体上抬。训练时必须正确指导患者操作，避免错误代偿，如利用颊部内吸产生负压吸扁吸管。

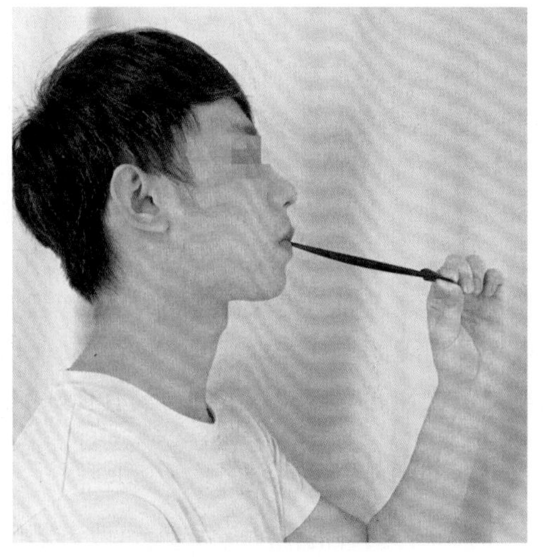

图23-16　吸吸管训练

（二）被动训练

1. 徒手牵拉　患者将舌伸出唇外，用湿润的纱布包裹患者部分舌体固定后往外向前牵拉并维持5~10秒，重复10~20次。同法可向左、向右、向上、向下牵拉。此法适合可将舌部分伸出唇外的患者。如患者可配合相应方向的部分运动，牵拉过程嘱患者先自行进行相应方向的运动，治疗师给予适当助力牵拉即可。

2. 舌肌康复器的应用　患者张口，将吸舌器前端放置至患者口腔内并吸住舌前部，其余牵拉方法同徒手牵拉，见图23-17。此法适合不可将舌伸出唇外的患者。

（三）抗阻训练

1. 舌各方向抗阻运动　将压舌板置于舌前，嘱患者向前用力伸舌，并将压舌板尽力往外推。治疗师可向内施加适量阻力。患者需用力维持5~10秒。舌向左、向右及向上抗阻训练方式同上。

2. 舌后缩抗阻训练　治疗师以吸舌器吸住患者舌前部或徒手牵拉固定舌体并给予适当的牵拉力，嘱患者舌后缩对抗牵拉力并维持5~10秒，重复10~20次。

3. 舌左右方向抗阻训练　治疗师以吸舌器吸住舌前部，并将舌轻拉至一侧口角，嘱患者尽力向对侧口角用力，并在每次动作末端坚持5~10秒，重复10~20次。

4. 舌各方向抗阻训练　前伸抗阻训练时，治疗师要求患者将舌尖伸进训练器孔洞并用力前推，治疗师此时给予适当反方向压力，嘱患者尽力前推并维持5~10秒，然后以同样的方式完成左右方向及舌上抬的抗阻训练。每个方向完成10~20次运动。

5. 舌尖上抬位回缩的抗阻训练　嘱患者舌尖上抬，钩住舌尖运动训练器（图23-18）的孔洞位置并用力回缩，直至将舌尖运动训练器回钩至口腔内。在此过程中，治疗师轻轻将训练器向外拉，并嘱患者尽力与之对抗，坚持5~10秒，并保持训练器不从舌尖滑落，重复10~20次。

6. 舌尖串珠训练的应用　选取合适大小的珠子一枚，串在合适粗细的绳子后拉紧绳子，串珠水平及垂直方向置于唇外，患者分别在水平位用舌尖将串珠左右移动、在垂直位将串珠向上移动。串珠的大小、串珠在

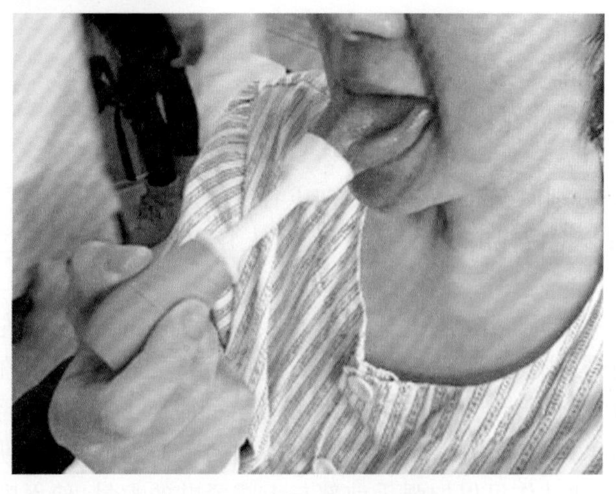
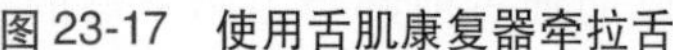
图 23-17 使用舌肌康复器牵拉舌

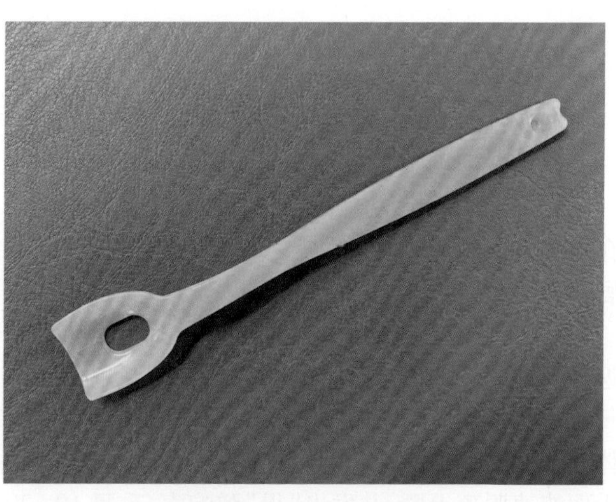
图 23-18 舌尖运动训练器

绳子上移动的摩擦力，都是影响运动阻力的因素。治疗师可根据患者的情况调整，每个方向可重复 10~20 次。

7. 舌压抗阻反馈训练 应用舌压抗阻反馈训练仪改善舌流体静压，提高舌活动能力，是一种可以直接客观地将患者舌上抬抗阻能力通过压力值显示的正反馈训练技术。目前国内应用的主要是日本 JMS 舌压测定仪，国内自主研发的相关舌压训练产品正在临床试验中。此处以日本 JMS 舌压测定仪为例介绍其操作方法：①连接舌压气囊，打开舌压抗阻反馈训练机，等待机器进行自我检测，自检结束后仪器显示压力值归零；②让患者将舌压气囊放在舌端前部，用牙齿轻轻固定舌压管，此时患者的舌不要用力；③让患者用力向上（向硬腭方向）顶起气囊，尽量将气囊压扁，观察舌压反馈机器读数的变化，让患者尽量维持在最大压力值的 50%~80%，并维持尽可能长的时间，用秒表记录下时间，见图 23-19；④完成一次舌压训练后，应至少休息 30 秒；⑤每天完成 10~15 次即可。舌压抗阻训练可促进患者的舌肌运动传出，增强舌上抬肌力及耐力，可以较快速地提高舌肌力量。此外，根据患者舌肌功能水平变化设定不同的目标值，在训练中的正反馈可最大程度调动患者的主观能动性，改善吞咽动作协调性，重新建立吞咽反射神经通路。在治疗吞咽动作不协调、咽反射消失和吞咽启动延迟方面具有良好的疗效。

五、腭咽闭合训练

加强软腭抬升的幅度与力量，可改善腭咽闭合程度，减少鼻腔反流、增加食团运输时的口咽压力。具体操作方法如下：

1. 用冰棉棒刺激腭咽弓，同时用力发“ɑ”音。

2. 两手对掌在胸前用力互推（推撑法），同时用力发“kɑ”或“ɑ”音，见图 23-20。或向前用力推墙壁或固

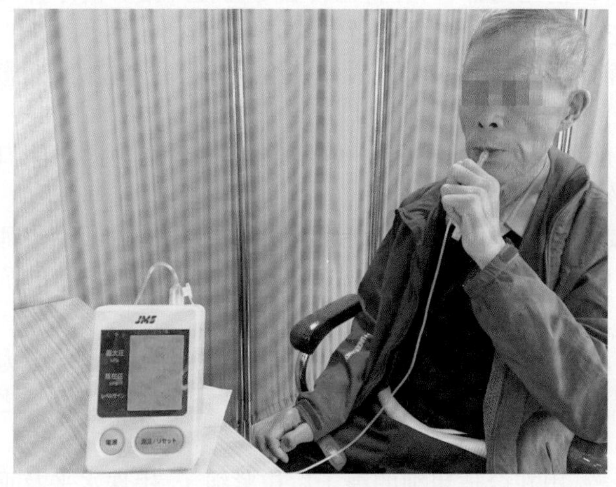

图 23-19 舌压抗阻反馈训练

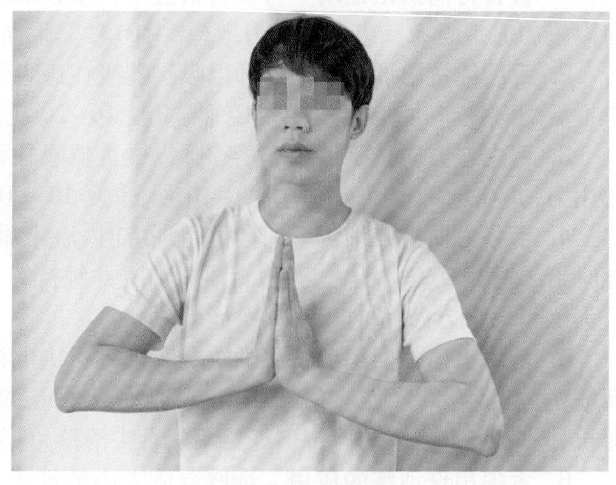
图 23-20 推撑法

定的桌子同时发声，感觉腭弓有上提运动。

3. 口含住一根吸管（封闭另一端）作吸吮动作，感觉腭弓有上提运动为佳。

六、Masako 训练

Masako 吞咽训练法又称为舌制动吞咽法。

1. **训练目的**　吞咽时，通过对舌的制动，促进咽后壁肌群代偿性向前运动，强化咽后壁向前膨出的运动，贴近舌根部，增加咽的压力，使食团推进加快。同时可增加舌根的力量，延长舌根与咽喉壁的接触时间。

2. **适应证**　Masako 训练适合咽腔压力不足、咽后壁向前运动较弱的患者。

3. **操作方法**　吞咽时，将舌尖稍后的小部分舌体固定于牙齿之间或治疗师用手拉出小部分舌体，然后让患者做吞咽运动，此时维持舌位置不变，见图 23-21。随着患者适应并掌握此方法，应循序渐进地将舌尽可能向外延伸，使患者咽壁向前更多收缩，提高咽肌收缩能力。

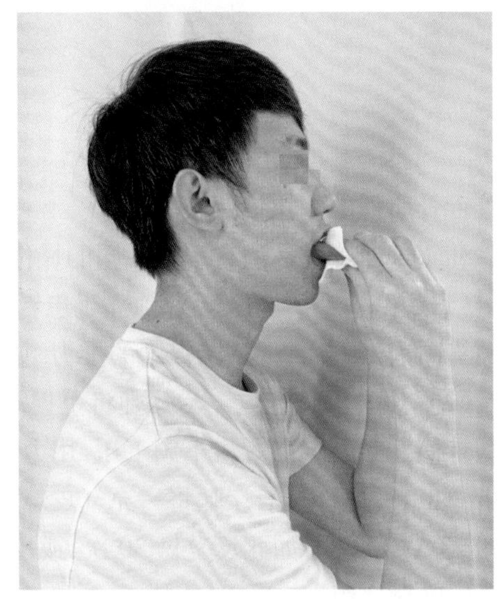

图 23-21　Masako 训练

七、舌三明治训练

1. **训练目的**　拉舌抗阻后缩过程可增加舌后缩的力量与幅度，并在突然撤除阻力时通过惯性增加后缩的幅度及速度，此时可加快吞咽启动，增加吞咽的咽腔压力。

2. **适应证**　舌三明治训练适合咽腔压力不足、舌后缩不足、吞咽启动延迟的患者。

3. **操作方法**　徒手牵拉或使用吸舌器吸引的方法向前牵拉舌并施以一定的拉力，嘱患者对抗此拉力持续后缩维持 3~5 秒，然后快速撤除拉力，患者马上做吞咽动作。重复 10 次。

八、Shaker 训练

Shaker 训练即头抬升训练（head lift exercise，HLE），也称等长/等张吞咽训练。

（一）训练目的

1. 有助于增强食管上括约肌（upper esophageal sphincter，UES）开放的肌肉力量，通过强化口舌及舌根的运动范围，增加 UES 的开放。

2. 有助于增加 UES 开放的前后径。

3. 减少下咽腔食团内的压力，使食团通过 UES 入口时阻力较小，改善吞咽后食物残留和误吸。

4. 加强舌部肌肉以及甲状软骨等吞咽相关肌肉的力量，同时，通过拉伸下颌改善食管上括约肌的运动，从而达到促进吞咽功能恢复的作用。

5. 改善吞咽功能，尤其能够增加脊髓萎缩症患者的舌压。

（二）具体操作

1. 常规方法为患者取平卧位于床或舒适的平面上，向上抬起头颈（双肩不可抬离床面），尽力使双眼盯住脚尖，保持 1 分钟，见图 23-22。头放松回原位，休息 1 分钟，重复此动作 30 次以上。在此期间，双肩抬离平面累计不可超过 3 次。对于最初不能完成此动作的患者，可予助力运动。如果患者不能维持抬头 1 分钟，那么可以在开始训练时根据患者的情况选择不同的时间。

2. 对于不能平卧的患者，如颈椎活动受限或颈椎不稳，易发生反流的患者，不能完成 Shaker 训练的常规操作。在此情况下，吞咽治疗师们根据临床工作情况，将 Shaker 训练法进行改良，由仰卧位调整为坐位，其

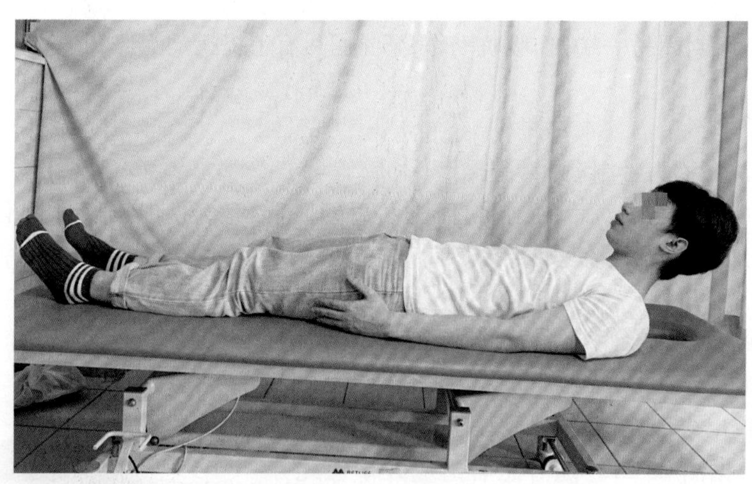

图 23-22 Shaker 训练

改善舌骨肌群的作用依然存在。

Shaker 训练改良法有两种不同的操作方法，具体操作分别如下：

（1）患者保持坐位，治疗师立于患者前方，用手掌根部在患者额头处给予向后上方的推力，嘱患者用力将额头向前下方压，抵抗治疗师的推力，见图 23-23A。每次用力保持 1 分钟，重复 30 次。

（2）患者保持坐位。治疗师将手握拳，拇指压于四指上，拳孔朝上，然后将握好的拳，置于患者的下颌和胸骨柄之间。嘱患者将下颌下压，用力将治疗师的拳压在胸骨柄上，并保持 1 分钟，然后放松，重复 30 次。或指导患者端坐位，治疗师将一充气皮球放置于患者下颌处，告知患者努力缩拢下颌，使其尽量挤压皮球，如图 23-23B 所示，如此反复做 30 次，或反复该动作 1 分钟，再放松 1 分钟，如此反复 30 次，30 次为 1 组，每天早中晚做 3 组。

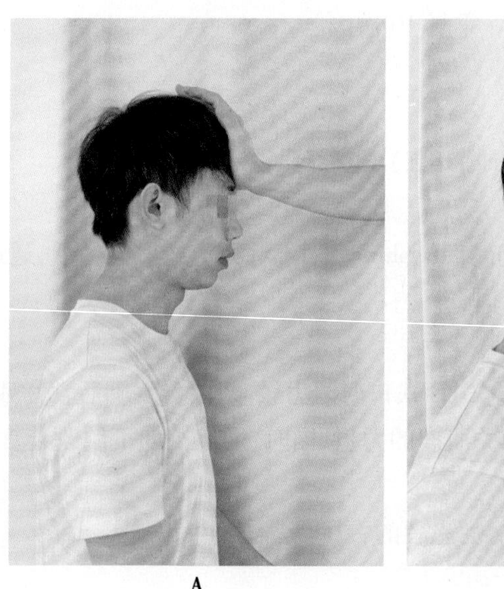

A

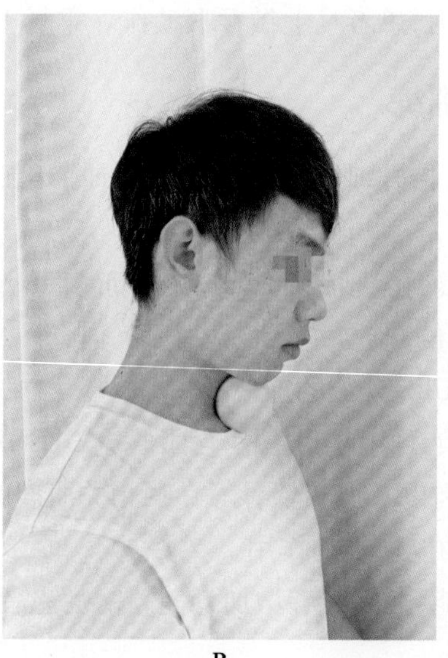

B

图 23-23 shaker 训练改良法

A. 治疗师用手掌根部在患者额头处给予向前上方的推力，患者用力将额头向前下方压，抵抗治疗师的推力；B. 治疗师将握好的球置于患者的下颌和胸骨柄之间，患者将下颌下压，用力将治疗师的拳压在胸骨柄上

（谢纯青）

第三节　气道保护手法

气道保护手法是一组通过增加患者口、舌、咽等结构本身的运动范围，增强运动力度，增强患者对感觉和运动协调性的自主控制，保护气道，避免误吸的徒手操作手法。通常气道保护手法是在患者的康复过程中暂时使用，当吞咽生理恢复至正常时，可不再使用。气道保护手法包括声门上吞咽法、超声门上吞咽法、用力吞咽法、门德尔松吞咽法，每种手法均以改变某种咽部特定功能为目标，可通过临床检查或吞咽仪器检查（如吞咽造影检查或内镜吞咽功能检查）得知吞咽手法对误吸或咽部残留的改善效果。此法需要一定的技巧和多次锻炼，需消耗较多体力，所以应在吞咽治疗师指导和密切观察下进行，且不适用于有认知障碍或严重的语言障碍者。此法与代偿治疗法结合，效果可能更好，在患者恢复生理性吞咽后即应停止练习。

一、声门上吞咽法

声门上吞咽法的目的是在吞咽前及吞咽时关闭声带，保护气管避免误吸发生，见图 23-24。

1. 操作方法　①深吸一口气后闭住气；②保持闭气状态；③吞咽，此时仍需维持闭气状态；④吞咽后立即咳嗽；⑤必要时再空吞咽一次；⑥正常呼吸。

2. 适应证　声带关闭不佳的患者；咽期吞咽启动延迟的患者。

二、超声门上吞咽法

在正常吞咽中，是利用喉部上抬来完成杓状软骨向前倾至会厌软骨底部，喉部上抬可使杓状软骨接近会厌软骨的后侧表面。因此，杓状软骨向前移动的幅度可以减少一些。这是关闭呼吸道入口的正常机制。超声门上吞咽法的目的是让患者在吞咽前或吞咽时，将杓状软骨向前倾至会厌软骨底部，并让假声带紧密闭合，以使呼吸道入口主动关闭，见图 23-25。

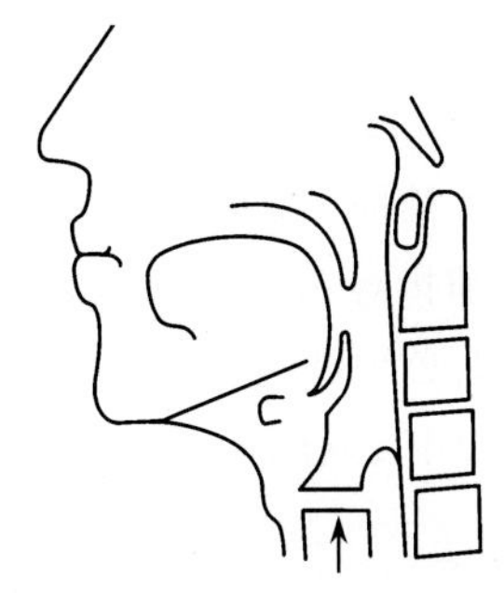

图 23-24　声门上吞咽法示意图

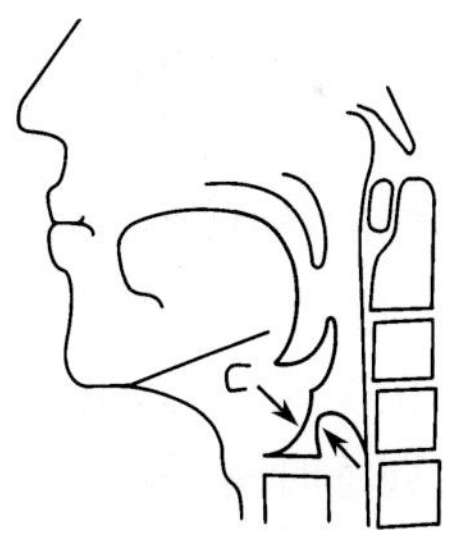

图 23-25　超声门上吞咽法示意图

1. 操作方法　深吸气，紧紧地闭气，用力向下压，此时在维持紧紧闭气并向下压的状态进行吞咽，吞咽结束时立即咳嗽。

2. 适应证　用力向下压的动作可以协助杓状软骨向前倾，关闭假声带及呼吸道入口，因此，此手法适用于呼吸道入口关闭合不足的患者，特别是做过喉声门上切除术的患者。也可当作一种运动，对于有正常解剖结构的患者，可以改善舌根后缩的能力。用力闭气也可增加喉部上抬的速度，对颈部做过全程放射治疗的患者特别有帮助。

三、用力吞咽法

用力吞咽法是为了在咽期吞咽时，增加舌根向后的运动而制定的。在咽期吞咽时，加强舌根向后的动作以增加食团的压力，借此改善会厌软骨清除食团的能力。

1. 操作方法　当吞咽时，用力挤压舌及所有的咽部肌肉，让舌在口中沿硬腭向后的每一点以及舌根部都产生压力，见图 23-26。

2. 适应证　此法适合舌根部后缩不足的患者。

四、门德尔松吞咽法

1. 治疗作用　门德尔松吞咽法（Mendelson Maneuver）是为了增加喉部上抬的幅度与时长而设计的，即是在吞咽时自主将喉部上抬至最高点并停留数秒，以增加喉上抬及舌骨前移，借此增加环咽肌开放的时长与宽度。此手法可以改善整体吞咽的协调性。

2. 操作方法　根据喉是否可以上抬而操作方法不同。

（1）对于喉部可以上抬的患者　当吞咽唾液时，让患者感觉有喉向上提时，设法保持喉上抬位置数秒；或吞咽时让患者以舌部顶住硬腭、屏住呼吸，以此位置保持数秒，同时让患者示指置于甲状软骨上方，中指置于环状软骨上，感受喉结上抬，见图 23-27。

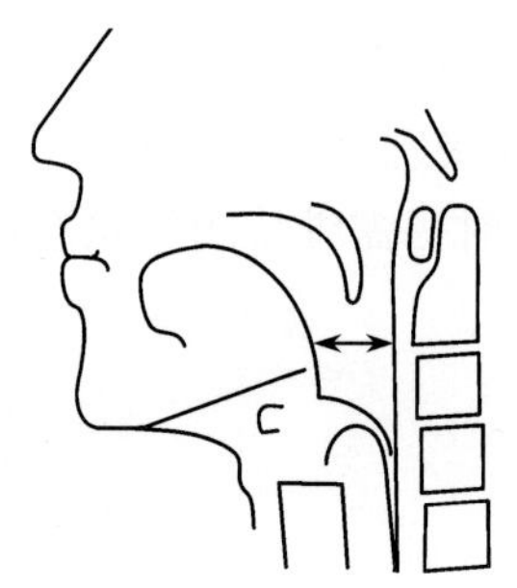

图 23-26　用力吞咽法示意图

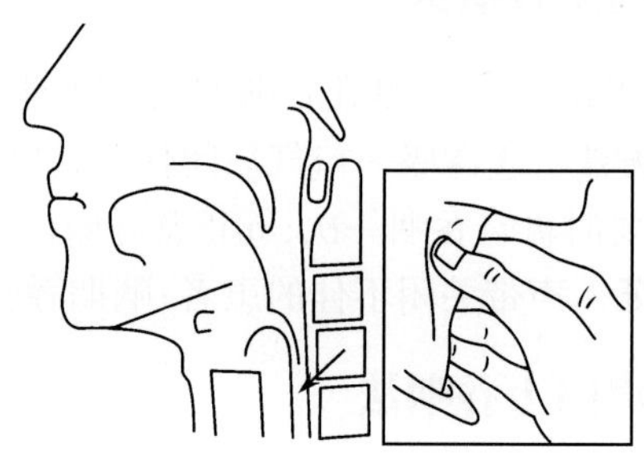

图 23-27　门德尔松吞咽法示意图

（2）对于上抬无力的患者　治疗师用手上推其喉部来促进吞咽。即只要喉部开始抬高，治疗师用拇指和示指置于环状软骨下方，轻捏喉部并上推喉部，然后固定。注意要先让患者感到喉部上抬，上抬逐渐诱发出来后，再让患者有意识地保持上抬位置。此法可增加吞咽时喉提升的幅度并延长提升后保持不降的时间，因而也能增加环咽肌开放的宽度和时间，起到治疗的作用。

3. 适应证　此法适合环咽肌开放功能障碍患者；喉部上抬不足患者；吞咽动作不协调患者。

以上四种吞咽手法需要一定的技巧与多次练习，因此要求患者神志清醒，精神放松，且必须能遵从简单指令，能领悟此动作的各环节。必要时，可在吞咽造影检查中，由治疗师指导患者一步一步完成整个动作过程，确定相应手法的有效性。进行气道保护手法时，给予食物进行训练必须通过吞咽造影检查明确其进食的安全性，如存在误吸风险，可在空吞咽进行。练习过程要求患者持续闭气或用力，因此有心肺疾病的患者应评估其适用性，训练时密切监控，避免过度闭气和过度用力。

四种气道保护手法的具体适应证及作用见表 23-1。

表 23-1　气道保护治疗手法适应证及其作用

名称	适用的吞咽异常	作用
声门上吞咽	声带关闭减少或延迟	自主性屏气常可在吞咽前或吞咽中关闭声带
	咽部期吞咽延迟	在其延迟之前或延迟时关闭声带
超声门上吞咽	气道入口关闭减少	努力屏气使杓状软骨向前倾斜，在吞咽之前或之中关闭气道入口
用力吞咽	舌根向后的运动减少	用力增加舌根后部运动
门德尔松动作手法	喉运动减少	喉的运动可开启食管上括约肌，延长和保持喉上升的时间也延长食管上括约肌开放的时间
	吞咽不协调	促进咽部期吞咽正常化

（谢纯青）

第四节　代 偿 策 略

吞咽的代偿策略是指在进食过程应用的策略,包括改变进食姿势(姿势治疗)和空吞咽、交替吞咽、连续吞咽等特殊的吞咽技巧。这些方法一般不需要患者特别用力就可达到改善吞咽症状的目的。当代偿治疗方法可以减轻患者吞咽障碍的误吸和残留等症状,并能使患者安全地经口进食时,应及时增加经口进食,以便摄取足够的水分和营养。

姿势治疗

姿势治疗是令患者采取一定的体位或者头部姿势,在不改变患者吞咽生理的情况下改变食物通过的路径来减轻吞咽障碍的症状,减少吞咽过程中的误吸和残留,提高吞咽效率的方法。改变进食的姿势的原理是在吞咽食团时,让患者的头部或身体改变某种姿态即可解除吞咽障碍的症状。本法能保持患者的正常生理功能,不需要患者在吞咽时进行特别的努力,不容易引起患者疲劳,不同年龄患者均可采用,是吞咽障碍治疗的首选策略,主要用于神经系统疾病(如脑卒中)、头颈部肿瘤患者的进食治疗。姿势治疗包括改变躯干姿势和改变头颈部姿势。

1. 改变躯干姿势　是早期存在吞咽功能受损的患者常用的一种代偿方法,通过调整进食体位,引起食团流向、流速等改变,从而减少误吸和残留,改善和消除吞咽障碍的症状。在选择躯干姿势时,既要考虑代偿作用,又要考虑安全。躯干姿势选择的一般原则是能坐起进食就不要躺着,能在餐桌上进食就不要在床边。通常,躯干姿势包括自然坐位、半坐卧位和侧卧位。

(1) 自然坐位:当患者病情及体能允许时,应尽早提倡坐位下进食。正常进食的坐姿是双脚面平稳接触地面,双膝关节屈曲 90°,躯干挺直,前方放一高度适宜的桌子,双上肢自然放于桌面上。食物放于桌上并且保证患者能看到食物,通过食物的色香味刺激,提高患者的食欲。

(2) 半坐卧位:对于不能坐起的患者,一般先尝试 30°仰卧、颈部前屈的半坐卧位,见图 23-28。该体位由于重力的作用,食物不易从口中漏出,食团容易向舌根运送,还可以减少鼻腔反流及误吸的危险。仰卧时,气管在食管上方,可以防止残留在会厌谷和梨状窦的食物掉入气道,防止误吸及吸入性肺炎。另有研究报道,仰卧位可增加下咽部压力,增加咽食管段(pharyngeal esophagus segment,PES)的开放程度,减少 PES 开放的持续时间,这些生理变化可能有助于改善一些患者的吞咽功能。颈部前屈可利用枕头的高度调节,是预防误吸的一种方法。颈部伸展(图 23-29)时,咽部和气道在一水平线上,气道打开,咽部残留物在声门打开时容易进入气道,引起呛咳和误吸。而且颈部伸展时,与吞咽活动有关的颈前部肌肉紧张、喉上抬困难,也容易发生误吸。而颈部前屈(图 23-30)时,咽部和气道之间存在一个角度,这样咽部残留物就不容易

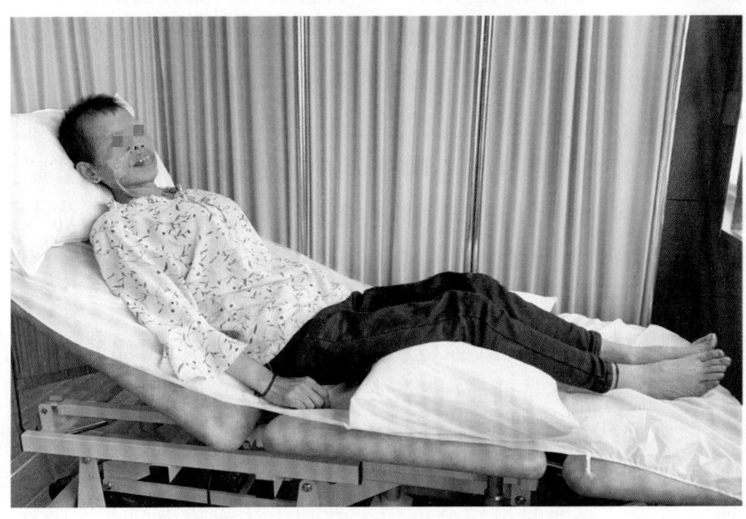

图 23-28　30°仰卧、颈部前屈的半坐卧位

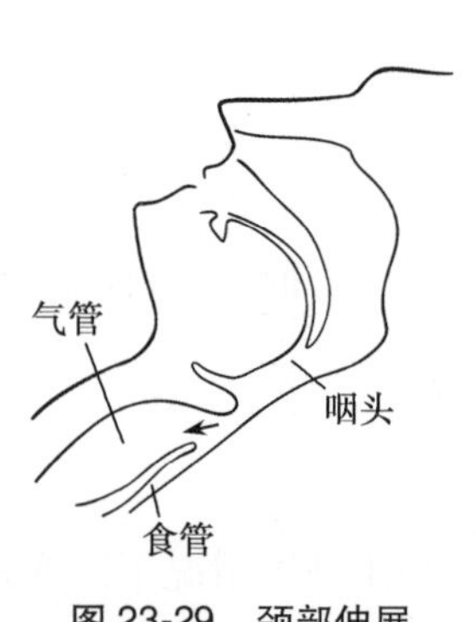

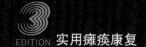

图 23-29　颈部伸展

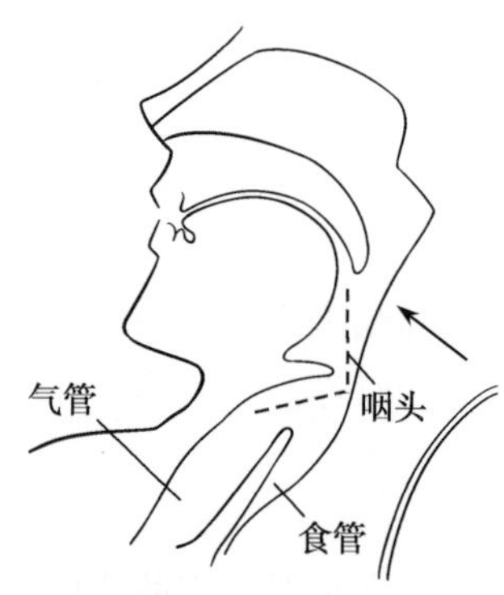

图 23-30　颈部前屈

掉进气管,可以避免误吸。

如果患者的功能有所改善,可逐步抬高床的倾斜角度。在床倾斜至 60°之前,均应采取防止误吸的颈部前屈位。

(3) 侧卧位:当患者不能维持坐位,且左右两侧咽功能存在差异时,如偏瘫患者,可以采取健侧卧位或健侧半卧位进食。健侧侧卧是指健侧在下、患侧在上的体位。所谓的健侧是根据患者吞咽肌有无损害来定义的,未损害侧即是健侧。双侧吞咽肌都有损害的患者,可采用吞咽肌功能相对较好的一侧卧位进食,以确保进食安全。该体位下进食时,食团因重力作用从健侧咽部咽下,可降低误吸的概率,并充分发挥健侧的功能,有利于顺利进食。存在严重胃食管反流性疾病或依靠胃管进食的患者,采用健侧半卧位可减少或预防反流性误吸的发生。

2. 改变头颈部姿势　吞咽时通过头颈等部位的移动或转动使吞咽通道的走向、腔径的大小和某些吞咽器官的组成结构(如喉、舌、勺状软骨)的位置有所改变和移动,避免吸入和残留,消除症状。改变头颈部姿势包括转头、侧头、低头及仰头。不同的头颈部姿势对吞咽机制都产生不同的影响,因此每一种头颈部姿势治疗都有其特定的临床适应证。

(1) 低头吞咽:低头吞咽是指吞咽时尽量使颈部前屈,将下颌贴近胸骨的姿势,见图 23-31。低头使口咽的解剖结构变窄,舌骨与喉之间的距离缩短,同时会厌软骨接近咽后壁,两者之间的距离缩小,会厌软骨与杓状软骨之间的距离也缩小,从而使气道入口变窄;此时会厌处于更好地保护气道入口的位置,防止食团进入气道。低头姿势还能扩大会厌谷的空间,能够有更大的空间容纳进入咽部的食物,对于吞咽延迟的患者,可以使食物先聚集在会厌谷内,避免提前进入下咽部引起误吸。低头也能使舌根向后移动,促进食团进入食管,对舌根后缩不足的患者有一定的帮助。由此可见,低头吞咽作为一项气道保护技术,对延迟启动咽部期吞咽、舌根部后缩不足、呼吸道入口闭合不足的患者是一个较好的选择。

(2) 仰头吞咽:仰头吞咽是指吞咽时尽量使颈部后伸、头部后仰的吞咽姿势,见图 23-32。仰头姿势能使口咽的解剖结构变宽,加之重力的作用,仰头吞咽时食团容易通过口腔进入咽部。因此,舌切除、其他口腔器官切除或重建的患者、舌麻痹的患者均可采用仰头姿势。但是仰头姿势会加大误吸的风险。因此,应用仰头姿势的前提是患者应具有较好的咽功能和喉闭合功能来保护气道,对气道保护功能欠佳的患者应慎用。

(3) 从仰头到点头吞咽:会厌谷是另一处容易残留食物的部位。当颈部后仰时(图 23-32)会厌谷变得狭小,残留食物可被挤出,紧接着颈部尽量前屈(即点头)(图 23-31),同时用力吞咽,可帮助舌运动能力不足以及会厌谷残留的患者清除咽部残留物。此方法适用于舌根无力或咽上缩肌无力造成会厌谷残留的患者。值得注意的是,仰头姿势会使喉闭合功能降低。因此,对存在气道保护功能欠佳或 PES 功能障碍的患者,此方法会加大误吸的风险。必要时可结合声门上吞咽手法或超声门上吞咽法,保护气道,去除残留食物更佳。

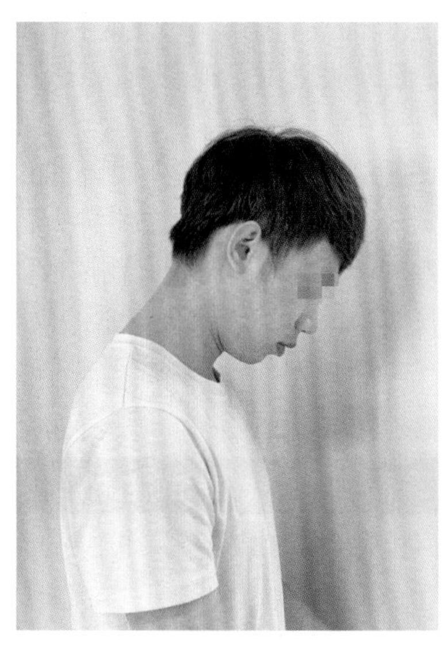

图 23-31　低头

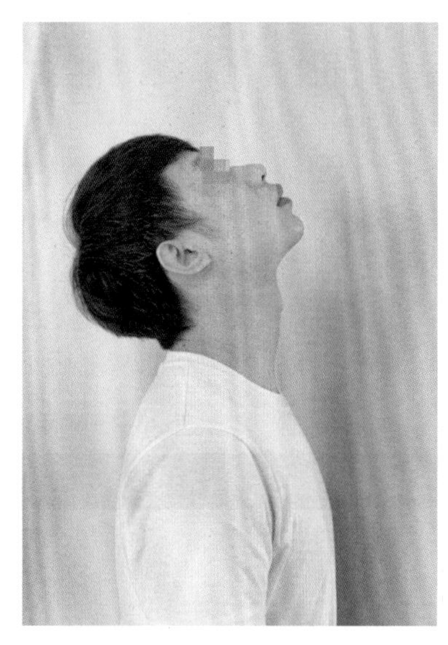

图 23-32　仰头

（4）转头吞咽：转头吞咽是指吞咽时，头向一侧旋转，见图 23-33。一般吞咽时，食团在会厌谷水平分开，经过喉的两侧，然后在梨状窦汇合，通过打开的食管上括约肌进入食管。转头时，头转向侧的咽部会被挤压向后方，食团容易从位于前方的咽部经过。这种姿势适用于一侧咽肌麻痹的患者。如左侧咽肌麻痹，将头转向左侧，食团从右侧通过，不经过麻痹侧，充分利用右侧咽肌对食团的推动力，使吞咽效率指数（口咽通过时间/食团顺利通过量）增高，减少咽部的滞留和误吸的发生。如果不采用转头姿势，食团从喉的两侧通过，经过患侧咽部时，患侧咽壁在咽肌收缩时反而膨出，推进食团通过食管上括约肌的力量减弱。

另外，头旋转能增加头转向侧 PES 的压力，而降低对侧 PES 的压力，并且延迟 PES 的闭合（如延长 PES 的开放时间），从而促进更多的食物通过 PES，减少食物残留，防止误吸。因此，PES 开放减少的患者（如环咽肌失迟缓）可以采用转头姿势。如果患者存在一侧声带麻痹导致的喉关闭不全，将头转向患侧，可促进麻痹的声带向中线移动，增加声带关闭的功能，也可以减少误吸。

（5）侧头吞咽：侧头吞咽是指吞咽时，头向一侧倾斜，见图 23-34，吞咽通道的解剖结构在头偏向侧变得狭窄或关闭，这一关闭作用只局限于舌骨水平的咽上方，而咽下方则是保持开放的。头偏向一侧，该侧梨状窦变窄，残留食物被挤出；对侧梨状窦变浅，咽部产生高效的蠕动式运动，可更有效地去除残留物。如果患

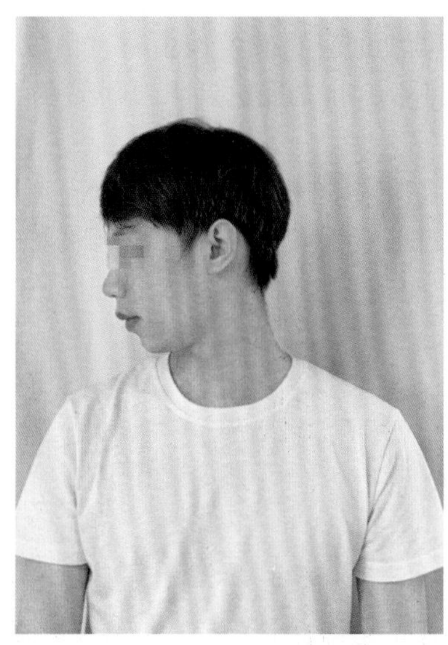

图 23-33　右转头

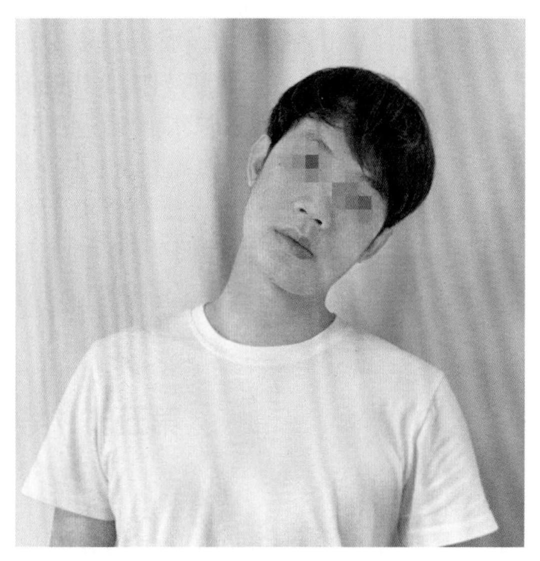

图 23-34　侧头

者存在同一侧的口腔运送障碍和咽部功能障碍，头偏向患侧可使患侧的梨状窦变窄，此时吞咽时食物将不通过该侧，充分利用健侧完成吞咽动作，减少咽部的残留和误吸。此方法适用于神经损伤导致的一侧口咽麻痹者。如果双侧受损，令患者将头偏向较重一侧。

咽两侧的梨状窦是最容易残留食物的地方，通常可采用转头吞咽或侧头吞咽减少残留，如左侧梨状窦残留食物，采用向右侧转头吞咽，或向左侧侧头吞咽；如右侧梨状窦残留食物，采用向左侧转头吞咽，或向右侧侧头吞咽，均可清除梨状窦的残留物。应用时最好通过吞咽造影检查观察何种姿势有效性最佳。

表 23-2 列出了目前治疗上使用的姿势对特定吞咽异常及咽腔大小的影响。改变进食的姿势方法只是暂时使用，待患者的吞咽生理功能恢复后再慢慢停用。

表 23-2　采用不同姿势纠正特定吞咽异常及其作用原理

吞咽造影检查所见异常	采用的姿势	作用的机制
食团口内运送慢（舌的后推力差）	仰头吞咽	利用重力使食团移动
咽部期吞咽启动迟缓（食团已过下颌，咽部吞咽尚未启动）	低头吞咽	使会厌谷增宽，防止食团进入气道；呼吸道入口变窄；将会厌后推
舌根部后推运动不足（会厌谷残留）	低头吞咽；多次吞咽；仰头→点头吞咽	推舌根部向后靠近咽壁
一侧声带麻痹或手术切除（吞咽时发生吸入）	头转向患侧；低头吞咽	向甲状软骨后推、施压；促使声带接近，呼吸道入口变窄；使食团移向健侧
呼吸道闭合不全（吞咽时吸入）	低头吞咽	使会厌推后处于更好地保护呼吸道位置；呼吸道入口变窄；借助外压使声带闭合
咽收缩无力（残留物分布全咽）	侧卧吞咽，空吞咽、多次吞咽	利用重力作用消除咽部残留物
单侧咽部麻痹（单侧咽部有残留）	头转向患侧	使食团向健侧通过
同一侧口腔和咽部的无力（同侧口腔和咽部有残留）	头倾向健侧	利用重力使食团经健侧通过
环咽段功能紊乱（梨状窦残留）	左、右转头	牵拉环状软骨致后咽壁向外，降低环咽段的静止压

3. 特殊的吞咽技巧

（1）空吞咽：当咽部已有食物残留，如继续进食，则残留积累增多，容易引起误咽。因此，每次进食吞咽后，应反复作几次空吞咽，使食团全部咽下，然后再进食。

（2）交互吞咽：黏稠度越高的食物，越容易残留。因此当进食高稠度的食物发生残留时，可每次进食吞咽后饮极少量的水（1~2ml）或低稠度液体，这样既有利于刺激诱发吞咽反射，又能达到除去咽部残留食物的目的，称为"交互吞咽"。交替吞咽时，应明确进食低稠度液体或水的安全性。

（3）连续吞咽：由于舌运送能力减退或咽肌收缩力不足，进食时食团不能充分及时被运送至咽部，通过环咽肌进入食管。此时患者连续摄入食团，后摄入食团推动已摄入食团，此时代偿增加了食团的推送力，并通过食团的叠加增加了咽腔压力，有助于食团的运送及通过环咽肌。上述方法称为"连续吞咽"。但是连续吞咽大大增加了误吸的风险，适合气道保护充分的吞咽障碍患者。

（谢纯青）

第五节　导管球囊扩张术

（一）概述

导管球囊扩张术是 20 世纪 80 年代中期发展起来的介入技术，对先天性食管狭窄、食管术后吻合口狭窄、化学灼伤性狭窄、肿瘤放疗后单纯瘢痕性狭窄、消化性狭窄、贲门失弛缓症等治疗效果肯定。2005 年中山大学附属第三医院康复科窦祖林教授团队在临床中率先创新性地使用改良的导尿管球囊扩张术（后称导管球囊扩张术）治疗脑干损伤后环咽肌不开放或开放不完全的患者，此项技术在脑卒中、脑外伤、放射性脑病的患者中均取得了良好的效果，超过90%的患者恢复了经口进食功能。该技术通过注水量的变化改变球囊直径，从环咽肌下缘开始自下而上逐渐扩张，从而达到使用同导管进行分级扩张的目的，改善吞咽功能。

用适当号数球囊导管经鼻孔或口腔插入食管，在食管入口处，用分级注水或注气的方式充盈球囊，通过间歇性牵拉环咽肌，激活脑干与大脑的神经网络调控，恢复吞咽功能，主要应用于神经疾病导致的环咽肌功能障碍患者。

（二）分类

1. 从扩张的人群分类　可分为儿童导管球囊扩张、成人导管球囊扩张。

2. 从导管通过途径分类　可分为经鼻导管球囊扩张和经口导管球囊扩张。经鼻扩张是指扩张时球囊导管经由鼻腔插入至环咽肌以下，如图23-35。经口扩张是指扩张时球囊导管经由口腔插入至环咽肌以下，如图23-36。

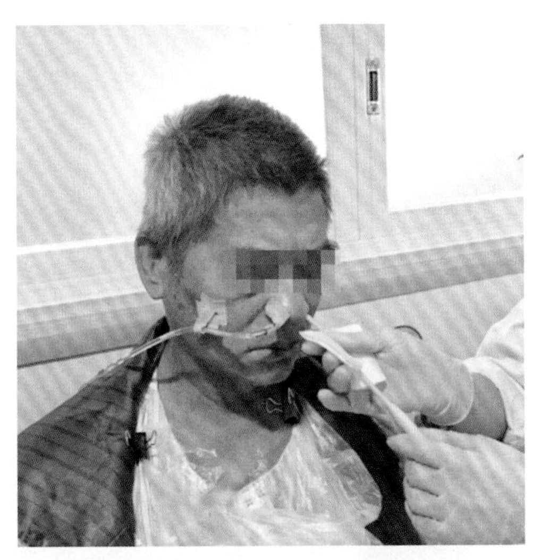

图23-35　经鼻扩张

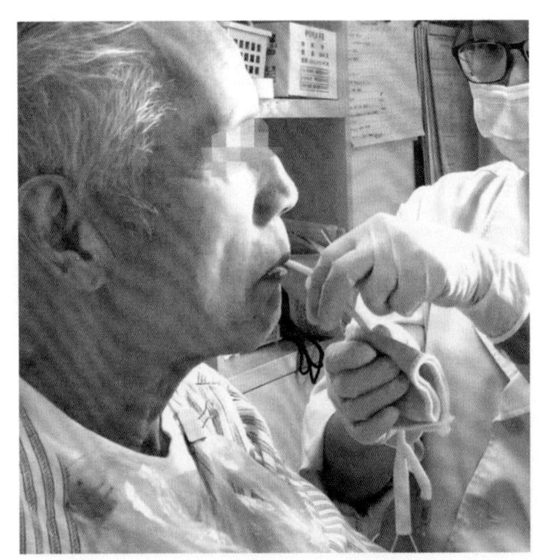

图23-36　经口扩张

3. 从应用手法分类　可分为主动导管球囊扩张和被动导管球囊扩张。主动扩张时要求患者在扩张过程中配合治疗师的指导主动作吞咽动作，同时可配合适宜的手法或代偿方法；被动扩张时患者不需进行吞咽，而是通过叹气动作放松环咽肌，治疗师牵拉球囊导管机械扩张环咽肌。

（三）治疗目的

1. 被动扩张　对环咽肌进行机械性的牵拉，延展了部分肌纤维，增加了肌肉的顺应性，降低了环咽肌的开放阻力。

2. 主动扩张　患者舌骨上肌群的主动收缩增加了移动舌骨喉复合体向前向上的牵拉力，导管球囊作为一个“引物”，通过生物力学的作用提高了环咽肌开放的程度。主动扩张过程中患者重新学习正确的吞咽动作和特定的吞咽技巧，改善吞咽的协调性。这个过程促进大脑的可塑性，同时也激活大脑皮质及皮质下吞咽相关的功能区，增强了随意吞咽的能力，再通过皮质-脑干通路调节吞咽中枢模式发生器中的神经网络，兴奋第Ⅸ、Ⅹ、Ⅻ对脑神经，恢复环咽肌的生理功能。

（四）适应证及禁忌证

1. 适应证　①神经系统疾病导致的环咽肌功能障碍、吞咽动作不协调、咽部感觉功能减退而导致吞咽反射延迟；②头颈部放射治疗导致环咽肌纤维化形成的狭窄，头颈癌症术后瘢痕增生导致食管狭窄。

2. 禁忌证　①鼻腔、口腔或咽部黏膜不完整或充血严重、出血者；②呕吐反射敏感或亢进者；③头颈部癌症复发者;④食管急性炎症期;⑤未得到有效控制的高血压或心肺功能严重不全;⑥其他影响治疗的病情未稳定者。

（五）技术内容

1. 了解病情,确定治疗方案 ①了解患者病因、症状、心肺情况及配合程度;②经吞咽造影检查或咽腔测压明确环咽肌的功能情况;③必要时进行喉内镜检查确定舌、软腭、咽、喉无进行性器质性病变及水肿,如有水肿,慎重施行。

2. 治疗前准备 ①环境准备:选择安静的环境,靠背椅,必要时准备枕头供患者稳定头部。②物品准备:球囊导管、注射器、记号笔、碗、纱布,如图 23-37。③患者准备:告知患者治疗的目的、方法及可能出现的不良反应,签署知情同意书;患者选取舒适的半坐卧位或端坐位,头部给予枕头低头约 20°位固定,此姿势有利于插管。④操作者准备:经鼻扩张时一般由 2 人合作完成此项治疗操作;经口扩张可 1 人操作。⑤在导管球囊内注水或气 3~6ml,观察球囊是否充盈,检查球囊的完整性。

3. 插管 经口腔或经鼻腔插管,确定导管未充盈的球囊置于环咽肌下缘。确认导管球囊在环咽肌下方的方法:①将导丝端的头部置于装有水的碗里,无随呼吸气流冒气泡;②嘱患者发“衣”音,声音与插管前相比保持一致清晰。

4. 标记和扩张基数测定 向球囊内注水 3~6ml,轻轻上提球囊导管至食管上口,有“卡”住感(此处为环咽肌处),并做标记,如图 23-38。逐级回抽球囊内的水,缓慢向上牵拉导管致球囊能轻松地滑出患者的环咽肌处,此时球囊内的水量就是扩张的基数。

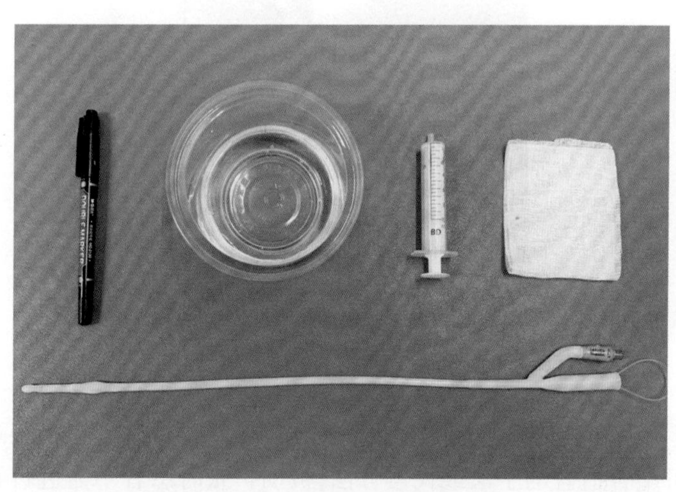

图 23-37 球囊扩张术物品准备

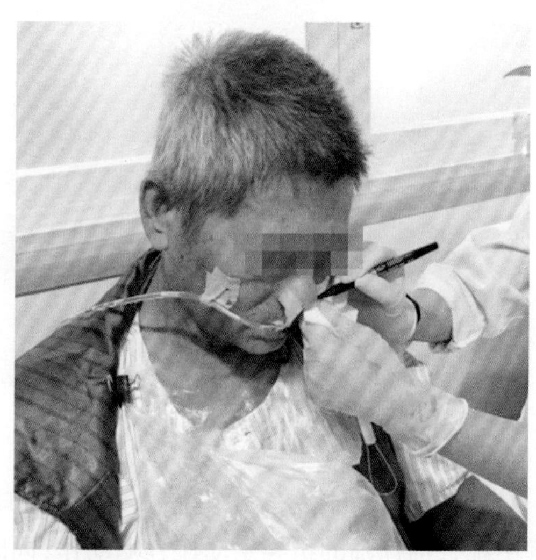

图 23-38 标记

5. 扩张及其后处理

(1) 主动扩张:从基数开始,每增加 0.5~1ml 逐级扩张,扩张时操作者指令患者作主动吞咽动作,同时轻轻地缓慢向上牵拉导管,至球囊通过环咽肌狭窄处阻力锐减时,嘱助手迅速将球囊中的水抽出。主动扩张时可根据患者情况指导患者应用相应的气道保护手法。

(2) 被动扩张:从基数开始,每增加 0.5~1ml 逐级扩张,扩张时操作者指令助手向球囊内注一定量的水,将导尿管球囊轻轻向上牵拉环咽肌狭窄处(阻力较大),并保持在环咽肌处数秒后再轻轻地缓慢向上牵拉导管,至球囊通过环咽肌狭窄处阻力锐减时,嘱助手迅速将球囊中的水抽出。扩张时可结合放松训练,如叹气等。

每次扩张 5~8 来回,用时约半小时。环咽肌的球囊容积每天增加 0.5~1ml 较为适合。

6. 扩张后处理 扩张后,可给予地塞米松+α-糜蛋白酶+庆大霉素雾化吸入,防止黏膜水肿,减少黏液分泌。

实施导管球囊扩张术需熟练掌握整个操作过程中的每一个步骤,上述操作流程见图 23-39。

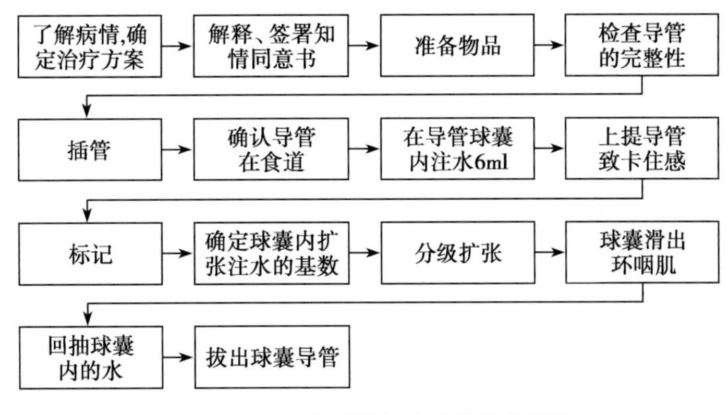

图 23-39　导管球囊扩张术操作流程图

（六）注意事项

1. 扩张前要经内镜检查确认患者的舌、软腭、咽及喉无进行性和器质性病变、黏膜未见明显充血，方可操作。

2. 经鼻扩张插管时及扩张过程上下提拉时容易引起鼻黏膜处疼痛、打喷嚏等不适，如患者不能耐受或恐惧，可用棉签蘸1%丁卡因插入鼻孔以行局部黏膜麻醉以降低鼻黏膜的敏感性。

3. 插管时常有误插现象，如导管盘在咽喉部、导管插入气道中，注意排查。

4. 球囊注水过大时可能在提拉球囊过程中不容易滑出，此时不可强制拉出，会损伤黏膜，导致黏膜水肿或出血。

5. 每次扩张来回过多时导致患者易感疲劳，食管入口水肿，影响治疗成效。

6. 导管球囊扩张术技术性较强，需要熟练掌握插管的操作以及遇到的问题，并能及时解决。在施行此技术时常见以下问题以及可能导致的原因，并采取相应的措施，见表23-3。

表 23-3　施行导管球囊扩张术临床常见的问题、原因及解决措施

问题	原因	解决措施
插管时过频地打喷嚏，或鼻黏膜疼痛	鼻黏膜敏感；过度摩擦	用1%丁卡因作鼻黏膜表面麻醉；换管径较小的导管；增加导管的润滑
插管时导管的前端在鼻腔时有阻力	导管头端在鼻甲	转动导管
	鼻中隔歪曲	选择另一侧鼻腔
	鼻息肉增生	选择另一侧鼻腔
插管时导管的前端在咽腔时有阻力	驼背	插管时去掉导管导丝
	导管前端在会厌谷或梨状窦	转动导管
	鼻咽癌食管入口僵硬	导丝改用钢丝导丝
强烈咳嗽	插入气道	拔出管重插
插管后管口冒大量水泡	管头端插入气道	拔出管重插
拔管时球囊容易滑出	球囊注水量过少	往球囊内加注0.5~1ml水
管壁上有血丝	鼻黏膜过度摩擦	停止球囊扩张训练
扩张后出现声音嘶哑或咽部有胀痛	扩张次数过多，咽部或食管上口水肿	减少球囊内注水量或暂停此治疗

（七）扩张方式的选择

1. **插管途径**　经口插管易引起呕吐反射，因此呕吐反射存在或咽部感觉较好的患者难以施行，且吞咽时需下颌咬合，经口扩张时患者做吞咽动作常有担心导管被咬断的顾忌，影响主动扩张的效果，因此经口扩

张更适合鼻咽癌放疗术所致环咽肌功能障碍的患者。经鼻插管要求鼻腔通道正常、黏膜完整,而且相比经口插管,经鼻扩张更方便主动扩张的施行。

2. 手法的选择 主动扩张适合神经源性损伤所致的环咽肌功能障碍,如脑干梗死、脑干肿瘤术后患者。被动扩张适合鼻咽癌放疗术所致环咽肌功能障碍患者及初次扩张患者,以及不能配合主动扩张的婴幼儿患者。

3. 终止扩张治疗标准 当患者治疗达到以下情况时,可终止扩张:①引出协调的吞咽动作,吞咽功能改善,可经口摄取足够营养;②主动扩张,一般注水容积量不等,吞咽功能改善,即可终止扩张治疗;③被动扩张,一般注水容积达 10ml 并顺利通过环咽肌或吞咽功能改善,终止扩张治疗。

4. 临床滥用情况 临床上有些医生、治疗师未经过严格培训,对患者的适应证没有经过严格评估与检查,就给患者施行导管球囊扩张术。主要存在滥用的现象如下:①未经吞咽造影检查,无法明确患者是否存在环咽肌功能障碍就进行导管球囊扩张术治疗;②一些严重认知障碍患者,甚至意识不清的患者;③一些口腔期吞咽障碍患者,如帕金森病所致的吞咽障碍患者;④对导管球囊扩张术的盲目操作,盲目追求增加扩张的注水量、扩张的次数,不注重吞咽功能的再学习、口腔功能基础训练及手法治疗等联合治疗。上述滥用与误用这项技术,有可能会导致严重后果。

(谢纯青 窦祖林)

第六节 直接摄食训练

经过间接吞咽功能训练以后或在训练过程中,患者可逐步介入直接摄食训练。直接摄食训练是指采取相应的措施直接经口进食,措施包括进食环境选择、食物选择及调配、餐具选择、一口量及食团入口位置进食体位及姿势调整等,进食时注意进食前后患者处置,做好观察与记录。

一、直接设施训练的实施流程

1. 评估 吞咽障碍患者必须经过严密的评估方可决定是否可进行摄食训练。进行直接摄食训练的前提是患者意识状态清醒,情绪稳定,全身状态稳定,能产生吞咽反射或可自主启动吞咽,无误吸或少量误吸能通过随意咳嗽咳出。最理想的方法是经由吞咽造影检查确定直接摄食的有效性及安全性,并由吞咽造影结果制订喂食处方。

2. 制订喂食处方 进行直接摄食前,必须根据患者的评估结果制订喂食处方。喂食处方的内容包括可进食的食物性状、进食时需要何种代偿技术、需要何种气道保护手法,合适的一口量、食物放在口中的位置及每次可进食的总量。

(1) 确定合适性状的食物:根据吞咽障碍患者出现障碍的不同时期所选择的食物有所不同,主要从患者容易吞咽,而又不引起误吸的因素考虑,必要时须在吞咽造影下进行选择。食物选择除了对质地有要求外,还要兼顾食物的色、香、味及温度等。临床实践总结,口腔期吞咽障碍患者食物调配要求:①口腔感觉减退,以大食团(3~5ml)、粗糙食物为主;②口腔感觉敏感,以细腻和爽滑质地为主;③口腔运动障碍,以爽滑、稀流质或浓稠食物免咀嚼为主。咽期吞咽障碍患者食物调配要求:①咽期吞咽障碍患者恢复的早期,食物的选择可着重于稀薄流质为主;②恢复中期,食物选择以稀流质稍稠的食物为主;③恢复的后期,以浓稠爽滑食物为主。

(2) 进食体位与姿势:选择合适的体位及姿势,在不改变患者吞咽生理的情况下通过姿势来改变食物通过的路径,以此改善患者吞咽障碍的症状。采用利于患者吞咽、安全、不导致渗漏、误吸而又不容易引致患者疲劳的体位和姿势。

(3) 气道保护手法:为防止吞咽时食物误吸入气管,可在进食过程中应用相应的气道保护手法,以在吞咽时保护气道,减少食物在咽喉部残留,降低误吸的风险。

(4) 一口量:确定最适合于吞咽的每次摄食入口量。正常人每口量是流质 1~20ml,果冻 5~7ml,糊状食物 3~5ml,肉团平均为 2ml。对患者进行摄食训练时,如果一口量过多,食物将从口中漏出或引起咽部残留导致误吸；过少，则会因刺激强度不够，难以诱发吞咽反射。一般先以少量试之（流质 1~4ml），然后酌情增加。为减少误吸的风险，应调整合适的进食速度，前一口吞咽完成后再进食下一口，避免两次食物重叠入口的现象。

食团的大小和进食的速度对于某些患者能否顺利吞咽有一定的影响。某些延迟启动咽期吞咽或咽缩肌无力的患者，常需 2~3 次吞咽才能将食团咽下，如食团过大、进食速度过快，食物容易滞留于咽部并发生误吸，因此，咽缩肌无力的患者慎用或禁用大食团。另外，根据患者吞咽功能情况，指导患者改变和适应饮食习惯，速度过快，提醒放慢速度，以防误吸。

（5）食团放入口中的位置：进食时应把食物放在口腔最能感觉食物且最能促进食物在口腔中保持及输送的位置。通常的做法是把食物放在健侧舌后部或健侧颊部，这种做法不仅适合部分或全部舌、颊、口面部有感觉障碍的患者，也适合所有面、舌肌肉力量弱的患者。

（6）进食总量：进食总量必须视患者的吞咽功能及体力而定，量力而行，循序渐进。

3. 多方进行摄食知情沟通　在患者可进行直接摄食训练前，治疗师与医生、护士、家属（或喂食者）、患者间必须进行充分、清晰的沟通，对摄食训练时的体位、环境、喂食方式、喂食工具、食物选择、一口量、注意事项等进食要求进行讲解和指导，家属应熟悉患者的喂食处方，为患者提供符合治疗的食物，也需了解直接摄食可能发生的风险，明白遵从医嘱的重要性，签好喂食知情同意书；喂食者需接受喂食技巧训练。

4. 准备合适的餐具及食物　根据患者的功能选择合适的餐具将有利于顺利地完成进食。不同餐具的选择要点如下：

（1）匙羹：一般采用边缘钝厚匙柄较长，容量 5~10ml 的匙子为宜，便于准确放置食物及控制每勺食物量，不会损伤口腔黏膜。当患者手抓握能力较差时，应选用柄粗、柄长、匙面小、难以粘上食物、边缘钝的匙羹，便于患者稳定握持餐具。

（2）碗：如患者使用单手舀碗中食物有困难时，可选择广口平底碗或边缘倾斜的盘子，也可在碗底放置防滑垫，或者使用防滑碗，避免患者舀食物时碰翻碗具。

（3）杯：用普通的杯子饮水时患者需头部后仰，则有增大误吸风险的可能。此时，可选用切口杯等杯口不会接触到患者鼻部的杯子，这样患者不用费力仰头就可以饮用，从而避免误吸。或使用带吸口/吸管的杯子。

（4）吸管：普通吸管因为短且细，一般不适用于吞咽障碍的患者。若患者需要吸管，在吸口部分应改良。如在吸口或注射器上加上吸管等，慎重调整一口量。此外，还可以采用挤压柔软容器，挤出其中的食物。

（5）选择安静的环境：应尽可能尊重患者的饮食文化。进餐的环境要安静、舒适，进餐时不要大声说话，让患者尽量保持轻松、愉快的心情，以促进食欲，减少呛咳，增加进食的安全性。但是对于认知期吞咽障碍患者而言，在进食过程中营造熟悉的进食环境更为重要。

（6）喂食：喂食者必须了解患者的吞咽评估结果，熟悉喂食处方，按照喂食处方执行。如喂食者为家属或患者自行进食，在摄食训练前应对其进行喂食培训并确定已掌握，特别是食物性状的选择、姿势摆放、手法应用及一口量、喂食速度。

（7）喂食后处理：吞咽障碍患者进食后口腔及咽常有食物残留，但由于口腔及咽感觉、反射差，不能及时有效地将残留物清除，进食后残留在口腔及咽的食物容易随呼吸进入呼吸道，导致进食后潜在的肺部感染。因此进食后残留食物的清除尤为重要。进食前后口腔与咽的清洁对于吞咽障碍患者预防肺部感染是项重要措施，因此，进食后口腔护理至关重要。体位排痰对清除残留物也有帮助，也能很好地预防肺部感染，促进患者康复。

（8）记录：为了详细了解患者进食前后的情况，观察跟进进食效果，每次摄食训练后都应详细记录患者的进食情况，具体包括进食的食物、性状、每口量、总量、进食过程患者的体能改变、进食所需时间，以及进食过程有无呛咳及呛咳频率、有无残留及残留量等。通过这些真实的客观记录，可以了解患者进食的动态变化，通过对所记录信息的分析，有助于医生、护士、治疗师更精准地实施个体化的治疗方案，也有助于后续追踪，从而达到患者安全有效进食。

（9）追踪：在实施摄食训练的整个阶段，应密切观察患者是否有发热、咳嗽、咳痰、呼吸等情况的变化，如有发热、黄痰、咳嗽频率增多、肺部听诊有湿啰音，警惕吸入性肺炎的发生。同时应关注患者的营养情况及体能情况，避免经口摄食量不足或营养结构发生改变而导致营养摄入不足不均衡。

二、麦克尼尔吞咽障碍治疗技术

麦克尼尔吞咽障碍治疗技术（McNeill Dysphagia Therapy Program，MDTP）是一个系统化、以运动理论为导向，以经口进食为目的的吞咽治疗方法。该方法可广泛应用于吞咽障碍患者。所谓系统化是指利用运动的方式来训练吞咽，以循序渐进、系统的方式来达到正常化进食的目的。MDTP 必须在治疗前评估患者的吞咽方式，再找出患者不良的进食方式，并加以纠正。同时 MDTP 也强调家庭训练的重要性，进而达到帮助患者正常化经口进食的目的。所谓以运动理论为导向是指 MDTP 利用运动的原则即运动次数、运动强度，以及速度和协调性作为训练原则，以循序渐进的方式进行吞咽训练。

1. 治疗前评估　MDTP 实施之前的主要评估工具包括：①床边吞咽评估（Mann assessment of swallowing ability，MASA）；②功能性经口进食量表（functional oral intake scake，FOIS）；③食物种类等级（food hierarchy）；④视觉模拟评分法（visual analogue scale，VAS），患者对自己吞咽能力的自我评分；⑤体重及进食状况记录；⑥吞咽造影检查；⑦吞咽障碍严重度量表（dysphagia outcome severity scale，DOSS）；⑧渗漏/误吸量表（penetration-aspiration scale，PAS）。

（1）功能性经口进食量表

1 级：不能经口进食任何食物。

2 级：依靠胃管，最少量地尝试经口进食食物或液体。

3 级：依靠胃管进食，经口进食部分食物或液体。

4 级：完全经口进食单一质地的食物。

5 级：完全经口进食多种质地的食物，但需要特殊制作。

6 级：完全经口进食，无需特殊制作，但须避免特殊食物及液体。

7 级：完全经口进食，无任何限制。

（2）食物种类等级

第一级：碎冰块（5ml）。

第二级：浓稠液体——果汁类浓度（5ml）。

第三级：浓稠液体——果汁类浓度（10ml）。

第四级：稀释液体——水（5ml）。

第五级：稀释液体——水（10ml）。

第六级：浓稠液体——优格（酸奶）类浓度（5ml）。

第七级：浓稠液体——优格（酸奶）类浓度（10ml）。

第八级：需咀嚼的较软食物（需以舌头来咀嚼的食物）。

第九级：需咀嚼的较硬食物（需以牙齿咀嚼，如机械性软食）。

第十级：依患者偏好，患者应恢复以往进食数量、进食速度，以及一般进食数量。

第十一级：强调任何患者需避免进食的食物，或者教导患者在进食有困难的食物时该如何调整进食方法。

（3）吞咽障碍严重度量表

7 级：所有吞咽的情况正常。

6 级：偶有一些不适。

5 级：轻度吞咽困难，要远距离监督，可能要限制一种食物。

4 级：轻度吞咽困难，要间隔性的监督，要限制一种或两种食物。

3 级：中度吞咽困难，要完全性的监督，要利用吞咽技巧或要限制两种或多种食物。

2 级：中度吞咽困难，要完全性的监督，要完全利用吞咽技巧，偶尔可经口进食。

1 级：重度吞咽困难，完全不可以经口进食。

（4）渗漏误吸量表

1 级:食物未进入气道。

2 级:食物进入气道,存留在声带以上,并可被清除出气道。

3 级:食物进入气道,存留在声带以上,不可被清除出气道。

4 级:食物进入气道,附着在声带,并可被清除气道。

5 级:食物进入气道,附着在声带,不可被清除出气道进入声带下。

6 级:食物进入达气道声带以下,但可被清除出气道或清除入喉部。

7 级:食物进入达气道声带以下,虽用力亦不能清除出气管。

8 级:食物进入达气道声带以下,无用力清除表现。

2. 治疗疗程　MDTP 共有 15 次治疗疗程,每次 1 小时,前 2 次治疗是适应期,其主要目的是让患者了解治疗方式和学习吞咽的技巧,并且测试吞咽的基线(baseline)。

第 1 次治疗疗程的主要内容包括:①介绍吞咽治疗的原则;②陪同患者看以前所记录的资料,包括吞咽造影检查资料;③教导患者吞咽所需技巧,带领患者先以吞唾液练习如何吞咽;④处理患者以及家庭成员的问题及忧虑;⑤教导患者如何记录饮食以及如何使用吞咽技巧。

吞咽技巧是要求患者:①嘴唇轻闭;②试着不要在口腔内部移动食物/饮料;③当准备好吞咽时,吞咽越快/越用力越好;④试着把所有在口中的食物一次吞下;⑤此时可能会呛咳,但请尽量克制住,如果无法克制,咳嗽是没有关系的;⑥一旦完成吞咽动作,轻轻地清一下喉咙。用鼻子呼吸并且嘴巴紧闭之后,再进行一次吞咽,此时仍越快/越用力越好。治疗师教导患者快速/用力吞咽时,患者必须先学会吞咽的正确形态,包括头颈部姿势、嘴唇、吞咽形态。治疗师要观察患者在练习吞咽时是否有误吸的迹象,观察患者是否有:①流眼泪、呼吸方式改变、身体姿势改变;②不愿意吃下一口食物,应改变吞咽方式(如多次吞咽);③延迟咳嗽。如果发现患者有隐性误吸(silence aspiration)现象,必须做吞咽造影检查。

第 2 次治疗疗程一方面是复习上次所设的目标与饮食进展,注意患者是否忧虑并解答患者和家属所提出的问题,另一方面是继续复习吞咽的正确形态以及吞咽的技巧。先以吞唾液复习吞咽的技巧,开始用吞咽造影检查时已确认的异常吞咽阶段来学习如何正确使用吞咽技巧。

第 3~15 次治疗疗程是按照吞咽治疗的步骤,并监督患者进展,每一次治疗要达到 80~100 次的吞咽,在每次治疗结束以后,伸展舌头 15~30 秒,以增加舌头的运动范围,进而减少舌头肌肉的紧张度。

在进行 MDTP 时,如果患者在 10 次的吞咽之中,有 8 次好的吞咽,则可往下一个食物等级发展(根据患者吞咽的次数,而非食团的大小)。患者在 5 次的吞咽过程中,有 3 次以上误吸食物的情况发生,或者呛咳出食物时,则往后退一级。

3. 治疗要点　每一次的吞咽都要认真监控,并且要记录下来,以此监督治疗的进展。任何呼吸道不畅(airway compromise)的情况都要记录下来,再评估患者的吞咽情况。任何清喉咙、重复吞咽,以及吐出食物的现象都应加以记录。每一次的治疗都应记录患者吞咽成功的百分比(总共吞咽次数除以成功吞咽次数)及达到的最高食物等级。

患者在家中可练习治疗过程中成功吞咽的食物等级,同时需记录下在治疗机构外三餐所进食的食物内容,最重要的是恢复过去的饮食习惯,恢复过去的正常饮食行为。

总而言之,在训练时要注意吞咽时的身体姿势,嘴唇紧闭、增加容量(5ml)、增加进食速度和时间点,以及增加进食等级。另外要加强不同强度口腔综合训练(需咀嚼较硬食物),增加耐力,让患者尝试自己喜欢的食物,消除患者不正常的吞咽动作(需要避免的食物),如果患者在吞咽过程中有不适的状况,可给予患者 1~2 分钟的休息时间,或退后一级食物等级。

三、窒息的处理

直接摄食训练是一项高风险操作,操作者随时都要有预防窒息风险的意识并学习一定的抢救技能。

1. 窒息的原因　当食团堵塞在呼吸道或咽喉造成气流受阻时,将发生窒息。对于成年人,一块食物可能导致窒息,而对于儿童,吞食小块的食物或布丁就可能造成窒息。

2. 窒息的临床表现

(1) 窒息的先兆：在患者进餐时，应注意辨识窒息的先兆，并教会患者辨识。窒息的先兆主要表现为呼吸困难，或呼吸带有杂声，像被人扼住脖子。

(2) 如果当事人不能给出明确指示，还可以通过以下迹象来判断：①不能说话；②欲用力咳嗽而咳嗽不出；③皮肤、嘴唇和指甲发绀；④瞳孔散大，意识丧失；⑤大小便失禁等。

3. 急救方法：窒息将导致脑部缺氧，产生严重的后果，应该尽快进行急救。

(1) 海姆利克急救法（Heimlich's emergency，简称为海氏急救术）：是一项由美国学者海姆利克医生发明的简便易行、人人都能掌握的急救法。如果在家发生窒息，喂食者是现场唯一的施救者，在拨打120（或当地的紧急号码）之前，应先对患者采取海氏急救术进行急救。如果旁边还有其他人，在喂食者对患者施救时，另一个人应尽快打电话求助。如果在病房发生窒息，喂食者对患者施救时，应同时呼喊病房医务工作者求助。

海氏急救法的操作方法如下：①意识尚清醒的患者可采用立位或坐位，抢救者站在患者背后，双臂环抱患者，一手握拳使拇指掌关节点顶住患者腹部正中脐上部位，另一只手的手掌压在拳头上，连续快速向内、向上推压冲击6~10次（注意不要伤其肋骨），直至异物被排出。②昏迷倒地的患者可采用仰卧位，抢救者骑跨在患者髋部，按上法推压冲击脐上部位。这样冲击上腹部，等于突然增大了腹内压力，可以抬高膈肌，使呼吸道瞬间压力加大，肺内空气被迫排出，使阻塞气管的食物（或其他异物）上移并被驱出。因此，该急救法又被称为"余气冲击法"。如果无效，隔几秒钟后，可重复操作一次，造成人为的咳嗽，将堵塞的食物团块冲出呼吸道。③海氏急救法还可以用来自救：如果发生食物阻塞气管时，旁边无人，或即使有人，患者往往已不能说话呼救，患者必须迅速利用、神志尚清醒的两三分钟时间进行自救。此时可自己取立位姿势，下巴抬起，使气管变直，然后使腹部上端（剑突下，俗称心窝）靠在一张椅子的背部顶端或桌子的边缘，或阳台栏杆转角，突然对胸腔上方猛力施加压力，也会取得同样的效果，气管食物被冲出。如果在咽喉的后部或咽部可以看到异物，就伸进一根手指将引起梗塞的食团轻轻扣出来。注意切勿将食团更深地推入呼吸道，尤其是对小孩进行此操作时。

(2) 心脏复苏术：如上述操作之后，异物仍然滞留在呼吸道里，且患者没有任何反应，此时需要进行心脏复苏术。心脏复苏当中压迫胸腔的措施可能会使异物排出。

(3) 环甲膜穿刺：在条件许可的情况下，可用12号针头环甲膜穿刺，临时建立通气通道。同时，可请相关专业人员帮忙取出异物。

（谢纯青）

第七节　食物的选择与调配

一、食物的选择

1. 食物营养的选择　吞咽障碍患者的食物选择应基于其营养状况，从能量和成分两方面进行考量，具体内容详见本章第四节。

2. 吞咽障碍食品质构的特点　吞咽障碍患者因进食普通性状的食物有误吸风险，无论住院还是在家庭内生活，都需要根据患者的进食功能来制作符合患者吞咽功能的合适性状的平衡膳食。不仅需要尊重患者的饮食习惯、民族和信仰，同时还要考虑患者是否有其他的疾病。例如患者患有糖尿病，在制作此类患者吞咽障碍专用膳食时，既要考虑其性状，还要充分考虑患者的血糖最容易受食物的影响这一不利因素，不宜选择过多种类而又容易引起患者血糖过度波动的食材来为这类患者制作食物。

参考《中国吞咽障碍膳食营养管理专家共识（2019版）》，吞咽障碍食品应符合以下要求：①硬质固体食品（坚果、肉等）需降低固体咀嚼难度，使有咀嚼障碍患者经过少量咀嚼即可将食品吞咽；②流质食品（汤、果汁等）应减缓流动速度，使吞咽障碍患者有足够的时间协调启动吞咽肌肉收缩，从而及时关闭呼吸道，开启食物通道，避免呛咳。通过改变固体食品的质构或调整液体食品的稠度以利于患者的饮食安全，保证充分地摄取营养和水分，从而避免营养不良风险的发生。

3. 食物性状的选择　根据临床评估和仪器评估的结果，可选择适当食物性状，要求食物具备一定的内聚性，合适的黏着性，顺滑且通过口腔及咽部易变形，固体食物密度均匀。因为食物的内聚性差，则不利于成形，容易分散，易残留在咽部，误吸的风险就随之增高；而食物的黏着性过高，在咽部残留的风险亦增高。不同质地的食物根据需要添加适当的食物调整剂，可调制成不同形态。

如患者饮水呛咳，根据评估的结果可以在稀流质中添加适量增稠剂以增加黏稠度，从而减缓液体流动的速度，进而减少误吸风险。根据患者吞咽功能情况可以调配成不同稠度的液体：1 级微稠，2 级中稠，3 级高稠，见图 23-40。

通常将固体食物改成糊状或凝胶状，合适的性状包括细泥状、细馅状和软食的食物。固体食物分级标准：4 级细泥型，5 级细馅型，6 级软食型以及训练专用型，见图 23-40。

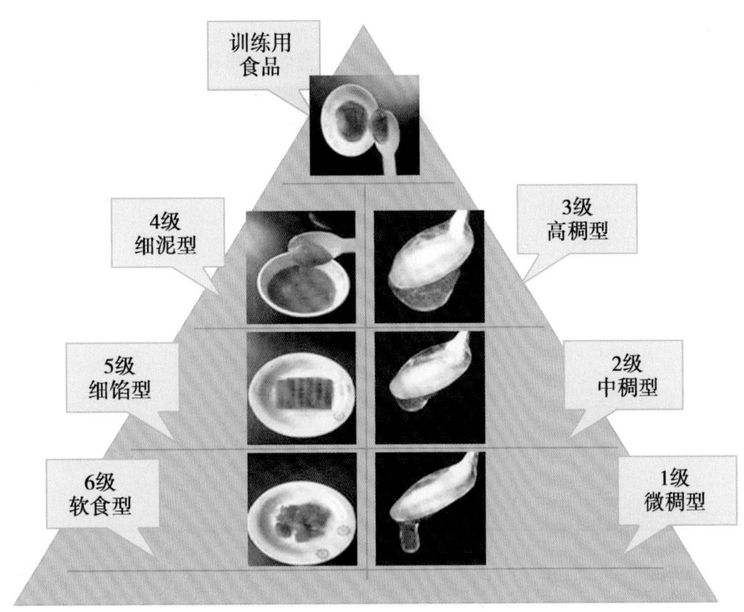

图 23-40　液体食物分级和固体食物分级图

二、食物调配

（一）液体食物的调配方法

1. 增稠剂　是吞咽功能评估与治疗的重要工具，无论是做吞咽造影还是摄食评估，都需要使用不同性状和不同种类的食物，而这些都需要使用增稠剂才能完成。吞咽造影和摄食评估的检查结果是判断及指导患者经口进食的重要依据。日常生活中喝的茶、果汁、米汤等都是流质液体，增稠剂的使用可以降低液体的流动速度，从而保证其在吞咽过程中的安全性。使用不同类型的增稠剂调配同样浓度的液体时，其使用量也不同，因此一定要仔细阅读使用说明书，结合临床评估结果分析出最适合患者进食的浓度，并且根据患者吞咽障碍的不同时期，调配不同浓度。

2. 增稠剂的类型　目前临床上使用的增稠剂多是复配增稠剂，可分为淀粉类、黄原胶类以及瓜尔胶类。其中淀粉类增稠剂的主要成分是羟丙基二淀粉磷酸酯，液体增稠后黏性较大，容易在口腔和咽部残留，且调配的液体放置一段时间后稠度容易变稀；同时，使用淀粉类的增稠剂易改变液体的口感，从而影响患者的依从性。国外把淀粉类增稠剂定位为第一代增稠剂，瓜尔胶类增稠剂为第二代增稠剂，专家们在此基础上不断创新优化，最后发现最佳的产品替代为黄原胶增稠剂。黄原胶增稠剂的主要成分是黄原胶，是第三代增稠剂。在日本，此类增稠剂被广泛应用于吞咽障碍患者中，因为其具有顺滑、稳定、速溶且不黏附、不受温度酸碱度的影响、不易改变食物的口感、不易在口腔和上消化道消化等特性。在国际上，黄原胶是集增稠、悬浮、乳化、稳定于一体的性能最优越的生物胶。1969 年黄原胶被美国食品和药品监督管理局（FDA）批准列入食品添加剂范畴,1994 年 FDA 将黄原胶列为 GRAS 物质。GRAS 是"一般认为安全"的意思,也就是在正常使用量的情况下,不用担心其安全性。1988 年国家卫生部肯定了食品级黄原胶的卫生标准,并把其列入食品添加剂名单。

3. 增稠剂的特点　不同品牌的食用增稠剂均应具备如下特点:①在室温下迅速溶解且溶解充分,冲调改造食物简易、快捷。②稳定性较好。冲调后的食物隔夜放置,稠度也不会改变。③无色无味。不会改变被调配食物的原口味。④用途广泛。可用于冷热食物、咸甜饮品。⑤可以冷藏。调制后,可以先冷藏,再烹调,冷藏时间可高达 24 小时,从而增加了供餐的便利性。所以在购买和使用增稠剂时,重点应考察增稠剂是否具备以上这些优良特点,以便选出最合适的增稠剂。

4. 增稠剂调制液体的分级　为了方便各个部门之间、吞咽治疗小组各个成员之间的沟通与交流,提供较为准确的患者进食功能水平信息,增稠剂调制后的食物根据浓稠情况,参考《中国吞咽障碍膳食营养管理专家共识(2019 版)》中推荐液体分为 3 个级别,即:1 级,微稠型,2 级,中稠型,3 级,高稠型,见表 23-4。

表 23-4　不同性状液体食物的解析

	1 级(吸)	2 级(喝)	3 级(吃)
性状描述	入口便在口腔内扩散,下咽时不需要太大吞咽力量	在口腔内慢慢扩散,容易在舌头上聚集	明显感觉到黏稠,需要一定的吞咽力量
适用人群	吞咽障碍程度较轻的患者	中度吞咽障碍患者及首次开始尝试进食的患者	重度吞咽障碍患者
质地描述	倾斜勺子,容易流出	如果用汤匙搅拌,仅有少量痕迹残留于汤匙表面。可以用杯子喝	倾斜勺子不会马上流到杯沿
应用	吞咽造影检查和喉镜检查	吞咽造影检查和喉镜检查	吞咽造影检查和喉镜检查
黏度(mPa·s)	50~150	150~300	300~500
LST 值(mm)	36~43	32~36	30~32

5. 增稠剂与液体食物的调配　根据评估的结果确定患者合适的液体稠度,可将液体与增稠剂混合调配成合适的黏稠度,需要注意的是,过稀或过稠都是不安全的。不同品牌的增稠剂的用量也会有所差异,具体可以根据产品的说明书。根据《中国吞咽障碍膳食营养管理专家共识(2019 版)》中推荐液体分为 3 个级别,其标准的制作:选用增稠剂舒食素 S(由日本 NUTRI 股份有限公司生产,执行标准代号为 GB 26687-2011)制作,不同稠度的配制方法为如下:低稠度(100ml 温开水加入舒食素 S 1g,充分搅匀);中稠度(100ml 温开水加入舒食素 S 2g,充分搅匀);高稠度(100ml 温开水加入舒食素 S 3g,充分搅匀)。

(二)固体食物的调配方法

对于固体类的食物,如米饭、肉类、坚果,调配不仅要求降低吞咽障碍患者咀嚼的难度,还要使食物顺滑,不引起口腔残留,因此仅用搅拌机搅拌后的食物是达不到上述效果的,必须添加食物调整剂。

1. 食物调整剂　是一种增加食物爽滑度的粉剂,主要成分是糊精,多糖增稠剂(黄原胶、槐豆胶、琼脂、瓜尔胶)。只需添加少量就可迅速成胶,增加食物的爽滑度,减少食物在口腔、咽喉部及食管的粘连,减少残留,降低呛咳及误吸风险。食物调整剂不改变食物本身的味道和营养,只改良食物性状和质地,更利于吞咽。

2. 食物调整剂调配食物的特性与分级　加入食物调整剂烹调出来的食物应具备以下特点:①不改变食物的味道;②不易造成残留。根据患者吞咽评估结果显示的安全性及有效性、吞咽造影结果来确定适合患者的固体食物性状,优先选择细泥、细馅或者软食。未经专业人员评估与指导,不建议吞咽障碍患者擅自使用未经食物调整剂调配后的食物。调整剂调制后的食物根据形状,参考《中国吞咽障碍膳食营养管理专家共识(2019 版)》可分为 3 个级别,即:4 级细泥型,5 级细馅型,6 级软食型。摄食训练是使患者吞咽功能提高最快的方法,但必须要考虑其安全性,也就是说应选择误吸极少量且在安全量以上,与其他吞咽保护训练方法同时应用但不会导致患者肺部感染的食物级别,也就是吞咽障碍专用的"训练用食品"。

(1) 细泥型食物制作

特点:均质、光滑、易聚集形成食团、可用汤匙舀起、易吞咽;不易在口咽部残留、误吸,见图 23-41。

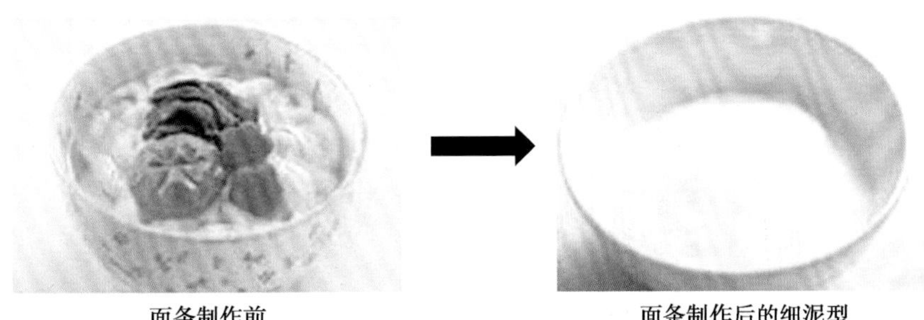

图 23-41　细泥型食物

适应人群:适合咀嚼能力差但有意识地将舌头推向上腭的患者,口腔运送较好的患者,可以经口进食的患者。

制作过程:各种肉、根茎类、叶菜类、粥等在 70℃以上都可以加入舒食素 U 进行充分搅拌后制成细泥状食物,其制作见图 23-42。

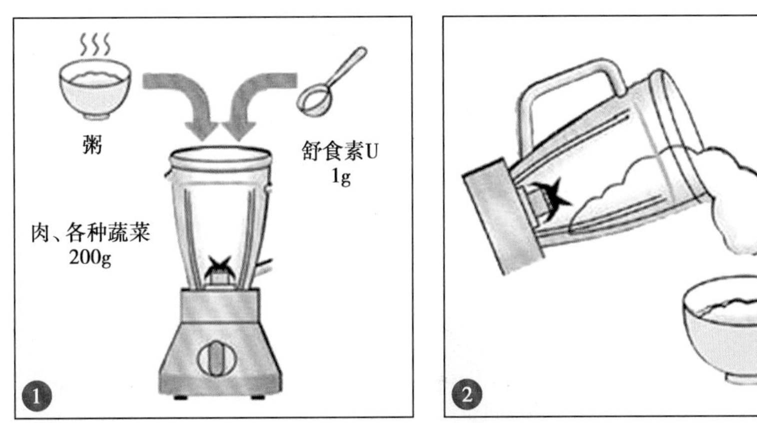

图 23-42　细泥型食物的制作过程

(2) 细馅型食物制作

特点:不均质、容易形成食团、容易变形、口腔没有残留,见图 23-43。

适应人群:适合舌头与上下腭可以压碎食团且可以通过舌头运送食团的患者。

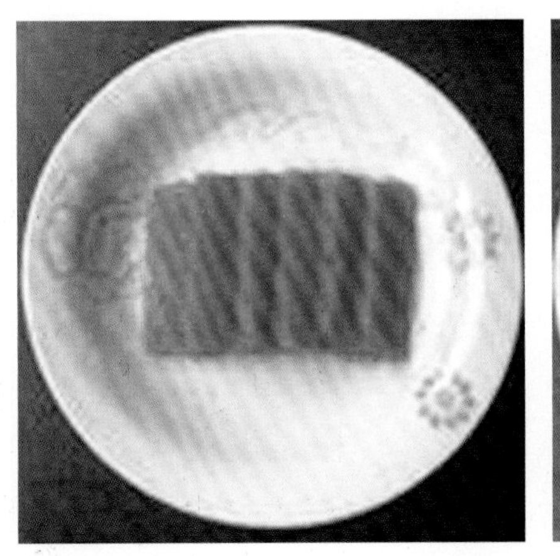
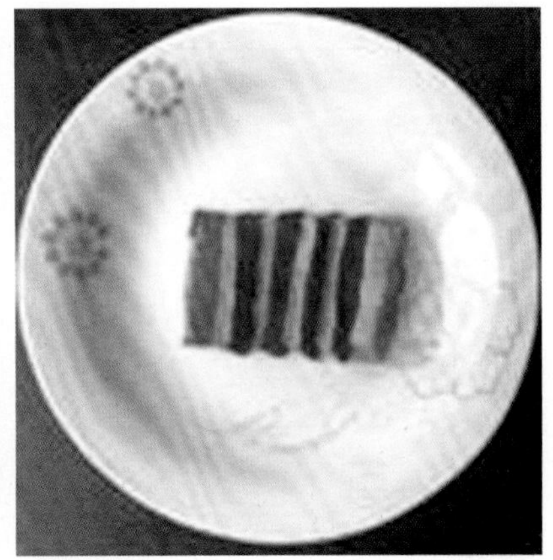

图 23-43　细馅型食物

制作过程：各种肉、根茎类、叶菜类、粥在70℃以上都可以加入舒食素U搅拌30秒后制成细馅状食物，其制作过程见图23-44。

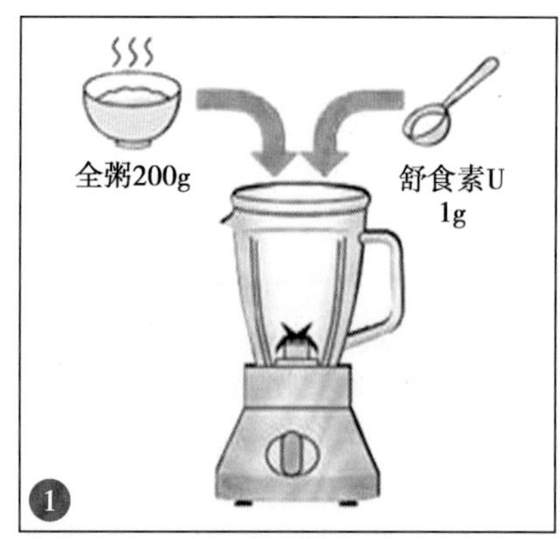

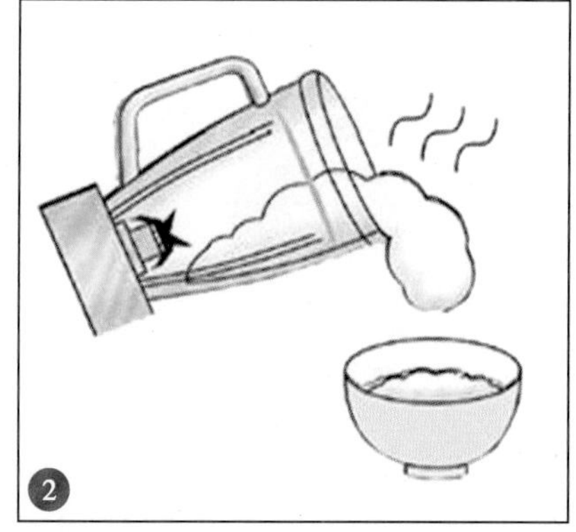

图23-44　细馅型食物的制作过程

（3）软食型食物制作

特点：成团、可以夹起或者切断，见图23-45。

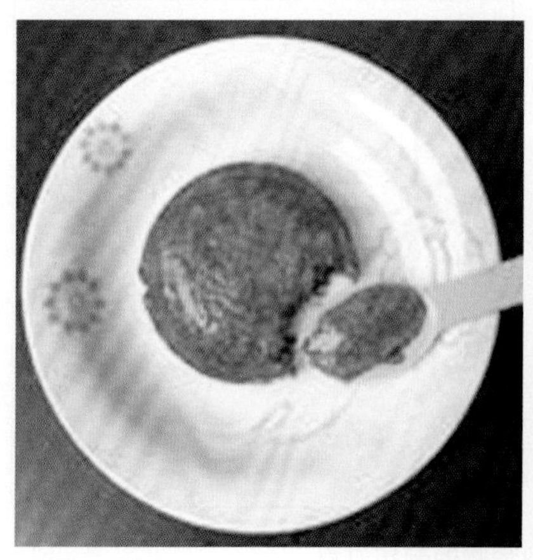
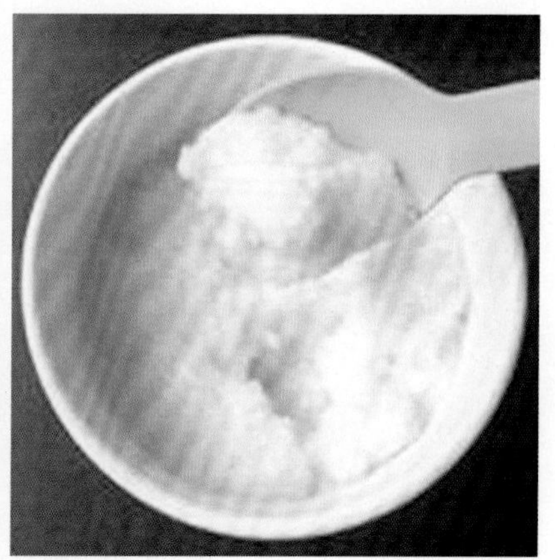

图23-45　软食型食物

适应人群：高龄老人以及存在误吸风险的吞咽功能及咀嚼功能下降的人群。

制作过程：各种肉、根茎类、叶菜类、粥在70℃以上都可以加入舒食素U搅拌10秒后制成软食状食物，其制作过程见图23-46。

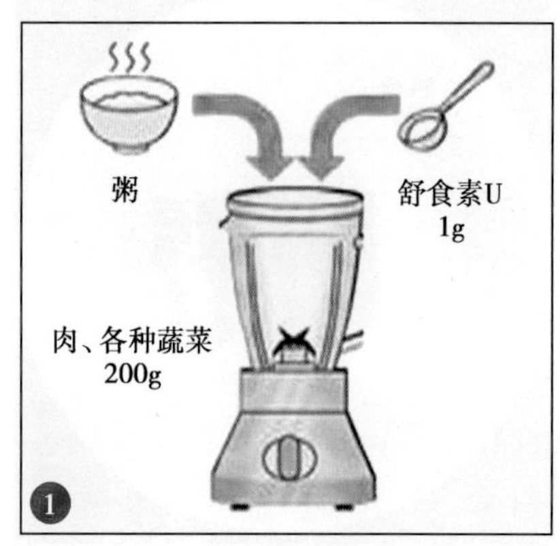

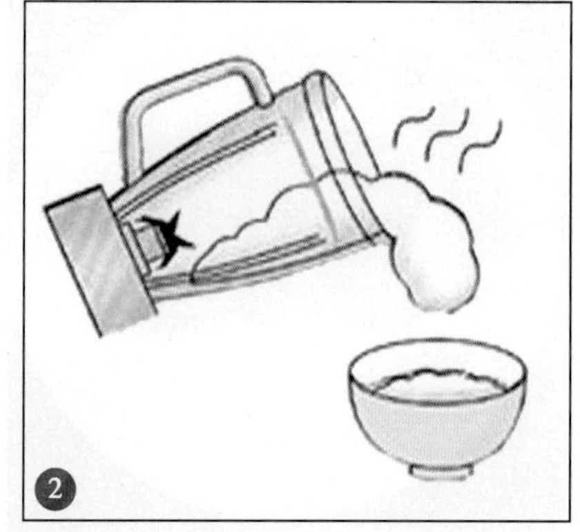

图23-46　软食型食物的制作过程

(4) 训练用食品制作

特性:均质、附着力较低、内聚性较高、硬度较软、脱水较少的冻状食品。容易舀成片状,见图 23-47。

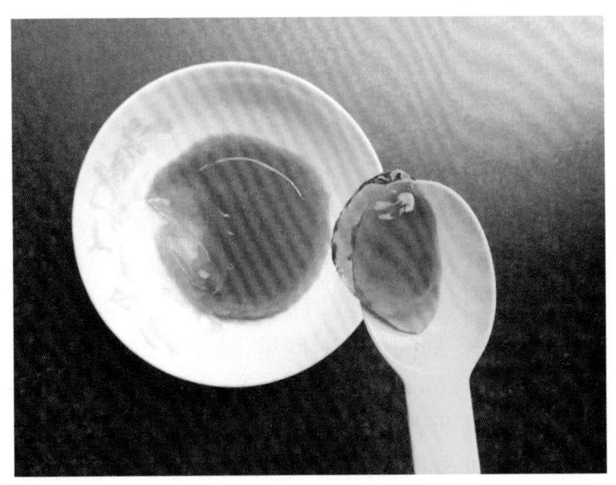

图 23-47　训练食品

适用人群:适合拔管前后和开始经口进食训练的吞咽障碍患者。

制作过程:200ml 开水加入 1.5g 的舒食素 G,冷却后即成水凝胶,见图 23-48。

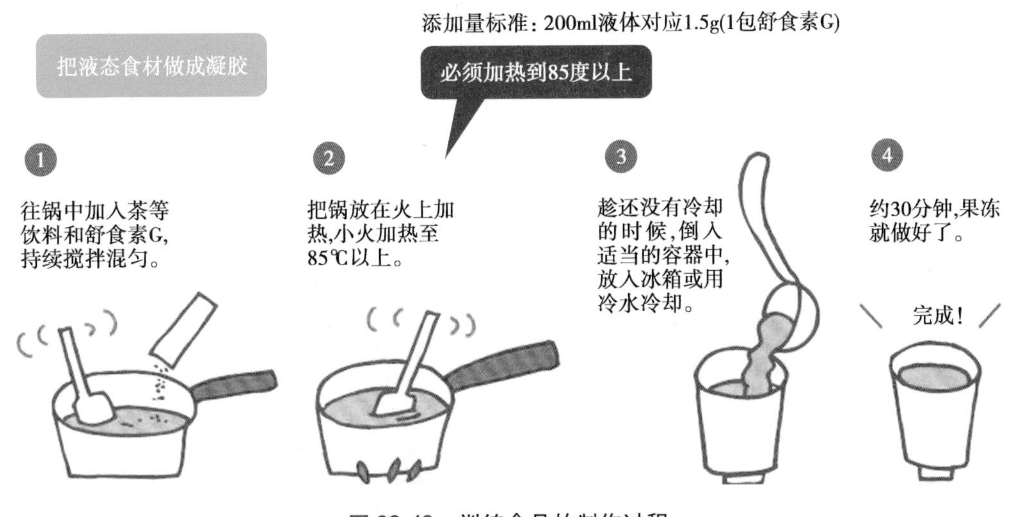
添加量标准:200ml液体对应1.5g(1包舒食素G)
把液态食材做成凝胶
必须加热到85度以上
1
往锅中加入茶等饮料和舒食素G,持续搅拌混匀。
2
把锅放在火上加热,小火加热至85℃以上。
3
趁还没有冷却的时候,倒入适当的容器中,放入冰箱或用冷水冷却。
4
约30分钟,果冻就做好了。
完成!

图 23-48　训练食品的制作过程

(三) 其他食物的调配

1. 米糊的制作　即婴幼儿米粉用开水冲调成所需性状的米糊,适用于只需一般条件改变食物性状而又无误吸的患者。

2. 烂饭的制作　把软餐的食物加少量水或汤混合制作,原则上以不滴水为准,适用于咀嚼和舌头运动稍差的患者。

3. 碎餐的制作　把软餐或普餐的食物剪碎,适用于有部分咀嚼能力的患者。

(万桂芳)

第八节　吞咽障碍的营养治疗

一、概述

误吸、吸入性肺炎、营养不良是吞咽障碍患者最常见的并发症。在吞咽障碍管理中,营养是首先需要而且是必须解决的问题。吞咽障碍的营养状况对康复有至关重要的作用，特别是合并有很多基础疾病、吸入性肺炎、重症等。营养不良（malnutrition）指因能量、蛋白质及其他营养素缺乏或过度，导致身体成分变化和功能减退乃至临床结局发生不良影响。吞咽障碍患者往往是摄入不足。营养风险（nutritional risk）是指营养因素对患者结局（感染有关并发症、住院日等）产生负面影响的风险。有营养风险或营养不良的患者，应结合临床制订营养方案。

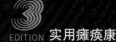

住院患者营养不良或医源性营养不良，是目前临床营养面临的主要问题。医院患者营养不良的发生率在 30%~55%。营养不良尤其是在伴有吞咽障碍的患者发病率更高，会降低机体抵抗力，使患者的体力、耐力降低，并发症发生率和疾病死亡率增加，住院时间延长，最终导致医疗成本和费用进一步提高。

营养不良的发生是由于经口或非经口摄入量缺乏或不足。机体发生营养不良的原因有 3 个方面：①机体摄入不足；②胃肠道消化吸收不良；③机体需要量增加。例如，在吞咽障碍患者中，脑卒中患者可能是存在营养不良和脱水的最大风险人群。在 3 周的住院时间里，脑卒中患者营养不良的发生率可能多达 56%。

合理的营养支持途径分为肠内营养（enteral nutrition，EN）和肠外营养（parenteral nutrition，PN）。前者可以通过经口或是非经口进食摄取，或者从两者结合中摄取。在大部分头颈部癌症患者的康复过程中，营养摄取通常开始于非经口进食，往往先通过鼻饲管，然后是经口和非经口进食的结合，最后是完全经口进食。脑卒中恢复期的患者，营养摄取进程是相似的。然而，这些患者的认知状态、警觉程度、对营养摄取过程的理解等，都必须加以考虑。

一个全面的吞咽障碍治疗方案的制订，需要有一个营养小组参与。营养小组应包括医生、护士、营养师、言语治疗师、作业治疗师、物理治疗师、家属及患者等。

二、营养支持的流程

如图 23-49 所示，营养支持是一个系统工程，需要营养小组的紧密协作。基本流程包括营养筛查、营养评估、营养支持、营养监测。①营养筛查的目的在于将具有营养风险的高危人群识别出来；②营养评估的目的在于全面评估患者的营养状况及吞咽情况，制订相应的营养计划，如营养目标、营养途径；③营养支持为最后的营养计划的实施阶段；④营养监测为定期评估患者的营养改变，修正营养支持计划。本章将按此流程分别叙述。

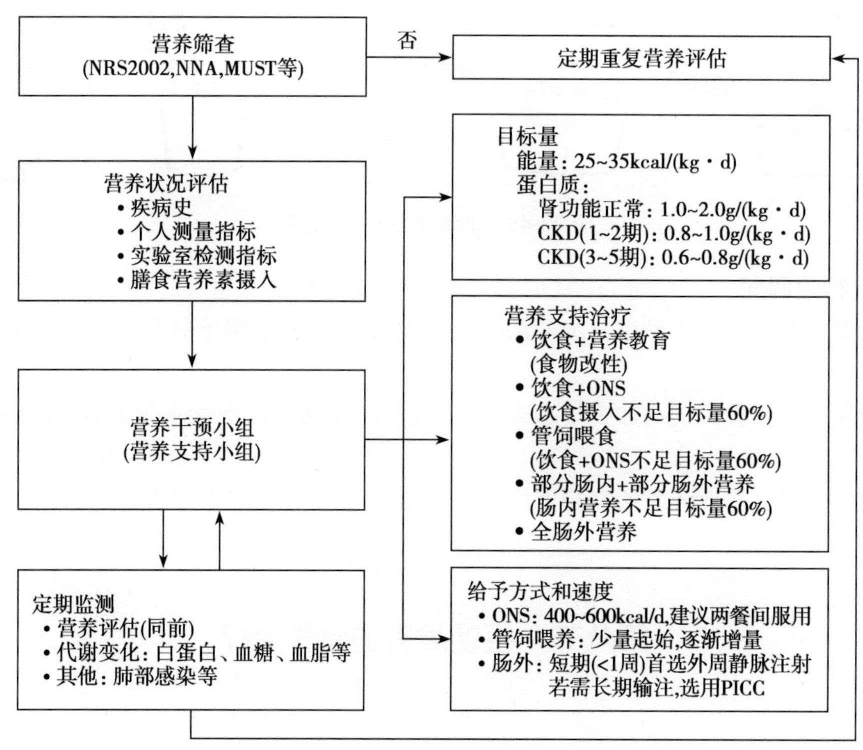

图 23-49　吞咽障碍患者营养管理流程

三、营养风险筛查与评估

（一）营养的管理

首先是对患者的营养进行准确把握，特别是对存在营养风险的患者。营养风险的筛查是营养干预的第一步，也是重要的一步。对于筛查有营养风险的患者要进一步进行评估。营养不良存在很多风险，已经逐渐被临床医生所重视。在治疗疾病的同时，营养状况也会发生变化，在治疗过程中应密切评估与监测患者的营养状况。

目前营养评估的方法较多，但是尚无一种或一组评估方法能够对营养不良作出既敏感又特异性的诊断。在临床工作中应尽量采取综合的营养评估方法进行营养状况筛查和评估。吞咽功能的筛查与评估也是营养不良评估的重要组成部分。

（二）营养风险筛查

吞咽障碍是营养不良的一个重要因素。与吞咽障碍一样，确定营养状况也从筛查过程开始，随后是详细的评估。需要筛查出早期以及定期的营养不良危险，以便进行适当的营养干预。

营养筛查，首先是了解病史，如体重减轻、食欲、恶心和食物摄取。目前有多个筛查工具，如主观全面评估(subjective general assessment，SGA)、营养不良通用筛查工具(malnutrition screening tool，MUST)、营养风险筛查(nutritional risk screening，NRS)、简易营养评估等。下面重点介绍临床常用的 NRS-2002。

1. 内容　2002 年，在欧洲肠外肠内营养学会大会上，推出了用于成年住院患者营养风险筛查的工具 NRS-2002，该量表分为初筛表和最终筛查表，详见表 23-5、表 23-6。

表 23-5　NRS-2002 的初筛表

问题	是	否
1. 体重指数(BMI)<18.5?		
2. 最近 3 个月内患者的体重有减轻吗?		
3. 患者在过去的 1 周内有摄食减少吗?		
4. 患者的病情严重吗?（如，在重症监护中）		

注：如果任何一个问题的答案“是”，则按照表 23-7 进行最终筛查。如果回答“否”，每隔 1 周要重新进行筛查。如果患者需要大手术，则要考虑预防性的营养治疗计划以避免大手术伴随的风险。

表 23-6　NRS-2002 的最终筛查表

疾病的严重程度	
正常营养需要量	0 分
骨盆骨折或者慢性病患者合并有以下疾病：肝硬化、慢性阻塞性肺病、长期血液透析、糖尿病、肿瘤	1 分
腹部重大手术、脑卒中、重症肺炎、血液系统肿瘤	2 分
颅脑损伤、骨髓抑制、ICU 重症患者(APACHE>10 分)	3 分
营养状况受损评分	
正常营养状况	0 分
3 个月内体重减轻>5%或最近 1 周的进食量(与需要量相比)减少 25%~50%	1 分
2 个月内体重减轻>5%或 BMI 18.5~20.5 或最近 1 周的进食量(与需要量相比)减少 50%~75%	2 分
1 个月内体重减轻>5%(或 3 个月内减轻>15%)或 BMI<18.5(或人血清白蛋白<35g/L)或最近 1 周的进食量(与需要量相比)减少 75%~100%	3 分
年龄评分	
<70 岁	0 分
≥70 岁	1 分

注：

（1）疾病严重程度+营养受损状况+年龄总分数≥3 分，说明患者存在营养风险，需要营养支持；分数<3 分，患者需要每周重测。如果患者安排有重大手术，要考虑预防性的营养支持，以报告联合风险状况。

（2）疾病严重程度评分标准

3 分：患者在加强病房中靠机械通气支持，蛋白质需要量增加而且不能被人工营养支持所弥补，但是通过人工营养可以使蛋白质分解和氮丢失明显减少。

2 分：患者因为大型的腹部手术等原因长期卧床。蛋白质的需要量逐渐增加，但是大多不能通过人工营养来弥补。

1 分：患者患有慢性疾病住院所致营养不良等并发症。患者身体虚弱但可以常常离床活动，蛋白质需求量增加，但是不能通过经口进食来弥补。

2. 标准　NRS-2002 总评分≥3 分的住院患者需制订营养支持计划，对评分暂时<3 分者，可以定时进行再次营养风险筛查。

3. 应用评估　在临床上，医生、营养师、护士都可以进行此项量表的操作。对于住院的吞咽障碍患者，营养不良的临床筛查一般由护士完成。目前 NRS-2002 是评估肠外肠内营养支持适应证有用的筛查工具。NRS 方法突出的优点在于预测营养不良的风险，而且简便易行、医患有沟通，通过问诊和简易测量即可在 3 分钟内迅速完成评定。因为无创、无医疗耗费，患者的接受程度非常好。NRS 的优势还在于能够前瞻性地动态判断患者营养状态的变化，便于及时反馈患者的营养状况，为调整营养支持方案提供证据。筛查的结果可用于指导进一步的护理，例如请营养师进行一个全面的营养评估，或者记录饮食和液体摄入量。

4. 注意事项　在营养评估中，营养筛查相对简单快速，主要检查是否存在与营养不良相关的临床特征。营养筛查必须是定期的，应侧重于可能的吞咽障碍对于营养状况的影响，而不是侧重于以前的营养状况，营养不良的危险性应在入院 48 小时内应建立起来。结果可指导适当的会诊，如请营养师会诊，进行评估和处理。

（三）营养评估

1. 营养史　获得患者的进食日志（如 3~7 天的饮食摄入记录）对评估营养状况非常有帮助。需指导患者和家属或照顾者记录进食的时间、量、食物的准备方法等。另外要求患者回忆最近 24 小时的进食情况也可辅助判断。

营养史的其他内容如近期饮食习惯的变化、对食物的耐受等详见表 23-7。

表 23-7　营养评估表

医疗史	身体评估	营养史	生化检查
初步诊断	目前体重和最近体重变化	饮食史	白蛋白
临床并发症	牙齿情况	最近饮食习惯的变化	电解质
目前的认知状态	利手和最近利手变化	厌食症史	尿素氮/肌酐
神经状态	日常生活活动能力	对食物的耐受	前白蛋白
肺炎病史	协调能力	食物种类的医学限制	转铁蛋白
胃肠道病史	水肿	使用营养补品	血红蛋白
药物治疗回顾	进食技巧	维生素补充剂	葡萄糖
吞咽检查结果		酒精的摄入量	
计划医疗程序			

2. 医疗史　患者原发病诊断、临床并发症、有无误吸性肺炎病史、精神状态，特别是最近状态的变化、吞咽检查结果等均应仔细询问，或查阅患者病例记录。

3. 患者所处的社会环境、经济情况应给予记录。

4. 人体测量

（1）体重（weight）：营养评定中最简单、直接而又可靠的指标，可从总体上反映人体的营养状况。对于水钠代谢、心功能正常的患者是非常有效、简单的营养监测指标。

（2）体重指数（body mass index，BMI）：BMI 是反映蛋白质-热量营养不良的可靠指标之一。

（3）三头肌皮褶厚度（triceps skinfold thickness，TSF）：TSF 的正常参考值男性为 8.3mm，女性为 15.3mm。实测值相当于正常值的 90%以上为正常，80%~90%为轻度营养不良，60%~80%为中度营养不良，<60%为重度营养不良。

（4）上臂肌肉周径（AMC）：AMC=臂周径（cm）-[TSF（mm）×0.314]。

（5）人体成分测量法：包括生物电阻抗法和双能 X 线吸收测量法。

5. 实验室测量法

（1）血清蛋白水平测定：包括白蛋白、前白蛋白、转铁蛋白和视黄醇结合蛋白等。持续的低白蛋白血症被认为是判定营养不良的可靠指标，半衰期较长，一般认为反映最近 2～3 周的营养状态。与白蛋白相比，前白蛋白的生物半衰期短，约为 1 天，血清含量少且体库量较小，故在判断蛋白质急性改变方面似较白蛋白更敏感。但前白蛋白是负性急性期反应蛋白，受应激、感染等影响，因此，推荐同时检测 C 反应蛋白（C-reactive protein，CRP），一种正性急性期反应蛋白，如果 CRP 在正常范围内，用前白蛋白的结果反映蛋白的营养状况则较可靠。

（2）血钠和血尿素氮：存在脱水时血钠和血尿素氮水平升高，轻至中度的脱水可掩盖低白蛋白血症，甚至出现白蛋白水平的假性升高。

（3）免疫功能：全淋巴细胞计数、皮肤迟发超敏反应。

（4）血清氨基酸比值：血清氨基酸比值＝甘+丝+谷+牛/亮+异亮+蛋+缬，>3 提示蛋白质营养不良。

四、营养目标

吞咽障碍的膳食管理目的是保持患者良好的营养状况、预防误吸、脱水和延缓吞咽功能损害，因此应根据患者的病情制订个体化的治疗方案。

1. 能量　不同疾病阶段，给予的能量目标是不同的。对于病情平稳的吞咽障碍患者，总能量可按 25～35kcal/kg；对于重症或病情不稳的患者，可适当减少能量至标准能量的 80%左右；对于有严重营养不良者，尤其是长期饥饿或禁食者，应严格控制起始喂养目标量，逐渐增加营养素摄入（包括肠内和肠外途径），避免再喂养综合征的发生。

2. 蛋白质　蛋白质目标需要量为 1.0～2.0g/（kg·d），如伴有慢性肾病患者（chronic kidney disease，CKD），非替代治疗期间，CKD（1～2 期）蛋白质目标需要量为 0.8～1.0g/（kg·d）和 CKD（3～5 期）为 0.6～0.8g/（kg·d），强调补充优质蛋白质。

3. 碳水化合物　《中国居民膳食营养素参考摄入量（2013 版）》推荐健康人碳水化合物摄入量占总能量的 50%～65%，疾病状态时可适当增减。

4. 水　水是膳食的重要组成部分，是一切生命必需的物质。人对水的需要量与体重和能量消耗成正比，水的参考摄入量为 30ml/（kg·d），疾病状态时适当增减。

5. 营养监测　在营养支持的实施过程中需要定期监测，评估当前的进食状况、胃肠道症状、营养素摄入量和营养状况，以便及时调整营养支持方案。

（唐志明）

第二十四章 痉挛的治疗

第一节 药 物 治 疗

一、口服药物

（一）服药原则

口服抗痉挛药物一般适用于全身多部位的肌肉活动亢进，在受累肌群较多、局部治疗效果不佳时应用。下列情况下应首选口服抗痉挛药物治疗：①患者伴有痉挛性疼痛，睡眠减少，癫痫发作和张力异常；②所有肌群均可见无选择性的动作，伴有认知障碍的患者；③四肢瘫患者。使用口服抗痉挛药物可以不同程度地改善痉挛患者的被动或主动功能，还可改善患者的舒适度。

（二）常用口服抗痉挛药物

临床上常用的全身性抗痉挛药物可以分为以下几类：①神经递质抑制剂，如巴氯芬（氯苯氨丁酸）、甘氨酸及其前体物质等。②苯二氮䓬类，如地西泮（安定）、氯硝西泮等。③影响离子外流的药物，如丹曲林、拉莫三嗪等。④单胺类药物，如替扎尼定、可乐定等。⑤其他，如妙纳、复方氯唑沙宗等。上述药物中只有巴氯芬、安定、丹曲林、替扎尼定这 4 种药物被 FDA 批准用于中枢神经系统疾病所致痉挛的治疗，而且巴氯芬和替扎尼定只能限于成人使用。

1. 巴氯芬（baclofen） 即氯苯氨丁酸，其化学名为 4-氨基-3[4-氯苯基]丁酸，是一种 GABA 的结构衍生物。GABA 不能通过血脑屏障，但巴氯芬可以通过血脑屏障。在解除肌肉强直、痉挛状态、痉挛性疼痛等方面，该药已成为使用最广泛的药物之一。

（1）药理作用：巴氯芬与位于突触前的 GABA 能中间神经元神经末梢的 GABA-B 受体结合后产生膜超极化，突触前膜 Ca^{2+} 内流受限，内源性兴奋性神经递质如天冬氨酸、谷氨酸等兴奋性氨基酸释放减少。另外，巴氯芬与位于突触后的Ⅰa 感觉传入神经末梢的 GABA-B 受体结合，也使膜超极化，导致 K^+ 外流增加，结果使突触前抑制得到进一步增强。目前认为，巴氯芬与 GABA-B 受体结合也抑制了 γ 运动神经元的活性，从而使肌梭的敏感性降低。最终的效应是应用巴氯芬可抑制单突触与多突触的脊髓反射，使锥体束受损后引起的骨骼肌痉挛状态缓解、肌张力下降，有助于骨骼肌运动功能的恢复。

（2）临床应用：巴氯芬从 1971 年开始首先应用于多发性硬化（multiple sclerosis，MS）、脊髓肿瘤、脊髓空洞症、运动神经元疾病、横贯性脊髓炎与脊髓损伤（spinal cord injury，SCI）所导致的骨骼肌痉挛，随后又扩大用于脑性瘫痪、脑卒中与脑外伤等引起的肢体痉挛状态，均取得了比较满意的效果。目前临床上广泛应用于脊髓损伤、多发性硬化、儿童脑性瘫痪、脑卒中及脑外伤后的肢体痉挛状态等。

本药初始剂量不宜太大，一般为 5mg/次，3 次/d 或 5mg/次，2 次/d，老年人为 2.5mg/次，3 次/d，以后逐渐加量，直至理想的效果出现。一般每 3 天或更长时间（4~7 天）调整一次剂量，调整时每天总量增加 5mg，或每天早、中、晚分开加服 5mg，即第 1 天早上加 5mg，第 2 天中午加 5mg，第 3 天晚上加 5mg。加药间距与药量决定于患者对药物的耐受及疗效，必要时可逐渐调整剂量后加量至药效最大、副作用最小而给予维持量。

推荐的最大剂量为 80mg/d，分早、中、晚、睡前共 4 次给药（20mg q. i. d. ），但更高的剂量也曾成功使用过。如有文献报道最大有效剂量曾达 150mg/d，甚至 300mg/d 仍是安全的。一般有效维持量为 30~80mg/d，很少超过 100mg/d。对每个患者无固定剂量,应在严密观察下实行个体化原则。对痉挛严重、口服药不良反应比较大或其他治疗效果不理想的患者,可以考虑采用巴氯芬鞘内注射(详见后述),鞘内给药时所需剂量仅为口服药的 1%。

服药后大多数于 3~7 天起效,达到最佳疗效的时间为服药后 2~4 周。如需停药,应逐步减量以避免副作用出现。减量方法与增加剂量方法相同。

巴氯芬虽未被 FDA 批准用于儿童,但临床上有在儿童患者中应用的报道。临床医生建议儿童的初始用量为 2.5~5mg/d,最大剂量为 30mg(2~7 岁)至 60mg(8 岁或以上)每天。

(3) 副作用:镇静作用(嗜睡)、头晕与乏力(中枢神经系统抑制),并可影响注意力和记忆力,且可发生精神错乱,在肌无力影响功能时,考虑停药,此外,尚有低血压、癫痫发作等。剂量突然减少或不连续给药,会产生严重的巴氯芬撤药综合征,症状包括癫痫、混乱、幻觉、肌肉活动亢进反跳与高热。

(4) 注意事项:巴氯芬应用的禁忌证包括已知对巴氯芬过敏者,2 岁以下幼童,帕金森病,终末期肾功能衰竭。合并消化性溃疡、癫痫、精神病、延髓麻痹、呼吸与肝肾功能障碍等疾病的患者应用时要慎重。妊娠患者必要时才用,妊娠初期最好不用。药物可见于母乳中,但量甚少,可继续受乳。本药可影响反应性,故服药后驾驶车辆或操作机器时应特别小心。

本药与其他中枢神经系统抑制剂如酒精等有协同作用。老年人较易产生中枢抑制作用,故应降低剂量,并避免与中枢神经系统抑制剂同服。三环类抗抑郁药可增强巴氯芬的作用,可致肌张力过低。巴氯芬可增强抗高血压药物的作用,需要合并用药时应调整抗高血压药物的剂量。

巴氯芬需要停药时务必缓慢减量。逐渐缓慢减量可避免反跳及副作用的发生。

巴氯芬过量时可致肌肉张力低下、头晕、呼吸抑制、昏迷、抽搐等,可用洗胃、活性炭吸附等方法加速药物的排出。水杨酸毒扁豆碱静脉注射可能有帮助。

2. 地西泮(diazepam)　即安定,属于苯二氮䓬类药物,是最古老的抗痉挛药,至今还在临床上广泛应用,口服吸收很好。

(1) 药理作用:一般认为该药作用于颞叶中部等大脑皮质的几个部位,其他如丘脑、基底神经节、小脑、脑干网状结构和脊髓的多突触通路。它们对脊髓上的作用似乎更为重要。

(2) 临床应用:广泛使用于脊髓源性的肌肉活性亢进,其抗痉挛效果已被双盲试验证实,而且效果呈剂量依赖性。在脑瘫患儿中,安定已被双盲试验证明对运动失调和痉挛均有效,多数患者症状的改善归于全身性普遍的放松。在偏瘫痉挛中,安定的效果经常被其副作用所掩盖。

安定治疗的初始剂量为睡前 5mg,需要时可加量至 10mg。白天的治疗可以从每天 2 次,每次 2.5mg 开始。常用的治疗剂量 5~40mg/d。安定可缓慢增量至 60mg/d 或更多,分次给药。儿童剂量范围为 0.12~0.8mg/(kg·d),分次给药。由于中枢抑制作用,作为抗痉挛药物用途时常于夜间使用以防痉挛干扰睡眠。

(3) 副作用:①中枢神经系统抑制,与酒精有协同作用。这种作用可以减轻激惹与焦虑,但也可降低警觉性,导致白天嗜睡、注意力与记忆损害、智能下降和运动协调性改变。②用量的安全范围较广,但过量致死的可能性仍然存在。安定中毒的主要症状是昏睡、呼吸抑制,渐发展为昏迷。③长期应用可产生依赖性,直至真正成瘾。若减量太快或突然停药会产生撤药综合征,一般在安定停药后 2~4 天时症状发作。症状表现包括坐立不安,焦虑,激动,易怒,震颤,肌束震颤或颤搐,恶心,眶后痛,对触觉、味觉、嗅觉、光、声特别敏感,失眠,梦魇,癫痫,高热及精神症状甚至死亡。症状的严重性与撤药前剂量有关。

3. 丹曲林(dantrolene)　用于缓解症状,特别是阵挛,适用于所有原因引起的上运动神经元综合征(UMN)。通常用于脑源性痉挛状态,也可作为脊髓源性痉挛状态的辅助用药。

(1) 药理作用:该药在全身性抗痉挛药中独一无二的特性是作用于肌纤维而不是在神经水平。通过诱导骨骼肌、平滑肌和心肌肌质网的钙离子释放,降低肌肉活性。也有部分去神经兴奋-骨骼肌收缩耦联的作用,因此降低了兴奋-收缩耦联的作用力。在骨骼肌中,丹曲林对快缩肌纤维的收缩力影响较大,降低神经兴奋的频率,缩短肌肉长度。目前认为大量的 Ca^{2+} 增加兴奋性或作用于收缩肌纤维可部分地减弱丹曲林的作用。丹曲林降低位相性牵张反射的效果优于紧张性牵张反射,表现为剂量依赖性。此外,该药还影响梭内肌和梭外肌纤维，使其抗痉挛的效果部分与肌梭敏感性有关。

（2）临床应用：包括脑卒中、脊髓损伤。

丹曲林初始剂量为25mg/d，可渐加量至每天3~4次，100mg/次（每4~7天加量25mg）。大剂量使用丹曲林时，需监测肝毒性和其他副作用。然而，临床效果并不与剂量明显相关，在100mg/d时有一个平台。最大剂量为400mg/d，以降低肝毒性和肌无力的危险性。一般应维持于治疗效果最好、副作用最小时的剂量为宜。儿童用量为开始2次/d，0.5mg/（kg·d），缓慢增加给药次数和剂量直到达到最好效果。最大剂量通常为3mg/kg，4次/d或少于100mg，3次/d。

（3）副作用：最主要的是肝毒性，因此，在丹曲林给药之前需检查肝功能，然后定期复查，若肝酶显著升高时需减量或停药。大部分病例迅速停药后肝功能可逆转。另外，作为一种降低肌力的药物，可能会导致体位性的并发症，如脊髓损伤患者躯干稳定性丧失。丹曲林也有镇静作用，可能导致昏睡、嗜睡、不适、恶心和呕吐、乱语、眩晕、腹泻和感觉异常。然而，与巴氯芬和安定相比，丹曲林较少引起昏睡或认知障碍。

4. 替扎尼定（tizanidine） 是咪唑类衍生物，是相对选择性肾上腺素受体激动剂，有脊髓或脊髓上的降低张力和止痛作用。替扎尼定可用于降低多发性硬化、脊髓损伤、脑卒中和脑外伤患者的肌张力。

（1）药理作用：该药在脊髓或脊髓上水平具有激动中枢α_2-肾上腺素受体的活性，也可与咪唑类受体位点结合。它可抑制脊髓中间神经元突触前末梢兴奋性氨基酸（如谷氨酸和天冬氨酸）的释放，也可促进抑制性神经递质氨基乙酸的活性，这些机制使皮质脊髓通路受到抑制。在痉挛患者中，替扎尼定可剂量依赖性地降低牵张反射和多突触反射的活性。它还可以增强人体H反射的抑制以及降低异常的共同收缩运动。这些作用可改善痉挛患者的临床症状。

（2）临床应用：可降低多发性硬化、脊髓损伤、脑卒中和脑外伤患者被动牵拉时的肌肉活性。

初始治疗剂量为夜间单次给药2~4mg，应非常缓慢地增量，尤其是MS患者。通常每2~4天增量0.5~1片（4mg/片），直到达到治疗目的且副作用最小时维持用药剂量。最大推荐剂量为36mg/d，3~4次/d。对主要为夜间痉挛所困扰的患者，夜间1~2次剂量治疗效果可能最佳。

（3）副作用：与其他抗痉挛药物相似，副作用与剂量有关，且可通过剂量调整降到最小。最主要的副作用是镇静作用，近50%的患者有嗜睡现象，口干，疲乏以及眩晕。也有肌无力的报道，常见于MS患者。替扎尼定降血压的作用对低血压患者有轻度危险，一般不提倡和降血压药物合用（尤其是可乐定）。

5. 妙纳（myonal） 是由日本卫材株式会社研制和开发的骨骼肌松弛药，其主要成分是盐酸乙哌立松（eperisone hydrochloride）。

（1）药理作用：服用该药20分钟后，人肌梭的传入神经纤维的活性即被阻滞，同时可以阻断γ运动神经元发出的神经冲动，这种作用对人类具有选择性，不直接作用于动物的肌梭；相应地，盐酸乙哌立松也可通过作用于γ运动神经元降低肌梭的敏感性，从而达到骨骼肌松弛的作用。另据报道，盐酸乙哌立松具有促进随意运动的作用，如四肢的伸展和屈曲，但不会降低肌力。

除此之外，盐酸乙哌立松还具有类Ca^{2+}拮抗剂和阻滞肌肉交感神经的作用，直接作用于血管平滑肌，舒张血管，增加血流；直接抑制痛觉反射，具有止痛的作用。通过上述3个独特的作用阻断肌肉痉挛的恶性循环，从而改善肌痉挛状态。

（2）临床应用：主要用于脑卒中、脑外伤后等痉挛性瘫痪和紧张型头痛，治疗因肌张力增高所致颈肩臂综合征、肩周炎、腰痛等，对于普通骨骼肌松弛药无法治疗的病例往往也有效。

治疗剂量150mg/d。通常起始量为成人25mg/次，3次/d，饭后口服。3天后达常规用量50mg/次，3次/d。可视年龄、症状控制情况酌情增减，最大剂量不超过400mg/d。

（3）副作用：主要包括骨骼肌过度松弛、胃肠道反应、肝功能损害等。因此有药物过敏史、肝功能障碍的患者需慎重给药；因老年人的生理功能降低，应适当减量；有关妊娠中用药的安全性尚未确立，因此哺乳期妇女应避免用药，不得已用药时，应停止哺乳。

（三）常用口服抗痉挛药物的比较

上述5种药物是目前临床上治疗痉挛的常用口服药物，其特征比较见表24-1。

表 24-1　常用口服抗痉挛药物的特征比较

药物	剂量	半衰期	作用机制	疗效	副作用
巴氯芬	15mg/d 开始，逐渐加量至75mg/d，最大剂量 80mg/d	3.5h	突触前抑制剂，与 GABA-B 受体结合，使传入神经超极化，抑制兴奋性氨基酸释放，降低单突触与多突触传导	创伤性脊髓病变、MS、脑性瘫痪、脑卒中	头晕、恶心、嗜睡、口干等，撤药太快可致癫痫、幻觉等
安定	开始剂量 4mg/d，最大剂量 40mg/d	27~37^{+}h	增加突触前、后抑制，与 GABA-A 受体有关，经轴索节段和节段上水平，以降低多突触传导为主	脊髓病变、MS、脑卒中、脑性瘫痪	嗜睡、困倦、共济失调、依赖性、戒断发作
丹曲林	25～50mg/d，最大剂量400mg/d，疗程 45~60 天	8.7h	直接作用于骨骼肌，减少钙离子的释放，影响肌肉收缩的联系	脑卒中、脑性瘫痪、创伤性脊髓病变、MS	乏力、腹泻、恶心、头晕、肝毒性，治疗剂量即有全身无力
替扎尼定	逐步加量，由 4mg/d 开始，至 24mg/d，最大剂量36mg/d	2.5h	中枢性 α_2-肾上腺素受体激动剂，能抑制突触前兴奋性氨基酸释放，可能增加肌力	脑与脊髓源性痉挛	嗜睡、眩晕、低血压，系可乐定衍生物，慎与降血压药合并应用
妙纳	开始剂量 75mg/d，3 天后常规剂量 150mg/d，最大剂量 300~400mg/d	1.6~1.8h	作用于 γ 运动神经元，抑制肌梭的传入冲动，同时可以阻断 γ 运动神经元的自发冲动	脑、脊髓病变所致痉挛性瘫痪，紧张型头痛，因肌张力高所致颈肩臂综合征、肩周炎、腰痛	困倦、头痛、失眠、恶心、呕吐、食欲不振、腹痛、腹泻、皮疹等

二、局部注射药物

（一）常用局部注射抗痉挛药物

目前临床上常用的局部注射抗痉挛药物可以分为以下几类：①局部麻醉药物，如利多卡因、依替卡因和布比卡因等。②乙醇类化合物，如乙醇、苯酚等。③肉毒毒素，如衡力（中国）、Dysport（英国）、Botox（美国），它们都属于 A 型肉毒毒素（BTXA）。上述 3 类药物以下给予分别讨论。

1. 局部麻醉药　对于肌肉和神经的传入或传出冲动具有一过性的阻滞作用，因而临床上使用该药为痉挛患者进行肌肉组织内或神经周围的局部麻醉阻滞，可暂时缓解疼痛，抑制痉挛肌群，降低肌张力。

（1）药理作用：局麻药用于局部神经组织可以阻断神经的传导，而且它的作用是可逆的，在以适当浓度使用时不会引起神经纤维和神经元的损害。它的主要传导阻滞作用包括减弱或阻止由细胞膜轻微去极化引起的细胞膜对钠离子渗透性，特别是在神经节区域内。神经干部位的局部麻醉可引起神经分布区域内的感觉和运动双重瘫痪。

（2）临床应用：痉挛患者局部麻醉阻滞常用的部位为肌肉组织内和神经周围。①肌肉内局部麻醉即神经肌肉阻滞：当药物被注射到肌肉内的肌肉-神经接头点附近时，肌肉内阻滞就可产生最大的效果，且疗效和已知的局麻药对肌肉-神经接头点的敏感性相符。②神经周围阻滞：当局麻药被注射到外周神经周围时，它会顺浓度梯度由外表面扩散到核心，首先阻滞位于神经干外部皮质的神经纤维。它们被阻滞的持续时间也比中央部位的纤维持续时间长。对于痉挛患者来说，上述两者注射都是有效的，但无论采用何种注射部位，都需使用探测性电刺激技术来定位。

（3）副作用与注意事项：①过敏反应，比较少见。如轻度的过敏性皮疹，甚至出现致命的过敏反应。所以在局麻药注射时，需要有复苏设备，并有能处理急性心肺急症的专业人员随时到场。相对来说，这一副作用易见于可卡因、普鲁卡因、丁卡因等。②神经毒性，在神经周围注射后具有低度的神经毒性，主要表现为神经髓鞘和轴突的破坏。③全身毒性反应，如果局麻药不慎进入全身血液循环，它们将干扰神经功能。中枢神经系统最先表现为中枢神经的兴奋，包括多动、震颤和抽搐等；严重过量的病例则于兴奋反应之后出现中枢神经抑制，而且可能由于呼吸衰竭而死亡。轻微过量的患者可能会出现暂时的症状，如头晕、意识不清、视觉模糊或听觉受损等。局麻药全身浓度过高还将影响到心血管系统，如可能出现血压的下降和心血管反射的抑制，心肌兴奋性、传导性和收缩力降低等。④其他，如注射部位血肿，严重肝功能障碍的患者应避免过量使用（肝内代谢），下肢局麻药注射后可出现行走和转移方面的改变，甚至会出现关节损伤或跌倒的危险。

2. 乙醇阻滞 尽管乙醇的安全性要优于苯酚，但目前乙醇在治疗痉挛方面的应用却远不及苯酚广泛，在痉挛的治疗中主要用于儿童。

（1）药理作用：乙醇于神经周围注射时，低浓度（5%～10%）乙醇的作用类似于局麻药，可降低钠、钾离子的传导性；而较高浓度的乙醇则可非选择性地使蛋白变性，并使细胞质脱水和沉淀，从而破坏神经细胞。

（2）临床应用：乙醇治疗肌痉挛临床上主要通过神经周围注射、肌肉内注射等方式给药。有关神经鞘内乙醇注射的报道极少。虽然乙醇是通过破坏肌肉和神经组织发挥作用的，但它在邻近运动点的肌肉内注射是安全有效的，可以缓解肌肉的肌张力过高，而神经周围注射则可引起感觉异常或疼痛等不良反应。

通常认为，用于治疗肌痉挛所需的乙醇浓度范围在35%～60%。但也有学者指出，在对成年患者的实际应用中，上述浓度不足以获得较长时间的阻滞效果，因而建议使用无水（98%）乙醇进行肌肉运动点的注射。最近，有学者将乙醇与0.5%～1%的利多卡因联合使用，治疗肢体肌张力异常和痉挛性斜颈。

（3）副作用与注意事项：与苯酚相比，有关乙醇注射副作用的报道较少。主要包括注射时的疼痛、皮肤瘙痒、局部充血（潮红）、永久性周围神经麻痹等。有些患者在注射高浓度后可立即表现出急性酒精中毒的体征和症状，需给予紧急处理。

鉴于乙醇肌肉内注射可致灼痛，有学者建议，应给患者（尤其是儿童）服用镇静剂或施行全身麻醉。在注射部位的皮肤表面应用利多卡因喷剂或膏剂，或在乙醇阻滞前预先在注射部位注射利多卡因或其他局麻药，这样可减轻注射过程中的疼痛。

3. 苯酚阻滞 苯酚是苯的主要氧化代谢产物，对周围神经具有破坏作用，表现为非选择性地使组织蛋白变性，导致神经组织坏死，从而降低肌张力。苯酚被用于抗痉挛治疗，最早是采用神经鞘内注射的方式，后来分别用于神经周围注射和肌肉内注射。此后，苯酚一直用于成年脑卒中患者或颅脑损伤患者，同样在脑瘫儿童也有成功应用的报道。不过，该技术所引起的副作用较多。因此，注射中利用探测性电刺激技术定位尤为重要。

（1）药理作用：同乙醇一样，苯酚可以使蛋白质变性，导致组织坏死。苯酚于神经周围注射时，其破坏作用在不同神经纤维类型之间不具有选择性，但与所使用苯酚的浓度相关。5%苯酚盐水注射后1小时，注射部位的周围神经发生凝固，但位于中心部位的轴突受影响较小。注射后数周，神经纤维会发生Wallerian变性，但大多数轴突包括γ传出神经轴突最终可再生。如果仅注射2%的苯酚盐水溶液，则主要作用是破坏神经周围的微循环，将导致小血管闭塞和注射区域纤维化，并可能引起长期效应。

（2）临床应用：苯酚可采用神经周围注射、肌肉内注射、神经鞘内和硬膜外注射等方式给药。临床上以前两种为主要给药方式。鞘内注射的方式现已很少用于抗痉挛治疗。硬膜外苯酚注射一直用于阻滞其他方法无法到达的近端肌肉，如髂腰肌、腰方肌、或腰部和骶部椎旁肌肉等，其他情况下慎用。尽管苯酚的安全性不及乙醇，但目前苯酚在治疗肌痉挛方面的应用却远较乙醇广泛。

（3）副作用与注意事项：该技术所引起的副作用较多，主要包括注射过程中的疼痛、慢性感觉异常和慢性疼痛，以及血管毒性反应所引发的局部血管并发症等。苯酚过量可致颤动、晕厥、中枢神经系统反应性降低和心血管系统衰竭等。为安全起见，苯酚1天内的总用量不得超过1g，同时应避免将苯酚注射到血管。苯酚的苯环核心在反复注射后对患者尤其是儿童还有潜在的骨髓毒性和生殖毒性反应。

4. 肉毒毒素注射 肉毒毒素（botulinum toxin，BTX）能抑制突触前膜神经递质——乙酰胆碱的释放，从而导致肌肉松弛性麻痹。BTX能有效降低肌张力，改善关节活动度、自主神经反射、步态、姿势等，并使会阴易于清洁，且副作用较少。在肉毒毒素治疗问世之后，肉毒毒素注射已成为抗痉挛治疗的最新进展，随着其适应证不断扩大，肉毒毒素在临床上的应用越来越广泛。有关肉毒毒素在痉挛治疗中的应用，详见本章第五节。

（二）常用局部注射抗痉挛药物的比较

乙醇和苯酚常用于神经周围注射以阻滞大肌肉群，而肉毒毒素如若用于大肌肉，其有效剂量将超过中毒剂量的最低下限，可产生副作用，因此，肉毒毒素常应用于有选择性定位的小肌肉群。临床上，神经松解剂和肉毒毒素的选用常基于患者的痉挛、预后以及治疗目标。肉毒毒素注射由于不具有组织破坏效应，且对传出神经具特异性作用，常用于治疗需要有较大主动活动功能的痉挛肢体；而苯酚和乙醇则由于具有慢性组织学效应和对感觉神经的破坏作用，适用于治疗病情较严重或预后不良的患者（表 24-2）。在这种情况下，感觉功能的保留不是十分重要，而对肌肉痉挛的主要治疗目的是提高患者的生活质量，更方便肢体的活动。

有关各种局部治疗药物的特性、适应证和不良反应详见表 24-3、表 24-4。

表 24-2　苯酚阻滞与肉毒毒素阻滞的比较

项目	经皮苯酚阻滞	肉毒毒素阻滞
注射部位和步骤	适用于较大肌肉 常采用神经刺激器来定位运动点或运动支，或预先注射局麻药	适用于受混合性神经支配的远端小肌肉 注射技术较苯酚简便，可直接向肌腹内注射，有时也可采用肌电图引导或超声定位
作用机制	神经松解性：对神经的短期局麻作用；使神经脱髓鞘和/或轴突变性	通过化学性去神经支配作用，抑制神经-肌肉接头处乙酰胆碱的释放
起效	立即或在 24 小时内	72 小时内出现麻痹作用，2~4 周内达顶峰
效应持续时间	运动点：2~5 个月 运动支：2~8 个月	3~5 个月
效力消退	逐渐地	迅速地
常见副作用	注射部位水肿、瘀斑、疼痛	同苯酚
少见副作用	感觉异常、周围组织纤维化	疲劳、恶心、头痛、全身乏力、感染
禁忌证	感觉神经密集区，对苯酚过敏者	神经-肌肉接头处冲动传递障碍，如重症肌无力或运动神经元疾病
抗体形成	可能性不大	可能发生，并使阻滞无效
试剂成本	便宜	每 100U/小瓶需 800~1 900 元人民币，每个成年人需 300~600U

表 24-3　各种局部治疗药物的特性

药物	机制	注射部位	受阻滞的组织	起效时间	持续时间
局麻药	离子通道阻滞	外周神经周围或肌肉内	感觉运动神经，肌肉，神经-肌肉接头	数分钟	数小时
乙醇（>10%）	组织破坏 血液循环损害	外周神经周围或肌肉内	感觉运动神经，肌肉，神经-肌肉接头	<1 小时	2~36 个月
苯酚（>3%）	组织破坏 血液循环损害	外周神经周围或肌肉内	感觉运动神经，肌肉，神经-肌肉接头	<1 小时	2~36 个月
肉毒毒素	突触前 Ach 释放的阻滞	肌肉内	神经-肌肉接头	数天	3~6 个月

表 24-4 各种局部治疗药物的适应证和不良反应

药物	最大剂量和浓度	主要不良反应	适应证	技术要求
局麻药	利多卡因(0.5%~2%)<4.5mg/kg	中枢神经和心血管毒性	长效阻滞前的效果检测	刺激运动点
	布比卡因(0.25%~0.75%)<3mg/kg	过敏反应	佩带支具或矫形器前的肌肉放松	配备复苏设备
	依替卡因(1%~1.5%)<6mg/kg		肌内注射前止痛	
乙醇(>10%)	10%~50%	注射部位疼痛(肌内注射+)	近端和大的肌肉	刺激运动点
		慢性感觉减退和疼痛(神经周围+)	不需过分考虑感觉完整性	肌肉"冲洗"
		血管并发症	达到卫生和舒适的目的	
		永久性外周神经麻痹	与肉毒毒素联合使用	
苯酚(>3%)	<1g(5%苯酚 10ml)	注射部位疼痛(肌内注射+)	近端和大的肌肉	刺激运动点
		慢性感觉减退和疼痛(神经周围+)	不需过分考虑感觉完整性	
		血管并发症	方便个人卫生的保持以及追求舒适等	
		永久性外周神经麻痹	与肉毒毒素联合使用	
肉毒毒素	3 个月内 ≤600U (用 Botox)	没有明显的不良反应	易于肌内注射的肌肉 感觉完整性不可缺少 主动功能的目的 与神经松解剂联合使用	刺激以终板为目标 稀释到 100、50 或 20U/ml

注:+表示属于严重不良反应。

三、鞘内注射药物

(一) 概述

鞘内治疗方法最初尝试用于不能步行的患者,他们大部分下肢肌肉活动亢进,如脊髓源性的屈肌痉挛。后来也有鞘内给药用于大脑源性痉挛患者的报道。

长期鞘内给药需要外科介入,在腹壁皮下植入一输液泵,然后将一条管通入蛛网膜下腔,涉及腹部和腰区外源性物质的长期存留问题。目前常规使用的微型注射泵有 3 种,即机械气动式、电动和手动式(图 24-1)。把这些泵植入到皮下后,必要时可通过皮下注射进行再灌注药液(通常每 3~6 个月 1 次,依每天剂量而定)。可靠的植入输送系统可让药物长期缓慢地释放入鞘内间隙。将来,带泵患者可在首选药物不能缓解痉挛时更换药物。当效果不理想时,患者可要求随时手术去除注射泵。

泵放置的并发症包括脑脊液的潴留、头痛和脑脊液渗漏。最常见的远期并发症包括导管扭曲、移位、阻塞、皮肤破损和感染等。若发生这些情况,常需要拔除泵。另外还有电池失灵和泵中储药量耗尽,这些并发症常引致药物过量或阻碍释放,导致严重的后果。鞘内中枢抑制剂过量(如巴氯芬)可引起呼吸抑制和昏迷,若不及时处理可致死。在这种治疗方法问世及经过 FDA 批准之后,已有数例鞘内给予巴氯芬致死的报道。通过硬膜外给药而不是鞘内给药可以将一些外科并发症减少到最小,但缺乏对这两种方法的对比研究。

(二) 鞘内注射常用药物

1. 巴氯芬(baclofen) FDA 已批准经泵鞘内注入巴氯芬(intrathecal baclofen,ITB)治疗痉挛。对口服巴氯芬效果不佳或不能耐受其副作用的严重痉挛患者,中早期可使用鞘内给药。

(1) 剂量:最初持续释放剂量为 25μg/d,渐增至满意的抗痉挛效果,通常维持量在 100~400μg/d。有些作者报告了高达 1 500μg/d 的剂量。巴氯芬泵需每 3 个月进行一次再灌注。鞘内给药的巴氯芬半衰期约 5 小时。

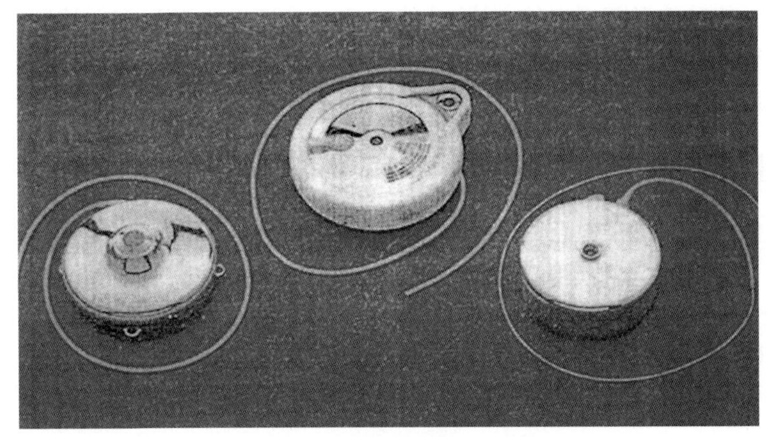

图 24-1　3 种常用的微型注射泵

（2）临床疗效：鞘内巴氯芬给药可降低肌紧张和痉挛，在部分患者中还可改善舒适度和被动活动能力。ITB 对括约肌功能的影响，与口服巴氯芬、可乐定的效果相同。ITB 可减少急性尿失禁和无抑制性膀胱挛缩，在膀胱排空后残余尿量较少的患者中使用效果较好。

（3）副作用：除上述由于机械原因及人为错误造成的药物过量或停药可导致昏迷或呼吸抑制，造成致命的后果外，ITB 最常见的副作用包括：张力过低，嗜睡、昏睡，恶心或呕吐，血压过低和头痛，还包括暂时的肺不张、直立性低血压、阳痿和术后假性脑脊膜膨出。痫样发作也与导管阻塞或一次性鞘内给药后的急性撤药综合征有关。在脑损害患者中的发生率高于脊髓病变患者。

2. 可乐定（catapres）　鞘内给予可乐定用于治疗 SCI 患者的痉挛和疼痛取得了满意效果。可乐定对步态和脊髓反射的效果在不完全性截瘫患者中也进行了评估。痉挛和多突触反射呈剂量依赖性地降低，与动物实验中观察到的一致。鞘内给药还可减轻逼尿肌反射亢进，在脊髓损伤患者中降低肛门括约肌痉挛和疼痛。在巴氯芬无效或产生耐药性时作为巴氯芬的替代品。然而，在人和动物中均可观察到，鞘内注射可乐定可降低心率和血压，还可造成口干及镇静作用。可乐定鞘内给药的降血压效果常使患者不能忍受。这些显著的血流动力学改变及镇静作用限制了鞘内给予可乐定在抗痉挛治疗中的应用。

3. 吗啡（morphine）　吗啡的水溶性很好，在鞘内或硬脑膜外给药后可全身缓慢地吸收。与其他可溶性镇静药相比，止痛效果持续较长，血中聚积浓度很低。其他药物往往迅速被吸收，再分布。单剂量 1~2mg 鞘内或硬膜外给药可显著降低脊髓病变引致的痉挛和疼痛。应在评估之后再进行泵的植入，吗啡最终剂量为 2~4mg/d。

然而，即使鞘内吗啡给药剂量只有 0.4mg 或 0.5mg，也有可能发生耐药性、瘙痒、恶心、胃肠排空减慢、低血压、尿潴留和呼吸抑制等症状。在这些症状中，呼吸抑制最危险，常发生于鞘内给予吗啡 1~2.5mg 之后。发生的程度、速度和持续时间与吗啡静脉注射用于止痛时发生的情况相同。

（胡昔权）

第二节　物 理 治 疗

一、概述

1. 物理治疗缓解痉挛的目的　在辅助治疗由中枢神经系统损伤所产生的痉挛方面，物理治疗的目的是缓解由于痉挛所引起的疼痛，防止关节挛缩变形，提高患者的运动能力，尽可能地改善其生活质量。

2. 物理治疗缓解痉挛的方法　临床上除利用物理因子等一般性物理方法外，主要采用的运动疗法包括：神经发育技术、手法治疗和功能性活动。其中，神经发育技术是依据人体正常神经生理和发育的过程，利用多种感觉的刺激，运用诱导或抑制的方法，使得患者逐步学会如何在控制肢体痉挛的状态下，以一种正常的运动方式去完成日常生活动作的一类治疗方法；手法治疗是通过被动牵拉，关节负重，肌腱挤压、轻刷和振动等特殊的手法缓解肢体局部痉挛的方法；功能性活动是诱导患者如何在控制痉挛的同时，自主地完成一些日常的生活动作；一般性物理治疗是利用功能性电刺激、生物反馈、温度刺激和超声波等疗法作用于患者，起到缓解或辅助缓解痉挛的作用。

二、神经发育技术

神经发育技术是依据人体正常神经生理和发育的过程，即由头到脚、近端到远端的发育过程，以中枢神经系统障碍患者为主要治疗对象，利用多种感受的刺激（躯体、语言、皮肤、视觉、听觉、前庭感觉等），运用诱导或抑制的方法，使得患者逐步学会如何以一种正常的运动方式去完成日常生活动作的一类治疗方法，其典型代表为：Bobath 技术、Brunnstrom 技术、Kabat-Knott-Voss 技术（PNF 技术）和 Rood 技术等。具体内容可见本书第十八章神经发育治疗技术。

三、手法治疗

在缓解痉挛方面，物理治疗除了上述利用神经发育技术以外，还有一些临床上常用的手法治疗，包括：被动牵拉、关节负重和其他局部缓解痉挛的手法。

（一）被动牵伸

是物理治疗缓解痉挛的手法技术中最常用的手法，它不但可以起到暂缓痉挛及保持痉挛肌群纤维长度的作用，还可以维持关节的活动范围，防止关节僵硬变形。由于中枢神经系统损伤后痉挛的出现，使得肢体不能自主地活动，肌肉纤维逐渐钙化短缩，关节周围结缔组织增生，关节液变得黏稠，最后形成粘连，严重时引起关节变形，因此，在早期痉挛出现时，对痉挛肌肉进行适当的牵拉是极其重要的。

被动地、缓慢地、长时间地牵拉痉挛的肌群可通过作用于关节内感受器、肌梭和 Golgi 腱器，激化出对痉挛的抑制反应。被动的牵拉手法主要通过治疗师徒手、借助外力、器械等方法来完成，但有时由于患者的痉挛程度不严重，为了便于在家中进行康复训练，也可采取自我牵拉的手法，帮助缓解其肢体的痉挛。下面介绍几种由治疗师徒手完成的常用的被动牵拉方法：

1. 躯干的被动牵拉手法 躯干肌肉的痉挛把患者的身体禁锢得像一只水桶，不但阻碍了患者呼吸和心肺功能的正常发挥，限制了躯干屈、伸和旋转等动作的自如发挥，也给患者肢体运动功能的恢复和日常生活动作的完成带来了巨大的障碍。临床上常用的缓解患者躯干痉挛的方法为：

患者呈仰卧位，治疗师立于患者身体的一侧，被动地屈曲患者的一侧或双侧下肢后，用一只手固定患者的一侧肩胛带，另一只手固定同侧的骨盆，然后缓慢地把其骨盆推向对侧，实施对患者一侧（如偏瘫患者）或双侧（如截瘫患者和脑瘫患儿）躯干肌群的牵拉（图 24-2）。

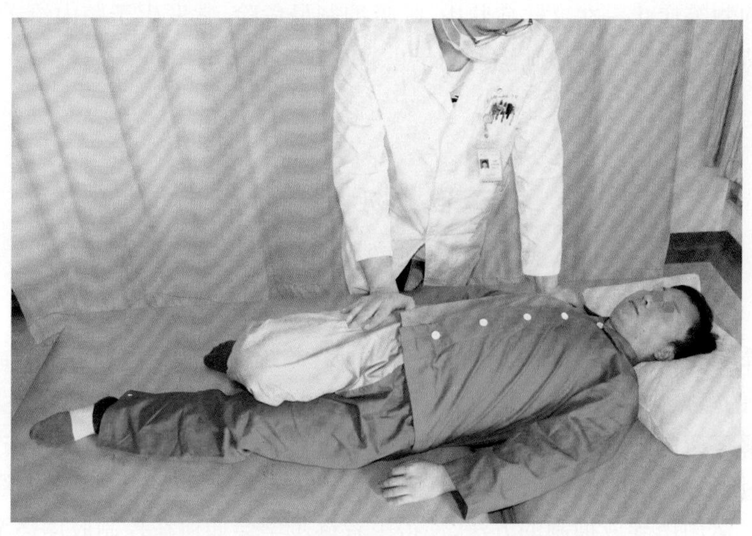

图 24-2 对患者躯干痉挛肌群的牵拉手法之一

对于那些痉挛较严重的患者，可以让他们呈侧卧位，治疗师立于患者的背侧，身体尽可能地靠近患者的身体，先把患者的双腿屈曲后，治疗师用一侧肘关节的内侧作用于患者肩胛带的前部，另一侧肘关节的外侧作用于同侧骨盆的后部，然后，同时向内（肩胛带）和向外（骨盆）用力，缓慢牵拉患者这一侧躯干痉挛的肌群（图 24-3）。

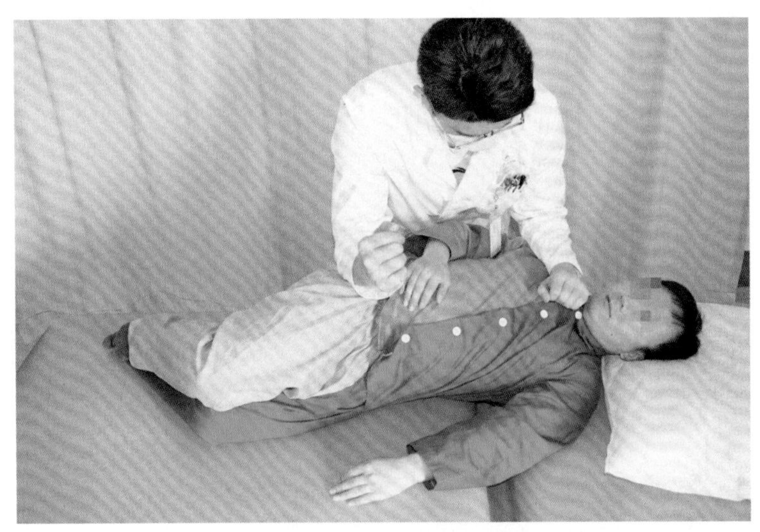

图 24-3　对患者躯干痉挛肌群的牵拉手法之二

除了对躯干旋转肌群进行被动牵拉以外，对躯干伸肌痉挛的被动牵拉（特别是对截瘫和脑瘫患者躯干伸肌的牵拉），也是必不可少的。具体操作方法：患者呈仰卧位，治疗师面向患者跪坐在训练床上，被动地把患者的双侧膝关节屈曲后，缓慢地、直接地把它们推向患者的胸前，并尽可能地使其骨盆离开床面，在运动的末端稍作停留后，再慢慢地回到起始位。

2. 上肢的被动牵拉手法　当躯干的痉挛得以缓解后，治疗师便可开展对患者上肢近端部位及远端部位痉挛的缓解。临床上常用的方法为：

（1）牵拉肩关节的伸展肌群：患者呈仰卧位，治疗师先把患者的肱骨头还原于关节盂内（尤其是偏瘫患者），以肩关节的中心为轴心，一只手固定患者的上臂，另一只手固定患者的腕关节，然后使患者手臂向上完成肩关节的屈曲运动（图 24-4）。同时，在此种体位下，还可实施对患侧肱二头肌的被动牵拉手法，以缓解肘关节屈曲的痉挛。

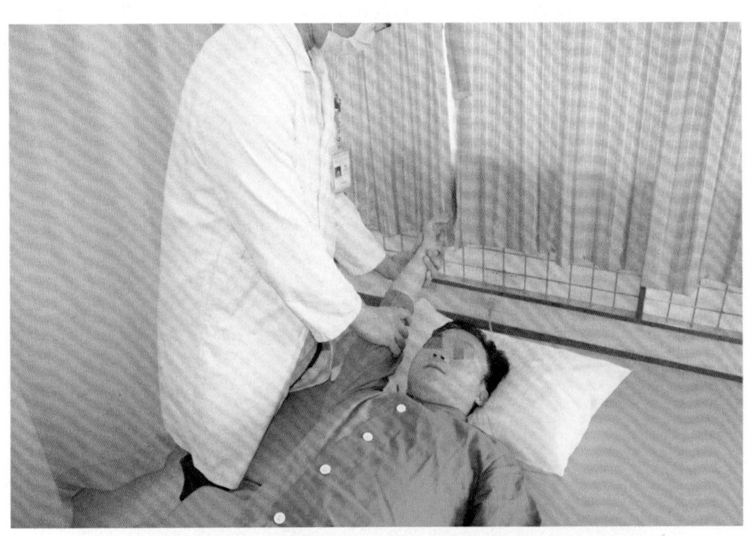

图 24-4　被动牵拉患者肩关节伸展肌群的手法

（2）被动牵拉肩关节的内收肌群：患者的体位与治疗师手的固定方法，与肩关节被动屈曲的方法相同，只是这次治疗师是被动地帮助患者做肩关节的外展动作（图 24-5）。在操作过程中，注意在肩关节外展约 90°时，肱骨需有外旋动作，方可按照正常的生理运动模式完成整个肩关节外展的动作。另外，还应防止过度向外牵拉患侧肩胛骨。如果有类似现象出现，治疗师可用近患者足部的手的腕关节根部，作用于患者肩胛骨的外侧缘，控制其向外移动；用近患者头部的手作用于患者的上臂，之后，两只手同时向外用力，缓慢地牵拉患者肩关节的内收肌群。

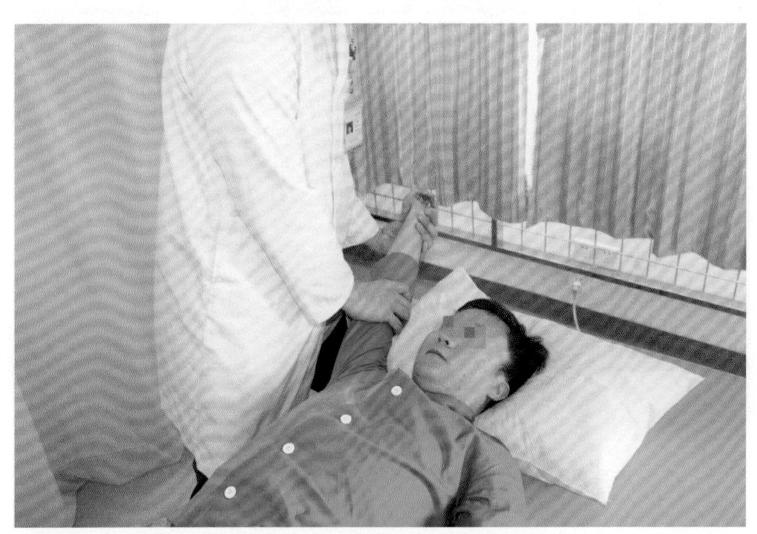

图 24-5 被动牵拉患者肩关节内收肌群的手法

被动牵拉肩关节的内旋、外旋肌群，患者呈仰卧位，肩关节外展约 90°，治疗师面向患者立于床的一侧，利用靠近患者身体的肘关节把患者患侧肱骨头控制在肩关节腔内，同侧的手控制患者的肘关节，使之与肩关节保持在一个水平面上，之后，利用另一只手作用于患者的前臂，进行被动的肩关节外旋活动（图 24-6）。利用同样的方法，当治疗师背对患者立于床的一侧时，可进行被动的肩关节内旋活动（图 24-7）。

（3）手部被动牵拉及缓解痉挛的方法：手部被动牵拉的方法可在患者的任何体位下，由于手部的痉挛主要以屈曲肌群痉挛为主，所以在实施被动牵拉手法时患者的肘关节应保持在伸展位，之后，先被动地进行腕关节背屈，待手指痉挛有所缓解后，再进行跨越多关节的被动牵拉，即腕关节背屈的同时，做手指的被动伸展（图 24-8）。

另外，对于手部屈曲痉挛较严重的患者，还可利用抬高手臂至水平位则产生反射性手指伸直和手指屈曲肌腱在腕关节背屈时短缩的现象，缓解手部的痉挛，同时诱发手指伸直的主动运动出现。

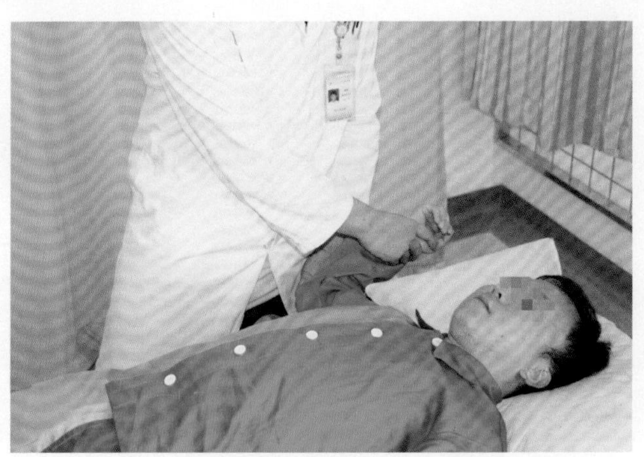

图 24-6 被动牵拉患者肩关节内旋肌群的手法

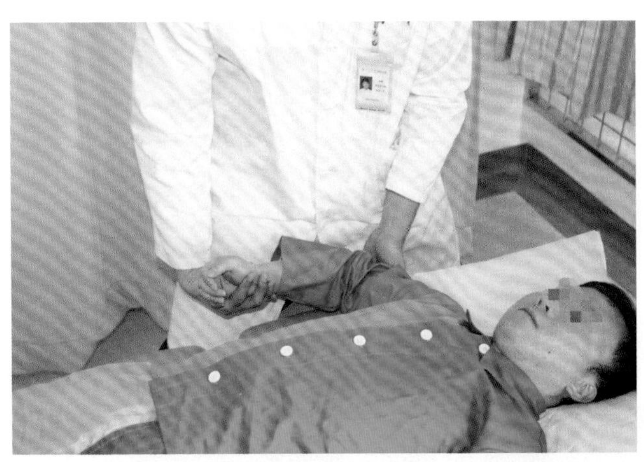

图 24-7　被动牵拉患者肩关节外旋肌群的手法

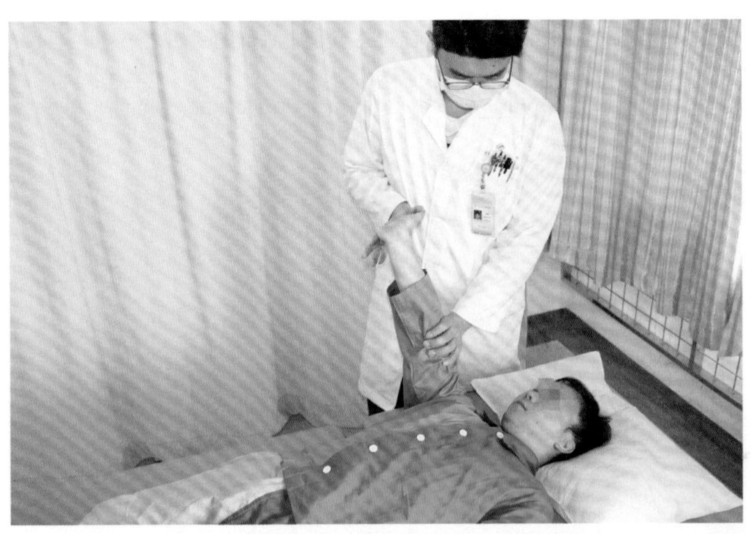

图 24-8　被动牵拉患者手部屈曲肌群的手法

3. **下肢的被动牵拉手法**　下肢的痉挛多数以伸直的痉挛模式出现，与上肢痉挛被动牵拉的方法类似，下肢被动牵拉的手法，也应在患者躯干的痉挛缓解后进行。

（1）被动牵拉髋关节的屈曲肌群：患者呈仰卧位，治疗师面对患者跪立于床尾，先被动地屈曲患者的一侧下肢（屈髋、屈膝），用一只手固定该侧膝关节的前部，缓慢用力把膝关节推向患者的前胸，同时，用另一只手把患者对侧的大腿固定在床面上，达到对这一侧髋关节屈曲肌群牵拉和缓慢缓解屈曲痉挛的目的（图 24-9）。

当患者的髋关节屈曲肌群痉挛程度较严重或出现短缩现象时，除了先采用上述方法对髋关节屈曲肌群进行牵拉以外，还可让患者呈俯卧位，治疗师先屈曲患者患侧的膝关节，然后，用一只手把患侧骨盆固定在床上，用另一只手缓慢地向上抬患者的膝关节，从而达到对髋关节前部痉挛肌群（屈曲肌群）的牵拉（图 24-10）。如果治疗师想在此体位下给予一个长时间的缓解痉挛的牵拉手法时，可以在患者患侧膝关节的下方放置一沙袋，然后，双手同时作用于这一侧骨盆，用力下压，达到通过长时间牵拉缓解髋关节屈曲肌群痉挛的目的。

（2）被动牵拉髋关节的内收肌群：由于患者下肢的痉挛模式常以伸展模式出现，所以其髋关节内收肌群的痉挛也相应增高。在实施被动牵拉缓解内侧肌群痉挛时，患者呈仰卧位，治疗师面向患者立于床的一侧，用一只手固定患者一侧的踝关节，用另一只手置于同侧膝关节内侧，两手同时向外完成髋关节内收肌群的被动牵拉（图 24-11）。在操作中，应注意防止患侧髋关节外旋的现象出现。当做完一侧的被动牵拉之后，

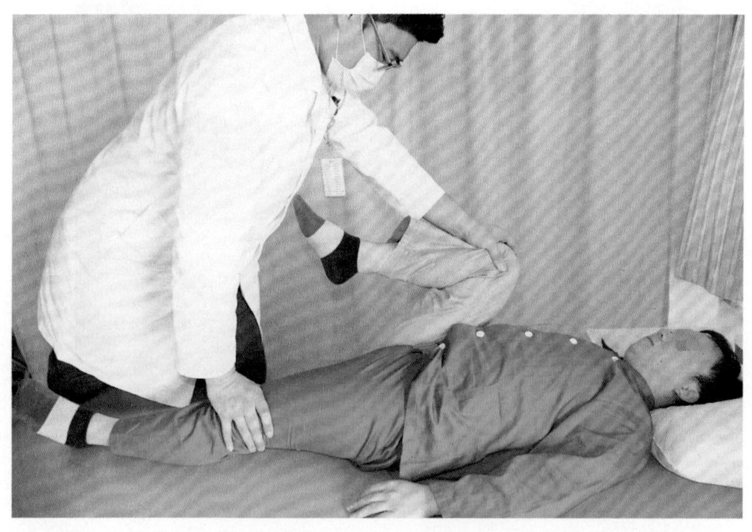

图 24-9　被动牵拉患者髋关节屈曲肌群的手法之一

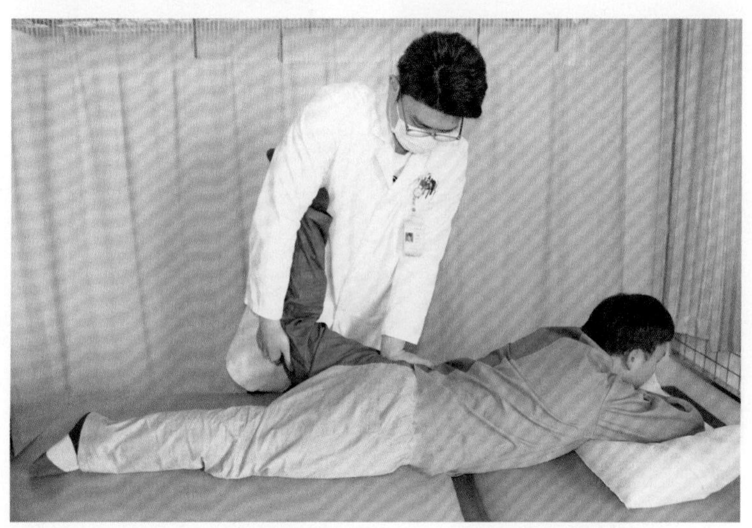

图 24-10　被动牵拉患者髋关节屈曲肌群的手法之二

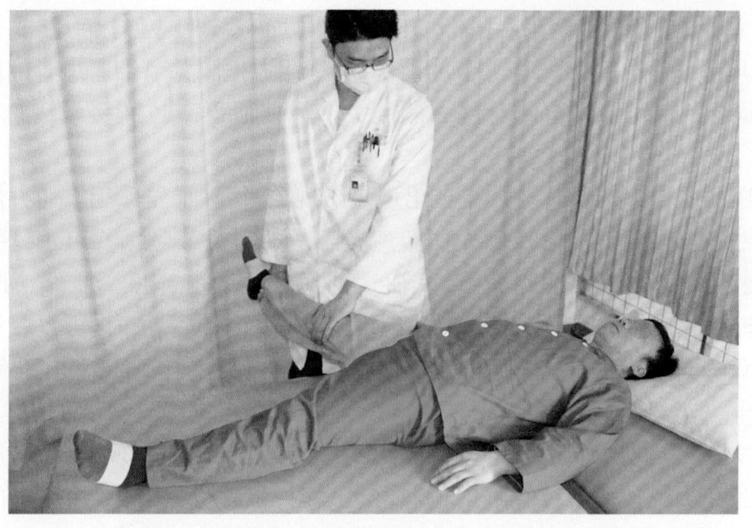

图 24-11　被动牵拉患者髋关节内收肌群的手法

可以用同样的方法对另一侧髋关节内收肌群进行牵拉以缓解痉挛。

（3）被动牵拉髋关节的内旋、外旋肌群：患者的体位可选用仰卧位或坐位，髋关节与膝关节呈屈曲 90°，治疗师用手（患者呈坐位）或身体（患者呈仰卧位）固定好患侧的大腿，使之始终保持与躯干呈垂直位，之后，再缓慢地把患者的小腿沿髋、膝关节所形成的轴进行外旋和内旋运动，以完成髋关节内旋肌群和外旋肌群的牵拉（图 24-12、图 24-13）。

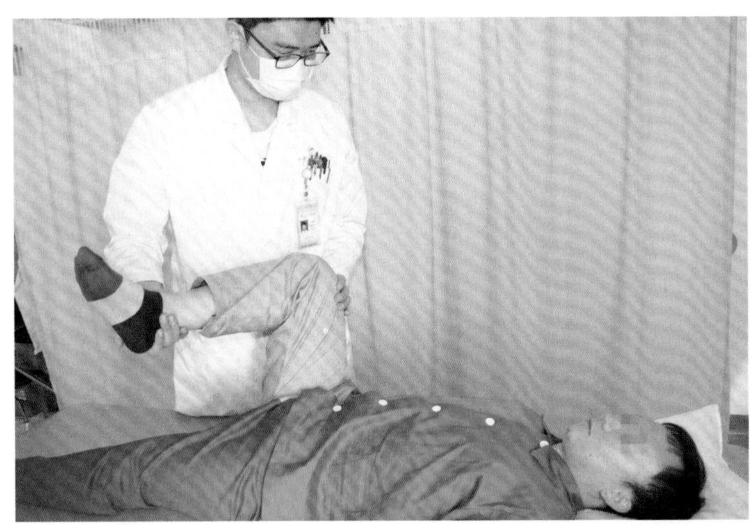

图 24-12　被动牵拉患者髋关节内旋肌群的手法

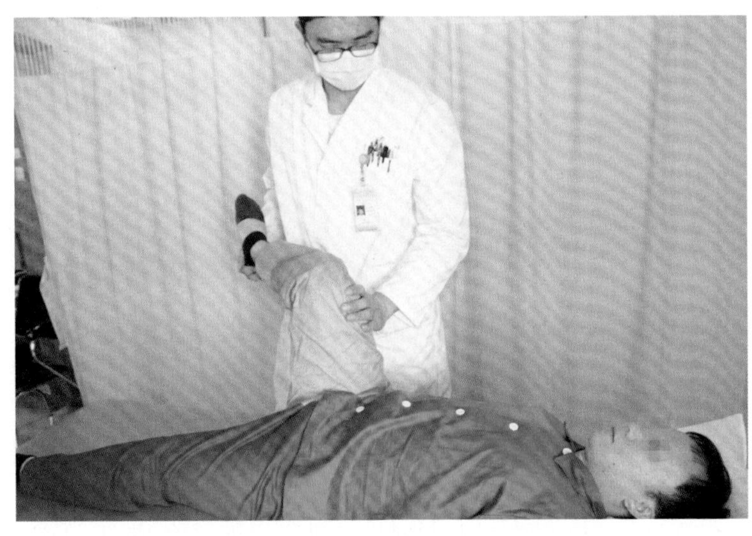

图 24-13　被动牵拉患者髋关节外旋肌群的手法

（4）被动牵拉腘绳肌的方法：由于腘绳肌是跨越两个关节的肌群，所以当患者的下肢长时间地处于痉挛模式时，腘绳肌的肌张力增高，肌纤维得不到充分地延伸，极易引起短缩，给日后患者站立、步行等运动功能的恢复带来巨大的障碍。在实施被动牵拉腘绳肌之前，应分别先对髋关节屈曲（牵拉腘绳肌上半部肌纤维）和膝关节伸展（牵拉腘绳肌下半部肌纤维）进行被动关节活动，之后，患者呈仰卧位，治疗师把患者的足部放于肩上，双手控制患者的膝关节保持伸展位，缓慢地进行直腿抬起活动（图 24-14），在运动的末端稍做 5~10 秒的停顿，待腘绳肌的痉挛缓解后，再缓慢地回到起始位。

（5）被动牵拉跟腱的方法：跟腱与腘绳肌一样，也是受痉挛影响极易引起短缩的一组肌群。跟腱被动牵拉的方法为：患者呈仰卧位或长坐位，治疗师一手固定患者的踝关节，另一手把患者的足跟放于掌心，用手握住足跟后，把前臂作用于患者的足外侧足底，然后缓慢用力，向患者头部的方向牵拉跟腱（图 24-15）。

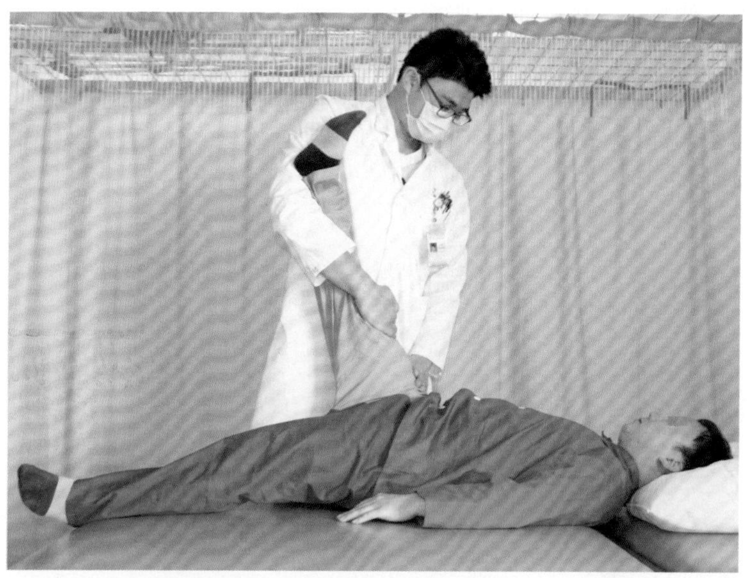

图 24-14　被动牵拉患者腘绳肌的手法

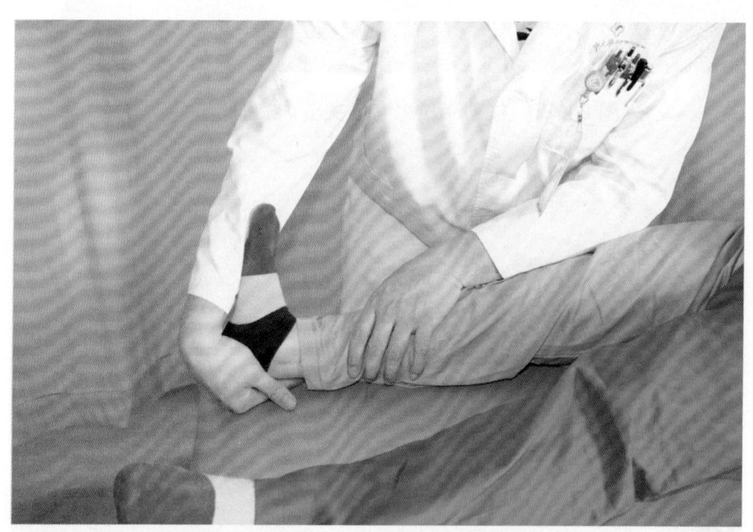

图 24-15　被动牵拉患者跟腱的手法

除此之外，对于跟腱痉挛较严重的患者，临床上还常利用患者自身的重量进行牵拉跟腱，如让患者站立斜板、对墙弓步站立和在保持足跟不离地的状态下保持下蹲的姿势等。

4. 注意事项　在实施被动牵拉技术之前，必须对患者进行详细评价，包括：①痉挛的程度及分布状况；②受影响关节的活动范围；③痉挛肌群肌纤维的走向和伸展性；④痉挛肢体有无疼痛、异位骨化、骨质疏松现象等。

被动牵拉处方的制订与实施中的注意事项包括：①使患者身心尽可能放松，特别是使痉挛肢体放松方法的选择（如训练环境设施、室内的温度、患者体位的选择等）；②牵拉痉挛肢体各部位操作时的顺序排列，如由头到脚，由近端到远端的顺序等；③牵拉时，对痉挛肢体固定方法和操作手法的选择；④牵拉的方向要与正常的关节运动方向一致，防止以联合的运动方向进行，如肩关节外展加外旋的联合运动方向等；⑤牵拉力度的施加应缓慢进行，当遇到较大抵抗时（痉挛的强度增加），应短暂停留，待阻力略微减缓后，再继续进行；⑥牵拉痉挛肌肉伸展性的范围，一般以关节的活动范围为准，防止过度牵拉而引起肌肉损伤现象的出现；⑦在牵拉的末端（或关节活动范围的末端），做 5～10 秒的短暂停留，待痉挛缓解后，再缓慢地回到起始位；⑧对于跨越两个或多个关节的肌群（如腘绳肌），应先对每一个关节进行牵拉，之后，再对整个肌群进行牵拉；⑨每次牵拉的数量不限，在关节的每个运动方向 3~5 次，对于痉挛较严重的部位还可做多次的牵拉，直到达到缓解肌肉痉挛的目的。

被动牵拉手法结束后，让患者先做短暂的休息，之后，利用痉挛程度得以暂缓的时机，开展诱发患者痉挛肢体主动运动的训练。

（二）关节负重

可使患者的躯干或肢体在外力或自身肢体的重力下，关节间隙变窄，从而激化关节内的感受器，引起关节周围的肌肉收缩，达到稳定关节的目的，而长时间的关节负重又有缓解痉挛的作用。临床上除了利用起立床、起立支架、长/短下肢支具，被动地让患者长时间地站立缓解痉挛以外，还常用一些肢体局部负重的体位，用以缓解痉挛，如偏瘫患者在坐位时，患侧上肢的负重训练就是一种有效地缓解患侧上肢痉挛的方法。

在选用局部肢体负重缓解痉挛的方法时，治疗师应注意以下几点：①患者体位的选择，一方面应选择抵抗或利用病理性姿势反射，以缓解痉挛的体位；另一方面，患者的体位应舒适、稳定，尽可能地不同时加剧身体各部分痉挛的程度。②痉挛程度较严重的患者，应先做长时间的被动站立或应用牵拉的手法缓解部分痉挛后，再进行局部肢体的关节负重。③在局部肢体负重前，治疗师应被动地把患者将要负重的肢体摆放在正常肢位（如偏瘫患者上肢负重时，治疗师应帮助患者保持肘关节伸展和患手的手指处于伸展位等），使得患者自身所施加的重力是以一个正常的方式作用于痉挛肢体的关节，在缓解肢体痉挛的同时，不会引起关节的损伤。④治疗师可利用夹板、短的上/下肢支具、分指板、足部矫正支具或鞋等，对患者负重肢体身体的各部分痉挛加以控制。这样一来，在进行关节负重的同时，对痉挛的肌群也进行了长时间的被动牵拉，从而加大了缓解痉挛的力度。

当痉挛的程度在负重的体位下得以缓解后，应及时开展提高痉挛关节稳定性和患者肢体姿势控制能力的训练。例如：偏瘫患者可通过双膝跪位的方式达到缓解患侧下肢痉挛的目的（图 24-16）。治疗师除了辅助患者维持体位以外，还应在患者的痉挛缓解后，辅助患者先进行身体重心前后、左右的移动训练，以提高髋关节的稳定性和跪位平衡的能力。当患者对这一动作掌握较好后，再鼓励他健侧的膝关节做向前、向后的移动，以进一步提高患者对痉挛下肢的控制能力，也为日后步行动作的训练做准备。

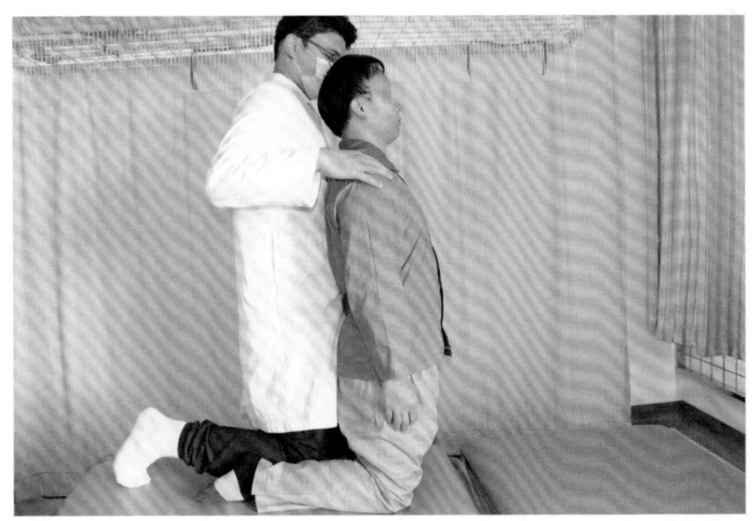

图 24-16　偏瘫患者通过跪位缓解下肢髋屈肌群及膝伸肌群痉挛的方法

（三）局部缓解痉挛的手法

除了上述利用被动牵拉和肢体关节负重的方法来缓解患者痉挛的肌群以外，临床上还利用一些特殊的手法进行局部痉挛的缓解。例如：肌腱挤压、轻刷和振动等。

1. 肌腱挤压法　由于 Golgi 腱器位于肌肉和肌腱结合处，所以当外力缓慢地、长时间地挤压肌腱时，可通过皮肤、肌梭等感受器的作用，引起 Golgi 腱器的兴奋，激发抑制反应，从而使痉挛的肌肉张力降低，肌肉松弛。肌腱挤压可通过治疗师徒手或利用固定的平面（如桌面、床面、墙面）等方式来完成。例如：为了缓解上肢肘关节屈曲痉挛，治疗师把患者的肘关节略微屈曲后，被动地、缓慢地在肘窝处对肱二头肌的肌腱进行长时间挤压，肱二头肌痉挛的程度随之得到缓解。另外，如前所述的关节负重法，从另一个角度来看，也是对痉挛肌肉肌腱的挤压。如偏瘫患者在坐位下，把患手支撑于身体的一侧，除了把身体的重力负重于患侧肩关节、肘关节、腕关节，以缓解痉挛之处，同时由于重力作用于患侧手指屈曲肌群的肌腱，对其产生了挤压效果，引起 Golgi 腱器的兴奋，产生抑制患侧腕关节屈曲肌群痉挛的效果。

2. 轻刷法 是一种通过刺激拮抗肌的收缩，交互抑制主动肌痉挛的手法。其作用机制为：当外界刺激作用于人体的皮肤时，感觉刺激的冲动由神经经脊髓-丘脑束传送到大脑皮质运动区，引起相应的肌肉收缩。临床上轻刷的使用主要是通过治疗师徒手或借助毛刷、软棒等器械进行的。例如：训练患者腕关节背屈的动作时，治疗师先把患者的肩关节外展 90°，腕关节固定在伸展位后，通过用手由近端到远端轻刷刺激桡侧伸腕的肌群，诱发患者腕关节的背屈等。

3. 振动法 是一种快速的、连续性的刺激。该刺激一般作用于肌腹或肌腱的部位，引起拮抗肌的收缩，从而相应地缓解了主动肌肉痉挛的程度。这种反应也被称为紧张性振动反射。振动的频率一般为 100～200Hz，但是，也有一些研究表明，利用低频的电子振动仪直接作用于患者的痉挛肌群，可刺激 Golgi 腱器和肌梭中Ⅰb 传入神经，从而产生了对痉挛肌肉的抑制作用。

在实施振动法缓解痉挛时，应依据患者的具体状况，把振动刺激施加于肌腹或肌腱的部位，但同时需远离骨骼的突出部位，因为这样会引起患者不适和疼痛的反应。刺激的时间以不产生热和摩擦感为准，一般 1～2 分钟。对于幼小的患者，如小脑失调和手足徐动类型的脑瘫患儿，不宜采取此疗法缓解痉挛。因为，振动刺激可能播散到其他相邻肌肉，引起震颤、痉挛加剧和不正常运动模式。

4. 脊柱背部两侧缓慢轻擦法 对脊柱背部两侧进行缓慢轻擦可刺激脊神经的神经末梢和植物神经系统内的副交感神经，引起全身松弛和缓解肌肉张力。具体操作方法为：患者呈仰卧位或坐位，治疗师用平的手掌在其背部脊柱的两侧，由患者的头后部到尾骨，缓慢地、连续地、略施小部分压力地、两手交替地进行轻擦。整个轻擦时间一般为 3 分钟。

在临床应用中，无论选择上述哪一种手法缓解痉挛，其作用多是暂时性的，必须及时对所缓解痉挛的肢体进行诱发主动运动的训练。这样一来，经过反复多次训练，患者才最终有可能通过自主的运动控制痉挛。

四、功能性活动训练

中枢神经系统损伤后，由于痉挛的存在，给患者身心带来了极大的痛苦，也严重影响了患者功能性活动的完成，所以如何使患者在控制痉挛的同时还能自主地、以一种特殊的方式完成日常生活动作的训练就变得极为重要了。日常生活中的功能性活动训练包括：休息时体位的摆放（即良肢位的摆放）、床上翻身动作、坐位/立位平衡的维持、站起和步行训练等。

（一）良肢位的摆放

不但给患者提供了一个稳定、舒适的体位，缓解了肢体的痉挛，也防止了褥疮和关节周围软组织挛缩现象的发生。由于中枢神经系统损伤部位的不同，所产生痉挛的分布与模式也存在着差异，下面将主要介绍偏瘫、截瘫患者和脑瘫患儿良肢位的摆放。

1. 偏瘫患者良肢位的摆放 正确的体位摆放可使患者感觉舒适，肢体处于功能位，具有预防压疮和肢体挛缩的作用。脑损伤后多表现为偏瘫或双侧瘫。偏瘫患者的卧姿要采用抑制异常运动模式的正确姿势，即上肢保持肩胛骨向前、肩前伸、伸肘；下肢保持屈髋、屈膝、踝中立位。几种通用的正确体位摆放如下：

（1）仰卧位：偏瘫患者在患侧肩的后面和膝关节下方各放一个枕头，使肩胛骨向前，肩稍外展，肘伸直，前臂旋后，手指伸展或握一毛巾卷（图 24-17）。双侧瘫患者肩可以放置在内收位、中立位或前伸的位置，肘伸直，腕背伸 30°～40°，手指稍屈曲，拇指对掌。

（2）健侧卧位：健侧肩在下面，处于舒适位置。患侧肩在上面，上肢前屈 80°～90°，在患侧肩的下方放一个枕头，肘稍屈曲，前臂旋前，手伸展或握一毛巾卷。健侧下肢稍后伸，患侧膝屈曲放在健侧下肢前，在患侧下肢下方放一个枕头，保持屈髋、屈膝和踝中立位（图 24-18）。

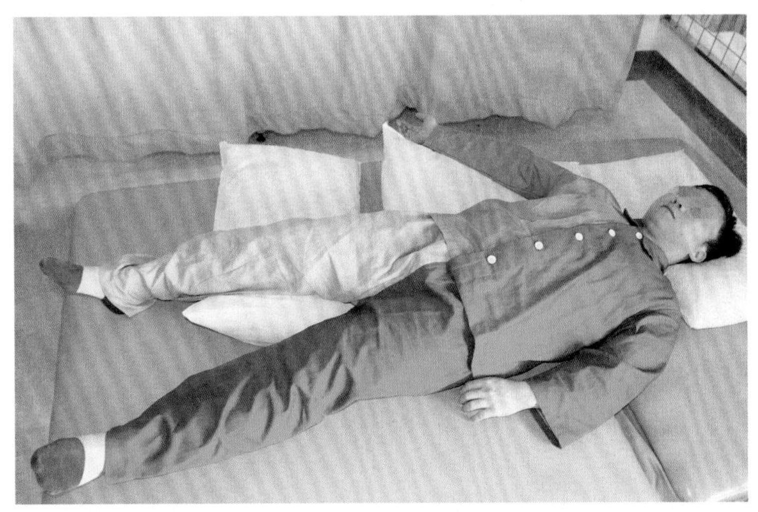

图 24-17 偏瘫患者仰卧位良肢位的摆放

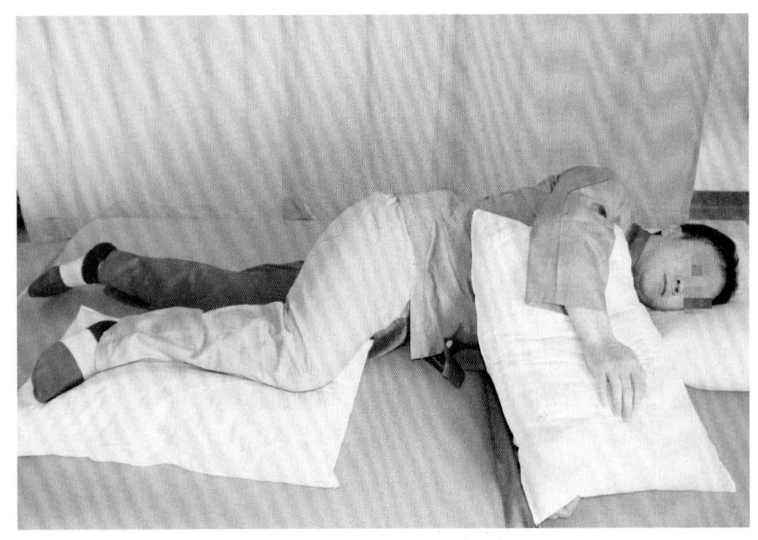

图 24-18 偏瘫患者健侧卧位良肢位的摆放

（3）患侧卧位：患侧肩在下面，保持前伸、前屈，避免受压。肘伸直，前臂旋后，手伸开或握一手巾卷。健侧上肢处于舒适的位置。患侧下肢稍后伸，屈膝，踝中立位。健侧下肢放在患侧前，屈髋，屈膝，在其下方放一个枕头（图 24-19）。双侧瘫患者的侧卧位，下方上肢的肩前屈，肘伸直，前臂旋后，上方上肢的肩前屈，稍屈肘，前臂旋前，在胸壁和上肢之间放一个枕头。双下肢稍屈髋，屈膝，踝背伸，双下肢之间放两个枕头，使上方下肢可以轻压在下方下肢上。

2. 截瘫患者良肢位的摆放 双下肢瘫的截瘫患者主要是确保下肢位置的正确，即在仰卧位下，臀部垫一个枕头使双侧髋关节呈略微伸展位；双侧大腿之间放置两个枕头，一方面确保双侧髋关节的外展位，另一方面也防止出现痉挛，对两内侧髁骨性挤压；大腿和小腿下各垫一个枕头，以保持膝关节中立位（防止过伸展），踝关节背屈，足趾伸展。侧卧位时，患者的良肢位摆放：身体下面一侧的髋关节屈曲约 90°（以确保侧卧位的稳定性），上面的腿放置于两个枕头之上，踝关节背屈，足趾伸展。

四肢瘫患者良肢位的摆放：其上肢位置与偏瘫患者上肢良肢位的摆放类似，而双下肢的位置与双下肢瘫的截瘫患者的摆放位置相同，因此，就不再做详细说明了。

3. 脑瘫患儿良肢位的摆放 理论上，脑瘫患儿良肢位的摆放基本上与成人的摆放相同，但由于脑瘫患儿的可动性，所以在摆放良肢位时，可利用局部肢体的支具、斜形垫、弹力绷带等来帮助维持体位。在具体

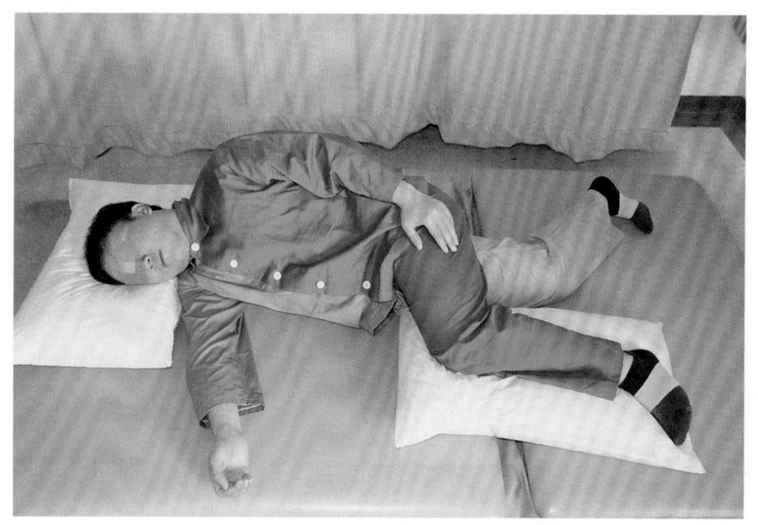

图 24-19 偏瘫患者患侧卧位良肢位的摆放

操作时，要注意固定患儿身体部位辅助用具的柔软性，防止患儿皮肤磨损或挤压等现象的发生。

（二）床上翻身动作

由于床上翻身动作是一个由头部、躯干旋转动作带动下的上、下肢跨越中线的全身性活动，所以对于那些痉挛程度严重和自主活动能力差的患者，其首要任务是缓解躯干肌群的痉挛。缓解的方法可通过前面所述的躯干牵拉法和其他特殊手法来完成，也可以让患者呈仰卧位，治疗师先被动地屈曲患者的双侧下肢，使其双侧膝关节尽可能地靠近胸部，然后辅助患者用双手环抱自己的双侧膝关节，头同时尽可能地屈曲，使整个身体形成一球状。患者在这种体位下保持一段时间后，治疗师辅助其缓慢地做前后摇摆运作。当患者的躯干张力得以缓解后，让患者先松开环抱的双手，治疗师通过双侧屈曲的膝关节诱发患者上半身的翻身动作，之后，待患者的主动能力提高，治疗师可撤去辅助，让患者自我完成上半身甚至全身性的翻身动作。

在临床具体应用时，还应依据患者的具体情况来制订诱导的方案，即由头部的运动诱导翻身（如脑瘫患儿），还是由身体的上半部诱导下半部（如截瘫患者）或由下半部诱导上半部翻身（如偏瘫、截瘫患者骨盆的控制能力略好于肩胛带的控制能力）等。待患者能自主完成翻身动作后，治疗师通过在患者的肩胛带前部或骨盆髂前上棘处施加阻力，以进一步提高患者完成翻身动作的质量。

无论采用上述何种方式诱导和训练患者翻身，其最终目的是让患者能在抵抗身体痉挛的情况下自主地完成这一动作。

（三）坐位平衡的维持

坐位平衡除了以动、静态划分以外，还可依据患者体位的不同分为长坐位、短坐位平衡等。对于正常人而言，平衡维持的难易是依据支持面积的大小、身体重心离支持面的高低而定，如人体对支持面大的或身体重心离支持面低的平衡的维持，要易于与之相反的平衡的维持。而对于中枢神经损伤的患者，由于其运动和感觉系统都受到不同程度的损害，再伴有肢体痉挛的现象出现，坐位平衡的维持就显得难以掌握。下面将举例说明不同体位下坐位平衡训练的具体操作手法及注意事项：

1. 长坐位平衡的维持 长坐位是截瘫患者完成床上移动、穿脱裤子、鞋袜和床到轮椅移乘等日常生活动作的一个必经体位，也是脑瘫患儿依据运动发育过程进行康复训练的一个必不可少的训练项目。以截瘫患者为例，由于脊髓损伤平面的不同，其躯干及肢体肌群残存的肌力也存在差异。对于那些损伤平面较高的患者，其首要任务是仰卧位的体位下，先进行缓解躯干痉挛和诱发躯干主动运动的训练。待患者在此种体位下躯干的能力有所提高后，被动地把患者的身体放置于长坐位，先给患者一负重的、正确的坐位感觉刺激，具体方法可通过治疗师把患者的双侧上肢放置于身体的前部、一侧或后部，经肩关节向下给躯干及上肢各关节一负重的刺激。这种手法刺激一方面可缓解躯干与上肢的痉挛，另一方面，也为患者上肢保护性支撑动作的训练奠定了基础。在治疗师给患者感觉输入的同时，还应鼓励患者尝试自我维持体位。随着患者对长坐位平衡的控制能力提高，治疗师可逐渐撤去手的辅助，并着手开展诱导患者向长坐位动态平衡的方向训练。

患者长坐位动态平衡的训练可通过增大人为破坏其静态平衡的力度及范围；缩小患者两腿间的角度；鼓励患者的双侧上肢扩大活动范围和改变方向；与治疗师以不同的方向与力度传接篮球等方式来完成。

2. 短坐位平衡的维持　对于患者而言，短坐位平衡的维持要略难于长坐位的平衡维持。同样以截瘫患者为例，当患者能很好地掌握长坐位的静、动态平衡以后，表明其对躯干痉挛的控制与主动活动都具有了一定的能力。当开展患者短坐位平衡训练时，可沿用长坐位动态平衡的一些训练方法，如患者双侧上肢做不同方向的运动等，也可进行一些提高躯干腹肌、背肌肌力的训练项目，用以进一步加强坐位平衡的能力。

（四）站起及立位平衡的维持

由坐位到立位的站起动作，需要患者对痉挛特别是对下肢伸肌的痉挛有很好的控制能力。在训练的最初阶段，治疗师在患者短坐位的体位下，先加强其躯干在静态和动态下对痉挛的控制能力和运动能力，之后，治疗师从患者的前方被动地控制单侧（如偏瘫患者或脑瘫患儿）或双侧（如截瘫患者或脑瘫患儿）膝关节，然后通过手或患者的躯干诱导患者缓慢地把身体的重心向前和上方移动。在训练患者站起动作时，应注意以下几点：①站起之前，患者的身体需前移约至大腿的1/2处，双脚应平放于地面并加以固定；②应先训练患者向前移动躯干，之后再缓慢地附加向上的移动；③站起的动作和坐下的动作都应缓慢进行，必须确保身体的力线是以正常的方式穿越身体的各部分；④如果发现患者身体的痉挛有上升的趋势时，应立即在这一点上静止运动，同时诱导患者控制住痉挛，等痉挛缓解后，再缓慢地坐回原位。如此这般，反复多次地通过训练，逐步提高站起的高度，最终完成整个站起的动作。

当患者站起后，便可着手开展立位平衡的训练。由于在站起动作训练的过程中，治疗师已着重训练患者躯干、髋、膝关节对痉挛和运动的控制能力，所以，此时立位平衡的训练，应着重功能性的练习。如鼓励患者在保持立位平衡的基础上，上肢带动躯干做一些前伸、外展、旋转等动作；一侧下肢做一些前后、左右的迈步练习或上下不同高度的台阶等动作的训练。在训练患者立位平衡时，应注意以下几点：①立位时，必须确保力线是以正常的方式穿越患者身体的各个部位，如躯干直立，双侧膝关节处于零度位（无过伸展的现象），足跟着地，双足间的距离与肩同宽等。②对于痉挛程度较严重的患者，应先诱导其如何放松身体的各个部位后，再训练他由感觉正确肢体负重的位置，到逐步学会如何在控制痉挛的情况下，保持一个好的立位平衡的姿势。③动态平衡训练动作的设计，应以日常生活活动中常见的动作为依据，如下肢前后的迈步训练等，这样在训练立位平衡的同时，也为患者下一步的康复训练奠定了较好的基础。④立位平衡训练的难易程度可依据身体重心偏离正中线的远近来定，例如：在立位平衡能力提高后，再鼓励患者身体的重心逐渐离开正中线，同时仍能保持立位的平衡，如用手先去触摸摆在近处的物品，之后再探身用手触摸放置在远处的物品等。⑤平衡的训练动作无论以何种方式进行，都必须缓慢地进行，防止快速动作引发痉挛的加剧和代偿动作的出现。

（五）步行训练

人体的一侧足跟着地到该侧足跟再次着地的过程称为一个步行周期。一个步行周期又分为：站立期（60%）与摆动期（40%）。对于正常人而言，在站立期中又有足跟着地、足放平、站立中期、足跟离地和足趾离地阶段的划分，在摆动期中又分为摆动初期、摆动中期和摆动末期。

中枢神经系统损伤的患者，由于其损伤部位的不同，痉挛在肢体的表现也各不相同，所以，在整个步行周期中的各个阶段都存在着不同程度的障碍，如偏瘫患者在站立期内，由于其下肢的痉挛多以伸肌的模式出现，特别是踝关节呈跖屈、内翻，所以无足跟着地、足跟离地和足趾离地等现象的出现，再加上患侧下肢负重能力差，缩短了站立期在整个步行周期中的时间；同样，当患者在摆期内，下肢伸肌痉挛导致他无足够的屈髋、屈膝和踝背屈的动作出现，因此形成了向外侧画弧的步态。截瘫患者由于其双侧下肢的痉挛多以伸展模式出现，同样没有足够的屈曲下肢各关节的动作出现，再加上双侧髋关节内收肌张力紧张，又进一步限制了一侧下肢的迈步动作，所以走起路来像一把剪刀（剪刀步态）。

痉挛患者的步行训练，应分阶段进行，如站立期的训练，可遵循上述立位平衡的训练原则，即由双足站立过渡到单足站立，由静态过渡到动态的训练过程。训练中除了需注意患者整体的形象，例如：躯干是否直立，有无侧弯、旋转；髋关节伸展是否充分；膝关节有无过伸展等现象外，还应教会患者如何在动态的状况下，控制下肢痉挛，保持单足立位的稳定。对于患者下肢分离运动的训练，第一，应选一不易引起痉挛加剧或患者能自我控制部分痉挛的体位（如仰卧位）进行训练；第二，随着患者对痉挛控制能力和主动分离运动能力的提高，逐渐接近引起痉挛增高的体位，并在该体位下进一步提高患者的分离运动的能力，最终达到在步行中患者能以正常的方式完成每一阶段动作的目的。

下面将以训练患者髋关节分离运动为例，分阶段说明具体操作的方法：患者呈侧卧位（缓解痉挛的体位之一），治疗师被动地把患者一侧的髋关节屈曲至某一位置后，鼓励患者继续完成屈曲髋关节的动作。如果此时治疗师发现患者无法完成动作，可通过被动辅助运动或增大髋关节屈曲角度等方式，减轻训练的难度。与之相反，当患者在这一位置下屈髋的动作能力提高后，治疗师可由被动辅助逐步过渡到辅助主动、主动或抗阻训练，还可通过减少髋关节屈曲的角度，使之逐渐接近痉挛伸展模式等方式来进一步提高患者髋关节动作的能力。另外，治疗师也可通过患者体位的变换，提高患者屈髋动作训练的难度，如侧卧位→仰卧位→坐位→立位等。最终，使患者能在步行中以正常的方式完成屈髋的动作。

除了上述治疗师辅助患者进行步行训练的方法以外，近年来临床上还利用减重步行装置对中枢神经系统损伤的患者进行步行训练。减重步行训练源于 1982 年 Rossignol 等人用脊髓损伤的猫所进行的步行训练实验。1986 年，Barbeau 等开始把这一技术应用于中枢神经系统损伤患者的步行训练，并取得了良好的疗效。由于减重步行装置是通过悬吊和保护装置负担患者部分甚至全部体重，让患者不断重复步行周期的一整套复合动作，所以，对于患者而言，一方面他不需像在平时训练时，因担心、害怕而使身体痉挛程度加剧，另一方面，他可依据自身对痉挛控制能力的大小、适当地减轻身体的重量，以一种更接近正常的步行方式进行步行训练。

下肢不能承重或痉挛步态异常者皆可应用减重步行装置。脑卒中、脑外伤、脑瘫、截瘫等作为步态训练均是最佳选择，同时也适用于骨关节创伤、周围神经损伤、肌无力等。而对于有严重内科疾患临床情况不稳定的患者，如心衰、呼衰、肾衰的患者，反复较严重的眩晕者，血压过高或过低而控制不平衡者，有较严重认知功能障碍者，不宜使用减重支持训练系统进行治疗。

在使用减重步行装置时，还要注意下列问题：①减重要适当。减重少会造成患肢过早负重，而减重过多，患者则坐在吊带中或依赖吊带。②固定减重带时要注意左右平衡，使患者能垂直起降。③对于有感觉障碍的患者，吊带固定处要注意松紧适当，易摩擦部位可考虑加用衬垫，保护皮肤。④长期卧床者，应先进行斜床站立训练，预防直立性低血压的发生。⑤治疗时要注意询问患者的主观感受，若出现眩晕、疲劳、出冷汗等情况，要注意休息并注意监测血压、心率、脉搏等的变化，必要时中止治疗。⑥治疗时注意安全，不可突然加速或减速，防止患者脚拉下吊带损伤或身体扭伤。

虽然，减重步行训练已逐渐在临床上广泛地应用，而且，越来越多的临床上的报道证实其有效性，但是，在缓解痉挛方面，无论是基础研究，还是临床研究，都有待被进一步科学论证。

五、一般性物理治疗

（一）电刺激疗法

电刺激（electrical stimulation，ES）、神经肌肉电刺激（neuromuscular electrical stimulation，NMES）、功能性电刺激（functional electrical stimulation，FES）、治疗性电刺激（therapeutic electrical stimulation，TES）等名词在相关文献中均可见到，它们通过电刺激提高肌力，防止肌萎缩，降低肌痉挛。临床研究显示，采用 NMES 治疗痉挛肌，不会加重痉挛，反而在痉挛肌持续收缩后更易于放松，减轻痉挛。如果将 NMES 作用于痉挛肌的拮抗肌，不仅可以提高拮抗肌的肌力，同时也有助于降低痉挛。所以，可以采用两种交替输出的电流分别作用于痉挛肌和拮抗肌，以缓解痉挛。TES 是 FES 的一种特殊形式，可以在夜间提供持续的低强度刺激。对于 TES 的作用存在一些争议，一些研究显示，TES 可以降低拮抗肌的痉挛，但该疗法的远期效果还需要进一步研究。

FES 是通过电流作用于人体组织，使之产生功能性活动的一种疗法。FES 通过小的电极板作用于皮肤，可以代替支具和其他装置在一个特定的功能期刺激衰弱的肌肉，提高其肌力，从而完成功能性动作。如：在步行的摆动期用 FES 刺激髋外展可减轻剪刀步态，刺激足背屈可避免足下垂；在抓握时刺激伸腕和伸指可完成手的抓握动作等。1960 年，Liberson 等首次利用功能性电刺激辅助偏瘫患者的步行训练。他们把电极的一端放置于患侧下肢腓骨头下端的腓神经，另一端放置于患者的腰部。电极开关是通过摆放在患脚鞋内的电极感应器来控制的：患脚抬离地面时，开关处于开的位置，产生电流；患脚足跟落地时，开关处于关的位置，电流被阻断。他们以此种方法治疗偏瘫患者 7 名，发现所有患者在步行的摆动期内，患侧踝关节有明显足背屈及外翻的动作出现。而且电刺激停止后患者仍感到足背屈及外翻的动作比较容易完成。在随后的数十年中，越来越多的临床研究表明，功能性电刺激在缓解上运动神经元损伤后所引起的痉挛方面，有着显著的作用。

FES 缓解痉挛的原理是通过刺激拮抗肌的收缩来交互抑制主动肌痉挛的程度，或通过电流直接刺激痉挛的肌肉，使之产生强烈收缩，引起肌腱上 Golgi 腱器的兴奋，经 Ⅰb 纤维传入脊髓，产生反射性地抑制主动肌痉挛的作用。例如：Yuzer 等（2017）将 30 例脑卒中患者随机分为试验组和对照组各 15 例，试验组患者患侧腕、指伸肌进行功能性电刺激，频率 30Hz，波长 300μs，刺激强度以患者可以耐受为宜，30min/次，5 次/周，共 20 次；对照组患侧腕关节进行常规治疗，包括腕关节被动关节活动、牵拉和腕-手静态夹板等。研究发现，FES 能有效缓解脑卒中后腕、指屈肌的痉挛程度。

除了应用单组电极的功能性电刺激帮助患者缓解痉挛外，多组电极刺激的应用也随之被人们广泛采纳。多组电极的功能性电刺激方法的好处在于它能在一段时间内，以一定顺序刺激不同肌肉的收缩，并使整个肢体产生相应的功能性运动，特别是在纠正步态的训练方面，与单组电极的功能性电刺激相比，具有较好的治疗效果。但同时在临床具体应用中，多组电极的功能性电刺激的使用比单组电极复杂，例如：治疗师要花很长的时间，让患者理解如何根据电刺激法做每一个动作；另外，由于是多组电极同时应用，治疗师也很难让患者每一次都把每一组电极放到准确的位置上，这样不利于患者在家中使用。

功能性电刺激可使无自主活动的肌肉产生明显的收缩，但对于深层的肌肉，它的疗效较不理想。而且，由于每一肌群对每一次电刺激的反应不一，所需刺激肌群的肌力普遍较弱，所以，功能性电刺激极易使被电刺激的肌肉产生疲劳。治疗结束后，电极所接触皮肤的周围也有发红等不良的反应出现。

为了更好地发挥功能性电刺激的作用，减少皮肤对电流传导的阻碍及治疗后皮肤不适的情况，可选择内置电极功能性电刺激，进行此治疗，患者需接受外科手术，把电极植入人体组织，而植入电极位置的准确与否及电极使用寿命的长短等问题，经常是内置电极功能性电刺激在患者康复过程中所遇到的难题，因此，内置电极功能性电刺激在临床上的应用范围较小。

FES 通过小的电极板作用于皮肤，可以代替支具和其他装置在一个特定的功能期刺激衰弱的肌肉，提高其肌力，从而完成功能性动作。如：在步行的摆动期用 FES 刺激髋外展可减轻剪刀步态，刺激足背屈可避免足下垂；在抓握时刺激伸腕和伸指可完成手的抓握动作等。

功能性电刺激应用于中枢神经系统损伤患者的康复已有 60 年的历史，虽然有大量的研究表明其有助于缓解患者肢体的痉挛，但是，不同的研究采用不同的治疗处方，又用不同的方法进行疗效的评价，而每一个治疗处方又缺少基础研究的论证，再加上研究多为小范围或无随机分组对照等，所以，对这一疗法仍难以做出令人信服的科学结论。

（二）生物反馈疗法

生物反馈疗法是应用电子仪器，将人们正常意识不到的身体功能变化转变为可以被人体感受到的信号（如视觉、听觉反馈），再让患者根据这些信号主动地、有意识地学会控制自身不随意功能的训练方法。临床上多数采用肌电图反馈的方法来辅助中枢神经损伤的患者进行康复训练。由于肌电图可以直接地、客观地反映肌肉张力的情况，所以，在治疗师制订训练计划时或患者训练中，它都可以提供一个可信的参考数据。这样一来，可避免治疗师诱导手法的错误或患者因训练强度过大，造成肌肉拉伤或引起痉挛增加等现象的发生。

在具体应用时，治疗师可以把电极分别放置于一组或几组痉挛肌群的表面上，给患者在仪器上设定一目标，让患者在训练时，根据仪器上的声、光或仪表的反馈信号，尽量尝试放松痉挛的肌群后，努力找出和掌握使电压降到目标电压之下的方法进行训练。如果患者能自如地完成这一动作后，治疗师可通过改变电极大小或提高仪器对痉挛的灵敏度等方式，提高患者的训练难度。当患者对痉挛的控制能力有所提高后，治疗师还可通过改变患者的体位，由静态变动态等方式，使患者循序渐进地学会抵抗较强的痉挛，并逐步向能以正常的日常生活动作模式去完成每一动作的目标过渡。

在临床研究领域方面，部分研究观察到生物反馈疗法结合常规物理治疗在缓解痉挛方面要好于采用单一的、传统的物理手法训练的患者。例如：原黎君（2012）将24名脑瘫患儿随机分成治疗组和对照组，两组均进行常规物理治疗，治疗组在此基础上辅以肌电生物反馈刺激，电极置于双下肢胫前肌。结果显示，生物反馈疗法附加传统的物理手法训练可有效缓解脑瘫患儿的腓肠肌痉挛，改善踝关节背屈活动度，提高其站立及步行的能力，治疗效果明显优于常规物理治疗。而对于采用单一生物反馈疗法在控制痉挛方面，与常规物理治疗相比，多数研究的结果并不令人十分满意，如 Najfai 等（2018）分别用生物反馈疗法和常规物理治疗训练偏瘫患者下肢的功能，研究发现，单纯生物反馈疗法与常规物理治疗在治疗痉挛方面效果并无差异。

虽然生物反馈疗法在其他领域，如治疗产后盆底肌肉损伤和尿失禁、周围性神经损伤肌肉的康复方面有显著的疗效，但在缓解由中枢神经损伤后所引起的痉挛方面，仍有待进一步研究，并需按照循证康复医学的要求加以科学的探讨。

（三）温度疗法

温度疗法是利用热、冷的温度物理因子作用于人体组织的一种常用的物理疗法。它主要包括：冷疗法、热疗法和水疗法等。

1. 冷疗法　是利用冰、冷水、氯乙烷、干冰等，将低温作用于人体表面而发挥治疗效果的一种疗法。当它作用于人体组织时，可引起血管收缩，降低毛细血管的通透性，减缓血液的流动速度，防止了受伤后血液的渗出，抑制了新陈代谢的速度，缓解了疼痛和肌肉的痉挛。

在缓解因上运动神经元损伤后而引起的痉挛方面，冷疗法既可以通过刺激拮抗肌的收缩来交互抑制主动肌的痉挛，也可直接作用于患者痉挛的部位缓解痉挛。具体操作方法为：将冰块按照5次/3~5s的速度快速刷擦拮抗肌的皮肤表面，然后用毛巾轻轻沾干，以防止冰化成水，一般15~30秒冰刺激后显效，30~40分钟效果达到最大。在做快速冰刺激疗法时，治疗师可以鼓励患者在每一次冰刺激之后，努力尝试着做拮抗肌的收缩，这样可进一步提高对主动肌痉挛的交互抑制作用。冷疗法作用于人体时，其治疗时间一般不超过1小时，对痉挛的缓解作用只是暂时的。

2. 热疗法　可以缓解疼痛，促进血液的循环及新陈代谢的速度，软化结缔组织纤维，使之易于被牵拉，从而防止粘连现象进一步加剧。另外，热疗法通过刺激皮肤温度感受器，减缓了 γ 纤维神经的传导速度，从而降低了肌梭的兴奋性，可短时间地缓解肌肉的痉挛。临床上主要通过以下3种方式对痉挛进行暂缓作用：

（1）热蒸气疗法：把患者肢体的远端用绷带固定好位置后，放入暖箱10~30分钟，待局部皮肤出现充血现象后，拿出患肢，远端肢体的痉挛可被暂时缓解。

（2）湿热疗法：把热敷袋外裹4~8层湿毛巾后，放置于痉挛的肌肉上约20分钟，起到对局部肌肉暂缓痉挛的作用。

（3）蜡疗法：把痉挛的手或足部放置于蜡槽中7~12次，之后用蜡纸、塑料布、毛巾等加以包裹约15分钟，也有暂缓患者手或足部痉挛的作用。

3. 水疗法　水疗法时利用水的温度、静水压、浮力和水中所含有的化学成分，以不同的方式作用于人体组织达到治疗或训练的目的。由于水的可塑性大，能与身体各部位密切接触，是传递冷热温度刺激的最佳介质，所以，当患者在池中待上一段时间后，身体紧张的肌肉及关节周围其他软组织得以松弛，因此，对于上运动神经元损伤后所引起的痉挛，也起到暂时缓解的作用。另外，水的浮力可有效地减轻身体的重量，当患者痉挛的肢体沿浮力的方向进行运动时，浮力可辅助患者在水中完成一些在陆地上本不能完成的动作，如截瘫患者的步行训练等。而当患者对痉挛自我控制能力提高或主动运动能力增强时，浮力又可变为阻力施加于患者，使之进一步提高其主动活动的能力。

水疗法除了上述特点以外，其他的特点如水的静水压可使血液重新分布，水流的冲击力能起到对患者痉挛肢体局部按摩，在水中投放中草药或其他各种矿物盐类物质的方法等，都对痉挛具有一定暂缓的作用。

水疗法并不适用于所有中枢神经系统损伤患者痉挛的缓解，对于那些大、小便失禁、具有传染性疾病、血压不稳定和心脏功能不健全的患者，都不宜采取该方法进行治疗。

（四）超声波疗法

超声波是一种机械弹性振动波，它有光波相似的物理性质，如反射、折射、聚焦、吸收和衰退等。当超声波穿越人体组织时，因组织的结构不同，吸收的能量也各不相同，如肌肉吸收的能量就是脂肪吸收的两倍，而且频率越高的超声波（如3MHz）的能量，越容易被浅表组织吸收，相反，频率越低的超声波（如1HMz）的能量，就越容易被位置较深的组织吸收。超声波疗法除了在人体组织内产生热的作用以外，还产生了轻微的机械振动，引起细胞膜渗透性增加，血液循环加速，新陈代谢亢进，同时，由于这种细胞组织间的按摩作用，使得凝缩的结缔组织纤维被延长和软化，从而提高结缔组织及肌肉的伸展性，放松了肌肉的紧张程度。

超声波疗法一般很少用于缓解中枢神经系统损伤后引起的痉挛，但对于那些痉挛程度较严重的患者，由于其肢体长时间处于痉挛的模式中，肌肉纤维发生粘连，严重妨碍了患者的功能性活动，超声波疗法还是具有一定效果的。例如：肩胛下肌是引起肩关节内旋痉挛的主要肌肉，对于肩胛带痉挛较严重的患者，由于患侧肩关节长时间处于内收、内旋位，会引起该肌纤维短缩或运动时伴有疼痛现象，限制了患者被动和主动肩关节的活动。在这种情况下，利用超声波疗法在患者的腋窝处直接对该肌肉进行治疗6~12次后，并在每次治疗后紧跟手法牵拉或松动技术，便可起到缓解肩胛下肌痉挛，防止进一步钙化的作用。

（五）体外冲击波疗法

体外冲击波疗法（extracorporeal shock wave therapy，ESWT）是利用能量转换及传递原理，造成不同密度组织之间出现能量梯度差及扭拉力，产生裂解硬化骨、松解粘连、刺激微血管再生和促进骨生成等作用，达到治疗疾病的目的。体外冲击波是一种兼具声、光、力学特效的机械波，具有峰值压力高、增压速度快和作用周期短的特性，在穿越人体组织时，其能量不易被表浅组织吸收，可直接达到组织深部。

1980年体外冲击波疗法首次成功应用于肾结石患者的碎石治疗，而后人们对冲击波的认识越来越深刻，又成功应用到多种肌肉骨骼系统疾病的治疗，如骨折不愈合或延迟愈合、股骨头坏死和肌筋膜炎等。近年来，在治疗痉挛方面也有越来越多的研究证实其有效性，例如：Parisa等（2017）将28例脑卒中后伴有踝跖屈肌痉挛的患者随机分为试验组和对照组各14例，两组患者均接受牵拉治疗和口服抗痉挛药物，试验组患者在此基础上对痉挛侧腓肠肌进行体外冲击波治疗，强度为0.1mJ/mm^2，频率为4Hz，1 500脉冲/次，1次/周，共3周。结果显示，试验组患者踝跖屈肌痉挛的缓解幅度显著优于对照组。

尽管不少研究证实体外冲击波疗法对痉挛有缓解作用，但其治疗原理及作用机制尚未完全明确，目前也没有统一的治疗参数，因此，还需要更多的临床研究和基础研究来加强其循证依据。

总之，对于痉挛的治疗需要跨学科、多专业以综合的方式来进行。物理治疗只是众多辅助疗法之一，它必须积极地、密切地配合其他疗法（如手术的方法、矫形器、药物等）一起作用于患者，只有这样，才可真正帮助患者最终缓解痉挛，达到日常生活动作的自理。

（陈培荣）

第三节　肉毒毒素在痉挛中的应用

一、肉毒毒素简介

肉毒毒素是肉毒杆菌在生长繁殖过程中产生的一种细菌外毒素，属于高分子蛋白神经毒素，能引起人和动物很高的死亡率。根据毒素抗原的不同，将其分为A、B、C、D、E、F、G和H八型，C型中尚有C_1和C_2两个亚型，其中A型肉毒毒素的结构和功能比较清楚。在分子结构上，A型肉毒毒素分为重链（H链）和轻链（L链）两个部分。

1. **重链（H链）**　具有胆碱能特异性，与靶位受体结合，能促进轻链（L链）运转。

2. **轻链（L链）**　毒素的活性部分，以锌肽链内切酶实施毒效。其分子结构图见图24-20。

自美国旧金山眼科研究所的Scott医师在1980年首次报告眼外肌注射A型肉毒毒素替代斜视手术的可能性后，此后他和其他临床专家对肉毒毒素的临床效果、副作用及免疫学反应进行了大量的试验研究，并在斜视、眼睑痉挛、面肌痉挛、痉挛性斜颈等疾病的治疗中取得了令人鼓舞的结果。1989年，FDA首次批准

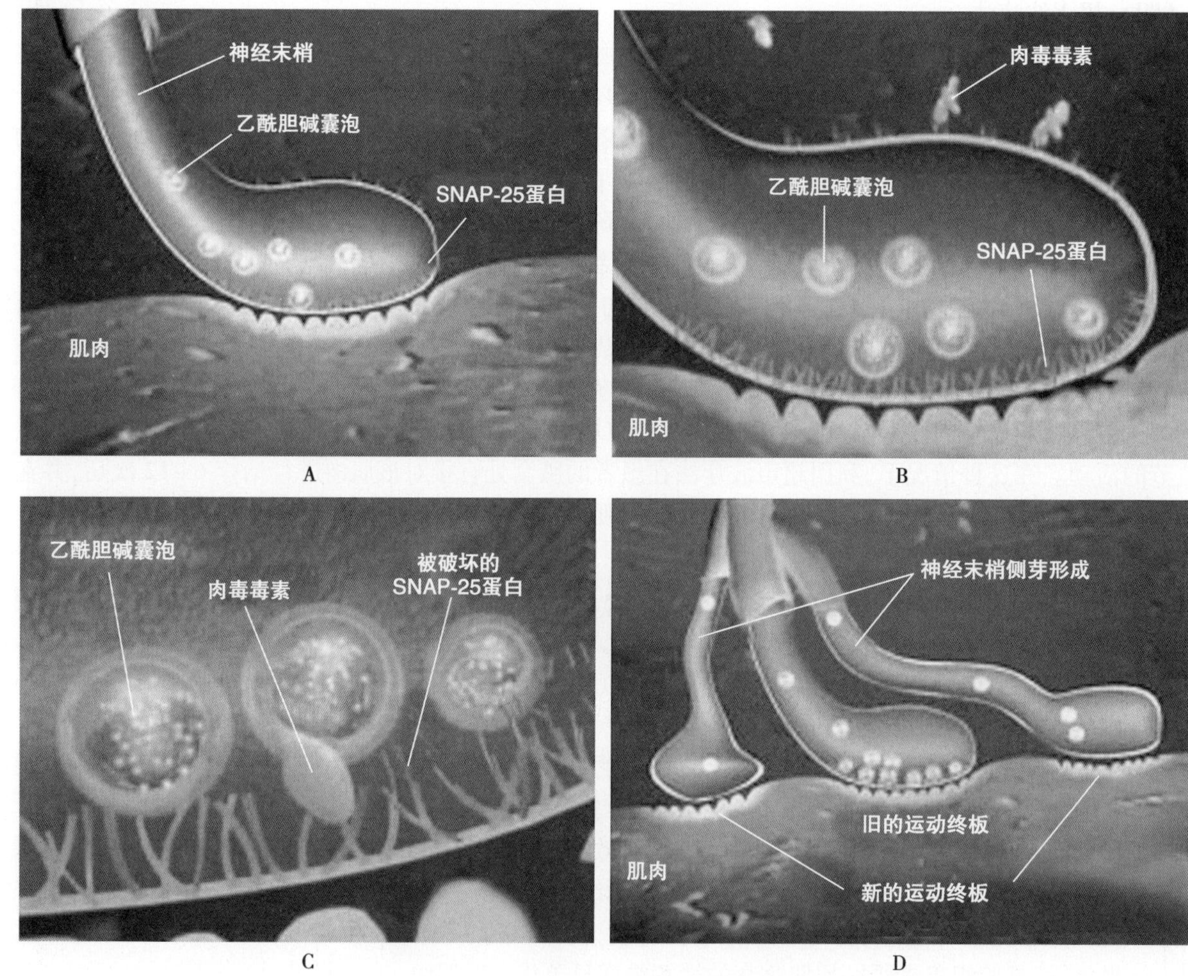

图 24-20　A 型肉毒毒素分子结构示意图

Oculinum（Botox 的前身）用于治疗睑痉挛和斜视，从此肉毒毒素的临床应用突飞猛进。2016 年，Botox 登上了美国《时代》周刊的封面，其中描述可以治疗 800 种疾病和问题。目前，肉毒毒素广泛应用于医美、痉挛和一些疼痛的治疗，也有越来越多的文献报道和临床应用于抑郁症、脱发、瘢痕和雷诺病等的治疗。肉毒毒素临床应用的有 A 型和 B 型，我国国内有两种 A 型肉毒毒素产品，分别为兰州生物技术开发有限公司的衡力和美国 Allergan 公司的 Botox，目前衡力批准的适应证是眼睑痉挛、面肌痉挛、斜视、中重度眉间纹和成人脑卒中后（腕部和手部）上肢痉挛，Botox 的适应证是眼睑痉挛、面肌痉挛和相关局灶性肌张力障碍。

二、肉毒毒素的治疗作用及其机制

1. 治疗作用　肉毒毒素是处理局部痉挛的首选药品，主要有下列作用：①减轻症状；②改善外观表象；③减轻照顾者生活护理的困难；④促进手功能恢复，改善步态；⑤增加康复训练的主要参与；⑥与其他抗痉挛治疗联合使用，其抗痉挛效果更佳。

在抗痉挛的应用上，肉毒毒素的治疗作用可达到如下目的：①痉挛限制了功能，降低痉挛后帮助功能恢复，特别是局部痉挛的处理，该药可作为首选；②减轻症状，如减轻疼痛可提高佩戴矫形器的耐力，减轻内收肌痉挛可减少尿失禁；③改善外观形象，例如上肢屈曲异常模式使患者前臂抬起，给患者的自信与自尊带来问题，降低痉挛使前臂自然下垂，则对患者外观及内在形象是有益的；④减轻照顾者给患者吃饭、穿衣、个人卫生等方面面临的困难，减少这些生活护理所花的时间与次数，显然这种考虑并非针对患者本人；⑤与其他抗痉挛治疗的联合使用，如与鞘内注射、全身抗痉挛药物的联合应用，以便加强局部抗痉挛的效果等。

2. 作用机制　肉毒毒素作用于神经肌肉接头即突触处，抑制突触前膜对神经介质——乙酰胆碱的释放，引起肌肉松弛性麻痹，即化学去神经作用（chemodenervation）。其作用机制描述如图 24-21。

上肢痉挛肉毒毒素注射定位图

● 肩内收、内旋　● 受累肌肉(前面观)　● 受累肌肉(后面观)　● 截面图(腋窝)　● 功能障碍

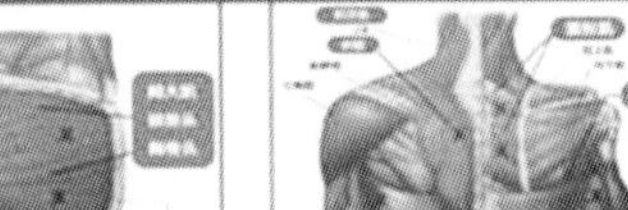

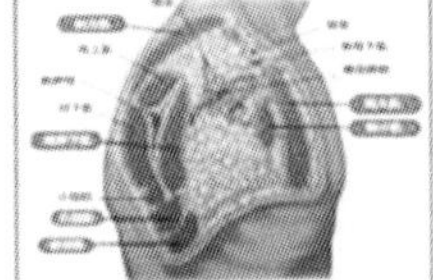

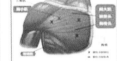

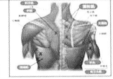

● 取物困难，可能影响穿衣、个人卫生等
● 可能出现肩痛，皮肤溃烂及腋臭

● 肘屈曲　● 受累肌肉(前面观)　● 截面图(肱骨中段)　● 功能障碍

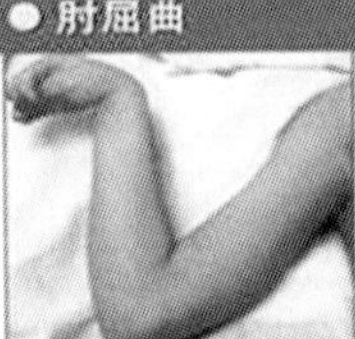

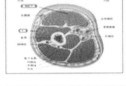

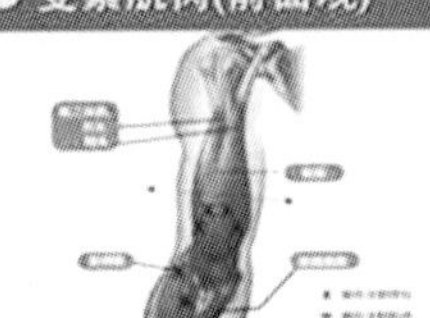

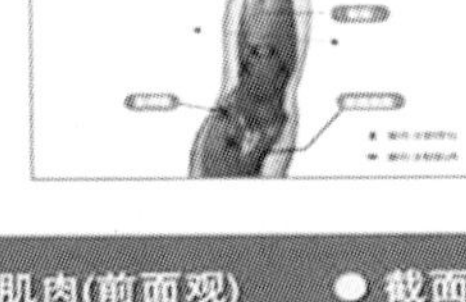

● 穿衣、清洁困难，可能影响伸手取物
● 可能影响个人卫生、皮肤溃破，肘前窝发臭

● 前臂旋前　● 受累肌肉(前面观)　● 截面图(前臂近端)　● 截面图(前臂远端)　● 功能障碍

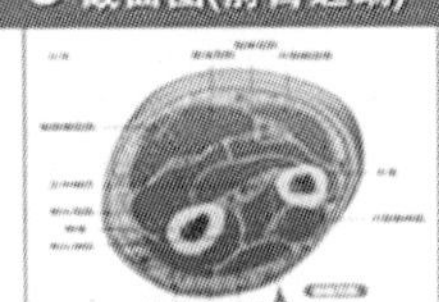

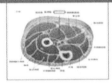

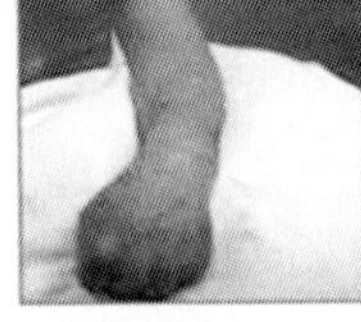

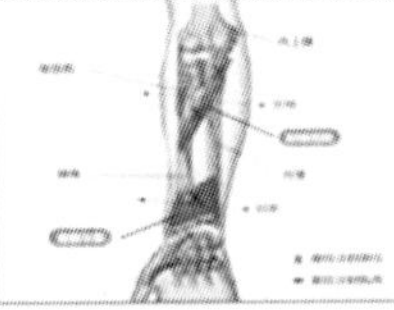

● 影响日常生活活动如取物、洗脸、使用汤匙等

● 腕屈曲　● 受累肌肉(前面观)　● 截面图(前臂中段)　● 功能障碍

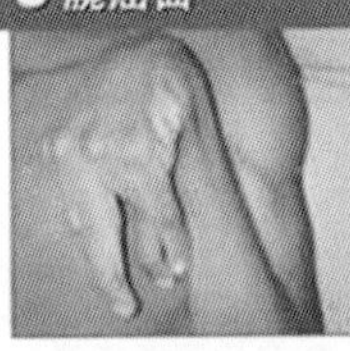

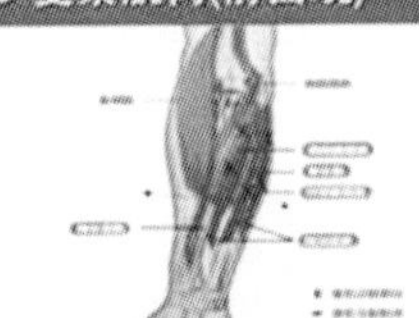

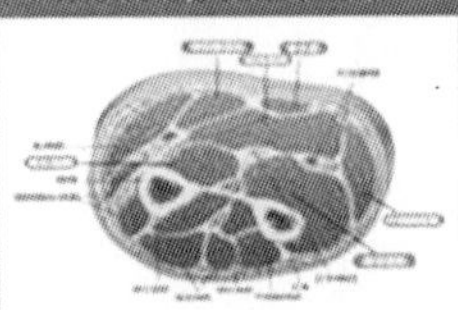

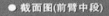

● 抓握或操纵物件困难
● 可能影响穿衣及个人卫生

● 拇指朝外握拳　● 受累肌肉(前面观)　● 截面图(前臂中段)　● 功能障碍

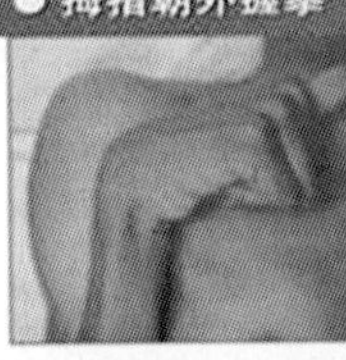

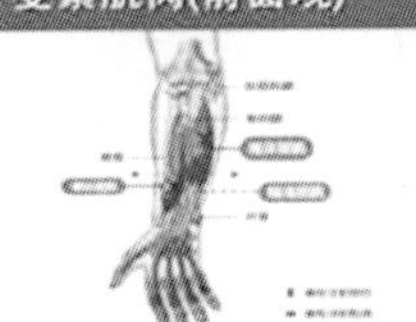

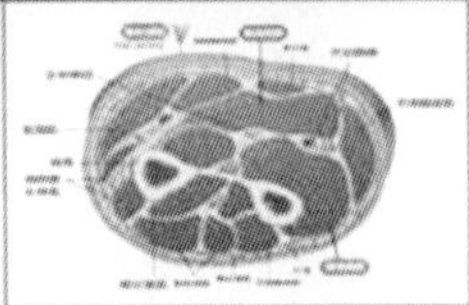

● 限制了手掌的清洁、干燥、指甲修剪
● 可能导致皮肤溃烂、发臭

● 拇指对掌心握拳　● 受累肌肉(前面观)　● 受累肌肉(掌侧观)　● 功能障碍

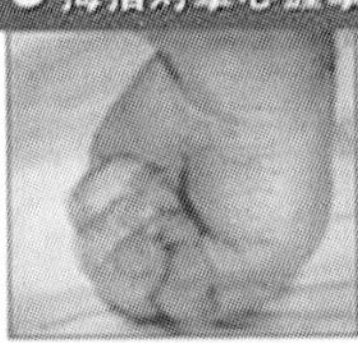

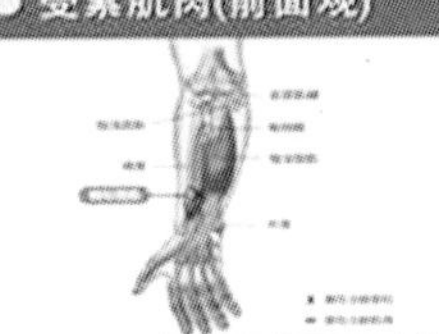

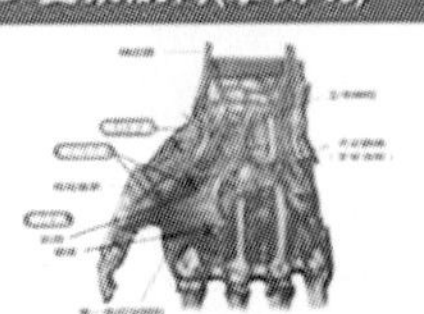

● 抓握时拇指功能受限
● 可能影响手套及休息位手夹板的使用

编者：Gracies JM., McGuire J.　南佛罗里达大学
译者：窦祖林，胡昔权，兰月　中山大学

A

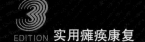

下肢痉挛肉毒毒素注射定位图

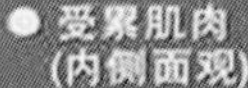 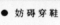
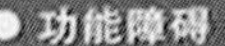

● 髋内收　● 受累肌肉（前面观）　● 受累肌肉（内侧面观）　● 受累肌肉（后面观）　● 截面图（股骨粗隆下）　● 功能障碍

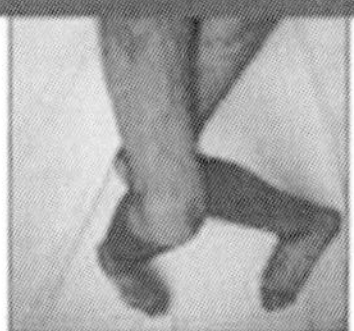
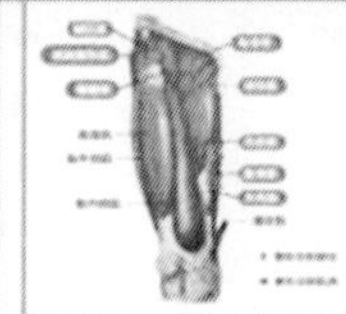
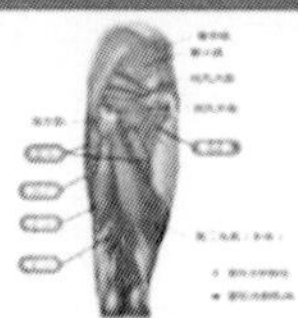
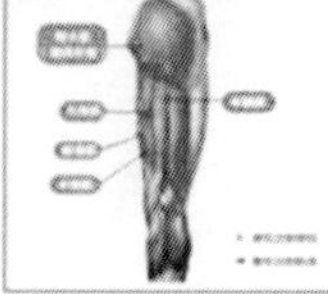
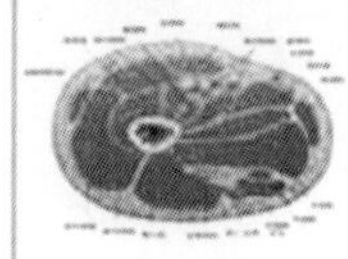

● 支撑面变窄，重心不稳
● 影响会阴部卫生及性交

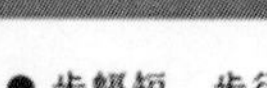

● 髋屈曲　● 受累肌肉（前面观）　● 受累肌肉（内侧面观）　● 截面图（股骨中段）　● 功能障碍

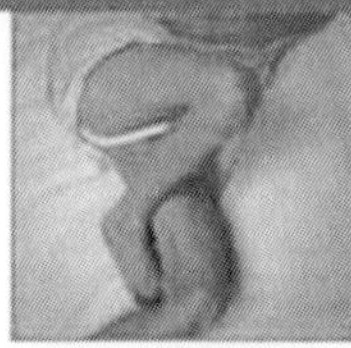
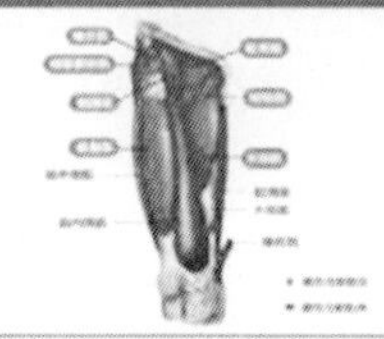
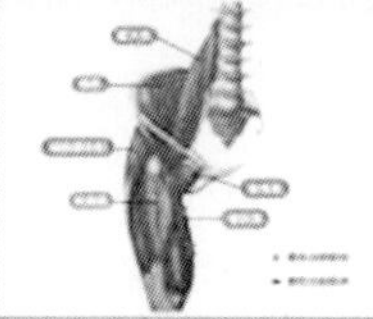
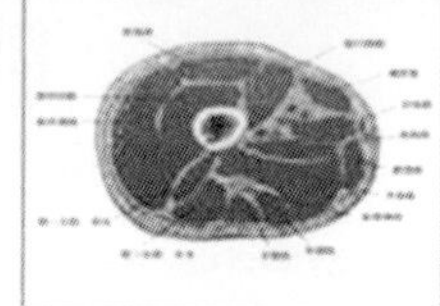

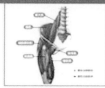

● 步幅短，步行无效率，能耗大
● 影响会阴部护理及步态

● 膝屈曲　● 膝僵硬　● 受累肌肉（后面观）　● 受累肌肉（内侧面观）　● 受累肌肉（前面观）　● 截面图（股骨下段）　● 功能障碍

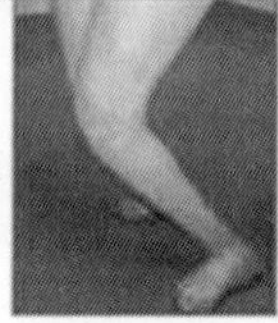
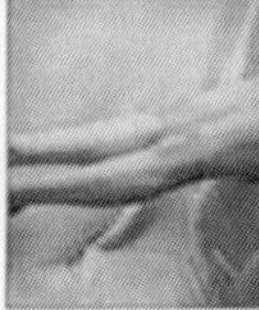
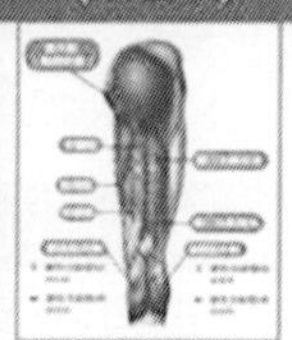
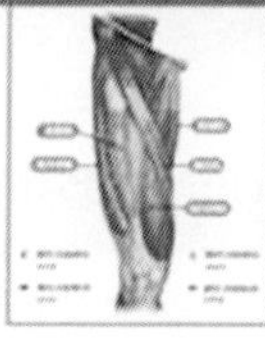
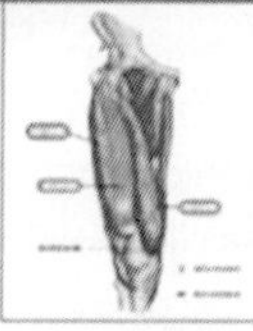
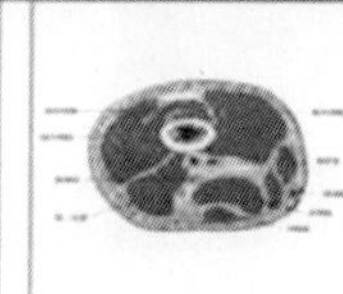

● 步行时能耗增加
● 影响脚趾清洁、坐姿，使体位转移困难

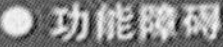

● 马蹄内翻足　● 马蹄足　● 受累肌肉（后面观，浅层）　● 受累肌肉（后面观，深层）　● 受累肌肉（外侧面观）　● 截面图（胫骨粗隆下）　● 截面图（胫腓骨中段）　● 功能障碍

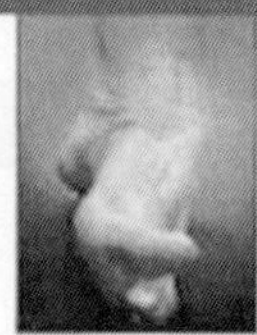
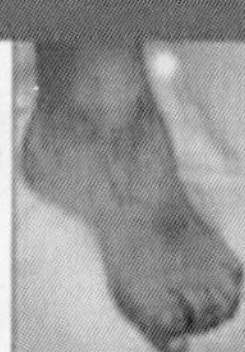
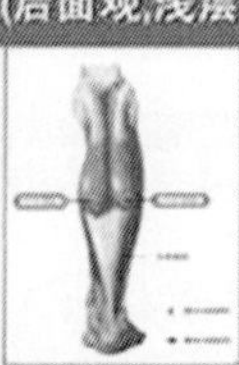
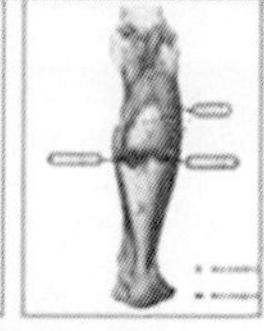
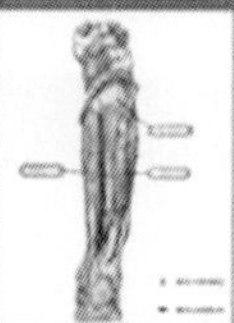
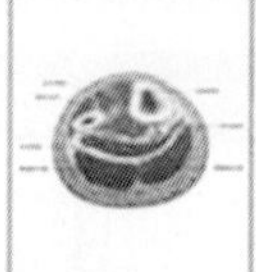
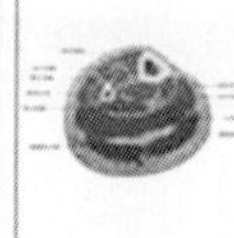

● 足外侧缘疼痛，胼胝形成，可能使皮肤破损
● 步行时影响肢体稳定性，使体位转移困难

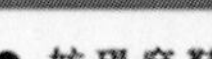

● 趾屈曲　● 趾上翘　● 受累肌肉（外侧面观）　● 受累肌肉（足底面观）　● 受累肌肉（前面观）　● 截面图（胫腓骨下段）　● 功能障碍

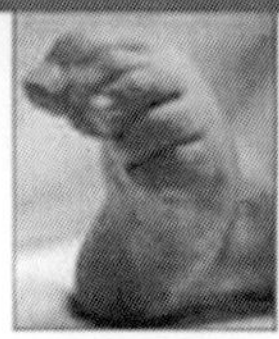
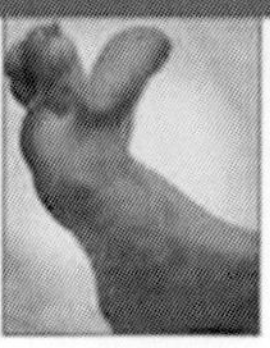
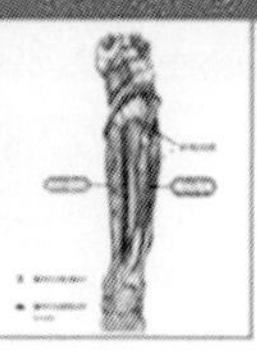
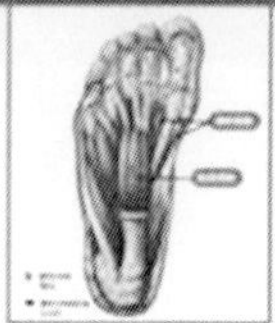
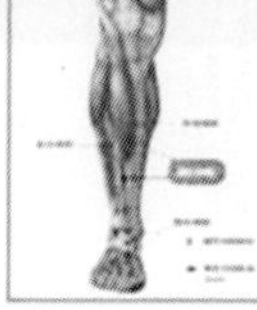
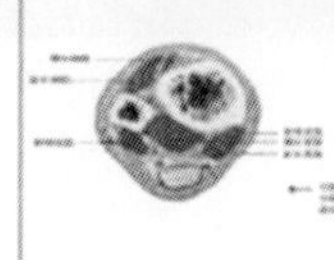

● 妨碍穿鞋
● 可能导致足趾底部鸡眼及槌状趾畸形

编者：Gracies JM., McGuire J.　南佛罗里达大学
译者：窦祖林，胡昔权，兰月　中山大学

B

图 24-21　肉毒毒素作用机制示意图

正常情况下，神经肌肉接头处的神经末梢释放乙酰胆碱，并引起肌肉收缩，而肉毒毒素则选择性地与胆碱能神经末梢相结合，通过胞饮作用吞入神经末梢内，在胞质内，重链与轻链分解开，轻链与突触前体相关蛋白（SNAP-25）受体结合，使乙酰胆碱囊泡不能与 SNAP-25 蛋白位点结合，乙酰胆碱量子式释放受抑制，随着时间的推移，受去化学神经作用影响的神经末梢重新芽生，产生新的神经肌肉接头，当神经功能经芽生通路下传时，其抗痉挛的药理作用被削弱，当原 SNAP-25 蛋白结合位点被重新修复时，痉挛又可反复出现。

三、注射技术操作流程

肉毒毒素注射应由医生来执行，通常遵守如下技术操作流程：

（一）熟悉局部解剖

临床医生除要熟悉肌痉挛的临床特征及产生的功能障碍外，还要熟悉拟注射部位肌肉的解剖学、运动学，特别是不同组织结构的排列关系，否则，定位注射靶肌肉则是一句空话。

（二）评估注射的肌肉

建立基线评估及疗效判定标准十分重要，任何合理的治疗计划都来自治疗前的临床评测，现就注射前应考虑到的临床评测及意义做简单介绍。注射前的评价通常在注射当天再次进行，以图表形式记录患者当前的神经学和康复状况。

1. **详细的神经系统检查及有关实验室检查的收集**　明确疾病的性质、病程进展及预后，这是与患者讨论时非常有用的信息。

2. **被动关节活动范围测量**　可获得被动肌肉长度及关节挛缩的信息。应注意，不同的疾病及障碍范围，测量的重点不同。以双下肢痉挛性脑瘫儿童为例，常进行内收肌角、直腿抬高角、腘窝角、踝背伸角的测量。

3. **动态关节活动范围测量**　用 Tardieu 计数法测量评定动态肌肉长度，以观察其对快速牵伸的阻力。痉挛患者可能有完全的被动活动范围，但在动态活动中则显示范围不足。

4. **肌力评价**　可用抗重力分级法测量，应注意挛缩和痉挛均可影响被动关节活动范围，应在此范围内进行肌力分级。同时应注意，痉挛常常掩盖了痉挛肌及拮抗肌的肌力。

5. **肌肉过度活动的评价**　常使用改良 Ashworth 评分法和综合痉挛量表（CSS）进行评价。也可用 Penn 法记录痉挛发作的频率，记录踝阵挛的次数。

6. **痉挛性疼痛的评价**　可用视觉类比评分法（VAS）进行评价。

7. **选择性运动控制的评价**　可选用 Fugel-Meyer 的上下肢运动评分。

8. 如有条件，进行录像、步态分析、肌电图检查，这些是较为理想和客观的评价。

（三）签署知情同意书

注射前医生要和患者及照顾者对治疗的目标进行充分讨论，患者要熟悉治疗过程，了解所需设备（如果需要的话，包括 EMG、ES），治疗产生的后果及可能会出现的不良反应。与患者或家属谈话，获得患者同意并签署特殊治疗知情同意书及毒麻药品知情同意用表是十分必要的。知情同意书的内容应包括：患者存在的痉挛造成了哪些障碍以及障碍对功能的影响，治疗的目标，治疗中及治疗后可能出现的副作用及不良反应，患者及家属的意见，签名及日期。

（四）剂量确定

剂量的确定主要依据如下两个方面：

1. **参考推荐的计量表**　根据过去已发表的研究报告和临床经验，A 型肉毒毒素的成人推荐剂量见表 24-5。小儿的推荐剂量见表 24-6。剂量的调整条件见表 24-7。

表 24-5 成人脑病损后痉挛状态肉毒毒素参考剂量

部位	临床表现	受损肌	平均开始量/U	剂量范围/U	注射点数
上肢	肩内收、内旋	胸肌群	100	75~150	4
		背阔肌	100	50~100	4
		大圆肌	50	25~75	1
	肘屈	肩胛下肌	50	25~75	1
		肱桡肌	50	25~75	2
		肱二头肌	100	50~100	4
		肱肌	50	25~75	2
	前臂旋前	旋前方肌	25	10~50	1
		旋前圆肌	40	25~75	1
	腕屈	桡侧腕屈肌	50	25~100	2
		尺侧腕屈肌	40	10~50	2
	拇指	拇长屈肌	20	10~30	1
		拇内收肌	10	5~25	1
		对掌肌	10	5~25	1
	握拳	指浅屈肌	50	25~75	4
		指深屈肌	15	25~100	2
	掌屈	骨间蚓肌	15	15~50/手	3
下肢	髋屈	髂肌	100	50~150	2
		腰肌	100	50~200	2
		股直肌	100	75~200	3
	大腿内收	内收肌,短/长/大	200/腿	75~300	6/腿
	膝屈	腘绳肌内侧	100	50~150	3
		腓肠肌	150	50~150	4
		腘绳肌外侧	100	100~200	3
	膝伸展	股四头肌	100	50~200	4
	马蹄内翻足	腓肠肌内/外	100	50~200	4
		胫后肌	50	50~200	2
		胫前肌	75	50~150	3
		比目鱼肌	75	50~100	2
		趾长屈,趾短屈	75	50~100	4
		踇长屈肌	50	25~75	2

表 24-6　儿童脑瘫痉挛状态肉毒毒素参考剂量

临床类型	累及的肌肉	BTXA 用量/U·kg^{-1}	注射部位数目
上肢			
肩内收内旋	胸部肌群	2	2~3
	背阔肌	2	2
	大圆际肌	2	1~2
	肩胛下肌	1~2	1~2
屈肘	肱桡肌	1	1
	二头肌	2	2~3
	肱肌	2	1~2
前臂旋前	旋前方肌	0.5~1	1
	旋前圆肌	1	1
屈腕	桡侧腕屈肌	1~2	1
	尺侧腕屈肌	1~2	1
拇指对掌	拇长屈肌	0.5~1	1
	拇内收肌	0.5~1	1
	拇短屈肌/对掌肌	0.5~1	1
握拳	屈指深肌	1~2	1~2
	屈指浅肌	1~2	1~2
并指、分指	蚓状肌/骨间肌	0.5~1	1
下肢			
屈髋	髂腰肌	1~2	1
	腰大肌	1~2	1
	股直肌	3~4	2
屈膝	腘绳肌(内侧部)	3~6	3~4
	腓肠肌	3~6	2~4
	腘绳肌(外侧部)	2~3	1~2
伸膝	股四头肌	3~6	4
马蹄内翻足	腓肠肌(内/外侧)	3~6	1~2
	比目鱼肌	2~3	1~2
	胫骨后肌	1~2	1
	胫骨前肌	1~3	1
	屈趾长/短肌	1~2	1

表 24-7　剂量增减的参考

	减量	增量		减量	增量
年龄	高龄	壮年	同时注射的肌数	多	少
性别	女性	男性	痉挛程度	轻	高
体重	轻	重	靶肌肉无力影响	大	小
疗程	慢性	急性	过去治疗的反应	疗效好	反应不足
肌肉体积	很小	很大			

2. 遵循个体化原则 每个患者对肉毒毒素治疗都会做出一定的反应。剂量将根据首次治疗的反应和治疗后临床进展的情况进行再调整。有时,一种普遍有效的治疗对一些特殊的患者来说改善作用有限。如果治疗的有效性趋向于明显降低,需要再次评价肌肉的选择、剂量、注射点、注射技术,以及药物抗体产生的可能性。然而,在痉挛的治疗中,肉毒毒素抗体的产生还不是一个显著的问题。虽然不是已知的各种可变因素都可诱发免疫反应,但抗体的出现提醒我们重复注射的时间不能少于 3 个月,同时应使用尽可能低的有效剂量。

肉毒毒素在人类的半数致死量(SD50)约为 3 000U。要达到致死剂量是不大可能的,但在半数致死量以下的剂量仍有可能发生明显的副作用。在注射前存在吞咽障碍的患者或者有吞咽风险的患者应使用保守剂量。儿童的剂量受体重的限制,按体重调整。

(五)注射位点的数量选择

1. 注射位点的选择以神经肌肉接头的分布为依据 电生理上所指的肌肉运动点与神经肌肉接头位置是一致的,但神经肌肉接头的分布则因肌肉的类型及其功能而异,如拇指对掌肌,肱二头肌、肱桡肌、半腱肌等半羽肌,神经肌肉接头则位于肌肉中间的横断面上,见图 24-22A。而在腓肠肌等双羽肌中,神经肌肉的接头则呈一个上凸状(帽状)分布,见图 24-22B;股直肌神经肌肉接头呈弥漫性分布,见图 24-22C;三角肌神经肌肉接头呈曲线形分布,见图 24-22D,不同肌肉神经肌肉接头分布各异,不再一一列举。

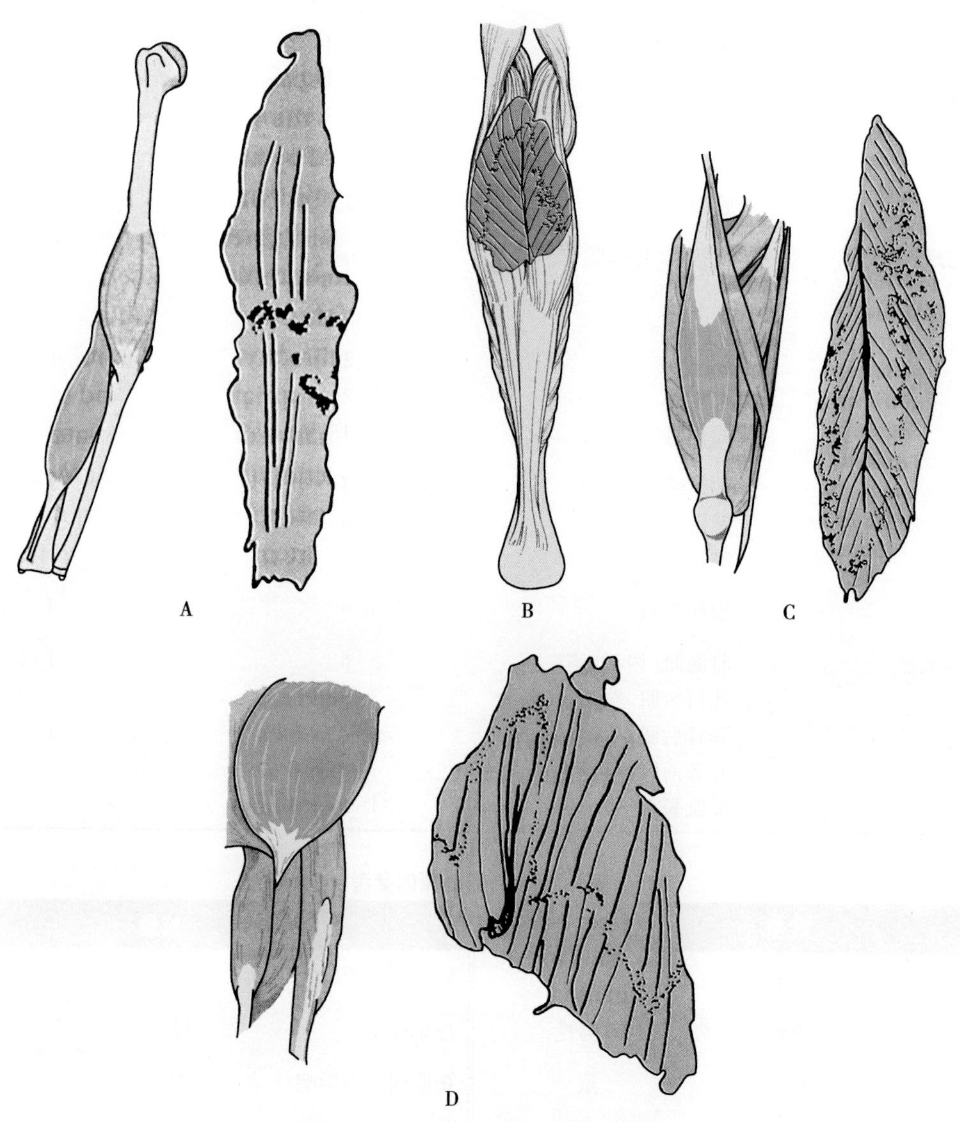

图 24-22 各肌肉神经肌肉接头分布

A. 肱桡肌神经肌肉接头的分布,如中间横断面上的黑点所示;B. 腓肠肌神经肌肉接头的分布,如黑点所示;C. 股直肌神经肌肉接头的分布,如黑点所示;D. 三角肌神经肌肉接头的分布,如黑点所示毫无疑问，熟悉不同肌肉的神经肌肉接头分布，对于准确定位、降低药品用量、提高治疗效果具有重要的意义，特别是采用电诊断与肌电图定位更具重要参考价值。

2. 以肌肉的功能大小确定注射位点的数量　一般原则是宁愿选择低容量多点注射，也不要选择大容量少点注射。增加注射点，更有可能使药物到达更多的神经末梢。

（六）肉毒毒素药物的配制

目前国内普遍使用的A型肉毒毒素有美国Allergan公司的Botox，中国兰州生物制品所的衡力。Botox有100U和50U的包装，衡力为100U，可稀释为各种浓度。稀释方法决定于靶肌肉大小、对扩散及疗效要求。对大多数一般大小的肌肉来说，浓度为2～10U/0.1ml，每点最高容量1.0ml（20～50U）。应警惕较大容量的注射有可能造成靶区域的远处扩散。对于那些非常微小的肌肉，适合于高浓度低容量的方法，标准的浓度范围是10～20U/0.1ml，注射容量为每点0.1～0.2ml。肉毒毒素的稀释方法见表24-8。

表24-8　肉毒毒素的稀释方法

稀释后每0.1ml毒素含量/U	不同规格肉毒毒素生理盐水加量			
	50U	100U	120U	150U
10.0	0.5	1.0	1.2	1.5
5.0	1.0	2.0	2.4	3.0
2.5	2.0	4.0	4.8	6.0
1.25	4.0	8.0	9.6	12.0

A型肉毒毒素经生理盐水稀释后不能保存。安瓿瓶盖应轻轻拧开，避免摇震。按照说明书，肉毒毒素稀释后要放置在2～8℃冷藏保存，其中衡力应在稀释后4小时内完成注射，Botox要在24小时内完成注射，否则应处理掉。在临床实践中，一组患者同时注射治疗是减少浪费的方法。在冷藏或冷冻的情况下，Botox能维持2周的效力。

（七）定位注射技术及操作方法

肉毒毒素可使用肌肉及皮下注射技术，对于表浅大块的肌肉可直接采用徒手定位注射技术，而深部精细复杂的肌肉则需要肌电图或电刺激引导的定位注射技术，现介绍如下：

1. 徒手定位注射技术　这是一种行之有效的徒手定位注射技术，又称为“反向牵拉指压法”。

（1）定位步骤：患者取适当体位以利于暴露注射部位并方便助手对靶肌进行反向牵拉。助手沿靶肌长轴反向牵拉靶肌并诱发痉挛或肌张力增高，同时治疗者触摸按压痉挛肌肌腹。按每1～3cm^2 1个点的原则在痉挛最明显的肌肉腹部或隆起部位用记号笔定点。

（2）注射方法：年幼及焦虑患者可在注射前适量给予苯二氮䓬类药物，也可在注射前0.5～1小时使用局部麻醉霜。但上述处理可减弱痉挛，影响定点及注射时的针感，所以应在定点后使用。用1ml注射器抽取已稀释好的肉毒毒素，再根据靶肌体积的大小及深度选择不同型号的注射针头。一般面颈部肌群、手的内在肌、幼儿上肢用皮试针即可，而其他四肢肌群常用7～9号针，成人深部肌群可用穿刺或麻醉针注射。常规消毒，注射时助手再实施靶肌反向牵拉，治疗者按事先定点进针直到感觉针身有阻涩感（通常进针时患者立即有痉挛增加，针感很强），回抽无血，注入预先计算好的剂量，拔针后用棉签轻压止血，通常痉挛严重的部位很少出血，拔针时让助手停止牵拉，减少患者不适感。各点依次重复，见图24-23。

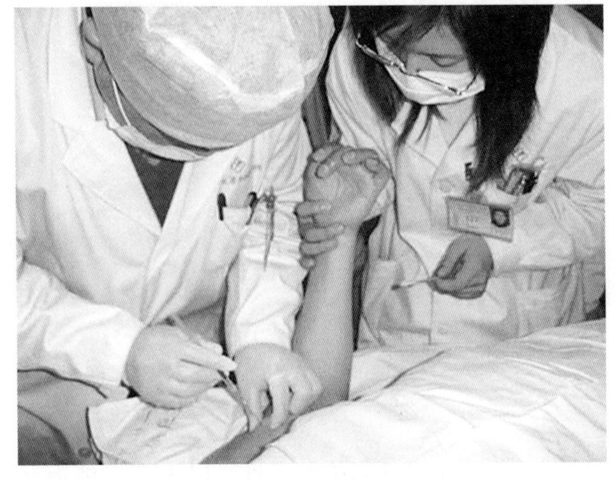

图24-23　徒手定位注射技术

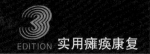

2. 肌电图引导的定位注射技术 在阻断突触前神经末梢的同时，其扩散性能能够控制在允许的范围内，这是比较理想的肉毒毒素注射。因而靶肌的注射部位应更明确，并保证邻近的肌肉不受影响。肌电图引导及电刺激就是两种能改进疗效并能准确定位的注射技术。常用肌电定位及电刺激的靶肌见表24-9。

表 24-9 肌电定位及电刺激的常见靶肌

• 前臂屈肌群（如：指深屈肌、指浅屈肌、桡侧屈腕肌、旋前圆肌）	• 屈髋肌
• 腕和指伸肌（如：伸指总肌、桡侧伸腕肌）	• 胫骨后肌
• 拇内收肌、对掌肌、拇长屈肌	• 拇长伸肌
• 骨间肌和蚓状肌	• 眼肌

（1）靶肌肌电信号的特征：靶肌局部的肌电图可直接获得，记录近针尖处运动诱发电位的形态学及声学特征。肌束、肌腱及关节的被动和主动活动等各种手法所引出的后续电位可确定针尖的位置，同样也可区分非靶肌，避免误注射的风险。

近针尖的肌纤维在快速上升期表现为全幅的2～3相位的运动电位。这样的运动电位有清脆的声学特征。如果看到一个低振幅的电位（或听到低哑的声音），应重新放置针尖以达到最佳位置。有时，遇到"海贝壳"的声音可能反映神经肌肉接头的微型终板诱发电位。但是，清脆的运动诱发电位，不一定提示针在靶肌里的正确位置，只不过提示针尖靠近一条收缩的肌纤维。确定靶肌的位置要通过主动收缩或被动运动。这对处于共同运动模式的患者（例如脑卒中后痉挛状态的患者）比较困难。

（2）定位注射操作步骤：插入空心针肌电电极到定点的靶肌内，打开肌电检查设备。当运动诱发电位活动出现时，鼓励患者轻柔牵伸或用其他方法放松。一旦动作电位静息，开始进行针尖局部的被动和主动的手法评测。最初的目标是获得与靶肌/肌腱/关节的活动相关的清脆的动作电位。移动靶关节产生被动关节活动，通过被动关节活动范围，监控肌电图的动作电位活动（活动或插入针电极可能会诱发痉挛）。移动非靶关节，通过被动关节活动范围监控肌电图的动作电位活动（非目标区域会缺失或减小）。患者主动活动靶肌，监控肌电图的动作电位活动。患者主动活动非靶肌，监控肌电图的动作电位活动（非目标区域会缺失或减小）。确定位点后，接上注射器，按确定的剂量，通过肌电检查的空心针注射肉毒毒素，拔针后用棉签轻压止血，见图24-24。

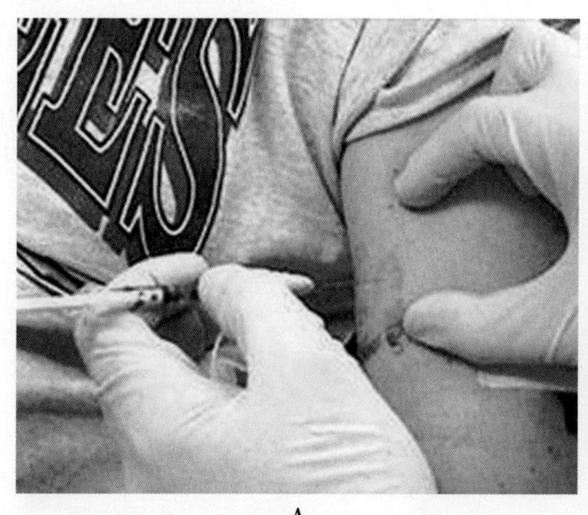

A

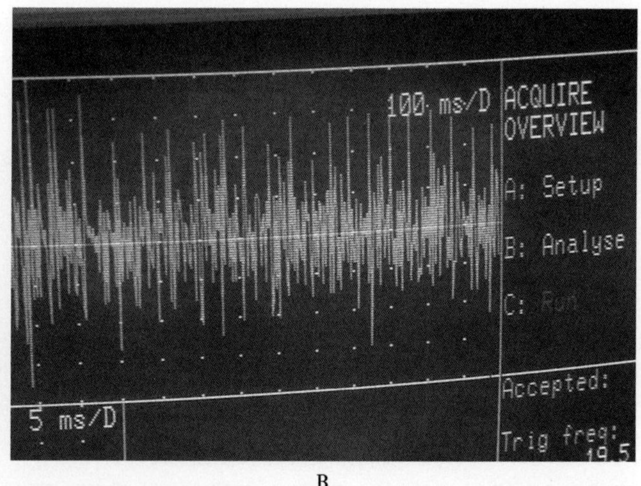

B

图 24-24 肌电图引导的定位注射技术
A. 肉毒毒素注射；B. 肌电图信号

其他各点定位及注射依此类推。以上步骤能有效分离出小的、深在的肌群。例如，通过腕关节和手指主动及被动屈伸能区别尺侧屈腕肌与指深屈肌的独立活动。

3. 电刺激引导的定位注射技术　电刺激(electrical stimulation,ES)可用于刺激大的神经支配的全部肌肉或刺激肌腹中的小肌束。前者是运动神经刺激,后者是运动点刺激。后者更能反映对肌腹的小运动神经分支的刺激。运动神经刺激主要用于石炭酸阻滞而不是肉毒毒素注射,因为神经与肌腹相比可能太细微,但运动点刺激对肉毒毒素的合理分布是有用的。理论上,运动点是神经肌肉接头的高密度区域,电刺激定点尽可能会将肉毒毒素注射到或接近神经肌肉接头结合区。这样是否能带来小剂量而效果保持最大的影响,至今还未得到证实。因为这一假设在人类的研究才刚刚起步,但动物研究已得到可靠数据。

可应用各种各样的刺激进行定位。大多数高质量的肌电图/神经传导速度检查设备可以配接一个刺激器。在表面电极引导下或插注射针引导下接入刺激器均可。一般选择便携式电刺激器,其优点是经济、轻便、易于使用。

ES 定位的基本步骤与 EMG 定位相似。在初步触诊和被动活动的程序之后,将空心肌电针插入靶肌。插入后开始给予强刺激,刺激强度通常是 1~3mA,以引起明显收缩或肌束抽搐为度。重置针尖找到目标点以后减小刺激强度,以便最小刺激引起最大抽搐,最终的靶刺激强度是 0.25~0.5mA。见图 24-25。

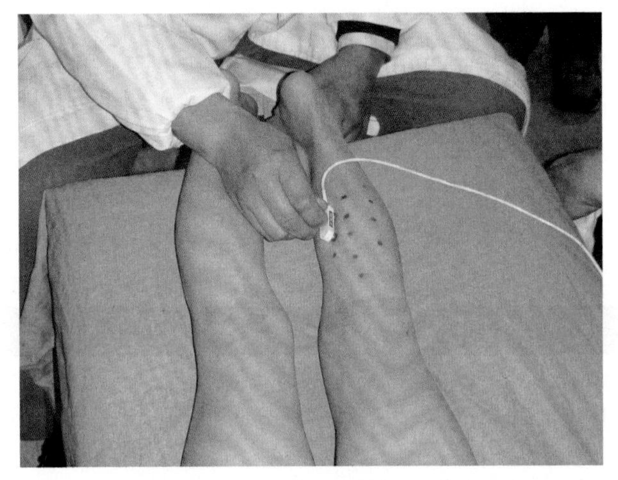

图 24-25　电刺激引导的定位注射技术

EMG 与 ES 定位的区别是前者引导出特定的动作电位,后者则给予刺激信号观察特定的收缩反应。还有很多其他方法与 EMG 和/或 ES 联合应用,到达其他方法难以到达的肌肉,例如,荧光透视法能引导肌电针到达靶肌,CT 和超声引导也能帮助痉挛患者有效定位。

4. 超声引导的定位注射技术　作为一项肌内注射定位的新技术,超声波已日益受到关注。超声波无创伤、无痛苦,医用超声波的频率介于 2~10MHz,在临床疾病的诊断中广泛使用。

(1) 神经血管等组织的超声成像表现为:动脉无回声,有搏动;静脉无回声,可压缩;神经横向观呈高回声晕包绕的多个圆或椭圆低回声区,纵向观呈管状非连续低回声线条,高回声线条分隔。骨骼表现为明亮高回声骨膜,后方有黑色阴影。而肌肉则为低回声,肌腱呈管状高回声线条(纤维状),肌肉筋膜表现为高回声。高频超声波分辨率高,靶肌肉及其周围的神经血管清晰可见,见图 24-26。在此设备引导下,操作者可将注射针头准确地刺入拟要注射的肌肉,特别是深层的肌肉,既能到达靶肌肉,又能避开周围的血管与神经。

(2) 注射前的准备工作:除前文述及的常规准备工作外,B 超引导下的注射尚有如下事宜:填写 B 超单,B 超室预约注射时间;开具注射医嘱:注射总剂量稀释容积,注射位点数,消耗材料;250ml 生理盐水 1 袋;穿刺针;消毒用品等。

(3) 定位注射操作步骤:定位注射操作在 B 超室进行,采用彩色多普勒超声仪。操作步骤如下:①摆放体位,若注射上肢,取仰卧位,若注射下肢,取俯卧位。②常规碘伏消毒待注射部位皮肤,B 超机探头涂适量耦合剂,用消毒胶套套住探头,再用碘伏消毒胶套。③用 50ml 注射器抽取生理盐水,当探头在皮肤表面移动时,注射器(不要针头)注射适量生理盐水在探头和皮肤之间,用生理盐水代替超声耦合剂。④在定位图的指导下,通过 B 超确认拟注射肌肉及横截面积,估计该肌肉的长度和体积,确定注射点数及注射剂量。⑤当 B 超再次探及并确认拟注射肌肉后,取事先配制好的肉毒毒素注射器,于探头附近稍倾斜皮肤表面进针,在 B 超引导下将肉毒毒素准确注入到下列肌肉:桡侧腕屈肌、尺侧腕屈肌、指浅屈肌/指深屈肌、拇长屈肌、掌长肌、比目鱼肌、腓肠肌、胫骨后肌、趾长屈肌。在超声直视下,根据肌肉的厚度可进行分层注射(两层或三层),或分点注射(同一平面不同部位),注射后退针,注意避开血管、神经。⑥每点注射肉毒毒素 2.5~5U,每块肌肉的注射剂量及总剂量由靶肌的大小及痉挛程度决定,药物剂量个体化,见图 24-27。

5. 不同定位技术的比较　为了达到确切效果,确定拟要注射的肌肉及其部位是关键。综上所述,可利

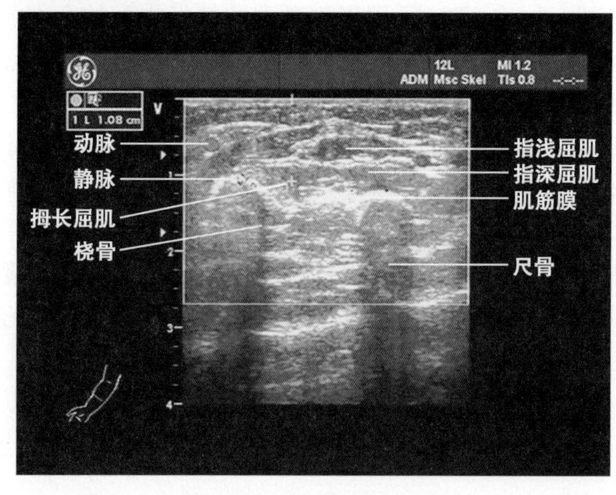

图 24-26　超声波显像特征

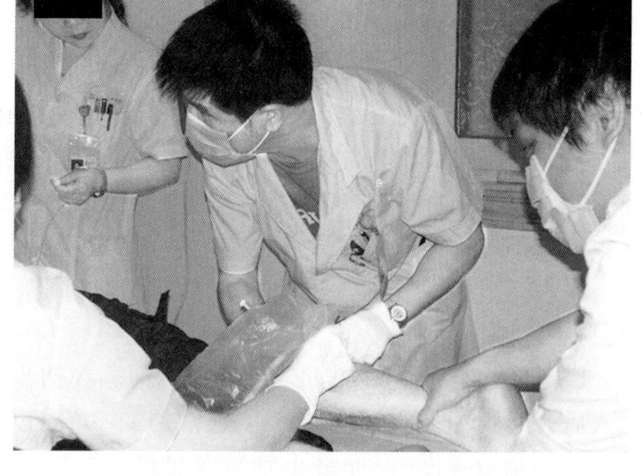

图 24-27　超声引导的定位注射技术

用不同的定位技术，包括触摸、多通道肌电图、电刺激、超声波等。这些方法各有所长，互为补充。如胫骨后肌的注射，经肌电图和电刺激定位，通常从小腿后进针，但胫骨后肌在小腿后肌群的第三层，与胫骨后动脉、胫神经紧密相邻，容易刺穿血管。在超声引导下，可从小腿前胫骨旁进针，避开胫骨后动脉、胫神经，准确注射入胫骨后肌。

这些方法均有大量文献报道，其优缺点比较见表 24-10。

表 24-10　不同定位技术的比较

方法	优点	缺点	适用对象
电刺激（体表电刺激，绝缘针体内电刺激）	比较准确找到靶肌肉运动点，使注射接近神经肌肉接头处	费时，刺激反应因人、因刺激强度而异	适合随意运动少，严重痉挛患者；孤立的肌群或肌束，如手、前臂肌肉
肌电图	通过肌肉放松时探及的阵发性肌电募集现象（运动单位电位数），判断肌肉痉挛程度，确定累及的肌肉及分布范围，能准确找到神经肌肉结合点	费时，有一定创伤，对特殊人群（儿童），由于配合差，肌电定位与肉毒毒素注射点一致性不高。专业操作技术要求高，难以普及	深层、小肌肉，如痉挛性斜颈，面肌痉挛等
徒手定位（触摸、反向牵拉指压）	经济、便捷，减少了 EMG 带给患者的痛苦及由于不配合带来的误定位	深层、小肌肉无法触及	四肢、表浅大肌群，如肱二头肌、内收肌等
超声波	注射部位实质（肌肉、腺体）及其周围结构（神经、血管）均能很好地识别；定位十分准确，能有效地避免误注，也可作为其他诊断之用	成本较高（含设备及专业技术培训）	脑瘫、帕金森病、肌萎缩侧索硬化所致流涎，唾液腺、腮腺、舌下腺，不同部位的肌肉
动态的步态分析	能提供各种运动学参数供研究之用	需要足够空间，高级设备；需大量人力、物力	复杂的运动障碍

（八）注射后的康复治疗

肉毒毒素注射 2 天后应佩戴踝-足矫形器或手抗痉挛夹板，此外，应实施常规康复训练，如关节被动运动和牵伸注射肌肉，辅以 PT 和 OT，治疗性的主动运动训练，肢体的功能性活动，ADL 训练，教育患者和家属，电刺激、中药熏蒸、按摩、针灸等物理治疗，巩固并力求改善痉挛治疗后的肢体功能。

（九）与注射有关的其他事项

1. 适应证　临床上最常见的适应证如下：①局限性肌张力障碍。眼睑痉挛、面肌痉挛、痉挛性斜颈、书写痉挛。②痉挛状态。脑卒中、脑外伤、多发性硬化、脊髓损伤、儿童脑瘫后的肢体痉挛状态。

2. 禁忌证及慎用　下列情况下应禁用肉毒毒素多位点局部注射：①妊娠；②注射部位感染者；③有过敏反应或哮喘史及对本品过敏者；④严重肝、肾功能不全者；⑤1周内使用某些加重神经肌肉接头传递障碍的药物，如奎宁、氨基糖苷类抗生素、吗啡等；⑥神经肌肉接头传递障碍性疾病，如重症肌无力；⑦注射肌群挛缩严重者；⑧不能配合治疗者；⑨靶肌太多，应考虑其他治疗方案，或选用口服药物控制了较广泛的痉挛后，再进行局部处理；⑩氨基糖苷类抗生素（如庆大霉素等）能加强毒素的作用，使用本品期间应避免同时使用这些抗生素。

3. 副作用及处理　到目前为止，尚未见严重不良反应的报道。在个别患者有时会出现短暂的不良反应。

（1）眼睑、面肌痉挛治疗中，少数患者可出现短暂的眼睑下垂、下睑后退、瞬目减少、睑裂闭合不全、面肌肌力减弱等，一般3~8周内自然恢复，应事先向患者解释，不需要处理。

（2）斜视治疗，部分患者可出现短暂的程度不同的眼睑下垂，垂直斜视和极个别的瞳孔散大，此与该毒素向邻近肌肉弥散有关，数周内会自然恢复，不需要处理。

（3）斜颈、成人脑损伤及儿童脑瘫患者，有发生吞咽障碍及肌无力的报道，通常持续3天~1个月消失。在脊髓损伤的治疗中有无力及短期抽搐加重的报道。3天~1周消失。

4. 治疗显效及持续时间　许多患者在注射后24~72小时开始感觉到治疗效果，起效高峰发生在注射后2周左右，注射1周后进行物理治疗会增强这种作用。患者的再次评价通常在首次注射后1~2周由物理治疗师进行，3~6周由医生进行，但这些间隔可根据患者或照顾者的需要而不同。治疗的影响及关于未来治疗决策的初步决定应记录在患者的病历中。

A型肉毒毒素作用于痉挛的临床疗效大约持续12周，有些患者的疗效持续时间可能更长或更短。据文献报道及我们的经验，功能性活动和辅助治疗，包括矫形支具和注射肌群的电刺激，能延长疗效持续时间。

5. 影响疗效的因素　①痉挛时间过长；②肌肉的活动度差；③肉毒毒素制剂配制不当和储存不良导致药物效价降低；④首次注射剂量不足；⑤注射位点不佳；⑥抗体的出现，使后续治疗中对毒素的反应性降低。2%~3%的患者注射后无效，即原发性无反应。5%~10%的患者注射后出现抗体，成为继发性无反应者。如果毒素对患者的疗效减弱，可进行简单的试验，看是否有抗体产生。用低剂量的肉毒毒素（10~15U）进行额肌注射，以确定患者对治疗的反应。未出现预期的肌肉松弛则表示存在全身的抗体。该过程对患者的影响最小，无需收集血液，避免不必要的检查费用。

6. 注意事项　①本品系有毒生物制剂，应由专人保管、发放、登记造册，按规定适应证使用。使用本品者，特别是治疗斜视者，应是受过专门训练的医务人员。操作者应熟悉肌肉的解剖位置，能熟练掌握肌电放大器使用技术，并尽量做到准确、定量、慢注、减少渗漏。②凡有发热、急性传染病者缓用；有心、肝、肺疾患、活动性结核、血液病者及12岁以下儿童慎用本品。③凝血障碍的患者除非治疗必需，在注射前2周应停用抗凝剂，尤其是计划要注射深部肌群的患者。④在妊娠、哺乳期及患神经肌肉疾病的情况下，肉毒毒素的使用不太恰当，否则需要在治疗期间谨慎严密地观察。

（金冬梅　窦祖林）

第二十五章 辅助器具

第一节 助行器

辅助人体支撑体重、保持平衡、行走的工具和装置称为助行器(walking aid)。根据其结构和功能的不同,可将其分为三类:无动力式助行器、功能性电刺激助行器和动力式助行器。无动力式助行器结构简单,价格低廉,使用方便,是最常见的助行器,它主要包括各种拐杖和步行器,用于辅助下肢肌力低下者和行走能力损伤较轻的偏瘫、截瘫患者的站立和行走。下面只介绍无动力式助行器。

一、拐杖

(一) 种类

根据拐杖(crutch)的结构和使用方法,可将其分为手杖、肘杖、腋杖和平台杖四大类。每一类又包括若干种类。

1. 手杖(stick) 手杖为一只手扶持以助行走的工具,多用木材或铝合金制成。长度上有固定式、可调式和折叠式。常用的手杖有以下几种:

(1) 单足手杖:其形状和类型如图25-1A,是最常用的辅助器具之一,利用单点支撑,可根据需求调节不同的高度。适用于握力好、上肢支撑力强的患者,如偏瘫患者的健侧、老年人等。

(2) 多足手杖:①三足手杖,由三个足呈品字形支撑,较单足手杖稳定(图25-1B)。用于平衡能力稍欠佳而用单足手杖不安全的患者。②四足手杖,由于有四足,支撑面广而更为稳定(图25-1C)。多用于平稳能力欠佳、用三足手杖也不够安全的患者。单足手杖的制作材料多用木材或铝合金,三足和四足的现在多用铝合金,高度可以调节,把手的形状与支柱呈斜角、下有沟槽便于手指抓握得更方便。

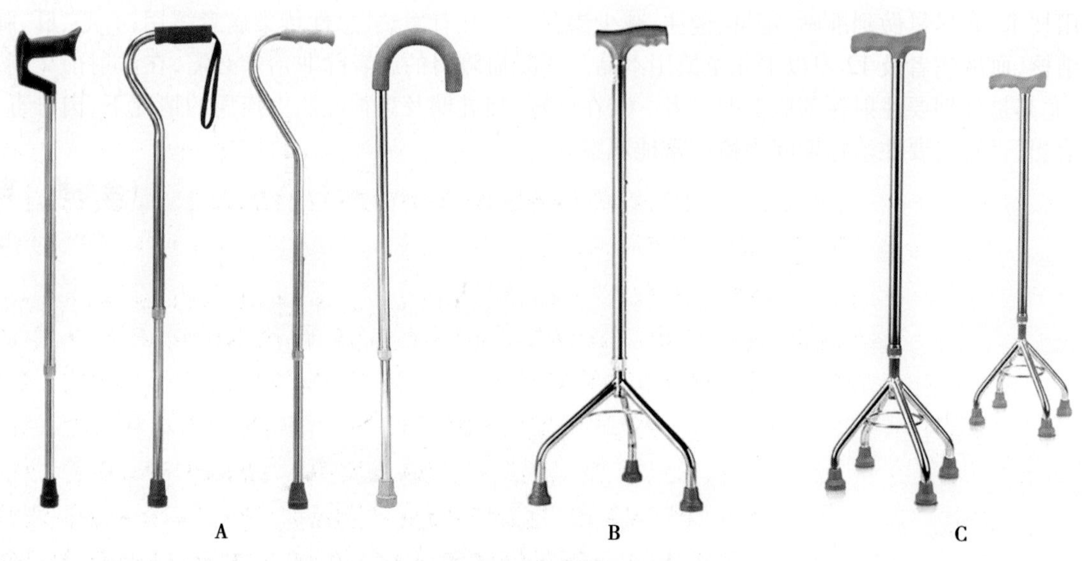

图25-1 各种手杖

A. 单足手杖;B. 三足手杖;C. 四足手杖

2. 肘杖(elbow crutch)　又称前臂杖(forearm crutch)(图 25-2)。常成对使用,把手的位置和支柱的长度可以调节,夹住前臂的臂套为折叶式,有前开口和侧开口两种。适用于上肢功能健全,下肢功能不全或行动不便的高龄老人及患者。前臂用力,支撑更安全,且不会压迫腋下神经。优点为轻便、美观,而且用拐杖时手仍可自由活动,例如需用该手开门时,手可脱离手柄去转动门把,而不用担心拐杖脱手,其原因是臂套仍把拐保持在前臂上,此拐的缺点是稳定性不如腋杖。

3. 腋杖(axilla crutch)　可单侧手或双侧手同时使用(图 25-3)。双拐同时使用可减轻下肢承重,获得最大支撑力,提高行走的稳定性。腋杖可靠稳定,但笨重。腋杖的负重点主要是扶在把手上的腕和手,腋垫抵住胸壁主要是为了帮助稳定肩部,如使用方法不当,易使腋窝软组织、局部血管神经受损。适用于支撑能力较差者,如截瘫或外伤较严重的患者。包括以下几种:①固定式,即标准型。简便,但不能调整长度。②可调式,可以调节长度。③加拿大式,有臂套或支持片以加强作用,分为有肱三头肌支持片型、有前臂支持片型、有腕关节固定带型,分别适用于肱三头肌无力者、肘关节稳定性差者和伸腕肌力弱,手腕难于固定者。

4. 平台杖(platform crutch)　又称类风湿拐、前臂支撑杖(图 25-4)。有固定带,可将前臂固定在平台式前臂托上,前臂托前方有一把手。用于手关节损害严重的类风湿患者或手部有严重外伤、病变不宜负重者,因此改由前臂负重,把手起掌握方向的作用。

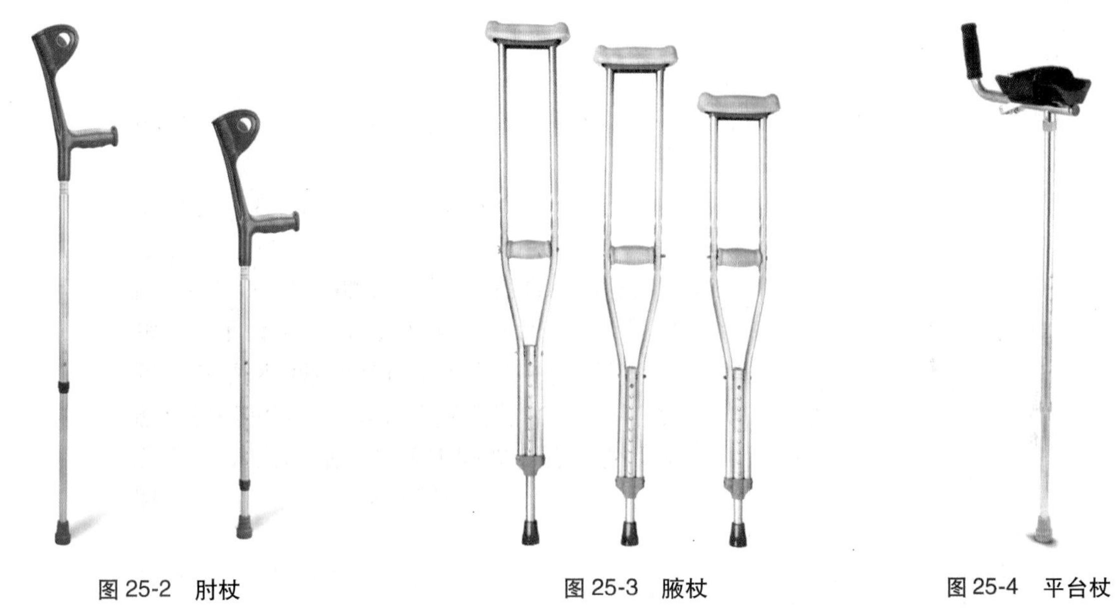

图 25-2　肘杖　　图 25-3　腋杖　　图 25-4　平台杖

(二) 长度选择

1. 手杖长度　①站立无困难的患者:让患者穿经常穿的鞋站立,体重平均分布于两腿之上,平视前方,上肢放松,如为不可调型的手杖,需将套头去除,足朝上,把手朝下放在地板上,垂直地靠于患者体侧,在与患者前臂尺骨茎突水平平齐处于手杖上作一记号,锯去多余的长度即可。如为可调型手杖,可让患者肘关节屈曲 150°,腕关节背伸,其小趾前外侧 15cm 处至背伸手掌面的距离即为手杖的长度,直接按此长度调整即可。②站立有困难的患者:让患者呈直线仰卧,双手放在身旁,测量自尺骨茎突到足跟的距离,然后增加 2.5cm 即为手杖应有的高度(加 2.5cm 是留出穿鞋时鞋跟的高度)。

2. 腋杖长度　确定腋杖长度最简单的方法是:将身长减去 41cm 的长度即为腋杖的长度,其站立时大转子的高度即为把手的位置(图 25-5)。若患者的下肢或上肢有短缩畸形时,可用下列方法确定腋杖的长度:让患者穿上鞋或下肢支具仰卧,将腋杖轻轻贴近腋窝,腋垫与腋窝保持至少 3~4cm 的距离,在小趾前外侧 15cm 处与足底平齐处即为腋杖最适当的长度,把手高度同手杖的测定方式。

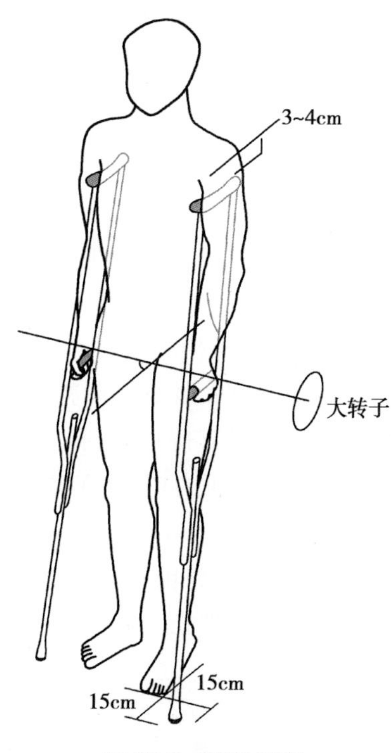

图 25-5　腋杖长度

二、步行器

(一) 步行器

也称助行架(walker),周围有金属框架,可将患者保护在其中。步行器可支持体重便于站立或步行,其支撑面积大,故稳定性好。适用于步行平稳性非常差的瘫痪患者或长期卧床引起下肢肌力减弱的老人等。因体积较大,只适用于室内步行。

1. 框式助行架　具有很高的稳定性能,需要抬起助行架前行(图 25-6)。主要用于上肢功能健全,下肢平衡能力较差的步行困难者,如下肢损伤或骨折不能负重、变形性关节炎、运动失调症、步行困难者以及长期卧床需要进行步行训练者。还有一种框式助行架,扶手为阶梯式的框架结构,除具有普通框式助行架的功能外,还可以辅助下肢肌力低下的患者利用阶梯扶手从坐位到站位,故称为助起式助行架。

2. 差动进步式助行架　又称交互式步行器,体积较小,无脚轮,可调节高度(图 25-7)。当患者需要一种坚实、能自己站立在地板上的辅助器以运用交互步态时,这种步行架是很有用的。尤其是患者上肢也无力时,这种助行架可使患者不必提起整个助行架,只需先移动一侧向前,再移动另一侧向前即可实现步行。适用于立位平衡能力差,下肢肌力差的患者或老年人。

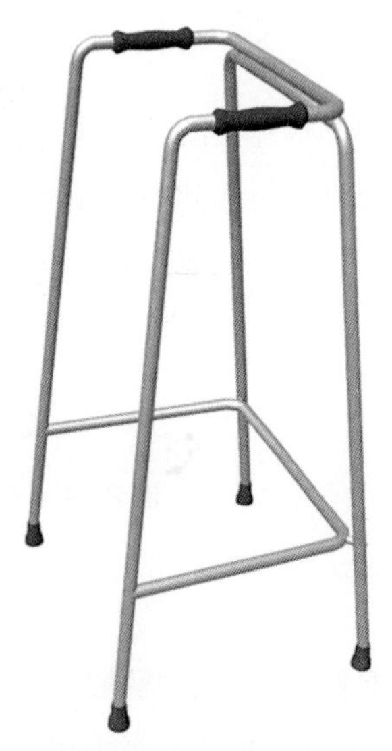
图 25-6　框式助行架

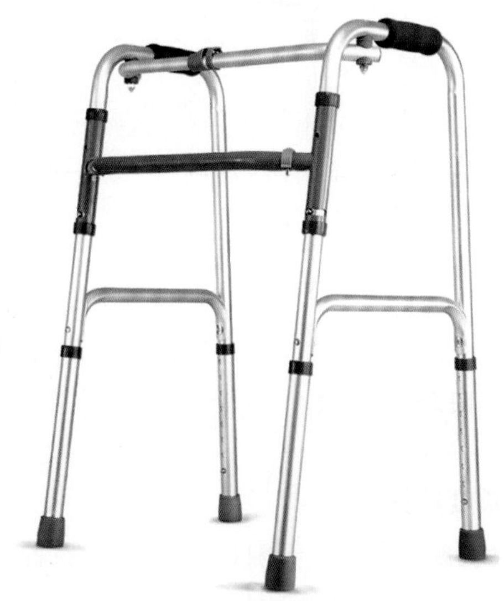
图 25-7　差动进步式助行架

3. 两轮助行架　前面装有固定脚轮,后面的支脚垫具有一定的摩擦力和防滑性能,具有很好的方向性,但转向不够方便,患者使用时可以依靠推动助行架前行(图 25-8)。适用于下肢肌力低下、慢性关节炎患者、脑血管疾病引起的步行障碍者,也可用于长期卧床者的步行训练。

4. 四轮助行架　分前轮为活动脚轮、后轮为固定脚轮或四轮均为活动脚轮两种类型,具有转弯半径小,移动灵活的特点;手闸可分别用于行进中遇有坡道或障碍物时的短暂制动和停止行进时的后轮锁定。此类助行架特别适用于步行不稳的老年人出行时使用,所以又称老年人用步行车(图 25-9)。

5. 平台式助行架　带有前臂支撑平台和两个活动脚轮与两个固定脚轮,其特点是支撑面积大,稳定性

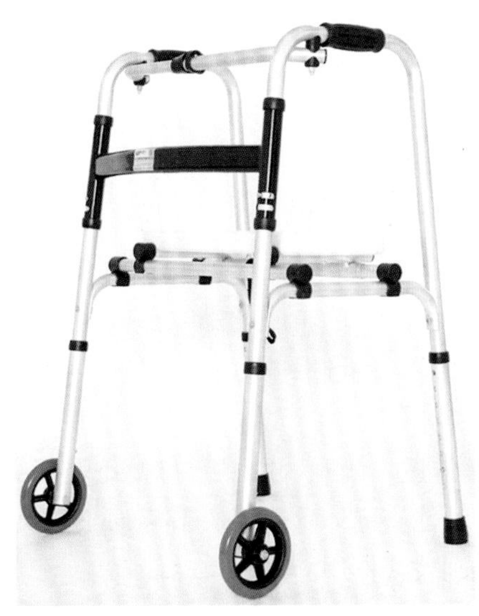

图 25-8　两轮助行架

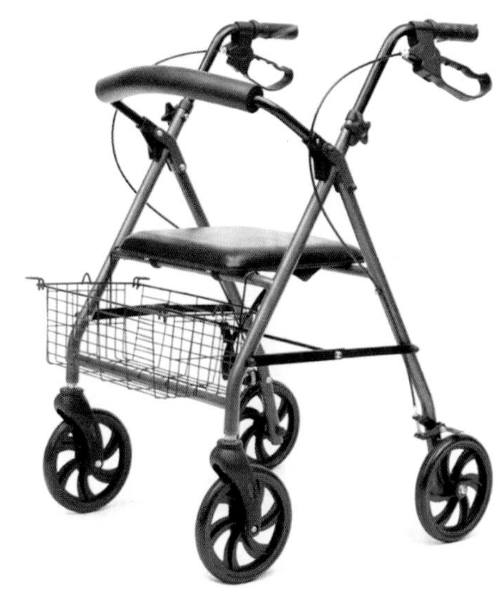

图 25-9　四轮助行架

能更好(图 25-10)。使用时不用手握操纵,而是将前臂平放于支撑平台上推动前进,平台上可装配手闸。助行架的高度应以身体直立,肘屈曲 150°的状态下,将前臂放在平台上为宜。适用于全身肌力低下者,脑血管疾病引起的步行障碍者,慢性关节炎患者以及长期卧床者的步行训练等。

6. 特殊类型助行架　如腋窝支持型步行器,由两腋窝支持体重而步行,有四个脚轮,体积最大(图 25-11)。适用于上肢肌力差者。

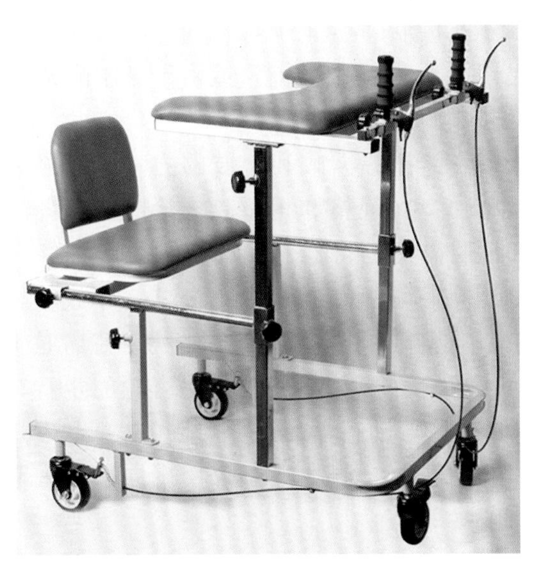

图 25-10　平台式助行架

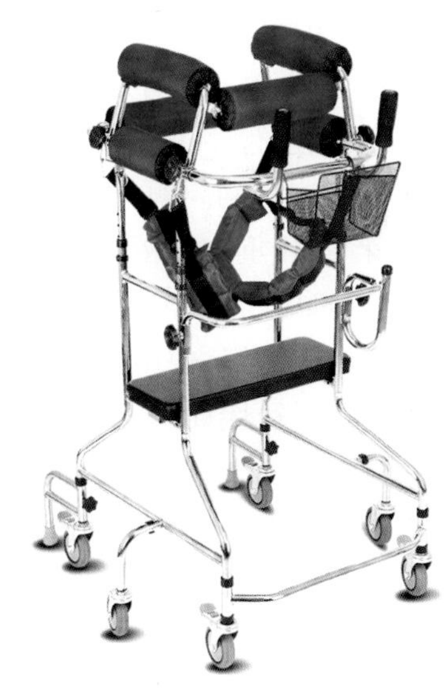

图 25-11　腋窝支持型步行器

(二) 助行架高度

使用助行架首先要根据患者的身高和身体状况进行高度调节。如图 25-12:身体直立,以肘关节屈曲 150°的状态手持助行架,通过调节伸缩杆使助行架的高度与大转子保持水平位置。

三、助行器的临床应用

(一) 助行器的使用目的

1. 在步行时辅助支撑体重　通过上肢承重使下肢减少负荷,如使用双侧腋杖时约可承受体重的 80%。

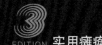

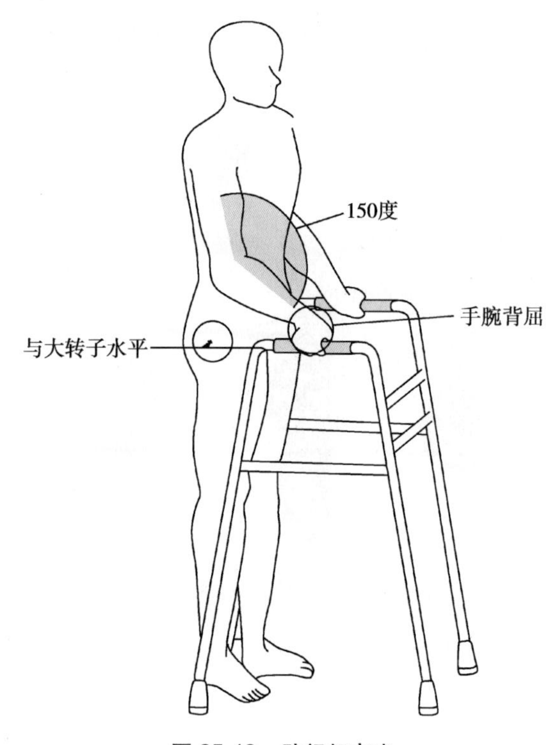

图 25-12　助行架高度

2. **增加站立和步行的稳定性**　患者在站立和步行时应用拐杖能把体重分散至两个以上的支点，使承重的基底面积增加，而稳定性与这一面积的大小成正比。

（二）助行器的作用

1. **保持平衡**　如老年人、非中枢性失调的下肢无力、下肢痉挛伸膝不佳、重心移动不能的平衡障碍等，但对高龄脑卒中、多发性脑梗死患者导致的平衡障碍作用不大。

2. **支撑体重**　偏瘫、截瘫后，患侧下肢肌力减弱或双下肢无力不能支撑体重或因关节疼痛不能负重时，助行器可以起到替代作用。

3. **增强肌力**　由于经常使用手杖、腋杖支撑身体，因此，对上肢伸肌具有增强肌力的作用。

（三）助行器的选用

1. 在选用助行器时，应对下列情况进行考虑分析：

（1）对患者的身体要求：①平衡能力。患者的平衡能力是否可以不用拐杖，是否仅用一根手杖就已足够，还是需要向他提供更高程度的稳定性支持。②下肢负重能力。患者下肢能否充分负重、部分负重，还是根本不能负重；负重时有无疼痛，是否需要用助行器承重来减轻疼痛。③步态。患者是否有能力正常地应用足跟或趾着地用力步行，或由于身体情况限制，需要以另一种步态进行步行。④力量。辅助器要给患者多大的支持。

（2）对患者本身的问题：①握力和上肢的力量。患者的抓握方式和上肢的力量能否操纵和应用助行器。②身高、体重和年龄。这将决定助行器的类型、大小、规格和重量。③诊断。患者的诊断是什么，病情是否稳定，在发展还是在好转，这决定在何时期需用助行器和何时需要更换。④环境。助行器在何种环境下使用，使用频率如何，是在狭窄的通道上行走还是用来上下公共汽车或楼梯。⑤生活方式。患者的活动性如何，是否将助行器和轮椅或汽车结合应用等。⑥认知能力。患者是否有学会正确使用助行器的能力，是否能认识到在使用时可能发生的危险（如在斜坡上用有轮的步行车或在硬滑的地面上用拐），对这些危险能否做出相应的调节和应对，若助行器有缺陷，能否注意和发现。⑦使用助行器的理由。患者是用助行器来克服特殊的困难，或仅用作支撑，还是仅用来向别人表明自己是走路不稳的。

2. **拐杖的选用**　一般说来，手杖适用于偏瘫患者或单侧下肢瘫痪的患者，前臂杖和腋杖适用于截瘫患者。

（1）手杖：与其他拐杖相比，手杖提供的支撑面要小，但手杖轻，易存放，外形较美观，只要功能上许可，尽可能使用手杖，所以上肢和肩的肌力能满足支撑要求才能使用手杖，如偏瘫患者的健侧、下肢肌力较好的不完全性截瘫患者。握力好、上肢支撑力强的患者可选用单足手杖，如果平衡能力和协调能力较差，应选用三足或四足手杖。

（2）前臂杖和腋杖：①双下肢完全瘫痪（T_{10} 以下截瘫必须使用下肢长支具，或 T_4 以下完全性截瘫使用截瘫步行器），可使用双前臂杖或腋杖步行；单侧下肢完全瘫痪，使用一侧腋杖步行。②双下肢不完全瘫痪时，根据下肢残存肌力情况，选用腋杖、前臂杖。③一般先用标准型腋杖训练，如患者将腋杖直立，以手扶住把手亦能步行，则可选前臂杖。④上肢肌力减弱：肱三头肌肌力减弱时，肘的支持力降低，选用肱三头肌支持片型腋杖；肘关节的稳定性较差时，选有前臂支持片的腋杖或前臂杖；腕关节伸肌肌力差、腕稳定性较差时，选有腕关节固定带的前臂杖或腋杖。⑤肘关节屈曲挛缩，不能伸直时，可选用平台杖。

3. 助行架的选用　步行器的支撑面积大，较腋杖的稳定性高，但只适用于在室内使用：①双上肢肌力差、不能充分支撑体重时，应选用腋窝支持型步行器。②上肢肌力较差、提起步行器有困难者，可选前方有轮型步行器。③上肢肌力正常、平衡能力差的截瘫患者，可选用交互型步行器。

（四）助行器前的使用

1. 装配前的训练　①所有需要使用助行器的患者，必须进行针对其功能障碍情况进行训练，如针对各肌群进行的肌力训练等，只有肌群获得了足够的肌力，使用助行器才能发挥最大的作用。②体重必须由把手支撑，而不能由腋下支撑。肌无力、虚弱或伴有上肢疼痛的患者，最容易使用腋下支撑体重，腋下长期受压会引起神经损害并丧失上肢功能，需经常检查以确定是否发生受压情况。

2. 站立位保持平衡训练　使用助行器步行之前，先要在平行杠内进行站立平衡训练，再利用拐杖作前后、左右移动训练，然后利用一只拐杖进行平衡训练、方向转换训练和各种步行姿态训练等。

（五）不同助行器的步行方式

1. 持双腋杖的步行方式

（1）迈至步：是开始步行时常用的方法。主要利用背阔肌来进行，步行稳定，在不平的路面上也可进行，但步行速度较慢。方法如图 25-13A，步行时，双拐同时向前迈出，然后支撑并向前摆动身体使双足迈至双拐落地点附近，不超过双拐支撑点。

（2）迈越步：常在迈至步成功后开始应用。速度快、姿势较美观，方法如图 25-13B，行进时先将双拐迈出，然后支撑并向前摆动身体使双足越过双拐的落地点着地，再将双拐前迈取得平衡，逐步完成步行动作。但采用这种步态时，容易不小心跌倒，故应注意练习。

（3）四点步：步行次序为迈左拐、迈右腿、迈右拐、迈左腿（图 25-13C）。这种步态在上抬骨盆肌有足够的肌力时可进行，方式接近自然走路，稳定性好，但速度慢。

（4）两点步：一侧拐与另一侧足同时迈出，然后迈出另一侧足和拐（图 25-13D）。此步态常在四点步后运用，屈髋肌能参与则更顺利，步行速度比四点步快，但稳定性比四点步稍差。

（5）三点步：先迈出双拐，后迈出病足或不能负重的足，最后迈出健足（图 25-13E）。主要用双拐支撑体重，免去或减轻病腿的负担。

（6）上台阶：双脚位于台阶边缘持杖站稳，腋杖移上台阶，随后健腿迈上台阶，最后患腿跟上台阶（图 25-13F）。

（7）下台阶：双脚置于台阶边缘持杖站稳，腋杖移下台阶，随后患腿移下台阶，最后健腿移下台阶（图 25-13G）。

2. 持手杖的步行方式

（1）三点步：步行顺序如图 25-14A，先迈出手杖、后迈出患腿、最后迈出健腿，由于步行时至少有两个点在支持，故稳定性较高。偏瘫患者不加指示的情况下大多数使用这种步行方式。

（2）两点步：行进时手杖与患腿同时迈出，然后迈出健腿，此步态行走时比三点快，多在轻病例或恢复后期应用（图 25-14B）。

（3）上楼梯：手杖总在外侧，内侧手抓住楼梯扶手。上楼的顺序如图 25-14C：内侧手先向前抓上一级台阶的扶手，然后健腿迈上台阶，提起拐杖放在上一级台阶上，最后患腿迈上台阶。

（4）下楼梯：下楼梯的方法如图 25-14D，内侧手先向前抓住下一级台阶扶手，然后提起拐杖放在下一级台阶上，患腿迈下台阶，最后健腿迈下台阶。

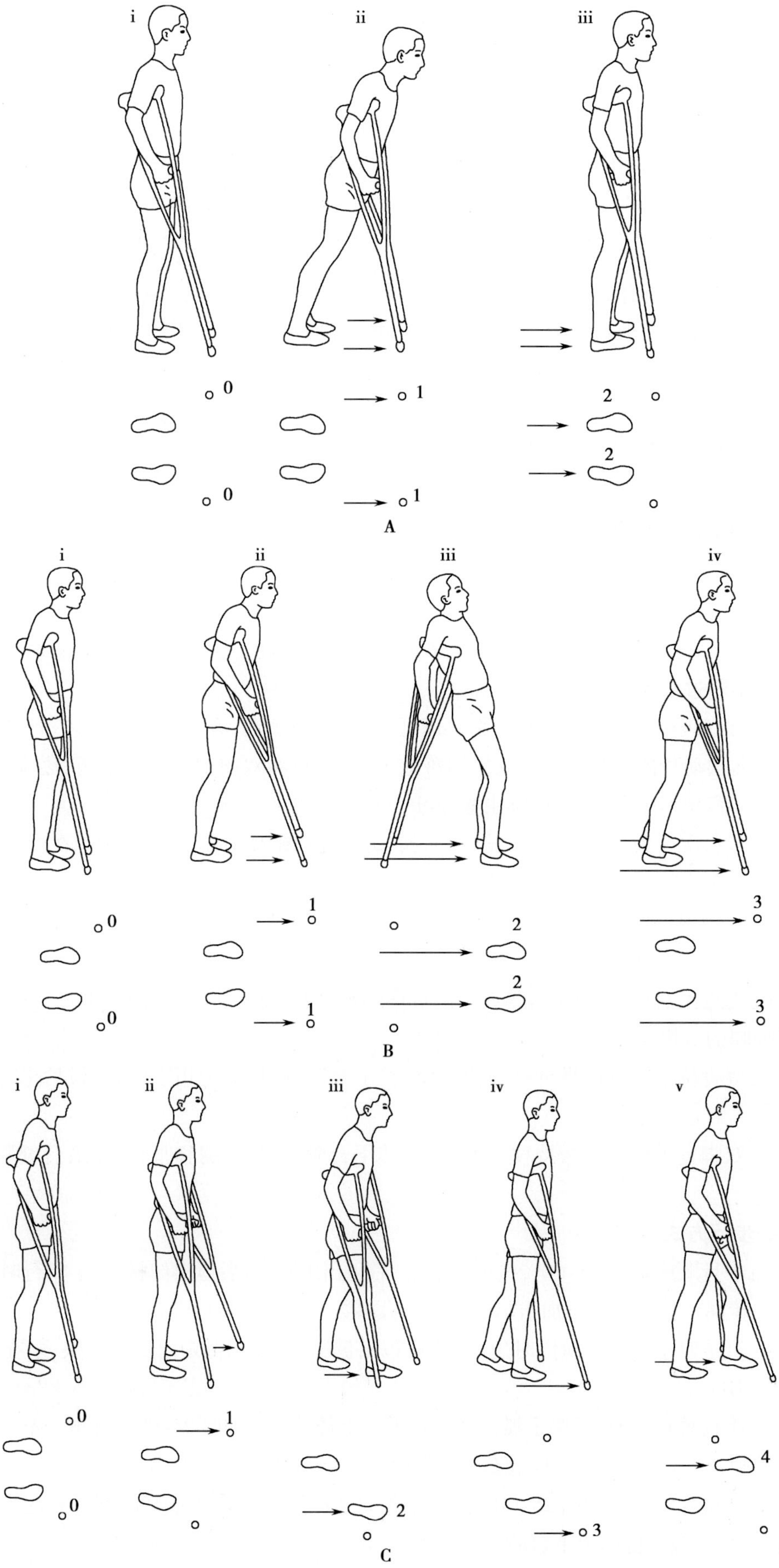

A

B

C

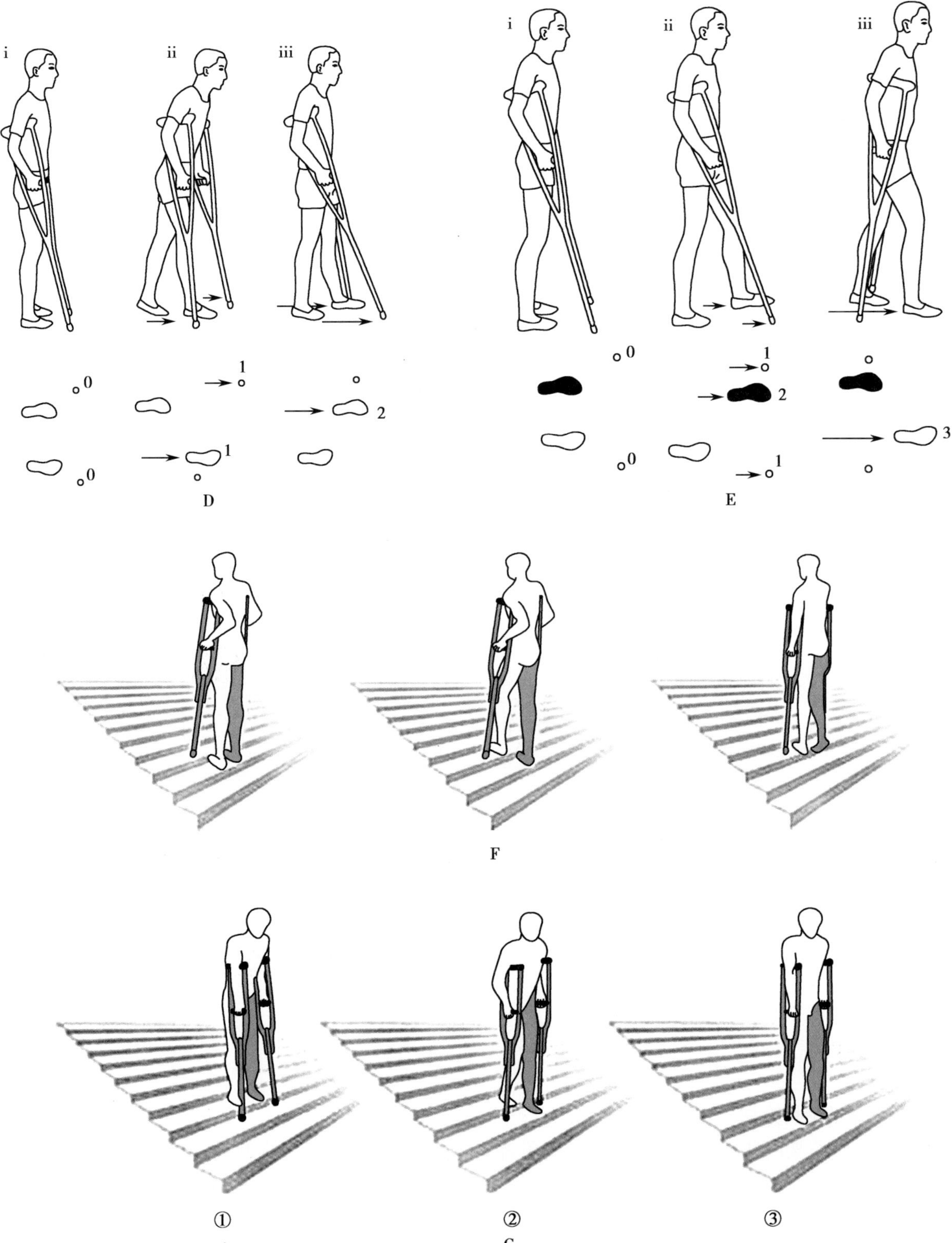

图 25-13　持双腋杖的步行方式

A. 迈至步；B. 迈越步；C. 四点步；D. 两点步；E. 三点步；F. 上台阶；G. 下台阶

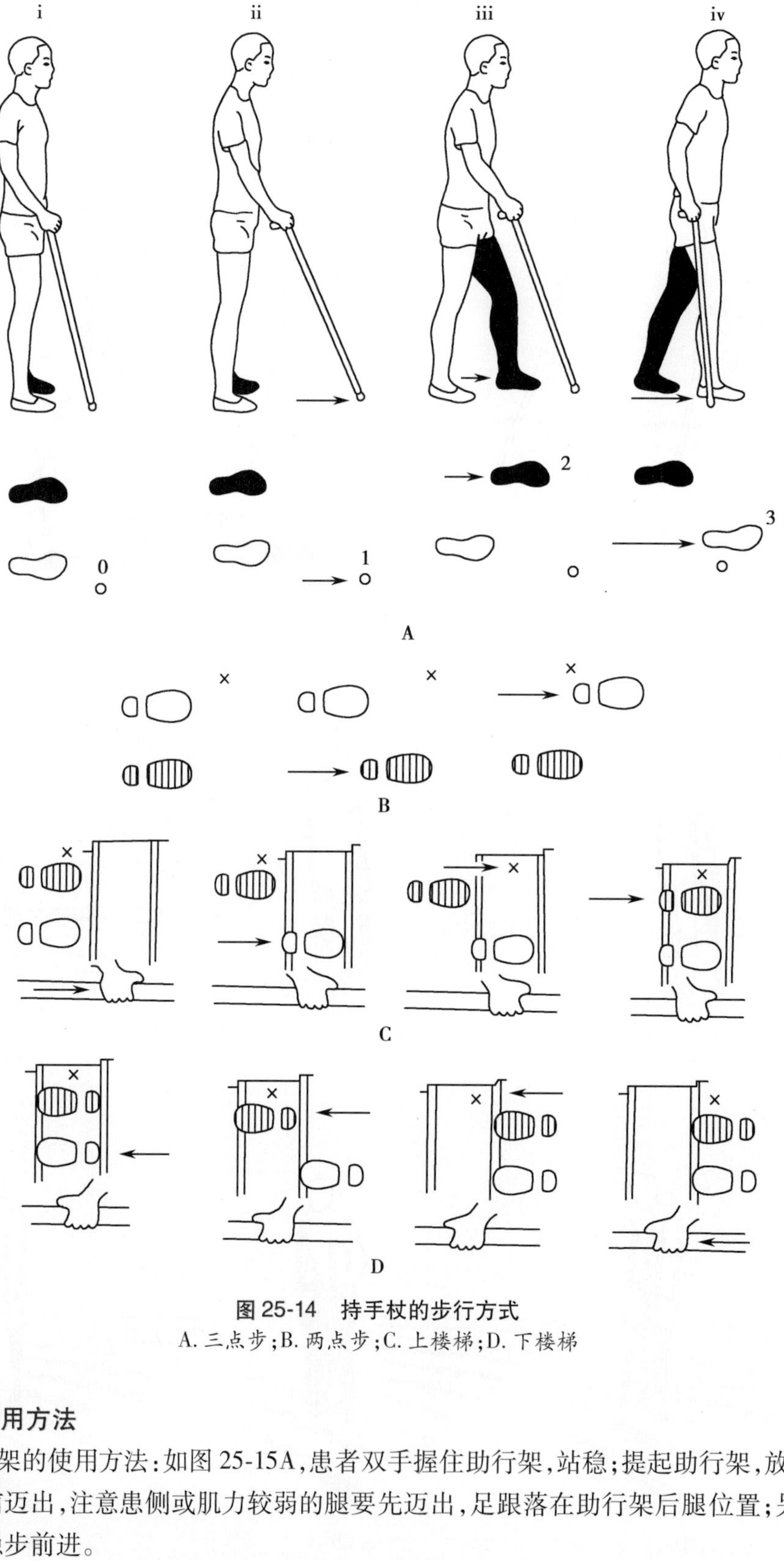

图 25-14　持手杖的步行方式

A. 三点步；B. 两点步；C. 上楼梯；D. 下楼梯

3. 助行架的使用方法

（1）框式助行架的使用方法：如图 25-15A，患者双手握住助行架，站稳；提起助行架，放置于身前一臂远的地方；一侧腿向前迈出，注意患侧或肌力较弱的腿要先迈出，足跟落在助行架后腿位置；另一侧腿跟上，站稳；重复动作逐渐稳步前进。

（2）差动进步式助行架的使用方法：差动进步式助行架的行走方法与框式助行架不同，患者不用提起助行架，是靠双臂交替推动助行架差动向前行进的。如图 25-15B，患者双手握住助行架，站稳；先推动一侧助行架前移；对侧脚前移一步；推动另一侧助行架前移；对侧脚前移一步；重复动作交互式前进。

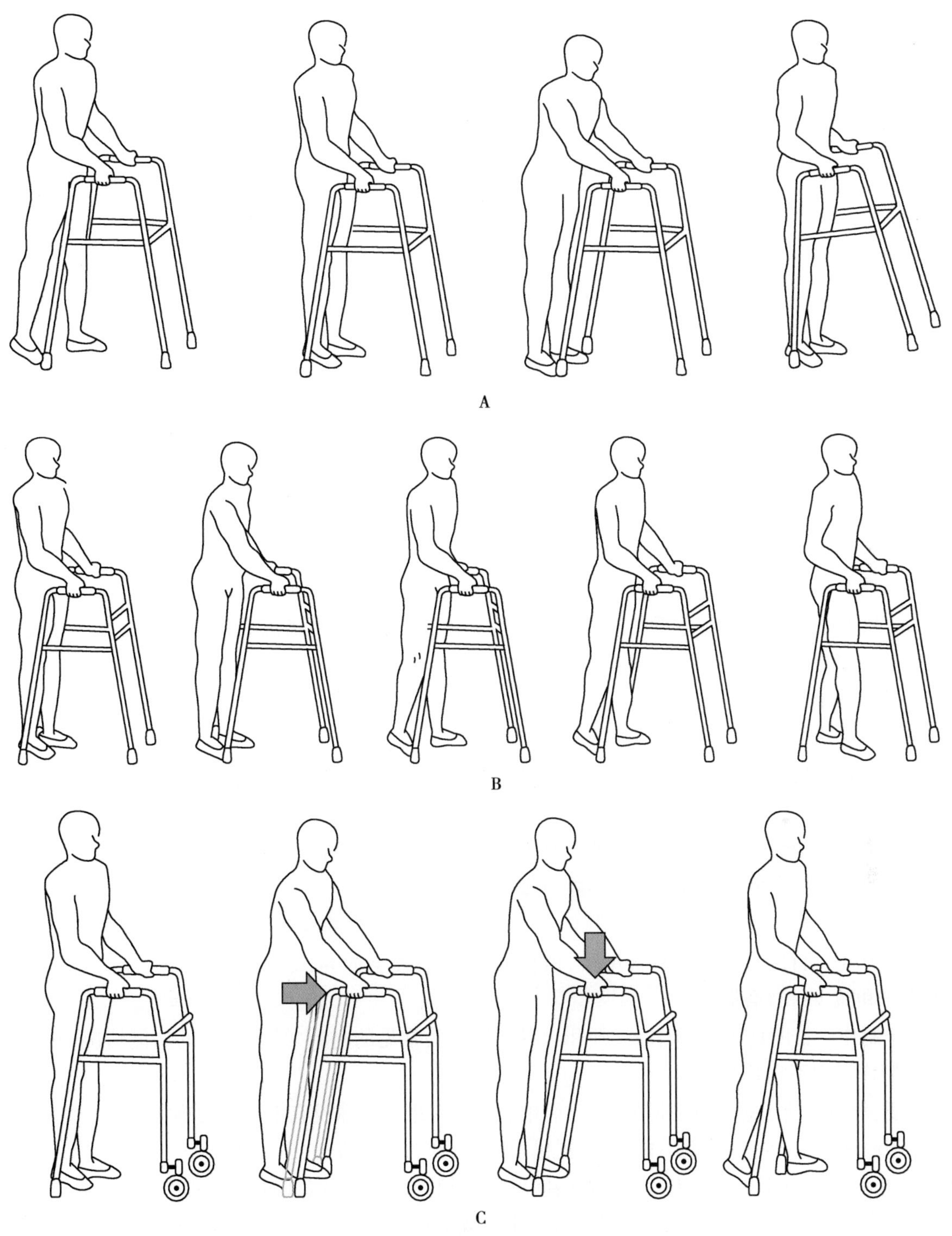

图 25-15　助行架的使用方法

A. 框式助行架的使用方法；B. 差动进步式助行架的使用方法；C. 两轮助行架的使用方法

（3）两轮助行架的使用方法：两轮助行架是靠使用者双臂推动助行架前进的。如图 25-15C，患者双手握住助行架，站稳；推动助行架向前移动；靠双臂支撑助行架，一侧腿向前移动，注意身体的重心也随着向前移动；另一侧脚向前跟进一步；重复动作前行。

（张云明）

第二节 自 助 具

一、概述

自助具(self help devices)是一类根据患者功能障碍种类、程度而特殊制作或生产的为帮助其独立完成日常生活活动的辅助器具,使其能较省力、省时、高质量地完成一些原来不能完成的日常生活活动,增加生活独立性的辅助装置。其可以更好地帮助功能障碍者回归家庭,融入社会,提高生活质量。随着社会的进步,科学技术的发展,自助具也由简单的帮助完成穿衣、进食、个人卫生、洗澡、如厕等自理活动的器具丰富到帮助完成工作、休闲娱乐的器具。

二、自助具的选用和制作

(一)选用和制作原则

选用以实用、可靠和经济为原则,尽可能选用市售品或在市售品的基础上稍加修改。如无现成的市售品可用则需自制。

一般认为制作自助具应遵循以下原则:①应能代偿某种功能,达到其使用目的,并能改善患者自理生活的能力;②简便、易制作、易学习使用;③轻便、舒适、美观、坚固、耐用;④使用的材料应易清洁,反复使用;⑤自助具应为可调性的,以满足患者功能变化的需要,并可在患者年龄增加或体型发生变化时也能调节使用;⑥材料价格低廉,购买方便。

(二)理想的自助具制作要求。

1. **安全** 对使用者不存在任何潜在的不安全因素。

2. **轻便结实耐用** 患者一般体力较弱,在使用过程中不宜过多消耗能量,因此自助具使用的材料一般要求重量轻,强度高。

3. **具有良好的接触感** 使患者从心理上有需要感,愿意重复使用。

4. **构造简单** 提高患者日常生活活动能力作用应明显。

5. **外形美观** 有助于提高患者的使用率,要尽量避免外观不良的自助具。

6. **使用方便** 自助具是患者日常用具,稍有不便,患者便会放弃,尽量采用滚珠轴承等材料以减少摩擦,便于操作和减少材料磨损。

7. **便于制作** 自助具通常是由治疗师和患者利用手头常见的材料,结合具体的功能情况,共同动手制作的器具,制作过程不宜繁杂。

8. **轻便、舒适** 便于患者自己携带,拿放简单、方便,对患者身体没有不舒适的感觉。

9. **便于修理** 患者一般行动不便,应该提供及时、周到的维修服务。

10. **价格适中** 由于每一位患者所存在的问题各不相同,自助具需针对每个患者的功能障碍情况和使用目的进行专门设计和制作,不能进行批量生产,生产成本较高。

(三)自助具的作用

1. 替代或代偿某种丧失的功能。
2. 提供保护和支持。
3. 改善运动功能,减少并发症,防范二次伤害。
4. 提高生活自理能力。
5. 提高学习和交流能力。
6. 节省体能,提高效率。
7. 增加就业机会,减轻社会负担。

8. 促进心理和生理康复。

9. 节约资源。

10. 提高生活质量。

（四）自助具制作使用的常见材料

1. 低温热塑材料，其热变性温度在60~80℃，在热水中或干燥器中软化、成形。

2. 泡沫塑料制品。

3. 尼龙搭扣。

4. 木材、钢丝、金属。

5. 使用工具：剪刀、打孔钳、钳子、铁锤、老虎钳、锉、塑料专用切断器、热风枪、万能胶、电炉等。

三、各类常见自助具的选择应用

（一）进食类自助具

抓握困难的患者可应用易握器如粗柄餐具，而获得理想的抓握；手臂活动功能障碍的患者，可将餐具头部弯曲成不同角度便于将食物送入口中；肘关节屈曲功能受限的患者可选用长柄餐具；根据不同的要求还可以设计成带夹持环的餐具；患者还可以使用各种改良的日常餐具，为进餐动作提供便利或防止倾倒、滑漏。常见的进食辅助具如下：

1. 直接操作的餐具

（1）在筷子上端加装弹簧装置（图25-16A）：松手后弹簧的张力自动分离，适用于手指伸肌肌力弱不能自行释放筷子的患者。

（2）异型柄的叉、匙（图25-16B）：适用于手关节僵直、变形者使用的异形叉、匙。

（3）把手加粗的餐具（图25-16C）：适用于手指屈曲受限或握力不足的患者，把手加粗后易于握持。

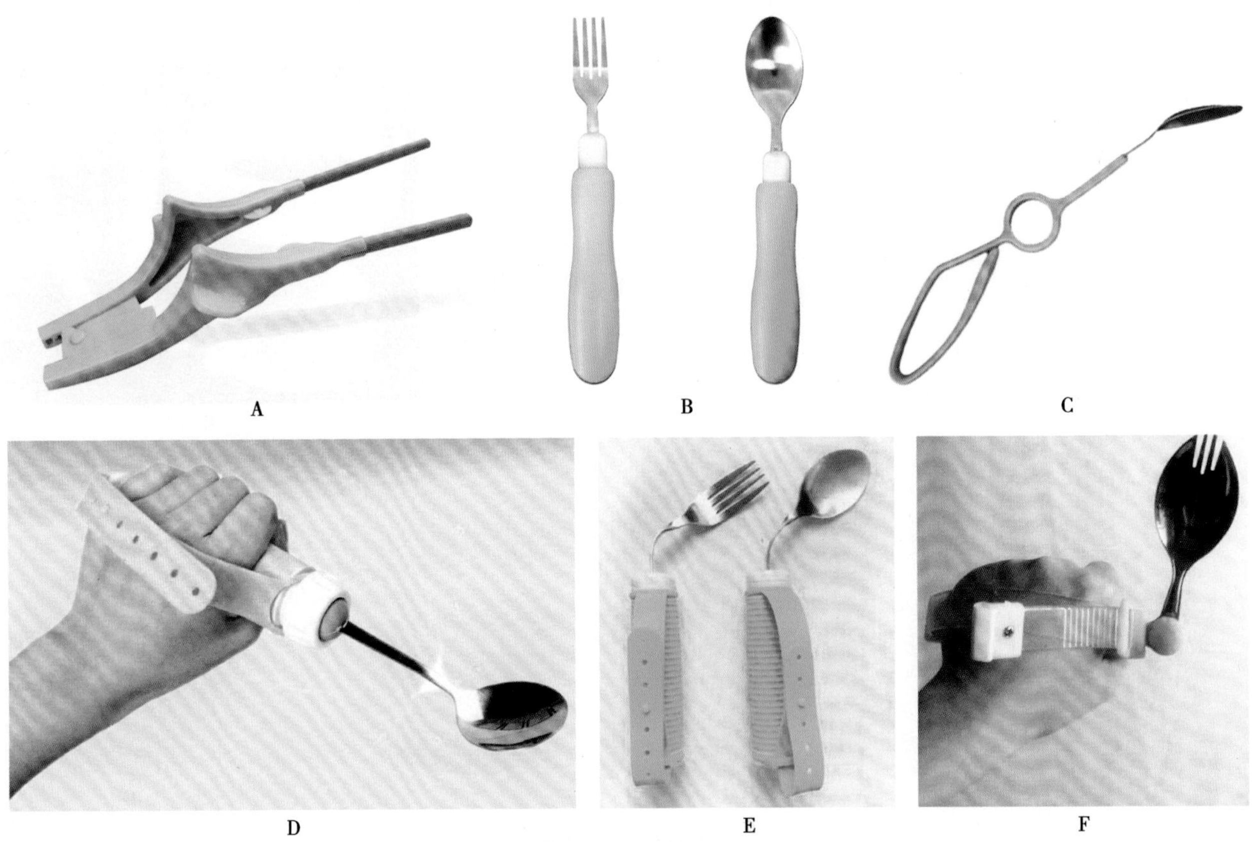

图25-16　直接操作的餐具

A. 带弹簧装置的筷子；B. 异型柄的叉、匙；C. 把手加粗的餐具；D. 掌套式叉、匙；E. 弯头叉勺；F. 叉、匙合用匙

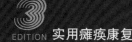

（4）掌套式叉、匙（图 25-16D）：适用于手指屈曲痉挛、手指变形、握力丧失的患者。

（5）把手向一方弯曲成角的叉、匙（图 25-16E）：适用于患者手功能受限，叉或匙与碗、碟的角度无法操作，故改变叉、匙的角度以满足需要。

（6）叉、匙合用匙（图 25-16F）：尖端可当叉，后部可当匙，省去患者频繁更换叉、匙的麻烦。

2. 特殊类型的刀类　手指肌力弱，不能以示指掌面下压刀背切物时，只能借助整个手和臂的力量来进行切割，此类刀在厨房切菜时亦可使用（图 25-17）。

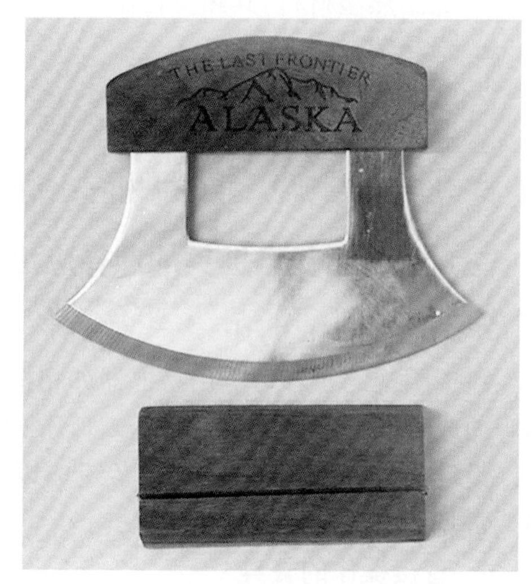

图 25-17　特殊类型的刀

3. 碟盘和杯类

（1）分隔凹陷式碟子（图 25-18A）：可将盘中的菜分开，其边缘深陷而接近垂直，这样用匙取食物时，食物不易被弄出碟外。适用于偏瘫等只能用一只手握匙进食的患者，不易将食物弄出碟外。

（2）盘子挡边和防滑垫：如带挡边和吸盘的盘子（图 25-18B），适用于上肢精细动作差的患者，防止食物洒出和盘子移动。

（3）易握杯夹（图 25-18C）：用前先将套架的弹性插口分开，套在水杯上，套架的手部固定装置是一种开放式的掌套，使用时只要将手掌套在水杯架的手部固定装置上即可，适用于握力不足的患者。

（4）带吸管夹和吸管的杯子（图 25-18D）：用长或长而弯的吸管插入杯中直接吸吮杯中的饮料。适用于无法用手持杯的患者。

（5）饮料倾倒架（图 25-18E）：适用于上肢功能障碍者倾倒饮料，简单抬起网架就可将罐中液体平衡地

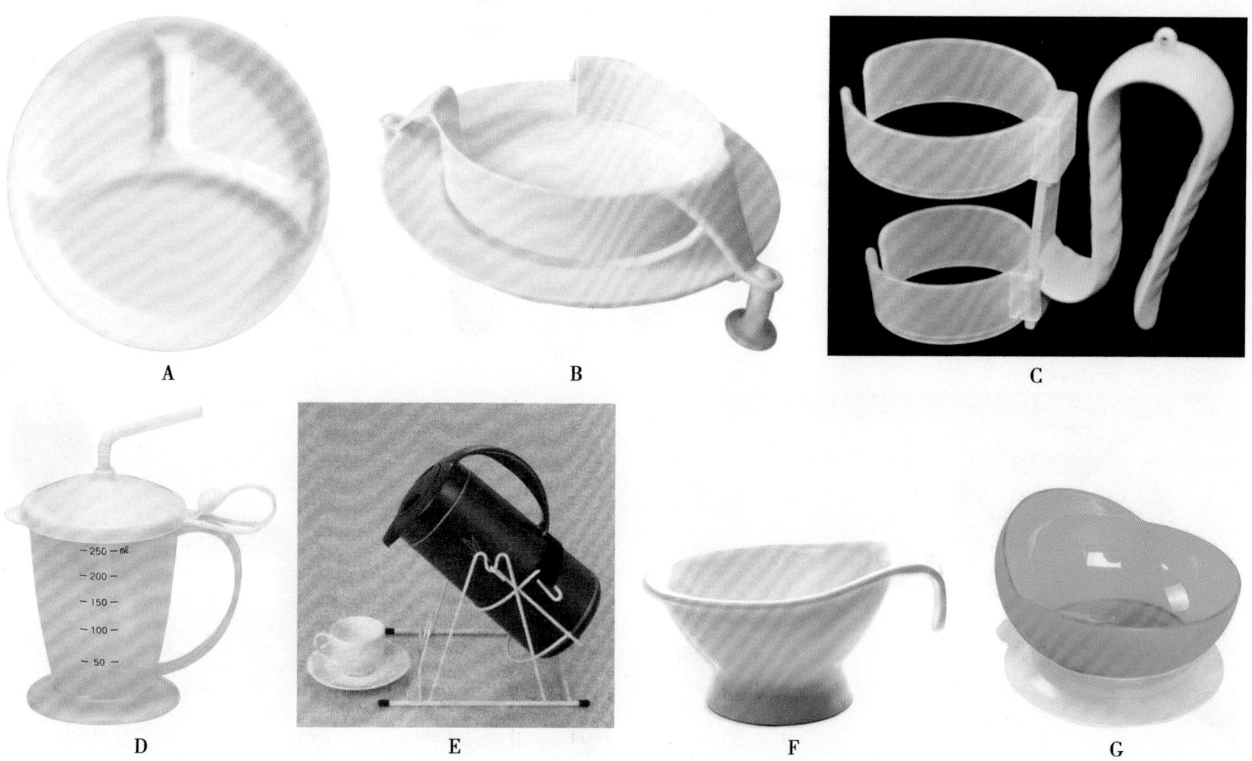

图 25-18　碟盘和杯类

A. 分隔凹陷式碟子；B. 带挡边和吸盘的盘子；C. 易握杯夹；D. 带吸管夹和吸管的杯子；E. 饮料倾倒架；F. 易握持碗；G. 防洒碗

倒入杯中。

（6）易握持碗（图 25-18F）：只需套在手掌中使用，适合手握力受限的患者使用。

（7）防洒碗（图 25-18G）：适用于上肢功能障碍者进食，带向上凸边缘，可固定在光滑的桌面上，并能防止进食时碗移动和食物洒出。

4. 轮椅夹杯及台面　轮椅夹杯是指夹在轮椅扶手上的杯，方便需要推动轮椅的人士使用。轮椅台面固定在轮椅扶手上，便于瘫痪患者在轮椅上进食、书写等活动（图 25-19）。

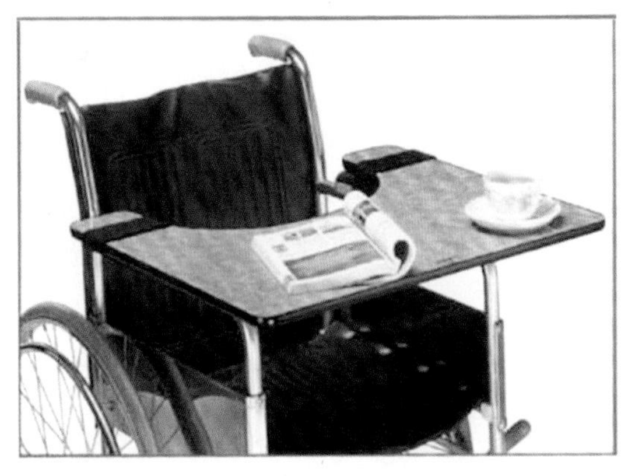

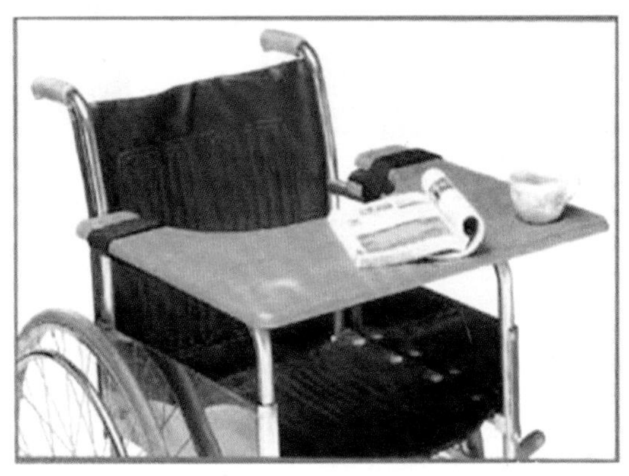

图 25-19　**轮椅台面**

5. 进食机　进食自助具除上述简单的改良餐具外，也有较复杂的装置。如高位截瘫或四肢瘫痪患者，双上肢活动功能障碍，借助其他用餐辅助器具仍不能进食，可选用进食机辅助进食（图 25-20）。

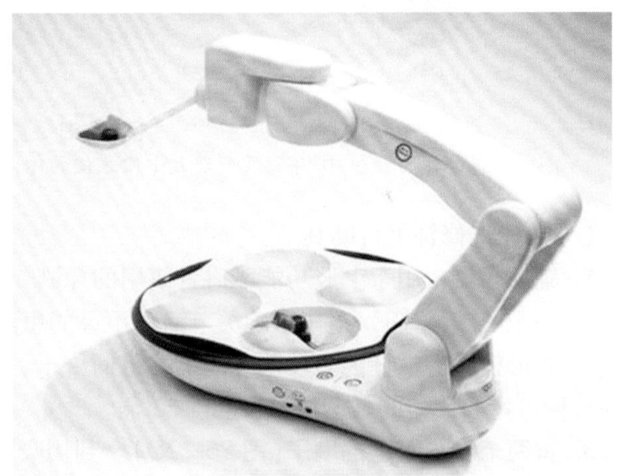

图 25-20　**进食机**

（二）穿着类自助具

1. 穿脱方便的衬衫（图 25-21A）　适用于上肢功能障碍者。

2. 穿脱及处理大小便方便的休闲长裤（图 25-21B）　适用于下肢功能障碍者。

3. 穿衣棒　常见为穿衣、穿鞋两用型（图 25-21C），钩状一端用于穿衣，平面一端用于穿鞋。适用于平衡功能较差或躯干及下肢关节活动范围受限的患者，使用时患者坐着不需要弯腰即可完成穿鞋动作。

4. 拉链、系纽扣自助具（图 25-21D）　拉动拉链的舌片时使用钩侧，可握住手柄，使小钩钩住拉链，然后开关拉链。系纽扣时使用金属环侧，将金属环穿过纽扣孔后，用环套住纽扣根部，然后将环连同纽扣一起从扣孔中拉出。适用于手功能障碍，精细动作差的患者或需单手系纽扣者。

5. 穿裤自助具　由一个比腰围稍大，后方开口的弹性硬塑料或钢片环组成，在环的周缘装上几个钩子，环面反系有牵拉带，使用时将裤腰张开挂在圈环外的几个钩子上，圈的开口向后，以便退出。将双下肢放入裤腿后，拉动带子提上裤子。由于裤子受压不可能同时两侧上提，故需翻身，向左侧翻时提上右侧，向右侧翻时再提上左侧，完全提上后，将裤腰从钩上退出，并将大环向前退出。

6. 穿袜器（图 25-21E）　将袜子撑开放于架子上后，手扶把手即可将脚穿进袜子里。适用于下肢功能障碍者。

7. 其他便于穿着的用品　当扣纽扣过于困难时，可将纽扣去除，改用尼龙搭扣代替；当系鞋带困难时，除改用不用系鞋带的鞋外，对原来的鞋也可改用尼龙搭扣代替鞋带；对于后结带或扣的女士内衣，可将后方的带扣改为前开口式，即缝合后将内衣在前正中线处纵行剪开，加尼龙搭扣固定。

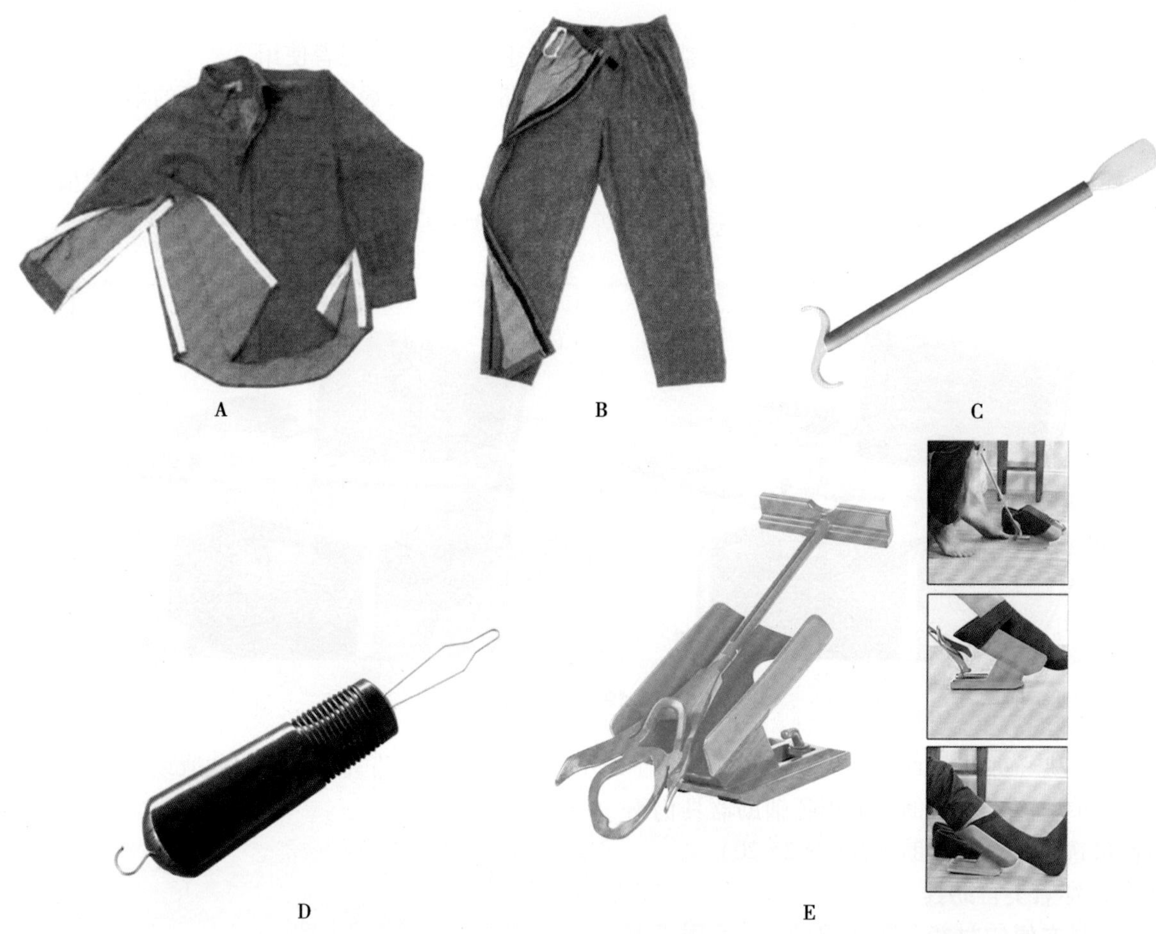

图 25-21 穿着类自助具

A. 穿脱方便的衬衫;B. 穿脱及处理大小便方便的休闲长裤;C. 穿衣棒;D. 拉链、系纽扣自助具;E. 穿袜器

(三) 梳洗修饰类自助具

1. 辅助牙刷 用于上肢功能障碍者使用的牙刷。①易握持牙刷(图 25-22A):供抓握能力较差者使用。②电动牙刷(图 25-22B):适用于腕关节活动不灵的患者,辅助清洁口腔和牙齿。

2. 变形梳子 抓握能力较差者使用的粗柄梳子、无抓握能力使用的手掌套式梳子、上肢活动受限者使用的长柄可弯曲成角的长柄梳等(图 25-22C)。

3. 有两个橡皮吸盘的刷子(图 25-22D) 利用吸盘将刷子固定在洗脸或洗手池旁,手指可在刷上来回刷洗,只有一只手有功能的患者就能把手刷干净。适用于偏瘫等疾患导致的单侧手功能障碍的患者。

4. 修剪指甲自助具

(1) 桌上指甲刀(图 25-22E):单侧手功能障碍的患者很难用普通指甲剪给健侧手剪指甲,利用桌上指甲刀就可以用患侧手掌的尺侧、前臂尺侧或肘按压指甲刀给健侧手剪指甲。

(2) 指甲刷(图 25-22F):适用于抓握能力障碍人士使用而设计的指甲刷,易于抓握。用于擦净、清洁和/或磨光指甲的器具。

(四) 沐浴自助具

1. 双环浴巾(图 25-23A) 将浴巾两端加上双环,适合双手抓握功能较差的患者使用。

2. 长臂洗澡刷和倒"U"型擦背刷(图 25-23B) 适合上肢关节活动受限者。

3. 肥皂手套 适于手抓握功能较差的患者使用。

4. 防滑垫(图 25-23C) 置于湿滑的地方,适用于平衡障碍者洗浴的具有防滑和缓冲作用的垫子。

5. 沐浴椅(图 25-23D) 可为患者提供舒适的座位,并可疏水,高度可调整。适用于下肢功能较差,不能站立的患者。

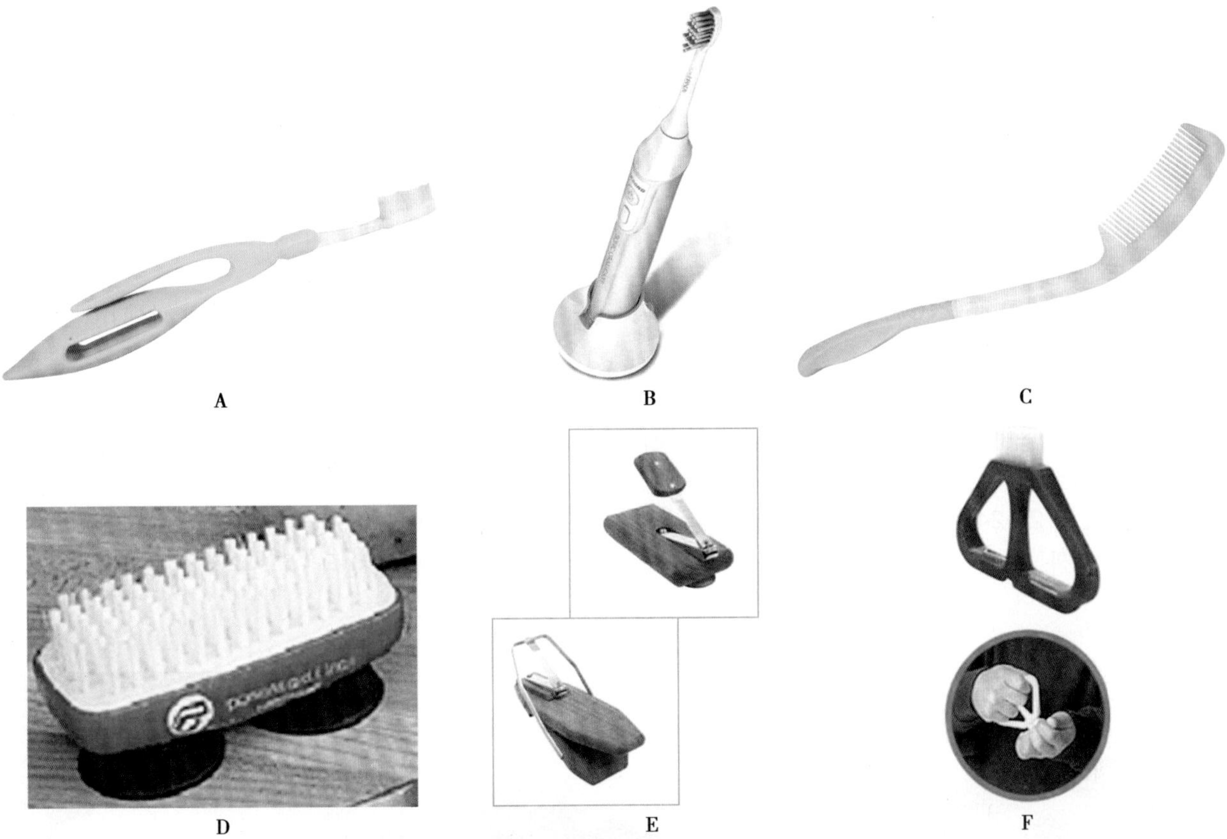

A B C

D E F

图 25-22 梳洗修饰类自助具

A. 易握持牙刷;B. 电动牙刷;C. 长柄梳;D. 可用吸盘固定的刷子;E. 桌上指甲刀;F. 指甲刷

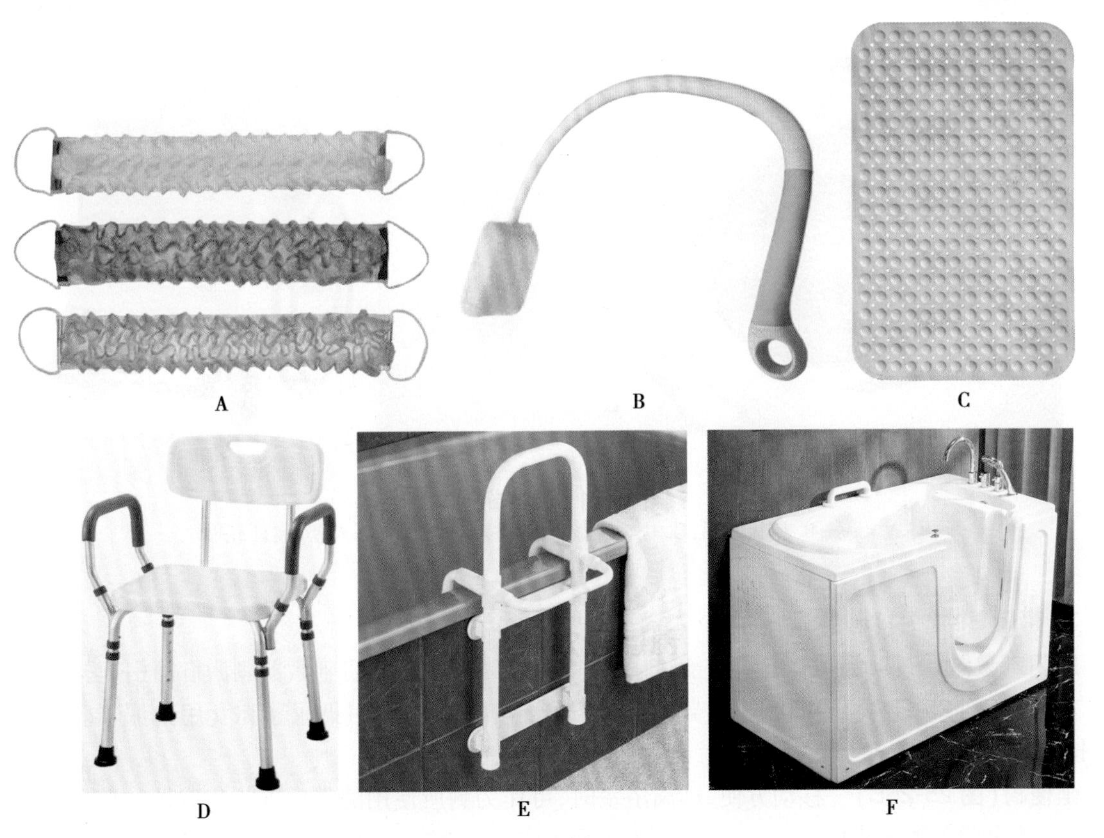

图 25-23 沐浴自助具

A. 双环毛巾;B. U 型擦背刷;C. 防滑垫;D. 沐浴椅;E. 浴盆扶手;F. 带门的浴缸

6. **浴盆扶手(图 25-23E)**　可固定于浴盆边缘,用于肢体功能障碍者进出浴盆和洗浴时的支撑。

7. **带门的浴缸(图 25-23F)**　适用于体位转移障碍者易进入且可坐着洗浴的浴缸。带有通道门、扶手、坐椅等。

(五)转移自助具

1. **扶手(图 25-24A)**　可安装在厕所、走廊、楼梯旁,便于行动不便者扶持。

2. **抓握绳梯(图 25-24B)**　适用于躯干力量差者,辅助卧位和坐位之间的自我转移。一端固定在床的末端,使用者抓住另一端来完成坐起或躺下的动作。

3. **转移滑板(图 25-24C)**　可放在轮椅与床、椅、汽车、浴缸等之间,协助瘫痪患者转移时使用,用滑动技术来改变人体位置。

4. **旋转坐垫(图 25-24D)**　适用于躯干旋转困难者,辅助汽车乘坐者能方便转身上下车。

5. **自立式扶手(图 25-24E)**　适用于体位变换困难者,安装在床上、椅子或坐便器旁,提供稳固的支撑,辅助使用者站起。

6. **轮椅(图 25-24F)**　现代轮椅重量轻,手控能力好,容易折叠和打开,便于交通和出行。电动轮椅除可用手控制外,还可通过轻微的头部运动、声音、吸吮及吸气作用来控制;某些手动和电动轮椅可直立。

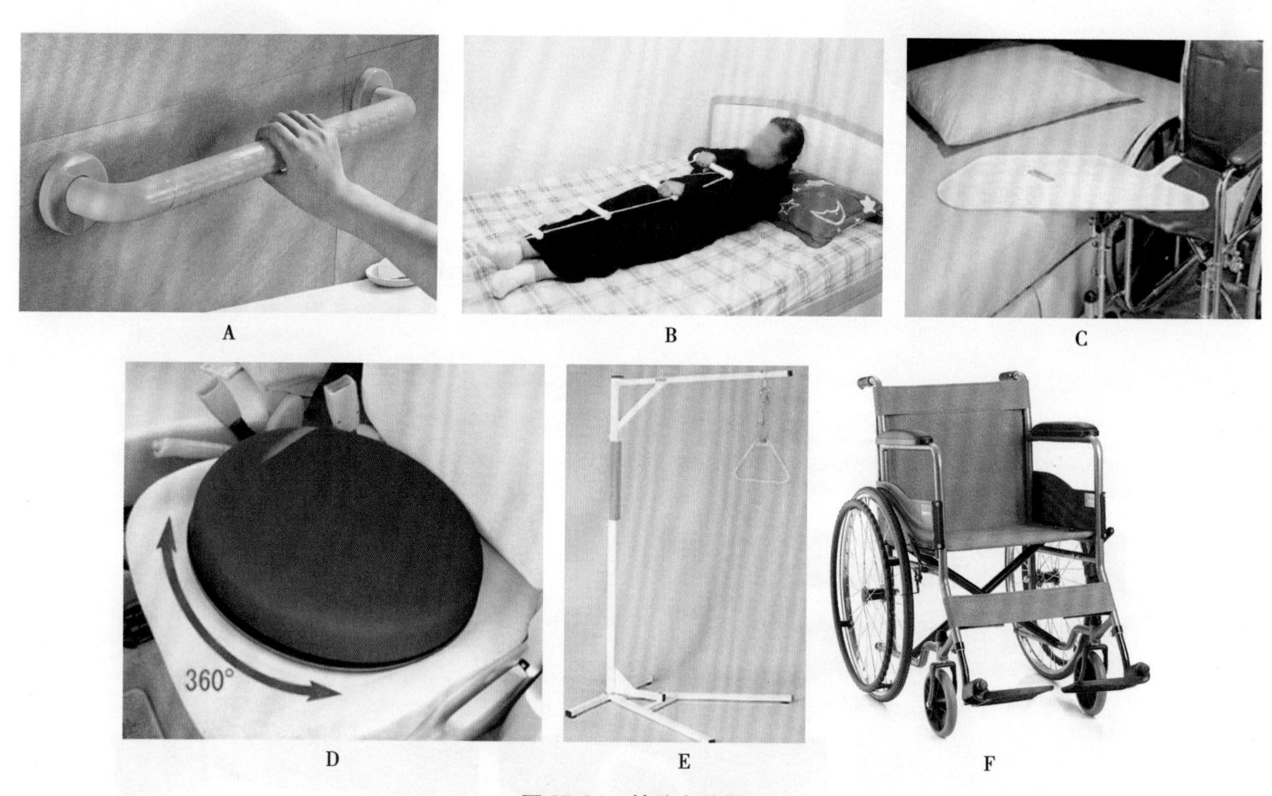

图 25-24　转移自助具

A. 扶手;B. 抓握绳梯;C. 转移滑板;D. 旋转坐垫;E. 自立式扶手;F. 轮椅

(六)排尿、排便类自助具

1. **肛门刺激器**　其顶部插有肛门栓子,排便功能障碍时用手持肛门刺激器刺激肛门引起排便。

2. **集尿器(图 25-25A)**　由接收器、导管、尿储存器构成,分为男用集尿器和女用集尿器。适用于尿失禁患者排尿和集尿。

3. **坐便椅(图 25-25B)**　移动方便,远离浴室时,可作为厕所使用的带内置收集容器的椅子。适用于转移困难和不能全蹲下者大小便。

4. **便器补高器(图 25-25C)**　用于增加坐便器的高度,使下肢关节屈伸有困难的患者易于坐下和起立。

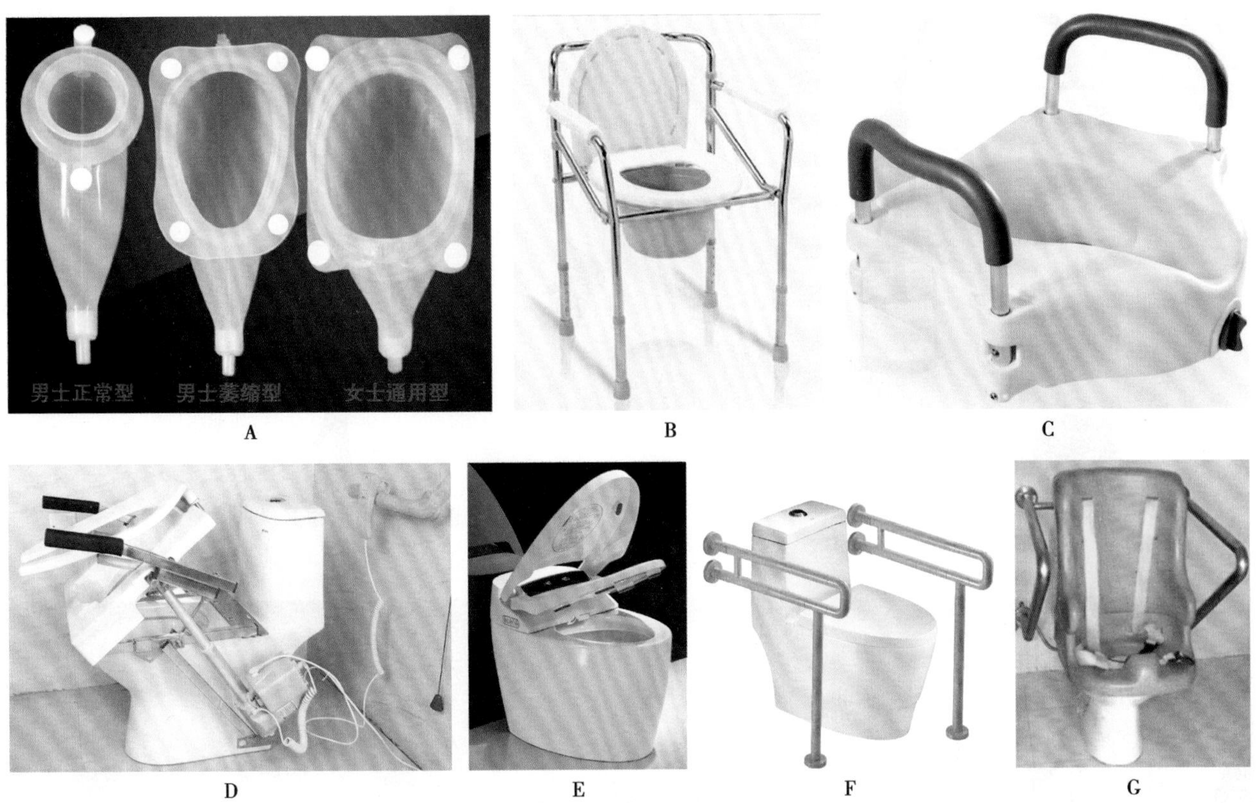

图 25-25　排尿、排便类自助具

A. 集尿器；B. 坐便椅；C. 便器补高器；D. 可升降坐便器；E. 智能全自动坐便器；F. 坐便器扶手；G. 带靠背坐便器座

可直接安放在厕所上，易于清洁。

5. 可升降坐便器（图 25-25D）　通过机电控制可以自动升降高度的坐便器，方便使用者如厕时起、坐。适用于腰部力量不足和下肢功能较弱的患者。

6. 智能全自动坐便器（图 25-25E）　适用于不能完全蹲下者，固定于卫生间，包括增高坐便器、内置冲洗器、空气干燥器的坐便器。

7. 坐便器的扶手和靠背（独立式）

（1）坐便器扶手（图 25-25F）：适用于肢体障碍者辅助转移而设计的抓握棒，可辅助从轮椅或助行器到坐便器的转移。

（2）带靠背坐便器座（图 25-25G）：适用于肢体障碍者，特别是脑瘫儿童，稳定而舒适。

（七）性活动辅助产品

1. 真空勃起泵（图 25-26）　适用于脊髓损伤引起的勃起功能障碍者，辅助勃起。

2. 射精功能障碍自助具　适用于脊髓损伤男士无能力达到射精状态而设计的辅助射精的器具。

（八）取物自助具

不能下床或离不开轮椅的患者，当书本或其他物品掉在地面上时，难以自行拾起，此时则需要借助取物器帮助拾取物品，其构造有折叠式、便携式和钩状式等多种式样，一端为扳机式控制把，扣动时另一端的叉状开口即闭合，可夹住物品，长度可依需要选制（图 25-27）。

（九）家务自助具

1. 特制的切板（图 25-28A）　背面有橡皮吸盘固定在台面上，上方有形成直角的挡板，如被切物在板面滑动，可以将他顶到该处再切；又如切土豆、洋葱等，可把它们插在竖钉上再切。可供患者用一只手将菜加工为丝、泥、片或将土豆等削皮。

2. 自动削皮器（图 25-28B）　适用于上肢功能障碍的患者，为辅助削水果、蔬菜等而设计的削皮器。

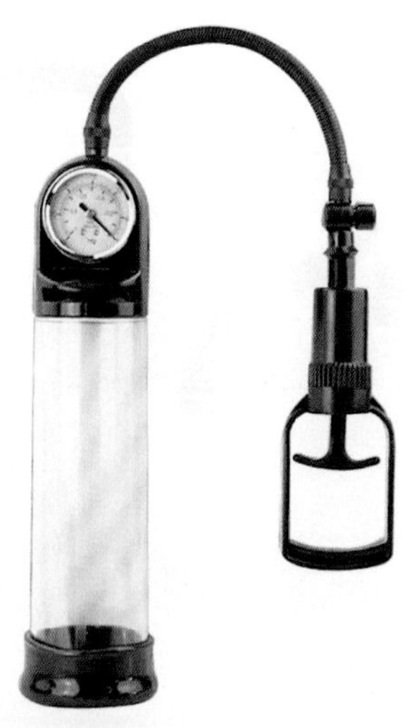
图 25-26　真空勃起泵

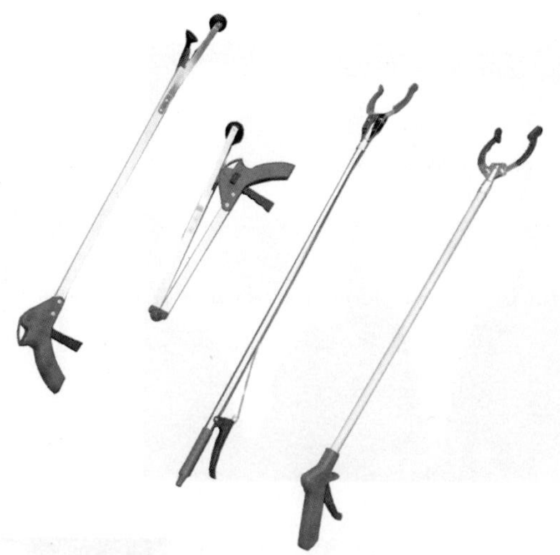
图 25-27　取物器

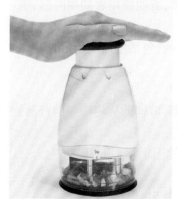

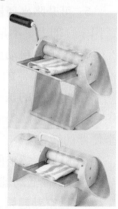

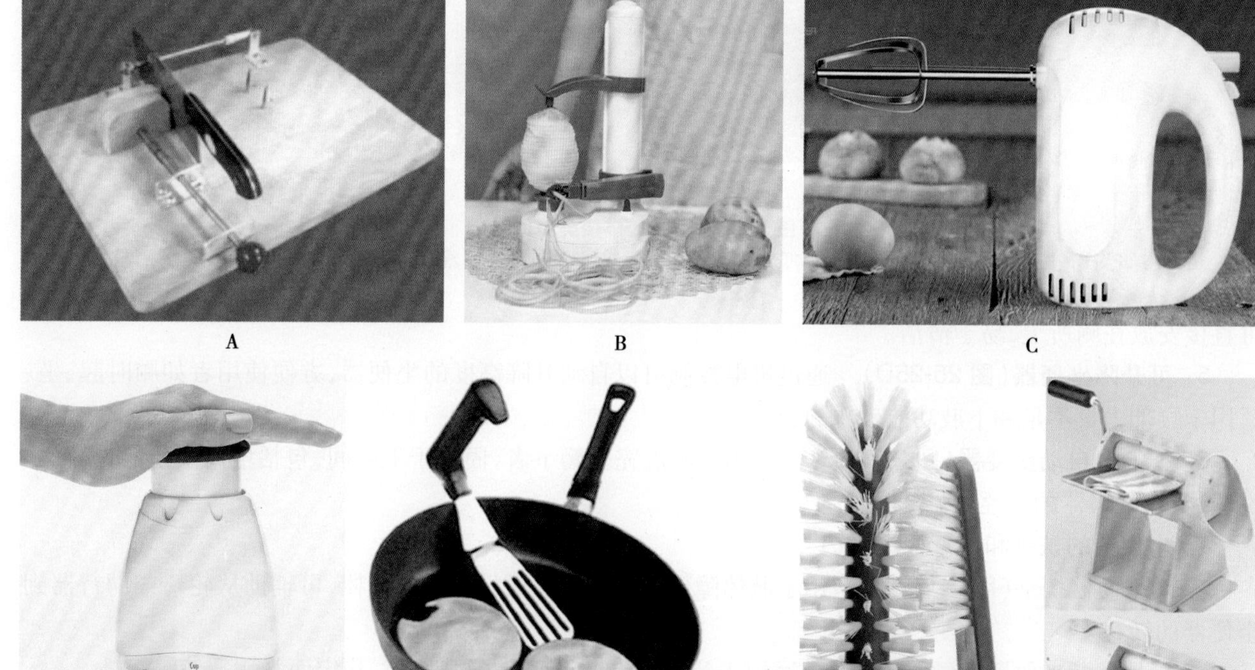
图 25-28　家务自助具
A. 特制的切板；B. 自动削皮器；C. 电动打蛋机；D. 切碎器；E. 炒菜铲；F. 带吸盘瓶刷；G. 抹布绞干机

3. 食物加工自助具

（1）电动打蛋机（图 25-28C）：适用于腕关节功能障碍者。

（2）切碎器（图 25-28D）：适用于抓握或精细动作障碍或低视力人士，辅助切碎食物。

4. 炒菜铲（图 25-28E）　适用于抓握功能障碍者，辅助烹饪和油煎食物。

5. 清洗餐具自助具

（1）带吸盘瓶刷（图 25-28F）：适用于为上肢功能障碍者，辅助清洗杯子、瓶子和盘子里外面。

（2）抹布绞干机（图 25-28G）：适用于上肢功能障碍者，采用挤压方式将抹布中的水挤出。

（十）阅读自助具

1. **棱片眼镜(图 25-29A)**　适用于长期卧床不起的患者阅读用。这些患者双目仰视天花板，难于看书和电视等，戴上此镜后，利用棱镜折射原理，可以看到 90°方向的景物，如放于床脚侧的电视或胸前书架上的书籍等。

2. **支架式阅读自助具(图 25-29B)**　用于卧床患者的阅读辅助器具。阅读架的位置、角度可根据使用者的需要调节。

3. **翻页器(图 25-29C)**　手指功能不佳的患者，手指不灵活，翻书页常有困难，此时可给示指套一小半截橡皮指套，以帮助翻页，如手指根本无功能，则翻书页的动作可以由腕操纵已插入橡皮头棒的 C 形夹来完成。除此之外，还可用按钮或气控式的翻书页机，或用口含棒翻书页。

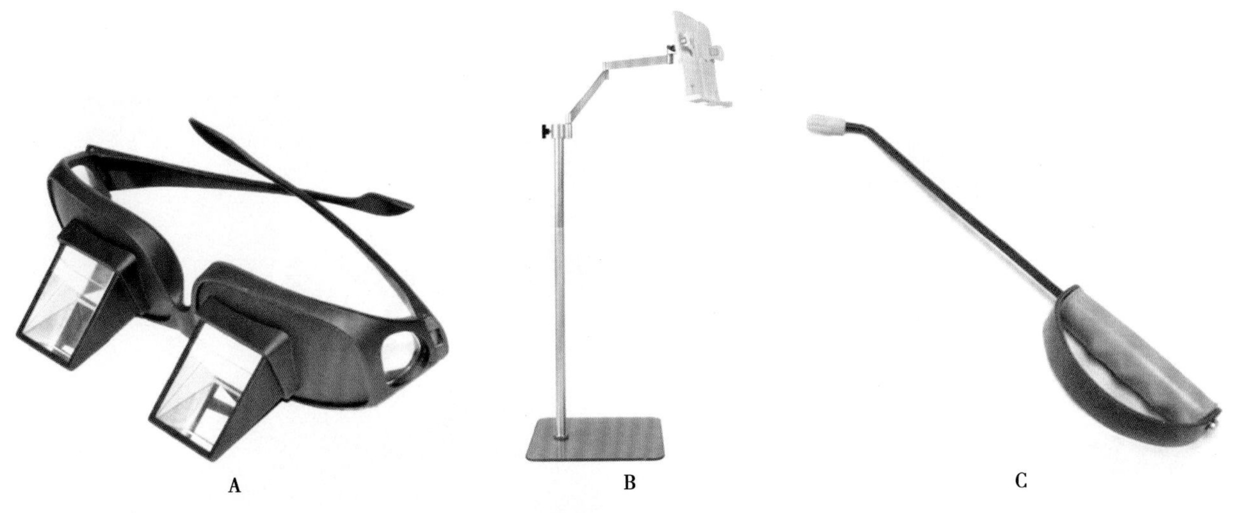

图 25-29　**阅读自助具**
A. 棱片眼镜；B. 支架式阅读自助具；C. 翻页器

（十一）书写及打字自助具

书写往往需良好的持笔功能，拇、示、中三指功能不佳或不协调时就有困难，有的患者手指功能很差，甚至握不住笔，这时就需用自助具。

1. **C 形及球形握笔器(图 25-30A)**　将笔进行加粗处理，供握笔力弱者使用。

2. **打字自助具(图 25-30B)**　用环带固定于掌部，改用腕力叩键打字。适用于手握力丧失、手指活动受

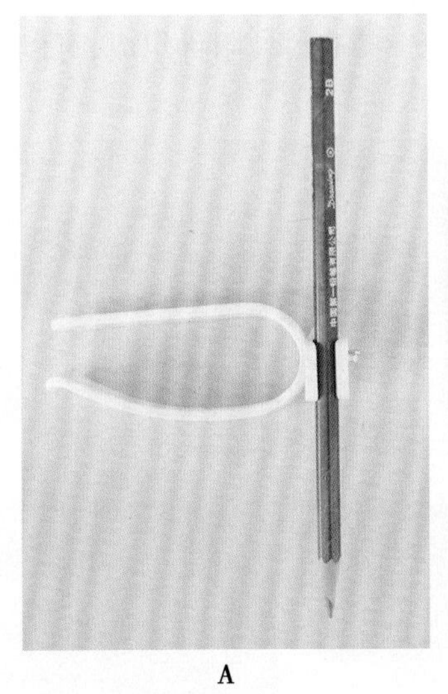

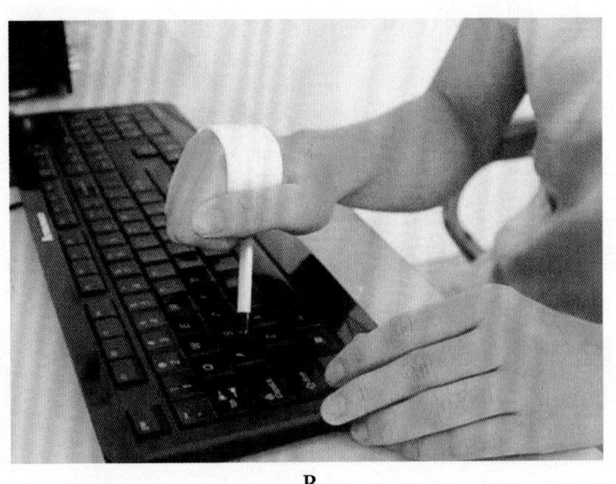

A　　B

图 25-30　**书写及打字自助具**
A. C 形握笔器；B. 打字自助具

限者操作电脑的辅具。

（十二）通讯自助具

1. 通话中手功能差握不住电话筒，此时可加上C形片解决。

2. 电子交流辅助设备，例如：指取式屏幕，即随便指一下屏幕便可被传感器翻译，身体很小的移动就可在屏幕上选择一个字或一个字母。小型手提式计算机还有内在的打印机和声音输出，键盘也可根据患者的需要进行调节。再如先进的智能导航头控式电脑操作仪（图25-31），其设计采用无手操作、注视点击、模拟键盘操作、指环操作等操作方式来操作电脑，适用于四肢瘫、偏瘫等上肢功能障碍的患者使用。

（十三）文娱自助具

在文娱活动中，棋类、麻将牌等项目参与相对比较容易，但把持扑克牌时则需手指有良好的功能，为让手指功能差者也能参与活动，可设计一条状器具，把牌插于其中，需要时再取出（图25-32）。

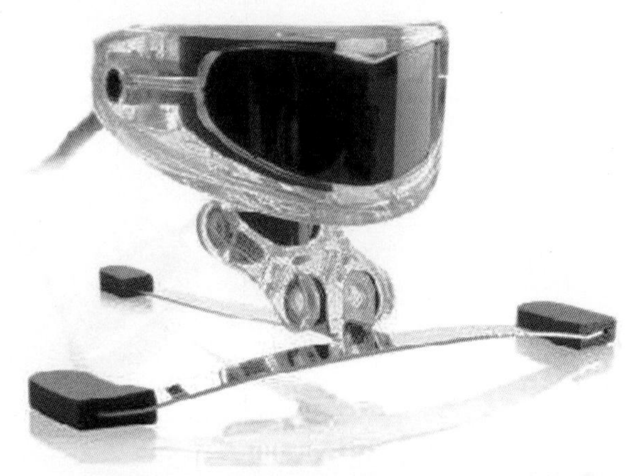

图25-31 智能导航头控式电脑操作仪

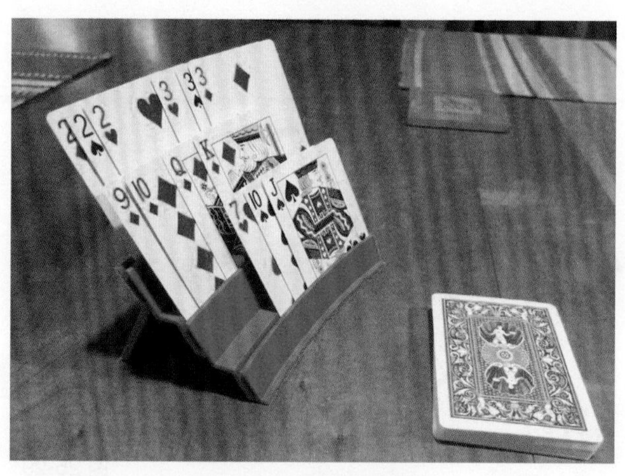

图25-32 扑克牌夹

（十四）四肢瘫痪患者用的自助具

1. **头棍或口棍** 四肢瘫痪的患者只剩头颈能活动，处理生活很困难。此时应用头棍或口棍（图25-33），仍可做不少活动，如周边有通过键盘操作的设备，则活动范围会更大。

2. **借助于电脑控制** 随着科学技术的发展和康复工程研究的进步，带有微电脑的各种环境控制装置和神经性假肢系统也已陆续出现，许多装置都在自助具这一范畴内，这必将为更多的伤残人士提供自理生活的途径，解决他们的实际困难。如美、英等国家的专家们在该项研究中给51例四肢瘫痪者植入了一种已经得到FDA前期认可的神经性假肢系统，它由电极、传感器和其他一些高科技附件组成，可以使患者通过肩膀的活动而做出两种不同的手部动作，如持钥匙之类小东西的“拇指-示指”侧捏动作和拿茶杯等物件的“手指-拇指”抓握动作。

患者在手术后经过3~6个月的康复，再接受特殊的训练，最终能够完成一些日常生活自理的基本活动，包括用餐叉进食、书写、使用电脑键盘以及刷牙等。虽然有些患者出现了不同程度的肿胀和皮肤刺激等反应，但大多数人对该装置还是感到非常满意。

（十五）环境控制系统和护理机器人

护理机器人是帮助重残者拿取用品的设施，它在第二代机器人——服务机器人中占有重要地位。与其他的服务机器人如清洁机器人、搬运机器人等相比，护理机器人有一定程度的智能化。在护理机器人的研究中，欧美国家起步较早，已开发出的护

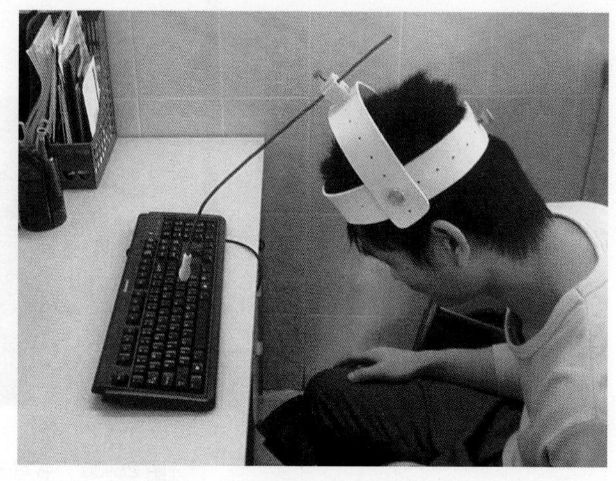

图25-33 头棍

理机器人有如下3种类型：

1. 工作站式机器人　工作站由操作平台、四周物品和设备构成，机器人按操作要求，从相应的物品架上抓取所需物品。属于此类机器人的有美国的Desktop Vocational Assistant Robot机器人、加拿大的Regencies机器人和法国的Master机器人等。

2. 搭载式机器人　它是装在轮椅上的多自由度机械手。荷兰的Manus机器人便属于此类，机械手具有5个自由度。

3. 移动式护理机器人　它是将机械手装在可移动的小车上，因此活动范围比较大，可实现大范围内作业。美国Stanford大学开发的MOVAR机器人可以穿行到各个房间，机械手上装有力传感器和接近传感器以保证工作安全可靠。日本早稻田大学Courtesy Sugano实验室制造的Twendy-One有柔软的指尖，可以灵活地抓起患者饮水的吸管，并且还有有力的胳膊，能够把成年人从床上抱下来。东京早稻田大学的研究人员说Twendy-One可以浇花，搬动患者，甚至还可以把早餐送到床上。

（张云明　冯尚武）

第三节　矫　形　器

矫形器(orthosis)是用于人体四肢、躯干等部位，通过力的作用以预防、矫正畸形，治疗骨关节及神经肌肉疾患并补偿其功能的体外装置。主要用于上肢的称为夹板(splint)，用在躯干和下肢的称为支具(brace)。瘫痪患者常需要使用矫形器，有些情况甚至需长期或终生使用。

一、矫形器概述

（一）目的与作用

1. 矫形器的使用目的　①辅助排列；②限制运动；③调整排列；④模拟身体某部位功能。

2. 矫形器的基本作用

（1）稳定和支持：通过限制关节的异常活动范围，稳定关节，减轻疼痛或恢复其承重功能，如小儿麻痹后遗症、下肢广泛肌肉麻痹者应用的膝-踝-足矫形器。

（2）固定和保护：通过对病变肢体或关节的固定和保护，促进病变的愈合、缓解或预防软组织损伤。

（3）矫正挛缩和防治畸形：挛缩可利用矫形器矫正治疗。对畸形或手术矫治前的患者，以及其他因神经、肌肉损伤可能造成的畸形，可利用矫形器限制畸形进一步加重。

（4）牵引作用：通过对脊柱的牵引，缓解神经压迫症状、减轻疼痛。

（5）免荷作用：利用免荷式矫形器减轻肢体或躯干的长轴承重，避免病变或伤残部位承重。

（6）抑制站立、步行中的肌肉反射性痉挛：通过控制关节运动，减少肌肉反射性痉挛。如硬塑料踝-足矫形器用于脑瘫患者，可以防止步行中出现痉挛性马蹄内翻足，改善步行功能。

（7）改进肢体运动功能：利用一些功能性矫形器改进伤残肢体的关节运动，辅助完成站立、步行、饮食、穿衣等日常生活动作。

（二）现代矫形器的发展趋势和特点

矫形器学是医工结合的边缘性学科，涉及康复医学和工科生物力学。近年来，由于国际矫形器理论研究水平的提高，在矫形器设计制造方面均有较大进步与发展，其具有以下发展趋势和特点：

1. 设计更符合人体生物力学原理　大多数矫形器的目的是对身体姿势施加影响或给予控制，以达到稳定、活动、防止畸形的目的。以往制作矫形器主要根据静态的力学原理，即三点受力原理，很少熟悉矫形器的动态力学要求；现在制作矫形器时，由于有动态受力分析图数据资料可以参考，从而使矫形器设计更科学合理，既符合三点受力原理又符合动态力学的要求，大大提高了矫形器的治疗效果。

2. 新材料和新工艺的应用　以往制作矫形器材料主要是金属、皮革等材料，存在不少缺陷。随着应用材料的更新和制造工艺的提高，现代矫形器无论从物理性能还是成形方面都有很大的改进。目前，矫形器的制作越来越多地采用了新型高分子化工材料和航空航天材料，如各种高低温热塑成形板材、硅胶、碳素纤维、高弹性织物及钛合金等。这些新材料和新工艺的应用，使矫形器更加轻便、美观、坚固、舒适。

3. 固定与运动相结合　现代下肢矫形器,除具有外固定功能外,还可根据肢体康复特点装配上带锁可调式金属关节系统,肢体在固定下保持关节一定角度和活动度,可以单方向活动,也可多方向活动;关节挛缩畸形需要逐步缓慢矫正者,矫形器可装配上可伸展的螺旋式撑开器。制作使用的金属关节及配件均采用优质的合金材料,使支具更为轻便、美观。

4. 生物工程高新技术的开发应用　在功能性矫形器,特别是治疗神经疾患的矫形器研究开发方面,近年来不断有生物工程的高新技术出现。比如功能性电刺激(functional elect rical stimulation,FES)系统的应用,近几十年来已有多个研究小组致力于发展 FES 系统,有 4 种 FES 系统用于恢复四肢瘫患者的抓握功能,即:仿生手、助动手、自由手系统和手控器,其康复效果有明显进步。再比如肌电生物反馈系统的应用,为采用体外力源矫形器治疗脑性瘫痪患者开辟了新的领域,同时,又可用于瘫痪患者对某一瘫痪肌肉进行肌电生物反馈训练,训练患者有意识地控制肌肉的收缩,以促进肌力的恢复。

5. 矫形器产品日益向日常生活保健领域发展　矫形器作为一种康复辅具,越来越受到人们的重视,矫正与保护相结合的设计,应用范围日益广泛,不少已成为人们日常生活的保健器,例如一些软性护带、围腰、护膝、护肘以及背姿矫正带等。

(三)矫形器的统一命名

1972 年美国国家假肢矫形器教育委员会提出了矫形器统一命名方案,1992 年国际标准组织(ISO)把上述方案确认为国际标准,现已在国际上推广使用。该方案规定按矫形器的安装部位进行分类,将矫形器所包覆的人体各关节的英文名称的第一个字母连在一起,最后再加上矫形器(orthosis)的第一个字母 o,构成各类矫形器的名称。表 25-1～表 25-3 列出了各类矫形器的命名、包含种类。

表 25-1　上肢矫形器命名方案

中文名称	英文缩写	英文名称	包含种类
手矫形器	HO	hand orthosis	手指变形用矫形器 手指关节伸展辅助矫形器 手指关节屈曲辅助矫形器 掌指关节伸展辅助矫形器 掌指关节屈曲辅助矫形器 尺神经麻痹用矫形器 短对掌矫形器
腕-手矫形器	WHO	wrist-hand orthosis	静态腕-手矫形器 桡神经麻痹用矫形器 腕背伸矫形器 长对掌矫形器 夹持矫形器
腕矫形器	WO	wrist orthosis	护腕
肘-腕矫形器	EWO	elbow-wrist orthosis	肘-腕固定矫形器
肘-腕-手矫形器	EWHO	elbow-wrist-hand orthosis	肘-腕-手固定矫形器
肘矫形器	EO	elbow orthosis	护肘
肩-肘矫形器	SEO	shoulder-elbow orthosis	带屈曲辅助的肘矫形器 肘关节保持矫形器 静态肘矫形器 动态肘矫形器 功能型肘矫形器 平衡式前臂矫形器(BFO)
肩矫形器	SO	shoulder orthosis	护肩 肩胛骨保持矫形器 肩关节脱位矫形器
肩-肘-腕矫形器	SEWO	shoulder-elbow-wrist orthosis	肩外展矫形器 肩锁关节脱位矫形器
肩-肘-腕-手矫形器	SEWHO	shoulder-elbow-wrist-hand orthosis	功能性上肢矫形器

表 25-2　下肢矫形器命名方案

中文名称	英文缩写	英文名称	包含种类
足矫形器	FO	foot orthosis	矫形鞋 矫形鞋垫 足托板
踝矫形器	AO	ankle orthosis	弹性护踝 韧带型踝矫形器
踝-足矫形器	AFO	ankle-foot orthosis	金属支条式踝-足矫形器 塑料踝-足矫形器 髌韧带承重踝-足矫形器 固定型踝-足矫形器
膝矫形器	KO	knee orthosis	护膝 固定型膝矫形器 可调型膝矫形器 韧带损伤用膝矫形器 膝反屈矫形器
膝-踝-足矫形器	KAFO	knee-ankle-foot orthosis	金属支条式膝-踝-足矫形器 固定用膝-踝-足矫形器 矫正用膝-踝-足矫形器 坐骨承重膝-踝-足矫形器 佩特兹病矫形器
髋矫形器	HO	hip orthosis	固定式髋矫形器 髋外展矫形器 脑瘫儿用髋矫形器 先天性髋脱位矫形器
髋-膝-踝-足矫形器	HKAFO	hip-knee-ankle-foot orthosis	单侧髋-膝-踝-足矫形器 双侧髋-膝-踝-足矫形器 坐骨承重髋-膝-踝-足矫形器 扭转式髋-膝-踝-足矫形器 截瘫步行器(RGO)

表 25-3　脊柱矫形器命名方案

中文名称	英文缩写	英文名称	包含种类
颈椎矫形器	CO	cervical orthosis	颈托
颈-胸椎矫形器	CTO	cervical-thorax orthosis	带金属支条的颈椎矫形器 带胸部固定器的颈椎矫形器 头环式颈-胸椎矫形器 框架式颈-胸椎矫形器 模塑式颈-胸椎矫形器
胸-腰椎矫形器	TLO	thorax-lumbar orthosis	背姿矫正带
颈-胸-腰-骶椎矫形器	CTLSO	cervical-thorax-lumbar-sacrum orthosis	密尔沃基脊柱侧凸矫形器
胸-腰-骶椎矫形器	TLSO	thorax-lumbar-sacrum orthosis	腋下型脊柱侧凸矫形器 软性胸-腰-骶椎矫形器 模塑式胸-腰-骶椎矫形器 框架式胸-腰-骶椎矫形器 胸-腰椎固定矫形器 脊柱侧凸矫形器
腰-骶椎矫形器	LSO	lumbar-sacrum orthosis	框架式半硬性腰-骶矫形器 模塑式硬性腰-骶椎矫形器 软性腰-骶椎矫形器
骶-髂矫形器	SIO	sacro-iliac orthosis	骶-髂矫形器 骶髂带 大转子带

（四）矫形器的分类

1. 按矫形器装配部位分类　上肢矫形器（upper extremity orthosis）、下肢矫形器（lower extremity orthosis）、脊柱矫形器（spinal orthosis）。

2. 按矫形器的作用、目的分类　即装矫形器（quick made orthosis）、保护用矫形器（protective orthosis）、稳定用矫形器（stabilization orthosis）、减免负荷用矫形器（weight bearing orthosis）、功能用矫形器（functional orthosis）、站立用矫形器（stancing orthosis）、步行用矫形器（walking orthosis）、夜间用矫形器（night orthosis）、牵引用矫形器（traction orthosis）、功能性骨折治疗用矫形器（functional fracture orthosis）等。

3. 按矫形器使用材料分类　塑料矫形器、金属矫形器、皮制矫形器、布制矫形器等。

4. 按矫形器结构分类　金属框架式矫形器、模塑矫形器（molded orthosis）、外动力矫形器（externally powered orthosis）、标准化矫形器（modular orthosis）、软性护带、腰围等。

5. 按矫形器所治疗的疾病分类　脊髓灰质炎后遗症用矫形器、马蹄内翻足矫形器、脊柱侧凸矫形器、先天性髋脱位矫形器、功能性骨折治疗矫形器、股骨头无菌坏死矫形器、X 形腿矫形器、O 形腿矫形器、尺神经麻痹矫形器、桡神经麻痹矫形器等。

（五）装配矫形器的临床工作程序

1. 处方前的病情检查　检查内容包括：患者的一般情况、病史、体征、影像资料所见、关节活动度、肌力、皮肤状况、有无疼痛、是否装配过矫形器、目前使用情况，以及对矫形器的心理感受等。对检查所得的信息要详加记录，研究和分析这些信息不仅对决定患者的矫形治疗方案十分重要，而且对日后进行矫治效果的评价也很重要。

2. 矫形器处方　矫形器制作师应根据病情和临床医生的意见，从患者的实际需要出发，开具最合适的矫形器设计方案。处方要求明确、切实可行，要将目的、要求、品种、结构形式、矫治部位、支撑方式、材料、部件、附件，以及其他要求、使用时间、注意事项等书写清楚。

3. 矫形器装配前的治疗　主要是针对患者进行增强肌力、改善关节活动度和运动协调性训练，同时使患者的一般身体状况得到改善，为使用矫形器创造较好的条件。治疗方法主要以物理治疗为主。

4. 矫形器的制作　由矫形器制作师按照处方内容进行设计、测量、绘图、取型、修型、制作半成品、试样、装配等工序。

5. 初检　这是交付患者进行使用训练前的检查。初检的重要任务是对穿戴上矫形器的患者进行系统的装配质量与效果检查：检查矫形器是否达到处方要求、结构是否合理、对线是否正确、矫治方式是否有效、固定装置是否可靠、穿着是否舒适等，必要时进行调整和修改。

6. 矫形器的使用训练　包括患者自行穿脱矫形器、穿上矫形器进行一些功能活动和日常生活活动的适应性训练。具体内容应根据不同矫形器的特点，进行针对性训练。如下肢矫形器应进行保持身体平衡、行走或使用拐杖步行的训练。训练时间的长短、训练的强度取决于患者的身体素质、耐力及其他方面的情况。在指导下也可以让患者把矫形器带回家中进行训练。通过各种临床的客观检查、评估，认为矫形器的装配和适应性使用都比较满意了，再进行成品的最后加工。

7. 终检　终检应当在可能给予的临床治疗、矫形器装配、康复训练工作完成以后进行。终检工作应由康复医师、物理治疗师、矫形器制作师等康复协作人员共同完成。其主要内容包括：矫形器的质量、矫形器生物力学性能复查、矫形器实际使用效果的评价、了解患者对使用矫形器的感受和反应。终检合格后，方可将矫形器交付患者使用。

8. 随访　对较长时间内使用矫形器的患者，因患者情况、矫形器的情况都可能会发生变化，所以应定期进行随访。随访间隔时间视具体情况而定，如 1 个月、半年、1 年 1 次等。通过随访，了解矫形器的使用效果及病情变化，对患者使用不当之处加以指导，发现矫形器方面的问题及时加以调整和维修，并将随访情况记录在案，当效果不满意时需反复检查、修改。

二、上肢矫形器及其应用

上肢矫形器主要用于保持不稳定的肢体于功能位，提供牵引力以防止挛缩，预防或矫正肢体畸形，补偿失去的肌力及帮助无力的肢体运动等。上肢矫形器按其功能分为固定性（静止性）和功能性（可动性）两大类。前者没有运动装置，用于固定、支持、制动。后者有运动装置，可允许肢体活动，或能控制、帮助肢体运动，促进运动功能的恢复。

（一）手指矫形器

又称作手指夹板，在治疗瘫痪患者手指挛缩、变形方面应用较为广泛，包括治疗指间（IP）关节伸展或屈曲挛缩、变形及固定用的矫形器和治疗掌指（MP）关节伸展或屈曲挛缩及固定的矫形器。应用于指间关节的可分为屈指器、槌状指矫形器和伸指器；应用于掌指关节的可分为屈指器、伸指器和固定型矫形器。手指矫形器有静态与动态之分，单纯用于固定的为静态矫形器，带有橡皮筋或弹簧辅助屈伸装置的为动态矫形器。

1. 应用于治疗指间关节障碍的矫形器

（1）指间关节屈曲辅助矫形器（IP 屈指器）（图 25-34A）：利用橡皮筋辅助指间关节屈曲活动的矫形器。主要用于矫治指间关节伸展挛缩引起的鹅颈变形。

（2）指间关节伸展辅助矫形器（IP 伸指器）（图 25-34B）：利用弹簧或橡皮筋辅助指间关节伸展的矫形器。主要用于矫治指间关节屈曲挛缩引起的槌状指和扣眼指变形。

（3）指间关节固定型矫形器（IP 固定器）（图 25-34C）：采用低温热塑板材或手指小夹板，使指间关节固定在伸展位。用于矫治指间关节屈曲挛缩的槌状指、扣眼指变形。

2. 应用于治疗掌指关节障碍的矫形器

（1）掌指关节屈曲辅助矫形器（MP 屈指器）（图 25-34D）：利用橡皮筋辅助掌指关节保持屈曲的矫形器。用于矫治掌指关节伸展挛缩。

（2）掌指关节伸展辅助矫形器（MP 伸指器）（图 25-34E）：利用橡皮筋辅助掌指关节保持伸展位的矫形器。用于矫治掌指关节屈曲挛缩。

（3）掌指关节固定型矫形器（MP 固定器）（图 25-34F）：用低温热塑板材制成，使掌指关节固定在屈曲位的矫形器。用于矫治掌指关节伸展挛缩。

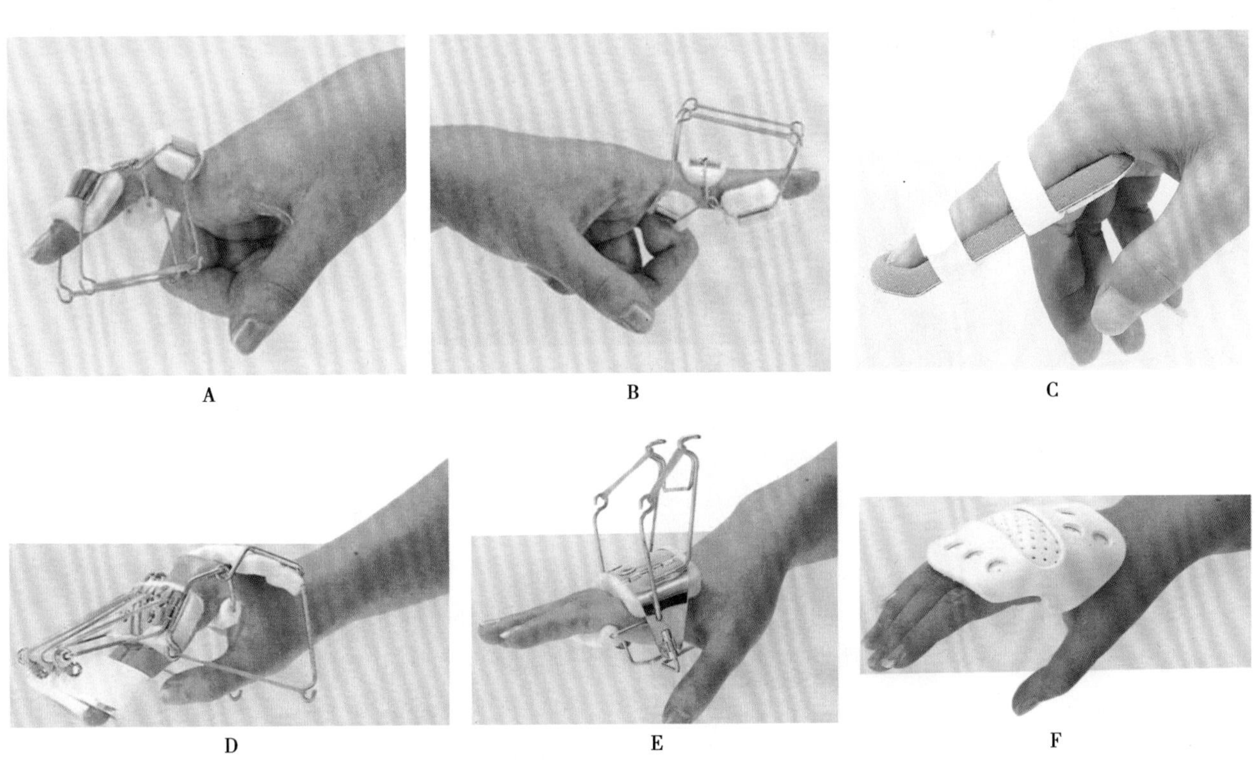
A　B　C　D　E　F

图 25-34　手指矫形器

A. IP 屈指器；B. IP 伸指器；C. IP 固定器；D. MP 屈指器；E. MP 伸指器；F. MP 固定器

（二）腕-手矫形器和手矫形器

腕-手矫形器（WHO）是一种手功能康复辅助治疗器具，也叫手夹板。适用于腕骨骨折及术后固定、桡骨下端骨折及术后固定、偏瘫引起的腕部下垂、正中神经麻痹、臂丛神经麻痹等。主要有固定型腕-手矫形器、对掌矫形器和夹持型矫形器。其中，对掌矫形器中的短对掌矫形器属于手矫形器（HO）。

它们主要起到以下两方面的作用：①固定与纠偏作用，把腕手固定于某种特定的姿势，以利于损伤组织的愈合和功能的发挥；②牵引作用，利用动力性支具的弹力牵引作用，可使相关部位的肌力提高及关节活动范围增加。

1. 固定型腕-手矫形器（图 25-35A）　用热塑板材和固定带制成，可根据病情需要采取腕掌固定、腕拇指固定、腕手指固定等多种形式。主要用于腕手部骨折及术后固定。

2. 对掌矫形器　是一种为保持拇指与其他指（尤其是示指、中指）的对掌位而使用的矫形器。腕关节不能控制时，需采用长对掌矫形器；腕关节能够控制时，采用短对掌矫形器。长对掌矫形器可固定腕关节，保持拇指与其他四指处于对掌位，适用于正中神经高位型麻痹、C_7 水平脊髓损伤导致的腕掌功能障碍及臂丛神经麻痹等。使用短对掌矫形器时，腕关节无需固定即可保持拇指与其他四指处于对掌位，适用于正中神经低位型麻痹等。

（1）硬质长对掌矫形器（图 25-35B）：用热塑板材制作的对掌矫形器。在使拇指保持对掌位的同时，腕关节保持背屈位。

（2）动态长对掌矫形器（图 25-35C）：根据伴有手指屈曲挛缩的病情，增加了指间关节伸展辅助装置；还可同时采用掌指关节伸展辅助装置，用以保持掌指关节的背屈位。当掌指关节伸展挛缩时，可以增加掌指关节屈曲辅助装置。

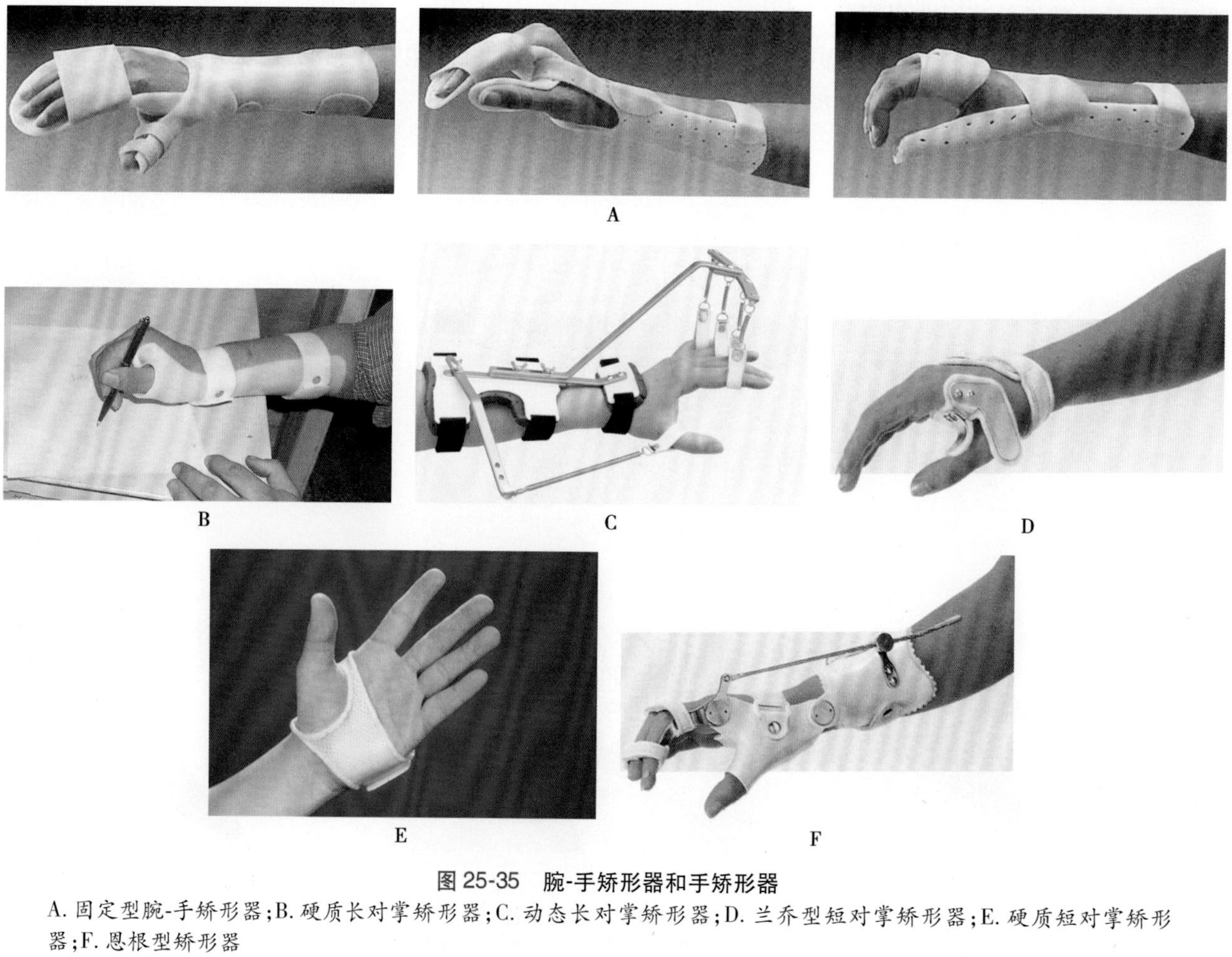

A

B　C　D

E　F

图 25-35　腕-手矫形器和手矫形器

A. 固定型腕-手矫形器；B. 硬质长对掌矫形器；C. 动态长对掌矫形器；D. 兰乔型短对掌矫形器；E. 硬质短对掌矫形器；F. 恩根型矫形器

（3）兰乔型短对掌矫形器（图25-35D）：即除去兰乔型长对掌矫形器的前臂固定部分，保持手部形状，用于腕关节不需要固定的情况。

（4）硬质短对掌矫形器（图25-35E）：用热塑板材制作，使拇指保持对掌位。

3. 夹持型矫形器　这是一种将拇指固定在对掌位，用带轴的支杆对第2、3指进行支撑，同时保持掌指关节的可动性，再利用驱动装置带动第2、3指与拇指闭合，从而实现三指捏取、夹持动作的矫形器。临床中应用最多的为恩根型矫形器（图25-35F），适用于瘫痪后残留腕关节背屈、手指抓握不足的情况，通过腕关节的背屈动作驱动完成捏取动作。

（三）腕矫形器

腕矫形器（WO）是用于保持、固定和矫治腕关节疾患或辅助腕关节背屈的矫形器，可分为静态腕矫形器和动态腕矫形器两种。当瘫痪性疾病并发软组织和关节挛缩时，可以应用这种矫形器。不管是静止性或动力性的，只要能产生柔和的、持续的牵拉力就可以。初次配戴夹板时可能不适，随着耐受力增加，不适症状可逐步改善，穿戴时间逐渐延长。该矫形器最好在晚上睡觉时穿戴，白天取下。

静态腕矫形器　使腕关节保持于轻度背屈的矫形器。适用于臂丛神经下位型麻痹、桡神经麻痹及肌力低下引起的腕关节不能保持于伸展位的情况。

（1）支撑型护腕（图25-36A）：采用柔软的弹性织物制作，内侧夹层中装有可塑性的金属或塑料支条，腕部用环带加强，对腕关节起支撑作用，可将腕关节保持于功能位。

（2）固定型腕矫形器（图25-36B）：采用塑料板材制成的非活动性前翘式腕矫形器，使腕关节处于轻度背屈的功能位。主要用于桡神经麻痹引起的腕下垂和需要限制腕关节活动的患者。

（3）邦内尔型腕矫形器（图25-36C）：保持腕关节背屈位的矫形器，又称为前翘式矫形器。在腕关节部位使用弹簧片，使腕关节有活动余地。

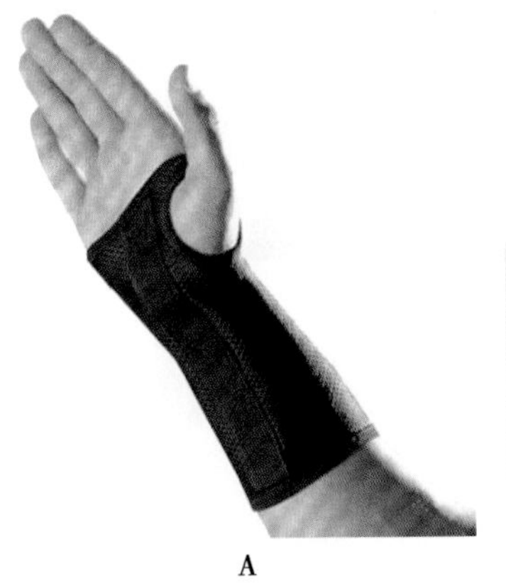
A

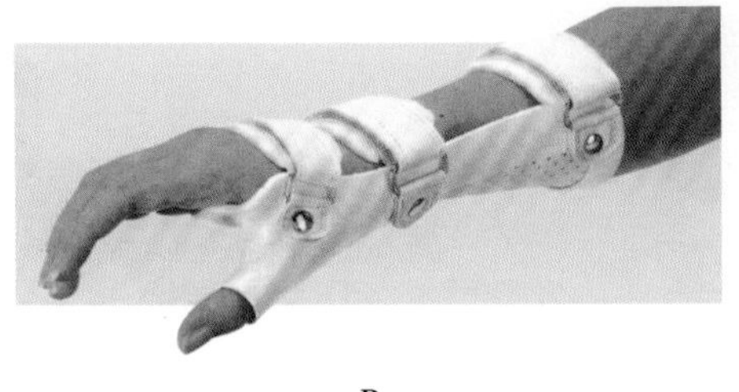
B

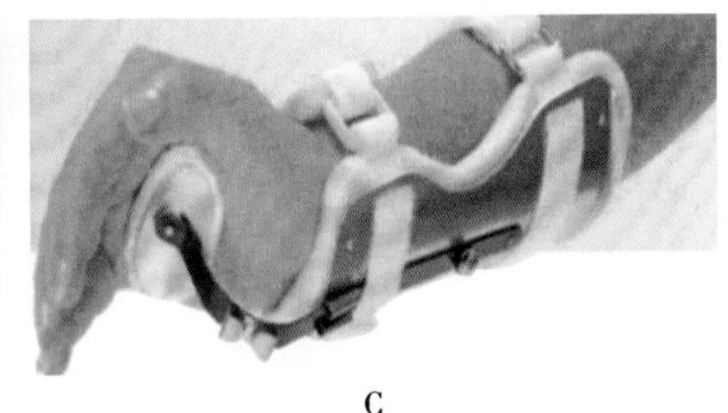
C

图25-36　腕矫形器
A. 支撑型护腕；B. 固定型腕矫形器；C. 邦内尔型矫形器

（四）肘矫形器

1. 支条式肘矫形器（图25-37A）　用两侧支条和环带使肘关节保持固定位。适用于瘫痪患者肘关节挛缩、肌力低下、肘关节不稳定等病症。

2. 采用定位盘锁定式铰链的肘矫形器（图25-37B）　适用于矫正瘫痪后肘关节屈曲挛缩或伸展挛缩。其特点是定位盘限制肢体运动只能在需改善挛缩的方向可动，反方向不可动。

3. 固定式肘矫形器（图25-37C）　由热塑板材制作整体，用环带固定于前臂和上臂，保持、固定肘关节功能位的矫形器。适用于预防、矫正肘关节的挛缩变形。

（五）肩矫形器

使肩关节保持固定及稳定的矫形器。可分为肩吊带、肩外展矫形器、肩锁关节脱位矫形器、肩胛骨保持矫形器、习惯性肩关节脱位用矫形器。

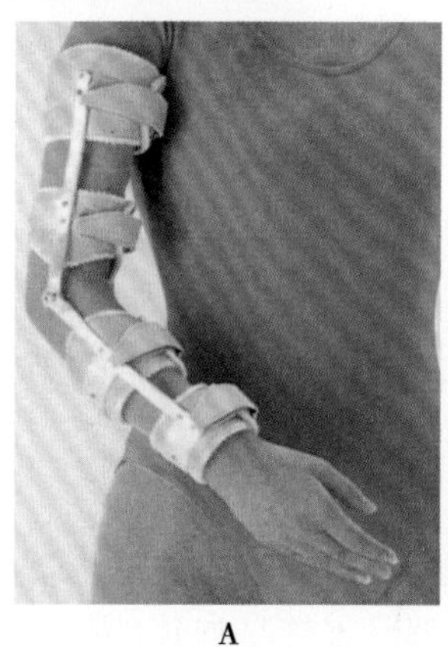
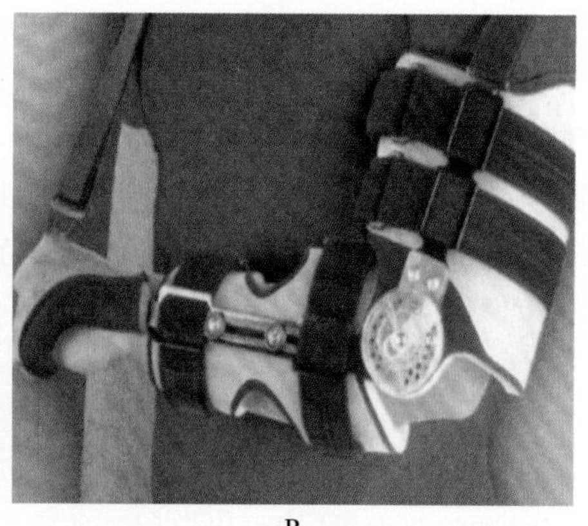
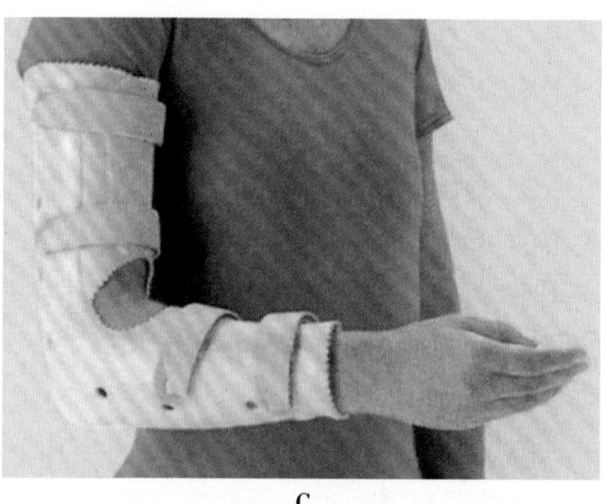

A B C

图 25-37 肘矫形器

A. 支条式肘矫形器；B. 采用定位盘锁定式铰链的肘矫形器；C. 固定式肘矫形器

1. 肩吊带(图 25-38A) 对肩关节周围组织提供支持、稳定、保温和缓解疼痛作用，适用于预防和治疗臂丛神经损伤、脊髓损伤、脊髓炎、偏瘫等疾病引起的肩关节病变、脱位及周围软组织损伤引起的急、慢性疼痛和炎症。

2. 肩外展矫形器(图 25-38B) 又称作肩外展支架，适用于肱骨骨折合并桡神经损伤、三角肌麻痹、肩关节脱位复位后、臂丛神经麻痹或拉伤、肩周炎等疾患。其特点是可将肩关节固定在外展、前屈、内旋和肘

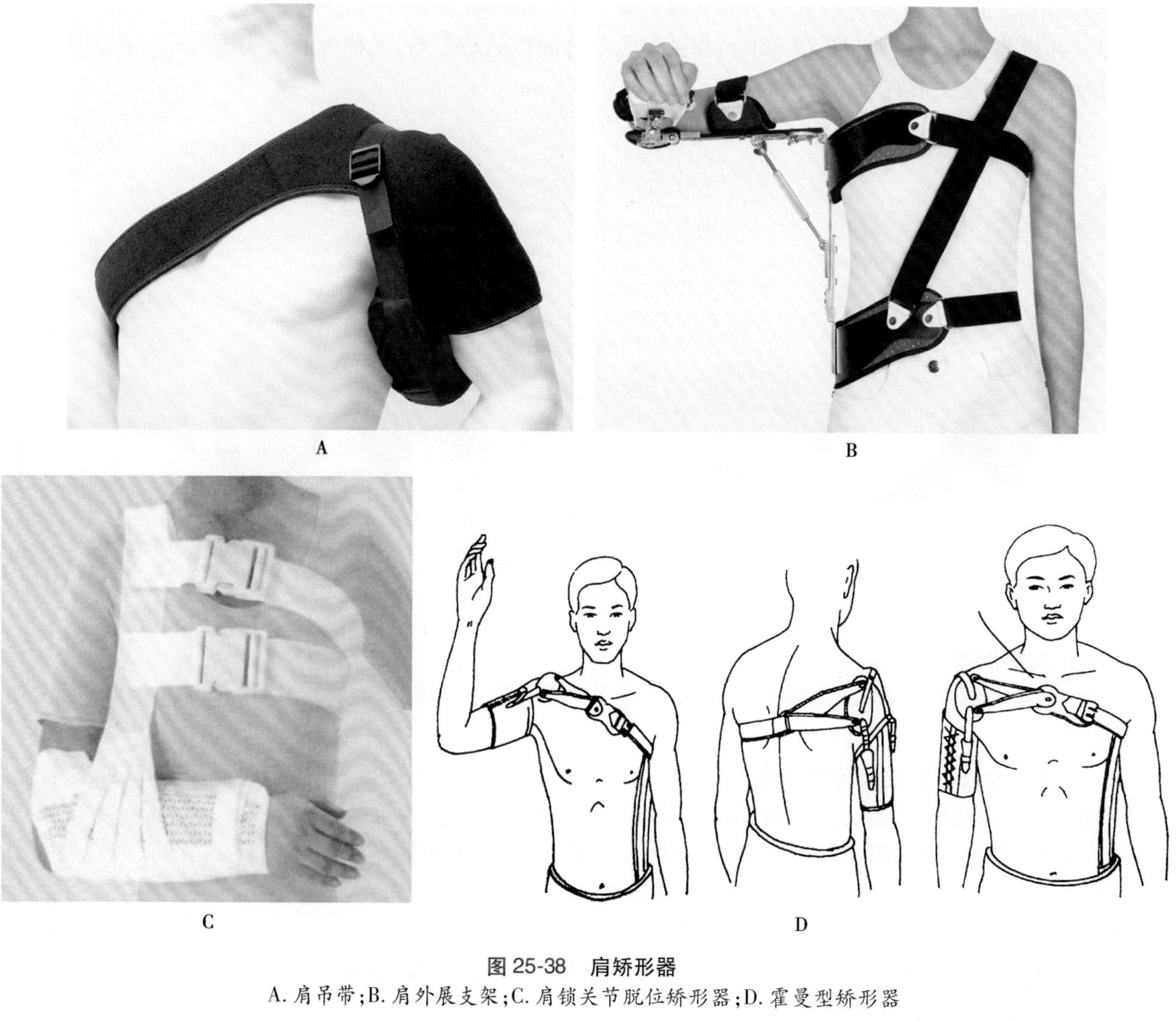

A B

C D

图 25-38 肩矫形器

A. 肩吊带；B. 肩外展支架；C. 肩锁关节脱位矫形器；D. 霍曼型矫形器

关节屈曲及腕关节功能位，并在患者站立或卧床时，使患肢处于抬高位置，利于消肿、消炎、止痛。

3. 肩锁关节脱位矫形器（图 25-38C）　是以抬起肩胛骨为目的的矫形器，适用于肩锁关节脱位整复后的固定。

4. 肩胛骨保持矫形器　适用于前锯肌麻痹。

5. 霍曼型矫形器（图 25-38D）　适用于肩关节脱位的矫形器。由胸廓带将肩峰前面压垫、后面压垫以及上臂环带连接组成。其作用是在肩外展、外旋时，避免肩关节向前脱位。

三、下肢矫形器的应用

下肢矫形器的主要作用是支撑体重、辅助或替代肢体的功能、预防和矫正畸形。例如，用于神经肌肉疾病的矫形器，其中包括踝-足矫形器、膝-踝-足矫形器、髋-膝-踝-足矫形器、膝关节矫形器、截瘫支具、髋关节矫形器等。踝-足矫形器是应用最多的种类。

（一）足矫形器

用于全部或部分足的矫形器，包括矫形鞋、矫正鞋垫及足托板。

1. 矫形鞋　是以矫正足变形、分散足部压力和消痛等为目的而制作的矫治足部疾患的特殊鞋，也可称为鞋形矫形器。其作用是改善患者站立、步行时足部的受力状态或免荷，消除疼痛、防止畸形，矫正足部的功能性变形，为永久性畸形患者提供支撑，以达到平衡。适用于各种疾病引起的内翻足、外翻足、马蹄足、足下垂、扁平足、弓形足、槌状足及跟骨刺、距下关节强直、踝关节炎、踇趾外翻、足部骨折、足部缺损、跖痛症等。

矫形鞋的种类通常按用途分为补高鞋、补缺鞋和矫正鞋三大类。按其外形又分为长筒矫形鞋、高腰矫形鞋、中腰矫形鞋、低腰矫形鞋和带支条的矫形鞋等类型。

带支条的矫形鞋（图 25-39A）：实际上是一种鞋型踝-足矫形器。主要用于矫正足内翻和足外翻，矫正足内翻时需加装 T 形带，矫正足外翻时需加装 Y 形带。

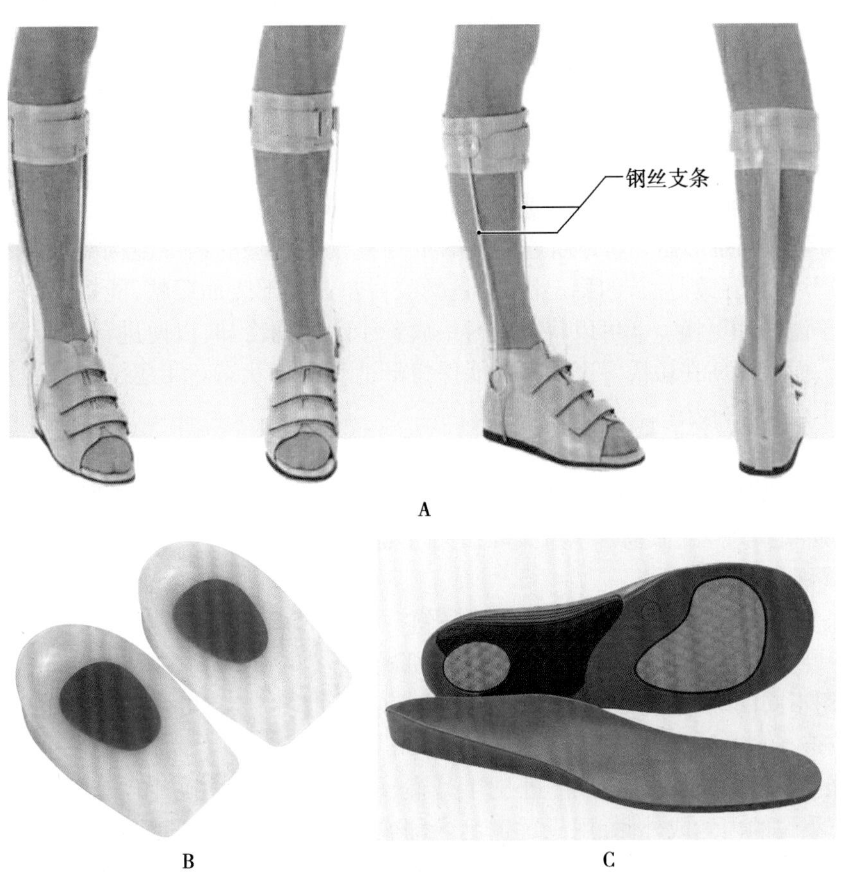

图 25-39　足矫形器

A. 带支条的矫形鞋；B. 足跟骨垫；C. 足部缓冲垫

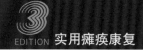

2. 矫形鞋垫与足托板 用于矫正、治疗足部变形及消除足底疼痛的鞋垫和足托。可分为足弓垫(托)、补高垫、外侧楔形垫、足跟托、霍曼托、跖骨垫等(图25-39B、C)。

(二)踝矫形器

用于踝部软组织损伤和足踝关节不稳患者的矫形器。也可用于体育运动中个人的防护保健。这种单纯的踝部矫形器主要有弹性护踝和韧带型踝部矫形器两种,结构都比较简单。如果足踝部损伤较重,则需要配置踝-足矫形器。

1. 护踝(图25-40A) 一种轻便的足踝保护性矫形器,适用于经常会足踝扭伤、足踝韧带受伤、足踝不稳定等患者。可起到限制足踝左右活动,防止因足踝内外翻所引发的扭伤,减轻踝关节受伤部位压力,加固踝关节和促进损伤的软组织痊愈的作用。而且可配合普通鞋使用,不会影响行走步态。

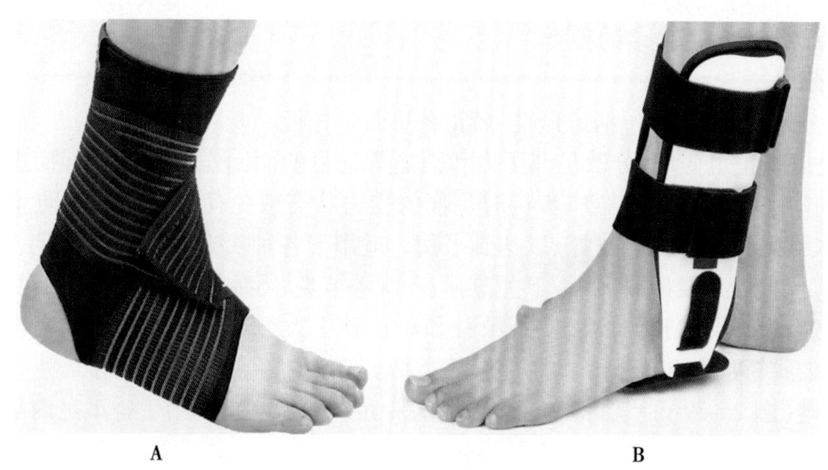

A B

图25-40 踝矫形器
A.护踝;B.韧带型踝部矫形器

2. 韧带型踝部矫形器(图25-40B) 这是一种新型踝部矫形器,其足踝护罩延伸至小腿部,增强了足踝部的稳定性和防护作用,能有效地控制足踝的内外翻,并可使受伤的踝部得到较好的治疗和保护,加强康复。这种矫形器还具有可换式软衬垫、能快速搭扣固定、穿脱简便的特点。

3. 凝胶式韧带型踝部矫形器 这是新近开发的带有凝胶内衬垫的韧带型踝部矫形器。它主要有以下特点:①足踝保护罩可以增强踝关节的稳定性,而且凝胶衬垫与踝部表面服帖,能提供舒适的支撑。②凝胶衬垫拆装方便,易于清洗和更换。③可以将凝胶衬垫放置于冰箱内冷却,以便进行冷处置疗法,不仅保持低温效果的时间较长,而且即使在摄氏零度以下仍能保持舒适和柔韧状态。④还可以将凝胶衬垫放置于微波炉内加热,以便用于热处置疗法。

(三)踝-足矫形器

又称小腿矫形器,是具有从小腿到足底的结构,对踝关节运动进行控制的矫形器。可分为金属支条式踝-足矫形器、塑料踝-足矫形器、髌韧带承重式踝-足矫形器等。

1. 金属支条式踝足矫形器

(1)双侧支条型(图25-41A):由双侧支条、踝铰链、小腿半月箍和足托构成,以控制踝关节运动为目的的矫形器。适用于踝关节不稳定的患者,并可矫正足部畸形。如利用T形带和Y形带矫正足内、外翻。另外,根据病情可选用不同的踝铰链,如对于马蹄足采用带有跖屈控制装置的踝关节铰链,对于仰趾足采用带有背屈装置的踝铰链。

(2)单侧支条型:由单根支条、丁字带、小腿半月箍、踝铰链和鞋(足托)组成。其特点是可根据病情的需要将支条放置于小腿的内侧或外侧,用于矫正足内翻或足外翻。因其强度不及双侧支条型,故更适用于儿童和体重轻的妇女。

(3)挠性支条型:有后弹簧板型和双侧钢丝支条式两种,重量轻,主要用于足下垂患者。其特点是借助弹簧板或钢丝支条的弹力使踝关节保持背屈状态,且在摆动相有辅助背屈的功能,但其内外侧的稳定性很小。

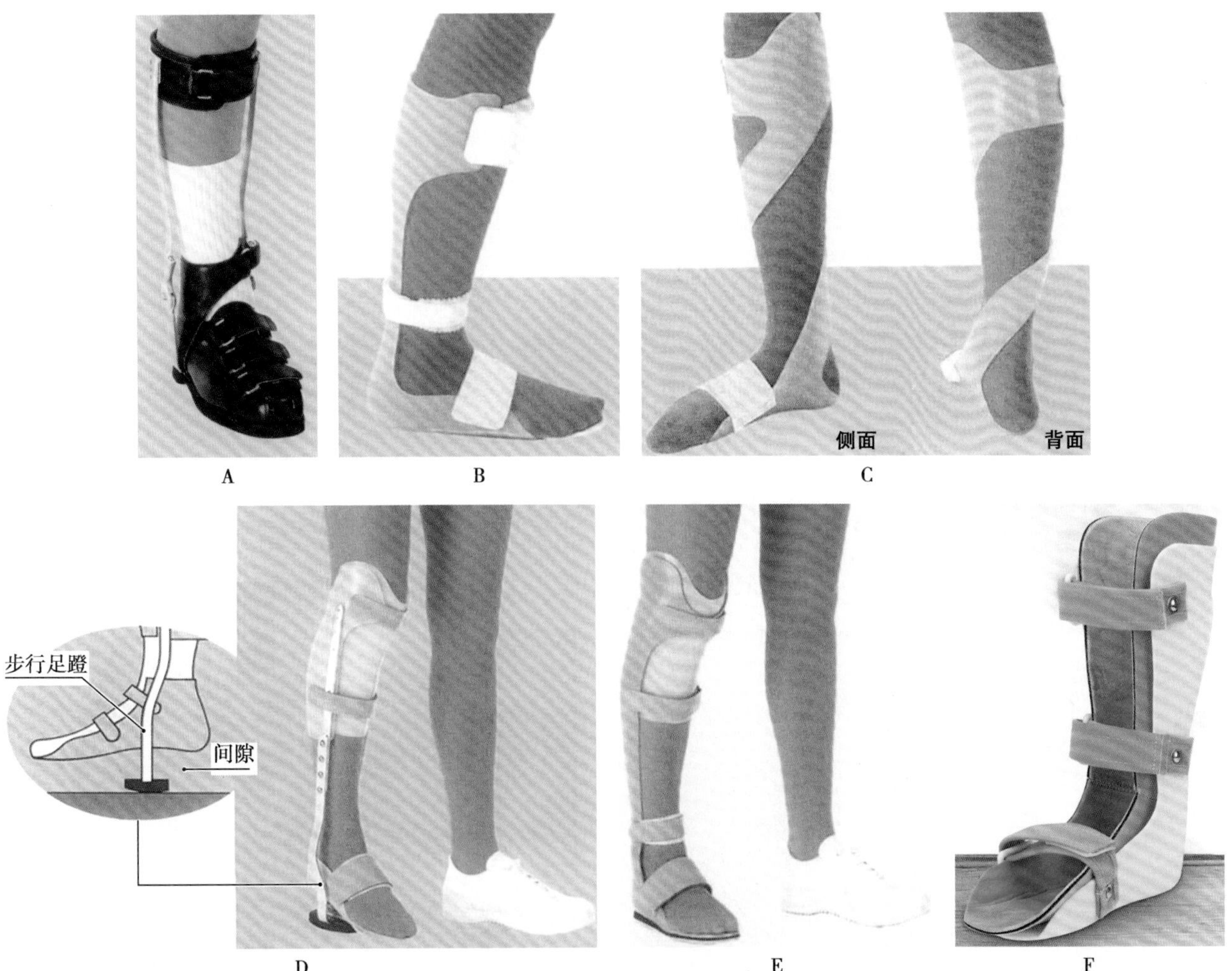

图 25-41　踝-足矫形器

A. 双侧支条型踝-足矫形器；B. 西蒙斯型踝-足矫形器；C. 螺旋式踝-足矫形器；D. 脚蹬型踝-足矫形器；E. NYU 型踝-足矫形器；F. 固定型踝-足矫形器

2. 塑料踝-足矫形器　由热塑板材在阳模上模塑成型的矫形器。根据热塑板包容和支撑小腿的部位分为后支条式、前支条式、侧支条式和螺旋式几种。

（1）后支条式：西蒙斯型（图 25-41B），用热塑板制成的支条装在小腿后面，使踝关节保持背屈状态。重量轻、穿戴方便，主要用于足下垂。

鞋拔式：是一种后支条式、采用弹性热塑板制作的具有挠性踝关节的踝-足矫形器。具有制作简单，使用轻便的特点。该矫形器使跖屈运动受限，而背屈运动较容易，因此主要用于足下垂。若有明显的痉挛或马蹄足等情况，不宜使用。

（2）前支条式：汤儿型，将热塑板支架装在小腿的前方，使踝关节保持背屈状态。足部全部外露，穿脱鞋方便，重量轻。适用于偏瘫造成的痉挛并稍有马蹄足倾向的病例。

（3）侧支条式：萨加型，采用两侧支条、挠性踝关节式的塑料踝-足矫形器。该矫形器的背屈、跖屈运动比较自然，穿着感好，适用于足下垂、仰趾足，对矫正内、外翻也有一定效果。

还有一种两侧采用金属踝关节铰链的塑料踝-足矫形器。它利用塑料矫形器保持足内外侧的稳定、防止摆动相足下垂，又利用可调节的踝关节铰链限制支撑相后期足背伸，故起到稳定踝关节、改善步态的作用。适用于因踝关节无力而引起的足下垂并伴有内、外翻倾向的患者。

（4）螺旋式（图 25-41C）：塑料制螺旋状支条围绕小腿一周，使踝关节运动得到控制，利用螺旋扭力矫正足外翻，防止足下垂。还有一种螺旋状支条围绕小腿半周的，即半螺旋式踝-足矫形器，用于矫正足内翻及防止足下垂。

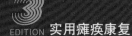

3. 髌韧带承重(PTB)式踝-足矫形器　PTB 矫形器适用于膝下骨折患者及在治疗中需短期免荷的患者。其结构由髌韧带承重接受腔、支条、足托组成。其特点是通过髌韧带承重达到减轻和免除胫骨中、下段,踝关节及足部负重。

(1) 脚蹬型(图 25-41D):用髌韧带承重,小腿和脚部免荷的矫形器。为了达到免荷的目的,应使矫形器的足部完全离开地面,且不固定在支条上,练习步行时利用足蹬支撑。主要用于小腿骨折。

(2) 带踝铰链型:小腿整体被热塑板包覆,骨折部位及四周纳入其中,用髌韧带承重,带有使踝关节活动的踝铰链,适用于小腿骨折的患者。

(3) NYU 型(图 25-41E):用髌韧带承重,整个矫形器用热塑板制作,重量轻,适用于小腿骨折的患者。

4. 固定型踝-足矫形器(图 25-41F)　有皮革制、塑料制和支条式等多种形式,对踝关节起固定保护作用。主要用于踝关节急性扭伤、骨折及术后的疗养。

(四) 膝矫形器

其结构只涉及大腿部到小腿部,能控制膝关节活动,用于治疗膝关节不稳定、挛缩、韧带损伤等病症的矫形器。其品种多种多样,但大体可分为保护用和矫正用两种。

1. 保护用膝矫形器

(1) 强固型护膝(图 25-42A):在加强型软性护膝中附加上铰链式支条,进一步起到支撑、稳定膝关节

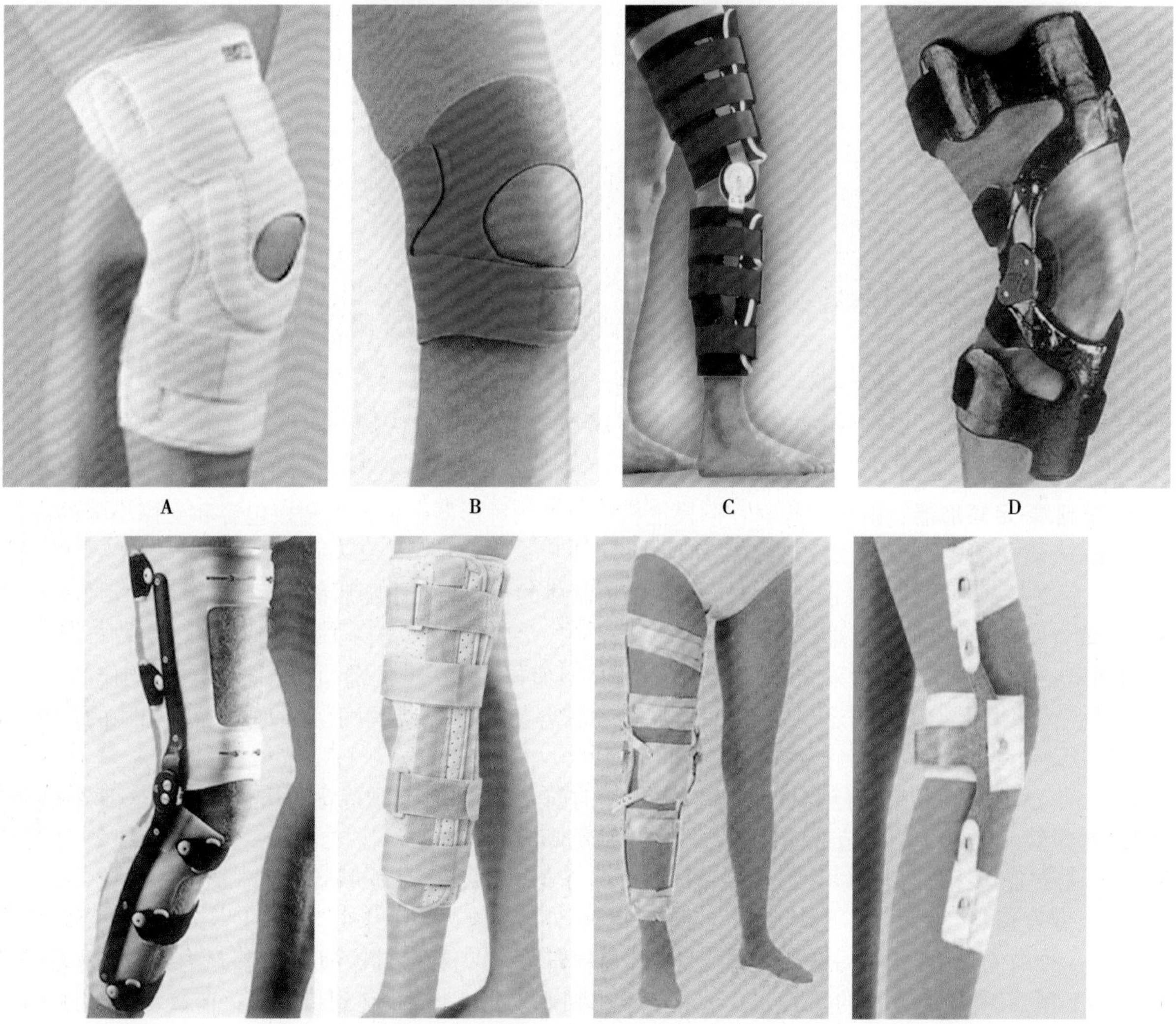

A　B　C　D

E　F　G　H

图 25-42　膝矫形器

A. 强固型护膝;B. 防髌骨脱臼护膝;C. 可调型膝矫形器;D. 前十字韧带损伤型膝矫形器;E. 硬质膝矫形器;F. 固定型膝矫形器;G. 双侧支条型膝矫形器;H. 膝反屈矫形器

的作用，并可对膝关节的屈伸活动加以限制。适用于膝关节不稳、韧带损伤等病症。

（2）韧带损伤用护膝：根据不同的韧带损伤，可分为前十字韧带损伤用带支条护膝、后十字韧带损伤用带支条护膝、内外侧副韧带损伤用带支条护膝三种类型，适用于韧带损伤等病症。

（3）防髌骨脱臼护膝（图 25-42B）：用于防止髌骨脱臼用矫形器，有多种形式。在髌骨外侧装有小垫片及矫正压带，防止脱臼。

（4）可调型膝矫形器（图 25-42C）：采用角度可调的膝关节铰链的膝部矫形器。适用于膝关节术后固定及康复治疗，对膝关节起到支撑、稳定和限位作用。

（5）前十字韧带损伤型膝矫形器（图 25-42D）：这种矫形器有两种形式，第一种是外侧支架上有符合膝关节运动的双轴式定位锁铰链装置，并带有防回旋的拉带；第二种是采用碳纤维强化塑料板材制成，并装有钛合金组合铰链，有较高的强度，适用于剧烈的体育运动。

（6）硬质膝矫形器（图 25-42E）：用塑料板材做腿部固定托，膝铰链使用啮合齿轮式或双轴式定位锁铰链，能更好地与人体生理膝关节运动相适应。适用于膝关节手术后作必要的全固定和自由活动调节。

（7）固定型膝矫形器（图 25-42F）：适用于膝关节术前术后、髌骨脱位、膝部韧带、急性软组织损伤等病症的固定治疗。

2. 矫正用膝矫形器

（1）双侧支条型膝矫形器（图 25-42G）：国内常用的膝矫形器。用于膝的侧副韧带损伤等病症产生的侧向不稳定，或反屈膝以及膝伸展肌力低下、关节挛缩等病症。在用于膝关节屈曲挛缩或伸展挛缩时，膝关节处应当附加膝压垫。

（2）瑞典式膝反屈矫形器（图 25-42H）：采用瑞典式膝铰链，利用设在腘窝处的半月箍和大、小腿环带的三点受力原理矫正膝反屈，具有重量轻、穿戴方便的优点。

（五）膝-踝-足矫形器

又称作大腿矫形器，由大腿部到足底部的结构组成，可控制膝和踝关节运动的矫形器。用于站立时保持稳定、免荷、预防和矫正变形等治疗目的。有金属支条制和塑料制两种，又分为固定用、矫正用、免荷用等不同类型。

1. 金属支条式大腿矫形器

（1）外套型大腿矫形器（图 25-43A）：采用两侧金属支条支撑，带有大腿和小腿外套并用半月箍固定，以提高矫形器强度，足部配有足蹬。它是在支条式踝-足矫形器的基础上增加了膝关节铰链和大腿部结构。适用于膝关节变形、肌力下降和不稳定等病症的患者。

为防止膝屈曲或同时需矫正膝内外翻时，可加用膝压垫。压垫中心处挖空成圆形或圆锥状，以缓和对髌骨的压迫；配合使用拉带，与髌骨成 45°角安装在支条上。

（2）足下垂型大腿矫形器（图 25-43B）：由足下垂小腿矫形器和大腿支架组成的大腿矫形器，取下大腿支架可作为足下垂小腿矫形器使用。带有防止膝关节屈曲的膝压垫。

（3）带膝部调节杆的大腿矫形器（图 25-43C）：改善膝关节屈曲或伸展挛缩用矫形器。装有两侧膝铰链的支条和支撑调节杆，通过调节杆可调节膝铰链的角度与膝压垫形成三点支撑，进行矫正。

2. 塑料大腿矫形器（图 25-43D） 由热塑板材制成的固定型大腿矫形器，自大腿部至足托板成一体。能固定膝关节和踝关节，主要在夜间就寝时使用。

3. 矫正用大腿矫形器

（1）X 形腿（膝外翻）矫形器（图 25-43E）：外侧用金属支条，内侧加膝压垫，采用三点受力原理矫正。

（2）O 形腿（膝内翻）矫形器（图 25-43F）：内侧用金属支条，外侧加膝压垫，采用三点受力原理矫正。

4. 免荷用大腿矫形器

（1）坐骨承重大腿矫形器（图 25-43G）：用坐骨结节支撑体重的矫形器，有支条式和塑料制的两种。为了达到很好的免荷，足部带有足托支撑板，用于大腿骨折等骨折部位不受力的情况。

（2）UCLA 型大腿矫形器：大腿部位采用塑料制四边形接受腔，坐骨结节承重；小腿上部带有半月形膝挡，使用后置式铰链。适用于下肢弛缓性麻痹引起膝伸展力减弱的情况。行走时膝关节不需固定。

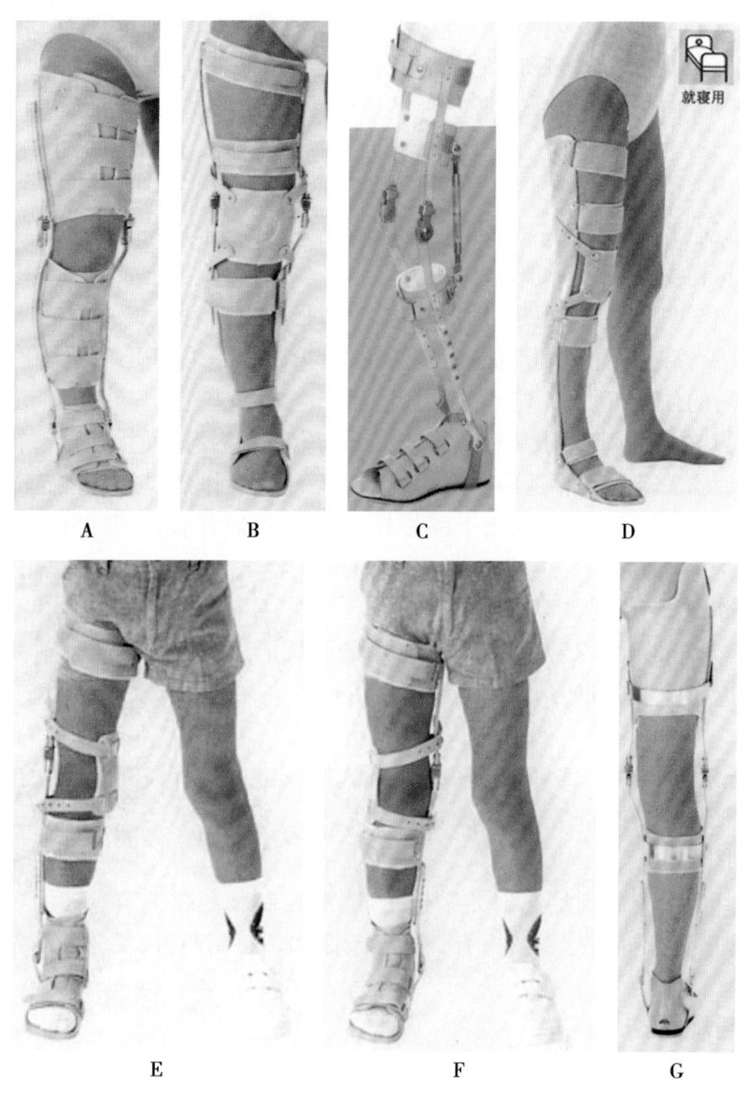

图 25-43 膝-踝-足矫形器
A. 外套型大腿矫形器;B. 足下垂型大腿矫形器;C. 带膝部调节杆的大腿矫形器;D. 固定型大腿矫形器;E. X 形腿矫形器;F. O 形腿矫形器;G. 坐骨承重大腿矫形器

5. 佩特兹病矫形器 佩特兹病(Perthes disease)是一种小儿股骨头缺血性坏死症,用于治疗此病的矫形器品种很多,但基本上可分为患肢免荷和承重两种类型。

(六) 髋矫形器

用于固定和控制髋关节的屈曲、伸展、内收、外展等运动的矫形器。由腰椎部到大腿部的部件组成,固定范围包括整个骨盆和大腿部分。常用来防止因脑性瘫痪引起内收肌痉挛而出现的髋关节内收。髋矫形器通常有固定和带髋关节铰链两种。

1. 固定式髋矫形器 采用合成树脂模塑制作,包住骨盆和大腿部分成为一体;为加强支撑可加一侧支条,利用尼龙搭扣带固定。常用于各种髋关节疾患手术后的固定(图 25-44A)。

2. 髋外展矫形器 是一种带有能控制髋关节内收、外展,但可以自由屈曲、伸展的髋铰链矫形器。整个矫形器以髋铰链作为主体支架,腰骶部用围腰或骨盆带固定,大腿部用半月箍、环带或大腿围托固定(图 25-44B)。

3. 脑瘫用髋矫形器 适用于痉挛型脑瘫患者髋内收、外展的矫形器。这种矫形器由骨盆带、髋铰链和半月箍组成,其特点是髋关节的内收程度可以用螺丝进行调节,同时还能使髋关节自由屈伸。穿用时使髋铰链位于大转子成 45°角的斜上方约 2cm 处,并尽可能地靠近髋关节,骨盆带固定在大转子与髂嵴之间(图

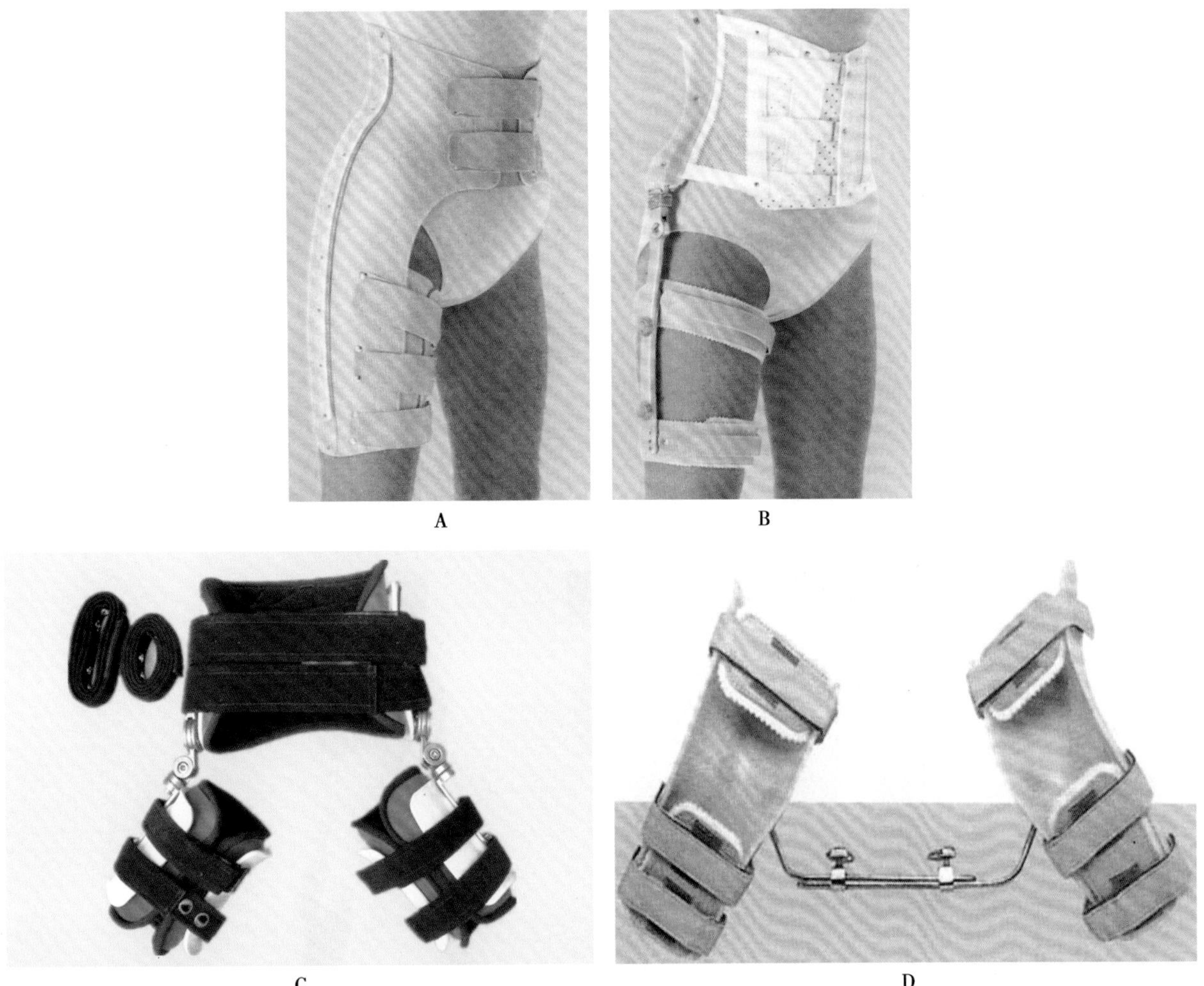

图 25-44　髋矫形器

A. 固定式髋矫形器；B. 髋外展矫形器；C. 脑瘫用髋矫形器；D. 先天性髋关节脱位矫形器

25-44C）。

4. 先天性髋关节脱位矫形器　又称作蛙式矫形器、蛙式支架。这是一种儿童常用的髋脱位矫形器，用于治疗婴幼儿先天性髋脱位和臼窝发育不全。其作用是保持髋关节于外展位，防止再脱位，促进髋关节正常发育（图 25-44D）。

（七）髋-膝-踝-足矫形器

用于髋部肌肉广泛瘫痪，髋关节松弛不稳定或伴有内、外旋畸形的患者。矫形器固定于骨盆，又称作髋大腿矫形器。多用于脊髓灰质炎后遗症、脑性瘫痪、高位截瘫、偏瘫、肌源性或神经源性肌无力等引起的下肢瘫痪患者，其作用是提供支撑、免荷、辅助站立和行走、稳定下肢关节、防止肌肉萎缩、矫治畸形，促进康复。

1. 单侧髋大腿矫形器　适用于一侧下肢的肌肉完全瘫痪，且肢体短缩、手术治疗无效者。这种矫形器由骨盆带、双侧支条、半月箍、足蹬和髋、膝、踝关节铰链组成，可根据不同的功能需要采用带锁或不带锁的髋、膝关节铰链。如果患侧下肢明显短缩，可附加上补高鞋（图 25-45A）。

2. 双侧髋大腿矫形器　由腰骶椎矫形器和双大腿矫形器用髋铰链连接组成，也可视作带腰椎矫形器的大腿矫形器。适用于脊髓损伤及末梢神经麻痹引起的双下肢广泛瘫痪患者，进行站立和行走训练用。这种矫形器有支条式的，也有塑料式的。穿用时需将髋、膝关节锁紧，踝关节固定在 0°～10°背屈位（图 25-45B）。

3. 坐骨承重髋大腿矫形器　用坐骨支撑体重的髋大腿矫形器，用于大腿骨折等骨折部位不能受力的情况。为了达到较理想的免荷作用，足部要完全离开地面，且不固定在支条上，依靠步行足蹬进行步行（图 25-45C）。

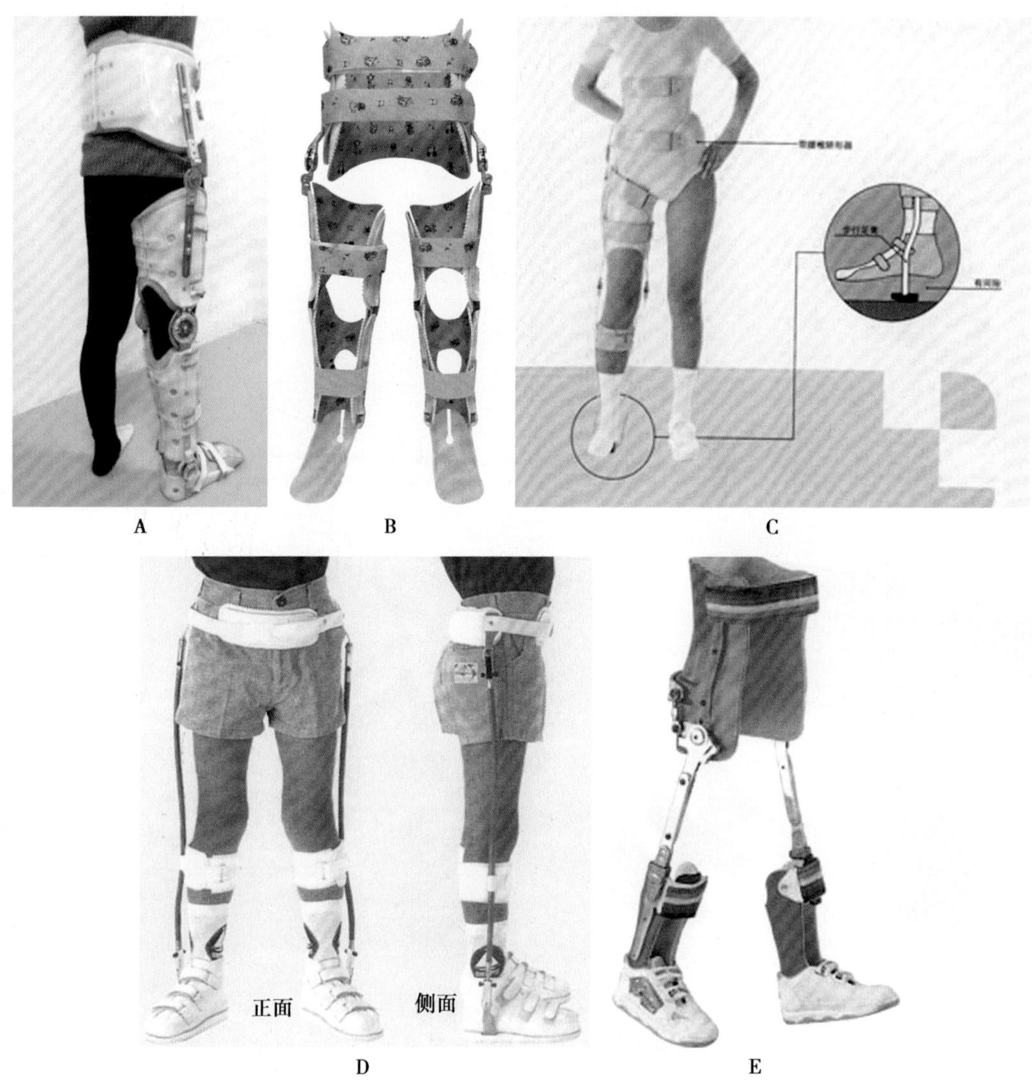

图 25-45　髋-膝-踝-足矫形器

A. 单侧髋大腿矫形器；B. 双侧髋大腿矫形器；C. 坐骨承重髋大腿矫形器；D. 扭转式髋大腿矫形器；E. RGO 支架

4. 下肢瘫痪患者行走训练用矫形器

（1）扭转式髋大腿矫形器：该矫形器由骨盆带、内加钢索的扭转支条和半月箍组成。其特点是借助弹簧的扭力使下肢远端产生外旋力，在步行、站立时对发生的下肢内旋进行矫正，并可以通过一个调节螺丝来调节弹簧的扭力大小。适用于小儿脑瘫、脊髓灰质炎后遗症引起的下肢功能障碍。穿戴时要注意所产生的扭转力是否在需要矫正的部位，并及时调整扭力的大小（图 25-45D）。

（2）RGO 支架：又称截瘫步行器，可视为一种外在的骨骼肌肉系统，常用于下肢瘫痪的儿童或成人进行行走训练。它的特殊机械装置能使患者的髋关节在一侧屈曲状态下，另一侧自动伸展，通过患者身体重心向两侧移动，引导患者向前步行。其功能是辅助站立、坐下和行走，增加消化系统活动，加速血液循环，防止肌肉萎缩，促进排尿，减少泌尿系统感染，提高生活自理能力。适用于 T_6 以下脊髓损伤造成的下肢瘫痪和因转移性脊髓炎、肌源性或神经源性疾病，下腰部、骨盆、下肢需要支撑的患者（图 25-45E）。

（3）儿童用 RGO 与助行器组合：该系统由儿童用 RGO 支架与四轮助行器组成，适用于脑瘫患儿在室内活动、锻炼肌力和进行步行训练。

（4）站立移动矫形器：对于双下肢瘫痪的患者，安装双侧下肢矫形器后拄拐杖步行仍十分费力，这时可使用这种站立移动矫形器，利用骨盆的回旋运动便能较容易地进行移动。

四、脊柱矫形器的应用

（一）颈椎矫形器

颈椎矫形器是以限制颈椎部运动，同时减轻头部重量施加给颈椎的负担，使肌肉松弛、消除疼痛、预防骨骼变形和软组织挛缩，以及为免除对神经的压迫而进行骨骼牵引和固定为目的的矫形器。其种类较多，主要分为：①颈托（图 25-46A）；②颈椎矫形器（图 25-46B）；③颈-胸椎矫形器（图 25-45C）；④颈椎牵引带；⑤儿童用的斜颈枕。

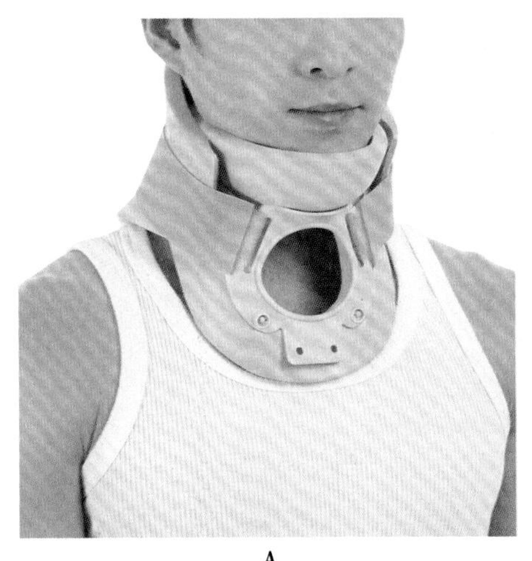
A

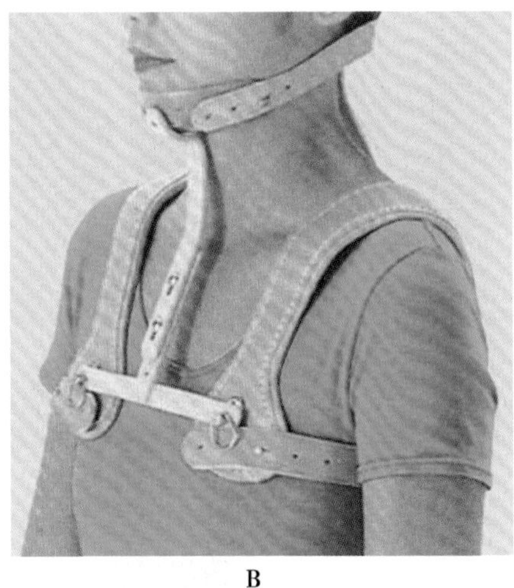
B

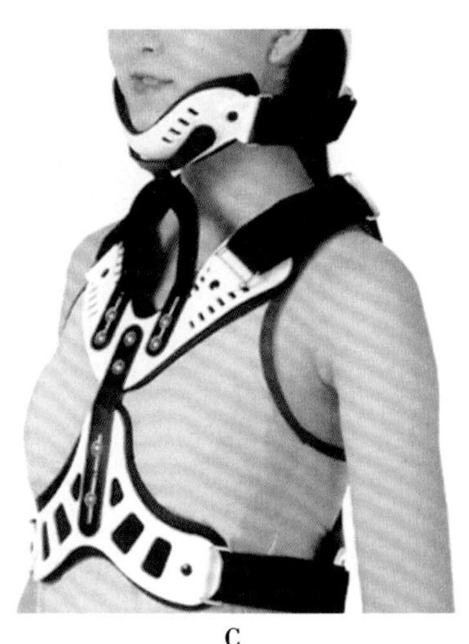
C

图 25-46　颈椎矫形器
A. 费城颈托；B. 颈椎矫形器；C. 颈-胸椎矫形器

（二）脊柱侧凸矫形器

用于治疗脊柱侧向弯曲及伴有回旋变形的矫形器。利用矫形器矫治脊柱侧凸，是脊柱侧凸非手术治疗的有效方法之一。其作用是利用矫形器的“三点力”矫正原理，使侧弯畸形得到最大程度矫正。其种类包括：①密尔沃基型矫形器（图 25-47A）；②波士顿型矫形器；③大阪医大型矫形器；④色努型矫形器（图 25-47B）；⑤CBW 型矫形器；⑥软性脊柱侧凸矫形器。

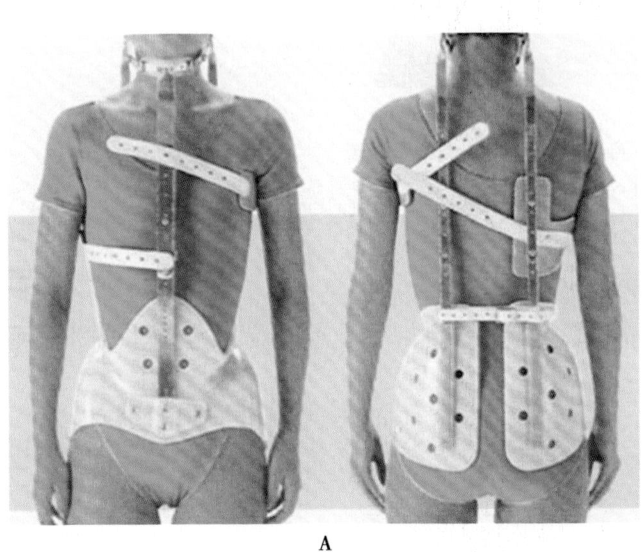
A

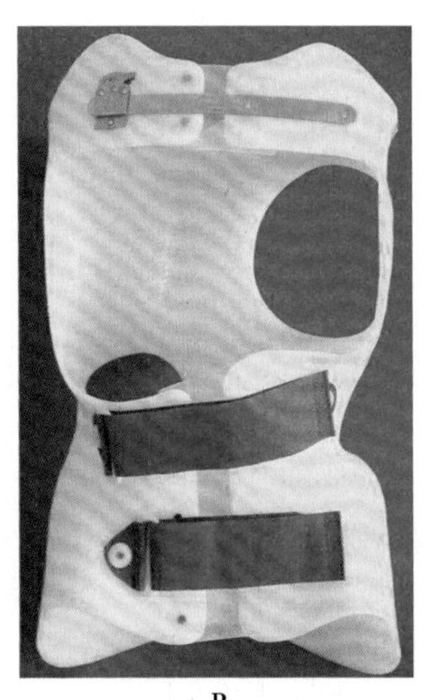
B

图 25-47　脊柱侧凸矫形器
A. 密尔沃基型矫形器；B. 色努型矫形器

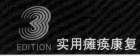

（三）胸-腰-骶椎矫形器

胸-腰椎矫形器是用于全部或部分减轻胸椎、腰椎及骶髂区域疼痛，保护病变部位免受进一步损伤，支持麻痹或劳损的肌肉和预防、矫正畸形的矫形器。常见的有以下几种：①软性胸-腰-骶椎矫形器；②模塑夹克式胸-腰-骶椎矫形器（图 25-48A）；③泰勒型胸-腰-骶椎矫形器；④脊柱过伸矫形器（图 25-48B）；⑤胸-腰椎固定矫形器；⑥背姿矫正带（图 25-48C）。

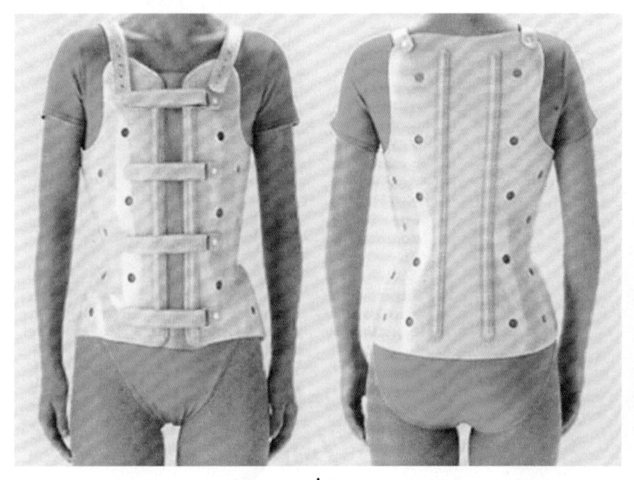
A

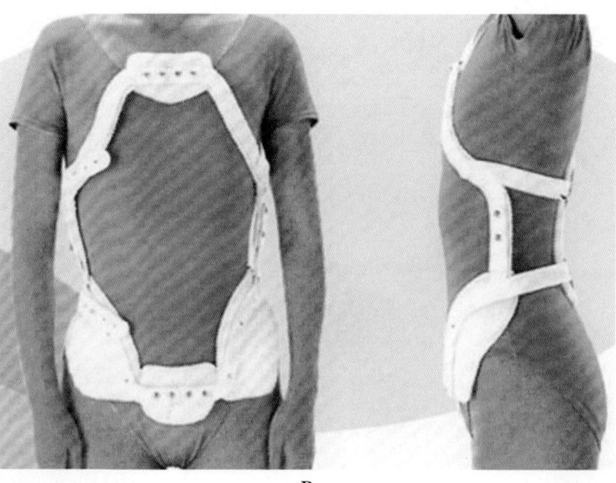
B

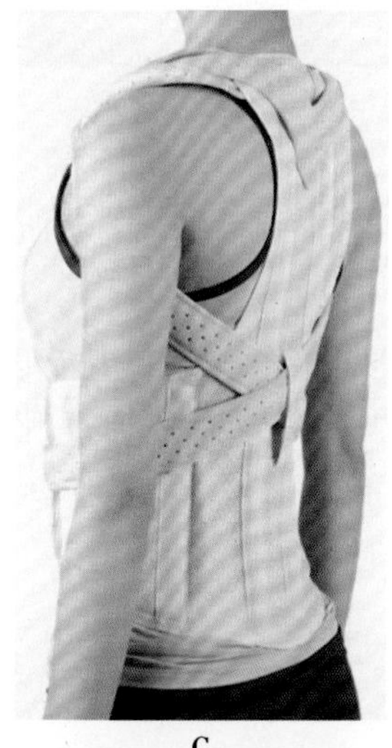
C

图 25-48　胸-腰-骶椎矫形器

A. 模塑式胸-腰-骶椎矫形器；B. 脊柱过伸矫形器；C. 背姿矫正带

（四）腰-骶椎矫形器

包括稳定腰骶椎，限制腰椎的伸展、屈曲、侧屈及回旋，减轻腰椎前凸的框架式腰-骶椎矫形器和各种腰围：①奈特型腰-骶椎矫形器（图 25-49A）；②威廉斯型腰-骶椎矫形器；③硬性腰-骶椎矫形器（图 25-49B）；④软性腰围（图 25-49C）；⑤腰椎牵引带。

（五）骶-髂矫形器

用于稳定骶髂关节及耻骨联合的矫形器。主要包括：①硬性骶-髂矫形器（图 25-50A）；②大转子带和骶髂带（图 25-50B）。

五、矫形器制作

（一）矫形器制作的常用材料

主体材料有金属（钢材、铝合金等）、塑料、皮革、橡胶和纤维五大类。近年来，随着各种新型材料，特别

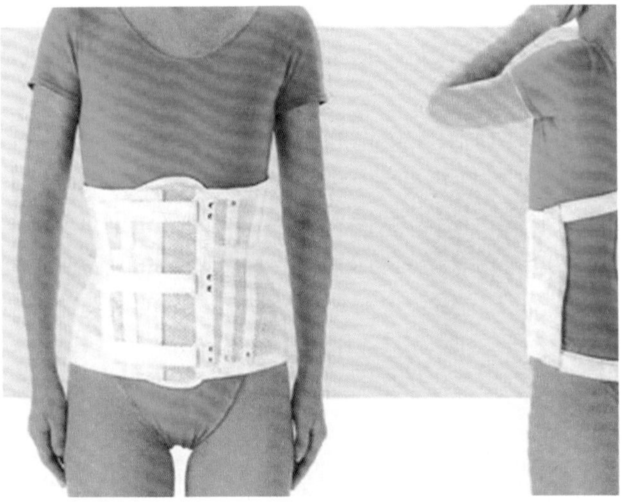

A

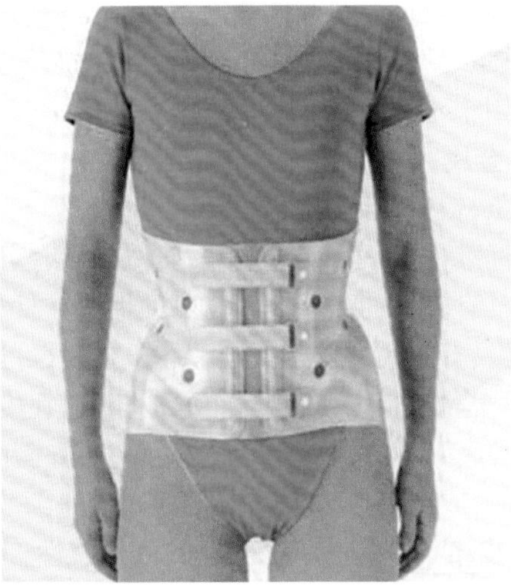

B

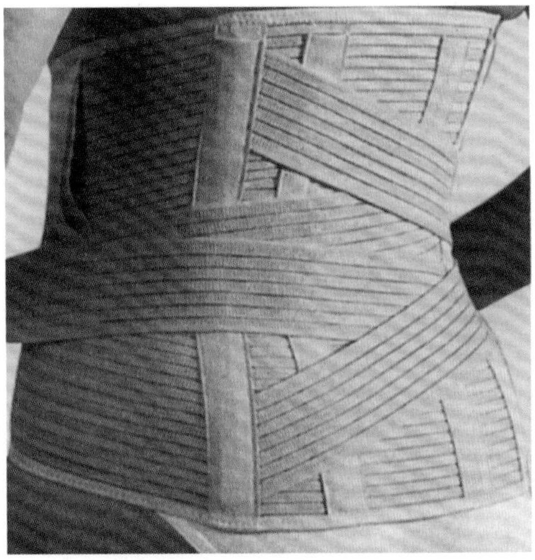

C

图 25-49　**腰-骶椎矫形器**

A. 奈特型腰-骶椎矫形器;B. 硬性腰-骶椎矫形器;C. 软性腰围

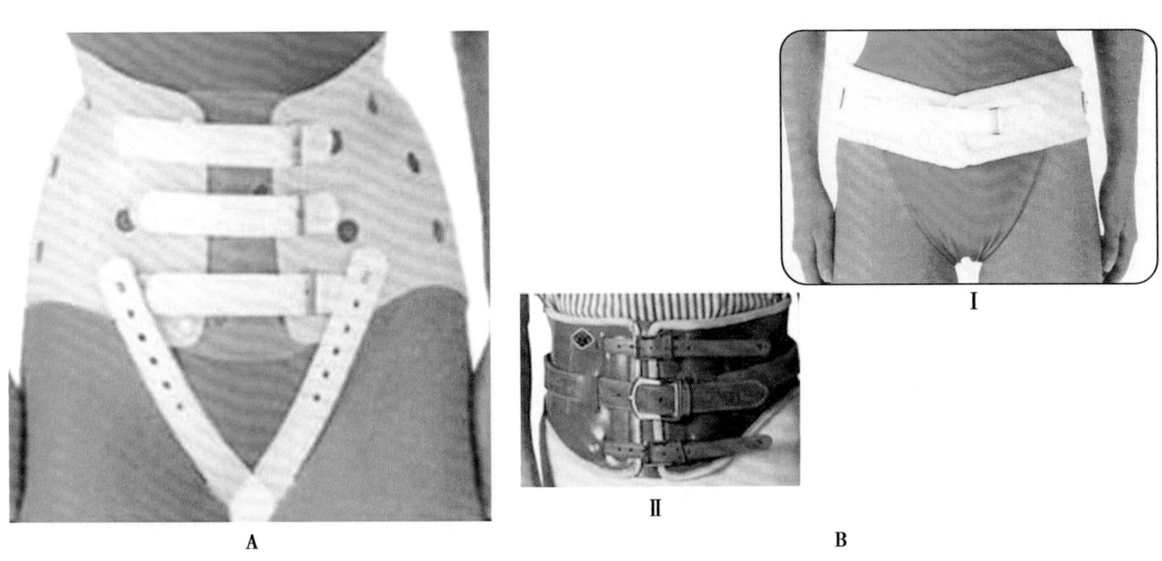

图 25-50　**骶-髂矫形器**

A. 硬性骶-髂矫形器;B. Ⅰ为大转子带,Ⅱ为骶髂带是各种高温及低温热塑性塑料板材广泛应用于制作矫形器，不仅增加了许多矫形器新品种，同时也在结构、外观、重量、耐久性以及作用力的合理分布等方面有了较大的改进。通常一具矫形器由数种材料组成，不同的材料用于不同部位。

1. 金属　①钢材：钢材包括碳钢和不锈钢两类。碳钢又有中碳钢和高碳钢之分，前者多用于制作矫形器的支条、铰链等，后者可用于制作各种弹簧。不锈钢是种含铬的合金钢，具有较好的耐腐蚀性，用于制作矫形器标准件可不需经过电镀处理，因此有可能逐渐取代长期使用、需要电镀防锈的普通钢材。②铝合金：铝合金具有较高的强重比和耐腐蚀性。在材料性能方面，铝合金可分为不能热处理强化和能热处理强化两类，后者具有较高的抗拉强度和屈服强度，可进行煅打加工。铝合金对重复的动态载荷的耐受力不如钢材，因此，对于载荷量大、活动频繁的成年人，在安装大腿矫形器时仍应选用钢材或钛合金。③钛合金：钛合金作为一种高强度、重量轻的航空材料，各方面的性能都远胜于铝合金。但成本较高，适用于既要求高强度又要求轻便，或经济条件较好的患者。

2. 皮革　具有较好的柔韧性和透气性，多用于制作矫形器的固定装置和压力垫、牵引带等，同时又是制作矫形鞋的重要材料。皮革有面革、带革、底革之分，常用的皮革为牛革、羊革和猪革，有时也使用合成革。

3. 橡胶　具有较好的弹性，常用来制作矫形器的牵引和助动装置。例如上肢矫形器可利用橡胶皮筋对挛缩的小关节进行牵引，足下垂患者可通过橡胶牵引带提供足的背屈运动。另外，橡胶具有较高的摩擦系数以及防震作用，还用于制作鞋跟、拐杖头等。常用的橡胶有天然胶、合成胶及再生胶之分，天然胶的弹性、耐磨性最好；合成胶可做成特殊橡胶，如耐油橡胶；再生胶一般作为填料，和天然橡胶混合使用。

4. 塑料　具有轻便、耐用、美观、卫生、可塑性好、加工方便等特点，使制成后的矫形器更加符合生物力学要求，但其透气性较差。塑料有热塑性塑料和热固性塑料之分。热塑性塑料加热后软化，冷却后变硬，再次加热仍可软化并重新塑型；热固性塑料一旦成形后便不能通过再次加热、软化。在矫形器的应用制作中，大多使用热塑性塑料。

（1）热塑性板材（thermal plastic materials）

低温热塑板材：这种塑料板材加温至65~80℃时即可软化，因此，如果对形状无特殊要求，比如制作各种夹板或简单固定式上肢矫形器时，可在患者肢体上直接塑形，加工十分简便；低温热塑板对压力的耐受性比高温热塑板材差，因此制作一些强度要求较高的下肢矫形器，或肌肉痉挛较严重时，不宜使用这种材料。另外，这种材料虽然加热后能够延伸，但在冷却过程中往往有较大的收缩，因此在塑形前应对尺寸的变化做出估计。低温热塑板材是近年来不断开发、改进的一种新材料，随着不同温度、不同形状的新品种相继开发，其应用范围越来越广。

高温热塑板材：常用的有聚丙烯（PP）、聚乙烯（PE）和改性的聚乙烯类板材。聚丙烯具有强度高、重量轻的特点，常用于制作踝-足矫形器、颈椎矫形器等；聚乙烯类具有柔韧性好、易加工的特点，其中改性聚乙烯具有更高的强度，常用于制作腋下式脊柱侧凸矫形器和其他模塑矫形器。聚丙烯板材的软化温度为180~260℃，聚乙烯板材为160~180℃，温度不宜过高。

丙烯酸树脂：常用的是甲基丙基酸甲酯的聚合体，即PMMA。它是目前制作假肢接受腔较为理想的材料，也属于热塑性塑料。使用时配合合成纤维等增强材料，采用抽真空层积成型，可用于制作上肢矫形器、坐骨承重下肢矫形器、踝-足矫形器、颈椎矫形器。

聚碳酸酯和ABS：这两种都是常用于注塑成型的工程塑料，具有耐冲击强度高、不易变形、耐老化等特点。其中聚碳酸酯具有较高的透明度，常用于制作假肢校验接受腔，但此材料的加工设备比较复杂，使其推广应用受到一定限制。ABS主要用于制作轮椅坐位底面、靠背以及形状不规则的自助具等。

（2）热固性塑料

聚酯树脂：即不饱和聚酯树脂，以前常用于抽真空成型法制作假肢接受腔和矫形器的骨盆围托。其生产成本比丙烯酸树脂低，易储存，但由于它具有对皮肤产生刺激或过敏反应的可能性，目前已较少使用。

聚氨酯泡沫：分为硬质泡沫和软质泡沫两种。具有重量轻、防水的特点，而且粘接性较好。硬质聚氨酯泡沫可取代石膏制作模型，在矫形器和假肢的制作中，常用于填补肢体外形的缺陷。软性聚氨酯泡沫主要用于矫形器衬垫、轮椅坐垫等。

5. 纺织纤维品　用于矫形器的纤维布材包括天然纤维（棉布、毛毡）和合成纤维（如尼龙、锦纶、涤纶、维尼纶、玻璃纤维、碳素纤维等）。天然纤维吸湿、透气性好，对皮肤无不良影响，主要用于制作软性护带、围腰衬垫。合成纤维强度高、耐腐蚀，主要用于固定装置和作为合成树脂的增强材料。

（二）矫形器的制作步骤

1. 矫形器制作所需材料与工具配置　常用材料和工具见表 25-4。有条件者还可选购电焊机、砂轮机、车床等。

表 25-4　制作矫形器的常用材料和工具

名称	作用
石膏绷带	石膏夹板原料
低温、高温热塑板材	常用支具、夹板原料
玻璃纤维板材	支具、夹板的一种高级材料，价格昂贵
金属条	支具、夹板原料，常用铝条、钢板、钢丝
皮革、人造革	常用支具、夹板原料，多用人造革
布料	常用支具、夹板原料，有帆布、高弹力织布
恒温水箱	加温用，一般水温 0~100℃可调恒定
电吹风	局部加温用
电烙铁	焊接、局部加温用
强力、普通剪刀	裁剪原料用
打孔机	指套、固定带钻孔
铆钉机	用铆钉固定支具、夹板的工具
镊子、钳子	加温时取料
棉纱绷带	热塑板材塑形
透明胶布、白纸	设计、取样用
尼龙搭扣	固定带的部件
大毛巾	吸水
棉花	垫里，保护皮肤
快干胶、乳胶	黏合
皮革缝纫机	缝制皮革
铆钉、扣眼	固定夹板、支具原料
手锤	金属矫正、弯形、铆接时敲击用
手钳	固定、夹持物件，分为老虎钳、尖嘴钳
马口扳手	用于弯曲长支具支条方向
螺丝刀	装卸螺丝的工具
金属锉	金属部件的切削，在部件的内外表面孔、沟、槽及各种形状的加工，使其达到精度、光洁，分为粗齿、中齿、细齿等
钢锯	对材料（或工件）切断、切槽，锯弓分为固定式和可调节式
丝攻与板牙	是一种加工螺纹的工具，前者加工内螺纹，后者加工外螺纹
锯	一般框锯：分为纵锯、横锯、绕锯；刀锯：当框锯受阻时，用刀锯切割直线，分为板锯、侧锯、尖戳锯；线锯：曲线切割和小料加工，通常有手柄锯、钢丝锯、可调线锯
尺	测量长度、角度、圆周、内孔直径。分为直尺、角尺、活动斜角尺、卷尺
划线具	划线，标记用 H~3H 铅笔（扁平），有直尺、圆规、木质划线规

2. 用低温热塑板材制作　用低温热塑板材制作的矫形器多应用于上肢部位，其基本步骤为：

（1）取样：包括三个步骤，画粗样、修改、剪取板材。①画粗样：将患者的上肢（患侧或健侧）平放在一张白纸上，用笔贴着肢体描出其轮廓线，在关节的部位做记号标出。然后根据这条肢体轮廓线画出夹板的边线。一般夹板边线比轮廓线大，其边缘约包覆需矫正部位肢体厚度的一半。②修改：将粗样剪下，贴到患者手上，看是否合适，对边缘和骨突处做精细修改。③取样：将已剪好的模样画到板材上。用强力剪刀或用刀将模样裁剪好。热塑材料在热水中稍加热后较易切割。

（2）加热、塑形：将板材在65~80℃的恒温水箱中加热0.5~1分钟，材料软化后用夹子或巾钳取出，再用干毛巾吸干水滴，稍冷却一会儿到不再烫手后，立即放到患者身上塑形。为加快硬化成型的速度，可用冷水冲或用沾湿的冷毛巾擦拭。对大夹板，可使用宽绷带松松地将夹板固定，以使夹板尽量合身。

（3）修整、边缘磨滑：用电吹风、电烙铁对不平整的部位和边缘加热、磨滑，注意温度不能太高。也可用特制的薄板材来修整、包边。

（4）加固：材料薄、强度低而受力大的夹板应给予加固。可采取两块材料加热软化后进行黏合（Orthoplast、Polyform软化后有很强的自粘性），也可采用在两层材料之间加铝条或将边缘向外翻转等方法。

（5）安装附件：包括扣带、托架（outrigger）等。尼龙搭扣（velcro）可用粘胶粘在夹板上，皮革和帆布制的固定带则用铆钉或加一层板材固定。托架是由钢丝、铝条、管型热塑材料等制造，将其夹在两层板材之间，或用铆钉固定。受力不大的小托架在夹板塑形后再安装，而较大的托架常在夹板成型前先安装。

3. 用高温热塑材料制作　与低温材料夹板的制作步骤相似，不同的是因软化温度高，需在160~260℃的烤炉内加热。Royalite、Kydex的冷却速度慢，不能直接在患者身上成形，否则会引起烫伤。所以必须先用石膏绷带在肢体上取阴模，将阴模进行石膏浆灌注，待硬化后取出阳模进行修整，阳模修整完成后在阳模上抽真空成型。Plastazote软化后，材料表面冷却快，在患者穿上弹力织物后，可直接在患者身上塑形。

4. 石膏夹板的制作　分为以下几个步骤：

（1）皮肤准备：剃毛，洒上滑石粉，以防汗腻。骨突部位加软垫。

（2）材料准备：先准备好衬垫，可选棉织套、棉纸卷、棉垫、绒、毡子等。衬垫不宜太厚，但须平坦光滑。再根据已剪好的模样，选择合适的绷带或石膏布，剪成与模样一致的形状，数层（7~9层为宜）叠在一起浸泡。

（3）浸泡：将材料放入35℃的水中，泡至不出水泡为止。然后双手握其两端，提出水面，由两端向中央轻轻挤压，挤出多余水分。

（4）塑形：将浸泡的石膏绷带抹平后铺于患部，再以卷带固定。在未硬化前以手掌小心抹光滑。必要时用窄石膏绷带加固，缠绕时互相重叠宽度的一半。操作应迅速有序，中途不要停顿。

（5）美化和修整：将不平整的部位和粗糙不整齐的边缘磨滑，多余的部分可用强力剪刀或钢锯除去。

5. 质量检验　矫形器做好后，在功能训练和使用前应检查其功能、可靠性是否符合原处方，是否合身。长期使用的还应定期复查。

检验的主要内容是：是否达到了预计的目的？夹板的内层、边缘、铆钉等是否光滑？试穿半小时后取下皮肤是否发红、发紫，且持续20分钟以上。详细的检查项目见表25-5和表25-6。

表25-5　上肢矫形器的检查

检查项目	是	否
一般情况		
1. 矫形器合身吗？		
2. 矫形器是否限制了关节活动？		
3. 如果需对关节制动，是否允许每天取下矫形器做被动运动？		
4. 是否达到了理想的功能？		
5. 穿上矫形器半小时后皮肤是否发红？		
6. 是否影响皮肤感觉，如出现麻木？		
7. 矫形器是否美观，患者是否能接受？		

续表

检查项目	是	否
牵引矫形器		
1. 如用橡皮筋，指套是否与手指垂直?		
2. 牵拉力是否能使关节稍超过其活动受限处?		
3. 是否随着 ROM 的改善，经常调整矫形器?		
4. 是否有每天的使用时间表?		
动力矫形器		
1. 机械部分是否安全可靠?		
2. 控制开关是否置于有主动运动、感觉、不会因习惯动作而意外触发的地方?		
3. 控制部分是否稳定、准确?		
4. 患者在任何位置都能操纵矫形器吗?		
5. 患者能自己正确穿上或让别人帮助穿上吗?		
6. 动力是否已准备好，如充电、充气?		
7. 是否妨碍本来能做的功能活动?		
8. 能正确捡起以下物体吗?		
①能压扁变形的物体，如棉花、纸杯;		
②玻璃、金属物体;		
③小件物体;		
④大件物体，如啤酒瓶、杯子;		
⑤吃饭用具。		
9. 能否顺利放开抓到的物体?		
10. 腕驱动矫形器的抓握力是否与腕伸力成正比?		
11. 屈曲铰链矫形器的小指和无名指是否干扰拇指、示指和中指的抓握?		

表 25-6　下肢矫形器的检查

检查项目	是	否
1. 制作的矫形器是否符合原处方?		
2. 踝铰链的位置是否与踝关节一致?		
3. 铰链与关节两侧的间隙是否足够?		
4. 内翻或外翻用皮带是否有明显的不适感? 是否达到了期望的支持效果?		
5. 支条是否与患肢下肢的外形相符? 有无足够的间隙?		
6. 从侧面看，支条与患肢下肢的中心线是否基本一致?		
7. 皮带的宽窄是否合适? 有无不适感?		
8. 矫形器与腓骨小头之间是否有足够的间隙?		
9. 站立时是否稳定?		
10. 脚着地时鞋底是否完全触地?		

续表

检查项目	是	否
11. 步行时有无异常步态？何种？		
12. 矫形器是否有足够的强度和硬度？		
13. 步行时是否有异常响声？		
14. 膝屈曲 90°坐位有无不适？下蹲时是否有下肢受压的不适感？		
15. 取下矫形器后皮肤有无过度受压痕迹？		
16. 矫形器的固定是否牢固？		
17. 铰链活动有无阻力？		
18. 铰链的活动限度，两侧是否相同？		
19. 矫形器的内面是否光滑、衬垫是否合适？		
20. 金属部分是否光滑、有无毛刺？		
21. 矫形器是否美观？患者是否满意？		

（三）矫形器设计制作的基本要求

1. 功能性好，能正常发挥作用

（1）固定型矫形器要确实起到稳定和保护作用，保证不加限制的关节能自由活动。

（2）矫正性矫形器要矫正力适当，而且为适应儿童的生长发育或病情的变化，其矫正力和支撑面应可调节。

（3）功能性矫形器特别是功能性上肢矫形器，一要注意保持各关节处于功能位，二要尽可能减少对关节活动范围的影响。

（4）治疗用、功能性矫形器应符合临床医疗和功能改进的要求。

（5）牵引式矫形器在保证牵引效果的同时，要防止牵引力过大造成伤害。

（6）动力夹板应用最合适的旋转力牵引，使手指在任何位置指套都与手指垂直，以消除对关节的额外牵拉或挤压。有活动关节的矫形器，其活动轴应与人体关节的运动轴一致。保持矫形器与解剖结构的对线一致；塑形时肢体不要弯曲；应知道缠绕卷带时对矫形器产生的旋转力；铰链或钢丝线圈对准关节轴；使手指屈曲的牵拉方向是指向舟状骨。

（7）矫形器长度合适。腕夹板的长度为前臂的近 2/3 处，宽度为前臂周径的一半。如果要保留手的抓握功能，夹板长度不能超过远端掌横纹，其远端也应与掌横纹的倾斜一致，即桡侧高于尺侧。

2. 佩戴尽可能舒适，方便穿脱

（1）支撑面要足够大，要与身体服帖，特别是压垫的面积，在不妨碍周围组织生理状态的前提下，一般不小于 $50cm^2$，以便局部的压力分散。

（2）矫正力与对抗力的力臂要足够长，以减轻对皮肤的压力。

（3）免压部位和被矫正肢体的移动部位，要留出足够的空间。

（4）内衬要柔软，厚度适当，以增加穿着的舒适感和耐受性。

（5）尽可能采用透气性好的材料制作，或采用在模塑矫形器的非应力区开透气窗、打孔的方式，以改善散热效果。

（6）尽量轻便，且束紧、固定方式要方便穿脱。

（7）穿上夹板 30 分钟后应无皮肤过度受压的表现。减轻压力的方法是：①增大受力面积；②扣带不要太紧；③边缘向外翻转并磨滑，铆钉也要磨滑，转角处要削圆；④防止出现扭力。一般不要压住大鱼际和骨突。背侧夹板在设计时应预留一定空间用于加衬垫，以保护手背表浅的骨骼和肌腱。

3. 牢固,安全,便于维修

(1) 结构合理,选材适当,有足够的强度。

(2) 制作中尽量少用活动件,不得不用时一定要精细加工,防止松动。

(3) 连接件、易损坏的部件尽量采用标准件。

4. 外观好,易清洁

(1) 外形应整洁、合体,且有一定隐蔽性,穿戴中不太引人注意。

(2) 易清洗,不易被污损、锈蚀,以免造成皮炎、压疮。

(四) 患者使用矫形器的注意事项

医师在开具矫形器处方时,要向患者认真讲明矫形器的使用方法和穿用时间(白天用、夜间用、昼夜用等),指导患者对穿用矫形器期间产生的综合征,如皮肤发红、疼痛、压疮等,进行临时处置的方法和出现故障时的对策,说明定期复查的重要性及复查时间。此阶段的指导工作是有效使用矫形器的关键一环。

(冯尚武　张云明)

第四节　3D 打印矫形器

一、概述

(一) 外固定矫形器材料的发展

外固定矫形器的材料,从最初的小夹板、石膏绷带,到热塑夹板、可卸式泡沫夹板,再到高分子夹板、新材料的发明与应用,给创伤骨科患者的治疗带来了更有效的方法。因外固定材料直接与患者肢体接触,理想的外固定矫形器应具备以下特点:①稳定但不过于坚硬,防止造成患者软组织损伤;②尽可能与患者组织外形吻合;③因佩戴时间较长,应尽可能轻便,可清洗。

目前国内外治疗师大多应用热塑板制作矫形器,热塑板可分为高温热塑板和低温热塑板两种。高温热塑板具有贴身、无色无毒、无污染、坚固耐用、易于清洗等优点,可以在 149~177℃ 环境软化,但通常不能直接在患者身上塑形,需预先制作石膏模型,制作周期相对较长,操作程序也较为复杂。该热塑材料软化后厚度增加,冷却后质地坚硬,多适合于制作下肢及脊柱矫形器。低温热塑材料是一种特殊合成的高分子新型材料,在 60~65℃ 环境下软化并可被任意成型,具有形状记忆功能、可塑性强、透气性好、质量轻、强度高、韧性大、易于粘接、X 射线通透性好、可多次热塑型、操作方便、废弃后能生物降解等优点,适用于制作较精细、复杂的上肢及手部等矫形器。但由于成本高、不能制作成活动关节、不能用于承重较大的部位等原因限制了该矫形器在临床的广泛使用。随着 3D 打印等现代医疗技术及数字化技术的发展以及新材料、新工艺的研发和应用,使医疗矫形器也呈现出取模简便化、制作个性化、结构简单化的发展趋势。

3D 打印的独特优势是个性化定制,在医学上的最直接应用是通过 CT、MRI、X 线或三维扫描身体获取数字化的模型信息,然后通过相应的 3D 打印机打印出体外模型、手术导板、骨/软骨、牙齿、气管、血管、眼球、汗腺,甚至肝、肾、心脏单元等各式各样的器官或组织的 3D 模型。3D 打印已在康复科、骨科、整形外科、口腔科、眼科等领域中发挥了积极的作用,这种技术具有广阔的应用前景和极高的应用价值。

(二) 3D 打印的概念

3D 打印即三维打印(3D printing),是快速成型(rapid prototype,RP)技术的一种,该技术以数字模型文件为基础,运用粉末状金属或塑料等可黏合材料,通过逐层打印的方式来构造物体,也称为增材制造(additive manufacturing,AM)。相对于传统的材料去除切削加工技术,增材制造是一种"自下而上"的采用材料逐渐累加的方法制造实体零件的技术。近 20 年来,AM 技术取得了快速发展,"快速原型制造(rapid prototyping)""实体自由制造(solid free-form fabrication)"等概念从不同侧面表达了这一技术的特点。

(三) 3D 打印的基本原理

3D 打印是添加剂制造技术的一种形式,在添加剂制造技术中,三维对象是通过连层创建出来的。3D 打印技术相对于其他的添加剂制造技术而言,具有速度快,价格便宜,高易用性等优点。

3D 打印机是可以"打印"出真实 3D 物体的一种设备，功能上与激光成型技术一样，采用分层加工、叠加成形，即通过逐层增加材料来生成 3D 实体，与传统的去除材料等加工技术完全不同。称其为"打印机"，是因其分层加工的过程与喷墨打印十分相似。随着这项技术不断进步，现代工业技术已经能够生产出与原型的外观、感觉和功能极为接近的 3D 模型。

简单来说，3D 打印是断层扫描的逆过程，断层扫描是把物体"切"成无数叠加的片，而 3D 打印就是一片一片地打印，然后叠加到一起，成为一个立体物体。使用 3D 打印机就像打印一封信，轻点电脑屏幕上的"打印"按钮，一份数字文件便被传送到一台喷墨打印机上，它将一层墨水喷到纸的表面以形成一幅二维图像。而在 3D 打印时，软件通过电脑辅助设计技术（computer aided design，CAD）完成一系列数字切片，并将这些切片的信息传送到 3D 打印机上，后者会将连续的薄型层面堆叠起来，直到一个固态物体成型。3D 打印机与传统打印机最大的区别在于它使用的"墨水"是实实在在的原材料。

二、3D 打印的常见分类

能够用于 3D 打印的材料范围非常广泛，塑料、金属、陶瓷以及橡胶等材料都可用于打印。有些机器甚至可以把各种材料结合在一起，构成的物体既坚硬、又富有弹性。临床上 3D 打印康复矫形器所采用的材料主要为 PLA、树脂、尼龙等材料，其中 PAL 最常用，价格最便宜，对打印机的要求也最低。

（一）根据打印材料分类

1. 喷墨 3D 打印　薄层结合的方式多种多样。部分 3D 打印机使用喷墨打印机的工作原理进行打印，利用喷墨头在一个托盘上喷出超薄的液体塑料层，并经过紫外线照射而凝固。此时，托盘略微降低，在原有薄层的基础上添加新的薄层。另一种方式是熔融沉淀成型，通过在一个（打印）机头电面将塑料融化，然后喷出丝状材料，从而构成一层层薄层叠加形成实物。

2. 粉剂 3D 打印　利用粉剂作为打印材料也是目前常用的一种方式。这些粉剂在托盘上被分布成一层薄层，然后通过喷出的液体黏结剂而凝固。在一个被称为激光烧结的处理程序中，粉剂受到激光的作用可以熔融成任何想要的样式，德国的 EOS 公司把这一技术应用于他们的添加剂制造机之中。瑞典的 Arcam 公司通过真空中的电子束将打印机中的粉末熔融在一起，用于 3D 打印。以上仅仅是众多方法中的少数几种而已。为了制作一些内部空间和结构出挑的复杂构件，凝胶以及其他材料被用来做支撑，或者将空间预留出来，用没有熔融的粉末填满，填充材料随后可以被冲洗掉或被吹掉。

3. 生物 3D 打印　目前，一些研究人员开始使用 3D 打印机去复制一些简单的生命体组织，例如皮肤、肌肉以及血管等。有可能，大的人体组织，如肾脏、肝脏甚至心脏，在将来的某一天也可以进行打印。如果生物打印功能够使用患者自己的干细胞进行打印的话，那么在进行器官移植后，其身体就不可能对打印出来的器官产生排斥。

（二）根据模型成型方式分类

1. 熔融沉积成型技术　熔融沉积成型（fused deposition modelin，FDM）技术是 3D 打印机成型原理中最普遍的一种。首先，熔融沉积成型技术是把丝状的热塑性材料融化成流体，接着以一定的压力从微细喷嘴喷出细丝，然后细丝一层一层随着喷头沿水平方向移动堆积起来。但是 FDM 成型表面粗糙，需要配合后期抛光处理，目前不适合高精确度的应用；做小件或精细件时精度不如 SLA，最高精确度只能达到 0.1mm；产品尺寸不能太大，受材料限制，大尺寸产品容易变形，打印速度也较慢。

2. 三维打印黏结成型（喷墨沉积）技术　是最贴合 3D 打印概念的成型技术之一。三维打印黏结成型技术是先铺一层粉状材料后，根据这层的截面形状，打印头在其上喷出一层特殊的胶水并发生固化，在此基础上再铺上下一层粉末材料，再喷上胶水，如此层层叠加。最后，清理掉未固化的粉末，即可获得最终产品。喷墨沉积技术的成型精确度较高，能达到 0.09mm。

3. 选择性激光烧结技术　选择性激光烧结（selective laser sintering，SLS）技术与上述三维打印黏结成型相似，也是采用粉末材料，但是一般为金属粉末，不同之处在于 SLS 是通过激光烧结来实现黏结。SLS 技术是先铺一层粉末后刮平，将材料预热并达到熔点，再在该截面使用高强度的 CO_2 激光器进行选择性地扫描，利用在激光下烧结粉末材料的原理，层层烧结成型。SLS 应用材料广泛，有高分子、金属、陶瓷等，其最大的用途在于金属成品的制作，但是粉末烧结的表面粗糙，精确度只有 0.1~0.2mm，需要后期处理，样件变形较大。

4. 光固化立体成型技术 光固化立体成型(stereo lithography apparatus，SLA)技术是在盛满光敏树脂的液槽中，利用紫外线激光束对树脂进行选择性照射，使光敏树脂快速固化。成型时，工作台下降使液面处于下一个工作平面，树脂选择性固化后对另一层进行固化。SLA 技术尺寸精确度高，可以做到微米级别，精确度达到 0.025mm。其表面质量较好，比较适合做精细件。

5. 数字光处理技术 该技术属于"液态树脂光固化成型"，与光固化立体成型技术类似，不过它使用高分辨率的数字光处理器作为光固化投影仪。由于每次成型一个面，所以比同类的 SLA 技术快很多，该技术成型精度高、打印速度极快，每秒可打印几米的物品。

三、3D 打印矫形器

(一) 定义与分类

1. 定义 3D 打印矫形器是根据医生开具的处方专门设计制作的，部分或全部由 3D 打印成型的用于改变神经肌肉和骨骼系统结构及功能特性的体外使用装置，仅供特定患者使用。

2. 分类 根据《GB/T 14191—1993 假肢和矫形器术语》标准，可将 3D 打印矫形器进行如下分类：①根据部位分类，3D 打印上肢矫形器、3D 打印下肢矫形器和 3D 打印脊椎矫形器；②根据目的分类，3D 打印固定型矫形器、3D 打印活动型矫形器、3D 打印免(减)荷型矫形器；③根据治疗阶段分类，3D 打印治疗用矫形器、3D 打印临时用矫形器、3D 打印功能代偿矫形器。

在康复医学中，常用的 3D 打印矫形器有假肢矫形器、脊柱侧凸矫形器、踝-足矫形器、抗痉挛支具、矫形鞋及鞋垫、助听器，以及用于 ADL 活动的其他辅具。近年来，随着人工智能的发展，出现了 3D 打印矫形器与肌电技术、AI 技术相结合的智能矫形器，有研究表明，智能矫形也是康复矫形未来发展的重要方向。

(二) 3D 打印矫形器的优势

①3D 打印材料选择多样性，可以根据不同的治疗目的和患者的要求选择不同的制作材料。3D 打印所用的材料与传统的材料不同，可实现矫形器稳定且不过于坚硬，防止患者软组织损伤。②3D 打印矫形器外形可按照肢体大小、外形来设计，符合人体工学特点，而且轻便舒适，与患者肢体软组织轮廓更吻合。③3D 打印技术联合生物力学分析软件分析设计，可以得到更加符合生物力学的矫形器。④矫形器能够快速制作，简便成型，经济实惠，适用于不同体型的患者，且患者易接受，效果更显著。⑤针对每一个患者的功能需求及创伤的类型和治疗的不同阶段，制作个体化的矫形器，掌握各种矫形器合适的角度力矩、挤压和摩擦力，可及时修正矫形器，保证矫形效果。⑥可以根据个人的喜好和需求，进行个性化定制。有研究表明，个性化截瘫矫形器对患者的日常活动能力及步行能力的改善有重要意义，而舒适适宜的个性化矫形器能够更好地帮助患者早日恢复健康状态。⑦3D 打印技术具有因人制宜、就地制作、不限数量、节约成本的特点，能满足个性化、精准化医疗的需求。⑧在骨科外固定和康复治疗中，3D 打印医疗矫形器具有固定牢靠、贴合度好、透气性好、易清洁等特点，临床应用效果好。

(三) 3D 打印矫形器的制作流程

3D 打印矫形器的制作流程通常归为：病情检查与诊断、开具定制式矫形器处方、数据采集、数据处理与个性化设计、切片和打印、加工后处理、患者适配、效果监测与反馈。

1. 病情检查与诊断 医生应对患者进行专业的病情检查，根据实际情况，决定患者是否需要行 X 线片、CT 或 MRI 等检查用以辅助患者病情诊断，医生应对患者病情做详细记录。

2. 开具定制式矫形器处方 医生综合考虑后再决定是否为患者开具 3D 打印矫形器处方，3D 打印矫形器处方应明确、合理，包括部位、用途、材料等要点。

3. 数据采集 3D 打印矫形器的设计应根据患者实际医学影像数据，主要采集患者需矫形部位的体表数据，并根据设计需要，部分患者还应提供 X 线片、CT 和 MRI 图像等，用于 3D 打印矫形器的设计与力学仿真。针对体表数据采集，可以采用表面扫描等方法；当需摄 X 线片时，应确定拍摄方向；当需采集 CT 和 MRI 数据时，应针对不同组织与不同需求合理选择扫描方式和参数。目前，提取人体三维数据最常用的是 3D 光学扫描或螺旋CT扫描。

（1）3D扫描：主要适用于四肢及躯干，采用工业级三维扫描仪对患处进行360°全方位扫描，利用计算机同时将采集到的点云文件进行数据重建，并将文件以ACS格式导出。利用3D扫描仪获取患者的体表数据，此过程仅数分钟就可完成体表数据的采集，省去了传统康复矫形器为获取患者体表模型的"热塑、裁形"等工艺，也避免了传统工艺对患者引起的不适。

（2）CT扫描：以使用西门子64排双源螺旋CT扫描骨盆为例。扫描条件为管电压120KV，管电流采用DoseCare 4自动剂量调节，层厚0.625mm，螺距0.6，矩阵512×512。通过CT配套图像工作站使用光盘刻录数据，采用DICOM格式512×512像素的原始数据。

4. 数据处理与个性化设计　矫形师将得到的ACS文件、Dicom文件，导入到计算机辅助设计软件Magic15、GeoMagic Studio12、Mimics、SolidWorks等软件建立基础的三维数据模型。然后应用布尔运算、有限元工具等进行生物力学分析，进而拓扑优化，调整位置、镂空和剪裁模型，使外形美观并减轻重量，减少耗材，增加透气性，将优化的设计结果以STL格式导出和保存。

5. 切片和打印　根据需要打印的材料类型，选择合适的打印机，STL格式文件导入到与打印机匹配的切片软件（Cura、HORI 3D打印切片及控制系统、闪铸FlashPrint、Simplify3D、Makerbot print等软件），得到Gcode代码文件，将文件输入到合适的3D打印机，选择材料、设定参数，进行自动打印，打印结束即得到初步模型。

6. 加工后处理　根据临床需要再使用专业的工具对模型进行后处理，包括拆支撑、打磨、抛光、黏合及上色等，得到最终模型。结合模型的临床目的，根据情况可以在受力点的内侧面给予防压的海绵衬垫及外侧面给予固定作用的魔术带，最后进行佩戴和测试效果。结合3D打印的成型特点，除PLA或ABS材料可以进行小范围的微调外，绝大部分的模型是无法调整的。

7. 患者适配　在专业人员的指导下，为患者戴上制作好的3D打印矫形器。3D打印矫形器患者适配前，需由医生或技术人员告知患者矫形器的佩戴须知，应由专业技术人员佩戴或在专业技术人员指导下佩戴，检查矫形器是否达到设计和结构要求，检查佩戴位置是否正确，并告知患者佩戴的时间和频次。

8. 效果监测与反馈　患者应定期复诊，复诊结果应详细记录、存档。如果3D打印矫形器无法满足患者进一步的矫形需求，应及时更换。

四、3D打印在康复医学领域的应用前景

（一）面临的挑战

1. 政策法规问题　在假肢矫形器领域，现有的法规依然是按照传统制作工艺和标准来设定行业准入门槛，其对专业人士和场地都有明确要求，要开展假肢矫形器临床装配服务，必须得到政府相关部门的资格认定，因为3D打印技术的生产方式和传统方式完全不同，现有的准入标准并不适合3D打印技术，需要对原有准入标准进行补充。同时，3D打印所用材料的内部结构、力学性能和传统的假肢矫形器装配所用材料不同，现行假肢和矫形器（辅助器具）操作标准并不适用于这类材料，以至于目前制作出来的"3D打印假肢矫形器"所使用的材料没有可控的范围，制作出来的效果也无法鉴定，急需统一的国家标准。

2. 缺乏专业软件　目前，在3D打印领域，各种零部件设计软件相对成熟，但缺乏针对假肢矫形器行业的专业3D设计软件。由于人体结构曲面复杂，相对应的假肢矫形器模型并不是标准件，设计难度大，软件研发成本高，导致相关软件研发发展缓慢，制作效率低。

3. 生产效率问题　由于受到技术、材料限制，3D打印相对传统假肢矫形器制作过程效率偏低。很多情况下，3D打印暂时还无法独立完成假肢矫形器制作，需要传统工艺过程进行补充，导致效率偏低。比如，3D打印制作小腿假肢，扫描打印出整体结构以后，还需要通过传统石膏取模修模方式制作内衬套，整体所需时间比传统装配时间有所增加。

4. 材料问题　3D打印技术的快速发展对打印材料提出了更高的要求。目前应用到假肢矫形器领域的打印材料通用性不强、力学性能、精度、加工性能以及耐热耐磨耐腐蚀性等性能不尽如人意。3D打印出的产品需要外加材料进行增强，材料颜色选择单调。新材料与3D打印技术相互依赖、相互促进，新材料的研发

与 3D 打印技术的发展必定是一个共同前进的趋势。

5. 成本问题　由于国内目前 3D 打印批量生产的效率低，设备及材料成本高，导致 3D 打印假肢矫形器的成本偏高，终端售价高，患者接受度低，因此其性价比有待进一步提高。

6. 人才缺乏　目前国内假肢矫形器装配、康复工程等学科的课程体系，大部分偏重于假肢矫形器临床装配能力，而 3D 打印相关的专业教育，只停留在部分学生的课外兴趣研究层面。因此很多假肢矫形器企业需要招聘计算机设计人才，而专门的计算机人才对假肢矫形器行业又知之甚少。他们与原有的假肢矫形器装配技术人员进行配合，双方磨合时间长，效率低，因此，针对 3D 打印技术，培养假肢矫形器方面综合的康复工程人才，是亟待解决的问题。

7. 社会推广问题　我国多数假肢矫形器制造企业尚未接受"数字化设计""批量个性化生产"等先进制造理念，对 3D 打印这一新兴技术的战略意识认识不足，针对 3D 打印在假肢矫形器（康复矫形器）方面的推广培训体系也尚未建立。另外，3D 打印设备价格相对昂贵，市面上普通的 3D 打印设备动辄几十万，且不同类型的材料需要不同的设备。目前在少量资金实力较强的医院里有购置 3D 打印设备，但应用范围非常狭窄。所以，加强技术的研发，降低设备成本，才可能是其快速下沉推广的关键因素。

（二）未来展望

3D 打印经过了这几年的发展，应用的范围已经越来越大了，不仅是汽车、军舰和住的房子能打印出来，甚至是肉制品都能用 3D 打印而成。时至今日，3D 打印在医疗中的应用除了康复矫形器外，还广泛应用于手术导板、个性化内置物、医疗教具、人体器官到手术的全方位 3D 打印而成的产品。目前 3D 打印器官还存在一定困难，因为器官内部有大量的血管，并且各个器官的组织构成也不一样，比如大脑主要由大量的神经组织构成，要实现对神经组织的打印和培养目前还存在较大的技术困难。

随着 3D 打印技术的进一步发展，3D 打印在医疗领域的应用会越来越广，设备及材料的价格会大大降低，速度越来越快，精度越来越高，同时材料可选范围越来越大，打印物品的质量也会越来越好。相信有朝一日，3D 打印技术会像常规 X 线片及 CT 检查一样普遍。康复科、影像科，甚至骨科病房、手术室能常规配备 3D 打印机，按照需要随时直接打印，无需联系厂家，从而大大减少制作时间，更好地服务于患者。

（陈汉波　燕铁斌）

第二十六章　智能康复技术

第一节　概　　述

一、智能康复的内涵

智能康复是指在康复领域应用先进的人工智能技术，推动传统康复医学向信息化、标准化、智能化的现代康复升级转型的一门新兴技术学科。智能康复以工医结合的形式，以“机械学”“信息学”“材料学”“仿真学”“解剖生理学”“生物力学”等为理论基础，来促进疾病康复、进行疾病监护评估和指导远程康复，防止功能进一步退化，使患者逐渐恢复丧失的功能，最大限度地帮助患者实现生活自理和回归社会。

二、智能康复技术的理论基础

近年来，智能康复领域迅速发展，越来越多的证据证明智能康复是行之有效的，是一项可以应用于临床、为患者谋福的学科。目前智能康复主要服务于神经损伤患者。神经损伤可分为中枢神经损伤和外周神经损伤，由于形态、结构、功能的不同，中枢神经系统和外周神经系统的智能康复理论基础存在较大差异。

（一）中枢神经损伤智能康复的理论基础

1. 神经系统的可塑性理论　中枢神经的可塑性是指中枢神经的修复能力，其表现在短期功能的改变和长期结构的改变。短期功能的改变是突触效率和效力的变化，长期结构的改变是神经连接的数量和组织的改变。神经纤维主要靠突触来连接，突触的可塑性成为神经功能和结构恢复的核心。突触的可塑性主要指突触连接在形态和功能上的修复，即突触连接的更新和改变、突触数目的增加或减少、突触传递效应的增强或减弱。突触可塑性可通过以下几个方面来实现：功能重组；神经突触发芽；潜伏通路的启用、学习和记忆；神经生长因子和免疫因子、细胞移植；药物、轴突上离子通道改变；失神经过敏等方面。

2. 丰富环境的相关理论　与标准环境相比，当人们处在丰富环境中时，其空间增大、摆放的物品新奇丰富、成员较多，提供了更多的感官刺激、运动的机会以及社交性行为的可能。丰富的环境可以促进中枢神经损伤患者神经的再支配，促进患者大脑皮质相应区域的神经细胞功能再生，对神经生产因子 mRNA 的表达也起到一定作用。

3. 运动控制分级理论　正常情况下，运动功能是由运动控制系统（包括神经系统和运动有关的组织结构）与实施运动的骨、关节、肌肉组织等共同实现的。前者是控制主体，后者是收缩主体。运动一般分为反射运动、模式运动（节律运动）、随意运动。这些运动过程的控制都必须有中枢神经系统的参与才能完成，而且中枢神经系统在运动控制中起主导作用。中枢神经对运动的控制是在脊髓、脑干、大脑皮质这三个水平中进行的。小脑和基底节在大脑皮质和脑干对运动的控制中起调制作用，不直接参与运动的产生。运动是中枢神经系统最有效的刺激形式，所有运动都可向中枢神经系统提供感觉、运动和反射性传入。

（二）外周神经损伤智能康复的理论基础

1. 神经再生学说　完整有效的再生过程包括再生轴突的出芽、生长和延伸，与靶细胞重新轴突联系，实现神经再支配而使功能修复。

2. 同侧支配学说　通过动物实验及临床观察，病变另一侧半球仍少部分保留对全身的感觉和运动的控制,有的还可保存对两手运动的控制。

3. 大脑两侧半球之间的联系学说 两侧大脑半球运动区的同位区之间存在着相互联系,即使在一些非同位区之间,也存在着一些联系。此外,一侧运动区的神经纤维会投射至对侧运动区。

4. 体感训练学说 在周围神经损伤后进行专门的感觉训练,有助于学会功能上配对失误的神经纤维的重新对码,套入大脑新的、对应的、功能上有特异的接受区。

5. 心理因素与神经易化学说 因各种原因在训练时使神经肌肉兴奋过程受抑制,从而不利于技巧的习得和发挥。而当处于兴奋状态和具有良好情绪时,大脑皮质觉醒水平提高,运动神经元能充分募集,神经肌肉的抑制解除,出现神经易化过程;神经调节和肌力发挥均达上佳水平,从而在技巧的习得上和作业的完成上取得良好效果。

三、智能康复的主要形式

目前应用较广泛的智能康复技术包括康复机器人、虚拟现实技术、可穿戴技术及脑机接口技术等。

1. 康复机器人技术 是医疗机器人的一个重要分支,是机器人技术和康复医学的结合,是机器人学科的一个重要的研究热点。20 世纪 60 年代初,出现了第一台康复机器人 Case Western University 机械手臂,标志着该领域的起步;但到了 20 世纪 80 年代,康复机器人的研究才有了一定的发展,北美、欧洲及日本在该领域处于领先地位。1990 年以前,全球的 56 个康复机器人研究中心分布在美国、加拿大、日本、英联邦、欧洲大陆 5 个工业区内,之后康复机器人的研究进入全面发展阶段,各种康复机器人不断涌现。目前康复机器人的研究主要集中在康复机械手、步态康复机器人及辅助型康复机器人。康复机器人通过提供长时间、持续和精确的无疲劳治疗或辅助来提升康复的效果,它们可被编程来执行各种训练模式(被动运动模式、主动助力模式、主动运动模式和主动抗阻模式),同时还可以用于测量和记录训练过程中的行为、进行日常生活的辅助,这样的模式减轻了治疗师的体力负担,使治疗师可以在患者的康复评估上花费更多的时间,从而能够随着康复的进展制订出更适合个人的康复方案。

2. 虚拟现实(virtual reality, VR) 是集先进的信息融合技术、计算机应用技术、电子技术、虚拟仿真技术于一体,由计算机产生的给人以沉浸感的环境感知。虚拟现实技术具有 3 个特性,即 immersion(沉浸性)、interaction(交互性)和 imagination(构想性),它为处在该环境下的用户提供包括视觉、听觉、触觉等多种直观而又自然的实时感知交互。使用者通过输入设备采集人体相关的人体运动学、动力学、生理等信息,向系统发送各种命令,并从输出反馈设备中得到视觉、听觉或触觉等多种感官的反馈。20 世纪 60 年代,第一个 VR 头戴式显示器问世,但当时的虚拟现实技术尚处于萌芽阶段。随着虚拟现实技术概念的产生及理论的初步形成,虚拟现实技术从 20 世纪 80 年代进入实用阶段,虽然大多数产品昙花一现,但大大丰富了虚拟现实领域的技术理论。进入 21 世纪,虚拟现实技术出现井喷式发展,目前已经广泛应用在军事、航天、通信、教育、经济、建筑、艺术、娱乐以及医学等众多领域。在医学康复界,当前的虚拟现实技术多与康复机器人结合,用于步态、平衡、上肢及手功能的康复,同时亦可用于认知障碍及心理障碍的患者。

3. 可穿戴设备 是信息技术和生物医学工程的研究热点,充分体现了智能-生物-技术(intelligent bio-technology, IBT)的融合,它是指直接穿在身上或整合到衣服、配件上的一种便携式设备,主要通过软件支持、数据交互及云端交互来实现强大的功能。20 世纪 70 年代涌现出了可穿戴设备的原型,但由于技术发展的限制,大多停留在实验室阶段,仅少部分进入市场;20 世纪末,真正意义上的可穿戴设备由于互联网技术、传感器技术的进展得到进一步发展,出现了消费类的可穿戴式设备;从 2012 年开始,经过长时间的技术培育,在技术、产业及用户需求的共同作用下,可穿戴设备在市场上频繁出现并得到了快速发展,广泛应用于健康医疗、养老健身、生物工程、移动通信、时尚文化、教育和工业等领域。目前可穿戴设备在康复领域的应用主要是在健康监护及检测、疾病治疗与康复、远程及家庭康复这三个方面。

4. 脑机接口(brain-computer interface, BCI) 是人或动物的脑与外部设备间创建的直接连接通路,它是不依赖于脑的正常输出通路(外周神经系统及肌肉组织)的脑机通讯系统及控制系统,相比于其他方式更注重患者的主观意图,顺应了康复领域发展的要求。1924 年,德国精神科医生汉斯·贝格尔发现了脑电波。至此,人们发现意识是可以转化成电子信号被读取的。在此之后,针对 BCI 技术的研究开始出现。1970 年,美国国防高级研究计划局开始组建团队研究脑机接口技术，随着理论的完善及基础实验的进展，1999 年和 2002 年分别召开了两次 BCI 国际会议，为 BCI 技术的发展指明了方向，此后一大批教授及学者的研究风起云涌，但大多数还停留在实验室阶段或者个案报道上，能够用于临床的脑机接口系统仍处于起步阶段。目前在医疗健康领域，BCI 技术可以帮助患者实现与周围环境进行交流、控制周围环境、运动康复、重获肢体能力、重获缺失的感知能力等。

四、智能康复的优缺点和未来发展的方向

1. 智能康复的优势　智能康复技术发展前景好，发展后劲足，虽然大多数技术或设备仍处于实验室阶段，但目前已有的可用于临床的技术或设备展现出许多优势：①智能康复技术中康复设备及康复模式新颖，改变了目前传统康复一对一重复乏味的训练，增添了训练的趣味性，以此调动患者的积极性。②智能康复技术多属于高科技产业，易于收集相关数据并对数据进行分析，可以对患者的训练提供即时的反馈，治疗师亦可通过收集的数据及时地调整治疗方案，实现设备和患者的互动。③运用智能康复技术可以减少治疗师的人数及工作强度，提高效率，使更多的患者获益，长远看来可以降低医疗成本。

2. 智能康复的不足　尽管智能康复的发展带动了相关领域的新技术和新理论，涌现出一大批新的康复理论及康复模式，正在逐步改变当前的康复格局，但目前该领域仍处在起步阶段，还有许多至关重要的问题亟待解决。智能康复存在的不足：①智能康复大多处于起步阶段，缺乏循证医学的证据，患者的适宜条件、选择何种方式、训练的时间及强度有待进一步研究，同时需要在分子生物学、生理学层面进行深入探讨，长期疗效也应得到进一步证实。②智能康复设备通常较昂贵，导致其较难在临床上推广使用；同时结构复杂、做工精密，这对工作人员的素质提出了更高的要求，但目前高新技术领域高素质人才相对缺乏，影响研究进程。③智能康复设备大多具备数据采集功能，但数据监测、评估的准确性经常受到较多因素的影响，仍需要进一步提高以保证解读结果的有效性。④目前我国的智能康复技术明显落后于发达国家，尚处于探索发展阶段，缺少相关的自主研发产权，尤其缺少具有较高临床价值的原创性研究。

3. 未来发展方向　鉴于目前智能康复发展过程中存在的问题，在日后的科研及生产中应该努力做到：①小型、轻型化。智能康复设备应该更加实用便捷，方便患者日常使用。②家庭化。使用成本低、灵活度高、安全性好的材料，便于产品普及。③网络化。可进行远程服务，更加精确地采集数据进行解读分析。④个体化、模块化。针对不同的患者使用不同的训练模块，实现个体化康复。

（郑焕驰　王俊华）

第二节　上肢机器人

一、上肢康复机器人的种类

现有的上肢康复机器人可以从不同角度进行分类。按照功能目的可分为：代偿/辅助型（或称为服务型）和训练/治疗型；按照人机结合的方式，可分为穿戴式和非穿戴式；按照其移动方式，可分为固定式和移动式。每一个细分领域都有不同的机器人类别，功能及外形存在一定差异。

（一）代偿/辅助型机器人

1. 功能　这一类型的机器人是通过辅助（功能辅助型机器人）或者直接替代（功能代偿性机器人）患肢的功能来帮助患者完成日常活动，其功能覆盖较广泛，包括进食、饮水、个人卫生、工作和娱乐、行动、购物等。通常，这些机器人用于家庭中，与各种控制系统互连，并且已针对环境进行编程。部分通过预编程以执行某些任务，也有一些自主机器人，利用用户和机器人之间的认知界面告诉机器人执行新任务或帮助患者执行任务。

2. 功能代偿型机器人　常见的有智能假肢、辅助机械臂、智能轮椅，多为移动式的，作为部分肢体的替代物。①智能假肢：又叫神经义肢或生物电子装置，其原理是利用现代生物电子学技术为患者把人体神经系统与图像处理系统、语音系统、动力系统等装置连接起来，以嵌入和听从大脑指令的方式替代患者的躯体

部分缺失或损毁的人工装置。代表性的有德国公司研发的智能仿生肌电手和英国公司研制的肌电假手。②辅助机械臂：是一种用于生活辅助的机械臂，主要作用是为老年人或残疾人等上肢功能不健全的人群提供一定的生活辅助，涉及人机交互及人机安全技术。1984年纽约VA假肢中心首先设计了轮椅机械臂，它具有7个自由度和1个抓手，可以从地板到达天花板。其他代表性的有日本研发团队的辅助机械臂和荷兰的6个自由度机械臂。③智能轮椅：是一种将智能机器人技术与电动轮椅相结合，用于辅助使用者行走的辅助设备，在传统轮椅上叠加控制系统、动力系统、导航系统、检测反馈系统等，可实现多姿态转换、智能控制及智能检测与反馈功能，也被称智能式移动机器人。代表性的智能轮椅有麻省理工学院的半自主式智能轮椅和日本的移动机器人。

3. 功能辅助型机器人　包括固定式、可移动或可固定在轮椅上。此类机器人系统为有特殊需求的人们提供了较大的自主性，从移动、个人卫生、饮食护理、陪护等各个方面帮助完成日常活动，增加了他们融入"正常"环境中的机会。移位机器人是一种能够根据所测压力自动协调各部位驱动部件的输出功率，通过机器臂调整卧床患者姿态位置的生活辅助设备。个人卫生护理机器人可以检测生命体特征，再经过按键或语音控制方式，控制个人卫生机器人进行相应动作，包括大小便处理机器人和辅助洗澡机器人。陪护机器人是一种具有生理信号检测、语音交互、远程医疗、自适应学习、自主避障等功能的多功能服务机器人。英国的研发公司较早推出了商业化应用的功能辅助机器人，能够辅助患者完成进食、修饰、洗漱、绘画、游戏等简单日常活动。饮食护理方面还有众多美国、日本和英国研发团队通过多自由度串联机械臂协助使用者进食。

（二）训练/治疗型机器人

1. 功能　机器人辅助下运动训练是近年来骨科和脑卒中康复领域中发展最快的课题。功能治疗类康复机器人作为医疗用康复机器人的主要类型，可以帮助功能障碍患者通过主、被动的康复训练模式完成各运动功能的恢复训练。现有的康复机器人可以调整各种参数，例如运动范围、顺序运动、力和速度。不但可以替代治疗师的部分工作，还能够完成许多人力不能完成的工作，有些还有诊断、评估的功能，并结合虚拟现实技术提高康复效率。

2. 种类　根据固定方式的不同可以分为固定式（非可穿戴式）和穿戴式。

训练型康复机器人主要是在康复医学的基础上，通过一定的机械结构及工作方式，引导及辅助具有功能障碍的患者进行康复训练。由于功能训练型康复机器人的体积庞大，结构复杂，一般为固定平台式，使用者需在特定的指定点使用。可配合不同的技术进行康复训练。

（1）配置功能性电刺激的上肢康复机器人：电刺激机器人是一种在训练过程中施加电刺激于特定部位（上肢特定的肌肉，如三角肌、肱三头肌、肱二头肌、腕屈肌、腕伸肌等）以达到提高肌力、改善功能的康复机器人，目前应用较为广泛的是功能性电刺激机器人。爱尔兰及英国的研发团队较早在功能运动的基础上配置了表面肌电诱导功能性电刺激。在国内，2012年华中科技大学研发了一款集成功能性电刺激的穿戴式上肢康复机器人。该系统设计了功能性电刺激反馈控制系统平台，可根据康复机器人和患者关节的运动状态对刺激器开关进行控制，并实施准确的循环电刺激。该系统进一步提高了功能性电刺激的精准度和安全性。此外，2012年有研究在硬脑膜下植入电极为脊髓损伤后的患者提供电刺激以控制肢体。此类机器人可以通过神经肌肉刺激解决肌肉无力的问题，但患者也可能有神经运动控制问题或运动异常协同作用，这些设备仅在保留周围神经系统功能时才起作用。

（2）配置虚拟现实技术的上肢康复机器人：有研究指出，结合3D视觉刺激能够更好地修正运动模式，促进神经系统的恢复。奥地利团队研发的上肢康复机器人是一款能够结合3D虚拟现实游戏进行康复训练的智能机器人。该系统提供实时的视觉反馈，把虚拟环境融入康复训练中，患者能进行30多种与日常生活活动能力、逻辑思维、认知相关的游戏训练，大大提高了患者参与康复训练的积极性。

（3）配置表面肌电信号的上肢康复机器人：日本佐贺大学研发的上肢康复机器人系统，融入了sEMG及力/力矩信号对人体运动意图的感应。该系统提取原始肌电数据的平均值作为参数，将上肢各个关节运动范围分为3个区间，根据参数对各个区间的期望力矩进行预测，从而对患者进行辅助运动。由Paul Cordo等人开发的AMES通过肌腱振动增强了运动感觉，并将肌肉收缩的肌电信号转换为图形显示器上的生物反馈图像。由香港理工大学的研究者们自主研发的神经康复机器手Hand of Hope，共有5个自由度，其中每个手指都配有专门的线性微型电机提供驱动力,采用的是 EMG 驱动手部训练的康复系统。

(4) 配置 BCI 康复训练机器人:脑机接口(brain-computer interface,BCI)是一种不依靠患者外周神经系统与皮肤肌肉组织,直接从大脑获取外界信号的全新人机接口方式。如果没有其他选择可帮助患者使用常规界面控制肢体或外骨骼,则大脑可能成为主要连接(需要在脑中植入电极)。2011 年,德国的 Gomez-Rodriguez 等人将运动想象 BCI 系统与上肢康复机器人结合。2012 年,加拿大 Wedd J 等人研制了一款便携式 BCI 手臂康复机器人,能为上肢功能障碍患者提供家庭式康复训练。

(5) 穿戴式上肢康复机器人:是一种不仅可帮助患者进行康复训练以恢复上肢功能,而且具有功能辅助作用的复合型康复机器人,这类机器人体积及结构较为轻巧,便于携带,近年来逐渐成为康复机器人发展的热点方向。该类型机器人穿戴于人体上肢外部,通过引导上肢功能障碍患者的患肢关节做周期性运动,加速关节软骨及周围韧带和肌腱的愈合和再生,从而达到上肢功能的康复。不但能进行常规训练,还可应用于家庭训练,对日常基本活动具有一定程度的辅助。代表性的有美国宾夕法尼亚大学研制的可穿戴机械臂 Titan 和上海理工大学研制的外骨骼机械手。

二、上肢康复机器人的主要结构和功能

(一) 上肢康复机器人的结构

上肢康复机器人的设置必须满足:①控制系统相对于患者的位置。在离用户一定距离的地方进行控制(例如,因特网),在用户附近进行控制(例如,通过治疗师或工程师),或由用户控制(例如,可穿戴设备或界面)。②设备与患者的连接方式。固定在不活动的表面上(例如,墙壁),连接到移动平台(例如,轮椅),患者可自由移动(穿戴式)。③控制系统类型(例如,操纵杆、传感器)。④接口类型(常见的有身体、感觉、认知、脑等,比如有一些新接口是对面部头部运动和反射光的运动的光电检测,也有一些是对眼睛运动敏感或使用语音进行识别,以及大脑控制和手势识别。这些接口不仅可以控制机器人,还可以用于移动肢体或执行任务)。⑤解剖连接的类型。仅通过末端执行器和多个附件点,与串行链接或时间链接。

(二) 代偿/辅助型机器人

1. 智能假肢 是利用现代生物电子学技术将患者的人体神经系统与图像处理系统、语音系统、动力系统等装置连接起来,以嵌入和听从大脑指令的方式替代这个人群的躯体部分缺失或损毁。常见有装饰性假肢,质量轻、美观,但没有人肢体的实际功能;传统的人体动力假肢,由人体的残肢进行控制,通常由肩膀控制,时间长了容易产生疲劳。肌电控制假肢是目前为止残肢功能重建最常用的方法,有不同的自由度,由多路肌电信号控制,采用比例或开关模式。脑机接口是目前研究的热点,通过表面电极,还有为特殊活动专门设计的假肢,如钓鱼、保龄球等。

2. 机械臂 有 3 种不同的连接方式:①基于桌面工作站的机械臂。安装在一个彻底结构化的控制平台上,在固定的空间内操作。具有足够自由度的串联机器人再配上适合残疾人使用的人机界面是这种机器人典型的设计模式。目前此类机器人已经达到了实用化,在法国、美国和英国均有较成熟的商用产品。②基于轮椅的机械臂。安装在轮椅上,因轮椅的移动而扩大机械手的操作范围,同时由于安装机座的改变,导致机械手刚性下降和抓取精度降低,而且这种机械手只适用于那些可以用轮椅的患者。基于轮椅的机械手系统常在电动轮椅上安装一个有 6 个自由度的机械手,以帮助行动不便的老人和残疾人独立行动。最近的机器人系统更是使用视觉服务器协助提供运动协助(通过眼动系统和带有手臂的触觉套装安装在远程控制的移动基座上)。③基于移动机器人的机械臂。安装在移动机器人或者是自主或半自主的小车上从而适于更多的患者使用,同时扩大了机械手的活动空间并提高了抓取精度。一般要由视觉、灵巧操作、运动、传感、导航及系统控制等子系统组成。

(三) 训练/治疗型机器人

一类是生物力学或生物物理化学类型的应用,利用连续被动运动(continuous passive motion,CPM)的基本原理对受伤肢体进行康复治疗,比如手关节和腕关节的 CPM 机;另一类是运动学习类型,如美国麻省理工学院研制的机器人 MIT-MANUS,它有 2 个自由度,可以实现患者的肩、肘和手在水平和竖直平面内的运动。在治疗过程中,把患者瘫痪的手臂固定在一个特制的手臂支撑套中,手臂支撑套固定在机器人臂的末端。

患者的手臂按计算机屏幕上规划好的特定轨迹运动，屏幕上显示出虚拟的机器人操作杆的运动轨迹，患者通过调整手臂的运动可以使两条曲线尽量重合，从而达到康复治疗的目的。如果患者的手臂不能主动运动，机器人臂可以像传统康复医疗中临床医生的做法那样带动患者的手臂运动。而 Exact Dynamics 生产的动力臂支撑系统（dynamic arm support，DAS）可补偿重力，使手臂几乎没有重量。这些设备是目前用于康复训练和研究的常用装置。

三、上肢康复机器人的应用

本节将以奥地利生产的某品牌上肢康复机器人为例，详述康复机器人在瘫痪康复中的应用。该训练机器人利用智能化机械设备为患者进行上肢及躯干功能康复。治疗人员通过不同的设备及电脑化治疗系统，可以为患者提供针对性的治疗计划。治疗形式涵盖被动治疗、机械辅助式主动训练、主动训练。

（一）硬件设备

设备组成包括：①手指-手治疗系统，适用于手指/手腕精细动作功能障碍者；②肩膀-手臂治疗系统，适用于肩膀/手臂粗大动作功能障碍者、双侧上肢协调及对称性训练；③多功能训练仪，使用方法较灵活，配合不同的组件，适应部位涵盖上肢（手、前臂、肘、肩膀）、躯干以及下肢粗大动作训练（图 26-1）。

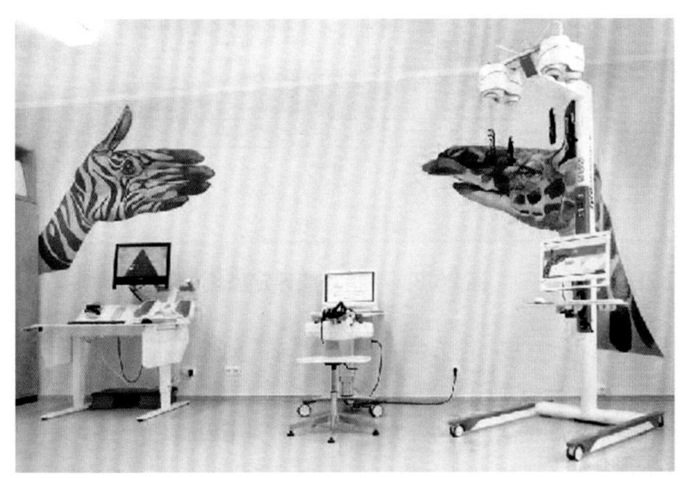

图 26-1　上肢机器人设备组成

（二）软件设计

电脑化治疗系统见图 26-2。

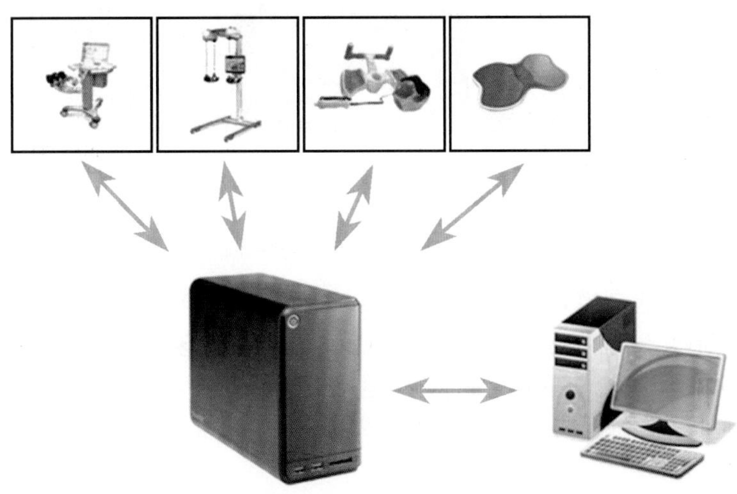

图 26-2　电脑化治疗系统

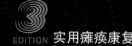

1. 患者资料库　包括患者资料管理、治疗记录、疗效报告。

2. 功能评定模块

（1）手指-手治疗系统的评定：①strength measurement，评估每只手指的屈曲及伸直的力；②movement measurement，评估每只手指的屈曲及伸直的活动度；③tone measurement，评估手指肌肉张力状况；④spasticity measurement，以 3 种不同速度（V1-slow/V2-medium/V3-fast）被动牵张手指关节，评估痉挛程度（图 26-3）。

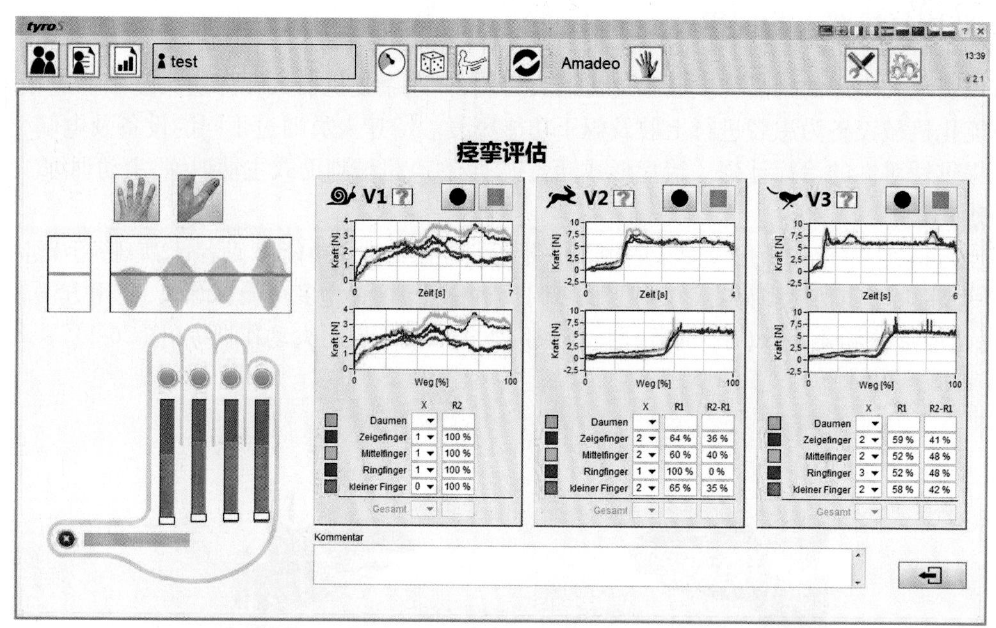

图 26-3　手指功能评定模块

（2）肩-手臂治疗系统的评定：包括肩各方向活动度评估（前举/伸直、外展/内展、内旋/外旋）和手肘屈曲/伸直活动度评估。

（3）多功能训练仪：除了可以评估各类手指力量及上肢关节活动度，还可以测出 Force control index（适用于评估手部握力/伸展力的握力控制精准程度）。

3. 游戏治疗　于游戏库按照患者的能力及兴趣设计治疗计划，类型包括：①1D accuracy，一维精确性动作训练；②1D reaction，一维反应性动作训练；③2D motor，二维动作训练；④2D cognition，二维认知训练；⑤virtual reality，提供如游泳、拾积木等虚拟实境模拟游戏（图 26-4）。

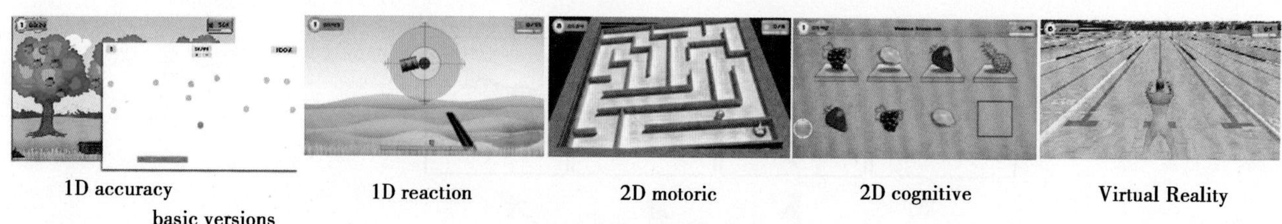

图 26-4　虚拟实境模拟游戏

4. 动作治疗　包括被动活动模式（CPM plus、spasticity treatment）、机器辅助活动模式（assistive therapy）、主动活动模式（motility）、感觉刺激模式（sensitivity training）以及创新的双侧运动模式（symmetry therapy，作为双侧上肢对称性训练，适合如单侧空间忽略、运动觉受损等患者）。可以利用计算机详细设定活动范围、阻力、速度、停驻时间的训练模式，同时可以侦测患者自主用力的程度，运动的同时可以机械振动提供感觉/触觉刺激提示。

5. 智能重力辅助系统　可以通过 Weight Relief 减轻患者双侧或单侧上肢的重量，能按患者能力调整卸重程度、腕/肘辅助比例，可于治疗过程全程启动，使患者更顺畅地完成目标动作。可以配合传统训练（OT/

PT)使用(图 26-5)。

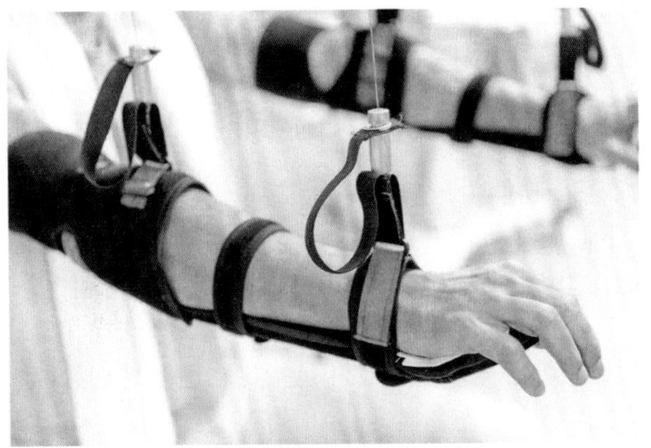

图 26-5　智能重力辅助系统

(三)作用与应用

适用于脑损伤、脑外伤、帕金森、脊髓损伤、外伤等导致的上肢功能障碍的功能训练。

四、上肢康复机器人的发展

1940 年代,George J. Kelin 等人产生了将技术与康复相结合的想法,为四肢瘫痪患者发明了电动轮椅。在 1985 年,研究人员借助工业机器人完成了机器人辅助定位的神经外科活检手术。此后,各个医疗领域的医疗机器人也得到了蓬勃发展。特别是应用在康复领域的辅助、康复机器人的开发和应用,为各类患者的功能康复提供了重要支持。

首届康复机器人技术会议于 1990 年举行。1999 年,机器人与自动化学会成立了康复机器人技术委员会。康复机器人技术的目标是研究机器人技术在治疗程序中的应用,使现因衰老、疾病或外伤(例如脑卒中、神经运动障碍、脑外伤、骨伤、痴呆)导致的运动、认知等功能障碍达到最佳恢复。

辅助机器人用于帮助行动不便或丧失运动能力的患者完成日常基本活动,如进食、修饰、上下楼梯等。英国企业较早商业化应用了辅助机器人。由英国人 Mike Topping 等人研制的康复机器人样机,使一个患有脑瘫的 11 岁男孩第一次能够独立就餐。随后他对样机的人机界面进行了改造,又研制了能满足更多用途的配套器械,从而发明了历史上最成功的康复机器人。该机器人能够辅助患者完成进食、修饰、洗漱、绘画、游戏等简单日常活动,可根据患者的不同需求对其功能进行简单的配置和调整。

脑卒中、颅脑损伤、脊髓损伤等患者由于遗留不同程度的功能障碍而无法恢复,而康复机器人则能通过功能性的渐进性治疗,有效地帮助患者实现恢复过程。1991 年,MIT 设计完成了第一台上肢康复训练机器人系统 MIT-MANUS,该机器人采用五连杆结构,利用阻抗控制实现训练的安全性和稳定性,用于患者的肩、肘运动。1999 年,Reinkensmeyer 等人研制的辅助和测量向导 ARM-Guide 机器人,主要用来测量患者上肢的活动空间。国内康复机器人领域也都开展了相关研究工作。清华大学于 2004 年成功研制了肩、肘复合运动机器人、肩关节康复机器人和手的康复训练器等多种康复机器人,并在中国康复研究中心进行临床应用,取得了明显的治疗效果。

(刘中良　王婷)

第三节　下肢康复机器人

一、下肢康复机器人的种类

下肢康复机器人有多种分类方法。根据驱动部位可分为腿部驱动机器人及足底驱动机器人;根据训练时的体位可分为站立式下肢康复机器人和坐卧式下肢康复机器人;根据阻抗大小可分为高阻抗型下肢康复机器人和低阻抗型下肢康复机器人;根据作用的关节数量可分为全关节或多关节下肢康复机器人以及单关节下肢康复机器人;根据机械本体结构可分为外骨骼型下肢康复机器人、末端型下肢康复机器人以及混合型下肢康复机器人。目前最经典的分类方式是根据主要功能分为功能训练型下肢康复机器人及辅助型下肢康复机器人。

功能训练型下肢康复机器人是目前的研究热点,其主要功能是帮助各种功能障碍的患者完成康复训练。这类机器人很好地释放了治疗师的双手,可以长时间、无疲劳地提供定质定量的训练任务,包括一些治疗师无法完成的训练类型,同时可以实时地对训练过程中的数据进行评估,及时对患者进行纠正与指导,提高了康复训练的针对性和科学性。辅助型下肢康复机器人,主要功能是协助各种功能障碍的患者完成各种动作，从而提高生活自理能力，目前大多数辅助型下肢康复机器人用于辅助患者站立、步行、上下楼梯、转移等，在很大程度上提升了患者的生活自理能力。

二、下肢康复机器人的功能和结构

（一）功能

下肢康复机器人是指能够自动执行任务的人造机械装置，用以取代或协助人体的下肢功能，从而在康复医疗过程中发挥作用。不同于上肢功能的精细性，下肢功能对步行、转移、平衡及支撑等有着重要的作用。

正常的步态周期包括支撑相和摆动相，支撑相是指从足跟触地开始逐渐发展为支撑足全部触地最后主动加速蹬离的全过程，摆动相是指足刚离开地面，屈膝屈髋，肢体向前摆动直至足跟触地的全过程。瘫痪患者常常伴随有步态的异常，表现为：①支撑相的膝过伸以及摆动相的屈膝屈髋角度不足；②足背屈肌肌力不足导致的支撑相早期足跟刚触地时足尖快速的地面拍击声以及摆动相时足趾的拖地滑动。体位转移是指人体从一种姿势转移到另外一种姿势的过程，或从一个地方转移到另一个地方的过程，一般分为独立转移、辅助转移和被动转移三大类。平衡是指作用在支撑关节上的身体相连关节和支撑面的运动调节，只有具备正常的平衡功能，才能确保人体有效地进行每天的活动。瘫痪患者通常不具有步行、体位转移及平衡功能，从而导致无法独立地完成各项日常生活活动，生活质量降低。下肢康复机器人通过对患肢肌力的改善以及异常姿势的调控可以有效地纠正患者的病理步态，并逐步提升体位转移以及平衡能力。

（二）驱动结构

下肢驱动结构是下肢康复机器人系统的核心机构，由于下肢康复机器人是用于取代或者辅助人体的下肢活动，决定了它必须适合人的肢体运动特征，兼顾人体的关节驱动模式，保持简洁、灵活运动、多关节协同运动的特性，其结构形式主要有杆机构和曲柄滑块机构。当前外骨骼式杆机构的下肢康复机器人是最常见的下肢康复机器人，其通过对人体下肢运动的分析，将运动点布置在髋关节、膝关节和踝关节三处，使患者更好地进行髋部扭转、膝关节的屈伸以及踝关节的内外翻转；为了让下肢康复外骨骼能够更好地协助患者进行康复运动，大多数该类机器人在两个膝关节和两个髋关节处都采用了独立的电机驱动，运用髋关节和膝关节电机的控制来带动患者运动，使患者逐步恢复本体觉，培养患者的自主运动意识。

（三）辅助装置

功能训练型下肢康复机器人多结合重力减重系统和医用跑台以更好地辅助患者进行康复训练。在康复初期，由于患者的肌力较弱，无法独立完成主动运动，此时需采用被动运动，即在外力辅助下进行康复训练。研究表明，被动运动对患者肢体的神经康复和避免肌肉的废退均有帮助。到康复中后期，患者肢体具有了一定的肌力，这时可逐步进行主动运动，主动运动的同时需有一些外围辅助装置，重力减重系统就是一种常用的辅助装置。重力减重系统主要作为下肢康复机器人的辅助装置或机器人的一部分，利用重力减重系统可减少患者肌肉的承重力，患者可利用残存的承重力在医用跑台上进行平衡、步态的训练，随着患者肌力逐渐恢复，重力减重系统的辅助力量也将逐渐减小，最终让患者利用自身的肌力支持平衡、步态的训练。

（四）种类

目前下肢康复机器人的功能主要分为以下几大类：①帮助患者完成各种下肢运动功能恢复性训练，如肌力训练、步行训练、平衡训练、坐立训练、上下楼梯训练等，一般来说，具有此功能的下肢康复机器人体积较庞大、精度较高、可重复性较佳，训练过程中可进行实时反馈，但需要治疗师在一旁监督或者辅助，造价相对昂贵。②日常生活辅助功能，如辅助下肢运动功能不全的患者步行、站立等，一般来说，具有此功能的下肢康复机器人有其特殊的用户界面，工作强度不大，精度相对不高，且具有一定的智能化。③人体运动功能的检测与评定：检测的参数包括人体重心动静态轨迹、地面反力、关节运动角度、关节力矩、肌肉电信号等；评定的项目包括平衡功能评定、步态分析、肢体活动范围测定、运动协调性分析等。科学地检测与评定运动功能对于功能障碍的诊断、康复方案的制订和康复效果的确认有重要意义。

三、常用下肢康复机器人

国内外专家学者已对下肢康复机器人进行了大量的研究，在这方面已经取得了巨大的进展，设计出了多种不同类型的可运用于临床的下肢康复机器人，并逐步实现商业化。下面将简要介绍目前国内外临床上已经推出或即将推出的几款下肢康复机器人。

（一）外骨骼型下肢康复机器人

1. 瑞士医疗器械公司与瑞士苏黎世 Balgrist 医学院康复中心联合推出的康复机器人是世界上第一台将下肢机械外骨骼同医用跑台结合起来的用于康复训练的康复机器人。这款机器人主要包括以下 3 部分：外骨骼式驱动器、重力减重系统以及医用跑台。外骨骼式驱动器是该训练系统的核心，其驱动装置被连接到一个弹簧支撑的四边形结构上，外骨骼的结构左右对称，单侧拥有 4 个自由度（髋关节、膝关节各有 2 个自由度），直流电动驱动发动机分别安装在机械腿的腰部支架和大腿腿杆上，分别驱动一套丝杠螺母机构，通过丝杠转动推动机械腿的大腿和小腿摆动，使患者实现在矢状面上的步态训练。医用跑台与外骨骼式矫形器相协调，为患者提供一个正常生理步态的康复训练。重力减重系统通过电力驱动，根据患者的自控力大小，悬吊患者的胸部绑带以支撑部分体重，身体被悬吊的重量可从升降杆上的显示板上读出，固定支架主要提供支撑和稳定作用。该机器人还可以为患者提供虚拟现实场景，实现持续音频和视觉反馈，增加患者训练的兴趣性和积极性。

使用流程：训练时，先通过系在患者腰间的皮带装置将其固定在医用跑台上，并利用滑轮上提以实现减重；再通过测量患者臀部的宽度，大腿、小腿的长度，以准确地调节矫正器，将患者双腿固定到机器人的下肢固定架上，再安装足部升降带并固定于支架上。若患者的下肢有一定的移动能力，就由患者自己带动下肢一起运动；若患者下肢没有运动能力，则由该机器模拟患者的自然步伐，通过下肢固定架带动患者迈步。训练过程中，治疗师不仅可以控制行走的速度，而且可以调整行走的姿势。跑台的移动会与机器人的行走保持同步。

作为第一台比较成熟的下肢康复机器人，不论对于下肢肌力的增长还是步态的改善都具有重要的意义，但该康复机器人庞大笨重，动力学模型比较复杂，且发动机安装在关节处，患者控制难度较大；同时该康复机器人穿戴比较麻烦、费时较多，而且对踝关节的背屈、跖屈控制较差，不利于产生正常生理步态。

2. 多体位智能康复训练机器人系统是由国内企业推出的一款多体位智能康复训练机器人系统。它的创新点在于下肢外骨骼架助动结构与电动起立装置相结合，可以模拟正常人行走的整个步态周期，提供开链与闭链双重运动模式，实现重点训练和整体训练结合，并从早期开始介入康复训练，加速患者步行功能康复进程。可实现早期卧床步态训练、中期斜床步态训练、后期直立步态训练、骨盆自由摆动的全程式步态训练。它同时结合虚拟步行情景互动系统及康复训练评估与分析工具以进一步提高训练质量。但该下肢康复机器人穿戴比较麻烦。

3. 非悬吊式下肢康复机器人是下肢外骨骼架助动结构创新与站立架装置的结合。该下肢康复机器人可根据患者的腿长调节外骨骼长度，同时结合安全设计系统及上机辅助系统以保证患者的安全，上机方便，操作简单快速。但该机器人缺少减重装置，不适合应用于疾病早期瘫痪较重的患者。

4. 基于移动平架台的下肢康复外骨骼机器人的髋关节通过可升降钢索固定在移动平台上，背部支架在使用过程中可支撑脊柱，稳定骨盆，给患者提供保护。它体积较小，移动方便，且操作简易、穿戴迅速，同样因缺少减重装置，不适合应用于疾病早期瘫痪较重的患者。

5. 瑞士企业设计研发了世界上第一台使用功能性电刺激与控制锻炼协同治疗的坐位下肢康复训练机器人。它主要由 2 个 3 自由度的机械臂、座椅、底座、闭环控制系统以及功能性电刺激模块组成，系统减重由座椅承担。在固定训练系统辅助下，患者可以在卧床状态时控制瘫痪肢体进行功能运动，利用预先确定的算法同步序列电刺激，模拟自然地面反作用力，将患者肢体附着在脚部矫形器上，由传感器实时反馈信号来控制练习模式及速率等。为了患者训练时的安全，加入了痉挛检测和疲劳检测模块，适用于疾病早期瘫痪较重患者的坐位训练。但是该机器人不能带动髋关节进行外展、内收的运动，下肢训练模式不太全面。

（二）末端型下肢康复机器人

1. 国内企业研发的混合型智能下肢康复机器人是一款足底助动结合外骨骼架的下肢康复机器人系统，可针对双侧足底各提供 3 个自由度的助动。它可以模拟正常人行走的整个步态周期过程，也可以模拟正常人在平地、上下坡、上下楼梯等丰富的步行模式，并可以通过 VR 头盔提供丰富的虚拟现实步行环境。该混合型智能下肢康复机器人适合疾病早中期的瘫痪中的重症患者，且智能下肢康复机器人穿戴方便，操作简单。

2. 具有功能性电刺激的站立式康复机器人系统可在患者的步态训练过程中的适当时间刺激每个阶段踏步所涉及的肌肉，从而提供高强度、高重复性的训练。它带有 12 条刺激通道，步长可任意调节，髋部稳定带固定在安全带上，以提供可调节的控制水平，同时仍允许自然运动。该设备仅提供足部没有抬离地面的步态运动，其生理性和步态多样性均显不足，绑定过程也比较繁琐。

3. 德国柏林自由大学开发的悬吊式减重步行康复机器人由固定在双杆上的踏板、摇杆以及曲柄组成。在运用该步行康复机器人进行训练时，患者被固定在减重背带上以适当减重，双足被放置在两个踏板上，踏板的运动带动了人体的运动，训练过程中模拟了支撑相和摆动相两个阶段，两者的时间比例约为 60% 与 40%。但是由于踏板对于人体患肢的辅助力过大，导致患者下肢的反馈较差，另外，仅提供足部没有抬离地面的步态运动，不符合正常生理步态，且步态的多样性不足；其减重结构简单，适用于恢复期康复的患者。

4. 以色列企业设计制造的外骨骼系统是首款通过 FDA 审批的外骨骼产品。该机械外骨骼将电池安装在了臀部的位置，不仅减轻了负重感，还不会限制用户的穿衣自由。个人版适合在家庭、工作或社交环境中使用，康复版主要用于为瘫痪患者提供物理治疗。该机器人可以为患者提供从坐到站、从站到坐和行走等更加接近日常生活的训练，但是由于训练的移动性大、身体受力不均衡以及缺少悬吊减重装置的辅助，对患者的躯干控制能力和平衡功能提出了更高的要求。

5. 日本筑波大学开发的可穿戴式步行康复机器人可以辅助患者完成步行、站立、坐着以及上下楼梯等多种日常生活活动。该机器人具有不同的配置，例如双腿版本、单腿版本以及最新的全身版本。目前已经发展到了第五代，可以协同上肢和下肢共同运动，并且可以在有或没有悬吊减重装置的辅助下进行训练，背部的计算机通过无线网络传输各种数据以此来控制整个系统，常常用于帮助健康人增强体力和帮助行动障碍的患者进行必要的日常生活活动。多项研究表明，该机器人具有减轻中等强度运动心肺负担的潜力，同时可以降低脑卒中患者的部分残疾程度，可作为运动治疗的辅助手段。但是由于机器人的质量重，会对力矩和力量产生限制，同时导致患者巨大的代谢消耗，穿戴不舒服，从而限制了使用时间。

6. 美国加州大学伯克利分校设计完成的一款下肢外骨骼机器人，开始时应用于康复训练和康复辅助，后被军工企业用来提高军人负重和行军能力。该机器人具有两条液压驱动的仿生机械腿，每条腿拥有 7 个自由度（髋关节 3 个自由度，膝关节 1 个自由度，踝关节 3 个自由度）。其中，髋关节屈曲/伸展，髋关节外展/内收，膝关节屈曲/伸展和踝关节背屈/跖屈由线性液压致动器驱动，其余的关节自由度由钢性弹簧和弹性体被动驱动。该系统最大的特点就是 40 多个传感器组成的计算机根据使用者的动作计算出所需的力量分配，再调节仿生机械腿，将负荷重量合理分配到一对不锈钢钢架结构上，从而将负重者承担的压力减到最小。但是由于其设计精密，当前传感器的设计尚未达到精准感应和调节的水平，并且价格比较昂贵。

四、下肢康复机器人的临床应用和循证实践

（一）概述

目前，下肢康复机器人的临床应用主要集中在下肢运动功能的再训练上，用于改善脑卒中、脊髓损伤、脑外伤、帕金森、多发性硬化患者存留的神经功能症状。下肢康复机器人通过强化肢体重复性训练，刺激神经肌肉系统，提高空闲神经回路的开放率，建立新的神经通路，最大限度地动员受损皮质周围区域的代偿。患者在脑组织受到损伤后，依靠感官系统将外界的信息输入，通过下肢康复机器人不断地体验模仿进而功能重塑。

传统的下肢功能康复治疗，特别是早期步态训练，需要多名治疗师协助完成，需用较多的人力；训练时间受多种因素影响，通常少于取得最佳治疗效果所需的时间；训练过程中治疗师需要采取不合理的姿势来辅助患者，常常导致治疗师腰部受伤和遭受背腰部疼痛的困扰；再者，传统康复治疗中的步态模式不可重复，且缺乏对患者的直接反馈，训练效果亦与治疗师的经验密切相关。

运用下肢康复机器人可以有效地解决目前传统康复遇到的问题，如完成定质定量的训练任务，减少人力成本，同时可较客观地对康复效果进行评价和解读等。下肢康复机器人辅助康复训练，牵引大腿和小腿

协调摆动完成下肢行走训练，对提高患者运动感觉的输入、神经功能的重塑等下肢功能康复有十分积极的作用。目前有大量研究证实，下肢功能障碍的患者在急性期、亚急性期和慢性期均可以接受下肢康复机器人训练，下肢康复机器人能有效改善患者的步行功能、平衡能力、转移能力、肌力及肌张力等。

（二）改善步行能力和平衡能力

国内研究发现，经过10周的训练，机器人治疗组在步长、步频、步速及病灶侧动脉的血流速度方面均有明显改善，且差异具有显著性意义。这说明采用下肢康复机器人康复训练，能有效地促进局部吻合支开放的数量和增加血流速度，加快血液循环，从而提高脑功能的恢复。林海丹等将40例脑卒中偏瘫患者（病程<12周）分为治疗组及对照组，对照组患者给予常规康复干预，治疗组患者在常规康复干预基础上辅以下肢康复机器人步行训练，结果显示，治疗组患者下肢FMA评分（Fugl-Meyer Assessment，FMA）、上田敏式分级及FAC评分均显著优于对照组水平，组间差异均具有统计学意义。另有一项国内的荟萃分析纳入5篇RCT研究，共计219例患者，荟萃分析结果显示：机器人辅助训练可提高脑卒中早期康复患者的下肢运动和平衡功能。这说明下肢康复机器人能持续为患者提供重复的步行任务练习，为患者提供步行中正确的下肢关节运动，为重组中的脑皮质提供正确的外周深浅感觉信号刺激，有利于正确步行运动模式形成，储存诱导脑皮质神经功能重塑及步行运动功能恢复。

一项国外的研究表明：机器人辅助步态训练后，基线BBS评分高于9分，且病程短的患者与步行能力的提高高度相关。因此，在机器人辅助训练组中，为了获得步行能力，应在临床上考虑基线BBS和疾病病程。有一项研究将20名病程>6个月的脑卒中患者随机分为两组，第1组在前4周进行机器人辅助步态训练，第2组在4周后开始机器人辅助步态训练，两组均在8周内进行常规物理治疗，结果显示，机器人辅助的步态训练可以有效地改善慢性期脑卒中患者日常生活活动所需的躯干平衡和运动技能。

但并非所有的研究均指向积极的结果。一项研究选取病程>6个月且步行能力受损较轻的脑卒中患者48例，将其随机分为机器人辅助步行训练组和治疗师辅助控制平板步行训练组，所有患者均经12次、每次30分钟步行训练后，发现平板步行训练组的步行能力改善明显优于机器人辅助步行训练组。这可能与慢性期患者已经形成了固化的异常运动模式有关，要在康复训练中予以纠正就必须因人而异地制订训练方案，千篇一律的机器人训练方案有时可能并不适合慢性脑卒中患者的康复治疗。

（三）改善肌痉挛及肌张力

下肢康复机器人能有效地改善肌痉挛或肌挛缩。卢丽萍的一项研究将40例亚急性期的脑卒中偏瘫患者随机分为试验组和对照组，每组各20例。对照组予以常规康复治疗，试验组在对照组的基础上给予下肢康复机器人训练，疗程为6周，结果显示，下肢康复机器人训练对脑卒中偏瘫患者下肢肌痉挛有显著的改善作用，可提高患者下肢运动功能及生活自理能力，且近期疗效优于常规的康复治疗。脑卒中后偏瘫患者的肢体运动功能障碍很常见，随着病情的不断进展，大部分患者逐渐进入痉挛期，主要表现为上肢屈肌痉挛，下肢伸肌痉挛，严重影响了患者下肢的运动功能恢复，从而影响患者转移、行走、上下楼梯、如厕等ADL能力。分析原因，可能与下肢康复机器人通过足够的重复性训练，充分运用感觉刺激，进一步促进对痉挛肌肉的牵拉作用，导致肌肉和结缔组织的蠕变及肌梭传入率的适应，充分扩大关节活动度，并且保证足够的痉挛抑制时间，强化正常运动模式信息的输入，显著改善了脑卒中所致的下肢伸肌痉挛。而对于远期疗效，目前临床上尚无类似结论，需要更多的随访研究，以证明痉挛程度的改善是阶段性的还是长远性的。

五、下肢康复机器人的不足及发展趋势

（一）不足

当前下肢康复机器人设计的不足之处：①当前大多数下肢康复机器人都采用重力减重装置来减轻患者的体重，使患者更易于控制自己的躯体以利于康复训练，但重力减重装置的使用限制了肢体的活动范围及骨盆的旋转，且易产生侧向和前后拉力；绑定患者的流程亦过于复杂，费时较多；容易使患者产生减重依赖，一旦撤去重力减重装置，将会对患者的本体觉产生不利影响。②由于功能多样性的需要，多数下肢康复机器人由刚性结构构成，拥有庞大的体积，巨大的质量，易造成患者穿戴时的不舒服及巨大的能量消耗，从而限制了训练时间；同时质量重不利于肢体的摆动和力量的施展，从而限制了关节活动度的训练。③运用下

肢康复机器人进行训练的安全性问题一直是学术界关心的热点。由于大多数进行康复训练的患者处于痉挛期，肌张力高而肌力差，骨密度低，控制系统需要配合反馈装置对患者关节活动的角度、速度进行个体化调节，如果调节不当则易对患者的肌肉及骨骼造成二次损伤。且目前多数下肢康复机器人采用电动刚性驱动，对躯体的控制缺乏灵活性，在紧急状态下不能及时采取应对措施。④运用下肢康复机器人进行步态评估可以提供更客观、更敏感、更可信以及更高效的评估，但现阶段大多数下肢康复机器人不具备真正可以运用于临床的评估系统，设计出一款训练评估结合的下肢康复机器人，可以通过实时的评估及时调整训练方案，从而更有利于患者的康复。⑤新一代的下肢康复机器人多结合虚拟现实技术，为患者增添训练时的乐趣，但当前的 VR 技术真实感低，融入性不强，沉浸感弱，强烈的光线亦容易导致患者晕头转向。⑥训练的理想时间和训练强度尚无明确的定论，需要更多高质量、多中心、大样本的临床数据支持，个体化训练可以更好地提高训练效果。⑦踝关节是人体下肢较容易受损的关节，现有踝关节康复机械存在结构复杂、结构与人体踝关节转动中心一致性难以保证、可靠性不足等问题。

（二）发展

下肢康复机器人的应用，虽然目前无法完全攻克以上所有问题，但却能对医生、患者、行业和市场带来积极的转变，通过部分问题的有效解决，能够极大地推动康复医疗向前发展。下肢康复机器人作为一个新兴的领域，已经被证明是一个有效的康复方案，但当前的发展水平还不足以取代传统的康复方案，未来的发展可以更着眼于以下几个方面：①使用更加轻便、灵活的聚合物材料，以更好地减轻下肢康复训练时的负重；②下肢康复机器人可以结合脑电图、肌电图等反馈机制来进一步提高下肢康复的准确性；③运用更加具有沉浸感的虚拟现实技术，使患者身临其境；④设计更加先进的机器人评估系统，更精确地进行步态分析，发挥机器人康复更大的功效；⑤不管是训练理想时间、训练强度，还是控制系统、机械结构，都应该朝个体化的方向发展。

（郑焕驰　王俊华）

第四节　虚拟技术

一、虚拟技术的分类及特点

（一）概念

虚拟技术是一类主要通过计算机模拟虚拟环境和各种感觉信息，使人脑产生错觉，误认为正在体验某种真实事件的技术。狭义的虚拟技术主要指那些通过视觉模拟技术使体验者感受身临其境体会的技术。目前应用于康复领域的主流技术属于狭义的虚拟技术。

（二）分类

根据虚拟元素与现实元素的融合程度，我们大致可以将虚拟技术分为以下 4 类：虚拟现实（virtual reality，VR）、增强虚拟（augmented virtuality，AV）、增强现实（augmented reality，AR）和混合现实（mix reality）（图 26-6）。其中虚拟现实指体验者接收到的视觉信息均为计算机模拟，如目前市面上常见的虚拟现实游戏（图 26-7）；增强虚拟指体验者接收到的视觉信息以计算机模拟为主，同时嵌入部分真实的元素，以增加用户的真实感，如通过手持硬件设备在虚拟环境进行的虚拟网球练习（图 26-8）；而增强现实则与增强虚拟相反，主要基于真实元素嵌入部分计算机模拟的虚拟信息，如虚拟试衣镜、虚拟化妆和虚拟设备维修训练等（图 26-9）；

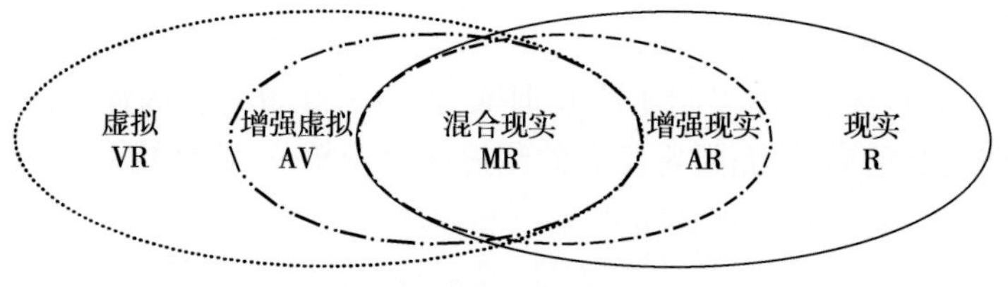

图 26-6　虚拟技术的分类图解

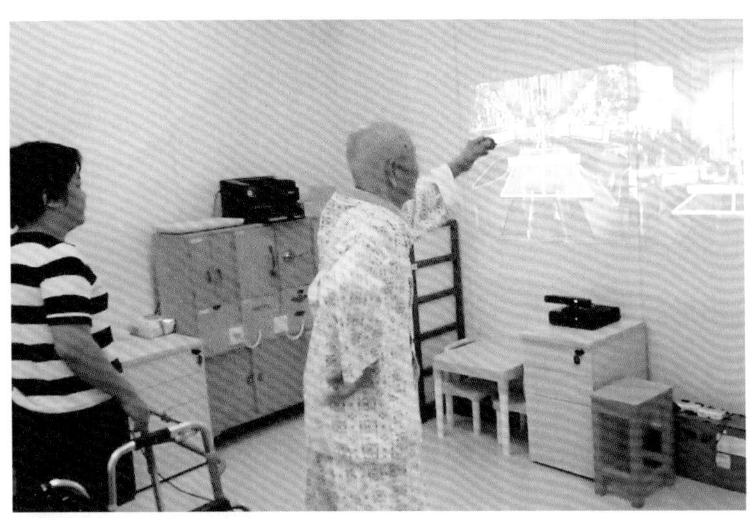

图 26-7　用户在使用投影式虚拟现实游戏

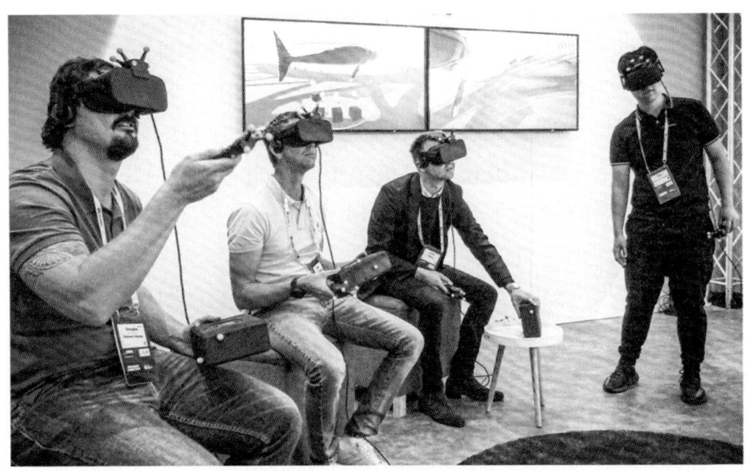

图 26-8　用户使用增强虚拟技术在虚拟空间传递真实物品

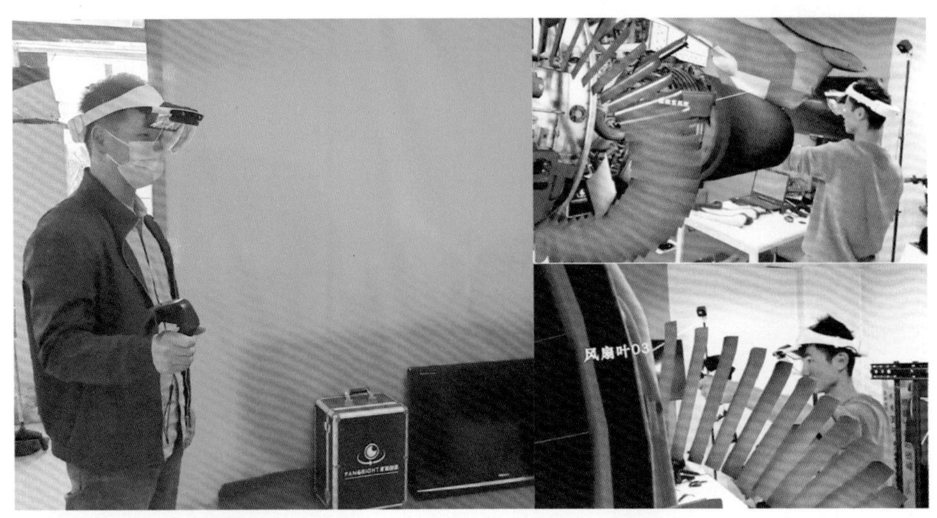

图 26-9　用户通过增强现实技术进行设备维修训练

混合现实则将计算机模拟的虚拟信息与真实物体相互融合,难以判断以哪方面的技术为主,如结合硬件设备的虚拟驾驶训练(图 26-10)。另外,根据虚拟环境的呈现形式进行分类,虚拟技术可分为通过普通显示器输出、浸入程度较弱的投影式虚拟技术和通过头戴式显示器输出(head-mounted display,HMD)、浸入程度较强的沉浸式虚拟技术。

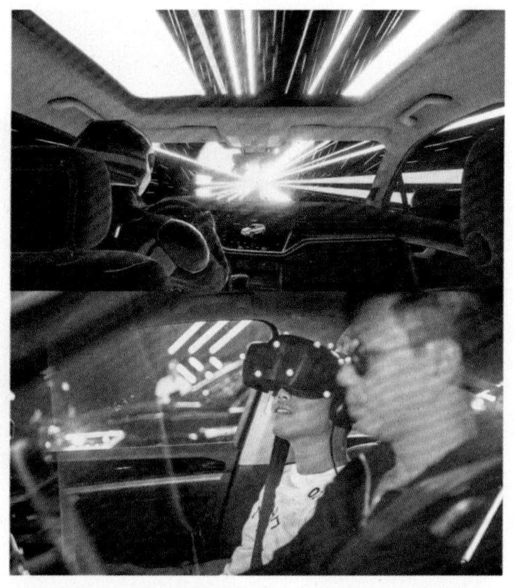
图 26-10 用户在使用混合现实技术进行试乘汽车体验

鉴于目前康复领域主要使用的虚拟技术为虚拟现实,本节后续讨论的内容均围绕虚拟现实康复相关的内容展开。

二、虚拟技术应用的软件和硬件

用于搭建虚拟系统的核心软件是虚拟引擎。目前主流的引擎包括国外的三大软件 Unreal、Unity 和 CryENGINE,国内的 VRPlatform 等。基于这些用于开发虚拟游戏的引擎,研发人员可以根据康复科研、教学和临床需求构建不同的虚拟场景和任务,这是虚拟康复领域最核心和最具挑战的工作内容,需要软件工程师与康复治疗专业人士进行紧密合作才能将康复算法植入虚拟环境,开发出符合康复需求的产品。

虚拟技术应用过程中使用的主要装置除了用于运行虚拟软件系统的高性能电脑,以及视觉信息输出的普通显示器(图 26-8)或者头戴式显示器(图 26-11,后面称之为虚拟现实头盔)之外,还包括用于人机交互的控制手柄(图 26-12),用于位置追踪的定位器(基于一体机技术的系统不需要此硬件)(图 26-13、图 26-14),用于手势识别的红外传感器或者基于惯性传感器的数据手套(图 26-14 左、图 26-14 右)等。

虚拟现实头盔是用户能够感觉到身处三维空间的关键设备。它主要通过头盔内置的两片菲涅尔透镜实现两眼不同的景深,让用户获得立体感。同时,虚拟头盔还通过多自由度(degree of freedom,DOF)传感器组合形成的位置传感模块,精准探测头部运动,以实现虚拟环境与用户头部动作的准确匹配(使用的传感器可能包括磁力计、加速度计、陀螺仪等)(图 26-12)。目前常见的虚拟现实头盔有 3 自由度和 6 自由度两种,其中,3 自由度的设备主要用于立体电影的观赏或者原地进行的人机交互(如坐位下模拟抛接球),无法实现用户走动下的人机交互(如模拟超市购物),而 6 自由度的头盔可以较好地实现大空间人机交互,一般设备可以在数平方米或者数十平方米的空间内自由移动,部分功能较先进的设备可以实现 100 平方米范围的人机交互内容,当联合使用多定位器联合工作时,可以实现数百平方米空间内的自由移动,几乎可以满足绝大部分的居家和社区活动要求。

实现虚拟系统与用户之间交互的方式可能通过手柄、数据手套或者红外手势识别模块。其中,手柄是

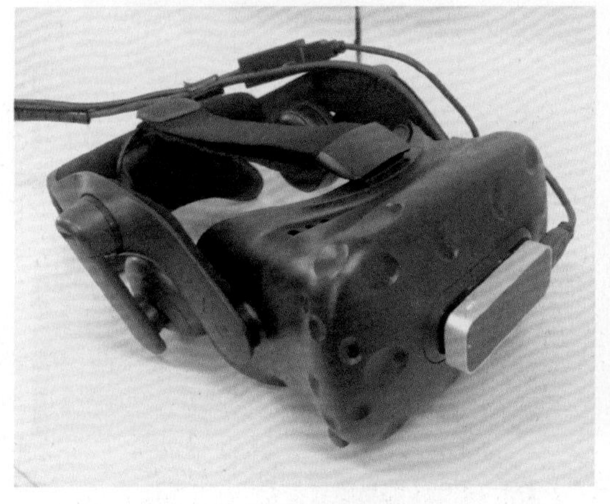
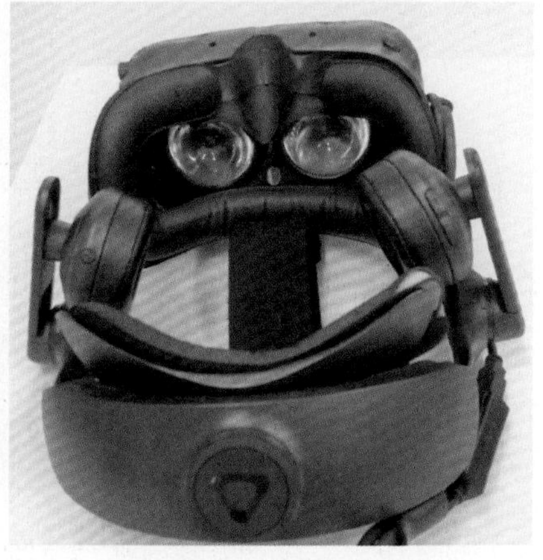
图 26-11 头戴式虚拟现实头盔,头盔前方为基于红外传感技术的手势识别模块

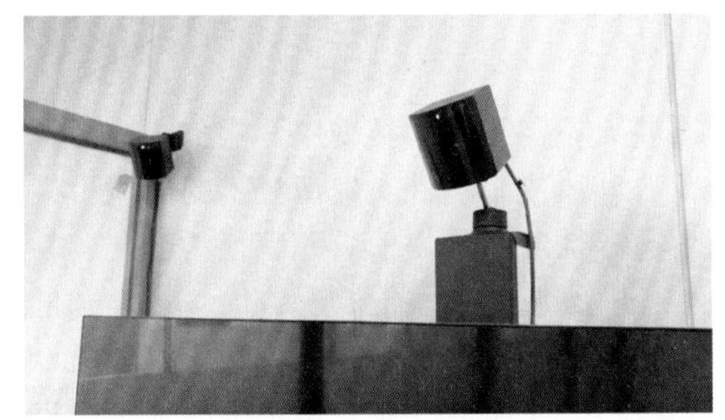

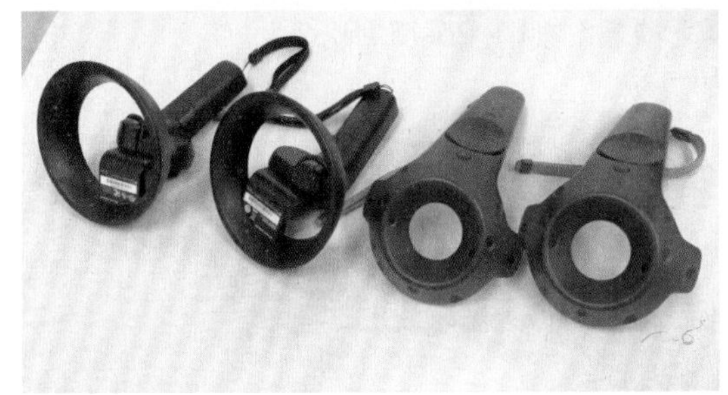

图 26-12 用于位置追踪的定位器(上图)和用于人机交互的手柄(下图)

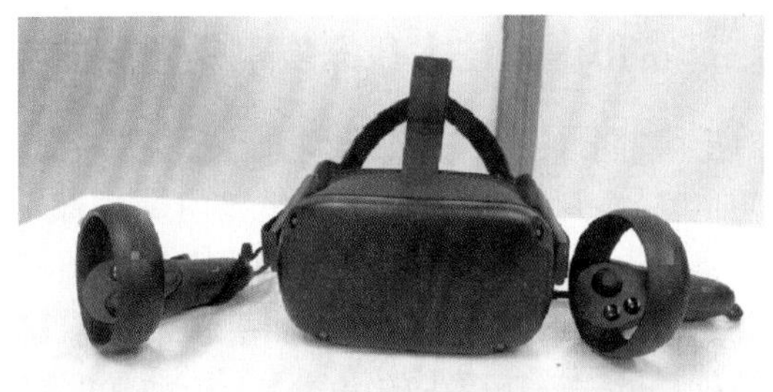

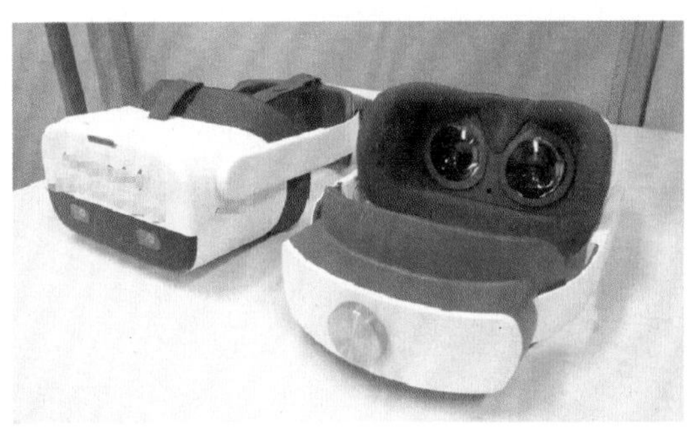

图 26-13 虚拟现实一体机设备(部分一体机前方摄像头可用于手势识别)

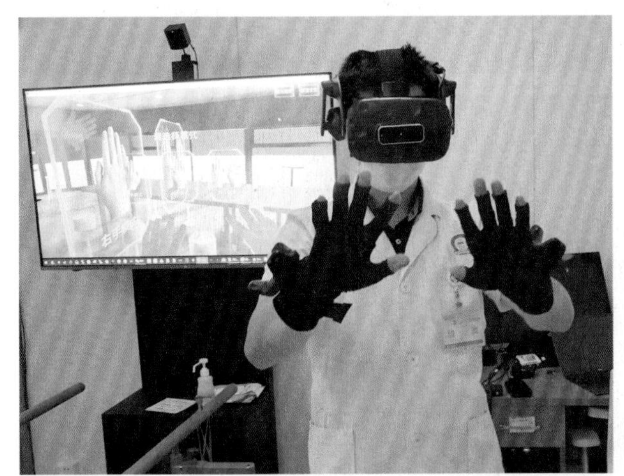

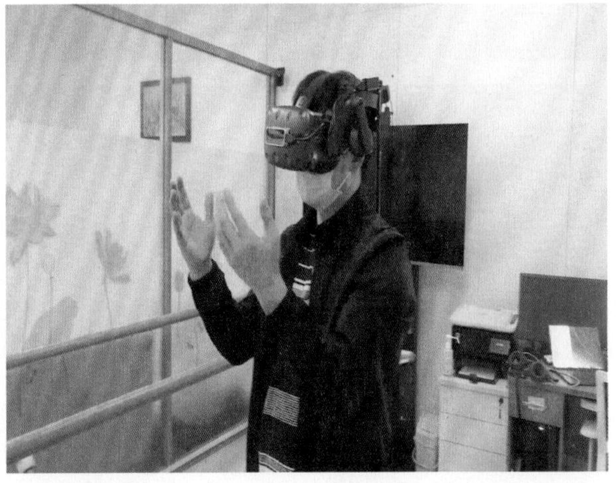

图 26-14 用户使用数据手套(左)和红外手势识别模块(右)实现人机交互

最常用的工具,它内置的位置传感器模块与虚拟现实头盔类似,包括磁力计、加速度计和陀螺仪。当系统需要涉及手部动作时,主要使用的传感器包括数据手套和红外手势识别装置。其中,数据手套除整合了手柄的所有功能外,还基于惯性传感器整合了手指动作分析功能,而基于红外传感器的技术则无需用户在手上穿戴任何装备,仅通过虚拟现实头盔前方的红外摄像头对进入监测范围的手指进行动作识别(图 26-12)。另外,有些基于一体机技术的设备,其手势识别功能可以通过虚拟现实头盔前方的鱼眼摄像头进行动作捕捉(图 26-14)。基于手柄或者数据手套等硬件现实的人机交互和基于摄像头动作捕捉实现的人机交互各有优劣,前者较难实现手部动作的参与(手柄)或者穿戴过程及设备调适繁琐,不利于临床应用(数据手套),后者需要保持手部在头盔的视野范围内,无法实现手在视野外的人机交互,且摄像头的手部捕捉容易被周围环境影响,如手袖的阻挡或者强烈反光材质对光线的干扰。研发人员和临床应用人员应该按照具体康复内容的特点进行不同设备的选配,如康复内容主要涉及上肢的肩、肘和前臂运动时,可以选择手柄作为人机交互的媒介,当康复过程需要患者手指功能参与时,则使用数据手套或者红外手势识别系统更合适。

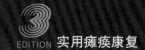

三、常用虚拟技术在瘫痪康复领域的应用

对于大部分的瘫痪人士来说，康复周期都比较长，甚至有些人士需要终生接受康复服务。康复过程中枯燥的重复练习和瞬时疗效不够明显均挑战着瘫痪人士的耐心和康复依从性。虚拟技术的应用可以提升患者和康复治疗专业人士多个层面的康复体验，包括：①更具趣味性的场景使枯燥的康复活动更容易被患者接受；②节省大量的真实康复器械，使治疗室和居家环境可以开展更多元化的康复活动；③自动化的人机交互使康复过程消耗更少的康复人力资源；④更敏感和客观的运动学参数分析，使患者和康复治疗专业人士更容易发现微小的功能变化；⑤持续多维度记录用户的康复过程，使康复专业人士更全面地了解患者的康复情况；⑥模拟高风险或者较难进行真实情况下练习的康复项目。如图 26-15 所示。

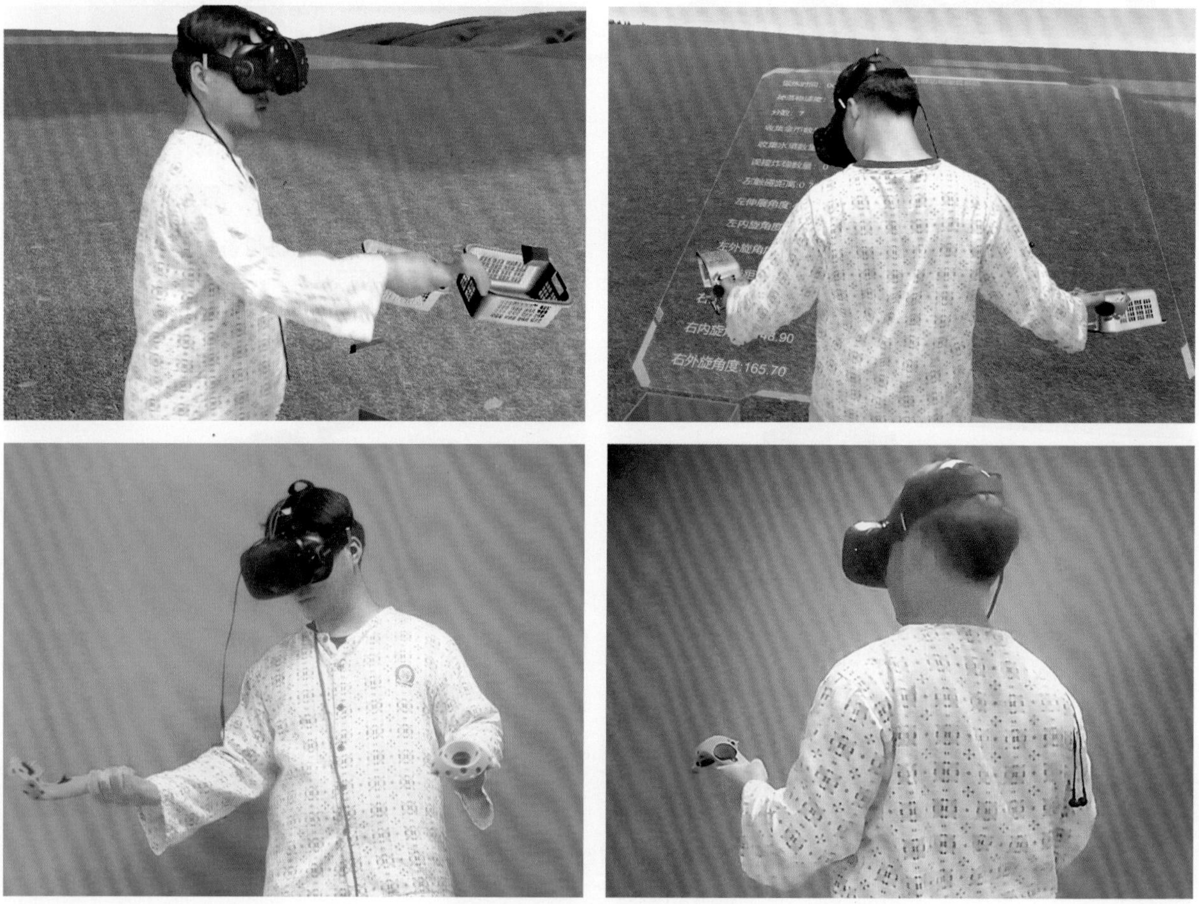

图 26-15 用户在使用虚拟现实康复系统进行上肢功能练习

上方为用户在虚拟空间感受到的场景，下方为用户实际所处的场景

将虚拟技术应用于瘫痪康复仍处于初级阶段，在涉及多维度参数的系统搭建方面，参数调控影响临床疗效方面，运动学、动力学和神经网络机制等方面依然有许多问题需要深入研究。当前，虚拟技术常见的应用领域包括平衡功能、步行功能、上肢运动功能、日常生活活动和认知功能等。

虚拟平衡功能康复常应用于帕金森病、脑卒中、脑外伤、脊髓损伤和脑性瘫痪等人群。虚拟步行功能康复常应用于帕金森病、脑卒中、脑性瘫痪和多发性硬化等患者。虚拟上肢功能康复常应用于脑卒中患者，也有学者用于帕金森病、脊髓损伤和臂丛神经损伤等患者。虚拟日常生活活动常应用于脑卒中、脑外伤和帕金森病患者。虚拟认知功能康复常应用于脑卒中、脑外伤、帕金森病、多发性硬化等患者。

四、使用虚拟技术需要注意的问题

1. **不适反应** 虽然目前的硬件技术已经比较成熟，但不同厂商的软件和硬件技术水平差别较大，用户进行虚拟现实康复时，需要确保患者在佩戴虚拟现实头盔时和康复过程中无持续的不适反应，如眩晕和头痛。

2. 虚实转化　虚拟技术下构建的物品在渲染效果方面与真实环境存在的物品极为相近，但由于其他感觉信号模拟仍具挑战，如触觉模拟，因此，患者在人机交互过程中的虚拟感仍然较强，这对认知功能障碍患者的虚实转换能力存在挑战，许多患者可能出现真实环境下的活动表现优于虚拟环境下相同活动的表现。

3. 转化效率　真实环境下的康复治疗活动存在功能转化效率的问题，患者并不能把实验室或者治疗室获得的所有功能进步完全转化为日常生活能力。基于虚拟技术下的康复活动在功能转化效率方面可能面临更严峻的挑战。因此，虚拟技术下的康复并不能取代真实场景的康复，而是传统康复方法的有益补充。

4. 安全考虑　患者进行虚拟技术下的康复活动时，除镶嵌于虚拟系统的物品以外，需要清除活动空间内的无关障碍物，以降低患者发生碰撞或者摔倒的风险，且治疗师在使用虚拟技术的开始阶段，需要始终在患者旁边监护，确保患者能充分胜任活动时，才逐渐降低监护强度。如果患者练习的内容涉及平衡或者步行活动，则治疗师需要始终保持在患者旁边，以策安全，或者借助悬吊装置或护栏降低摔倒风险。

5. 投影与沉浸的差异　浸入程度较弱的投影式虚拟技术比浸入程度较强的沉浸式虚拟技术更容易被患者接受，也较少出现眩晕这类不良反应，但前者要求患者始终注视前方的显示器，牺牲了患者进行三维空间活动的真实程度，难以模拟日常生活活动，尤其是需要患者走动的大空间虚拟日常生活活动练习。

6. 穿戴设备的消毒　患者身体触及的穿戴设备除了需要使用垫片阻隔之外，在使用前后还需要使用酒精喷洒或者擦拭消毒，不能使用紫外线或者高温消毒（紫外线可能使用镜片产生不可逆的光斑，电子元器件不耐高温）。

五、虚拟技术的临床应用和循证实践

（一）虚拟平衡及步行练习

1. 老年人　国内学者对2009—2019年期间发表的20篇虚拟康复相关随机对照研究进行了系统性回顾和荟萃分析，通过主观察指标Berg平衡功能指数（Berg balance scale，BBS）和“起立-行走”计时测试（timed up and go test，TUGT）的结果分析发现，虚拟现实技术下的平衡训练可以有效促进老年人的平衡功能及步行能力。

2. 脑卒中　在脑卒中康复方面，国外学者对发表于2015年以前的21篇研究论文进行分析后发现，虚拟技术的单独治疗效果或者叠加于传统康复方法的效果，均优于传统康复方法，采用的主要观察指标除了BBS和TUGT外，还包括步行速度。

3. 帕金森病　国内学者对发表于2017年7月之前的9篇研究进行荟萃分析发现，虚拟技术较传统方法可以更明显地改善平衡功能，但在步行能力方面并没有显著的组间差异，这可能提示两种干预方法的临床疗效类似。相似的结果也在另外一篇国内学者的研究中出现。他们对发表于2019年3月之前的14篇研究进行荟萃分析发现，虚拟技术较传统康复方法在平衡功能方面具有优势，可以更显著地促进BBS得分，但TUGT反映的步行能力无显著的组间差异，然而，另外两个内容相似的步态评估量表，包括动态步态指数（dynamic gait index，DGI）和功能性步态评估（functional gait assessment，FGA）却显示出组间差异。导致这种结果的差异可能与评估量表的内容差异有关，DGI和FGA与BBS类似，均通过主观评分，从日常生活的多个维度评价患者的功能，而TUGT仅仅通过较客观的单维度计时测试，从步行时间评价患者的步行能力。

4. 脑外伤　目前较少见相关的系统性回顾或者荟萃分析研究。国内学者于2015—2016年期间招募了42位恢复期脑外伤患者进行随机对照试验，研究结果发现，在BBS和姿势控制方面，使用虚拟现实干预8周平衡功能障碍较传统的康复方法可以更显著地促进功能恢复。而国外学者于2014年在20名住院的脑外伤患者中使用虚拟现实游戏进行干预时发现，BBS并没有显示出显著的组间差异，但试验组和对照组均展示了显著的治疗前后差异，这提示商用虚拟游戏在干预平衡功能障碍时，与传统方法可能存在等效关系。这两个研究的差异可能是由于各自使用的干预方法和样本量不同有关。前一个研究采用的是治疗性虚拟系统，而后一个使用的是娱乐性虚拟游戏，这两种不同的干预方法可能引起不同的临床效应量，并导致需要的样本量可能不同。

5. 脊髓损伤　国外学者对发表于2019年9月之前的3篇随机对照研究和7篇前后对照试验进行了系统性回顾和荟萃分析，结果发现，随机对照研究展示出虚拟现实技术下的训练可以显著改善坐位平衡能力，而前后对照研究提示显著提升站立平衡能力。研究也提及，当前高质量研究还比较好，目前的证据主要说明了虚拟技术在这个领域有较好的应用价值。

6. 脑性瘫痪　国外学者对31篇发表于2016年6月之前的研究进行系统性回顾发现，虚拟技术下的平衡训练可以促进儿童少年脑性瘫痪人群的功能提升。但由于此研究纳入的随机对照试验仅有8篇，且普遍质量较低，而其他均为前后对照试验或者个案报道，这可能导致研究结果的代表性受到影响。在另外一组国外学者对16篇关于脑性瘫痪儿童剂量响应荟萃分析发现，基于虚拟技术的步态干预前后，疗效主要显示在步行速度、步长、步频和整体运动功能上，每次训练时长持续20~30分钟，每周训练次数大于或等于4次，总共训练周数大于或等于8周可以最大化地强化步行速度。

7. 多发性硬化　国外学者对发表于2018年2月之前的11篇临床研究进行系统回顾和荟萃分析，研究结果发现，虚拟现实下的平衡和步行训练组较空白对照组在姿势控制方面有显著的优势，然而，当对比组为传统训练方法时，组间并无统计学差异，这可能提示虚拟技术下的平衡和步行训练与传统方法具有类似的临床治疗效果。

（二）虚拟上肢功能练习

上肢功能干预是虚拟技术应用最为广泛的领域，其中以脑卒中患者群最为常见。国外学者对发表于2007—2017年的34篇研究进行荟萃分析发现，基于虚拟技术的上肢功能训练较传统康复方法可以更显著地改善脑卒中患者的上肢功能和日常生活能力，且显示出中等的总体效应量(0.41，95%置信区间0.25~0.57)。类似的研究结果也在另外一篇国外学者的荟萃分析中出现。该研究纳入了2005—2019年发表的38篇临床研究，结果显示，虚拟技术下的治疗可使患者在治疗后产生28.45%的功能进步；当前研究所采用的干预剂量(治疗总时间从数小时至30多小时)均可产生治疗效果；较单纯的视觉反馈方法提升10.8%的疗效；较传统的主动活动提升10.4%的疗效。

在其他疾病的应用方面，国外学者尝试应用增强现实技术构建三种不同的游戏以测试帕金森病患者和脑卒中患者上肢运动时的速度、指向性、手掌张开的适应性和障碍躲避的能力。研究发现，这些评价参数可以显著区别出帕金森患者和健康受试者的上肢功能，但没有反映出脑卒中患者和健康受试者的差别。虽然虚拟技术通过动作捕捉可以简单、廉价地采集患者的运动信息，但依据不同疾病特点进行差异化的算法导出运动学参数，实现虚拟评估方法具备较好的信度、效度和响应度，提升临床实用性等方面仍需要深入研究。

国外学者尝试使用娱乐性虚拟现实游戏干预脊髓损伤患者上肢功能的随机对照研究发现，持续4周，每周3天，基于每天30分钟传统治疗方法增加额外30分钟的虚拟现实治疗并不能为患者带来额外的功能恢复，组内前后对照均显示出统计学意义的差别，组间并无区别。这提示我们娱乐性虚拟现实游戏可能并不能帮助脊髓损伤患者的上肢功能恢复。类似的结果也出现在另外一篇使用治疗性虚拟现实系统干预四肢瘫痪患者上肢功能恢复的研究中。在每天1.5小时，每周5天传统康复方法之上，额外进行每天30分钟的虚拟现实干预，并没有带来额外的功能恢复，组内均显示出显著的功能恢复，组间功能变化则无统计学意义。这提示我们治疗性虚拟技术可能并不能帮助脊髓损伤患者的上肢功能恢复。当然，这两个研究均为前瞻性研究，样本量的问题和干预方法的实施都可能影响研究结果。

国外学者使用治疗性虚拟现实设备干预臂丛神经损伤儿童的上肢功能相关随机对照研究发现，每天45分钟，每周3天，持续12周的虚拟现实干预较相同时间的传统康复方法显示更佳的治疗效果。

（三）虚拟日常生活活动练习

虚拟日常生活活动模拟当前主要应用于脑损伤人群。虚拟技术应用于日常生活活动模拟更能体现虚拟技术的技术优势，尤其是借助虚拟现实头盔使浸入程度更强的沉浸式虚拟技术，让患者在三维空间的活动形式更接近真实日常生活场景。

国内外有许多学者的研究发现，基于治疗性或者娱乐性的虚拟现实干预可以提升患者的日常生活能力，虽然那些治疗性和娱乐性的虚拟现实场景主要以肢体功能练习为主，在活动形式方面与真实日常生活活动存在较大差距，但仍然可以展现出较好的功能转化效率。许多研究证据均显示，功能的进步主要取决于重复的练习和任务导向性训练。如果虚拟练习场景搭建更趋日常生活化，可进一步提升虚拟康复练习的功能转化效率。

国外学者将运动类和平衡类的娱乐性虚拟游戏应用于脑卒中患者的随机对照研究发现，在传统康复的基础上进行每次 40 分钟，每周 3 次，持续 12 周的练习，可以显著提升患者的日常生活活动能力，且较单纯传统康复方法显示出组间差异。类似的结果也在另外一篇使用虚拟舞蹈练习干预帕金森病患者的随机对照研究中出现。这提示额外的虚拟环境下肢体练习可以使脑损伤患者在自理能力方面受益。

在日常生活活动模拟方面，目前常见的场景以工具性日常生活活动模拟为主，例如：准备食物和烹饪、横跨街道、搭乘交通工具、购物、采摘食物和整理物品等。国外学者在脑外伤人群中测试了虚拟食物准备和真实食物准备两种方法作为评定工具的信度和效度，研究发现，两种方法在评定患者 3 周前后的结果时具有较好的信度和效度（相关性系数达中等至强相关）。另外，在脑卒中患者单侧忽略的治疗方面，国外学者使用虚拟环境下的横穿马路练习进行干预，结果发现，虚拟技术支持下的功能锻炼较传统康复方法在传统的视觉浏览测试中呈现出类似疗效，在真实环境下横穿马路的表现则更优效。最近的一项临床研究发现，脑卒中慢性期患者经过每次 1 小时，每周 3 次，持续 8 周的系列虚拟日常生活活动练习之后，上肢功能得到显著提升。

（四）虚拟认知功能练习

脑功能障碍导致肢体瘫痪的患者中，常并存不同程度的认知功能障碍。传统的认知功能训练主要通过模拟日常生活活动的部分片段进行重复练习，或者仅练习与日常生活关系并不密切的活动，如基于纸牌或者电脑的数字计算、图形识别和记忆等，期望提升患者的认知功能水平。基于虚拟技术的认知功能康复可以较完整地模拟系列日常生活活动，将需要训练的认知功能要素嵌入复杂的日常生活练习过程，这可能提升患者的功能转化效率。国外学者系统性回顾了 2003—2017 年发表的相关研究论文发现，基于虚拟现实的认知功能训练可以帮助中枢神经损伤患者的认知功能恢复，包括执行能力、视空间能力、言语、注意力和记忆力。

在脑卒中方面，国外学者对发表于 2019 年 11 月 13 日以前有关虚拟现实技术干预脑卒中患者认知功能障碍的 8 篇研究进行了系统性分析，结果发现，目前的单次干预时间介于 20~180 分钟之间，干预周期介于 4~8 周之间，在整体认知功能状况、记忆力、注意力和言语能力方面均与接受传统干预方法的对照组疗效类似，并未显示出优势。另外，这些研究之间的异质性也非常高，研究质量普遍较低，未来需要在研究质量、干预剂量和干预参数调整相关方面进行探索。

在脑外伤方面，国外学者对发表于 2010—2017 年，关于虚拟现实技术用于认知功能评定和干预的研究进行系统性回顾发现，该技术在评定创伤后应激障碍（post-traumatic stress disorder，PTSD）、工具性日常生活能力、计划和执行功能方面具有巨大的潜力，在干预过程中提升除了可以提升患者的积极性和趣味性外，还对患者的信息处理速度、注意力、驾驶能力和其他工具性日常生活活动能力具有显著的促进效果。

帕金森病方面缺乏相关系统性回顾研究，但有国外学者进行了 20 例小样本量的随机对照试验，结果发现，每次 60 分钟，每周 3 次，持续 8 周的投影式虚拟现实认知康复干预较传统方法能更显著地促进患者的执行功能和视空间功能。另外，有国外学者对虚拟现实技术应用于帕金森病患者的双任务（dual-task）干预中的价值进行了系统性回顾研究，该研究分析了 19 篇发表于 2008—2018 年的相关临床试验，结果发现，虚拟现实构架下的双任务可以显著改善患者的步行能力，这可能与虚拟现实诱导下的注意力改善相关。

多发性硬化方面，国外学者分析了 2010—2017 年发表的相关临床研究，结果发现，基于虚拟现实技术的康复干预除了可以显著改善多发性硬化患者的运动功能外，还能促进认知功能恢复，涉及的领域包括执行功能、视空间功能、注意力和记忆力。

（危昔均）

第二十七章 瘫痪的传统医学疗法

第一节 中医学对脑和瘫痪的认识

一、中医学对脑的认识

1. 脑当为脏 中医将人体脏器以功能划分为“脏”或“腑”。脑是脏还是腑，在《黄帝内经》成书以前就有争论。《素问·五脏别论》云：“余闻方士，或以脑髓为脏，或以肠胃为脏，或以为腑，敢问更相反，皆自谓是，不知其道，愿闻其说。”由于受到当时哲学思想的影响，对脑没有引起足够的重视，而确立脑为“奇恒之腑”。但从中医学对脏腑的定义来看，《素问·五脏别论》指出：“所谓五脏者，藏精气而不泄也，故满而不能实。六腑者，传化物而不藏，故实而不能满也。”由此可见，脏的功能是藏精气，其特点是藏而不泻。脑位于头颅之内，乃髓汇集之处，为髓之海，具有藏髓（精气）而不泻，但无中空之特点，完全有别于骨、脉、胆、女子胞，故脑、髓都不应归为奇恒之腑而应当为脏。

2. 脑的生成

（1）由先天之精所化生：《灵枢·经脉篇》云：“人始生，先成精，精成而脑髓生。”男女媾和，两精相合而凝成胚胎，其既由精始，亦由精所组成。脑髓初生之时，形虽成，但左右未分，形质莫辨，谓之无极。中国古代哲学认为：“万事万物之化生，皆始于无极。”《性理精义》所谓“太极本无极也”，而万物又“统体一太极也”。太极动而生阳，动极而静，静而生阴，一动一静，互为其根。阴柔阳刚，阴舒阳缩，在此太极的作用下，精化为髓，髓有组织地结聚产生人体的重要器官——脑。

（2）为后天肾精所转化：肾有藏精生髓的生理功能，肾精充盛，则髓海得以充养，脑才能发挥正常生理功能。《素问·逆调论篇》云：“肾不生，则髓不能满。”《医述》曰：“脑为髓海，……髓本精生，下通督脉，命火温养，则髓益充，……精不足者，补之以味，皆上行至脑，以为生化之源。”

（3）赖水谷精微所化生：《灵枢·五癃津液别论》曰：“五谷之津液，和合而为膏者，内渗入于骨空，补益脑髓，而下流于阴股。”《医林改错·脑髓说》曰：“灵机记性在脑者，因饮食生气血，长肌肉，精汁之清者，化而为髓，由脊骨上行入脑，名曰脑髓。”水谷精微是脑、神产生的物质基础，是脑进行正常生理活动必不可少的能源。

（4）需气血津液所充养：《素问·口问篇》又云：“上气不足，脑为之不满。”《会心录》语云：“六腑清阳之气，五脏精华之血，皆会于头。”这些论述均从生理、病理角度说明了气血津液是脑赖以充养的物质之一，脑必须依赖气的温煦和推动、血和津液的濡养，才能发挥正常的生理功能。

先天之精是脑得以生成的最根本的物质基础，后天肾精、水谷精微、气血津液既是人体出生后脑得以生长发育、脑髓得以充养的物质基础，也是脑产生各种功能的物质基础。

3. 脑的解剖 中医学对脑的解剖涵盖脊髓，自《内经》及其以后的许多古代医籍中均有记载，远比西方医学的认识早。尤其是清朝王清任对脑之解剖位置的描述，已接近现代医学对脑解剖位置的认识。脑在古代文献中，有髓海、上丹田、泥丸、神脏等别名。《素问·本病论篇》云：“神游上丹田，在太乙帝君泥丸宫下。”《中国医学大字典》训“太乙帝君”为“脑髓也，脑为人体之所最尊，犹神明中之太乙帝君。”由于脑别名泥丸，则头部别名泥丸宫。脑位于人体头部的颅脑内，位最高。其上界在天灵盖的百会穴，下界在风府穴。风府以下,脊椎骨之髓称为脊髓。脊髓经项后之髓孔上通于脑,合称为脑髓。《医学入门》中说:“脑者,髓之海,诸髓皆属于脑,故上至脑,下至尾骶,皆精髓升降之道路也。”这些论述与现代医学对脑的认识基本相近。《灵枢·骨度篇》记载成人头围为二尺六寸,前发际至后发际为一尺二寸。河南医学院和北京医学院按照古人同身寸折算方法,分别测得成人头围为二尺五寸五分,前发际至后发际为一尺一寸七分。这说明古人对成人头围正常标准的研究是很符合实际的。《黄庭内景经·至道章》记载:“头有九宫,脑有九瓣。”说明古人早已认识到脑的沟回。《灵枢·经筋篇》云:“左络于右,故伤左角,右足不用,命曰维筋相交。”《医林改错·口眼㖞斜辨》曰:“何者人左半身经络上头面从右行,右半身经络上头面从左行,有左右交互之义。”这些论述说明古人已认识到神经系统“锥体交叉”的客观事实。

中医学认识到脑与目系、五官在形态结构上相连接。《灵枢·大惑论》曰:“五脏六腑之精气,皆上注于目而为之精。……裹撷筋骨血气之精而与脉并为系,上属于脑,后出项中。”目通过目系与脑相连是使目有“别黑白,审长短”的作用。《医学原始》中说:“五官居于身上为知觉之具,耳、目、口、鼻聚于首,最显最高,便于接物。耳、口、目、鼻之所导入,最近于脑,必以脑先受其象而觉之、而寄之、而存之也。”

脑神经在古医籍中亦有记载,《存斋医话稿》云:“脑散动觉之气,厥用在筋……脑之皮分内外层,内柔而外坚,既以保全体气,又以肇始诸筋。筋自脑出者,六偶……。”这里的“筋”显然是指神经而言,“筋自脑出者,六偶”即指从脑发出的 12 对脑神经之半数。

4. 脑的生理　脑是人体的重要器官,在人体的生命活动中起着重要作用。由于古人当时对人体解剖不明,受言语习惯的影响(如:“心里想”“做事要用心”等),多把脑的功能归类于心,以致今人误认为前人“重心而轻脑”。其实不然。古人历来对脑的生理功能的认识亦十分重视。

(1) 脑为人体之最高主宰:《素问·本病论篇》云:“神游上丹田,在太乙帝君泥丸宫下。”《灵枢·本神篇》云:“人之气血精神者,所以奉生而同于性命也。”《内经》云:“主明则下安”“主不明则十二官危”。十二官指脏腑,其中心脏也在内。主就是大脑,主和脏腑的关系,就是现代医学中枢神经系统和脏腑组织的关系。《素问·刺禁论》云:“藏有要害,不可不察,……刺中心,一日死;……刺中肝,五日死;刺中肾,六日死;……刺中肺,三日死,……刺中脾,十日死;……刺中胆,一日半死;……刺头,中脑户,入脑立死。”这些论述说明脑是全身之大主,人体之最高主宰。对人类生命影响最大的是脑,第二位是心。

(2) 脑藏神,主神明,具有总统诸神之作用:《灵枢·本神》云:“两精相搏,谓之神。”《千金方·灸法门》云:“头者,人神所注,气血精明三百六十五络上归头。”脑藏神,主神明,具有总统诸神之作用。所谓神明,亦称神志,是指人的精神、意识、思维活动,即脑对外界事物的反映。脑总统诸神是指脑主之神明(脑神)对五脏神——神、魂、魄、意、志具有统帅作用,成为协调、控制诸脏器,保持机体高度统一、有序的中枢。脑主神明功能正常,则精神振奋、意识清楚、思维敏捷、机灵善变、记忆力强,反之,则精神萎靡、意识不清、思维异常、反应迟钝、记忆力差,甚至胡言乱语、昏迷等。

(3) 脑主记忆:是指脑具有记忆事物的功能。《本草备要·辛夷》云:“吾乡金正希先生尝语余曰:人之记忆,皆在脑中。小儿善忘者,脑未满也;老人健忘者,脑渐空也。凡人外见一物,必有一形影留于脑中。”王清任《医林改错·脑髓说》云:“灵机记性不在心在脑,……所以小儿无记性者,脑髓未满。高年无记性者,脑髓渐空。”脑主记忆之功能是通过髓实现的,髓海充足与否决定着记忆功能的强弱,髓海充足则记忆牢固,不足则反之。而且记忆功能自无到有,自弱到强,随着年龄增长到一定范围后又逐渐减弱。“肾藏精、生髓”,故记忆功能多归属于肾。若肾精不足导致的记忆功能差,多用补肾益精的方法治疗。

(4) 脑主任物、司明辨:是指脑具有接受外界事物加以辨别、区分而作出反应的能力。脑可通过五官来认识事物,通过目之视、鼻之嗅、耳之闻、口之味把一些表面的、具体的、片面的现象反映于脑,由脑接受并加以综合、分析,作出反应。五官接受客观事物的刺激而产生的感觉,属于人类认识客观事物的初级阶段,即感性认识阶段。认识过程的感知活动,包括感觉和知觉两部分。感觉是认识的开端,而知觉则是感觉的深化,即对事物整体关系的认识。人体最敏感的感知器官是耳、目、口、鼻等,《医学原始》亦云:“五官居身上,为知觉之具。耳、目、口、鼻聚于首,最显最高,便于接物,耳、目、口、鼻之所导入,最近于脑,必先以脑受其象而觉之、而寄之、而存之也。”“觉之”“寄之”“存之”就是人在正常状态下,通过耳、目、口、鼻接受外界刺激反映于脑,产生知觉并作出相应的反应。

（5）脑主意念：是指脑具有主想象之功能。《素问·刺法论篇》曰："气出于脑，即脑室，先想心如日；……先想青气自肝而出，……次想白气自肺而出，……次想赤气自心而出，……次想黑气自肾而出，……次想黄气自脾而出，……以想头上如北斗煌煌，然后可入于疫室。气出于脑，即不邪干。"文中"气出于脑""想心如日"等，就说明了脑具有生意念、主想象之功能。心理疗法（气功疗法、瑜伽、催眠术等）既可养身保健，又可治疗疾病，无不与脑主意念有关。

（6）脑主运动：《医学原始》中说："脑颇居百体之首，为五官四司所赖，以摄百肢，为运动知觉之德。"这些论述均强调了脑主司运动。运动是由大脑接受外界刺激（任物），产生知觉，通过综合分析而得到的结果。运动功能正常与否，由髓海决定，而"脑为髓之海"。《灵枢·海论》云："髓海有余，则轻劲多力，自过其度；髓海不足，则脑转耳鸣，胫酸眩冒，目无所见，懈怠安卧。"《医学衷中参西录》中云："人之脑髓空者，……甚或猝然昏厥，知觉运动俱废，因脑髓之质，原为神经之本源也。"王清任指出脑病时"气亏得半身不遂"，大脑发育不全的儿童（中医学称之为五迟）就是髓海不足所致。《医林改错·脑髓说》中又说："脑渐生，……舌能言一二字，……目有灵动。"这说明脑亦司舌、目的运动。

（7）脑主五志：人类的情志活动是机体对外界刺激或既往刺激作出的相应反应和调节。"五志"是指喜、怒、忧、思、恐五种情志。《素问·天元正纪大论》云："天有五行御五位，以生寒暑燥湿风，人有五藏化五气，以生喜怒思忧恐。"其一，脑乃一身之最高主宰，具有藏神、主神明、总统众神之功，故脑可统五志。只有脑主五志正常，五脏才能顺应安和而有正常化生。反之，太过或不及都可导致脑病和五脏六腑不和的病变。其二，五志不仅与精神活动有着密不可分的关系，而且又属于精神活动的一个重要组成部分。二者的关系是：情动于外而神舍于内，情志的变化依赖于神志的运握。这里的神志是指脑所藏之神，即元神而言。二者在生理上互为寄托，由元神所主。神气有余，内舍职守，则言语洪亮，听视清晰，嗅觉灵敏，行动敏捷，哀愁因事而至，随事而消。在病理上常可互为因果，五志伤常是病变的因素，元神伤是病变的结果。

（8）脑主调节：是指脑具有自身调节和调节机体全身两方面的作用。在正常生理状态下，昼则精明，夜则安眠，调节自身的劳动与休息，并且能调节整个机体的精神状态及脏腑功能活动，以维持自身的生理平衡。

5. 脑与其他脏腑及经络的关系　脑之功能对人体是整体的，对外界是统一的，脑与其他脏腑、经络在生理、病理诸方面是密切相关的。脑藏神，为人体之最高主宰。因此，脑对其他脏腑、经络具有主宰作用，但脑必须依靠五脏六腑、经络、气血等功能活动的配合协调获得五脏、六腑化生的精、气、血、津液的濡养、温煦、推动，方能保证脑的生理功能正常，从而进行各种生理活动。若脑对其他脏腑、经络失去主宰作用，机体的完整性便遭到破坏，其他脏腑、经络、气血之功能失调，诸症悉具，重则危及生命。脑另立为脏，与原来的五脏相合，则为六脏。六脏与六腑相配，则脑与三焦相表里。脑的功能至广至贵，为它脏之主宰，三焦所辖涉及胸、腹诸器官，与水谷、气血津液等生命活动的基本物质之代谢有关，亦至为重要，故二者正好相配。与现代神经解剖脑与内脏植物神经功能也是十分吻合的。

6. 脑与气血津液运行的关系　《灵枢·邪气藏府病形》："三百六十五络，其血气皆上于面而走空窍，其精阳气上走于目而为睛，其别于耳而为听，其宗气上出于鼻而为臭，其浊气出于胃，走唇舌而为味"。提示气血通过十二经脉、奇经八脉和大小络脉的传注，皆上达于头面部，分别灌注于各个孔窍中，发挥濡养脑髓与孔窍的作用。脑则通过经络的传导作用发挥其主视、听、嗅、味等感觉功能。故气血不足，气血痹阻或逆乱，都可以导致脑功能失常，出现精神活动、感觉、运动功能等障碍。

综上所述，中医对脑的认识同现代医学对脑及神经系统的认识一样重要，中医对脑功能的认识包含了现代解剖中整个神经系统（中枢神经、周围神经、自主神经）的功能，尤其是本文涉及的由中枢神经损伤致瘫的疾病认识。

二、中医学对瘫痪的认识

整体观念和辨证施治是中医学的特点。在中医涉及瘫痪之证的描述有：中风、痿证、五迟、五软等，结合现代中枢神经损伤所致瘫痪最主要的疾病脑卒中（偏瘫）、脊髓损伤（截瘫、四肢瘫）、脑瘫，中医从古至今均有系统的认识。

（一）中医学对脑卒中瘫痪的认识

1. 中医记载　在2 000年前的《黄帝内经》《金匮要略》就有“卒中”“中风”“偏枯”的记载。《素问玄机原病式·火类》曰：“多因喜怒思悲恐之五志有所过而卒中者。”《金匮要略》曰：“夫风之为病，当半身不遂，……脉微而数，中风使然。”古代文字记载，病名都同于现代。病因、病理上传统医学受科学技术的限制，只能从宏观上认识。如《灵枢·刺节真邪篇》云：“虚邪偏客于身半，其入深，内居营卫，营卫稍衰，则真气去，邪气独留，发为偏枯。”此处的“虚邪，邪气”与“血栓”“脑出血”，“营卫”与脑血管功能的变化极其相似。《金匮要略·中风历节病脉症并治第五》“夫风之为病，当半身不遂。”“贼邪不泄，或左或右；邪气反缓，正气即急，正气引邪，蜗噼不遂。邪在于络，肌肤不仁；邪在于经；即重不胜；邪入于腑，即不识人；邪入于脏，舌即难言，口吐涎”。是对“中风”病症状及发病机制的详细描述。《素问·通评虚实论篇》云：“扑击、偏枯……肥贵人，则膏粱之疾也。”此正同于高血压、高血脂、血管粥样硬化是患病的内因一样。中医在重视内因的同时也重视外因（季节）、情志致病。《素问·玉机真脏论篇》云：“春脉如弦……其气来实而强，此谓太过。”春季多发“脑卒中”病。《素问生气通天论篇》云：“阳气者，大怒则形气绝，气菀于上，使人薄厥。”在病因、病理上，2 000年前中医已注重从医学心理、生物、社会因素对“脑卒中”的发病进行阐述。

2. 中药治疗　隋唐以前，多“正虚邪中，外风立论”，治多先“开泄表闭、祛风通络”，后“补益气血”调理脏腑经络。《金匮要略·古今验录》记载用续命汤“治中风痱，身不能自收，口不能言，冒昧不知痛处，或拘急不得转侧”。金元而后，多为“本气自病”。刘河间的“地黄饮子”有滋补肾阴、温补肾阳、化痰开窍之功，善治“舌蹇不能言，足废不能行，名曰风痱”。朱丹溪提出：“左以四物汤加桃仁、红花、竹沥、姜汁，右以二陈汤、四君子汤加竹沥、姜汁”，与气血运行的“左升右降”，“肝藏血，主疏泄”，“肺主气，主敛降”理论有密切的关系。明·张景岳的《景岳全书》认为“凡非风口眼㖞斜，半身不遂及四肢无力，掉摇拘挛之属，皆筋骨之病也。故治此者，只当养血以除燥，则真阴复而假风自散矣，若用风药则风能胜湿，血必燥矣，大非宜也；筋缓者当责其无气。筋急者当责其无血”，提示脑卒中后遗症半身不遂的患者有“拘挛型”和“软瘫型”，“阴”“血”不足，筋脉失养，和“阳”“气”亏虚，筋脉失于温煦有关。前者予“三阴煎”，后者予“五福饮，四君子汤、十全大补汤”。清·王清任的《医林改错》认为“气虚血瘀”是中风病机，提出用“补阳还五汤”进行治疗，其中黄芪120g大补元气，辅以川芎、当归、赤芍药、桃仁、红花活血化瘀，地龙通经活络。

3. 针灸方面　《黄帝明堂灸经·正人形第四》：“黄帝问岐伯曰：凡人中风，半身不遂，如何灸之？”岐伯答曰：“凡人未中风时，一两月前，或三五个月前，非时，足胫上忽发酸重顽痹，良久方解，此乃将中风之候也。便须急灸三里穴与绝骨穴，四处各三壮。”“凡人不信此法，或饮食不节，酒色过度，忽中此风，言语謇涩，半身不遂，宜于七处一齐下火，各灸三壮。如风在左灸右，在右灸左。一、百会穴。二、耳前发际。三、肩井穴。四、风市穴。五、足三里穴。六、绝骨穴。七、曲池穴。上七穴，神效极多，不能具录，依法灸之，万无一失也。”《千金翼》中风论：“圣人以为风是百病之长，深为可忧，故避风如避矢。至于火艾，特有奇能，虽曰针汤散，皆所不及，灸为其最要！”“其灸法先灸百会，次灸风池，次灸大椎，次灸肩井，次灸曲池，次灸间使，各三壮；次灸三里五壮。其炷如苍耳子大，必须大实作之。其艾又须大熟，从此以后，日别灸之，至随年壮止。凡人稍觉心神不快，即须灸此诸穴各三壮，不得轻之。苟度朝夕，以致殒毙，诫之哉！诫之哉！”又论曰：“学者凡将欲疗病，先须灸前诸穴，莫问风与不风，皆先灸之。此之一法，医之大术，宜深体之，要中之要，无过此术……夫卒死者，风入五脏，为生平风发，强忍，怕痛不灸，忽然卒死，谓是何病？所以皆必灸之，是大要也！”。明代罗天益《卫生宝鉴》：“半身不遂……刺十一井穴，接其经络不通，又灸肩井、曲池”，并提出“大接经从阴引阳，治中风偏枯”。

4. 熨法　《四圣心源》“风家肢节挛缩，莫妙于熨法，右半偏枯，用黄芪、生姜、附子；左半偏枯，用首乌、茯苓、桂枝、附子研末布包，热熨病处关节。药气透彻，则寒湿消散，筋脉和柔，卷曲自松。药用布巾缚住，外以火炉温之，三四次后气味稍减，另易新者，久而经络温畅，发出臭汗一身，气息非常，腔粘如饴，则肢体活软，屈伸如意矣”。本方法对中风后遗症期肢体痉挛、挛缩的主要外治法提供了很好的思路。

（二）中医学对脊髓损伤合并截瘫、四肢瘫的认识

中医古典医籍中无外伤性脊髓损伤这一病名，脊髓损伤所致临床表现应属于中医之“瘫证”“痿证”“痿痹”“体惰”的范畴。脊髓损伤的最早记载见于《灵枢·寒热病》“若有所堕坠，四肢懈惰不收，名曰体惰”。

《内经》以后，症状描述比较完整的最早记载见于明代赵献可的《医贯》："有一等人，身半以上俱无恙如平人，身半以下，软弱麻痹，小便或涩或自遗"。脊髓位于身体的背后居中，为督脉经所统，与脑相通。《难经·二十八难》记载："督脉者，起于下极之俞，上至风府，人属于脑"。手足三阳经均与督脉相会，督脉对全身阳经脉气有统率、督促的作用，因此中医学中有督脉"总督诸阳"和督脉为"阳脉之海"的说法。《素问·骨空论》中又说"督脉者，贯脊属肾"。因此，督脉的功能正常与否，可以影响肾阳的盛衰。故中医对脊髓损伤的主要病机是督脉损伤，肾阳不足。

脊髓损伤急性期为"督脉受损，瘀血阻络"，以实证居多，伤处脊背局部肿痛或刺痛，痛处固定不移，颈段脊髓损伤者呈现四肢瘫痪，胸腰段脊髓损伤者双下肢瘫痪。缓解期与后遗症期为"督脉受损，肾阳不足"，虚证尤多，四肢或双下肢筋脉弛缓，痿弱不用，患肢发凉，痛痒不知；或"阳损及阴，虚风内动"的虚实夹杂证，四肢或双下肢筋脉拘急，抽搐而不用，遇寒加重，形寒肢冷，肢体痛痒不知或自觉肢体疼痛。急性期的治法为活血化瘀、疏通督脉。缓解或后遗症期的治法为宜疏通督脉、温补肾阳。虚实夹杂证的治法为活血通督，温阳敛阴，柔肝、祛风解痉。

（三）中医学对脑瘫的认识

中医虽无脑瘫之名，但有关本病的有关记载不少。《诸病源候论·四五岁不能语候》曰："由在胎之时，其为卒有惊怖，内动于儿脏。"《医林改错·论小儿半身不遂》云："手足痉挛周身如泥塑，皆是气不达四肢"。

中医认为脑瘫多因父母精血亏虚，而致胎元不足，胎失所养；或孕期时母体劳累、营养不良；宫内感染、窒息、早产、多胎等因素致使胎儿在母体内未能得到充足的气血营养；产时颅内出血、缺血、缺氧等因素而致痰瘀阻滞经络，筋脉失养，窍道不通，气血不能输布于脑和四肢。肾气亏损，则筋骨痿弱，发育迟缓；脾虚气弱，气血运行无力，脑失所养，中州之气不足，则不能营养四肢，四肢痿软；胎中受惊或产时受风等，引动肝风或脾气虚弱，导致肝木亢盛，造成四肢筋脉拘挛，瘫痪失用。所以因先天禀赋不足或后天失养，发生"五迟""五软""五硬""痿证""拘挛"等病。今人认为：小儿脑瘫由先天禀赋不足，后天护养失宜，导致肝强脾弱，发病机制是由于肝气旺盛，脾气虚弱，肝气恃强凌弱，脾土功能更弱而致气血生化乏源，加重肝贮藏和调节血量功能失常，或是由于脾虚不能抑制肝木，导致肝气相对亢盛，筋脉和肌肉失去血液濡养而致筋骨拘挛致瘫。

（张鹰　李泰标）

第二节　瘫痪中药治疗

中药治疗是中医传统康复治疗的重要组成部分。中药对各种疾病的防治也是由来已久，深入人心。从防病到已蔚然成风的中药药膳，从治病的辨证组方到经典的中成药甚至是中药针剂，无不体现出中药对人类健康的重要作用。

一、脑卒中的中药治疗

（一）脑卒中预防性的中药治疗

《素问·四季调神大论》"是故圣人不治已病治未病，不治已乱治未乱，此之谓也"；《难经·七十七难》"所谓治未病者，见肝之病，则知肝当传之与脾，故先当实其脾气，无令得肝之邪，故曰治未病焉"。治未病是中医几千年防病治病的核心理论之一，包含了"未病先防、既病防变、瘥后防复"。脑卒中预防性治疗包括脑卒中前的预防和卒中后并发症的防治(一级预防)，脑卒中复发的预防(二级预防)两个方面。

1. 一级预防　短暂的，或一过性的肢体乏力、麻木、口眼㖞斜、眩晕等症状，称为中风先兆，历代中医文献对中风先兆包含"微风""中风之渐""小卒中""中风先期"等概念。唐宋之前，中风先兆和中风多从"外风"立论，"正虚邪袭"为其病机，治多"先开其闭，后补益气血"，方选"大续命汤""小续命汤""续命煮散"。金元时期，朱丹溪谓"眩晕者，中风之渐也"。临床发现，脑梗死和脑出血患者在发病前往往有导致眩晕发作的椎动脉型颈椎病和后循环缺血。刘河间："凡人如觉大拇指及次指麻木不仁或手足不用者，或肌肉蠕动者，三年之内必有大风之至"，"故中风者，非外来风邪，乃本气自病也，凡人年逾四旬，气衰者多有此疾，壮岁之时无有也，肥盛者间有之，亦形盛气衰"，揭示：40 岁以上年龄，体型肥胖、过于安逸或劳心劳力劳神、嗜食膏粱厚味、五志过极化火成为中风或中风先兆的高危因素。

自《黄帝内经》以来，历代医家认为，中风先兆以“气血不足，肝肾亏虚为本”，“风”“火”“痰”“淤”为标，脏腑阴阳失调、气血逆乱为主要病理机制，肢体麻木不仁或手足不用、肌肉蠕动为主要临床特征，提出“滋补肝肾、益肾填精，益气活血、化痰息风”之法，而“调气祛痰化瘀”尤为关键，方选天麻钩藤饮、镇肝熄风汤平肝息风；半夏白术天麻汤合桃红四物汤息风豁痰，活血通经；补阳还五汤益气活血、化瘀通络；杞菊地黄丸育阴息风，虎潜丸益肾填精、摄纳元气。

2. 二级预防（避免中风病后复发）　“若风病即愈，而根未能悬拔，隔一二年或数年必再发，发则必加重，或至丧命，故平时宜预防治之，第一防暴怒郁结，调气血，养精神，又常服药以维持之，庶平可安。”“根未能悬拔”可以理解为病根未除，即高血压病、糖尿病、高脂血症、心脏疾病、肥胖、吸烟与酗酒等危险因素未除，所以，积极控制危险因素何其重要。清・王清任“三年之内必有大风之至”，但“因不痛、不痒、无寒无热，无碍饮食起居，人最易疏忽”，主张做好中风病预防工作。

此外当做好中医调护，慎起居、节饮食、远房帷、调情志，适当运动，控制血压、血糖、血脂，保持正常睡眠和二便通畅。

（二）急性期中经络的中药治疗

1. 络脉空虚，风邪入中

［症状］　肌肤不仁、手足麻木、突然口眼㖞斜、言语不利、口角流涎，甚则半身不遂。或兼见恶寒、发热、肢体拘急、关节酸痛。舌苔薄白，脉浮紧。

［证候分析］　正气不足，气血衰弱，故肌肤不仁，手足麻木。正气不足，脉络空虚，卫外不固，风邪得以乘虚入中经络，痹阻气血，故口眼㖞斜，语言不利，口角流涎，甚则半身不遂。风邪外袭，营卫不和，正邪相争，故恶寒，发热，肢体拘急，关节酸痛，苔薄白，脉浮数。

一般来说，中络者，病邪较浅，主要症状为口眼㖞斜，口角流涎，语言不利。若经络皆受邪者，病情较重，可出现半身不遂。

［治法］　祛风、养血、通络。

［方药］　大秦艽汤加减。方中秦艽、羌活、防风、白芷、细辛解表祛风；地黄、当归、川芎、赤芍养血行血，即取“血行风自灭”之意；白术、茯苓健脾祛湿。无内热者可去生石膏、黄芩，加白附子、全蝎祛风、通经络。若有风热表证者，可去羌活、防风、当归等辛温之品，加桑叶、菊花、薄荷以疏风清热。若呕逆痰、苔腻脉滑，可去地黄，加半夏、南星、橘红、茯苓等以祛痰燥湿。若手足麻木、肌肤不仁加指迷茯苓丸以通利经络。年老体衰者，加黄芪以益气扶正。

2. 肝肾阴虚，风阳上扰

［症状］　平素头晕头痛，耳鸣目眩，少寐多梦，突然发生口眼㖞斜，舌强语謇，或手足重滞，甚则半身不遂等症。舌质红或苔腻，脉弦细数或弦滑。

［证候分析］　肾阴素亏，肝阳上亢，故平时头晕头痛，耳鸣目眩。肾阴不足，心肾不交，则少寐多梦。风阳内动，挟痰走窜经络，脉络不畅，故突然口眼㖞斜，舌强语謇，半身不遂。脉弦主肝风。弦细而数，舌质红系肝肾阴虚而生内热。若苔腻，脉滑是兼有湿痰。

［治法］　滋阴潜阳，息风通络。

［方药］　镇肝熄风汤加减。方中白芍、玄参、天冬滋阴柔肝息风；龙骨、牡蛎、龟板、代赭石镇肝潜阳；重用牛膝引血下行；加天麻、钩藤、菊花以增强平肝息风之力。痰热较重者，加胆星、竹沥、川贝母以清化痰热。心中烦热者，加栀子、黄芩以清热除烦，头痛较重者，加羚羊角、石决明、夏枯草以清息风阳。失眠多梦者，加珍珠母、龙齿、夜交藤、茯神以镇静安神。

（三）急性期中腑脏的中药治疗

中脏腑的主要表现：突然昏倒，不省人事。根据正邪情况有闭证和脱证的区别。闭证以邪实内闭为主，属实证，急宜祛邪。脱证以阳气欲脱为主，属虚证，急宜扶正。闭证、脱证均为危重重证，治法不同，必须分辨清楚，以便正确进行临床救治。

1. 闭证　闭证的主要症状：突然昏仆，不省人事，牙关紧闭，口噤不开，两手握固，大小便闭，肢体强痉。

根据有无热象,又有阳闭和阴闭之分。

(1) 阳闭

[症状] 除上述闭证的症状外,还有面赤身热,气粗口臭,躁扰不宁,苔黄腻,脉弦滑而数。

[证候分析] 肝阳暴张,阳升风动,气血上逆,挟痰火上蒙清窍,故突然昏仆,不省人事。即《素问·调经论篇》所说:"血之与气,并走于上,则为大厥"。风火痰热之邪,内闭经络,故见面赤、身热、口噤、手握、气粗、口臭、便闭,苔黄腻,脉弦滑数等。

[治法] 清肝息风,辛凉开窍。

[方药] 先灌服(或用鼻饲法)局方至宝丹或安宫牛黄丸以辛凉透窍;并用羚羊角汤加减以清肝息风,育阴潜阳。方中羚羊角为清肝息风主药,配菊花、夏枯草、蝉衣,使火降风息,则气血下归;龟板、白芍、石决明育阴潜阳;丹皮、生熟地凉血清热。如有抽搐,可加全蝎、蜈蚣、僵蚕。痰多者,可加竹沥、天竺黄、胆南星。如痰多昏睡者,可加郁金、菖蒲以加强豁痰透窍之力。

(2) 阴闭

[症状] 除上述闭证的症状外,还有面白唇暗,静卧不烦,四肢不温,痰涎壅盛,苔白腻,滑缓。

[证候分析] 痰湿偏盛,风挟痰湿,上蒙清窍,内闭经络,故突然昏仆,不省人事,口噤不开,两手握固,肢体强痉等症。痰湿属阴,故静卧不烦,痰湿阻滞阳气,不得温煦,故四肢不温,面白唇暗。苔白腻,脉沉滑缓等均为湿痰内盛之象。

[治法] 豁痰息风,辛温开窍。

[方药] 急用苏合香丸温开水化开灌服(或用鼻饲法)以温开透窍,并用涤痰煎服。方中以半夏、橘红、茯苓、竹茹燥湿化痰;菖蒲、胆南星开窍豁痰;枳实降气以利风痰下行。可加天麻、钩藤以平肝息风。

治疗闭证,可同时配合针疗法,收效更快。

2. 脱证

[症状] 突然昏仆,不省人事,目合口张,鼻鼾息微,手撒肢冷,汗多,大小便自遗,肢体软瘫,舌痿,脉细弱或脉微欲绝。

[证候分析] 阳浮于上,阴竭于下,阴阳有离决之势,正气虚脱,心神颓败,故见突然昏仆,不省人事,目合、口张、鼻鼾、手撒、舌痿、大小便失禁等五脏败绝的危症。呼吸低微,多汗不止,四肢厥冷,脉细弱而微等均是阴精欲绝,阳气暴脱之征。

[治法] 益气回阳,救阴固脱。

[方药] 立即用大剂参附汤合生脉散。方中以人参、麦冬、五味子大补气阴,附子回阳救逆。如汗多不止者,可加黄芪、龙骨、牡蛎、山萸肉以敛汗固脱。

中风昏倒,不省人事,首先要辨清闭证与脱证。临床以闭证较多见,脱证较少见。但是,闭证与脱证可互相转化,又可同时并见。闭证治疗不及时或误治,或正不胜邪,可转为脱证。脱证经过治疗,正气渐复,症状逐渐消失,亦可有好转之机。所以,在闭脱转化的过程中,往往出现闭、脱二证互见的证候。因而在治疗时要随时掌握标本缓急和扶正祛邪的原则。

一般情况下,闭证以开闭祛邪、治标为主;脱证以固脱扶正、治本为主。闭脱互见者,要权衡主次,标本兼顾。闭证如出现脱证症状,是病情转重的趋势,在祛邪的同时,应注意扶正。

(四) 恢复期或后遗症期的中药治疗

中风经过救治,神志清醒后,多留有后遗症,如半身不遂、言语不利、口眼㖞斜等。要抓紧时机,积极治疗。同时配合针灸、推拿按摩等综合疗法,并适当活动锻炼,以提高疗效。

1. 半身不遂

(1) 气虚血滞,脉络瘀阻:由于气虚不能运血,气不能行,血不能荣,气血瘀滞,脉络痹阻,而致肢体痿废不能用。在症状上除半身不遂,肢软无力外,并常伴有患侧手足浮肿,语言謇涩,口眼㖞斜,面色萎黄,或暗淡无华,苔薄白,舌淡紫,或舌体不正,脉细涩无力等。治宜补气活血、通经活络。方用补阳还五汤加味。该方重用黄芪补气,桃仁、红花、当归、赤芍、地龙养血活血化瘀。加全蝎、乌梢蛇、川牛膝、桑枝、地鳖虫、续断等以增强通经活络之力。如小便失禁者,可加桑螵蛸、山萸肉、肉桂、益智仁、五味子等补肾收涩之品。如下肢瘫软无力甚者加桑寄生、鹿筋等补肾壮筋之品。如上肢偏废者，加桂枝以通络。如患侧手足肿甚者，可加茯苓、泽泻、薏苡仁、防己等淡渗利湿。如兼见语言不利者，加郁金、菖蒲、远志以祛痰利；口眼㖞斜者，加白附子、全蝎、僵蚕等以祛风通络；如肢体麻木者，加陈皮、半夏、茯苓、胆南以理气燥湿而祛风痰；大便秘结者，加火麻仁、郁李仁、肉苁蓉等润汤通便。

（2）肝阳上亢，脉络瘀阻：肝阳上亢，火升风动，气血并逆于上，络破血溢，经脉阻塞，而致半身不遂。患侧僵硬拘挛，兼见头痛头晕，面赤耳鸣，舌红绛，苔薄黄，脉弦硬有力，治宜平肝潜阳、息风通络。方用镇肝熄风汤或天麻钩藤饮加减。

2. 语言不利

（1）风痰阻络：风痰上阻，经络失和，故舌强语謇、肢体麻木，脉弦滑。治宜祛风除痰、宣窍通络。方用解语丹。方中天麻、全蝎、胆南星、白附子等以平肝息风祛痰；远志、菖蒲、木香等以宣窍行气通络；羌活祛风。

（2）肾虚精亏：肾虚精气不能上承，故音喑失语，心悸、气短及腰膝酸软。治宜滋阴补肾利窍。方用地黄饮子去肉桂、附子，加杏仁、桔梗、木蝴蝶开音利窍。

（3）肝阳上亢，痰邪阻窍：可予天麻钩藤饮或镇肝熄风汤加石菖蒲、远志、胆南星、天竺黄、全蝎以平肝潜阳、化痰开窍。

3. 口眼㖞斜　多由风痰阻于络道所致，治宜祛风、除痰、通络，方用牵正散。方中白附子祛风、化痰、通络；僵蚕、全蝎息风、化痰、镇痉。本方用散剂吞服较用汤剂疗效为佳。口眼瞤动者加天麻、钩藤、石决明以平肝息风。

（五）脑卒中后遗症期中药外治疗法

1. 中药气雾疗法　是一种传统医学（中医）和现代科学技术相结合，把中药成分通过器械以气雾形式透入皮肤，进入肌体内治疗伤病的治疗方法。经验组方如下：

（1）中风肢体肿胀方

功效：活血祛瘀，消肿通络。组方：红花、当归、鸡血藤、桑枝、土鳖虫、防己。

（2）中风肢体软瘫方

功效：温经通络，活血强筋。组方：桂枝、当归、鸡血藤、续断、怀牛膝、杜仲、透骨草。

（3）中风肢体硬瘫方

功效：舒筋活络，活血解痉。组方：鸡血藤、透骨草、白芍、威灵仙、木瓜、地龙、川芎、伸筋草。

（4）中风肢体疼痛方

功效：活血通经，消肿止痛。组方：鸡血藤、川乌、草乌、白芍、威灵仙、秦艽、鳖虫。

综观以上中药气疗诸方，多为活血通络、消肿舒筋之剂，此类药性多温燥。如若口服，久之定耗津伤胃。气疗之法避免了口服中药的副作用，又达到了预期的疗效，是一种新兴中药疗法。

2. 烫熨疗法　《四圣心源》“风家肢节挛缩，莫妙于熨法，右半偏枯，用黄芪、生姜、附子；左半偏枯，用首乌、茯苓、桂枝、附子研末布包，热熨病处关节。药气透彻，则寒湿消散，筋脉和柔，卷曲自松。药用布巾缚住，外以火炉温之，三四次后气味稍减，另易新者，久而经络温畅，发出臭汗一身，气息非常，胶粘如饴，则肢体活软，屈伸如意矣”。本方法对中风恢复期、后遗症期肌肉痉挛，肌腱挛缩、关节僵硬的主要外治方法提供了很好的思路。

二、外伤性脊髓损伤的中药治疗

（一）临床分型

根据发病时间的长短和临床表现，分三型诊治。

1. 督脉受损，瘀血阻络（实证）

［辨证要点］　伤处脊背局部肿痛或刺痛，痛处固定不移，颈段脊髓损伤者呈现四肢瘫痪，胸腰段脊髓损伤者双下肢瘫痪。瘫痪肢体感觉完全或不完全消失，筋缓不收，不能活动。大便秘结，小便潴留，常伴腹胀纳差，心烦少寐，舌有瘀斑瘀点，脉沉涩。

［治法］　活血化瘀，疏通督脉。

［方药］　通督化瘀汤：当归、赤芍、桃仁、红花各30g，三七粉3g，延胡索、大黄、续断、川牛膝各15g，炮附子10g。方中当归、赤芍、桃仁、红花活血化瘀，三七、大黄祛瘀生新，续断、川牛膝补肾强筋，附子温阳以助疏通督脉。如有肝郁见证者，可加柴胡10g、郁金10g、石菖蒲10g以疏肝解郁。

2. 督脉受损，肾阳不足（虚证）

［辨证要点］　四肢或双下肢筋脉弛缓，痿弱不用，患肢发凉，痛痒不知。大便秘结，小便失禁或潴留，兼见面白畏寒，舌淡苔白，脉沉迟。多见于软瘫。

［治法］　疏通督脉，温补肾阳。

［方药］　软瘫康：鹿茸15g、鹿角30g、干熟地80g、生熟地20g、川牛膝25g、杜仲30g、山萸肉25g、炮附子20g、肉苁蓉20g、枸杞子30g、鸡血藤25g、酒当归30g、炙地龙15g、五味子15g，共为末，炼蜜为丸，麝香5g为衣，每丸10g，每次1丸，温开水服下，每天2~3次。方中鹿茸、鹿角、附子、肉苁蓉、麝香温补元阳，山萸肉、生熟地、枸杞、五味子补肾敛阴填精以助肾阳，鸡血藤、当归、地龙、川牛膝活血通督。

3. 阳损及阴，虚风内动（虚实夹杂）

［辨证要点］　四肢或双下肢筋脉拘急，抽搐而不用，遇寒加重，形寒肢冷，肢体痛痒不知或自觉肢体疼痛，小便潴留。舌淡苔白或有瘀斑，脉沉紧。多见于硬瘫。

［治法］　活血通督，温阳敛阴，柔肝、祛风解痉。

［方药］　硬瘫康：鹿茸15g、鹿角20g、杜仲20g、山萸肉20g、干熟地20g、生熟地20g、乳香10g、没药10g、五灵脂15g、酒当归20g、炮川乌10g、炙马钱子0.4g、白附子9g、全蝎2条、乌蛇肉10g、白芍60g、鸡血藤15g共为末，炼蜜为丸，麝香5g为衣，每丸9g，每次1丸，温开水服下，每天2~3次。方中鹿茸、鹿角、杜仲、山萸肉、生熟地、麝香温补肾阳，五灵脂、炮川乌、炙马钱子、白附子、全蝎、乌蛇肉祛风通络解痉，白芍、鸡血藤、当归养血敛阴、柔肝解痉。

由于脊髓损伤病程长，除以上典型三型外，临床多有变证，应根据具体病情辨证论治。

（二）其他方法

1. 中药偏方　适量草乌头、川乌头、乳香、没药等药研成粉末，再把适量的生乌豆、斑蝥一同放锅里面煮，煮熟之后把它们用醋和面调成丸子。每次10粒，每天3次，温酒送服。或者用把适量的旋覆花洗干净，焙干，研成细末状，再加炼蜜来制成丸状。5粒/每次，每天2次，茶水送服。

2. 中成药

（1）虎潜丸功用与主治：滋补肝肾，强筋健骨。用于肝肾不足证。用法与用量：每次6g，每天2次，淡盐汤送下。

（2）三妙丸功用与主治：燥湿清热。用于湿热下注所致的下肢痿弱无力，沉重或肢体痿废。用法与用量：每次6~9g，每天2~3次。孕妇慎用。

（3）木瓜丸功用与主治：祛风散寒，活络止痛。用于风寒湿痹所致的四肢麻木，周身肌肉疼痛，腰膝无力以及步履艰难等。用法与用量：每次5g，每天2次。孕妇禁用。

（4）河车大造丸功能与主治：大补阴精气血，益肾补肺清热。用于虚损劳伤，筋骨痿软，咳嗽潮热，形体消瘦，腰膝酸软等症。用法与用量：水丸每次6g，蜜丸每次9g，每天2次。

（5）参苓白术丸功用与主治：补气健脾，和胃渗湿。主治脾胃虚弱所致的痿弱不用，食滞腹泻，脘腹胀满，少气无力，形体消瘦。用法用量：每次6~9g，每天2~3次。

3. 中药贴敷　适量的穿山甲、大川乌头、红海蛤等中药研磨成粉，加入适量的葱白汁制作成厚饼状贴敷双侧脚心并绑好，然后把双脚泡在热水里，汗出即可。

三、脑瘫的中药治疗

（一）常见脑瘫证型施治

1. 肾精不足型

［辨证要点］　多为重症脑瘫患者，属四肢瘫痪，瘦弱不用，发育迟缓，智力低下，囟门未闭，语音不清，抬头或坐立困难，苔白，脉微细。

［治法］　填精益髓，补肾健脑。

［方药］　左归丸加减。

"精不足者，补之以味"可加用鹿角胶、龟甲胶、紫河车粉、当归、炒杜仲、菟丝子。若脑髓不足者，可加大麦冬、玄参、冬虫夏草等以养阴津而补脑髓；若肾精不足累及肾阳亏损者，可加仙茅、淫羊藿、巴戟肉、肉苁蓉等。

2. 肝肾阴虚型

［辨证要点］　中度脑瘫患者，多为手足徐动型，下肢瘫痪，颈项牵强，手足徐动，足履不正，眼面牵掣，语言不利，舌红，脉细数。

［治法］　滋补肝肾，息风潜阳。

［方药］　大定风珠加减。

若见面红气粗者，加生石决明、钩藤、白蒺藜、生龙骨等以平肝降火；若抽搐、痉厥甚者，加羚羊角、全蝎、僵蚕等凉肝息风。

3. 脾气亏虚型

［辨证要点］　为重度脑瘫患者，属中医五软，精神倦怠，四肢瘫痪，少气懒言，哭声低微，或涎出不禁，舌常伸出，食少，腹胀，便溏，舌淡苔白，脉细弱。

［治法］　补脾益气。

［方药］　补中益气汤加减。

若食少便溏，加神曲、山楂、麦芽（均炒）、鸡内金；吐清涎者，加白蔻、砂仁、山药、半夏、茯苓。

4. 气血亏虚型

［辨证要点］　运动欠佳，伴智力不全，神情呆钝，不哭不闹，语言发音迟缓，面色欠华，舌淡苔薄，脉细弱无力。

［治法］　益气养血，健脑通窍。

［方药］　菖蒲丸加减。

5. 阴津亏耗型

［辨证要点］　四肢瘫痪，肌肉萎缩，口唇干裂，伴有低热，盗汗，舌质绛，苔光剥或如镜面，脉细。

［治法］　滋阴生津。

［方药］　增液汤加减。

如阴虚兼内热加用丹皮、玉竹、天花粉。若低热不退者，可加银柴胡、地骨皮、龟甲以退虚热；若阴津虚而动风者，可加炙甘草、白芍、生牡蛎、生鳖甲以敛阴息风；若见津耗液脱者，加生龙骨、生牡蛎以益气防脱。

6. 瘀阻脑络型

［辨证要点］　下肢瘫痪，智力减退，头发稀落，颜面头颅表面青筋暴露，四肢厥冷，舌质紫黯，脉细涩。

［治法］　活血化瘀，通窍醒脑。

［方药］　通窍活血汤加减。

若兼见喉间有痰者，可加全瓜蒌、白芥子、制南星、制半夏以降痰气；四肢清冷不温者，可加桂枝、桑枝、制川乌以温经通络；若关节畸形、四肢痉挛者，可加全蝎、地龙、乌梢蛇、穿山甲等以息风通络。

7. 痰湿内蒙型

［辨证要点］　四肢瘫痪，喉间痰鸣，时作癫痫或抽搐，伴有泛恶，纳呆，舌苔腻，脉滑。

［治法］　健脾化痰，息风醒脑。

［方药］　半夏白术天麻汤加减。

若痰湿盛者加胆星、炒枳实、姜竹茹、橘络、僵蚕、菖蒲；若痰火郁结，心烦不宁者，可加黄连、郁金、川贝母、炙远志、朱砂以开郁安神；癫痫者，可加生铁落、青礞石、生龙牡、全蝎等以镇惊豁痰息风；若脾胃气虚生湿者，可加人参、薏苡仁、砂仁、蔻仁以健脾化湿，醒悦脾胃。

（二）中药外治法对痉挛型脑瘫的治疗

1. 中药浴　中药浴洗剂是一种较为有效的用药方法，如今已经被临床广泛使用。中医领域认为，中药浴洗剂主要是通过全部或者是部分洗浴身体的方法治疗疾病，借助洗浴水温和洗浴药物的功效，使得患儿毛窍开放、进而起到疏通经络和调节气血的效果。现代中医领域认为，中药浴洗剂的方法不仅能够改善患儿的血容量和血流量，还能够改善患者肢体血管的弹性。研究表明，中药浴洗剂中所使用的药物离子透过皮肤，以及黏膜的扩散和吸收进入患儿身体，可避免刺激肝脏，增加部分病灶的药物有效度，直接作用于病灶位置；同时，刺激患儿局部血管的扩张和血液循环，进而达到改善新陈代谢和体内氧化的情况，提高全身功能和组织营养，进而达到有效治疗的积极目的。目前，中药浴洗剂的使用配方各不相同，通常包括：红花、当归、续断、黄芪、木瓜、伸筋藤、独活、川牛膝、桑枝、桂枝、葛根、狗脊等舒筋通络、活血化瘀药物。

2. 中药蜡疗 蜡疗是指利用加热溶解的石蜡作为温热介质，将热能传导至机体，达到治疗作用的方法。该疗法作为一种传统的物理疗法，已被应用到多种疾病的治疗中。石蜡敷于机体后，局部温度上升快、下降慢，一般60分钟内仍保持一定温度，这有利于热效应的充分发挥。此外，石蜡具有良好的可塑性及黏滞性，在冷却过程中产生对组织的压缩和轻微积压，促进温度向组织传递。蜡疗通过热效应可扩张毛细血管，加热皮温，促进血液循环而缓解肌紧张状态，降低肌张力。而中药蜡疗则在普通蜡疗的基础上配以中药酊剂或者中药制剂药粉，以期在蜡疗作用的基础上充分发挥中医药的疗效优势，达到缓解肌肉痉挛症状的目的。常见中药配方有艾叶、赤芍、红花、鸡血藤、透骨草、伸筋草、白芍、木瓜、熟地黄、白芍、桑枝、桂枝、防风等中药，艾叶、赤芍、红花、鸡血藤活血化瘀，通经活络；透骨草、伸筋草、白芍、木瓜柔筋散结，缓急解痉；熟地黄、白芍、桑枝、桂枝补虚养筋，通经止痛，舒筋活络；防风祛风解表，解痉止痛。诸药合用，共奏舒筋活络、温通散结、活血化瘀之效。

3. 中药熏蒸疗法 中药熏蒸疗法应用历史已有2 000多年。古典医书中称之为"溻渍"或"熏药"等。中药熏蒸是通过药物与热的有机结合来促进药物的吸收。当熏蒸过程中皮肤和黏膜充血时，毛孔扩大，中药通过毛孔扩张渗入皮肤，同时血液循环和抗痉挛的效果得到增强，肌肉紧张程度得到缓解。中药熏蒸主要以强筋壮骨、柔肝补肾、通经活络、行血去瘀为主，解痉方中伸筋草、透骨草、秦艽通经活络；丹参、桂枝、川芎止痉、活血；杜仲、桑寄生、牛膝强筋壮骨；白芍、木瓜、葛根柔肝补肾；桃仁、丹参、红花、鸡血藤行血去瘀；全蝎、地龙通络止痉；上药合用，可加快血液循环和新陈代谢，舒张血管，降低血液黏稠度和血压，提高肌肉营养，改善运动功能。

4. 中药气雾疗法对痉挛型脑瘫的治疗 痉挛型脑瘫占脑瘫患儿的60%~70%。由于过高的肌张力，阻碍小儿正常的运动发展，影响肢体关节的活动。解决痉挛型脑瘫患儿高肌张力一直是康复治疗中的一个难题。

运动、药物、手术的方法虽说都有一定疗效，但其局限性和副作用是众所周知的。近几年用中药通过气疗机治疗痉挛型脑瘫收到好的疗效。

(1) 中药气疗的现代治疗原理：中药气疗是一种热效应，能缓解关节僵直，肌肉痉挛，扩张血管，增强代谢。其中药现代药理研究有镇痛、镇静、扩张血管、抑制平滑肌、抗痉挛、抗炎、利尿、消肿之功。木瓜、丹参能提高缺氧损伤组织细胞抗氧化能力，丹参还有抑制免疫的作用。

(2) 中药气疗传统治疗原理：活血止痛、舒筋活络。

(3) 常用中药：丹参、木瓜、牛膝、桂枝、白芍、苍术、威灵仙、葛根等。中药形成热气，更易被组织吸收，长时间起到松弛肌肉、解除痉挛的作用。还可根据患儿病情辨证加减用药，达到整体治疗的目的。

（廖秋菊 李泰标）

第三节 瘫痪针灸治疗

一、瘫痪的针刺治疗

（一）针刺治疗瘫痪的作用

1. 传统针刺治疗瘫痪的作用 包括疏通经络气血、调整阴阳、扶正祛邪。

(1) 疏通经络气血：是指针刺有通过调理人体经络气血，使其发挥正常生理功能的作用。经络功能正常时，则“内属于脏腑，外络于肢节”“内溉脏腑，外濡腠理”，使得脏腑体表得以沟通，脏腑器官得以濡养。经络气血失调是疾病产生的重要病理机制，瘫痪之症是经络功能失常，气血运行受阻而出现的病理变化。临床可表现为偏瘫、截瘫、麻木、痿软无力、拘挛强直、肿胀、疼痛、二便障碍等症状。针刺治疗瘫痪，主要是通过经络、腧穴和针刺手法的作用，使经络通畅，气血运行正常，从而达到治疗疾病的目的。

(2) 调整阴阳：是指针刺可使机体从阴阳的失衡状态向平衡状态转化的过程，也是中医治疗的最终目的。中医认为“阴阳者，地之道也。”人体内阴阳处于相对平衡的“阴平阳秘”状态，人体才能健康。一旦“阴阳失调”出现阴阳偏盛、偏衰，机体就会产生疾病和功能异常。人体瘫痪症状的发生正是“阴阳失调”“阴胜则阳病，阳胜则阴病”的结果。针对这一主要病理变化，运用针刺方法调节阴阳的偏盛偏衰，可以使机体转归于“阴平阳秘”，从而恢复脏腑经络的正常功能。《素问·至真要大论》说：“谨察阴阳所在而调之，以平为期。”如中风在不同时期阴阳盛衰各有不同。同是中脏腑，都用开窍醒脑法，因证有“脱”“闭”之分，“闭证”开窍醒脑、荡涤痰浊、平肝息风；“脱证”开窍醒脑、回阳固脱。中风偏瘫是肢体“阴阳失衡”所致。《素问·阴阳应象大论》说：“故善用针者，从阴引阳，从阳引阴。”此论点正是中医针刺治瘫的经典治则。

(3) 扶正祛邪：是指针刺有扶助正气而祛除病邪的作用。疾病的发生、发展及其转归的过程，实质上是正邪相争的过程。正胜邪祛则病情缓解，正不胜邪则病情加重。瘫症同样如此。在脊髓损伤致截瘫患者和脑瘫患者中，由于长期瘫痪导致正气虚，抵抗力下降，极易受外邪侵袭患病（肺炎、感染等），反之使人体疲乏无力，使瘫症加重。《素问·通评虚实论》载：“邪气盛则实，精气夺则虚。”《素问·刺法论》说：“正气存内，邪不可干。”因此，扶正祛邪是疾病向良性方向转归的基本保证，也是针刺治瘫的基本原则。

2. 现代针刺治瘫作用　包括调节神经、改善血液循环、调节免疫的作用。

(1) 神经调节的作用：研究证明，针刺和电针能对大脑皮质的兴奋与抑制过程有明显的调节作用，针刺对机体各种感受器（肌梭、神经末梢、环层小体、骨膜神经等）的刺激，可引起该部肌肉兴奋，抑制相对应的痉挛肌，而协调动作。刺激器官对 α 运动神经元起抑制作用，使亢进的肌张力下降，同时还能使拮抗肌所受的抑制解除。脑病瘫痪患者由于中枢神经损伤失去对运动的控制，原始反射的释放造成肢体出现痉挛模式，针刺治疗可使痉挛肌抑制，拮抗肌兴奋，再结合运动训练使肢体随意运动得以恢复。

(2) 血液方面的改变：研究证明，针刺对脑血流、血流变学、血栓素 B_2、球结膜微循环和血脂等方面都有显著改变。观察发现，针刺与络刺放血能降低血液黏度、红细胞压积、纤维蛋白原、红细胞聚集、血小板聚集和黏附性，改善微循环，增加脑血流量及氧的供应等，促进脑组织及肢体功能的恢复。针刺哑门穴后全血还原黏度、血浆比黏度、红细胞电泳、红细胞压积、血沉等指标，均明显低于针前，说明针刺有通经活血，祛瘀生新的作用。这正是针刺治疗脑病瘫痪的现代医学理论依据。

(3) 免疫学的作用：针刺对细胞免疫和体液免疫都有促进或调整作用。针刺百会透曲鬓穴后，患者 T 辅助细胞明显升高，T 抑制细胞相对下降，使机体免疫力增强。当白细胞吞噬功能低下时，针刺可使其提高。当白细胞吞噬功能活跃状态时，针刺可使其下降。说明针刺能调节人体功能状态，也能增强瘫痪患者的机体抗病能力。

（二）脑卒中的体针疗法

1. 中脏腑　分闭证和脱证。

(1) 闭证

[辨证要点]　神志不清，昏迷嗜睡，半身不遂者为中脏腑。

阳闭　上证伴面赤身热，气粗口臭，躁扰不宁，大便闭结，苔黄腻，脉弦滑而数等。为肝阳上亢，气血上逆，属风热之证。治宜醒脑开窍，荡涤痰浊，清热息风。

处方 1

主穴　内关、人中、风府、气舍、十宣放血。

手法　内关施捻转提插泻法 1 分钟；人中向上深斜刺，用雀啄法反复提插，加强针感；十宣以三棱针点刺，挤压出血，每个穴位出 1~2ml 血液；风府直刺 2~2.5 寸，施行提插泻法。余均提插结合捻转，持续行针。

方义　取内关调神开窍，使心神复明；人中调节督脉；十宣放血通调十二经以开关通闭；风府通调督脉，振奋阳气，转复神机。

处方 2

主穴 人中、十宣、合谷、行间、曲池、丰隆等。

手法 人中向上深斜刺，反复提插，加强针感；余均提插结合捻转，持续行针。

阴闭 上证伴面白唇黯，静卧不烦，四肢不温，痰涎壅盛，苔白腻，脉沉滑。为湿痰挟风，上壅清窍，属风痰之证。治宜温宣开窍，化痰息风。

处方 人中、合谷、中脘、足三里、丰隆、太冲等。

手法 人中向上深斜刺，用雀啄法反复提插，加强针感；中脘平补平泻，出针后加艾灸，余穴用泻法留针并行针。

（2）脱证

［**辨证要点**］ 神志不清，面色苍白，瞳孔散大，手撒口开，二便失禁，气息短促。为正不胜邪，阴竭阳亡之证。治宜救阴回阳固脱。

处方 人中、神阙、关元、涌泉。

操作 先刺人中，用提插法，持续行针，以加强针感，下肢穴位用补法，神阙及关元用艾灸法。

随证加减 身热加大椎、曲池；便秘加支沟、足三里；舌謇不语加廉泉、哑门、通里；口噤不开加颊车、下关、合谷；痰多加天突、丰隆；吞咽困难加天突、照海；口眼㖞斜加地仓、牵正；虚汗不止加阴郄、后溪；小便失禁加中极、三阴交、水道。

2. 中经络

［**辨证要点**］ 半身不遂，言语不清，口角㖞斜而无意识障碍者为中经络。

偏瘫患肢的局部取穴 通过针刺偏瘫患肢的穴位，改善其运动、感觉等功能障碍。

上肢偏瘫处方 肩髃、臂臑、曲池、手三里、外关、内关、阳池、中渚、合谷、后溪等。

下肢偏瘫处方 环跳、风市、髀关、伏兔、血海、梁丘、足三里、阳陵泉、阴陵泉、丰隆、绝骨、三阴交、解溪、太冲等。

口角㖞斜处方 患侧地仓、颊车、下关、四白、阳白、迎香、大迎等。

并发症取穴 抬肩困难，取极泉、肩贞；头痛、眩晕，加风池、太冲；语言謇涩，加廉泉、哑门、金津、玉液；饮水呛咳，加风池、完骨、翳风、天容、廉泉。

新病、实证用泻法；久病、虚证用补法；虚实错杂或虚实不明显，用平补平泻法。每天针 1 次，得气后留针 30 分钟，每 10 分钟行针 1 次或予电针进行刺激，30 天为 1 个疗程，中间休息 7~10 天或者 10 天为 1 个疗程，疗程间休息 3~5 天。

偏瘫的辨证施针 辨证施治是中医学的特点。偏瘫的针刺治疗要根据不同的患者、不同的症状辨证施针，才能取得好的治疗效果。

偏瘫伴便秘者 属腑气不通，治以益气泻下通腑。取合谷、大肠俞、天枢、内庭、下巨虚等穴位。

偏瘫伴痰多气短难咯者 属气虚痰阻，治以益气豁痰。益气取气海、膻中、脾俞、肺俞、章门、公孙、中脘、足三里；祛痰用丰隆、太渊、脾俞、肺俞等穴位。

偏瘫伴肢体麻木，舌有瘀斑者 属气虚血瘀，治以益气活血。益气取气海、膻中、脾俞、肺俞、章门、公孙、中脘、足三里等；活血取血海、膈俞等穴位。

偏瘫伴气血两虚 治以补益气血。补气取穴等同上方；补血取中脘、脾俞、膈俞、血海等穴位。

偏瘫伴肾阴虚 治以滋补肾阴。取太溪、三阴交、复溜、照海、阴郄等穴位。

偏瘫伴肾阳虚 治以温补肾阳。取肾俞、命门、气海、关元、三焦俞等穴位。

偏瘫伴肝风挟痰 治以化痰息风。取太冲、行间、照海、阳陵泉以熄肝风；化痰取丰隆、肺俞、太渊等穴位。

偏瘫伴肝肾阴虚 治以滋补肝肾，取曲泉、肾俞、肝俞、命门、复溜等穴位。以上诸穴，均按“实则泻之”“虚则补之”的原则施补泻手法。

（三）脊髓（督脉）损伤电针疗法

脊髓损伤患者，在脊髓损伤平面以下感觉消失，往往无针感，因此在治疗中常用体针加上电针。脊髓损伤取穴方法一般有两类，循经取穴和辨证取穴。

1. 循经取穴

足阳明胃经　伏兔、梁门、天枢、水道、归来、髀关、阴市、梁丘、足三里、上巨虚、丰隆。

足太阳膀胱经　取太阳膀胱经第一条及第二条经线上腧穴。

足少阳胆经　京门、环跳、风市、阳陵泉、绝骨、丘墟、足临泣、太冲。

督脉　大椎、陶道、身柱、神道、至阳、筋缩、悬枢、命门、腰阳关。

任脉　中脘、建里、水分、气海、关元、中极。

三阴经穴　章门、三阴交、地机、血海、涌泉等。

各经腧穴，轮流交替使用，每次一组，隔日或每天 1 次，30 次为 1 个疗程。1 个疗程结束后休息 1 周再进行下 1 个疗程。

2. 辨证取穴　调理二便选八髎、天枢、气海、关元、三阴交；下肢肌力差者，前侧取髀关、伏兔、梁丘，外侧取风市、阳陵泉、足三里、悬钟。后侧取承扶、殷门、昆仑；足下垂取足三里、解溪、商丘、太冲；足外翻取照海；足内翻取申脉。

（四）脑瘫体针疗法

1. 体针选穴

主穴　大椎、心俞、肝俞、脾俞、胃俞、肾俞、合谷、足三里、涌泉、神门、通里。

配穴

头面颈部　百会、睛明、太阳、风池、地仓、颊车。斜视加攒竹，流涎加承浆，颈项难抬加大椎、百劳。

上肢部　天宗、曲池、内关、外关。肩内旋加肩贞，肘曲不伸加手三里，拇指内收、握拳不放加八邪、阳溪。

下肢部　足三里、解溪、环跳、委中。足下垂加风市、阳陵泉、血海。

腰背部　肾俞、气海俞、至阳、身柱、筋缩。

辨证加减　肾精不足者，加太溪、关元；肝肾阴虚者，加曲泉、阴陵泉、太冲；阴津亏耗者，加内关、三阴交；瘀阻脑络者，加风府、曲池、血海；湿痰内蒙者，加劳宫、丰隆；神情呆滞者，加印堂、神门；语言不清者，加金津、玉液、廉泉。

2. 体针治疗方法　30 号毫针，以患肢为针刺部位，每次选主穴 2~3 个，配穴 5~6 个。要求健患侧同时针刺，隔日 1 次，留针 15 分钟，采用平补平泻手法。15 次为 1 个疗程，停 1 周后，可继续下一个疗程。

（五）醒脑开窍针法

该法是由国医大师、中国工程院院士石学敏教授于 20 世纪 70 年代初创立，以辨病论治和辨证论治相结合的原则，认为中风的病因主要是肝肾阴虚，病机是“窍闭神匿，神不导气”，确立以“醒脑开窍、滋补肝肾为主、疏通经络为辅”的治疗原则。

1. 醒脑开窍法　是指通过针刺人体特定穴位，复苏受损、受挫、受抑脑窍及其连属组织的功能，开发和恢复其具有主宰传导、联络和支配作用的治疗方法。其治疗中风适用的范围为出血性或缺血性中风的急性期；恢复期的早期；后遗症期。禁忌证：暴发性严重脑出血和广泛性脑梗死；有脑疝倾向者；有严重的脑水肿、高血压危象者；出现中枢性循环、呼吸衰竭者。

2. 治疗方法　醒脑开窍法选穴注重督脉和阴经的穴位。

初期选双侧内关、人中、印堂、上星、百会、患侧三阴交、极泉、尺泽、委中，针刺手法严格按照醒脑开窍的手法的要求，如下：

主方Ⅰ（即“大醒脑”）

主穴　双侧内关、人中和患侧三阴交。

辅穴　患侧极泉、尺泽和委中。

配穴　吞咽障碍加风池、翳风和完骨；手指握固加合谷；语言不利加廉泉，金津和玉液放血；足内翻加丘墟透照海。

主方Ⅱ（即“小醒脑”）

主穴　双侧内关、印堂、上星和百会，患侧三阴交。

辅穴及配穴同主方Ⅰ。

主方Ⅰ操作方法　先刺双侧内关穴，直刺0.5~1.0寸，采用捻转提插相结合的泻法，施手法1分钟；继刺人中穴，向鼻中隔方向斜刺0.3~0.5寸，用重雀啄手法，至眼球湿润或流泪为度；再刺三阴交，沿胫骨内侧缘与皮肤呈45°斜刺，进针1.0~1.5寸，用提插补法，使患侧下肢抽动3次为度；极泉穴原穴沿经下移1.0寸，避开腋毛，直刺0.5~1.0寸，用提插泻法，以患侧上肢抽动3次为度；尺泽穴屈肘成120°，直刺1.0寸，用提插泻法，使患者前臂、手指抽动3次为度；委中穴仰卧直腿抬高取穴，直刺0.5~1.0寸，用提插泻法，使患侧下肢抽动3次为度。

主方Ⅱ操作方法　先刺双侧内关穴，直刺0.5~1.0寸，采用捻转提插相结合的泻法，施手法1分钟；继刺印堂穴，刺入皮下后使针直立，采用轻雀啄手法，以流泪或眼球湿润为度；再刺上星透百会，针柄旋转90°，转速120~160次/min，行手法1分钟；辅穴及配穴操作方法同主方Ⅰ。

恢复期武连仲教授根据自己的经验，加用复溜、大钟、照海及手足三阳经穴。复溜、照海用补法，大钟用泻法，均提插使下肢窜动抽，达到疏经导气的作用。武老还强调，针刺治疗辨证论治不能丢，中风需分辨治瘫和治挛，瘫是阴阳经均迟缓，中风的挛主要是阴急阳缓。

（六）督脉电针疗法

督脉电针疗法是现代针灸学者根据脊髓损伤的解剖部位，结合传统经络督脉经气的循行原理，以电针的刺激方式，达到治疗脊髓损伤的目的。中医认为：督脉为诸阳之会，脊髓损伤的主要病机为督脉损伤，脉络阻滞，肾阳不足。治疗上应以疏通督脉，通达阳气为治则。督脉电针可以疏通督脉，运行气血。操作方法：受损脊髓平面上下各1~2个椎间隙处，各选1个督脉穴位，选穴时应避开手术瘢痕，针刺时沿棘突倾斜方向进针，针刺的深度以达硬膜外为止，不应超过这一深度，进针深度必须严格掌握，过浅影响疗效，过深则可能造成新的脊髓损伤，严重者甚至会危及生命，针刺颈段和上胸段时尤应慎重。为避免感染及其他不测，要求术者有足够的针灸经验并严格遵守无菌操作规程，针刺颈部时应根据患者个体差异调整进针深度，不可伤及脊髓。针柄上分别连接直流脉冲电针仪。接电极前，要把电针仪的开关关闭，并把强度旋钮调至零位，其刺激的电流强度要逐渐加大，电流强度以引起肌肉开始收缩，患者能够耐受为准；或者以患者诉下肢出现酸、麻、胀、轻度触电样等感觉即可。电刺激频率为1~2Hz，每天治疗1次，每次30分钟。

（七）头针疗法

也称头皮针疗法，是通过针人体头皮（头发覆盖部）组织中的特定刺激点（区、带、腧穴）来治疗疾病的一种治疗方法。《黄帝内经·素问·骨空论》记有："头痛，身重，恶寒，治在风府"，《针灸甲乙经》曰："青盲远视不明，承光主之"。可知古时头穴治病主要以神志病及头面五官疾病为主。用头针治疗全身疾病和治疗瘫痪病，是20世纪50年代末，我国中医学者继承前人经验，结合现代医学理论而发展的一种治疗多种疾病的方法。头皮针能有效改善脑卒中康复期患者的认知功能，促进运动功能和日常生活活动（ADL）能力的恢复。因此头针在治疗脑性瘫痪（脑卒中、脑外伤、小儿脑瘫）疾病时常用，脊髓损伤一般少用。头针治疗瘫痪常用方法有：

1. 焦氏头针治瘫法　焦氏头针的特点是按现代解剖学大脑皮质功能定位在头皮上的投影来划分其刺激区（中枢神经控制周围神经）。焦氏头针共有16个刺激区，以"前后正中线"（从两眉之间至枕外隆凸下缘的头部正中线）和"眉枕线"（从眉上缘中点至枕外隆凸尖端的头外侧面连线）作为定位标志。与治瘫有关的定位刺激区和主治如下：

（1）运动区：上点在前后正中线中点向后移0.5cm处；下点在眉枕线和鬓角发际前缘相交处。上下两点连线即为运动区。运动区上1/5是下肢、躯干运动区；中间2/5是上肢运动区；下2/5是头面运动区，也称言语一区。主治：运动区上1/5，治疗对侧下肢及躯干部瘫痪；运动区中2/5，治疗对侧上肢瘫痪；运动区下2/5，治疗对侧中枢性面神经瘫痪、运动性失语、构音障碍等。

（2）感觉区：在运动区向后移1.5cm的平行线上，感觉区上1/5是下肢、躯干感觉区；中2/5是上肢感觉区；下2/5是面部感觉区。主治：感觉区上1/5，治疗对侧腰腿痛、麻木、感觉异常；感觉区中2/5，治疗对侧上肢疼痛、麻木、感觉异常；感觉区下2/5，治疗对侧面部麻木、偏头痛、三叉神经痛、牙痛、颞颌关节炎、后头部、颈项部疼痛和耳鸣等。

（3）舞蹈震颤控制区：在运动区向前移 1.5cm 的平行线。主治：舞蹈症、震颤麻痹综合征（一侧的病变针对侧，两侧都有病变针双侧）

（4）言语二区：从顶骨结节后下方 2cm 处向下引一平行于前后正中线的 3cm 长的直线。主治：命名性失语。

（5）晕听区：耳轮尖向上 1.5cm 处，向前后各引 2cm 的水平线。主治：头晕，耳鸣，内耳性眩晕，皮质性听力障碍，幻听等。

（6）言语三区：晕听区中点向后引 4cm 长的水平线。主治：感觉性失语。

（7）运用区：从顶骨结节起分别引一垂直线和与该线夹角为 40°的前后两线，长度均为 3cm。主治：失用症。

（8）足运感区：在前后正中线的中点旁开左右 1cm，向后引平行于前后正中线的 3cm 长的直线。主治：对侧下肢疼痛、麻木、瘫痪。

（9）视区：在枕外隆凸水平线上，旁开枕外隆凸 1cm，向上引平行于前后正中线 4cm 长的直线。主治：皮质性视力障碍。

（10）平衡区：在枕外隆凸水平线上，旁开枕外隆凸 3.5cm，向下引平行于前后正中线 4cm 长直线。主治：小脑疾患引起的平衡障碍。

2. 国际标准化头皮针治瘫法　《头皮针穴名国际标准化方案》于 1989 年 11 月经 WHO 主持召开的国际标准针灸穴名科学组会议上通过。该方案将头皮划分为 14 条标准线。与治瘫有关的标准线定位和主治如下：

（1）额区

额中线：在额部正中发际内，自神庭穴向下引 1 寸长的直线即是。主治：癫痫，精神失常，鼻病等。

额旁 1 线：额中线外侧，直对目内眦，自眉冲穴向下引 1 寸长的直线即是。主治：冠心病、心绞痛、支气管哮喘、支气管炎、失眠等。

额旁 2 线：额旁 1 线外侧，直对瞳孔，自头临泣穴向下引 1 寸长的直线即是。主治：急慢性胃炎、胃及十二指肠溃疡、肝胆疾病等。

额旁 3 线：额旁 2 线外侧，自头维穴内侧 0.75 寸处，向下引 1 寸长的直线即是。主治：功能性子宫出血、阳痿、遗精、子宫脱垂、尿频、尿急等。

（2）顶区

顶中线：在头顶部正中线上，自百会穴达前顶穴。主治：腰腿足病症，如瘫痪、麻木、疼痛，以及皮质性多尿、小儿夜尿、脱肛、高血压、头顶痛等。

顶颞前斜线：在头部侧面，从前神聪穴到悬厘穴。主治：将此线分 5 等份，上 1/5 主治对侧下肢和躯干瘫痪；中 2/5 主治对侧上肢瘫痪；下 2/5 主治对侧中枢性面神经瘫痪、运动性失语、流涎、脑动脉硬化。

顶颞后斜线：在头部侧面，从百会穴至曲鬓穴。主治：将该线分 5 等份，上 1/5 主治对侧下肢感觉异常；中 2/5 主治对侧上肢感觉异常；下 2/5 主治头面部感觉异常。

顶旁 1 线：顶中线外侧 1.5 寸，自通天穴起向后引 1.5 寸长的直线即是。主治：腰腿病症，如瘫痪、麻木、疼痛等。

顶旁 2 线：顶旁 1 线外侧，距顶中线 2.25 寸，自正营穴向后引 1.5 寸长的直线即是。主治：肩、臂、手等病证，如瘫痪、麻木、疼痛等。

（3）颞区

颞前线：在头部侧面，颞部两鬓内，从额角下部向耳前鬓发处引一斜线，自颔厌穴至悬厘穴。主治：偏头痛、运动性失语、周围性面瘫及口腔疾病。

颞后线：在头部侧面，自率谷穴至曲鬓穴。主治：偏头痛、耳聋、耳鸣、眩晕。

（4）枕区

枕上正中线：在枕部，枕外隆凸上方正中的垂直线，自强间穴至脑户穴。主治：眼病、足癣等。

枕上旁线:在枕部,由枕外隆凸脑户穴旁开0.5寸起,向上引一条长1.5寸的平行于枕上正中线的直线即是。主治:皮质性视力障碍、白内障、近视眼等。

枕下旁线:在枕部,由膀胱经玉枕穴向下引一条长2寸的直线即是。主治:小脑疾病引起的平衡障碍、后头痛等。

3. 头皮针的操作方法

针具的选择 一般可选用1.5~3寸长、28~30号不锈钢毫针。儿童选用0.5~1寸不锈钢毫针。

体位 多取坐位,体弱者可用卧位。

进针方向 针刺区常规消毒后,针与头皮成30°斜向捻转进针,刺入帽状腱膜下或肌层,使针达应有深度。

运针及针感 本疗法的运针特点是快速捻转,要求达200次/min左右。捻转时,需保持针的深度不变,每隔10分钟行针1次,留针30分钟。针感多为热感,也有麻、胀、凉、痛、汗出等。

疗程 1次/1~2d,10~15次为1个疗程,疗程间休息5天。

(八)耳针疗法

耳针是指应用毫针或其他方法刺激耳穴来防治疾病的一种治疗方法,中国古代文献中早有记载,近代在应用耳穴作诊断、治疗以及防病和保健等方面,都有较大的、新的发展,也应用于瘫痪的治疗。

耳穴与人体各部位的器官、组织相对应,其排列如一倒置胚胎状(详参有关耳穴图)。通过这些耳穴可探测有关脏器的健康情况,以作诊断参考,也可应用这些耳穴进行治疗。耳针疗法对脑血管意外有一定效果。适用于植物神经功能紊乱、失眠、疼痛等的治疗。

1. 耳郭诊断法

视诊 在皮质下、缘中、枕区等区穴部位,可见点片状充血或红晕反应。

触诊 可在脾、肝区触到不甚明显的、质较柔软的圆形突起,有压痛。

电探测 在皮质下、缘中、肝、肾、脾及瘫痪的相应部位,出现电阻降低的导电敏感点,用较小硬物触压时,出现敏感性触压痛。

2. 取穴

主穴 皮质下、缘中、肾、肝、脾及各相应部位。

配穴 上肢瘫痪加锁骨肩;肩部肌群瘫痪加三焦、大肠、肺;下肢瘫痪加髋、膝、踝;股四头肌瘫加膝、髋;失语加心、脾;吞咽困难加口、咽喉、耳迷根等。

3. 治疗方法

毫针刺法 找好刺激点,常规消毒,患者坐卧位均可,术者一手以拇、示二指按于穴位两旁,中指在该穴耳背将其顶托,另手将毫针快速刺入直达耳软骨即可,若需较强刺激,则针可透软骨,不透耳背皮肤,体弱者可用捻转法进针。对急证、实、热证者用强刺激泻法,对虚弱者用轻刺激补法,一般用平补平泻法。

耳穴按贴法 多采用王不留行籽或磁珠粘于小胶布片上,将王不留行籽对准治疗穴位,再将胶布拉紧贴牢,利用其张力,使王不留行籽持续压迫刺激该穴而起治疗作用。

刺血法 是以三棱针或小手术刀在耳或耳背静脉处作针刺或割治放血的一种治疗方法。多用于肝阳上亢所致的头晕、目眩;邪热炽盛所致的高热、抽搐;瘀血所致的疼痛。

具体方法 先按摩耳郭使充血,施术部位严格消毒,再用三棱针刺入耳穴1~2mm深或用小手术刀在耳背静脉处切割深约1mm,用酒精棉球拭擦放血处,流出3~5滴血之后,用干燥消毒棉球压迫止血。隔日1次,急性病者,可每天1次,5次为1个疗程,间隔3~5天可行第2个疗程。

耳针疗法注意事项 有出血倾向者及孕妇不用此法,体弱者放血不宜过多。术前按摩务使耳郭充血,消毒要严格,以免影响疗效。刺切不宜过深,忌穿透耳郭。需多次放血者,应先由血管远端开始。止血只宜压,不要揉搓,以免出现皮下血肿而影响疗效。

(九)舌针刺法

舌针,是以毫针刺激舌体特定穴位,以达治疗全身相应疾病的一种方法。在中风后遗症中的舌体歪斜、肢体麻木、瘫痪等证时常应用。

1. 舌针常用穴位及部位

金津玉液　舌系带两侧静脉上，左为金津，右为玉液。

海泉穴　将舌卷起，舌下中央系带上，即金津玉液之中点。

神根穴　位于舌底，舌下系带根部陷中。

中矩穴　舌上举，在舌底与齿龈交界处。

佐泉穴　位于舌底，舌下系带两侧肉阜近舌下腺导管开口处。

液旁穴　位于左右舌下静脉内侧，距舌根部1/3处。

支脉穴　位于舌下静脉外侧，距舌根1/3处。

2. 适应证及禁忌证

（1）适应证：舌麻、木舌、重舌、口内异味感；中风后遗症中的舌体歪斜、肢体麻木、瘫痪；中风引起的失语症及癔病性失音。

（2）禁忌证：脑血管意外急性期；有自发性出血或凝血机制有障碍者中风后，病情虽已稳定，但仍嗜睡或意识状态欠佳，不能配合者；中风病后身体过分虚弱者。

3. 处方

（1）中风偏瘫：取神根、佐泉、液旁、支脉。快速直刺进针直达穴位，深约1寸，用捻转与提插相结合的手法，得气后即出针。每天1次，5~10次为1个疗程，一般3~10次见效；取金津、玉液、海泉。点刺，深约1寸，每天1次，5次为1个疗程。

（2）中风失语：取心穴、肺穴、中矩、神根。点刺3~5分，得气即可出针。每天1次，12次为1个疗程，疗程间隔1周；取舌根、支脉、增音等穴为主，吞咽困难、饮食即呛者加翳风、风府。主穴均用点刺，深约5分，提插数次，当舌下有麻胀感传至咽喉部即可。每天1次，10次为1个疗程；舌三针：从金津、玉液、海泉穴刺向舌根部，舌体左右横刺（透刺）；舌体两侧斜刺达舌根部。轻捻转，有酸麻胀感即可，不留针；电针取神根、佐泉、液旁、支脉。每次用2个穴位，交替针刺，通电30分钟，强度以患者能耐受为度，每天1次，10次为1个疗程。

（3）注意事项：体弱病重者忌用，以免晕针。针舌底部穴位时，舌应尽量上翘，充分暴露穴位所在部位，以利操作，但应避免舌体咬伤。掌握好针刺的深度和刺激强度。

（十）巨刺针法与运动巨刺针法

1. 巨刺针法　巨刺针法出自《灵枢·官针》云："善用针者，从阴引阳，从阳引阴，以左治右，以右治左"为九针之一。是左病右取、右病左取，刺病变对侧经脉的针刺法。巨刺针法主要用于各种软组织损伤、中风偏瘫、面瘫、肋间神经痛、内脏病等。治疗偏瘫或面瘫时可取对侧经穴或阿是穴（左右交叉或上下交叉），再据病程之长短，灵活施以补泻手法。如取健侧穴施以泻法；或先泻健侧穴，后补患侧穴；或先针健侧穴，施以轻刺激，后针患侧穴，施以重刺激。又如面瘫之初，可取健侧面部及上肢穴、患侧下肢穴，施以针刺泻法；发病4~7天后，面部及下肢取患侧，上肢取健侧，施以平补平泻针刺法。

分期巨刺法　对脑卒中患者根据Brunnstrom 6期的划分，结合巨刺法的治疗方法。

Brunnstrom Ⅰ期即迟缓阶段，针刺健侧穴位，选用肩髃、极泉、曲池、内关、合谷、环跳、髀关、阳陵泉、丰隆、三阴交、太冲等穴。上肢合谷与曲池，下肢髀关与太冲连接电针仪。

患肢出现联合反应进入Brunnstrom Ⅱ期，以健侧、患侧交替针刺，穴位同前。

Brunnstrom Ⅲ~Ⅴ期即痉挛阶段，头针、体针结合，选用头部运动区、感觉区，连接电针仪；体针采用患侧拮抗肌取穴，穴用天井、外关、阳池、委中、殷门、承筋、三阴交等。

Brunnstrom Ⅵ期即后遗症期，以患侧体针为主，取穴为肩髃、曲池、内关、合谷、太冲、阳陵泉、三阴交、髀关、足三里、中脘、天枢等。选用1~3寸无菌毫针，进针后用平补平泻手法，得气后留针30分钟。

2. 运动巨刺针法　是以巨刺针法结合运动患侧肢体的治疗方法，故也有人称之为巨刺运动针法。

取穴　合谷、手三里、曲池、少海、环跳、阳陵泉、足三里、解溪。

操作方法分以下3个步骤：

第一步：单取健侧穴，针刺泻法，行针2分钟后，令患者强行活动患侧肢体。如无反应，则间隔10分钟后重复施术。若仍无反应，于24小时后再重复施术，待患肢稍能活动，即进入第二步。

第二步：取健侧穴，以泻法为主，患侧穴补法为辅，待患肢活动明显改善则进入第三步。

第三步：患侧穴位用补法为主，健侧穴用泻法为辅。

二、瘫痪的小针刀疗法

（一）中风患者的针刀治疗机制

1. 拮抗肌学说　大量的临床实践证明小针刀疗法能够有效缓解肌肉痉挛、肢体麻木、疼痛、提高肌力、改善关节活动度、步态及平衡功能，可以广泛运用于偏瘫、截瘫、脑瘫和周围神经损伤的康复。

关节的运动是在主动肌、拮抗肌、协同肌共同作用下完成的。中风患者肢体关节活动障碍除了主动肌力量不足以外，还要考虑拮抗肌张力过高的问题，解除拮抗肌的抑制后，主动肌的活动即能够恢复正常。例如：中风偏瘫患者，患侧髂腰肌肌力已经达到Ⅱ～Ⅲ级，理应能够抬离床面做屈髋动作，但患侧下肢却抬起困难，应当考虑到拮抗肌——腘绳肌等的痉挛、挛缩，导致下肢不能抬高。此时，用针刀切断部分痉挛变性的腘绳肌纤维后，患者的患侧下肢往往会奇迹般地抬起来。其原理为针刀通过破坏部分肌梭感受装置，切开部分腱器可使肌肉松弛；切断部分Ⅰα类纤维，减少冲动的传入；解除痉挛肌肉筋膜等部位的粘连、瘢痕、挛缩、堵塞，无菌性炎症刺激等对肌梭、Ⅰα、γ等神经纤维的刺激，从而达到明显减少神经冲动及传入、传出，明显缓解或解除肌痉挛的目的。

2. 双向调节学说　针刀对肌肉有双向调节作用。中风病软瘫期，针刀刀刃的方向与肌肉纤维的方向平行，可刺激运动终板和肌梭，使兴奋性增加，肌肉产生收缩；中风病痉挛期，针刀刀刃的方向与肌肉纤维的方向垂直切入，可切断部分痉挛或变性的肌肉纤维使痉挛的肌肉松弛、延长，从而减少对拮抗肌的运动产生过度拮抗的作用。

3. 神经机制学说　T_1～L_3的脊神经通过交感链上行至颈部形成颈上、颈中、颈下神经节；颈上、颈中、颈下神经节后纤维呈网状分布于颈内动脉和椎动脉的外面，并随之进入颅内；颈上交感神经节的重要分支（脑膜支），从颌下神经孔进入颅内；迷走神经及面神经中的副交感神经也会在其走行的中途发出返支，进入颅内；胸腰脊髓发出的交感神经由少量返支进入髓内，并随感觉神经进入大脑。这些交感神经纤维及副交感神经纤维一起支配颅内组织的生理功能，调节大脑的血液循环，并分泌神经营养因子、肿瘤坏死因子、神经生长因子等营养颅内组织。这样通过针刀治疗颈、胸、腰的交感神经及副交感神经，可能达到治疗大脑疾病的目的。

（二）运动功能障碍的针刀治疗

中风患者特有的痉挛模式：头部患侧的颈部侧屈，面部转向健侧；患侧躯干侧曲并向后方旋转；骨盆上抬并向后方旋转；肩关节髋关节内收内旋；肘关节屈起；膝关节伸展；踝关节跖屈内翻；拇指内收屈曲；手指呈屈曲位。

1. 面部治疗　①皱眉、口角歪斜的治疗：针刀刺激眶上孔的眶上神经、眶下孔的眶下神经、颏孔的颏神经、茎乳孔的面神经；针刀刀刃与口轮匝肌、眼轮匝肌的肌纤维平行刺入，对纠正口眼㖞斜有显著的效果。②舌肌的治疗：健侧舌横肌和舌垂直肌将同侧舌纵肌拉向前，而对侧即瘫痪侧舌纵肌不能同样伸出，使健侧向患侧移位，舌尖偏向瘫痪侧。对于舌偏瘫的患者，可使针刀刀刃与舌纵肌平行刺入，使舌瘫痪明显好转。

2. 颈部治疗　针刀对颈椎的任何病变进行治疗，可改善大脑的血供，恢复颈部的内脏神经功能，对中风后遗症有重要的治疗作用。①C_2棘突头后大直肌、头下斜肌附着点，枕后隆凸外侧头后小直肌附着点针刀松解，可以改善椎动脉血供。②C_1～C_7的前、后结节针刀治疗，解除对颈上、颈中、颈下交感神经的卡压、粘连、瘢痕、无菌性炎症刺激等，从而改善支配脑部组织的内脏神经（颈上交感神经节的脑支）及支配脑部血管的内脏神经功能。③C_4～C_8、T_1～T_2棘上韧带及外口针刀治疗，解除对臂丛神经的卡压等，使臂丛支配的肌肉功能逐渐恢复收缩力。

3. 上肢治疗　①上肢屈肌的治疗：针刀的治疗部位有肱二头肌、肱肌、喙肱肌、桡侧腕屈肌、尺侧腕屈肌、掌长肌、指浅屈肌等。针刀在以上屈肌起止部分的肌腹与肌腱的移行部分、肌腹等处治疗，刀刃的方向与肌纤维垂直切入，切穿整个肌腹即可。②上肢伸肌的治疗：三角肌、肱三头肌、肘肌、尺侧腕伸肌、桡侧腕长伸肌、桡侧腕短伸肌、指伸肌、拇短伸肌、拇长伸肌、示指伸肌等针刀治疗，刀刃与肌纤维平行刺入、可使松弛的肌力增加。针刀治疗三角肌、冈上肌等，对肩关节半脱位有良好的治疗作用。③旋前圆肌、旋前方肌的治疗：针刀刀刃与肌纤维垂直切入，切断部分挛缩变性的肌肉纤维，可纠正前臂旋前畸形。④拇短屈肌、拇收肌的治疗：针刀刀刃方向与肌纤维垂直切断部分挛缩变性的肌肉纤维，可纠正拇指内收、屈曲。⑤掌筋膜的治疗：掌筋膜由纵束和横束两部分组成，纵行纤维止于屈肌腱的腱鞘、掌骨深横韧带和掌指关节的韧带，同时也放射至手掌的真皮内。掌腱膜使韧带、间隔和筋膜形成一个功能上的整体，并牢固地与腕骨表层的手掌皮肤相贴。瘫痪患者的掌腱膜处于挛缩状态，如果切断部分挛缩的掌腱膜，可迅速使手指伸直。⑥胸大肌、胸小肌治疗：针刀切断部分挛缩变性的胸大肌、胸小肌纤维，可使上肢抬举明显好转。

4. 腰部治疗　瘫痪患者的腰部肌肉，可表现为痉挛或者松弛，没有一定的规律性，针刀治疗时可根据医生的体格检查结果进行治疗。对痉挛的肌肉，使针刀刀刃与肌肉纤维垂直的方向进针刀；对瘫痪的肌肉，使针刀刀刃与肌肉纤维平行的方向进针刀。①腰伸肌治疗：骶棘肌的治疗，刀刃方向与肌纤维方向垂直切入，可纠正腰部歪斜。②腰屈肌治疗：腰大肌、髂肌（髂腰肌）的治疗，针刀在全部的腰椎横突间隙进针，刀刃与肌纤维方向一致，刺入腰大肌。③针刀在髂骨的前方，髂嵴的腹侧、髂前上棘、髂前下棘、股骨小结节处进针，刀刃方向与肌纤维方向平行刺入。用此方法治疗，可使下肢上抬明显好转。

5. 下肢治疗　①下肢外旋治疗：往往是臀小肌、臀中肌、臀大肌、梨状肌、股方肌等的痉挛，针刀切断以上痉挛的部分肌肉纤维，可迅速纠正下肢外旋。②股四头肌治疗：针刀刀刃方向与肌纤维方向垂直刺入切断部分痉挛、挛缩变性的肌纤维，可迅速使小腿弯曲。③股内侧肌治疗：股内侧肌与大收肌共一段肌腱，在下肢的运动中起至关重要的作用，所以，当针刀扎入股内收肌在膝部的附着面时，大部分可达到瘫痪的下肢抬高，小腿屈曲的奇效。④缝匠肌治疗：往往处于痉挛状态，下肢内旋，迈不开步子。针刀切断部分缝匝肌，可使以上症状明显好转。⑤髂胫束治疗：往往有痉挛，有时因为痉挛较重，患者疼痛十分激烈，止痛药都难以奏效，针刀切断部分挛缩的髂胫束，可使疼痛立即缓解，而且有长期的效果。髂胫束痉挛，可使大腿抬起困难，切断部分痉挛的髂胫束，往往可迅速使大腿抬起。⑥腘绳肌治疗：部分患者有腘绳肌痉挛，对髂腰肌的抬下肢作用产生拮抗，使下肢不能抬起，用针刀切断部分腘绳肌纤维，往往迅速使下肢抬起。⑦小腿伸肌的痉挛治疗：胫前肌、趾长伸肌、趾短伸肌等，可使足外翻、背曲，针刀切断以上部分纤维，可使足外翻、背曲明显好转（注：纠正足外翻对瘫痪的康复至关重要，切断部分胫骨前肌可显著纠正足外翻）。⑧小腿屈肌的松弛：对于瘫痪的小腿三头肌，可使针刀刀刃与肌纤维方向平行刺入，使松弛的肌肉增强肌力。⑨足底筋膜治疗：足底筋膜的痉挛可使足屈曲，针刀切断部分筋膜，可使屈曲好转。

（三）感觉功能障碍的针刀治疗

感觉功能障碍原因：痉挛及挛缩使在这些肌肉的间隙中走行的血管受压，致使这些血管支配的神经产生缺血缺氧，产生麻木；神经纤维因缺血时间较长可致脱髓鞘，可产生麻木；神经轴流因为受痉挛的肌肉卡压，可发生循环障碍，从而产生麻木。

1. 颈部治疗　C_1、C_2、C_3、C_4 的前或后结节的疏通剥离，颈上交感神经节的分支脑膜支（其治疗的部位在胸锁乳突肌的前缘与乳突前下缘的交汇点）的疏通剥离。通过以上治疗改善大脑的血供，使姿势调节系统得到改善或恢复，从而缓解肢体肌肉的痉挛或挛缩。

2. 头面部治疗　针刀切割眼轮匝肌、口轮匝肌、额肌，以及颜面部其他的肌肉。

3. 胸部的治疗　针刀切割胸大肌、胸小肌，尤其是胸大肌在肱骨大结节嵴处的瘢痕粘连，用二型针刀切断部分挛缩的纤维。

4. 上肢的治疗　①针刀疏通剥离臂丛（斜角肌三角，喙突内侧缘，臂丛在肌肉间隙行走的过程容易出现卡压部位），正中神经、桡神经、尺神经、腋神经等在肌肉间隙的卡压粘连处。②切断部分旋前圆肌、旋后肌、旋前方肌、腕横韧带痉挛、挛缩的部分纤维，缓解这些部位的神经血管卡压，对上肢的麻木有较好的疗效。③颈椎前、后结节的疏通剥离，解除臂丛、颈丛神经的卡压，对上肢及颜面部麻木的治疗是重要的。

5. 下肢的治疗　①$L_1 \sim L_5$ 的神经根管内、外口的疏通剥离，解除腰丛、骶丛的卡压，对腰、臀、腿的麻木的治疗有重要作用。②针刀疏通剥离梨状肌下缘中、内 1/3 处，解除坐骨神经在臀部出口处的卡压。③针刀疏通剥离坐骨神经在腘绳肌之间的卡压。④针刀疏通剥离胫神经在小腿三头肌间隙的卡压，以及踝管的卡压。⑤针刀疏通剥离腓总神经在腓管及腓骨颈腱弓的卡压，以及腓深神经和腓浅神经在小腿前间隙的卡压等。⑥针刀切断部分胫骨前肌、胫骨后肌、拇长伸肌、趾长伸肌等痉挛或挛缩的肌纤维。

（四）脑瘫、脊髓损伤患者的针刀治疗

脑瘫、脊髓损伤患者肌力低于正常，肌张力低，腱反射减弱者可参考中风病软瘫期针刀治疗；中枢性神经元损伤，表现类似中风病恢复期和后遗症期肌张力高，腱反射亢进者，可参考中风病恢复期和后遗症期针刀治疗方案。不管肌张力高还是肌张力低的患者，均可在颈椎病变部位治疗，重点是治疗 $C_1 \sim C_7$ 的前后结节，以及寰枕关节、寰枢关节，椎枕肌、寰枕筋膜、头夹肌、颈夹肌、上斜方肌、头半棘肌、颈半棘肌等。中风、脑瘫患者由于病情日久，其瘢痕及粘连是较严重的，有时用Ⅰ型针刀切割效果欠佳，此时必须用Ⅱ型针刀对较严重的瘢痕以及挛缩较严重的肌肉、筋膜进行切割，这样才能取得较好的临床效果。对条索状的挛缩纤维，要用凹槽针刀（开叉针刀）进行切割。

（五）用针体会

1. 肌张力低　肌张力低属软瘫的患者，可用电体针加强针刺的作用。一旦肌张力增高出现痉挛针刺就不应加电，电针易使痉挛加重，应以留针，辨证施用补泻手法。中风早期（软瘫期）可选用刺激感强烈的穴位，如上肢的肩髃、曲池、外关、合谷，下肢的环跳、阳陵泉、足三里、解溪、昆仑等。为促进肌梭反射和原始反射的出现，使肢体尽快产生动作，可刺激肌腹上的穴位，如上肢刺中府、尺泽、孔最，引出屈肌反射；下肢刺髀关、伏兔、梁丘，引出伸肌反射。这样可提高患者治病的信心，使之尽早促通中枢神经，唤醒休克。

2. 肌张力高　一旦动作产生进入痉挛前期，应即刻改变针刺方法。按兴奋抑制肌，抑制兴奋肌的“交互抑制”法则，刺痉挛肌相对应侧的穴位，如上肢屈肌痉挛则针刺外侧（伸肌）肩髃、臂臑、曲池、手三里、外关、合谷等；下肢痉挛动作表现为髋屈、膝部伸、踝部跖屈，则取肾俞、关元俞、环跳、秩边、承扶、殷门、足三里、阳陵泉、解溪等穴。在关节处对腱器官（高尔基腱器）的穴位强刺激以达到抑制痉挛肌的目的，如膝关节伸直僵硬取梁丘、犊鼻、委中。足跖屈僵硬取解溪、丘墟、照海、昆仑。其医理和临床效果都是肯定的。

三、瘫痪的艾灸疗法

（一）艾灸治疗瘫痪的作用

1. 艾灸治疗瘫痪的中医作用　包括温经散寒、扶阳固脱、升阳举陷等。

（1）温经散寒：人体的正常生命活动有赖于气血的作用，血在经脉中的运行依赖于“气”的推送。《灵枢・调经论》说：“气血者，喜温而恶寒，寒则泣（涩）而不行，温则消而去之”。《灵枢・刺节真邪》篇说：“脉中之血，凝而留止，弗之火调，弗能取之”。灸法正是通过对经络穴位的温热性刺激，加快机体的气血运行，起到温经散寒通痹的作用，从而达到临床治疗的目的。对于血寒运行不畅，留滞凝涩引起的瘫痪病，效果甚为显著。

（2）扶阳固脱：阳气是人赖以生存的根本，得其所则人寿，失其所则人夭。《素问・厥论》云：“阳气衰于下，则为寒厥”。艾叶为纯阳之物，火本属阳，两阳相得，可以起到扶阳固脱、回阳救逆、挽救垂危之疾的作用，在临床上常用于中风脱症、急性腹痛吐泻等急症的急救。

（3）升阳举陷：由于阳气虚弱不固等原因致上虚下实，气虚下陷，出现肢体无力、瘫痪、麻木等症，《灵枢・经脉》篇云：“陷下则灸之”，李东垣还认为“……今言下陷者，阳气陷入阴气之中，是阴反居其上而复其阳，脉证俱见在外者，则灸之”。故灸疗可以起到益气温阳、升阳举陷等作用，使机体功能恢复正常。如气虚下陷、肢体无力等，可用灸百会穴来提升阳气，以“推而上之”，这也是灸法的独特作用之一。

2. 艾灸治疗瘫痪的现代作用　包括光热效应，调节神经体液、流变学等机制的作用。

（1）艾灸的光热效应：①热刺激。是艾灸作用于人体最直接的效应。临床实践表明，在施灸过程中会使患者产生热感，这种称为“灸感”的特殊感觉被称为热刺激。有研究表明，100%的患者的灸感为热感与痛感。②红外辐射。艾在燃烧时同时具有热辐射——远红外辐射和光辐射——近红外辐射，其效应不仅涉及表皮，还影响到皮下和肌层。

（2）艾灸的调节机制：调节神经营养因子、神经递质和受体，艾灸能对抗应激引起的海马神经元损伤，并提高脑源性神经营养成分因子的含量，对减轻神经元损害具有重要作用。

改善血液流变学状态：艾灸降低全血与血浆的黏度、血细胞压积、纤维蛋白原，并对血脂进行调节，从而保证微循环的正常运行。

调节血压：艾灸可通过对血压的调节而起到保护脑血管和预防脑血管疾病的作用，对血压及心血管系统有调整作用。

免疫调节作用：艾灸可增强机体的免疫功能及免疫球蛋白水平。

抗氧化：艾灸可抑制缺血再灌注导致的氧自由基的大量生成，并能提高超氧化物歧化酶酶活性，从而减轻自由基对脑组织神经细胞的神经毒性作用。

（二）艾灸疗法的分类

根据不同的制作工艺及手法可分为艾炷灸疗法、艾条灸疗法、药卷疗法、温针灸疗法、隔姜灸疗法、灯火灸疗法等。近年来艾灸疗法治疗瘫痪病取得了理想的疗效。简要介绍如下：

1. 直接灸　将点燃的艾炷直接放在穴位上施灸称为直接灸，根据灸的程度不同，分为化脓灸（瘢痕灸）和非化脓灸（非瘢痕灸），治疗中风后痉挛性瘫痪近年来主要以非化脓灸为主。

2. 间接灸　间接灸也称隔物灸、间隔灸，是将某物隔于艾炷与皮肤之间施灸的方法。常用的为隔姜灸、隔附子饼、隔蒜灸和隔药饼灸。

3. 艾条灸　用特制的艾条在穴位上熏烤或温熨的施灸方法，分为温和灸、雀啄灸、实按灸。

温和灸：将艾条燃着端与施灸部位的皮肤，保持一定距离，在灸治过程中使患者只觉有温热而无灼痛的一种灸法。

雀啄灸：将艾条燃着的一端在施灸部位上作一上一下忽近急远的一种灸法，形如雀啄。多用于顽固性疾病的治疗。

实按灸：同时点燃 4~6 支艾条，用皮纹纸及湿红布包裹（以皮纹纸为内层，红布为外层），用艾条在选定腧穴上施以按、揉、推、攘、叩等推拿手法旋灸，力度适当，热度可向人体深层渗透，以患者舒适为度，每次艾灸 30 分钟。

4. 温针灸　是将针刺与艾灸结合的治疗方法，适合于既需要留针，又需要施灸的情况。临床常用操作穴位为肩髃、曲池、手三里、外关、血海、阴陵泉、三阴交、照海、阳陵泉、悬钟等穴位，每穴灸 3 壮，每天 1 次，15 天为 1 个疗程；休息 1 周左右，再行下 1 个疗程的治疗。

5. 温灸器灸　温灸器灸是将灸物放入专门的施灸器械中进行施灸的方法。有研究发现，灸疗背部对中风后肢体痉挛状态有良好的治疗作用。

6. 其他灸法　包括药线灸（使用特制药线点然后施灸的一种灸疗方法）、回医烙灸等。

艾灸疗法对瘫痪病有着很好的疗效，除瘢痕灸外，灸法具有无痛苦、无畏惧感、操作简便，易被患者接受等优点。

四、瘫痪针灸治疗的注意事项

1. 辨证施治　操作前应明确诊断，随证选穴，按病情的差异，善施不同手法。

2. 掌握时机　在过度饥饿、疲劳、精神过度紧张时，不宜立即进行治疗，注意患者的体位要舒适，便于术者操作。

3. 注意治疗强度　对于身体瘦弱、气虚血亏的患者，针刺时手法不宜过强，灸治时艾炷不宜过大，刺激量不宜过强。对于昏迷、肢体麻木不仁及感觉迟钝的患者，注意勿灸过量，注意皮肤情况，避免烫伤、灼伤。

4. 治疗禁忌　脑卒中患者有活动性出血病灶、生命体征不稳定者及脑瘫患儿囟门未闭合时，不适宜采用头皮针刺治疗。注意禁灸穴位，凡颜面五官、大血管部和肌腱浅在部位不适宜用直接灸法，以防止形成瘢痕，妨碍美观及运动。妊娠妇女的腰骶部、下腹部，以及乳头、阴部、睾丸等处均不宜施灸。

5. 安全用针　选用合适的针具，检查其安全可靠性，采用 1 次性针具，施针部位要严格消毒，防止针后感染。头皮血管丰富，头皮针治疗出针后局部容易出血，应轻轻揉按，适当延长按压针孔的时间，以免其出血较多形成皮下血肿。

6. 注意临时情况　施针时注意针的方向及深浅，防止误伤其他脏器，如眼针时注意防止误伤眼球或出血；行针过程，应密切注意患者的情况，如有不适应，及时处理；防止滞针或断针等意外。不宜在极度疲劳、过饥过饱、情绪不稳、剧烈运动、大汗淋漓、妇女经期之际行针施灸(治疗大出血除外)。

7. **注意防止火患** 施灸或温针过程中,防止艾绒脱落烧损皮肤和衣服被褥等物。艾条余灰过多,应及时远离人体掸去。施灸完毕,必须把艾卷或艾炷彻底熄灭,以免引起火灾。

8. **注意治疗后调养** 针灸治疗后不适宜马上进行剧烈活动,艾灸治疗后多饮温水,以使气血调和,才有助于治疗。

(卢胜春　张芸)

第四节　瘫痪按摩疗法

按摩疗法是在中医整体观念和辨证施治的基础上,以经络理论为指导原则,并结合现代解剖及生物力学原理,针对疾病所致不同的障碍、不同的人、不同的部位施用不同的手法,制订攻、补剂量以达到最好的康复治疗效果。

一、按摩疗法的传统治瘫原理

1. **调整人体的阴阳平衡** 中医学认为人体是一个对立统一的有机整体,以阴阳学说来概括人体内的物质和功能变化。中医认为"阴阳者,天地之道也",人体内阴阳处于相对平衡的"阴平阳秘"状态才能健康。一旦"阴阳失调",出现阴阳偏盛、偏衰,机体就会产生疾病和功能异常。如前所述,中风虽有外风可使人致病,但更重要的还是机体本身失调,导致"正虚邪中""阳虚阴盛",引动内风而病发。而发病后"贼邪不泄,或左或右;邪气反缓,正气即急,正气引邪,㖞僻不遂",正是机体本身阴阳失调的反应。手法治疗以各种方法,按阴阳属性划分,如推、揉、抖为动属阳,按、点、牵为静属阴,以此来针对疾病过程中的阴阳失调。或泻其有余,或补其不足,使"阴平阳秘"恢复机体的正常功能。

2. **调整肢体经络、气血** 中医认为机体全身气血的运行,脏腑肢节的联系,表里上下的沟通,是由一个完整的经络系统来完成的。瘫痪最主要的病理机制是瘫痪肢体经络不通,气血运行不畅。手法治疗是针对瘫痪的病因、表现、部位的不同,选用不同的经络、穴位,施用不同的手法,达到疏通经络气血,消除疾病造成的功能障碍的目的。

3. **通窍醒脑,促使脑功能恢复** 重度脑损伤昏迷的患者,尽快使其苏醒,恢复脑功能是减少致瘫的重要因素。按摩使用强手法(点、压)刺激某些敏感穴位,通过疼痛来激发经穴的功能,疏通壅闭之经气,有通窍醒脑开闭之功,促进脑部出血的吸收,促使脑功能恢复,达到促醒的作用。除穴位刺激外,不同的按摩手法对机体的刺激和运动也是给大脑各种感觉(触觉、位置觉、运动觉)刺激的输入,这些都给大脑的恢复、肢体运动的出现创造了有利条件。

4. **强壮肌肉,滑利关节** 通过对肌肉作揉捏推按等手法,促进了肌肉的血液循环,可防止瘫痪的肌肉萎缩,使缺少运动的肌肉维持一定的肌张力。手法对瘫痪肢体的刺激还可促进神经支配的产生,使运动功能逐渐恢复。按摩使肢体关节得到活动,防止瘫者长时间不动导致的肌腱挛缩变形、关节僵硬强直。

二、按摩疗法的现代治瘫原理

现代科学把按摩的各种手法这种作用原理归纳为:力、功(能)、信息调整。

1. **神经调节** 手法的各种特定动作,对人体皮肤、肌腱、关节等处的各种感受器的刺激,通过人体"反射弧"的效果产生各种治疗作用。

(1) 手法镇痛:手法治疗使中枢神经抑制其他输入的伤害性冲突,提高痛阈,还可刺激脊髓和脑干释放脑啡肽,达到镇痛的作用。

(2) 手法对内脏神经的影响:手法通过对穴位的刺激,调节植物神经功能治疗多种内脏疾病。

(3) 手法对大脑皮质的影响:手法能改变脑电波,抑制(连续、轻柔、节律性手法)、兴奋(短促、强烈、快捷手法)大脑皮质。

(4) 手法对运动神经的影响:手法能调节运动神经的功能,使过度痉挛的肌肉放松,又能使无力的肌肉得到增强。

2. 体液调节　包括对血液、免疫及内分泌的影响。

(1) 对血液循环的影响：手法能使机体局部组织的血液循环改善，血流增加，利于炎性物质的吸收；改善组织供氧，减少体内有害化学物质的产生，促使炎症消退。

(2) 对免疫系统的影响：手法能使嗜中性粒细胞、T 细胞、巨噬细胞增加，使免疫功能加强。

(3) 对内分泌的影响：手法能使下丘脑分泌释放多种激素，如肾上腺皮质激素等，提高组织细胞对有害刺激的耐受性。

3. 心理调节　机体伤病出现瘫痪后，患者会产生心理上的忧虑、悲伤、恐惧，而这些心理问题又可加重瘫证后的不适，使患者丧失治疗的信心。手法治疗使患者做好接受治疗的准备，这无疑是把患者的注意力从疾病的不适向手法作用的感受转移，加上手法对不同部位快慢、强弱的刺激，以及按摩师在治疗中与患者的言语交流，使患者从生理上、心理上都得到了调节。

三、按摩疗法治瘫的常用手法

(一) 㨰法

1. 操作方法　㨰法是由腕关节的屈伸运动和前臂的旋转运动复合完成。前者是由第 2~5 指背及手掌背部，以腕关节的屈伸完成。后者是由前臂旋转带动手背来完成。前者是由 2~5 指指背及掌指关节背部着力于体表。后者是由手掌背部着力于体表。前法刺激较强，后法刺激较弱。手法操作时一定要紧贴体表，不能拖动、碾动或跳动。手法压力、频率、摆动幅度要均匀，动作要协调有节律。(图 27-1)

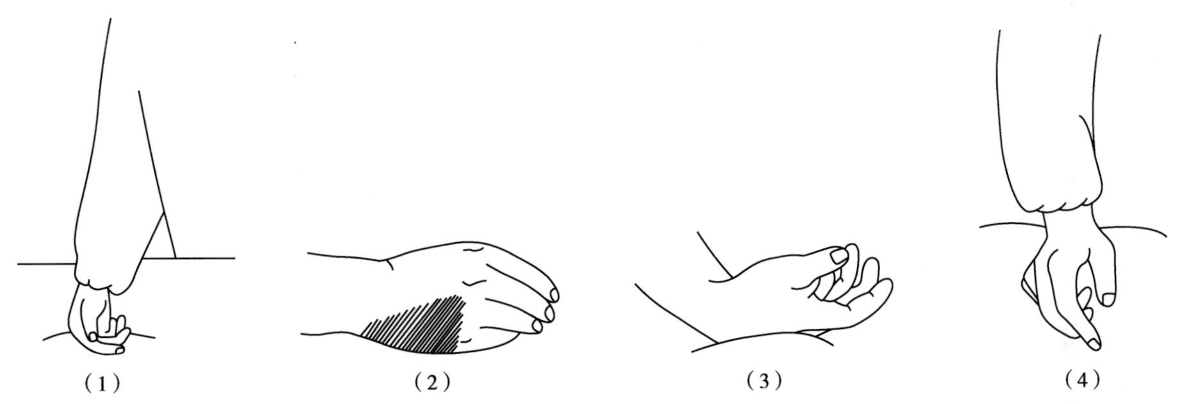

图 27-1　㨰法

(1) 㨰法训练时的体位；(2) 㨰法吸定部位和接触部位；(3) 屈腕和前臂旋后；(4) 伸腕和前臂旋前

2. 临床运用　㨰法压力大，接触面较大，多用在肩背、腰臀及四肢肌肉较多处。本法有舒筋活血，滑利关节，缓解肌肉、韧带痉挛，增强肌力，促进血行，消除肌肉疲劳的作用。对风湿肢体关节酸痛，肢体瘫痪，运动过度、损伤疼痛造成肌肉痉挛及运动后疲劳的恢复常用本法治疗。

(二) 揉法

1. 操作方法　揉法是以手掌、掌根、鱼际肌、指腹、前臂等多处部位，围绕肢体病区或周围，从浅到深反复回旋运动的一种手法。此法操作时应肩部放松，肘部下垂。上臂带动前臂及手腕(接触肌体的部位)做灵活自如的回旋运动。动作要求连续，用力由小到大，均匀回旋，宜轻宜缓而有节律。一般每分钟 120~160 次。(图 27-2)

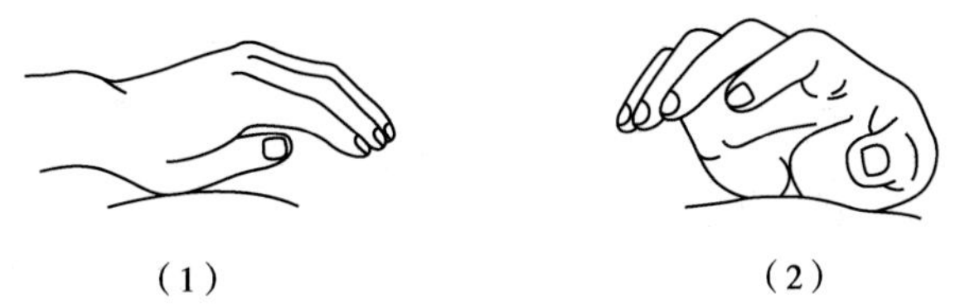

图 27-2　揉法

(1) 鱼际揉；(2) 掌根揉

2. 临床运用　揉法适用于全身各个部位，具有活血化瘀，消肿止痛，宽胸理气，消积导滞的作用。常用于脘腹胀痛、胸闷胁痛、便秘泄泻、外伤红肿疼痛、肌肉痉挛和无力（脑性瘫痪）等证。

（三）摩法

1. 操作方法　用手掌或手指附着在施术部位或穴位上，做腕关节连同前臂带动下的环行或半环行的持续、连贯有节奏的运动。此法不同于揉法的是：揉法力向下，此法力为水平回旋。操作时肘关节微屈，腕放松，指掌自然伸直，以受术者局部微热舒适为度。（图 27-3）

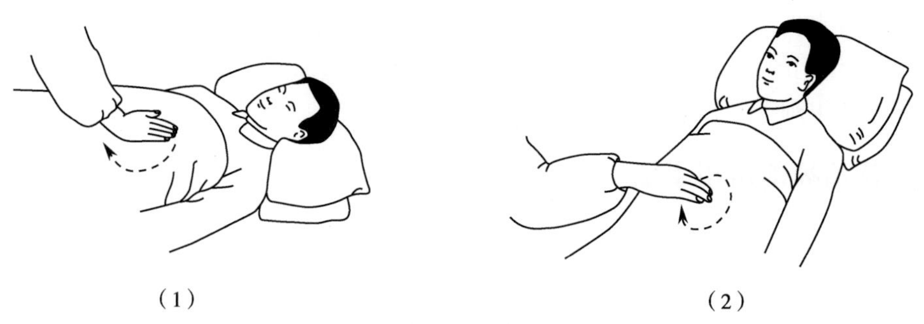

图 27-3　摩法
（1）掌摩法；（2）指摩法

2. 临床运用　摩法刺激轻柔缓和，是胸腹、胁肋、四肢常用手法。具有温筋散寒，消肿止痛，调和气血，消积导滞，放松肌肉的功效。适用于气滞血瘀，脘腹胀满、胸胁并伤、肢体麻木、消化不良等症。此法多配合揉、推、按手法使用。对瘫痪患者，软瘫施法时节奏应快，可起到增强肌力的作用；硬瘫施法时节奏应慢，有放松肌肉、缓解痉挛之功效。

（四）擦法（平推法）

1. 操作方法　用手掌的大、小鱼际或掌根附着在肢体一定部位，直线来回摩擦运动。操作时腕关节伸直，以肩关节为支点，肘关节屈伸带动手掌做前后或上下往返运动。用力要稳，掌下压力不宜太大，以局部皮肤微红温热为度。必要时涂适量润滑油或药膏，以防擦伤皮肤。（图 27-4）

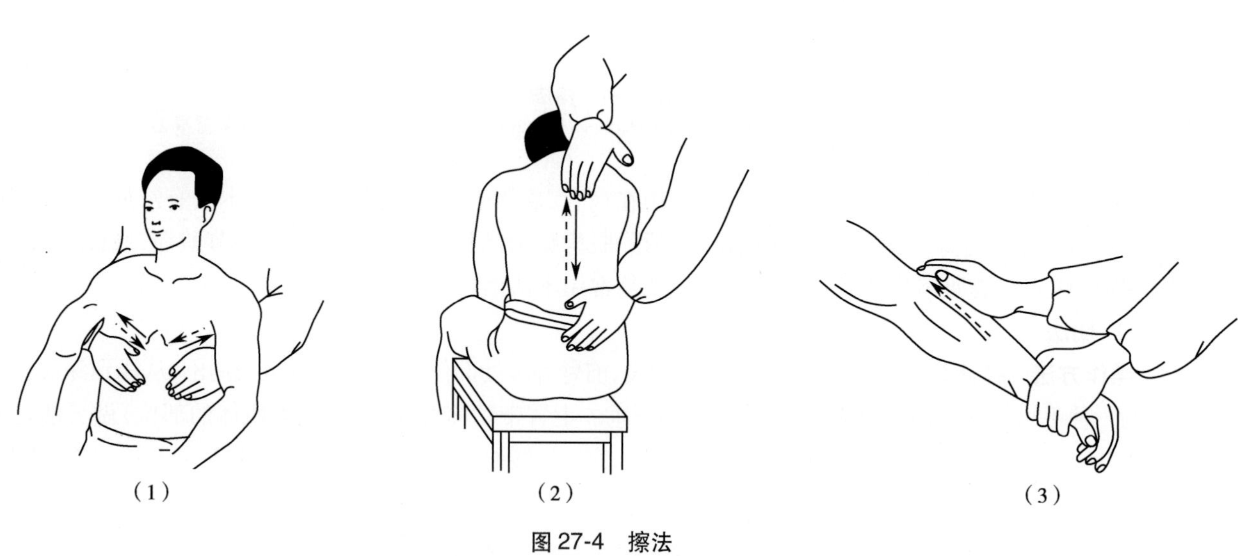

图 27-4　擦法
（1）掌擦法；（2）小鱼际擦法；（3）大鱼际擦法

2. 临床运用　擦法刺激柔和温热，具有温筋通络、行气活血、消肿止痛、健脾和胃、祛风散寒的功效。常用于内脏虚损、气血功能失调、风湿痹痛的病症。在瘫证患者中用此法治疗可增强软瘫患者的肌力，硬瘫患者不用此法，以免加重肢体痉挛。

（五）推法

1. 操作方法 推法有指、掌和肘推法三种，是用指、掌和肘着力体表一定部位，进行一个方向直线运动的手法。操作时要紧贴体表，用力要稳，有节奏。（图 27-5）

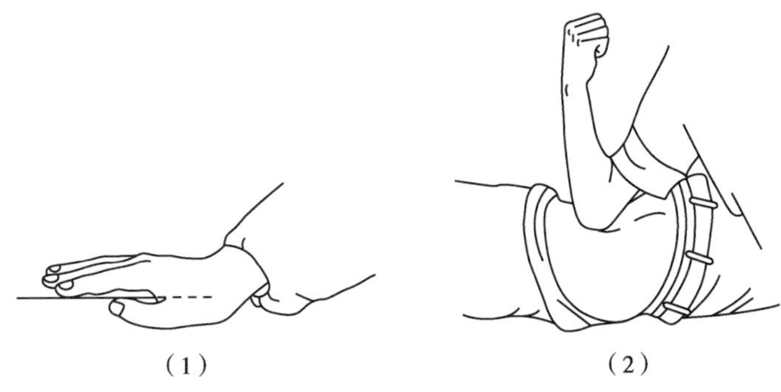

（1） （2）

图 27-5 推法

（1）掌推法；（2）肘推法

2. 临床运用 推法能疏通经络气血、舒筋活络、强壮筋骨。常用于肢体关节酸痛、肌肉萎软无力（软瘫）、脾胃虚弱等证。

（六）搓法

1. 操作方法 用双手指或掌指对合紧贴受术部位，方向相反用力，上下往返快速搓揉的运动手法。操作时垂肩坠肘，快搓慢移，以皮肤发热为度。（图 27-6）

2. 临床运用 搓法有舒筋活血、祛风散寒、松肌解痉的功能。适用于肢体痹痛，以上肢多用。运动过度导致的四肢肌肉酸痛也常用此法。

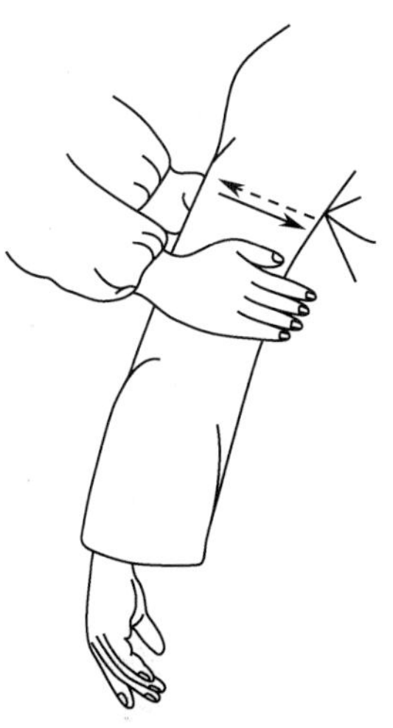

图 27-6 搓法

（七）抹法

1. 操作方法 用单手或双手拇指腹紧贴皮肤，做上下左右往返运动的手法。操作时用力轻而不浮，重而不滞。（图 27-7）

2. 临床运用 抹法具有开窍醒脑、镇静明目、舒筋通络之功。头痛、头晕、昏迷及颈椎病常配合此法治疗。

（八）抖法

1. 操作方法 用双手握住患者的上肢或下肢远端，做快速、连续小幅度的上下颤动。操作时颤动幅度要小，频率要快。（图 27-8）

2. 临床运用 本法有舒筋通络、解除粘连、活动关节的功能。适用于肩（肩周炎）、髋关节疼痛、关节运动功能障碍等证。硬瘫患者关节运动功能障碍不宜使用此法，以免加重痉挛。

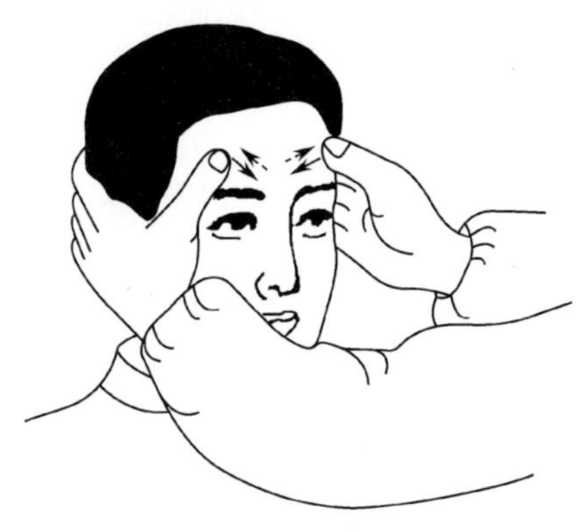

图 27-7 抹法

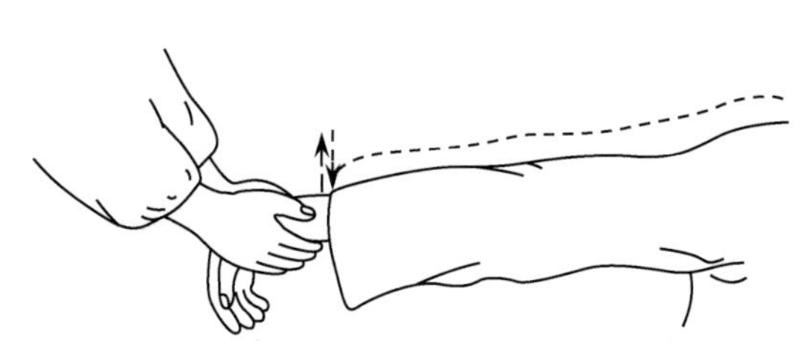

图 27-8 抖法

（九）振法

1. 操作方法 以手指或手掌着力于受术部位，前臂肌肉静止用力，产生震颤，向手掌、手指下及受术部位传导的手法。操作时注意力集中于手部，振动频率愈高、力传导愈深，疗效愈好。此法必须经过一定时间的刻苦练习方可掌握。（图 27-9）

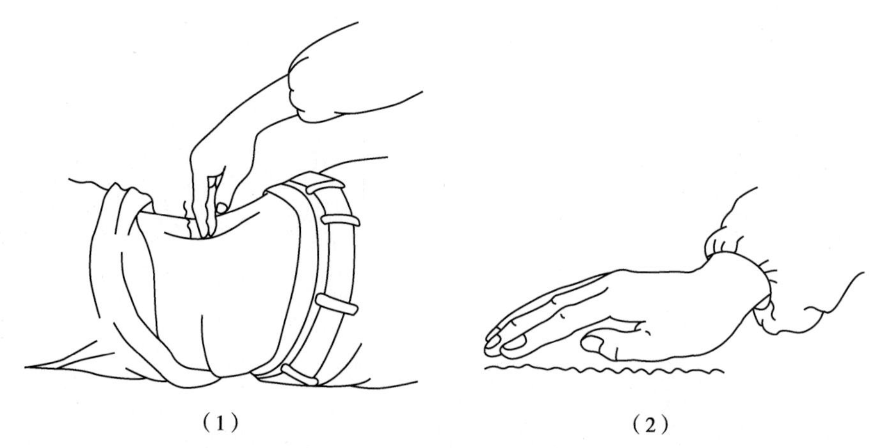

图 27-9 振法
（1）指振法；（2）掌振法

2. 临床运用 本法一般用单手操作，适用于全身各部位。有祛淤消积，和中理气，调节肠胃功能的作用。常用于肝郁气滞、胃肠功能紊乱等证，此法在瘫证患者中较少使用。

（十）按法

1. 操作方法 用手指或手掌按压受术部位的手法。操作时双拇指或双掌可重叠，用力应垂直体表，不要移动。力由轻到重，再由重到轻，切忌暴力。（图 27-10）

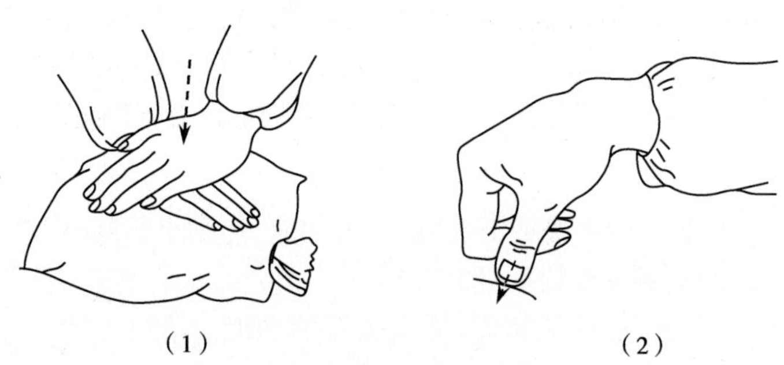

图 27-10 按法
（1）掌按法；（2）指按法

2. 临床运用 按法常和揉法合用为“按揉”复合手法。有通络、活血、止痛、开闭、松肌的作用。常用于胃痛、头痛、肢体酸痛及肌肉疼痛僵硬等。

（十一）点法

1. 操作方法 此法是以手指端或关节骨突出部，着力于受术部位进行点压的手法。操作时力点应集中于指尖或骨突出部，持续或间断地用力点按。（图 27-11）

2. 临床运用 本法较按法作用面小，刺激性大。具有通络镇痛，开通闭塞，调和阴阳的作用。适用于头痛头胀、脘腹胀痛、腰腿疼痛等。对脑病（脑卒中、脑外伤、脑瘫）所致的痉挛性瘫痪，用点法作用于痉挛肢体关节部位的肌腱，可降低痉挛，改善关节活动。

（十二）拍法

1. 操作方法 施法者手指自然并拢，掌心凹陷向下，用虚掌平稳有节奏地拍打施术部位。操作时应在施术部位由近及远，密排拍打三至五个来回。可用单手或双手操作。（图 27-12）

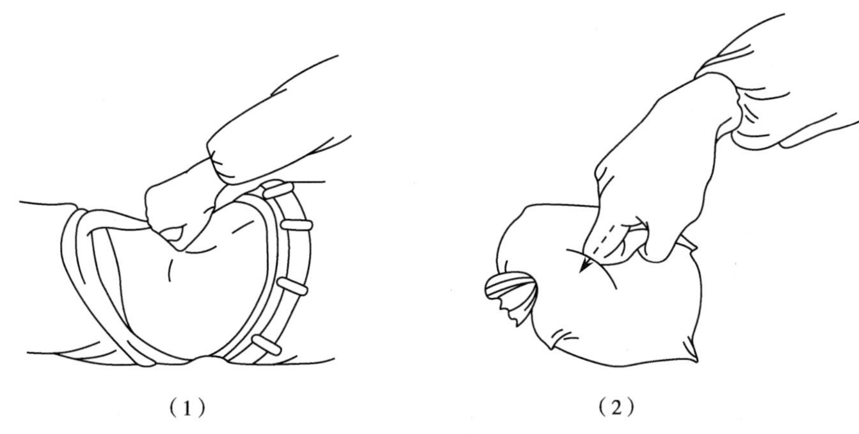

图 27-11　点法
(1)屈拇指点;(2)屈示指点

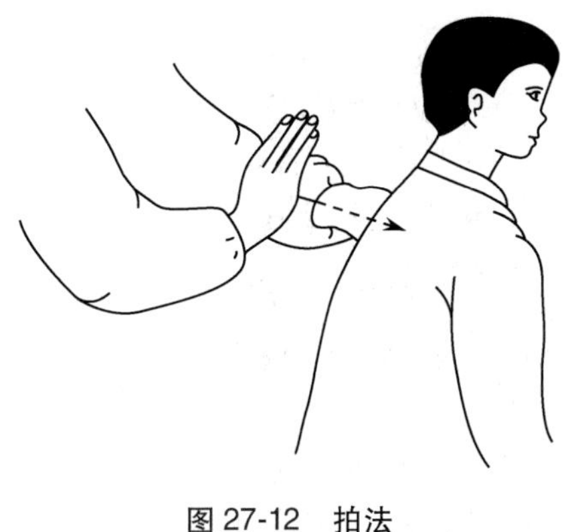

图 27-12　拍法

2. 临床应用　此法具有舒筋活络、运行气血之效。常用于肩、背、腰、腿酸痛麻木,气血痹阻不通之症。脑病(脑卒中、脑外伤、脑瘫)所致的软瘫肌肉萎软无力的症状,用此法恢复神经支配功能、刺激肌力产生疗效明显。

(十三)击法

1. 操作方法　击法是用拳背、掌根、掌侧、指尖或桑枝棒叩击施术部位。操作时应垂肩坠肘,手腕放松。以肘、腕关节的屈伸,尺桡侧方的复合运动,有节奏地先轻后重、快速短暂、垂直反复叩击施术部位。使用器械时注意叩击力应小,以免击伤患处。(图 27-13)

2. 临床应用　本法具有疏通经络、调和气血、强筋壮骨的功能。腰背部多用拳击,头顶部多用掌击,四肢用掌侧击,头面、胸腹部用指尖击。棒击多用在肌肉丰满之处。对风湿痹痛、头痛等症常用此法。脑病(脑卒中、脑外伤、脑瘫)所致的软瘫肌肉萎软无力,用此法治疗,对神经功能的恢复、肌力的产生较拍法刺激

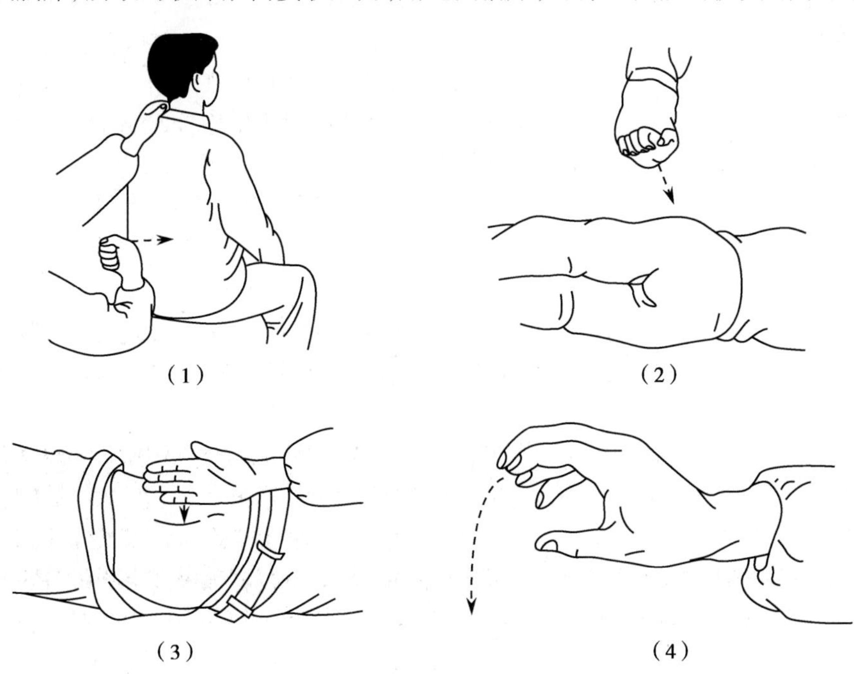

图 27-13　击法
(1)拳背击;(2)掌根击;(3)侧击(小鱼际击);(4)指尖击

更明显。

（十四）摇法

1. 操作方法 对身体关节做被动的环转运动为摇法。A. 颈项部摇法：操作者一手托患者头枕部，一手托下颌部。双手稍向上用力做左右环转运动。B. 肩关节摇法：医者一手扶患肩，一手托患肘或腕部做环转运动。C. 髋关节摇法：患者仰卧，屈膝屈髋，医者一手托患者足跟，另一手扶患膝做环转运动。D. 踝关节摇法：医者一手托足跟，另一手握患足大趾做环转运动。操作时动作应均匀缓和，遇到关节阻力时要稍加牵拉力，使关节间隙加大后再做环转动作。（图 27-14）

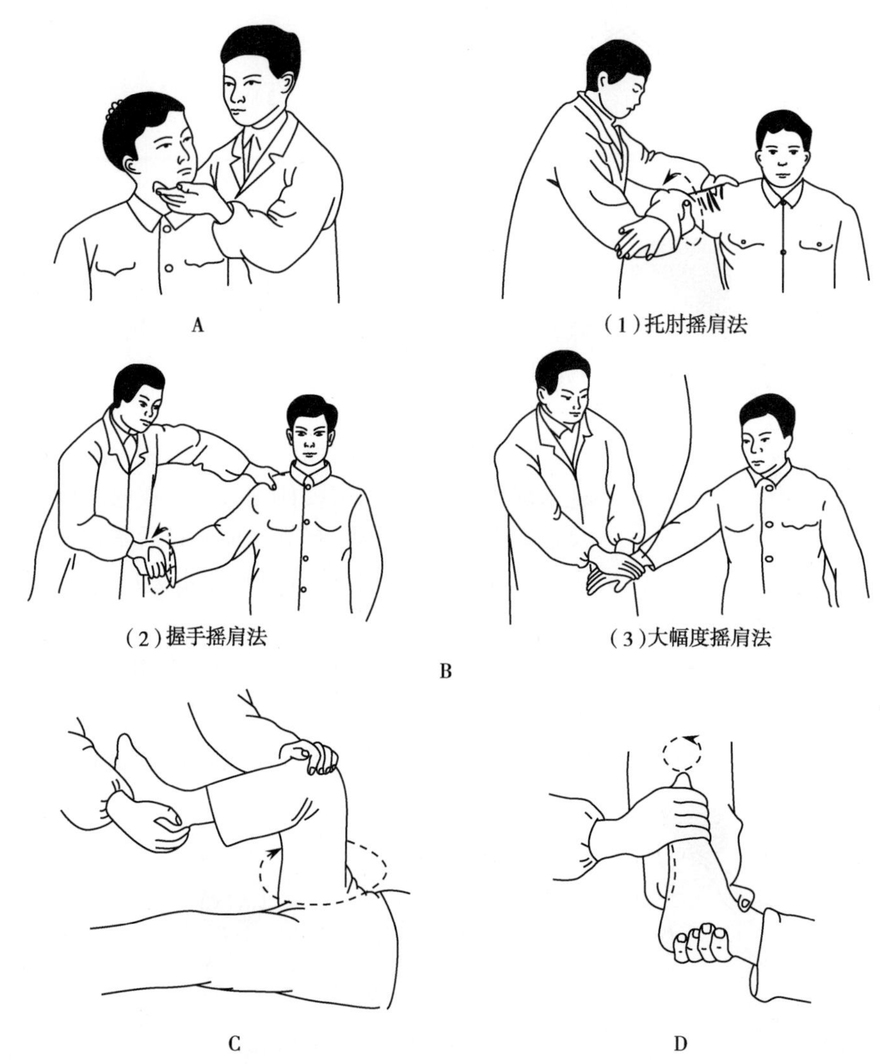

图 27-14 摇法
A. 颈项部摇法；B. 肩关节摇法；C. 髋关节摇法；D. 踝关节摇法

2. 临床应用 本法有舒经活血、滑利关节、解除关节绞锁之效。常用于伤病关节僵硬、屈伸不利导致的疼痛，如脑病性瘫痪（脑卒中、脑外伤、脑瘫）、肩周炎、颈椎病、髋、膝、踝关节增生性关节炎等。

（十五）拔伸法

1. 操作方法 是固定肢体或关节的一端，牵拉另一端肢体的手法。操作时除头颈部的拔伸多以自身重量固定外，一般需一助手固定肢体或用一手固定，一手牵伸。施法时用力要均匀而持久，动作要缓和不宜暴力。拔伸法分：头颈部牵伸法、肩关节牵伸法、腕关节牵伸法、指关节牵伸法、髋膝踝关节牵伸法。（图 27-15）

2. 临床应用 本法有通经活络，解除关节扭挫伤，缓解痉挛的功能。常用于伤筋，关节错位、脱位，痉挛

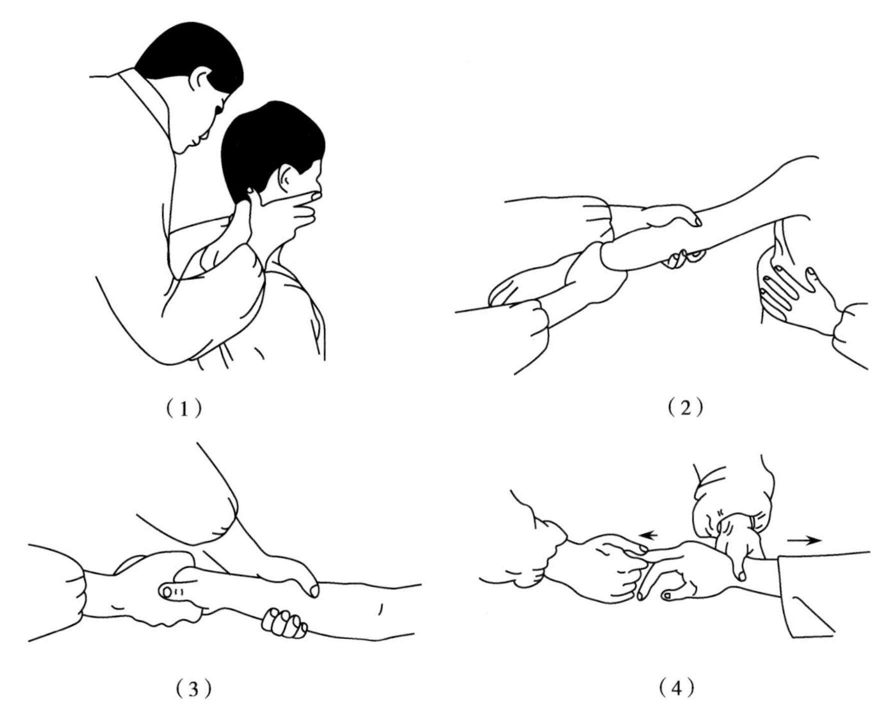

图 27-15　拔伸法
(1)头颈部分拔伸;(2)肩关节拔伸;(3)腕关节拔伸;(4)指间关节拔伸

性瘫痪等症。

四、按摩治瘫的基本原则及注意事项

(一) 明确诊断、生命体征稳定

对于瘫证来说,首先要明确致瘫的原因,即诊断要清楚,诊断不明之前不应轻易使用按摩疗法,以免延误甚至加重病情。瘫证明确诊断后,患者生命体征必须稳定(呼吸、脉搏、心率、血压),再针对病情选用合适的手法、剂量,防止并发症和意外事故的发生。如各种原因所致的昏迷患者,只要诊断明确、患者生命体征稳定可早期应用按摩疗法,施用强刺激的点、压法可起到促醒作用。为防止肌肉萎缩、关节活动障碍,对昏迷患者进行揉、推、㨰、搓、摇法时,要掌握手法的轻重、时间的长短,要注意观察患者手法治疗后生命体征的变化,以便对手法进行调整,防止手法强度过大,使病情加重。

(二) 辨证施治选用手法

肌张力低下,表现为软瘫的患者,可对肢体选用揉、推、捏、㨰、搓、拍、击等手法,操作时节奏可稍快、力量可稍重。目的在于促进肌肉的血液循环,防止肌肉萎缩或提高肌张力。肌张力高,出现痉挛的硬瘫患者,可对肢体选用揉、捏、摩、擦、牵伸等手法,操作时节奏要慢、力量由轻渐重。以降低肌张力,减轻肢体痉挛,不可盲目操作造成不良后果。瘫痪时间较长的患者,开始按摩时手法应轻、节奏要慢,推、压、抖、摇、扳等使肢体产生运动的手法不宜使用,防止因长期卧床形成深静脉血栓,手法时引起血栓脱落。长期卧床患者骨质疏松严重,因手法用力不当造成骨折的现象时有发生,不得不引起按摩人员的重视!

(三) 被动治疗和主动参与相结合

瘫痪者早期以传统按摩被动治疗为主,一旦瘫痪的肢体恢复到有一定力量时,就应由完全的被动按摩治疗转为主动参与的运动训练和按摩疗法相结合的治疗模式,此时的按摩作用是:巩固肌力,解除运动训练后的疲劳。运动训练则以增强患者的肌力,恢复患者肢体运动功能为主。病情不同时期,治疗方法不同主次,这是每一个按摩师必须要知道的。

(李泰标　张鹰)

第五节　中医太极运动对瘫痪的康复作用

一、概述

“太极运动”不是“太极拳”。“太极拳”是武术拳术的一种，因以太极道家文化融入行拳之中而得名“太极拳”。在冷兵器时期，它和其他拳术一样，以强身、防身、搏击为主。在科技发达的今天，拳术搏击、防身作用已逐渐减弱，而融入太极文化的“太极拳”，以松、柔、圆、整，刚、柔、相兼的特点，行云流水优美的拳姿，为我国乃至世界愈来愈多的人民喜爱，并作为强身健体，养生延年益寿练习最多的一项运动。

“太极运动”是“太极理论”的核心，即太极文化的核心，中华文化的核心。“太极理论”源于《周易》。《庄子・天下》曰：“《易》以道阴阳”，是《易经》之核心。“太极运动”既是“阴阳运动”，也是《易经》之精髓。《易经》在人类历史上，被公认为是最智慧的书。《周髀算经》曰：“阴阳之数，日月之法……生数皆终，万物复始。”《易经》曰：“天地氤氲，万物化醇。……有天地然后万物生焉”，《易经》是中国古人用来探讨宇宙万物运动发展规律的经典。《易经》是一部哲学巨著，是融哲学、自然科学、社会科学为一体的综合巨著。《易经》思想贯穿中国古代所有文化之中，是中国文化的源头和枢纽。由此产生的儒家、道家、兵家、农家、法家、医家、杂家文化等无不将《易经》思想纳入其理论、思想之中。

《易传・系辞》曰：“易与天地准，故能弥天地之道。”历经三代(北周、隋、唐)，大医家孙思邈说过：“不知《易》，便不足以言医”。以中医为首的医家文化，从《神农本草经》到《黄帝内经》，从有文字记载开始，便与《易经》同时同源。中医文化是对《易经》医家文化的发挥和升华，是对人类健康方式的具体演绎和实践！

二、“太极理论”与“太极运动”的产生

“太极理论”是孔子在用《易传》解释《周易》中产生的。《易传・系辞》曰：“天尊地卑，乾坤定矣，卑高已陈，贵贱位矣，动静有常，刚柔断矣。……一阴一阳谓之道……是故易有太极，是生两仪，两仪生四象，四象生八卦，八卦定吉凶，吉凶生大业。易与天地准，故能弥天地之道。……广大配天地，变通配四时，阴阳之义配日月，简易之善配至德。”

《易传・象・乾》曰：“天行健，君子以自强不息。”乾为天，为健。乾卦之象(天)，乾，元亨利贞(健)。天道——春夏秋冬，人道——仁义礼智，地道——生长收藏，此为天、地、人之健道！(乾为健，生生之谓易！)天行健，君子以自强不息，是一种宇宙观！故“太极运动”是《易经》“乾卦”卦象之写照。

《易传・彖・乾》曰：“大哉乾元，万物资始，乃统天。乾道变化，各正性命，保合太和，乃利贞。首出庶物，万国咸宁。”正是对“太极运动”宇宙观的具体演绎。

《易传・系辞》曰：“一阴一阳谓之道，……生生之谓易。”“太极运动”是《易经》乾卦之象是《易》之门户。“太极运动”即阴阳运动，是宇宙万物之象，是《周易》之核心。“太极运动”是对宇宙万物运动发展之规律最形象、最经典、最简洁的高度概括！这种“太极运动”之象，即万物运动发展之规律宇宙观，正是人类自然健康运动的生命观，也是人类所向往的社会和谐、祥和，其乐融融之象！“太极运动”是中华文明文化的具体体现！

三、“中医文化”与“中医太极运动”

“太极运动”源于《易经》是易之核心，是宇宙万物运动发展之规律。《易传・系辞》易道天地、阴阳之事。医易同源。2 000 多年来，中医“天人合一”的养生、治未病、导引形体及诊、疗健康医学，在为人类健康服务的同时，也形成了完整的中医文化模式。“中医文化”是太极文化中对人类健康的演绎，是“太极运动”对人类健康方式的具体体现！

《内经・阴阳应象大论》：“阴阳者，天地之道也，万物之纲纪，变化之父母，生杀之本始……治病必求于本。”

《内经・上古天真论》：“上古之人，其知道者，法于阴阳，和于术数，饮食有节，起居有常，不妄作劳，故能

形与神俱，而尽终其天年，度百岁乃去。……夫四时阴阳者，万物之根本也，所以圣人春夏养阳，秋冬养阴，以从其根，……夫人生于地，命悬于天；天地合气，命之曰人。”

《内经·生气通天论》：“自古通天者生之本，本于阴阳。……阴平阳秘，精神乃治，阴阳离决，精气乃绝。”

《易传·彖·乾》曰：“大哉乾元，万物资始，乃统天。乾道变化，各正性命，保合太和，乃利贞。”《易传·说卦》：“……立天之道曰阴与阳，立地之道曰柔与刚，立人之道曰仁与义。《易》——广大悉备，有天道焉，有人道焉，有地道焉——三才之道也。”

《周易》的“保合太和”与中医的“阴平阳秘”，正是人类追求的“天人合一”整体观和健康观，即“太极运动”万物运动规律！中医文化正是按照“太极运动”规律，认识和处理人类健康的问题。中医文化即是“太极运动”之人类健康文化。可以说完整的中医文化模式即是“中医太极运动”！

四、中医太极运动对瘫痪的康复作用

中医学以辨证施治为特点，在中医涉及瘫痪之证的有：中风、痿证、五迟、五软、瘫证、痿痹、体惰等。现代医学伤病所致瘫痪最主要的疾病有：脑卒中（偏瘫）、脑外伤、脊髓损伤（截瘫、四肢瘫）、帕金森病、儿童脑瘫、周围神经损伤等。

中医太极运动是对人类整个生命过程健康方式的具体体现，它包含中医太极运动养生、中医太极运动治未病、中医太极运动形体及中医太极运动诊、疗（中医诊、疗，在前四个章节已有详细论述）四大方面。

（一）中医太极运动养生对瘫痪的康复作用

在各种致瘫伤病中，除因自然灾害（地震）、交通、工伤事故造成的脑外伤、脊髓损伤、周围神经损伤外，人们如遵照中医太极运动的养生生活方式，即可无疾而终，健康长寿。既可杜绝脑卒中（偏瘫）、帕金森病、儿童脑瘫等疾病，也无瘫痪发生了！

1. 适时养生，平衡阴阳　《内经·素问》：“夫四时阴阳者，万物之根本也”（春生、夏长、秋收、冬藏），所以“圣人春夏养阳，秋冬养阴，以从其根”，“故与万物沉浮与生长之门。”“阴平阳秘，精神乃治。”

2. 道法自然，知常从欲　《内经》曰：“上古之人，其知道者，法于阴阳，和于术数，饮食有节，起居有常，不妄作劳，故能形与神俱，……是以志闲而少欲，心安而不惧，形劳而不倦，气从以顺，各从其欲，皆得所愿。故美其食，任其服，乐其俗，高下不相慕，其民故曰朴。……而尽终其天年，度百岁乃去。”

（二）中医太极运动治未病对瘫痪的康复作用

要提高对自然灾害（地震）的预报水平，加强对交通、工伤事故的安全教育，即可减少脑外伤、脊髓损伤、周围神经损伤致瘫伤病的发生，同时以“中医太极运动治未病”的预防原则，对其他伤病如脑卒中（偏瘫）、帕金森病、儿童脑瘫等疾病，就可以起到预防疾病的发生，减少瘫痪的康复作用。

1. 治未病，适阴阳，辟邪防病　《内经·素问》曰：“是故圣人不治已病治未病，不治已乱治未乱，此之谓也。夫病已成而后药之，乱已成而后知之，譬犹渴而穿井，斗而铸锥，不亦晚乎！虚邪贼风，避之有时，阴平阳秘，精神乃治。”

2. 固阳气、存正气、调气血、御百病　《内经》曰：“阳气固，虽有贼邪，弗能害也，……阳气者若天与日，失其所则折寿而不彰。”“夫四时阴阳者，万物之根本也，所以圣人春夏养阳，秋冬养阴，以从其根，”“正气存内，邪不可干，邪之所凑，其气必虚。”“气血未并，五脏安定。……气血不和，百病乃变化而生。”

3. 慎耗真，节情志，防伐生厥证　《内经》曰：“今时之人不然也，以酒为浆，以妄为常，醉以入房，以欲竭其精，以耗散其真，……起居无节，故半百而衰也。”“不知持满，不时御神，务快其心，逆于生乐，甚爱必大费，此之类厥。扑击、偏枯肥贵人，则膏粱之疾也。多因喜怒思悲恐之五志有所过而卒中者，阳气者，大怒则形气绝，气菀于上，使人薄厥。……伐生之大患也。”

（三）中医太极运动形体对瘫痪的康复作用

生生之谓易。“太极图”是《周易》之精髓。“太极运动”既是“阴阳平衡气化运动”，又是宇宙万物运动发展之规律，人类亦是如此。宇宙是一大太极，人是一小太极。大到形体四肢，小到组织细胞，人类生、长、壮、老、已，整个生命，无时无刻不在无穷尽的运动过程中！以圆为中心的阴阳气化运动是“太极运动”方式的描述。

1. 尊阴阳之道，守真元之气，平衡形体运动，强身防病

《内经·上古天真论》曰："上古之人，其知道者，法于阴阳，和于术数，饮食有节，起居有常，不妄作劳，故能形与神俱，而尽终其天年。……恬淡虚无，真气从之，精神内守，病安从来。……形劳而不倦，气从以顺，各从其欲，……皆度百岁而动作不衰。"

《内经·异法方宜论》曰："古人……动作以避寒，阴居以避暑，内无眷慕之累，外无伸官之形之形，此恬淡之世，邪不能深入也。……中央者，其地平以湿，其民食杂，而不劳，其病多痿厥寒热，其治宜导引按跷。故导引按跷者，亦从中央出也。"

按古人之言，对患者宣教；尊道、守元、平衡形体运动，治瘫防复发。

2. 静心诚意，循序渐进，持之以恒练习中医太极运动形体

（1）静心：接受伤病现状，认真学习明了"中医太极运动形体"之理。诚意：非常专心地思想其理，并认真努力去练习。

（2）循序渐进：根据患者不同功能障碍的程度，制订患者能接受并完成的，不同时间段的"中医太极运动形体"方法。

（3）持之以恒练习　每天必须有1小时以上的"中医太极运动形体"练习时间。

按照以上要求进行"中医太极运动形体"的练习，各种伤病致瘫的患者功能障碍都可不同程度得到改善。

3. 中医太极运动形体的原理

（1）时时意念"太极思维"：自然和谐、阴阳平衡的"太极运动"方式。

（2）现代康复原理：时时意念即是现代新的"意念康复理论"，已被现代科学研究证实（不在此赘述）。

（3）圆：《易传·说卦》曰："乾为天"，为圜（通"圆"天圆地方），是宇宙万物运动发展之规律，即"太极运动"之方式；即"阴阳平衡气化运动"。人类生命运动也遵此规律。以身体中心点、动力点（骨盆中心点）圆的"丹田"运动！以身体中心（丹田）带动躯干、四肢运动的方式，改变"求快捷"的局部运动方式，是最自然、最省力、最健康的形体运动方式！以核心肌群为启动方式（身体中心的压力"腹压"形成动力支撑点），最大限度募集核心肌群的肌力控制，带动躯干、四肢运动，防止其损伤。

（4）松：放松形体关节、软组织的松柔运动，改变、去掉运动时紧张用力的习惯。习惯紧张用力会使关节、软组织缩短，关节、软组织血供和组织营养减少，易造成其损伤。松开形体关节、软组织的松柔运动，能使其得到很好的血液循环和组织营养，减少或防止其损伤。

（5）长：以旋转、拉长形体的多关节运动，改变直线、单关节运动。

（6）旋转：以圆为弧线的最长运动方式，旋转、拉长形体的多关节运动，是使形体多个关节在打开、拉长、离心放松状态下组合完成各种运动。可改变直线、单关节运动时形体关节向心缩短，组织紧张状态下易造成损伤的现象。

4. 中医太极运动形体方法

在"中医太极运动形体"原理的指导下，以形体中心点、动力点（骨盆中心点）圆的"丹田"核心运动（形体中心"丹田"运动，带动躯干、四肢运动）。以"松、长"为运动方式（形体中心"骨盆"放松、拉长，从躯干脊柱到近端大关节至四肢末端小关节整体组合关节运动）的一套"丹田形体运动法"。

（1）丹田呼吸法：腹式呼吸（逆式腹式呼吸）卧、坐、站。

丹田呼吸法，即"逆式腹式呼吸法"。此法是"道家"："虚其心，实其腹"之"太极气功"和"武术气功"秘传之法！也是中国传统戏曲练气发声的一种方法。它不同于常规"腹式呼吸"（深呼吸），即吸气时，要求腹部凸起，呼气时腹部下降凹陷。"逆式腹式呼吸法"则相反，即吸气时整个腰腹部肌（含膈肌）及盆底肌（提肛），向丹田（脐下三寸之腹中央）收紧，腹部呈内陷状。呼气时保持此状慢慢使整个腹部肌群恢复原状。

常规呼吸认识及训练的误区：①呼吸肌认识的误区。至今为止，常规认识的吸气肌除膈肌外，均附着在胸背部（肋间肌、胸锁乳突肌、斜角肌、前锯肌、胸大、小肌、斜方肌、竖脊肌等）。而呼气肌只有腹肌群（腹直、横、内、外斜肌）。②"坐""卧""平静呼吸"的误区。当今生活方式"坐"的时间增多，"平静呼吸"多。"坐"

使腹部增大(肥胖)腹部肌群拉松,核心肌群肌力下降。患病后的长时间卧床,和经常“坐”位时的平静呼吸,使呼吸肌得不到锻炼而肌力下降。③常规“腹式呼吸”(深呼吸)训练的误区。吸气时腹部凸起,腹部增大膈肌下降受阻,胸腔容量不能增大,氧气的摄入,二氧化碳减少使氧气输送途径受到阻碍。吸气腹部凸起时被动拉长核心肌群(腹部脏器鼓气,不是核心肌群收缩),使其肌力下降。呼气时腹部下降凹陷,使气体自动排出,腹部脏器恢复无需核心肌群收缩,因此肌群亦得不到锻炼。更重要的是,由于腹部凸起,腹压向上阻碍膈肌下降,腹压向下使盆底肌松弛,腹部脏器下垂(子宫、肛门、肠道)。在临床呼吸训练时出现漏尿、脱肛、痔疮复发、肛门矢气、疝气等病症屡见不鲜。

“逆式腹式呼吸法”:①膈肌下降幅度加大。②在胸膜腔负压的作用下胸腔增大。③心脏的前、后负荷减轻,肺的顺应性增加。④腹部核心肌群收缩腹部变小,腹压增加,上下腔静脉血回流到心脏更快捷(心脏前负荷减小)。⑤胸腔增大,氧气的摄入增多,二氧化碳排放增加。呼气时保持此状,慢慢使整个腹部肌群恢复原状,维持一定的腹压使氧气输送途径通畅、加大。⑥“逆式腹式呼吸法”的整个呼吸过程,使身体整个核心肌群全程处在向心和离心收缩中,因此能尽快提高核心肌群肌力。

此法对各种伤病致瘫患者均可提高心肺呼吸功能,更能增强腹部整体核心肌群肌力,提高腹压和加强肢体的运动、控制能力。

(2) 丹田躯干四肢运动法:以“丹田呼吸法”为形体运动启动方式,带动躯干四肢运动。包括:①丹田躯干运动法(颈、胸腰、腰骶)卧、坐、站位;②丹田上肢运动法(云手运动)卧、坐、站位;③丹田下肢运动法(屈髋、膝、踝运动)卧、坐、站位;④丹田上下肢联合运动法(云手、太极步)站位。

此法对各种伤病致瘫患者的不同功能障碍,可针对性进行康复训练。要掌握“中医太极运动形体”方法,需要经过专门学习培训。

(吴心虹　张鹰)

第六节　瘫痪患者的中医调护

一、中风病的中医调护

中风病的调养与护理是在中医阴阳、五行理论的指导下,强调整体观念,辨证施护,包含病情观察、服药调理、膳食调理、起居调理、情志调理。对中风病的转归与预后有着重要意义。

(一) 病情观察

1. 急性期中风病的观察要点　中医认为,中风之发生,在本为阴阳偏胜,气血逆乱,在标为风火相煽,痰浊壅塞,瘀血内阻而形成本虚标实的证候,辨证要掌握以下三点:

(1) 辨清病位的深浅和病情的轻重:《金匮要略》说:“邪在于络,肌肤不仁;邪在于经,即重不胜;邪入于腑,即不识人;邪入于脏,舌即难言,口吐涎”,描述了急性期中风可分为中络、中经、中腑、中脏。

中络是以肌肤麻木,口眼㖞斜为主症,其麻木多偏于一侧手足,病邪较浅,病情轻。

中经是以半身不遂,口眼㖞斜,偏身麻木,言语謇涩为主症,无昏扑,比中络为重,但皆为病邪窜扰,故统称为中经络。中络、中经多见于脑梗死。

中腑是以半身不遂,口眼㖞斜,偏身麻木,言语謇涩而神志不清为主症,但其神志障碍较轻,一般属意识蒙胧、思睡或嗜睡。

中脏是以卒暴昏仆而半身不遂为主症,其神志障碍重,甚至完全昏愦无知,病邪较深,病情重,因两者均有神志障碍,故称中脏腑。中脏、中腑多见于出血性中风和多发性脑梗死。

(2) 辨闭证与脱证:中脏腑的主要表现为突然昏仆,不省人事,半身不遂等,可分为闭证和脱证。

闭证:邪闭于内,证见牙关紧闭,口噤不开,两手握固,大小便闭,肢体强痉,多属实证,急宜祛邪开窍。

脱证:阳脱于外,证见目合口张,鼻鼾息微,手撒遗尿,这是五脏之气衰竭欲绝的表现,多属虚证,急宜扶正开窍。闭证与脱证均为急危重证,治法不可混淆,在闭证中又有阴闭和阳闭之分,阳闭是闭证兼有热象,为痰热闭郁清窍,症见面赤身热,气粗口臭,燥扰不宁,舌苔黄腻,脉象弦滑而数。阴闭是闭证兼有寒象,为湿痰闭阴清窍，症见面白唇黯，静卧不烦，四肢不温，痰涎壅盛，舌苔白腻，脉象沉滑或缓。阳闭与阴闭的辨别，以舌诊及脉诊为主要根据，两者可相互转化。

（3）辨清病势的顺逆：中脏腑者如神志渐渐转清，半身不遂未再加重或有恢复者，病由中脏腑向中经络转化，病势为顺，预后多好。如见呃逆频频或突然神昏，四肢抽搐或背腹骤热而四肢发凉及至手足厥逆，或见戴阳证及呕血证，均属病势逆转，多难挽救。

2. 恢复期中风病的观察要点

观察半身不遂情况：筋脉拘急还是肌肉无力；关节活动是否正常；有无姿势异常；能否翻身、起床、端坐、站立和步行。日常生活自理能力如何。

观察口眼㖞斜情况：有无流涎，闭口、闭眼情况如何。

观察饮水呛咳情况。

观察言语不利或失语情况。

观察认知功能情况。

观察其他并发症或合并症。

（二）服药调理

根据病情观察，及时和医师沟通，根据辨证情况，进行服药调理。中风病急性期，中脏腑阳闭者可遵医嘱先调服安宫牛黄丸、紫雪丹、至宝丹辛凉开窍，后予犀角地黄汤或蒌星承气汤清肝息风、化痰开窍，注意保持大便通畅，紧急时可针刺人中、十宣放血醒神开窍，接续十二经经气。中脏腑阴闭证遵医嘱先调服苏合香丸温开透窍，再予涤痰汤加减豁痰息风；中脏腑脱证配合医师立即用大剂量参附汤，或独参汤和参脉散益气回阳，救阴固脱。必要时还可床边重灸关元、气海、百会穴。中风病缓解期和后遗症期服药注意汤药温度，少量频服，防止呛咳；昏迷患者鼻饲汤药时要注意有无反流至气道出现呛咳。

（三）膳食调理

及时请营养科医师会诊，根据医院营养配餐，确保足够能量和均衡饮食。神清且吞咽功能正常者予半流质或软食，如面条、粥等；神昏或吞咽障碍者予鼻饲流质，如牛奶、米汤、藕粉等。注意食物温度，应少量温服。

禁忌肥甘甜腻、辛辣刺激等助火生痰之品，如公鸡肉、猪头肉、海产品等，禁烟酒。风痰入络者，饮食宜清淡，多食黑大豆、藕、梨等食物，禁食狗肉、鸡肉等辛香走窜之品；风阳上扰者，饮食宜清淡甘寒，如绿豆、芹菜等以助泻火；阴虚风动者，饮食以养阴清热为主，多食百合莲子薏苡仁粥，甲鱼汤和银耳汤等以滋阴清热；痰热腑实者，饮食以清热、化痰，润燥为主，多食萝卜、绿豆、梨和香蕉等，忌食辣椒、大蒜、海鲜、鸡肉、羊肉等助火之物；痰浊瘀闭者，饮食宜偏温性食物，如薏苡仁粥、南瓜、石花菜、小油菜等。忌食生冷以防助湿生痰；中风脱水者，可用鼻饲法注入足够的水分和富于营养的流质饮食，如果汁、米汤、牛奶、菜汤、肉汤等；半身不遂，宜多食含维生素C、钾、镁的新鲜蔬菜和水果，如香蕉海带、西红柿、洋葱、茄子等以助降脂，保护血管；痰火未清，可用海蜇头30g，荸荠7只，煎水代茶饮；口眼㖞斜，饮食以补虚扶正、祛痰纠偏为宜，气血较弱者可食参芪乌鸡汤，取党参15g、黄芪15g、三七10g、竹丝鸡1/4只除去皮脂，生姜2片，煲汤饮食疗法；吞咽困难，应给予糊状饮食以免引起呛咳，可将饮食护理与吞咽训练有机结合，提高训练效果，节约训练时间。恢复期患者应注意滋补。一般可给予普食，少量多餐，逐步加量、进食不宜过快，预防呛咳，如山楂、芹菜、雪梨、玉米、龙眼肉、甲鱼等具有降压、降脂、软化血管和补益作用的食物。

（四）起居调理

起居得宜，顺应四时，劳逸适度，顺应自然的变化，避风寒酷暑，才能够使脏腑功能正常，气血调和，应用平衡。对老年人，尤其应严防跌倒外伤。

（五）情志调理

1. 中风急性期神志清楚的患者，需耐心做好思想工作，安慰患者，解释疾病转归，诊治，让患者感到安全、信赖，同时做好家属的工作，使患者情绪稳定。

2. 中风恢复期的患者，注意做好卫生健康宣教工作，让患者了解大怒、大喜、大悲、大恐是引起中风复发的主要诱因。嘱咐患者平时要注意克制情绪激动，尤其是要特别强调“制怒”，从而使气血运行通畅，减少复发的因素。

二、脊髓损伤的中医调护

（一）病情观察

1. 肺与大肠方面问题　肺主气，司呼吸，主皮毛、主治节，在志为悲和忧伤，与大肠向表里。注意观察皮肤压疮、咳嗽、咳痰、胸闷、气促、大便闭结及情志悲忧情况。

2. 肾与膀胱方面问题　肾藏精、主骨生髓、主生殖发育、主水，在志为惊恐，与膀胱相表里。注意观察性功能、发热、尿血、小便浑浊等小便功能障碍和情绪惊恐情况。

3. 肝与胆方面问题　肝藏血，主疏泄，主筋、为肾之子，心之母，足厥阴肝经绕阴器，在志为怒。注意观察有无烦躁情绪、四肢瘫痪或截瘫情况，有无肌肉痉挛、肌腱挛缩，关节僵硬、疼痛，骨质疏松及脆性骨折。

4. 心与小肠方面问题　心主血脉，主神志，在志为喜，与小肠相表里。注意睡眠、腹胀、腹泻、腹痛及高兴情绪情况。

5. 日常生活自理情况　注意能不能独立完成梳头、刷牙、洗脸、进食、二便、翻身、起床、卧坐转移、站立和步行。

6. 督脉损伤不同阶段症状观察。

（1）督脉受损，瘀血阻络：伤处脊背局部肿痛或刺痛，痛处固定不移，颈段脊髓损伤者呈现四肢瘫痪，胸腰段脊髓损伤者双下肢瘫痪。瘫痪肢体感觉完全或不完全消失，筋缓不收，不能活动。大便秘结，小便潴留，常伴腹胀纳差，心烦少寐，舌有瘀斑瘀点，脉沉涩。

（2）督脉受损，肾阳不足：四肢或双下肢筋脉弛缓，痿弱不用，患肢发凉，痛痒不知。大便秘结，小便失禁或潴留，兼见面白畏寒，舌淡苔白，脉沉迟。多见于软瘫。

（3）阳损及阴，虚风内动：四肢或双下肢筋脉拘急，抽搐而不用，遇寒加重，形寒肢冷，肢体痛痒不知或自觉肢体疼痛，小便潴留。舌淡苔白或有瘀斑，脉沉紧。多见于硬瘫。

（二）服药调护

1. 督脉受损，瘀血阻络　治法：活血化瘀，疏通督脉；方药：通督化瘀汤加减。

2. 督脉受损，肾阳不足　治法：疏通督脉，温补肾阳；方药：软瘫康加减。

3. 阳损及阴，虚风内动　治法：活血通督，温阳敛阴，柔肝、祛风解痉；方药：硬瘫康。

（三）膳食调护

1. 督脉受损，瘀血阻络　清淡饮食，茯苓芡实薏米粥，健脾利湿消肿。

2. 督脉受损，肾阳不足　鹿茸人参汤，黄芪当归大枣巴戟天炖瘦肉汤，当归生姜羊肉汤。

3. 阳损及阴，虚风内动　巴戟天、肉苁蓉炖老鸭汤。

（四）起居调护

起居得宜，劳逸适度，顺应四时自然变化，避风寒，和气血，注意谨防跌倒损伤。

（五）情志调护

疾病不同阶段，患者可能出现烦躁、易怒、悲伤哭泣、闷闷不乐、多思多虑等情绪，根据“肝属木，在志为怒，怒伤肝，悲胜怒”“心属火，在志为喜，恐胜喜”“肺属金，在志为悲，悲伤肺，喜胜悲”“脾属土，在志为思，怒胜思”“肾属水，在志为恐，恐伤肾，思伤恐”等五行生克制化原理，移情易性之法，做好情志调控。

（六）康复护理

良姿位摆放、保持关节活动度护理，防止关节僵硬畸形；定期翻身拍背、排痰，防止肺部感染；肢体按摩、定期减压，防止褥疮；通过膀胱超声了解膀胱内尿液容量，确定进行性清洁导尿及尿道护理，改善膀胱功能，防止尿路感染等；进食、个人卫生及体位转移护理，提高日常生活技能。

三、脑瘫患儿的中医调护

小儿脑瘫可由先天禀赋不足，肾气亏损，筋骨痿弱，发育迟缓；孕期窒息或产时颅内出血，脑髓受损，痰淤阻滞，气血不能输布于脑和四肢，导致筋骨拘挛致瘫；或后天护养失宜，中州之气不足，气血不能旁灌四旁达于四肢,导致四肢痿软;胎中受惊或产时受风等,引动肝风,肝强脾弱造成四肢筋脉拘挛,瘫痪失用。上述因素均可发生"五迟""五软""五硬""痿证""拘挛"等病。

(一)病情观察

1. 先天不足,肝肾虚损 反应迟钝、形体笨拙、动作发育落后、智能低下、舌淡苔少、脉细无力。

2. 后天失养,脾肾亏虚 天柱骨软、坐立不稳、口唇软弛、肌肉萎软、咀嚼困难、神情淡漠、舌淡苔薄,脉沉无力。治法:益气健脾,补肾壮骨。

3. 痰瘀互阻,脑窍闭塞 肢体拘急、动作迟缓、脚尖着地、语言不利、失聪失语、行为异常、舌淡苔腻、脉弦滑。

4. 肝肾阴虚,虚风内动 手足震颤、烦躁多动、手足痉挛、姿势异常、肌肉瘦削、盗汗、五心烦热、舌红苔少或剥苔、脉细。

(二)服药调理

1. 先天不足,肝肾虚损型 治法:滋补肝肾,强筋壮骨;处方:左归丸加减。

2. 后天失养,脾肾亏虚 治法:益气健脾,补肾壮骨;处方:补中益气汤加减。

3. 痰瘀互阻,脑窍闭塞 治法:活瘀化痰,通络开窍;处方:通窍活血汤加减。

4. 肝肾阴虚,虚风内动 治法:滋养肝肾,柔肝息风;处方:大定风珠加减。

(三)饮食调护

1. 健脾和胃食物 在每个季度后18天进食黄色食物,如黄米粥;甘味的蔗糖、麦芽糖、甘草;黄色的党参、黄芪以及猪肚、鲫鱼、猪脑、木瓜、大枣、扁豆、莲子等。

2. 滋补肾脏食物 黑豆、黑芝麻、黑木耳、羊肾、猪肾、淮山药、枸杞、羊肉、狗肉、驴肉、龙眼等。

3. 补肝血,滋肝阴食物 猪肝、鸭子、鸭蛋、甲鱼、芹菜、番茄;绿茶、夏枯草茶;葡萄干、龙眼、红枣;枸杞、当归、白芍、熟地、阿胶。

(四)起居调理

起居得宜,劳逸适度,顺应四时自然变化,避风寒,预防感冒。防止跌倒损伤。

(五)康复护理

在卧、坐、行、走的不同阶段采取各种有效措施预防关节僵硬、挛缩;抑制异常姿势反射,促进对称性,正常姿势反射和平衡反应。

(张巍 李泰标)

第二十八章　瘫痪康复护理

第一节　良肢位护理

一、概述

（一）良肢位护理的意义

体位是人体的位置。良肢位护理是根据病情、治疗、康复的需要，由护士协助或指导患者将身体摆放成某种姿势或处于某种位置。脑卒中瘫痪患者在疾病的急性期，患侧肢体一般呈软瘫状态，肌力差，肌张力低下，不能维持正常的姿势，随后肌张力逐渐上升，但与肢体肌张力增高的特点不同，上肢表现为屈肌、旋前肌张力增高，下肢表现为伸肌、足内旋肌和大腿内收肌群的肌张力增高，足部主要表现为足下垂合并足内翻的模式，如果不尽早干预，可产生关节挛缩、肩关节半脱位、肩痛等并发症，日后会出现异常的运动模式，影响功能恢复。瘫痪患者早期摆放的体位称为抗痉挛体位、良肢位，是为了防止出现或对抗已经出现的痉挛模式，保护肩关节，早期诱发分离运动而设计的一种治疗性体位。既使各肢体及关节处于功能位置，减轻患侧肢体的肿胀，使患者感觉舒适，又能同时配合翻身活动，起到预防压力性损伤、防止坠积性肺炎、防止出现继发性损伤的作用，有利于患者早期康复，降低致残率。骨折患者的肌肉不能或者仍未恢复时，摆放功能位，使肢体处于发挥最佳功能活动的体位。

（二）良肢位护理的评估

通过评估发现患者在体位摆放方面存在或潜在的主要问题，通过指导，使患者和家属掌握体位摆放的正确方法，纠正错误的认识和行为。评估的内容包括：①摆体位前评估患者的病情、认知、配合能力；②评估患者及家属对抗痉挛体位的认识和需求；③评估患者肢体的肌力、肌张力、感觉、肿胀、疼痛、关节活动度受限的程度；④评估患者身体移动能力、骨突部位皮肤受压情况；⑤评估患者身上的各种管道固定是否牢固；⑥评估环境是否温度适宜；⑦评估体位摆放所需的枕头软硬大小是否适合。

护理人员根据护理评估，给瘫痪患者进行有针对性、有治疗作用的体位管理，实施一段时间后，对效果及时评价并总结成效，找出存在问题，制订新的护理计划和护理目标，通过再实施、再评价，逐步修正护理方案，循环往复直到患者康复出院。

二、偏瘫患者的抗痉挛体位

偏瘫患者各肢体的病理变化：头屈向偏瘫侧，上肢痉挛表现为屈肌模式，即肩胛骨后缩；肩关节内收和内旋；肘关节屈曲；前臂旋前；腕关节屈曲并伴一定的尺侧偏；手指屈曲内收。下肢僵直表现为伸展模式：偏瘫侧骨盆旋向后并上提；下肢髋关节外旋；膝关节伸展；足跖屈内翻。

偏瘫患者的抗痉挛体位摆放，关键是要针对其病理变化，采取抑制异常模式的正确体位，减缓上肢屈肌痉挛和下肢伸肌肌肉紧张，保持各关节的基本功能，促进偏瘫肢体的早日康复。临床常用的体位有：仰卧位、患侧卧位、健侧卧位、半（坐）卧位、端坐位等。

1. 仰卧位　患者面朝上，平躺于床上，头下垫薄枕头，高度为 8～10cm，患侧肩胛骨下垫一个厚的小方枕，使肩向前抬起，防止肩胛骨后缩。肩关节外展外旋，上肢下垫一个长枕，肘关节伸直，前臂旋后，腕背曲，掌心向上，手指伸展，手中不握任何硬质物体。患侧髋部、臀部、大腿外侧垫一个长枕头，使患侧骨盆向前向上抬起，防止下肢外展外旋，保持伸直微屈，足底避免接触任何支撑物，避免增加不必要的伸肌模式的反射活动（图 28-1）。

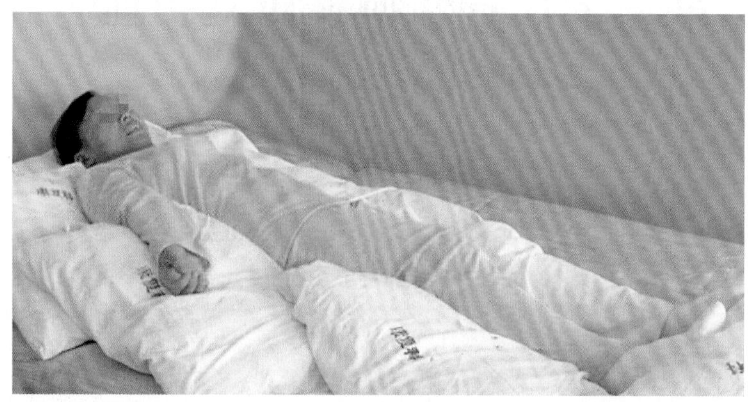

图 28-1 偏瘫患者的仰卧位

注意事项：①应尽可能少用仰卧位，因为容易受紧张性颈反射的影响，产生异常反射，强化患者上肢屈肌痉挛和下肢伸肌痉挛，因此尽量缩短仰卧位时间。②仰卧时骶尾部、双侧足跟受压易发生压力性损伤。③当患侧手指出现屈曲内收者，可于拇指与其余四指间握一毛巾卷以对抗手指屈肌痉挛。④支撑患侧下肢的枕头避免放在膝关节以下部位，以免导致膝过伸位。

2. 患侧卧位 摆放的首选体位。此体位的优点是患侧肢体得到伸展，可缓解或减轻痉挛，增加对患侧的感觉输入，有利于改善患侧忽略，而且健侧肢体在上面，方便健手活动。

摆放时，患侧肢体在下，健侧肢体在上，身体侧卧。头部垫枕头，使头部稍向健侧屈曲，背后用枕头牢固地支持住腰背部。患侧肩关节稍向前拉出，避免受压、后缩，患侧上肢外展前伸，肘、腕伸直，前臂旋后，手指伸展，掌心向上，手心不放任何物体。健侧上肢放于身上或背部的枕头上，不能放在身前，以防带动患肩后缩。健腿屈髋、屈膝置于枕头上，摆放舒适，可自由活动，患腿自然伸展，稍屈膝，踝关节保持中立位（图 28-2）。

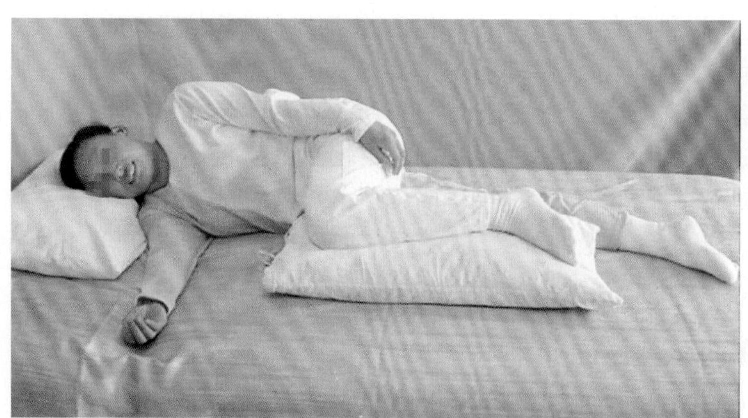

图 28-2 偏瘫患者的患侧卧位

注意事项：①侧卧后，操作者应用手托住肩胛骨，将患肩向前向上拉出，避免患侧肩部受压和肩胛骨后缩，禁止直接牵拉患者患侧上肢向外拉，这样容易导致肩关节脱位。②患侧上肢应该全部放在枕头上，避免患手垂在枕头边缘。

3. 健侧卧位 健侧肢体在下，患侧肢体在上。躯干稍向前倾斜，使患者成半俯卧位状态。头部采用良好的枕头支持，保证患者感觉舒适。放一个较高的枕头紧靠胸前，放在腋窝至整个上肢下面，给予抬高。患肩前伸，患侧肘部伸展，前臂旋前，腕、手指伸展，掌心向下，健侧上肢摆放在自己感觉舒适的位置即可。双下肢呈迈步状，患侧下肢全部放在长枕上，屈髋屈膝 90°，踝关节保持中立位。健腿微屈膝平放床上，稍后伸。健侧卧位时，避免患侧肩关节受压，但因为健侧肢体在下面，限制了主动活动，患者会感到不方便（图 28-3）。

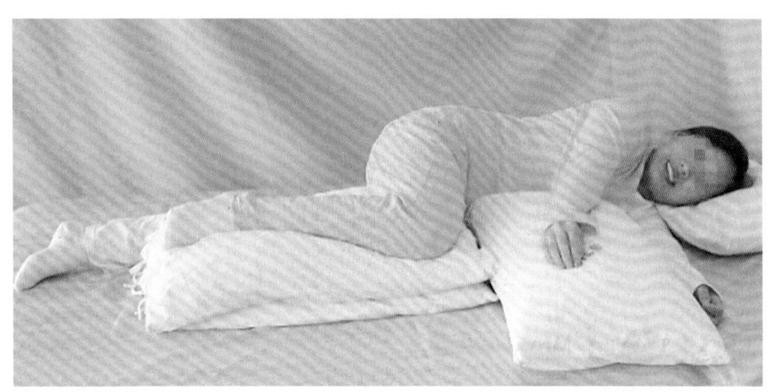

图 28-3　偏瘫患者的健侧卧位

注意事项：①患侧上肢与下肢应予良好的厚枕头支撑，抬高的高度应略高于心脏水平位，促进静脉回流，减轻肢体水肿。②患手、患足不能垂于枕头边缘，避免加重腕屈和足内翻。

4. 床上坐位　当患者病情允许时，应鼓励患者尽早坐起。患者取坐位时，用多个枕头垫实患者的腰背部，上半身接近于竖直坐位姿势，头部无需枕头支持，以便患者能自主控制头的活动，髋关节接近 90°屈曲，屈膝 50°～60°，膝下垫软枕，踝保持中立位。放置一个横过床的可调节桌子，桌上放一软枕，双侧上肢前伸放在枕头上，屈肘 10°～20°，双手交叉相握可对抗躯干前屈，避免强化痉挛模式。定时给患者采取这个体位有利于防止久卧床的患者发生坠积性肺炎（图 28-4）。

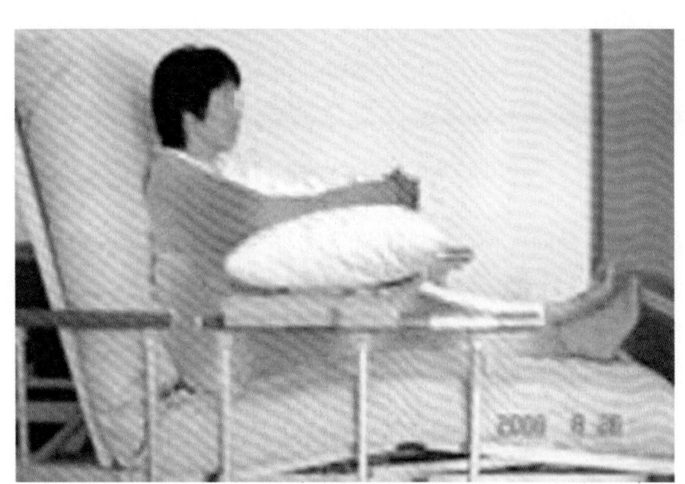

图 28-4　偏瘫患者的床上坐位

注意事项：①协助患者取坐位的过程中注意患者有无头晕，防止体位变换过快导致的直立性低血压。②为保持躯干直立的坐姿，腰背部的枕头必须起到良好的支撑作用，防止患者身体重心下滑。③膝下可垫一软枕，稍屈曲。④坐位时间不宜超过半小时，以免加重骶尾部受压。任何时候都应避免患者半坐卧位，因它能增加不必要的躯干屈曲和下肢伸直。

5. 轮椅坐位　患者臀部尽量坐在轮椅坐垫的后方，躯干伸直，靠住椅背，患侧上肢放于胸前软枕上，可前伸或屈曲靠近身体，避免肘关节过度屈曲，手指自然伸展；患腿外侧放置软垫，纠正外旋，髋关节、膝关节、踝关节均保持 90°，双足平放在脚踏上，脚尖向前（图 28-5）。

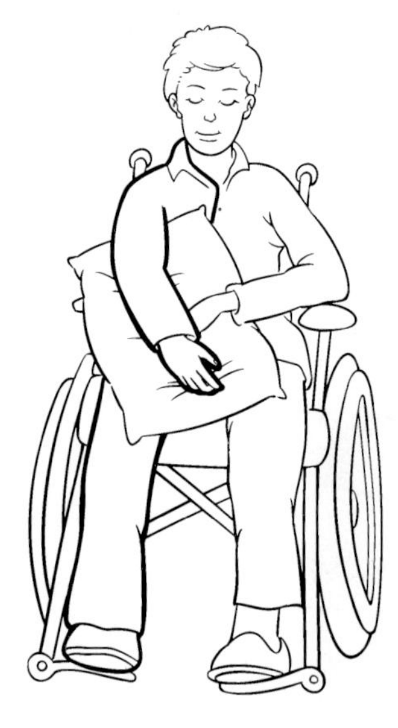

图 28-5 偏瘫患者的轮椅坐位

三、截瘫患者的抗痉挛体位

脊髓损伤患者 4~6 周内处于脊髓休克期,损伤平面以下的肌肉呈弛缓状态,早期摆放体位,保持脊柱术后椎体的稳定,避免二次损伤,促进愈合,而且对于预防压力性损伤、关节挛缩及痉挛的发生都非常重要。体位摆放不当可导致许多严重的并发症,不仅影响患者的治疗和康复,也给护理带来困难。截瘫患者的体位摆放主要是保持脊柱的稳定和生理弯曲,下肢摆放位置正确。

1. 仰卧位 患者平卧,头下垫软枕,双上肢摆放舒适。双下肢在大腿下段分别放置枕头,使之略高于心脏水平,伸髋并稍外展,两侧髋关节外侧各垫一小枕,避免髋关节外旋,两腿间用 1~2 个枕头隔开,防止髋内收痉挛,避免由于股骨内侧髁和内踝受压导致压力性损伤发生。膝关节下垫软枕,避免膝过伸位,在床尾横放置一长圆枕,双足踩在枕头上,使踝关节被动背伸,保持 90°中立位,防止足下垂和足内翻(图 28-6)。

注意事项:①在下肢两腿间放置枕头时,如肌张力增高,可先进行轻柔的按摩,降低肌张力后再放置,避免使用暴力拉开患者大腿。②截瘫患者损伤平面感觉丧失或减退,骶尾部、足跟部易受压造成压力性损伤,应 1~2 小时更换体位,尽量使足跟不与床面接触。③抬高患侧下肢的枕头不宜放在膝关节以下部位,避免导致膝过伸位。

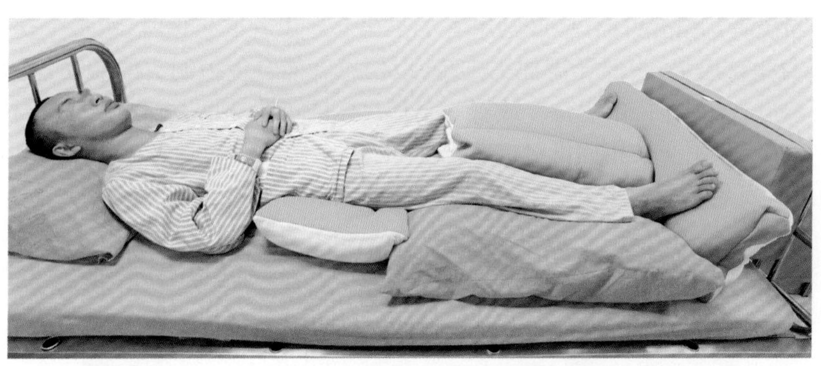

图 28-6 截瘫患者的仰卧位

2. 侧卧位 协助患者轴线翻身向一侧,腰背部给予翻身枕稳定支持,肩稍前屈,同侧上肢可屈肘置于头侧,另一侧上肢稍屈肘,前臂旋前,置于腹部上。双下肢呈迈步状,下方的髋后伸,稍屈膝,上方的下肢屈髋、屈膝放在枕头上,踝关节保持中立位(图 28-7)。

注意事项:①翻身后躯干保持生理弯曲,翻身枕支撑有力。②踝关节不能保持 90°中立位者,可使用足

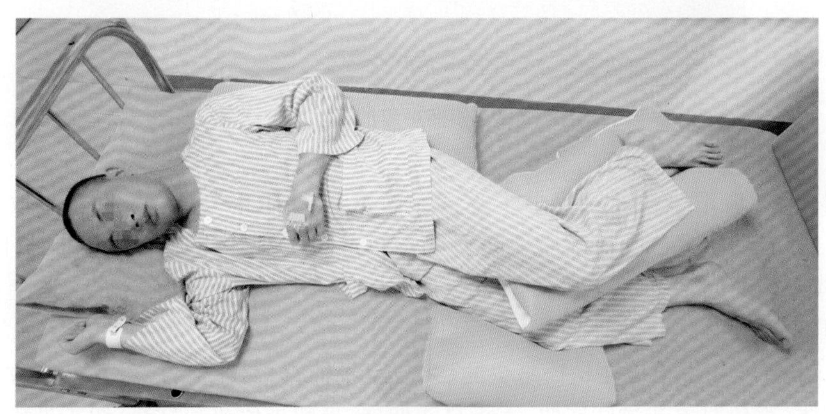

图 28-7 截瘫患者的侧卧位

托使之被动背伸。③侧卧位的截瘫患者肩峰、髋部、外踝部容易受压导致压力性损伤，因此翻身角度不宜超过 45°，应定时更换体位。

四、四肢瘫患者的良肢位

四肢瘫患者由于高位脊髓损伤造成四肢肌力丧失或者减退，可出现肩胛骨后缩、肩关节内收和内旋；肘关节屈曲型挛缩、腕关节屈曲下垂、双下肢伸髋、髋关节内收挛缩、膝关节僵直、踝关节内翻、足下垂。

1. 仰卧位　协助患者平卧，头下垫枕，高度为 10～12cm，用沙袋将头两侧固定；肩胛下垫枕，使双肩向上，防止后缩，肩外展 30°～60°，双侧上肢平放在两侧枕头上，使之略高于心脏水平，肘关节伸展，前臂旋后，腕背伸 30°～45°，避免腕关节屈曲下垂，手指伸展；双下肢在大腿下段放置枕头，使之略高于心脏水平，伸髋并稍外展，伸膝但避免过伸，在床尾横放置一长圆枕，双足底踩在圆枕上，使踝关节被动背伸，保持 90° 中立位，防止足下垂和足内翻；将双大腿缓慢分开，两腿间放 1～2 个枕头或分腿器隔开，以防止髋内收，避免由于股骨内侧髁和内踝这些骨突部位受压导致压疮发生（图 28-8）。

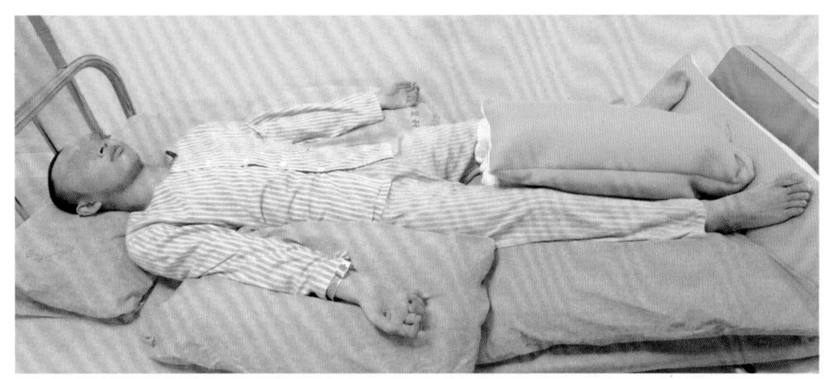

图 28-8　四肢瘫患者的仰卧位

注意事项：①四肢均确保置于枕头上，避免腕、足部垂于枕头外，阻碍血液循环。②手指出现屈曲痉挛内收者，可手握一毛巾卷以对抗手指屈肌。

2. 侧卧位　按轴线翻身法协助患者侧卧，头部枕薄枕，头两侧用沙袋固定，腰背部给予支撑枕支持。上方的肘关节伸直，手指伸展，放在胸前的枕头上，下方的肩前屈，前臂旋后放于床上。下肢屈曲位，肢体下均垫长枕；将下侧肩关节托出以避免受压和后缩，臂前伸，前臂旋后。下方的下肢伸髋伸膝，上方下肢屈髋、屈膝，放置在枕头上，对抗髋内收痉挛，有足下垂或足内翻的患者，可佩戴带足托保持中立位（图 28-9）。

注意事项：①协助患者侧卧位时，要保持头、躯干轴线翻身，动作一致，避免加重脊髓损伤。②手指出现屈曲痉挛内收者，可手握毛巾卷以对抗手指屈肌。③患者侧卧位时髂脊、外踝部受压最容易出现压力性损伤，要注意防护。④侧卧时尽量保持头、颈、脊柱的正常对线。

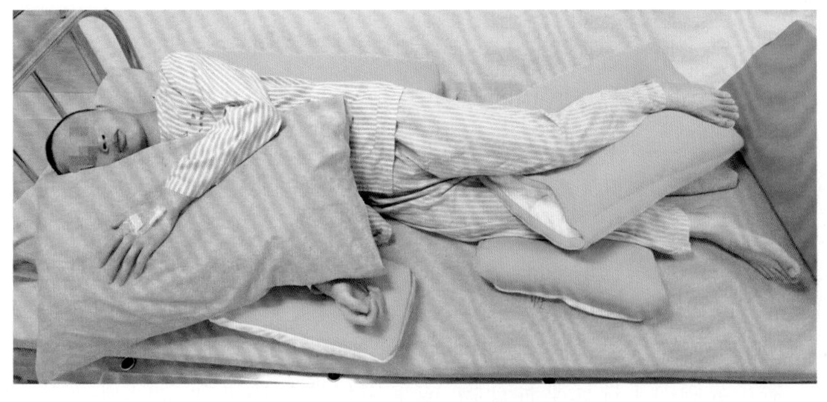

图 28-9　四肢瘫患者的侧卧位

五、床上移动与翻身训练

长时间维持同一体位不仅会引起压力性损伤、坠积性肺炎等并发症，也可通过强化肌肉优势来促进痉挛的出现，如仰卧位可强化伸肌优势，健侧卧位强化患侧屈肌优势，患侧卧位强化患侧伸肌优势。因此卧床患者一般1~2小时需要变换一次体位，体位变换需要体位移动和翻身相结合进行。

1. 偏瘫患者自行翻身法　利用健侧肢体带动患侧肢体或残存的肢体能力进行翻身。护理人员应先训练患者掌握自己翻身的方法，充分调动患者在康复治疗过程中的主观能动性。

（1）向患侧翻身法：患者仰卧位，先移至健侧。健腿屈曲，足底蹬在床面上，同时健侧肩部和肘部为支撑，用力将腰臀部抬起，将身体移向健侧，患者健足放在患侧足踝下方，将患侧下肢移至健侧，使翻身向患侧留有足够空间。然后双上肢Bobath握手，双上肢抬起充分前伸，健侧上肢带动患侧上肢左右来回摆动2~3次，借助惯性带动躯干翻向患侧，同时健腿屈曲用力蹬床。

（2）向健侧翻身法：患者仰卧位，用上述方法先移至患侧。患者仰卧，健足置于患足下方。双手Bobath握手上举后向左右来回摆动，利用躯干的旋转和上肢摆动的惯性向健侧翻身。

2. 协助患者翻身法　由于患者意识障碍或四肢肌力差无法独立完成转移时，护理人员需给予必要的协助。移动过程中，注意管道、床栏、患者有无躁动，避免意外发生。随着患者功能的恢复，帮助应逐渐减少，发挥患者的最大潜能。移动前，护理人员站在翻身的一侧，双手分别将患者头颈部、肩部、髋臀部、膝部逐一移向操作者的近侧，移动时，护士将患者双上肢屈曲放置在胸腹部，双腿屈曲，足底蹬床，一手扶住患者对侧的肩胛部，一手扶住患者对侧膝或髋髂部，用力将患者翻身至对侧，背后放枕头支撑在腰背部。

（王颖敏　李琨）

第二节　吞咽障碍的护理

吞咽障碍（dysphagia）是指由于下颌、双唇、舌、软腭、咽喉、食管等器官结构和/或功能受损，不能安全有效地把食物输送到胃内的过程。广义的吞咽障碍概念还应包含认知和精神心理等原因引起行为异常导致的吞咽和进食问题，即摄食-吞咽障碍。脑卒中患者吞咽障碍的发生率为22%~65%，可引起误吸、吸入性肺炎、营养不良、脱水等并发症，甚至恶化疾病的转归、增加病死率和致残率。因此，建立一个包括患者本人、临床相关科室的医生、护士、康复治疗师、营养师、放射科技师、耳鼻喉科技师、社会工作者、陪护、家属等在内的吞咽障碍多学科评估与治疗团队十分必要，护理人员在其中扮演了重要角色。

一、筛查与评估

（一）吞咽障碍筛查

吞咽障碍筛查是使用一种快速有效并安全的检查方法，初步了解患者是否存在吞咽障碍以及障碍的严重程度，主要目的是找出吞咽障碍的高危人群，判断是否需要作进一步诊断性的检查。对于存在吞咽障碍危险因素的一些常见疾病和特殊人群，如脑卒中、气管切开患者、老年虚弱等，应常规开展吞咽障碍的筛查。根据脑卒中相关指南建议，脑卒中患者在入院24小时内、进食或饮水前应进行吞咽障碍筛查。常用的吞咽障碍筛查方法包括量表法和检查法，临床常用的吞咽障碍筛查量表包括进食评估调查工具-10（eating assessment tool-10，EAT-10）、反复唾液吞咽测试、改良洼田饮水试验。文献指出，几种临床评价与功能检查结合运用，可提高筛查试验的敏感性和特异性，更好地反映吞咽时病理生理学和机械学的变化，为吞咽障碍治疗提供有效指导。

在吞咽障碍筛查的过程中，应警惕误吸的发生，注意以下几点的观察：①在进食过程中，嗓音发生改变（可疑声带上有食物残留）。②在吞咽中或吞咽后咳嗽（可疑误吸）。③在呼吸时，发出痰鸣音或咕咕声（可疑无能力清除咽喉中食物和液体，因而误吸入气道）。④吞咽和进食困难时明显的代偿方式。如多次吞咽，一口量和浓度的控制、避免或倾向于选择某种食物，或采用代偿姿势进食，如点头吞咽、转头吞咽。⑤进食疲劳或进食时间延长。⑥喉部听诊可听见正常呼吸气流的改变。

如果筛查结果显示患者无吞咽异常，方可进食水。如果筛查结果异常，应进一步请专业人员进行全面专业评估及制订康复治疗方案。

（二）营养风险筛查

吞咽与营养关系密切，吞咽功能受损导致食物、液体吞咽效率下降，进食量及种类减少，误吸风险增加，进而导致营养不良或脱水。研究表明，30%～60%的吞咽障碍患者存在不同程度的营养不良，需要进行营养干预。

营养风险（nutritional risk）是指现存的或潜在的营养和代谢状况对疾病或手术有关的不良临床结局的影响，于2002年由欧洲学者提出。临床上推荐使用营养风险筛查工具（nutritional risks screening tool-2002，NRS-2002）。该工具适用于对成人住院患者的营养筛查，当NRS-2002总评分≥3分时即存在营养风险。同时，营养风险的评估应结合临床病史、饮食状况、人体测量指标、实验室检查及社会活动等方面进行综合评价。吞咽障碍患者是营养不良的高危群体，因此需要常规进行营养风险筛查，必要时每周进行重复筛查，监测是否存在营养风险。

对存在营养风险的患者，护理人员应联系营养师进行全面的营养状况评估，根据患者的个体状况制订营养支持方案并落实实施，定期监测干预效果。

二、吞咽障碍患者护理

（一）口腔护理

吞咽障碍患者因唾液分泌减少或增多、口腔内自净能力下降、食物残渣存留、定植菌不能有效清除等原因，更易导致误吸，进而发生肺部感染。因此，口腔护理在吞咽障碍患者的管理中尤为重要。口腔卫生（oral hygiene）评估是使用口腔清洁度调查表评估患者嘴唇有无干燥脱皮、裂口出血、口腔黏膜湿润完整性、口腔内有无异物（包括食物残渣、痰痂、血痂）、异味、有无舌苔及牙龈红肿出血，并评估其程度。有效的口腔清洁度评估有助于了解口腔卫生状况，明确口腔护理方法，及时发现口腔问题。临床常用的评估工具为口腔清洁度调查表（表28-1）。

表28-1　口腔清洁度调查表

评估范畴	数值和描述性评级		
	1	2	3
黏膜	湿润、完整	干燥、完整	干燥，黏膜擦破或有溃疡面
牙床	无出血及萎缩	轻度萎缩，出血	牙床有萎缩，容易出血，肿胀
舌	湿润，少量舌苔	干燥，或有中量舌苔	干燥或湿润有大量舌苔，或覆盖黄黑色舌苔
气味	无味或有味	有难闻气味	有刺鼻气味
牙/假牙	无白斑，无龋齿，假牙合适	中量白垢，无龋齿或齿间引流，假牙不合适	大量牙垢，有许多空洞，有裂缝，假牙不合适，齿间流脓液
唇	湿润，质软，无裂口	粗糙、干燥有少量痂皮有裂口，有出血倾向	干燥，有裂口，有大量痂皮，有分泌物，易出血
损伤（增生溃疡）	无	唇有损伤	口腔内有损伤
腭	湿润无或有少量碎屑	干燥有少量或中量碎屑	干燥或湿润有大量碎屑
分数合计			

口腔护理要求清洁整个口腔黏膜、牙齿、舌、齿颊沟及咽喉部。常用的口腔护理方法包括以下几种：①含漱法，适用于洼田饮水试验3级以下的吞咽障碍患者，可根据口腔卫生情况选择适宜漱口液进行漱口（表28-2）。②传统特殊口腔护理，针对气管插管的吞咽障碍患者进行口腔清洁，由双人操作，一人固定插管

及患者前额，另一人清洁口腔。③负压冲洗式刷牙法，适用于昏迷、气管插管、气管切开或洼田饮水试验 2 级以上的吞咽障碍患者。采用冲吸式口腔护理吸痰管，用负压装置连接吸痰管的负压连接口，先用冲吸式口护吸痰管将口腔内分泌物及痰液吸净，将牙膏涂在吸痰管头的刷毛上，按正确的刷牙方法，边刷边吸，直至口腔清洁。④冷热口腔刷洗，清洁口腔的同时，通过对患者口腔肌群的冷、热刺激，起到早期介入口腔运动，促进舌肌、颊肌、咀嚼肌及咽喉部肌群的训练。

表 28-2 常用漱口溶液及作用

溶液名称	作用
0.9%氯化钠溶液	清洁口腔，预防感染
复方硼砂溶液（朵贝尔氏液）	轻微抑菌，除臭
0.02%呋喃西林溶液	清洁口腔，广谱抗菌
2%~3%硼酸溶液	抑菌
0.1%醋酸溶液	用于铜绿假单胞菌感染
1%~3%过氧化氢溶液	抗菌除臭，适用于口腔感染，有溃烂、坏死组织者
1%~4%碳酸氢钠溶液	用于真菌感染
0.08%甲硝唑溶液	用于厌氧菌感染
0.01%氯己定（洗必泰）	清洁口腔，广谱抗菌
中药漱口液（金银花，一枝黄花，野菊花）	清热，解毒，消肿，止血，抗菌

（二）进食方式

护理人员根据患者的吞咽功能、营养状态和医师、治疗师、营养师的建议，为患者选择不同的进食途径，包括持续性经胃管或鼻肠管注食、间歇性经口/鼻至胃管或食管注食、治疗性经口进食，喂养方式选择流程见图 28-10。对于长期留置胃管的患者，可以考虑经皮内镜下胃造口术（percutaneous endoscopic gastrostomy，PEG），实施前需要与相关医护、家属及患者充分协商。

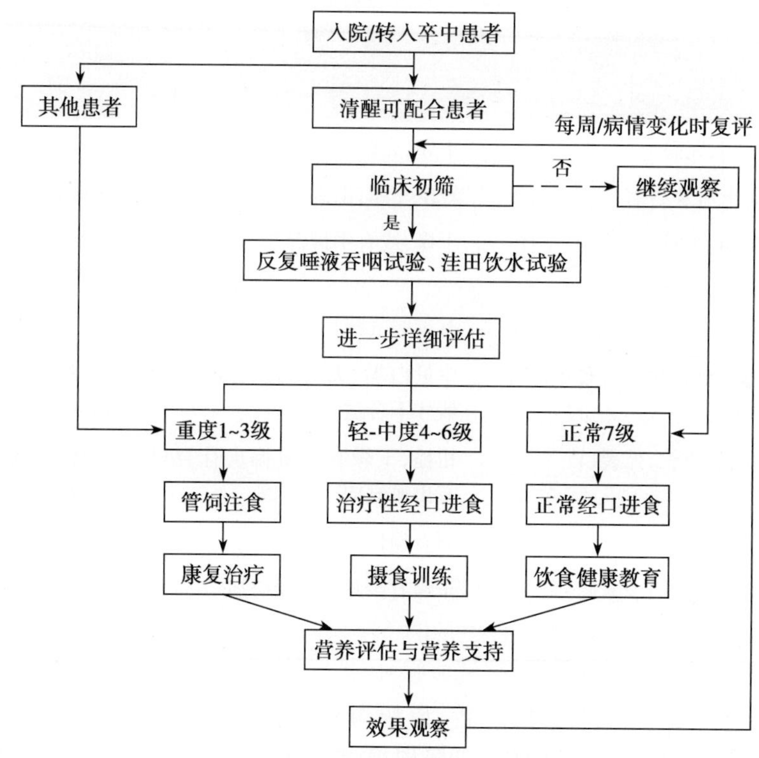

图 28-10 吞咽障碍患者喂养方式选择流程

1. 持续置管注食的护理　对于不能经口进食的患者,可通过管饲提供营养物质、水分以及药物,以维持患者营养和治疗的需要。可选用的管道类型包括胃管、鼻空肠管、经皮胃镜下胃造瘘等,可根据患者的病情、置管时间等合理选择。

持续置管注食的护理:①喂食过程中持续抬高床头,喂食后30分钟内避免翻身拍背等刺激。②营养液管饲量:从少到多,逐步达到全量。③营养液输注速度:从慢到快,首日输注根据患者耐受由慢速开始,次日起逐渐增加。④应用营养泵控制输注速度。⑤管道维护:保持有效固定及通畅,每4小时用20~30ml温水冲洗管道1次,每次中断输注或给药前后用少量温水冲洗管道。⑥注意保持营养液及输注管道的清洁,防止喂养液污染。⑦密切观察胃液的颜色、性状、量,并做好记录。⑧实时评价患者的胃肠功能,密切监测患者是否有胃肠道并发症。

管饲患者常见并发症包括:腹泻、腹胀、恶心、呕吐等胃肠道不耐受症状,严重者可能因误吸导致吸入性肺炎。此外,喂养量不足或过量会导致患者营养不良或再喂养综合征。因护理不当等因素的存在,还可能出现喂养管堵塞、脱落等并发症。

营养并发症的干预策略:①呕吐或腹胀时,减慢输注速度和/或减少输注总量,同时寻找原因和对症处理,仍不缓解时改肠外营养。②出现腹泻时(稀便>3次/d或稀便>200g/d),可减慢输注速度和/或减少输注总量,予以等渗营养配方,严格无菌操作,注意抗菌药物相关腹泻的诊断、鉴别诊断和治疗。③出现便秘(0次/3d)时,注意加强补充水分,选用含有不可溶性膳食纤维的营养配方,必要时予以通便药物、低压灌肠或其他排便措施。④上消化道出血(隐血试验证实):临时加用质子泵抑制剂。血性胃内容物<100ml时,继续全量全速或全量减速喂养,每天检测胃液隐血试验直至正常;血性胃内容物>100ml时,暂停喂养,必要时禁食改肠外营养。

2. 间歇置管注食的护理　间歇置管注食是指不将导管留置于胃内,仅在需要补充营养时,将导管经口或鼻插入食管中上段,从而为患者进行管饲注食,管饲后即拔出营养管的注食技术。适用于意识清醒、生命体征平稳,因各种原因所致的经口摄食障碍,但食管功能和胃肠功能正常,需短期或长期管饲营养支持的患者。但对合并鼻咽腔、食管肌性或肿瘤、食管蠕动功能障碍、凝血功能障碍或贲门失迟缓症患者禁用。

间歇置管可维持消化道正常的生理功能,促进吞咽功能恢复,手法简单、安全且不会对皮肤黏膜造成持续压迫,可避免长期置管所致的呃逆及反流性疾病等,减轻患者的重病感,且不影响吞咽训练及日常活动。相较于传统留置置管管饲,间歇置管患者依从性更高,吞咽康复疗效更佳。

护理重点包括:①置管操作的标准化,可培训有条件的家属和患者学会插管。患者取坐位或床头抬高至少60°或提供有扶手的椅子或坐在轮椅上,系上安全带;选择合适型号的球囊扩张管;插管动作轻柔;插管过程中注意观察患者的生命体征及反应,如出现咳嗽、呼吸困难、发绀现象,应立即停止置管并拔出,稍做休息后再插或改喉镜下插管;置管完成后注食前应正确判断胃管是否在胃内。②注意管饲流质食物种类的合理搭配;其注食量与持续置管相比,可适当增加。③注食频率可根据患者营养和消化情况确定,一般4~6次/d。④每次管饲量300~500ml或遵医嘱。⑤管饲完毕后再次注入少量的温水,维持进食体位30分钟以上。

3. 治疗性经口进食的护理　治疗性经口进食是指当患者经过吞咽筛查及评估表明存在吞咽障碍,通过直接摄食训练,可以安全有效地经口进食。此时,护士在语言治疗师和营养师指导下进行护理,包括食物的改进、一口量的调整、代偿性方法(吞咽姿势调整、进食工具改良、环境改造、进食体位)等,确保患者安全有效地经口进食。治疗性经口进食患者除应加强进食安全性的关注外,还应注意进食有效性的满足,即其每天摄入量是否能满足机体的需要量。文献指出,可以经口进食的患者,但每天摄入量不足目标量的60%者,亦应给予管饲。

(1)食物改进:食物改进是指改变食物或液体的结构或者黏度,通过调节食物的性状,可以让部分吞咽障碍的患者安全有效进食。液体稠度的调整,是根据吞咽造影检查结果,针对单纯饮水呛咳的患者,可以通过增加凝固粉使液体(果汁、牛奶、茶、汤等)增稠,减少误吸和呛咳的机会。食物质地调整,根据评估将固体食物改成软食、浓流质、稀流质等,使其爽滑、柔软、质地更趋于一致、不容易松散,从而降低吞咽难度。理想的食物性状:密度均匀、黏度适当、有一定硬度,不易松散,通过咽部时易变形且不易残留。食物质地的选择中,应根据吞咽障碍的程度,根据先易后难的原则,从糊状食物开始,逐渐过渡到软饭食物,最后到普通食物和液体食物。

（2）一口量的调整：调整每口进入口腔食物的量，以利于口腔期食团形成、食团向咽腔推送以及顺利进入食管，推荐的进食一口量以 5~20ml 为宜。建议行容积-黏稠度测试或吞咽造影检查，根据测试或检查结果选择合适的一口量。

（3）吞咽姿势调整：是指在吞咽时通过头颈等部位的姿势调整使吞咽通道的走向、腔径大小和某些吞咽器官的组成结构（如喉、舌、杓状软骨）的位置有所改变和移动，以避免误吸和残留的方法。包括转头、低头、交互吞咽等方法，可根据评估结果确定最适合的吞咽姿势。吞咽姿势调整的方法一般仅作为暂时性使用，逐步过渡到符合正常吞咽姿势进食后应停用。

（4）进食工具的调整：根据评估结果，选择适合患者进食的杯子、勺子或缺口杯等，进食工具应充分考虑安全、方便及适用。

（5）环境改造：减少干扰、降低噪声、增亮照明、促进社交互动等环境调节方法可以改善进食体验。医务人员应学会行为干预治疗，辨别哪种行为策略能改良饮食过程，并告知吞咽管理小组其他人员。其中包括进食前、中、后的情境策略，言语提示，书面提示和标志，身体提示，视觉提示等。

（6）体位管理：患者尽量选择坐位或半卧位进食，头部前屈；偏瘫者患侧肩部垫软枕，照顾者位于患者健侧，进食后让患者保持进食体位 30 分钟。

（7）对患者经口进食过程严密观察并记录，密切注意患者是否出现呛咳、生命体征及指尖血氧变化情况，谨防误吸的出现，尤其注意隐性误吸的发生。

（三）营养给予量

吞咽障碍患者的营养给予量应根据患者的需要量及消耗情况综合评定。对于病情稳定的吞咽障碍患者，能量供给 25~35kcal/（kg · d）；重症、病情不稳定的患者，可适当减少热量至标准热量的 80%左右，即 20~25kcal/（kg · d）。蛋白摄入 1~2g/（kg · d），水按 30ml/（kg · d）为参考标准，根据患者胃肠道及心肾功能酌情调整。经置管注食的患者，因普通食物经水稀释后能量密度降低，往往达不到目标量，可使用专用肠内营养素提高能量密度。尤其对于反流误吸严重的患者，应采用高能量密度肠内营养。

在注意保证能量摄入的同时应考虑营养均衡。地中海饮食以蔬菜、水果、鱼类、杂粮、豆类和橄榄油为主，富含高单不饱和脂肪酸、膳食纤维和抗氧化营养素，能显著降低致死性事件的发生，推荐营养配方中可具备地中海饮食特征，根据疾病的具体情况和合并症特点，给予患者个体化的治疗方案。

（四）服药护理

吞咽障碍患者的服药，通常采用的方法是将药物碾碎，用水融化，经鼻饲管或胃造瘘管注入胃内，也可采用改变药物成分或用药途径的方法。因碾碎可能会改变药物代谢动力学或作用效能，并不是所有药物都适合于碾碎后直接服药（如缓释片）。将多种药物混合碾碎溶解并一起服用，也可能造成药物之间的相互作用。对于能部分经口进食的患者，服用药片或胶囊时，可选择凝胶制剂包裹后送服，以确保药物的治疗作用和进食安全。对于同时服用多种药物的患者，护士应咨询药师或药物信息中心，寻求最适当、最安全的给药方法。

三、吞咽障碍常见并发症的预防及干预

（一）误吸的防护

护理人员要特别注意不同进食途径下患者误吸的风险及危险因素的识别，做好预防性护理工作，患者和照顾者健康教育以及患者一旦出现误吸/窒息的急救处理。

1. 护理策略　①管道固定：对于置管注食的患者，应确保喂养管道位置正确，避免因管道误入气管导致的误吸。②胃残余量判断：胃残余量过多可增加反流和误吸的危险，可通过回抽胃内容物来确定胃残余量。③体位：注食或进食时尽量选择坐位或半卧位，抬高床头 30°以上。④及时清除口腔内分泌物，避免口腔残留物导致再次误吸或下行感染。⑤当患者从管饲过渡到治疗性经口进食阶段，护士必须严格把控、谨慎地逐步调整治疗计划，防止误吸和反流的发生。尤其注意在进食环境、进食姿势和体位、一口量、食物选择和调配、喂食中误吸防护等方面进行把控。⑥窒息紧急处理：在患者进餐时，应注意辨识窒息的先兆并及时给予有效处理。

2. 误吸的急救　患者误吸时表现为进食中或进食后呛咳，吞咽中或吞咽后嗓音改变，口鼻腔有食物残渣，呼吸时发出痰鸣音或咕咕声，严重者可出现窒息。此时，患者意识如果清醒，可采用立位或坐位，照护者站在身后，双臂环抱患者，一手握拳，使拇指掌关节突出点顶住患者腹部正中脐上部分，另一只手的手掌压在拳头上，连续快速向内、向下推压冲击6~10次，直至异物被排出。昏迷倒地的患者采取仰卧位，操作者骑跨在患者髋部，按上法推压冲击脐上部位。如果无效，隔几秒钟后，可重复操作一次，造成人为的咳嗽，将堵塞的食物团块冲出呼吸道。

（二）呼吸道管理

建立人工气道的患者，由于患者局部或全身抵抗力下降、损伤，气管套管与气管、支气管、肺直接相通，上呼吸道屏障作用减弱，吸入气体未经湿化及过滤等原因，易出现感染、出血等并发症。在维持人工气道固定、通畅的同时，应加强气道管理。

1. 气道湿化　临床气道湿化的方法及次数应根据患者的痰液量及黏稠度来决定，常用的气道湿化方法包括以下几种：①气管内直接滴注法，直接间断向气管内滴注灭菌注射用水进行湿化。②持续滴注法，以输液的方式将湿化液通过头皮针缓慢滴入气管内，每分钟滴数控制在4~6滴，湿化液中可根据需要加入抗生素或其他化痰类药物。③超声雾化法，是应用超声波声能将湿化用灭菌注射用水/药液变成细微的气雾吸入气道的方法，其雾量大小可调节，雾滴小而均匀，可随呼吸到达终末支气管和肺泡。④氧气雾化吸入法，借助高流量氧气气流，使湿化用灭菌水/药液形成雾状吸入气道的方法。⑤高通气加温湿化法，利用高性能的气流发生器和氧气输送系统，经过舒适的调温和柔性自控压，给患者持续正压输送气体直达肺深部，为患者提供有效精准的气道加温湿化。主要操作步骤：选择适合型号的呼吸管路，连接到湿化器，打开湿化器加入灭菌注射用水，调节加湿器温度、患者所需氧浓度及氧流量，再将管路连接至患者端。

2. 有效排痰　通过各种辅助技术结合体位改变协助患者将气道分泌物排出，可保持呼吸道通畅，减少肺部感染的发生。其基本原理是通过施加外力，使气道内分泌物振动，诱发咳嗽动作使肺泡内或支气管内的痰液脱落以排出。可根据患者病情、耐受情况、痰液特点选择不同的排痰方式。

常用的排痰方法包括以下几种：

（1）吸痰管吸痰：指通过负压吸引，经口、鼻腔或人工气道直接将呼吸道分泌物吸出，以保持呼吸道通畅。

（2）人工叩击排痰法：协助患者取坐位或者侧卧位，操作者五指并拢，掌指关节微屈曲，自然呈空杯状，腕关节均匀有力，自下而上，由外向内，有节奏地叩击患者背部，叩击时注意避开肩胛骨、脊柱、肾脏、肝区和心前区。

（3）机械振动排痰仪排痰：借助排痰仪叩击头振动背部，并通过胸腔将振动传递至肺叶，使聚集在肺叶内的痰液松散、脱落，进而排出体外。操作方法：根据患者病情、体重及耐受程度选择合适的叩击头并调节振动频率及治疗频率；操作者一手握叩击手柄，一手持叩击头，使其紧贴患者背部皮肤，自下而上，由外向内，匀速缓慢移动叩击头，对于听诊存在湿啰音或痰鸣音的肺叶重点反复振动叩击。

（4）体位引流排痰：根据“水往低处流”的原理，将病灶肺段（肺叶）置于高位，通过重力、振动等作用使痰液从病灶经肺段、肺叶支气管引流至大支气管，再流向大气道，经咳嗽排出体外。操作方法：根据患者病变部位及耐受程度，借助枕头支托或使用排痰床，协助患者采取适当的姿势使分泌物聚集在最高处，且引流支气管开口向下。引流过程中嘱患者做深呼吸及有效咳嗽，并辅以背部叩击。体位引流常与雾化、深呼吸咳嗽、人工叩击排痰、吸痰等方法合并使用。引流过程中应密切观察患者的反应，若患者出现咯血、头昏、发绀、呼吸困难、脉搏细速等情况，应立即停止操作。

（5）腹部冲击排痰法：适用于气管切开、痰液黏稠不易咳出或咳嗽功能减弱的患者。其原理为通过瞬间冲击腹部，使腹压升高，膈肌上抬，胸腔压力增高，迫使肺内空气排出，形成人工咳嗽。操作方法：操作者双手掌根置于患者的双侧上腹部，手掌和手指置于双侧胸壁。嘱患者深吸气后有效咳嗽，呼气末时用双手掌手指部向内及上方同时施压，刺激肺细小支气管及咽喉部痰液排出。老年人胸腹部组织弹性及顺应性较差，易导致损伤的发生，应慎用此方法。

（6）高频胸壁振荡排痰：适用于痰液轻中度黏稠者。设备由一个充气背心及一个气动脉冲发生器组成，气动脉冲发生器通过对充气背心进行快速充气和放气，以缓慢压缩和释放胸壁，在肺中产生气流，改变呼吸道分泌物的形状，使痰液松解排出。此方法接近人体生理功能，患者舒适度较高，有利于患者的配合治疗。

（7）正负压交替引流排痰：适用于呼气无力、昏迷、休克及重症患者排痰。基本原理是通过 MI-E 技术，患者吸气时予以正压通气，呼气时负压通气，利用正负压之间形成的压力差，起到排出肺和呼吸道分泌物及逐步锻炼呼吸功能的作用。

3. 吞咽障碍合并气管切开的护理　由于气管切开后气管套管的安装会限制喉部上抬，影响声门压力，气囊给喉部和食管带来的物理刺激还会引起分泌物增加等问题。气管切开患者应加强呼吸道管理，包括：妥善固定，防止管道脱出；气切口周围换药及气切套管的清洁消毒；呼吸道有效湿化；及时观察和记录等。对患者进行吞咽功能训练前，应抽出限制喉部运动的气管套管气囊中的空气，充分进行口腔清洁、口唇及舌部运动、呼吸和排痰的训练。

四、健康教育

包括对患者及其主要照顾者的知识教育和照护技能培训。

1. 评估　患者自理能力，主要照顾者照顾能力；患者和主要照顾者的文化程度及接受能力，对基本的护理知识、技能水平掌握的程度；需要的辅助设施等。

2. 计划　根据评估结果选择合适的健康教育方法、制订护理教育方案，确定健康教育的时机、频率。

3. 实施　可采用小组与个体化相结合的模式；教育方法包括口头讲述、发放健康教育资料、播放录像视频、集中授课。教育内容包括：吞咽障碍的危险因素、主要治疗与护理配合、用药、食物的选择、食物调整与工具选择、就餐环境、就餐时机、进餐姿势、一口量、喂食技能与防误吸技巧、误吸/窒息的识别和急救、正确的口腔卫生保健方法、简单的康复训练方法、患者常见心理问题的疏导、返院复诊等。

4. 评价　患者及其照顾者对教育和培训工作表示理解和满意；照顾者能给予患者必需的照顾；吞咽障碍相关并发症的有效预防及营养状况的改善；患者及其照顾者已经做好出院准备，能适应出院环境的转变。

五、心理护理

吞咽障碍患者由于不同程度的临床症状，常存在不同程度的心理问题，常见的心理问题包括：焦虑、恐惧、悲观、自备及依赖等。由于临床表现不同、关注度不足等，吞咽障碍患者的心理问题往往会被临床医务人员忽略，但心理问题的存在及发展，直接影响患者对康复及治疗的配合，严重影响其生活质量。

吞咽障碍患者的心理护理：①心理评估，根据患者的表现，采用适当的评估工具，评估患者有无焦虑、恐惧、抑郁等心理问题。②与患者建立良好的关系，鼓励患者表达内心体验，对其表达对患者内心体验及所面临问题的理解。③促进正确认知的建立，通过案例分析、病友交流、同伴支持等方式，帮助患者正确认识吞咽障碍，寻找正确的应对方式。④强化支持系统，积极与患者家属取得联系，让家庭成员参与到护理计划的制订及实施中，取得社会支持系统的配合。

此外，护士作为吞咽障碍管理团队中的重要成员，尤其是在非康复科室以及欠发达地区、康复治疗师不足的情况下，很多时候护士扮演着吞咽障碍治疗者的角色，护理工作范畴可涉及吞咽障碍的康复及护理、运动障碍的康复及护理、肺功能的锻炼等多个方面，直接参与许多护理与康复工作。

（樊萍　李慧娟）

第三节　神经源性膀胱的护理

神经源性膀胱功能障碍（neurogenic bladder dysfunction，NBD）是一类由于神经系统病变导致膀胱和/或尿道功能障碍（即储尿和/或排尿功能障碍），进而产生一系列下尿路症状及并发症的疾病总称。神经源性膀胱患者由于膀胱排尿障碍、尿潴留导致膀胱输尿管反流、肾积水，不仅能诱发上尿路感染，长期肾内压力增高还将损害患者的肾脏功能。因此，神经源性膀胱的护理目的是保护肾功能，促进膀胱排空，避免泌尿系感染，提高患者的生活质量。

一、排尿生理

（一）排尿反射的形成

1. 排尿中枢及其调节　排尿是由脊髓和大脑反射所产生的一种行为，主要的排尿中枢在大脑和脊髓。人的高级排尿中枢位于大脑皮质，丘脑、基底核、边缘系统、下丘脑和脑干网状结构参与调节排尿的调控过程。大脑皮质在正常储尿期，抑制排尿反射，控制尿道外括约肌和盆底肌等骨骼肌的随意活动。脑桥存在排尿中枢和储尿中枢，排尿中枢兴奋可使逼尿肌收缩，尿道括约肌和盆底肌松弛，储尿中枢兴奋则作用相反。旁中央小叶控制尿道外括约肌和盆底肌等骨骼肌的随意活动。脑桥及其以上的神经通路损伤时，可出现自主控制排尿的能力减退，不能随意控制排尿，往往出现尿失禁的症状；排尿期失去了高级中枢对脊髓排尿反射低位中枢的易化作用，使膀胱逼尿肌不能产生持久而有力的收缩；同时排尿期骶髓逼尿肌中枢、阴部神经中枢和胸腰段交感中枢间失去上位神经的协调作用，出现逼尿肌括约肌失协调；储尿期骶髓逼尿肌中枢失去上位神经的抑制作用，表现为逼尿肌亢进。脊髓是控制下尿路活动的低级中枢，膀胱的逼尿肌和尿道内括约肌受交感神经和副交感神经的双重支配。骶髓逼尿肌中枢 $S_2 \sim S_4$ 为脊髓的排尿中枢，其发出的副交感神经节前纤维走行于盆神经，在膀胱壁内与节后神经元发生突触联系，节后神经元以乙酰胆碱为递质，作用于逼尿肌 M 受体使之收缩，同时内括约肌舒张，从而完成排尿。胸腰段 $T_{11} \sim L_2$ 为脊髓的交感中枢，其发出的交感神经经腹下神经到达膀胱，兴奋时逼尿肌松弛，尿道内括约肌收缩。尿道外括约肌是横纹肌，由骶段 $S_2 \sim S_4$ 脊髓前角发出的躯体神经纤维经阴部神经支配，其活动可受人的意识控制。

2. 排尿周期及其调节　排尿周期可分为：膀胱储尿期、膀胱排空期。一般成人膀胱内尿量在 400ml 以下时，其内压力无显著变化。当尿量达到 400～500ml 时，膀胱内压才急速上升，从而引起排尿反射。当膀胱内压达 15～18cmH_2O 时即刺激膀胱壁牵张感受器，冲动经盆神经传入，到达骶髓排尿中枢（低级中枢），同时也上传到大脑皮质的排尿中枢（高级中枢），而产生尿意。在环境不许可时，低级排尿中枢就受到大脑皮质的抑制，直到环境许可时，抑制才被解除。脊髓排尿中枢的兴奋沿盆神经传出，引起逼尿肌收缩内括约肌松弛，尿液进入后尿道，刺激后尿道的感受器，冲动沿盆神经传到排尿中枢，后者发出冲动至 $S_2 \sim S_4$ 节前角细胞，抑制阴部神经使外括约肌松弛，于是尿液被强大的膀胱壁内压所驱出。逼尿肌收缩时，又可刺激膀胱壁内牵张感受器，反射地引起进一步收缩，并使收缩持续到尿液排空为止。当有意识排尿时，大脑的高级中枢对脊髓的排尿反射中枢发生易化作用，使膀胱逼尿肌发生强烈的收缩，而尿道内括约肌则舒张，同时阴部神经的传出活动受到抑制，尿道外括约肌舒张，于是发生排尿。排尿开始时，一般先发生腹部肌肉收缩，盆底肌肉松弛，使腹腔内的脏器对膀胱产生向下的压力，膀胱逼尿肌（特别是膀胱颈部）受到牵拉，从而激起排尿反射。即使膀胱内尿液很少时，也可以有意识地排尿。

（二）神经源性膀胱分类

临床上常采用欧洲泌尿协会（European Association of Urology）提供的 Madersbacher 分类方法分为四型，此分型方法需借助尿动力学检查或简易膀胱容量测定结果结合临床表现进行分析确定，这四型分别是：逼尿肌过度活跃伴括约肌过度活跃；逼尿肌活动不足伴括约肌活动不足；逼尿肌活动不足伴括约肌过度活跃；逼尿肌过度活跃伴括约肌活动不足。

二、神经源性膀胱的评定

神经源性膀胱因为损伤节段及程度的不同会导致不同类别的膀胱尿道功能障碍，而且膀胱障碍是动态发展的，在康复护理中，要根据患者神经源性膀胱的类型和存在的泌尿系统问题制订膀胱管理方法和康复护理计划。因此护理人员首先必须对患者的神经源性膀胱进行全面、详细的评定，包括评估神经源性膀胱的分型、储尿及排尿功能、症状及全身情况，早期开始、正确处理、终身护理和随访，最大限度地恢复膀胱功能，避免尿路并发症的发生，提高患者的生存质量。

评定的内容包括：①病史，包括发病及治疗经过，排尿病史、饮水规律。②查体，包括损伤平面的评定、肛周的感觉和运动、肌张力、各种神经反射检查，特别是鞍区的检查，判断损伤的分级。③辅助检查，包括血常规、尿常规、肾功能的实验室检查，泌尿系 B 超及影像学检查等。④尿动力学检查，如尿流率、膀胱测压

(+肌电图)、影像尿动力学。⑤患者的心理状况。⑥日常生活活动能力。

三、神经源性膀胱的护理

神经源性膀胱是瘫痪患者常见的功能障碍之一,是维系患者生命和改善患者生活质量的重要问题。做好膀胱的护理工作,以改善膀胱功能障碍,低压储尿-控尿-低压排尿,保护肾脏功能,减少并发症为目的。

(一) 导尿

1. 留置导尿　脊髓损伤急性期,常造成损伤平面以下躯体和肢体运动感觉及反射完全消失,引起排尿功障碍,患者完全尿潴留多见,并且急性期大量输液、短期内需要留置导尿管以排空尿液。还有不愿行间歇导尿者、尿道损伤或者狭窄者需要留置尿管,但要注意长久留置已经很少用,易出现下尿路感染、附睾炎、尿道狭窄等并发症。留置尿管期间要保持管道的密闭性,无膀胱感染不需常规进行冲洗,不能定期夹闭导尿管,以免膀胱压力增高尿液反流。

2. 外部集尿器　男性尿失禁患者可以考虑使用阴茎套和外部集尿器,注意每天清洁阴茎并更换阴茎套,但过度肥胖、阴茎萎缩或回缩的患者佩戴外部集尿器会比较困难。女性尚无合适的集尿装置。

3. 间歇导尿　间歇导尿术是指仅在需要导尿时将尿管插入膀胱,排空后即拔除,不留置于膀胱内的一种引流尿液的方法。间歇导尿被国际尿控协会推荐为治疗神经源性膀胱功能障碍的首选方法。间歇导尿可使膀胱规律性充盈与排空,接近生理状态,防止膀胱过度充盈;规律排出残余尿量,减少泌尿系统感染和生殖系统的感染;使膀胱间歇性扩张,有利于保持膀胱容量和恢复膀胱的收缩功能。分为无菌性间歇导尿和清洁间歇导尿两种。清洁间歇导尿要求患者会阴部及尿道口、操作者双手干净即可,无需消毒和无菌操作。清洁间歇导尿对于神经源性膀胱患者近期和远期都是安全的,无菌间歇导尿更有助于减少泌尿系感染和菌尿的发生。

间歇导尿的患者一般需要先行尿流动力学检查、记录排尿日记,以确定膀胱类型、逼尿肌压力、膀胱安全容量、是否需药物介入、制订饮水计划等。导尿开始前三天记录患者的日常饮水时间、量,找出饮水和排尿的规律,并根据膀胱安全容量确定每天进水总量,制订个体化的饮水计划。一般平均饮水以100~125ml/h为宜,以防短时间内饮水过多导致膀胱过度、过快充盈。一般每天导尿4~6次,每次导出尿量不宜超过膀胱安全容量。不建议单纯根据残余尿量多少确定导尿次数。

间歇导尿的注意事项:①选择软硬程度合适的导尿管,以减少对尿道黏膜的机械性损伤和刺激。②插尿管时宜动作轻柔,特别是男性患者,注意阴茎与腹部的角度,嘱患者缓慢深呼吸,慢慢插入尿管,切忌用力过快过猛致尿道黏膜损伤。③如在导尿过程中遇到障碍,应先暂停5~10秒并把导尿管拔出3cm,然后再缓慢插入,不可猛力插入;如在拔导尿管时遇到阻力,可能是尿道痉挛所致,应等待5~10分钟再缓慢拔管。④如患者出现漏尿次数增多、膀胱充盈时自主神经反射亢进等症状,应考虑是否存在逼尿肌压力增加、逼尿肌反射亢进等情况,报告医师并进一步检查及处理;患者夜尿经常较多,注意控制睡前饮水。⑤如遇下列情况应及时告知护士处理:出现血尿;尿管插入或拔出失败;插入导尿管时出现疼痛难以忍受;尿液混浊、有沉淀物、臭味等。

(二) 膀胱功能训练

膀胱训练方法的选择取决于患者神经源性膀胱功能障碍的类型。实施时应明确膀胱的尿动力学情况,并了解膀胱颈和外括约肌的协调性。

1. 养成定时排尿的习惯　根据患者的排尿习惯或目前膀胱充盈的规律定时排尿。一般每2~4小时排尿一次,由于膀胱感觉的丧失或减弱,容易引起尿潴留,注意提醒患者排尿,避免膀胱容量超过安全容量,以防肾脏反流引起肾功能损伤。

2. 体位　仰卧位时上身抬高或坐位时可利用尿液重力作用便于排尿。

3. 诱导排尿训练　患者在洗手间或床边听流水声、用温水冲洗会阴等方式,对部分不完全性神经损伤患者可诱导尿液排出。

4. 反射性排尿　指导患者注意膀胱充盈的先兆,如膀胱区或肛门内的胀或麻木的感觉,并让患者寻找有效的“触发点”,如摩擦大腿内侧、挤压阴茎、牵拉阴毛、抚摸下腹部的膀胱区等以诱发排尿。这些方法不适用于尿流动力学检查提示存在逼尿肌无抑制性收缩、膀胱压力升高和逼尿肌-括约肌协调失调等类型的患者，以免增加尿液反流的风险。

5. 手法辅助排尿　无论对于何种神经源性膀胱类型的患者，腹部叩击、增加腹部压力辅助排尿的方式均有可能增加尿液反流的风险，目前指南已不推荐使用。特殊情况下对于部分病情稳定，已经接受尿道括约肌切断术、A型肉毒毒素尿道括约肌注射术等降低膀胱出口阻力治疗的患者，经过影像尿动力学检查排除潜在的诱发或加重上尿路损害的风险后，可谨慎考虑选择手法辅助排尿，应用期间必须长期严密随访。该类方法的禁忌证主要包括存在膀胱输尿管反流、膀胱出口梗阻、逼尿肌-括约肌协同失调、肾积水、盆腔器官脱垂、症状性泌尿系感染、合并疝气等。

6. 盆底肌收缩训练　指导患者每天进行盆底肌训练，收缩尿道、肛门和会阴5~10秒后放松，间隔5~10秒后重复上述动作，连续做10~20次，每天3组。

四、并发症的处理

1. 尿失禁的处理　首先要辨别尿失禁的原因。抗胆碱能制剂可用于治疗逼尿肌反射亢进，常用的有奥昔布宁、托特罗定、曲司氯胺、索利那新、达非那新等，通过抑制逼尿肌收缩，使膀胱内压力降低，增加膀胱顺应性，以减少尿失禁发生，但同时也会降低逼尿肌收缩力导致残余尿量增多，因此部分患者需要加用间歇导尿。膀胱镜或B型超声引导下逼尿肌内注射肉毒毒素A可控制过度活动的逼尿肌，从而降低膀胱内压力，并且帮助控尿。男性患者可使用阴茎套集尿或保鲜袋绑套于阴茎接尿，应防止阴茎套固定太紧，以避免引起包皮皮肤血肿或机械性损伤，从而继发阴茎损伤，并注意勤于更换。女性患者可使用干爽的纸尿裤或尿垫，注意尿失禁后的皮肤护理。

2. 尿路感染　尿路感染是神经源性膀胱患者的常见并发症之一，只需治疗有症状的尿路感染。留置尿管期间鼓励患者多饮水，每天饮水2 500ml以上，可以起到自体冲洗膀胱的作用。间歇导尿应尽量选择管径较小光滑的导尿管，减少对尿道的损伤；洗净双手，插尿管时动作轻柔；尿道痉挛插入困难时不可强行用力；引流尿液时尿管倾斜向下，每次做到完全排空膀胱；自行间歇导尿的，护士需对操作者考核合格，掌握间歇导尿的相关知识后方允许其实施操作；保持会阴部的清洁，清洁粪便的方向应由前向后；保持患者个人及家居卫生。

3. 尿路结石　经常变换体位，进行早期活动减少卧床时间；尽早拔除尿管，尽量缩短尿管的留置时间，多喝水。

五、出院随访

神经源性膀胱出院随访的目的是尽可能地保护上尿路的安全，预防泌尿系并发症的发生，使患者能主动参与膀胱的管理，使用间歇性导尿替代留置尿管，坚持膀胱功能训练，改善膀胱排尿功能，提高生活质量。

出院随访，1年至少做一次全面检查。推荐复查至少应做到：尿常规每1~2个月1次；泌尿系超声及残余尿量测定每6个月1次；肾功能及尿流动力学检查每年1次；高度推荐采用影像尿流动力学检查，如果没有条件，也应进行非同步的膀胱尿道造影结合尿流动力学检查。如患者有不适或发现尿液颜色、性状等异常，应及时就诊。

神经源性膀胱的康复是一个漫长的过程，在整个康复期间，需要做好患者的心理护理，详细讲解有关方面的知识，说明配合训练，膀胱功能可以逐步恢复，取得患者合作，症状稍有好转，应予以鼓励，以增强康复治疗的信心。

（王颖敏　杨幸华）

第四节　神经源性肠道的护理

神经源性肠道功能障碍（neurogenic bowel dysfunction，NBD），是指与排便有关的神经损伤后，由于排便中枢与高级中枢的联系中断，缺乏胃结肠反射，肠蠕动减慢，肠内容物水分吸收过多，最终导致排便障碍，表现为便秘、大便失禁等肠道并发症。常见于脊髓损伤、肌萎缩性脊髓侧索硬化症、脊柱裂、糖尿病、脑卒中、脑外伤和脑肿瘤等疾病的患者。神经源性肠道功能障碍康复护理的目的是帮助患者重新建立排便规律,预防肠道并发症,最大限度地发挥残存肠道功能,让患者达到最大程度地实现生活自理,提高生活质量。

一、排便反射生理

正常排便是一种复杂的神经反射及协调运动,粪便进入直肠刺激直肠壁内牵张感受器,冲动沿骶神经或盆神经和腹下神经的传入纤维至骶髓排便中枢,由中枢发出的冲动沿盆神经副交感神经传出,引起降结肠、乙状结肠和直肠收缩,肛门内括约肌松弛。与此同时,通过支配腹肌和膈肌的神经使腹肌和膈肌也发生收缩,增加腹压,可促使粪便排出。通常排便的必需条件为:①饮食量及所含的纤维素适当,有足够的水分摄入;②胃肠道无梗阻,消化、吸收、蠕动正常;③有正常的排便反射,腹肌及膈肌有足够的力量协助排便。排便反射受骶髓排便中枢和大脑皮质高级中枢控制。

脊髓损伤后的神经源性肠道功能障碍是指肠道神经反射弧被切断,来自于肠壁的大便刺激无法上传至大脑,大脑也无法支配效应肌肉做相应的舒缩,排便过程失去意识控制,造成神经源性排便功能紊乱,其严重程度取决于损伤平面和脊髓损伤的严重程度。表现为两种类型:①反射性大肠。T_{12} 以上平面损伤,肛门内括约肌维持正常的休息张力,感觉和自主收缩消失,不能产生便意,肠壁的大便刺激仍能传至损伤平面以下的肠道脊髓中枢(S_2~S_4),当肠道充盈肠壁受到刺激时,仍会随之排便,但排便活动不受意识支配。②弛缓性大肠。L_1 以下平面损伤时(S_2~S_4 以下的脊髓损伤以及马尾损伤),此平面无脊髓中枢存在,骶反射弧受损,副交感神经对内括约肌的正常抑制作用消失,当肠道内充盈肠壁受到刺激时,也不能引发排便反射而引起大便潴留。此外,由于周围神经受损,外括约肌和盆底肌松弛,大便通过时不能控制而表现为大便失禁。

在脊髓 S_2 节段的副交感排便中枢可增加肠道张力,增强平滑肌收缩,促进肠道排空。交感神经起自脊髓 T_5~L_3 水平,交感神经作用于结肠使肠壁肌肉张力变小,增加肠内容物经过时肠道的顺应性。另外,阴部神经亦发自 S_2~S_4,属于躯体神经,受意识控制,支配盆底的直肠外括约肌。

二、神经源性肠道的评估

评估神经源性肠道功能障碍的主要措施包括:病史采集、体格检查、量表、直肠肛管测压与影像学检查等。

1. 病史采集　患者的患病情况及治疗经过、既往史,目前的饮食情况,包括日常进食量、饮水量、纤维素摄入量,排便功能,包括是否有便意、排便感觉、排便困难、排便量、排便次数、排便时间、排便方式、依赖药物、自理能力;主要肠道症状,包括有无腹胀、便秘、大便失禁等。

2. 体格检查　可观察腹部肛门外括约肌的形态,听诊腹部肠鸣音有无异常,按压腹部有无压痛、有无强直。检查肛周皮肤的触觉及针刺觉、肛门皮肤反射、球海绵体肌反射、直肠指检,判断患者可能出现的肠道功能障碍类型,评估患者外括约肌的张力,大便潴留与排出情况。

3. 量表　通过问卷测量患者的各类临床结局(便秘情况、大便失禁情况、药物使用及其他辅助措施的使用情况等),以此来评估患者肠道功能障碍的严重程度。功能独立性量表(functional independent measure, FIM)中直肠控制评分用于评定直肠功能。大便失禁评估可采用 Wexner 大便失禁评分量表。

4. 肛门直肠测压　常用于评估患者的肛门括约肌功能以及肛门直肠的协调性等。

三、神经源性肠道的护理

神经源性肠道的排便困难、大便失禁给瘫痪患者造成极大的痛苦,康复也存在一定的难度,需要患者长期坚持康复。脊髓损伤瘫痪患者脊髓休克期的肠道处于失反射状态,易出现麻痹性肠梗阻,患者表现为肛门无排气、听不到肠鸣音、腹胀、恶心呕吐等症状,给予患者禁食、监测腹围、输液,同时每天应对患者进行肛门直肠指检,判断脊髓休克是否消退,探查时如果发现有大便则需要人工辅助排便。

恢复期护士要根据脊髓损伤神经平面、肠道障碍程度及肠道评估结果结合患者的身体状况、认知、自理能力为患者选择个体化的肠道管理方法,通过康复护理,促进肠蠕动,增强直肠排空功能,促进膀胱和直肠功能恢复,控制排便,避免发生并发症,减轻患者的焦虑。

1. 安排适当的排便时间　了解患者的排便习惯,如姿势、次数、间隔天数等,指导患者选择适当的排便时间,一般在早餐后最适宜,因这时肠蠕动较强,利于排便。注意尽量保持在每天的同一时间排便,通过定时排便逐步建立排便反射。

2. 排便环境　卧床期间患者排便时,提供安静、私密的空间,便于集中注意力。

3. 排便的体位　瘫痪患者采取蹲位非常困难,可采取坐位,可借助重力使大便容易排出,也方便增加腹压。卧床患者取侧卧位,垫上专用的防水护垫。

4. 促进建立排便反射　利用胃结肠反射,规定餐后30~60分钟内排便,辅助排便前20分钟塞入刺激肠道蠕动的栓剂,顺时针按摩腹部,如仍无排便,随后将手指插入直肠,手法刺激引发反射性排便。手指刺激的方法是:戴手套,将中指套涂润滑剂,手指伸入直肠,轻柔地扩张外括约肌同时紧贴肠壁作环形按摩,每次持续1分钟,间隔2分钟再次进行,刺激直肠内壁,诱发肠道蠕动,以利于排便。

5. 腹部按摩　按摩的方向:由右下腹→右上腹→左上腹→左下腹。可增加肠蠕动,把大便推向直肠。腹部按摩可以在手指直肠刺激或手指法辅助排便前、后进行。

6. 鼓励患者多运动　增加床上翻身运动,刺激胃肠蠕动,增加刺激排便。卧床患者尤其要进行腹部运动,如仰卧起坐、平卧抬腿及抬起臀部等,尽早进行站立和行走训练,以减少便秘的发生。

7. 采用辅助措施　①口服缓泻剂:常用的如麻仁胶囊、果导、杜秘克等。②使用塞剂:排便前把药物放入直肠内,如开塞露等。使用导泻剂或小剂量灌肠,以帮助建立排便反射。③灌肠法:可以较快地出现肠蠕动而引起排便,但是长期的灌肠会增加痔疮的发生率,并可产生灌肠依赖、电解质紊乱等。只适用于上述处理而无法排便者,灌肠时须把肛管插入直肠15~20cm才可灌入。

8. 注意饮食　饮食上要喝足够的水分,应吃含适量水溶性纤维素的食物,如蔬菜、水果,以促使大便成形及增加肠蠕动。每天的饮水量以2 000ml左右为宜。某些水果汁如橘子汁、柠檬汁及蜂蜜等可以刺激肠道蠕动,从而促进排便。

四、大便失禁的护理

大便失禁患者,需要更多的精神安慰与理解,护士工作中注意保护患者的隐私。

(一) 评估

失禁类型和频次,粪便的性质,排便是否受饮食变化影响。如果发生失禁性皮炎(IAD),要评估IAD及其严重度分级。

(二) 护理

1. 使用吸收型产品　如尿垫、成人纸尿裤等,减少尿液、粪便与皮肤的接触,保持床单及衣物不被污染。使用肛袋收集大便。针对粪便稀薄的患者,使用大便引流装置。若患者每天遗便多次,排便后即选用卫生棉条,去塑料保护层,外涂石蜡油润滑,从肛门塞入直肠,塞进2/3时左右转动棉条数次后全部塞入,留尾巴棉绳于肛门外,用胶布固定棉绳于臀部,排便前取出。每天更换1~2次。

2. 清洗　用温水清洗肛周及会阴部皮肤,轻轻吸干水分,外喷皮肤保护粉。

3. 指导患者注意饮食,以调节大便性状。

4. 康复训练　对患者说明大便训练的重要性,鼓励指导患者自我练习。

(1) 直肠指力刺激:每次排便尽量排清,患者侧卧、放松,戴手套,手指插入肛门,往各方向按摩5~10次。刺激直肠、肛门括约肌,诱发便意。然后根据病情,患者坐于座厕或取斜坡位,嘱患者深吸气,往下腹部用力,做排便动作,把大便排出。在餐后0.5~1小时或习惯排便的时间训练定时排便。

(2) 盆底肌肉训练:患者平卧,嘱其吸气时收缩肛门,此时盆底肌向上提起;在肛门收缩时,大腿部、腹部等盆底肌以外的肌肉保持放松;保持收缩状态3~5秒,放松间隔5~10秒,每天2次,10~15min/次。以促进盆底肌肉功能恢复。

(王颖敏　杨幸华)

第五节　瘫痪患者压力型损伤的护理

压力性损伤原名“压力性溃疡”(pressure ulcer,PU),俗称“压疮”。美国国家压力性损伤咨询委员会(National Pressure Ulcer Advisory Panel,PUAP)2016发布了最新的压力性损伤指南,将压力性溃疡更改为压力性损伤(pressure injury)。压力性损伤是指位于骨突隆处、医疗或其他器械下的皮肤和/或软组织的局部损伤。可表现为完整皮肤或开放性溃疡,可能会伴疼痛感。损伤是由于强烈和/或长期存在的压力或压力联合剪切力导致,软组织对压力和剪切力的耐受性可能会受到微环境、营养、灌注、合并症以及软组织情况的影响。压力性损伤的发生,不仅会延长患者的住院时间,增加病死率,还增加医疗护理成本和家庭负担。

一、发生压力性损伤的原因

1. **运动障碍**　瘫痪患者多伴有不同程度的肢体肌力下降,活动受限,瘫痪肢体呈固定体位,造成局部骨突出部位长期受压,血液循环缓慢,静脉、淋巴回流不畅。持续性的垂直压力直接作用于皮肤,是引发压力性损伤的最主要原因。正常毛细血管压为16~32mmHg,当持续性的垂直压力超过正常毛细血管压时,会阻断毛细血管血液对组织的灌注,导致组织缺血、缺氧,继而发生溃烂或坏死。

2. **感觉障碍**　患者感觉减退,感觉不到压迫造成的缺血疼痛,不能经常变换体位,使局部组织长期受压。

3. **剪切力**　患者肌力、肌张力改变,控制躯体的能力下降,在半卧位时剪切力大大增加。

4. **营养代谢**　患者的意识障碍、吞咽障碍常造成进食方式改变,进食量减少,从而造成摄入不足,感染性发热或中枢性高热造成营养物质消耗增加,组织耗氧量增加。另外,卒中或者大手术的应激引起的代谢紊乱、消耗性状态,增加了急性压力性损伤的风险;神经内分泌系统功能紊乱造成水电解质失衡。组织间的循环差,营养不良,使皮肤活性降低,皮肤弹性差、水肿,皮下脂肪和肌肉减少。

5. **潮湿**　正常皮肤偏酸性,pH值在4.0~5.5,汗液、失禁造成的潮湿刺激导致皮肤的酸碱度改变、皮肤角质层的浸渍、屏障功能下降,加之液体中的化学物质及细菌刺激皮肤或阻塞皮脂腺的开口,使皮肤的抵抗力下降、皮肤松弛,弹性和光泽度下降,皮肤易受剪切、摩擦等力所伤而受损。尿液可成为细菌的营养来源,致病性真菌也易在潮湿温暖的环境下增殖扩散。

6. **与医疗器械相关**　医疗器械使用不当,由于治疗需要应用侵入性导管、面罩、深静脉管道接头、肩托、弹力袜等,如大小不合适、材质不佳、固定过紧,长期压迫局部皮肤,各种支具使用不当或者不合适,都易发生压力性损伤,压力性损伤形状通常与医疗器械形状一致。

二、压力性损伤的分期

掌握了压力性损伤的分期才能准确判断,采取相应的措施处理伤口。

1. **1期压力性损伤**　皮肤完整,指压不变白的红斑。在肤色深的区域表现有所不同。

2. **2期压力性损伤**　部分皮质缺失,伴真皮暴露。创面有活力,呈粉红色或红色,湿润,也可表现为完整的或破裂的浆液性水疱。

3. **3期压力性损伤**　全层皮肤缺失,溃疡可见皮下脂肪,通常可见肉芽组织和伤口边缘卷曲,可出现腐肉和/或焦痂。组织损伤深度依解剖学位置而不同;脂肪多的部位可进展为非常深的伤口。可出现窦道和潜行。

4. **4期压力性损伤**　全层皮肤及组织缺失,并伴有筋膜、肌肉、肌腱、韧带、软骨或骨骼的暴露或可直接触及。可出现腐肉和/或焦痂。通常会有边缘卷曲、潜行和/或窦道。

5. **不可分期压力性损伤**　全层皮肤和组织缺失,因创面被腐肉或焦痂覆盖,溃疡内组织损伤程度难以确定。当腐肉或焦痂被去除,可显示3期或4期压力性损伤。位于缺血下肢或足跟部的稳定型焦痂(如干燥、紧密附着完整而无红斑或波动感),不应去除。

6. **深部组织压力性损伤**　皮肤呈完整或不完整,伴局部区域出现持续存在的指压不变白的深红色、栗色、紫色皮肤改变或表皮分离显露深色创面或形成充血的水疱。

临床上常见的医疗器械相关性压力性损伤是指由于使用用于诊断或治疗的医疗器械而导致的压力性损伤，损伤部位形状通常与医疗器械形状一致。这一类损伤可以根据上述分期系统进行分期。黏膜压力性损伤由于使用医疗器械导致相应部位出现黏膜压力性损伤。由于这些损伤组织的解剖特点，这类损伤无法进行分期。

三、压力性损伤的评估

护士在瘫痪患者入院 8 小时内要首次评估发生压力性损伤的风险，这是预防的有效前提，对已经产生的压力性损伤要每班评估伤口的情况。

1. 压力性损伤风险评估　由于护士受教育水平、临床经验、责任感以及分析判断能力不同，直接影响着对患者压力性损伤风险的正确判断和护理预防措施的制订实施，所以科学而准确的量化评估工具就成为预测压疮风险程度的重要依据。临床上较为常用的评估量表有 Braden 量表、Norton 量表和 Waterlow 量表等。美国压疮预防指南推荐应用前两种量表，尤其是 Braden 量表，被认为是较理想的风险评估量表。然而没有任何一个量表是专门适合某一种疾病的，因此除了使用量表，护理人员还要评估患者的认知、配合程度、疾病、营养、血液循环，对使用医疗器械和管道的患者，严格查看皮肤情况，每班评估患者器械的使用时间、接触身体的部位及对皮肤产生的压力情况。观察皮肤有无潮湿、发红或破损。

2. 压力性损伤伤口的评估　处理伤口的第一步就是评估伤口，评估伤口的部位、形状、大小、长宽、深度、颜色、渗出液，基底坏死组织、分泌物、气味及周围皮肤的情况。常用纸尺、敷料包装袋的格纸、皮尺等测量伤口的长、宽，如伤口有窦道、潜行，还要用探针、止血钳、镊子或戴有无菌手套的手指测量深度。伤口的长度总是与身体的长轴平行，宽度与长轴垂直。对于规则伤口，测量伤口的最大长径及最大宽径。对于不规则伤口，应根据伤口的特殊情况分别测得不同的长、宽径，或根据伤口的特点测一条长径、几条宽径或测一条宽径、几条长径，分别记录。伤口有深度的，以伤口的最深部为底部，垂直于皮肤表面的深度为伤口的深度。测量伤口的潜行、窦道和瘘管：潜行使用钟表式描述，伤口视为钟表，将伤口与患者的头相对应的点为 12 点，相反方向为 6 点，12 点与 6 点相连接，此线的垂直平分线与钟表圆形外图的交叉点为 3 点和 9 点。描述潜行 * 点，长度 cm，或潜行为 * 点至 * 点，长度 * cm 至 * cm。

四、压力性损伤的护理

1. 预防压力性损伤的措施

（1）早期识别压疮的高危患者：除了用压疮风险评估工具进行评估，护理人员要特别注意瘫痪患者的感觉障碍、意识障碍、运动障碍，脊髓损伤的患者即使评估未达到高危，仍要重点加强防范。

（2）Waterlow 评分≥20 分/Braden≤12 分的压疮高危患者，根据《压力性损伤风险护理单》落实护理措施。①使用减压设备与器具：气垫床、翻身枕、下肢抬高垫等。②减少摩擦力和剪切力，使用正确的技巧翻身、移动患者，切记不要拖拉。③保持骶尾部和足跟的悬空，受压/摩擦处皮肤粘贴敷料如泡沫敷料、透明敷贴等。④半坐卧位时床头摇起≤30°，床尾摇起 15°，侧卧位≤30°，进食等特殊情况除外；坐轮椅时，每 30 分钟做一次减压动作，使臀部离开轮椅坐垫，缓解压力。⑤使用医疗器械的患者在相应部位采取减压保护皮肤措施或及时调整部位。

（3）做好皮肤护理：及时清除尿液、粪便，保持皮肤清洁，清洗皮肤勿大力擦拭。

（4）加强营养支持：根据身高体重、病情、活动量、出入量计算每天热量，保证患者摄入其需要的能量和蛋白质，对不能经口进食者，做好肠内肠外营养护理。

（5）做好患者及家属的健康教育：告知压力性损伤发生的原因及防护措施，协助并教会患者家属翻身，指导患者及家属配合早期康复。

2. 发生压疮的处理　采取局部治疗为主，全身治疗为辅的综合治疗措施。

（1）1 期压力性损伤：局部减压，每小时变换体位等，加强局部皮肤的观察与保护，可使用减压敷料避免受压部位继续受压，干燥皮肤可使用赛肤润。

（2）2 期压力性损伤：①水疱>1cm，消毒水疱后于最低处抽液，用无菌棉签挤压水疱内的液体，尽量排净，保留疱皮，视渗液情况选择藻酸盐、泡沫敷料或水胶体敷料外贴创面。局部减压。去除疱皮后容易发生创面感染，故不宜去除疱皮，除非疱内发生感染。②水疱≤1cm，消毒水疱后外贴泡沫或水胶体敷料，使皮肤与敷料充分接触，待自然吸收后再更换敷料。局部减压。更换敷料时采用对角线轻轻牵拉，从外向内慢慢去除，避免 90°撕扯。③浅层溃疡：浅表性创面，基底红润的可选用薄的水胶体敷料；创面渗液少或无，使用水胶体敷料或半透膜敷料；渗液多时，使用高吸收的藻酸盐、泡沫等敷料，根据渗液情况每 1~5 天更换一次。局部减压。

（3）3~4 期压力性损伤：伤口有感染的首先要清创，可采用外科清创、自溶清创、酶清创、机械清创、生物清创等。清除坏死组织后视创面颜色和渗液多少，选择填塞的敷料及外敷的敷料，最好请经验丰富的造口师会诊。近年来负压封闭吸引技术是治疗 3 期及 4 期压力性损伤的一种有效新技术，增加创面血液供应，彻底清除坏死组织，更有利于血管与其周围组织、细胞与细胞间的营养物质的交换，形成促进创面愈合的良性循环。

（4）不可分期与深度压力性损伤：需清创后才能准确分期，再实施相应的处理。

（王颖敏）

第六节　瘫痪患者的心理护理

一、概述

心理护理是指在治疗护理过程中，护士运用心理学的知识和技术，以良好的人际关系为基础，通过各种方式或途径，满足患者的需要，积极地影响、改变患者的不良心理状态和行为，解决患者的心理健康问题，进而促进患者的康复和发展。不管是心理支持疗法、精神分析疗法、人本主义疗法，还是行为疗法等，护士首先必须抱有一种信念，即每个人都有实现自我的需要，他们身上都有潜力存在，都存在着一种积极向上的成长动力，护士只需要支持和引导即可。

二、心理护理的目的

瘫痪患者发病迅速、病后致残率高，患者毫无思想准备，造成严重的心理应激反应。瘫痪后患者常表现为不同程度的语言、感觉以及肢体功能等障碍，精神状态常出现萎靡不振，不能积极乐观地面对生活。由于失去自理能力，瘫痪患者主要依靠家属照顾，给患者带来沉重的心理负担，容易失去自我认同感，产生恐惧、焦虑、强迫、抑郁、躯体化障碍等情绪行为问题，甚至产生轻生念头，影响疾病的痊愈，严重影响患者的生存质量。心理护理可以通过调整患者的心理状态，使患者宣泄负面的情绪，帮助其接纳自我，恢复心理稳态，增强治愈的信心，从而有动力配合医护人员的治疗及训练，获得更好的临床疗效。

三、心理护理的原则

心理护理技术广泛适用于无意识障碍的瘫痪患者，应贯穿于心理护理的整个过程中，它的基本原则有：

1. 交往原则　建立良好、信任的护患关系是心理护理最基本的要求。护士的目标是创造一个温暖和可接受的氛围，使患者感到进行开放式的交谈是安全的和被人理解的，而不担心受到批评或“审判”。尊重、热情、真诚、共情和积极关注等态度是心理护理时护士必须具备的，是护士职业理念和人性的表达。

2. 知情同意原则　在心理护理开始前，护士应坦诚地告知患者心理护理的目的、意义及可能出现的情况，获得患者的同意。患者自愿参与心理护理相关的活动，并能为自己的行为负责。如需要对会谈进行录音或录像，需征得患者同意。患者有义务提供真实信息，不能隐瞒精神病史，并且有权利在任何时候终止心理护理或咨询。当护士个人有限制时，应坦诚地告知患者并及时转介。

3. 保密原则　在心理实施过程中应注意保护患者隐私。保密是心理护理或咨询的工作原则之一，也是职业道德的集中体现。医务人员有责任为患者的资料保密，未征得患者的同意不得泄露。但下述几种情况除外：①患者出现自我伤害或伤害他人的倾向。②患者的问题涉及法律责任。③为了能更好地帮助患者，护士提出个案讨论或申请督导，但仅限专业场合，同时须隐去患者的个人化信息。

4. 启迪原则　通过倾听、积极关注、共情、解释、指导等参与性与影响性技术，因人而异、因地制宜，使患者感受到被关注和被理解，及时解答患者的疑问，提供所需信息，满足患者的心理需求，改善情绪。心理护理过程中，护士必须对患者身心康复给予启迪，诱导患者进行自我护理，同时给患者一些积极的暗示作用，包括恢复健康的希望、修身养性的启示、心理冲突的疏泄。启迪的作用在于开发患者的心理能动性，积极的治疗性（暗示疗法等）。激发机体的内在能量，改善肢体功能。

四、心理评估

为了解伤病引起患者功能和心理上的变化，明确心理异常的范围、性质、程度和对其他功能的影响，为康复治疗提供依据，需要先对患者进行心理健康水平的评估。心理评估的方法有多种，包括调查法、观察法、访谈法、作品分析法、心理测验法等。在一个完整的评估过程中，观察、访谈、心理测验等几种技术经常被同时或交替使用，这几种不同的评估技术，均有自己的优点和缺点。

1. 调查法　是通过调查患者本人及其周围人（亲戚、朋友、同学、老师、同事、领导等）或翻阅个人档案、病例等方式获得资料，并加以分析总结。此法的优点在于获得资料方便快捷，缺点是获得的资料可能较为片面，以及资料的准确性还需要通过直接观察或访谈等方法加以补充和验证。

2. 观察法　是通过对研究对象的科学观察和分析，研究其中的心理行为规律的方法。观察法的内容包括外貌、衣着打扮、体型、言谈举止、人际交往风格、注意力、各种情境下的应对行为等。其优点是能对其周围人所提供的有关观察对象的心理特征和状态进行客观验证；能在一种比较自然的情景下，对从心理测验中获得的有关观察对象的心理和行为特征进行评价和验证；另外，对婴幼儿和某些特殊人群（如发展迟缓儿童、听障人士和语言障碍者等），访谈法和心理测验均很难应用，行为观察有独到的作用。

3. 访谈法　是通过访谈者与来访者进行面对面的言语和非言语沟通，综合分析和判断被评估者所表述的问题。在20世纪20年代，临床心理学家把这种方法定义为“一种有目的的交谈”。访谈是心理评估收集资料的一种重要技术，当我们开始接触患者时，首先必须进行访谈，用这种方法获得临床信息以及建立与患者之间的“帮助关系”。访谈法有利于深入了解评估对象的深层心理活动和特征，定式结构性访谈的优点是结果比较全面，缺点是访谈标准化程度较差，访谈技术不易掌握好，非结构性访谈的结果变异常常较大。

4. 作品分析法　是通过著作、日记、书信、绘画、沙盘和治疗心得体会等患者的个人作品来综合分析判断其心理行为问题。通过对其作品的分析研究，可以相当客观准确地把握一个人的心理状态。此法的优点是它可以超越时间和空间的局限。例如，古人的心理活动的特点就可通过分析他们的活动产品如著作、书法、绘画、言论等来加以研究。缺点是无法直接交谈或观察患者的情绪或行为，分析的结论有可能存在偏差。

5. 心理测验法　是指运用标准化的工具，由经过专门训练的人员按照测试规范，对评定对象进行测量与评定，并对所获得的资料做出科学、客观的分析，是心理评定中的主要方法。它的优点是可以对心理问题作出较客观的量化的评估，易于比较。缺点是心理测验结果往往反映的是受试者在特定情景下或一段时间内的心理特征或状态，具有一定的局限性。据统计，已经出版的心理测验已有5 000多种，但是其中许多已很少有人继续使用。

五、瘫痪患者常见的心理问题

按照瘫痪发病的特点及规律，瘫痪患者的心理变化一般可以分为以下三个时期：

1. 痛苦期　患者突发由健康状态变为瘫痪，起病急，病情严重，完全出乎患者意料，加上发病时多数患者经历过意识丧失的体验，对患者心理打击严重，常常不明何故，不知所措，痛苦万分。经历创伤性生活事件后，导致患者恐惧、紧张、焦虑等应激创伤反应，具体可表现为情感脆弱，痛哭流涕，紧张焦虑，激惹性增高，部分患者出现易激惹、攻击性行为或轻生念头。

2. 达观期　患者经过痛苦期后，逐渐认识到瘫痪已成定局，对疾病的发生发展也有了一定的认识。经历过一段时间生活上的适应，患者对生活自理能力、社交功能的下降也有所接受，心理上也逐步形成消极的适应，表现为无可奈何，情感较平淡，受治疗康复的效果影响，情绪稳定性较差，时而高兴，时而不悦，易受暗示，意志较为薄弱，遇事欲做不能，坚韧性不足。

3. 悲观期或奋发期

（1）悲观期：瘫痪患者经历过一段时间的康复治疗及护理，躯体各项功能有所恢复，但康复训练的效果逐渐由快变慢，患者意识到完全康复几乎无望，肢体残疾不可避免，此时期表现为极度悲观、自卑、抑郁、消极厌世、神经质，甚至出现自杀、自伤的观念和行为。

（2）奋发期：部分受到康复训练效果的鼓励与强化，社会家庭支持较好的瘫痪患者，表现为有坚定顽强不屈的信念，强烈的康复、战胜疾病的信心和欲望，不仅能积极地适应残疾的生活，而且能以坚韧不拔的毅力回归社会工作，如调换文职工作岗位、写作、绘画等。但应注意的是，患者的心理活动是有可能反复的，在积极奋进的主流思想下，也会出现因训练艰苦、疲劳、生活事件、触景生情等重新产生悲观之念，需要护士细心观察，时常与患者保持沟通，防微杜渐，预防或及早发现进行相应的心理干预。

六、心理护理常见的方法及实施

（一）心理支持疗法

1. 支持性倾听　倾听是心理护理的第一步，是建立良好护患关系的基本要求，倾听既可以表达对患者的尊重，同时也能使对方在比较宽松和信任的氛围下诉说自己的烦恼。倾听，不是不动脑筋地随便听听，而是全神贯注、用心地听。倾听时，护士要认真、有兴趣、设身处地地听，并适当地表示理解，不要带有偏见和定式，不要做价值评判。对患者讲的任何内容不表现出惊讶、厌恶、奇怪、激动或气愤等神态，而是予以无条件的尊重和接纳。在听的过程中，不能随便打断患者的话，不能插入自己对访谈内容的评价，要以机警和共情的态度深入到患者的感受中去，细心地注意患者的言行。倾听，不单是听，还要注意思考，要及时而迅速地判断患者的谈话是否合乎常理，合乎逻辑。不但要听懂患者通过言语、表情、动作所表达出来的东西，还要听出在交谈中所省略的和没有表达出来的内容或隐含的意思，甚至是患者自己都不知道的潜意识。有时患者避重就轻，自觉或不自觉地回避本质性的问题，有时常常只谈些皮毛的问题或打“擦边球”，有时他们希望护士能听出问题，主动地向他们询问。另外，在听的过程中要及时把握“关键点”。比如，患者说：“我觉得活得很累，没意思，领导说我工作粗心，心不在焉。有一次批评我，我上了七层楼想跳下去……”。被领导批评几句就想跳楼自杀，这不太合逻辑。患者之所以悲观厌世，背后定然另有隐情。为此，引导患者谈出真情，就是问题的关键。

2. 积极关注　积极关注是对患者的言语和行为的积极面予以关注，从而使患者拥有正向价值观。积极关注涉及对人的基本认识和基本情感。护士首先必须抱有一种信念，每个人的身上都有潜力存在，都存在着一种积极向上的成长动力。积极关注不仅有助于建立信任的护患关系，促进沟通，而且本身就具有心理护理的效果。尤其是那些自卑感强或因面临挫折而“一叶障目不见泰山”者，护士的积极关注往往能帮助他们全面地认识自己和周围，看到自己的长处、光明面和对未来的希望，从而树立信心，消除迷茫。

积极关注应贯穿于心理护理的整个过程中。有效地使用积极关注，应当注意心理护理的本质是给患者以支持、鼓励和帮助，促使患者在困境中崛起，减轻或消除痛苦。积极关注应建立在客观实际的基础上，不能无中生有，否则患者会觉得护士是在用虚言安慰自己，这样的积极关注会适得其反。护士应该善于发掘患者身上的闪光点，立足于给人以光明、希望，避免盲目乐观，否则就变成了一种形式的、教条的反应，淡化了患者的问题，同时表现出对患者缺乏共情。护士应针对患者的实际问题，把患者的观点从只注意失败、困难面转到客观分析形势，立足自己的长处和所拥有的资源上来，促进其发现与开发潜能，达到心理健康的全面发展。

3. 共情　又称为同理心，是深入感受别人的过程，将心比心，设身处地，达到与他人同感的共鸣性。表达共情主要有两种方式，即内容反应和情感反应。①内容反应，也称为释义或说明，是指简单扼要地说出患者所说的主要意思，目的是让患者知道自己被了解。护士选择患者的实质性内容，用自己的语言将其表达出来，最好是引用患者言谈中最有代表性、最敏感、最重要的词语。内容反应使得患者有机会再次剖析自己的困扰，重新组合那些零散的事件和关系，更清晰地作出决定。例如，患者说：“我已经很努力工作，但是我的努力都白费了,我不知道怎么办了。"护士可释义:"听起来你很泄气,因为你已经尽力工作了,但是结果却不尽如人意。"内容反应使患者所述内容更加明朗化。②情感反应,与上述的释义很接近,但又有所区别,释义着重于对患者言谈内容的反馈,而情感反应则着重于患者的情绪反应。情绪往往是思想的外露,经过对患者情绪的了解进而推测出患者的思想、态度等。情感反应是把辨识出来的感受或者情绪,恰如其分地反映出来。例如患者说:"我和她是好朋友,谁知道她居然为了这件小事在背后议论我!""你说你的好朋友在背地里议论你",这是内容反应。而"你似乎对她很失望,很气愤",是情感反应。若是"你的好朋友在背地里议论你,你对此很失望,很气愤,是这样吗?"则是综合了内容反应和情感反应两种技巧。患者情绪性的词语,是观察其对周围环境认知的很好的线索。通过情感反应,使患者更为清晰地感知到自己的思想和情感。

4. 鼓励和重复　鼓励,即直接地重复患者的话或仅以某些词语如"嗯""讲下去""还有吗"等,来强化患者叙述的内容并鼓励其进一步讲下去。鼓励除可促进会谈继续外,另一个功能则是通过对患者所述内容的某一点、某一方面作选择性关注而引导患者的会谈朝着某一方向进一步深入。比如一位患者说:"自从生病住院后,用了激素治疗,我的脸型、体型都变胖了,我为此很烦恼,经常失眠,脾气也变差了,和丈夫经常吵架,不知怎么办才好?"此例有许多个主题,护士可选择任何一个予以关注,比如,"你用了激素治疗?""你的外貌体型改变了?""你说你失眠了?""你和丈夫的关系改变了?"等,鼓励不同的主题就可以引导患者朝不同的方向,达到不同的深度。因此,护士应把握患者所谈的内容,根据经验并结合需要有选择性地给予鼓励。因此上例中,选择"你对目前的状况不知怎么办好?"作为重复或许是最好的,一方面抓住了患者现状的核心,理解患者,另一方面鼓励了患者对其困扰的问题作进一步的描述和分析。另外,还可以通过列举典型病例向患者证实康复的疗效,或让康复成绩显著的同类病友现身说法,对患者进行暗示、鼓励。

5. 解释和指导　瘫痪患者与一般来访者最大的不同在于他们对疾病和生理状况关注较多,常常心存许多问题或疑虑,如所患疾病的诊断、治疗,病情的严重程度、预后、各种注意事项等。及时解答患者的各种疑问,消除不必要的顾虑和误解,针对患者不清楚的问题进行解释和指导,有助于增加患者对疾病相关知识的理解,使患者从困惑及不必要的担心中解脱出来,重新认识问题。

指导患者解决好与周围人之间的关系,消除歧视与情感的疏远,解决朋友之间的矛盾、消除夫妻之间的隔阂、指导患者家属给予其热情与温暖,使患者增加安全感,感到平等和被重视。患者能处理好人际关系,治疗和康复的积极主动性就会增强。

(二)行为疗法

1. 阳性强化法　行为主义的理论认定行为是后天习得,并且认为一个习得行为如果得以持续,一定是在被它的结果所强化。所以,如果想建立或保持某种行为,必须对其施加奖励。大多数行为学家认为,对人最好是只奖不罚。虽然赏与罚有时可以相辅相成,但奖励的办法对行为的影响更大。以阳性强化为主,及时奖励正常行为,漠视或淡化异常行为,这种方法就叫阳性强化法。具体方法很多,包括精神或物质的奖励,可以是点头、微笑和表扬,也可以是实物和金钱,如儿童表现好的给予奖励小红花、小礼品,成人工作学习好可获得奖学金、评为先进等。在医疗过程中,医护人员对患者的尊医行为和与疾病斗争的行为给予肯定、赞扬和鼓励。应用强化技术时应注意,在正常行为出现时要及时给予适宜的奖励,否则达不到很好的强化效果。

2. 放松训练技术　放松训练可以使患者肌肉放松,消除紧张和疲劳,缓解疼痛、镇静、催眠等作用,让患者处于放松、休息状态。放松训练可调节大脑皮质和内脏器官的功能,特别是调节植物神经系统的功能,可用于治疗焦虑、恐惧症,且对各系统的身心疾病甚至一些慢性病都有较好的疗效。

渐进性放松法是指患者依靠自我暗示来有意识地反复练习肌肉的紧张和放松,然后使全身逐渐进入放松状态。具体操作方法:让患者靠在舒服的椅子上,回想最令人愉快和松弛的情景,双臂放于椅子扶手,处于舒适随意的状态。首先让患者握紧拳头,然后松开,咬紧牙关,然后松开。反复做几次,目的是让患者细心体会什么是紧张,什么是松弛。在领会了紧张与放松的主观感觉之后,才宜进行放松训练。放松训练从前臂开始,然后依次练习放松双臂、下肢、头部、躯干、肩、腰、臀。借助生物反馈技术,可加快放松进程。放松训练时周围环境要安静,光线柔和,气温适宜。自行练习,每天进行 1~2 次,每次 15 分钟,并要求持之以恒,循序渐进,坚持训练,最终会取得较好效果。

深呼吸放松训练方法简单，通过控制、调节呼吸的频率和深度，从而提高吸氧水平和增强身体活动能力，起到放松的效果，改善心理状态。具体做法：让被训者处于站位或坐位，双肩下垂，双收放在座椅的扶手上，或平躺在床上，双手放于身体两侧，闭上双眼，用鼻子轻轻地吸气，让气到达下腹部（腹部鼓起），然后嘴巴微微张开，慢慢将气呼出来，在呼吸的同时默念："吸进来我的身体安爽，呼出去我面带微笑，此时此刻真美妙。"在呼吸变慢，变得越来越轻松的同时，整个身体变得很平静，周围好像没有任何东西，自己感到轻松自在。训练者可以配合被训者的呼吸节奏给予如下指导语："深深地吸进来，慢慢地呼出去，深深地吸进来，慢慢地呼出去……"练习 15 分钟左右结束。

想象放松训练常见的情景可以是在大海边，也可以是在树林里。指导语："我现在漫步在海边，一望无垠的大海，沙滩，我全身放松地、静静地仰卧在海滩上，四肢自然地舒展开来，周围没有其他的人。我感觉到了阳光照射的温暖，触摸到了身下的沙子，我感到无比舒适，海风送来一阵阵的鱼腥香味，海浪奉上欢快的歌唱。我沉浸在这回味无穷的鱼腥香味里，我陶醉在这海浪声中……"。

（三）人本主义疗法

又称以人为中心的治疗，是建立在人本主义心理学基础上的心理治疗方法。人本主义疗法主要由美国心理学家罗杰斯于 20 世纪 50 年代创立，其基本假设是：人们是完全可以信赖的，他们有很大的潜能理解自己并解决自己的问题。因此，在罗杰斯的治疗策略中并不包含为求助者做什么样的技术，而是在一种信任的咨询关系中，能够通过自我引导而成长。人本主义疗法的实质是帮助求助者去掉那些由于价值条件作用，而使人用来应付生活的面具或角色，把别人的自我当成自我的成分，使其恢复成真正的自我的过程。在治疗过程中，充分激发患者的主观能动作用，促使患者了解自己的问题和努力方向，发挥自己的潜能。

人本主义疗法从根本上来讲是一种以关系为导向的方法，主要有 3 种关系的促进策略：设身处地理解的技术、坦诚交流的技术和表达无条件积极关注的技术。

人本主义疗法给患者带来的结果主要表现在 5 个方面：①评价现象的能力。患者从使用别人的价值观转到了肯定自己的价值观。②防御和经验方式。患者防御性减少，灵活性提高。先前意识不到的东西能认识了，知觉识别力增强了，敢于分析自己了。③自我概念。患者形成了清晰、积极和一致的自我。④对别人的看法和相处方式。患者不仅建立了积极的自我价值观，而且以乐观的眼光来评价别人。⑤人格的成熟和健全。患者行为上成熟了，提高了对挫折的承受能力和在遭受挫折时迅速恢复的能力。

（四）其他

心理护理技术还有很多不同的流派和方法，如精神分析方法、认知疗法、现实治疗、家庭治疗等，有许多心理工作者采用其中的一种或几种给患者进行心理护理。然而，不管是哪种治疗护理方法，都需要心理工作者进行专业的理论学习及多时数的临床实践，才能更好地实施。

（荣 丽）

第四篇

常见瘫痪疾病康复治疗

第二十九章　意识障碍康复

第一节　概　　述

一、意识及意识的形成

1. 意识(consciousness)　现在还是一个不完整的、模糊的概念,其原意为精神活动。意:是自我的意思;识:就是认识、了解。意识是人对环境及自我的认知能力以及认知的清晰程度,代表了个体的独立性,也代表了人可以认识自己的存在,可以知道发生的事情。

(1) 意识的生理学概念:生理学上,意识是人脑对大脑内外表象的觉察,是指脑对内外环境刺激的应答能力。推而广之,意识是人对周围环境及自身状态的识别和觉察能力,也是感觉、思维等各种心理过程的总和。简言之,意识就是人脑对刺激的反应。

(2) 意识的哲学概念:哲学上,意识为一种特殊而复杂的精神运动,可以反映真实世界以及非实有意识自身的运动,可以正确映射真实和意识本身的规律,也可不正确或歪曲反映。一般意识需要真实物质媒介才能对真实和意识本身产生作用。从客体感知层面去描述,意识的本质是"信息的分类处理"。

哲学上将存在的意识分为静态和能动态两种状态。①静态意识:一般以编码形式存在,比如语言文字、声音图像、软件或其他静态物质载体。②能动态意识:可以继承静态形式而提升意识的范围和水平。意识的静态和能动态互相作用是意识产生的重要源泉之一。这种定义的出发点源于物质永恒运动的绝对性和静止的相对性。对人工智能有一定参考意义。

2. 意识脑区　是指人脑中可以获得其他脑区信息的部位,主要在前额叶周边。意识脑区最重要的功能就是辨识真伪,即它可以辨识自己脑区中的表象是来自于外部感官信息的收集,还是来自于脑区自身的想象或原有知识存储在脑区的回忆。意识脑区的这种辨识真伪的能力在脑的其他部位都不存在。

人在睡眠时,意识脑区的兴奋度降至最低,此时无法辨别脑中意象的真伪,大脑进而采取了全部信以为真的方式,这就是所谓的"梦境"。意识脑区没有自己的记忆,它的存储区域称作"暂存区",如同计算机的内存一样,只能暂时保存所察觉的信息。

3. 意识的核心成分　意识包括两个基本成分:觉醒和觉知。

(1) 觉醒(wakefulness):为意识的水平,由各种感觉传导通路经侧支传入脑干上行网状激活系统(ascending reticular activiting system,ARAS),后通过丘脑中继使大脑皮质产生广泛兴奋,维持人的警觉水平,其核心为ARAS。

(2) 觉知(awareness):为意识的内容,是高级的大脑皮质活动,反映人对外部刺激和自身内部心理活动的了解,表现为人不仅能意识到客观事物的存在,也能意识到自身的存在,自身同客观事物的复杂关系以及自己的心理活动和行为。觉醒和觉知任何一个成分出问题,就会产生意识障碍。

4. 意识与记忆　一般认为,意识是人脑对客观事物间接的和概括的主观反映,简单来说就是人脑对刺激的反应。意识的结果一方面通过人体器官作用于外界,另一方面也通过改变人脑本身的结构而形成记忆。

(1) 意识的过程:人脑由 140 多亿个脑细胞构成,每个脑神经细胞都有许多神经树突,通过神经突触与其他脑神经相连。这些神经连接互相交织,形成一个庞大而繁杂的神经网络。人脑的这种结构决定了意识这种反应的对外形式和对内改变的复杂性。

当感官接受刺激时,这些刺激转化为电或化学信号,通过神经纤维传导到大脑,在大脑中沿着相连的神经网络通道进行传导。直到对外界刺激形成有效反应时输入终止。传导的过程,即意识的过程。

(2) 记忆:在传导中,神经通道受到信号刺激会处于活跃状态,使附着的血管扩张,接受更多氧气的营养,促进通道上的神经细胞和神经树突生长,使通道中的神经树突更加粗壮。下次遇到相同或相类似的刺激时,信号通过这些通道会更迅速,使过去的意识再现,这就是记忆。因此,记忆不是存在于脑神经细胞中,而是存在于神经网络中。

(3) 遗忘:记忆通道除了可生长,也可消退。脑神经细胞只有在不断地刺激中才能生长,如果已建立的记忆通道长时间未受到刺激,其组织的营养就会被输送转移到其他树突部位或其他细胞中,记忆通道就会消退到原始状态,这种过程的外在表现即遗忘过程。

二、意识状态及意识障碍

(一) 意识状态

意识状态(conscious state)主要指人们对客观环境以及主观自身的认识,即指环境意识和自我意识。正常人意识处于清醒状态,此时的大脑皮质处于适宜的兴奋状态或预激状态。在这种状态下,大脑皮质的张力得以保持,为各种高级神经活动过程的迅速发生和发展以及各种条件联系的顺利进行提供了条件。在清醒状态下我们对自身及周围环境的认识能力良好,包括正确的时间定向、地点定向和人物定向,当问及姓名、年龄、地点、时刻等问题时能正确回答。

(二) 意识障碍

1. 概念　意识障碍(disorder of consciousness,DOC)是各种原因导致的脑功能的抑制。意识障碍时首先是意识的清晰程度受到破坏,导致对客观刺激物的感知及对自体的感知不能产生明晰的印象,或感知困难,或完全不能感知;各种心理过程主动性降低,或互不联系,支离破碎,或停滞于某一阶段,局限于狭窄的范围内,各种条件联系不能顺利进行,致使分析综合困难,判断推理错误,或各种心理活动根本无法进行。

2. 发生机制　如前所述,意识包括“觉醒状态”及“觉知状态”。①觉醒状态:有赖于所谓“开关”系统,即脑干网状上行激活系统的完整性。②觉知状态:即所谓的意识内容,有赖于大脑皮质高级神经活动的完整性。当各种疾病导致脑干网状上行激活系统被抑制或两侧大脑皮质广泛性损害时,会使觉醒状态减弱,觉知状态(意识内容)发生改变或范围缩小,即可造成意识障碍。

3. 疾病的影响　颅内外疾病均可影响意识状态。

(1) 颅内病变:可直接或间接损害大脑皮质及网状上行激活系统,如大脑广泛的炎症、幕上占位性病变造成颞叶钩回疝或枕骨大孔疝,导致压迫脑干,或严重的脑血管病变等,均可引起脑干及大脑皮质广泛损害,造成不同程度的意识障碍。

(2) 颅外疾病:主要通过影响神经递质和脑的能量代谢而影响意识。例如:颅外病变所引起的缺血缺氧,可致脑水肿、脑疝形成,或使兴奋性神经介质等合成减少或停止,均可间接影响脑干网状上行激活系统或大脑皮质;肝脏疾病时的肝功能不全,代谢过程中的苯乙胺和酪胺不能完全被解毒,形成假介质(去甲新福林、苯乙醇胺),取代了去甲肾上腺素(竞争性抑制),从而发生肝昏迷;各种酸中毒情况下,突触后膜敏感性极度降低,亦可致不同程度的意识障碍;低血糖时由于脑部能量供应降低及干扰了脑部的能量代谢,可致低血糖性昏迷等。

三、意识障碍的临床表现及分类

意识障碍的分类目前临床上尚无统一标准,倾向于按照意识的内涵来分类,即按照觉醒障碍和觉知障碍两个不同层面再进一步划分。

（一）根据觉醒障碍来分类

分为嗜睡、昏睡、昏迷。

1. 嗜睡(somnolence)　是最轻的意识障碍，患者意识清醒程度降低较轻微（言语刺激就清醒）。呼叫或推动患者肢体，患者可立即清醒，并能进行一些简短而正确的交谈或做一些简单的动作，但刺激一消失又入睡；患者吞咽、瞳孔、角膜等反射均存在，觉醒(arousal)和觉知(awareness)都正常。

2. 昏睡(stupor)　是指较嗜睡更严重的意识障碍状态，表现为意识清晰度明显降低，精神活动极迟钝，仅对强烈的或重复的刺激可能有短暂的觉醒。给予强烈刺激（压迫眼眶、摇晃身体）方可唤醒，但很快又陷入昏睡。醒时回答问题含糊不清或答非所问，各种反射活动存在。

3. 昏迷(coma)　是严重的意识障碍。表现为患者觉醒状态、意识内容及随意运动严重丧失。昏迷患者对自身和周围环境不能认识，故有学者将昏迷定义为：无觉醒、无反应的闭眼状态。患者对外界刺激反应很弱或完全无反应，无自主睁眼，或完全无睁眼运动，无自发性语言，生理反射正常、减弱或消失，生命体征稳定或不稳定。

临床根据昏迷程度又分为：浅昏迷、中昏迷及深昏迷（包括脑死亡）。

（1）浅昏迷：患者表现为意识丧失，对呼唤无响应，对一般刺激全无反应，对强疼痛刺激如压眶、压甲根等有简单的反应，浅反射消失，腱反射、吞咽反射、角膜反射、瞳孔对光反射等存在，生命体征一般平稳，呼吸、脉搏无明显变化。

（2）中昏迷：介于浅昏迷及深昏迷之间的意识状态。对强烈疼痛刺激可出现防御性反射，眼球无运动，瞳孔反射、角膜反射、吞咽反射及咳嗽反射明显减弱，呼吸减慢或增快，脉搏血压也可有改变，但呼吸和循环的功能一般尚可，有大小便潴留或失禁，可伴有或不伴有四肢强直性伸展。

（3）深昏迷：指患者对各种刺激均无反应，完全处于不动的姿势，角膜反射和瞳孔对光反射均消失，病理征消失，大小便失禁，生命体征不稳定。呼吸不规则，血压下降，此时可有去大脑强直现象。后期患者肌肉松弛，眼球固定，瞳孔散大，濒临死亡。

（4）脑死亡(brain death)：有学者将脑死亡纳入意识障碍昏迷范畴。脑死亡是一种不可逆的脑损害，其主要表现为全脑功能不可逆丧失，脑循环及脑生物电活动终止，神经系统已不能维持机体内环境的稳定性，无自主呼吸，生命需呼吸机支持，各种反射消失，脑电图呈不可逆的电静息。

（二）根据觉知障碍来分类

分为谵妄状态、意识错乱、蒙眬状态。

1. 谵妄状态(delirium)　又称急性精神错乱状态，为一种急性意识障碍，患者表现为觉醒水平差，定向力障碍、注意力涣散，以及知觉、智能和情感等方面发生严重紊乱，多数伴有激惹、焦虑、恐怖、错觉、幻觉和片段妄想等。症状常表现日轻夜重的波动，患者有时白天嗜睡、夜间吵闹。由于受到错觉或幻觉的影响，患者可产生自伤或伤人的行为。可由多种原因引起，最常见于急性弥漫性脑损害或脑的中毒性病变，也可见于感染、外伤、严重代谢或营养障碍等。在重症监护病房(ICU)的患者更容易发生谵妄，常被称为“ICU 谵妄”。

目前谵妄的诊断标准可以参考 2013 年美国精神病学会(APA)颁布的 DSM-5 标准：①注意障碍（如注意的指向、集中、维持和转换能力下降）和意识障碍（对环境的定向力下降）；②注意障碍和意识障碍的症状在短时间内进展（通常数小时或数天），且 1 天内病情的严重程度呈波动性表现；③伴有认知功能障碍（如记忆力减退，定向力障碍，语言、视空间觉或感知觉障碍）；④注意障碍、意识障碍和认知功能障碍不能用其他已经存在的神经认知障碍解释，且不是在昏迷等严重意识水平下降的情况下；⑤从病史、体检或实验室结果可找到引起谵妄的证据（如其他疾病状态的直接生理结果，例如药物中毒或戒断、暴露于毒素、多种病因引起）。此外，如根据患者的精神运动状态，可将谵妄分为活跃型、抑制型及混合型 3 种类型。

2. 意识错乱(confusion)　又叫意识混浊，是一种较轻的意识障碍。对外界刺激不能清晰地认识；空间和时间定向力障碍，理解力、判断力迟钝，或发生错误；记忆模糊、近记忆力更差；对现实环境的印象模糊不清，常有思维不连贯、思维活动迟钝等。其中对时间定向障碍最明显。多见于老年人、缺血性卒中、肝肾功能障碍引起的代谢性脑病、精神创伤、营养缺乏等。

3. **蒙眬状态**　临床表现较为复杂，主要表现为意识范围缩小，同时伴有意识清晰度降低。有明显的精神运动性迟滞、反应迟钝等。患者的意识活动集中于较狭窄而孤立的范围以内，只对这部分体验能够感知。可以出现定向力障碍，片断的幻觉、错觉和妄想，并可在幻觉、妄想支配下产生攻击行为。意识蒙眬状态一般是发作性的，持续时间一般不长，发作后一般多陷入深度睡眠，意识恢复后对病中体验仅能片段回忆或全部遗忘。多见于癫痫、器质性精神障碍（如颅脑损伤）或癔症。

（三）慢性意识障碍

意识丧失超过 28 天的意识障碍称为慢性意识障碍（prolonged disorder of consciousness，pDoC），也是康复医学科最常见的意识障碍。可分为植物状态、最小意识状态和迁延性昏迷；其中迁延性昏迷指超过 28 天，患者仍无自发睁眼的状态。

1. **植物状态/无反应觉醒综合征（vegetative state/unresponsive wake-fulness syndrome，VS/UWS）**　患者表现为有睡眠-觉醒周期，有自发睁闭眼，貌似清醒；患者虽然处于觉醒状态而无感知能力（无意识内容），思维情感、记忆、意志及言语完全丧失，对自身及外界环境不能理解。VS 患者皮质功能严重受损，但下丘脑及脑干网状上行激活系统的功能全部或部分被保留。VS 患者没有可辨识的语言理解能力，以及言语或者姿势交流能力，视觉、听觉、触觉或者伤害性刺激不能够诱发出有目的的行为反应。脑外伤患者 VS 超过 1 个月，非脑外伤 VS 超过 3 个月，即为一种持续性植物状态（persistent vegetative state）。

诊断标准：VS 的临床诊断标准国际上多采用美国 MSTF 标准：①患者对自身和周围环境失去认知，不能与他人互相交流沟通；②对视觉、听觉、触觉或有害刺激无持续性、重复性、目的性或随意性的行为反应；③不能理解表达语言；④存在睡眠-觉醒周期；⑤在医疗与护理下完全保留丘脑与脑干的自主功能；⑥大小便失禁；⑦不同程度地保留脑干反射及脊髓反射，如瞳孔对光反射、头眼反射、前庭眼反射和咳嗽反射等。

2. **最小（或微小）意识状态（minimally conscious state，MCS）**　患者有严重的意识障碍，但其经历了昏迷、植物状态的意识转归过程，现有行为证明其对自身和周围环境具有很局限的认知，这种认知与外界刺激有明确的逻辑关系。对外界刺激的反应呈间断性，可重复，且可以与反射行为区分开来。

3. **闭锁综合征（locked-in syndromes，LIS）**　LIS 并不属于意识障碍的范畴，但很容易与意识障碍中的植物状态、最小意识状态混淆。

闭锁综合征是由于脑桥基底部病变所致。主要见于脑干的血管病变。患者大脑半球和脑干被盖部网状激活系统无损害，因此意识保持清醒，对语言的理解无障碍，由于其动眼神经与滑车神经的功能保留，故能以眼球上下示意与周围的环境建立联系。但因脑桥基底部损害，导致位于脑桥腹侧的双侧皮质脊髓束、皮质脑干束中断或大部分中断，导致患者不能言语，眼球双侧水平运动障碍，不能吞咽，四肢无或有少量自主运动，双侧病理征（+）。患者的睡眠周期正常，脑电图可见 α 节律。还有很少一部分“完全闭锁综合征”患者，还会完全丧失眼球活动能力，了解他们是否具有与外界进行沟通交流能力的唯一证据是脑功能成像技术和脑电活动检测。

（四）最小意识状态

MCS 是患者从意识障碍向意识正常过渡的重要环节，也是意识障碍康复需要重点关注的对象。

1. **MCS 的诊断**　基于简单指令所诱发出的行为，如可理解的言语或者可辨认的“是-否”反应（言语或者姿势），和/或特定的环境刺激所触发的非反射性、可观察到的、可重复的行为学证据。临床上判断 MCS 患者的觉知能力主要是依靠“改良昏迷恢复量表（CRS-R）”在床边对患者的行为给予评分，患者是否具有以下行为往往是判定是否为 MCS 的依据，这些行为包括：①简单的遵嘱动作。②以手势或者言语作出“是/不是”的反应。③可理解的语言。④根据环境刺激作出相应的动作和情感行为，例如，由包含情感内容的言语和视觉情景导致的哭、微笑等；对命令语言和问题作出手势和言语回应；伸手取物或定位；根据物体的大小、形态触摸和握持物体；跟随运动的物体或静止的物体作出眼球活动。

2. **MCS 分类**　MCS 患者的认知控制行为虽不一致、间断出现，但属于有重复性的、有目的的行为，基于患者神经行为表现的复杂性和多样化，有学者提出将 MCS 进行再分类，分为较低水平的行为反应 MCS-和较高水平的行为反应 MCS+。

（1）MCS-：患者仅显示有最低水平的可交流的行为，以非反射性运动为特征，可有以下表现：对有害刺激的定位；对移动着的、醒目的刺激出现视觉追踪；出现恰当的与环境刺激有关的运动或情感行为，如在感人的言语或视觉内容刺激时出现恰当的微笑或哭泣，而不是对不强烈的、有主题的发声或姿势性刺激发生反应。

（2）MCS+：患者有以下表现：遵循指令；清晰可辨的言语表达；能用手势或言语作出是/否的反应，以及非功能性交流。

3. MCS的行为学特点　患者所的诱发行为反应是有波动变化的，检查者可以在一次检查中诱导出明确的自主行为学证据，但可能在随后几分钟或者数小时的检查中，诱导不出同样明确的自主行为。为了对MCS患者做出精确的诊断，则需要反复进行一系列的行为学评估来积累足够多的证据。这些行为学证据包括持续性对物体和人的视觉追踪，比如当"出示家人的照片"这种感情刺激时，会诱发出患者的哭声或者笑声；但出示与患者不相关的非感情刺激时，不会诱发出哭声或者笑声；患者对指示口令或者疼痛刺激可诱发出某些有目的行为，如取视野范围内的目标性物体，摆弄放在手里的物品等。但是，由于MCS患者自身状态的波动，这些行为学证据可能不会经常被检测到，或者被同时存在的并发症所掩盖。

四、意识障碍的常见原因

国际上，关于意识障碍发生率的研究数据不多。根据2002年美国大型国家登记册中提取的信息，成人和儿童MCS患者在112 000~280 000人。2013年荷兰的一项流行病学研究发现，VS/UWS的患病率在(0.2~6.1)/10万人口。2015年荷兰、比利时多中心昏迷研究团队对荷兰的植物状态进行了发病率研究，结果每10万名普通人口中有0.1~0.2名住院的VS/UWS患者。

常见病因

导致意识障碍的病因多样且复杂，一般可分为颅内疾病与全身性疾病。

1. 颅内疾病　包括以下疾病：

（1）局限性病变：①脑血管病，如脑出血、脑梗死、短暂性脑缺血发作等；②颅内占位性病变，如原发性或转移性颅内肿瘤、脑脓肿、脑肉芽肿、脑寄生虫囊肿等；③颅脑外伤，如脑挫裂伤、颅内血肿等。

（2）脑弥漫性病变：①颅内感染性疾病，各种脑炎、脑膜炎、蛛网膜炎、室管膜炎、颅内静脉窦感染等；②弥漫性颅脑损伤；③蛛网膜下腔出血；④脑水肿；⑤脑变性及脱髓鞘性病变。

（3）癫痫发作。

2. 全身性疾病　包括以下疾病：

（1）急性感染性疾病：各种败血症、感染中毒性脑病等。

（2）内分泌与代谢性疾病：如肝性脑病、肾性脑病、肺性脑病、糖尿病性昏迷、黏液水肿性昏迷、垂体危象、甲状腺危象、肾上腺皮质功能减退性昏迷、乳酸酸中毒等。

（3）外源性中毒：包括工业毒物、药物、农药、植物或动物类中毒等。

（4）缺乏正常代谢物质：①缺氧；②缺血；③低血糖；④水、电解质平衡紊乱。

（5）物理性损害：如日射病、电击伤、溺水等。

五、意识障碍的临床处理原则

（一）首要原则

一旦发生或出现意识障碍，对患者来说都是危及到生命的最严重问题，需要即刻救治，及时处理。首先要紧急建立维持生命的绿色通道，尽可能维持患者的血压、心率、呼吸等最基本、最重要的生命体征稳定，严密监视患者；有条件时应积极给氧；生命体征不平稳时及时处理，尽快建立静脉输液通路，维护循环功能，补充血容量，保持患者血压平稳。同时保证必要的营养支持，监测水、电解质、酸碱平衡。昏迷的患者均有不同程度的脑水肿，可适当应用脱水药和脑代谢改善药，控制脑水肿，改善脑功能。

（二）对因治疗

在维持患者生命体征平稳的前提下，根据具体疾病应给予对症治疗，针对病因展开个体化治疗，针对患者各个器官的功能状态采取干预保护等综合治疗。例如,缺血性脑血管病导致意识障碍的患者,在梗死面积较大时,应激性溃疡、消化道出血的发生率也会增加,临床上一方面应给予适当的抑酸护胃治疗,另一方面此时是否应用抗栓治疗应权衡利弊,作出综合分析及决断。因脑外伤导致的昏迷,应积极干预原发损伤,必要时手术干预,以减轻脑组织水肿,改善脑组织灌注;疑合并有脊柱损伤时,应减少不必要的搬动,避免引起脊髓二次损伤。若出现持续抽搐,会造成患者呼吸暂停,加重脑缺氧,应严密监测呼吸及血氧,适时建立人工气道,给予机械通气,积极改善呼吸功能。

(三)专科治疗

经过上述处理后,如果患者病情稳定,可转入专科病房接受进一步治疗。还应当对患者及家属进行健康宣教,许多低血糖昏迷的患者是因不合理应用降糖药、饮食不规律所致,这些都需要有计划地对其进行宣教。

(四)后续处理

对于病情稳定的意识障碍患者,在原发病得到控制后,应给予早期、合理的康复专科评定,以早期介入康复治疗和康复护理,包括良肢位摆放(使其处于功能位)、关节活动度训练、床上翻身、物理因子治疗、针灸和按摩等,可以有效防止长期卧床出现的肌肉萎缩、肌腱挛缩、关节活动度受限、直立性低血压等症状。

对于病程比较长、需要回归社区或家庭的意识障碍患者,应指导家属开展居家康复、中医调理等,积极防止意识障碍后期的一些并发症,如恶病质、压疮、感染等。加强营养支持的同时应注意合理的喂养方式,防止不合理的喂养所导致的反流误吸,引发吸入性肺炎,使得患者病情加重,预后不良。

此外,还需要积极干预高血压、高血糖等危险因素,促进功能及意识的逐渐康复,警惕并积极防治意识障碍患者康复过程中可能出现的一些并发症,从而降低病死率,改善患者的功能预后。

(燕晓翔)

第二节 康复评定

一、临床检查

1. 迅速准确询问病史 包括起病方式、首发症状、伴随症状、意识障碍发生环境及既往史等。

2. 全面而有重点的查体 因意识障碍的病因繁多,故需全面检查,并且要有重点。

(1)明确有无意识障碍:根据患者有无言语反应、睁眼反应,对疼痛刺激的反应,肢体活动,瞳孔大小及对光反射等判断有无意识障碍及意识障碍的程度(嗜睡、昏睡,或是昏迷)。

(2)评估生命体征:如体温、脉搏、呼吸、血压等,以初步判断意识障碍的可能病因。

注意测量体温:低体温可见于镇静药过量、休克、低血糖、CO中毒、垂体疾病等。体温在26℃以下本身就可引起昏迷。发热见于中枢神经系统感染及其他感染性疾病等。

注意观察呼吸:注意呼吸节律、频率和深度,注意有无呼吸抑制或者潮式呼吸,并注意呼吸气味(酒味、大蒜味、烂水果味及尿素味)。

注意监测心率:注意心率快慢,心律是否紊乱及有无心脏杂音。

注意测量血压:排除血压过高或过低的因素。

(3)重点检查神经系统体征:如有无脑膜刺激征(常见于各种脑膜炎、蛛网膜下腔出血等),注意昏迷患者的瞳孔对光反应,眼球的活动情况,注意患者的体位、肢体姿势、肌力及肌张力和不自主运动等。压眶观察有无瘫痪、去皮质强直、去脑强直等。注意各种深浅反射及病理反射。

(4)其他方面:注意检查皮肤黏膜的改变,如皮肤潮红见于感染与酒精中毒者,樱桃红见于CO中毒,发绀见于缺氧性心肺疾病、亚硝酸盐中毒等,苍白见于贫血、失血、休克者,黄染见于肝胆疾病或溶血,瘀点见于败血症、流脑、感染性心内膜炎,皮肤湿冷见于休克、低血糖等。此外还应注意头面部有无伤痕、全身有无骨折外伤等情况。

二、实验室检查

常规及专科的实验室检查项目有助于发现意识障碍的病因，指导治疗策略的实施及监测治疗过程中病情转归及预后。临床上针对意识障碍患者可以选择以下实验室检查项目：

1. **血常规**　用于感染性疾病或筛查是否存在贫血或血液系统疾病。

2. **脑脊液检查**　有助于中枢神经系统疾病的诊断，如颅内感染、蛛网膜下腔出血等。

3. **肝功能及血氨**　可以反映肝脏病变情况，有助于肝性脑病的诊断。

4. **动脉血气分析及血乳酸检测**　有助于诊断肺性脑病、酸中毒、碱中毒、一氧化碳中毒等。

5. **其他指标**　包括尿常规、血糖、血肌酐、电解质等，有助于诊断糖尿病非酮症性昏迷、糖尿病高渗性昏迷、尿毒症等。

三、意识障碍评估量表简介

（一）谵妄评定

1. **谵妄分级量表(delirium rating scale，DRS)**　（见相关专业书籍）是目前应用较为广泛的临床评估谵妄的主要工具之一，具有良好的特异性、敏感性以及可靠性；尤其是1998年的修订版，即谵妄分级量表-98修订版(DRS-R-98)，弥补了原有量表的部分不足，可以帮助临床区分认知功能缺损与运动亚型(如精神运动性激越或迟滞)，更适用于临床。该量表共分为两部分。

（1）诊断项目：包括“症状发生时间”“症状波动性”和“躯体病因”，用于鉴别谵妄同其他精神障碍如痴呆、精神分裂症等。

（2）严重程度项目：用于评估谵妄的严重程度，其中涵盖了言语、思维过程、运动表现以及认知等内容。

（3）结果判断：DRS-R-98具有良好的效度和信度，其总分为46分，严重程度分最高为39分。目前临床上一般将DRS-R-98量表总分和严重程度分界值分别确定为17.75和15.25，即总分≥18或严重程度分≥15即诊断为谵妄。DRS-R-98量表不仅对谵妄症状做了更精确的定义，而且从言语、思维过程、行为运动及认知等不同角度进行了评估，使得研究者能够更为详尽地描述谵妄症状的演变过程，以及对药物治疗的反应；同时还能有效地与其他精神障碍，特别是痴呆等进行鉴别。

2. **ICU谵妄的评估**　ICU患者因其处于独特的环境及严重疾病应激因素，导致谵妄的发生率高于普通病房。有研究表明，ICU谵妄的发生率高达45%~87%；其中机械通气患者谵妄的发生率高达70%。谵妄的发生可导致机械通气时间及ICU住院时间延长，各种并发症的发生率、病死率、医疗费用增加。因而在ICU进行谵妄的评估显得尤为重要，也越来越受到重视。

ICU常见的谵妄筛选工具：ICU意识模糊评估法(CAM-ICU)、重症监护谵妄筛查清单(ICDSC)、谵妄识别评分(DDS)、护理谵妄筛查量表(Nu-DESC)、谵妄简化认知测试(CTD)及意识模糊量表(NEECHAM)。其中CAM-ICU是临床上被研究和使用最多的量表，在评估重症患者谵妄的发生中有较高的信度、效度和更高的诊断准确率，此处重点介绍CAM-ICU。

ICU意识模糊评估法(confusion assessment method for the intensive care unit，CAM-ICU)是2001年Ely等为了对ICU患者进行谵妄评估而研究设计的，尤其针对ICU内气管插管、机械通气及其他有语言障碍的患者，操作简便，可在2~4分钟内完成评估，是目前ICU医生和护士使用最为广泛的谵妄评估工具。CAM-ICU已被译为多种语言版本，在国内外多项研究中被证实是具备高可信度的，具有高的敏感度及特异度，且易于应用。值得指出的是，CAM-ICU的缺点是评估是否有注意缺损及思维紊乱时需要患者配合。

中文版CAM-ICU评估分两步：

（1）第一步：评估患者的镇静状态，以镇静量表评分(richmond agitation-sedation scale，RASS)，如得分在-4分以上(-3~+4)，则进行第二步评估。（表29-1）

表 29-1 RASS 镇静量表评分

评估状态	具体描述	评分
有攻击性	有暴力行为	+4
非常躁动	试着拔出呼吸管,胃管或静脉滴注	+3
躁动焦虑	身体激烈移动,无法配合呼吸机	+2
不安焦虑	焦虑紧张但身体只有轻微的移动	+1
清醒平静	清醒自然状态	0
昏昏欲睡	没有完全清醒,但可保持清醒超过 10 秒	-1
轻度镇静	无法维持清醒超过 10 秒	-2
中度镇静	对声音有反应	-3
重度镇静	对身体刺激有反应	-4
昏迷	对声音及身体刺激都无反应	-5

（2）第二步:主要对意识状态、注意缺损、思维紊乱和意识清晰度 4 个方面对谵妄进行评估。①意识状态的急性改变或反复波动:主要观察患者的意识状态与基线状况相比是否不同,在过去的 24 小时内的 RASS 评分及 GCS 评分或既往谵妄评估得分是否有波动。②注意缺损:主要观察患者是否难于集中注意力或转移注意力减弱。有字母法和图片法两种方式,如得分<8 分为阳性。③思维紊乱:有提问法和指示法两种,如果两者总分<4 为阳性,用来观察患者是否存在思维紊乱。④意识清晰度的改变:测试 RASS 评分水平。如果 RASS 的实际得分不是“0”分为阳性。如同时出现 1 和 2,再出现 3 和/或 4 即可诊断为谵妄。

（二）昏迷常用量表评定

1. 格拉斯哥昏迷量表(Glasgow coma scale,GCS) 是最早用于评估颅脑创伤意识障碍患者的昏迷量表,由苏格兰神经外科教授 Graham Teasdale 与 Bryan J. Jennett 提出,现扩展至评估各种原因导致的意识障碍。GCS 由于操作简单、容易掌握,是目前急救中心最常用的意识评估工具,也是重症监护室首要鉴别意识状态的评定量表。但 GCS 对于鉴别 MCS 患者并不敏感,此外,其存在局限性,如不能有效地评测眼外伤、气管插管、气管切开、伴有各种失语的患者,不能反映脑干功能,初学者不易辨别运动反应中的刺痛躲避和刺痛屈曲指标。

（1）GCS 评定内容:GCS 包括 3 个分量表,睁眼反应(eye opening,E)、语言反应(verbal response,V)、运动反应(motor response,M),分量表得分范围 3~15 分,得分越高,代表意识状态越好。具体评定内容见表 29-2。

表 29-2 GCS 评定内容

项目	状态	评分
睁眼反应	正常睁眼(自动睁眼)	4
	对声音刺激有睁眼反应	3
	对疼痛刺激有睁眼反应	2
	对任何刺激无睁眼反应	1
运动反应	可按指令动作	6
	对疼痛刺激能定位	5
	对疼痛刺激有肢体退缩反应	4
	疼痛刺激时肢体过度屈曲(去皮质强直)	3
	疼痛刺激时肢体过度伸展(去皮质强直)	2
	对疼痛刺激无反应	1
语言反应	能准确回答时间、地点、人物等定向问题	5
	能说话,但不能准确回答时间、地点、人物等定向问题	4
	言语不当,但语意可辨	3
	言语模糊不清,语意难辨	2
	任何刺激无语言反应	1

备注:将三类得分相加,即得到 GCS 评分(最低 3 分,最高 15 分),选评判时的最好反应计分(运动评分左侧右侧可能不同,用较高的分数进行评分),改良的 GCS 评分应记录最好反应/最差反应和左侧/右侧运动评分。

（2）评分结果判读：格拉斯哥昏迷评分总分为 3～15 分，最高分为 15 分，表示意识清楚；12～14 分为轻度意识障碍；9～11 分为中度意识障碍；8 分以下为昏迷；3 分一般预后极差。其对急性期意识水平及预后评估的价值已被大量研究证明。

（3）影响 Glasgow 评分因素：①饮酒。酒精对脑及神经系统有麻醉作用，可使人反应迟钝，对光、声刺激反应时间延长，反射动作的时间也相应延长，感觉器官和运动器官如眼、手、脚之间的配合功能发生障碍等，在进行 GCS 判定时影响其准确性。②因癫痫发作导致的昏迷，应注意与原发病所致昏迷相鉴别。③使用镇静剂。烦躁不安、情绪激动、睡眠障碍的患者常使用镇静剂，此时不宜进行 GCS 评定。

（4）评分细节注意：在进行格拉斯哥评分时，要注意计分反映的是患者的实际情况，评分时快速检查同时记录结果，要注意评判时以最好的反应来计算分值。3 岁以下的患者不合作无法用；老年人反应迟钝常得低分；言语不通、聋哑人、精神疾病患者等使用均会受到限制。

给予疼痛刺激应注意：疼痛刺激要由轻到重，避免不必要的痛苦；不可以一次刺激持续时间太长。评估进行疼痛刺激时最好一次完成，避免反复刺激。

睁眼反应评分应注意：持续性植物状态的人有自发睁眼，使评分不能反映其实际病情，但我们只能按看到的评分。

肢体运动评分应注意：①去皮质的典型体征：上肢屈曲，下肢伸直；“屈肘，肩部内收，腿及踝部伸直”。②去大脑的典型体征：角弓反张，四肢强直，肌张力增高；“伸肘，肩及前臂内旋，下肢伸直”。

（5）Glasgow 的记录方式：记录方式为 E ______ V ______ M ______，字母中间用数字表示。如 E3V3M5 = GCS11。眼睑水肿或面部骨折的患者，睁眼反应无法测，用 C 代替评分。如 ECV5M6。C 是闭眼（closed）的缩写。对于气管切开或气管插管患者，言语反应无法测，用 T 代替评分。如 E4VTM6。T 是气管切开或气管插管的缩写。如前者这个总分 10 分，就用 10T 记录。对于言语障碍的患者，言语反应无法测，用 D 代替评分。如 E4VDM6。D 是言语障碍（dysphasia）的缩写。

2. 无反应状态整体分级量表（full outline of unresponsiveness，FOUR）　是一个新的用于评价意识障碍程度的量表，2005 年由美国 Mayo Clinic 神经重症医师 Wijdicks 等设计，可以替代 GCS 来评估监护病房里严重脑损伤患者的意识水平。

（1）评估内容及结果：此量表由四项分量表组成，分别为眼睛、运动、脑干反射和呼吸（表 29-3），每项 0～4 分，总分 0～16 分，分数越低，表明死亡和残疾的可能性越大。FOUR 中 0 分代表无脑干反射和呼吸，有助于诊断脑死亡。

表 29-3　全面无反应性量表（FOUR）

	临床表现	评分
眼部反应	睁眼或被动睁眼后，能随指令追踪或眨眼	4
	睁眼，但不能追踪	3
	闭眼，但较强的声音刺激时睁眼	2
	闭眼，但疼痛刺激时睁眼	1
	闭眼，对刺激无反应	0
运动反应	能完成竖拇指、握拳、V 字手势指令	4
	对疼痛有定位反应	3
	疼痛时肢体屈曲反应	2
	疼痛时肢体过伸反应	1
	对疼痛无反应或肌阵挛状态	0
脑干反射	瞳孔和角膜反射灵敏	4
	一个瞳孔散大并固定	3
	瞳孔或角膜反射消失	2
	瞳孔和角膜反射均消失	1
	瞳孔角膜反射及呛咳反射均消失	0

续表

	临床表现	评分
呼吸	未插管，规律呼吸模式	4
	未插管，潮式呼吸	3
	未插管，呼吸节律不规律	2
	呼吸频率高于呼吸机设置	1
	呼吸频率等于呼吸机设置，或无呼吸	0
合计		

（2）与 GCS 比较：其优点在于去除了言语反应项目，回避了气管插管或伴有各种失语对意识障碍评估的影响；对睁眼反应项目进行了改进，增加了眼球示踪和眨眼检查；对运动反应项目进行了改进，对难以判定的刺激后屈曲反应和异常屈曲反应（去皮质状态）进行了合并，增加了肌阵挛等内容；增加了脑干反射、呼吸功能的评估，有助于脑干功能的判断。研究显示，FOUR 有较好的可信度，有预测预后的功能。尤其对于重症监护病房的患者来说，大多数气管插管，GCS 中的语言评分有一定误差，此时 FOUR 的应用更有优势，同时由于其增加了脑干反射和呼吸功能评定，能更准确地预测重症患者的预后。

3. WHIM（Wessex Head Injury Matrix）量表 Shiel 等在先前的研究基础上通过观察 97 个严重脑外伤患者从昏迷到意识恢复过程中行为的先后变化开发了 WHIM 量表。制定了 58 条项目，分别评定觉醒和觉知、视觉（比如视觉追踪）、交流、认知（记忆和空间定位）和社会行为。WHIM 量表的设计用于探测各阶段的意识恢复变化。研究显示，它对检测患者意识恢复过程中的细微变化较为敏感。也可对意识障碍患者出院后的状态变化情况有一定的预测能力。

4. 修订昏迷恢复量表（coma recovery scale-revised，CRS-R） CRS 是 1991 年由肯尼迪约翰逊康复协会研究开发的，并在 2004 年进行了修订和出版，命名为修订昏迷恢复量表（CRS-R），是目前国际公认鉴别植物状态和最小意识状态的测量工具，主要用于意识状态的诊断及鉴别诊断。

（1）评估内容：有 23 个条目，包括脑干、皮质下和皮质进程相关的分级安排的项目，量表有 6 个分量表，分别是听觉、视觉、运动、言语、交流和觉醒水平，得分范围 0~23 分。

（2）结果判断：每个分量表的最低项目代表反射功能，最高项目代表认知功能。评分标准是基于对特定的感觉刺激能否产生特有的行为反应，且每项条目具有标准化和可操作的具体要求。

（3）临床应用：研究表明，CRS-R 的设计符合用于跨学科医疗康复测量和评价工具的最低标准，尤其适用于鉴别植物状态与最小意识状态的患者。CRS-R 的评估时间相对较长，适用范围更广，有较好的信效度。该量表的法文版及意大利版信效度检验结果令人满意，不同评估者之间以及重复测试之间的一致性良好。现该量表的中文版本已经正式发布。

四、脑的神经电生理检测

临床评估具有局限性，某些反应不稳定，容易导致判断的误差。如果患者并发潜在的语言或非语言交流功能的缺陷，如失语、失认或失用，会使判断更加困难。临床诊断为主观评定，受评定者和被评定者多重因素的影响。这使得越来越多的人关注于利用客观检查方法评定意识障碍，下面是一些常见的脑电生理检测手段，可以辅助意识障碍的诊断与鉴别诊断，并帮助判断预后，如脑电图、诱发电位、事件相关电位等检测手段。

（一）脑电图

1. 普通脑电图（EEG） 是通过头皮以波的形式直观反映脑神经细胞的电活动，电活动按照一定的规律以兴奋或者抑制的形式运动。EEG 是用来判断脑功能状态的最常用工具，意识障碍患者大脑电活动呈现出 EEG 的振幅、频率和反应性的异常，但特异性不高。近年来量化脑电图（qEEG）的研究越来越多，显示其对 MCS 的诊断具有较高的敏感性（90%）和特异性（80%）。有学者对不同程度意识障碍患者进行脑电监测后，发现 VS 患者比 MCS 患者的 δ 频率增加，而 α 频率降低。高频率（$\alpha+\beta$）和低频率（$\delta+\theta$）之间的比率与患者的 CRS-R 评分成正相关。二者比值越高提示意识水平越高、残余意识功能越好，可以间接反映 VS 和 MCS 的意识水平。

Cruse 等在一项队列研究中纳入 16 例 VS 患者和 12 例健康对照者，采用一种新型脑电监测技术对 VS 患者的意识状态进行床旁评估，即通过运动想象（正确地想象手指和足趾运动）时的脑电图改变评估微小的意识变化，研究发现，3 例 VS 患者（19%）在 2 种不同指令下可出现可重复的、稳定的脑电反应，尽管临床无任何表现。这种新型脑电监测技术可更准确地评估患者的微小意识变化和残余意识情况，有较好的敏感性和特异性。

2. 睡眠脑电图（sleep EEG） 对脑的病理生理变化异常敏感，特别对大脑皮质病变的评估有明确价值，但受麻醉、镇静催眠药物影响较大。临床可在避免药物干扰的前提下有针对性地选择运用，并定期动态观察。睡眠脑电图是否出现纺锤波是判断预后的指标之一。睡眠纺锤波是非快速动眼睡眠的特征，可以反映丘脑和皮质间的交互关系。缺少行为反应的患者，睡眠纺锤波丢失，与患者丘脑皮质损伤的数据相匹配，是意识障碍患者神经连接的间接反映。

睡眠脑电图提供了 VS 患者睡眠-觉醒周期客观的脑电记录，可以提示，在患者更警觉时段展开特异的促醒治疗可能更为有利。持续和更有效的睡眠模式可预测 VS/MCS 患者的预后，这些特征可能比现有的确定预后因素（如患者年龄和临床状况）更有效。

（二）诱发电位

诱发电位（evoked potential，EP）是指对神经系统某一特定部位给予一定的刺激，使大脑对刺激的信息进行加工，在该系统和脑的相应部位产生可以检出的、与刺激有相对刺激间隔（锁时关系）和特定位相的生物电反应。以此了解重症患者某些神经通路损伤与意识障碍程度、预后的相关性。目前临床常用的诱发电位主要包括体感诱发电位（somatosensory evoked potential，SEP）和脑干听觉诱发电位（brain stem auditory evoked potential，BAEP）。

1. 体感诱发电位（SEP） 通过电刺激周围神经，记录其在大脑特定区域所产生的诱发电活动，以图谱的形式反映皮质和皮质下感觉传导通路的完整性及功能。SEP 不受中枢神经系统抑制药物及患者意识水平等因素的影响，能准确、可靠、客观地判断脑损伤昏迷患者的病情及预后。

体感诱发电位各波及神经源：上肢 N9（臂丛）、N12（颈髓后角突触）、P15（丘脑-内丘索）、N18（丘脑）、N20（顶叶中央后回）；因上肢电位 N20（顶叶中央后回）与意识皮质环路相关，从而更多被临床所关注。

2. 脑干听觉诱发电位（BAEP） 给予患者听觉刺激的同时记录其在脑干产生的电活动，反映耳蜗神经至脑干通路的功能状态，尤其是脑干中的脑桥及中脑以下通路的功能。对于听觉无损害的患者，BAEP 消失是不良预后的稳定预测因子。脑干器质性损害昏迷的患者，其 BAEP 多数异常，而中毒或代谢性昏迷的患者，因其脑干无明显损伤，其 BAEP 多数正常。患者的 BAEP 波形的严重异常或消失，则提示预后不良。

脑干听觉诱发电位各波及神经源：Ⅰ波（耳蜗神经）、Ⅱ波（耳蜗核）、Ⅲ波（脑桥上橄榄核）、Ⅳ和Ⅴ波（中脑下丘核）、Ⅵ波（内侧膝状体）、Ⅶ（听放射）。除Ⅴ波由双侧神经元产生外，其他各波主要是同侧脑干听觉通路神经元所产生。当受到 75dB 以上短声刺激时，Ⅰ、Ⅲ、Ⅴ波的出现率为 100%，Ⅳ波常常附于Ⅴ波上，不易测出，Ⅵ、Ⅶ波极不规则，故临床常以前面的 3 种波用于诊断。

3. 诱发电位的临床意义 诱发电位对不同原因导致的 VS、MCS 的意义不同。对缺血缺氧性脑病患者，双侧 N20 消失是预测植物状态最可靠的指标。在严重脑卒中患者中，N20 的消失预测不良预后的特异性也较高。而对外伤性脑损伤患者，即使双侧 N20 消失，也有一部分患者仍有渐进性恢复。另外有皮质神经元严重损害而未累及脑干者，BAEP 可完全正常，但这并不意味着意识有望恢复。动态观察及联合应用 SEP 与 BAEP 对判断意识障碍患者的转归意义更大。

（三）事件相关电位

事件相关电位（event-related potential，ERP）是与识别、比较、判断、记忆与决策等认知过程有关的神经电生理改变，观察大脑认知功能活动的窗口，是对严重意识障碍患者残存认知功能的有效评估方法。经典的 ERP 成分包括 P1、N1、P2、N2、P3（P300），其中 P1、N1、P2 为 ERP 的外源性（生理性）成分，受刺激物理特性的影响；N2、P3 为 ERP 的内源性（心理性）成分，不受刺激物理特性的影响，与被试的精神状态和注意力有关。现在 ERP 的概念范围有扩大趋势，广义上讲，ERP 尚包括 N4（N400）、失匹配负波（mismatch negativity，MMN）、伴随负电位（contingent negative variation，CNV）等。其中失匹配负波对意识的判断和评估是一个很重要的指标，作为 ERP 的经典范式，是预后的强预测因子，具有较高的特异性。Wijnen 等发现，当患者从 VS 恢复到 MCS 时，MMN 的波幅会明显增高。事件相关电位检查中，无论是 VS 患者，还是 MCS 患者，记录到 MMN 波形，都预示着一个相对较好的预后。此外，研究发现，P300 是 VS 意识恢复的潜在预测因子，同时对于难以区分的 VS 和 MCS 的鉴别有一定意义。

五、影像学检查

采用不基于行为评估的影像技术捕捉大脑可能存在的意识活动，了解大脑修复及功能重组所必需的颅内结构及代谢环境，有助于判断 VS 患者是否存在隐性意识和预后，是确定诊疗计划的补充依据。

1. 磁共振成像（magnetic resonance imaging，MRI）和计算机断层扫描（computed tomography，CT） 用来检测颅内病变的部位、大小及性质，有助于脑出血、脑梗死、脑水肿、脑挫裂伤、脑积水及脑占位性病变等疾病的诊断。在意识障碍患者中，特征性的影像学改变可能对病因及预后有所提示：缺血缺氧性脑病导致的 VS 患者显示脑皮质严重萎缩；无显性原因的意识水平渐进性下降显示亚急性进展性脑积水；PVS 患者仅有单侧大脑软化灶，大部分预后良好，可以恢复意识，而双侧都有软化灶，并且大于 5cm 者预后很差，很少能完全恢复意识。研究显示，当常规 MRI 检查发现脑桥、中脑及基底神经节损伤严重时，患者往往预后不良，尤其是双侧损伤更甚。目前认为 MRI 检查技术对评估脑结构连接具有重要的临床价值，尤其是损伤结构与觉知功能有关联时，意义更大。

2. 磁共振波谱（magnetic resonance spectroscopy，MRS） MRS 是目前能够无创检测活体组织器官能量代谢、生化改变和特定化合物定量分析的唯一方法。通过波谱可以观察到 MRI 看似正常的脑区存在胆碱能反应异常或神经元损害。因此，两种技术有很强的互补性，特别是当意识通路的 MRI 影像不能为临床表现做出合理解释时。同时，还可以通过连续观察 MRS 的变化，在一定程度上了解意识障碍发生及演变的机制，尤其是枕顶叶灰质和白质中 N-乙酰门冬氨酸/肌酸（N-acetyl aspartate/creatine，NAA/Cr）比值变化与磁共振弥散张量成像对患者的预后存在显著相关性，推荐用于预测 VS、MCS 的结局，为临床确定治疗策略提供帮助。

3. 弥散张量成像（diffusion tensor imaging，DTI） 是显示活体脑组织中白质纤维束走行的一种磁共振技术。利用 DTI 可以计算各向异性分数（fractional anisotropy，FA）等指标。FA 的值可以衡量组织中水分子扩散的各向异性指数。使用不同的颜色表示水分子扩散的方向，则可以得到脑白质组织中不同纤维束的走行图。在 DTI 中可以观察到白质纤维束是受压移位，还是受损减少或中断。

在意识障碍患者中，有多个脑区和核团的 FA 值发生变化，包括脑桥背侧、大脑脚及半卵圆中心的白质区。DTI 的研究结果显示，MCS 和 VS 患者的白质和丘脑区明显不同，但脑干似乎没有差异。这就提示 DTI 有助于诊断及区分 VS 和 MCS 患者。另一项研究将磁共振波谱 NAA/Cr 值和弥散张量成像 FA 值结合在一起预测脑损伤患者的预后，敏感性和特异性分别是 86% 和 97%，明显优于单独运用。通过检测 NAA/Cr 和 FA 值的动态变化可以检测脑创伤患者脑功能恶化或恢复的趋势，有助于预后判断。

4. 正电子发射断层扫描（positron emission tomography-CT，PET-CT） 可以测量休息时局部脑组织葡萄糖代谢率或局部脑血流量的变化，间接测量神经突触活动。目前认为，意识状态和大脑代谢率相关，逐步恢复的意识水平与逐步增加的大脑能量代谢率是相对应的。在 VS 患者中，脑葡萄糖代谢可下降到正常的 30%~40%。而 MCS 患者略高，一般在正常的 50%~70%。VS/MCS 患者代谢下降最明显的是楔前叶、后扣带回和颞顶叶交界处。在额顶叶皮质，MCS 和 VS 患者的脑代谢变化存在明显差异。有研究显示，VS 患者额顶叶葡萄糖代谢率是健康人的 42%，MCS 是健康人的 60%，在脑干和丘脑，二者代谢率下降的程度无明显差异。而通过逻辑回归分析得出结论，大脑葡萄糖代谢率达到健康人的 45% 以上则可考虑从 VS 恢复至 MCS。

虽然 PET-CT 不能将意识障碍患者中处于 VS 和 MCS 状态的患者完全区分开来，但 PET-CT 的结果可作为预测 VS/MCS 意识恢复可能性的参考。而且很多研究也证实了意识障碍患者的大脑代谢率、认知网络以及他们的昏迷量表评分(coma recoveryscale-revised,CRS-R)之间是有一定关联性的。

5. 功能性磁共振(functional magnetic resonance imaging,fMRI)　fMRI可对有隐性意识,即认知-运动分离的患者进行识别。可采用主动范式、被动范式及静息态范式进行测试。

近年来有学者用fMRI对54名VS或MCS患者进行研究,发现5名患者存在“有意”脑活动,其中1名VS患者可用相关脑区活动表示出“是”或“否”的回答。说明这种技术可发现VS患者对刺激某些皮质区域存在整合功能,可能发现某些患者存在的隐性意识,以提高意识障碍诊断的准确率。

静息态fMRI适用于VS/MCS患者,这项技术不受任务执行和观察带来的差异或偏差的影响,患者在既不给予外部刺激,也不要求刻意思考的情况下测量其自发脑功能。考察其脑区间自发血氧水平依赖(blood-oxygen-level dependent,BOLD)信号来推测相关性神经活动的同步性(即功能连接)。

目前认为意识网络可分为两个部分,一部分为默认网络(default mode network,DMN),一部分为执行控制网络(executive control network,ECN),DMN位于内侧前额叶皮质和楔前叶,两侧后顶叶皮质,主要与内在意识即自我意识的处理有关,而ECN主要位于外侧额颞叶区域,主要与感官触觉即外部环境的意识处理有关。而VS/MCS患者默认网络内部的功能连接是受损的,并且受损程度和意识障碍的程度有相关性。内部功能连接强度主要随着后扣带回/楔前叶、内侧前额叶皮质和外侧顶叶皮质的受损而降低,这些连通性下降的模式可以预测VS和MCS患者是否会恢复意识,准确率为81%,其中最具鉴别性的区域是楔前叶。

功能性磁共振被动范式可以显示受外部刺激时BOLD信号的变化。由一个熟悉的声音说出患者的名字而引起的听觉皮质的信号,提示患者存在意识活动,能可靠地预测VS/MCS患者的结局。

功能性磁共振检测识别认知-运动/言语分离的患者有着良好的前景,但因其对设备及技术有较高的要求,使得临床运用普及还较难实现。从事意识障碍诊治的医疗机构可在充分了解意识评估最新技术的前提下,根据实际情况,酌情选择拓展应用。

(燕晓翔)

第三节　康复治疗

意识障碍的患者,在生命体征稳定后,即应尽早开始康复治疗。目前意识障碍患者的康复治疗主要分为两大部分:意识障碍的综合促醒治疗和意识障碍后相关并发症的防治。意识障碍的综合促醒治疗主要包括以下几点:基础治疗、药物治疗、感觉刺激技术、神经调控技术和干细胞移植治疗。

一、基础治疗

(一)支持治疗

针对意识障碍的原因分别给予降颅压、补液、抗感染等常规对症支持治疗,以达到维持患者生命体征和内环境稳定的目的。同时防治联合性损伤和并发症,以防止其他系统损伤加重患者的颅脑损害,从而影响患者的觉醒。

(二)药物治疗

主要包括促醒药物、神经营养制剂以及改善脑循环的药物。

1. 促醒药物　脑损伤后中枢多巴胺神经元及其通路破坏,导致多巴胺类神经递质合成和传导障碍;同时,大脑缺氧也会导致单胺类递质的合成障碍,兴奋性氨基酸上调,抑制性神经递质γ-氨基丁酸(GABA)上调,从而使大脑处于抑制状态。目前对脑外伤后昏迷促醒治疗有作用的药物主要有以下几类:

(1)金刚烷胺:是N-甲基-D-天冬氨酸(N-methyl-D-aspartic,NMDA)受体拮抗剂以及多巴胺受体间接的激动剂,具有多巴胺能效应。金刚烷胺能够促进中枢神经系统突触前受体释放多巴胺,并抑制其再摄取,同时能增加突触后受体的数量,并通过拮抗NMDA受体,恢复多巴胺能和谷氨酸能神经递质系统的平衡。

(2)美多巴、溴隐亭:美多巴可以增加脑内多巴胺含量,改善上行网状激活系统冲动的传导;而溴隐亭可以选择性地作用于多巴胺受体,增强对多巴胺的敏感性。

(3)哌甲酯:为多巴胺再摄取抑制剂,能够升高突触间隙的多巴胺含量。

（4）唑吡坦：为高选择性非苯二氮䓬类 GABA-α 亚单位受体激动剂。有文献报道，唑吡坦对 PVS 患者具有促醒作用，但个体差异较大。

（5）盐酸纳洛酮：为人工合成的非特异性阿片受体拮抗剂。研究认为，其可以有效维持颅脑损伤后的血压和脑灌注压，控制颅内压，减轻脑水肿，改善脑代谢。

2. 神经营养药物 脑外伤导致神经元缺血缺氧性改变，脑组织氧自由基增多，故早期足量使用神经营养药物可以有效地保护脑神经细胞，促进神经元再生。临床常用药物有单唾液酸四己糖神经节苷脂、甲钴胺、鼠神经生长因子等。

3. 改善脑循环药物 可改善脑组织循环，逆转神经细胞缺血缺氧性改变，使濒临死亡的神经元恢复正常的生理状态，从而促进患者清醒。

（三）手术治疗

导致意识障碍的原发疾病中，约有 40% 的患者会出现脑室扩大和脑积水，导致脑组织受压水肿，神经细胞继发性损伤，对于临床已明确诊断脑积水的患者，排除明显手术禁忌证后可行脑脊液分流术，解除脑组织受压，防止神经元进一步损害，从而促进患者意识恢复。急性期行去骨瓣减压的患者，经意识障碍评估后，如认为意识恢复可能性较小，现已不主张行颅骨修补术等措施。

二、促醒技术

（一）感觉刺激促醒技术

起源于 20 世纪 50 年代早期，是指应用视觉、听觉、嗅觉、味觉和触觉中的一种或全部进行系统刺激，通过达到个体阈值密集而频繁的刺激来增加觉醒和觉知程度并引出有意义的行为反应。因其在临床上简单易于操作，使用较普通。常用的感觉刺激方法包括以下几种：

1. 听觉刺激 包括音乐疗法和亲情呼唤等。

（1）音乐疗法：是指科学且系统地应用音乐的特性对人体产生影响，协助个人在疾病或残障的治疗过程中达到生理、心理和情绪的整合，分为主动性音乐疗法和被动性音乐疗法。对于意识障碍的患者，只能采用被动疗法。方法如下：定时播放患者清醒时喜欢的音乐，音量以常人能听清但不刺耳为宜，每天数次，每次 15~20 分钟。

（2）亲情呼唤：指由患者最亲密的家属和朋友呼唤患者的名字，讲具有鼓励性的语言，讲述患者难忘的事情。有文献表明，亲情呼唤和普通唤名相比较，相应皮质的代谢明显增高。

2. 视觉刺激 指给患者提供良好的视觉刺激环境，如室内光线刺激，床边放置色彩鲜明的物体、家庭照片，播放电视节目等。注意保持刺激物在患者的视野中。

3. 嗅觉刺激 建议对患者给予愉悦气味的物体，如香水、鲜花、咖啡、热茶、柠檬皮等。不应使用刺激性的气味。

4. 触觉刺激 触觉刺激通常包括疼痛、刷擦、压力和温度觉等。刺激部位包括脸面部、四肢和躯干部。建议多采取颜面部和上肢部位给予触觉刺激，这样感觉刺激至丘脑的传导通路较下肢的传导通路要短和直接。

5. 味觉和口腔觉刺激 可采用味觉（酸甜咸等）的溶液刺激患者舌部，用棉棒行口腔刺激，对嘴唇及口周进行刺激。若患者有吞咽障碍，应注意不要发生误吸。

6. 运动刺激 包括良肢位的摆放，体位的转换。其基本机制包括：①在大脑恢复的过程中，频繁而多样的感觉刺激有助于受损神经系统树突生长，并可改善突触间的连接，刺激损伤后轴突侧支生芽，形成新的感觉通道，并使其反馈至大脑网状激动系统，网状激动系统不仅能做出最初的唤醒反应，并可对所有的感觉刺激做出反应。②意识障碍患者可能遭受感觉剥夺，环境影响作为外在刺激因素，可增强大脑的持续修复能力，因此 SSP 可以避免感觉剥夺，增加大脑的可塑性。在病情稳定的情况下，建议早期开始，避免习惯性反应（指大脑不能接受所有有效的刺激），刺激要有序而缓慢，在感觉刺激中需要良好的休息。在视觉刺激中使患者取坐位。可以为患者提供正常的视觉方向，也容易使患者对自己产生积极的视觉追踪。味觉刺激时最好也采取直立体位。应用站立床使患者处于站立位，最容易使昏迷或最小意识患者觉醒，站立位有利于探索环境接受感觉刺激，已有经验表明，对站立前后进行行为评估，许多患者在觉醒认知运动反应方面有显著改善。

（二）中医药治疗

中医药的治疗原则为活血化瘀，疏通经络，达到益肾气、通脑髓，最终恢复神志。针灸治疗的方法包括针法和灸法等，通过疏通经络、调和阴阳、扶正祛邪等作用改善患者的病情，促进意识恢复，其临床疗效已得到证实。

（三）高压氧治疗

是指在大于1个标准大气压的高压氧舱内间断吸入纯氧的治疗方法。研究已证实高压氧治疗（hyperbaric oxygen therapy，HBO）可有效降低颅内压，减轻脑水肿；改善脑组织缺血缺氧现象，逆转濒临坏死神经细胞，恢复其血液灌注，加速受损的神经修复，促进神经元再生及脑组织功能恢复；改善脑干上行网状激活系统功能，促进患者苏醒。

（四）神经调控技术

是指通过侵入性或非侵入性的手段，改变中枢神经、周围神经或自主神经系统活动从而治疗疾病的一种技术。目前该类技术在意识障碍促醒中的应用越来越广泛，无创性的神经调控技术包括：正中神经电刺激、迷走神经电刺激、经颅直流电刺激、经颅磁刺激；有创性的神经调控技术包括脑深部电刺激和脊髓电刺激。

1. 周围神经电刺激　临床常用的周围神经电刺激的方法主要包括：①正中神经电刺激（median nerve electrical stimulation，MNS）；②迷走神经电刺激（VNS）。目前已广泛应用于疼痛、TBI后昏迷不醒、帕金森病、癫痫等疾病的治疗。其中MNS由于无创安全、操作简单、费用低，临床治疗有效，在临床已得到广泛应用。MNS采用一定频率和脉宽等参数的电流刺激正中神经，临床中主要应用于昏迷患者的促醒治疗。MNS的促醒疗效首次于1996年由日本研究者Yokoyama报道。此后，越来越多的研究证实MNS可以显著改善昏迷患者的意识水平。常用刺激方法是：首先根据解剖学于腕关节掌面定位正中神经最浅表的位置，然后用酒精进行局部皮肤清洁，清除局部皮肤油脂减少阻抗，使得电极片与皮肤接触良好，在腕部定位处将接触面平坦的金属圆盘或条状电极贴固定好，最后根据患者病情设定参数。为达到最佳电刺激效果，首先，表面电极应尽可能大范围接触正中神经所分布的皮肤区域；其次，两个电极之间的距离为4~5cm，保证足够大的电流场同时刺激深部神经。研究者认为，MNS操作简便，对危重患者也适用。

MNS对颅脑损伤后昏迷促醒的效果，其相关机制可能包括：激活神经核团，增加局部血脑流量，改变神经递质含量和增加脑电活动等。

（1）MNS可直接激活大脑皮质及脑干网状上行激活系统（ARAS）：ARAS是感觉传导的重要通路，将刺激广泛地传递到大脑皮质各部的神经元，以保持大脑皮质的觉醒状态。而正中神经是从外围到中枢神经系统的“门道”，ARAS内的神经元胞体与正中神经有着广泛的突触联系，正中神经电刺激可使神经冲动传至ARAS，有助于觉醒开关的打开。激活的ARAS同时还能激活前脑基本核的迈纳特（Meynert）细胞，使其大量地释放乙酰胆碱到大脑皮质，从而促进患者苏醒。

（2）MNS可增加局部脑血流量：研究表明，MNS能明显改善昏迷患者椎基底动脉、大脑中动脉的血流灌注，增加脑干血供，改善脑组织缺血缺氧。增加椎基底动脉血流供应有助于网状结构功能的恢复，促进患者觉醒。李春雨等人研究发现，MNS联合HBO治疗可增加病灶局部脑组织的血液供应，加速病灶组织的神经修复。病灶周围血流增加可以改善局部神经细胞营养物质的运输，并且可以在清除代谢有害物质的同时，挽救濒临死亡的神经元，促进损伤修复，利于意识恢复。Kanno等的研究表明，MNS治疗后，昏迷患者大脑半球局部脑血流量明显增加，脑组织血供增强可以促进损伤的神经细胞进行自我修复，也可挽救濒临死亡的神经细胞，从而促进患者苏醒。

（3）MNS可提高脑内神经营养因子水平：研究表明，MNS可提高白鼠脑内脑源性神经营养因子（brain-derived neurotrophic factor，BDNF）水平，BDNF可使神经元发生可塑性改变，使未激活的突触转化成有功能的突触。MNS可增加脑组织BDNF的表达，同时提高基底前脑的神经生长因子水平，激活胆碱能系统，发挥神经保护、促进突触再生、增强神经元可塑性等作用，这也可能是MNS发挥促醒作用的机制。

（4）MNS可促进觉醒相关神经递质的分泌：神经末梢释放的化学物质称为神经递质，它参与特定信息的传递，也参与生理及病理等过程。研究认为，MNS可上调ARAS系统NE、Ach、5-HT和脑脊液中DA的水平，这些兴奋性神经递质含量的增加有利于促进觉醒。基础研究证实，MNS 可增加昏迷大鼠脑内食欲素-A（Orexin-A）及食欲素-1 受体（Orexin Receptor-1，OX1R）的表达。Orexin-A 是促进和维持觉醒最重要的神经递质，是参与 ARAS 通路最重要的物质之一。

（5）增强脑电活动，改善神经电生理：外周电刺激的传入使脑干网状系统和大脑皮质保持兴奋状态。一系列研究表明，MNS 可以兴奋大脑皮质而产生兴奋作用，脑电生理检测反映大脑皮质电活动增强。可被 MNS 激活的大脑皮质主要包括：躯体感觉皮质区 S1、大脑运动皮质区 M1、双侧次级躯体感觉区 SII、双侧岛叶等。研究结果还表明，MNS 不但可激活大脑皮质，而且激活区域覆盖范围广，通过大范围激活大脑皮质从而最大限度去除皮质抑制，促进神经元活动及唤醒觉醒通路，逆转患者的昏迷状况。

2. 重复经颅磁刺激（rTMS） rTMS 是基于电磁感应原理在大脑中形成电场，诱发去极化神经元，达到调节皮质兴奋性的效果。在原发病情稳定及脑水肿消退后可尽早实施，对存在靶区不稳定病变、癫痫病史、治疗部位颅骨缺损或体内有金属植入物的患者不建议应用。MCS 患者经 rTMS 治疗后总体获益好于 VS 患者，严重并发症并不常见。目前 rTMS 治疗慢性意识障碍参数尚无一致意见，推荐使用 5~20Hz rTMS 刺激背外侧前额叶（dLPFC）、顶枕交接区或运动区 M1 区，刺激强度为 90%~100%运动阈值，共刺激 300~1 500 个脉冲，疗程为 1~20 天，也可针对病情恢复特点进行多疗程治疗。

3. 经颅直流电刺激（tDCS） 利用微弱的直流电来调节皮质的兴奋性及连接性，MCS 可更多地从治疗中受益。长时程 tDCS 调控的累积效应可重塑意识网络。目前关于 tDCS 治疗慢性意识障碍（pDoC）患者的刺激部位、时间、参数及疗程尚无统一标准，推荐刺激部位选择 dLPFC 或后顶叶皮质，10~20min/次，1~2mA，10~20 天。有癫痫病史或颅内有金属植入物的患者慎用。

4. 有创神经调控治疗 pDoC 的神经调控手术应作为常规治疗的补充手段。进入手术评估前，应推荐患者优先接受常规康复促醒治疗。手术前应向家属充分解释评估结果，并明确告知可能的疗效。手术适应证包括：①患者为突发意识障碍且符合 MCS 的诊断。②患病时间须超过 3 个月，且连续 4 周以上意识无进行性提高或恶化者；外伤建议手术时间延至伤后 6 个月，且连续 8 周无意识改善者。③无严重并发症及手术禁忌证者。

有创神经调控治疗的具体方式包括以下几种：

（1）脑深部电刺激（DBS）：DBS 基于意识的中央环路机制，通过刺激环路关键节点双侧中央丘脑，提高脑损伤后低下的神经活动水平。基本手术原则及方法同其他 DBS 手术。程控参数推荐设置为频率 25~100Hz，脉宽 100~200μs，电压 1.0~4.0V。颅内结构破坏严重或脑萎缩明显的患者不适宜 DBS 方式。

（2）脊髓电刺激（SCS）：SCS 通过在脑干网状激活系统增强刺激输入、增加脑血流量等，提高意识环路的兴奋性。一般采取俯卧位或侧卧位。将外科电极放置于 $C_2 \sim C_4$ 水平硬膜外正中部。程序组 5~100Hz，脉宽 100~240μs，电压 1.0~5.0V。其操作系统由 3 部分组成。①脉冲发生器：发放电脉冲，并可通过程序的设定调节参数。手术时可放置在植入侧的锁骨下窝。②电池。③刺激电极：由不同数量的电极组成，通过导线与脉冲发生器相连，可放置于 $C_2 \sim C_4$ 水平脊髓后正中线上。其作用机制为：增加脑血流量，保护神经细胞，激活网状上行激活系统-丘脑-皮质通路，从而激活残存的皮质区。

（3）其他刺激方式：皮质电刺激、迷走神经电刺激（VNS）及巴氯芬泵植入促醒，仅见个案报道，疗效尚未明确。

5. 神经干细胞移植技术 干细胞是一类具有多向分化能力的原始细胞，干细胞移植技术是指将正常干细胞移植到患者体内，替代、修复受损组织和器官，从而达到治疗疾病的目的。

（吕　晓）

第四节　康复结局

意识障碍康复的结局一般分为 3 种。第一种是患者逐渐从昏迷、植物状态到最小意识状态，然后脱离最小意识状态，进而清醒。第二种是患者长期处于意识障碍状态的某一阶段，处于一个稳定的平台期，其意识障碍程度没有明显变化。第三种是患者的意识障碍因各种并发症不断发生，导致意识障碍加重。

（吕　晓）

第三十章　儿童脑性瘫痪康复

第一节　概　　述

一、脑性瘫痪的定义

儿童脑性瘫痪(cerebral palsy,CP)简称脑瘫,是以中枢性运动功能障碍为主的致残性疾病。随着早产儿及低出生体重儿成活率的提高、社会环境等因素的相互作用,加之疾病本身病因、发病机制、临床表现、并发症的多样性,脑瘫的预防与康复成为世界性的医学热点和难题。

2015年全国儿童脑瘫康复学术会议通过了我国脑瘫的定义,即"脑瘫是一组持续存在的中枢性运动和姿势发育障碍、活动受限症候群,这种症候群是由于发育中的胎儿或婴幼儿脑部非进行性损伤所致。脑瘫的运动障碍常伴有感觉、知觉、认知、交流和行为障碍,以及癫痫和继发的肌肉、骨骼问题"。此定义更加遵循《国际功能、残疾与健康分类》(ICF)核心要素,涵盖了脑瘫患儿的躯体功能和结构、活动及参与、环境因素三大方面,从身体水平、个体水平和社会水平对脑瘫患儿的功能进行评价。运动障碍和姿势异常是脑瘫的核心表现,临床康复治疗和研究应以解决脑瘫患儿的运动功能障碍为主;脑瘫的本质特征是发育,应该充分考虑儿童的发育性;脑瘫患儿常伴有继发性肌肉、骨骼问题,如肌肉和肌腱挛缩、骨骼扭转、髋关节脱位和脊柱畸形等。目前认为脑瘫的定义包含以下要素:

1. **持续存在(permanent)**　脑瘫是永久存在的中枢性运动障碍性疾病,要排除一过性的异常,还要注意异常临床表现是不断变化的。

2. **发育(development)**　脑瘫是脑组织在生长发育过程中受到的损伤,强调各种原因作用于未成熟的、生长发育中的脑组织,而不是作用于已发育成熟的脑组织。例如成年人脑出血时,也出现与脑瘫相似的症状,但不能诊断为脑瘫。脑瘫的发育本质决定了干预措施的理论基础和方法。运动损害的症状一般在18个月以前表现出来。

3. **活动受限(activity limitation)**　活动是指个体执行的一项任务或动作;活动受限是指个体在活动时存在困难。

4. **运动和姿势(movement and posture)**　指异常的运动模式和姿势、运动失调以及肌张力异常。异常的运动控制是脑瘫的核心表现,没有影响到运动模式和姿势异常的神经发育障碍不能诊断为脑瘫。

5. **胎儿和婴幼儿(fetuses and infants)**　脑损伤发生在脑发育早期,远远早于运动异常的出现,一般指到出生后2~3岁。将年龄加以限定符合2004年国际研讨会所注释的原则"尽管不提出明确的上限年龄,但以生后2~3岁以前脑的损害最为重要,发生在步行及操作等功能发育之前"。

6. **非进行性(non-progress)**　脑部的病理改变不再进展,但引起的临床表现会随着不同的发育进程而发生变化。脑部进行性病变引起的运动异常不应归入脑瘫的诊断。Bobath等认为脑瘫的临床症状至少在青春期前是进行性发展的。

7. **继发性肌肉、骨骼问题(secondary musculoskeletal problems)**　如肌肉和跟腱挛缩、躯干扭转、髋脱位和脊柱畸形等,很多问题会终身存在。

二、脑性瘫痪的流行病学

脑瘫的发病率各国报道不一。国外进行了多次脑瘫流行病学研究，其发病率为 1.5‰~3.6‰，平均为 2.0‰。1959—1992 年，对瑞典、澳大利亚、英国和北爱尔兰的脑瘫发病率进行统计，平均为 1.5‰~2.5‰；美国 2001 年报道有脑瘫患儿 76.4 万人，其中婴幼儿 0.8 万人；美国围产协作项目曾对 4.5 万名儿童自其母妊娠期直至生后 7 岁进行了前瞻性的系统随访，结果表明，活婴中脑瘫的患病率为 4‰；英国报道每年约新发脑瘫患儿 2 000 名；韩国 1997 年统计脑瘫的发病率为 2.7‰，但高危新生儿脑瘫的发病率为 47.1‰。

我国幅员辽阔，各地经济发展、生活水平及医疗条件差别很大，脑瘫的发病率为 1.8‰~6.0‰。1998 年国家"九五"攻关项目"全国脑瘫流行病学调查及疗效评估研究"对江苏省 7 个城市 388 192 名 0~6 岁儿童进行了走访，结果男童脑瘫的患病率为 1.95‰，女童为 1.22‰，1 岁以下患病率为 2.15‰，6 岁为 1.04‰。整理从 2000 年 1 月至 2014 年 10 月发表的 21 篇文献得出：我国 14 个省或直辖市脑瘫的患病率为 0.18%，1~2 岁、2~3 岁、3~4 岁、4~5 岁、5~6 岁、≥6 岁年龄段儿童的患病率分别为 0.20%、0.19%、0.18%、0.15%、0.18%、0.19%；最近的一项流行病学调查结果显示，脑瘫的发病率为 2.48‰，患病率为 2.46‰。各地区脑瘫的患病率有所不同，青海省的患病率最高，为 5.40‰，山东省的患病率最低，为 1.04‰。男童的患病率为 2.64‰，女童的患病率为 2.25‰。近年来，由于产科技术、围产医学的发展，新生儿的死亡率、死胎发生率均有明显下降，但脑瘫发病率并无减少。这可能是由于抢救重危新生儿技术的提高，使许多早产儿和极低出生体重儿得以存活，这些婴儿脑瘫的风险明显高于足月儿和正常体重儿。

三、脑性瘫痪的病因

脑瘫的直接病因是在脑发育成熟前的损伤和发育缺陷。按照产生脑损伤和发育缺陷的时间可分为 3 个阶段，即产前、围产期和产后。流行病学研究表明，大多数脑瘫的发生是先天性的，70%~80%与产前因素有关，出生窒息所造成的脑瘫仅占 10%左右。早产、先天性畸形、宫内感染、胎儿生长迟缓、多胎妊娠和胎盘异常等都增加了罹患脑瘫的风险。近年来，学者们认为对脑瘫病因学的研究应转入胚胎发育生物学领域。

（一）产前因素

1. 遗传因素　研究认为遗传因素是脑瘫发生的关键，双胞胎同时患脑瘫、家族中已有脑瘫患儿并再发的概率很高。有研究报道，单纯共济失调型脑瘫与常染色体隐性遗传有关，部分痉挛型双瘫、偏瘫患儿也具有遗传倾向。遗传因素包括单核苷酸多态性（single nucleotide polymorphisms，SNPs）、基因突变和染色体异常。已经发现的脑瘫相关 SNPs 基因包括 FV、APOE、IL-6、IL-8、MTHFR、NOS 等，主要通过导致遗传性血栓形成、早产和过度炎症反应等发挥作用。在较多的脑瘫家系中还发现了单基因突变，在 40 多个高危基因中，6 个基因与脑瘫的发生发展密切相关，分别是 *GAD1*、*KANK1*、*AP4M1*、*AP4E1*、*AP4B1* 和 *AP4S11*。

2. 母体因素　母亲孕期大量吸烟、酗酒、用药、外伤、风湿病、糖尿病、重度贫血、先兆流产、妊娠中毒症、胎儿期循环障碍、母亲智力落后、母体营养障碍等都可导致脑瘫的发生。

（1）妊娠期感染：近年来，感染/炎症与脑瘫关系的研究取得了很大的进展，临床与流行病学资料都证实了脑室周围白质软化（periventricular leukomalacia，PVL）是脑瘫的一个重要危险因素，而感染则是导致 PVL 发生的主要原因。此外，宫内感染也是造成先天性缺陷和先天性残疾的重要原因，是脑瘫明确的高危因素之一。临床上常见的宫内感染包括经典的 TORCH 感染，即弓形虫病、风疹病毒感染、巨细胞病毒感染、单纯疱疹病毒感染和其他病原微生物感染。其中，疱疹病毒感染可造成胎儿中枢神经系统损伤，引起小头畸形、脑发育不良等，可能导致脑瘫。

（2）多胎妊娠：双胞胎的脑瘫风险增加了 2 倍，体外受精的双胞胎发生脑瘫的风险增加了 4 倍。在极低出生体重儿中，双胎死亡和出现神经发育障碍的风险较单胎高。双胎中若一胎宫内死亡，另一胎存活而发生脑瘫的概率比正常双胎高出 6 倍。多胎妊娠本身就存在一定的风险，常并发早产、低出生体重、先兆子痫、贫血及宫内生长迟缓等，这些因素均可导致脑瘫的发生。

（3）胎盘功能不足：缺氧缺血被认为与脑瘫密切相关。胎盘功能不足可导致胎儿宫内发育迟缓（intrauterine growth retardation，IUGR）和神经发育不良，Spinille 等发现 IUGR 的严重程度和脑瘫的发生率成正相关。

Vinnars 等经显微镜检查证实胎盘梗死与极早产儿的脑瘫相关。胎盘相关凋亡基因 Bax/Bcl-2 的比值决定细胞凋亡水平，对脑瘫的发生也有一定的影响。胎盘和脐带异常会导致脑瘫的患病率增加，对分娩状况差的婴儿进行胎盘组织学与脐带动脉血气分析非常重要。

（二）围产期因素

1. 早产　作为脑瘫最主要的危险因素之一，约 35%的脑瘫患儿为早产儿，胎龄越小风险越大。胎龄<33 周发生脑瘫的风险比足月儿高 30 倍，胎龄<28 周的早产儿脑瘫的患病率更高。Trennes 等研究发现，23～27 孕周的早产儿，脑瘫的患病率为 8.5%，28～30 周为 5.6%，31～33 孕周为 2.0%，34～36 孕周为 0.4%，37 孕周以后为 0.1%。可见，随着胎龄的增加，脑瘫的患病率呈非线性下降。

2. 围产期感染　细菌、病毒、原虫、支原体、衣原体等可通过胎盘在宫内感染胎儿或在分娩时感染胎儿，还可以在出生后通过母亲的乳汁、手等感染新生儿。由于病原体不同，所致疾病和症状也不尽相同，可引起流产、死胎、早产、先天性畸形和宫内发育迟缓等。Ahlin 等的研究表明，围产期感染是足月儿痉挛型脑瘫的危险因素，在痉挛型偏瘫中尤其明显；孕期尿细菌阳性、各种传染病、严重感染和抗生素的使用均是痉挛型偏瘫独立的危险因素；新生儿感染与痉挛型双瘫和四肢瘫的风险增加显著相关。

3. 低出生体重　低出生体重使得胎儿的脑组织发育不成熟，在各种因素的作用下会导致脑组织进一步受到损伤，极易引起以痉挛性瘫痪为主要症状的脑瘫，出生时婴儿的体重越低，其发生率越高。进一步的研究表明，患脑瘫的危险随着出生体重偏离同胎龄标准体重的程度而增加，低出生体重儿或巨大儿患脑瘫的概率高于正常体重儿数十倍。

4. 出生窒息　在我国，新生儿窒息是导致脑瘫的第一高危因素。

（三）产后因素

1. 病理性黄疸　不随意运动型脑瘫常有病理性黄疸和听力障碍。血清总胆红素水平升高程度越低的新生儿，发生脑瘫的风险越小。新生儿早期皮测胆红素升高时应高度重视，应寻找病因、积极治疗。

2. 新生儿脑病　病因大多与产前因素有关，约 70%无明确的窒息史。研究发现，患有新生儿脑病的足月儿，约 13%会发展为脑瘫。特别强调的是，新生儿出现高胆红素血症时，胆红素通过血脑屏障损害中枢神经系统的某些神经核团，引起胆红素脑病，导致脑瘫的发生。

3. 新生儿期的其他疾病　感染性疾病、外伤、吸吮无力等均能导致脑瘫的发生。新生儿期惊厥、呼吸窘迫综合征、吸入性肺炎、败血症、颅内出血、脑积水以及低血糖症等都是脑瘫的危险因素。

四、脑性瘫痪的病理生理变化

1. 中枢神经系统的先天性畸形　脑瘫患儿大脑结构的缺如和畸形以及神经细胞的异位聚集常见于额叶、颞叶、脑室周围、胼胝体等。先天畸形主要是神经管闭合不全而形成无脑畸形、脑膜和脑膨出、中脑水管畸形等；脑泡演化发育障碍会导致全前脑畸形和小脑扁桃体下疝畸形等；神经元移行及脑回形成障碍可导致神经元异常、平脑回或无脑回、巨脑回、多小脑回畸形等；中线结构异常可有胼胝体缺如或发育不全、透明隔缺如或发育不全等。

2. 脑出血　早产儿缺血缺氧性脑病可引起室管膜下出血，脑室旁白质软化，进而液化形成多个小软化灶，吸收后呈小孔状，软化区扩大可形成空洞。足月儿缺血缺氧性脑病可引起栓塞样改变，神经元细胞变性、坏死，多见于皮质深层或白质内，逐渐形成瘢痕性脑回，也可软化形成囊性变。

3. 脑室周围白质软化和梗死　早产儿脑室旁白质供血动脉发育不完善，终动脉侧支循环尚未建立，缺血缺氧导致脑室周围白质软化和出血性梗死，脑实质内空腔形成，脑组织炎性改变，胶质细胞增生。此外，脑瘫的病理改变还可见到内囊部髓鞘发育不良，基底节病变是不随意运动型脑瘫的病理基础。

五、脑性瘫痪的分型和分级

（一）分型

脑瘫可根据脑部的解剖学特征、临床表现、运动障碍程度以及脑损伤部位的病理生理改变进行分型。按临床表现，脑瘫常分为 6 个类型：①痉挛型四肢瘫（spastic quadriplegia）以锥体束受损为主，包括皮质运动区的损伤。牵张反射亢进是本型的特征。②痉挛型双瘫(spastic diplegia)症状同痉挛型四肢瘫,主要表现为双下肢的痉挛和功能障碍,且重于双上肢。③痉挛型偏瘫(spastic hemiplegia)症状同痉挛型四肢瘫,表现在一侧肢体。④不随意运动型(dyskinetic)以锥体外系受损为主,主要包括舞蹈性手足徐动(choreoathetoid)和肌张力障碍(dystonic)。本型最明显的特征是非对称性姿势。⑤共济失调型(ataxia)以小脑受损为主,也有锥体束和锥体外系的损伤。主要特点是由于运动感觉和平衡障碍造成不协调运动。⑥混合型(mixed)具有上述两型以上的特点。

（二）分级

目前多采用粗大运动功能分级系统(gross motor function classification system,GMFCS)对脑瘫患儿的活动受限程度进行评估和分级。GMFCS 是根据脑瘫患儿运动功能受限程度随年龄变化的规律所设计的一套分级系统,完整的 GMFCS 分级系统将脑瘫患儿分为 5 个年龄组(0~2 岁;2~4 岁;4~6 岁;6~12 岁;12~18 岁),每个年龄组根据患儿运动功能从高到低分为 5 个级别(Ⅰ级、Ⅱ级、Ⅲ级、Ⅳ级、Ⅴ级)。此外,欧洲儿童脑瘫监测组织(surveillance of cerebral palsy in Europe,SCPE)树状分级决策法现也被广泛采用(图 30-1)。

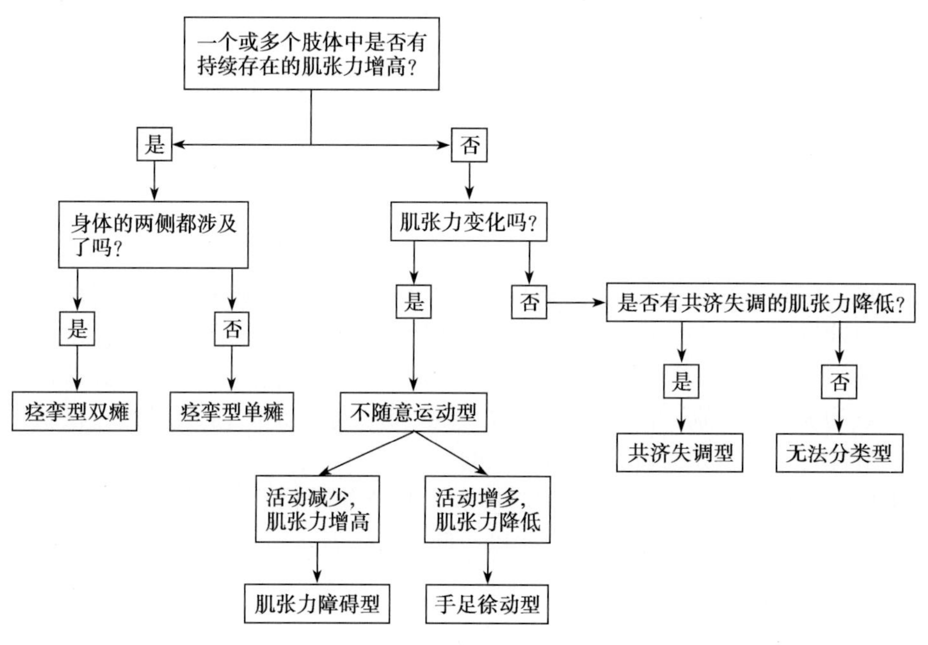

图 30-1 脑瘫亚型的分级树

六、脑性瘫痪的临床表现

脑瘫的临床表现比较复杂,分型不同,临床表现也不尽相同。

1. 痉挛型 主要表现为腱反射亢进,折刀样肌张力增高等,常出现上肢屈曲、内收和内旋,腕关节屈曲、拇指内收;下肢内收和内旋、髋关节和膝关节屈曲、尖足;坐位时呈拱背坐与长坐位。

2. 不随意运动型 最主要的特征是肢体的不随意动作,即进行某种动作时常夹杂许多的多余动作,难以自我控制。这种不随意动作安静时消失,有意识时出现。还常出现表情奇特,挤眉弄眼,或哭或笑;头的控制能力差,斜颈;对声、光、触碰等刺激敏感,表现为过度异常运动、肌紧张亢进。本型肌张力可高可低,可随年龄改变。腱反射正常、锥体外系征(+),静止时肌张力低下,随意运动时增强。此外,还会出现构音与发音障碍,流涎、摄食困难等。

3. 共济失调型 主要表现为平衡障碍,肌张力低下。常出现本体感觉及平衡觉丧失,不能保持稳定姿势,步态不稳,步幅小,为获得平衡,两脚左右分离较远,步态蹒跚,站立时重心在足跟部、基底宽、呈醉汉步态、身体僵硬;动作呆板而机械,笨拙而不协调;可有意向性震颤及眼球震颤,指鼻试验、轮替试验、跟胫膝试验都难以完成,腱反射可正常;语言迟缓,缺少声调变化;头部活动少、分离动作差。

4. **混合型** 具有以上两型的临床表现。

七、脑性瘫痪的辅助检查

（一）头颅影像学检查

1. **痉挛型** 常在额叶、顶叶有低密度区，侧脑室扩大或中间部异常。痉挛型双瘫及四肢瘫患儿以 PVL 为最多，多见于早产儿；亦可见多种类型的损伤，包括皮质和皮质下萎缩或梗死、脑畸形、多发囊性脑软化、脑穿通畸形、髓鞘发育延迟、皮质下白质软化、先天脑发育畸形、基底节及丘脑损伤等，多见于足月儿。痉挛型偏瘫以一侧损伤为主。

2. **不随意运动型** 较少发现 CT 改变，可能与脑细胞变性较轻、基底节区色素沉着 CT 目前尚不能显像有关。MRI 异常率较高，早产儿仍以 PVL 为主，足月儿以双侧丘脑、壳核和苍白球结构异常为主。有学者观察严重脑瘫伴智力落后患儿的 MRI 资料，发现所有新生儿窒息导致的不随意运动型脑瘫表现为壳核和丘脑的高信号；几乎所有的新生儿黄疸导致的不随意运动型脑瘫表现为苍白球高信号。

3. **共济失调型** MRI 表现为第四脑室扩大及小脑低密度区，亦可见小脑萎缩、小脑蚓部损伤、小脑梗死。

（二）神经电生理检查

1. **脑电图（EEG）** EEG 为脑瘫的诊断、治疗、预后判断等方面提供了一定依据，有明确高危因素的患儿应定期行 EEG 检查。EEG 背景波可帮助判断脑发育情况，但不作为脑瘫病因学诊断的常规检查项目。异常 EEG 主要以弥漫性改变为主，可有节律失调、低电压不对称或出现慢波、棘波等，睡眠时表现为低电压不对称，低波幅快波或快波缺如、睡眠纺锤波缺失及发作波等。痉挛型脑瘫 EEG 异常率和癫痫样放电检出率最高，不随意运动型 EEG 异常率最低。脑瘫合并癫痫、智力障碍、小头畸形的动态 EEG 异常率高。EEG 的具体波形变化和具体病情之间的关系有待于深入研究，对于早期发现脑瘫患儿是否伴有癫痫具有重要意义。

2. **肌电图** 区分肌源性或神经源性瘫痪，特别是对鉴别上运动神经元损伤还是下运动神经元损伤具有重要意义。

3. **脑干听、视觉诱发电位** 主要有短潜伏期躯体感觉诱发电位（short latency somatosensory evoked potential，SSEP）、脑干听觉诱发电位（brainstem auditory evoked potential，BAEP）及模式翻转视觉诱发电位（pattern reversal visual evoked potential，PR-VEP）。怀疑有听觉损害者，行脑干听觉诱发电位检查；怀疑有视觉损害者，行脑干视觉诱发电位检查。在脑瘫诊断中，SSEP 与 BAEP 临床上得到了一定的应用：婴幼儿脑瘫 SSEP 改变明显；BAEP 具有无损伤、客观性强、不受意识状态等影响的优点，可以早期诊断脑瘫患儿听力障碍的性质和程度。

（三）其他

1. **遗传代谢病检查** 有脑畸形和不能确定某一特定结构的异常，或有面容异常高度怀疑遗传代谢病的患儿，应考虑遗传代谢病检查。

2. **凝血机制检查** 影像学检查发现难以解释的脑梗死可做凝血机制检查，但不作为脑瘫的常规检查项目。

八、脑性瘫痪的诊断与鉴别诊断

（一）诊断

1. 必备条件

（1）中枢性运动障碍持续存在：婴幼儿脑发育早期（不成熟期）抬头、翻身、坐、爬、站和走等大运动功能和精细运动功能障碍，或显著发育落后。功能障碍是持久性、非进行性的，但并非一成不变，轻症可逐渐缓解，重症可逐渐加重，最后可致肌肉、关节的继发性损伤。

（2）运动和姿势发育异常：分为动态和静态异常，以及仰卧位、俯卧位、坐位和立位时的姿势异常，还包括运动时出现运动模式的异常。应根据不同年龄段的姿势发育进行判断。

(3) 反射发育异常:主要表现为原始反射延缓消失和立直反射(如保护性伸展反射)及平衡反应的延迟出现或不出现,可有病理反射阳性。

(4) 肌张力和肌力异常:痉挛型脑瘫肌张力增高,不随意运动型脑瘫肌张力变化(在兴奋或运动时增高,安静时减低。可通过检查腱反射、静止性肌张力、姿势性肌张力和运动性肌张力来判断)。主要通过检查肌肉硬度、手掌屈角、双下肢股角、腘窝角、肢体运动幅度、关节伸展度、足背屈角、围巾征和跟耳试验等确定。

2. 参考条件　①有引起脑瘫的病因学依据。②有头颅影像学佐证(52%~92%)。

(二) 鉴别诊断

1. 发育迟缓或障碍性疾病

(1) 发育指标或里程碑延迟(developmental delay/delayed milestone):包括单纯的运动发育落后(motor delay)(粗大运动和精细运动)、语言发育落后(language delay)或认知发育落后(cognition delay),有研究认为也应包括睡眠模式变化的落后。小儿 6 周龄时对声音或视觉刺激无反应、3 个月龄时无社交反应、6 个月龄时头部控制仍差、9 个月龄时不会坐、12 个月龄时不会用手指物、18 个月龄时不会走路或不会说单字、2 岁时不会跑或不能说词语、3 岁时不能爬楼梯或用简单的语句交流时应进行评估。单纯一个方面发育落后的小儿 90%不需要进行医疗干预,将来可以发育正常;大约 10%的患儿需要进行医疗干预。早期筛查和干预有利于预后。

(2) 全面性发育迟缓(global developmental delay,GDD):5 岁以下处于发育早期的儿童,存在多个发育里程碑的落后,因年龄过小而不能完成一个标准化智力功能的系统性测试,病情的严重性等级不能确切地被评估,则诊断 GDD,发病率为 3%左右。常见的病因有遗传性疾病、胚胎期的药物或毒物致畸、宫内营养不良和感染、创伤、新生儿脑病、婴幼儿期的中枢神经系统外伤和感染、铅中毒等。

(3) 发育协调障碍(developmental coordination disorder,DCD):在发育早期,运动协调性、技能的获得和执行低于正常同龄人,动作笨拙、缓慢、不精确。这种运动障碍会持续而明显地影响日常生活以及学业、工作,运动技能的缺失不能用智力低下或视觉障碍解释,也不是由脑瘫、肌营养不良和退行性疾病所致。

2. 骨骼疾病

(1) 发育性髋关节发育不良(developmental dysplasia of the hip,DDH):是由于遗传、臀位产、捆腿等因素造成单侧或双侧髋关节不稳定,股骨头与髋臼对位不良的一种疾病。智力和上肢运动功能正常、站立困难,骨盆 X 线片、CT 和 MRI 均可诊断。

(2) 先天性韧带松弛症(inborn laxity of ligament):大运动发育落后,独走延迟、走不稳、易摔倒、上下楼费力,关节活动范围明显增大及肢体过伸、内收或外展。患儿肌力正常、腱反射正常、无病理反射、无惊厥、智力正常,可有家族史,随着年龄增大,症状逐渐好转。

3. 脊髓疾病　婴儿脊髓灰质炎和脊髓炎遗留的下肢瘫痪。必要时做脊髓 MRI 排除脊髓空洞症(syringomyelia)、脊髓压迫症(compressive myelopathy)和脊髓性肌萎缩等。

4. 内分泌疾病　先天性甲状腺功能减退症有反应低下、哭声低微、体温低、呼吸脉搏慢、智力低下和肌张力低下等生理功能低下的表现,因运动发育落后易与脑瘫相混淆。特殊面容、血清游离甲状腺素降低、TSH 增高和骨龄落后可鉴别。

5. 自身免疫病　多发性硬化(multiple sclerosis,MS)是以中枢神经系统白质炎性脱髓鞘病变为主要特点的自身免疫病。本病最常累及的部位是脑室周围白质、视神经、脊髓、脑干和小脑,临床特点为中枢神经系统白质散在分布的多病灶与病程中呈现的症状缓解和复发。

6. 常见的遗传性疾病　有些遗传性疾病有运动障碍、姿势异常和肌张力改变,容易误诊为脑瘫,如遗传性痉挛性截瘫(hereditary spastic paraplegia)、强直性肌营养不良(myotonic dystrophy)和唐氏综合征(Down's syndrome)等。

(王文达　徐开寿)

第二节　康复评定

一、目的、原则和过程

（一）评定目的

1. 收集患儿的身体状况、家庭情况、社会环境等信息，掌握患儿功能障碍的性质、部位、范围、严重程度、发展趋势，对比患儿功能障碍与正常标准的差别。

2. 对患儿的身体功能及残疾程度进行分析和量化，为判定残疾等级提供依据。

3. 动态观察功能障碍的发展变化，为制订康复治疗计划提供客观依据，为康复治疗效果提供客观指标。

4. 为患儿享有平等权利、义务及参与社会提供客观证据。

5. 为开发新的、更有效的康复治疗手段提供临床基础。

（二）评定原则

1. 强调身心全面评定的重要性，以正常儿童生理、心理、社会发育标准为对照。

2. 在进行运动功能评定的同时，还要判定是否存在癫痫，是否存在智力、视觉、听觉、言语语言等伴随症状。

3. 将评定贯穿于康复治疗全程的不同阶段。初期评定的治疗是试验治疗，经过一段时间的治疗后，要对患儿进行再次评定，根据患儿治疗中的反应与变化，再采取相应的治疗手段，如此循环往复进行。

4. 正确判断原发损伤和继发障碍，关注脑瘫患儿异常发育特点的同时，还应重视患儿的能力及潜在功能。

5. 遵守循证医学的原则，重视量化指标及客观依据。

（三）评定过程

评定的程序一般包括收集资料，分析研究并做出判断，设定近期、中期及远期目标，制订治疗方案，基本过程见图 30-2。

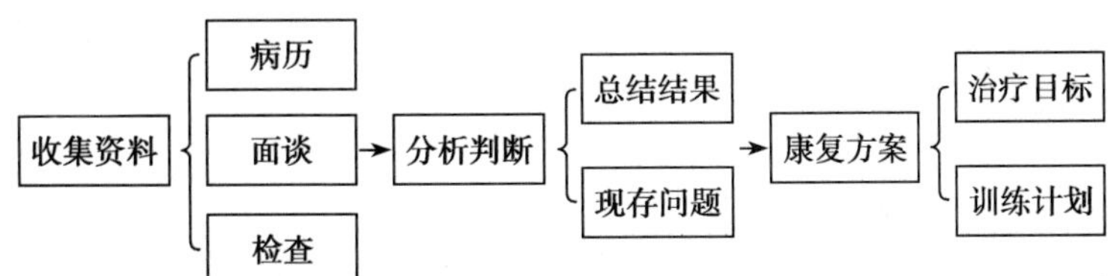

图 30-2　康复评定的基本过程

由于脑瘫是由多种原因引起的脑损伤，功能障碍是多方面的，所以评定时也需要多方专业人员参加，不仅需要小儿神经科医生、整形外科医生、眼科医生、耳鼻喉科医生、心理科医生、康复工程师等参加，还需要物理治疗师（PT）、作业治疗师（OT）、言语治疗师（ST）、护士、保育员、教师、社会工作者等人员提供支持，共同对脑瘫患儿进行全面的综合评定。

二、身体功能与结构的评定

（一）精神功能评定

1. 智力功能评定

（1）智力发育里程碑：正常婴儿发育里程碑可用于评定儿童发育水平和治疗效果，方法简单易行，可初步了解患儿的发育状况。评定者应充分掌握各月龄正常儿童的发育规律和过程。需要注意的是，脑瘫儿童发育有着明显的个体差异，要定期评定。

（2）中国比内测验：对于儿童认知与智力具有较好的评定价值，《中国比内测验简编》可用于对儿童智商的粗略估计。测验共有 51 个项目，从易到难排列，每项代表 4 个月智龄，每岁 3 个项目。适用年龄为 2~

18 岁,评定得分采用离差智商计算方法求得。

(3) 韦氏智力量表(Wechsler intelligence scale,WIS):用于儿童的韦氏智力量表包括两种:韦氏幼儿智力量表(Wechsler preschool and primary scale of intelligence,WPPSI),适用于 3~6 岁儿童;韦氏儿童智力量表(the Wechsler intelligence scale for children,WISC),适用于 6~16 岁儿童。由于其便于测量各种智力因素,在临床中常用于儿童智力的评估。

(4) 贝利婴幼儿发展量表(Bayley scales of infant development,BSID):该量表包括运动量表、智力量表和行为记录 3 部分,运动量表得分称“心理运动发展指数”,智力量表得分称“智力发展指数”,其得分相当于离差智商。BSID 是一种综合性量表,适用于从出生到 30 个月的婴幼儿,也常被用作评定脑瘫治疗效果的指标。

2. 气质和人格功能评定 少儿气质性格量表中文版(junior temperament and character inventory,JTCI),共有 240 个条目,每一个问题陈述一种个人行为与感受,每个条目分为 1~5 级评分。

3. 睡眠评定 睡眠障碍评定量表(sleep dysfunction rating scale,SDRS)可以对失眠的严重度进行总体评定,也可以对失眠的不同临床表现形式进行概括描述。SDRS 能快速对符合中国精神疾病诊断标准(the classification and diagnostic criteria of mental disorders in china-third edition,CCMD-3)的失眠症进行量化评定,是较好的失眠严重程度量化评定工具,具有较好的信度和效度。

(二) 感觉功能和疼痛评定

1. 视觉功能评定 儿童神经系统检查方法、视觉诱发电位和眼科检查方法可以评定视觉功能,如能否感受存在的光线;视野刺激(形式、大小、形状和颜色等)的障碍及程度。

2. 辅助感觉功能评定 儿童感觉统合发展评定量表(sensory integrative schedule,SIS)(详见附录表 12)适用于 3 岁以上儿童的前庭功能、本体感觉功能和触觉功能等评定,可以敏感地反映儿童辅助感觉功能的障碍。

3. 痛觉评定 脑瘫患儿存在身体某处受到潜在或实际损害而感到不舒服的感觉,如髋关节疼痛、颈椎疼痛等。可应用儿童疼痛行为量表(the face,legs,activity,cry,consolability behavioral tool,FLACC)进行评定。该量表主要应用于 2 个月~7 岁的婴幼儿,根据小儿哭闹和体态动作等判断疼痛的存在。

(三) 语言功能和发声评定

1. 语言功能评定 语言功能是识别和使用一种语言中的符号、信号和其他成分的特殊功能。汉语版《S-S 语言发育迟缓评定法》(S-S 法)可应用于脑瘫语言发育迟缓的评定。S-S 法以语言符号与指示内容的关系评价为核心,按标准分为 5 个阶段。将评定结果与正常儿童年龄水平相比较,可发现脑瘫患儿是否存在语言发育迟缓。

2. 构音功能评定 评估产生各种声音的能力以及说话的流畅性和节律。中国康复研究中心的《构音障碍评定法》包括构音器官检查和构音检查,主要用于构音障碍的评定。通过此方法的评定,不仅可以检查出脑瘫患儿是否存在运动性构音障碍及其程度,而且对治疗计划的制订具有重要的指导作用。

3. 汉语沟通发展评定 汉语沟通发展评定量表(Chinese communicative development inventory-mandarin version,CCDI)分为 2 个分量表,分别用于 8~16 个月的婴幼儿和 16~30 个月的幼儿,不仅可用于正常儿童的语言发育评定,也可对语言发育落后的脑瘫患儿进行评定。为了方便测试者,此量表还有短表形式,使用简便,可用于筛查。CCDI 的标准化结果,其儿童的语言发展趋势与麦克阿瑟沟通发展检测表(macArthur communicative development inventory,MCDI)标准化的结果基本一致。

4. Peabody 图片词汇测验(Peabody picture vocabulary test,PPVT) 用于评定 2.5~18 岁儿童和青少年的词汇能力,并可以预测智力水平。目前已广泛应用于正常、智力落后、情绪失调或生理上有障碍儿童的语言功能评定。

(四) 肌肉骨骼功能评定

1. 关节和骨骼功能评定

(1) 关节活动范围评定:用量角器进行测量,较大关节应用普通量角器、方盘式量角器和电子量角器,测量手指关节时应用半圆量角器。

（2）关节稳定功能评定：①髋关节脱位评定。进行 X 线检查，应用髋臼指数（acetabular index，AI）、髋臼宽度指数（acetabular head index，AHI）、Shenton（沈通）线、中心边缘角（center-edge angle，CEA）、Sharp 角等评定髋关节脱位的程度；②髋关节脱位预测。进行 X 线检查，通过定期测定股骨头偏移百分比（migration percentage，MP），动态预测脑瘫患儿髋关节脱位与半脱位的风险，MP 值小于 33%为正常，33%～50%为髋关节半脱位，大于 50%为全脱位。

（3）骨骼活动功能评定：脑瘫患儿可能存在脊柱、肩胛骨、骨盆带、肢体长骨、腕骨和跗骨等活动功能障碍，运用运动学和运动解剖学知识加以评定。

2. 肌肉功能评定

（1）肌力（muscle strength）评定：徒手肌力评定（manual muscle test，MMT）是临床最常用的肌力评定方法。器械肌力评定可用于等长肌力评定、等张肌力评定、等速肌力测定。

（2）肌张力（muscular tone）评定：①被动性（passive）检查，包括关节活动阻力和摆动度检查。②伸展性检查，通过测量内收肌角、腘窝角等判断肌张力情况。③肌肉硬度检查，触诊肌肉感知其硬度。

（3）痉挛程度评定：痉挛评定量表即改良 Ashworth 量表（modified Ashworth scale，MAS），简单易用，是目前临床上应用最广泛的肌痉挛评定方法。MAS 同一评定者间信度高，是一种可靠的肌痉挛评定方法。但评定者的经验不同会影响 MAS 的测量结果，不同评定者间的信度较低，用于评定痉挛型脑瘫患儿下肢肌张力时需谨慎。综合痉挛量表（composite spasticity scale，CSS）由加拿大学者 Levin 等提出，根据检查跟腱反射、踝跖屈肌群张力和踝阵挛的情况判定痉挛程度，3 项分别按规定记分，计算总分判定痉挛的有无和程度：7 分及以下无痉挛；7～9 分轻度痉挛；10～12 分中度痉挛；13～16 分重度痉挛。改良 Tardieu 量表（modified Tardieu scale，MTS）于 1954 年提出，经过不断修订，在评估肢体痉挛方面的可信度要好于 MAS，在临床上也较为常用。

（4）肌耐力评定：①最大主动收缩力量（maximal voluntary contraction，MVC）和最大做功功率检测；②最大刺激肌力检测；③表面肌电检测；④主观疲劳感检测。负重抗阻强度测定是指负重时抗阻力的大小，根据竭尽全力时能做到动作的次数区分为大、中、小 3 个强度：大强度 1～3 次；中强度 6～12 次；小强度 15 次以上。动作重复次数测定指一组动作重复的次数，以组数多少区分为 3 个级别：8 组以上为多组数；4～8 组为中组数；4 组以下为少组数。

（五）运动有关功能评定

1. 运动反射功能评定

（1）深反射：肱二头肌反射（biceps reflex）、肱三头肌反射（triceps reflex）、桡骨膜反射（radial periosteal reflex）、膝跳反射（knee jerk reflex）、跟腱反射（achilles tendon reflex）、髌阵挛（patellar clonus）和踝阵挛（ankle clonus）。

（2）由不良刺激引起的反射：逃避反射（avoidance reflex）和浅反射，主要检查腹壁反射（abdominal reflex）和提睾反射（cremasteric reflex）。

（3）原始反射：阳性支持反射（positive supporting reflex）、自动步行反射（stepping reflex）、侧弯反射（side-bending reflex）、手抓握反射（palmar grasp reflex）、足抓握反射（plantar grasp reflex）、拥抱反射（Moro 反射）、手和足安置反射（placing reflex）等。

（4）病理反射：Babinski 征、Oppenheim 征、Gordon 征和 Hoffmann 征等。

2. 不随意运动反应功能评定

（1）姿势反射：非对称性紧张性颈反射（asymmetric tonic neck reflex，ATNR）、对称性紧张性颈反射（symmetric tonic neck reflex，STNR）和紧张性迷路反射（tonic labyrinthine reflex，TLR）。

（2）矫正反射（立直反射）：在一定时期出现和消失的反射，包括颈矫正反射（neck righting reaction）、身体-头部矫正反射（the body righting reflexes acting on the head）和身体-身体矫正反射（body righting reflexes acting on the body）；在一定时期出现，持续终生的反射，包括视性矫正反射（optical righting reaction）和迷路性矫正反射（labyrinthine righting reaction）。

（3）保护性伸展反射（protective extension reaction）：或称支撑反应、防御性反射，包括前方保护性伸展反射(降落伞反射)、坐位等各体位、各方向的保护性伸展反射。

(4) 平衡反应:①倾斜反应(tilting reactions),分别在俯卧位、仰卧位、坐位、四点支持位、蹲位和立位上检查。②立位平衡反应,包括跳跃矫正反应(hopping reaction)、迈步矫正反应(stepping reaction)、背屈反应(dorsiflexion reaction)。

3. 平衡功能评定

(1) 静态平衡:①能够维持体位;②在一定时间内对外界变化发生反应并做出必要的姿势调整;③具备正常的平衡反应。

(2) 动态平衡:①自我动态平衡,人体在无外力的情况下,从一种姿势调整到另一种姿势的过程;②他动动态平衡,人体在外力推动作用下调整姿势的过程。

(3) 平衡功能分级:1 级能正确完成活动;2 级能完成活动,但需较小的帮助以维持平衡;3 级能完成活动,但需较大的帮助以维持平衡;4 级不能完成活动。

(4) 儿童平衡量表(pediatric balance scale,PBS):PBS 在评估轻度到重度运动障碍的学龄期儿童时有较好的信度,共有 14 个测试项目,包括从坐到站、从站到坐、转移、独站、独坐、闭眼站立、双足并拢站立、双足前后站立、单足站立、转身 360°、转身向后看、地板拾物、把脚放到椅子上、站立位上肢前伸。

(5) 人体平衡测试仪:是定量评定平衡能力的一种仪器,可进行静态平衡测试和动态平衡测试,评定平衡功能障碍或病变的部位和程度。目前,国外趋向于采用动、静态结合的方法全面监测患者的动、静态平衡变化。

(6) 其他:Fugl-Meyer 平衡功能评定法对偏瘫患儿进行 7 个项目检查,每项分为 0~2 分,最高 14 分,最低 0 分。少于 14 分说明平衡功能障碍,分数越低则平衡功能障碍越严重。Carr-Shepherd 平衡评定法包括坐位和坐位到立位的平衡功能评定,根据完成情况共分为 1~6 分,分数越高,平衡功能越好。Semans 平衡障碍分级法主要应用于脑瘫患儿及脑卒中后偏瘫患者的平衡评定,将平衡功能区分为 8 级,级别越高平衡功能越好。

4. 协调功能评定

(1) 观察法:观察被试者各种体位和姿势下启动和停止动作是否准确,运动是否平滑、顺畅,有无震颤。如让被试者从俯卧位翻身至仰卧位,通过与健康人比较,判断被试者是否存在协调功能障碍。

(2) 协调性试验:①平衡性协调试验用于评估身体在直立位时的姿势和平衡,共 16 个项目。评分标准:4 分表示能完成活动;3 分表示能完成活动,需要较少帮助;2 分表示能完成活动,需要较大帮助;1 分表示不能完成活动。②非平衡性协调试验用于评估身体不在直立位时的静止和运动成分,有 12 个项目。5 分正常;4 分轻度障碍,能完成指定的活动,但速度和熟练程度比正常稍差;3 分中度障碍,能完成指定的活动,但缺陷明显,动作慢,笨拙和不稳定;2 分重度障碍,只能发动运动而不能完成;1 分不能活动。

5. 步态功能

(1) 定性分析:①异常步态。观察患儿有无异常步态,如痉挛步态、偏瘫步态、臀大肌步态、臀中肌步态、不对称步态等。②观察被检查者行走过程,做出大体分析。③三维步态分析系统。由一组摄像机、足底压力板、测力台、表面肌电图仪以及控制以上多组装置同步运动并对观测结果进行分析处理的计算机和外围设备构成。对行走中的各种参数进行实时采集和处理,并在此基础上计算出某些反映人体步态特征的特征性参数,如关节角度、重心的位移、肌肉产生的力矩及肌肉功率等,从而实现对人体运动功能定性分析。

(2) 定量分析:①足印法是步态分析最早期和简易的方法之一。在足底涂上墨汁,在步行通道(一般为 46m)铺上白纸。被试者走过白纸,留下足迹,便可以测量距离。可以获得步长、步长时间、步幅、步行周期、步频、步速、步宽和足偏角等 8 项参数,作为步态分析参数。②足开关是一种微型的电子开关,装置在类似于鞋垫形状的测定板内,分别置放于前脚掌(掌开关)和脚跟(跟开关)。电子开关由足跟触地首先触发跟开关,前脚掌触地时触发掌开关,脚跟离地时关闭跟开关,脚尖离地时关闭掌开关。可以获得第一双支撑相、单足支撑相、第二双支撑相、摆动相的相关定量参数和各时相在步行周期的比例。③电子步态垫是足印法和足开关的结合。10 000 个压感电阻均匀分布在垫下,被试者通过该垫时,足底的压力直接被监测并转换为数字信号,通过计算机立即求出上述所有参数。可以进行同步摄像分析、三维数字化分析和关节角度计分析等。

6. **自发运动功能评定**　脑瘫患儿存在与整体和个别身体部位运动频率、流畅性和复杂性相关的功能障碍，例如婴儿自发运动减少等。采用神经系统检查方法和全身运动（GMs）检查方法进行评定。

（六）结构评定

1. **脑结构**　脑瘫的运动障碍与脑基底节和丘脑病变有关，也和白质损害导致的脑连接破坏有关。此外，皮质深层灰质的病变位置和程度与脑室周围白质相比，更能影响偏瘫患儿的上肢功能。脑部深层损伤可导致肌张力问题和认知能力障碍。

2. **发声和言语结构评定**　脑瘫患儿存在与发声和进食有关的口腔结构方面的异常，包括口腔的结构、咽的结构、喉的结构等。

3. **与运动功能有关的结构**　身体各部位的异常姿势和异常运动是脑瘫的主要临床症状和体征，它可以导致继发性畸形并加重运动障碍。

三、活动与参与的评定

（一）交流能力评定

1. **交流功能分级系统**　当信息发送者发出信息，接收者能够理解信息的时候，交流就产生了。交流功能分级系统（communication function classification system，CFCS）创建的目的是将脑瘫患儿的日常交流表现进行 5 个等级的分类，详见图 30-3。在评级过程中，要考虑所有的交流形式，包括言语、姿势、行为、目光注视、面部表情和辅助沟通系统等，等级间的区分基于信息发送者和接收者的角色表现、交流速度以及交流对象的类型。

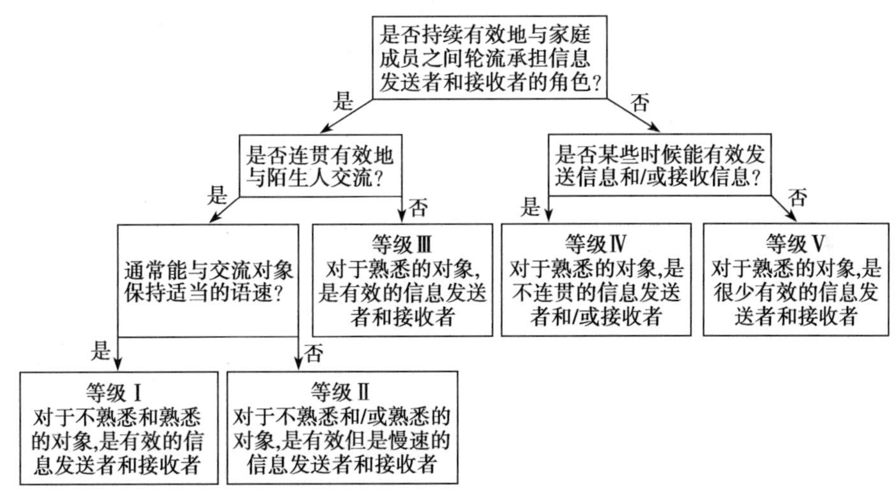

图 30-3　交流功能分级系统等级分类

2. **理解能力评定**

（1）格塞尔发育诊断量表（Gesell development diagnosis schedules，GDDS）适用于测量 0~6 岁儿童的发展水平，比其他量表更适用于伤残儿，被认为是婴幼儿智能测试的经典方法。该量表已成为婴幼儿发展测验的标准范式之一，广泛应用于儿童心理学及儿科医学研究等实践领域。

（2）贝利婴儿发展量表中的智力量表。

（3）S-S 语言发育迟缓评定量表。

（4）构音障碍评定量表。

（二）粗大运动功能评定

1. **粗大运动功能分级系统（gross motor function classification system，GMFCS）**　根据脑瘫患儿运动功能受限随年龄变化的规律设计，能客观地反映脑瘫患儿粗大运动功能的发育情况（见第八章第五节）。GMFCS 将脑瘫患儿分为 5 个年龄组，每个年龄组根据患儿的运动功能表现分为 5 个级别，Ⅰ级为最高，Ⅴ级为最低,此分级在 2 岁以后具有良好的稳定性。

2. 粗大运动功能评定量表(gross motor function measure,GMFM) 主要用于评定脑瘫患儿粗大运动状况随着时间或干预而出现的运动功能的改变,其标准相当于 5 岁以下(含 5 岁)正常儿童的运动功能。GMFM 是公认的、使用最广泛的评定脑瘫患儿粗大运动功能的量表(见第八章第五节)。

3. Peabody 运动发育评定量表(PDMS)粗大运动部分 适用于评定 6~72 个月的所有儿童(包括各种原因导致运动发育障碍的儿童)的运动发育水平。12 个月以下的婴儿需要测试反射、固定和移动能力,12 个月以上的儿童则要测试固定、移动和物体控制能力。信度和效度研究发现,在不同测试者、不同时间测试之间,PDMS 均有着良好相关性。

4. 其他 Alberta 测试量表(Alberta infant motor scale,AIMS)、格塞尔发育量表、贝利婴儿发展量表。

(三)精细运动功能评定

1. PDMS 精细运动部分及操作部分 适用于评定 6~72 个月的所有儿童(包括各种原因导致运动发育障碍的儿童)的运动发育水平,对运动技能进行定量和定性分析。PDMS-2 对教育和干预治疗效果的评定很有价值,可以评定不同干预措施对运动技能发育的影响。

2. 脑瘫患儿手功能分级系统(manual ability classification system,MACS) 针对 4~18 岁脑瘫患儿在日常生活中双手操作物品的能力进行分级(见第八章第五节)。MACS 在康复医生、作业治疗师与患儿家长的评定结果间有良好的一致性,并且可较清晰地区别不同级别间的能力,有利于专业人员、患儿家长间的信息沟通,给专业人员制订手功能康复计划带来帮助。2017 年有学者在 MACS 的基础上研发了适用于 1~4 岁脑瘫患儿的幼儿版手功能分级系统(mini-manual ability classification system,mini-MACS)(见第八章第五节)。与 MACS 相比,mini-MACS 的适用年龄更小,在进行活动观察时应与患儿精细运动的发育水平相适应,关注患儿是在何种程度的帮助下完成的、完成度如何、速度如何、轻松或困难。

3. 精细运动功能评定量表(fine motor function measure scale,FMFM) 作为等距量表,可以合理判断脑瘫患儿的精细运动功能水平和障碍程度,区分不同类型脑瘫患儿精细运动功能的差别,为制订康复计划提供依据。通过评定脑瘫患儿精细运动功能随月龄增长而出现的变化情况,为作业治疗的疗效评定提供了依据。量表分为 5 个方面,共有 61 个项目,包括视觉追踪(5 项)、上肢关节活动能力(9 项)、抓握能力(10 项)、操作能力(13 项)、手眼协调能力(24 项)。每项评分为 0~3 分共 4 个等级。3 分:完成项目,已经达到掌握动作的标准;2 分:完成一半及一半以上的标准动作,但未达到完成标准;1 分:表现出完成项目的动机或者完成半数以下的标准动作;0 分:没有表现出对完成项目的动机和努力,或者没有任何迹象表明相应技能正在发展出来。满分为 183 分,通过查表可以换算出具有等距特性的精细运动能力分值,得分范围在 0~100 分之间。

4. 墨尔本单侧上肢功能评定量表(Melbourne assessment of unilateral upper limb function,MA) 适用于评定 2.5~15 岁患有先天性或获得性神经系统疾病的儿童上肢运动功能,脑瘫患儿是其最主要的应用人群。Postans 等应用本量表评定动态辅助器具联合神经电刺激改善偏瘫患儿上肢痉挛程度的疗效;Moa 等将本量表作为开发新的康复治疗手段的评定标准;Bourke 等应用本量表判断强制诱导疗法的疗效和接受程度。

5. 其他 House 上肢实用功能分级法(House classification of upper extremity functional use)、上肢技能质量评定量表(quality of upper extremity skills test,QUEST)、精细运动分级(bimanual fine motor function,BFMF)。

(四)日常生活活动功能评定

残疾儿童能力评定量表中文版(Chinese version of pediatric evaluation of disability inventory,PEDI) 适用于 6 个月~15 岁的儿童及能力低于 15 岁水平的儿童,评定其自理能力、移动能力和社会功能 3 方面受限情况和程度以及功能变化与年龄间的关系,特别是在评定早期和轻度功能受限的情况下更具有优势。PEDI 还包含了看护人员的评分,这在其他量表中没有体现。此量表能有效地评定残疾儿童每个领域的损伤情况、判断康复疗效、制订康复计划和指导康复训练。

（五）主要生活领域评定

1. 教育评定　接受教育是残疾儿童的权利，通过教育评定了解其受教育情况，给予相应的教育条件。

2. 经济生活评定　评定患儿独自或同他人一起有目的地参与活动以及使用物品、玩具、材料或游戏的能力。

四、环境的评定

（一）产品和技术评定

评定患儿可能进食的食品，了解进食和营养情况。通过询问家长以及对患儿的观察，了解进食和营养情况，以利于指导。

（二）矫形器和辅助用具评定

矫形器和辅助用具是儿童康复治疗的重要辅助手段，应对患儿所应用的各类矫形器和辅助用具适应性、适合程度、应用后的效果进行评定。

（三）支持和相互联系情况评定

1. 家庭对患儿的支持情况　包括对康复治疗的认识、家庭中的康复情况、家庭中无障碍设施情况、自制辅具等。

2. 卫生专业人员情况　评定治疗团队成员对患儿的支持和联系情况。卫生专业人员是康复治疗的主要成员，他们的支持程度决定了康复治疗的效果，应该予以重视。

3. 亲属态度评定　评定直系亲属及家庭成员对患儿疾病的认识、对治疗目标的要求等，这些会影响治疗的效果。

（王文达　徐开寿）

第三节　康 复 治 疗

一、康复治疗原则

（一）总体原则

1. 早期发现异常表现，早期干预　0~1岁是大脑发育最迅速和代偿能力较强的时期，目前公认对脑损伤的治疗和干预越早越好，这是取得最佳康复效果的关键。对高危新生儿进行早期干预和早期治疗是保证患儿潜在能力最大程度发挥的重要途径。早期治疗的同时早期康复训练能使大部分脑损伤恢复，也可减轻脑瘫患儿的伤残程度。早期干预能降低早产儿脑瘫的发生，对智力及运动发育有明显的提升作用。

2. 综合性康复　以患儿为中心，组织各科专家、治疗师、护士、教师等共同制订全面系统的康复训练计划，以促进患儿的身心康复。脑瘫治疗复杂、见效慢、时间长，需要综合、协调地应用各种治疗方法和技术，才能使患儿运动、语言和智力等功能达到最佳的功能状态。综合康复治疗能全面促进神经精神发育、减轻残疾，不仅能改善脑瘫患儿的姿势异常和粗大运动功能，对精细运动、适应性、语言、个人-社会智能及总发育商均有提高作用。

3. 与日常生活相结合　脑瘫患儿的病程长，其异常姿势和运动模式多伴有不同程度的日常生活活动障碍，康复训练必须与日常生活活动紧密结合。通过行为干预、日常生活能力的训练、心理护理、家长培训等措施的实施提高和巩固康复效果。

4. 与游戏相结合　脑瘫患儿同样具有儿童的天性，需要轻松愉快的氛围，需要引导、诱发、不断感知感受、反复学习和实践，从而建立正常模式，促进身心发育。患儿按照自己的节奏和喜好自由地动手动脑、玩耍表达，在游戏中释放压力，促进情绪和脑的发展。游戏是患儿学习的最好途径，在康复训练中穿插游戏，使治疗更有趣味，增加脑瘫患儿康复训练的兴趣和主动性。有关儿童情绪发展的研究发现，游戏可促进情绪的发展。脑科学研究者提出，儿童游戏的早期经验使脑形成并具有独特的神经结构，对儿童的智力水平发育有着重要作用。游戏介于训练与真实生活之间，有利于脑瘫患儿把所学的技能转移应用到实际生活中去。

5. **遵循循证医学的原则**　循证医学的核心思想是“任何医疗卫生方案、决策的确定都应遵循客观的临床科学研究产生的最佳证据，从而制订出科学的预防对策和措施，达到预防疾病、促进健康和提高生命质量的目的”。脑瘫患儿的康复治疗也提倡遵循循证医学的原则，盲目强调某种方法的奇妙性和应用某些仪器设备、药物都是不科学的。

6. **集中式康复与社区康复相结合**　社区康复可以为脑瘫患儿在自己熟悉的环境中提供有效快捷的康复治疗，此种形式既适合城市，也适合农村。正确的社区康复训练为脑瘫患儿的康复提供了一个经济、易行、有效的方法，能使更多的脑瘫患儿及早得到康复。社区康复有专业康复工作者的指导，把专业治疗融于患儿的社区环境和日常生活中，家长积极参与康复训练，可以提高脑瘫患儿的康复效果。

（二）不同年龄阶段的康复治疗目标及策略

1. **婴儿期策略**　此期针对高危儿的早期干预或康复治疗应基于动态系统发育理论，以目标性活动为主导，必要时辅以相关的辅助治疗。其原则包括：①应用具体目标引导功能性活动；②不断强化，以形成身体使用依赖性的结构改变；③设计吸引注意力或兴趣的活动；④活动难度应能挑战能力的上限；⑤促进社会交流性；⑥恰当的辅助，即治疗人员或家长可以提供一定的帮助；⑦反馈或奖赏机制，其方式要让孩子能够理解；⑧融入日常生活，指导家长配合。

2. **幼儿期策略**　此期脑瘫诊断已经明确，在智力、语言、思维和社交能力发育日渐增速的同时，运动发育的未成熟性和各种功能发育的不均衡性日益明显。对外界刺激的“过敏”或异常反应可导致运动紊乱，包括各类异常姿势、运动模式、肌张力、肌力、反射等异常，运动障碍多样，强化而固定的“顺应性”趋势增强。此阶段是儿童迅速形成自我运动模式的关键时期，康复治疗的重点应围绕上述特点开展，同时注重心理及社会功能发育在康复中的作用和影响。

3. **学龄前期策略**　此期脑瘫患儿具备了一定程度的主动运动能力，活动范围和种类扩大，开始主动控制自身的运动和姿势以适应环境，主动学习能力增强，对技巧性和操作性的运动具备了一定程度的学习能力。因此应用生物力学原理，以非固定性支撑或辅助方法促进良好的运动模式和功能十分必要。康复治疗的目标是为入学做准备，诱导主动运动训练、引导式教育更适用于这一年龄段的儿童。

4. **学龄期策略**　此期的主要目标是适应学校的环境，应以学会独立、建立计划和处理自我面对问题的能力为主。此阶段已经从以初级运动学习为重点转向认知与文化的学习，应减少运动功能康复训练的频率或不进行连续的康复训练。康复治疗的重点应放在学会如何使用辅助用具，如何增强自理能力和学校学习能力等。精细运动、ADL可能更为重要，设计和开展文娱体育训练，如马术治疗、游泳训练、自行车训练以及滑冰、球类、跳舞等训练十分有益。应采取多种措施，防止关节挛缩、脊柱侧凸等继发性损伤的发生和发展。

5. **青春期策略**　肌肉骨骼的继发性损伤（二次损伤）多于青春期表现，应根据具体情况采用辅助支具或手术治疗。根据脑瘫类型和病情的严重程度及有无并发症，提高患者的ADL能力以及职业能力，逐渐扩大患者的社会交往范围，使其将已获得的功能泛化至日常生活、社交及适当的工作中。

（三）不同类型脑瘫康复的治疗重点

1. **痉挛型**　治疗重点为降低肌张力，提高拮抗肌的收缩；扩大关节活动度；抑制异常姿势反射，学会主动运动；提高平衡能力；鼓励进行自发的活动；诱发随意性的、分离性的运动；预防继发的肌肉、肌腱甚至骨关节的畸形。

（1）痉挛型双瘫患儿：康复治疗的目的主要是减少不对称性，改善双下肢的异常姿势，使躯干及骨盆出现伸展性姿势及四肢的外展、外旋运动。可针对性地采取躯干与骨盆之间相对回旋运动训练、俯卧位抗重力伸展训练等。

（2）痉挛型偏瘫患儿：康复治疗的目的是改善患侧肢体向前、侧及后方伸出的能力，进而提高患侧肢体及躯干的负重、支撑、可动性和抗重力伸展的能力。可采取上肢屈曲痉挛抑制与肘关节分离运动训练、上肢伸展训练、患侧负重训练等。此外，研究表明，强制性诱导运动疗法可以提高痉挛型偏瘫患儿患侧上肢和手的运动功能，并改善精细和粗大运动功能。

（3）痉挛型四肢瘫患儿：康复治疗的目的是改善头部的控制，使躯干获得抗重力伸展和旋转能力以及髋关节、肩关节的屈曲外展、外旋的控制能力，提高坐位的保持能力，使双上肢获得支撑体重的能力，最终获得双足的负重及重心的移动能力，促进抗重力体位的姿势发育。可采取肩部控制训练、躯干伸展和回旋运动训练、屈曲姿势抑制训练、重心移动与感觉控制训练等。

2. 不随意运动型 治疗重点为抑制异常的肌紧张和非对称姿势；通过压迫、负重、抵抗等方法提高肌肉同步收缩能力；进行持续性中间位的姿势控制；给予适当的刺激，进行感觉的强化教育以提高平衡能力。患儿往往上肢功能更差，治疗师应在其保持良好坐位的情况下进行一些上肢功能训练，严重者应尽早学会操作轮椅的方法。对于其跟腱长度、髋关节发育状况仍需密切追踪随访，需定期进行康复评定以调整康复策略，防止或减缓肢体继发性畸形的发展，进一步促进其步行和社会生活能力的提高。可采取调整姿势呈对称性训练和步行训练等。此外，穴位按摩疗法、推拿、针刺治疗可促进脑细胞的功能代谢、改善局部微循环以及促进肌肉和神经末梢的功能活动，改善脑瘫患儿的综合功能。

3. 共济失调型 治疗重点在于平衡训练以及预防跌倒。在肌肉力量训练和功能性活动的基础上，应加强站位平衡、走窄板、单腿支撑、运动控制等训练。为了预防跌倒，治疗师应教育患儿摔倒时用上肢支撑来保护自己，并让患儿学会从跌倒到站起的方法。随着年龄的增长，患儿需要借助前臂拐杖或助行器进行较为安全的步行，严重者可选择轮椅进行移动。

二、物理治疗

（一）肌力训练

1. 基本方法及适应证

（1）被动运动：适用于肌力只有0~1级、肌力软弱的患儿。①肌肉电刺激；②传递冲动训练，即主观收缩瘫痪肌肉，使运动冲动沿神经传递的训练。

（2）辅助主动运动：适用于自己不能完成全关节范围运动，以及肌力为2~3级的患儿。①徒手辅助主动运动。在训练中施加外力在患儿运动部位，辅助患儿完成动作。②器械辅助主动运动。在悬挂肢体或水中浮力的协助下使肢体在减免重力的条件下进行主动运动训练。

（3）主动运动：适用于训练部位肌力在3级以上的患儿。根据训练需要让患儿采取正确的体位和肢体位置，将训练肢体置于抗重力位，训练时要防止非训练部位代偿运动的发生。

（4）抗阻运动：适用于增强肌力的训练，但肌力应在3级以上，还可用于训练增强运动耐力以及运动的爆发力。在肌肉收缩的过程中，除抗重力外，还需要克服外加阻力，并能完成全范围的关节活动。在训练时固定被训练关节的近端，阻力施加于关节远端，阻力的方向与肌肉收缩的方向即肢体运动的方向相反。阻力可以是徒手，也可以利用器械作为阻力，如滑轮、哑铃、重物、摩擦力、水中阻水等。

2. 禁忌证

（1）心血管疾病：包括严重冠心病、先天性心脏病、瓣膜病变、高血压病等。

（2）系统性感染性疾病：接近运动区域的局部感染，如疖、痈、蜂窝组织炎等。

（3）局部骨关节、肌肉、肌腱、韧带等损伤未愈合，非感染性炎症较明显时。

3. 注意事项

（1）训练应从较小运动量开始，逐渐增加，过大的运动量会引起肌肉的急性损伤。肌力训练需视运动量大小，每天或隔天进行一次，不能少于每周2次。

（2）每次训练要引起一定程度的肌肉疲劳，以便通过超量恢复达到肌肉收缩力的增强。

（3）增强肌力宜用大负荷量、较少次数或较短时间的运动；增强肌肉耐力宜用中等负荷量、较多次数或较长时间的运动。

（4）每次训练应在前一次训练后的恢复期内进行，训练过于频繁易致肌肉劳损，间隔太久无法积累训练效果。

（5）训练前做低强度的肌肉收缩，训练后做放松及牵张肌肉的运动，可防止肌肉损伤，促进肌肉疲劳的消除。

（6）应用无痛训练或采取积极措施消除疼痛，为训练创造良好条件。

（7）训练前应排除肌力、耐力训练的禁忌证，训练时应注意观察异常心血管反应，防止憋气。

（二）关节训练

1. 关节活动度训练

（1）基本原则：①牵张时应先缓慢地使关节被动活动到其活动范围的极限，然后由治疗人员固定关节的近端部分，牵引关节的远端肢体。如牵引超过两个关节，则两端关节均应固定。②为了防止在牵拉中对关节造成挤压，应对牵张关节先做轻柔的伸展活动。③牵拉时所施加的力应柔和、缓慢且持久，不应有疼痛出现。④完成牵张后应缓慢减少牵拉的力量。⑤被动牵张时，牵拉切勿超过正常的关节活动范围。⑥在牵张后宜做肌力练习，使患儿保证既有较好的活动度，又有相应的肌力。

（2）常用方法：①被动关节活动度训练。根据关节运动学原理，利用机械、治疗师或患儿的另一肢体所产生的外力使受牵张关节向各个方向活动，维持关节的活动范围，预防关节挛缩。②肌肉牵拉法。治疗师或患儿自己依靠一定的姿势主动对肌肉进行牵拉。功能位牵拉法是典型的静态持续牵拉训练方法。③持续被动关节活动练习。应用持续被动关节活动训练器被动活动四肢关节，通过预先设定关节活动范围、运动速度、持续时间等指标，使关节活动在无痛范围内进行。

（3）适应证与禁忌证：①适应证。被动活动常用于患儿不能活动关节或并不能意识到活动某一肢体有助于防止关节挛缩者；主动辅助运动常用于肌力为1~3级且关节活动受限者。②禁忌证。肌肉、肌腱、韧带有撕裂，骨折未愈合，肌肉、肌腱、韧带、关节囊或皮肤手术后初期；心血管病不稳定期，深静脉血栓；关节附近的异位骨化等。

2. 关节松动术

（1）手法等级：关节松动术的一个最大特点是可以对操作者施加的手法进行分级。这种分级具有一定的客观性，不仅可以用于记录治疗结果、比较不同级别手法的疗效，也可以用于临床研究。澳大利亚麦特兰德等的四级分法比较完善，应用较广，其分级方法如下：

Ⅰ级：治疗者在关节活动的起始端小范围、节律性地来回推动关节。

Ⅱ级：治疗者在关节活动允许的范围内大范围、节律性地来回推动关节，但不接触关节活动的起始端和终末端。

Ⅲ级：治疗者在关节活动允许的范围内大范围、节律性地来回推动关节，每次均接触到关节活动的终末端，并能感觉到关节周围软组织的紧张。

Ⅳ级：治疗者在关节活动的终末端小范围、节律性地来回推动关节，每次均接触到关节活动的终末端，并能感觉到关节周围软组织的紧张。

上述四级手法中，Ⅰ级、Ⅱ级用于治疗因疼痛引起的关节活动受限；Ⅲ级用于治疗关节疼痛并伴有僵硬；Ⅳ级用于治疗关节因周围组织粘连、挛缩而引起的关节活动受限。

（2）治疗作用：①缓解疼痛。不仅可促进关节液流动，增加关节软骨和软骨盘无血管区的营养，从而缓解疼痛，防止关节退变，还可抑制脊髓和脑干致痛物质的释放，提高痛阈。②改善关节活动范围。关节松动术，特别是运用Ⅲ、Ⅳ级手法时，由于直接牵拉了关节周围的软组织，因此可保持或增加关节的伸展性，改善关节的活动范围。③增加本体反馈。关节松动后可以增加感觉反馈信息，包括关节的静止位置、运动速度及变化，关节的运动方向，肌肉张力及变化。

（3）适应证与禁忌证：①适应证。任何力学因素（非神经性）引起的关节功能障碍，包括疼痛、肌肉紧张及痉挛、可逆性关节活动降低、进行性关节活动受限、功能性关节制动等。②禁忌证。关节活动过度、关节肿胀、炎症、肿瘤及未愈合骨折等。

（三）平衡和核心稳定性训练

1. 平衡训练

（1）基本原则：先易后难，先低后高，先静后动，动静结合。动静态平衡训练应交叉进行，动态平衡训练有利于静态平衡的稳固，静态平衡训练在患者体验平衡感觉促进动态平衡的恢复中发挥重要作用，从而整体上提高患者的平衡能力。对存在严重平衡障碍且恢复较困难的患儿，可使用辅助用具（如手杖、助行器、坐位支架等）协助其日常生活活动的进行。

（2）适应证：肌无力、肌痉挛，本体感觉缺失，视、听觉损伤和各种神经系统疾病与外伤引起的平衡功能障碍。

（3）基本方法：①静态平衡训练。通过肌肉收缩使躯体维持在某一姿势一段时间，以保持静态情形下的平衡。达到静态平衡可以是自己调整的结果，也可以由他人协助摆放于平衡的位置。静态平衡由易到难依次为坐位平衡、跪位平衡、站位平衡和单腿平衡，身体的支撑面由大到小，重心由低到高，机体维持平衡所动员的感觉系统、反射活动由简单到复杂。②动态平衡训练。患儿在有功能需要或受到外力作用的情况下，有意识或无意识地通过姿势肌肉的调整，保持机体处于平衡状态的能力训练，此种训练也可按静态平衡训练的顺序进行。动态训练方法有软地面行走、平衡板练习、步行、游戏、打球、太极拳等，步行训练可进行前行、左右侧移、后退等不同方向的行走，也可在日常生活活动中练习。

2. 核心稳定性训练　核心部位是否稳定影响着脑瘫患儿运动及平衡协调能力能否成功建立，对脑瘫患儿进行核心稳定性训练能够改善患儿粗大运动功能及姿势运动控制。核心稳定性训练对不同类型脑瘫患儿均有较好的效果，与其他康复治疗技术相结合效果更佳。

（四）步态和协调性训练

1. 步态训练　减重步态训练对脑瘫患儿双下肢肌力的提升有明显效果。减重平板步行训练可明显改善脑瘫患儿的步行能力和步行效率，提高脑瘫患儿粗大运动功能中的站立与行走的功能。痉挛型脑瘫患儿在运动疗法的基础上结合佩戴矫形鞋进行减重训练，能有效改善和提高其步态及运动能力。

2. 协调性训练　协调性是指个体产生准确、平稳、有控制的运动的能力。它要求个体按质量完成运动，包括一定的方向和节奏，采用适当的速度、距离和肌力，达到准确的目标等。协调性训练的目的主要是改善个体对主动运动的控制能力，恢复动作的协调性和精确性，提高动作质量。协调性训练的基础是利用残存的感觉系统以及视觉、听觉和触觉来管理随意运动，其本质在于集中注意力，进行反复正确的练习。协调性训练广泛用于深部感觉障碍，小脑性、前庭迷路性和大脑性运动失调，以及一系列因不随意运动所致的协调运动障碍。

（五）任务导向性训练

任务导向性训练（task-oriented training，TOT）是指根据脑瘫患儿个体能力和训练目的，设计具体的任务或活动，通过引导患儿完成任务或进行活动，达到提高运动技能目的的训练方法。TOT 是以个体、任务与环境间的相互作用为基础制订功能性任务，患儿可在主动尝试和适应环境改变的同时，解决功能性任务中所遇到的问题，帮助患儿学习解决目标任务的方法，并在训练中获得可实际运用于日常生活中的能力。TOT 强调主动参与有控制性的运动训练，并进行反复的强化，训练不仅要具有功能性，还要有一定量的积累，这样才能促进中枢神经系统的功能重建。如上肢够取物品的任务，操作时涉及视觉和触觉的输入，大脑对信息的判断和整合以及神经系统对运动功能的有效支配等，经过失败和成功的不断反馈，更新调整运动模式，形成优化的神经网络和运动程序，从而支配相关肌肉的速度和力量等力学特性，以便配合完成具体的任务。TOT 以功能性技能中缺失成分作为任务而进行康复训练，具有明确针对性地对患儿各种功能活动进行优化，不仅可有效改善痉挛型脑瘫患儿的肌力、肌肉耐力、步态，有效提高粗大运动功能以及改善患儿的平衡功能和手功能，还可以增强其自信心，最大限度地让患儿达到生活自理，回归家庭、生活与社会环境。

（六）神经发育学疗法

神经发育学疗法又称 Bobath 技术，是英国学者 Bobath 夫妇创造的疗法。他们从神经生理学角度分析，认为脑瘫患儿的根本问题是缺少对反射性姿势和运动模式的中枢性抑制。Bobath 技术的基本原理是通过反射性抑制异常姿势和运动，促进正确的运动姿势和运动模式。其方法主要包括控制关键点、促通和刺激本体及体表感受器等。根据脑瘫患儿不同的类型和临床表现，采用不同的方法。对于婴幼儿，Bobath 技术强调了以下 8 种模式训练的重要性：整个机体的伸展模式、竖头以抵抗重力模式、对称性姿势模式、保护性伸展模式、伸腿坐模式、以躯干为轴心的旋转模式、各种平衡反应模式和手、口、眼协调模式。

（七）运动控制和运动学习理论

1. 运动控制　从运动的力量、时间、位置、顺序等方面给予患儿中枢神经系统更多刺激，从而促进脑瘫患儿发育。运用运动控制原理，结合个人、任务、环境因素可提高脑瘫患儿粗大运动功能。

2. 运动学习 该方法在康复治疗中有较强的针对性，从患儿现存功能出发，针对功能缺损训练，使训练做到有的放矢。运动学习理论主要是学习与日常生活功能活动相关的训练，强调患儿主动参与，不仅可以改善运动功能，还能改善日常生活活动能力，使患儿和家长都有成就感。

（八）物理因子治疗

1. 功能性电刺激 多数脑瘫等运动障碍的患儿由于受肌张力的影响，主动运动功能减弱或消失，严重影响肌肉营养状况，引起肌肉血液循环不良，从而加重运动障碍。研究证实可通过功能性电刺激疗法调节肌肉组织的生物化学特性，辅助康复治疗。对于因上肢肌肉痉挛而影响运动的患儿，可用控制腕背伸的痉挛仪，通过对桡神经或肌肉的刺激，达到恢复手指运动功能的目的。电刺激疗法用于脑瘫患儿的康复治疗，主要是缓解脑瘫患儿的肢体和躯干肌肉的痉挛，进而改善运动及姿势异常。

2. 生物反馈疗法 目前已广泛应用于各种类型脑瘫患儿的康复治疗，其疗效已逐渐被证实。此疗法可增强肌力、降低肌张力、增加肌肉的协调性、加强感觉反馈、促进脑功能重组，辅助肢体功能恢复。在脑瘫患儿的康复治疗中，应用最为广泛的是肌电生物反馈。此疗法是将神经肌肉电刺激与生物反馈技术相结合，通过反馈仪将肌电信号叠加输出，转换成脑瘫患儿能直接接受的反馈信息（如颜色、数字、声响等），患儿根据反馈信息对骨骼肌进行放松训练或对瘫痪肌群进行运动训练，提高控制自身运动的功能。临床上常通过对脑瘫患儿痉挛肌肉的负反馈和相应拮抗肌的正反馈刺激来达到降低其肌张力的作用，例如腓肠肌痉挛选择腓肠肌的负反馈刺激和胫骨前肌的正反馈刺激；针对肌张力低下的脑瘫患儿可选择相应肌肉进行正反馈刺激，以达到增加肌力的作用，如股四头肌、竖脊肌等；针对脑瘫患儿姿势异常或协调性差，可在进行完整的评估后，选择相关的多组肌肉进行特定模式的联合刺激，以达到治疗效果。此外，在治疗过程中，通过可感知信号的输入和视听觉信号的输出，有利于脑瘫患儿认知功能的提高，同时还可以充分调动患儿主动参与康复治疗的积极性。

3. 重复经颅磁刺激（repetitive transcranial magnetic stimulation，rTMS） 作为脑瘫患儿康复治疗的一项辅助治疗手段，其有效性已被广泛证实。rTMS 通过特定规律的交变磁场，对脑瘫患儿的颅脑深部进行刺激，作用于脑细胞和脑血管，使脑血管扩张并促进血液循环和侧支循环的建立，改善病灶区的血供；可以干扰和抑制异常脑电的发生和传播。研究表明，rTMS 治疗脑瘫患儿的主要机制可能是：通过影响一系列大脑神经电活动和代谢活动，增强神经可塑性，改善局部血液循环；作用于大脑皮质运动区，通过皮质脊髓束抑制脊髓水平的兴奋性，降低 α 和 γ 运动神经元的兴奋性，降低肢体肌张力，缓解痉挛。

4. 蜡疗 是利用加热熔解的石蜡作为温热介质，敷于局部，将热能传导到机体，适合脑瘫患儿的康复治疗。石蜡具有良好持久的温热效应，使局部皮肤毛细血管扩张，促进肢体的血液循环，改善肌肉营养，减少肌肉中的蛋白质消耗，松解粘连，使挛缩的肌腱软化、松解。蜡在冷却过程中体积逐渐缩小，可以松弛患儿的关节韧带、肌肉、肌腱，扩大的关节活动度、降低肌张力，建立正常的运动模式，提高脑瘫患儿的生活质量。此外，石蜡与皮肤紧密接触，对肢体产生柔和的机械性压迫和挤压作用，使温热向深部组织传递，不仅有利于药物吸收，还利于功能训练、按摩手法的实施，增强疗效。此疗法多适用于肌张力增高的脑瘫患儿，利用蜡疗的温热作用，可以有效减轻脑瘫患儿的疼痛和痉挛。

5. 水疗 对于脑瘫患儿，水疗法既是一种运动疗法，也是一种物理因子疗法。此疗法适用于各类型的脑瘫患儿以及有早产、缺血缺氧性脑病、窒息、黄疸等脑损伤高危因素的患儿，通过水的温度刺激、机械刺激和化学刺激来缓解肌痉挛，改善循环，调节呼吸频率，增加关节活动度，增强肌力，改善协调性，提高平衡能力，纠正步态等。水疗可增加患儿训练的兴趣，使其树立自信心、改善情绪、积极参与娱乐活动，对其智力、语言、个性的发展都有极大的好处。水疗适宜安排在 PT、OT、ST 训练前进行，既有利于提高 PT、OT 等训练的效果，也能够防止患者过度疲劳。

6. 光疗 医用光疗法所采用的红外线疗法与可见光中的红光疗法通过降低骨骼肌肌梭中 γ 传出神经纤维的兴奋性，使牵张反射降低，肌张力下降，肌肉松弛，可改善血液循环和组织营养，从而起到消炎、镇痛、缓解肌痉挛的作用。

（九）辅助器具和矫形器

1. 辅助器具 脑瘫患儿依据功能活动类型分为进食、洗漱、穿衣、如厕、修饰、转移、交流等方面的辅助器具。在治疗上常用的辅助器具有保持坐位姿势辅助器具、立位姿势辅助器具、移动用辅助器具。辅助器具在脑瘫患儿的治疗中用途广泛，不仅能改善、代偿患儿的一部分功能，还有促进其运动功能的发育，提高日常生活活动能力。坐位姿势辅助器具可保持骨盆的稳定性，增加对躯干的稳定支持，以达到改善功能、适应生长发育、最大限度利用残存功能、提高上肢功能、提高摄食能力的目的。立位姿势辅助器具可维持患儿立位，预防或矫正足、下肢及髋关节的异常姿势，强化不负荷体重的躯干与髋关节肌肉，让患儿体验到立位平衡的感觉，强化头部、躯干、髋关节、下肢等部位抗重力肌的功能，达到抑制屈曲、促进伸展的目的。移动用辅助器具可辅助脑瘫患儿训练及进行力所能及的移动活动，促进移动的能力，包括爬行架、助行架及杖类助行器等。

2. 矫形器 作为应用最为广泛的辅助器具之一，矫形器作用于人体四肢和躯干等部位，可以预防和矫正畸形；增加关节稳定性；辅助与促进治疗效果；抑制肌肉痉挛和不随意运动，促进正常的运动发育；支持体重；代偿丧失功能，改善整体活动能力。常用于脑瘫患儿的下肢矫形器包括：足矫形器(foot orthosis，FO)、踝-足矫形器(ankle-foot orthosis，AFO)、膝-踝-足矫形器(knee-ankle-foot orthosis，KAFO)、髋内收外展控制矫形器、下肢旋转矫形器、膝矫形器(knee orthosis，KO)；上肢矫形器包括：指矫形器、手矫形器(hand orthosis，HO)、腕矫形器(wrist orthosis，WO)、肘矫形器(elbow orthosis)。踝-足矫形器在纠正脑瘫患儿尖足、提高下肢运动功能方面起到积极的作用。髋关节旋转矫正带配合踝-足矫形器可使脑瘫患儿步态有较大改善。脑瘫患儿临床表现各不相同，制订合适的矫形器需要由康复医生、护士、治疗师、矫形器师与脑瘫患儿及其家长密切配合，针对治疗目的制订矫形器处方。选择应用适当的辅助器具和矫形器对于提高和保持治疗效果、矫正异常姿势、建立正常的运动模式、防止畸形进一步加重和提高患儿的日常生活活动能力具有重要作用，可使患儿早日回归社会。

（十）运动平板与康复机器人

1. 运动平板训练(treadmill training) 是指让患儿在运动平板上进行步行训练，以提高其在家庭和社区的步行能力，可分为减重步行训练(partial body weight-supported treadmill training，PBWSTT)、机器人辅助步行训练(robotic assisted locomotion training，RALT)和一般运动平板训练(treadmill training without support)。脊髓是双下肢交替步行的控制中枢，运动平板步行训练可以在脑部损伤后刺激患儿产生主动步行。目前有专门为儿童设计的运动平板，有丰富的视听觉刺激，可以增加训练的趣味性和真实性，患儿可以通过其前方的屏幕在训练过程中进行场景模拟游戏。

2. 康复机器人 近年有研究显示，机器人辅助步态训练可以有效改善脑瘫患儿的平衡能力，缓解肌肉痉挛，提高患儿的步行能力，对于痉挛型脑瘫患儿的步行功能效果最好。运动平板和下肢康复机器人均可使脑瘫患儿髋伸展和踝背屈的程度最大化，驱动身体在站立期向前，还可优化摆动期起始时的髋屈曲抬腿和促进站立末期踝跖屈推离地面时关键动作的表现力，使双下肢动作更富节奏性、周期性，并提高推进力。上肢康复机器人运用计算机技术实时模拟人体上肢运动规律，并在虚拟环境中有针对性地对上肢进行高强度、重复性的功能康复训练。目前，InMotion 2 机器人是最早报道的儿童康复机器人，用于改善痉挛型偏瘫患儿患侧肩肘的运动功能疗效显著。智能轮椅主要用于辅助残疾儿童和功能障碍儿童的日常生活和学习工作，补偿他们弱化的机体功能。智能轮椅是结合电动轮椅与智能机器人优点的特殊轮椅，它不仅可以作为代步工具，更可以利用特殊机器手臂帮助脑瘫患儿完成简单的日常活动，是让患儿实现动起来、走出去的重要康复手段。智能轮椅能使脑瘫患儿重新获得自理能力，帮助他们找回自立、自尊的感觉，从而达到融入社会的最终目标。

三、作业治疗

（一）促进认知和日常生活活动能力训练

促进认知功能发育的作业治疗包括注意力、记忆力、计算能力、综合能力、推理能力、抄写技能、社会技能、交流技巧的作业活动训练。脑瘫患儿通过促进认知功能作业活动可以集中精神，提高患者的注意力，增强记忆。趣味训练用具的使用可以增强患儿训练的兴趣，保持患儿的最佳注意力，充分调动其参与作业活动的主动性和积极性，使患儿在愉悦的氛围中完成训练计划。言语认知训练是影响脑瘫患儿康复的重要因素，对肢体运动康复也有促进作用，有利于提高患儿上肢的综合性运动功能，减少并发症的发生。

促进运动发育、上肢功能的训练，应与日常生活动作训练相结合，包括更衣动作、洗漱动作、排泄动作、洗浴动作、书写动作等。日常生活动作涉及多种运动的参与，例如，训练饮食动作时需要头的控制、手眼协调、手的功能、咀嚼、吞咽时相应部位的运动。ADL 训练能改善脑瘫患儿的日常生活自理能力，提高其生活质量。应根据脑瘫患儿的年龄、病情程度、脑瘫类型、上肢功能、认知功能、学习功能等，由易至难、循序渐进地进行。

（二）手功能和书写能力训练

手功能训练对改善脑瘫患儿精细运动功能障碍有明显效果，大部分患儿肌张力有所改善，抓握、手眼协调能力有所提高，精细运动功能分值也有显著提高。A 型肉毒毒素配合康复功能训练对痉挛型脑瘫患儿上肢功能恢复具有良好的作用。婴幼儿精细动作发育是一个缓慢的过程，训练脑瘫患儿的手眼协调能力，可明显提高精细运动功能和认知能力。电脑游戏的介入能有效改善患儿的手眼协调能力。

书写是脑瘫患儿学习中手功能最主要的表现形式。脑瘫患儿的手功能障碍主要有拇指内收、紧握拳、屈腕等，以及程度不一的前臂内旋、肩胛带内收，表现为不能抓握物品或抓握不灵敏、不稳、不协调，这些都限制了患儿书写功能的发育。书写前对手功能进行必要的康复训练，有利于书写的进行。书写能力训练应注意同时训练患儿的定向力、注意力、判断力、解决问题的能力和社会生活适应能力。

（三）视觉功能和感觉统合训练

脑瘫伴视觉功能缺陷的患儿早期进行弱视功能训练可以得到视觉功能的改善与恢复。视觉功能训练是根据患者的视觉功能异常状况，通过一系列方法，从视敏度、调节功能、集合功能、眼球运动等多方面进行训练的，可使视力提高、增进视觉技巧、开发视觉潜能、改进视觉功能，从而矫正和治疗相应的视觉功能异常症状和体征。

感觉统合训练为脑瘫患儿提供了一种科学与游戏相结合的训练环境。作为一种有效的康复治疗手段，感觉统合训练应用于脑瘫患儿的感觉及神经心理发育障碍，对脑损伤患儿综合能力的提高有明显效果。感觉统合训练中前庭-眼动系统刺激加视觉康复训练有助于患儿视觉功能提高。对脑瘫患儿，在传统神经运动疗法的基础上运用感觉统合训练能有效提高粗大运动功能，改善立位平衡和步行能力，明显提高康复疗效。感觉统合训练不仅改善了功能障碍，还促进了患儿心智成长、心理健康，值得临床推广应用。

（四）学习、交流和游戏活动

脑瘫患儿存在运动、交流、学习和情绪等各方面的问题，脑功能的可塑性是患儿学习潜力的基础，为克服患儿的学习困难，需要创造最适宜的学习条件，需要一种转换训练的方法，在一整天时间内把学习从这一情景转换成另一情景。与正常儿童一样，脑瘫患儿需在智力、情感、社会和运动等方面同时发展。除了基本的、常规性的教育之外，还需要从心理引导上鼓励患儿与其他同龄人进行交流，针对患儿身体功能性的障碍，让患儿学习相关的专业知识，建立起协调的功能。引导式教育能有效地调动患儿和家长的参与积极性，让每个接受治疗的患儿得到比较好的功能康复，同时在认知、语言、学习、表达以及参加集体社会活动的能力也得到比较全面的康复。

游戏是儿童正常成长发育过程中不可缺少的部分，脑瘫患儿由于其自身运动、感觉等方面功能障碍，不能自如地进行游戏活动，但他们的正常身心发育却是离不开游戏的。游戏具有很大的娱乐性，可激发患儿的积极性，使之主动地参与训练活动；游戏也是一种充满乐趣又具有高度可重复性的活动，有利于患儿反复进行训练，使所学到的技能得到强化和巩固；游戏需要患儿调动自己的各种感官来参与，有利于其感觉功能的恢复；游戏介于训练与真实生活之间，有利于脑瘫患儿把所学的技能转移到现实生活中；游戏对患儿最大的益处就是能开发患儿的智力，便于患儿尽可能地顺利入学，融入社会。

（五）强制性使用运动疗法

强制性使用运动疗法（constraint-induced movement therapy，CIMT）用于脑瘫患儿和脑外伤所致的不对称性上肢功能障碍的治疗，取得了明显的效果。CIMT 可提高偏瘫型脑瘫患儿上肢作业治疗的康复疗效，提高患儿的日常生活活动能力。CIMT 的治疗要点是：①应用夹板或手套限制健侧上肢，阻止患儿使用健侧上肢的欲望和限制进行功能活动的机会；②应用行为塑造技术诱导患儿集中重复地使用患肢，每天 6 小时；③将在医院训练中获得的进步，转化为日常生活活动能力；④治疗持续 2~3 周以上，总干预时间一般为 60~126 小时。

治疗师可以在医院采用训练营的方式，将功能障碍类型和年龄较接近的 2~4 个患儿集中进行 CIMT 训练，为患儿设计一系列针对性的训练方案，通过相互比赛的形式增加训练的趣味性，并激发患儿的主动性。每一次 CIMT 治疗中，患儿应接受个体化针对性的干预，包括指定目标运动的具体实践，主要进行游戏和功能性的活动，这些活动可以为患儿的患侧上肢提供结构化和高强度的实践训练。活动包括手部运动操、舞蹈、球类游戏、棋盘游戏、拼图、保龄球、纸牌游戏、画画、吃东西和收拾游戏、操纵游戏等。一旦目标运动能够顺利完成，就通过改变时间、空间和精确度的任务限制以提高任务的难度。在整个治疗过程中，通过口头表扬和玩具给予患儿正面的强化刺激。

四、言语治疗

（一）语言发育迟缓治疗

主要应改善脑瘫患儿的交流态度和沟通技巧，提高主动交流的意识，促进发音，开发智力，最大限度挖掘其语言能力，以提高其生活质量，为将来回归社会做好准备。脑瘫患儿理解能力好于表达能力，通过语言训练可以同时促进智力和粗大运动功能的发育，增加患儿的表达欲望。研究发现，神经肌肉电刺激治疗后，脑瘫患儿的发音及口肌力量显著增强，语言功能和吞咽功能得到明显改善，流涎程度减轻。经皮神经电刺激治疗语言障碍的最大优势在于疼痛刺激较小，节律性的刺激易于患儿较快地适应和接受，使整个治疗周期能顺利完成。

（二）构音障碍治疗

构音障碍在临床上较为常见，主要通过构音训练改善。脑瘫患儿早期进行有效的口腔肌肉按摩和口面肌肉功能治疗，可使脑瘫患儿口、舌、唇、下颌的运动功能和控制能力得到提高，构音不清等状况减少。对音量、声调、速率节律异常以及肌肉紧张度有明显改善，在一定程度上能够解决流涎问题，使吮吸、吞咽和咀嚼能力得到改善。90%以上的患儿言语清晰度和发音能力提高，错误的构音被纠正或减少，最长发音持续时间延长，语言长度增加，流畅度改善。通过控制呼吸、发音、说话速度可提高脑瘫患儿构音障碍的语言可懂度。年龄越小，发音器官运动功能障碍矫治效果越好，随着年龄的增长，疗效逐渐降低。此外，抑制与构音密切相关的异常反射姿势十分重要。治疗师可先从头、颈、肩等粗大运动开始训练，逐渐向下颌、口唇、舌等精细运动过渡，目的是降低言语肌的紧张性。

（三）口肌训练技术和进食疗法

口肌训练技术通过增加对口腔肌肉的认知，将口腔触觉的敏感度正常化，改进说话时口腔结构的自主控制，增加口部肌肉的分离活动，改进喂食技巧和营养吸取，改善发音以达到最佳的清晰度。口肌训练技术有助于脑瘫患儿流涎症的康复，效果明确。该方法能将患儿的日常吞咽活动训练与口部肌肉运动训练有机地结合起来，将患儿习得的口肌运动能力运用到日常生活中，使肌肉运动的模式得到本质改善，有助于正常模式的建立和巩固，身体及口部肌肉的敏感问题明显好转，拒食及厌食的现象明显减少，姿势控制、舌运动及咀嚼、吞咽和吸食方面的功能均明显改善。患儿可独立进食流质及半流质饮食而无呛咳，能吞咽较黏稠或固体的食物而无哽噎。

脑瘫患儿由于早期大脑损伤，使口咽运动的神经支配以及进食技能的学习受到影响，导致不同性质和程度的进食功能异常。早期开始进行进食功能及口功能训练，可明显减少各种进食问题的发生率。口腔感觉运动疗法有助于改善脑瘫患儿的进食功能，明显减轻流涎症状。

（四）音乐疗法

音乐通过强调节奏、音调、旋律、字与字和话语间的停顿等促进语言学习。音乐治疗与言语治疗相结合，通过音乐活动，从旋律的因素入手，改善语音和表达能力。研究表明，音乐治疗能够提高混合性痉挛共济失调型构音障碍患者言语的可理解性，对于语言发育迟缓的儿童，结合音乐疗法优于单独语音训练。

（五）交流用具的使用

许多脑瘫患儿不具备语言表达能力，部分脑瘫患儿虽然有语言表达能力，但语言清晰度极差，不能作为交流的手段。因此,需借助非口语沟通的方式,如沟通辅具、图片、照片、字卡等来协助脑瘫患儿进行沟通表达。应用辅助和替代交流(augmentative and alternative communication,AAC)可显著增强患儿的沟通、语言和识字能力。我国在辅助沟通系统方面的研究还停留在理论阶段,关于应用人类活动辅助科技评估模式的研究尚无建树。因此,在我国进行 AAC 干预脑瘫患儿沟通能力的研究非常重要。由于脑瘫患儿属于多重障碍,个体差异性极大,为其选择的非口语沟通方式也是千差万别。因此,需要专业人员进行全面的评估后才能为其配置合适的沟通辅具。

五、传统医学治疗

(一)推拿按摩

推拿具有调理气血、通经活络的功效。对脑瘫患儿运动及神经功能发育有促进作用,可以改善其关节活动度、降低肌张力、提高肌力、改善异常姿势。脑瘫推拿将循经推按与辨证施穴相结合,以掌不离皮肉,指不离经穴,轻重有度,先后有序,以柔克刚,以刚制柔为推拿手法原则。在推拿过程中要做到持久、有力、均匀、柔和、深透,遵循经络循行部位(肌群)。根据患儿的不同病情、体质、年龄、功能障碍等情况选择不同的按摩手法,放松性手法和刺激性手法配合应用,肌张力高时宜用放松性手法,肌力低时宜用刺激性手法,以达到舒筋活络、强筋健骨、增强体质、提高免疫力、有效减少住院天数,保证康复疗程,突出主次的目的。此外,对脑瘫患儿进行口腔按摩,其张口、伸舌、流涎的症状减轻或消失,语言障碍的程度也有所改善。

(二)针灸治疗

1. 头皮针 具有疏通经络,调节阴阳气血的功效。通过头穴针刺,使大脑皮质血管扩张,改善病损皮质的血运供应。头针治疗形式多样,有头针标准化方案、新三针、焦氏头针、汤氏头针等。多取百会、四神聪、神庭、风池、本神、脑空、脑户、风府及哑门等穴位,还参照神经生理学原理,选择性刺激头部相对应的运动区、平衡区、足运感区、语言区、感光区、智力区、晕听区、视区,对语言障碍、智力障碍、粗大运动功能恢复都有积极作用。头皮针刺治疗脑瘫患儿语言功能发育迟缓较单独语言功能训练疗效明显,可以提高脑瘫患儿的语言功能,尤其在语言的接受、表达、理解能力等方面。针灸、中药配合言语训练为治疗脑瘫患儿流涎提供了行之有效的方法,还能减少唾液的分泌,增强口咽的括约肌功能,提高吞咽频率,配合言语训练,疗效更佳。

2. 体针 小儿体针的特点是取穴较少,针刺轻浅,循经取穴,不可过深。针刺时多取仰卧位,对难以合作的患儿不留针,能合作者可留针 15~30 分钟,对脑瘫患儿的伴随症状进行对症针刺。体针选用 1~2 寸毫针每天 1 次,每周治疗 6 次,针刺配合康复训练效果比单纯治疗更明显。

3. 灸法 通过经络穴位的作用,温通气血,扶正祛邪,调整人体生理功能的平衡,是一种安全有效,经济适用,适合医院、社区、家庭共同参与的康复治疗方法。目前的主要方法有艾灸(温和灸、回旋灸、雀啄灸)、天灸等。研究发现,灸法可以改善脑瘫患儿的运动功能和营养状况,也可以调整其胃肠道功能和免疫功能,改善睡眠状况。

六、其他治疗

(一)药物治疗

1. A 型肉毒毒素 1993 年 Koman 等首次报道局部肌内注射 A 型肉毒毒素(botulinum neurotoxin A,BoNT-A)可明显减轻脑瘫患儿肢体的痉挛。2013 年 Novak 等回顾了大量临床研究,进一步明确 BoNT-A 改善脑瘫患儿肢体痉挛的疗效显著。目前,越来越多的研究证实了 BoNT-A 肌内注射在治疗脑瘫肢体痉挛方面安全有效、呈现出广阔的应用前景。

BoNT-A 主要作用于运动神经末梢的神经肌肉接头处,通过暂时阻滞外周胆碱能神经末梢突触前膜乙酰胆碱的释放,从而引起肌肉松弛性麻痹。注射 BoNT-A 的主要目的是通过降低脑瘫患儿痉挛肌肉的过度活动,创造一个时间窗,提高患儿的运动和活动表现能力。可根据 GMFCS 和 MACS 对患儿进行评定,以制订相应的治疗目标和康复方案,指导并预测康复干预的疗效和结局。在使用 BoNT-A 治疗时,GMFCS Ⅰ~Ⅱ级患儿的治疗目标主要在于改善其步态和功能，对于 MACS Ⅰ～Ⅲ级患儿的治疗目标在于改善手的使用和功能性表现，GMFCS 或 MACS Ⅳ～Ⅴ级患儿的主要治疗目标在于进行症状管理，如缓解疼痛、改善外观、防止皮肤损害、预防及减少畸形发生、增加关节活动度、延缓外科矫形手术时间、提高矫形器配戴的耐受性等。对于年龄小于 5 岁，痉挛轻到中度，受损肢体有主动运动和足够抓握力量可以参加运动强化训练或家庭支持的患儿，BoNT-A 治疗可改善其步态、移动能力及手功能，显著提高生活质量；痉挛中到重度，挛缩固定或能够耐受石膏和矫形器的患儿，BoNT-A 治疗也可改善其临床症状。研究表明，BoNT-A 治疗可缓解脑瘫患儿的上下肢痉挛，提高上肢目标性运动技能，改善马蹄足，短期延缓髋关节脱位，增加下肢关节活动度和肌肉长度，提高粗大运动功能。合理规范地应用 BoNT-A 治疗可明显改善患儿的痉挛，结合有针对性的功能康复训练，可提高其运动功能、改善临床症状、提高患儿的生活质量。

（1）缓解上肢痉挛：研究表明，注射 BoNT-A 在短期内能明显改善上肢功能，但对长期上肢运动功能的改善不明显。联合 OT 的效果更好，能提升肘部及拇指主动伸展以及降低腕部、肘部的肌张力，但手抓握功能测试只有轻微提升，捡硬币测试提示手功能无明显改善。随机对照试验观察上肢重复注射 BoNT-A 联合 OT 与单独应用 OT 的疗效，发现联合治疗的效果更好，痉挛得到持续缓解，父母能感知到患儿的明显进步。回顾性研究也表明注射 BoNT-A 的严重不良事件发生率很低，安全性高。

（2）缓解下肢痉挛：BoNT-A 不仅可以改善下肢运动功能，减少痉挛，还可以改善患儿的步态。随机对照研究采用粗大运动功能测试量表评估 BoNT-A 的疗效，结果显示 BoNT-A 可以明显提高下肢功能、改善步态。病例对照研究中，接受 BoNT-A 治疗后 12 周，应用医师评价量表对患儿步态进行分析，提示步态改善明显，评分高于正常对照组 2 倍；使用 BoNT-A 与安慰剂的研究证明，治疗组的下肢功能较安慰剂组有显著提升。

2. 巴氯芬

（1）口服巴氯芬：研究结果不太一致，使用剂量为每天 10～60mg 的一个双盲交叉试验结果显示，巴氯芬可减轻痉挛，表现为被动关节活动度增大，但对能独立行走的患儿没有明显的功能改善；另一个双盲安慰剂交叉试验，用同样的剂量和年龄分组在应用 MTS 和儿童生活功能量表（PEDD）评估患儿后，发现痉挛和功能并无明显改善。

（2）鞘内注射巴氯芬：可长期缓解脑瘫患儿的痉挛、改善运动功能。但是存在脑脊液漏、导管故障和软组织感染等并发症，临床上应谨慎应用。

3. 神经生长因子　有研究证实，神经生长因子具有促进神经元存活、轴突定向再生、髓鞘生成和增加有效连接，恢复感觉、运动和认知功能的作用，可促进脑瘫患儿的运动和智力发育，改善肌张力、姿势异常和反射异常。但缺少大样本研究的循证医学依据。

（二）手术治疗

1. 矫形手术　脑瘫有多种矫形手术方法，如肌腱延长、肌腱转移、旋转截骨术等是进展性脑瘫肌肉骨骼病变常用的方法，选择合适的时机进行矫形手术可以缓解肌肉痉挛、平衡肌力、矫正畸形、调整肢体负重力线、改善运动功能，为康复治疗创造有利条件。

2. 脊神经后根切断术（selective posterior rhizotomy，SPR/selective dorsal rhizotomy，SDR）　根据患儿的具体情况和痉挛部位，在 L_2～L_5、S_1 后根节段，配合电刺激监测，结合个人经验选择性切断马尾神经。脊神经后根切断术可有效减轻中度到重度痉挛型脑瘫的痉挛程度，改善功能，提高步行能力，对脑瘫患儿的身体结构和功能有积极的长期影响。脊神经后根切断术可能对 3～8 岁、GMFCS Ⅲ～Ⅳ级的脑瘫患儿最有效，但对改善 GMFCS Ⅰ～Ⅱ级患儿的长期作用微弱，对 GMFCS Ⅳ～Ⅴ级患儿无长期持续改善作用。

3. 周围神经微创手术　选择性周围神经切断术（胫神经、坐骨神经、肌皮神经、正中神经、尺神经、副神经、颈段和腰骶段脊神经前后根）是治疗痉挛型脑瘫安全有效的手术方法，可降低肌张力、纠正痉挛性畸形、改善运动功能。选择性胫神经肌支切断术治疗脑瘫痉挛性马蹄内翻足，可降低肌张力；选择性股神经切断术可以改善股四头肌痉挛引起的膝关节僵硬，增加膝关节活动度。

七、常见伴随症状的治疗

（一）智力障碍

有学者分析 7 个国家 6 572 例脑瘫患儿的智力分布，其中 25%的智商在 90～110（正常）；25%的智商在 71～89（低于平常）；50%的智商在 70 以内（智力障碍），有大约一半的脑瘫患儿伴有轻度或中度智力障碍。脑瘫合并智力障碍的因素多见于核黄疸、出生窒息、未熟儿等，出生后获得性脑瘫合并智力障碍的比例更高。

智力障碍主要表现为智力和社会适应能力存在缺陷，严重影响脑瘫患儿的康复治疗进程及日常生活适应能力。有的患儿看似没有智力问题，但可能存在着阅读困难或计算困难；有的患儿阅读和计算非常好，但却难以建立形状的概念，导致画图的能力极差。严重的智力障碍使患儿走路、说话、活动等的学习十分缓慢。不同类型的脑瘫患儿合并智力障碍的发生率不同，痉挛型脑瘫侵害大脑皮质，其智力较不随意运动型更易受损，两类相比，不随意运动型智力更高。但此两型并发智力障碍的比例低于强直型、共济失调型、混合型。运动障碍的程度和部位与智力是有相关性的，随着运动障碍程度的加重，智力也呈有意义的下降趋势，即四肢瘫和局限性损害的双瘫、截瘫相比，智力障碍更加显著。此外，脑瘫患儿普遍存在学习障碍（learning disorder，LD），此类患儿不存在感觉器官和运动能力的缺陷，学习障碍亦非原发性情绪障碍或教育剥夺所致，也是智力障碍的一种体现。

脑瘫伴有智力障碍的治疗主要包括以下方面：

1. 运动训练　脑瘫智力低下的患儿进行运动功能训练是促进智力发育的一种良好方法，与此同时还要早期开展智能发育训练，主要包括五大方面：大运动训练、精细运动训练、认知能力训练、语言训练、社会适应能力训练等。

2. 高压氧　能极大地提高血氧张力、增加血氧含量。脑组织和脑脊液的氧分压提高，组织氧储备增加，氧的扩散范围扩大，可以促进脑侧支循环的建立和疏通微循环从而改善脑组织的氧供应，使缺血缺氧的神经组织重新获得丰富的氧供和营养，使脑的能量代谢得到改善，产生更多的 ATP，加速受损脑组织的修复和脑功能的恢复。高压氧治疗脑瘫患儿智力障碍取得了良好的效果，国内报道较多。

3. 参与训练　语言及社会交往技能训练等行为疗法可改善脑瘫患儿的认知和生活能力。培训家庭成员与患儿共处的家庭治疗，可以将教育康复融入家庭生活中，对改善智力发育障碍也有一定的帮助。

4. 早期干预，综合康复　学习障碍提倡综合康复治疗，越早治疗效果越好。①感觉统合训练可增强注意力、集中力、组织能力、自我控制能力、学习能力、概括和推理能力，并能增强其自信心；②引导式教育可使患儿将各方面的障碍整合起来，应用丰富多彩的内容和手段，鼓励患儿参与并激发患儿主动参与的意愿，从而促进认知、运动、智力、言语以及学习等功能的改善，促进患儿身心的健康发育；③游戏能够促进儿童情绪和大脑的发展，改善沟通和理解能力，提高儿童的注意力和学习能力；④音乐和阅读训练可以提高脑瘫患儿的领悟力，以及对声音和音节的处理能力，直接提高阅读技巧和理解力；⑤心理治疗可改善脑瘫患儿的焦虑等心理问题，以接纳、理解、支持和鼓励为主，增强其自信心和学习动力，提高学习能力。

（二）癫痫

脑瘫常共患癫痫，研究报道其发病率存在很大差异，最低为 15%，高者可达 60%，可能与调查的范围、层次和样本有关。临床资料证明，脑瘫患儿合并癫痫多继发于新生儿痉挛。综合各类报道，婴幼儿脑瘫合并癫痫的发病率为 20%～30%，尤以重度智力障碍和痉挛型四肢瘫痪的发病率最高，各种类型脑瘫癫痫的比率也不同，偏瘫患儿为 27%～40%，痉挛型双瘫患儿为 16%～27%，四肢瘫患儿为 50%～90%，肌张力低下型患儿为 32%，不随意运动型为 11%。脑瘫患儿合并癫痫初发年龄与非脑瘫患儿有明显不同，前者发病明显早，95%以上小于 1 岁即可发病，极少 6 岁以上发病；后者则 95%以上为 6 岁以后发病。

根据癫痫发作的国内分类法（1985），脑瘫患儿合并癫痫的表现以全身强直阵挛发作持续状态（惊厥）最为多见，其次为肌阵挛发作，再次为精神症状发作。癫痫对脑瘫的重症程度有明显的影响，合并癫痫的脑瘫患儿中存在语言障碍、精神发育迟滞、肌肉骨骼系统障碍、步行困难等的比例明显高于无癫痫组。

癫痫首选的治疗手段仍是抗癫痫药物，根据癫痫的发作类型分别选用丙戊酸钠、拉莫三嗪、左乙拉西坦、奥卡西平、卡马西平和氯硝西泮等药物，尽量采用单药治疗，单药治疗无效时采用联合药物治疗。对于药物治疗无效的难治性癫痫，可选用手术、特殊（生酮）饮食和迷走神经刺激术等。此类患儿长期的综合治疗和社会功能康复是其获得理想预后、走出阴影、融入社会的必然途径。

（三）视听功能障碍

脑瘫常伴有斜视及视功能障碍，研究者调查2 000名脑瘫患儿，其中眼病发病率为23.2%。Zafeiriu等的资料显示视觉障碍占38.9%，其中以内斜视最为多见。卢庆春等调查1 027例脑瘫患儿，其中视力障碍174例，占16.9%；斜视151例，占14.7%。此外，在脑瘫合并癫痫的患儿中出现视、听觉障碍的比例分别为42.1%与19.1%。脑瘫的诊断，尤其是早期诊断时一定要注意发现患儿视功能的障碍。视功能障碍主要表现为内、外斜视，视神经萎缩，动眼神经麻痹，眼球震颤及皮质盲（chronic cortical visual impairment）。根据Huo等报告的结果，皮质盲在小儿眼科就诊中占2.4%，其主要原因是围产期的缺氧、脑血管障碍、脑膜炎以及后天的缺氧症等。脑瘫患儿视功能障碍是一个较为普遍的问题，斜视会给患儿的日常生活带来诸多不便，由斜视引起的弱视也严重影响患儿的视力。此外，屈光不正、远视等伴随眼疾也困扰着患儿，因此要及早发现视力障碍，纠正不正常的头位姿势，防止斜视，纠正斜视，对严重眼疾患儿应及时到专科医院诊治。

视觉发育的关键期在出生后4~5年，丰富的视觉经验对视觉功能发育极其重要，也对脑发育具有重要的意义。检查患儿的追视、注视、与大人的视觉交流情况、对光线刺激的反应、视觉诱发电位及角膜和眼底等，有助于脑瘫患儿视觉障碍的诊断。反复利用不同强度的光线以及不同大小、颜色的玩具，可有效训练患儿的追视能力和视反应速度以及手、眼、脑的空间联合感知和协调能力，促进视觉发育和脑发育。

听功能障碍可分末梢性和中枢性，脑瘫患儿多见末梢性，其发病原因可能与胎内先天性感染、围生期窒息、新生儿核黄疸、脑膜炎以及头颅外伤有关。Morris等调查学龄前和学龄期脑瘫患儿276名，其中19%有感音性听力障碍。听觉障碍多由核黄疸引起，不随意运动型脑瘫听力障碍最多，由于核黄疸造成耳蜗蜗壳病变，多为高音区耳聋，也有一部分语言障碍的患儿为中枢性耳聋。听力障碍患儿康复的最重要时期是3~6岁，而在这一时期有25%~50%的患儿未被确诊，因此对听力障碍的筛查是相当重要的。

（四）营养管理

脑瘫患儿常伴有营养问题，原因包括肌力障碍、无法自主进食、心理障碍等，其中最主要和常见的因素是饮食困难，这在婴儿期表现为吸吮困难，稍大后表现为咀嚼困难和吞咽困难。正常儿童的喉部能使空气顺畅地进入气管和肺，使食物进入食管和胃。但是脑瘫患儿的此项功能不健全，很容易引起呛食。同时，食物或液体进入气管和肺会带入细菌，引起肺部的反复感染。此外，脑瘫患儿常常出现胃中食物反流的现象，由于胃酸的长期反流导致食管壁的损伤而产生疼痛，最终造成拒食和营养不良。这不仅会引起脑瘫患儿生长发育滞后、免疫力降低，而且会进一步影响呼吸和吞咽肌力以及大脑的功能，使身体功能逐渐恶化，增加了患儿的死亡率。综上所述，脑瘫患儿的营养管理尤为重要。营养管理应从营养筛查开始，对于有营养不良风险的患儿则需进行详细的营养评估和准确的诊断，然后进行营养干预和不断的疗效评价，形成一个循环往复的过程。

营养管理的核心是营养评估。脑瘫患儿的病情多变，需要评估的内容也较为复杂，除了疾病情况、康复治疗手段、药物的相互作用外，更应该关注患儿自身的营养状况，包括生长发育、进食情况和胃肠道反应等。身高、体重的测量是生长发育评估的基础，但不够充分。生长发育曲线，尤其是脑瘫患儿特殊生长曲线联合正常儿童生长曲线的使用，可以更加准确地估计患儿的生长发育情况以及后续营养干预对其的可能改善作用。进食情况主要关注以下几个方面：①进食的量和时长；②食物的种类和质地；③进食是否需要协助；④胃排空的速度，是否出现呕吐、腹泻、腹胀等。这些均提示患儿可能存在吞咽功能障碍、胃肠道消化功能障碍，导致营养摄入不足，需要人工喂养的支持。营养干预是营养管理的主要手段，根据患儿的评估结果和病情，可给予普通膳食调整、口服营养补充剂、肠内管饲营养等方案补充必需的蛋白质和热量。需要注意的是，痉挛型的脑瘫患儿，其肌张力高，代谢快，热量需求大，而其他类型的脑瘫患儿肌张力不全或低下，代谢慢，热量需求小，要根据不同的情况和个体差异，采取不同的干预措施。此外，还要预防再喂养综合征的发生，即在长期饥饿后提供再喂养所引起的、与代谢异常相关的一组表现，包括严重的水电解质失衡、葡萄糖耐受性下降和维生素缺乏等。一旦出现，要缓慢增加能量供给，补充电解质、维生素和矿物质。

（五）心理行为障碍

脑瘫患儿的心理行为异常较为普遍，其中情绪异常最为常见，社会适应异常对患儿及家长的生存质量影响最为显著。因此，帮助家长认识孩子的情绪和行为问题，创造和谐的家庭环境及重视培养孩子的良好情绪和行为是非常重要的。此外，有的患儿会出现自残行为，如咬自己的指甲，剥自己的皮肤，以头撞墙等，还有的会出现暴力倾向。这些症状多发生于10岁以上的脑瘫患儿，以运动能力低下儿中出现为多。自伤和他伤行为与交流能力低下密切相关，大多因语言障碍而不能表达自己的要求，不能与他人交谈所致。医生和家长要注意观察患儿的行为，防止意外伤害，同时要积极矫治，避免症状加重。婴儿期要注意培养其良好的情绪和行为，促进更多潜能的发展；学龄前期要帮助患儿认识自己的身体状况，鼓励其多与正常儿童交往，扮演不同的角色，摆脱忧虑及恐惧；学龄期和少年期要帮助其解决学习、独立活动和就业等问题，严重者需看心理医师或到专业机构进行行为矫正治疗。

（六）髋关节脱位

脑瘫患儿因步行能力较差，固定髋臼的韧带和肌肉得不到足够的锻炼，对股骨头的稳定性不足；或因肌张力异常，使髋关节周围肌肉控制不协调，长期内收肌肌张力增高，臀中肌、髂腰肌肌力和肌张力低下，会引起髋关节内收，股骨头被牵引向外而出现髋关节半脱位。脑瘫患儿的病情越严重，髋关节半脱位的发生率越高，如得不到及时的矫治，最终将导致髋关节全脱位。可通过MP的测定来分析脑瘫患儿发生髋关节脱位的风险。MP>33%认为髋关节半脱位，MP>50%认为髋关节全脱。脑瘫患儿的MP接近33%应及时手术，小于1岁的患儿可在手法复位后佩戴髋关节外展矫形器3个月，能有效稳定髋关节，保持复位状态。髋关节半脱位也可应用药物预防或延缓其发生，如A型肉毒毒素注射内收肌可缓解痉挛、纠正双下肢内旋、剪刀步态，预防或延迟髋关节脱位的发生。此外，水疗、按摩、蜡疗、牵伸内收肌及臀中肌的肌力训练可治疗和预防肌腱挛缩，对抗股内收肌痉挛，预防髋关节脱位。

（王文达　徐开寿）

第四节　康复结局

一、脑性瘫痪的康复途径

（一）医院康复

研究显示，脑瘫院内康复治疗单元是有效的治疗模式，它较普通病房的常规康复能明显降低脑瘫的致残率，还提供了组织协调多个脑瘫相关学科参与的评价和医疗服务。在组织化的康复机构中，经验丰富的医务人员、更好的服务协作以及更早的介入干预都是脑瘫康复的重要因素。院内康复单元为脑瘫患儿提供药物治疗、肢体功能训练、言语训练、生活活动训练、认知训练、心理治疗和健康教育，既是脑瘫住院患儿医疗管理的有效模式，又是提高康复疗效的健全系统。

（二）家庭康复

家庭康复的形式包括患儿出院后的家庭康复模式、家长参与住院患儿的康复模式、上门指导家长的康复模式。家庭康复的方法包括家庭粗大运动训练法、家庭日常生活动作训练法、家庭按摩法等。研究表明，家庭环境设置及家庭经济状况会影响患儿的运动能力和使用辅助用具的情况；家庭康复训练对粗大运动功能的改善效果显著。

（三）社区康复

社区康复可通过指导家长进行运动训练，进食、更衣、如厕等日常生活自理训练，对言语功能障碍的患儿进行言语训练，培养患儿与正常儿童共同游戏、交往，享有同等受教育的机会，培养其社会适应能力，引导其参与社会活动，最终实现回归社会。目前国内外的社区康复内容主要有医疗康复、教育康复、职业康复和社会康复等。研究认为，对脑瘫患儿进行社区引导式康复训练，包括异常姿势控制训练、语言功能训练、运动功能训练及认知功能训练，能有效促进患儿的功能康复。

（四）教育康复

教育与康复相辅相成，只有将教育与康复训练结合起来，帮助脑瘫患儿克服躯体和社会心理适应上的困难，才能在降低他们障碍的同时充分挖掘出他们的各种潜能，促进其身心最大限度地发展，以使其最大可能地参与社会，真正体现教育"以学生的需要和发展为本"。国外学者通过单盲或双盲随机对照研究证实，在特殊教育学校，对学龄期脑瘫患儿进行康复训练，能提高其肌力、粗大运动能力、独立性及认知能力。

二、脑瘫的预后

脑瘫患儿的预后与以下因素有关：

1. 脑损伤的程度　如重症脑瘫患儿由于运动功能障碍严重、进食困难、身体虚弱，加之合并有一种或多种并发症，预后往往较轻症脑瘫差。

2. 早期发现和干预　脑瘫的早期发现和早期干预是抑制异常运动发育、促进正常运动发育、防止挛缩和畸形的关键。因此，脑瘫的早期诊疗和控制并发症可以取得最佳的康复治疗效果，预后也相对较好。

3. 康复治疗　脑瘫的康复应采取正确的康复治疗方法，并做到持之以恒。不应迷信于某种治疗方法，如"一次手术解决终身问题"的说法是不科学和不实事求是的。康复治疗的方法不得当，可能产生适得其反的效果，加重病情。做好脑瘫的三级预防和并发症、继发损伤的预防，对于脑瘫的预后十分重要。

4. 社会因素　脑瘫患儿自身和家庭成员在内的全社会对残疾和康复的认识，对其康复效果以及将来能否真正回归社会，成为主流社会成员十分重要。脑瘫的预后与是否开展社区康复，能否将医疗康复、教育康复、职业康复和社会康复有机结合直接相关。当然，脑瘫的预后还与家庭的文化、经济状况、社会的发展水平有关。

（王文达　徐开寿）

第三十一章　脑卒中康复

第一节　概　　述

一、概念

脑卒中(stroke)是一组急性起病的脑循环障碍性疾病,以起病急骤、出现局灶性神经功能缺损为特征。脑卒中大致分为出血性(脑出血、蛛网膜下腔出血)和缺血性(短暂性脑缺血发作、脑血栓形成、脑梗死)两大类。此病的特点是脑受损症状的局灶性,不论缺血或出血,都与脑血管的分布及病变的好发部位密切相关。起病急骤,常在数秒、数分、数小时,最多1~2天内脑损害症状达高峰。高血压、动脉粥样硬化、心脏病、糖尿病、血液病、血液流变学异常、不良生活习惯、高血脂等是本病的危险因素。

脑卒中是中老年人的一种多发病,其患病率及致残率均高,是威胁人类健康的最严重疾病之一。不但给患者本人,也给家庭、社会带来沉重负担。脑卒中康复的目的就是尽可能使患者在生理上、精神上和社会功能上的障碍恢复到较好的水平。

二、脑卒中的危险因素

脑卒中的危险因素可分为可干预性和不可干预性两类,可干预性危险因素包括高血压、心脏病、糖尿病、血脂异常、高同型半胱氨酸血症、动脉粥样硬化、吸烟、酗酒、肥胖、体力活动减少等;不可干预性危险因素包括年龄、性别、种族、遗传因素等。

1. 高血压　高血压已被公认是脑卒中(包括出血性和缺血性卒中)最重要的危险因素,而且血压的收缩压和舒张压的增高均与脑卒中危险性增高成正相关。脑与大多数器官不同,几乎任何形式的脑卒中最终都会影响脑血液循环,从而引起该脑区功能障碍。而脑功能障碍或脑血液循环的变化也常使降压治疗复杂化,尤其是老年患者。因此,必须了解高血压对脑血液循环的影响,这对调整血压、控制脑卒中的发病率很有临床价值。心脏为血液循环提供动力,外周小动脉的张力调节动脉压力。正常情况下,血压升高时脑血管收缩,血压降低时脑血管扩张,依靠这种自动调节过程,保持脑血流的相对稳定。血压明显升高时,引起脑血管过度调节反应,表现为脑小动脉痉挛,毛细血管床的血流量减少,引起脑缺血,甚至可以发生微梗死。血压骤然升高达到一定程度,且持续时间较长时,可使血管的自动调节功能丧失,造成过度灌流,毛细血管内压力增高,毛细血管壁通透性增强,甚至毛细血管壁破裂,引起脑实质内点状或块状出血。

2. 高血糖　糖尿病是脑卒中的危险因素之一,高血糖状态对脑卒中的病情程度及预后有显著的影响。临床研究表明,伴有糖尿病或高血糖的脑卒中患者,可增加脑卒中的发病率,加重脑水肿,使血脑屏障受到损害,预后不佳。糖尿病患者发生脑梗死的发病率高,预后往往不佳,其原因是糖尿病不仅会引起微血管病变,也可引起大血管的病变。

(1) 微血管病变:糖尿病时血浆糖蛋白浓度增高,如α-酸糖蛋白浓度增高,补体、纤维蛋白、血浆酮蓝蛋白、肝球蛋白以及C反应蛋白的浓度亦增高,这些成分经常相互结合,使血浆黏稠度升高,易形成微小凝集物,而引起毛细血管闭塞。糖尿病时动脉内皮细胞损害,易于过早地发生动脉粥样硬化,致使动脉内皮细胞前列腺环素合成减少,可引起血小板微血栓发病率增高。

（2）大血管病变：糖尿病引起动脉粥样硬化时常首先损伤动脉内皮细胞。血小板在内皮细胞损伤处聚集，形成血小板及白色血栓，同时发生释放反应，释出ADP、5-羟色胺、儿茶酚胺、花生四烯酸、前列腺素G_2，并能合成血栓烷A_2，这些物质可使血小板强烈聚集，并使血管收缩，促使血栓形成。

3. 高血脂 血脂异常易发生动脉粥样硬化，脂质代谢障碍和血管内膜损伤被认为是动脉粥样硬化最早和最主要的始动原因。充分了解血浆脂蛋白系统在动脉粥样硬化发生过程中所起的作用，对预防脑卒中有着重要的临床价值。高血脂时体内自由基清除剂如超氧化物歧化酶等活性降低，产生大量的脂质过氧化物，引起前列腺环素/血栓素A_2失调，血小板聚集性增强，并增加凝血活性。这些因素又相互影响，损伤血管内皮细胞，刺激平滑肌细胞增生，从而形成了动脉粥样硬化。

总胆固醇和甘油三酯增高与脑卒中的发生均有密切关系，若高血脂合并高血压、冠心病，则容易发生颅内、外动脉粥样硬化，并使血液黏稠度增高，易发生缺血性卒中。脂蛋白与脑卒中的关系亦密切，极低密度脂蛋白和低密度脂蛋白是极为重要的致动脉粥样硬化脂蛋白。高密度脂蛋白是一种抗动脉粥样硬化的脂蛋白，可起“清道夫”的作用，能把周围组织内蓄积的脂质递转到肝脏进行代谢。

4. 血液流变学改变 血液流变学是研究血液流动和变形的科学。影响血液流变的因素包括红细胞压积、全血黏度、血浆比黏度、红细胞电泳时间、血沉和纤维蛋白原等。这些项目的变化可直接影响血液的流动性、黏滞性和凝固性，其变化超出正常范围就可能引起脑卒中。

红细胞压积、全血黏度、血浆比黏度、纤维蛋白原含量均增高，红细胞电泳时间延长，多见于缺血性卒中。血液流变学各项指标的升高，约见于3/4缺血性卒中患者。反之，上述各项血液流变学指标降低，红细胞电泳时间缩短，可发生出血性卒中。约有1/4的出血性卒中患者出现红细胞压积和全血黏度降低。因此，研究和测定血液的流动性和黏滞性，对脑卒中的诊断、防治和病因的研究有一定价值。

5. 凝血因子变化 ①依赖维生素K的凝血因子：凝血酶原因子Ⅱ、因子Ⅶ、因子Ⅸ、因子Ⅹ。②接触因子：因子Ⅻ、因子Ⅺ、激肽释放酶原、高分子激肽原。③对凝血酶敏感的凝血因子：纤维蛋白原、因子Ⅴ、因子Ⅷ。这些物质除可参与血栓形成外，当凝血因子增高，凝血因子被激活或促凝因子进入血液循环以及异常纤维蛋白原血症时，还可促进血栓形成。

凝血系统包括凝血和抗凝两方面，是维持血液的液流状态和防止血液丢失的重要环节，是多种因子参与的复杂的生理过程，一旦由于某些原因使凝血和抗凝血平衡发生障碍，就可能发生出血或梗死。例如凝血因子增高或凝血因子被激活，或促凝因子进入血液循环，便可引起血液凝固性增高，促发血栓形成。

6. 颈内动脉病变 颈内动脉病变是缺血性卒中的主要危险因素之一，多由于颈内动脉狭窄而引起脑缺血。颈内动脉粥样硬化斑块，表面粗糙和溃疡形成处是脑栓子的重要来源地。血流在狭窄段可形成湍流，使血小板、红细胞和内皮细胞进一步发生损伤，使血小板发生释放反应，故动脉狭窄段的湍流有利于形成血栓。颈内动脉狭窄引起缺血性卒中有以下两种学说：①微血栓栓塞。颈内动脉分叉处是粥样硬化的好发部位，当颈内动脉严重狭窄时，粥样斑块可以脱落成为微栓子阻塞远端脑动脉，临床上便可出现短暂性脑缺血发作（TIA）或脑梗死。②血流动力性末梢低灌注。当颈内动脉狭窄到一定程度时，可引起血流动力学的改变，造成末梢灌注压逐渐下降，最后由于失代偿而引起末梢低灌流，在侧支循环不良或动脉压突然下降时，原已存在的远端低灌流情况可突然引起缺血性卒中。

三、脑血液循环的病理生理

1. 脑血液循环的神经调节 肾上腺素能神经纤维经交感神经节的纤维沿颈动脉周围进入颅腔，分布于大脑前动脉和大脑中动脉；颈交感链发出的纤维沿椎动脉进入颅腔，分布于椎动脉。肾上腺素能的交感神经亦走行于脑实质中，并支配脑实质。胆碱能副交感神经纤维经面神经的岩浅大神经至颈内动脉，沿脑外血管的分支分布，使血管扩张。有研究已初步证实，脑内血管中存在胆碱能神经纤维，但其来源尚不清楚。脑血管的神经调节：肾上腺素能受体分为α和β两种受体，α受体对血管具有收缩功能，β受体对血管起扩张作用。

2. 脑血液循环的体液调节

（1）二氧化碳：脑的小动脉对动脉血中的二氧化碳分压的变化很敏感，二氧化碳使血管舒张，脑血流量增加。但脑血流量降低时，血管壁对二氧化碳的作用减弱或消失。低血压引起组织缺氧，组织内的血管扩张，二氧化碳不能使已扩张的血管再扩张而增加脑血流量，反而使正常组织血管扩张，使血液由病变区向正常区分流，形成所谓的脑内盗血现象。

（2）氧：氧分压降低时，脑血管扩张，这与二氧化碳分压增高的原理相似，氧分压升高时脑血管收缩，脑血流量减少，使组织免于氧中毒的发生。

（3）酸碱度：当呼吸功能不全时，氢离子和碳酸氢根离子浓度增加，发生呼吸性酸中毒，脑血管扩张，脑血流量增加。呼吸性碱中毒时，脑血管收缩，脑血流量降低。代谢性酸中毒时，组织中酸性代谢产物堆积，可引起毛细血管麻痹，产生淤血和过度灌流。应用过度通气的方法排出更多的二氧化碳，减少组织和血液中的碳酸氢根浓度，以减轻脑组织的淤血和过度灌流现象。

3. 侧支循环和盗血现象

（1）颅内动脉吻合：①颅底动脉环。通过左右后交通动脉与颈内动脉和大脑后动脉联系，沟通两侧颈动脉与椎-基底动脉系统的血液循环；又通过前交通动脉沟通左右颈动脉系统的血液供应。前交通动脉和后交通动脉是颅内血管发生侧支代偿的主要途径。②大脑半球内的血管吻合。在一侧大脑半球内，大脑前动脉与大脑中动脉，大脑中动脉与大脑后动脉，大脑前动脉与大脑后动脉之间有着丰富的吻合支。

（2）盗血现象

1）脑内盗血：梗死区的血管不能被血管扩张剂所扩张，而梗死区周围正常脑组织内的血管却能被血管扩张剂所扩张。此时如应用血管扩张剂，可使正常脑组织的血管扩张，梗死区的血液流入到正常的脑组织中去，加重脑梗死部位的缺血，这一现象称为脑内的盗血现象。

2）脑外盗血：①颈-颈型盗血，指一侧颈动脉阻塞后，健侧血流通过前交通动脉进行代偿。此时健侧原有的血管床灌注较差，则分流后可产生盗血而引起神经症状。②锁骨下动脉盗血综合征，锁骨下动脉是供应脑、脊髓、胸背、上肢等部分血液的主要大血管。当它在分出供应大脑血液的椎动脉前发生大部或全部闭塞时，由于虹吸作用，引起患侧椎动脉血液逆流，另一侧椎动脉的血液也被部分"盗取"过来，进入患侧锁骨下动脉供应上肢，以致产生脑部和患侧上肢的缺血症状。③椎-基底动脉盗血综合征，椎动脉是一支供应脑部血液的主要血管。当它发生闭塞时，特别是左右两侧椎动脉都闭塞时，一般可以通过血管网络从颈内动脉系统"盗血"。如果脑内血管网络健全，脑动脉又无弥漫性疾病，患者可无症状。如果颈内动脉的血液供应本身有问题，不能满足椎动脉"盗血"时，患者可出现轻度偏瘫、失语等脑供血不足的症状。

4. 缺血和缺氧　脑动脉硬化致脑血液灌注量不足时，可出现脑缺氧。正常组织进行功能活动时，完全依赖正常血糖的供应进行着动态平衡的合成和分解代谢过程。如果发生脑供血不足，同时伴有呼吸功能障碍时，血液中氧分压过低，就会引起脑组织的缺氧状态。脑血管闭塞后，梗死区氧和能量物质迅速耗尽，出现无氧代谢酸中毒，血管扩张，局部血流量增加。另外，组织渗透性增强可使大量水、盐和大分子物质渗出到细胞外，形成缺血性水肿，是组织损害的征象。

四、临床诊断

（一）急诊诊断

脑卒中的治疗备受内科、外科、康复科的关注。脑卒中是常见的急症，在急诊时即应尽快采集病史、完成必要的检查、做出正确诊断、及时进行抢救或收住院治疗。关于发病时间的信息尤其重要，因为这关系到急诊治疗方法（如溶栓）的选择。脑卒中发病后能否及时送到医院进行救治，是能否达到最好救治效果的关键。缺血性卒中成功治疗的时间窗非常短暂（3~6小时）。

1. 病史采集和体格检查　尽快进行病史采集和体格检查，以免延误治疗时间窗。当具有脑卒中危险因素者突然出现下述表现时，高度怀疑脑卒中。

（1）病史：是诊断的重要依据。典型者是突然发病，迅速进展的脑部受损的征象，如意识障碍、局灶体征。脑卒中的常见症状：①症状突然发生。②一侧肢体无力、笨拙、沉重或麻木。③一侧面部麻木或口角歪斜。④说话不清或理解语言困难。⑤双眼向一侧凝视。⑥一侧或双眼视力丧失或模糊。⑦视物旋转或平衡障碍。⑧出现既往少见的严重头痛、呕吐。⑨上述症状伴意识障碍或抽搐。

(2) 神经系统检查:重点是发现脑部受损征象,如偏瘫、失语、意识障碍、颅内高压、脑膜刺激征等。同时应排除其他系统疾病。

2. 诊断分析步骤 包括以下几个方面:

(1) 是卒中还是其他疾病:重视发病形式、发病时间,同时注意排除脑外伤、中毒、癫痫后状态、瘤卒中、高血压脑病、低血糖昏迷、高血糖昏迷、脑部炎症以及躯体重要脏器功能严重障碍引起的脑部病变。

(2) 是哪一类型的卒中:是出血性还是缺血性卒中,根据起病方式、临床表现结合必要的影像学检查来确定。除非有其他原因不能检查或患者条件不允许搬动,所有疑为卒中的患者都应尽快进行头部影像学检查,观察有无脑梗死、脑出血或蛛网膜下腔出血。

(3) 缺血性卒中者是否有溶栓治疗指征:脑梗死患者进行溶栓之前必须进行相应的影像学检查。

(二) 脑梗死临床诊断

本病包括脑血栓形成和脑栓塞。脑血栓形成好发于中年以后,男性多于女性。起病前多有前驱症状:头痛、眩晕、短暂性肢体麻木、无力,大约25%的患者有短暂性脑缺血发作史。既往可有高血压、糖尿病等病史。起病较缓慢,多于清晨或夜间醒来发现偏瘫、失语等。多数患者发病时意识清楚,或有轻度的意识障碍,恢复亦较快。血压改变不大,通常急性颅内压增高症状不明显。基底动脉、部分颈内动脉、大脑中动脉完全闭塞的患者,可出现意识障碍、抽搐、头痛、呕吐等症状。脑梗死面积较大,临床症状与脑出血相似。脑栓塞可发生在任何年龄,但以中青年居多,男女发病率无明显差别。起病急骤,多于数秒或几分钟症状达高峰,活动或休息状态下均可发病。临床检查除有脑血栓形成的症状外,还有心脏的异常症状和体征。

不同的脑动脉闭塞可有不同的临床症状和定位体征,临床常见的脑动脉闭塞有以下几种:

1. 颈内动脉闭塞的临床表现 突然发生闭塞,则可表现一侧视力丧失,同侧霍纳(Horner)综合征和对侧肢体瘫痪,对侧感觉障碍及对侧同向偏盲;主侧半球受累可有运动性失语;少数患者可出现昏迷。若颅底动脉环血运正常,颈内动脉闭塞亦可不出现任何症状。

2. 大脑中动脉闭塞的临床表现 大脑中动脉及其分支是最易发生闭塞的血管。根据分支的不同,表现不同。①主干闭塞表现为对侧偏瘫、偏身感觉障碍和偏盲(三偏征),主侧半球主干闭塞可有失语、失写和失读;②大脑中动脉深穿支或豆纹动脉闭塞可引起对侧偏瘫,上、下肢瘫痪程度一致,一般无偏身感觉障碍或同向偏盲;③大脑中动脉各皮质支闭塞可分别引起运动性失语、感觉性失语、失读、失写、失用,对侧偏瘫则以面部及上肢为重;非主侧半球皮质支闭塞可引起感觉忽略及体象障碍。

3. 大脑前动脉闭塞的临床表现 大脑前动脉主要供应大脑内侧面前3/4皮质,包括旁中央小叶、额叶和顶叶凸面上部宽约25mm的一个区域的血供,向后达顶枕裂,其深支Heubner动脉供应尾状核的下部,壳核前下部,苍白球的前部以及内囊前肢的一部分,好发部位多在前交通动脉后的大脑前动脉近心端,闭塞时出现对侧肢体瘫痪,下肢重于上肢,感觉障碍,中枢性面舌瘫较轻;若旁中央小叶受累,可有尿失禁,并有精神症状出现,如情感淡漠、欣快、强握、摸索反射;深穿支闭塞出现对侧偏瘫,以上肢近端为主,伴有中枢性面舌瘫。主侧半球受累可有运动性失语。

4. 大脑后动脉闭塞的临床表现 大脑后动脉与大脑前、中动脉之间有广泛的吻合,一般不易出现全部供血区的梗死。但由于该动脉供血范围内结构复杂,故临床表现多样。

大脑后动脉中央支闭塞可出现以下综合征:①Weber氏综合征(大脑脚底综合征),表现为病侧动眼神经麻痹与对侧偏瘫(包括中枢性面瘫、舌瘫及上下肢瘫),此乃中脑支旁正中动脉阻塞,致大脑脚内侧梗死,损害了动眼神经传出纤维与锥体束的结果。②Benedikt综合征,表现为病侧动眼神经麻痹与对侧锥体外系症候如半身舞蹈,徐动或静止性震颤,伴肌张力增高与运动减少,此乃基底动脉脚间支或大脑后动脉阻塞,或两者均阻塞,损害了动眼神经、黑质或红核的结果。③Parinaud综合征(中脑顶盖综合征),表现为双眼上视不能,伴会聚麻痹,此乃四叠体动脉或中脑支长周边动脉阻塞,损害了顶盖区与上下丘的结果。④Claud综合征(中脑背侧综合征),表现为病侧动眼神经麻痹及对侧肢体共济失调,若伴有对侧偏身感觉障碍,则称为"红核丘脑综合征",此乃后内侧中央支阻塞,损害了动眼神经、红核或脊髓丘脑束的结果。⑤丘脑综合征,第一个表现为对侧肢体感觉障碍,以深感觉最重,实体觉次之,浅感觉最轻,常伴感觉过度现象,此乃丘脑腹后外侧核受累之故。第二个表现为剧烈自发性疼痛,可能是腹后外侧核从皮质抑制下释放的结果。第三个表现为对侧轻度共济失调，乃丘脑外侧核梗死损害了结合臂终末纤维之故。第四个表现为舞蹈样或手足徐动症，乃苍白球-丘脑纤维受损之故。⑥双侧丘脑旁正中综合征，急性发病，深度木僵或昏迷，持续数小时或数天后发展为淡漠、无欲状态伴嗜睡。部分患者先出现短暂性复视，然后意识丧失。神志清醒后最常见最显著的特征为遗忘虚构综合征，即 Korsakoff 综合征，患者有顺行与逆行性遗忘，伴语言性或非语言性记忆障碍与虚构。另外有淡漠无欲，洞察力丧失及注意力不集中。同时有眼球运动异常，表现为垂直凝视麻痹，尤其是下视麻痹伴会聚障碍。

大脑后动脉皮质支闭塞：主要表现为急性发作的记忆缺失与视野缺损。

5. 基底动脉闭塞的临床表现　基底动脉闭塞最常见的部位是旁中央支供血的脑桥基底部与中线两侧。单纯基底动脉闭塞 50%~80% 是因为椎动脉远端的血栓伸延到前者的近端，引起的梗死灶主要在脑桥、中脑、丘脑及枕叶。少数起病急骤者常突然昏迷、四肢瘫痪，多数在 2~4 天内死亡，少数在 6~8 天内死亡，也可致猝死。更多见的情况是亚急性发病，呈台阶式进展，前驱症状为眩晕、恶心、呕吐、面瘫、吞咽困难、复视、眼肌麻痹、视力障碍、猝倒或短暂性意识丧失，病情缓慢进展者临终前才进入昏迷。

基底动脉闭塞的临床表现极为复杂，有以下基本诊断条件：①四肢瘫伴假性延髓麻痹，系双侧锥体束受累所致；②出现眩晕、吞咽困难、构音不全、面肌无力、复视与眼肌麻痹、面部与口周感觉障碍等脑干症状与体征。其中以眩晕最常见，是因为内听动脉供血的前庭核对缺血最敏感；③瞳孔极度缩小或忽大忽小，系中脑网状结构交感神经纤维受累所致；④意识丧失或缄默症，系脑干被盖部网状结构损伤的结果；⑤体温骤升、相对缓脉、呼吸心跳不规则，系脑干生命中枢缺血反应；⑥猝倒发作，患者突然倒地，能很快站起，无意识丧失，系网状脊髓束突然缺血使双下肢伸肌张力骤降的表现；⑦短暂完全性遗忘、精神错乱与痴呆，系边缘系统如乳头体、海马结构与穹隆缺血的表现；⑧皮质盲或视野缺损，系双侧大脑后动脉同时缺血或视放射后部缺血的表现；⑨临床上以各种脑桥综合征最多见，也可伴有中脑或延髓综合征。

6. 影像学表现

（1）CT 表现：脑梗死的 CT 表现主要为低密度改变，发病后即做 CT 检查可无低密度改变。低密度影一般于发病 24 小时以后方能显示出来，但也有发病 12 小时以后即可显影或发病数天后仍迟迟没有低密度改变者。CT 可以显示出梗死灶的部位、形状及大小。

梗死灶按其数目不同可分单发性脑梗死和多发性脑梗死。多发性脑梗死低密度灶可为新的，也可为陈旧性的。新的梗死灶边界不清，密度不均；陈旧性梗死灶则边缘清楚。按梗死灶的大小分为腔隙性脑梗死、中等脑梗死和巨大脑梗死。腔隙性梗死灶其直径在 1.5cm 以下，临床症状较轻，较单一；中等梗死灶直径在 1.6~4.5cm，临床症状明显；巨大梗死灶直径在 4.6cm 以上，多为跨脑叶梗死，常由动脉主干闭塞所引起，临床症状较重，多发生在基底节区或脑叶。出血性脑梗死为梗死的特殊类型，CT 显示在大片状低密度区的背景上出现高密度影，有明显的占位效应，但形状不规则，边缘不清楚，其密度较高血压性脑出血低。

CT 扫描发现的异常情况不能明确其部位、性质时，应做增强扫描。脑梗死几天后，病变即出现强化。2~3 周后，病变强化最明显，多呈脑回状强化。

（2）磁共振表现：脑梗死部位及附近组织结构的改变与 CT 大致相同。磁共振检查对脑梗死有明确的诊断意义。发病后 6 小时或更短时间内即可有阳性表现。由于缺血造成局部脑实质细胞毒素性水肿，水分增多，影响 T_1 和 T_2 时间，T_1 和 T_2 均延长。此时在 T_1 加权像上表现为低信号，T_2 加权像上表现为高信号，T_2 加权像便为敏感。6 小时后出现血管源性水肿，细胞死亡和血脑屏障破坏，约呈长 T_1 和长 T_2 信号，增强扫描时出现异常增强。偶尔可发现受阻血管内的血栓，表现为患侧血管通路闭塞或高信号的血栓位于血管内。出血性脑梗死多在 T_1 加权像上呈现略高或高信号影。对腔隙性梗死或 CT 检查阴性的脑梗死检出率较高。在表现脑梗死的转归方面，完全恢复者磁共振可正常，囊性变者 T_1 和 T_2 更长，即 T_1 加权像信号更低，T_2 加权像信号更高。

（3）数字减影血管造影表现：主要为脑血管的狭窄与闭塞性改变。这种异常变化的部位及形态各异，且常伴有侧支循环。

狭窄或梗死的部位：颈内动脉闭塞易发生在颈内动脉起始段与虹吸段；大脑前、中动脉闭塞易发生在动脉主干，是闭塞性改变最容易发生的部位；大脑后动脉、小脑后动脉和小脑后下动脉的闭塞易发生在动脉干上。

狭窄或闭塞的形态：动脉狭窄时，管壁不规则，凹凸不平，血管较细，分支血管减少。远端充盈延迟，显影时间延长，密度淡。动脉闭塞时，造影剂充盈突然中断，动脉中止，远端不显影。

侧支循环：脑血栓形成较慢时，可建立侧支循环。这种侧支循环的血管呈网状、迂曲状，或仅表现为血管增粗。血管通过各自的终末分支相互交通，侧支循环在头颅上的许多血管都可以建立。颈内动脉系统与颈外动脉系统之间，颈内动脉与椎动脉系统之间，同侧大脑前、中动脉之间，大脑前动脉或大脑中动脉与同侧大脑后动脉之间，都可出现侧支循环。脑血栓形成时，建立侧支循环者，临床症状较轻。动脉突然闭塞，尚未建立侧支循环者，临床症状较重。

（4）三维经颅多普勒表现：三维经颅多普勒检测栓塞的血管时，最主要的特征是被检测血管无血流信号，闭塞动脉近端血流速度减慢，远端无血流信号或出现逆向血流信号；①若闭塞的是大脑中动脉，则大脑前、后动脉应均有正常或速度稍快的血流信号。②若闭塞的是大脑前动脉近端，则可见一侧大脑前动脉血流方向逆转，同时对侧血流速度增快。做颈总动脉压迫试验，压迫同侧颈总动脉，大脑前动脉血流信号没有反应，压迫对侧颈总动脉，大脑前动脉血流速度明显下降。③若闭塞的是大脑后动脉近基底动脉处，则血流经后交通支逆流进入大脑后动脉，三维经颅多普勒可见逆向血流信号。④正常人群有15%左右颞窗缺如，即使颞窗通过性很好，仍有一部分人大脑前动脉、大脑后动脉走行变异，还有技术原因，都可造成测不到血流信号。此时应严格、仔细、反复地检查，不能轻易做出血管闭塞的诊断，还应同时结合临床症状。⑤对于较远端的动脉分支病变，三维多普勒检出率低。⑥脑血栓和脑栓塞同样表现为血管闭塞，不同的只是脑血栓一般表现为全脑血管血流速度慢、波形圆钝及动脉指数变大。脑栓塞的患者在心脏超声检查中可显示左房左室增大，心肌肥厚，回声增强，室壁运动减弱、不协调，并可显示左室心腔内心尖处有不规则高回声，附于左室壁上向心腔内突出，内部回声不均匀。

7. 诊断要点

（1）一般表现：多发生于60岁以上的老年人，常于安静状态下发病。既往有高血压、动脉硬化、糖尿病、高脂血症、脑动脉炎史，有频繁吸烟和饮酒历史，有短暂性脑缺血发作史。呈进行性卒中，也可表现为突然性卒中。全脑症状，可有头痛、呕吐、意识障碍，但程度较轻，生命体征多无异常改变，脑脊液检查正常。

（2）定位症状：分为颈内动脉系统和椎-基底动脉系统。

颈内动脉系统：病灶侧眼出现失明或一过性黑矇、霍纳征、颈内动脉搏动减弱或消失，颈部听诊可发现器质性血管杂音。病灶对侧出现偏瘫、偏身感觉障碍、偏盲。双眼凝视病灶侧，优势半球损害可出现失语。

椎-基底动脉系统：眩晕、呕吐、眼球震颤、部分颅神经麻痹、交叉瘫、交叉性感觉障碍、意识障碍。大脑后动脉闭塞可出现偏盲和记忆缺失，小脑后下动脉闭塞可出现延髓背外侧综合征。

（3）影像技术：CT扫描可显示出低密度灶，典型者呈扇形表现。该低密度灶的部位、范围与临床表现和血管分布一致。磁共振在 T_1 加权像呈现低信号，T_2 加权像表现为高信号。数字减影脑血管造影可显示出病变的部位和血管狭窄的程度。闭塞的动脉突然中断，远端不能充盈。

8. 鉴别诊断

（1）脑出血：轻型脑出血与脑血栓症状相似，也是多发生在50岁以上的中老年人，既往多有高血压或动脉硬化史。临床上突然出现偏瘫、失语等症状，但脑出血多有头痛、呕吐、嗜睡等症状。头颅CT扫描即可鉴别。

（2）高血压脑病：部分高血压脑病可有偏瘫症状。但头痛剧烈，血压明显升高，视乳头水肿，癫痫发作，降血压治疗后临床症状恢复较快。

（3）颅内占位性病变：颅内肿瘤、颅内血肿、脑脓肿等压迫颅内的血管，就可以突然发病，出现局限性神经功能缺失的症状，与脑血栓的表现相似。但颅内占位性病变多有头痛、呕吐或发热、外伤等病史，眼底检查可有视乳头水肿改变。腰穿脑脊液压力增高，蛋白含量增高。颅脑CT扫描、磁共振检查、数字减影脑血管造影等技术可以做出鉴别诊断。

（4）梅尼埃病：梅尼埃病可出现眩晕、呕吐、耳鸣、眼球震颤等症状，与椎基底动脉闭塞的表现相似；但梅尼埃病没有意识障碍、复视、构音障碍、交叉瘫、交叉性感觉障碍等症状，且发病年龄较轻。作颅脑CT、磁共振、数字减影脑血管造影检查后不难鉴别。

（三）脑出血临床诊断

高血压性脑出血发病年龄多在50岁以上，男性多于女性，多在活动状态下发病，特别是在血压骤然上升的情况下易于发生，如情绪激动、过度用力及排便等。部分患者于出血前数小时或数天有前驱症状，表现为头痛、头晕、嗜睡、肢体麻木、鼻衄。脑出血一般起病急骤，突然出现剧烈头痛、呕吐、偏瘫，意识障碍、失语及二便失禁。头痛主要出现在病灶侧，如血液穿破脑皮质，破入到蛛网膜下腔，可出现全头痛，伴有颅内压增高时以全头痛为主。病情较轻者，呕吐物一般为正常的胃内容物，病情较重时影响到丘脑下部，引起胃黏膜的急性溃疡和出血，呕吐咖啡样物。出现意识障碍时常常伴有二便失禁、面色潮红、大汗淋漓。呼吸深大伴有鼾声，系因软腭麻痹、舌向后倒、气道变窄、影响气体流通过的缘故。有的伴有体温升高或抽搐。

根据出血部位的不同，临床表现各异，为了确定治疗方案及判断预后，将常见部位脑出血的临床表现分述如下：

1. 壳核出血 是最常见的一种，占高血压性脑出血的半数以上。供应壳核的血管为豆纹动脉，该动脉管腔细小，由大脑中动脉呈直角发出，大脑中动脉又是颈内动脉的直接延续，血流量大，血管腔内压力较高，长期受高压血流的冲击易发生微型动脉瘤，造成破裂出血，因此豆纹动脉常被称为出血动脉。根据血肿发展方向的不同分为内侧型和外侧型出血。内侧型出血主要破坏内囊，出现偏瘫、偏身感觉障碍和偏盲，同时伴有双眼凝视病灶侧，如病变位于优势半球，则有失语、意识障碍。外侧型出血主要损害外囊，临床表现为偏瘫、失语，但症状明显轻于内侧型出血，常无意识障碍，或有轻度的意识障碍，死亡率低，预后好于内侧型出血。

2. 丘脑出血 临床表现为病灶对侧出现偏身感觉障碍、偏瘫；如为优势半球病变，则可出现失语。双眼球向上方运动受限，而向鼻尖部位注视。血液常破入到脑室系统。丘脑出血的偏身感觉障碍重于偏瘫。

3. 脑室出血 脑室出血分为原发性和继发性两种。原发性出血比较少见，系由脉络膜血管破裂，血液直接流入脑室所致。继发性脑室出血是由脑实质（如基底节区、小脑和脑桥等部位）的出血破入脑室系统所致。起病急骤，临床表现为短时间内进入昏迷状态、呕吐、大汗、面部充血、四肢瘫痪，可有强直性痉挛。双侧可引出病理征，脑膜刺激征阳性，并出现生命体征的变化，如出现高热，体温常在39℃以上。脉搏开始缓慢，逐渐变为快速。血压不稳定，若血压下降则表明病情危重。呼吸开始时深大，以后呼吸表浅、加快，节律不规则。

4. 脑叶出血 脑叶出血可发生于任何一个脑叶，如额叶、顶叶、颞叶、枕叶等。有时出血范围超出一个脑叶，血肿占据两个或三个脑叶，如额颞、额顶、顶枕、颞顶枕等。临床症状视出血的部位而定，主要出现头痛、呕吐、偏瘫、偏身感觉障碍、失语、精神症状、偏盲等。定位症状少，很少出现像内囊出血那样的典型三偏征。

5. 脑桥出血 脑桥出血分为原发性和继发性两类。原发性脑桥出血系由脑桥本身的病变所引起，继发性脑桥出血多由大脑半球出血累及脑桥所致。临床表现为突然剧烈头痛、头晕、呕吐、复视。出血量小、无意识障碍时，可出现交叉性瘫痪和交叉性感觉障碍，即病灶侧出现颅神经周围性瘫，面部呈核性分布的感觉障碍，病灶对侧出现肢体的中枢性瘫痪和颈以下的感觉障碍，双眼凝视瘫痪侧。若出血量较多，波及对侧，则迅速出现双侧颅神经和肢体瘫痪、深昏迷、瞳孔小如针尖、高热、呼吸不规则等。

6. 小脑出血 意识清楚者表现为突然头痛、头晕、频繁呕吐、构音障碍、步态不稳、眼震、共济失调、部分颅神经麻痹、锥体束征阳性等。小脑出血量较多时，常突然昏迷，迅速死亡。若开始较轻，之后会进行性加重，并出现昏迷和脑干受压的症状，此时若未及时治疗，就有死亡的危险。突然出现昏迷的小脑出血，常因意识障碍而掩盖其特征性的临床症状。

7. 影像学表现

（1）CT表现：颅脑CT可以清楚地显示出血的部位、范围及形态，血肿的周围有无水肿，脑室内或蛛网膜下腔是否有血液，中线结构是否向对侧移位。脑出血的急性期血肿呈高密度改变，血肿的周围为水肿带，呈低密度改变。基底节区出血易出现脑室受压、中线结构向对侧移位。

根据出血部位和出血量的不同，表现在不同的CT层面。脑干和小脑出血在第一、第二层面显示出高密度影像；基底节区、额叶、颞叶、枕叶出血在第六至第十层面显示出高密度影像；脑室系统出血在第一至第六层面显示出高密度影像。小量出血仅在一个层面上显示出来，大量出血可使多个层面出现高密度影。丘脑或尾状核头部出血，亦可穿破脑实质进入脑室，造成继发性脑室出血。

急性期的血肿一般为均匀一致的高密度影，随着时间的推移，血块逐渐液化吸收，CT 上显示高密度灶变小或为低密度灶。此时，原有的中线结构向对侧移位还会存在。进入恢复期后，小量出血吸收后可不留痕迹，大的血肿吸收后可遗留中风囊，CT 上显示为低密度影，边缘锐利。

增强检查：在血肿吸收期，由于血肿周围毛细血管丰富，肉芽组织增生或血脑屏障破坏而出现环形强化。

（2）磁共振表现：不同病期表现不同。

超急性期：脑出血后不超过 24 小时，T_1 加权像呈低信号或等信号，T_2 加权像呈高信号。

急性期：脑出血 2~7 天，T_1 加权像上血肿中心部呈低或等信号而周边部呈高信号，T_2 加权像上呈低信号，因为此期的血肿成分主要以细胞内脱氧血红蛋白为主，并有一部分转化为细胞内正铁血红蛋白。

亚急性期：脑出血后 8~30 天，此期血肿是由周边部游离的正铁血红蛋白和中心部残存细胞内的脱氧血红蛋白两部分组成；因此，血肿周边部 T_1 和 T_2 加权像上为高信号，中心部在 T_1 和 T_2 加权像上仍为低信号强度。

慢性期：脑出血 1 个月末至 2 个月末，此期正铁血红蛋白信号变化可持续数月至数年，T_1、T_2 加权像均为高信号强度，周围为低信号的含铁血黄素环。

（3）数字减影血管造影表现：①血肿的占位表现为血肿区血管稀少，周围血管被推压移位，拉直与包绕等，不同部位的血管移位方向不同；②血肿区脑血管痉挛变细；③多发血肿的占位表现。

有 CT 和磁共振即可诊断脑出血，数字减影血管造影检查不是必需的。对于脑出血部位的判断，CT 优于数字减影血管造影检查。但青壮年的脑出血，如动脉瘤和血管畸形引起的脑出血，应做血管造影以明确出血原因。

（4）三维经颅多普勒表现：非创伤性出血，若出血部位接近脑底动脉环（Willis 环），可测得患侧一支或几支血管血流速度增快。如果是由于血管壁通透性增高造成的脑出血，其脉动指数将会降低。一般波动不会有异常，很少出现病理性杂音。若出血部位远离 Willis 环，则三维经颅多普勒检测大脑前、中、后动脉时，其血流参数改变不明显。

8. 诊断依据　脑出血临床诊断要点：发病年龄多为 50 岁以上，既往有高血压病史，常在体力活动或情绪激动时突然发病，病情进展迅速，早期有头痛、呕吐、意识障碍等颅内压增高症状，并有脑膜刺激征及偏瘫、失语等脑局灶体征。腰椎穿刺有颅内压增高及血性脑脊液，颅脑 CT 扫描显示有高密度病灶，周围有水肿带，则可确定诊断。

9. 鉴别诊断

（1）脑出血与脑梗死的鉴别：临床上鉴别脑出血和脑梗死有时是很困难的，但由于脑出血和脑梗死在治疗上各异，因此对两者的鉴别就显得尤为重要。脑梗死患者发病前多有短暂性脑缺血发作史，而脑出血患者无此病史。早期出现的意识障碍与局灶性神经系统体征的相对严重程度有助于鉴别。一般情况下，意识障碍表现较轻而局灶性神经系统体征表现较重者，以脑梗死的可能性为大。反之，发病早期意识障碍表现较重，而局灶性神经系统体征即使不重，也以脑出血的诊断可能性为大。临床应用 CT 扫描以来，对脑出血和脑梗死的鉴别已很容易。

（2）脑出血与蛛网膜下腔出血的鉴别：蛛网膜下腔出血起病急骤，伴有剧烈的头痛、呕吐和一过性意识障碍，有明显的脑膜刺激征，很少出现局限性神经系统体征，脑脊液呈血性，一般鉴别不难。但当脑出血破入蛛网膜下腔或动脉瘤、动静脉畸形破裂后产生脑局限性定位症状时，临床上容易混淆。脑出血先出现偏瘫，待血液破入脑室和蛛网膜下腔时才出现脑膜刺激征，而动脉瘤和动静脉畸形破裂出血可直接进入蛛网膜下腔，故先出现脑膜刺激征，而后可出现偏瘫。应用 CT 扫描及脑血管造影可以鉴别。

（3）脑出血与高血压脑病的鉴别：无论哪种原因引起的血压急剧升高，均可因高血压脑病而发生昏迷。其发病一般认为是由于血压突然升高而引起脑水肿所致。多在血压急剧上升时出现头痛、恶心、呕吐及视力变化等，可有局灶性神经症状或癫痫发作，还可有意识障碍、视乳头水肿、视网膜出血及渗出等，但一般无偏瘫及血性脑脊液。头部 CT 扫描容易鉴别。

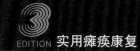

五、临床处理

(一) 急诊处理

1. 气道和呼吸 确保患者的气道通畅。对缺氧者予以吸氧,必要时应辅以机械通气。有明显呼吸困难、窒息时,可采用气管插管或机械通气以保障通气。呕吐或上消化道出血的患者,应及时吸出呕吐物,保持气道通畅,预防吸入性肺炎。

2. 心脏功能 脑卒中患者应观察心脏情况,常规检查心电图。有严重的心律失常、心衰或心脏缺血时应及时进行处理,必要时请心内科医生会诊。

3. 血压调控 脑卒中患者急性期血压升高为脑血管的自我调节反应,并非所有卒中后血压升高的患者都需降压,是否进行降压处理要根据卒中类型和是否有高血压基础疾病而定。无高血压病史患者的血压维持在 160/90mmHg 以下即可。对于原有高血压病的患者,若血压在 180/95mmHg 以下,可以不必干预。超过这一范围,则需要采用抗高血压药,最好在严密监测血压下实施。

4. 需紧急处理的情况 如严重高颅压、消化道出血、癫痫、血糖异常、发热等,需紧急处理。急诊处理流程如图 31-1。

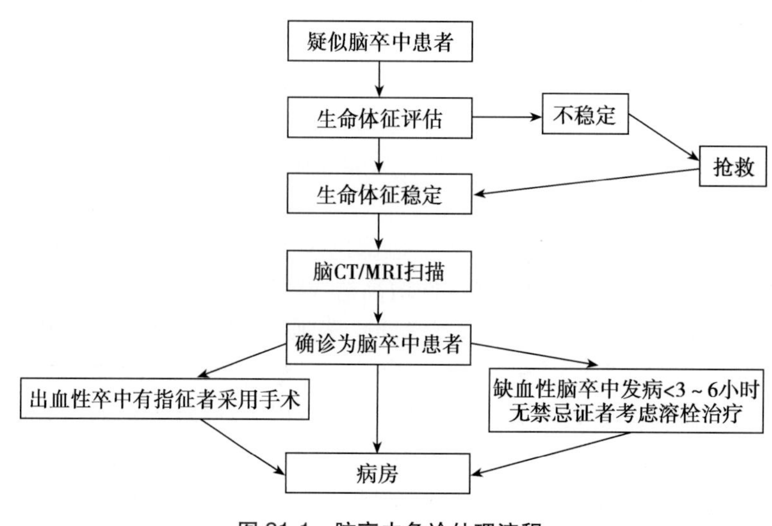

图 31-1 脑卒中急诊处理流程

(二) 脑血栓形成临床处理

1. 抗血小板聚集疗法 主要指应用血小板功能抑制剂,抑制血小板黏附、聚集,抑制血小板内促凝物质的产生和释放。脑血栓形成时血液流变学发生异常,血小板聚集性和黏附性增强,β-血小板球蛋白增加,TXA_2 升高,PGI_2 降低,因此应用血小板功能抑制剂能防止血栓形成。目前,临床上常用的药物有:

(1) 阿司匹林(aspirin):常为首选药。该药能使环氧化酶不可逆转地乙酰化,从而抑制此酶的活性,使血小板所释放的花生四烯酸转为血栓烷 A_2 的过程受阻(血栓烷 A_2 的作用是使血小板附着凝集,血管收缩),故能抑制血小板释放和聚集。阿司匹林尚能抑制引起血小板释放的反应物质如肾上腺素、胶原抗原抗体复合物等,并对低浓度凝血酶有抑制作用,还能抑制内源性 ATP,阻止 5-HT 及 PF4 的释放。用法:80mg,每天 1 次,连服 4 周。阿司匹林可使凝血酶因子Ⅱ、Ⅵ、Ⅶ、Ⅹ降低,一旦发生出血,可用维生素 K 纠正。少数患者出现过敏反应、皮疹。

(2) 潘生丁(persantin):原为血管扩张药。其在临床血药浓度范围内对胶原、ADP 引起的血小板黏附和聚集有抑制作用,在体内外均有抗血栓作用,还可缩短血小板的生存时间。其作用机制是:①抑制磷酸二酯酶活性,使 cAMP 破坏减少,cAMP 含量增加可抑制血小板聚集;②增强 PGI_2 活性;③激活腺苷活性,进而激活腺苷酸环化酶的活性,使 cAMP 增多;④抑制血小板在损伤血管内膜表面黏附,防止血栓形成。用法:口服 50mg，每天 3 次，连服 2 周。副作用为头痛、头晕、低血压，甚至虚脱。

（3）噻氯匹定：具有抗血小板聚集和黏附的作用。其作用机制是噻氯匹定与血小板膜糖蛋白Ⅱb/Ⅲa（是血小板膜上的纤维蛋白原受体）相互作用，因而抑制纤维蛋白原与血小板膜上受体结合，导致抑制血小板聚集，从而抑制由 ADP、AA、TXA_2、凝血酶、PAF（血小板激活因子）所诱导的血小板聚集和释放，起到防止血栓形成和发展的作用。用法：口服 250mg，1 天 2 次，连续使用 3 个月。副作用为长期使用可出现皮疹、胃肠道不适、出血等不良反应，适当减量即可恢复。

2. 钙通道阻滞剂疗法

（1）尼卡地平：系二氢吡啶衍生物，可选择性作用于脑及冠状动脉，增加血流量，改善微循环。对脑缺血治疗的有效率为 90%~92.7%。用法：口服片剂为 20mg，每天 3 次。或 0.6~1.2mg 加入 5%葡萄糖 500ml 静滴，每天 1 次，15~30 天为 1 疗程。

（2）尼莫地平：比尼卡地平作用强而副作用小，在脑内浓度较高。口服片剂 40mg，每天 3 次，4 周为 1 疗程。

（3）氟桂嗪：属钙超载阻滞剂。每片含 5mg（国产 6mg），每天口服 3~9 片不等，维持量为 5~10mg（1~2 片）。

3. 高渗脱水剂　这类药物静脉给药后能迅速升高血浆渗透压，引起组织脱水。具有以下共同特点：①容易经肾小球滤过；②不被或少被肾小管重吸收，在体内不被代谢；③没有明显的药理作用。这类药物主要有甘露醇、甘油。

（1）甘露醇（mannitol）：是一种己六醇，分子量为 182，临床主要用 20%的高渗溶液。静脉给药后可使血浆渗透压升高、脱水、降低颅内压、减轻脑水肿、增加脑灌注量和改善脑循环。近几年还发现甘露醇对缺血性脑血管病的作用不止于此，尚有清除自由基的作用，能降低红细胞的聚集性，增强红细胞的变形性，降低血黏度，增加脑血流量。临床上对甘露醇的用量及作用时间有争议，以往多数人认为有效剂量为 1~2g/kg，现认为 0.5~1g/kg 即可，还有人认为 0.25g/kg 最好。作用时间为 2~6 小时，可有反跳作用。如果与速尿合用，可增强降颅压、减轻脑水肿的作用，并延长作用时间。通常需静脉快速输入。

（2）甘油（glycerin）：是三价醇，分子量 92。甘油降低颅内压的作用机制可能与其提高血浆渗透压，从而将细胞间及组织间隙中的水分吸入血液中有关。当大量应用时，体内不能全部代谢，一部分从尿中排出。由于甘油与水有高度亲和力，当其排出体外时，又将体内的水分带出，因此脱水作用更加明显。此药无毒、无反跳作用。甘油在肝内大部分转化为葡萄糖，其在代谢过程中不需要胰岛素，故对糖尿病患者适宜。不引起水电解质紊乱，可较长时间应用。50%甘油盐水 50~60ml 口服，每天 4 次，服药 30~60 分钟即可起作用，维持 3~4 小时。

4. 脑代谢活化剂治疗　凡是能够使脑细胞活化并能恢复脑功能的药物，统称为脑代谢活化剂。这类药物可以提高脑细胞对氧、葡萄糖的利用，增加脑氧代谢率和脑葡萄糖代谢率，从而改善和减轻由于缺血缺氧造成的神经功能障碍与损害。目前，临床常用的脑代谢活化剂很多，主要有 ATP、细胞色素 C、辅酶 A、胞二磷胆碱、脑复康、脑复新、喜德镇（hydergene，HDG）、都可喜（duxil）脑活素、γ-氨基丁酸、氯脂醒、乙酰谷酰胺等。

（1）ATP：是一种重要的供能物质，参与蛋白质、脂肪、核糖核酸及核苷酸的代谢，是与机体组织生长、修复、再生和能源供应密切相关的高能化合物。在有氧代谢时，1g 分子葡萄糖降解能产生 38 个 ATP，而每个 ATP 分子中含有 2 个高能磷酸键。ATP 在水解为二磷酸腺苷（ADP）时可释放约 33.5kJ（8 000 卡）的热量，这是体内神经递质、酶和细胞膜等生物合成和阳离子（H^+、K^+、Na^+、Ca^+等）活性运输所需能量的来源。ATP 能增加脑、心、肝、肾血流量，促进组织代谢、蛋白质合成、病损组织的修复以及功能的恢复。ATP 可分解为 ADP、腺苷酸（AMP）和腺苷，这些分解后的产物能扩张血管，故急性脑出血患者不宜使用。同时 ADP 能促进血凝，因此有血栓形成倾向者慎用。用法：每天 40~60mg，加入 5%葡萄糖注射液 500ml 中静滴。

（2）细胞色素 C：能加强细胞呼吸，提高氧利用率，增强组织代谢。外源性细胞色素 C，对正常人没有作用（因为不能通过正常的细胞膜），但对于缺氧者来说，由于细胞膜通透性增加，能进入细胞，直接参加线粒体内呼吸链，起电子传递体的作用。能促进脑血流量，增加脑对氧的利用率和葡萄糖消耗量，促进意识障碍、偏瘫症状的恢复。用法:30mg,每天1次静滴。

(3) 辅酶A(coenzyme A):为乙酰化酶的辅酶,外源性补充辅酶A,可增加乙酰辅酶A的生成,进入三羧酸循环而产生更多的能量。辅酶A尚与肝糖原的存储、乙酰胆碱的合成以及脂肪代谢的调节关系密切。用法:100单位加入5%葡萄糖溶液中静滴静脉滴注,每天1次。

(4) 胞二磷胆碱(CDP-choline):能够增加卵磷脂的合成及抗磷脂酶 A_2 的作用,减少游离脂肪酸,阻止花生四烯酸的释放,并能促进磷脂的再合成,清除游离的脂肪酸。胞二磷胆碱不仅对急性脑梗死有效,而且对脑梗死患者的长期预后有积极作用。常用量为0.5~1.0g加入5%葡萄糖500ml,静滴,每天1次;或0.25g/次,肌内注射,每天1~2次。

(5) 脑复康:能促进ATP转换,降低血管阻力,加强大脑半球间胼胝体的信息传递,增强皮质与皮质下联系与调节;增强脑皮质对缺氧的耐受能力;强化记忆力。临床用于脑出血、脑梗死患者康复期的治疗。用法:每次0.4~1.2g,每天3次,口服。

(6) 脑复新:是维生素 B_6 的衍生物,能促进葡萄糖吸收,促进γ-氨基丁酸的利用,促进脑细胞内呼吸,增加脑血流量。临床用于脑血管病、脑外伤、老年性脑退行性变性、脑炎恢复期,对头痛、眩晕、耳鸣、注意力不集中、记忆力障碍的治疗都有较好的效果。常用量为0.1~0.2g/次,每天3次,口服。

(7) 脑活素:是无蛋白质的标准化器官特异性氨基酸混合物的水溶液,含有多种氨基酸,其中85%为游离氨基酸,15%为结合肽,均能通过血脑屏障。常用5~10ml加入50~250ml生理盐水中,静脉滴注,30滴/min,每天1次,10~15天为1疗程,间隔2周后可用第2疗程,亦可肌内注射。

5. 紫外线照射充氧自血回输疗法　是通过特定波长的紫外线对少部分自血(载体)进行直接照射后,输入人体,使血液中的各种细胞吸收光量子能量,提高了人体的自身活性,提高氧分压及饱和度,降低血黏度,对机体生理、病理方面都带来了一系列有益的变化。

紫外线照射充氧自血回输疗法机制:紫外线照射充氧自血回输疗法主要是通过紫外线对部分血液或其他载体进行照射后,吸收了大量的光子能量,被激发到比较稳定的高能级,将这些高能级的载体输回体内,光子能量通过载体不断传给血中红、白细胞,提高细胞活力。高能级的传给低能级的,如此连续激发,起到间接照射血液的作用。在照射过程中,载体中的少量氧分子在紫外线光子作用下转变成臭氧。臭氧是强氧化剂,有消毒抗炎作用,进入静脉后在分解过程中可与血红蛋白结合,提高氧分压和氧饱和度,改善微循环,增强机体免疫功能,增强吞噬细胞的功能,起到灭菌和杀伤病毒的作用。

6. 高压氧疗法　高压氧治疗是指在超过101.33kPa(1个大气压)环境下的给氧治疗,以提高血氧含量,增加血氧弥散和组织内的氧含量,迅速改善或纠正组织缺氧,防止或减轻缺氧性损害的发生和发展,从而达到治疗或抢救的目的。

(1) 提高血氧张力,增加血氧分压:根据气体溶解定律,若温度恒定,任何气体在液体中的溶解量与其分压成正比,因此在高压氧下可提高血氧张力,增加血氧含量。如在一个大气压空气下,氧分压(PO_2)为(12.4±1.07)kPa,在一个大气压纯氧下 PO_2 则为(57.46±5.87)kPa,两个大气压纯氧下 PO_2 为(111.45±12.7)kPa。在常压下即使呼吸纯氧,当血红蛋白低于10%时,心肌就出现缺氧征象,而在三个绝对压(ATA)氧下,血红蛋白虽降到0.4%左右,心电图仍无异常变化,循环、血压正常,生命可暂时维持,这说明高压氧可明显提高血氧浓度,改善和纠正缺氧组织的损害,对治疗脑血管疾病所致脑缺氧是有积极作用的。

(2) 增加脑组织、脑脊液的氧分压:研究发现,1ATA空气下,脑组织、脑脊液的氧分压分别为4.53kPa和4.40kPa;在2ATA氧下,脑组织、脑脊液的氧分压增高7~8倍(32.5kPa和36.9kPa);在3ATA氧下,二者相应增高13~15倍,故高压氧可为脑组织供氧提供良好的条件。

(3) 提高血氧弥散,增加有效弥散距离:气体的弥散总是从高分压移向低分压,血液中的氧也要经弥散才能达到组织细胞。据报道,人脑灰质毛细血管半径为2.5μm,毛细血管间距离平均为60μm,在常温、常压下,人脑灰质氧有效弥散距离为30μm,该处氧分压为2.00kPa。在3ATA氧下,脑灰质毛细血管动脉端氧分压比常压下增加17~22倍,静脉端氧分压比常压下增加4倍,因而氧的有效弥散距离也相应明显增大,约达100μm。脑缺血缺氧水肿时,脑毛细血管与神经细胞间距增加,在常压下就会发生供氧障碍,而在高压氧下则可得以纠正,使远距离毛细血管的细胞仍可获得足够的氧,因此有助于葡萄糖的有氧代谢和能量供应恢复，使局部酸中毒缓解，并对脑功能恢复起重要作用。高压氧可减轻由缺血缺氧造成的脑电活动异常，促使脑电活动恢复。

在临床上，高压氧用于治疗：①脑梗死，有人报告用大型氧舱，2.5 个绝对大气压，面罩法间断吸纯氧，每次 20 分钟，休息 10 分钟，共 4 次 80 分钟，每天 1 次，治疗脑血栓患者 56 例，总有效率达 82.5%。一般认为早期治疗效果好，如报告在病后 5 天内开始用者 30% 显效，30% 中度好转；1 周内用者 19% 显效，58% 有效；慢性期用者则分别为 3% 和 38%。②对完全性卒中病例，若先用高压氧治疗，后行颅内外血管吻合术，可提高手术后疗效。③对意识障碍、运动功能、语言障碍的恢复均有效，病程在 1 个月内者疗效好，1 个月后效果差。④在高压氧治疗过程中结合某些药物治疗（如活血通络药、血管扩张药、脱水药等）以提高治疗效果，根据患者的病情、治疗反应、个体差异随时调整高压氧的治疗方案。

高压氧治疗脑梗死的注意事项：①脑梗死确诊后应尽早治疗。②进舱时血压应控制在 21.3/13.3kPa 以下。③治疗压力一般应用 0.2MPa，氧分压过高会抑制脑对糖的摄取，影响糖代谢，脑血流量也可能重新增加。④高压氧治疗脑梗死时，对危重患者不要进舱治疗，要注意禁忌证，和高压氧科医生一起掌握治疗的适应证。⑤对高压氧舱设备要定时检修，严格按操作规程进行治疗，预防高压氧治疗的副作用和并发症。

7. 数字减影血管造影与介入性灌注疗法

（1）数字减影血管造影：数字减影（DSA）是一项以电子计算机为辅的 X 线成像技术，它是综合影像增强-电视摄影系统数字数据收集和计算机处理产生图像的新诊断技术。在国外，70 年代研制成功，80 年代应用于临床，已经取得了显著的效果，尤其对于血管性疾病，具有特殊的诊断价值。

脑血管疾病的造影表现主要为脑血管的狭窄或闭塞性改变。这种异常变化可发生在一条血管，也可发生在多条血管；可发生在较大的血管，也可发生在较小的血管；狭窄的范围可以是局限性的，也可以是弥漫性的。其主要特征如下：

狭窄或闭塞的部位：闭塞性改变容易发生在大脑前动脉、中动脉的起始部或其分支。颈内动脉闭塞易发生在该动脉的动脉干上。狭窄性改变因病因不同，病变部位有异。若为动脉硬化引起，脑血管狭窄的范围比较广泛；若为动脉炎引起，血管狭窄的范围相对较小，出现在受炎症损害的血管上；若为先天发育异常所致，多出现在颈内动脉虹吸部的末端或大脑前、中动脉的起始部。

狭窄或闭塞的形态：动脉闭塞造影表现为造影剂充盈突然中断，动脉骤然中止，远端不显影。闭塞端可呈鼠尾状、杵状。有时还能见到血管内有血栓斑块造成的充盈缺损。动脉狭窄表现为狭窄段管壁不规则，有时呈偏心状，其远端充盈延迟，密度淡。远端的分支血管狭窄显示不清，造影表现为血管较细，分支血管减少。显影时间延迟。

侧支循环：正常情况下，脑底动脉环对于调节两侧大脑半球的血液，起到了非常重要的作用，但是，血管的突然闭塞使相应的脑组织严重缺血，而脑底动脉环的调节尚不能满足缺血部位脑组织的供血，临床上就出现症状。而这种症状有时表现得较轻，有时表现得较重。造影表现，发现有侧支循环的血管可呈网状，也可呈迂曲状，或仅表现为血管增粗。建立侧支循环的血管通过各自的终末分支相互交通。颈内动脉与椎动脉系统之间、两侧颈内动脉之间和两侧椎动脉之间均有这种交通，同侧大脑前动脉与大脑中动脉或大脑前、中动脉与同侧大脑后动脉也通过终末分支进行交通。

（2）介入性灌注疗法：是应用数字减影设备将诊断与治疗相结合的一种新方法，此方法安全可靠，简便易行，而且创伤少、费用低，且无明显副作用。我们在这里仅介绍脑梗死的介入性灌注疗法，通过这种方法，可即时改善患者的脑缺血状态。

介入性灌注疗法治疗效果显著，主要表现在临床症状迅速好转和脑血管显影明显改善这两个方面。

临床症状好转：抗血栓的药物灌注到闭塞血管的近端，患者偏瘫的肢体当时或过后能够恢复运动功能。灌注前不能活动的肢体，灌注后则能够活动，甚至能够抬离床面活动，失语者可恢复语言功能。检查发现瘫肢的肌力恢复到 2 级或 2 级以上，偏身感觉障碍的程度减轻，偏盲侧的视野变大。完全性失语可变为不完全性失语。有意识障碍者，可促使其转为清醒。与其他治疗脑血栓的疗法相比，疗效迅速而显著。

脑血管显影改善：药物灌注 30 分钟后，再做数字减影脑血管造影，发现病变的脑血管有良好的改善。变窄的血管口径可增粗，远侧动脉已显影。灌注治疗前，造影出现动脉显影延迟或显影较淡者，灌注后远侧动脉充盈迅速，血管增多，CT 扫描可观察到脑梗死的低密度灶明显缩小。

（3）介入取栓：急性脑梗死的发病率逐年上升，致死、致残率很高，目前微创取栓治疗已成为此类患者的重要治疗手段，对于大动脉闭塞溶栓无效、发病时间短的患者已成为“金标准”。在时间窗内核心梗死区较小，周围大量的缺血脑组织在影像上表现为缺血半暗带，在时间窗内进行血管的疏通会使血流恢复，脑组织恢复灌注，有可能将缺血半暗带的脑组织挽救，避免发生脑缺血坏死。脑梗死治疗的黄金时间是 6 小时之内，6~8 小时是随着影像学的进展和取栓技术的进步进行综合影像评估。核心梗死区较小而组织代偿较好、缺血半暗带较多的患者，可能会通过取栓受益。

通常脑梗死患者介入取栓的时间窗是 6~8 小时，但随着科学技术的不断进展，有文章指出，只要患者的脑内侧支循环良好，发生大动脉闭塞后 24 小时内都可以接受微创介入取栓治疗，使更多的患者因为取栓治疗而受益。

（三）脑出血临床处理

1. 急性期的一般治疗　主要是防止进一步出血，并积极维持生命功能和预防并发症。

保持安静，卧床休息，应尽可能避免搬动，特别是避免颠簸转动患者和做非急需的检查。

保持呼吸通畅，间歇吸氧，有意识障碍时，应采取侧卧位，呼吸不畅者及早采用插管或气管切开术。保持呼吸道通畅，减轻脑缺氧，实为抢救成败之关键。

严密观察，加强护理，按病情轻重缓急，定时观察意识、瞳孔、体温、脉搏、呼吸和血压。定时翻身、吸痰、清理大小便和衣褥，保持患肢的功能位置等。

调控血压，不论原有或无高血压病，脑出血后，血压都有增高或波动。急性期不宜过度过速降低血压，除非收缩压高于 27.0kPa（200mmHg），才需逐渐降压，并调控在临界高血压范围内，而不宜降至正常血压水平以下。

保持营养及水电解质平衡，对于昏迷、重症患者可禁食 1~2 天，适当补充液体，每天控制在 1 500~2 000ml，入量一般不应超过 2 500ml/d，以能量合剂较为理想。48 小时如意识障碍好转，且无吞咽障碍者可试进流食，少量多餐，否则应下胃管维持营养。按化验指标维持水电解质和酸碱平衡。急性期不可多用高渗或等渗葡萄糖静脉滴注，以免加重脑损害。以鼻饲流食及水来保持入水量、热量和电解质平衡较为稳妥。

2. 渗透性脱水剂治疗

（1）渗透性脱水剂的作用：静脉注射或口服高渗药物后，由于血脑屏障的选择作用，药物进入血液后不能迅速转入脑及脑脊液中，致使血浆渗透压增高。由于渗透压高，水肿的脑组织及脑脊液中的水分被吸收入血管内，并经肾脏排出体外，同时因血浆渗透压增高及血管的反射作用，可使脉络丛的过滤和分泌减少，从而使颅内压降低。

（2）常用的渗透性脱水药物

甘露醇：为高渗脱水剂，脱水作用强，发生作用快而持久，且较大剂量使用亦无明显副作用，因此，临床上作为首选的脱水药物。通过提高血浆渗透压，利用血浆和脑之间渗透压的差异使脑内的水分迅速转移到血液循环，通过肾小球滤过而不被肾小管重吸收达到强烈的利尿作用。成人按每次每千克体重 1~2g 计算，用 20%的溶液静脉快速滴入或推注，用药后 10~20 分钟出现降颅压作用，30 分钟降到最低水平，约 1 小时后逐渐回升，4~8 小时达到用药前的水平，可根据需要重复使用。注意及时补充 K^+、Na^+、Cl^-、Ca^{2+}，维持电解质平衡。钾的补充尤为重要，一般可按每次给予 20%甘露醇 250ml，静脉补钾 1g。大剂量长期使用甘露醇可能引起肾脏损害。若患者有心功能不全时，可灵活掌握其速度，速度慢，起作用的时间也延缓，脱水降颅压作用小，但持续时间长。

山梨醇：作用机制与甘露醇相仿，但脱水作用稍逊于甘露醇，用法和剂量与甘露醇相同。

复方甘油注射液：主要是 10%甘油、5%果糖和 0.9%氯化钠配成的注射液。很少有电解质紊乱和反跳现象。一种较好的新型高渗脱水剂，能选择性地脱去脑组织中的水分，对身体其他组织中的水分影响不大。甘油在体内可参与正常代谢，供给机体能量，适用于高血糖患者。因脱水降颅压作用温和，无“反跳现象”，主要通过呼吸道排出体外，对心肾功能无损害。因其要求静脉滴注速度要慢，故不适宜用于脑出血患者的抢救，但对有心脏病的患者可相对减轻心脏的负担，故有独到之处，可作为脱水药物选择使用的补充。成人每次 500ml，每天 1～2 次，静脉滴注，以每分钟 2ml 为宜（3～4 小时滴完），共用 5～6 天。使用时若滴注速度过快（甘油浓度大于 10%），则可出现血红蛋白尿、静脉炎、溶血，甚至出现急性肾功能衰竭等严重的副作用，应及时停药。

尿素：分子量为 60，系目前常用强力脱水剂中分子量最小者。按每次每千克体重 1～1.5g 计算，用 10% 甘露醇溶解，制成 30%尿素、10%甘露醇混合液，比单独使用效果好，以 60～100 滴/min 的速度静滴，用后 10～15 分钟出现降颅压作用。1～2 小时达高峰，持续 3～7 小时。但有 80%的病例用药 5～6 小时后颅压回升（反跳现象）。注射部位可出现静脉痉挛所致疼痛、静脉炎或血栓形成。尿素外漏可引起局部肿胀，甚至组织坏死。尿素有一定毒性，对有严重肝、肾功能障碍者禁用。溶液不稳定，遇热易分解，需临时配制。由于尿素有以上缺点，目前很少单独使用，但其脱水作用强，抢救脑疝时仍可采用。

高渗葡萄糖：效果较差，仅能维持 1～2 小时，且有反跳现象，但能改善脑细胞的氧化过程，促进其功能恢复。常用 50%溶液 60～100ml 静脉注射，每天 3～4 次，可与其他渗透性药物交替使用，增加降低颅压的效果，减少副作用。

人血清白蛋白：胶体性脱水剂。适用于脑水肿合并休克时，其维持渗透压的功能约相当于全血浆的 5 倍，此外，还有补充机体白蛋白的功能。通常每次应用 25%人血清白蛋白 10ml 作静脉滴注。滴速以 2～3ml/min 为宜，每天静脉滴注总量视病情而定，一般可达 150～200ml。

3. 手术治疗

（1）颅骨钻孔吸除血肿：CT 定位颅骨钻孔血肿穿刺抽吸术，可将颅内血肿部分或绝大部分清除。其优点是操作简单，创伤小，见效快，后遗症轻或无，并发症少，死亡率低。

颅骨穿刺与穿刺的部位应根据出血的部位而定，其原则是在安全而又最接近血肿之处，如内囊区血肿，取外耳孔前及上 2cm 处作为穿刺点，该处位于颞骨鳞部、脑膜中动脉血管沟行经下方，无动脉受损出血的危险，且经颞中回中部、岛叶到内囊比较安全。因内囊区血肿患者的侧裂血管多向上移位，损伤机会少。

具体步骤：在穿刺部位常规消毒皮肤，铺无菌单，局部麻醉后，用细孔手摇钻垂直刺破头皮至颅骨，钻透颞鳞后即有阻力消失感，再轻轻刺破硬脑膜，然后退出钻头，将穿刺针由原钻孔处轻轻插入。当针尖进入血肿腔时，即可有暗红色血液溢出，用注射器或负压吸引器抽吸血液，有暗红色或柏油样黏稠血液抽出，证明吸引针仍在血肿内，要缓慢抽吸。最后在血肿腔内留置一个直径 3mm 的硅胶管，持续引流数天。

术后处理与并发症：①穿刺部位敷以无菌纱布加压包扎。②严密连续观察 48 小时，应注意脑部及全身各脏器的功能，调整血压，控制高热，降低颅内压，保持水与电解质的平衡，供给充分的营养，保持呼吸道通畅，加强神经功能的监护等。③预防性抗生素应用。一般采用青霉素 400 万单位，静脉滴注，一天两次。CT 定位颅骨钻孔血肿穿刺抽吸术为一安全治疗方法，并发症少见。术后及术后 3 小时复查 CT，以察看清除血肿情况，及时发现并发症。

（2）开颅清除血肿：是高血压脑出血的基本手术方法之一。手术的目的在于清除血肿，以解除脑组织受压，减轻脑水肿，防止脑疝的形成或减轻对于脑干的损害，以降低总病死率。开颅清除血肿的手术取何种入路，应根据血肿的类型、部位和是否穿破脑室来选择。

基底节区血肿：多经额颞部或颞部骨瓣开颅。暴露脑皮质后在最接近血肿处，多在颞上回和颞中回的前中交界处双极电灼后切开，切口约 1cm，用脑压板轻轻分入至岛叶，在岛叶皮质上切开 1cm，注意勿损伤大脑中动脉，深入 0.5～4cm 就可达到血肿。用吸引器吸去血肿，在手术显微镜下，用双极电凝将出血的豆纹动脉分支处电凝止血，不要阻断豆纹动脉主干，以免更广泛区域缺血。血肿清除后应处理的问题：①血肿周围的脑组织都有不同程度的水肿，且持续数天才逐渐消退，故应行去骨瓣减压或颞肌下减压术。②血肿清除后应在血肿腔内放置闭塞引流管，引流血肿腔内的血性渗出物，以减轻压力及手术反应，引流管 24 小时后拔除。③血肿破入脑室者，开颅前应做对侧脑室穿刺，放置引流管。其作用既能放液减压，又能经引流管冲洗，可将脑室内小血块通过脑室破口从血肿腔内冲洗出来。手术后持续引流数天。

脑叶血肿：根据出血在脑叶的部位，做骨瓣开颅，皮质电凝 1～2cm，用脑压板向脑内分入。找到血肿后予以清除，血肿腔用双极电凝止血、冲洗，然后放置一引流管。疑有微血管畸形时，可在血肿壁上可疑处取脑组织少许，连同清除的血块送病理检查。血肿清除后，视脑水肿的轻重及颅内压增高的程度决定将骨瓣复位还是去骨瓣减压。

小脑血肿：小脑出血易损及脑干，应尽早手术。经枕下开颅，枕骨用咬骨钳咬成 3cm×4cm 大小的骨窗，小脑皮质双极电凝后切开，找到血肿予以吸除，止血满意后缝合头皮切口。

（3）持续脑室引流：近年来，国内采用脑室穿刺来治疗出血性脑血管病，并取得成功经验。特别是出血破入脑室的脑血管病效果好。脑室穿刺治疗的作用，一是可以降低升高的颅内压；二是将破入脑室系统的血液及时引流出来，可以缩短病程，减少并发症及后遗症。侧脑室穿刺有 3 个部位：前角（额角）、后角（枕角）、下角（颞角）。前角穿刺和引流比较方便，一般行右侧前角穿刺。患者取仰卧位，钻孔部位在冠状缝前和中线旁各 2.5cm，切口长 3cm。先用龙胆紫标出中线及切口线，再铺消毒巾，切口以 1% 普鲁卡因浸润麻醉，一次切至颅骨，用剥离器推开骨膜，以乳突牵开器牵开伤口，行颅骨钻孔，硬脑膜暴露后呈十字形切开，电灼皮质后脑室穿刺针穿刺脑室，穿刺时针尖向下及向后，指向双外耳道的假想连线，亦可使针尖垂直于皮质表面刺入，一般刺入 4~5cm 即入脑室，脑室扩大者容易刺中，刺入脑室时有落空感。一次穿刺未中时，应将脑针拔出再重新改变穿刺方向，禁止在脑实质内任意改变方向。穿刺成功后，可先测量脑室液压力，然后拔出脑针，置入硅橡胶管或 8 号橡皮导尿管，置入的深度预先应加以标记，一般应超出由皮质表面至脑室的深度 2cm 为宜，不必置入过深。然后连接脑室引流瓶行持续引流。

在脑室穿刺和引流过程中必须严格遵守无菌操作，避免颅内感染。

（四）并发症的处理

1. 上消化道出血　重型脑出血患者在急性期常并发消化道出血，是一种严重并发症，是引起死亡的危险因素之一，表现为呕血、便血或二者兼有。脑出血并发消化道出血的发生率为 19.0%~48.3%，病情越重，意识障碍也越重，消化道出血的发生率亦越高，所以脑出血合并消化道出血者预后差，病死率可达 48.1%。脑出血患者呕血多发生在起病后 1 周内，尤以 48 小时以内者为多；便血多在起病 1 周后。因消化道病变主要在胃、十二指肠上部、食管下段，1 周内者主要表现为黏膜糜烂、出血。黏膜出血发生急、量大，所以以呕血为主；1 周后消化道病变多为溃疡，出血发生慢，量少，故多为便血。消化道出血多见于丘脑出血或混合型出血，脑室、脑干出血。近年来有人认为与边缘系统受损有关，且损害多由脑水肿、脑疝挤压而引起，其次是脑室或脑干出血。目前临床上统称为应激性溃疡。

（1）机制：实验证明，刺激下丘脑前部（副交感神经中枢），可以增加胃液分泌，胃肠蠕动增加，胃终末血管痉挛，胃黏膜缺血而导致溃疡出血。故认为脑病变波及下丘脑前区植物神经中枢到脑干迷走神经核时，容易发生消化道出血。同时临床实践证明，丘脑出血或混合型出血的患者，也易发生消化道出血。额叶眶面、海马回、边缘系统受损害时也可发生消化道溃疡出血。因为这些部位是植物神经的高级中枢，调节着下丘脑的功能，当病变影响了下丘脑的功能时就会引起消化道出血。脑出血时的脑水肿及颅内压增高，可直接刺激丘脑下部及其下行通路，引起脑干移位或使脑灌注压降低，导致下丘脑、脑干血流量减少，最终引起消化道出血。

（2）治疗：除积极治疗原发病外，对消化道出血的治疗可采取以下治疗措施：

调控饮食：大量呕血者应禁食。轻症可利用鼻饲管给牛奶和米汤，也可适当增加混合奶等低脂流质饮食。对长期出血而禁食者，可输新鲜血或静脉滴注白蛋白、冻干血浆和复方氨基酸。

调节胃内的 pH 值：为了保护胃黏膜，可及时插胃管并注入氢氧化铝凝胶或镁乳，使胃液 pH 值升至 7.0，胃蛋白酶失去活性。可口服甲氰咪胍 0.2g，每天 3 次，或 1g 加入 5% 葡萄糖 500ml，静滴，每天 1 次。甲氰咪胍是组胺 H_2 受体拮抗剂，有强而持久的抑制胃酸分泌作用，一次口服 0.2~0.3g，能使胃液酸度降低 75%，持续 8 小时以上，治疗消化道溃疡出血，国内报告有效率为 88.3%~89%，且无明显副作用。

胃内灌注或灌洗：可用去甲肾上腺素 5~10mg 加水 10ml 或西咪替丁 0.2g 加水 10ml 经胃管注入，每天 3~4 次。重者可用 0~4℃ 冰水 100~200ml 加去甲肾上腺素 4~8mg 注入胃内，停留 30 分钟后再抽出。可重复 1~3 次，直至出血停止。

止血药物：①云南白药，0.3~0.6g，每天 3~4 次。三七粉 2~3g 或白及粉 10~15g，每天 3 次。乌金口服液 20ml，每天 3 次。②抗血纤溶芳酸，100~200mg 静脉滴注，每天最大量 600mg。③6-氨基己酸，首次 4~6g 静脉滴注，以后每天 0.1~0.4g/kg，依病情可维持数天。④安络血，10mg，深部肌内注射，每天 3~4 次。⑤止血酸，250~750mg 静脉滴注或肌内注射，每天 2~3 次。

2. 发热　脑出血病程中，80%~90%的患者有发热现象。依其原因可有以下几种：

（1）感染热：多见于脑出血昏迷患者。感染常发生在呼吸道、泌尿道、口腔以及褥疮等。多在脑出血后数天体温呈逐渐升高，伴有呼吸、心率增快，白细胞总数增多，分叶比例高，热型多不规则。感染性发热宜用抗生素治疗。除全身用药外，还应对不同部位感染采取不同措施。肺部感染治疗措施：①及时抽吸口咽部分泌物及痰液，定时翻身，拍打背部，以利呼吸道及口腔分泌物排出；②肺部感染、肺不张、发热、痰多且黏稠不易抽出，患者意识障碍重，应及时气管切开，经套管滴入抗生素；③及时做痰培养，根据药敏试验选择抗生素。泌尿系感染者可用 1∶5 000 的呋喃西林液冲洗；加强口腔、褥疮护理及局部换药。

（2）中枢热：当丘脑下部体温调节中枢受损时可引起发热，多见于大脑半球内侧较大出血量和脑室出血，或颅内压显著增高，特别有脑疝形成时，使丘脑下部受到压迫而缺血或继发出血所致，是脑血管病中“中线症状”的一种表现，常为病情危重的征象之一。病初即出现高热者也可见于脑干出血，系病变阻断了来自下丘脑的体温调节控制，也与网状结构受损引起的血管舒缩障碍有关。中枢性高热的特点是：①持续高热在 39~40℃以上；②无感染中毒征象，不伴寒战和相应的血象改变；③躯干皮肤温度高而肢体温度不高，躯体不出汗；④没有与体温改变相一致的心率改变；⑤除大剂量匹拉米洞外，水杨酸制剂不能降温。

中枢性高热时服解热药无效，故治疗除积极解除病因外，巴比妥、氯丙嗪、谷维素等均可使用，但疗效不明显，应用物理降温或人工冬眠治疗效果较好。近年国外发现中枢性高热与脑内多巴胺能受体功能失调有关，故有使用多巴胺能受体激动剂溴隐亭取得显著效果者。国内有人报道，脑出血并发中枢性高热使用醒脑静治疗取得了较显著的疗效。用法、用量为醒脑静注射液 20~40ml，加入 5%葡萄糖液 500ml 静脉滴注。

（3）吸收热：指脑出血后，由于红细胞分解吸收而引起反应热。常在脑出血后 3~10 天发生，体温多在 38℃左右，患者一般情况良好，无感染及间脑损害症状。吸收热一般不需特殊处理，也可服用解热药。

（4）脱水热：由于应用大量脱水剂或补水不足，使血浆渗透压明显升高，脑组织严重脱水，脑细胞和体温调节中枢受损而导致发热。临床表现：体温升高，水负平衡，有意识障碍，皮肤黏膜干燥，尿量少而比重高，红细胞压积增高，血清钠升高。补水后体温降低，治疗可增加鼻饲液或静脉输入 5%葡萄糖，待缺水症状基本消失后，再根据情况补充电解质。

3. 肺部感染　急性脑血管病，尤其是伴有意识障碍的患者易并发肺部感染和肺水肿。脑出血患者约 15%在病程中合并肺部感染，肺水肿占急性脑血管病的 3%~5%，以混合型和内侧型多见。

急性脑血管病并发肺炎的原因：①因颅内压力高，脑缺氧损害下丘脑，使内脏植物神经功能紊乱，肺动脉高压，肺毛细血管结构损害，血浆渗入肺间质，随后进入肺内影响气体交换；②上述原因引起的严重肺水肿、肺淤血、器官内淤积大量分泌物，细菌易在其中繁殖而引起肺炎；③意识障碍、咳嗽反射消失、口咽及气管内分泌物或吸入物不能充分排出，发生吸入性肺炎。

治疗：①加强护理。做好口腔清洁护理，及时吸痰及吸出口咽部中各种分泌物、食物残渣、血液和呕吐物。每 2~3 小时翻身拍背 1 次。患者可侧卧位或俯卧位，以利于呼吸道及口腔分泌物排出。有意识障碍、延髓麻痹或假性延髓麻痹者，不应过早喂食，病后 3 天不见好转应给予胃管鼻饲，防止饮食误咽入气管。为防止鼻饲反流，鼻饲速度不能过快，温度要适宜，鼻饲前充分吸痰，鼻饲后短时间内尽量不吸痰，以防引起呕吐。②肺部已有感染、发热、肺不张、痰多且黏稠不易吸出并出现缺氧、紫绀表现时，应及时行气管切开，从管内滴入抗生素。③应用抗生素。肺部感染多为大肠杆菌、绿脓杆菌及变形杆菌等，故应首选对革兰氏阴性杆菌和变形杆菌敏感的抗生素。革兰氏阴性杆菌感染常选用氨基糖苷类抗生素，如庆大霉素、卡那霉素、丁胺卡那霉素和多黏菌素等；革兰氏阳性菌感染多选用青霉素类、红霉素及林可霉素。肺炎多系在脑出血后机体抵抗力降低的情况下发生，因此，常为混合感染，耐药和抗药菌株多见，故有时必须联合用药或选用广谱抗生素，如先锋族抗生素等。及时做痰液镜检和痰培养加药敏试验，以便于正确选择抗生素。

4. 头痛　急性脑血管病发作时出现的头痛，可在发病后几分钟、几小时或数天发生，其发生率以蛛网膜下腔出血最多，脑出血次之。蛛网膜下腔出血双侧头剧烈痛，同时还伴有呕吐。脑出血头痛多为单侧，局限，轻或中度痛，或无头痛而仅有呕吐。有关病灶部位与头痛的关系如下：枕叶血肿，同侧眼内或眼周剧烈疼痛；颞叶血肿，耳前或耳周轻、中度痛；额叶血肿，双额部剧痛，以病侧显著；顶叶血肿，颞前部剧烈痛。据报告,脑出血头痛持续时间最短约 10 天,最长约 34 天,平均 14.7 天。

脑出血头痛的发生机制可能为综合性因素:①高血压;②颅内压增高,由于颅内血肿和脑水肿,使脑组织受压、移位、牵拉或刺激颅内疼痛敏感组织;③颅内出血时,可引起无菌性脑膜反应(血液刺激脑膜所致)。

脑出血引起的头痛多采用对症治疗,如酌情降血压、降颅压;应用止痛药物,如颅痛定、氨酚待因等。

5. 脑心综合征　脑心综合征指急性脑血管病导致脑血液循环障碍,对心血管系统,尤其是心肌有一定的影响,可引起心脏活动的改变。在急性脑血管病时,尤其是脑出血时,机体处于应激状态,此时交感神经-肾上腺系统处于兴奋状态,儿茶酚胺肾上腺素分泌增多,可造成心脏血管痉挛、心脏收缩及传导功能异常,加之脑出血患者多发生于老年、动脉硬化的基础上,有些患者原本就有心脏疾患,脑出血加重了心脏损伤,这不仅使脑出血的病程延长,而且有时成为患者死亡的直接原因。

(1)心脏活动的改变:可有期前收缩、窦性心动过缓或窦性心动过速。另外,有 5.8%的患者可发生心肌梗死,多出现在发病后 1 周内。脑心综合征的临床症状多轻,患者常无心前区疼痛感,但可发生以下两种情况:①心电图出现类似心肌缺血、心肌梗死或心内膜下梗死的改变,当脑血管病好转后,心电图的改变也随之消失。本征占脑血管病患者心电图异常者中的 30%~50%,有人将之称为假性心肌梗死。假性心肌梗死和真性心肌梗死的心电图区别在于:S-T 段很少下降到 2mm 以上,T 波明显增大,左胸导联Ⅱ、Ⅲ、aVF 的 T 波倒置,u 波明显。②心脏发生心肌梗死和出血,主要见于室间隔、左室后壁和左侧壁,出血也可见于心内膜下。脑室出血的患者,如有心肌梗死的临床征象也往往被脑出血症状所掩盖。即使在意识稍清醒的患者中,也少有心前区疼痛的表现。因此,需要做动态心电图以明确诊断。

(2)心电图的变化:急性脑出血时心电图可有明显的改变,但患者可无心脏的症状。心电图异常表现为:①传导障碍。P-R 间期延长,结性心律或房室分离。②心律失常。窦性心动过缓、窦性心动过速、室性期前收缩、房性期前收缩以及游走性节律。③S-T 段延长和移位,u 波明显,T 波变平或倒置。

(3)治疗:一旦发生脑心综合征,除要积极治疗原发病,还要针对心脏病变给予治疗。

保护心脏功能:对有心肌损害或心功能不全者,应尽量少用或不用脱水剂如甘露醇等,以减轻心脏的负担,避免发生心力衰竭。可适当选用利尿剂。

药物治疗:脑-心综合征的心律失常,根据临床情况可选用普萘洛尔,10~40mg,每天 3 次口服,在 1~4 小时可获得最大疗效,可持续 5~6 小时,若病情要求迅速终止发作可静脉给药,一般 1~3mg 稀释于 5%~25%葡萄糖液 20ml 中,以每分钟 1ml 的速度推注,当发作终止后停止注射,总量不得超过 0.1mg/kg;静脉注射中,必须同时听心率或行心电监护。严重心力衰竭、心动过缓、Ⅱ度或Ⅲ度房室传导阻滞、支气管哮喘、慢性阻塞性肺病及脆性糖尿病者禁用。

6. 水电解质紊乱和酸碱平衡紊乱　脑出血时,常易并发水电解质紊乱和酸碱平衡紊乱,这可进一步加重脑出血所致的脑损害。临床上应根据不同情况进行及时处理,以维持机体正常的水电解质和酸碱的平衡状态。

(1)适当限制液体入量:脑出血急性期,除应用脱水药物外,通常每天的液体入量应限制在 2 000ml 以内,以维持水平衡。但应考虑到体重、发热、呕吐等液体丢失的情况,酌情掌握,以不造成过度的脱水为准。一般每天保持尿量多于 1 000ml 为宜,输入液体中应含葡萄糖(每天至少 100g)、电解质和维生素等。发病 3 天后,如伴有意识障碍者,可鼻饲流质饮食,每天需 5 023~6 278kJ(1 200~1 500kcal)热量。

(2)调整电解质:脑出血急性期,脱水剂和激素的应用可引起电解质紊乱,应及时处理,避免病情加重。出现下列情况要及时纠正:

低钾血症:脑出血患者,因意识障碍不能进食时,可用 10%氯化钾 30ml 加入 5%葡萄糖注射液 1 000ml 中缓慢静脉滴注。若有肾功能不全,应先输适量 5%葡萄糖溶液或生理盐水,待尿量增多后再补充钾盐,以防止血钾过高。用药过程中要注意定期查血钾及心电图,根据血钾数值进行加减量处理。

低钠血症:脑出血时,由于直接或间接刺激丘脑下部的视上核及神经垂体,使抗利尿激素(ADH)分泌增多,导致肾小管回吸收水分增多,肾排水量减少,尿钠增加,形成水钠潴留及低钠血症的形成,不仅是钠离子排出过多,而且与血浆稀释有关。临床表现以血钠低但尿钠不低、尿液渗透压增高为特征,称为抗利尿激素分泌异常综合征(SIADH)。治疗:①限制水分摄入。成人每天摄入水分应限制在 800~1 000ml,使体内水分趋向负平衡，改善体内水分过多所致的低渗状态。限制水分可使体液恢复至正常水平，使尿钠排出降低，血钠升高。②血钠过低症状严重时，可给予高渗盐水，常用3%~5%氯化钠溶液静脉滴注，同时给20%甘露醇，加速尿排出，使血钠在短期内上升，症状可迅速改善。同时要避免氯离子过多，可用700ml生理盐水加入11.2% M乳酸钠300ml；也可用5%葡萄糖溶液加适量乳酸钠或碳酸氢钠。③积极治疗原发病。

7. 癫痫发作 脑出血并发癫痫的发生率为4.5%~12.4%。脑出血并发癫痫的原因可能是脑动脉突然破裂出血，引起急性脑缺氧、水肿，使皮质神经元大量异常放电的结果。临床上以大发作多见，占53.3%~72.1%，局限性发作占27.9%~46.5%，贾克森发作占16%，癫痫持续状态占7.9%。癫痫发作多在脑出血急性期，以病后1天内发生率最高(89.3%)。临床上可仅仅发作1次或几次，也可呈频繁发作或呈持续状态。

(1) 一般处理：对癫痫状态的患者，应立即将头向一侧歪，避免吸入分泌物和呕吐物，应将裹纱布的压舌板垫在上下臼齿之间，以防咬破舌、颊。应经常清除口咽腔的分泌物，保持呼吸道通畅，并密切注意患者生命体征的变化及可能出现的不良反应。

(2) 病因治疗：应积极地进行病因治疗，如降低颅内压力，纠正水电解质紊乱及酸中毒，吸氧及降温等。

(3) 药物治疗：可根据发作类型选用药物，现分述如下：

苯妥英钠：大发作可选用苯妥英钠，此药能较快地控制癫痫发作。静脉注射的疗效比苯巴比妥为好，能较快地透过血脑屏障，但逊于安定。约50%的病例对静脉滴注此药有效。不应肌内注射，因吸收很差，且能造成肌组织的损伤或出血。本药一般不引起呼吸抑制，除非量很大。苯妥英钠首次剂量为500mg，以5%葡萄糖注射液500ml稀释。注射速度每分钟不超过50mg，不应漏出血管外。较高的有效血清浓度能持续达6小时，然后每6~8小时静脉注射100mg维持。注射过快能使心率减慢，心电图P-R间期或QRS波群增宽或血压下降，注射更快时可引起心搏停止和致命性低血压。故最好在心图监护下进行，连续测血压，每分钟1次。若出现上述情况即停用此药，待上述情况改善后再恢复注射，调整注射速度，以不产生上述征象为原则。糖尿病患者，急性心肌梗死或明显的心律失常者忌用此药静脉滴注。

癫痫大发作除选用苯妥英钠外，亦可依次选用丙戊酸钠、酰胺咪嗪、苯巴比妥或苯妥英钠加苯巴比妥。发作次数少者也可选用苯巴比妥。

安定：癫痫持续状态首选药物，必须使癫痫持续状态于最短时间内终止发作，应采用静脉给药。肌内注射后吸收缓慢，因血的高峰浓度要在2~3小时才出现。以安定10mg缓慢静脉注射，需3~4分钟，过快可致呼吸停止。也可先缓慢推注5mg，若不能控制发作，2~5分钟后可给予剩下的5mg。

安定对于控制癫痫大发作效果也显著，但此药静脉给药作用短暂，有效时间仅10~20分钟，时间一过又再发作，若再用此药效果往往不如第一次。若第一次5mg，能控制发作，第二次需用10mg。药效减低而毒副作用未减，用药时应当注意。

安定有效时间短，在静脉注射取得效果后的数分钟之内以作用时间较长的药如苯巴比妥肌内注射维持，联合用药效果最佳。此药尚可增加大脑对缺氧的耐受性。首次剂量0.2g，以后每6~8小时注射0.1g。

若第一次静脉注射安定观察15分钟无效，可再给予10mg静脉注射。若仍无效，应换其他药物。

(金冬梅 冉春风)

第二节 康复评定

一、脑损害严重程度的评定

(一) 格拉斯哥昏迷量表

格拉斯哥昏迷量表(Glasgow coma scale，GCS)用以评定患者有无昏迷及昏迷严重程度。GCS是根据睁眼情况(1~4分)、肢体运动(1~6分)和言语表达(1~5分)来判定患者脑损伤的严重程度。GCS≤8分为昏迷，是重度损伤，9~12分为中度损伤，13~15分为轻度损伤。详细内容见本书其他章节。

(二) 临床神经功能缺损程度评分标准

我国在1995年第四届脑血管病学术会议推荐应用脑卒中患者临床神经功能缺损评分标准(MESSS)来

评定脑卒中损伤的程度。该评分标准简单实用，是脑卒中最基本的功能评定之一。其评分为0~45分，0~15分为轻度神经功能缺损，16~30分中度神经功能缺损，31~45分为重度神经功能缺损。见相关专业书籍。

（三）美国卫生研究院脑卒中量表

美国卫生研究院脑卒中量表（NIH stroke scale，NIHSS）是国际上使用频率最高的脑卒中评分表，有11项检测内容，得分低说明神经功能损害程度轻，得分高说明程度重。见相关专业书籍。

二、运动功能评定

脑卒中运动功能评定包括肌力、关节活动度、肌张力、痉挛、步态分析、平衡功能等，常用的方法有Brunnstrom运动恢复6期分期、Bobath方法、上田敏法、Fugl-Meyer运动功能评定量表、改良Ashworth痉挛评定量表、运动评估量表（motor assessment scale，MAS）等。它们各有侧重，可根据临床需要选用。

（一）Brunnstrom运动恢复6期分期

Brunnstrom运动恢复6期分期是脑卒中最常用的评定运动模式的一种方法。Brunnstrom将偏瘫肢体功能的恢复过程根据肌力、肌张力的变化情况分为6期来评价，详见第六章第二节。

（二）Fugl-Meyer运动功能评定量表

Fugl-Meyer运动功能评定量表是将上下肢的运动功能、平衡能力、关节活动度、感觉功能等项内容进行定量评定，是脑卒中常用的定量评定方法之一。各项最低分为0分，最高分为2分。其中0分表示不能做某一动作，1分表示部分能做，2分表示充分完成。上肢33项，共66分，下肢17项共34分，上下肢总共100分。积分越低运动功能障碍程度越重，积分越高运动障碍程度越轻。其中<50分为患肢严重运动功能障碍，96~99分为患肢轻度运动功能障碍。具体评定方法见本书其他章节。

（三）痉挛评定

脑卒中患者易发生患侧上肢屈曲痉挛，患侧下肢伸性痉挛，影响瘫肢运动功能的恢复。抗痉挛治疗是纠正偏瘫肢体运动功能障碍的主要手段，治疗前应做痉挛评定，常用的方法有改良Ashworth量表、综合痉挛量表（CSS）、髋内收肌群肌张力评定等，具体内容见本书其他章节。

（四）平衡功能评定

1. 三级平衡检测法 临床操作简便易行，应用较普遍。Ⅰ级平衡是指在静态下患者可以保持坐位或站立位平衡；Ⅱ级平衡是指患者在坐位或站立位时，身体主动向各个方向倾斜或运动时可以保持平衡；Ⅲ级平衡是指患者在外力作用下，仍可以保持坐位或站立平衡。

2. Berg平衡量表（Berg balance scale） 脑卒中患者易出现平衡障碍，影响肢体的运动功能，临床上常用平衡训练的方法纠正其平衡障碍。治疗前应做平衡功能评定，常用的方法是Berg平衡评定量表。该量表有14项检测内容：①坐-站；②无支撑站立；③足着地，无支撑坐位；④站-坐；⑤床-椅转移；⑥无支撑闭眼站立；⑦双足并拢，无支撑站立；⑧上肢向前伸；⑨从地面拾物；⑩转身向后看；⑪转体360°；⑫用足交替踏台阶；⑬双足前后位，无支撑站立；⑭单腿站立。每项评分0~4分，满分56分，分数越高显示平衡能力越好，得分越低显示平衡能力越差。

Berg平衡评定量表的具体内容见本书其他章节。

三、日常生活活动能力评定

日常生活活动（activities of daily living，ADL）能力评定是脑卒中临床康复常用的功能评定方法，主要有Barthel指数和功能独立性评定（functional independence measure，FIM），其具体内容见本书其他章节。

四、言语功能评定

脑卒中后易发生言语功能障碍，尤其大脑优势半球（多为左侧）损害易发生失语症。失语症严重程度的评定通常采用波士顿诊断性失语检查中的BDAE失语症严重程度分级标准进行评定，该方法兼顾了临床特点和病灶定位，临床较常用。具体内容见本书其他章节。

五、认知功能评定

认知能力是大脑高级神经功能活动，是大脑获取和理解信息，进行判断和决策的过程，包括注意、记忆、逻辑思维、判断和执行等功能。评定时应注意以下功能：听从简单或复杂指导能力；完成任务的能力；理解因果关系的能力；解决问题的能力；继续学习的能力；进行心算和笔算的能力等。常用的评定方法有简易精神状态检查量表（mini mental state examination，MMSE），洛文斯顿作业方法认知评定成套量表（Loewenstein occupational therpy cognitive assessment battery，LOTCA），其具体内容见本书其他章节。

六、吞咽功能评定

脑卒中患者易出现吞咽障碍，双侧大脑半球发生脑卒中损害双侧皮质脑干束出现假性延髓麻痹，脑干卒中损害疑核易出现真性延髓麻痹，两者均可出现吞咽障碍。在进行吞咽功能训练前应进行吞咽功能评定，具体方法见本书其他章节。

七、心理评定

脑卒中发生后，患者常表现为抑郁或焦虑，常用的评定方法有汉密尔顿抑郁评定量表和汉密尔顿焦虑评定量表，具体内容见有关章节。

八、生存质量评定

生存质量（quality of life，QOL）越来越受到人们的普遍关注，生存质量的提高是社会进步和医学发展的标志。生存质量评定分为主观取向的QOL、客观取向的QOL和疾病相关的QOL三种，常用的量表为生活满意度量表，具体内容详见本书其他章节。

（金冬梅　冉春风）

第三节　康复治疗

一、康复目标与时机

（一）脑卒中康复目标

采用一切有效的措施预防脑卒中后可能发生的残疾和压疮、坠积性肺炎或吸入性肺炎、泌尿系感染、深静脉血栓形成等并发症，改善受损的感觉、运动、语言、认知和心理等功能，提高患者的日常生活活动能力和适应社会生活的能力，即提高脑卒中的生活质量。

根据病情制订个体化的康复目标，由一个康复小组制订。其组成包括康复医师、专科护师、物理治疗师、作业治疗师、语言治疗师、心理治疗师及社会工作者等人员。根据每位患者的功能障碍、能力障碍、社会不利的具体情况制订康复目标。在康复医师的领导下举行评定会议，制订出康复的具体目标，并把目标分解给康复小组成员，安排好每天的康复内容，根据康复内容进行各种治疗及康复训练。经过一段时间后，需根据患者情况作修正，因为最初制订目标和实际达到的目标是有距离的，因此必须对每个患者每2~4周举行一次评价会议，评价是否达到目标，如果没有达到，要分析其原因，变更目标，修正训练内容。

（二）脑卒中康复时机

大量临床康复实践表明，早期康复有助于改善脑卒中患者受损的功能，减轻残疾的程度，提高其生活质量。通常主张在生命体征稳定48小时后，原发神经病学疾患无加重或有改善的情况下开始康复治疗。脑出血患者脑水肿程度相对较重，一般于发病后1~2周，病情稳定后开始康复治疗。对伴有严重的并发症，如血压过高、严重的精神障碍、重度感染、急性心肌梗死、心功能不全、严重的肝肾功能损害或糖尿病酮症酸中毒等，应在治疗原发病的同时，积极治疗并发症，待患者病情稳定48小时后方可逐步进行康复治疗。

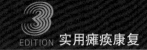

二、康复原则

脑卒中的康复治疗要遵循以下原则：

1. 选择康复治疗的合适时机。患者一旦生命体征平稳，即可以尽早开始康复治疗。
2. 循序渐进。康复治疗时根据患者的评估结果制订康复治疗方案，循序渐进地增加治疗。
3. 鼓励患者的主动参与。调动患者的主观能动性，积极参与康复治疗。
4. 强调家属的积极配合。患者的康复效果与家庭的支持和配合有密切的关系。
5. 预防并发症。积极预防压疮、深静脉血栓等并发症。
6. 做好二级预防。控制血压、血糖、血脂等，预防脑卒中复发。

三、偏瘫肢体运动功能训练

脑卒中的患者渡过了危险的急性期，便进入了恢复期。此期的主要问题是如何促进运动功能的恢复。运动功能的恢复，自发病后数天开始，1～3 个月进步最明显，6 个月仍有一定的恢复。因此，康复医疗时机的选择对降低脑血管病的致残率是至关重要的。脑出血的患者，急性期有颅高压和脑水肿，发病后应静卧，抢救生命及预防合并症，给神经功能的恢复创造条件。一旦病情稳定后，无明显颅内高压症状和严重并发症的情况下，即可进行康复治疗。采取康复措施时要按个体化原则进行，同时密切注意观察患者的神志、呼吸、血压、脉搏及有无并发症的发生。

脑卒中患者，一般在发病半个月以内，偏瘫表现为弛缓性瘫痪（弛缓期）；在半个月后，偏瘫逐渐表现为痉挛性瘫痪（痉挛期）；此后为恢复期即分离阶段的康复。因此脑卒中偏瘫肢体肌力的康复，各期的康复治疗方法不同，可采用如下方法：

（一）弛缓阶段的康复治疗

脑卒中后可立即出现弛缓性瘫痪，表现为肌张力极度降低，无随意运动。此阶段为发病后的 1～2 周，相当于 Brunnstrom 的 Ⅰ 期，故在治疗上应注重体位摆放、被动运动。

1. 体位摆放

（1）仰卧位：为了防止患侧肩胛和骨盆后缩，应在患侧肩胛骨和骨盆下分别垫一薄枕；患侧肩关节稍外展，肘关节、腕关节、指关节呈伸展状态，手心朝上。患侧下肢外放置枕头或沙袋，防止髋关节外旋；腘窝处放置枕头，使膝关节轻度屈曲，防止股二头肌、半腱肌、半膜肌的肌腱受到长时间的过度牵拉；足与小腿呈 90°，足尖朝上，防止足下垂。

（2）健侧卧位：健侧在下，患侧在上。健侧上下肢自然放置。胸前放置枕头，患侧上肢放于枕头上，肩关节前屈，肘关节、腕关节、指关节伸直，掌心朝下。患侧下肢轻度屈曲，两膝内侧间垫一薄枕，减轻局部皮肤受压。（图 31-2）

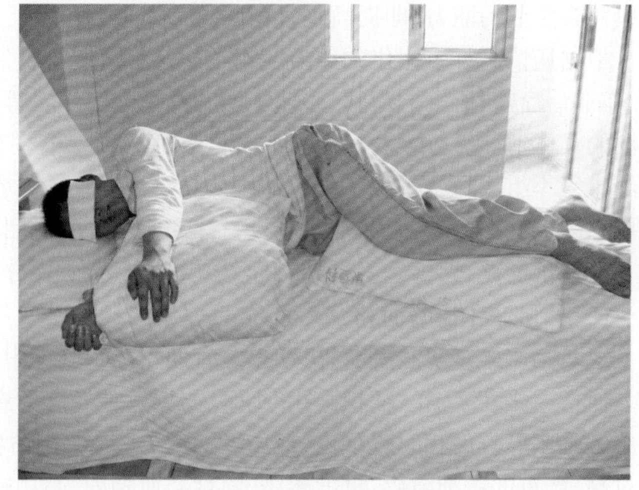
图 31-2　健侧卧位

（3）患侧卧位：患侧肩部和上肢前伸，避免肩胛骨后缩；肘关节、腕关节、指关节伸直，前臂旋后，掌心朝上；患侧髋关节伸展，膝关节轻度屈曲，踝背屈。健侧上、下肢自然放置。为了保持充分的侧卧，可在躯干后侧放置枕头。患侧卧位，有利于增加患侧的感觉刺激，抑制肢体痉挛，防止挛缩和畸形。（图 31-3）

2. 被动运动

（1）肩关节：肩关节外展 90°，肘关节屈曲 90°，做肩关节内旋、外旋运动，并对肩关节做前屈、后伸运动。运动幅度以患者不出现疼痛为度。如有痛感，运动幅度应在患者能够耐受的范围内。（图 31-4）

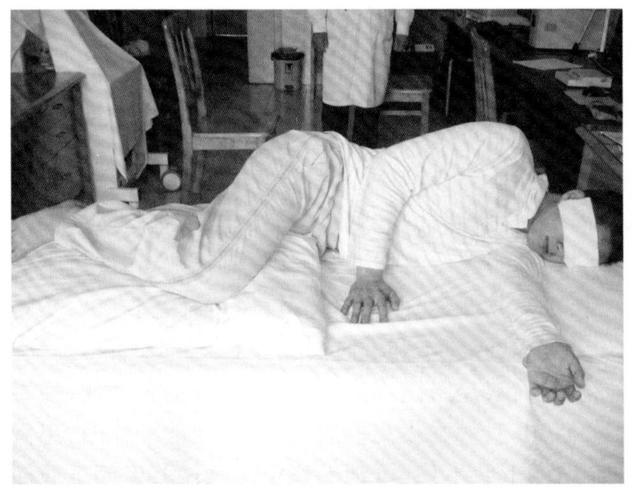

图 31-3　患侧卧位

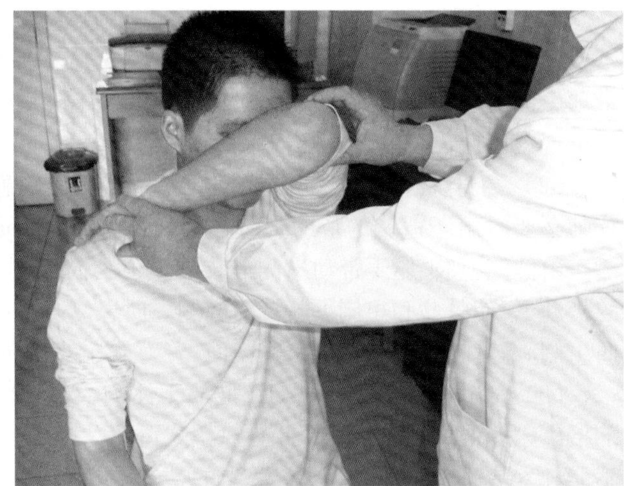

图 31-4　肩关节被动运动

（2）肘、前臂：给予肘关节屈伸训练，然后将肘关节屈曲 90°，靠于体侧，治疗师一手扶持肘关节，另一手握持患者手部，做前臂旋前、旋后训练。

（3）腕、指关节：一手握持患者前臂，一手握持手指，做腕关节屈、伸、尺侧偏、桡侧偏运动，或做由内向外、由外向内绕腕运动，屈、伸手指运动，并注意拇指各方向的被动运动。

（4）髋关节：仰卧位时，屈曲健侧髋关节和膝关节，一手按压健侧膝关节，使髋、膝关节充分屈曲，另一手同时向下按压患侧大腿，使患侧髋关节充分伸展。健侧卧位时，治疗师一手扶持骶部，一手握持膝部向后移动，起到伸展髋关节的作用。仰卧位时，患侧髋关节屈曲，治疗师一手扶持膝部，另一手握持足部向外移动，达到髋关节内旋的作用。（图 31-5）

（5）膝关节：仰卧位时，做膝关节屈、伸运动；侧卧位时，治疗师一手扶持膝部后方，另一手握持踝部上方做内旋、外旋运动（可有 15°活动范围）。

（6）踝关节：治疗者用一手托抬腘窝，使膝关节屈曲，另一手握住足跟，并用前臂将足底压向踝背屈方向，牵拉跟腱。（图 31-6）

（7）髋、膝、踝三关节被动挤压：患者仰卧位，治疗者用一手托抬腘窝，使膝关节、髋关节屈曲，另一手握住足跟，并用该侧前臂将足压向头部，使髋关节、膝关节充分屈曲，踝关节充分背曲，并保持一定的挤压力。髋关节、膝、踝关节受到充分挤压，增加本体感觉冲动，预防下肢伸性痉挛。

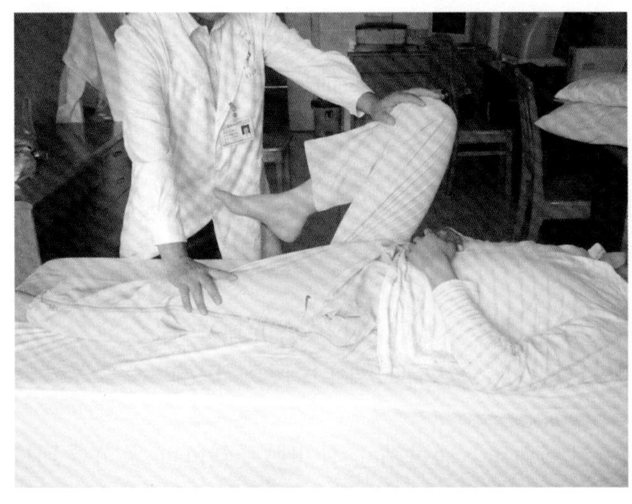

图 31-5　髋关节伸展训练

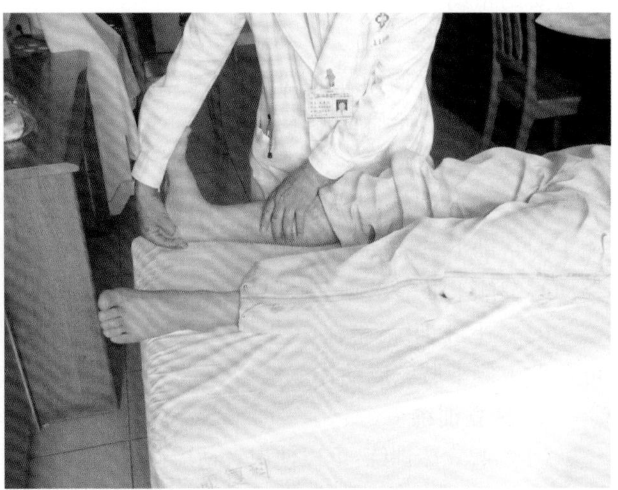

图 31-6　踝关节背屈训练

3. 床上运动

(1) 上肢自助被动运动：做 Bobath 握手动作，即十指交叉握，患侧拇指置于健手拇指之上，用健侧上肢带动患侧上肢做瘫肢的被动运动，使双侧肘关节伸展，肩关节前屈，并可上举。此运动可防止或减轻患侧上肢出现废用性肌萎缩，维持肩、肘关节的活动度和抑制上肢痉挛。

(2) 翻身训练：首先采用向健侧翻身，然后再向患侧翻身。在做每一个动作时，患者尽量独立完成，治疗师必要时给予适量的帮助。向健侧翻身时，做 Bobath 握手动作，伸直肘关节，屈曲肩关节 90°，头转向健侧。由健侧上肢、躯干带动患侧上肢及躯干翻向健侧。同时，健侧踝关节背曲，钩住患侧小腿，在健侧下肢的带动下，使骨盆和患侧下肢转向健侧。向患侧翻身时，做 Bobath 握手，伸直肘关节，屈曲肩关节 90°，头转向患侧。健侧下肢屈曲，足蹬踏床面，着力点在外侧，向患侧用力，在躯干和上肢的配合下，翻向患侧。

(3) 桥式运动：仰卧位，双上肢放于体侧，双下肢屈髋屈膝，双足蹬踏在床面上，做抬臀挺腹动作，使臀部抬离床面，并保持该动作，此为双桥式运动，一般可持续 5~10 秒。在做患侧髋、膝关节屈曲动作时，患者不能独立完成，治疗师应给予适当的帮助。抬臀挺腹时，患侧下肢不稳，可帮助稳定患膝。若患侧下肢屈曲，患足独立蹬踏床面，做抬臀挺腹动作，使臀部抬离床面，为单桥运动。做双桥、单桥运动达到一定程度后，治疗师在臀部加阻力，让患者做抬臀挺腹动作，此为阻桥运动。

(4) 床上移动：能够完成 Bobath 握手桥式运动后，要重点训练床上移动动作。首先进行左、右侧移动，然后再进行上、下移动。每次做移动时，先做双桥运动，将臀部放置在移动侧，然后再将肩部、头部移动至移动侧，最后调整全身姿势。

(二) 痉挛阶段的康复治疗

此阶段一般发生于脑卒中 3 周以后，相当于 Brunnstrom Ⅱ~Ⅲ期。出现共同运动、联合反应。上肢多表现为屈曲痉挛，下肢表现为伸性痉挛，故此期以抗痉挛治疗为主。

1. 床上与床边训练

(1) 床上活动：加强肩胛带和躯干的主动运动。因为躯干受双侧皮质脊髓束支配(对侧皮质脊髓束和同侧 15% 的皮质脊髓束)，躯干的瘫痪是不完全的，肩胛带又是躯干的一部分，进行肩胛带和躯干的训练有利于上肢功能的恢复。仰卧位可进行耸肩训练，患侧上肢越过身体中线向对侧伸展。若不能完成这一动作，健侧上肢可给予帮助。健侧卧位时，患侧肩胛带可尽力向前伸，促进上肢运动，并防止肩胛骨后缩。下肢做屈、伸运动或髋关节内收内旋运动。

(2) 床边活动：在治疗师的帮助下，可在床边坐。双手置于臀部两侧，瘫侧肘关节伸直，腕背屈，尺侧偏，手指伸开，拇指外展，掌心朝下放在床面上，借身体重力挤压上肢，抑制上肢的屈曲痉挛。双下肢不能悬空，双足应平踏在适当高度的木蹬上，足与小腿呈 90°，踝关节呈 0°位，防止患足下垂及内翻。坐位稳定后指导患者一侧上肢及躯干向对侧骨盆倾斜、挤压。先向健侧挤压，然后再向患侧挤压。进行训练时，治疗师给予必要的帮助。

2. 坐位训练

(1) 坐位平衡训练：若患者能独立坐，可做坐位平衡训练，通过躯干重心向前、后、左右移动进行躯干控制能力训练。治疗师应站在患侧，如重心向患侧移动不稳时，治疗师应给予最小的力量帮助，直至患者能坐稳。

(2) 上肢训练：指导患者手向对侧运动，先触及对侧髋部，再向上触及对侧肩部。如不能完成，可在健侧手的帮助下，完成训练动作。也可双手越过中线，分别触及对侧髋部，双上肢交叉时患侧上肢在上，向上移动时健侧上肢对患侧上肢的移动会起到助力运动。

(3) 下肢训练：坐在床边，双足悬空，患侧下肢做前后摆动动作。如患侧下肢不能独立完成，健侧下肢可帮助患侧下肢完成动作。然后，双足平踏在木蹬上，踝关节背曲，每次背曲动作保持 5~10 秒。

3. 站立训练

(1) 起立床训练：可以使患者适应站立，避免出现直立性低血压。通过站立，使患肢受到负重，关节受到挤压，通过反射机制诱发肌张力。患足平放在起立床的脚踏板上，通过重力牵拉跟腱，纠正足下垂和足内翻。

(2) 站立平衡训练：当患者自己能够站稳后，开始进行站立平衡训练。通过重心转移进行下肢和躯干运动控制能力的训练。双下肢应同时负重，治疗师站在患侧，如重心向患侧移动站立不稳时，治疗师应对患侧髋部、膝部给予适当保护。

（3）上下台阶训练：健手扶持台阶扶手，健足踏在台阶下，患足踏在台阶上，将健足上一个台阶，使健足与患足在同一台阶上。双下肢站稳后健足下一个台阶，回到起始位。通过反复训练，增加下肢的站立及站立活动能力。上下台阶时，治疗师应注意保护患侧膝部。

4. 平行杠内行走训练　健手扶持平行杠，先小步幅行走。每走一步，患足要注意放稳、放平。治疗师应站在患侧，指导其步行姿势。如患者行走不稳，治疗师可一手保护髋部，一手保护膝部。小步幅行走较稳时，可适当加大步幅。如果患足有足下垂和足内翻倾向，可穿戴踝-足矫形器予以纠正，防止或减轻偏瘫步态的程度。

5. 步行训练　步行周期包括站立相和摆动相。因脑卒中患侧下肢负重能力差，站立相缩短，迈步时因足下垂、内翻，导致划圈步态，使步行缓慢，步态不稳。指导训练时，治疗师应帮助患侧骨盆向前下方运动，纠正患侧迈步时髋关节外旋的状态。患者完成平行杠内行走训练后可拄拐杖行走。先拄四脚杖，再过渡到单脚拐行走，最后至徒步行走。

步行训练可采用向后迈步的方式，向后迈步时屈膝、伸髋，踝背屈，这对纠正下肢的偏瘫步态是有益的。向后迈步行走时治疗师应在患侧进行保护，或指导患者拄拐向后迈步行走。

（三）分离阶段的康复治疗

分离阶段相当于 Brunnstrom Ⅳ ~ Ⅴ期，患者已出现分离运动，上肢各关节在屈曲痉挛状态的情况已有伸展动作，下肢在伸性痉挛的状态下出现屈曲动作。分离运动的出现，使患者能够完成某些动作。

1. 上肢功能训练

（1）肩胛带训练：患者取坐位，患侧上肢放在治疗台上，肩关节屈，肘、腕、指关节伸展，治疗师用一手扶持前臂，另一手握持患侧手掌，使腕关节背屈至最大程度，向后推，指导患者用患侧肩胛部发力，抵抗治疗师的推力，起到训练肩胛骨前伸的作用，提高肩胛部位肌肉的控制能力。

（2）上肢分离运动训练

1）患者取坐位，治疗师一手固定肘关节，另一手扶持患手手指，指导患者做屈肩、屈肘动作，用患侧手触摸健侧肩关节，完成肩关节屈曲、内收、内旋动作，即上肢分离运动的训练。

2）患者取坐位，肘关节屈曲，患手触摸健侧肩关节。肘关节上抬触头，然后肘关节放下触胸，如此反复操作。训练肩关节在内收、内旋状态下做屈伸运动，即分离运动。

3）患者取站立位，双手推墙壁，肩关节前屈 90°，肘关节、指关节伸直，腕关节背屈 70°，训练肩关节屈曲，肘、腕、手关节的伸展运动，即分离运动。

2. 行走训练　患者取坐位，治疗者位于患者前面，双手扶持患者的髂前上棘，指导患者做骨盆的前后倾斜和左、右倾斜训练。起到缓解下肢伸肌痉挛的作用。

（1）控制双肩行走训练：患者取站立位，治疗师站在患者身后，双手扶持患者双肩。当患侧下肢处于支撑相，健侧下肢迈出时，在足跟着地前健侧肩胛骨向后方旋转，可防止患侧足外旋。当患侧下肢处于摆动相时，治疗师诱发患者双上肢呈对角线摆动。双侧上肢有节奏地摆动，可导致躯干旋转，对诱发正常步态有明显的效果，可改善步态的协调性。

（2）控制骨盆行走训练：患者站立位，治疗师站立在患者身后，双手扶持患者骨盆两侧。在健侧下肢处于摆动相时，治疗师协助将体重移到患足，并维持患肢支撑相的稳定，同时协助患者将重心缓慢地向前方移动。当患侧下肢处于摆动相时，髋、膝关节放松，髋关节外旋，足跟向内侧倾斜。治疗师将患侧骨盆向前、下方加压，防止骨盆上抬，并协助其向前方旋转。

（3）减重步行训练：偏瘫发生后，瘫肢站立困难，不能行走。减重状态下可使肌力 2 级以上的患者出现行走能力。操作时用吊带将患者身体悬吊，使患者步行时下肢负重减少，步行能力提高。

（4）上下楼梯训练：正确的方法是上楼先上健侧腿，下楼先下患侧腿。如患者独立上下楼梯训练有困难，治疗师站在患侧，一手扶持臀部，一手扶持膝部，防止髋后倾，膝关节屈曲。

四、语言障碍的康复

70%~75%的脑血管病患者伴有语言功能障碍，由于患者对语言的理解、运用和表达均有困难，不能很好地配合运动动作的训练，因此明显影响康复的疗效。由于语言恢复缓慢，语言训练要持之以恒，需经数个月甚至数年的训练。语言康复训练的原则：①重点和目标应首先放在恢复口语的康复训练上，以生活中必不可少的口语表达内容作为重点，如洗脸、刷牙、服药、看书、吃饭、喝水、看电视等。②语速比平常讲话要慢，要重复，用正常语调说话，当理解困难时，用动作、手势、图片、文字表示。③在口语训练的同时，与同一字词的听辨认、朗读和书写三方面的训练同时进行，可以协同强化训练。④语言康复内容要适合患者的文化水平、生活情趣，选用的语言材料要使患者感兴趣，先易后难，循序渐进。⑤随时掌握患者的情趣变化，调整治疗时间的长短和治疗项目的难度，并且有目的、及时、经常地将信息反馈给患者，成绩与缺点的信息反馈有助于自我纠偏和自我训练。⑥使用语言矫治录音磁带，各种语言训练用的图片、字词卡片或矫治手册进行语言训练。语言治疗师可定期随访，指导训练，并进行评定。语言康复训练的方法可采用听觉言语刺激法、程序学习法。有构音障碍者还要进行发音器官的训练，详细内容见本书其他章节。

五、日常生活活动能力的康复

日常生活活动(ADL)能力训练主要通过作业疗法，是康复治疗在日常生活环境中的实际应用。选择作业疗法要具有以下特点：①确定治疗目标，选定的目标要对患者的身体功能和心理、情绪起积极作用，如集体功能训练、集体娱乐和活动；②患者在治疗中，对其成果感到一定的满足，如工艺、书画等；③训练项目能结合日常生活能力和工作学习能力；④训练患者做感兴趣的项目，有助于提高患者的生活质量。

1. 日常生活活动训练　①穿衣活动：穿脱衣服、鞋袜等，穿衣时先穿患肢，脱衣时先脱健肢的顺序练习，同时反复练习拉上裤子和脱下裤子的动作，以便独立如厕；②进食活动：利用握筷或匙进食，手持杯子饮水，削苹果皮后食入；③居住活动：利用房间设备，如床、车、浴缸、厕所、轮椅等，整理房间，移动和摆放物品；④行动变化：改变体位、移动身体、翻动、躺下、卧位左右翻动、坐位移动、站立、坐下、步行或使用轮椅；⑤个人卫生：刷牙、洗脸、洗手、洗毛巾、修剪指甲、剃须等整容动作，练习自己洗浴，用厕等基本技能，可以带支具或利用特殊工具进行，坚持练习，循序渐进，以获得生活自理能力。

2. 职业技巧训练　进行适当的基本劳动或逐渐掌握工作的技巧训练，如打字、电子计算机的应用、装配机械设备、烹调、文件归档、报纸分类、绘画、书法等，使患者达到重新就业的要求。作业治疗应侧重进行应用性训练：

(1) 肩、肘、腕训练：应用肩、腕关节训练器训练肩腕关节活动，用锤钉训练肘关节的屈、伸功能。

(2) 前臂旋前旋后训练：拧水龙头、螺帽。

(3) 手指精细活动：打字、刺绣、拼图、编织。

(4) 改善协调平衡训练：磨砂板、拉锯、脚踏缝纫机等。

3. 结构性作业训练　按照要求完成一件成品，如进行编织毛衣、泥塑、制陶、雕刻等作业训练。

4. 娱乐性治疗　组织患者参加棋牌、音乐、舞蹈、游戏，观看书画或球赛，以及力所能及的文艺、体育活动。

六、知觉障碍的康复

脑血管病患者常伴有知觉障碍，明显影响运动功能和平衡功能的恢复。因此尽早对知觉功能障碍者进行训练，可促进运动功能的改善。知觉障碍包括实体感缺失、视知觉障碍、触知觉障碍、失用等。

知觉功能训练常常是认知和运动功能同时进行的，这种认知—知觉—运动功能不全的再训练有4种方法。①神经发育或感觉运动法：提高患者的感知技能和控制身体的能力。利用前庭感觉和触觉的综合输入，训练患者的姿势控制和平衡能力，鼓励他们应用两侧的身体。②训练转移法：重复练习某种训练知觉的作业，以影响患者将来类似的行为。③行为法：行为方法是知觉训练中不可缺少的部分。脑血管疾病会引起一些行为障碍的原因是忧郁、疲劳、不易耐受的挫折环境、认识过程有缺陷、持续动作、记忆力不佳和缺乏洞察力等，用条件反射的方法来改善行为障碍。④功能治疗法：主要是反复练习与日常功能活动有密切关系的活动，如轮椅上转移、烹调食物等，以训练患者的知觉功能。上述方法中，依据患者的反应情况，选用最适合患者的方法。

1. 实体觉训练　实体觉与本体感觉、两点辨别觉之间有密切的联系。实体觉是通过触摸来鉴别手中物体的大小、形状及性质。训练方法：①向患者提供触觉刺激，可健手先感知再用患手辨认。让患者用触觉辨认一种不同质地、不同温度、不同形状的物体，用患手触摸鉴别。②让患者看一些图片，然后让患者在暗箱中找出与图片图形相应的物体。

2. 视知觉训练　视知觉障碍有很多类型，如视觉单侧忽略、视知觉空间失认、视觉失认等。视知觉障碍的训练方法包括：

（1）视知觉单侧忽略的训练：重点是不断地提醒患者注意被忽略的一侧。训练方法：①站在患侧与患者谈话，还可利用 Rood 方法给予患侧感觉刺激；②将患者所用的物品放置在患侧，要求患者用健手去患侧取物品；③用健手帮助患手从患侧向健侧翻身；④用色彩鲜艳的物品或灯光放在患侧提醒患者注意患侧；⑤阅读文章时，为避免读漏，在忽略侧一端放上色彩鲜艳的规尺或让患者的手指着书的边缘，从边缘处开始阅读。

（2）视觉空间失认的训练：①辨认各种色调的图片，拼排、配对拼图；②让患者自己画钟面、房屋图形以及让患者在地图上画出从医院回家的路线；③进行各种日常生活活动的动作，如拿取物品、辨认物件、钟面时间、周围环境，按要求寻找不同面值的纸币或硬币；④用功能治疗法和训练转移法。

（3）视觉失认的训练：①训练左右失认，反复辨认左方或右方的物体。②训练手指失认，触摸患者各手指，让其说出各手指的名称，并重复该训练。③训练失读失写，让患者玩扑克、阅读短句、短文，训练健手书写功能。④训练垂直位，患者常把垂直的东西错当成斜的，需调整患者头的位置，偏斜时，可以用听觉暗示或触觉暗示提醒患者。经常让患者看一面中间有一条垂直线的镜子，使患者定向于垂直位。⑤训练形状失认，治疗师用各种拼板玩具，用不同的图形拼出图案，让患者模仿、复制，治疗师可给予暗示和提醒，直到患者完成拼接任务。

3. 触知觉功能训练　触知觉障碍也是体觉障碍，体觉包括实体觉和体像觉。训练方法：①患者身体某一部位受到刺激后，让他说出这一部位的名称。患者说出受刺激部位的名称后，再让其主动刺激这一部位。②让患者面对镜子，按要求指出身体的各部位，并叫出部位的名称。在进行以上训练时，可给予声音和视觉提示，以促进作业的正确完成。

4. 失用症训练　失用症是患者在无运动和感觉障碍时，不能完成某些有意识的活动，治疗往往较难。在训练时：①选用分解动作教给患者，然后再把分解的动作结合为一个整体；②应用柔和、缓慢、简单的句子指导患者，如用口头命令不生效，可用示范和视觉暗示患者，完成肢体所需的活动；③用触觉和本体感觉暗示患者。训练方法如下：

（1）视觉暗示：选择日常生活中一些由一系列分解动作组成的完整动作来进行训练。如令患者摆放餐具后吃饭，患者常常会出现次序上的差错，即不知道先要放餐桌，再放餐具，然后盛饭等。此时需把一个个动作分解开来，进行训练，某个步骤完成后，还要对下一个步骤给予提醒，启发患者有意识的活动。

（2）触觉暗示：训练患者的无意识活动，以达到功能目的。给患者一个指令，如让其刷牙，当患者不能完成时，可以将牙刷放在他手中，让其通过触觉提示完成一系列刷牙动作。

（3）平面图形或立体构造作业：选用的作业在训练中要进行暗示和提醒。如让患者复制治疗师事先示范的平面图形，如布置家庭用的家具图形或裁衣的纸样，以及立体构造，如常用物品的排列、堆放和有次序的堆积。患者在复制时起初要给予较多暗示和提醒，有进步后逐渐减少和提醒。

（4）运动性失用训练：训练时给予暗示、提醒或治疗师手把手教患者，如向患者演示拼积木，然后要求患者按其排列顺序拼积木，后可逐渐减少暗示、提醒，并逐渐加大作业难度。

七、其他疗法

（一）物理因子治疗

1. 弛缓阶段　应用功能性电刺激和肌电生物反馈治疗，可以提高神经肌肉的兴奋性，促进肌肉收缩和肌肉张力的恢复。

2. 痉挛阶段　采用功能性电刺激的方法，将电极置于上肢的伸肌（肱三头肌、前臂伸肌群），提高伸肘、伸腕和伸指的能力；将电极置于下肢的屈肌（股二头肌、半腱肌、半膜肌、胫前肌），改善屈膝和踝背屈的功能。该方式可以改善上肢的屈肌痉挛和下肢的伸肌痉挛。

（二）按摩

1. 软瘫阶段　肌肉处于软瘫状态时，部分肌肉因失去张力，长时间处于牵拉状态，影响局部血液循环，易出现疼痛。此时按摩可起到改善血液循环和止痛的作用。

2. 痉挛阶段　应采用轻柔缓慢的手法，使痉挛状态逐渐得到松弛，有利于功能训练。在做运动治疗和作业治疗之前，应先给予舒适的按摩，增加功能训练的协调性。

（三）辅助用具使用训练

1. 助行器、轮椅　可帮助患者出行，增加患者的活动范围，有利于患者接触社会，参与社会活动。

2. 矫形器　可以矫正痉挛和畸形，如矫正腕关节、指关节的屈曲畸形，足下垂和足内翻畸形等。

八、脑卒中的特殊临床病症处理

（一）肩手综合征

肩手综合征常发生于脑卒中后1~3个月，可能与交感神经功能障碍有关。瘫痪程度越重，肩手综合征的症状越明显。

1. 临床表现　脑卒中几天后就可以出现症状，表现为肩、肘、腕、手的疼痛，活动时疼痛加重。腕部、手背和手指肿胀，潮湿，皮肤呈淡紫色。临床上分为三期：第一期，为脑卒中急性期，约在发病后2周以内，患者手和腕部明显肿胀，肩部及上肢疼痛，被动活动时疼痛加剧，较“惧动”。X线检查手及肩部无明显变化，仅见轻度的脱钙改变。第二期，为脑卒中发病后3周至2个月，手部肿胀减轻或消失，肩、手自发痛明显减轻，手部肌肉萎缩，手指及腕、肘关节活动受限，手部出现轻度的挛缩现象。X线检查手及上肢骨骼有明显脱钙改变。第三期，为发病3个月以后，皮肤肌肉明显萎缩，手指完全痉挛、畸形，患手丧失运动功能。

2. 治疗　卧位或坐位时，保持患侧上肢有一定的高度，避免长时间手下垂；站立位时应将患侧上肢用布袋托起，防止手下垂和影响血液回流。每天将手放在10℃左右的冷水盆中浸泡30分钟，可连续进行半个月。同时，注意加强主动运动和被动运动，防止肌萎缩和肢体挛缩。该法对预防肩关节半脱位和废用性萎缩都有积极作用。

（二）肩关节半脱位

肩关节半脱位多发生于脑卒中早期，瘫肢处于弛缓性瘫，肩胛带肌肉在失去张力的情况下不能维持肩关节的正常形态结构，肱骨头在重力作用下从肩关节盂中脱出。一旦发生肩关节半脱位，对恢复该侧上肢和手功能都会产生不利的影响。

1. 临床表现　病初仅表现为肩痛，甚至上肢痛。卧位时不易发现肩关节半脱位表现。只有在坐位或站立位的情况下肩峰与肱骨头之间才会出现明显的凹陷。瘫痪程度越重，弛缓性瘫痪持续的时间越长，肩关节半脱位发生的概率越高。检查：肩峰与肱骨头之间触到明显的凹陷，容纳1/2横指，即可诊断。

2. 治疗　在坐起或站立位时，可采用三角巾吊袋或便携式肘托承托上肢，也可使用肩吊带，可防止因重力影响而出现肱骨头从肩关节盂处下滑，保持肩关节的正常结构。嘱患者家属在扶持患者坐起、站立或行走时，不要上抬患侧的腋窝、上臂等部位，防止伤肩部肌群。可以采用功能性电刺激或肌电生物反馈疗法进行治疗，提高神经和肌肉的兴奋性与传导性。在关节活动范围内，进行无痛性的被动活动训练，对维持关节的正常活动范围有益。卧位时，指导患者做Bobath握手动作，通过主动训练，减轻或避免肩关节半脱位的发生。坐位时，患侧上肢肘关节伸直，腕关节背屈，患手各指伸直，放在坐位臀部外侧的床面上，然后让躯体向患侧倾斜，利用患者体重使患侧上肢各关节受压，激发本体感觉冲动，促进肩胛带肌群恢复张力，有利于运动功能的恢复。

（三）抑郁症

出现脑血管病时，由于生理的、社会的、经济的多种因素，可引起患者一系列心理变化。脑出血后并发抑郁症者较多见，发生率为 30%～50%，多发生在恢复期，严重影响治疗与预后。

抑郁症的发病机制不清，可能与多巴胺代谢障碍有关，特别是与脑内 5-羟色胺(5-HT)和去甲肾上腺素(NE)含量减少有关。临床观察发现，脑内 5-HT 含量减少可引起情绪不稳；脑内 NE 增高时可出现躁狂；NE 减少时则引起抑郁。

1. 临床表现　在脑出血的恢复期，部分患者表现出抑郁症的三主征：情绪低落，思维迟缓，精神运动性抑制。

(1) 情绪低落：患者变得消沉，心境不适，紧锁双眉、常无笑颜，郁闷、毫无乐观情绪，无所关心，厌恶一切，甚至悲观厌世。

(2) 思维迟缓：思想内容贫乏，理解问题迟缓，说话声音低沉，回答问题简单，甚至终日少语或不语。常有内疚或罪恶感，把自己过去微不足道的缺点夸大，认为有罪，对不起任何人。还可出现关系妄想，认为四周的人都看不起自己，议论自己的错误或罪恶，从而发生自杀行为等。其次有食欲不振、体重减轻、失眠或嗜睡、精力缺乏、易疲劳、激动或迟钝。

(3) 精神运动抑制：患者活动减少，动作缓慢，对外界事物、日常生活不感兴趣，甚至不能完成力所能及的日常生活活动，经常低头静坐或卧床不起，不语不食，大小便潴留等。

2. 治疗

(1) 心理治疗：脑出血后的抑郁症是来自患者对疾病、死亡和残疾的恐慌，以及来自对职业、家庭生活、老人的抚养、孩子的教育和就业等的忧虑。总之，是患者丧失自信心的悲观反应。心理治疗的目的是使患者树立信心，发挥主观能动性，保持乐观情绪，这样才能有利于疾病的康复。

(2) 药物治疗：抗抑郁药物如三环类抗抑郁剂、单胺氧化酶抑制剂及精神振奋剂均可应用。

(金冬梅　冉春风)

第四节　康复结局

一、预后

脑血管疾病康复预后取决于以下因素：

1. 脑血管病变的部位、范围　脑出血比脑梗死病情重，内囊内出血较内囊外出血严重，大、中分支出血较小分支、皮质分支出血严重。大脑后动脉受损引起视觉障碍，椎-基底动脉受损可有共济失调，预后差。

2. 神经系统症状的轻与重　轻与中等度瘫痪无感觉或视觉障碍，无痴呆或抑郁，预后较好；严重瘫痪，严重感觉与视野缺损，较重痴呆与抑郁，预后差。

3. 是否早期进行有规律的功能训练　患病后，一旦生命体征稳定(意识清楚，血压、呼吸、心理平稳)，无严重合并症，即可进行康复训练。具体时间是脑梗死病后 2 天，脑出血病后 1 周左右，总之康复训练越早，预后越好。

4. 脑血管疾病后的恢复与病程有关　功能恢复速度在病后 3 个月内，特别是最初几周内最快。因此，在 3 个月内采取有效的康复措施，患者的功能恢复效果最好，并可防止废用综合征的发生，预后好。3 个月以后因挛缩、肌萎缩、关节功能障碍等使其恢复变慢，预后差。

5. 有无内脏并发症的发生　合并消化道出血、心肌梗死、心律失常、肺水肿、心、肾功能衰竭者，预后差，病死率高。

6. 意识障碍的程度　意识障碍的程度与病死率成正比。有抽搐或去大脑强直、脑干受损重、呼吸不规则等，预后差，病死率高。

7. 家庭与社会的参与　在脑卒中患者功能恢复的过程中，家庭成员的积极配合与参与，以及社会相关因素的参与，都会对患者的功能结局产生积极的影响。

脑血管疾病患者，经早期有规律的功能训练，约 90%的患者可恢复步行能力、生活自理能力，有些患者还能恢复工作能力。早期手功能训练对手功能的恢复有重要意义。因日常生活和职业动作与手的精细运动有关，患者偏瘫后往往重视行走，加上常用健手代替病手的使用，所以忽略病手的康复。如果3个月以后再训练手功能，将有96%左右的患者不能恢复功能。因此，应争取在患病后的前3个月最大限度地进行手的功能康复。

二、社会回归

脑血管疾病患者的康复，是整体康复，即是全面康复的模式。在医院内关闭式的医疗康复是不能使患者获得整体康复的，因而实现整体康复的最终目标是与社会结合，也即社会回归。

家庭康复：家庭康复可继续促进功能恢复，患者处在一个自己熟悉、舒适的家庭环境中，有家人的关心，有各种信息交流，患者能进一步感受到生活的乐趣，显示出自我的价值。治疗师在患者出院前应认真细致地做好出院后的指导工作，使家属对患者的病情有所了解，并掌握一些康复方法及护理知识和技能。治疗师帮助家属制订回家后的康复计划，那么家属根据康复计划，指导和帮助患者实施有效的康复计划，如运动功能、智能、语言、就业和社交等，使患者获得有效的康复，甚至能使患者病后残疾降到最低限度或不残疾，即使有一定残疾，通过支具和轮椅的应用，做到残而不废。

社区康复：从社会的角度去推进残疾者的医疗教育、就业保障、残疾者的合法权益，并提供残疾者参与社会的各种机会，组织文化、体育活动，增加社会交往机会，使患者保持乐观和主动性，进一步促进机体的康复。社会康复是一项很强的事业，是跨科的、复杂的系统工程，完善这一工作，也涉及全社会的精神文明、物质文明建设，更需要社会的参与与支持。另外，对患有各种功能障碍的患者，政府部门要制定有关法律和法规，确定残疾者在社会中的平等地位和待遇，使其不受歧视，平等地参与社会活动，从而获得整体康复。

（金冬梅　冉春风）

第三十二章　颅脑损伤康复

第一节　概　　述

颅脑损伤(traumatic brain injury,TBI)是指头颅部,特别是脑受到外来暴力打击所造成的脑部损伤,又称脑外伤(brain injury or brain damage,BI or BD)或头损伤(head injury,HI),可导致意识障碍、记忆缺失及神经功能障碍。由于颅脑损伤具有发病率高、病情急、病情变化快、导致的功能障碍多以及多发生于青壮年的特点,因此一直以来都是临床康复的重点工作内容。

一、流行病学

颅脑损伤是一种发病率高、死亡率高、致残率高的损伤。我国20世纪80年代进行的六大城市神经系统疾病的流行病学调查表明,颅脑损伤的患病率为783.3/10万人口,仅次于脑血管病。据国内另一组10年间创伤患者的统计报告,各类颅脑损伤患者占同期创伤患者的25%~42%,在各类创伤中列第2位,仅次于四肢损伤,而死亡率、致残率却居首位。美国疾控中心称2010年约250万人发生颅脑损伤,且发病率与前期研究相比上升15%。约530万人因颅脑外伤致残,每年约170万人持续残疾状态。在美国,1994年颅脑损伤的发生率大约为200/10万人口,每年有50万新增病例,每年约有8万人死于颅脑损伤;轻度、中度和重度颅脑损伤的病死率分别是0、7%和58%,而致残率分别为10%、66%和100%。

颅脑损伤可以发生在各年龄组,其分布呈两极分化,即15~24岁青少年(200/10万人口)、65~75岁老年人(200/10万人口)居多。老年人死亡率高,与青壮年相比,老年患者恢复过程非常慢,甚至难以恢复。男性颅脑损伤的发生率明显高于女性,约为2∶1。男性颅脑损伤的死亡率也是女性的3~4倍。

交通事故、工伤事故、意外坠落、运动损伤、失足跌倒是平时产生颅脑损伤的常见原因,难产和手术产时引起的婴儿颅脑损伤也偶有所见;枪伤、炸伤等火器伤,以及车祸事故、工事和建筑物倒塌则是战时颅脑损伤的主要原因。对于儿童和75岁以上老年人,跌倒是颅脑损伤的第一大诱因,而对于中青年来说,交通事故则是主要造成颅脑损伤的主要原因。

二、病理生理

颅脑损伤因头部遭受外界暴力打击所致。暴力作用于头部的方式有直接暴力与间接暴力两种,以前者更为常见。暴力直接作用于脑组织可引起脑的加速性损伤、减速性损伤或挤压性损伤。间接暴力是指外力作用于身体部位,经传递到达头部,并引起脑间接损伤。常见的如坠落时臀部着地所受到的暴力,可经脊柱传递到达枕骨髁部,引起颅底骨折和脑损伤。躯干受到暴力打击时由于惯性作用而引起的脑挥鞭样损伤,胸部遭受挤压导致的脑损伤也是典型的间接损伤。

按外伤后脑组织是否与外界相通,临床上将颅脑损伤分为闭合性颅脑损伤与开放性颅脑损伤两类,以前者更为多见。闭合性颅脑损伤多为头部接触较钝物体或间接暴力所致,头皮、颅骨和硬脑膜三者中至少有一项保持完整,因而脑组织与外界不相沟通,无脑脊液漏;开放性颅脑损伤多由锐器或火器直接造成,头皮、颅骨和硬脑膜三者均有破损,颅腔与外界沟通,有脑脊液漏。颅底骨折时,如骨折线通过鼻窦或耳道,同时局部硬脑膜破裂,可使脑脊液甚至脑组织外溢,虽然表面看不到伤口,但颅脑已与外界沟通,也属于开放性颅脑损伤。

不同程度颅脑损伤的病理生理机制有所不同。轻度颅脑损伤主要由于脑组织与颅骨颅内表面撞击所致，撞击对大脑的影响可能使大脑白质区域内拉伸甚至损伤轴突，被称为"弥漫性轴索损伤"，此外还可能造成脑血管功能失调。中度及重度颅脑损伤的产生除脑组织撞击外，还可能与颅骨碎片及异物穿透脑组织有关。碎片及异物的穿透机械撕裂神经元，破坏神经元和脉管系统，进而诱导细胞凋亡对大脑产生直接影响，各种促炎因子进入损伤部位引发炎症和水肿。

在颅脑损伤的全部病理生理过程中，脑组织不仅可因暴力的直接作用产生原发性损伤，还可出现继发性损伤而使伤情复杂化。原发性脑损伤是指暴力作用于头部时直接造成的脑损害，局部脑损伤如脑震荡、脑挫裂伤，弥漫性脑损伤如原发性脑干损伤、弥漫性轴索损伤等。原发性脑损伤其病变性质与严重程度在受伤当时已经决定，并立即出现相应的临床症状与体征。继发性脑损伤是指在受伤一定时间后在原发性损伤的基础上出现的脑病变，主要有脑水肿、颅内血肿、脑压增高、脑移位和脑疝等，其症状和体征是在伤后逐步出现或加重，因而有别于原发性脑损伤，且其严重程度并不一定与原发性脑损伤的严重程度一致。

三、临床诊断与处理

（一）临床表现

1. 意识障碍 绝大多数颅脑损伤患者有不同程度的即刻出现的意识丧失。依伤情不同，意识障碍的程度也不同，可表现为嗜睡、昏睡、浅昏迷或深昏迷等。意识障碍程度与脑损伤程度相一致，如昏迷程度深、持续时间长，提示重型颅脑损伤；反之则提示轻型颅脑损伤。意识障碍还提示脑损伤的病理类型，如伤后即发昏迷，多为原发性脑损伤所致；清醒后又昏迷，多为继发性脑损伤（如脑水肿、血肿等）所致。

2. 头痛、呕吐 头皮损伤及颅骨骨折可有伤处局部的疼痛。颅内高压时，头痛常呈持续性胀痛，呕吐常为频繁的、喷射状呕吐。

3. 生命体征的改变 体温、呼吸、脉搏、血压、心率也可以反映脑损伤的程度。不同类型的颅脑损伤的生命体征变化也不一致。如颅内血肿形成时，常出现呼吸深慢、脉压增大、心率减慢、血压升高；脑挫裂伤时，脉搏与呼吸不仅不减慢，反而加快；出现枕骨大孔疝时，早期即可出现呼吸节律紊乱，甚至呼吸骤停；脑干、下丘脑受损，常有中枢性高热。

4. 眼部征象 眼部症状与体征对伤情判断和预后估计有重要意义，因此应特别注意观察瞳孔大小、光反射和眼球活动、眼底的改变。如一侧瞳孔先缩小，继而散大，光反射迟钝和消失，而另一侧瞳孔正常，提示脑疝（小脑幕切迹疝）；一旦双侧瞳孔散大，光反射消失，提示濒危状态。颅内高压时，常伴有视乳头水肿或视神经萎缩。

5. 神经系统局灶症状与体征 依病变的部位不同可出现单肢瘫、偏瘫或四肢瘫、感觉障碍、失语、共济失调等。如一侧大脑半球损伤时，可出现对侧上肢或下肢或上下肢的中枢性瘫痪，伴感觉障碍；内囊损伤可出现对侧的"三偏"综合征，即偏瘫、偏盲与偏身感觉障碍。

6. 脑疝 颅内高压进一步发展致各腔室间压力不均，推压部分脑组织向解剖间隙移位，引起脑疝的发生。最常见的脑疝有小脑幕切迹疝和枕骨大孔疝等。一旦出现脑疝，若不及时全力抢救，很快导致死亡。

（二）主要类型

1. 脑震荡 主要表现为伤后立即发生短暂的意识障碍，一般不超过半小时，清醒后多数患者有近事性遗忘而不能叙述当时的受伤经过。神经系统检查无阳性特征，脑脊液检查无红细胞，CT 检查颅内无异常发现。一般认为脑震荡是最轻微的一种颅脑损伤。

2. 脑挫裂伤 包括脑挫伤与脑裂伤两部分，但实际上是同一种病变不同程度的表现，往往同时存在，临床上常难以区别，因而将其统称为脑挫裂伤。脑挫裂伤好发于额叶与颞叶，往往合并硬膜下血肿和外伤性蛛网膜下腔出血，其继发性改变如脑水肿和血肿形成等具有更为重要的临床意义。

临床表现主要有不同程度的意识障碍、与损伤部位相关的局灶症状和体征（如偏瘫与失语等）、颅内压增高的症状与体征等。CT 检查可了解损伤部位、范围、脑水肿程度及中线结构移位情况，损伤部位表现为低密度脑水肿区内可见多发散在的点、片状高密度出血灶（图 32-1），病变广泛则有占位效应。

3. 弥漫性轴索损伤 是一种脑实质的弥漫性损伤。既可单独存在，也可与其他脑损伤并存，临床上并不少见。多因车祸导致头部加速运动，造成脑白质广泛性轴索损伤。病理特征是伤后出现轴索肿胀和轴索回缩球。其主要表现为广泛的脑挫裂伤，伴以点、片状出血灶。病变可分布于大脑半球、胼胝体、小脑或脑干。

弥漫性轴索损伤患者伤后通常立即昏迷，而且昏迷程度深、持续时间长，一般无中间意识清醒（或好转）期。CT 或 MRI 检查显示弥漫性脑肿胀，灰质和白质界限不清，脑室脑池受压，但占位效应常轻微，中线移位不明显（图 32-2）；此外，两侧大脑半球白质内、胼胝体、基底节区和脑干上端背外侧等处还可见到多发性点、片状出血灶。

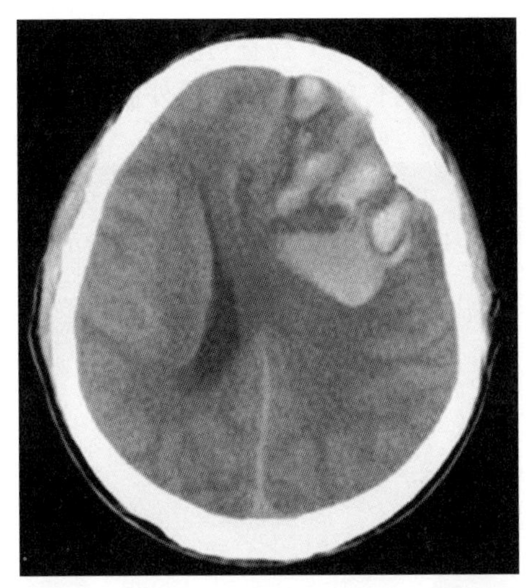

图 32-1　左额叶脑挫裂伤

CT 扫描示左侧额叶大片状低密度影内可见散在片状、斑片状高密度影，左侧脑室受压，中线结构向对侧移位

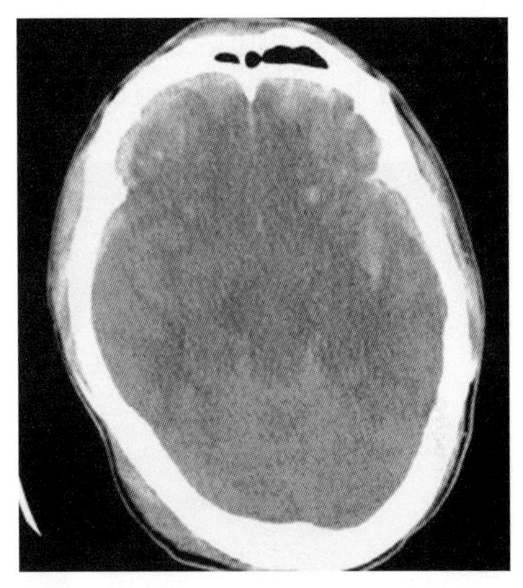

图 32-2　弥漫性轴索损伤

CT 扫描示脑实质弥漫性肿胀，密度降低，灰、白质界限不清，鞍上池、环池消失，双侧额叶白质内散在点状出血

弥漫性轴索损伤所引起的病理改变常难以恢复，且至今仍缺乏有效的治疗手段，不仅死亡率高，而且是导致颅脑损伤患者伤后植物状态生存和严重神经功能障碍的重要原因。

4. 原发性脑干损伤　临床上相当常见。虽可单独出现，但常与其他部位脑挫裂伤同时存在，多数情况下是广泛性脑挫裂伤的一个组成部分。主要病理表现是脑干表面挫裂伤和脑干内点、片状出血，病理变化如脑干神经组织结构紊乱、轴突断裂、挫伤或软化等。MRI 检查有助于明确诊断，了解损伤部位与范围。

原发脑干损伤的主要表现：①伤后立即出现意识障碍，特点是昏迷程度深，持续时间长和恢复过程慢，甚至终生昏迷不醒。②早期出现脑干损伤的症状与体征，如呼吸、循环功能紊乱，严重者可迅速导致生命中枢衰竭而死亡；常出现眼球活动与瞳孔变化，严重者表现为眼球固定；出现双侧病理反射，严重时处于急性脑休克状态，各种深浅反射与病理反射均不能引出，待病情稳定后方才出现；中脑受损时可出现去大脑强直。

原发性脑干损伤与继发性脑干损伤不同的是，其症状和特征在损伤当时即出现，且不伴有颅内压增高的表现，常与弥漫性脑损伤并存。

5. 颅内血肿　颅内血管损伤出血是脑损伤的常见表现之一。如果出血在颅腔内某一部位积聚形成占位性病变，即为颅内血肿。颅内血肿是颅脑损伤后常见和重要的继发性病变之一。血肿达到一定体积，可以压迫脑组织，引起颅内压增高和相应的局灶性症状。若不及时处理，其症状往往呈进行性加重，最终导致脑疝形成而危及生命。

颅内血肿按血肿来源和部位分为硬膜外血肿、硬膜下血肿和脑内血肿，以硬膜外和硬膜下者为常见。按伤后血肿症状出现的时间可将颅内血肿分为急性、亚急性和慢性三种，以急性者为常见。血肿可单发，也可多发。

颅内血肿最具特征性的临床表现是其意识障碍的演变过程具有外伤后原发性昏迷、中间意识清醒（或好转）期和继发性昏迷三个阶段。原发性昏迷是由脑震荡、脑挫裂伤等原发性脑损伤引起的，继发性昏迷则为血肿引起颅内压增高和脑受压造成的。但并非所有颅内血肿患者意识障碍的演变过程均如此典型。少

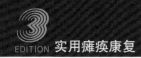

数无原发性脑实质损伤或脑实质损伤程度轻微的患者，伤后早期可能不出现原发性昏迷，仅在受伤一定时间之后因血肿形成而出现继发性昏迷。原发性脑损伤严重而血肿形成速度快者，则可表现为伤后持续性昏迷并进行性加深，而不出现中间清醒（或好转）期。

（1）硬膜外血肿：硬膜外血肿一般位于颅盖部，血液积聚于颅骨内板与硬脑膜之间。在其临床表现中，意识障碍常有中间清醒期，视血肿大小可有瞳孔异常、锥体束征及生命体征的改变。CT 检查可见在颅骨内板与脑表面之间有局限性双凸透镜形或梭形高密度影（图 32-3）。CT 检查可明确出血部位、出血量、脑室受压情况及中线移位情况等。

（2）硬膜下血肿：其发生率远高于硬膜外血肿。由于经常合并脑挫裂伤及继发的脑水肿存在，硬膜下血肿的病情多较重，可有意识障碍、颅内高压的表现及脑挫裂伤的表现等。CT 检查可见在颅骨内板与脑表面下方有新月形或半月形高密度或混杂密度影（图 32-4），此外，CT 上占位效应常较硬膜外血肿明显。

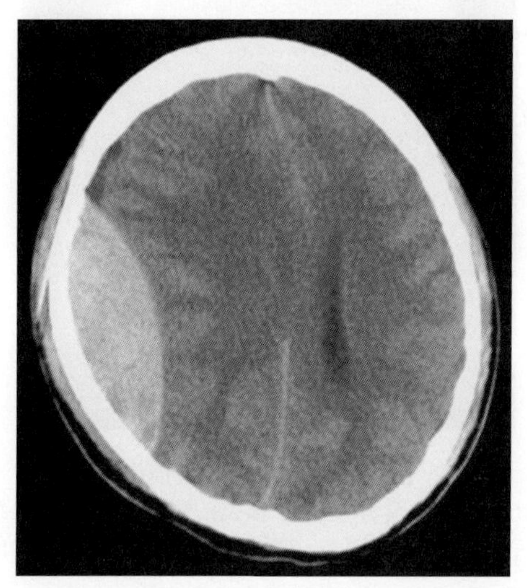

图 32-3　右颞顶部硬膜外血肿

CT 扫描示右侧颞顶骨内板下双凸透镜形高密度影，右侧脑室受压，中线结构向对侧移位

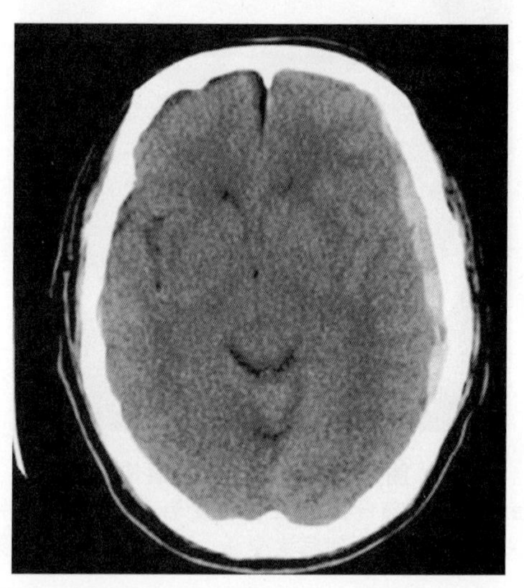

图 32-4　左额颞部硬膜下血肿

CT 扫描示左侧额颞部颅骨内板下新月形高密度影，左侧脑室受压略变小

（3）脑内血肿：脑内血肿可位于脑挫裂损伤灶附近或损伤灶裂口中，也可位于白质深部。临床表现主要是进行性意识障碍加重及局灶性症状与体征。CT 检查可见圆形、类圆形或不规则形高密度影（图 32-5），周围常伴有点状、片状高密度出血灶，同时可见血肿周围的低密度水肿区。

（4）脑室内出血：外伤性脑室内出血多见于脑室邻近的脑实质内出血破入脑室，出血量大者可形成血肿。病情常较复杂、严重，除原发性脑损伤、脑水肿及颅内其他血肿的临床表现外，脑室内血肿可堵塞脑脊液循环而导致脑积水，引起急性颅内压升高，加重意识障碍。CT 检查可发现脑室扩大，脑室内有高密度或中等密度影（图 32-6）。

（5）迟发性外伤性颅内血肿：指伤后首次 CT 检查时无血肿，而在以后的 CT 检查中发现了血肿，或在原来无血肿的部位发现了新的血肿。临床表现为伤后经历了一段病情稳定期后，患者出现进行性意识障碍加重等颅内压增高的现象，确诊需多次进行 CT 检查对比。

（三）诊断要点

1. 受伤病史　有明确头颅或全身复合伤病史，对于嗜睡或昏迷患者应注意询问可靠证人。

2. 神经学检查

（1）生命体征检查与颅内压监测：包括呼吸、脉搏、血压与体温。生命体征的变化受中枢神经管理，脑损伤后的颅内压增高除直接影响意识状态外，也引起生命体征的改变，应定时检测并记录。必要时应作颅内压监测，以及时了解颅内压的变化。

（2）神经系统检查：重点是检查患者的意识障碍，判断患者的昏迷程度；其他如观察瞳孔大小、光反射、眼球的位置与活动、眼底等眼部征象以及四肢的活动情况等。

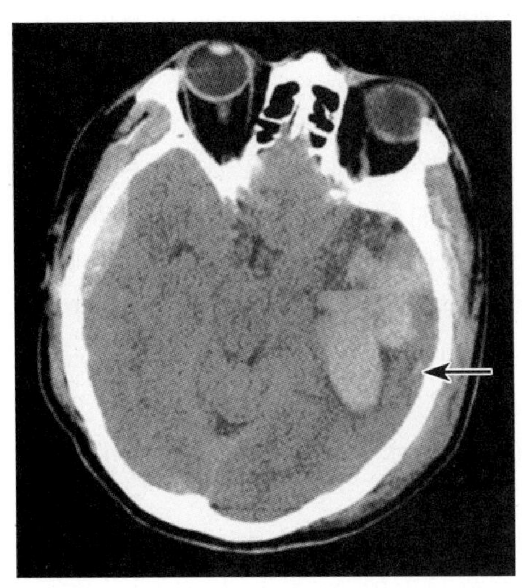

图 32-5　左颞叶血肿

CT 扫描示左侧颞叶不规则形高密度影，病灶周围可见环形水肿带，外侧尚可见散在出血的小片状高密度影(←)

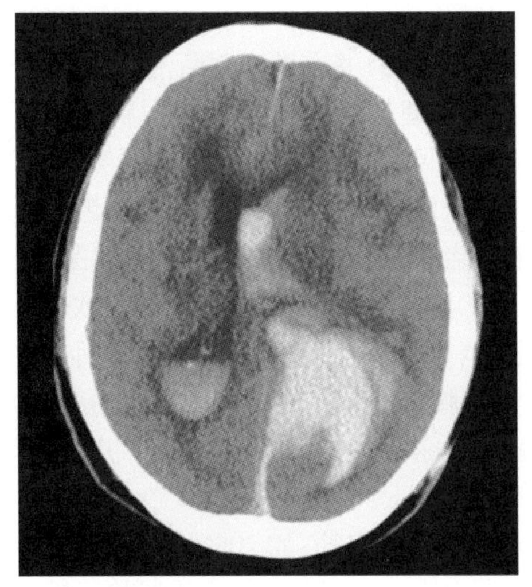

图 32-6　外伤性脑室内出血

CT 扫描示左侧顶枕叶外伤性出血破入脑室，左侧脑室前角、室间孔、右侧脑室后角内均可见高密度影，右侧脑室扩大

3. 辅助检查　可根据需要选择如下辅助检查：

(1) CT 检查：①急性硬膜外血肿。颅骨内板下方局限性双凸透镜形或梭形高密度影，多在骨折线下方；CT 值为 40~100HU；血肿密度均一或不均一，内缘也可不规则；血肿较大时可出现占位效应；少数患者可伴有脑水肿及脑挫裂伤表现。②急性硬膜下血肿。颅骨内板下方新月形或半月形高密度影，个别患者血肿早期为混杂密度；CT 值近似于硬膜外血肿；常伴发脑挫裂伤；占位效应较硬膜外血肿明显。③脑内血肿。表现为脑内圆形、类圆形或不规则形高密度影，周围常伴有点状、片状高密度出血灶，以及低密度水肿区。外伤性脑内血肿在亚急性期与慢性期，其 CT 分别表现为等密度或混合密度影、低密度影。④脑挫裂伤。表现为低密度脑水肿区中出现多发散在的点、片状高密度出血灶，病变广泛则有占位效应。⑤脑水肿与脑肿胀。脑水肿表现为局限性或弥漫性低密度区，CT 值为 8~30HU；伤后 3 小时至 3 天出现，以 12~24 小时最为明显，可持续数周；可有明显的占位效应。脑肿胀为一侧或双侧大脑半球弥散性高密度或等密度，脑池和脑底池缩小或消失。⑥脑室、脑池系统的变化。主要观察第三脑室、侧脑室和环池。当颅脑损伤后局部存在有血肿、水肿等占位病变时，以上结构可表现出来自占位方向的受压变形，甚至消失。⑦中线结构移位。以透明隔和大脑镰为标志的中线结构的位移是判断颅脑损伤后脑受压的一个重要标志。CT 检查未发现颅内血肿随后又出现迟发性血肿征象者，需要再次 CT 复查确诊。

(2) MRI 检查：对慢性硬脑膜下血肿及邻近中线部位的病变如脑干、小脑等较 CT 有着明显的优越性。然而它对脑水肿、脑出血、脑肿胀等均表现为高信号，图像不如 CT 直观易辨，因此，对急性颅脑损伤的诊断价值不如 CT。

(3) X 线片：所有颅脑损伤患者尤其是开放性损伤，应常规摄颅骨 X 线片，该项检查对骨折的诊断较 CT、MRI 扫描更加全面。一般摄头颅正位与侧位 X 线片。

(4) 腰椎穿刺：颅脑损伤时，可选择做腰椎穿刺检查，了解颅内压及脑脊液含血情况，及是否并发颅内感染等。

(5) 脑电图：脑挫裂伤、脑水肿、颅内血肿、硬脑膜下积液，作脑电图检查，有一定的诊断意义，并可作为监测、了解脑恢复情况的参数。

(6) 脑诱发电位：适用于颅脑损伤的恢复期。临床上较有实用价值的诱发电位有：①视觉诱发电位，采用闪光刺激；②听觉诱发电位，采用短声刺激；③体感诱发电位，采用周围神经去极化刺激；④运动诱发电位，采用经颅磁刺激。

（四）临床处理

1. 病情观察　主要观察患者的意识、瞳孔、生命体征、神经系统体征等。较重的颅脑损伤患者应进入监护病房，以便于观察生命体征和颅内压等的变化。动态的病情观察有助于鉴别原发性和继发性脑损伤，有助于早期发现脑疝，并有助于判断治疗的效果与及时调整治疗方案。

2. 加强护理与营养支持　①保持呼吸道通畅：术后仍昏迷的患者要注意吸痰，给氧。若昏迷深，咽反射差，分泌物多，可作气管切开，以利于呼吸，便于吸痰及吸除分泌物，改善脑缺氧。②体位：一般患者宜平卧，年迈者可用半卧位，昏迷或瘫痪患者应经常更动其卧姿，一般每2小时翻身1次。③饮食：早期昏迷，尤其是有呕吐的患者，最初3~4天应禁食，短期保持轻度脱水状态，对脑水肿有益。3~4天后患者无呕吐，无脑脊液鼻漏，听诊肠鸣音正常者，可给予鼻饲饮食。必要时根据患者的情况采用完全胃肠外营养（TPN）法、完全胃肠内营养（TEN）法或二者混合营养。目前主张尽可能采用胃肠内营养。

3. 治疗脑水肿　主要是进行脱水治疗。减轻脑水肿，降低颅内压，是抢救颅脑损伤的一个重要环节。常用药物如甘露醇、速尿及白蛋白等。皮质激素的使用仍有争议。脱水过程中要注意监测水电、酸碱平衡及肾功能等。

（1）高渗性脱水药：如20%甘露醇、25%山梨醇、50%葡萄糖、10%甘油果糖、20%人血白蛋白等。甘露醇药降低颅内压力作用明显。在静脉快速输入后10~20分钟即可起作用，2~3小时作用达高峰，脑脊液压力最低时可降低50%~90%，作用维持时间为6~8小时，降低颅内压力效果与用药剂量成正比。

目前主张小剂量静脉快速滴注，即20%甘露醇125ml 10~15分钟滴完效果较好。每6~8小时1次，根据颅内压变化情况调整给药间隔时间和疗程。也可以与其他药物如利尿性脱水药物交替使用或同时使用，以加强其脱水效果。使用甘露醇副作用较少，无毒性。个别患者对肾脏可有轻微损害，出现血尿，因此，肾功能不全及休克患者忌用此药。

白蛋白：它是从健康人血浆中提纯的冷缩白蛋白制剂，因可提高血浆胶体渗透压，临床上常用来治疗急性脑水肿。每次5~10g，缓慢静脉滴注（使用生理盐水100ml冲管），每天1~2次或隔日1次。个别患者可有皮疹、发热等过敏反应。本品容易与多种药物生成沉淀，注意不得与其他药物配伍使用。

（2）利尿性脱水药：如速尿、双氢克尿塞、醋氮酰胺等，以速尿应用较普遍。此药作用强但维持时间短，静脉注射后5分钟血药浓度达峰，作用可维持2小时，用药后1小时内效果最显著。注射剂20~80mg加入5%或10%葡萄糖20~40ml静脉注射，根据尿量调整用药剂量和间隔时间，每天总量不得超过2g。应用此药时需注意水及电解质的平衡，对合并有急性心、肾功能衰竭及低钾的患者慎用。

（3）其他脱水药：如β-七叶皂苷钠，它是从中药娑罗子的干燥果实中提取的三萜皂苷钠盐，具有抗渗出、消除肿胀和改善微循环的作用，临床上也用于治疗脑水肿和脑肿胀。每次5~10mg溶于生理盐水10~20ml中静脉注射，每天2次；或5~20mg溶于10%葡萄糖或生理盐水250~500ml中静脉滴注，每天1次。对于颅内压增高的患者，此药常与其他脱水剂同时使用。药物渗出血管外可引起疼痛、过敏性皮疹。急、慢性肾功能衰竭、妊娠妇女禁用。

4. 纠正水电酸碱失衡　成人每天至少需液1 500~2 000ml，在最初2~3天内，一般可输10%葡萄糖1 000ml、生理盐水（或5%葡萄糖盐水）500~1 000ml，并补充10%氯化钾液30~40ml，但需保持24小时尿量不少于500ml，也可按前一天尿量再加500ml计算，2~3天后则需检查患者的血钾（K^+）、钠（Na^+）、氯（Cl^-）、二氧化碳结合力（CO_2-CP）、尿素氮（BUN）、血糖（GLU）等指标，必要时还要作血气分析，以了解患者的酸碱与水电平衡等情况，尤其是高热或呼吸障碍的患者，要随时注意调节输液成分与输液总量。

5. 激素治疗　肾上腺糖皮质激素具有抗炎、抑制免疫机制、防止酸性水解酶向细胞内扩散、稳定细胞膜等作用，对消除组织水肿、减少瘢痕形成有利。激素的应用在伤后愈早愈好，以大剂量的疗效较理想。近年来许多学者从实验与临床实践中证实，在伤后1小时内给予甲基强的松龙每千克体重15~30mg或地塞米松每千克体重5~15mg，维持24~48小时，超过48小时作用就不明显。至于糖皮质激素应用后发生的免疫抑制、消化道溃疡及出血、糖与氮的代谢紊乱等，与剂量大小关系较小，主要是使用的时间较长，一般超过7~10天后才易发生。尽管大剂量短程冲击疗法的副作用并不明显，但仍应在伤后或术后密切观察，随时加以相应的处理，如加用抗生素，使用制酸药物等。

6. 人工冬眠低温治疗　美国《重型颅脑损伤救治指南（第4版）》不推荐早期（2.5小时内）、短期（创伤后48小时内）预防性亚低温治疗来改善弥漫性创伤患者的预后。

在低温下脑组织的代谢与耗氧量皆下降，脑组织对缺氧的耐受力增加，因而可起到保护脑组织的作用；另外，由于脑组织的血流量减少，脑脊液的产生受到抑制，从而有利于预防与改善脑水肿。适用于广泛脑挫裂伤，尤其是中枢性高热、抽搐、顽固性呕吐和有明显精神症状、谵妄、躁动不安等。冬眠药物中以冬眠Ⅰ号液常用，即氯丙嗪、异丙嗪各50mg，度冷丁100mg溶于500ml 5%或10%葡萄糖溶液中，作静脉滴注。应根据病情调整用量，以保证患者安静、无寒战和舒张压不低于70mmHg为宜。在患者的躁动不安被控制以后，可加用物理降温使患者的体温下降到30~32℃，维持时间为3~5天，到期可复温。复温时应缓慢进行，先停止物理降温，继之停止用药，让患者自动复温。如复温困难，可加棉被、温水袋或电热毯，也可使用少量药物如阿托品、肾上腺或激素等。

7. 应用神经营养药物 目的在于为损伤的脑组织提供外源性能量及营养补充，促使损伤的脑细胞恢复其功能。常用的药物如能量合剂（10%GS 500ml+ATP 40mg+COA 100U，必要时尚可加入胰岛素5~10U，维生素B_6 100mg或氯化钾1g）、胞二磷胆碱（CDP胆碱）、脑活素（cerebrolysin）、爱维治、γ-氨基丁酸（GABA）、脑复康、脑复新、维生素B族等。可酌情选择其中的几种联合应用。

近年来新型的神经营养药物如神经节苷脂（GM-1）、神经生长因子（NGF）等已在临床上试用。尤其是单唾液酸四己糖神经节苷脂（GM-1）能通过血脑屏障，不仅在脑损伤后早期能降低脑水肿，纠正离子失衡，降低死亡率，后期也能促进损伤的神经细胞恢复其功能。据初步报道，采用GM-1治疗重型脑外伤后长期昏迷的患者取得了较好的效果，而且长期使用也无明显毒、副作用，因此，对于颅脑损伤的患者值得在临床上试用。具体用法：20~40mg/d，可肌内注射或缓慢静脉滴注。在中枢神经损伤的急性期，开始剂量可为100mg/d，10~15天后，可改用维持剂量（20~40mg/d）。也有临床试验显示，对于中枢神经系统损伤的急性期，最佳的用药剂量为每天滴注100mg，持续3~4周后改用维持量，每天肌内注射40mg维持6周。由于神经生长因子（NGF）独特的作用机制，如能解决通过血脑屏障的问题，可能会给颅脑损伤的治疗带来令人鼓舞的前景。

除神经营养药物外，还可以选用一些具有促进脑细胞代谢、改善脑血液循环、活化神经细胞等作用的药物，可能有助于苏醒及神经功能障碍的恢复。临床上常用都可喜、尼舒、喜德镇、西比灵、尼莫同、氯酯醒、醒脑静等。上述药物可以选择2~3种联合应用，交替使用。

8. 防治并发症 并发症常常是影响颅脑损伤患者恢复的重要因素之一。针对以下颅脑损伤常见并发症如感染、上消化道出血、外伤性癫痫等分别予以相应的处理。

（1）感染：颅脑损伤后宜尽早应用抗生素，以预防颅内继发感染、肺炎及尿路感染等。在未明确病原菌之前，作为预防性措施宜采用广谱抗生素。一旦感染已经发生，应作尿、大便、痰液和血液的细菌培养及药敏试验，根据结果选用敏感的抗生素，必要时联合应用抗生素。

（2）上消化道出血：严重颅脑损伤的患者，尤其丘脑下部副交感神经受刺激时，可引起胃酸分泌增加，胃终末血管痉挛，胃肠血管缺血，可形成“急性胃黏膜病变”导致出血。一旦发生消化道出血，应立即停用肾上腺皮质激素，除给予传统的止血、制酸、收缩胃黏膜血管等药物治疗外，近年来使用洛赛克获得较好的疗效。洛赛克对壁细胞上的H^+-K^+-ATP酶（质子泵）具有特殊的剂量依赖性的抑制作用，能高度选择性抑制胃酸分泌。具体用法：40~80mg/d，静脉内推注或滴注，病情稳定后可口服，20~40mg/d。对有休克者应立即进行补液、应用血管活性药物、输注血浆或白蛋白甚至输血等抗休克治疗。个别病例需行剖腹手术。

（3）癫痫：有癫痫发作的病例，需抗癫痫治疗。可根据癫痫发作类型及患者情况选用具体的抗癫痫药物，遇有持续发作的病例应予以相应处理。必要时应预防性应用抗癫痫药物，尤其是开放性颅脑损伤的患者。

9. 手术治疗 颅脑损伤后是否需行急诊手术减压或血肿清除，取决于颅脑损伤后脑受压的情况，因此若有颅内血肿、水肿、脑挫伤等引起颅内压增高，脑组织有受压的表现时，均应视为急诊手术的指征，手术治疗是整个颅脑损伤处理工作的重要部分。

开放性颅脑损伤原则上应尽早行清创缝合术，使之成为闭合性脑外伤。闭合性颅脑损伤的手术主要针对颅内血肿或重度脑挫裂伤合并脑水肿引起的颅内压增高并脑疝，其次为颅内血肿引起的局灶性脑损害。

常用的颅脑损伤手术类型包括：①开颅血肿清除术；②颅骨去骨瓣减压术；③颅骨钻孔引流术；④开放性颅脑损伤清创术；⑤颅骨钻孔探查术；⑥颅骨凹陷骨折整复术；⑦脑脊液漏修补术；⑧脑室引流术等。

（向云 胡普权）

第二节 康复评定

一、评定内容

为了进行全面康复，首先应及时对颅脑损伤患者进行神经功能的全面评定，评定的内容详见表32-1。

表32-1 颅脑损伤患者神经功能全面评定项目

1. 医学方面	体位转移
病史、发病情况和病因	坐和站的能力
辅助检查结果（如X线、CT、MRI等）	平衡
预防	步行与步态
呼吸状况	上下楼梯
吞咽困难	户外活动
膀胱、直肠功能	高水平活动（包括体育运动）
皮肤	在变化环境中的功能
用药情况	耐力
2. 感觉运动功能	工作或学习能力
视力和听力	4. 认知/交流/行为方面
视——空间能力	觉醒水平
感觉——轻触觉、痛觉、运动觉、位置觉	注意力
肌力	定向力
肌张力	记忆力
异常运动模式	交流能力
平衡反应	行为情况
协调性	高级认知功能
运用能力	5. 心理学方面
姿势	受伤前状况
运动速度和运动质量	神经心理学或心理学评价
保持姿势和平衡的运动技巧	6. 社会方面
功能运动（可被代偿的异常运动）	家庭状况
耐力	教育和职业情况
3. 功能状态	经济和保险情况
床上活动	住房或出院后的环境

对上述所有的评定项目进行综合，找出存在的问题，在此基础上制订出相应的康复治疗计划及康复的近期、远期目标。对于颅脑损伤患者来说，评定的重点应特别强调在认知及行为等方面的内容上。

二、损伤严重程度评定

颅脑损伤的严重程度差别很大，可以是最轻微的脑震荡，也可以是脑干严重受损而长期昏迷，甚至终生不醒。因而在讨论康复问题前，首先要确定颅脑损伤病情的严重程度，并据此判断预后，考虑其康复指征及评价其疗效。

颅脑损伤的严重程度主要依据昏迷的程度与持续时间、创伤后遗忘（PTA）持续的时间来确定。临床上常采用格拉斯哥昏迷量表（GCS）、盖尔维斯顿定向遗忘试验（GOAT）等方法来确定颅脑损伤的严重程度。

1. 格拉斯哥昏迷量表（Glasgow coma scale，GCS） 是颅脑损伤评定中最常用的一种评定量表，详见第二十九章第二节。国际上普遍采用GCS来判断急性损伤期患者的意识情况。该量表通过检查颅脑损伤患者的睁眼反应、运动反应和言语反应三项指标，确定这三项反应的计分后，再累积得分，作为判断伤情轻重的依据。GCS能简单、客观、定量地评定昏迷及其深度，而且对预后也有估测意义。

2. 盖尔维斯顿定向遗忘试验（Galveston orientation and amnesia test，GOAT）　创伤后遗忘（post traumatic amnesia，PTA）是颅脑损伤后记忆丧失到连续记忆恢复所需的时间。

对于患者是仍处于 PTA 之中，还是已恢复了连续记忆，常用 GOAT（表 32-2）来确定。目前认为 GOAT 是评定 PTA 客观可靠的方法。它主要通过向患者提问的方式了解患者的连续记忆是否恢复。该项检查满分为 100 分，患者回答错误时按规定扣分，将 100 减去总扣分为 GOAT 的实际得分。75～100 分为正常；66～74 分为边缘；少于 66 分为异常。一般认为达到 75 分才可以认为脱离了 PTA。

表 32-2　盖尔维斯顿定向遗忘试验（GOAT）检查表

姓名　　　　性别：男　　女　　　出生日期：　　　年　　月　　日
诊断：
检查时间：　　　　　　　　　　　　受伤时间：
1. 你叫什么名字（姓和名）？（2 分）
　你什么时候出生？（4 分）
　你现住在哪里？（4 分）
2. 你现在在什么地方：城市名（5 分）
　在医院（不必陈述医院名称）（5 分）
3. 你哪一天入这家医院的？（5 分）
　你怎么被送到医院里的？（5 分）
4. 受伤后你记得的第一件事是什么（如苏醒过来等）？（5 分）
　你能详细描述一下你受伤后记得的第一件事吗？（5 分）
　（如时间、地点、伴随人等）
5. 受伤前你记得的最后一件事是什么？（5 分）
　你能详细描述一下你受伤前记得的最后一件事吗？（5 分）
　（如时间、地点、伴随情况等）
6. 现在是什么时间？（最高分 5 分，与当时时间相差半小时扣 1 分，依次类推，直至 5 分扣完为止）
7. 今天是星期几？（与正确的相差 1 天扣 1 分，直至 5 分扣完为止）
8. 现在是几号？（与正确的相差 1 天扣 1 分，直至 5 分扣完为止）
9. 现在是几月份？（与正确月份相差 1 个月扣 5 分，最多可扣 15 分）
　今年是公元多少年？（与正确年份相差 1 年扣 10 分，最多可扣 30 分）

根据 PTA 时间的长短，将颅脑损伤的严重性分为以下四级：PTA<1 小时为轻度；PTA 1～24 小时为中度；PTA 1～7 天为重度；PTA>7 天为极重度。该项检查可作为受伤严重性的重要参考，还可用来推测颅脑损伤患者的预后。有人认为根据 PTA 的持续时间来估计预后可能比用昏迷时间长短或 CT、MRI 估算准确得多，但如今 PTA 数周而恢复良好者也并不少见。

三、认知障碍评定

颅脑损伤时大脑皮质常常受累，因而可出现各种认知功能障碍（cognitive deficits），如意识的改变、记忆障碍、听力理解异常、空间辨别障碍、失认症、失用症、忽略症、体像障碍、皮质盲、智能障碍等，其表现随损伤部位的不同而有所差别。如果大脑皮质广泛受损，则可能导致全面智能减退，称为外伤性痴呆。

认知功能障碍导致颅脑损伤患者生活与社会适应障碍。认知障碍不仅在颅脑损伤患者中相当常见，而且往往影响到其他功能障碍的康复治疗效果，因此认知功能障碍常常成为颅脑损伤患者康复中的重要问题，在颅脑损伤患者中，进行认知障碍的评定有特别重要的意义。认知障碍的评定主要涉及记忆、注意、思维及成套测验等。

（一）Rancho Los Amigos 认知功能分级量表

依 RLA 认知功能分级量表（Rancho Los Amigos levels of cognitive functioning scale）的标准，颅脑损伤患者恢复过程中的认知与行为变化包括从“没有反应”到“有目的反应”共 8 个等级，其具体内容请参阅本书第十一章。1997 年，该量表的原作者之一 Chris Hagen 将原量表进一步修订成 10 个等级。该等级评定虽然不能表明颅脑损伤患者特定的认知障碍，但可大致反映患者颅脑损伤后一般的认知及行为状态，并常常作为制订治疗计划的依据，因此在临床上得到广泛应用。

（二）认知障碍的成套测验

颅脑损伤患者常常需要评估多领域的认知功能，因此需要进行认知功能的成套测验。在成套测验中，正规的方法如韦氏成人智力量表（Wechsler adult intelligence scale，WAIS）、Halstead-Reitan 神经心理成套测验和 Luria-Nebraska 神经心理成套测验，固然以其全面和可信而见长，但由于项目较多，检查费时，在颅脑损伤患者中使用比较困难，因而临床上仅在必要时使用。在临床上较为普遍采用的还是一些综合性的、较为简易的方法，如神经行为认知状况测试（NCSE）、洛文斯顿作业治疗用认知评定（LOTCA）等。

1. 神经行为认知状况测试（the neurobehavioral cognitive status examination，NCSE） 是由 the Northern California Neurobehavioral Group，Inc. 于 1986 年制定，现又名为 Cognistat。它是一个全面性的标准认知评定量表，可按患者的认知状况作初步的筛选及评估，已在国外及我国香港地区广泛使用。国内已有中文版，经信度、效度检验，结果良好。NCSE 可以评估患者的定向、专注、语言（理解、复述和命名）、结构组织、记忆、计算、推理（类似性、判断）等领域。NCSE 能比较敏感地反映患者认知能力的问题所在及认知障碍的程度，而且操作比较方便，结果可以图示，因而比较直观。

2. 洛文斯顿作业疗法认知评定成套量表（Loewenstein occupational therapy cognitive assessment，LOTCA） 由以色列希伯来大学和 Loewenstein 康复医院的专家们提出，最先用于脑损伤患者认知能力的评定。其评定的项目分为四大类：定向力、知觉、视运动组织及思维运作检查，共 20 项测验。该量表的具体内容和评估方法请参阅相关专著。除"思维运作"中的三项检查为 5 分制外，其余均采用 4 分制评分标准。LOTCA 是评定脑损伤患者认知功能障碍的成套测验，它基本涵盖了认知功能检测的各个方面，操作简单，实用性强，是临床康复中评定认知功能敏感而系统的指标。其信度和效度在国外已得到广泛证实和认可，国内也已有使用。通过检查结果可了解患者在定向、视失认、命名、空间失认、失用、单侧忽略、视空间组织推理能力、颜色失认、失写、思维运作、注意力等方面的能力。

（三）记忆功能的评定

记忆是人对过去经历过的事物的一种反映，是对获得的信息的感知、思考（又称编码）、储存和提取的过程，可分为长时记忆、短时记忆和瞬时记忆三种。记忆功能是人脑的基本认知功能之一。颅脑损伤患者经常出现记忆功能障碍，这就要求对患者的记忆状况进行客观的评定。

1. 韦氏记忆量表（Wechsler memory scale，WMS） 是应用较广的成套记忆测验，也是神经心理测验之一。该量表共分 10 项分测验，分别测量长时记忆、短时记忆和瞬时记忆。记忆商（memory quotient，MQ）表示记忆的总水平。该量表的具体内容和评估方法请参阅相关专著。该量表的特点是对各个方面的记忆功能都予以评定，其结果也有助于鉴别器质性和功能性的记忆障碍，为临床提供了一个很有用的客观检查方法。

2. Rivermead 行为记忆测试（Rivermead behavioral memory test，RBMT） 由 Barbara Wilson 等人于 1985 年设计而成。它是一个日常记忆能力的测试，包括 11 个项目，主要检测患者对具体行为的记忆能力。患者在此项行为记忆能力测验中的表现，可帮助治疗师了解脑损伤患者在日常生活中因记忆力受损所带来的影响。

3. 临床记忆量表 由我国学者根据国外单项测验编制的成套记忆量表，用于成人（20~90 岁）。由于临床所见记忆障碍以近事记忆障碍或学习新事物困难为多见，故该量表各个分测验都是检查持续数分钟的一次性记忆或学习能力。本测试可以鉴别不同类型的记忆障碍，如词语记忆障碍或视觉记忆障碍，并对大脑功能障碍评定提供参考数据。该量表的具体内容和评估方法请参阅相关专著。

（四）注意的评定

注意是对事物的一种选择性反应。注意是心理活动对一定事物的指向和集中。它使人们清晰地认知周围现实中某一特定的对象，避开不相关的事物。根据参与器官的不同，可以分为听觉注意、视觉注意等。注意的评定方法请参阅本书第十一章，此外，这里介绍几种视觉和听觉注意的评估方法，它们虽不是成套测验，但可根据临床需要选用。

1. 视跟踪和辨认测试

（1）视跟踪：要求患者目光跟随光源作左、右、上、下移动。每 1 方向记 1 分，正常为 4 分。

（2）形态辨认：要求患者临摹画出垂线、圆形、正方形和 A 字各一次。每项记 1 分，正常为 4 分。

（3）划消字母测试：要求患者用铅笔以最快的速度划去随机排列的一行或多行字母中的某个或某两个

字母(测试字母大小应按规格)。100 秒内划错多于 1 个为注意有缺陷。

2. 数或词的辨别注意测试

(1) 听认字母测试:在 60 秒内以每秒 1 个的速度念无规则排列的字母给患者听,其中有 10 个为指定的同一字母,要求听到此字母时举手,举手 10 次为正常。

(2) 背诵数字:以每秒 1 个的速度念一列数字给患者听,要求患者立即背诵。从 2 位数开始至不能背诵为止。背诵少于 5 位数为不正常。

(3) 词辨认:向患者放送一段短文录音,其中有 10 个为指定的同一词,要求患者听到此词时举手,举手 10 次为正常。

3. 声辨认

(1) 声辨认:向患者放送一段有嗡嗡声、电话铃声、钟表声和号角声的录音,要求患者听到号角声时举手。号角声出现 5 次,举手少于 5 次者为不正常。

(2) 在杂音背景中辨认词:测验内容及要求同上述 2 中之“词辨认”,但录音中有喧闹集市的背景等。举手少于 8 次为不正常。

(五) 思维的评定

思维是心理活动最复杂的形式,是认知过程的最高级阶段。思维是对客观事物间接性的、概括性的反映。它反映了客观事物共同的、本质的特征和内在联系。按思维探索答案的方式,思维分为集中(或求同)思维、分散(或求异)思维;按思维活动所依赖的一些活动基础,思维分为动作思维、形象思维和抽象思维。思维的过程极为复杂,包括分析、综合、比较、抽象与概括、系统化、具体化等,其中分析与综合是基本的。

思维的评定可选自认知功能成套测验中某些分测验,如韦氏成人智力量表(WAIS)中的相似性测验和图片排列测验或 Halstead-Reitan 神经心理成套测验中的范畴测验等。此外,还可用以下一些方法对颅脑损伤患者进行思维的评定。从一个系列的图形或数字中找出其变化的规律。将排列的字、词组成一个有意义的句子。比拟填空或给出某些词语的反义词。成语或谚语的解释,如“一石二鸟”“瓜田李下”“三个臭皮匠,顶得上一个诸葛亮”等。假设突发情况下如何应变,如赴约路上遇到塞车,将要迟到该怎么办等。

(六) 严重认知障碍的评定

颅脑损伤后严重认知障碍即外伤性痴呆指的是记忆、注意、思维、言语等认知领域严重的认知衰退,而且影响到患者的日常生活活动与社会交往。

对于痴呆,临床上常用简易精神状态检查量表(mini mental status examination,MMSE)与长谷川痴呆量表(Hasegawa dementia scale,HDS)来进行筛查。二者分别由 Folstein、长谷川和夫于 1975 年、1974 年编制,检查内容相似,都包括定向、注意、记忆、语言、计算等方面,具有简单、易行、效度较理想等优点。这两个量表的具体内容和评估方法请参阅相关专著。

四、知觉障碍评定

前已述及,认知(cognition)是指大脑处理、储存、回忆和应用信息的能力,而感知是指大脑将各种感觉信息综合为有含义的认识的能力,其形成的是人脑对直接作用于感官的客观事物各部分或属性的整体反映即知觉(perception)。知觉以感觉为基础,但不是感觉的简单相加,而是对各种感觉刺激分析与综合的结果,是大脑皮质的高级活动。知觉障碍(perception deficit)是指在感觉输入系统完整的情况下,大脑皮质特定区域对感觉刺激的认识和整合障碍,临床上常常表现为各种类型的失认症与失用症等。知觉障碍属于认知功能障碍的范畴,这里为了叙述的方便,将知觉障碍的评定单独列出。

(一) 失认症的评定

失认症(agnosia)是指患者不能认识经由某一感觉(如视觉、听觉和触觉)辨察的事物,如不认识放在眼前的茶杯,不知道听到的是汽车喇叭声,或不知道手中触摸的是钢笔。这种对感知对象的认知障碍并不是由于感觉、语言、智能和意识障碍所引起,也不是因为不熟悉这些物体造成的,而是由于脑部受损使患者对经由视觉、听觉和触觉等途径获得的信息丧失了正确的分析和识别能力,即感觉皮质整合功能发生了障碍。失认症的发生主要与颞叶、顶叶和枕叶交界区皮质受损有关。

失认症包括视觉失认症、听觉失认症、触觉失认症和躯体失认症，还常常伴有各种忽略症和体象障碍。有关失认症的评定，请参阅本书第十一章。这里择要介绍几种常见失认症的评定。

1. 单侧忽略 指患者对大脑损伤对侧一半视野内的物体的位置关系不能辨认，病变部位常在右侧顶叶、丘脑。常用的评定方法如下：

（1）Albert 划杠测验：是较敏感的试验，由 40 条 2.5cm 长的短线在不同方向有规律地分布在一张纸的左、中、右方位，让患者用笔划去指定位置的线条。

（2）字母删除试验（Diller 测验）：在纸上排列 6 行字母或数字，每行大约 60 个，字母随机出现，让患者删掉指定的字母或数字。

（3）高声朗读测验：高声朗读一段文字，可以发现空间阅读障碍，表现在阅读时另起一行困难，常常漏掉左半边的字母和音节。

（4）平分直线测验：将一直线平分，可显示中段判断错误，常偏向大脑损伤侧。Shekenberg 等分线段测验：在纸上有长短不一、位置偏左、偏右或居中的水平线 20 条，让患者在每根线的中点做等分记号，如单侧漏切 2 根，或中点偏移距离超过全线长度的 10%均为阳性。

2. 疾病失认 指患者不承认自己有病，因而安然自得，对自己不关心，淡漠，反应迟钝。病变多位于右侧顶叶。评定主要根据临床表现。

3. 视觉失认 指患者对所见的物体、颜色、图画不能辨别其名称和作用，但一经触摸或听到声音或嗅到气味，则常能说出。病变部位一般位于优势半球的枕叶。评定主要根据临床表现。

4. Gerstmann 综合征 包括左右失定向、手指失认、失写和失算四种症状。病变常在左侧顶叶后部和颞叶交界处。评定方法如下：

（1）左右失定向：检查者叫出左侧或右侧身体某一部位的名称，嘱患者按要求举起相应部分。或由检查者指患者的一侧肢体，让患者回答是左侧还是右侧。回答不正确即为阳性。

（2）手指失认：试验前让患者清楚各手指的名称，检查者说出左侧或右侧手指的名称，让患者举起相应的手指，或指出检查者的相应手指。回答不正确即为阳性。

（3）失写：让患者写下检查者口述的短句，不能写者为失写阳性。

（4）失算：患者无论是心算还是笔算均会出现障碍。重症患者不能完成一位数字的加、减、乘，轻症患者不能完成两位数字的加、减。失算患者完成笔算往往比心算更觉困难，这是因为患者在掌握数字的空间位置关系上发生了障碍。简单的心算可从 65 开始，每次加 7，直到 100 为止，不能算者为失算阳性。

（二）失用症的评定

失用症（apraxia）是指患者因脑部受损而不能随意进行其原先能够进行的活动。这一情况并非因肌肉瘫痪、感觉缺失、共济失调或理解障碍所造成，而是由于大脑皮质受损，导致皮质所储存的运动程序的提取出现紊乱，从而对其所接受到的外周刺激不能调动相应的程序予以应答。

失用症包括结构性失用、运动性失用、穿衣失用、意念性失用和步行失用等多种类型，并常伴有失语等脑损害的其他表现。有关失用症的评定，请参阅本书第十一章。这里择要介绍几种常见失用症的评定：

1. 结构性失用 患者不能描绘或搭拼简单的图形，其病灶常在非优势半球顶、枕叶交界处。检查有 Benton 三维结构测验，该测验是让患者按模型搭积木，还有画图、用火柴棒拼图等检查。

2. 运动性失用 患者不能按命令执行上肢的动作，如洗脸、刷牙、梳头等，但可自动地完成这些动作，其病灶常在非优势半球顶、枕叶交界处。

常用 Goodglass 失用试验评定。分别检查以下四个方面的动作：①吹火柴或用吸管吸饮料；②刷牙或锤钉子；③踢球；④做拳击姿势或正步走。这四个动作分别检查面颊、上肢、下肢和全身。Goodglass 失用试验评定标准为：正常，不用实物也能按命令完成；阳性，在给予实物的情况下才能完成大多数动作；严重损伤，给予实物也不能按命令完成指定的动作。

3. 穿衣失用 穿衣失用是视觉空间失认的一种失用症，表现为对衣服各部位辨认不清，因而不能穿衣。其病灶部位常在右顶叶。评定时让患者给玩具娃娃穿衣，如不能则为阳性。让患者自己穿衣，如出现正反不分、穿衣及系鞋带困难或不能在合理时间内完成均为阳性。

4. 意念性失用　正常的有目的的运动需要经历认识—意念—运动的过程。意念中枢在左顶叶下回、缘上回，由此产生冲动，经弓状纤维到运动前区皮质及运动皮质。认识到需要运动时就有了运动的动机，产生了运动的意念，作出运动的计划，控制肌力、肌张力、感觉，完成有目的的运动。意念中枢受损时，不能产生运动的意念，此时，即使肌力、肌张力、感觉、协调能力正常也不能产生运动，称为意念性失用。

其特点是对复杂精细动作失去应有的正确观念，以致各种基本动作的逻辑顺序紊乱，患者能完成一套动作中的一些分解动作，但不能连贯结合为一套完整的动作。如让患者用火柴点烟，再将香烟放在嘴上，患者可能用烟去擦火柴盒，把火柴放在嘴里当作香烟。患者在日常生活中常常作出用牙刷梳头、用筷子写字、用饭勺刷衣等动作。模仿动作一般无障碍。患者常伴有智能障碍，生活自理能力差。病灶部位常在左侧顶叶后部或缘上回及胼胝体。

评定可进行活动逻辑试验：①给患者茶叶、茶壶、暖水瓶和茶杯，让患者泡茶。如果患者活动的逻辑顺序混乱，则为阳性。②把牙膏、牙刷放在桌上，让患者打开牙膏盖，拿起牙刷，将牙膏挤在牙刷上，然后刷牙。如果患者动作的顺序错乱，为阳性。③将信纸、信封、邮票、浆糊放在桌子上，让患者折好信纸，放入信封，封好口，贴上邮票。如果患者动作顺序错乱，为阳性。

5. 意念运动性失用　是意念中枢与运动中枢之间联系受损所引起的。意念中枢与运动中枢之间的联系受损时，运动的意念不能传达到运动中枢，因此患者不能执行运动的口头指令，也不能模仿他人的动作。但由于运动中枢对过去学会的运动仍有记忆，有时能无意识地、自动地进行常规的运动。表现为可进行无意识的运动却不能进行有意识的活动。病灶部位常在缘上回运动区和运动前区及胼胝体。可通过模仿动作、执行口头指令等情况进行评定。

五、行为障碍评定

颅脑损伤患者常见的器质性行为障碍如表 32-3。

上述行为障碍表现的评定，主要依据颅脑损伤患者的临床症状。以下介绍颅脑损伤患者一些典型的行为障碍：

1. 发作性失控　发作性失控往往是颞叶内部损伤的结果，发作时脑电图有阵发异常，表现为无诱因、无预谋、无计划的突然发作，直接作用于最近的人或物，如打破家具、向人吐唾沫、抓伤他人以及其他狂乱行为等。发作时间短，发作后有自责感。

2. 额叶攻击行为　额叶攻击行为又称脱抑制攻击行为，因额叶受损引起，特点是对细小的诱因或挫折发生过度的反应，其行为直接针对诱因，最常见的是间歇性的激惹，并逐步升级为一种完全与诱因不相称的反应。

3. 负性行为障碍　负性行为障碍常为额叶和脑干部位受损的结果，特点是精神运动退滞、感情淡漠、失去主动性，患者往往不愿动、嗜睡，即使是日常生活中最简单、最常规的活动也完成得十分困难。

表 32-3　颅脑损伤常见的行为障碍

性质	表现
Ⅰ　正性	A　攻击
	B　冲动
	C　脱抑制
	D　幼稚
	E　反社会性
	F　持续动作
Ⅱ　负性	A　丧失自知力
	B　无积极性
	C　自动性
	D　迟缓
Ⅲ　症状性	A　抑郁
	B　类妄想狂
	C　强迫观念
	D　循环性情感（躁狂-抑郁气质）
	E　情绪不稳定
	F　癔病

六、言语障碍评定

颅脑损伤患者常见的言语障碍如表 32-4。

颅脑损伤患者言语障碍的特点如下：

1. 言语错乱　它是颅脑损伤早期最常见的言语障碍。特点为：①答非所问但言语流畅，没有明显的词汇与语法错误。②失定向：时间、空间、人物等定向障碍十分明显。③缺乏自知力：不承认自己有病，不能配合检查，且意识不到自己的回答是否正确。

表 32-4 脑外伤患者常见的言语障碍

Ⅰ	错乱言语(confused language)	Ⅴ	言语失用(apraxia of speech)
Ⅱ	构音障碍(dysarthrias)	Ⅵ	阅读困难(dyslexia)
Ⅲ	失语(aphasia)	Ⅶ	书写困难(dysgraphia)
Ⅳ	命名障碍(dysnomia)		

2. 构音障碍 常见,主要表现有吐词不清、鼻音过重、说话费力等。

3. 命名障碍 常见,而且可以持续很久。

4. 失语 除非直接损伤言语中枢,真正的失语较少见。在发病初期,在闭合性、开放性颅脑损伤中,其发病率分别为 12%~15%、14%~23%。但 3 个月后,闭合性脑外伤患者的失语迅速恢复,因而比例比开放性者明显减少。在失语症中,约 50% 为命名性失语,另外对复杂资料理解差也很常见。

七、运动障碍评定

颅脑损伤可致痉挛、偏瘫、共济失调、手足运动等运动障碍,它们的评定与脑卒中或脑性瘫痪所致运动障碍的评定相似,请参阅本书的相关章节。

八、情绪障碍评定

颅脑损伤患者常见的情绪障碍如表 32-5。其中以焦虑、抑郁较为重要。

对于颅脑损伤患者的焦虑,可用汉密尔顿焦虑量表(Hamilton anxiety scale, HAMA)进行评定。对于抑郁,则可用汉密尔顿抑郁量表(Hamilton depression scale, HAMD)进行评定。这两个量表的具体内容和评估方法请参阅相关专著。

表 32-5 颅脑损伤患者常见的情绪障碍

Ⅰ	淡漠无情感	Ⅴ	情绪不稳定
Ⅱ	易冲动	Ⅵ	神经过敏
Ⅲ	抑郁	Ⅶ	攻击性
Ⅵ	焦虑	Ⅷ	呆傻

九、日常生活活动能力评定

颅脑损伤患者由于运动、认知、语言等功能障碍的存在,经常导致日常生活活动(ADL)能力的下降。评定基本 ADL(basic ADL, BADL),可用 Barthel 指数(BI)或改良 Barthel 指数(MBI),评定工具性 ADL(instrumental ADL, IADL),可用社会功能活动问卷(functional activities questionnaire, FAQ)。

十、其他功能障碍评定

部分颅脑损伤患者还可能涉及以下功能障碍或损伤,如吞咽障碍、感觉障碍、颅神经损伤(如面神经、位听神经、动眼神经、滑车神经、外展神经、视神经等)、迟发性癫痫等,它们也需要进行评定。其中,吞咽障碍的评定可参阅本书第十三章,其余的评定请参阅相关专著。

(向云 胡昔权)

第三节 康复治疗

一、概述

(一) 颅脑损伤康复的机制

不论脑的损伤程度如何,脑始终是学习的主要器官,即使脑部分损伤后认知能力降低,学习的速度变慢,但经过训练,仍可学习新的知识,因此,康复过程实质上是再学习的过程。在这个过程中,首先要对患者进行训练,通过训练使他们学会代偿的方法,其次是设法恢复其缺失的功能。脑损伤后功能恢复的可能机制包括:损伤因素的解除、神经再生、功能重组、突触改变及特定能力的学习等。许多实验研究证实,脑的可塑性与皮质的功能重组能力是脑损伤后功能恢复的神经学基础。

（二）颅脑损伤的总体康复目标

通过康复治疗，使颅脑损伤患者的感觉运动功能、生活自理能力、认知功能、言语交流功能和社会生活功能恢复到可能达到的最大限度，促进其回归家庭、社会，从而提高颅脑损伤患者的生活质量。

（三）颅脑损伤的康复治疗原则

在颅脑损伤康复治疗的过程中，应遵循以下原则：

1. 早期介入　目前国际上一致强调颅脑损伤的康复治疗要早期开始，应从急性期就介入，这是关系到颅脑损伤康复治疗效果好与差的关键。

2. 全面康复　颅脑损伤所引起的功能障碍是多方面的，因此其康复治疗必须整体考虑。要将各种方法如物理治疗（运动疗法和理疗等）、作业治疗、言语治疗、心理治疗、中医传统疗法（如针灸、按摩、中药等）和药物治疗等综合应用，交叉使用，并且最好有家属参与，以保证康复治疗的效果。

3. 循序渐进　在进行功能训练的过程中，时间由短到长，难度由简单到复杂，使患者有一个适应的过程，同时注意保持和增强患者对治疗的信心。

4. 个体化治疗　由于每位患者损伤的部位、损伤的程度不同，患者的体质、个性也不同，因此在制订治疗方案时，应因人而异，采取个体化的治疗方案，并随时根据病情与功能状况的变化来修订治疗方案。

5. 持之以恒　颅脑损伤的康复还要做好长期的准备，从急诊外科手术、ICU 阶段开始，直到康复中心、社区和患者家庭，都要坚持进行康复治疗。应帮助患者安排从康复机构到社区的过渡。在每个阶段均应帮助患者及家庭面对伤病现实、精神和社会能力方面的变化。重度颅脑损伤患者的康复需要持续许多年，一些患者可能需要长期照顾。

颅脑损伤患者的康复治疗可以分为以下三个阶段：急性期康复、恢复期康复和后遗症期康复。每个阶段康复治疗各有其不同的目标与策略。

二、急性期康复

（一）一般原则

颅脑损伤后急性期患者采取的是综合性治疗措施，无论手术与否，非手术治疗不可缺少。非手术治疗中，除了药物治疗外，康复治疗也发挥重要的作用。颅脑损伤患者的生命体征，即呼吸、心率、血压稳定，特别是颅内压持续 24 小时稳定在 2.7kPa（20mmHg）以内即可进行康复治疗。

此期的康复治疗目标：防治各种并发症；提高觉醒能力；促进创伤后的行为障碍改善；促进功能康复。此期康复治疗包括：一般康复处理；综合促醒治疗；创伤后行为恢复过程中的治疗等。

（二）一般康复处理

具体康复措施包括床上良肢位摆放；定时翻身与拍背，并指导体位排痰引流；各关节被动活动；牵拉易于缩短的肌群与软组织，必要时应用矫形器固定关节于功能位；尽早开始床上活动和坐位、站位的练习。其他如理疗、按摩、针灸、高压氧等均可应用。

中度及重度的颅脑损伤患者不管其意识状态如何，在急性卧床期上述的一般康复治疗措施均适合，并不因此导致病情加重。不仅如此，这些治疗措施还有助于预防肢体关节挛缩、压疮、肺部感染、尿路感染、静脉血栓等并发症的发生，也有助于促进功能障碍的恢复。

（三）综合促醒治疗

严重颅脑损伤患者会出现不同程度的昏迷、昏睡或嗜睡等。其恢复首先由昏迷和无意识开始，颅脑损伤之后的昏迷和无意识是由于传入通路的破坏所致，病理上可见弥漫性轴索损伤、上行纤维通路连续性中断、脑干压迫等。功能恢复的大致顺序如下：自发睁眼→睡眠-觉醒周期性变化→逐渐能听从命令→开口说话。患者的认知功能改变首先通过执行命令、姿势调整等交流能力显示出来。

研究表明，87.5%的昏迷患者经过 1 个月的科学诊疗联合早期促醒治疗后成功苏醒。为了加速这种功能恢复的进程，除临床上应用药物促进脑细胞代谢、改善脑的血液循环，必要时施行手术降低颅内压力以外，还可以给予各种感觉刺激，以帮助患者苏醒，促进患者意识恢复。以下是一些常用的感觉刺激方法：

1. 听觉刺激　①定期播放患者受伤前较熟悉的音乐；②亲属定期与患者谈话，谈话内容包括患者既往遇到过的重要事件、患者喜欢或关心的话题等。通过患者面部及身体其他方面的变化，观察患者对听觉刺激的反应。

2. 视觉刺激　患者头上放置五彩灯，通过不断变换的彩光刺激视网膜、大脑皮质。上述治疗每天 2 次，每次 1 小时。

3. 肢体运动觉和皮肤感觉刺激　肢体关节运动觉、位置觉、皮肤触觉刺激对大脑皮质有一定的刺激作用。可由治疗师或患者家属每天对患者的四肢关节进行被动活动；可由患者家属或护士每天给患者梳头、洗脸，使用护肤霜，用毛巾擦汗等皮肤刺激，提供触觉、运动觉传入；利用毛巾、毛刷等从肢体远端至近端进行皮肤刺激。

4. 穴位刺激　选用头针刺激感觉区、运动区、百会、四神聪、神庭、人中、合谷、内关、三阴交、劳宫、涌泉、十宣等穴位，采用提插泻法，并连接电针仪加用电刺激，有助于解除大脑皮质的抑制状态，起到开窍醒脑的作用。

感觉刺激方法的理论依据是丰富的外周环境刺激能促进神经功能的恢复。不过，对于该种方法的使用目前仍有争论。因为感觉刺激的效果没有得到临床试验的支持，近期发表的国内外文献也表明，没有发现感觉刺激能够加快创伤后意识障碍恢复的证据。尽管如此，但由于它是合理的，而且使用起来简单、方便，成本低廉，已获临床普遍应用。根据患者情况，不同医院可因地制宜地开展一些促醒治疗。

除了上述感觉刺激的方法之外，高压氧治疗在颅脑损伤患者的促醒及功能恢复等方面有着重要的作用，一般要常规应用。高压氧治疗的作用：高压氧治疗能提高氧浓度，增加脑组织的氧含量，改善脑缺氧所致的脑功能障碍，从而促进脑功能的恢复。特别是高压氧下颈动脉系统血管收缩，血流量减少，但椎动脉血流量反而增加，因此，网状激活系统和脑干部位的血流量和氧分压相对增加，刺激网状结构上行激活系统的兴奋性，有利于颅脑损伤昏迷患者的觉醒和生命活动的维持。近年来，高压氧治疗颅脑损伤患者的疗效已被国内外的临床研究所证实。

高压氧治疗的方法：按常规方案进行。每天 1 次，每次 90 分钟，10 次为 1 个疗程，可连续数个疗程。

（四）创伤后行为恢复过程中的康复治疗

与其他神经障碍的康复处理比较，颅脑损伤通常有一个长期的恢复过程，并且能够显示出较大程度的功能改善，严重的颅脑损伤恢复过程可由几个性质截然不同的阶段组成，RLA 认知功能分级描述了颅脑损伤神经行为恢复的顺序，为每一个恢复阶段的认知康复提供了理论基础。

1. 创伤后遗忘症康复　创伤后遗忘（posttraumatic amnesia，PTA）是指患者处于如下阶段：患者学习新的信息的能力最低或不存在，在 PTA 早期，患者并没有意识到他在医院里，可能认为他处在家里或在工作单位，这种假象称为虚构症。PTA 后期，患者的虚构症状大为减少，但是难以保持特殊事件的记忆。遗忘症的康复训练有以下几个方面：

（1）视觉记忆：先将 3~5 张绘有日常生活中熟悉物品的卡片放在患者面前，告诉患者每张卡片可以看 5 秒，看后将卡片收去。让患者用笔写下所看到物品的名称，反复数次，成功后再逐步增加卡片的数目。

（2）地图作业：在患者面前放一张大的、上有街道和建筑物而无文字标明的城市地图，告诉患者用手指从某地方出发，沿其中街道走到某一点停住，让患者将手指放在治疗师停住处，从该处找回到出发点，反复 10 次，连续 2 天无误，再增加难度。

（3）彩色积木块排列：用品为 6 块 2.5cm×2.5cm×2.5cm 不同颜色的积木块和一块秒表，以每秒 1 块的速度向患者呈示木块，呈示完毕，让患者按治疗师所呈示次序向治疗师呈示木块，正确的记“+”，不正确的记“-”，反复 10 次，连续 2 天 10 次均完全正确时，再加大难度进行（如增多木块数或缩短呈示时间等）。

（4）日常生活活动安排：将每天的日常生活活动、治疗安排、时间、地点贴在患者房间里，以期达到不断强化的目的。

2. 躁动不安的康复处理　在 PTA 期间，许多患者表现出一种神经行为综合征，称为躁动或躁动不安（agitation）。它包括认识混乱、极度情感不稳定、运动与活动过度、身体或言语性攻击，这种躁动的患者通常不能保持注意力持续到完成一项简单任务如穿衣等，患者易受激怒，对工作人员、家庭成员表现出粗俗的不适当行为。如果患者对自己或别人有危害（如拔出鼻饲管、跳楼、试图从病房逃跑），躁动不安则成为临床及康复治疗的关键。康复措施包括以下几个方面：

（1）排除引起躁动不安的一些原因：躁动时可由一种或多种医疗并发症引起，如电解质紊乱、营养不良、癫痫活动、睡眠障碍或水肿所致，有时躁动是对正经历的一种不舒服状态的反应，如亚急性感染或骨骼肌损伤；躁动也有可能是镇静剂、某些抗高血压药、胃肠道药物甚至是控制躁动本身的药物使用不当所致。康复医师应对这些原因引起的躁动作具体分析，排除诱因。

（2）环境管理：假如躁动的医疗诱因解除后，对躁动首选的干预是环境处理。其目标是降低刺激的水平和患者周围认识的复杂性，对不同患者建议采取如下环境管理选择方案：

减少或降低环境中的刺激水平：把患者放在一个安静的房间里；如果可能，排除有害刺激，如导管、引流管、手脚约束、牵引；限制不必要的声音，如电视、收音机、背景谈话；限制探视者数量；医务人员的行为应当平静、毫无顾虑；限制治疗次数和时间；在患者的房间里提供治疗。

避免患者自伤或伤害别人：把患者放在周围用海绵垫围起来的地铺上；安排陪护（按 1∶1或 1∶2比例）看护患者并保证安全；避免让患者离开病房；把患者放在房门有锁的病房中。

降低患者的认知混乱：在特定时间里，专门由一个人同患者谈话；诊治、护理患者的医务人员尽量固定专人，不要随意变动；最大限度减少与不熟悉医务人员的接触；与患者交谈应简明扼要，如在一定时间内只给予一个概念；让患者反复地重新确定时间和空间。

允许患者情感宣泄：允许患者在地铺上翻来覆去；允许患者在监护病房内走动，实施一对一监护；允许错乱的患者语言不适当。

（3）药物应用：在尽可能排除引起躁动不安的因素后，一些药物如卡马西平、心得安、锂盐、奥氮平等的选择应用，有助于控制或减轻症状。

三、恢复期康复

（一）一般原则

颅脑损伤的急性期过后，生命体征已稳定 1～2 周后，可以认为病情已稳定，即可开始恢复期的康复治疗。前已述及，颅脑损伤后引起的功能障碍多种多样，因此需要针对患者存在的功能障碍，有计划、有针对性地安排康复治疗。此期的康复治疗目标：最大限度地恢复患者的运动、感觉、认知、语言等功能和生活自理能力，提高其生存质量。

在颅脑损伤的康复中，运动障碍、感觉障碍、言语障碍、吞咽障碍、情绪障碍等的治疗请参阅本书第二十二章、第二十三章、第三十一章的内容和相关专著，这里主要介绍认知障碍、知觉障碍和行为障碍的康复治疗。

（二）认知障碍的康复治疗

1. 各阶段原则　①早期（Ⅱ、Ⅲ）：对患者进行躯体感觉方面的刺激，提高觉醒能力，使其能认出环境中的人和物。②中期（Ⅳ、Ⅴ、Ⅵ）：减少患者的定向障碍和言语错乱，进行记忆、注意、思维的专项训练，训练其组织和学习能力。③后期（Ⅶ、Ⅷ）：增强患者在各种环境中的独立和适应能力，提高在中期获得的各种技巧，并应用于日常生活中。

2. 改善患者自知力的康复训练　在颅脑损伤（尤其是额叶损伤）的恢复早期，患者常缺乏自知力，否认疾病，拒绝治疗，或即使接受治疗但会确定不现实的目标，使康复治疗变得困难，严重影响治疗的效果。因此，在此阶段应首先恢复患者的自知力。可采用下述的方法：

（1）改善患者对自己缺陷的察觉：如有条件录像，可向患者播放一段针对暴露他在一些活动中缺陷的录像，向他指出哪些是对的，哪些是错的，并逐步将放录像的任务交给患者，并要求他在录像带中出现他的错误时停住，由自己述说错误的所在。如无录像条件，可面对镜子活动并在自己的实际活动中指出自己的错误。

（2）改善患者的感知功能：让患者观看一群颅脑损伤患者的集体活动，并让他观察和记录下其中某一患者的错误，和他一起分析错误的特征和原因。

（3）改善患者判断行为是否成功的知觉：选出一些与患者康复目标有关的行为，用录像机分别播放该行为成功和不成功的录像带，和患者一起进行足够详尽的分析，使他认识到行为成功和不成功的特征和原因，并告诉患者克服不正确行为的方法。

（4）改善患者对现存缺陷和远期目标之间差距的认识：具体详尽地讨论患者的长期目标和期望，拟定一个为了达到这一目标所需的详尽技能一览表，和他讨论哪些已掌握，而哪些尚不足。

3. 注意障碍的康复训练　可用下述的一些方法：

（1）猜测作业：取两个透明玻璃杯和一粒弹球，在患者注视下治疗师将一个杯子扣在弹球上，让患者指出哪个杯子中有弹球，反复进行数次。成功后可通过逐步改用不透明的杯子、用三个或更多的杯子、用两粒或更多不同颜色的弹球等方式以增加训练的难度。

（2）删除作业：在一张纸中部写几个大写的汉语拼音字母如KBEZBOY（也可依据患者文化程度选用数字或图形），让患者删除由治疗师指定的字母如其中的“B”。成功后，改变字母顺序和要删除的字母，反复进行多次。进一步可通过逐步缩小字母的大小、增加字母的行数、增加小写字母或插入新字母等方式增加训练的难度。

（3）时间作业：给患者1个秒表，让他按命令启动，并于10秒内停止。如此反复进行练习。随后可以逐步延长秒表走动的时间以增加训练难度，进而还可在与患者交谈分散其注意力的情况下进行训练，以进一步提高难度。

（4）顺序作业：让患者按顺序写出0~10的数字，如有困难，可排列10张数字卡。成功后，加大数字系列，反复进行。随后改为让患者按奇数或偶数的规律说出或写出一系列数字，并由治疗师任意改变起点的数字。在此基础上再进行该列数字的算术处理，如在该列数字的每4个数字的末一个数字上加上由治疗师指定的数字，并由患者报出两者相加的结果等方式以增加训练难度。

4. 记忆障碍的康复训练　①运用环境能影响行为的原理：日复一日地保持恒定、重复的常规和环境。控制环境中信息的量和呈现条件，每次提供的信息量少要比多好；信息重复的次数多比少好；多个信息相继出现时，间隔时间长比短好等。充分利用环境中的记忆辅助物，要帮助患者学会充分利用记忆策略和内、外环境中的记忆辅助，而不是单调、重复地训练。②利用辅助记忆手段教会患者充分利用内部记忆辅助和外部记忆辅助。

（1）内部记忆辅助：所谓内部记忆辅助（internal memory aid）是指在患者记忆损伤的严重程度不同的情况下，让患者以损伤较轻的部分来从事主要的记忆工作，或是以另一种新的方式去记忆的方法（如患者言语记忆差就让他改用形象记忆的方法等）。内部记忆辅助主要依靠以下一些记忆的策略（internal memory strategy）：

背诵：反复无声地背诵要记住的信息。背诵的好处是背诵一个项目可以增加对它的注意时间，从而加强对它们的记忆；另外，背诵可以将一些项目保持在短期记忆之中，将它们编好码，并将之转移到长期记忆中去。

PQRST法：P（preview）——先预习要记住的内容；Q（question）——向自己提问与内容有关的问题；R（read）——为了回答问题而仔细阅读资料；S（state）——反复陈述阅读过的资料；T（test）——用回答问题的方式来检验自己的记忆。

精细加工：教会患者将要记住的信息详细地分析，找出各种细节，并将之分解，并设法与已知的信息联系起来，以便于记忆。

兼容：要患者培养成一种良好的、善于将新信息和已知的、熟悉的信息联系起来记忆。

自身参照：让患者学会分析新信息与其自身有何关系，并将之尽量与其自身的事物联系起来记忆。

视觉意象：让患者将要记住的信息在脑中幻想成与之有关的视觉图像。用视觉意象可以用来帮助记住某人的姓名，将一个人的形象、独特的面容特征和他的名字结合起来，这样更容易记住他的名字。如“胡长意”脸上长个大胡子，长长的脸，像个意大利人。对遗忘症患者而言，这种方法优于其他方法。

再如要记住“雪茄”“青蛙”“苹果”“红酒”这组语义互不关联的单词，要求患者在脑中想象：在一只大青蛙的嘴里含着一支大雪茄,这只青蛙坐在一个又大又红的苹果上,而苹果正好放在一瓶昂贵的法国红酒上。要求患者记住这幅图像而不是单词。

首词记忆法:将要记住的信息的头一个词编成一些类似诗歌的句子,以便记忆。例如将训练记忆的要点编成"天天复习,不要偷懒,作业勤快,美好的结果将等着你"的句子,由于头一个字合起来是"天不作美"这样一个好记的句子,因而易于记住。

编故事法:按自己的喜爱和习惯将要记住的信息编成一个自己熟悉的故事。如为了记住几个单词,可帮助患者产生一个简单而形象的故事,把要记住的内容融进这个故事里。

(2) 外部记忆辅助:所谓外部记忆辅助(external memory aid)是指利用身体以外的"提示"或"辅助物"来帮助记忆的方法。对于提示,要求:①能在最需要的时候提供;②其内容要和需记住的信息密切相关。对于辅助物,要求:①便于携带,而且容量要大;②容易使用而无需再借助于其他工具。常用的外部记忆辅助物如下:

日记本:①患者能阅读,最好能写,如不能写,由他人代写也可。②患者能提取信息中的关键词。应用时要注意:一人一本;随身携带;放置的地点要恒定;开始使用时记录要勤,以 15 分钟为一段记下要记的事,记忆能力改善后再逐步延长。如患者视力不佳、注意力差或口语能力不良等情况下使用日记本的效果较差。

时间表:将有规律的每天活动写在大而醒目的时间表上,张贴在患者经常停留的场所,初用时,经常提醒患者观看时间表,让患者知道什么时候应当做什么。这样,即使有严重的记忆障碍,患者也能掌握生活的规律。

地图:适用于伴有空间、时间定向障碍的患者。用大的地图、大的罗马字和鲜明的路线标明常去的地点和顺序,以便应用。

闹钟、手表和各种电子辅助物:有一种可以定期报时的手表就很适用。如日记本上每 15 分钟记一次事,则将手表调到每 15 分钟报时一次,则可及时地提醒患者看日记本。

应用连接法训练记忆:将作业分解为许多步骤,每次只要求患者记住其中的一个步骤,记住后再加入下一步。

修改外部环境以利于记忆:如房门上贴粗大的字或鲜明的标签,物品放置的位置恒定,简化环境,突出要记住的事物等,均有助于记忆。

提供言语或视觉提示:让患者记住一件事物时,口头提问有关的问题并同时让患者观看相关的图片等。

进行记忆训练时,需要注意的事项:①每次训练的时间要短,开始要求患者记忆的内容要少,而信息呈现的时间要长。以后逐步增加信息量,反复刺激以提高记忆能力。②训练要从简单到复杂,可将整个练习分解为若干小节,分节进行训练,最后再逐步联合训练。③如每次记忆正确时,应及时地给予鼓励,使其增强信心。

5. 思维障碍的康复训练 颅脑损伤可引起推理、分析、综合、比较、抽象、概括等多种认知过程的障碍,常表现为解决问题的能力下降。对于这些患者,训练其解决问题的能力就是改善其思维障碍的有效方法。简易有效的方法如下:

(1) 提取信息的训练:取一张当地当天的报纸,让患者找出尽可能多的、不同种类的信息(表 32-6)。

给患者报纸后,先让患者自己述说其内容,当说得不完全时,再按表中的项目提问。提问时要稍加扩大,以核实患

表 32-6 报纸中的各类信息

	信息内容	提取正确时的得分/%
Ⅰ	报纸名称	10
Ⅱ	日期	10
Ⅲ	头版头条新闻	10
Ⅳ	天气预报	10
Ⅴ	患者感兴趣的栏目	10
Ⅵ	电视节目	10
Ⅶ	体育节目	10
Ⅷ	招聘广告	10
Ⅸ	保健或化妆品广告	10
Ⅹ	家用电器广告	10

者是否真正了解。对真正了解的项目给相应的分数。再次训练时，如分数增加，即可看出进步。

（2）排列顺序的训练：让患者进行数列的排序（表 32-7）。

将上述内容制作成分列的卡片，每次一组，打乱后让患者重新排好，正确时给相应的分数。

（3）物品分类的训练：将每类有 5 种共 5 大类物品（表 32-8）的卡片，打乱后让患者重新分类，正确时给相应的得分。

表 32-7　数列的排序

序列		范围	排列正确时的得分/%
Ⅰ	数目	1~20	20
Ⅱ	字母	A~Z	20
Ⅲ	星期	1~7	20
Ⅳ	月份	1~12	20
Ⅴ	年份	2000~2009	20

表 32-8　物品的分类

类别		内容	分类正确时的得分/%
Ⅰ	食物	西红柿、青椒、鸡蛋、土豆、香肠	20
Ⅱ	家具	餐台、沙发、书柜、茶几、椅子	20
Ⅲ	衣物	衬衫、长裤、西装、背心、鞋子	20
Ⅳ	家用电器	电视机、电脑、电扇、电冰箱、电话机	20
Ⅴ	梳洗用品	牙刷、洗发水、肥皂、梳子、毛巾	20

在每组内，如排列不完全对时，可按每对一小项给 4 分计算。

（4）从一般到特殊的推理训练：方法是向患者提供一类事物的名称（表 32-9），让患者通过向治疗师提问的方式，推导出究竟为何物。如告诉患者为食物，患者可以问是否是蔬菜？如回答是，患者可以再问是叶子？茎类？还是根类？如回答是根类，患者可以再问是长的还是圆的？如回答为长的，患者可以再问，是红的还是白的？如回答是红的，患者即可推导出是胡萝卜。起初允许患者通过无数次的提问猜出结果，以后限制他必须至多 20 次提问猜出结果，成功后再逐步限定为至多 10 次乃至 5 次。

（5）问题及突发情况的处理训练：可让患者设想遇到的一些问题，训练患者处理问题的能力。如给患者纸和笔，纸上写有一个简单动作的步骤如刷牙，将牙膏放在牙刷上，去除牙膏和牙刷后，问患者孰先孰后？更换几种简单动作，都回答正确后再让他分析更复杂的动作如煎鸡蛋等，此时让患者自己说出或写出步骤，如漏了其中某一步或几步，治疗师可以问他“这一步该放在那里？”。训练成功后，进一步增加难度，治疗师可假设一些突发情况（表 32-10），看他在这种困难处境中如何作出决定，训练其应变处理能力。这里需要指出的是，突发情况下的应变方法可以有多种，只要患者言之有理，均可认为是正确的。

表 32-9　从一般到特殊的推理

类别		目标事物	推理正确时的得分/%
Ⅰ	食物	香蕉	20
Ⅱ	工具	钳子	20
Ⅲ	植物	柳树	20
Ⅳ	动物	孔雀	20
Ⅴ	职业	医生	20

表 32-10　问题及突发情况的处理

问　题		回答正确时的得分/%
Ⅰ	刷牙	20
Ⅱ	煎鸡蛋	20
Ⅲ	丢了钱包怎么办？	20
Ⅳ	出门回来忘了带钥匙怎么办？	20
Ⅴ	到新地方迷了路怎么办？	20

（6）计算和预算的训练：让患者进行简单的计算，并作出一个家庭预算（表 32-11）。让患者假设一个家庭在房租、水电、食品等方面的每月开支账目（可 6 个月或 1 年），然后问患者哪一个月的某一项（如房租）花费最高或最低？回答正确后，再让他算算各项开支每年的总消耗是多少钱，如每年电费花费若干等，回答正确后，让他改变各项开支的总消耗数，然后再加入其他开支类别（如衣服、娱乐等），问患者在上述预算内每月要有多少钱才能生活？进而让他分解为每周需多少钱？每小时需多少钱？等。

表 32-11 计算和预算

项目		举例	回答正确时的得分/%
Ⅰ	加法	54+47	10
Ⅱ	减法	67−39	10
Ⅲ	乘法	15×6	20
Ⅳ	除法	90÷15	20
Ⅴ	家庭预算	每月工资用在房租、水电、食品、衣着、装饰、文化、娱乐、保健、医疗、预算外支出等方面的分配是否合理	40

在计算方面，可以先是笔算，每题限半分钟，以后可改为心算，最后即便心算也将规定的时间缩短。在家庭预算方面，视其合理性如何？所需时间是多少？为增加难度，可假设某月因故有较大的预算外开支，将余下的钱让患者重新分配，视其处理问题的能力如何。

以上各种训练，均应得分达到80%或以上，方可增加难度或更换训练项目。另外，并非一日之内将所有训练做完，每天可选择其中的2~3项进行练习，视患者的耐受和反应而定。

6. 电脑在认知障碍康复训练中的应用（虚拟现实技术） 由于电脑提供的刺激高度可控，给予的反馈即时、客观、准确；患者自己可以完成训练，也可以自己控制治疗的进程，因而可以节省治疗师的劳动；此外，由于电脑操作的趣味性较大，患者常乐于使用。因此，电脑及电脑软件在注意、记忆、思维等认知功能障碍的训练中得到了广泛应用。

在编制或选用电脑软件时，应该注意到以下要求：①作业应有稳定的、可被控制的难度；②训练过程能培养患者的能力；③指导语简明易懂；④有一致的反应形式；⑤内容与年龄相符；⑥有患者乐于接受的反馈方法；⑦有保存记录的方法。由于电脑软件的种类终究不可能多到能满足所有患者的个别需要，因此，只宜作为一种训练方法应用，而不能代替全部，更不能代替治疗师。

7. 无创性脑刺激治疗 目前常用的无创性脑刺激治疗主要包括经颅磁刺激（TMS）和经颅直流电刺激（tDCS），重复经颅磁电刺激是一项无痛、无创且易于操作的治疗方法，几乎无不良反应。高频的rTMS（≥5Hz）可以增加大脑皮质的兴奋性，低频rTMS（1Hz）可以降低皮质的兴奋性。其不但可以改变刺激局部的皮质兴奋性，而且对脑皮质网络系统具有重塑作用。经颅直流电刺激是一种非侵入性的，利用恒定、低强度直流电（1~2mA）调节大脑皮质神经元活动的技术，由阳极和阴极两个表面电极组成，依据刺激的极性不同引起静息膜电位超极化或者去极化的改变，通过调节神经网络的活性而发挥作用。

（三）知觉障碍的康复治疗

感知是指大脑将感觉信息综合为知觉的认知能力。知觉障碍主要表现为各种失认症和失用症。康复训练的方法是采用反复多次的训练，通过给予患者特定的感觉刺激，使大脑对感觉输入产生较深的影响，从而提高感知能力。

1. 失认症的康复训练 常见失认症的训练方法如下：

（1）单侧忽略训练法：不断提醒患者集中注意其忽略的一侧；站在忽略侧与患者谈话和训练；对忽略侧给予触摸、拍打、挤压、擦刷、冰刺激等感觉刺激；将患者所需物品放置在忽略侧，要求其用健手越过中线去拿取；鼓励患侧上下肢主动参与翻身，必要时可用健手帮助患手向健侧翻身；在忽略侧放置色彩鲜艳的物品或灯光提醒其对患侧的注意；阅读文章时，在忽略侧一端放上色彩鲜艳的标尺，或让患者用手摸着书的边缘，从边缘处开始阅读，避免漏读。

（2）视觉空间失认训练法

颜色失认：用各种颜色的图片和拼版，先让患者进行辨认、学习，然后进行颜色匹配和拼出不同颜色的图案，反复训练。

面容失认：先用亲人的照片，让患者反复观看，然后把亲人的照片混放在几张无关的照片中，让患者辨认出亲人的照片。

让患者自己画钟面、房屋，或在市区路线图上画出回家路线等。如画一张地图，让患者用手指从某处出发到某处停止，让患者将手放在停止处，要求其能原路找回出发点，如此反复训练。连续2次无误可再增加难度。

让患者按要求用火柴、积木、拼板等构成不同图案。如用彩色积木拼图，治疗师演示拼积木图案，然后要求患者按其排列顺序拼积木，正确后再加大难度。

垂直线感异常：监控患者头的位置，偏斜时用声音给患者听觉暗示。进行镜子前训练，在镜子中间放垂直线，让患者认知垂直线，反复多次地进行。

(3) Gerstmann综合征训练法

左、右失认：反复辨认身体的左方或右方，接着辨认左方或右方的物体。左右辨认训练可贯穿于运动训练、作业训练及日常生活活动中。

手指失认：给患者手指以触觉刺激，让其呼出该手指的名称，反复在不同的手指上进行。

失读：让患者按自动语序，辨认和读出数字，让患者阅读短句、短文，给予提示，让他理解其意义。

失写：辅助患者书写并告知写出材料的意义，着重训练健手书写。

(4) 触举失认（失实体觉）训练法：触觉失认也称之为体觉障碍，包括实体觉和体像觉。实体觉训练方法同身体失认训练。而体像觉则是对身体各部分的定位及命名能力有障碍。训练时可用人的轮廓图或小型人体模型让患者学习人体的各个部分及名称，再用人体拼板让患者自己拼配；同时，刺激患者身体的某一部位，让其说出这一部位的名称，或说出患者身体某一部位的名称，让其刺激自己身体的这一部位。也可以看图说明，让患者按要求指出身体的各部位和说出身体各部位的名称。

2. 失用症的康复训练　失用症的治疗一定要根据患者的损伤和相应功能障碍有针对性地进行。在训练时先选用分解动作，熟练后再逐步把分解动作组合起来，即通过活动分析法进行训练。对难度较大的运动分解动作要反复强化练习。先作粗大运动，再逐步练习精细运动。治疗师使用柔和、缓慢、简单的口令指导患者，也可用触觉、视觉和本体觉暗示患者。应尽可能在真实的生活环境中训练。失用症的训练方法如下：

(1) 结构性失用：如训练患者对家庭常用物品的排列、堆放等，可让治疗师先示范一下，再让患者模仿练习，开始练习时一步一步给予较多的暗示、提醒，有进步后再逐步减少暗示和提醒，并逐渐增加难度。

(2) 运动失用：如训练患者完成刷牙动作，可把刷牙动作分解一并示范，然后提示患者一步一步完成或手把手地教患者。也可以将牙刷放在患者手中，通过触觉提示完成一系列刷牙动作。反复训练，改善后可减少暗示、提醒等，并加入复杂的动作。

(3) 穿衣失用：训练者可用暗示、提醒指导患者穿衣，甚至可一步一步地用言语指示并手把手地教患者穿衣。最好在上衣、裤子和衣服的左右标上明显的记号以引起患者的注意。

(4) 意念性失用：当患者不能按指令要求完成系列动作，如泡茶后喝茶，洗菜后切菜，摆放餐具后吃饭等动作时，可通过视觉暗示帮助患者。如令其倒一杯茶，患者常常会出现顺序上的错误，如不知道先要打开茶杯盖子，再打开热水瓶塞然后倒水这一顺序，那么就必须把一个个动作分解开来，演示给患者看，然后分步进行训练，上一个动作要结束时，提醒下一个动作，启发患者有意识的活动，或用手帮助患者进行下一个动作，直到有改善或基本正常为止。

(5) 意念运动性失用：患者不能按训练者的命令进行有意识的运动，但过去曾学习过的无意识运动常能自发地发生。治疗时要设法触动其无意识的自发运动。如要让患者刷牙，患者不能完成；让他假装刷牙也不行；令其模仿刷牙也不一定能完成。当其不能完成这项动作时，可以将牙刷放在患者手中，通过触觉提示完成一系列刷牙动作。再如患者划火柴后不能吹灭它，假装或模仿也不能完成，但训练者把火柴和火柴盒放到患者手中或许能完成；把点燃的火柴放到患者面前他常能自动吹灭。因此要常启发患者的无意识活动以达到恢复功能的目的。

（四）行为障碍的康复治疗

对于颅脑损伤患者的行为障碍，其治疗目的在于设法消除患者不正常的、不为社会所接受的行为，促进其亲社会（prosocial）的行为。其治疗方法如下：

1. 创造适当的环境　指创造一种能减少异常行为出现和增加亲社会行为出现概率的环境。这需要对患者进行详细观察，找出能够促进亲社会行为出现的一些因素，以及能引发异常行为出现的一些不良因素，对于前者要多加维护与保持；对于后者，要设法消除。稳定、限制的住所与结构化的环境，是改变不良行为的关键。

2. 药物治疗　一些药物对患者的运动控制和运动速度、认知能力和情感都有一定效果。尤其在颅脑损伤早期，药物治疗确有必要。多应用对改善行为和伤后癫痫有效而副作用少的药物。如卡马西平、心得安、锂盐、奥氮平等对攻击行为或焦躁等有效；选择性5-羟色胺再摄取抑制剂如氟西汀、帕罗西汀、西酞普兰等对症状性抑郁等有效。

3. 行为治疗　行为障碍可分为正性行为障碍和负性行为障碍。正性行为障碍常表现为攻击他人，而负性行为障碍常表现为情绪低落、感情淡漠，对一些能完成的事不愿意做。其治疗原则：①对所有恰当的行为给予鼓励；②拒绝奖励目前仍在继续的不恰当行为；③在每次不恰当行为发生后的一个短时间内，杜绝一切鼓励与奖励；④在不恰当行为发生后应用预先声明的惩罚；⑤在极严重或顽固的不良行为发生之后，及时地给患者以他所厌恶的刺激。

在行为疗法中，常用代币法或用优惠券法向患者提供他所需要的东西；常用氨气等提供厌恶性刺激，或用隔离室等给以惩罚。行为干预的基本模式如表32-12。在强化与惩罚中，实践证明最重要的是正强化与负惩罚。

表32-12　行为干预的基本模式

		强化	
Ⅰ	技术	正强化	负强化
Ⅱ	目的	增加行为的出现频率	增加行为的出现频率
Ⅲ	方法	向患者提供一些他所需要的东西	先向患者提供一些他所不需要的东西，然后再撤除这些东西
		惩罚	
Ⅰ	技术	正惩罚	负惩罚
Ⅱ	目的	减少行为的出现频率	减少行为的出现频率
Ⅲ	方法	向患者提供一些他所不需要的东西	先向患者提供一些他所需要的东西，然后再撤除这些东西

（五）情绪障碍的康复治疗

颅脑损伤患者恢复期焦虑、抑郁等心境障碍性疾病的风险远远高于其他系统的疾病，这些不良情绪直接影响患者功能锻炼的效果，心理康复在颅脑损伤患者病程转归过程中起到至关的重要作用。常见的治疗方法如下：

1. 叙事治疗　人与问题的关系是叙事疗法的精髓所在，通过适合的语言形式，在重新认识自己人生的基础上，重新构建人生的过程，主张人本身不是问题，问题才是问题。颅脑损伤患者病情复杂，恢复过程缓慢，患者在长期康复的过程中常会产生过度敏感和猜疑，借鉴叙事疗法，鼓励患者说出在颅脑损伤康复过程中内心的感受、想法，让患者充分发泄内心的焦虑、抑郁情绪，从患者细微的情绪变化、语言叙事中，采取说服、解释、启发、鼓励和对比等方法进行心理疏导，发现和调动患者各方面的积极因素，帮助患者树立新的观念和认识，增强自身价值。

2. 认知行为疗法　认知行为疗法主要用于治疗抑郁或焦虑症等心理疾病和不合理认知导致的心理问题的患者。美国著名心理学家艾利斯根据认知行为提出ABC理论，其中A是指事件本身，B是指患者不合理的认知或信念，C是指由不合理认知或信念导致的不良心理情绪。ABC理论认为，颅脑损伤患者抑郁或焦虑等情绪的产生，是由于患者对事件本身不合理的认知或信念产生的。只要纠正患者不合理的认知或信念，就可以降低由偏差或歪曲认知引起的抑郁、焦虑或狂躁等情绪。

3. 放松疗法 放松疗法又称松弛疗法，是指通过训练，有意识地控制自身的心理、生理活动，以减低机体唤醒水平，达到心理上的松弛，从而保持机体内环境的平衡与稳定。一般放松疗法有音乐放松疗法、渐进放松训练法、深度呼吸放松训练法和意象放松训练法等。音乐放松疗法于20世纪40年代在国外启用，是指通过温馨舒缓的音乐，缓解交感神经过度紧张，调节患者的精神状态，改善紧张情绪，达到宣泄情感、身心放松的效果。

4. 社会支持疗法 社会支持可有效缓解颅脑损伤患者的抑郁和焦虑等情绪，降低患者的应激程度，除医疗支持外，还包括家庭、亲属、朋友、同事和工会等组织给予的物质或精神上的帮助、关心和照顾。医院应进行人文的管理和护理，通过实施健康教育，增加颅脑损伤患者住院期间的探视时间、次数，主动与患者沟通交流，减少其孤独和恐惧感，增强其对生活的信心，改善其负性情绪。

四、后遗症期康复

（一）康复目标

颅脑损伤患者经过临床处理和正规的急性期、恢复期康复治疗后，各种功能已有不同程度的改善，大多可回到社区或家庭，但部分患者仍遗留有程度不等的功能障碍，需要进入后遗症期康复。后期康复治疗建议在社区内完成，利用社区优势设计康复目标和内容。

此期的康复治疗目标：使患者学会应付功能不全状况，学会用新的方法来代偿功能不全，增强患者在各种环境中的独立和适应能力，回归社会。

（二）康复方法

1. 继续加强日常生活能力的训练 强化患者自我料理生活的能力，提高其生活质量。自理生活困难时，可能需要各种自助具等。尤其注意强化其操作电脑的能力，以便训练手的功能与大脑的认知功能，同时方便患者通过电脑网络与外界交流。逐步加强与外界社会的直接接触，学习乘坐交通工具、去超市购物、看电影、逛公园等，争取早日回归社会。

2. 矫形支具与轮椅的训练 当患者的功能无法恢复到理想状况时，有时需要矫形支具或轮椅的帮助。如足下垂内翻的患者可佩戴足托。当下肢行走非常困难时，应帮助患者学会操纵手动或电动的轮椅。

3. 继续维持或强化认知、言语等障碍的功能训练 利用家庭或社区环境尽可能地开展力所能及的认知与语言训练，如读报纸、看电视、发声与语言的理解、表达训练等，以维持或促进功能的进步，至少预防功能的退化。

4. 物理治疗因子与传统疗法等的应用 物理因子治疗和传统疗法如针灸、按摩、中药等仍有一定的作用。高压氧治疗也可考虑应用。

5. 复职前训练 颅脑损伤患者中大部分是青壮年，其中不少患者在功能康复后尚要重返工作岗位，部分可能要转变工作性质。因此，当患者的运动功能、认知功能等基本恢复后，应同时进行就业前专项技术技能的训练，包括驾车、电脑操作、汽车修理、机械装配和货物搬运等。可在模拟情况下练习操作，也可把复杂过程分解成几个较为简单的动作，反复操练后，再综合练习。为满足某些工种的特殊需要，也可为患侧的上下肢装配一定的支具，以利于重返工作岗位。

（向云　胡昔权）

第四节　康复结局

一、预后估计

关于颅脑损伤患者的预后估计，目前有以下方法：

1. 综合评定量表 在颅脑损伤患者入院后，立即评估其预后，可采用我国学者提出的综合评定量表（表32-13）。该表最低为7分，最高为36分。7～19分为预后不良；>25分为预后良好；20～24分为不能判定。

表 32-13　颅脑损伤预后综合评定量表

内容	评分	内容	评分
Ⅰ　GCS 评分	3~15	B 体温　正常	3
Ⅱ　脑干反射		38~39℃	2
A 额-眼轮匝肌反射	5	>39℃	1
B 垂直性眼反射	4	C 脉搏　60~120 次/min	3
C 瞳孔对光反射	3	>120 次/min	2
D 水平头眼反射	2	<60 次/min	1
E 眼心反射	1	D 血压　正常	3
Ⅲ　运动姿势		>20/12kPa	2
A 正常	2	<12kPa	1
B 去皮质强直	1	Ⅴ　年龄　0~20 岁	3
C 去大脑强直或弛缓性麻痹	0	21~40 岁	2
Ⅳ　生命体征		41~60 岁	1
A 呼吸　正常	2	>60 岁	0
>30/min	1		
病理性呼吸	0		

2. 临床预测　颅脑损伤后，决定预后的最重要因素是脑损伤的程度。此外，由电生理检查结果及临床用药情况等方面也能推测颅脑损伤患者的预后。影响颅脑损伤预后的因素有很多，表 32-14 从症状、体征、检查和用药等方面列举了一些常见的主要参考因素。

表 32-14　影响颅脑损伤预后的临床因素

影响因素	预后较好	预后较差
昏迷时间	<6h	>30 天
PTA	<24h	>30 天
GCS	≥8 分	≤5 分
损伤范围	局灶性	弥漫性
颅内压	正常	增高
颅内血肿	无	有
脑室大小	正常	扩大
脑水肿	无	有
颅内感染	无	有
伤后癫痫	无	有
冲撞所致凹陷性骨折	无	有
脑电图	正常	异常
诱发电位	正常	异常
抗癫痫药物的使用	无需使用	需长期使用
影响精神的药物使用	无需使用	需长期使用

3. 恢复时间　脑损伤后大部分神经功能的恢复是在6个月之内，但整个恢复过程可持续至2年或更长时间。过去若有过颅脑损伤或其他脑部疾患，均可影响恢复进程，原先存在精神、认知和行为异常也会使恢复变慢。据统计，占颅脑损伤总数80%的轻伤患者的康复治疗需1~2周，然后可在门诊治疗1~2个月。占总数15%的中度颅脑损伤患者的住院期为4~9个月。其余5%的严重颅脑损伤患者由于记忆力差、注意力集中困难，每天的训练只能维持很短时间，从而使治疗的持续期延长；对于这些患者常常还要先花很长的时间控制其行为障碍，因而总治疗过程可能长达2~3年。

一般来说，儿童患者的恢复情况好于成人，因而往往也能比成人早出院回家。但与成人相比，儿童也有其不利的方面。如果患儿存在不同程度的认知障碍，其今后的学习能力将受到影响；而成人对以往所学的知识往往仍能记得。

颅脑损伤常使患者的工作能力受到影响。对于从事脑力劳动的患者，如果存在抽象思维、适应能力等方面的认知障碍，则很少有可能重返原来的工作岗位。假如患者身体状况良好，认知功能基本正常，则可以引导其选择智力要求较低的脑力劳动或体力劳动岗位。即使没有认知功能障碍，共济失调或偏瘫也可影响手部功能而使患者的工作能力受到限制。而那些身体和认知均有障碍的患者则更是难以重新就业。尽管如此，社会仍应尽可能为这些患者提供机会。

二、康复结局

颅脑损伤的预后主要受伤情严重程度、脑损伤的性质与部位等影响，但也与患者受伤至接受治疗的时间、临床与康复治疗的技术水平等因素有关。脑损伤的伤情不同，临床与康复处理不同，其最终的结局可以完全不同。此外，颅脑损伤的预后还与家庭和社会的支持、患者的年龄、身体状况及对康复治疗的配合程度等众多因素有关。系统的、规范的康复治疗以及良好的家庭与社会支持对颅脑损伤患者的预后有较大的影响。

在进行颅脑损伤患者的结局评定时，除神经学表现外，更重要的是要考虑到患者的功能表现，如生活自理能力、恢复工作、学习能力等。评价颅脑损伤患者的治疗结局，临床上常使用格拉斯哥预后量表（GOS）和残疾分级量表（DRS）。特别需要指出的是，颅脑损伤患者的康复结局并不是依靠患者出院当时的情况作出判断，而是在伤后至少半年（一般为1年）通过随访根据患者的恢复情况按照下述标准来进行评定。

1. 格拉斯哥结局量表（Glasgow outcome scale，GOS）　该量表于1975年制定，并已被国际学术界普遍采纳。它根据患者是否恢复工作、学习、生活自理，将颅脑损伤患者的恢复及其结局分为死亡、持续植物状态、重度残疾、中度残疾、恢复良好5个等级（表32-15）。

表32-15　格拉斯哥结局量表（GOS）

Ⅰ　死亡D（death）	死亡
Ⅱ　持续性植物状态 PVS（persistent vegetation state）	无意识、无言语、无反应，有心跳呼吸，在睡眠觉醒阶段偶有睁眼，偶有呵欠、吸吮等无意识动作，从行为判断大脑皮质无功。 特点：无意识但仍存活
Ⅲ　重度残疾 SD（severe disability）	有意识，但由于精神、躯体残疾或由于精神残疾而躯体尚好而不能自理生活。记忆、注意、思维、言语均有严重残疾，24小时均需他人照顾。 特点：有意识但不能独立
Ⅳ　中度残疾 MD（moderate disability）	有记忆、思维、言语障碍、极轻偏瘫、共济失调等，可勉强利用交通工具，在日常生活、家庭中尚能独立，可在庇护性工厂中参加一些工作。 特点：残疾，但能独立
Ⅴ　恢复良好 GR（good recovery）	能重新进入正常社交生活，并能恢复工作，但可遗留有各种轻的神经学和病理学的缺陷。 特点：恢复良好，但仍有缺陷

2. **残疾分级量表(disability rating scale,DRS)**　该量表(表 32-16)主要用于中度和重度残疾的颅脑损伤患者,目的是评定其功能状态及其随时间的变化。DRS 的最大优点是覆盖面广,从昏迷到社区活动,从睁眼、言语、运动反应到认知、心理、社会活动,全面反映了 WHO 有关残疾的 3 种类型:病损(impairment)、残疾(disability)与残障(handicap)。此外,该量表评定简单,约 5 分钟即可完成。

该量表共有 8 项,前 3 项(睁眼反应、言语反应、运动反应)为 GCS 的简化,反映的是残损;第 4~6 项(认知水平在进食、如厕、梳洗方面的表现)反映的是残疾;第 7 项(功能水平)和第 8 项(工作能力)反映的是残障。

表 32-16　残疾分级量表(DRS)

项目			评分	项目			评分
Ⅰ	睁眼	自发睁眼	0	Ⅳ	进食、如厕、梳洗		
		呼唤睁眼	1		方面的认知能力		
		疼痛刺激睁眼	2		完好		0
		无反应	3		部分完好		1
Ⅱ	言语	回答正确	0		极少		2
		回答错误	1		无		3
		语言不恰当	2	Ⅴ	功能水平	完全独立	0
		不可理解	3			在特定环境中独立	1
		无反应	4			轻度依赖	2
Ⅲ	运动	执行指令动作	0			中度依赖	3
		疼痛时定位	1			重度依赖	4
		疼痛时回撤	2			完全依赖	5
		屈曲反应	3	Ⅵ	工作能力	不受限制	0
		伸直反应	4			选择地工作	1
		无反应	5			保护的工作	2
						不能工作	3

注:第Ⅳ项进食、如厕、梳洗 3 个项目分别评分。在评分时,不管运动有何残疾,只考虑患者是否知道怎样做和什么时间做。

依 DRS 评分将颅脑损伤患者的残疾水平分为从无残疾到死亡共 10 个等级(表 32-17)。若动态评定,则能连续反映颅脑损伤患者的病情与功能的变化。

表 32-17　残疾分类

DRS 总分	残疾水平	DRS 总分	残疾水平
0	无	12~16	重度
1	轻微	17~21	极重度
2~3	轻度	22~24	植物状态
4~6	中度	25~29	永久植物状态
7~11	中重度	30	死亡

(向云　胡普权)

第三十三章　脊髓损伤康复

第一节　概　　述

脊髓损伤(spinal cord injury,SCI)是指由于疾病或外伤导致脊髓神经平面以下机体部分或全部的功能障碍,表现为损害的相应节段的各种运动、感觉和括约肌功能障碍,肌张力异常及病理反射等改变。脊髓损伤的程度和临床表现取决于原发性损伤的部位和性质。

一、流行病学

引起脊髓损伤的原因包括外伤、肿瘤、血管畸形、感染、退行性病变等。中国脊髓损伤的发病率约是每百万人6.8例。

(一)创伤性

骨折、脊髓外力打击、刀伤和枪伤等都可以导致脊髓损伤。其中常见的外伤性原因是车祸及高处跌落,另外,有研究显示,随着越来越多的年轻人从事高危、极限运动,运动相关的脊髓损伤也相应增加。脊柱骨折患者中约20%发生神经损伤。通常脊柱损伤和脊髓损伤程度成正比。但是也有可能在没有骨折的情况下由于血管损伤,而导致脊髓损伤。

1. 颈脊髓损伤　屈曲型旋转脱位或骨折脱位最常见,好发于$C_5 \sim C_6$。过伸型损伤常见于老年人,占颈椎损伤的30%左右,最常见于$C_4 \sim C_5$,多数属于稳定型损伤。大部分损伤是椎体和椎间盘与增厚的韧带与黄韧带间的挤压,导致不完全性脊髓损伤。

2. 胸腰脊髓损伤　大部分脊椎损伤为屈曲型旋转脱位或骨折脱位,最常见于$T_{12} \sim L_1$,造成上面的椎体前移。损伤通常不稳定,常导致脊髓、圆锥或马尾神经功能完全障碍。压缩性骨折也常见,通常稳定型的压缩性骨折较少导致完全性脊髓损伤。过伸性损伤少见,通常导致完全性脊髓损伤。

3. 开放性损伤　主要为枪伤或刀伤。脊髓损伤可由于爆裂伤、血管损伤,也可由于子弹穿破或骨折片刺破脊髓所致。

4. 挥鞭性损伤　多见于上身在高速运动时突然静止,同时头部由于惯性继续向前运动而造成脊髓损伤。X线检查往往阴性,此类脊髓损伤多为不完全性。

(二)非创伤性

1. 血管性　动脉炎、脊髓血栓性静脉炎、动静脉畸形等。

2. 感染性　格林-巴利综合征、横贯性脊髓炎、脊髓前角灰质炎等。

3. 退行性　脊柱肌肉萎缩、肌萎缩性侧索硬化、脊髓空洞症等。

4. 占位性　最多见的占位性病变是肿瘤,包括:原发性肿瘤,如脑(脊)膜瘤、神经胶质瘤、神经纤维瘤、多发性骨髓瘤等;继发性肿瘤,如继发于肺癌、前列腺癌的脊髓转移肿瘤等。较少见的情况包括严重腰椎间盘突出症、脊椎滑脱、椎管狭窄等。

二、病理生理

脊髓是脑干向下延伸的部分,其上段与延髓在枕骨大孔处相连,下端形成脊髓圆锥至第1腰椎的下缘,占据椎管的2/3,全长42~45cm。分31个阶段,自上而下共发出31对脊神经,包括颈段8对,胸段12对,腰段5对,骶段5对,尾神经1对。脊髓各阶段位置比相应脊椎为高,颈髓阶段较颈椎高1节椎骨,上中阶段胸髓阶段较相应胸椎高2节椎骨,下胸椎则高3节椎骨,腰髓相当于第10~12胸椎水平,骶髓相当于第12胸椎和第1腰椎水平,由此可根据脊椎位置来推断病变脊髓的水平。脊髓有两个膨大,即颈膨大和腰膨大,分别发出支配上肢和下肢的神经根,颈膨大相当于$C_5 \sim T_2$水平,腰膨大相当于$L_1 \sim S_2$水平。

脊髓损伤后中央灰质内出现出血点,扩大融合,累及白质。损伤区域因高压、血管破裂或因儿茶酚胺类神经递质特别是去甲肾上腺素的聚积导致血管收缩及阻塞,从而引起神经组织缺血坏死;一些潜在的神经毒性物质包括游离基团、磷脂酶、蛋白酶及过氧化脂被激活或释放,发生大量的离子转移,触发细胞内变化,也使局部神经细胞继续损害及死亡。经过伤区附近的神经轴索也可受压失去传导功能或发生溶解、变形或脱髓鞘病变而丧失其功能。组织学检查示,伤后数分钟即有伤区水肿、炎症、巨噬细胞浸润,约72小时达高峰,可持续2~3周。巨噬细胞清除坏死细胞残余,使伤区出现囊性溶解区,可上下延及多个节段。以后开始反应性胶质细胞增生及纤维增生。修复过程可持续2年以上。

脊髓损伤后神经功能的恢复可能有以下几种途径:早期由于局部消肿,消除了神经轴索受压引起的传导阻滞,以及神经失用(neuropraxia)的恢复;后期可能由于神经轴突再生,轴突末梢发芽(sprouting),使邻近的失神经支配的肌肉重获支配,以及尚有功能的肌纤维因负荷增加而产生适应性肥大。由于暴力直接损伤及继发的神经缺血坏死区域常无截然的边界而呈犬牙交错状,即使是完全性损伤,也在损伤节段附近存在神经功能的部分保留区(zone of partial preservation,ZPP),ZPP的功能恢复,可使脊髓损伤水平下降1~2个节段。

另外,有研究证实,在脊椎动物腰段脊髓存在控制节律性运动的中枢模式发生器(central pattern generator,CPG)。脊髓损伤后,CPG失去高级中枢控制,但仍能发出节律性的运动信号。脊髓恢复的神经可塑性理论认为,脊髓损伤后双下肢功能有不同程度的恢复是CPG的作用,横断胸段脊髓后,CPG可发生结构和功能重组,产生冲动,支配下肢。脊髓中兴奋性递质(肾上腺素、5-羟色胺和谷氨酸等)和抑制性递质(γ-氨基丁酸)对CPG的调节作用是脊髓损伤后功能改变的主要机制。

三、分类

脊髓损伤患者在急性期由于出现脊髓休克,常表现为损伤平面以下的感觉、运动和自主神经功能的完全丧失。随着休克期消失,损伤平面以下逐渐出现不同程度的感觉、运动和大小便功能恢复。临床上根据脊髓损伤的程度和类型不同,将其分为以下类型:

1. 脊髓震荡　是脊髓的功能性损害,脊髓实质在光镜下无明显改变或有少量渗出甚至出血。伤后早期表现为不完全瘫痪,24小时内开始恢复,且在3~6周完全恢复者谓之脊髓震荡。由于早期其表现与不完全性瘫痪难于鉴别,故多为回顾性诊断,即在6周后获得完全恢复者的最后诊断。

2. 脊髓休克　指脊髓受损后一段时间内损伤平面以下的脊髓神经功能完全消失。持续时间一般为数小时到数周,部分会达数月之久。主要表现:在断面以下脊髓所支配的骨骼肌紧张性减退或消失,外周血管扩张,血压下降,括约肌功能障碍及发汗反射消失,这表明断面以下躯体和内脏反射均减退或消失。

脊髓休克恢复顺序:①先是一些比较原始简单的反射,如屈肌反射、腱反射恢复。②以后是一些比较复杂的如对侧伸肌反射、搔爬反射等逐渐恢复。③反射恢复后,血压可上升到一定水平,内脏反射活动也有一定的恢复。

3. 脊髓不完全性损伤　开始时出现脊髓休克。但反射活动恢复时则与完全性横断有明显不同。反射活动包括:①伸肌推进反射。患者卧位,被动屈曲下肢,用手掌推压自患者的足、股四头肌及小腿后肌强烈收缩,肢体伸直。②给予患者足底伤害性刺激可出现屈肌反射,但较小而且只达到膝部。与此同时,常出现对侧肢体强烈伸展。③轻度屈曲一侧肢体能引出对侧肢体伸展,屈曲肢体随后伸展,对侧肢体屈曲,每侧肢体交互变化,犹如跨越步态。尚有以下4种特殊类型:①脊髓半侧损伤;②中央型脊髓损伤;③前脊髓损伤;④后脊髓损伤。

4. 脊髓半横断　脊髓半横断的情况下,同侧运动丧失,典型者在脊髓休克期过后,同侧损伤平面以下由于皮质脊髓侧束遭受损伤,出现上运动神经元损害,即痉挛性截瘫,深反射亢进,有病理反射及髌踝阵挛。

在损伤平面由于该段脊髓前角细胞遭受损害，出现下运动神经元损害，即弛缓性瘫痪。同侧后柱遭受损害，本体感觉、振动觉、两点辨别觉及触觉障碍。

5. **完全性脊髓损伤**　临床表现为脊髓休克结束后，脊髓损伤平面以下：①深浅感觉完全丧失，包括鞍区感觉及震颤感丧失。②运动完全瘫痪，肌肉无自主收缩。③浅反射消失，深反射消失或亢进，病理反射可在脊髓休克过后出现。④大小便潴留，失去控制。以上症状持续 24 小时以上，或在同期两次体感诱发电位均为阴性，即为完全性脊髓损伤。

四、临床表现和诊断要点

（一）临床表现

1. **症状**　主要为肌肉运动控制障碍和行动困难、大小便控制障碍、感觉障碍。部分患者有异常疼痛和幻觉痛。高位脊髓损伤患者可伴呼吸困难。自主神经功能障碍，如心脏与血管的控制、肠道的功能、出汗的调节及性功能等失调。有并发症的患者，如骨折、脱位、压疮等可出现相应的症状。

2. **体征**　肌力减弱或消失、肌肉张力异常（低张力、高张力、痉挛）、腱反射异常（无反射、反射减弱、反射亢进）、出现病理反射（Hoffman 征和 Babinski 征阳性）、皮肤感觉异常（无感觉、感觉减退、感觉过敏）、皮肤破损或压疮等。高位脊髓损伤可导致呼吸运动障碍和自主神经过反射现象。

3. **影像学检查**　磁共振成像能较清晰地显示脊髓病变，为脊髓损伤首选的影像检查方法。脊柱 X 线片和 CT 检查能较好地显示脊柱的骨质病变，CT 三维重建能更好地了解骨折的细节及其与椎管的关系，为全面地观察脊柱结构提供立体直观的图像。

4. **神经电生理检查**　常用的检查技术包括体感诱发电位、运动诱发电位、H 反射等。在监测损伤神经根恢复的过程中，体感诱发电位（sensitive evoked potential，SEP）指标可用于判断脊髓损伤的严重程度，帮助预测脊髓功能的预后；早期发现脊髓不全损伤，可用于脊柱、脊髓手术中脊髓功能的监护；磁刺激运动诱发电位（motion evoked potential，MEP）可作为运动功能的早期预后指标。H 反射经前角细胞诱发，痉挛期 H 波出现，痉挛严重者 Hmax/Mmax 比值增大。

（二）临床综合征

横贯性损伤表现为损伤平面以下感觉和运动功能障碍。但一些不完全性损伤具有特殊的表现，包括：

1. **中央束综合征（central cord syndrome）**　常见于颈段脊髓损伤。表现为上肢神经受累和功能障碍较下肢严重，患者有可能步行，但上肢部分或完全麻痹。脊髓中央性损伤，常见于颈段脊髓损伤。

2. **脊髓半切综合征（Brown-Sequard syndrome）**　脊髓半侧损伤，表现为损伤平面以下的对侧痛温觉消失，同侧的本体感觉和运动丧失。

3. **前束综合征（anterior cord syndrome）**　脊髓前部损伤，表现为损伤平面以下不同程度的运动和痛、温觉丧失而本体感觉存在。

4. **后束综合征**　脊髓后部损伤，表现为损伤平面以下的本体感觉丧失，而运动和痛温觉存在。多见于椎板骨折患者。

5. **圆锥综合征（conus medullaris syndrome）**　主要为脊髓骶段圆锥损伤，可引起膀胱、肠道及性功能障碍，膀胱、直肠、会阴区感觉及反射消失。偶尔可以保留骶段反射。

6. **马尾综合征（cauda equina symdrome）**　椎管内腰骶神经根损伤，表现为下肢相应肌肉的弛缓性瘫痪及膀胱、肛门括约肌和下肢反射消失。

五、临床常规处理

（一）脊髓损伤的预防

脊髓损伤预防最为重要，通过加强媒体宣传力度、印发安全知识手册，进行脊髓损伤基础知识教育，尽量降低脊髓损伤的发生率。

1. **交通伤预防**　完善交通规则、制度，人性化的道路设计，配备智能化交通工具系统，加强行驶者的健康宣传，增加对交通违章者的惩罚力度。

2. 工作生活伤预防　加强各种工作和生活环境下的安全宣传教育，注意人身安全保护，宣传自我保护、相互施救常识，加强工作生活环境的安全防护措施。

3. 暴力伤预防　对刀枪等的严格管控，例如禁令，颁发许可证、限制购买者最低年龄、进行背景调查和要求安全储存等。

4. 自然灾害伤预防　宣传如何逃生及自救、呼救，加强群众及医务工作者的救治方法训练，如正确的体位搬运等。

5. 运动损伤预防　注意加强运动场所的安全防护，如优化游泳池、游乐设备及滑雪道等场所的设施设计；配备健全的医疗救助系统；幼儿进行舞蹈、武术等学习和训练时做一些高危动作，如下腰、空翻等需在充分保护和专业人员指导下进行，避免无骨折型脊髓损伤。

6. 发育缺陷预防　孕妇怀孕期间，注意加强营养，减少药物使用，远离射线、辐射等，降低脊柱裂的发生率。

7. 脊柱脊髓肿瘤　早发现早治疗，后期注意加强康复训练。

8. 脊柱脊髓感染　宣传卫生常识，提高人民群众的防病意识，降低脊髓感染的发生率。

（二）急救处理

对疑似外伤性脊髓损伤患者，在损伤现场处理中强调制动、稳定，保持受伤姿势或平卧位制动搬运，避免使受伤的脊柱发生伸、屈，或使受伤的椎体进一步错位，维持脊髓的有效血液灌注和供氧，以免增加损伤的严重性，保持呼吸道通畅，维持呼吸和循环功能。必须考虑到脑外伤同时存在脊髓损伤，需遵照脊髓损伤患者的转运原则进行搬运。

（三）药物治疗

针对病因及临床症状可予相应药物治疗。创伤性脊髓损伤早期可考虑甲基强地松龙大剂量静脉给药，短期应用。另外可予药物辅助神经元修复及再生，如神经节苷脂及神经营养因子等。

神经节苷脂是一种含唾液酸的糖鞘脂，它的亲脂性基团嵌入神经细胞膜的双脂层中，亲水性基团突出于细胞外液中，因此神经节苷脂在细胞内外各种信息相互传递及细胞膜的稳定性方面有重要意义。对脊髓损伤动物的实验研究证实了神经节苷脂在急性脊髓损伤治疗中的作用。

神经营养因子包括脑源性神经营养因子、神经营养因子和睫状神经营养因子，神经营养因子在中枢神经系统损伤中的治疗作用日益受到重视。在动物模型应用神经营养因子治疗脊髓损伤，能够防止脊髓红核神经元萎缩，增强皮质脊髓束发芽和促进红核脊髓神经通路的再生及促进轴索再生。

（四）手术治疗

目的在于尽早解除脊髓及神经根受压，清除突入椎管的异物，重建脊柱稳定性，使脊髓损伤朝着恢复神经功能的方向发展。手术方式有复位、减压、内固定、神经修复、干细胞移植等。由于手术本身有可能影响损伤局部的血液供应，改变脊柱的稳定性，因此应严格掌握适应证及禁忌证。

1. 手术适应证　①脊髓损伤症状进行性加重；②腰椎穿刺发现有梗阻；③X 线片显示椎管内有异物；④小关节绞索，经闭合复位失败；⑤严重骨折脱位，马尾神经损伤呈完全性截瘫；⑥颈椎严重屈曲型压缩骨折，脊髓造影显示椎间盘平面有梗阻；⑦开放性脊髓损伤。

2. 手术禁忌证　①生命体征不平稳，伴创伤性休克；②考虑脊髓已经断裂骨折已整复，奎根试验无梗阻；③颈椎过伸型损伤，表现为中央性脊髓损伤，奎根试验提示脑脊液通畅；④神经缺损症状逐渐好转，辅助检查未显示脊髓有受压现象；⑤除马尾神经损伤外，如脊髓损伤已 2 年以上，手术效果往往欠佳。

六、常见并发症的临床处理

（一）压力性损伤

1. 定义　压力性损伤是位于骨隆突处、医疗或其他器械下的皮肤和/或软组织的局部损伤，可表现为完整皮肤或开放性溃疡，可能会伴疼痛感。损伤是由于强烈和/或长期存在的压力或压力联合剪切力导致。软组织对压力和剪切力的耐受性可能会受到微环境、营养、灌注、合并症以及软组织情况的影响。

2. 好发部位　近骨骼突起处的皮肤和软组织由于压力集中，常首先受累，故骶部坐骨结节部股骨大转子足跟背部都是压力性损伤的好发部位。压力性损伤的发生与局部潮湿、受冷、吸烟、情绪不佳及消瘦、贫血等局部或全身因素有关。不同体位下最易受压的区域见表 33-1。

表 33-1 不同体位下最易受压的区域

仰卧	俯卧	侧卧
枕部	双耳部(头旋转位)	双耳
肩胛部	双肩前部	双肩胛部
脊椎	髂嵴	大转子
双肘部	男性生殖器部	腓骨小头
骶部	髌骨	双膝内侧面(由于膝接触所致)
尾骨部	足背部	外踝
双足跟部		内踝(两踝接触所致)

3. 预防 关键在于加强护理,卧床患者每 2 小时翻身一次,翻身时避免拖移患者以防组织受剪压应力损伤。能自身翻身的患者应鼓励多翻身及改变体位。俯卧位者较少形成局部高压区,可能时也应可采用。保持皮肤干燥及温暖。适宜的床垫及坐垫和站立行走锻炼亦可预防压力性损伤的发生。

4. 评定与分期 根据临床表现一般分为 5 期。

(1) 1 期:指压不变白红斑,局部皮肤完好,出现压之不变白的红斑,深色皮肤表现可能不同;指压变白红斑或者感觉、皮温、硬度的改变可能比观察到皮肤改变更先出现。此期的颜色改变不包括紫色或栗色变化,因为这些颜色变化提示可能存在深部组织损伤。

(2) 2 期:部分皮层缺失伴随真皮层暴露。伤口有活性、呈粉色或红色、湿润,也可表现为完整的或破损的浆液性水疱。脂肪及深部组织未暴露。无肉芽组织、腐肉、焦痂。该期损伤往往是由于骨盆皮肤微环境破坏和受到剪切力,以及足跟受到的剪切力导致。该分期不能用于描述潮湿相关性皮肤损伤,比如失禁性皮炎,皱褶处皮炎,以及医疗胶布相关性皮肤损伤或者创伤伤口(皮肤撕脱伤、烧伤、擦伤)。

(3) 3 期:全层皮肤缺失,常常可见脂肪、肉芽组织和边缘内卷。可见腐肉和/或焦痂。不同解剖位置的组织损伤的深度存在差异;脂肪丰富的区域会发展成深部伤口。可能会出现潜行或窦道。无筋膜、肌肉、肌腱、韧带、软骨和/或骨暴露。如果腐肉或焦痂掩盖组织缺损的深度,则为不可分期压力性损伤。

(4) 4 期:全层皮肤和组织缺失,可见或可直接触及筋膜、肌肉、肌腱、韧带、软骨或骨头。可见腐肉和/或焦痂。常常会出现边缘内卷,窦道和/或潜行。不同解剖位置的组织损伤的深度存在差异。如果腐肉或焦痂掩盖组织缺损的深度,则为不可分期压力性损伤。

(5) 不可分期:全层皮肤和组织缺失,由于被腐肉和/或焦痂掩盖,不能确认组织缺失的程度。只有去除足够的腐肉和/或焦痂,才能判断损伤是 3 期还是 4 期。缺血肢端或足跟的稳定型焦痂(表现为干燥,紧密黏附,完整无红斑和波动感)不应去除。

(6) 深部组织损伤:完整或破损的局部皮肤出现持续的指压不变白深红色、栗色或紫色,或表皮分离呈现黑色的伤口床或充血水疱。疼痛和温度变化通常先于颜色改变出现。深色皮肤的颜色表现可能不同。这种损伤是由于强烈和/或长期的压力和剪切力作用于骨骼和肌肉交界面所致。该期伤口可迅速发展暴露组织缺失的实际程度,也可能溶解而不出现组织缺失。如果可见坏死组织、皮下组织、肉芽组织、筋膜、肌肉或其他深层结构,说明这是全皮层的压力性损伤(不可分期、3 期或 4 期)。该分期不可用于描述血管、创伤、神经性伤口或皮肤病。

(7) 附加的压力性损伤定义:①医疗器械相关性压力性损伤,该概念描述了损伤的原因。医疗器械相关性压力性损伤,是指由于使用用于诊断或治疗的医疗器械而导致的压力性损伤,损伤部位形状通常与医疗器械形状一致。这一类损伤可以根据上述分期系统进行分期。②黏膜压力性损伤,由于使用医疗器械导致相应部位黏膜出现的压力性损伤。由于这些损伤组织的解剖特点,这一类损伤无法进行分期。

（8）如何描述：临床上伤口的描述内容包括伤口的部位、形状、长宽、深度、颜色、渗出液的量与性质、边缘、基底坏死组织、分泌物、气味、周围皮肤情况等。

5. **治疗**　包括全身治疗和局部治疗两个方面。

（1）全身治疗：良好的膳食是改善患者营养状况，促进创面愈合的重要条件，因此压疮患者应给予高蛋白、高热量、高纤维素饮食，根据患者的具体情况还可给予静脉滴注血浆、白蛋白、丙种球蛋白等以增强全身抵抗力。必要时使用有效抗生素控制感染，防止感染扩散。

（2）局部治疗：治疗原则主要是解除压迫，保护创面，促进愈合。根据压疮的不同时期，选择合适的治疗方法：①物理治疗。不同时期的压疮可根据创面的情况适当选用红外线或紫外线、低频电刺激、超短波等局部应用。②敷料的选用。1 期压力性损伤可予薄膜覆盖保护；2 期可予水胶体、泡沫敷料、薄膜敷料等；3、4 期可选用藻酸盐敷料、超级吸收泡沫敷料、水凝胶敷料等，感染创面予含银离子敷料；并可考虑负压引流促进肉芽生长及愈合。③药物的应用。无感染创面可使用表皮生长因子辅助愈合；感染创面可适当选用多黏菌素、左氧氟沙星软膏等抗感染。④空气隔绝后持续吹氧法。方法是用塑料袋罩住创面并固定 4 周，通过一小孔向袋内吹氧，氧流量 5~6L/min，每次 15 分钟，每天 2 次，治疗完毕后创面用无菌纱布覆盖或暴露均可。对分泌物较多的创面，可在湿化瓶内加 75%酒精，使氧气通过湿化瓶内时带出一部分酒精，从而起到抑制细菌生长，减少分泌物，加速创面愈合的作用。作用原理：利用纯氧抑制创面厌氧菌的生长，提高创面组织供氧，改善局部组织有氧代谢，并利用氧气流干燥创面，促进创面结痂，有利于愈合。⑤外科手术。适用于面积较大，组织坏死较深的压疮。手术方法包括清创、负压引流、切除坏死组织、修补缺损、植皮等。

（二）呼吸道并发症

第 4 颈髓以上脊髓损伤的患者，几乎所有呼吸肌肉都瘫痪，通常在急性期需做气管切开，应用呼吸机辅助呼吸，只有神经部分恢复才可能逐渐练习脱离呼吸机。第 5 颈髓到第 5 胸髓间损伤的患者，吸气及吐气肌肉部分瘫痪，导致呼吸较浅，呼吸道分泌物排出困难，咳嗽无力，在急性期往往容易发生肺不张、肺炎或甚至呼吸衰竭、痰堵气道不能咳出造成窒息死亡。预防的方法：对患者要注意保暖，宜每 2 小时翻身 1 次，鼓励患者咳嗽及咳痰，早期介入呼吸训练、膈肌电刺激等康复治疗，指导家属和陪护掌握辅助排痰方法。每次翻身时可轻轻叩击背部及胸部。对痰液较多且黏稠而难以排出者，可予雾化吸入，并进行机械排痰及体位引流。适当地变换仰卧位侧卧位和俯卧位伴头高或头低位，借助重力将特殊肺段中的分泌物引流出来。必要时行支气管镜下吸痰。如病情允许，呼吸道并发症预防应尽早开始，患者及照顾者须学习如何做定期翻身、拍痰、深呼吸及辅助性咳嗽等活动，以达到清洁呼吸道及增强呼吸肌肉力量的目的。

（三）低钠血症

低钠血症是颈段脊髓损伤后较严重的并发症，如治疗不当，可能加重脊髓损伤或使已恢复的神经功能再次丧失，其发病机制尚未明确，目前学术界比较认可的是抗利尿激素分泌失调综合征（syndrome of inappropriate secretion of antidiuretic hormone，SIADH）和脑盐耗综合征（cerebral salt wasting syndrome，CSWS）。SIADH 是指由于抗利尿激素（antidiuretic hormone，ADH）分泌没有按血浆渗透压等因素进行调节，而导致分泌增多，致使体内水潴留、尿钠排出增加、稀释性低钠血症，从而出现与低钠血症相关的一系列临床表现。颈髓损伤后发生 SIADH 的可能机制：①颈髓损伤常合并颅脑损伤，由于脑在颅腔内的位移使视丘下部受到刺激出现异常或轻微损伤；②颈髓损伤后由于植物神经功能调节障碍，迷走神经支配占优势；③脊髓损失平面以下血管张力低下，患者有效血容量减少，血压降低，刺激压力感受器，使 ADH 分泌阈值下降，ADH 分泌增加，肾小管对水重吸收增加，引起少尿及稀释性低钠血症或高容量型低钠血症。其临床诊断标准为：脊髓损伤患者在急性期出现血钠降低（血钠<130mmol/L），血浆渗透压降低，尿钠排出增加，尿渗透压高于血浆渗透压，血尿素氮和血糖正常。

SIADH 和 CSWS 的发病机制不同，治疗方案也有所差异。SIADH 的治疗原则以限水为主，可适当补盐。早期和轻症 SIADH 通过严格限制水摄入一般可收到良好效果。水摄入应限制在 1 000ml 以内。严重低钠血症时就适当补充钠盐。CSWS 的患者则应积极补充血容量，在此基础上补充丢失的钠盐。

一般来说，血钠浓度达到 125mmol/L 时已可消除低钠血症相关性症状。而且，血钠达到这一水平后即使不再给予高渗氯化钠溶液，只要适当控制水的入量，血钠可在数天内逐渐恢复到正常水平。因此，没有必要通过输注高渗氯化钠溶液的方法快速地将血钠浓度提升到正常水平。

在补钠过程中应不断检查血电解质浓度(国外有人建议每2小时检查1次),以监测血钠提升速度。如血钠提升速度超过预期的速度,应减慢滴速。当血钠升高到120~125mmol/L时,可停止补钠,因为这一水平虽然仍低于正常,但不会引起低钠性脑损害。

(四)骨骼系统并发症

1. 异位骨化　脊髓损伤后发生的异位骨化属于神经源性,髋关节最易累及,其次为膝、肩和肘,一般发生在伤后1~6个月。异位骨化的临床表现为肢体肿胀、发热,局部可触及质硬肿块,随病情加重出现关节被动活动范围亦逐渐减少、受限。临床生化显示碱性磷酸酶升高。在出现症状7~10天内,常规X线片不能发现,超声检查可出现局限的非特异性低密度回声区。骨扫描有助于早期诊断。异位骨化的治疗常用非甾体抗炎药以抑制早期反应,可进行适当的主动及被动关节活动,引起严重活动障碍的异位骨化可在骨扫描及碱性磷酸酶恢复正常后6个月进行手术切除。

2. 骨质疏松　急性脊髓损伤后瘫痪区域骨骼因失用而致骨质吸收、骨质流失,同时有失用性高血钙及高尿钙。高血钙导致副甲状腺素分泌抑制及维生素的活性代谢物钙三醇减少,其程度与截瘫的高位密切有关。尿钙流失增加可持续8个月,以后骨形成与吸收渐趋平衡,高血钙逐渐消失,但副甲状腺素持续抑制提示低水平的骨钙净丧失可持续多年。防止骨质疏松的主要措施是对截瘫区域的骨骼保持应力刺激。因此,宜及早采用坐位及斜床站立,尽早应用支具进行站立行走训练。日常注意富含钙、低盐和适量蛋白质的膳食;进行充足的户外活动和日照。骨质疏松症的治疗药物可分为骨吸收抑制剂和骨形成促进剂,目前确认的治疗药物大都是代谢因子,且为骨吸收抑制剂。

(五)心血管系统并发症

T_6节段平面以上的损伤可以导致心血管功能障碍,主要为植物神经功能紊乱造成的。常见的心血管并发症有:

1. 自主神经反射亢进　多见于颈段脊髓损伤和T_6水平以上的截瘫,通常于脊髓休克期过后发生。主要原因是损伤平面以下的交感神经兴奋性失控,加上膀胱过度充盈、便秘、嵌甲、感染、痉挛、结石等不良刺激,引起脊髓交感神经结节过度兴奋,导致血压升高、心动过缓、大汗淋漓、面部潮红和头痛等一系列症候群。通常收缩压增加20~30mmHg可考虑为自主神经反射发作,如不及时处理,可能导致严重后果,如颅内出血、癫痫、视网膜脱落甚至死亡。治疗在于及时发现并马上解除诱因,改变体位,使上身抬高,让血液集于下肢,降低心输出量。

2. 水肿　多发生于下肢,采取下肢适当抬高位;按摩患肢或穿戴压力袜,促进血液流动和淋巴回流。

3. 直立性低血压　是脊髓损伤患者特别是颈髓损伤患者的常见并发症,因交感神经正常反射丧失,静脉扩张,腹肌瘫痪致腹内压下降,在站立或坐起时儿茶酚胺、皮质醇、醛固酮等释放不足或过缓,致血压不能及时随体位而调整,造成脑部一过性缺血,致眩晕或晕厥。注意不要快速将患者扶起至坐位,需阶段式慢慢坐起;颈髓损伤的患者,早期使用的轮椅最好具有高靠背,可以先以椅背稍微向后倾斜的姿势练习坐,情况改善后再坐椅背竖直的轮椅。治疗包括循序渐进的体位训练,早期逐步抬高床头,并逐步延长坐的时间,坐起及站立前穿戴好腰围(束腹带),下肢弹性绷带缠至大腿根部或穿戴弹力袜,减少腹腔及下肢血液淤滞。

(六)深静脉血栓形成

1. 表现及诊断　脊髓损伤患者由于缺少运动易发生深静脉血栓形成(deep venous thrombosis,DVT)。深静脉血栓多发生于单侧下肢,尤以左下肢居多,典型症状表现为下肢出现肿胀和疼痛,局部肤色变红,皮肤温度升高,或伴体温升高。但是深静脉血栓早期也常无明显的临床症状。彩色多普勒超声为临床辅助诊断的首选方法。血管造影被称为深静脉血栓诊断的"金标准",但是由于检查为有创性,且费用较高,影响其在临床诊断中的应用。D-二聚体检查是临床上首选的实验室检查项目,其水平的高低可间接反映血栓的存在与否,但是特异性较低,可用于深静脉血栓的排除诊断。

2. 预防　深静脉血栓重在预防,一般抬高下肢20°有助于下肢的静脉回流,术后早期卧床期间,如无禁忌,予低分子肝素皮下注射预防血栓形成,功能训练主要以关节屈伸活动以及肌肉伸缩为主。应根据患者的具体情况尽早下床活动,予下肢静脉气压循环治疗及配戴弹力袜。应经常测量肢体的周径,观察有无肿胀。平时应鼓励患者积极活动肢体。一旦血栓形成,应禁止剧烈活动,以防止血栓脱落引起肺栓塞而致猝死,但可以进行少量肢体被动运动。

3. 药物治疗　①低分子肝素:出血性不良反应少,肝素诱导的血小板减少症(heparin-induced thrombocytopenia,HIT)发生率低于普通肝素,使用时大多数患者无需监测凝血功能。临床按体质量给药,每次约100U/kg,每12小时1次,皮下注射,肾功能不全者慎用。②直接Ⅱa因子抑制剂(如阿加曲班):相对分子质量低,能进入血栓内部,对血栓中凝血酶的抑制能力强于普通肝素。HIT及存在HIT风险的患者更适合使用。③间接Ⅹa因子抑制剂(如磺达肝癸钠):治疗剂量个体差异小,每天1次,无需监测凝血功能。对肾功能的影响小于低分子肝素。④直接Ⅹa因子抑制剂(如利伐沙班):治疗剂量个体差异小,无需监测凝血功能。⑤维生素K拮抗剂(如华法林):是既往长期抗凝治疗的主要口服药物,效果评估需监测凝血功能的INR。治疗首日常与低分子肝素或普通肝素联合使用,建议剂量2.5~6.0mg/d,2~3天后开始测定INR,当INR稳定在2.0~3.0并持续24小时后停低分子肝素或普通肝素,继续华法林治疗。

推荐:急性期DVT,建议使用维生素K拮抗剂联合低分子肝素或普通肝素;在INR达标且稳定24小时后,停低分子肝素或普通肝素。也可以选用直接(或间接)Ⅹa因子抑制剂。高度怀疑DVT者,如无抗凝治疗禁忌证,在等待检查结果期间可行抗凝治疗,根据确诊结果决定是否继续抗凝。有严重肾功能不全的患者建议使用普通肝素。

(七)脊髓损伤后疼痛的评估和治疗

1. 表现　不论是完全断离性脊髓损伤,还是不完全性损伤,都可出现中枢性神经病理性疼痛。临床表现有所不同:完全性损伤时,在损伤平面以下,感觉完全消失的同时可有幻肢痛(或幻体痛),患者常描述为持续性烧灼样、束带紧箍样或挤压样疼痛,疼痛程度在昼夜当中有波动,多于傍晚或夜间加重。对其远端肢体给予机械或温热刺激,疼痛不加重。此外,患者常有损伤平面以下内脏胀痛或异常不适感;不完全损伤时,受累肢体在感觉减退的同时,常伴有痛觉过敏,患者拒绝触摸甚至拒绝盖被子。自发性疼痛常为烧灼样疼痛刀割样或放电样剧痛。部分患者在疼痛时喜欢接受肢体按摩等粗大刺激。

2. 评估　脊髓损伤后疼痛的评估,主要采用视觉模拟评分法。视觉模拟评分(visual analogue scale,VAS)是在白纸上画一条10cm长的粗直线,在线的一端写上"无痛",另一端"最剧烈的疼痛"。患者根据自己所感受的疼痛程度,在直线上某一点作一记号,以表示疼痛的强度及心理上的冲击,从起点至记号处的距离长度也就是疼痛的量。使用前需对患者作好解释,让患者理解方法的概念以及此法测痛和真正疼痛的关系,然后让患者在直线上标出自己的相应位置。目前多使用正面有在0和10之间游动的标尺,背面有0到10数字的视觉模拟评分尺,如果患者移动标尺,在自己疼痛的位置时,医生能够立即在尺的背面看到具体数字,可以精确到毫米。

3. 药物治疗　可根据疼痛性质选用药物。

(1)通常一线用药:钙通道调节剂如加巴喷丁和普瑞巴林,抗抑郁类如西酞普兰、文拉法辛和度洛西汀,抗惊厥类如卡马西平、奥卡西平。二线用药:非甾体抗炎药如吲哚美辛、双氯芬酸、布洛芬、氯诺昔康等;中枢止痛药曲马多,阿片类镇痛药如氨酚羟考酮片、吗啡等。

(2)其他:牛痘疫苗接种家兔皮肤炎症提取物,草乌甲素、局部辣椒素、美西律以及某些抗癫痫药如拉莫三秦、丙戊酸钠、托吡酯等。

4. 物理因子治疗　超短波、超声波、低频电和低频调制中频电治疗、磁疗法、半导体激光或偏振光(超激光)治疗等。

5. 神经调控技术　主要包括电(磁)刺激技术与鞘内药物输注技术,是神经病理性疼痛推荐的治疗技术。

(1)神经电刺激技术:临床常用的有韩氏穴位神经电刺激、经皮神经电刺激、脊髓电刺激、经颅磁刺激等方法。

(2)鞘内药物输注治疗:是通过埋藏在患者体内的药物输注泵,将泵内的药物输注到患者的蛛网膜下腔,作用于脊髓或中枢相应的位点,阻断疼痛信号向中传递,使疼痛信号无法到达大脑皮质,从而达到控制疼痛的目的。国内常见的鞘内泵配制的药物包括阿片类药物、局麻药、钙通道阻滞剂、α_2受体激动剂及N-甲基-D-天冬氨酸受体拮抗剂等。

6. 微创治疗　微创治疗的主要目的为去除感觉神经损伤的原因、增加神经血流、促进神经恢复。主要包括神经阻滞、射频治疗及神经毁损等技术。

（1）神经阻滞：是神经病理性疼痛常用治疗方法，目前得到广泛认可的神经阻滞治疗用药主要包括局部麻醉药、糖皮质激素、阿片类药物、神经毁损药等。

（2）射频治疗：包括射频热凝术和脉冲射频，其最大的特点是能靠近神经，辨别神经的性质如运动神经或感觉神经，并能评估针尖与神经的距离。射频可通过刺激和阻抗监测明确所需毁损的部位，并且可以通过调节射频参数（温度与时间），调节毁损范围及程度，避免炭化及黏附等副作用。脉冲射频是一种神经调节治疗，其机制为脉冲射频激发了疼痛信号传入通路的可塑性改变，产生疼痛的抑制作用，对神经纤维解剖结构无破坏作用，而对缓解神经病理性疼痛有一定效果。

（3）神经毁损：毁损性治疗包括化学性毁损、物理性（射频、冷冻、放射）毁损和手术性毁损等，为不可逆的治疗，可能产生其所支配区域的感觉麻木，甚至肌力下降等并发症，应严格掌握适应证，并取得患者的知情同意。

（八）痉挛的处理

1. 治疗目的　减少疼痛或痉挛；减少挛缩；改善活动能力或功能受限；减少患者受照顾的程度；减少畸形；改善姿势；改善穿戴矫形器；延缓或避免做手术。

2. 治疗方法

（1）体位治疗：①良姿位。急性期保持抗痉挛的良好体位可以预防痉挛的产生，如果痉挛已经产生，良好的抗痉挛体位具有缓解痉挛的作用，避免各种可以加重痉挛的体位。②负重体位。对痉挛的肢体给予负重训练，如站立或站斜床，可以较好地抑制下肢（髋、膝、踝关节）的痉挛。③肢体活动。在抗痉挛体位上活动痉挛的肢体，可以有效地抑制痉挛。通过持续性被动活动治疗仪缓慢持续地活动痉挛的肢体，达到缓解痉挛的目的。

（2）矫形器的使用：如果肢体痉挛挛缩已经产生，可以通过各类矫形器来减轻及纠正。①充气夹板。将痉挛的肢体固定在良姿位，借助于充气夹板所产生的压力，持续性牵拉痉挛的肢体，达到治疗目的。②矫形器。利用低温热塑板材制作各种类型的矫形器或支具，如踝-足矫形器可以控制踝关节的痉挛；功能位支具可以使前臂、腕、手关节保持在功能位；下肢外展楔形垫、坐位分腿垫可以控制下肢的伸肌痉挛模式。

（3）手法治疗：①手法牵拉。对痉挛肢体的关节实施手法牵拉，可以缓解肌肉的痉挛，改善关节的活动范围。手法牵拉时的力量应缓慢增加，当感觉到肌肉等软组织的抵抗时，在此位置上持续至少 15 秒，然后放松，反复进行。②痉挛肌肌力训练。痉挛可导致痉挛肌本身和其拮抗肌肌力减弱。肌力训练的目的是一定程度上恢复受累肌肉的肌力水平，以便在通过其他方法降低肌张力的同时，使痉挛肌肌力得到最大程度的恢复。

（4）物理因子治疗：①冷疗。将手放在冰水中浸泡 10 秒左右后取出，反复多次，可以缓解手的屈曲痉挛；用冰敷小腿三头肌，可以缓解足的跖屈痉挛。②温热疗法。各种传导热（砂、中药外敷）、辐射热（红外线）、内生热（微波、超短波）等。③电刺激。各种类型的直流电刺激，特别是痉挛肌群和其拮抗肌群的交替电刺激、肌电生物反馈刺激、脊髓通电等，对降低痉挛肌群的肌张力有一定疗效。

（5）药物治疗：常用治疗痉挛的药物有巴氯芬、乙派立松、地西泮等。目前最常用的药物是巴氯芬，是 GABA 的衍生物，对 GABA 受体有亲和力，在受体突触前与之结合而抑制兴奋性天冬氨酸、谷氨酸的释放，降低单突触性与多突触性反射，使神经元内 K^+ 外流，产生超极化，使上神经元综合征引起的骨骼肌痉挛状态缓解。巴氯芬作用部位为传入至脊髓的神经终末的突触前抑制，以改变中间神经元活动与下降 α 运动神经元活动。口服为胃肠道迅速吸收，半衰期 3~4 小时，与血清蛋白的结合率为 30%，血药浓度为 80~400μg/L，口服后仅小部分代谢为活化物质，72 小时内药物以原形由尿（80%）、大便（5%）排出，15%在肝内代谢。临床应用剂量应个体化，成人 5mg×3 次/d，3 天调整一次剂量，每 3 天增加 5mg，直至起作用，保持此剂量。老年人剂量宜从 2.5mg×3 次/d 开始。剂量一般不应超过 80mg/d。对痉挛严重、口服药不良反应比较大或其他治疗效果不理想的患者，可以考虑采用鞘内注射，所需剂量为口服药的 1%。其副作用有镇静作用（嗜睡）、头晕与乏力(中枢抑制),并可影响注意力和记忆力,且可发生精神错乱,在肌无力影响功能时,考虑停药。此外,尚有低血压、癫痫发作等。在出现全身张力低下、呼吸抑制时,应维持良好呼吸,迅速由胃肠道排出药物,迅速由静脉注射毒扁豆碱有助于症状恢复。有消化性溃疡、精神病、呼吸功能、肝肾功能障碍或癫痫时应慎用,后者应同时服用抗癫痫性药物;酒精能增加药物的抑制作用,三环类抗抑郁剂可增加药物的作用。本药能增强抗高血压药物作用与钙离子拮抗剂应用,可出现直立性低血压。停药要慢避免反跳作用。乙派立松的作用主要是抑制 γ 运动神经元的自发冲动,抑制肌梭传入冲动。治疗剂量 150mg/d,主要副作用是肝功能损害。

(6) 肉毒素注射治疗:部分患者可考虑肉毒毒素局部注射治疗。通常在注射肉毒毒素 2~3 天内见效,有些患者可在数小时内即见效,而另一些则要 1 周,疗效持续 3 个月到半年。此后,由于神经发芽及神经-肌肉传导的重建,限制了毒素活性的发挥。2%~3%的患者注射后无效,即原发性无反应;5%~10%的患者注射后出现抗体,成为继发性无反应者。肉毒毒素的副作用可在少数患者中出现,出现部位和症状与治疗病种和注射部位有关,主要表现为肌无力,偶有过敏反应的报道。

(7) 手术治疗:当各种非手术治疗方法均不能有效地控制痉挛时,可以考虑手术,包括巴氯芬泵植入、神经切断、高选择性脊神经后根切断、肌腱切断或延长。因为神经切断手术不可逆,故手术前应慎重考虑。

(九) 体温调节障碍

脊髓损伤后,体温调节中枢的传导途径遭到破坏,机体对体温的调节作用失控,使产热、散热过程失衡。多数患者的体温升高,小部分患者体温降低。因此要定期测量体温,预防和治疗相结合。

室温应控制在 25~28℃。采取适当的衣着,夏天外出时避免长时间处于高温环境或过晒,避免中暑;冬季外出时要注意保暖,避免着凉。原因不明的发热,首先需排除感染、肿瘤等病理因素,同时进行物理降温。当患者体温过低时,应进行复温和人工调温,以防止出现生理功能紊乱。

(杨幸华　马超)

第二节　康复评定

一、常用概念

1. **四肢瘫(tetraplegia)**　指由于椎管内的脊髓神经组织受损而造成颈段运动和感觉的损害和丧失。四肢瘫导致上肢、躯干、下肢及盆腔器官的功能损害,但不包括臂丛损伤或者椎管外的周围神经损伤。

2. **截瘫(paraplegia)**　指脊髓胸段、腰段或骶段(不包括颈段)椎管内脊髓损伤之后,造成运动和感觉功能的损害或丧失。截瘫时,上肢功能不受累,但是根据具体的损伤水平,躯干、下肢及盆腔器可能受累。本术语包括马尾和圆锥损伤,但不包括腰骶丛病变或者椎管外周围神经的损伤。

3. **皮节(dermatome)和肌节(myotome)**　皮节是指每个脊髓节段神经的感觉神经轴突所支配的相应皮肤区域。肌节是指受每个脊髓节段神经的运动神经轴突所支配的相应肌群。

4. **神经平面感觉平面和运动平面**　神经平面是指在身体两侧有正常的感觉和运动功能的最低脊髓节段。感觉平面是指身体两侧具有正常感觉功能的最低脊髓节段。运动平面的概念与此相似,指身体两侧正常运动功能的最低脊髓节段。

5. **椎骨平面**　指 X 线检查发现损伤最严重的脊椎节段。

二、评定内容

1. **详细询问病史**　除常规病史外,还应包括:手术前后肢体肌力有无变化、学历、职业、居住环境、生活习惯、伤病前后大小便情况、患者入院期望等。

2. **康复专科评定**　除常规体格检查外,康复专科评定包括:肌力、感觉、肌张力、反射、关节活动度、平衡、步态、转移、肢体形态、疼痛、损伤程度、神经损伤功能分类。

3. **功能评定**　神经损伤平面评定与功能预后、循环功能、心肺功能、吞咽功能、膀胱与肠道功能评定、心理评定、日常生活活动能力及职业能力、社会能力评定、轮椅使用、家务能力、相关辅助具使用情况、脊髓损伤相关知识及自我管理技能掌握、陪护相关知识的掌握、家居环境、再就业能力等。

具体评定方法可参照相关章节。

三、脊髓损伤神经功能分类标准

美国脊柱损伤协会(American Spinal Injury Association,ASIA)在1982年首次提出脊髓损伤神经功能分类标准,并被美国脊柱损伤委员会和国际脊髓学会(International Spinal Cord Society,ISCoS)共同推荐为国际标准,并由ASIA中的国际标准委员会及国际脊髓学会持续更新及多次修订,2019年在檀香山(Honolulu)举办的ASIA年会上发布了第八版,见图33-1。

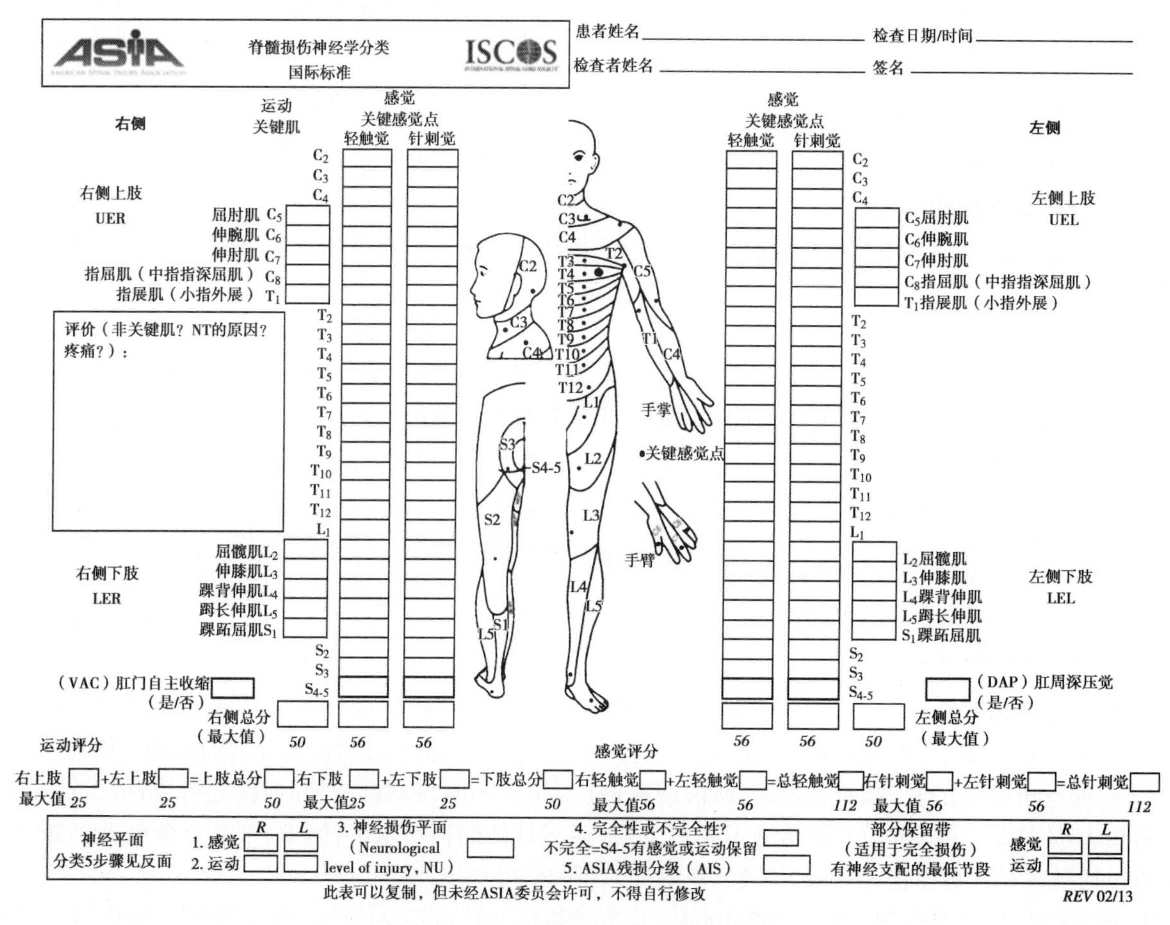
ASIA　脊髓损伤神经学分类　国际标准　ISCOS

患者姓名＿＿＿＿　检查日期/时间＿＿＿＿
检查者姓名＿＿＿＿　签名＿＿＿＿

右侧　运动 关键肌　感觉 关键感觉点（轻触觉　针刺觉）　C2 C3 C4
右侧上肢 UER：屈肘肌 C5；伸腕肌 C6；伸肘肌 C7；指屈肌（中指指深屈肌）C8；指展肌（小指外展）T1
T2 T3 T4 T5 T6 T7 T8 T9 T10 T11 T12 L1
评价（非关键肌？NT的原因？疼痛？）：
右侧下肢 LER：屈髋肌 L2；伸膝肌 L3；踝背伸肌 L4；踇长伸肌 L5；踝跖屈肌 S1
S2 S3 S4-5
（VAC）肛门自主收缩（是/否）
右侧总分（最大值）50　56　56
运动评分

感觉 关键感觉点（轻触觉　针刺觉）　左侧
C2 C3 C4
左侧上肢 UEL：C5 屈肘肌；C6 伸腕肌；C7 伸肘肌；C8 指屈肌（中指指深屈肌）；T1 指展肌（小指外展）
T2 T3 T4 T5 T6 T7 T8 T9 T10 T11 T12 L1
左侧下肢 LEL：L2 屈髋肌；L3 伸膝肌；L4 踝背伸肌；L5 踇长伸肌；S1 踝跖屈肌
S2 S3 S4-5
（DAP）肛周深压觉（是/否）
左侧总分（最大值）56　56　50
手掌　•关键感觉点　手背
感觉评分

右上肢＿＋左上肢＿＝上肢总分＿　右下肢＿＋左下肢＿＝下肢总分＿　右轻触觉＿＋左轻触觉＿＝总轻触觉＿　右针刺觉＿＋左针刺觉＿＝总针刺觉＿
最大值 25　25　50　最大值 25　25　50　最大值 56　56　112　最大值 56　56　112

神经平面 分类5步骤见反面　R L　1. 感觉　2. 运动
3. 神经损伤平面（Neurological level of injury，NLI）
4. 完全性或不完全性？不完全=S4-5有感觉或运动保留
5. ASIA残损分级（AIS）
部分保留带（适用于完全损伤）有神经支配的最低节段　R L　感觉　运动

此表可以复制，但未经ASIA委员会许可，不得自行修改　REV 02/13

图33-1　脊髓损伤神经学分类国际标准

(一) 神经平面的确定

神经平面是指在身体两侧有正常的感觉和运动功能的最低脊髓节段。实际上,身体两侧感觉、运动检查正常的神经节段常常不一致。因此,在确定神经平面时,适合用右侧感觉和左侧感觉及右侧运动和左侧运动平面来区分。感觉平面是指身体两侧具有正常感觉功能的最低脊髓节段。运动平面的概念与此相似,指身体两侧具有正常运动功能的最低脊髓节段。脊髓损伤平面通过如下神经检查来确定:①检查身体两侧各自28个皮节的关键感觉点。②检查身体两侧各自10个肌节的关键肌。

(二) 感觉损伤平面的确定

1. 基准点　选择身体两侧28对关键点作为感觉检查的基准点(key point,表33-2),每个关键点需要检查锐/钝辨别觉(针刺觉)和轻触觉,按3个级别评分(0为缺失;1为障碍;2为正常。不能区别锐性和钝性刺激应该评为0级),正常总分为224分。在非脊髓损伤因素所致的感觉消失、异常或无法检查时,用0*、1*和NT*表示。与SCI无关的神经学病变导致的无力也应在检查表中进行记录。这对于患者的正确分类很重要。另外，对于肛门周围(S_4～S_5 皮节)锐/钝辨别觉(针刺觉)和轻触觉消失的，要求进行肛门内深压觉检查，才能最终确定完全性损伤分类。肛门内深压觉是检查者的拇指和示指末节对肛门直肠壁轻轻施压，询问有无任何一种感觉，包括触觉和/或压觉。肛门深感觉应记录为存在或消失(有或无)。鞍区存在任何感觉，都说明患者的感觉是不完全性损伤。

表 33-2　感觉关键皮节的检查

神经节段	关键点	神经节段	关键点
C_2	枕骨粗隆外侧 1cm	T_8	第 8 肋间，剑突与脐水平距离的 1/2*
C_3	锁骨上窝顶部	T_9	第 9 肋间，剑突与脐水平距离的 3/4*
C_4	肩锁关节顶部	T_{10}	位于脐水平*
C_5	肘前窝桡侧面	T_{11}	脐水平与腹股沟韧带的中点*
C_6	拇指近节背侧皮肤	T_{12}	腹股沟韧带中点
C_7	中指近节背侧皮肤	L_1	T_{12} 与 L_2 关键感觉点间的 1/2 处
C_8	小指近节背侧皮肤	L_2	大腿前中部
T_1	肘前窝尺侧面	L_3	股骨内侧髁
T_2	腋窝顶部	L_4	内踝
T_3	第 3 肋间*	L_5	足背第 3 跖趾关节
T_4	第 4 肋间，乳头水平*	S_1	足跟外侧
T_5	第 5 肋间*	S_2	腘窝中点
T_6	第 6 肋间，位于剑突水平*	S_3	坐骨结节
T_7	第 7 肋间*	S_4～S_5	肛门周围，小于 1cm 的范围内，黏膜皮肤交界处的外侧

注：*表示位于锁骨中线上的关键点。

2. 关节运动觉和深压觉　在脊髓损伤的评定中，ASIA 建议将关节运动觉和深压觉检查列入选择性检查。

(1) 关节运动觉检查：①部位。腕、拇指的指间关节、小指的近端指间关节、膝、踝、踇趾的趾间关节。②分级。0 为缺失，关节做大范围运动时(10 次有 8 次或 8 次以上)不能正确说出关节运动；1 为障碍，仅在关节做大范围运动时能持续(10 次有 8 次)回答正确，在关节做小范围(10°或以下)运动时，大部分回答错误(10 次有 8 次以上)；2 为正常，在关节做小范围(10°或以下)运动和大范围运动时能持续(10 次有 8 次)回答正确。

(2) 深压觉检查：①部位。腕-桡骨茎突、拇指-远节指骨背侧(甲床)、小指-远节指骨背侧(甲床)、踝-内踝、踇趾-远节趾骨背侧(甲床)、小趾-远节趾骨背侧(甲床)。②分级。0 为缺失，给予压力时没有感觉；1 为存在，给予压力时能可靠地感觉到。

(三) 运动损伤平面的确定

1. 检查体位　对所有运动功能的检查都要在仰卧位进行。

2. 关键肌　选择身体两侧 10 对肌节中的关键肌(key muscle)作为运动检查的基准点(表 33-3)，肌力测定采用 Lovett 6 级分级法，肌力 0～5 级分别评分为 0～5 分，满分为 100 分。所有由非脊髓损伤因素所造成的肌力异常或无法检查标注为 0＊、1＊、2＊、3＊、4＊和 NT＊。因此，在检查表中可明确显示肌力异常是否为脊髓损伤所致，并且根据判定的级别明确反映患者的实际功能状态。由于脊髓节段支配肌肉运动的重叠性、交叉性，在确定损伤平面时应选择肌力至少为 3 级的最低关键肌来确定，同时该平面以上的那一块关键肌肌力必须是 5 级。如 C_7 支配的关键肌无任何运动，C_6 支配的为 3 级，C_5 支配的为 5 级，那么运动平面应

在 C_6 水平。临床上肌力无法检查的肌节，如 $C_1 \sim C_4$、$T_2 \sim L_1$、$S_2 \sim S_5$，这些节段的运动平面定位与感觉平面相同。

3. **非关键肌（表 33-4）**　在确定运动平面或运动评分时不使用这些肌肉。非关键肌的检查对象为 AIS 分级 B 级的残存非关键肌功能患者，用于区分 AIS 是 B 级还是 C 级。值得注意的是，目前没有一个标准的方式来检查非关键肌功能。此外，躯干和骨盆的非关键肌功能尚未确定。

表 33-3　运动关键肌节的检查

神经节段	关键肌
C_5	屈肘肌（肱二头肌、肱肌）
C_6	伸腕肌（桡侧腕长、短伸肌）
C_7	伸肘肌（肱三头肌）
C_8	中指屈指肌（指深屈肌）
T_1	小指展肌
L_2	屈髋肌（髂腰肌）
L_3	伸膝肌（股四头肌）
L_4	踝背屈肌（胫前肌）
L_5	跗长伸肌
S_1	踝跖屈肌（腓肠肌、比目鱼肌）

表 33-4　非关键肌的功能及其所代表的平面

运动	平面
肩关节：屈、伸、内收、外展、外旋、内旋 肘关节：旋后	C_5
肘关节：旋前 腕关节：屈曲	C_6
手指：近端指间关节的屈、伸 拇指：桡侧外展、屈曲、伸展	C_7
手指：掌指关节屈曲 拇指：垂直于手掌的对掌、内收、外展	C_8
手指：示指的外展	T_1
髋关节：内收	L_2
髋关节：外旋	L_3
髋关节：伸展、外展、内旋 膝关节：屈曲 踝关节：内翻、外翻 脚趾：跖趾和趾间关节的伸展	L_4
跗趾和其余四趾：远侧趾间关节和近侧趾间关节的屈曲和外展	L_5
跗趾：内收	S_1

（四）脊髓损伤的严重程度评定

1. **脊髓休克的评定**　脊髓休克（spinal shock）是指脊髓受到外力作用后短时间内脊髓功能完全消失。持续时间一般为数小时至数周，偶有数月之久，包括躯体感觉、内脏感觉、运动功能、肌张力和损伤平面以下的神经反射完全消失，但不一定为完全性损伤。因在此期间无法对损害程度作出正确的评估。在度过脊髓休克期后，中枢神经系统实质性损害才会表现出来。此时是评估脊髓损伤程度的恰当时机。脊髓休克应被视为是一种病理生理过程，而不是提示预后的征象。脊髓休克期结束的标志为球-海绵体反射（bulbocavernosus reflex）阳性，即刺激龟头（男性）或阴蒂（女性）时引起肛门括约肌反射性收缩。但该反射在正常人中也有 15%左右不出现，因此除球海绵体反射以外，损伤平面以下任何感觉、运动功能恢复或反射、肌肉痉挛的出现，也可以作为评定脊髓休克消失的指征。

2. **完全与不完全性脊髓损伤**

（1）完全性损伤：指损伤平面以下包括骶段（$S_4 \sim S_5$）的感觉和运动功能完全消失，肛门括约肌无自主收缩和肛周皮肤黏膜感觉及肛门深部感觉丧失。

（2）脊髓功能部分保留带（ZPP）：仅适用于最低的 $S_4 \sim S_5$ 运动功能消失（无肛门括约肌自主收缩）或感觉功能消失（无直肠深压觉、无轻触觉和针刺觉）的患者，是指那些感觉和运动平面远端保留部分神经支配的皮节和肌节。

（3）不完全性损伤：脊髓损伤后，损伤平面以下的最低位骶节段（$S_4 \sim S_5$）仍有运动和/或感觉功能保存。骶部感觉包括肛门黏膜皮肤交界处的感觉以及肛门深感觉。骶部运动功能检查是通过肛门指检确定肛门外括约肌有无自主收缩。不完全性脊髓损伤提示，脊髓损伤平面未发生完全性的横贯性损害。临床上，不完全性脊髓损伤有不同程度的恢复的可能。

3. ASIA 残损分级(ASIA impairment scale,AIS)　根据神经功能检查结果,ASIA 用下列残损指数反映脊髓损伤后功能障碍的程度。(表 33-5)

表 33-5　ASIA 残损分级

等级	损伤类型	临床表现
A	完全性	在骶段(S_4、S_5)无任何感觉和运动功能保留
B	不完全性	在神经平面以下包括骶段存在感觉功能,但无运动功能
C	不完全性	在神经平面以下有运动功能,且神经平面以下至少一半关键肌肌力小于 3 级*
D	不完全性	在神经平面以下有运动功能,且神经平面以下至少一半关键肌肌力大于或等于 3 级*
E	正常	感觉和运动功能正常

注:* 若评为 C 或 D 级,则为不完全性损伤,即在 S_4~S_5 节段有感觉或运动功能的存留。此外,必须具备以下两点之一:肛门括约肌有自主收缩;骶部感觉保留且在运动平面之下相隔超过 3 个节段以远处有运动功能残存的神经节段(无论 1 个或几个节段)。

四、脊髓损伤相关的肢体评定

(一) 手上肢功能评估

颈段脊髓损伤患者通常存在手上肢功能不同程度受限,康复治疗过程中需考虑功能代偿及辅具代偿,以提高四肢瘫患者手功能的实用性,利于其灵活运用到日常生活活动中。欧洲及澳洲一些研究学者分别发展出用于四肢瘫患者手功能实用性的标准化评估,将四肢瘫患者的手上肢功能量化以便于观察康复治疗进展及相关临床研究。

1. VLT 测试(The Van Lieshout hand function test for tetraplegia)　该测试于 1994 年由荷兰 Hoensbroeck 康复中心研究制定。主要用于量化评定四肢瘫患者的手上肢功能,其分为 5 个维度 19 项活动任务执行评估,每项活动任务均有评分细则。2013 年该中心发展出 10 项活动任务的简化版本。

2. Auspinal 测试(The AuSpinal)　该测试由澳大利亚 Coates 于 2010 年发展研制。主要用于量化评定四肢瘫患者的手功能,其挑选 7 项手部功能性活动(钥匙开锁任务、螺丝螺母任务、硬币任务、信用卡任务、糖果任务、电话任务、易拉罐任务),运用活动分析的方式,对 7 项功能活动分步打分,从而反映四肢瘫患者的手功能实用性及治疗进展。

(二) 肌张力和痉挛评定

1. 肌张力分级　一般按对关节进行被动运动时所感受的阻力进行肌张力及肌痉挛状态的评价。通常将肌张力分为以下等级:0 级,软瘫,被动活动肢体无反应;1 级,低张力,被动活动肢体反应减弱;2 级,肌张力正常,被动活动肢体反应正常;3 级,肌张力轻、中度增高,被动活动肢体有阻力反应;4 级,肌张力重度增高,被动活动肢体有持续性阻力反应。

2. 痉挛评定　若患者出现肌张力增高,为了进一步评定痉挛程度,通常采用 Ashworth 痉挛量表和改良 Ashworth 量表(modified Ashworth scale,MAS),两者是应用最多的评定痉挛的量表,具有良好的效度和信度,二者的区别在于改良 Ashworth 量表在等级 1 与 2 之间增加了一个等级 1^+,其他完全相同。

3. 踝关节痉挛评定　对下肢痉挛,可以采用综合痉挛量表(composite spasticity scale,CSS),据报告具有良好的效度,其信度也较高。CSS 是由加拿大学者 Levin 和 Hui-Chan 于 20 世纪 90 年代初提出,包括 3 个方面:跟腱反射、肌张力及踝阵挛。评定方法及评分标准如下:①跟腱反射。患者仰卧位,髋外展,膝屈曲。检查者使踝关节稍背伸,保持胫后肌群一定的张力,用叩诊锤叩击跟腱。0 分:无反射;1 分:反射减弱;2 分:反射正常;3 分:反射活跃;4 分:反射亢进。②踝跖屈肌群肌张力。患者仰卧位,下肢伸直,放松。检查者被动全范围背伸踝关节,感觉所受到的阻力。0 分:无阻力(软瘫);2 分:阻力降低(低张力);4 分:正常阻力;6 分:阻力轻到中度增加,尚可完成踝关节全范围的被动活动;8 分:阻力重度(明显)增加,不能或很难完成踝关节全范围的被动活动。③踝阵挛。患者仰卧位,下肢放松,膝关节稍屈曲。检查者手托足底快速被动背伸踝关节,观察踝关节有无节律性的屈伸动作。1 分:无阵挛;2 分:阵挛 1~2 次;3 分:阵挛 2 次以上;4 分:阵挛持续,超过 30 秒。总分结果判断:7 分以下无痉挛,7~9 分(不含 7 分)轻度痉挛;10~12 分中度痉挛;13~16 分重度痉挛。

五、日常生活活动能力评定

可以应用Barthel指数、改良Barthel指数和功能独立性评定(FIM)评估患者的ADL。具体内容见本书第十五章。

脊髓独立性评定量表(spinal cord independence measure,SCIM)是由以色列Loewenstein康复医院的Dr. Catz等人于1997年设计发表的专门针对脊髓损伤患者日常生活能力的评定量表,随后分别于2001及2006年发表逐步改进的SCIM-Ⅱ及SCIM-Ⅲ。SCIM-Ⅲ中文版的信度和效度研究由叶超群于2012年完成。SCIM-Ⅲ中文版共有3个领域的总计17个评估项目,总分为100分,其中3个领域包括自理能力(0~20分)、呼吸和括约肌检查(0~40分)、活动(0~40分)。(表33-6)

表33-6　脊髓独立性评定量表(第三版)

评估项		评分			
		评估日期1	评估日期2	评估日期3	评估日期4
自理能力					
1. 进食					
2. 洗浴	A				
	B				
3. 穿衣	A				
	B				
4. 整理仪容					
自理能力(小计)					
呼吸和括约肌检查					
1. 呼吸					
2. 括约肌管理——膀胱					
3. 括约肌管理——肠					
4. 使用厕所					
呼吸和括约肌检查(小计)					
活动					
1. 床上活动及预防压疮活动					
2. 转移:床和轮椅					
3. 转移:转移-厕所-浴盆					
4. 室内活动					
5. 中等距离移动					
6. 室外移动					
7. 上下楼梯					
8. 转移:转移到汽车					
9. 转移:地面到轮椅					
活动(小计)					
总计SCIM得分					
评估者签名					

六、轮椅技能评估

轮椅技能测试(Wheelchair Skills Test Version)由加拿大 Dalhousie 大学的轮椅研究团队自 1996 年起研发并逐渐应用于临床。其评估侧重于通过实际操作,了解轮椅使用者驱动轮椅以及跨越日常生活常见障碍的能力。2016 年由该团队发布 Wheelchair Skills Test Version4.3,其中针对徒手驱动的轮椅使用者设置由易到难的 33 条测试项目,如短距离前后向驱动、转弯、上下缓及陡的斜坡、原地大轮平衡、大轮平衡下台阶、上下楼梯等。每条项目由测试者根据轮椅使用者的实际表现给出 0~2 分。其中 0 分为不能完成;1 分为勉强完成;2 分为安全完成。

七、心理评定

脊髓损伤是由于意外创伤或脊髓本身病变引起,根据严重程度不同,表现为不同程度的运动感觉障碍、大小便功能障碍,同时对患者身心造成严重的伤害。

(一) 心理障碍的表现

脊髓损伤后患者会产生感知觉、情感和性格等方面的变化。感知觉表现为损伤平面以下感知觉的部分或全部丧失,对躯体的感受与控制发生困难,并由此产生一系列的心理问题;情感方面表现主要为孤独感、自卑感以及过度敏感反应。孤独感是脊髓损伤患者普遍存在的一种情感体验,由于环境障碍或社会歧视,脊髓损伤患者常常会感觉到行动不便,且感觉难以参与社会活动,或者不愿参与集体性活动,就会出现极强烈的孤独感。自卑感是脊髓损伤患者在生活、学习与工作等方面会遇到更多的困难与问题,如果得不到必要的支持与帮助,时常会遇到挫折,常常较容易产生自卑感,这是其自尊心受到打击后的结果。脊髓损伤患者由于其存在身体上的残疾,生活环境较小,患者有孤僻感和自卑感,常常表现出倔强和自我克制,但具有较大的忍受能力。

(二) 心理变化过程

脊髓损伤后患者会产生一系列心理变化,一般要经历 5 个不同的心理过程,因此临床上要根据不同的阶段采取不同的心理治疗手段,以确保患者能顺利渡过心理危机阶段,配合治疗师进行康复治疗,顺利回归家庭和社会。

1. 震惊阶段　是患者在突然遭受意外打击时,患者往往处于身体的休克和精神的麻木之中,患者突然感觉到“一切都完了”,表现为情感上的麻木、震惊,对如此巨大的打击表现为沉没或无明显反应,一般持续数分钟或几天。

2. 否定阶段　在此阶段,意外突然剧烈的打击超出患者的心理承受能力,患者很自然地采取心理防御机制,表现为对自己病情和可能终生残疾的可怕后果缺乏认识,没有足够的心理准备,而是认为自己还能够完全恢复,否认他们会终生残疾的现实,此阶段可持续数周或数月不等。

3. 抑郁或焦虑反应阶段　此阶段是患者逐渐意识到自己可能会终生残疾,一辈子与轮椅为伴,患者会出现极度痛苦失去希望,孤独无助,失眠乏力,自卑感油然而生,表现为抑郁或焦虑反应,有时表现为极度愤怒,想自杀,此阶段一般持续数周或数月不等。

4. 对抗独立阶段　在此阶段,当患者意识到自身的残疾后,有时会出现心理和行为的倒退,表现为生活上过多地依赖他人,不能积极配合康复功能训练,不愿出院。因为他们没有勇气坦然地面对家庭和社会,缺乏积极独立的谋生心理和行为。

5. 适应阶段　经过上述几个阶段后,患者逐渐认识到残疾这个现实,并且从心理到行为逐渐开始适应,表现为悲观情绪的好转,积极参与康复功能训练,努力争取生活自理,并积极想办法回归社会,患者要达到此阶段需要一个长期的过程。

在以上 5 个阶段中,抑郁或焦虑反应阶段对患者的影响最大,因此也是治疗的重点。

（三）心理障碍的评定

1. 抑郁的诊断标准　采用中国精神疾病分类方案与诊断标准。

（1）症状标准：以心境低落为主要特征，且持续至少 2 周。在此期间至少有下述症状中的 4 项：①丧失兴趣，无愉快感；②精力减退或疲乏感；③精神运动性迟滞或激越；④自我评价过低，或自责，或有内疚感；⑤联想困难，或自觉思考能力下降；⑥反复出现想死的念头，或有自杀、自伤行为；⑦睡眠障碍如失眠、早醒或睡眠过多；⑧食欲降低，或体重明显减轻；⑨性欲减退。

（2）严重标准：社会功能受损，或给本人造成痛苦或不良后果。

（3）病程标准：符合诊断标准和严重标准，至少已持续 2 周。可存在某些分裂性症状，但不符合分裂症的诊断。若同时符合分裂症的症状标准，在分裂症状缓解后，满足抑郁发作标准至少 2 周。

（4）排除标准：排除器质性精神障碍或精神活性物质和非成瘾物质所致抑郁。

2. 抑郁评定量表　常用的量表有以下几种：

（1）Beck 抑郁问卷（Beck depression inventory，BDI）。

（2）自评抑郁量表（self-rating depression scale，SDS）。

（3）抑郁状态问卷（depression status inventory，DSI）。

（4）汉密顿抑郁量表（Hamilton depression rating scale for depression，HRSD）。

3. 焦虑评定量表　包括焦虑自评量表和汉密顿焦虑量表

（1）焦虑自评量表（self-rating anxiety scale，SAS）。

（2）汉密顿焦虑量表（Hamilton anxiety scale，HAMA）。

4. 人格障碍评定　脊髓损伤后由于患者心理承受能力的差异也会出现不同程度的人格障碍。因此，有必要对患者进行人格测验，以便采取针对性的治疗措施。人格测验是用晤谈、观察和测验的方法确定人们人格特点和典型的心理测验技术，是对人格做全面评定。由于疾病的发生、发展、康复、转归等均与人格相关，因此，人格评定常常是康复工作者制订康复治疗计划、评价康复疗效，以及心理治疗和职业咨询不可缺少的手段。

人格测验常分为两类：一类为问卷法，也称自陈量表法，是采用一些命题或问题，要求受试者根据自己的情况来选择回答，该类方法较为简易、省时，方便实施，易于分析；另一类为投射法，是采用隐含意义的图或意义不明确的图形作为测试材料，让受试者作出解释，从其解释中投射出其自身经历、内在世界的感受与想法，该类方法较为繁琐，不易分析，但能更全面地反映受试者的人格特点。临床上常用的人格测验量表包括：明尼苏达多相个性问卷（Minnesota multiphasic personality inventory，MMPI）和艾森克人格问卷（Eysenck personality questionnaire，EPQ）。

八、家居环境评估

家居环境评估的目的是对患者的居家环境及患者在实际家庭环境的作业表现进行评估，并向患者及其家属提出必要的家居改造辅导及咨询。评估可采用家访或量表评估等方式，也可两者结合。家访的优点在于可以根据本地的实际情况和文化特点，结合患者的自身情况，进行针对性的评估。量表评估的优点是评估项目全面，且经过标准化筛选，评分方法统一，结果计算方便，有利于研究及交流。

家访的时机最好为患者出院前 1~2 周，以便提供家居改造的时机。家访前除了征求医生及患者的同意外，还要与患者家属接触，征得家属的支持和配合，同时应对患者居住的区域或社区有初步了解，以便安排交通、工具及家访时间。家访中，尽量保证患者和家属在场，对环境的危险因素提供详细说明。同时可评估患者在家居环境中的日常活动，找出环境风险源，提出调整及改进建议。家访后作业治疗师应根据实地了解情况给予书面评估报告及改造建议。下一步跟进其家居环境的改造情况，并给予定期或不定期随访。

目前常用的家居评估量表有加拿大的《康复环境和功能安全检查》(SAFER-HOME v. 3-2006)。该评估量表建议采用实地评估方法，也可与患者及其家属进行访谈完成，分为居住状况、行走交通、家务活动等12个项目，共计74个问题，评分则分为4个等级：无问题、有轻度问题、有中度问题、有重度问题。

九、社区融合评估

社区融合(community integration)情况是脊髓损伤患者社会回归领域重要的评定内容。社区融合问卷(community integration questionnaire，CIQ)包括对家庭融合、社会融合、生产活动参与3个领域的总计15条评估项目，总分为29分。分数越高，代表患者社区融合程度越好。该量表经信度与效度检测适用于脊髓损伤患者。近年来，在社会工作者以及心理治疗师的研究中，将社区融合的关注范围扩大至患者的认知心理层面以及经济独立层面。除以上影响因素外，损伤程度、教育程度也是社会融合的影响因素之一。Pershouse在研究中发现，年龄是脊髓损伤患者社区融合程度的影响因素之一。Boschen的研究中发现，"社会活动"以及"生产活动"是脊髓损伤患者社区融合过程中最大的挑战。有学者在其研究中分别指出环境障碍对于脊髓损伤患者社会参与有负面影响。此外，还有学者发现轮椅技能以及伤后参与体育运动能有效提高脊髓损伤患者的社区融合程度和生存质量。

(杨幸华　马超)

第三节　康复治疗

一、概述

(一) 康复原则和目标

1. 康复原则　脊髓损伤治疗和处理的基本原则是抢救生命，预防及减少脊髓功能丧失，预防及治疗并发症，应用医疗、工程、教育等手段，最大限度地使患者受限或丧失的功能和能力恢复到可能达到的最大程度，使患者能重返社会，过一种尽量自理且具有创造性的生活。

2. 康复目标　脊髓损伤患者因损伤水平及程度的不同，具体的康复目标也各有不同，不同平面的完全性脊髓损伤的康复目标如表33-7，表中提到的功能性步行含义如下：

表33-7　脊髓损伤不同水平面的康复目标

脊髓平面	康复目标
C_4	ADL高度依赖，用口棍或气控开关控制环境控制系统，用颌控或气控开关，控制电动轮椅
C_5	ADL大部分依赖，用辅助工具自己进食，利用手摇杆控制电动轮椅，在他人帮助下完成从床到椅的转移
C_6	ADL中度依赖，自己穿上衣；利用大摩擦力的手轮圈，用手驱动轮椅；独立进行某些转移动作
$C_7 \sim C_8$	ADL部分自理，独立起坐、支撑、床-轮椅转移，自由地使用轮椅；可驾驶残疾人专用汽车
$T_1 \sim T_4$	ADL大部分自理，应用HKAFO、RGO可站立，部分应用RGO拄双拐可治疗性步行；可驾驶专用汽车
$T_5 \sim T_{12}$	ADL基本自理，应用RGO拄双拐可治疗性步行；可驾驶专用汽车
$L_1 \sim L_2$	ADL基本自理，借助KAFO和拐杖进行家庭功能性步行；可驾驶专用汽车
$L_3 \sim L_5$	ADL基本自理，借助AFO和手杖进行社区性功能性步行；可驾驶专用汽车

(1) 功能性步行：功能性步行应符合下述标准：①安全，即独立行走时稳定，不用他人帮助而且无需忧虑跌倒；②姿势基本正常；③不用步行架等笨重的助行器；④站立时双手能游离做其他活动；⑤较不费力；

⑥注意力不会过度集中在步行上，因而不影响将注意集中在其他活动上；⑦心血管功能能够负担，表现为步行效率[步行速度(m/min)与步行3分钟后的心率比]大于30%；⑧有一定的速度和耐力，即能连续走5分钟，并走过575m左右。功能性步行又有社区性和家庭性之分，社区性步行的具体表现为有能力在家庭周围地区采购、散步、上公园、到附近医疗机构就诊等。对于脊髓损伤患者来说，符合下列标准即可认为达到社区功能性步行：①终日穿戴支具并能耐受；②能连续走900m左右；③能上下楼梯；④能独立进行ADL。除②外均能达到者，可列为家庭功能性步行，即速度和耐力不达条件，但在家中可以胜任。

(2) 治疗性步行：凡上述社区功能性步行的标准①~④均不具备，但用KAFO及拐杖能作短暂步行者，称为治疗性步行，T_1~T_{12}患者的步行即属此类。治疗性步行虽无实用性，但有明显的治疗价值，如①给患者以能站能走的感觉，可形成巨大的心理支持；②减小对坐骨结节等处的压力，减少压疮发生的机会；③肢体负重可防止骨质疏松的发生；④下肢活动可改善血液淋巴循环；⑤减缓肌萎缩；⑥促进尿便排出；⑦减少对他人的依赖。因此即便无功能也应大力进行。

（二）急性期及亚急性期康复治疗

一般术后2~3天，如病情允许，即建议介入康复治疗。

1. 维持正确体位 具体参照第二十八章第一节。对有需要的患者可增加部分体位引流训练。

2. 呼吸功能训练 吹笛式呼吸训练：患者处于舒适放松姿位，治疗师指导患者缓慢地深吸气，然后让患者轻松地做出吹笛式姿势呼气。腹式呼吸训练：逐渐用手法或使用沙袋将一定阻力施于患者腹部等方式，锻炼呼吸肌的负荷能力。深呼吸、震动、叩击、间歇性正压呼吸、辅助咳嗽技术均可适时应用。咳嗽训练：患者仰卧位，治疗师一只手掌置于患者剑突远端的上腹区，另一只手压在前一只手上，手指张开或交叉。嘱患者尽可能深吸气后咳嗽，治疗师在患者要咳嗽时给予手法帮助；向内、向上压迫腹部，将横膈往上推；每天训练5~10分钟。

3. 主动或被动活动关节 适当的关节活动是预防压疮，关节挛缩等问题的重要措施。当患者被动地躺在床上和翻身架上时，全范围各生理轴向关节活动范围训练应每天进行。被动活动关节时，动作应轻柔、缓慢，尽可能在各轴向生理活动范围内进行。如情况允许，关节活动范围应分别在仰卧和俯卧位下进行。但下列情况下应属禁忌：①截瘫。躯干活动，髋关节的某些活动，直腿抬高大于60°，膝屈曲下髋屈90°应避免，这将加重下胸、腰椎的损伤。②四肢瘫。在骨折固定期间，头、颈部活动，双肩牵拉应避免。③继发骨折和/或呼吸损伤的患者应避免采用俯卧位。

4. 血管收缩性训练 第一步，由仰卧至坐起：患者仰卧，缓慢将床摇高，然后询问患者情况，如出现乏力、头晕、视物模糊、恶心、苍白或出汗等直立性低血压的症状，就应该降低床的角度，在该训练中要时时观测患者血压的变化情况。倾斜的时间根据患者反应逐渐延长。第二步，待患者在床上适应坐位，则可开始坐轮椅，并逐渐延长耐受时间。第三步，利用斜板或电动倾斜床，逐步让患者处于直立位，刚开始可逐渐地增加站立床的角度，让患者逐渐适应；并可通过穿戴双下肢弹力袜或弹力绷带及穿戴腹围来帮助患者改善低血压症状。

5. 维持关节功能活动 采用功能性夹板使腕、双手保持在一定功能位也应尽早考虑。对于C_5及以上完全性脊髓损伤者，手腕应处于中立位，手指屈曲。如果腕伸肌有功能，C形棒或短对掌夹板已足够。踝靴或夹板可预防足跟部压疮、足下垂及跟腱紧张挛缩。大转子处放毛巾卷可以维持髋处于中立位，避免外展、外旋位。

6. 选择性肌力训练 急性期应强调双侧上肢肌群活动，这将避免脊柱的不对称及旋转，在此期间，下述几种方法比较适合：①双侧徒手抗阻活动；②双侧PNF模式；③使用沙包及哑铃的渐进性抗阻训练。

对于四肢瘫的患者，肌力训练的重点应放在三角肌前部，肩伸肌、肱二头肌、斜方肌下部，如果有主动活动，桡侧腕伸肌、肱三头肌、胸大肌也应纳入训练之中，这些肌肉在改善功能性能力方面将起重要作用。

对于截瘫患者，所有上肢骨骼肌都应训练，重点放在肩下降肌、肱三头肌、背阔肌，转移及行走时这些肌肉将发挥重要作用。

7. **日常生活活动训练** 当患者仍躺在床上时，简单的ADL训练应开始，如借助棱镜式望远镜、翻书页器等设备可增加四截瘫患者的阅读能力，在倾斜台上安装托盘有助于提高这些患者在站位下活动上肢及平视电视的能力。喝水、进食和交流等训练。

（三）恢复期不同损伤平面的康复治疗

恢复期需继续加强呼吸功能，增强残存肌群的肌力/耐力、平衡能力，进一步加强血管适应性训练，防止手术瘢痕的挛缩和粘连，培养并发展1~2项患者感兴趣的体育运动，控制肌痉挛，预防并发症。同时应为患者回归社区和家庭，继续康复作必要的准备。由于每个患者的年龄、体质不同，脊髓损伤水平与程度不同，因此训练的内容、强度和方式均有区别，以不同损伤平面完全性脊髓损伤为例：

1. **C_4损伤** 此类型患者四肢肌肉和躯干肌肉完全瘫痪，并肋间肌瘫痪，呼吸储备不足。四肢无功能，头颈可活动，可应用环境控制系统来进行部分生活活动。治疗与训练方案：

（1）环境控制系统（environmental control system，ECS）的使用：一些ECS能为C_4损伤者提供服务，但需训练患者用口棒、声控、气控或额控操纵使用ECS。

用口棍按下电源，面板上有各个项目供选择，使用时，指示灯依次亮灭，当亮到患者所需的项目时（如电视），用口棍按下电视项目处的按键，电视机即会开启。另经训练后用吸管式的气控开关亦可使用ECS。也可把感应片贴于额头，通过头部活动、计算机感应来控制按钮。

（2）颏控或气控轮椅的使用：若手无功能，需用颏控或气控轮椅。利用下颏推动颌开关使轮椅向前、后、左、右移动。气控则是利用一根吹管，通过变换吹、吸的次数来控制轮椅。由于患者的控制力弱，轮椅要有头托；躯干不稳定则需用安全带固定躯干。两上肢无力下垂，易为轮子碰伤，需将双手放于轮椅的手托板上，或用前管平衡支具将两手托起。为防止手部挛缩畸形，可用静力性腕手夹板将手保持于功能位。

2. **C_5损伤** 患者上肢三角肌、肱二头肌尚有功能，可完成肩部大部分活动及屈肘动作，但缺乏伸肘及前臂、腕、手的活动功能。

（1）训练患者利用辅助工具进食：如利用手支具及C型ADL箍套套在手上，在套中插入勺子，利用患者屈肘动作完成进食。

（2）利用手的粗大运动：训练患者利用手的粗大移动功能拨动电动轮椅扶手上的杆式开关，手控操纵电动轮椅。

（3）借助他人帮助：训练患者在他人帮助下完成从床到轮椅间的转移（如屈肘用上肢勾住家人的颈部，再由家人协助转移身体）。

（4）手术重建：利用三角肌等施行手功能重建手术后，训练患者的伸肘及拇示指侧捏功能等。由于三角肌、二头肌尚有功能，可以完成一些动作。

3. **C_6损伤** 患者可屈肘、伸腕，但伸肘功能不良，不能屈腕、屈指和抓握。手功能丧失。躯干和下肢完全瘫痪。

（1）改进衣服：训练患者自己穿简单的改制过的衣服，衣服宜宽大、简单，衣扣和带子改为尼龙搭扣。

（2）利用辅具：训练患者利用头上方的三角框架或横木作转移活动，将上肢屈肘勾在头上方的三角框架或横木上，悬起臀部再转移到他处。

（3）训练操作轮椅：训练患者使用加大手轮圈摩擦力的轮椅，利用屈肘力带动伸腕的手，推动加大摩擦力的手轮圈驱动轮椅。因不能抓握，故不能推动光滑的手轮圈，同时由于手感觉不佳容易擦伤，推轮椅时应戴露指的手套，用掌根部推。

（4）训练患者使用手驱动抓捏支具：患者的伸腕力可以驱动这种支具作抓捏动作。训练时让患者充分了解其结构和性能，由治疗师反复示范。然后从简单的动作开始，往往从抓2.5~3.75cm大小的泡沫塑料方块开始，以后再抓较光滑的方块积木，捏木栓、螺栓、抬串珠、核桃、钥匙、花生等，以后训练持笔先写大字，后写小字。为训练其灵巧度，还可持笔从迷宫的入口一直追溯到出口，以后逐日增加一些ADL，但一定不能超出患者的能力所及,使其尽量树立信心。

(5) 手功能重建:手术后训练患者上肢和手的功能,使 C_6 损伤患者能伸肘、指、示指对捏的外科手术同 C_5;为使其能做粗的抓握,可将桡侧腕长伸肌固定在指屈肌上。训练后可完成如伸肘、拇示指对捏、手抓握等功能。

经综合康复患者可达到:独立驱动手轮圈改装后的轮椅,坐位时能给受压部位减压防止压疮;利用床栏能翻身;上肢屈肘勾住系于床脚的绳梯或头上方的三角框架可以坐起;利用腕驱动抓捏矫形器和 ADL 套箍能进食、梳洗、清洁上身;借助于自助具,上肢能穿衣、写字、打字;能打电话、能用滑板作身体转移,但患者仍然主要是轮椅上活动,自己不能步行。

4. C_7 损伤　患者上肢肘关节屈伸活动良好,但手指功能仍较差。躯干肌麻痹,身体控制困难。下肢完全瘫痪。治疗与训练方案:

(1) 坐位或在轮椅上的减压训练:由于能做撑起动作,故可将臀部在躯干左右倾和前后倾位撑离椅面,从而使坐骨结节区减压。

(2) 训练用滑板做各种转移活动:利用滑板做床至轮椅及轮椅至床的转移。转移时轮椅与床平行,前轮尽量向前,拆去靠床侧扶手,架上滑板,用一系列撑起动作将臀部移至滑板上,再利用撑起动作将臀从床移到椅子上,其他转移类似。

(3) 肌力训练:C_7 患者应使用背阔肌训练器、人力车训练器或重锤滑车等装置。重点训练三角肌、胸大肌、肱三头肌,特别有重要意义的是背阔肌,此肌为 C_6、C_7、C_8 支配,但肌纤维却一直向下分布到骨盆,因此在 C_6、C_7、C_8 以下损伤时,它是将骨盆和下部脊柱的信号传向中枢的重要桥梁,故称桥肌;此外也是撑起动作中下压和固定肩胛的重要肌肉,必须着重训练。

(4) 抓握力弱的患者,学习用腕驱动抓握支具训练等与 C_6 损伤相仿。

(5) 斜床站立:由于已有伸肘能力,斜床站立时可围成一圈,中央放一改装的篮球筐,让患者进行投篮活动,一方面可免去久站的枯燥,另一方面可同时训练上肢。

(6) 手功能重建:为使拇指对掌,可将肱桡肌固定到拇指对掌肌上。

经综合康复,患者可达到:在床上活动和进行轮椅转移,自我减压,驱动轮椅能力提高,生活自理方面能大部分独立,可驾驶残疾人专用汽车。

5. C_8~T_2 损伤　患者上肢功能完好,手功能绝大部分保留;躯干肌大部分麻痹,平衡困难;下肢完全瘫痪;肋间肌部分瘫痪,仍有呼吸储备不足,身体耐力差。治疗与训练方案:

(1) 加强上肢肌强度和耐力训练:可继续用 C_7 损伤时训练背阔肌的各种方法和类似方法训练耐力。

(2) 用前述方法在坐位上给坐骨结节区减压。

(3) 加强坐位平衡训练和转移训练。

(4) 加强轮椅控制技巧转移训练,户外轮椅转移穿越训练。

(5) 利用腰背支架及 KAFO 在双杠内站立训练。

经综合康复患者可达到:生活大部分自理,熟练控制轮椅,能驱动标准轮椅上下马路镶边石,能在轮椅的后轮上平衡,能独自照料大、小便和查看容易发生压疮部位的皮肤,能独立使用通讯工具、写字、穿衣等;可从事在家中能够进行的工作或轮椅可以靠近的坐位工作,少数人能用腰背支架及 KAFO 在双杆内站立。

6. T_3~T_{12} 损伤　患者上肢和手功能完全正常;躯干部分麻痹,经训练坐位能平衡;下肢完全瘫痪;肋间肌大部分无瘫痪,故呼吸正常,身体耐力增强。治疗与训练方案:训练重点在站立和治疗性步行,需要的辅助用具有双腋杖(拐)、助行器、RGO、腰背支具等。支具制成后即可按以下步骤训练步行:

(1) 在步行训练双杠内活动:穿上支具,在治疗师辅助下进行。①站立平衡:在步行双杠内进行,训练包括头、躯干和骨盆稳定在内的平衡。②迈步:在步行双杠内由治疗师辅助进行。

(2) 用双拐和支具在步行双杠外重复上述步行练习迈至步和迈越步。迈至步时,双拐同时向前着地,然后抬起躯干将双足离地向拐迈进，直到足的落点不超出拐的着地点为止。由于双足迈至拐的着地点，故名迈至步，这是一种较稳定的步态。迈越步是一种最快、姿势较雅观，但是最困难的步态。双拐先向前着地，然后抬起躯干将双足离地向前越过双拐的着地点，并落在拐的前方，故名迈越步。这种步态对 T_3 ~ T_8 损伤不如迈至步安全，因肩和髋均落在膝的后方，一旦发生意外的屈膝痉挛，患者将失去平衡而跌倒，因此，只有 T_9 ~ T_{12} 损伤才可试用这种步法。

（3）训练向外侧踏步及向后踏步：新型截瘫步行器的装配与训练，有条件的患者可装配新型截瘫步行器，如 1973 年美国 Douglas 教授开发的一种能帮助患者独立地交替迈步行走的矫形器（reciprocating gait orthosis，RGO），英国 Steeper 公司 1987 年在 RGO 的基础上，改进后推出的改进型 RGO，称 ARGO。德国最近推出的 Walkabout 截瘫步行器，这类截瘫步行矫形器是由一对 HKAFO 连接硬骨盆带构成，并装配有复杂的联动、助力等辅助步行装置，经过几十年的发展已进入实用阶段，穿戴后可扶着双拐或助行器向前迈步，经过训练可达到功能性步行。

经综合康复患者可达到：生活完全自理，能独立驱动标准轮椅自由活动，能独立进行轻的家务活动，可以从事坐位的职业，穿戴 KAFO 支具能进行站立，穿戴 RGO 能进行治疗性步行。

7. L_1 ~ L_2 损伤　患者上肢运动功能完全正常，躯干稳定；呼吸肌正常，身体耐力好；下肢大部分肌肉麻痹。

（1）做双杠内站立行走训练，训练时佩戴 KAFO。

（2）双杠外训练站立及行走，使用肘拐、助行器作迈至步、迈越步及四点步训练。

（3）训练外侧踏步及后踏步。

（4）在不平的地面上练习行走，提高步行能力。

（5）训练上下楼梯，L_1 ~ L_2 损伤有能力将骨盆抬起使足能跨越楼梯，可以利用单侧扶手上下楼。

（6）训练上下斜坡，跨过马路镶边石，越过门槛。

（7）安全地跌倒和重新爬起，这是有家庭或社区功能性步行能力的人必须学会的方法，以免跌倒时易于损伤和倒地后不能自己爬起。这种练习开始时一定要在垫上进行，并由治疗人员监督和帮助，躯干前倾支在一侧拐上的平衡要训练好，这样才能腾出另一只手来支撑，因而才有安全的可能。

经综合康复患者可达到：生活完全自理，用 KAFO 和肘拐或助行器可进行家庭性功能性步行。但在做长久户外活动时，为减少体力消耗及行动方便，可使用轮椅代步。

8. L_3 ~ L_5 损伤　患者上肢及躯干功能完好，但下肢仍有部分麻痹。

（1）治疗与训练方案：步行训练步骤基本与 L_1 ~ L_2 损伤者相同，而且只用手拐就可进行，迈步训练可不用 KAFO，而只用 AFO 作四点步、迈至步、迈越步的训练，而且多为四点或两点步，其他训练同 L_1 ~ L_2 损伤。

（2）经综合康复患者可达到：用手杖及 AFO 或甚至不用任何辅助用品（L_5 以下）亦可作社区较长距离的自由步行，能做社区功能性步行，步态近似常人。

（四）后遗症期的康复治疗

后遗症期即功能平台期，应考虑最大程度重返家庭及社会生活。

1. 继续部分肌力训练、关节活动度训练、平衡训练等。同时可根据损伤平面发展 1~2 项集体性体育运动，如轮椅篮球、射箭（部分患者在使用辅具的情况下可完成）等。减轻疼痛（因关节或长期固定姿势造成劳损后引起疼痛），改善心肺耐力、平衡功能、肌肉力量差等问题。

2. 穿戴 RGO 或 Walkabout 拄双肘拐实现平地路面长距离的治疗性步行。

3. 家居实际 ADL 训练　条件允许的情况下，治疗师可进行病房或家居环境的实地探访，进行家居实际 ADL 训练。明确下一步训练重点以及需要克服的具体困难。

4. 家属支持辅具计划　在患者功能水平及适当的环境评估的基础上，对于患者无法独立完成的功能计划，可由治疗师指导家属完成支持辅助。

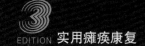

5. **家居环境改造建议**　有实地探访、照片影像资料、患者咨询描述三种方式。根据家居环境评估结果提出问题，给出改造建议。将改造建议明确解释反馈给患者，并可结合建筑团队意见，明确改造成本。

6. **社区环境通行辅助计划**　明确社区环境中可能存在的通行问题，并尝试找出合理的解决方案。指导患者如何寻求他人帮助，并积极寻找适当的社区资源。

7. **社会环境及工作环境通行辅助计划**　结合患者自身的兴趣、外出计划及复工计划，明确患者需要搭乘的交通工具种类及其可行性的程度。指导辅助技巧。

二、脊髓损伤常用康复训练方法

（一）卧位练习

具体训练步骤见图 33-2。

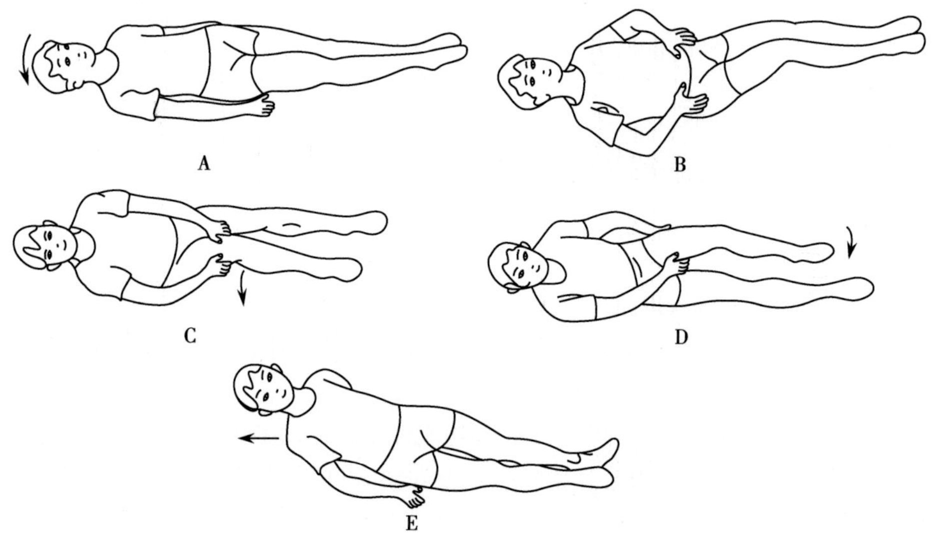

图 33-2　截瘫患者卧位练习

A. 头和肩向右移；B. 两手抱腰向右移；C. 两手抱下肢向右移；D. 两手抱左下肢向右移；E. 用两上肢将全身上提，利用床栏杆等较容易

（二）翻身练习

具体训练步骤见图 33-3。

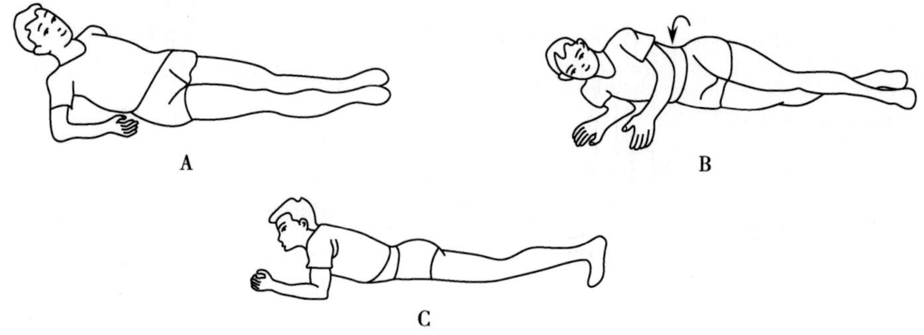

图 33-3　截瘫患者翻身练习

A. 以面向上方的侧卧位，下边的手立肘，上面的手在后方支撑；B. 先将双下肢呈交叉状态，用手使全身转成半侧卧位；C. 扭转身体呈俯卧位

（三）由卧位到坐位练习

具体训练步骤见图 33-4。

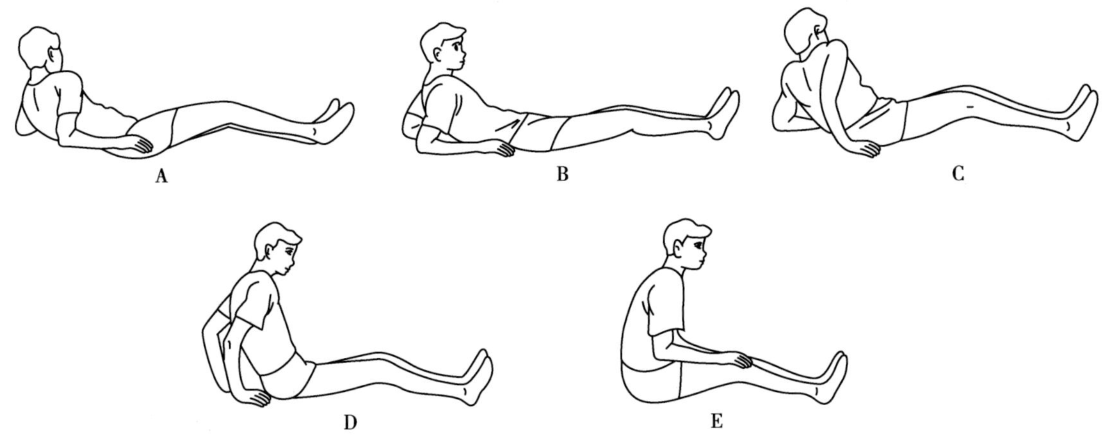

图 33-4　截瘫患者由卧位到坐位练习

A. 头及上半身向左扭转抬起，右肘支撑身体；B. 头及上半身边向右扭转，用两肘支起身体；C. 头及上半身向左扭边坐起，伸直右边上肢支撑身体；D. 同样，伸直左上肢同两手支撑身体；E. 充分抬起上半身两手放在膝上

（四）坐位平衡练习

具体训练步骤见图 33-5。

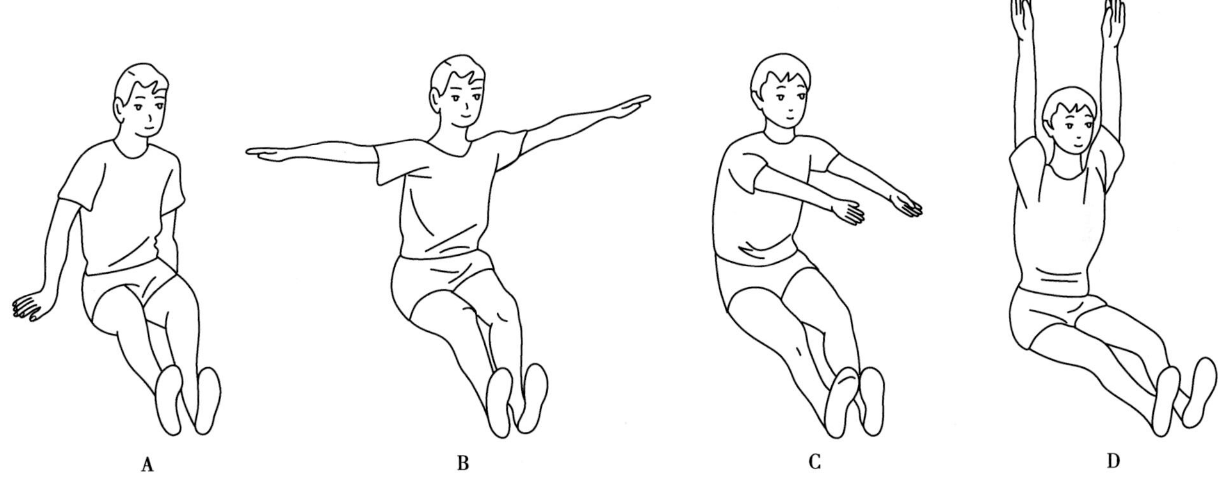

图 33-5　截瘫患者坐位平衡练习

A. 直腿坐位，两手放在体侧作为起始位；B. 直腿坐位，双上肢外展；C. 直腿坐位，双上肢前屈；D. 直腿坐位，双上肢上举

（五）坐位移动练习

具体训练步骤见图 33-6。

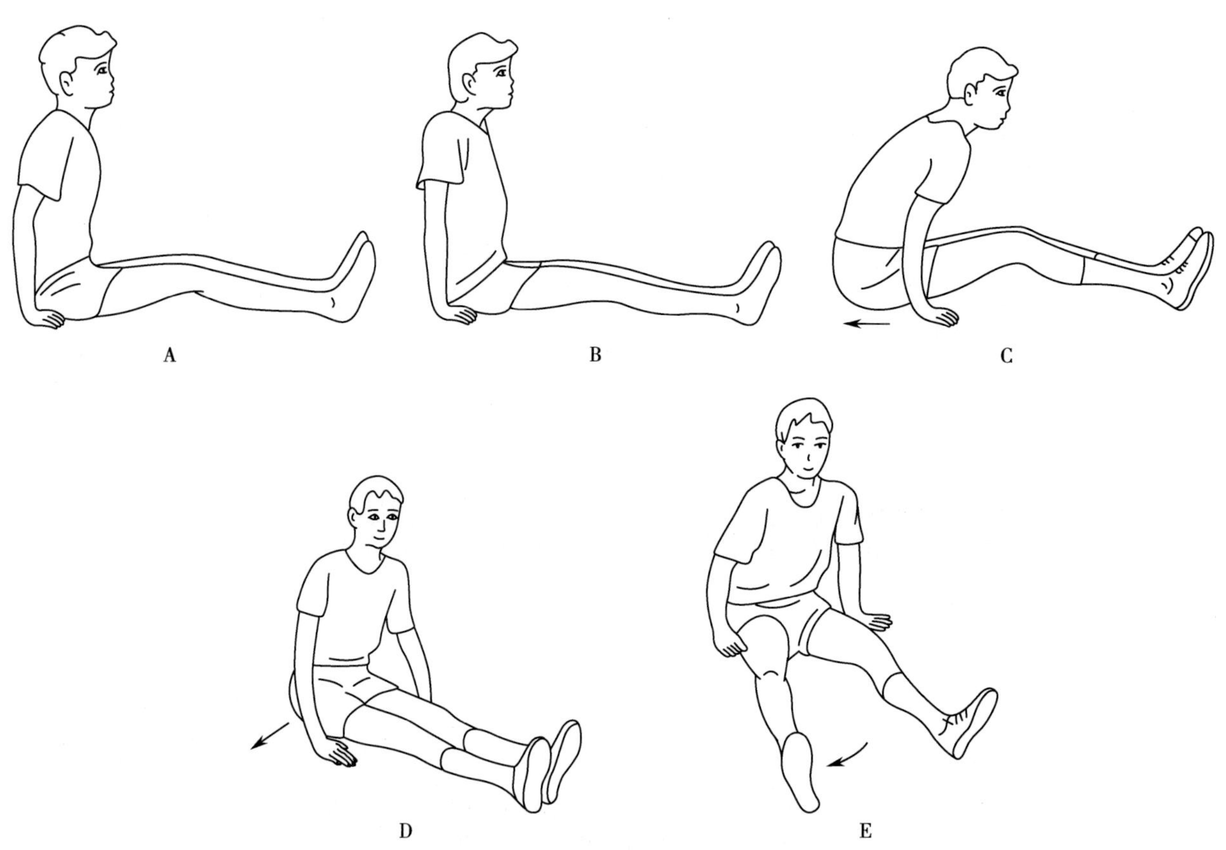

图 33-6　截瘫患者坐位移动练习

A. 直腿坐位，两手放在体侧作为起始位；B. 两手负担全部体重，充分伸展肘部，使臀部离开床面；C. 双手支撑使身体后（前）移；D. 双手支撑使身体侧移；E. 上半身稍前倾，左手扶床保持平衡，右手握右腿向右移动，右手扶床保持平衡，左手握左腿向左动

（六）轮椅训练

经过前述垫（床）上训练后，患者应逐步适应并学会操作轮椅，借助轮椅完成各种活动，学会安全使用轮椅及轮椅保养、维修，在轮椅上完成各种转移活动。

1. 轮椅的选择　根据脊髓损伤的程度不同，患者所使用的轮椅的种类也有差异。高位脊髓损伤患者四肢瘫痪，一般情况下需选择电动轮椅。C_5 及其以上平面损伤的所有患者建议使用电动轮椅。电动轮椅包括舌控、颏控、颊控、气控、手控、带呼吸机、可倾斜靠背、头托、手托板等类型可供不同的患者选择。C_5 以下脊髓损伤患者可选择标准普通轮椅，患者所使用的轮椅都应配备一个防压疮坐垫。临床上最常使用的是标准普通轮椅。普通轮椅一般由轮椅架、轮（大车轮、小脚轮）、刹车装置、椅坐、靠背 5 部分组成。乘坐轮椅者承受压力的主要部位是坐骨结节、大腿及腘窝部、肩胛区。因此，在选择轮椅时要注意这些部位的尺寸是否合适，避免皮肤磨损、擦伤及压疮。同时也要注意座位深度、靠背高度、座位宽度、臂位高度和地面距座位的高度等。患者要正确、熟练掌握轮椅操作技巧必须经过严格的训练指导。下面介绍轮椅操作的要领和技巧。

2. 转移训练

（1）训练目的：使患者能从床、椅或坐便器到转移轮椅，需用滑板辅助练习。具体训练步骤见图 33-7。

（2）从地到轮椅转移：从地到轮椅转移可使患者从轮椅到地上或从地上移回轮椅。具体训练步骤见图 33-8、图 33-9。具备此能力可使患者在地板上与孩子们玩耍，在草地上野餐等，从而丰富患者的生活。同时，独立完成从地到轮椅转移也是极重要的自救措施。当患者不慎从轮椅上摔下来后，他就必须应用此技术才能从地板、街道等地面回到轮椅上，否则只能等待别人的救援和帮助。

3. 使用拐杖进出轮椅练习　具体训练步骤见图 33-10～图 33-12。

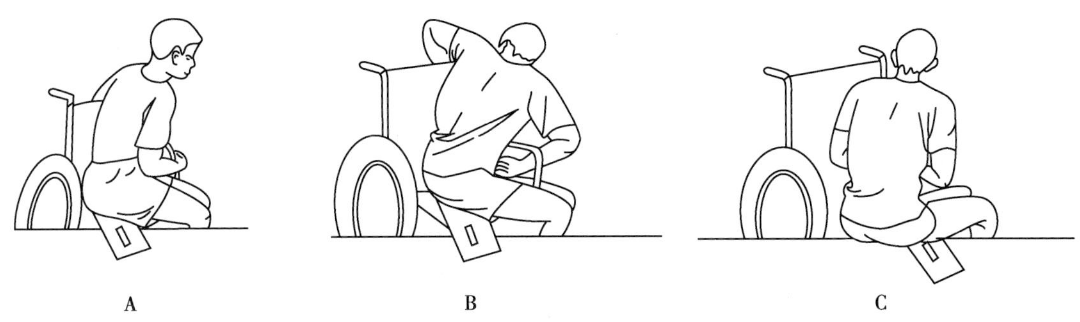

图 33-7　截瘫患者转移练习

A. 开始位;B. 向滑板扭转臀部并扭离轮椅坐垫,向床方向移动;C. 重量压在双肘上完成移动

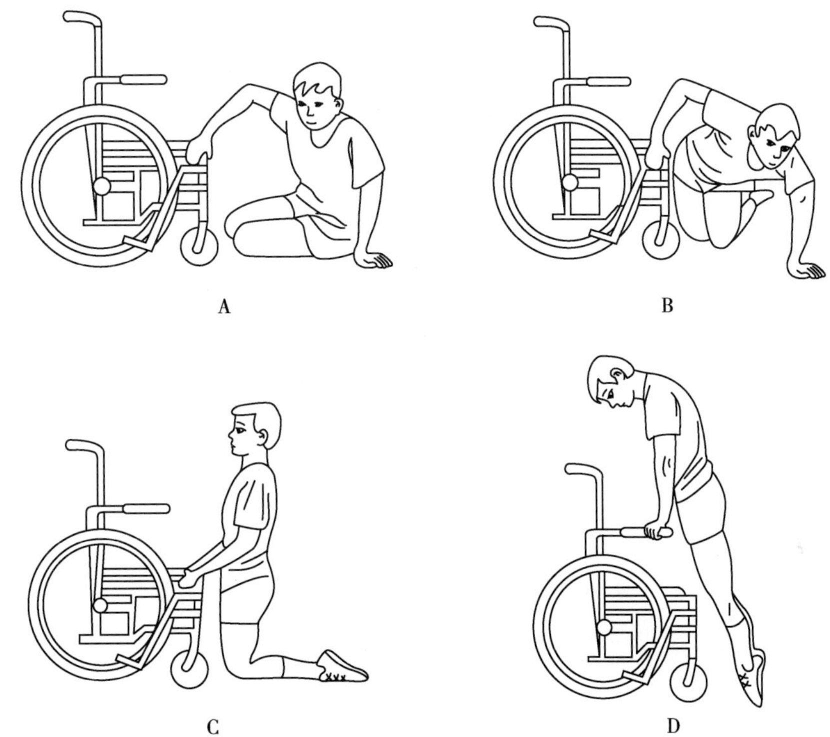

图 33-8　截瘫患者从地到轮椅转移

A. 开始位;B. 坐地上抬起臀部;C. 跪在轮椅前面;D. 掌握扶手抬起臀部,放松一手,扭转身体坐在轮椅上

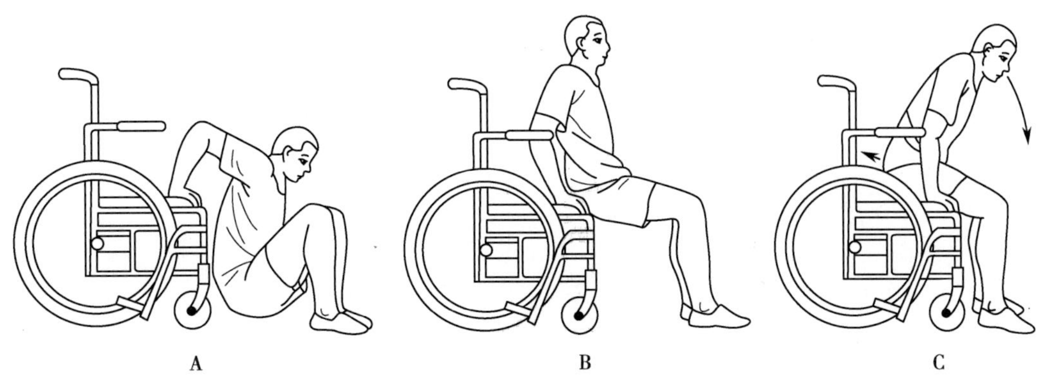

图 33-9　截瘫患者从地到轮椅后方转移法

A. 开始位;B. 坐地上抬起臀部;C. 向后移动臀部坐到垫上

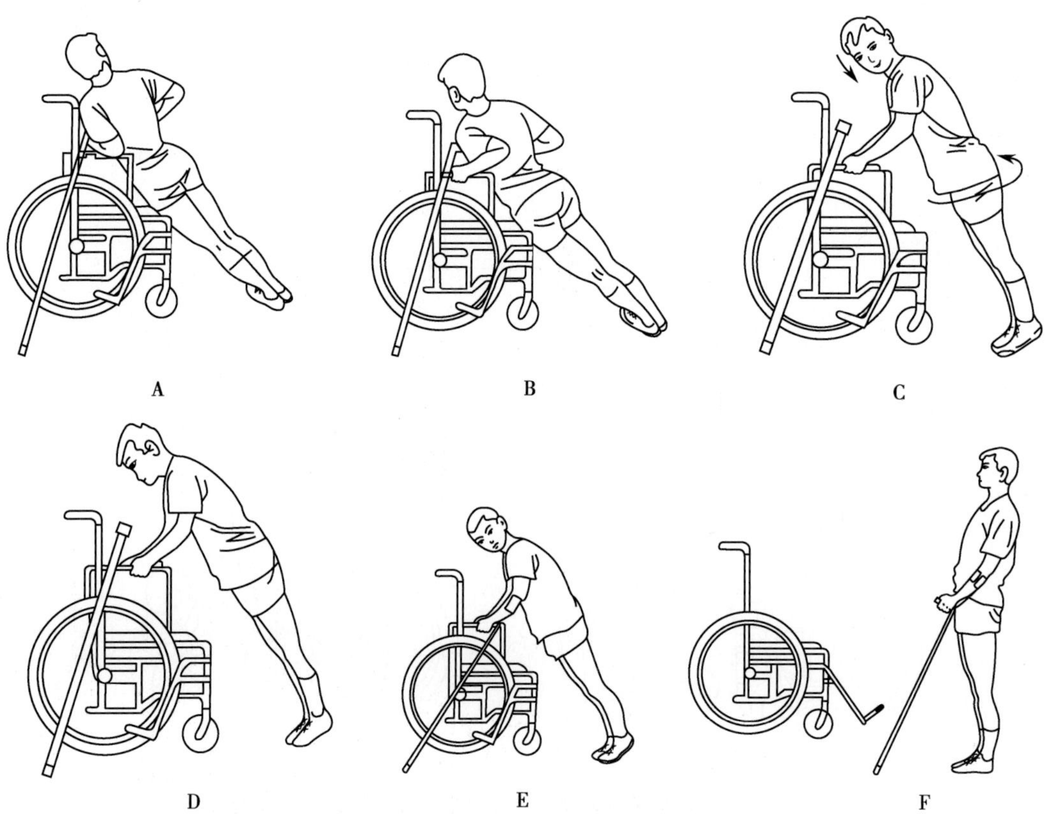

图 33-10　使用拐杖进出轮椅练习

A. 坐在坐垫前缘；B. 抬起一侧骨盆，双手置于轮椅扶手上；C. 利用髋头关系用双脚站住；D. 双手在扶手上站住；E. 拐杖套在手臂上下；F. 站直

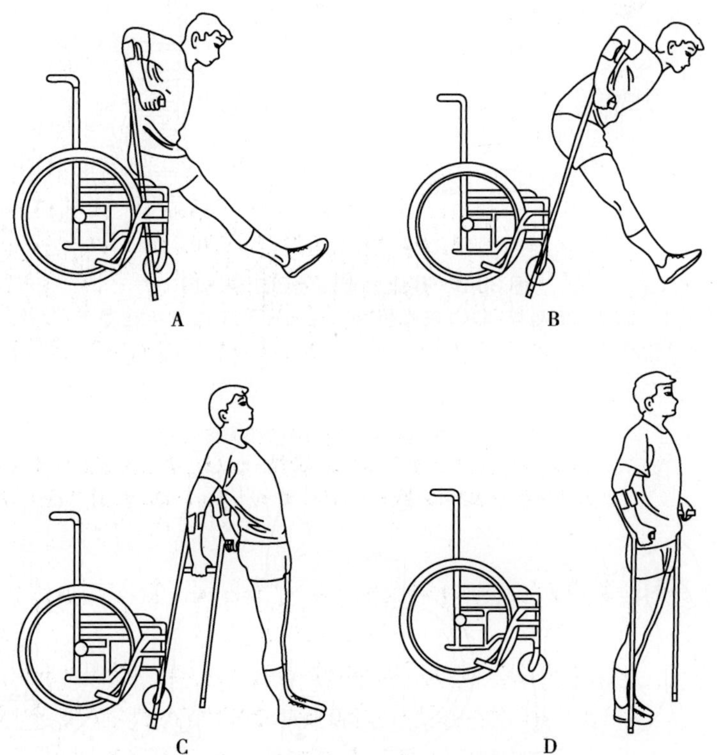

图 33-11　利用双拐从轮椅上站立

A. 双手抓住拐杖在坐垫前缘；B. 从轮椅上站立；C. 利用髋一头关系和降低肩胛骨来推动骨盆向前放，取得站立平衡；D. 将拐杖向前放，取得站立平衡

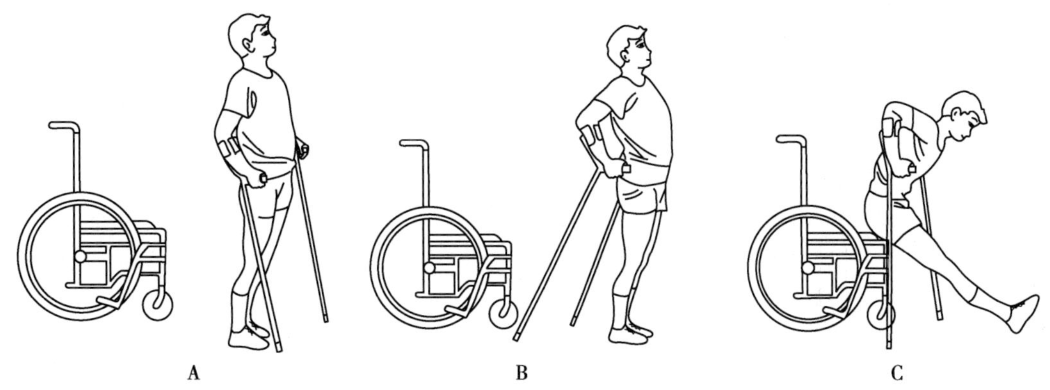

图 33-12　双手置于拐杖上，从站位坐下

A. 背对轮椅站立；B. 拐杖重新后置；C. 降低身体坐在轮椅上

4. 平衡练习　具体训练步骤见图 33-13。

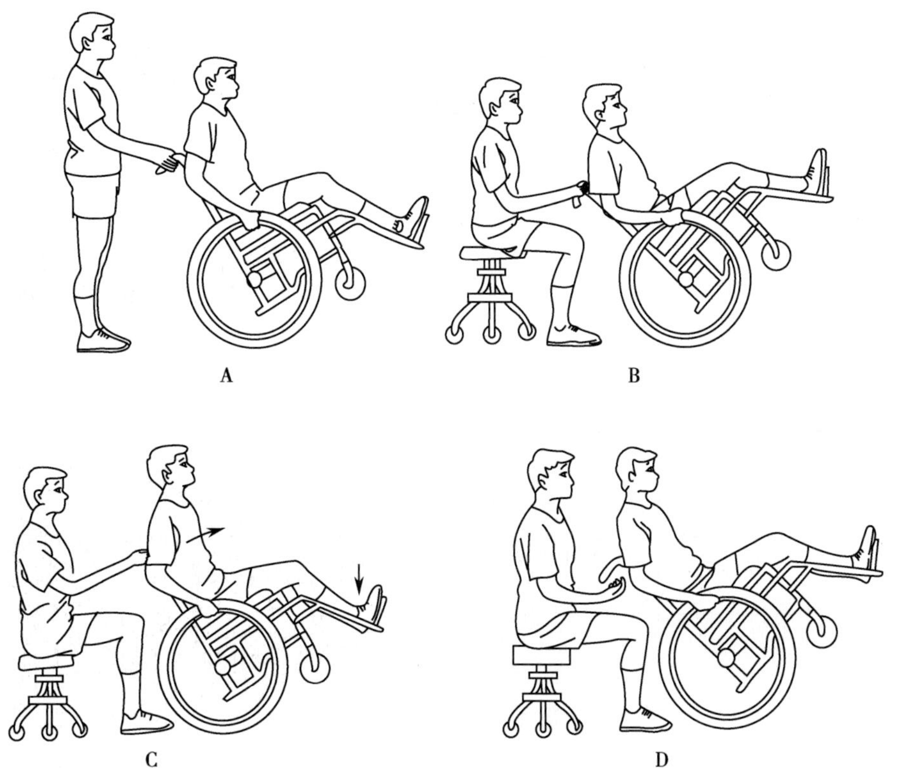

图 33-13　指导截瘫患者用后轮保持平衡

A. 治疗师把患者放在平衡位；B. 向前驱动时，轮椅进一步向后倾；C. 向后驱动轮椅时，轮椅在直立位运动；D. 在不接触的保护下，患者练习在后轮上的平衡，反复多次，直到患者掌握这一技巧

5. 上下台阶　具体训练步骤见图 33-14、图 33-15。

6. 轮椅上的功能活动

（1）从地板上拾起物品：此动作是靠身体在轮椅上向侧面探出来完成的。但身体不能向前探并超出脚踏板，因为这种姿势不稳定，容易摔倒，因而很危险。①侧面探身动作。以向左侧探身动作为例，具体方法如下：将轮椅的左侧靠近要拾起的物品旁边，右侧肘部钩在右面轮椅把手后面，身体从左侧的扶手上面探出。右侧探身重复相反动作。这一姿势每次只能持续几秒钟，以避免左肘部过度受压，身材矮小的患者，可将左侧扶手卸掉，以便够到要捡起的物品。②恢复直立坐动作。恢复直立坐位时，要用右肘把身体拉回。肱三头肌有神经支配者，还可用不能背屈的右手腕钩住扶手的外缘，以保持身体的平衡和恢复直立坐位姿势。

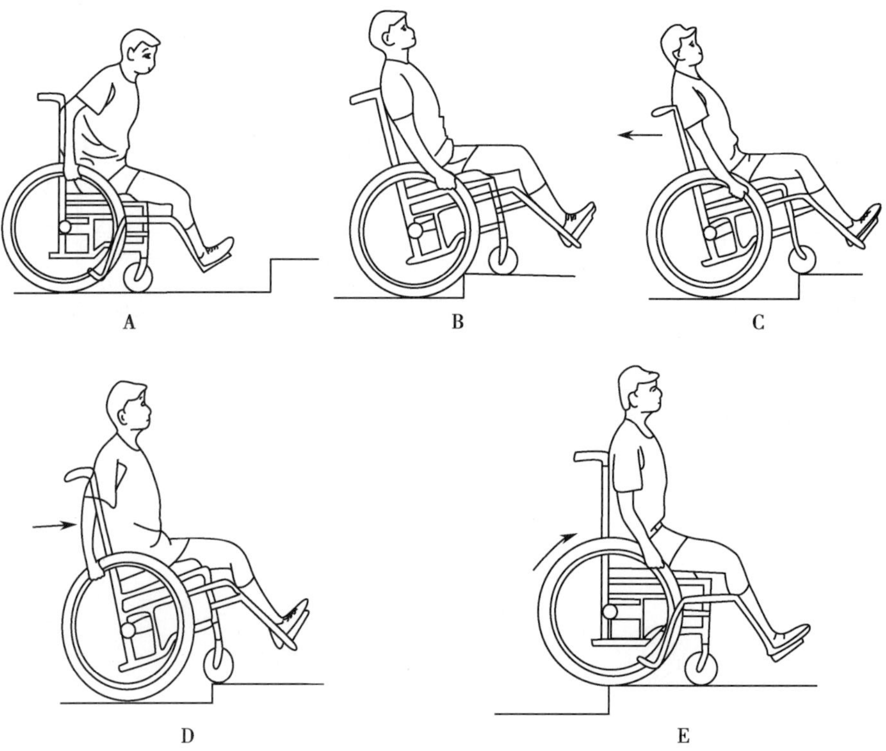

图 33-14 从静止位上台阶

A. 开始位,面对台阶,距台阶数厘米远;B. 利用后轮上的平衡技术使前轮置于台阶上;C. 前轮退到台阶边沿;D. 双手置于驱动轮的恰当位置处;E. 完成越上台阶的动作

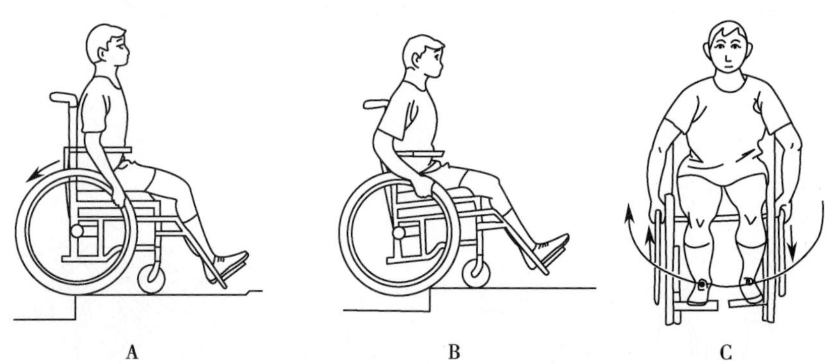

图 33-15 后退下台阶

A. 开始位,轮椅退到台阶边沿;B. 控制后轮下降;C. 在控制下转动轮椅,把前轮从台阶上放下

(2) 用手向下够到脚踏板:这一姿势对患者固定脚趾带,调节脚踏板,更换贮尿袋以及更衣等动作是必不可少的,适用于截瘫且躯干平衡较好者。具体步骤如下:①患者双肘支撑在扶手上,身体向前倾。②依次改变两臂的位置,使两前臂撑在大腿上,身体保持前倾。③依次将手向下挪到脚上,身体前倾,胸部压在大腿上。④恢复直立坐位。肱三头肌肌力较差的患者必须:①将力量较强的一侧上肢甩到靠背后面,腕关节背屈,钩住轮椅扶手;②靠腕关节背屈和肘关节屈曲的力量,把躯干拉回到直立坐位。肱三头肌功能良好的患者,可用单侧或双侧背屈的手腕钩在扶手上部的外缘,将身体拉成直立坐位。

7. 减压动作 教会患者在坐位下的减压技术,每坐 5~10 分钟减压 10~15 秒应成为日常生活的一部分,预防避免压疮的发生。常见的减压方法包括:①在轮椅完成坐位支撑动作,使臀部离开椅面;②一侧肘或手腕勾住靠背把手,另侧手撑在大车轮上,身体向对侧轮子侧倾;③用肘或手腕勾住靠背把手,身体向前倾。

三、脊髓损伤常用物理因子治疗

（一）功能性电刺激疗法

功能性电刺激疗法（functional electrical stimulation，FES）将电刺激用于兴奋截瘫肢体的神经或肌肉，不但起到了治疗作用，并且有利于功能恢复。采用有1~8个通道、能输出低频电流的电刺激器，电流的基本波形为方波或其他波形，脉宽0.1~1ms，成组脉冲宽度可达1.8秒，频率为20~100Hz。各通道或以同时或按一定延时先后刺激一组以上肌群，各通道的脉冲宽度和刺激强度可分别调节。FES用皮肤电极刺激肌肉收缩，并可用于不同粗细肌形状的肢体，同时刺激双侧股四头肌，使患者站起来，对于截瘫患者能自己站住则收益很多。站立时通过自己的骨骼承重，经过自己的关节来活动，可引起肌肉的主动收缩，增加肌力，活跃代谢，防止肌萎缩及骨质疏松，减少肌肉痉挛等。由于站立活动，也可以间接减轻一些并发症，如挛缩、压疮、尿动力紊乱及血栓性静脉炎，也有利于患者精神方面的恢复。

（二）其他物理因子

对截瘫患者，可根据需要进行适当的理疗，如超声波、电疗、蜡疗、磁刺激等。一般截瘫的患者并不需要理疗，如伴有关节疼痛肿胀等，可选用适当的理疗。

四、神经源性膀胱管理

（一）概述

1. 全面检查及系统评估 脊髓损伤并神经源性膀胱患者应进行全面的病史及相关症状采集，全面而有重点的体格检查，尤其是会阴部/鞍区感觉及肛诊检查。相关的常规辅助检查有：尿常规、肾功能、尿细菌学检查、泌尿系超声、泌尿系平片、膀胱尿道造影检查。推荐的辅助检查有：静脉尿路造影、泌尿系MR水成像、核素检查。其他检查应根据患者的具体情况选择施行。高度推荐使用尿动力学检查客观准确地评估神经源性下尿路功能障碍。检查项目有：排尿日记、自由尿流率、残余尿量测定、充盈期膀胱压力容积测定、肌电图、逼尿肌漏尿点压力测定、压力-流率测定、腹压漏尿点压力测定、影像尿动力学检查。

2. 治疗目标包括 ①保护上尿路功能（保护肾脏功能），确保储尿期和排尿期膀胱压力处于安全范围内。②恢复/部分恢复下尿路功能，提高控尿/排尿能力，减少残余尿量，预防泌尿系感染，提高患者生活质量。

（二）非手术治疗方法

1. 手法辅助排尿 已不推荐使用。特殊情况下对于部分病情稳定，已经接受尿道括约肌切断术、A型肉毒毒素尿道括约肌注射术等降低膀胱出口阻力治疗的患者，经过影像尿动力学检查排除潜在的诱发或加重上尿路损害的风险后，可以选择手法辅助排尿，应用期间必须长期严密随访。该类方法的禁忌证主要包括存在膀胱输尿管反流、膀胱出口梗阻、逼尿肌-括约肌协同失调、肾积水、盆腔器官脱垂、症状性泌尿系感染、合并疝气等。

2. 康复训练

（1）行为训练：主要包括定时排尿和提示性排尿。推荐将行为训练作为其他治疗方法的辅助。

（2）盆底肌功能训练：主要包括Kegels训练和阴道锥训练。对于不完全脊髓损伤所致尿失禁及神经源性逼尿肌过度活动的患者，推荐使用该类方法以增强盆底与括约肌的力量。

（3）盆底电刺激：对于不完全性脊髓损伤，盆底肌及尿道括约肌不完全去神经化的患者，推荐使用经阴道或肛门电极进行盆底电刺激。盆底电刺激结合生物反馈治疗可以在增加盆底肌肉觉醒性的同时使肌肉被动收缩。

（4）生物反馈：对于不完全性脊髓损伤，推荐应用肌电图生物反馈指导训练盆底肌，能够加强肌肉收缩后放松的效率和盆底肌张力，巩固盆底肌训练的效果。

3. 口服药物

（1）治疗神经源性逼尿肌过度活动的药物：M受体阻断剂是治疗神经源性逼尿肌过度活动的一线药物。该类药物在减少神经源性逼尿肌过度活动的同时，也会降低逼尿肌收缩力导致残余尿量增加，因此多数患者需要加用间歇导尿。托特罗定、奥昔布宁、盐酸曲司氯铵、盐酸丙哌维林、索利那新对于治疗神经源性逼尿肌过度活动具有肯定疗效,但均有不同程度的口干等副作用。

（2）治疗逼尿肌收缩无力的药物:对于无膀胱出口梗阻的逼尿肌无反射患者,可选择使用氯贝胆碱,对于存在逼尿肌-括约肌协同失调的患者,不推荐使用。目前尚无有效的药物能够治疗逼尿肌收缩无力,间歇导尿仍是治疗逼尿肌无反射的首选方法。

（3）降低膀胱出口阻力的药物:α 受体阻滞剂(推荐)可以降低膀胱出口阻力,显著降低逼尿肌漏尿点压力,副作用较少。

4. 导尿治疗

（1）间歇导尿:间歇导尿是协助膀胱排空的“金标准”。间歇导尿包括无菌间歇导尿和清洁间歇导尿。推荐使用 12~14Fr 的导管,配合饮水计划,导尿频率 4~6 次/d,导尿时膀胱容量小于 400ml。间歇导尿的患者推荐每年至少随访一次。

（2）留置导尿:急性期短期留置导尿是安全的。长期留置导尿或膀胱造瘘均有较多并发症。成人留置导尿推荐使用 12~16F 全硅胶或硅化处理的尿管。推荐对留置导尿或膀胱造瘘超过 10 年、严重肉眼血尿、慢性顽固性泌尿系感染的患者每年例行膀胱镜检查进行膀胱癌筛查。

5. 外部集尿器　男性尿失禁患者可选择使用阴茎套和外部集尿器,应定期检查佩戴外部集尿器后是否能够低压排空膀胱,是否有残余尿。

（三）常用的手术治疗方法

神经源性膀胱的手术治疗方法分为治疗储尿功能障碍的术式、治疗排尿功能障碍的术式、同时治疗储尿和排尿功能障碍的术式、尿流改道术式四大类,治疗的首要目标是保护上尿路功能而不是单纯提高控尿和/或排尿能力,因此在选择任何手术治疗方法之前都应与患者充分沟通,将患者的治疗期望值控制在合理的范围内。

1. 扩大膀胱容量的术式　施行该类术式的目的在于扩大膀胱容量、抑制逼尿肌过度活动、改善膀胱壁顺应性,为膀胱在生理安全的压力范围内储尿创造条件,从而降低上尿路损害的风险。术式的选择要遵循循序渐进的原则。

（1）A 型肉毒毒素膀胱内注射术:适应证为保守治疗无效但膀胱壁尚未纤维化的成人逼尿肌过度活动患者。对于同时合并肌萎缩侧索硬化症或重症肌无力的患者、怀孕及哺乳期妇女、过敏性体质者以及对本品过敏者禁用 A 型肉毒毒素治疗。使用 A 型肉毒毒素期间禁用氨基糖苷类抗生素。推荐治疗成人神经源性逼尿肌过度活动的剂量为 200~300IU,部分 A 型肉毒毒素药品规格不同,需要相应调整剂量。患者术后需配合间歇导尿,术后疗效平均维持 6~9 个月。

（2）自体膀胱扩大术(逼尿肌切除术):适应证为经过 M 受体阻断剂等药物或 A 型肉毒毒素注射治疗无效的神经源性逼尿肌过度活动患者,推荐术前膀胱测压容量成人不应低于 300ml 或同年龄正常膀胱容量的 70%,术后大多数患者须配合间歇导尿。一般术后 1~2 年膀胱容量可以达到稳定状态,在膀胱容量未达到稳定状态前,可配合应用抗胆碱能制剂。术后效果不佳的患者仍可接受肠道膀胱扩大术。主要并发症有膀胱穿孔、保留的膀胱黏膜缺血纤维化等。

（3）肠道膀胱扩大术:适应证为严重逼尿肌过度活动、逼尿肌严重纤维化或膀胱挛缩、膀胱顺应性极差、合并膀胱输尿管反流或壁段输尿管狭窄的患者。术前应常规行影像尿动力检查评估膀胱以及膀胱出口的情况,术前还要明确上尿路形态及积水扩张程度,判断分侧肾功能。肾功能不全的患者接受肠道膀胱扩大术前应充分引流尿路以期降低血肌酐水平,严重肾功能不全的患者应慎用该术式。禁忌证有合并克隆病或溃疡性结肠炎等肠道炎症性疾病、既往因接受盆腔放疗或腹部手术导致的严重腹腔粘连等。

当合并膀胱输尿管反流时,是否需要同期行输尿管抗反流再植目前存在争议。目前指南推荐对于程度严重的膀胱输尿管反流(高等级反流或/和低压反流)在实施肠道膀胱扩大术时同期行输尿管抗反流再植术。

肠道膀胱扩大术长期疗效确切,术后患者须配合间歇导尿。主要并发症有肠道分泌黏液阻塞尿路、尿路感染、结石形成、肠梗阻、肠道功能紊乱、电解质紊乱、储尿囊破裂、储尿囊恶变等。术后需对患者进行终身随访。

2. 增加膀胱收缩力的术式

(1) 骶神经前根刺激术:配合 SDAF 可选,不推荐单独使用。骶神经前根刺激术(sacral anterior root stimulation,SARS)通过在 $S_2 \sim S_4$ 骶神经前根植入 Brindley 刺激器,电极刺激骶神经前根诱发膀胱收缩,此术式在配合骶神经后根完全性切断术(sacral deafferentation,SDAF)的条件下可选择应用于骶髓以上完全性脊髓损伤患者;不推荐单独使用 SARS。

(2) 逼尿肌成形术:适应证是逼尿肌无反射的神经源性膀胱患者。该类术式主要包括腹直肌转位膀胱重建术、背阔肌转位膀胱重建术等,施行该类手术的前提是必须解决尿道阻力过高的问题,术后需长期随访患者,以免形成或加重上尿路损毁。

五、肠道功能障碍处理

脊髓损伤后与大脑间的冲动与传导会阻断,因此无便意感也无法由意识控制排便动作;骶髓部位以上损伤者,一般称为上运动神经元神经性肠道障碍,需利用结肠与骶髓反射原理排便;骶髓部位的损伤者,一般称为下运动神经元神经性肠道障碍,其骶髓排便反射被破坏,只能运用结肠反射排便。由于脊髓损失后也会影响到植物神经,导致功能紊乱,常表现为大便秘结,有时出现腹泻,或两者交替。合理的营养调配可以改善便秘的情况。药物治疗包括:①膨松剂,如麦麸、欧车前等;②渗透性通便剂,如乳果糖等;③刺激性泻剂,如肠舒通、果导、番泻叶、舒立通和蓖麻油等;④促动力剂,如西沙必利或莫沙必利等;⑤栓剂,如开塞露、甘油等。

(一) 促进排便的要点

1. 食物选择 饮食同时应增加纤维素的摄取,纤维可促进胃肠蠕动、增加粪便量及粪便含水量,软化粪便更易于排出。应采用多渣饮食为主食,并多摄入富有纤维素的食品,每天增加摄入食物纤维量在 10g 以上,其种类包括糙米、全麦包、全谷类、叶菜类,水果中木瓜、香蕉、橙子、火龙果等亦可帮助排便。必要时可食用一些琼脂类食品。可尝试多用产气类的食品,利用其产气增加肠蠕动,有利于排便。适当多进食脂肪、植物油。维生素 B_1 不足可影响神经传导,减缓胃肠蠕动,可补充维生素 B_1,必要时可服用维生素 B_1 制剂 15mg/d。忌(少)用食物,如过于精细的食物、辛辣刺激性食物、烈性酒等。

2. 足够的液体量摄取 充足的水分可预防粪便变硬,成人每天应摄取 2 000~2 500ml 液体。适当饮用鲜榨橙汁、杏汁、柠檬汁、蜂蜜等能促进肠蠕动。

3. 时间控制 可配合进餐后胃结肠蠕动反射辅助排便。该反射通常餐后 1 小时内发生,持续 15 分钟左右,常以早餐后蠕动较明显易于训练成功。如因日常生活关系亦可安排在午餐或晚餐后,但定下的时间最好相对固定。

4. 运动辅助 足够的运动可增加全身肌肉张力及增强排便肌肉的肌力,亦可促进肠蠕动利于粪便排出体外,卧坐过久易产生便秘。一般运动如撑起、起坐弯腰、辅助站立、步行训练等。

(二) 排便训练

一般于餐后 30 分钟坐于马桶或半坐卧(右侧卧亦可,利用重力原理排便)于床上,由右向上再向左后再向下顺着大肠走向按摩 15 分钟(深度 3~5cm),若仍未解便,肛门括约肌紧张患者,以手指涂润滑剂,伸入肛门约 2cm,予轻柔的环状刺激 2~3 分钟,至肛门放松为止;肛门括约肌松弛患者可予挖便。如未解便或解不干净,可再重复一次(按摩 15 分钟加肛门刺激)。可配合使用栓剂或甘油剂,栓剂在饭前 30 分钟塞入,饭后 30 分钟按上述方式做腹部按摩及肛门刺激。在如上述排便训练后仍未能解大便,可予灌入甘油剂。

(三) 药物治疗

①膨松剂:麦麸、欧车前等;②渗透性通便剂:乳果糖等;③刺激性泻剂:肠舒通、果导、番泻叶、舒立通和蓖麻油等;④促动力剂:西沙必利或莫沙必利等;⑤栓剂:开塞露、甘油等。

六、性功能与生育康复

脊髓损伤后的性功能障碍是康复过程中极为重要的问题,涉及生理、心理、生育等。损伤平面及严重程度与性功能障碍的关系：$T_{10} \sim L_2$ 平面以上完全性脊髓损伤使男女生殖器感觉全部丧失。但直接刺激可以使阴茎反射性勃起或阴唇反射性充血，阴道润滑，阴蒂肿胀，产生这一现象的原因是损伤平面以下存在的交感和副交感神经反射。$S_2 \sim S_4$ 平面的完全性损伤者生殖器感觉完全丧失，男性丧失勃起和射精能力，不可能通过生殖器刺激获得性高潮。$L_2 \sim S_1$ 平面的完全性损伤者出现分离反应，即男性可以有生殖器触摸和心理性勃起，但不能协调一致。男女均不能通过生殖器刺激获得性高潮。

（一）男性脊髓损伤患者性功能障碍与生育康复

1. 损伤平面和性功能障碍的关系　脊髓的勃起中枢与 $T_{11} \sim L_2$ 的交感神经节前纤维以及 $S_2 \sim S_4$ 的副交感神经相关。副交感神经协同交感神经产生勃起，一氧化氮为勃起的神经递质。完全性下位神经元截瘫患者丧失反射性勃起能力，但可以有心理性勃起，说明交感神经传出与勃起的联系。反射性骶段副交感神经介导，由阴部神经的感觉传入触发。$T_{10} \sim L_2$ 平面以上完全性脊髓损伤可以使生殖器感觉全部丧失；$S_2 \sim S_4$ 平面以上完全性损伤者生殖器感觉完全丧失；$L_2 \sim S_1$ 平面完全性损伤者出现分离现象，即男性可以有生殖器触摸和心理性勃起，但是不能协调一致；$T_{10} \sim T_{12}$ 完全性损伤可使交感神经活动丧失，心因性的勃起丧失；T_{12} 以下完全性损伤后，心理勃起存在，但这种勃起的时间较短，通常不能满足性生活。

2. 勃起障碍的治疗

（1）西地那非（sildenafil，又名 viagra）：性冲动可使神经细胞分泌一氧化氮，经扩散作用透过海绵体血管平滑肌细胞，激活鸟苷酸环化酶，鸟苷酸环化酶可催化三磷酸鸟苷（GPT）生成环磷酸鸟苷（cGMP），cGMP 可经 5 型磷酸二酯酶的催化生成 5-GMP，失去第二信使作用。西地那非是 5 型磷酸二酯酶的特异抑制剂，抑制 cGMP 转化为 5-GMP，使平滑肌细胞中的 cGMP 增多，从而获得和维持勃起。西地那非的总有效率为 40%～80%，对心理性勃起障碍的有效率为 80%。在性交前 1 小时口服西地那非 25mg 或 50mg，服药后 30 分钟至 4 小时内出现有效勃起，1 天 1 次。副作用包括恶心、鼻塞、皮疹、头痛以及一过性视觉紊乱。

（2）真空技术：真空胀大收缩疗法是采用产生负压的装置将阴茎置于其中，利用负压使阴茎胀大，再使用收缩带置于阴茎根部阻断血流，使阴茎保持勃起状态约 30 分钟。药物注射可以和真空技术合用以加强治疗作用。

（3）血管活性物质阴茎海绵体注射：采用罂粟碱和酚妥拉明注射阴茎海绵体恢复脊髓损伤患者的勃起能力。剂量应该由小逐渐增大，直至达到满意效果。应该在注射 3～5 分钟内出现勃起，并可维持 60 分钟以上。药物注射的副作用轻微，包括注射部位一过性疼痛和感觉丧失、瘀斑、注射部位纤维化。最严重的合并症是阴茎异常勃起，治疗主要为撤药和阴茎减压。也可考虑使用肾上腺素能药物，特殊情况下可采用外科手术减压。

（4）假体：阴茎假体包括半硬式和充盈式两大类。半硬式假体包括悬吊式、可塑式和铰链式。多采用硅胶作为材料增加阴茎的长度、直径和硬度。根据不同的设计可以采用铰链方式改变阴茎方向。充盈式假体包括多成分式或内藏式，此类假体多采用泵机制，即一个"水库"加一对阴茎假体。"水库"可以植入体内，即所谓内藏式，其效果优于半硬式。多数采用阴茎假体的男性患者可以使伴侣的性生活达到基本满意的程度。同时患者自己进行间断导尿也更为方便。主要的副作用为阴茎侵蚀、感染和假体机械性故障。在考虑采用阴茎假体时需要充分考虑患者的心理治疗，充分理解所选择的假体的优缺点以及可能的合并症。

（5）其他方法：骶前神经刺激器可以作为治疗尿失禁的方法，也可以造成阴茎勃起，因此有可能将刺激电极植入体内作为刺激阴茎勃起的治疗方法。

3. 生育　射精主要受交感神经控制，包括膀胱颈关闭、躯体反射和海绵体肌肉、精囊和输精管的协同收缩。上运动神经元完全性损伤者有射精能力的仅为 4%，不完全性者为 30%。下运动神经元完全性损害者为 18%，不完全者可达 70%。$T_{12} \sim S_2$ 平面损伤者可以出现混合性勃起或射精。$T_4 \sim T_5$ 平面损伤者性冲动时可诱发植物神经反射，机制不明。男性脊髓损伤患者阴茎勃起困难，能进行性交者不多，可射精者更少。有生育需求的患者一般取得精液，再以人工授精或试管婴儿等技术使其配偶怀孕生子。取精方法包括阴茎振动刺激法与电刺激直肠促使精液分泌流出，经精子处理再予人工授精、试管婴儿等技术。

（二）女性脊髓损伤患者性功能障碍与生育

1. 月经　女性在脊髓损伤后可能会出现 3～6 个月的停经期，而月经在恢复后，周期会变得不规则，且量较少。

2. 性爱 性敏感器官不仅仅是生殖器，其他部位如乳房、肩、颈、或口唇均可以成为性敏感区。女性患者在生殖器感觉丧失后，性敏感区趋向于转移到其他部位，仍然足以刺激产生性高潮。外生殖器在 T_{12} 以上水平可以有反射性分泌液，在 L_1 以下水平可以有心理性分泌。尽管分泌量可有所减少，但性交活动一般没有重大影响。受伤后以接吻、肤触及拥抱为主。大小便失禁问题对男女双方都是严重干扰，心理上也有很大的影响。性交前，女性最好排空大便，并确定直肠内粪便是否排空，如果无法控制小便或不确定尿液是否排空，则宜先以自我导尿方式将尿液排空。留置导尿者，最好在尿管上涂些润滑剂，以避免阴茎摩擦受伤。应处理好会阴卫生避免增加尿路感染率。如无法诱发反射造成阴道润滑，可适当使用润滑药膏/液。

3. 避孕 除了在受伤后会出现短期停经外，女性脊髓损伤患者的生育力并没有改变。目前最好的避孕方式是男性使用保险套，不但可避免怀孕，且可预防性病传染。口服避孕药丸对脊髓损伤女性并不适合，因其可能会增加深部静脉栓塞与脑卒中的可能性，但有人使用并无不良反应。由于感觉丧失及泌尿道容易感染，避孕器如移位无法感知，所以子宫内避孕器并不适合。

4. 怀孕 脊髓损伤对女性患者的怀孕无影响，但是损伤本身对患者的心理和配偶的心理产生重大影响，生殖器的感觉障碍和肢体活动障碍在一定程度上也可影响性生活，需要采用一些适应性技术，但最重要的是心理咨询和治疗。对无法适应性生活方式受孕的患者，可采取人工授精和试管婴儿的方式解决生育。此外，脊髓损伤女性怀孕及其胎儿的危险性都增加很多，因此产前检查及监测非常重要。尿路感染是女性患者常见的问题，而怀孕会使这问题恶化，故应定期尿液检查与细菌培养，一旦发现感染应立即积极治疗。如果感染持续或反复发生，则应该使用预防性抗生素。最好能自我间歇性导尿且每天尿量维持在 2L 以上，以预防尿路感染。便秘的可能性会增加，且因怀孕而更加严重，需适当饮食、足够水分，必要时可使用轻泻剂或软便剂。怀孕者常有贫血现象，其血红素在 11g/dL 以下时，可以铁剂治疗。

如果没有特殊理由，最好不要长期卧床，以免增加血栓形成、压力性损伤、骨质疏松等概率，并建议在怀孕期间多摄取富含钙的食物。

5. 分娩 对分娩的处理必须根据脊髓损伤水平高低而改变。T_{10} 以上水平损伤者，由于下腹部感觉丧失，患者可能不能感受子宫收缩，可能在不被发现的情况下早产，因为羊膜的破裂可能和尿失禁相混而不能区分。因此需要从第 28 周起注意观察分娩迹象。如有腹部紧紧的感觉、背痛、骨盆腔有压力、阵发性腹胀时，应怀疑有产痛的现象，同时应用手去感觉子宫是否有收缩。产检时医师应注意子宫口是否有打开，子宫胎儿监视器可帮助侦测子宫收缩及胎儿健康的情形。有学者建议 33 周以后应在产科病房密切观察，尤其是 T_{12} 平面以上损伤的患者。在作会阴切开缝合时建议采用非吸收性缝线，以避免感染。高血压发作可为子宫收缩的第一征象，自主神经反射过亢会导致严重后果。损伤平面在 T_6 以上者应考虑采用硬膜外麻醉或静脉内降压药物。如果腹部肌肉麻痹，可能必须使用产钳。损伤部位在 T_{10} ~ T_{11} 水平时，子宫收缩力可能很弱而必须进行剖腹产。损伤平面在 T_{12} 以下可以保留部分子宫的感觉，但会阴部麻痹，分娩时可能导致会阴撕裂，产后还应警惕深静脉血栓形成和尿路感染。

在生产过程中，胎儿监视是必需的。自主神经异常反射需密切关注，T_6 以上平面损伤的孕妇，高达 2/3 会出现自主神经异常反射，因此这类患者不宜催生。是否采取剖腹产最终由产科决定。

6. 产后 脊髓损伤女性产后的尿路感染与下肢静脉栓塞问题比一般人严重，所以要特别注意。对于脊髓损伤产妇，哺乳并无任何禁忌，但是四肢瘫痪者抱持孩子喂乳姿势有些困难。

七、辅具的配置和使用

不同损伤节段的康复治疗及可能应用的辅具如下（具体详见相关章节）：

C_1 ~ C_4：口棍、头棍、折光眼镜。颌控轮椅，控制带靠背轮椅减压，环境控制系统的使用。

C_5：腕关节固定器、多功能袖套、电动轮椅、用自助具进食梳头刷牙。

C_6：多功能袖套、C 形夹、弯手柄工具，利用自助具进食、穿衣、写字、打电话，利用床脚的绳梯从床上坐起，利用滑板进行床到轮椅转移。

C_7：利用滑板做各种转移，借助自助具可完成所有 ADL。

C_8~T_2:HKAFO 站立训练、治疗性步行。C_8 损伤的患者可使用加粗手柄工具。

T_2~T_{12}:装配 HKAFO 或 RGO 行步行训练。

L_3 及以下:装配 AFO 达到步行功能。

八、职业治疗

截瘫患者进行康复的目的,不仅是使其恢复部分甚至全部生活自理能力,而且应当进一步使其恢复某种职业工作能力。

职业治疗应当根据患者功能恢复的等级及患者的兴趣来选择。下肢截瘫患者,主要选择手能从事的职业工作,其工作范围还是很大的,各种手工制作、手工修理、打字、绘图、著作等。对于手部瘫痪的患者,可以学会一种简单操作的新职业,进行该职业的训练。对儿童脊髓损伤者,在康复期间还应进行合适其年龄的教育,使其在康复完成之后能继续学习。

九、心理康复

1. 主要内容　脊髓损伤患者心理康复的主要内容包括心理和情绪方面的康复,性心理障碍及其调节和帮助患者协调医患、家庭和社会关系,促进其参与社会。

2. 主要的心理康复手段　建立心理康复系统,根据具体阶段采取针对性的心理治疗方法。通过有效的心理治疗,使患者逐渐适应生活、学习、家庭或工作等方面发生的变化,主动面对出现的各种困难,形成一种积极的心理调节机制,以应付可能出现的各种心理问题,保持心理健康。同时调节患者周围人员的态度,特别是患者的家属、同事或病友,使他们充分了解患者的病情情况和转归、愈后等方面的情况。解除家庭及周围人群的思想压力,为患者创造一个良好的心理氛围。在此基础上让心理医生参与,指导或帮助患者摆脱消极的心理影响。

3. 5个典型阶段应采取不同的治疗措施　震惊阶段的治疗措施主要是稳定患者的情绪状态,让患者从突发的心理应激反应中平静下来,主要采取情绪疏导法等;否定阶段的心理干预策略主要是分析患者的心理特点,采取适当的方式,让患者了解损伤及其可能产生的后果,并由此疏导患者的认知障碍,面对伤残可能造成生活困难。对于抑郁或焦虑反应阶段,采取一些抗抑郁或抗焦虑的心理疗法,如果患者症状较重,可用药物辅助治疗,如西酞普兰、帕罗西汀、度洛西汀等药物。当患者出现对抗情绪时,心理治疗策略在物理/作业治疗的基础上结合日常生活技能训练和职业技术训练的同时,鼓励患者树立生活的信心。经过上述阶段的心理治疗,患者会逐渐达到心理适应阶段。

（杨幸华　马超）

第四节　康 复 结 局

一、不同平面完全性脊髓损伤康复结局和预后评估

不同情况的脊髓损伤康复结局,可因不同损伤平面,造成的残疾程度不同而有所不同。其大致可以分为:颈损伤所造成的四肢瘫康复效果,比胸腰段损伤所造成的效果要差。

1. 颈$_4$ 损伤的患者　基本生活要靠别人辅助,但可依靠自助具吃饭,可以靠头部控制长靠背电动轮椅。

2. 颈$_5$ 损伤的患者　桌上的动作可自理,其他仍需别人辅助,可使用长靠背手动轮椅。

3. 颈$_6$ 损伤的患者　日常生活动作可大部分自行完成,可水平移动,可推动手动轮椅。

4. 颈$_7$ 损伤的患者　日常生活动作可自理,可翻身起坐,可支撑起身体做转移动作。使用手动轮椅自如。

5. 颈$_8$、胸$_1$ 损伤的患者　可使用长下肢支具及双拐小范围步行。

6. 胸$_1$、胸$_2$ 损伤的患者　完全不需要别人辅助,其他情况比胸$_1$ 更好,与胸$_{11}$ 情况基本相似。

7. 胸$_{12}$ 损伤的患者　躯干平衡好,用长支具、双拐可步行、上下楼梯。

8. 腰$_1$损伤的患者　基本同胸$_{12}$，但骨盆可上提。腰$_2$损伤的患者可用支具完成实用性步行。

9. 腰$_4$、骶$_1$损伤的患者　可用短下肢支具步行。

以上目标的实现，有很多原因制约，和训练时间长短、强度以及耐力都有很大关系。除体能训练外，患者意愿、经济支出等也是条件之一，要综合考虑。

二、出院时机及出院教育

（一）出院时机

建议患者出院前满足以下一项或多项：

1. 患者达到最终康复目标。

2. 患者康复到预期的功能水平，允许出院或到另外的特定环境或医疗康复服务中心。

3. 患者有其他医疗、手术和/或心理问题，不适合继续住院康复治疗。

4. 患者仍然有康复的需求（由住院康复团队评估），但改变环境或服务项目后可以达到最佳的康复结局。这种情况下，安排患者出院，同时也提供出院后的康复计划和建议。

5. 患者对住院康复不再有积极参与的意愿。

6. 患者不听从医师的治疗安排。

（二）出院教育

1. 并发症的防治　告知患者及家属压力性损伤、大小便失禁、泌尿系统病变、心肺功能衰退、体温调节功能失常、痉挛、神经根痛、性功能障碍、自主神经过度反射等病症的预防和处理。

2. 泌尿系统的维护　告知患者及家属定期接受泌尿系统健康检查，尤其是完全性颈段脊髓损伤、逼尿肌反射亢进明显、长期留置尿管等高危险群的患者，至少每年应有两次泌尿系统健康检查，其余的脊髓损伤者亦应有每年一次健康检查。泌尿系统健康检查应包括尿液分析、泌尿系超声、影像尿路动力学、肾功能检查等。

3. 危险症状及症候的识别　如果患者以下各种症状时，可能提示存在泌尿系统感染、结石等情形，要立刻到附近医院或诊所检查及治疗：发热、腰痛；下腹疼痛，排尿次数频繁或突然发生尿失禁；尿液浓浊；自主神经或四肢反射增强；全身倦怠、食欲不振；血尿等。

（杨幸华　马超）

第三十四章　帕金森病康复

第一节　概　　述

帕金森病(Parkinson's disease,PD),又称为震颤麻痹,是一种常见的神经退行变性疾病。1817 年英国医生 James Parkinson 首先对此病进行了详细描述,其临床表现主要包括静止性震颤、运动迟缓、肌强直和姿势步态障碍等运动症状,同时可伴有抑郁、便秘和睡眠障碍等非运动症状。此病具有较高致残率、慢性病程的特点,不仅严重影响患者的生活质量,同时给家庭和社会带来沉重负担。

一、流行病学

(一) 人群发病率

帕金森病是阿尔茨海默病后第二位最常见的神经退行变性疾病。据 2013 年美国国立帕金森病基金会统计,全球有 400 万~600 万名患者,年龄 50 岁以上的人群发病率为 0.7%,60 岁以上为 1%,85 岁后迅速增长,高达 4%~5%。基于人口的老龄化,未来帕金森病的发病率有上升趋势。研究提示,世界 10 个人口最多的国家和西欧 5 个人口最多的国家 2030 年帕金森病患者的总人数将高达 870 万~930 万。

帕金森病在亚洲国家中的流行度较低,以年龄为标准的户到户调查显示,每 10 万人中有 51.3~176.9 名帕金森病患者。据流行病学调查统计,中国帕金森病患者在 65 岁以上老年人群的发病率约为 1.7%,目前中国帕金森病患者超过 200 万。

随着诊断水平的提高,帕金森病的发病年龄有所前移,发病年龄<50 岁的为早发型帕金森病(early-onset Parkinson's disease,EOPD),<40 为青年型帕金森病(young-onset Parkinson's disease,YOPD),<20 岁为青少年型帕金森病(juvenile Parkinson,JP)。大部分帕金森病患者为散发病例,仅有不到 10%的患者有家族史。

(二) 危险因素

帕金森病的病因和发病机制至今仍不太明确,目前考虑与年龄因素、环境因素、遗传因素等密切相关(表 34-1)。

表 34-1　帕金森病的危险因素

环境相关因素	基因相关因素	
增加发病风险(OR>1)	增加发病风险(OR>1)	
除草剂	GBA(OR>5)	VPS13C
既往头部外伤	INPP5F	STK39
乡村生活	LRRK2	SIPA1L2
β 受体阻滞剂	RAB7L1-NUCKS1	BST1
从事农业工作	DDRGK1	GPNMB
饮用井水	CCDC62	MIR4697
	BCKDK-STX1B	
减少发病风险(OR<1)	减少发病风险(OR<1)	
吸烟	SNCA	MAPT
咖啡	TMEM175-GAK-DGKQ	RIT2
NSAID 类药物	HLA-DQB1	GCH1
钙离子拮抗剂	ACMSD-TMEM163	MCCC1
饮酒	FAM47E-SCARB2	GCH1
	SREBF1-RAI1	FGF20

二、病理及病理生理

(一) 病理学改变

帕金森病的主要病理改变为中脑黑质多巴胺(dopamine,DA)能神经元变性死亡,纹状体 DA 含量显著性减少。黑质残存神经元胞质内可发现特征性的嗜酸性包涵体,即路易小体(Lewy body)。路易小体是重要的病理特征,其主要成分是 α 突触核蛋白,另外还含有细胞骨架成分和其他蛋白质。

病理学研究证实,PD 患者在脑内黑质多巴胺能神经元丢失达 50%,纹状体 DA 含量减少在 80%以上可出现相关临床症状。有研究发现,在一些嗅觉减退或快速动眼睡眠行为障碍(REM sleep behavior disorder,RBD)的人群进行核素显像发现,纹状体多巴胺转运体功能减低,而这些人群并没有帕金森病运动症状。这表明帕金森病是一个慢性进行性的过程,出现临床症状前帕金森病病理改变就已经发生。

除多巴胺能递质系统外,帕金森病患者的非多巴胺能递质系统也存在不同程度的受损。如 Meynert 基底核的胆碱能神经元,脑干蓝斑的去甲肾上腺素能神经元,中缝核的 5-羟色胺能神经元,以及大脑皮质、脑干、脊髓、外周自主神经系统的神经元均可受损。纹状体多巴胺含量显著下降与帕金森病运动症状的出现密切相关。中脑-边缘系统和中脑-皮质系统多巴胺浓度的显著降低与帕金森病患者出现智能减退、情感障碍等密切相关。

Braak 病理学家按路易小体出现的部位对帕金森病进行分期:第 1 期侵犯到迷走神经腹内侧核和嗅束,因而产生便秘和嗅觉下降;第 2 期累及到蓝斑及相关结构,而产生睡眠和情感障碍;第 3~4 期则是累及黑质,从而产生运动症状;第 5~6 期则累及到皮质,产生相应的认知和精神症状。

(二) 病理生理学机制

帕金森病的病理生理机制,主要存在氧化应激反应、线粒体功能缺陷、兴奋性毒性损害等因素,通过不同途径影响神经细胞的信号转导和信息传递,最终导致多巴胺神经元发生细胞凋亡。

1. 氧化应激反应　自由基在帕金森病发病中的作用备受关注,许多资料表明氧化应激反应和自由基损害在帕金森病等神经变性疾病中起重要作用。在帕金森患者中,脑黑质内存在铁离子浓度升高,线粒体功能下降,抗氧化保护系统如超氧化物歧化酶(SOD)、还原型谷胱甘肽(GSH)等功能异常,导致氧化应激反应增强,氧自由基产生过多,引起蛋白质、脂质过氧化损害和 DNA 断裂,最终导致神经元发生凋亡。

2. 线粒体功能缺陷　线粒体通过其中的呼吸链复合物调节能量的产生。内、外源性毒素可以通过抑制线粒体复合体来影响线粒体呼吸链,使三磷腺苷产生减少,导致细胞因能量耗竭而死亡。研究发现,帕金森病患者的多种组织存在线粒体复合体Ⅰ缺陷,这种缺陷可引起自由基产物增加,导致细胞对 1-甲-4-苯吡啶离子(MPP+)诱导的细胞凋亡敏感性增加,并提出产生这种缺陷的原因可能是线粒体基因突变。虽然在帕金森患者中并没有发现与疾病相关的基因突变,但氧化应激过程明显地影响着复合体Ⅰ和Ⅳ的功能状态。线粒体膜功能下降可致质子泵受损害,引起线粒体渗透性转运通道的开放和凋亡标记物小线粒体蛋白质的释放。由于复合体Ⅰ是主要的质子泵位点,故帕金森病患者线粒体复合体缺陷Ⅰ可能就是通过这种机制使易损的神经元发生凋亡。

3. 兴奋性神经毒性增多　在帕金森病动物模型上,发现丘脑底核谷氨酸能神经元放电增加,加速了谷氨酸受体拮抗药的临床试验。存在于基底神经节的谷氨酸 AMPA 受体和 NMDA 受体系统对纹状体的失神经支配有不同调节作用。其毒性发生的机制是由于 NMDA 活化后,引起了广泛的钙离子内流并在线粒体内快速堆积,导致线粒体功能丧失。NMDA 受体的兴奋还可增加一氧化氮合成酶的活性,使一氧化氮合成增加,产生神经细胞的毒性作用。此外,谷氨酸的毒性与引发帕金森病的其他机制如线粒体 DNA 缺陷、过多的自由基形成和 GSH 耗竭等相关联。其中任何一个环节失常都可引起神经元的损伤和死亡。

4. 细胞凋亡　细胞凋亡是相对细胞坏死而言的另一种细胞死亡方式,其功能上的概念又称为程序性细胞死亡(programmed cell death,PCD),它是生物体内的一种重要生理机制,在维持生物个体的正常发生、组织重建、内环境稳定和机体衰老等过程中具有重要作用。尽管细胞凋亡是细胞死亡的一种生理途径,但亦可由某些病理刺激所诱发。近年来不少研究揭示了帕金森病的细胞凋亡证据,认为帕金森病与多巴胺神经元凋亡过度发生有关。

三、临床表现

帕金森病起病隐袭,进展缓慢。首发症状通常是一侧肢体的震颤或活动笨拙,进而累及对侧肢体。临床上主要表现为静止性震颤、运动迟缓、肌强直和姿势步态障碍。近年来人们越来越多地注意到抑郁、便秘和睡眠障碍等非运动症状也是帕金森病患者常见的症状。

（一）运动症状

1. **静止性震颤(static tremor)**　约70%的患者以震颤为首发症状，多始于一侧上肢远端，静止状态下明显，随意运动时减轻或停止，紧张时加重，入睡后消失。手部静止性震颤在行走时加重。典型的表现是频率为4~6Hz的“搓丸样”震颤，部分患者可合并姿势性震颤。

2. **肌强直(myotonia)**　检查者活动患者的肢体、颈部或躯干时可觉察到有明显的阻力，这种阻力的增加呈现各方向均匀一致的特点，类似弯曲软铅管的感觉，故称为“铅管样强直”(lead-pipe rigidity)。患者合并有肢体震颤时，可在均匀阻力中出现断续停顿，如转动齿轮，故称“齿轮样强直”(cogwheel rigidity)。

3. **运动迟缓(bradykinesia)**　运动迟缓指动作变慢，随意运动减少。患者的运动幅度会减少，尤其是重复运动时。根据受累部位的不同，运动迟缓可表现在多个方面。面部表情动作减少，瞬目减少称为面具脸(masked face)。说话声音单调低沉、吐字欠清。写字可变慢变小，称为“小写征”(micrographia)。洗漱、穿衣和其他精细动作可变得笨拙、不灵活。行走的速度变慢，常曳行，手臂摆动幅度会逐渐减少甚至消失。步距变小。因不能主动吞咽致唾液不能咽下而出现流涎。夜间可出现翻身困难。在疾病的早期，患者常常将运动迟缓误认为是无力，且常因一侧肢体的酸胀无力而误诊为脑血管疾病或颈椎病。

4. **姿势步态障碍**　姿势反射消失往往在疾病的中晚期出现，患者不易维持身体的平衡，稍不平整的路面即有可能跌倒。姿势反射可通过后拉试验来检测，即检查者站在患者的背后，嘱患者做好准备后牵拉其双肩，正常人能在后退一步之内恢复正常直立。而姿势反射消失的患者往往要后退三步以上或是需人搀扶才能直立。患者行走时常常会越走越快，不易止步，称为慌张步态(festinating gait)。晚期帕金森病患者可出现冻结现象，表现为行走时突然出现短暂的不能迈步，双足似乎粘在地上，须停顿数秒钟后才能再继续前行或无法再次启动。冻结现象常见于开始行走(始动困难)、转身接近目标，或担心不能越过已知的障碍物时，如穿过门或狭窄的过道。

（二）非运动症状

帕金森病患者除了震颤和行动迟缓等运动症状外，还可出现情绪低落、焦虑、睡眠障碍、嗅觉减退、肢体疼痛、认知障碍甚至精神异常等非运动症状。疲劳感也是帕金森病常见的非运动症状，部分患者会出现夜间大喊大叫或发噩梦，称为快动眼睡眠行为障碍(RBD)。这些非运动症状甚至可以在帕金森病运动症状发生前就出现。

四、诊断及鉴别诊断

帕金森病的诊断主要依靠病史、临床症状及体征。根据隐袭起病、逐渐进展的特点，症状单侧受累进而发展至对侧，表现为静止性震颤和行动迟缓，排除非典型帕金森病样症状即可作出临床诊断。对左旋多巴制剂治疗有效则更加支持诊断。常规血、脑脊液检查多无异常。头颅CT、MRI也无特征性改变。嗅觉检查多可发现PD患者存在嗅觉减退。

（一）2016年中国帕金森病诊断标准

1. **帕金森综合征(Parkinsonism)的诊断标准**　基于3个核心运动症状，即必备运动迟缓和至少存在静止性震颤或肌强直2项症状中的1项。

2. **帕金森病的诊断**　一旦患者被明确诊断存在帕金森综合征表现，可按照以下标准进行临床诊断(表34-2)：

(1) 临床确诊的帕金森病需要具备：①不存在绝对排除标准；②至少存在2条支持标准；③没有警示征象。

(2) 临床很可能的帕金森病需要具备：①不符合绝对排除标准。②如果出现警示征象则需要通过支持标准来抵消，如果出现1条警示征象，必须需要至少1条支持标准抵消；如果出现2条警示征象，必须需要至少2条支持标准抵消；如果出现2条以上警示征象，则诊断不能成立。

（二）鉴别诊断

帕金森病主要需与其他原因所致的帕金森综合征相鉴别。帕金森综合征是一个大的范畴，包括帕金森叠加综合征、继发性帕金森综合征和遗传变性帕金森综合征等。

表 34-2　帕金森病支持标准、绝对排除标准和警示征象

支持标准	绝对排除标准	警示征象
①患者对多巴胺能药物的治疗显著有效 ②出现左旋多巴诱导的异动症 ③临床体检观察到单个肢体的静止性震颤（既往或本次检查） ④以下辅助检测阳性有助于鉴别帕金森病与非典型性帕金森综合征：存在嗅觉减退或丧失，或头颅超声显示黑质异常高回声（$>20mm^2$），或心脏间碘苄胍闪烁显像法显示心脏去交感神经支配	①存在明确的小脑性共济失调，或者小脑性眼动异常（持续的凝视诱发的眼震、巨大方波跳动、超节律扫视） ②出现向下的垂直性核上性凝视麻痹，或者向下的垂直性扫视选择性减慢 ③在发病后 5 年内，患者被诊断为高度怀疑的行为变异型额颞叶痴呆或原发性进行性失语 ④发病 3 年后仍局限于下肢的帕金森样症状 ⑤多巴胺受体阻滞剂或多巴胺耗竭剂治疗诱导的帕金森综合征，其剂量和时程与药物性帕金森综合征相一致 ⑥尽管病情为中等严重程度，但患者对高剂量（不少于 600mg/d）左旋多巴治疗缺乏显著的治疗应答 ⑦存在明确的皮质复合感觉丧失，以及存在明确的肢体观念运动性失用或进行性失语 ⑧分子神经影像学检查突触前多巴胺能系统功能正常 ⑨存在明确可导致帕金森综合征或疑似与患者症状相关的其他疾病，或者基于全面诊断评估，由专业医师判断其可能为其他综合征，而非帕金森病	①发病后 5 年内出现快速进展的步态障碍，以至于需要经常使用轮椅 ②运动症状或体征在发病后 5 年内或 5 年以上完全不进展，除非这种病情的稳定是与治疗相关 ③发病后 5 年内出现延髓麻痹症状，表现为严重的发音困难、构音障碍或吞咽困难 ④发病后 5 年内出现吸气性呼吸功能障碍，即在白天或夜间出现吸气性喘鸣或者频繁的吸气性叹息 ⑤发病后 5 年内出现严重的自主神经功能障碍，包括：直立性低血压，即在站起后 3 分钟内，收缩压下降至少 30mmHg 或舒张压下降至少 20mmHg；发病后 5 年内出现严重的尿潴留或尿失禁 ⑥发病后 3 年内由于平衡障碍导致反复（>1 次/a）跌倒 ⑦发病后 10 年内出现不成比例的颈部前倾或手足挛缩 ⑧发病后 5 年内不出现任何一种常见的非运动症状 ⑨出现其他原因不能解释的锥体束征 ⑩起病或病程中表现为双侧对称性的帕金森综合征症状

1. 帕金森叠加综合征　包括多系统萎缩（multiple system atrophy，MSA）、进行性核上性麻痹（progressive supranuclear palsy，PSP）和皮质基底节变性（cortical basal ganglia degeneration，CBD）等。在疾病早期即出现突出的语言和步态障碍，姿势不稳，中轴肌张力明显高于四肢，无静止性震颤，有突出的自主神经功能障碍，对左旋多巴无反应或疗效不持续，均提示帕金森叠加综合征的可能。存在突出的直立性低血压或伴随有小脑体征者多提示 MSA；垂直眼球注视麻痹，尤其是下视困难，伴颈部过伸、早期跌倒多提示 PSP；不对称性的局限性肌张力增高、肌阵挛、失用、异己肢现象则多提示 CBD。

2. 继发性帕金森综合征　此综合征是由药物、感染、中毒、脑卒中、外伤等明确的病因所致。通过仔细询问病史及相应的实验室检查，此类疾病一般较易与原发性帕金森病鉴别。

3. 特发性震颤（essential tremor，ET）　此病隐袭起病，进展很缓慢或长期缓解，约 1/3 的患者有家族史。震颤是其唯一的临床症状，主要表现为姿势性震颤和动作性震颤。震颤常累及双侧肢体，头部也较常受累，频率为 6~12Hz，情绪激动或紧张时可加重，静止时减轻或消失。此病不伴有运动迟缓，疾病进展比帕金森病缓慢，有相当一部分患者生活质量几乎不受影响。

4. 其他　肝豆状核变性可伴有角膜色素环和肝功能损害；焦虑或抑郁症患者可出现表情缺乏、思维迟滞、运动减少，有时易误诊为帕金森病；甲亢等内科疾病所致震颤可通过实验室检查进一步明确。

五、治疗

帕金森病的治疗方面，2016 年出版的最新的帕金森病治疗专家共识指出，帕金森病的治疗原则既要考虑运动症状，也要考虑非运动症状；治疗的方法包括药物、手术、体育锻炼以及其他康复、心理咨询及照料护理等综合性治疗。药物治疗是首要的和关键的，外科手术是药物治疗的有益补充。在疾病的早期，运动锻

炼和疾病修饰性药物是首先要考虑的;药物应从小剂量开始逐渐增加剂量以减少运动并发症的发生。中国帕金森病患者发生异动症的比率明显低于西方国家,与我们遵从的"细水长流,不求全效"用药原则有关。此外,用药既要遵循证据,又要个体化。根据疾病的严重程度、认知的情况、起病年龄、共病情况、经济状况等采取不同的用药方案。

(一) 常用药物

1. 复方左旋多巴(苄丝肼左旋多巴、左旋多巴/卡比多巴)　是治疗本病最基本、最有效的药物或"金标准"。左旋多巴作为多巴胺合成前体可通过血脑屏障,被脑多巴胺能神经元摄取后脱羧转变为多巴胺。初始用量62.5~125mg,2~3次/d,根据病情而渐增剂量至疗效满意和出现不良反应为止,餐前1小时或餐后1个半小时服药。不良反应分为周围性和中枢性两类,前者有恶心、呕吐、低血压、心律失常(偶见);后者有症状波动、异动症和精神症状等。

2. 抗胆碱能药　主要有苯海索,适用于震颤明显且年轻的患者,用法1~2mg,3次/d。老年患者慎用,闭角型青光眼及前列腺肥大患者禁用。主要不良反应有口干、视物模糊、便秘、排尿困难、影响智能,严重者有幻觉、妄想。

3. 金刚烷胺　可促进神经末梢释放多巴胺和减少多巴胺的再摄取。金刚烷胺对少动、强直、震颤均有改善作用,对异动症也有一定的治疗作用。用法50~100mg,2~3次/d,末次应在下午4时前服用。不良反应有不宁、神志模糊、下肢网状青斑、踝部水肿等,均较少见。哺乳期妇女禁用。

4. 多巴胺受体激动剂　半衰期较长,能避免对纹状体突触后膜多巴胺受体产生"脉冲"样刺激,从而减少或推迟运动并发症的发生。目前大多推崇多巴胺受体激动剂为首选药物,尤其对于早期的年轻患者。多推荐使用非麦角类多巴胺受体激动剂(如吡贝地尔、普拉克索、罗匹尼罗和罗替高汀皮贴剂等)。不良反应与复方左旋多巴相似,不同之处是症状波动和异动症发生率低,而直立性低血压和精神症状发生率较高。

5. 单胺氧化酶B(MAO-B)抑制剂　抑制神经元内多巴胺的分解代谢,增加脑内多巴胺的含量。此类药物有司来吉兰和雷沙吉兰。禁与5-羟色胺再摄取抑制剂合用。

6. 儿茶酚-氧位-甲基转移酶(COMT)抑制剂　如恩他卡朋(entacapone),抑制左旋多巴在外周代谢,维持左旋多巴血浆浓度的稳定。需与复方左旋多巴同服,单独使用无效。Stalevo(复方卡比多巴/左旋多巴/恩他卡朋片)是由恩他卡朋左旋多巴、卡比多巴组成的一种制剂,服用便利,作为疾病早期的首选治疗可能预防或延迟运动并发症的发生。不良反应有腹泻、头痛、多汗、口干、转氨酶升高、腹痛、尿色变迁等。

(二) 早期(H-Y分级1~2.5)帕金森病的治疗

帕金森病在早期进展比晚期快,因此一旦早期诊断,就应该进行治疗。药物治疗包括修饰性药物和改善症状的药物。司来吉兰联合维生素E、雷沙吉兰能够延缓疾病的进展;多巴胺受体激动剂普拉克索、罗匹尼罗可能也具有疾病修饰的作用,但证据尚不充分。早发型帕金森病没有合并认知功能障碍可以选择非麦角类多巴胺受体激动剂、单胺氧化酶B(MAO-B)抑制剂单独或合用维生素E、金刚烷胺、左旋多巴联合脱羧酶抑制剂、达灵复、苯海索,具体用药要根据患者自身情况而定。

(三) 中晚期(H-Y分级3~5)帕金森病的治疗

主要是运动并发症的处理。运动并发症包括运动症状和非运动症状的波动及异动症,是晚期患者在治疗中最棘手的情况,治疗包括药物剂量、用法等治疗方案调整、康复训练和手术治疗(主要是脑深部电刺激术)。

(四) 非运动症状的治疗

1. 非运动症状的治疗　包括感觉异常、精神症状、自主神经功能障碍和睡眠障碍,最常见的是焦虑、抑郁、幻觉、认知下降和痴呆。若以上症状是由药物引起的,需减药或停药,减停的顺序是:抗胆碱能药、金刚烷胺、MAO-B抑制剂、多巴胺受体激动剂。如果减药或停药后症状仍持续存在,可在不加重运动症状的情况下减少左旋多巴剂量。如果是疾病本身所致,则要考虑应用抗精神病药,对于幻觉妄想,推荐氯氮平和喹硫平。氯氮平疗效虽优于喹硫平,但有粒细胞减少的可能。焦虑和抑郁的治疗推荐多巴胺受体激动剂,尤其是普拉克索,既可以改善运动症状,又可以改善抑郁,此外也可应用SSRI类药物。劳拉西泮和地西泮对于易怒焦虑有效。胆碱酯酶抑制剂如卡巴拉汀、多奈哌齐和美金刚均可以改善PD患者的认知障碍和痴呆,卡巴拉汀作为首选。

2. **自主神经功能障碍治疗**　包括便秘、小便障碍和直立性低血压。便秘可通过摄入足够的水分、水果、蔬菜纤维素和乳果糖，或者应用其他泻药如中国传统药物大黄、芦荟、番泻叶等处理；或增加胃肠动力药如多潘立酮或莫沙必利；必要时停用抗胆碱能药。小便障碍包括尿频、尿急、尿失禁，可用外周抗胆碱能药物如奥昔布宁、丙胺太林、托特罗定和莨菪碱。逼尿肌无反射可用拟胆碱类药物，需要注意的是，这些药物可能会加重 PD 的运动症状。如发生尿潴留，需行间歇性导尿。直立性低血压的处理包括增加盐和水的摄入、抬高床头，并避免从卧位、坐位到站立动作过快，穿弹力袜或弹力裤可能有帮助；药物应用上 α-肾上腺素能激动剂，盐酸米多君为首选药物，选择性外周多巴胺受体拮抗剂多潘立酮也可应用。

3. **睡眠障碍治疗**　包括夜间多巴胺能药物疗效减退，患者翻身困难、震颤导致失眠，增加左旋多巴控释剂、多巴胺受体激动剂或 COMT-Ⅰ可能有效。快动眼睡眠行为障碍可选用褪黑素或氯硝西泮；白天过度嗜睡与疾病的严重程度和认知下降有关，也与应用受体激动剂和左旋多巴有关，减少药物剂量可能改善上述症状。

4. **感觉异常治疗**　包括嗅觉减退、疼痛麻木和不宁腿。嗅觉减退无特效方法；对于疼痛麻木，如果开期减轻关期加重，需要增加长半衰期的受体激动剂和 COMT-Ⅰ延长开期；不宁腿综合征首选受体激动剂普拉克索或罗匹尼罗，睡前 2 小时服用，左旋多巴也有效。

（五）中医治疗

复方加减地黄饮子汤、滋肾平喘汤、天麻钩藤饮、六味地黄丸等对治疗帕金森病均具有较好的疗效。此外，中药中单体治疗帕金森病的作用也非常显著，如人参皂苷、芍药苷、栀子苷、原儿茶醛、马齿苋酰胺等。针灸治疗可部分缓解帕金森病的症状。中医治疗对失眠、便秘和流涎等非运动症状疗效显著。

（六）外科治疗

包括核团损毁术和脑深部电刺激术（deep brain stimulation，DBS），后者因创伤性小、安全、可控成为主要的手段，内科医生要掌握好手术适应证，最大程度地使患者获益。DBS 仅仅是改善症状，并不能治愈疾病，术后仍需要服药，但药物剂量可以减少。DBS 对于震颤和肌强直有很好的疗效，但对于左旋多巴抵抗的姿势不稳或冻结步态的疗效可能不显著。DBS 的靶点有丘脑底核（subthalamic nucleus，STN）和苍白球内侧核（medial nucleus of globus pallidus，Gpi）。DBS 手术的适应证为：

1. 确诊为原发性帕金森病。
2. 病程 4~5 年以上，严重的药物难治性震颤，可放宽至 3 年以上。
3. 年龄不超过 75 岁。
4. 服用复方左旋多巴曾经有良好疗效，统一帕金森病评估量表的第Ⅲ部分（UPDRSⅢ）评分左旋多巴冲击试验改善率大于 30%。
5. 出现左旋多巴所致症状波动、异动症等，影响日常生活和工作，经充分调整用药疗效欠佳。
6. H-Y 分级 2.5~4 级。
7. 无明显智能减退及药物难以治疗的严重焦虑抑郁和显著的精神障碍。
8. 患者和家属合理的术后预期。

（七）干细胞和基因治疗

有临床试验显示，将异体胚胎中脑黑质细胞移植到患者的纹状体，可纠正多巴胺递质缺乏，改善帕金森病的运动症状，但此项技术存在供体来源有限及伦理问题。正在兴起的干细胞移植结合基因治疗有望克服这一障碍，是帕金森病治疗最具前景的新疗法。

（八）康复治疗

康复治疗是帕金森病综合治疗中的一个重要环节，旨在纠正患者的异常姿势、提高平衡稳定性、促进独立步行、安全起步和转身、改善构音和吞咽功能，减缓疾病进程，让患者能够更长时间地保持功能独立和生活自理，更好地参与社会生活。康复治疗是以团队方式进行，康复医生是团队的领导者；物理治疗师主要指导患者正确的锻炼方式；作业治疗师做家居生活的方式、环境改造和日常生活自理的指导和训练；言语治疗师帮助改善和提高患者的言语和吞咽功能；心理治疗师帮助患者和家属疏导情绪，减缓焦虑和紧张；康复护士可以指导家人照料和陪伴的正确方式。患者本人及其家人也应该是这个团队的成员，积极地同康复专业人员交流自己的功能障碍和康复目标，大家一起制订康复计划；之后患者的主动康复、积极锻炼、家人的正确陪伴和理性支持，才是能够使得康复效果显现的最关键环节。

（冼文彪　陈曦）

第二节　康复评定

一、综合评定

帕金森病是一种神经退行性疾病，涉及多个器官及系统的功能障碍，因此对帕金森病的评估包含两个方面。一是从疾病整体严重程度进行多角度综合评估；二是从康复的特定角度出发，包括运动功能障碍和非运动功能障碍两方面。

（一）H-Y 分级

疾病严重程度最常用的 Hoehn-Yahr（H-Y）分级，自 1967 年使用至今，将 PD 患者的症状和严重程度分为 1~5 级，其中 H-Y 1~2 级代表早期，H-Y 3~4 级代表中期，H-Y 5 级代表晚期。评估时需注意先区分患者处于开期或关期，以减少结果的偏倚。具体如下：

1 级：单侧身体受影响，功能减退很少或没有减退。

2 级：身体双侧或中线受影响，但没有平衡功能障碍。

3 级：受损害的第一个症状是直立位反射，当转动身体时出现明显的站立不稳或当患者两脚并立，身体被推动时不能保持平衡。功能方面，患者的活动稍受影响，有某些工作能力损害，但患者完全能生活自理。

4 级：严重的活动障碍，但患者仍可勉强自己走路和站立。

5 级：除非得到帮助，否则只能卧床或使用轮椅。

有学者提出使用帕金森病 Hoehn-Yahr（修正）分级量表，增加 1.5 级和 2.5 级，旨在对疾病严重程度进行更细致地区分。

1 级：单侧肢体疾病。

1.5 级：单侧肢体合并躯干（轴）症状。

2 级：双侧肢体症状但无平衡障碍。

2.5 级：轻度双侧肢体症状，能从后拉测试中恢复。

3 级：轻至中度双侧症状，不能从后拉测试中恢复，姿势不稳，转弯变慢，许多功能受到限制，但能自理。

4 级：重度病残，不需要帮助仍能站立和行走。

5 级：坐轮椅或卧床，完全依赖别人帮助。

H-Y 分级量表和改良 H-Y 分级量表简单明确，操作性较强，可以对 PD 的病情和治疗手段的效果做出较为准确的评价，也可作为手术指征的参考，但仍显得粗略，因其不能像帕金森病统一评定量表（the unified Parkinson's disease rating scale，UPDRS）一样对患者的多项指标进行评分从而较为精确地反映患者的病情。

（二）帕金森病统一评定量表

1987 年由 Fahn 等制定了帕金森病统一评定量表（UPDRS），该量表更加系统，观察项目多，比较精细，广泛用于 PD 的临床研究和疗效评估中。其内容包括：①精神、行为和情绪；②日常生活能力；③运动检查；④治疗的并发症；⑤疾病的阶段；⑥Schwab & England 日常生活活动量表（Schwab & England activities of daily living scale，SES）。第①部分和第②部分通过面试来评分，第③部分通过神经检查来评分，第④部分的评分根据访谈和观察得出。UPDRS 以 H-Y 分级以及 SES 等级作为补充。

2008 年，Goetz 等以国际运动障碍学会（Movement Disorder Society，MDS）的名义发表了一份修改后的 UPDRS，名为 MDS 赞助的新版帕金森病综合评量表，简称 MDS-UPDRS。MDS-UPDRS 是 UPDRS 的一个新版本，比它的前身更完整，具有更好的临床特性，成为目前评估使用的最主要方式。新版的 MDS-UPDRS 评定量表包括 4 大部分，第 1 部分评估日常生活非运动症状体验，第 2 部分评估日常生活运动症状体验，第 3

部分为运动功能检查,第4部分是评估治疗并发症。在这个量表中,从0(正常)到4(严重)的所有项目评分都有关于标准化应用和解释的说明,并根据每个等级的反应进行调整。

虽然原始的UPDRS和MDS-UPDRS的总分之间存在高度相关性,但每个部分(Ⅰ~Ⅳ)应单独报告,而不是折叠成一个单一的"总MDS-UPDRS"的总结评分。这个量表全面、完善,对于开展帕金森病相关临床研究具有非常好的意义,但是鉴于量表评估所需要的时间长,在临床工作中的使用也受到一定限制。

(三) Webster评分

由Webster于1968年首次提出,而后经过改良,是经典的PD评价方法,从PD患者的手运动障碍、肌强直、姿势、上肢伴随运动、步态、震颤、面部表情、坐立起立、言语、生活自理能力等10项表现进行评分。赋分标准为根据障碍程度由轻到重分别为0~3分,通过总分评价病情的严重程度。1~10分为轻度,11~20分为中度,21~30分为重度。虽简单易行,但分级略显粗糙,且震颤作为主要症状之一,其重要性凸显不够。

(四) 世界卫生组织国际功能、残疾与健康分类

世界卫生组织国际功能、残疾与健康分类(The International Classification of Functioning, Disability, and Health, ICF)的生物-心理-社会模型说明了健康状况、功能和影响因素之间的相互作用。ICF为描述PD患者疾病与健康有关的问题提供了一个多学科的框架和术语。

(五) 其他量表

还有很多学者设计出不同的评定量表用以评估帕金森病的严重程度,如加州大学洛杉矶分校量表、不列颠哥伦比亚大学量表等。我国学者陈海波等还根据Webster评分和UPDRS,制作出了帕金森病运动功能评分量表(motor dysfunction rating scale for Parkinson disease, MDRSPD)。此外,还有学者用电生理的方法评估震颤、强直和少动,以及录像的方法评估运动功能等。

(六) 其他设备及智能程序

随着科技的进步,已经有学者在研究通过随身佩戴的传感器或智能手机的应用程序,客观地监测患者的运动症状,从而可以随时随地更频繁地对患者的震颤、步态、平衡能力等运动功能进行评估分析。

二、运动功能评定

帕金森病导致的运动症状包括:①肢体运动症状。静止性震颤、运动迟缓、肌肉僵硬、姿势障碍。②异常步态。摆臂减少、慌张步态、冻结步态等。③肌张力障碍、姿势异常等。④其他涉及手功能、言语、吞咽方面的运动功能障碍。针对PD患者出现的上述症状,可以从特定方面进行精准的评估,本节主要讲述运动功能方面的评估。PD患者运动功能障碍可分为原发性和继发性两大类,原发性是指疾病本身所致,而继发性障碍常由于活动减少或药物副作用等因素引起。

(一) 原发性运动功能障碍的评定

1. UPDRS和MDS-UPDRS第三部分运动功能检查分量表　对运动迟缓、僵硬、姿势平衡障碍、步态异常、手功能障碍等都可以进行较为系统的评估。两者相似性也较高,主要的变化包括增加腿部灵活性(足趾拍打)和冻结步态的评估,增加静止性震颤的持续性评估。

2. 姿势异常　躯干姿势畸形的主要表现有四种:垂颈、躯干前屈、躯干倾斜、脊柱侧凸。姿势畸形和帕金森病的严重程度成正相关。脊柱畸形常使用X线、Adam前屈试验等进行筛查。

目前在脊柱姿势异常评估方面,除了传统的X线检查,也有利用表面形貌系统对脊柱异常姿势进行定量评估,相较X线检查,后者能更便捷地开展临床随访。

3. 平衡障碍　常用的评估方法如下:

(1) 改良帕金森病活动量表(modified Parkinson activity scale, M-PAS):共计14项,其中第1项起立及第2项坐下时是否需要用手帮助分为两个分项。其他评估的内容还包括单个任务或双重任务情境下出现的运动不能、转身180°障碍,还包括有无被子时的翻身、躺下以及起床等。此量表在侧重评估功能性活动的同时,亦对不同情境下的平衡功能有一定的评估意义。

（2）Berg 平衡量表（Berg balance scale，BBS）：共计 14 项，包括由坐到站、独立站立、独立坐、站坐转移、床椅转移、闭眼站立、双足并拢站立、站立位上肢前伸、站位从地上拾物、转身向后看、转身一周、双足交替踏台阶、双足前后站、单腿站立。满分 56 分，<40 分时提示平衡功能障碍，有跌倒的风险，为 PD 常用量表，体现出了良好的信度和效度，但缺少步行中的平衡测试部分。

（3）简易平衡评定系统测试（mini-balance evaluation systems test，mini-BESTest）：共计 14 项，包括坐站测试、提脚尖测试、单脚站立、向前迈步反应、向后迈步反应、侧方迈步反应、双足（睁眼）站立、闭眼双足站立、闭眼斜面站立、变速走、行走时（水平）掉头、行走时转身、跨越障碍、3 米步行测试（站起行走测试）。与 BBS 相比，加入了斜坡站立、步行中的认知-运动双重任务测试，可更为详细、准确地反映日常生活中的平衡能力。

（4）功能性前伸试验（functional reach test，FRT）：通过测定受试者向前伸臂的能力来评定其平衡功能情况，简单易行，前伸距离和偏离重心幅度显著相关，能直接提供客观数据。测量时受试者靠近墙侧向站立，双脚自由平行站位，将皮尺水平固定于受试者肩峰高度，嘱受试者测试手握拳，上肢平伸 90°，双足不能迈步，尽力向前够，将第 3 掌骨向前移动的水平距离视为结果。当碰到患者双侧上肢功能障碍差别明显时，应做到尽量标准化。

（5）5 次坐立试验（five times sit to stand performance，FTSTS）：受试者坐在 43cm 高无扶手的椅子上，双脚着地，背部不贴椅背，双手交叉于胸前，开始后，以尽可能快的速度完成 5 次起立和坐下动作，记录完成时间。测试时，要求双手位置保持在胸前，站立后膝关节伸直，总共测试 3 次，每次间隔休息 1 分钟，以平均时间为测试结果。用于快捷评估老年人下肢力量和平衡功能。

（6）动静态平衡测试系统等进行检测：利用各种平衡仪器进行更为精细化地评估，如患者重心的位置、移动轨迹面积等，比之量表能提供更多的数据，从而更好地反映出患者在平衡功能方面出现的细微变化。

4. 步态障碍 常用的评估方法如下：

（1）“起立-行走”计时测试（timed up & go test，TUGT）：在各类老年疾病中使用非常广泛，对静态平衡和动态平衡能力都有一定的要求。测试时，患者着平时所穿鞋子，亦允许使用平时惯用的辅助具。患者先坐在有扶手的靠背椅上（椅子约高 45cm，扶手约高 20cm），身体靠在椅背上，双手放在扶手上。在 3m 远处设置有明显标记物，开始后受试者站起向前走过 3m 标记物处转身，回到椅子转身坐下，靠在椅背上回到起始姿势视为结束。测试过程中不得提供任何帮助，因此需要充分向受试者说明，并做好安全保护。

（2）10 米步行测试（10-meter walk test，10MWT）：测试患者走过 10m 所需要的时间，前后 2m 不计入时间。用以评估在短距离内的步行速度，进而间接反映功能性活动的能力。

（3）6 分钟步行测试（6-minute walk test，6MWT）：即患者在 6 分钟内走过的距离，常用于评价患者的心肺功能，观察患者的功能状态。测试前核查患者无禁忌证，有条件需测血氧饱和度。计时器设置为 6 分钟，嘱患者在区间内尽自己体能专心行走，允许患者放慢速度，监测人员每分钟报时一次，最后计算总距离，并评估患者疲劳程度。实行此测试时，应减少外界干扰，对单个患者的测试应放在一天中的相同时间进行，以减少偏倚。

（4）三维步态分析：通过设置在人体上的感光点，借助摄像机和数学建模，能够获取人体在行走时的力学和肌电参数，进行人体各部位的功能检测，所检测的数据经进一步分析计算后可获得人体各部位（特别是关节）的受力状态，以及机械功、代谢能量消耗的情况，从而评估和指导患者的步态。于 PD 患者而言，重点是观察步长、各关节活动度的变化，以及在步行、转弯过程中出现慌张步态或冻结步态的生物力学特点并加以分析。

（二）继发性功能障碍的评定

1. 肌力 废用性肌肉萎缩无力常发生于腹肌和腰背肌等躯干核心肌群，以及四肢近端大肌群，徒手肌力评定（manual muscle test，MMT）即可进行肌力评定，或用等速肌力测试系统进行定量评定。

2. 关节活动度 中晚期的帕金森病患者会因长期异常姿势而导致关节活动范围受限，关节活动度可以用量角器测定。

3. **耐力**　帕金森病患者存在易疲劳现象，表现为与年龄不相匹配的疲劳感，体力下降可选择 6MWT、Borg 主观体力感觉等级量表（Borg scale 6-20）和 FTSTS 评定。

4. **冻结步态评定**　主要有冻结步态问卷（freezing of gait questionnaire，FOG-Q）和新冻结步态问卷（new freezing of gait questionnaire，NFOG-Q），通过问卷的形式，对 PD 患者在日常生活中出现冻结的情形、冻结的频率、迈步或转弯时出现冻结的情况及持续的时间、冻结对日常行走的影响以及对心理的影响进行全面的了解，同时也包含对药物作用、自我改善、跌倒的相关情况等进行分析。

除此以外，有学者通过研究设置在患者身上的感应器，借助步态的变化如黏滞等来探测并判定是否出现了冻结步态，并获得相关参数，可能会是冻结步态研究发展的新方向。

三、日常生活活动能力与生活质量的评定

对于帕金森病患者的日常生活活动能力以及生活质量的评定，除了改良 Barthel 指数（modified Barthel index，MBI）、加拿大作业活动表现量表（Canadian occupational performance measure，COPM）、身体能力测试（physical performance test，PPT）、自我照料技能表现评估（performance assessment of self-care skills，PASS）、计时日常生活活动任务（timed ADL tasks）等常用的、通用各类疾患的日常生活活动能力评估外，还有简化 36 医疗结局研究量表（SF-36）、欧洲五维健康量表（EQ-5D）、疾病影响程度量表（SIP）、诺丁汉健康调查表（NHP）、生活满意度调查问卷（LSQ）、世界卫生组织生活质量评价量表简表（WHOQoL-BREF）、Schwab 和 England 日常生活活动量表评分以及健康质量量表（QWBS）等生活质量通用量表。这些通用量表综合性强、涉及范围广，可用于不同人群间的比较，但特异性较低；专用量表仅适用于帕金森病患者，不能进行病种间的比较，但敏感性较高。本节仅对专用量表中的 39 项帕金森病生活质量问卷（The 39-item Parkinson's disease questionnaire，PDQ-39）及其短式 8 项帕金森病生活质量问卷（The 8-item Parkinson's disease questionnaire，PDQ-8）进行详细介绍。

（一）39 项帕金森病生活质量问卷

该问卷在 1995 年由牛津大学 Peto 等首先发布，由 39 个问题（8 个维度）组成，患者需从 5 种可能的答案中选择最合适的一种，能够反映过去 1 个月内帕金森病患者的生活质量情况。与 SF-36 量表相比，PDQ-39 问卷对移动、日常生活活动能力、情绪和疾病带来的耻辱感敏感性较高，SF-36 量表则对身体情况和疼痛敏感性较高，提示 PDQ-39 问卷更适用于评价帕金森病患者的大多数功能障碍，故众多临床研究均采用 PDQ-39 问卷（详见附录表 13）。

PDQ-39 的 8 个维度分别是：①身体活动（mobility，10 题），测量患者的身体活动能力。②日常生活活动（activities of daily living，ADL，6 题），测量疾病对患者日常生活的影响情况。③精神健康（emotional well-being，6 题），测量患者的心理健康状态。④屈辱感（stigma，4 题），测量患者对所患疾病的态度。⑤社会支持（social supports，3 题），测量患者获取家人、朋友、社会支持鼓励的情况。⑥认知（cognition，4 题），测量帕金森病对患者认知功能的影响。⑦交流（communication，3 题），测量疾病对患者语言交流的影响。⑧身体不适（bodily discomfort，3 题），测量帕金森病带给患者生理功能的影响情况。其中，每个题目的答案有 5 个选项，这 5 个选项表示的是最近 30 天内，帕金森病患者的某项生理或心理状态发生的频率。各个题目的分值范围为 0～4 分。其中，A=0 分从不，B=1 分偶尔，C=2 分有时，D=3 分经常，E=4 分始终是或根本无法做。

（二）8 项帕金森病生活质量问卷

由于 PDQ-39 项目多，评测时间长，临床使用存在一定难度，有学者于 1997 年设计出一种更简捷的 PDQ 量表，即 PDQ-8，其内容仅包含 8 个项目。精简后的 PDQ-8 虽然仅有 8 个项目，但其和 PDQ-39 得分分布相似，且总分高度相关。正是由于 PDQ-8 的可靠敏感和简捷方便，目前被许多研究所及临床采用（表 34-3）。

表 34-3　8 项帕金森病生活质量问卷(PDQ-8)

最近 4 周,您有因为帕金森病而	从不	偶尔	有时	经常	始终或根本无法做
到公共场所困难吗?					
自己穿衣服困难吗?					
感到抑郁吗?					
亲近关系的处理有问题吗?					
专注力有问题吗?					
感到无法很好与他人交流吗?					
有肌肉痉挛或疼痛吗?					
最近 4 周,您有因为帕金森病而感到尴尬或难堪吗?					

四、吞咽功能评定

(一) 帕金森病患者吞咽障碍的表现

帕金森病患者摄食-吞咽障碍的程度与其全身的运动障碍成正比,在帕金森病患者约有 50%存在吞咽障碍,如果包括极轻度的吞咽障碍,则发生率高达 95%,在疾病的早期障碍极轻,随着病情的发展,吞咽障碍逐渐严重,特别是 H-Y 分级 4 级以上,往往引起严重的临床问题。帕金森患者在口腔准备期、口腔期、咽期均可发生障碍,但以准备期和口腔期居多,咽部期障碍由环咽肌松弛障碍造成食物通过障碍或延长,造成误咽。

1. 口腔准备期　由于肌肉僵硬,患者可能出现张开不足影响纳进食物,或由于舌肌的僵硬造成舌部活动的障碍影响咀嚼,从而出现进食速度慢,食物洒落,咀嚼困难等。

2. 口腔期　由于唇部和颊部肌肉不能很好地收缩形成口腔内压力,加之舌的上抬困难和活动时序错误、不协调,可造成食物运送困难或反向运送和口腔内食物滞留等问题。

3. 咽期　环咽肌松弛困难使食团通过障碍或延迟,喉上抬差,造成误咽。主要表现为哽噎和呛咳,其他症状有鼻腔反流、气喘、每口食物需要吞咽多次,吞咽反射启动延迟。

4. 食管期　食管期障碍较轻。

帕金森病患者的吞咽功能评定流程建议从筛查开始,可以初步了解患者是否存在吞咽障碍以及障碍的程度,其主要目的是找出吞咽障碍的高危人群。如果有或者高度怀疑有吞咽障碍的风险,则需要做进一步的临床功能评估和仪器检查。

(二) 吞咽功能的筛查

1. 反复唾液吞咽试验　观察患者 30 秒内吞咽唾液的次数和幅度。健康成年人至少能完成 5~8 次;高龄患者完成 3 次;幅度:正常情况甲状软骨上下移动约 2cm。本检测方法可评估反复吞咽的能力,与误吸的相关性高,也是一种安全的筛查测试。

2. 饮水试验　患者端坐位,喝下 30ml 常温水,观察所需的时间和呛咳情况。1 级为一次喝完无呛咳(5 秒内完成:正常;5 秒以上:可疑);2 级为两次以上喝完无呛咳(可疑);3 级为一次喝完有呛咳(异常);4 级为两次以上喝完有呛咳(异常);5 级为频繁呛咳无法喝完(异常)。由日本学者洼田俊夫于 1982 年提出,此方法安全便捷,临床应用广泛。

3. 进食评估问卷调查(eating assessment tool,EAT-10)　有 10 项吞咽障碍相关问题,例如“我的吞咽问题已经使我的体重减轻”“吞咽液体费力”等。每项评分分为 4 个等级,0 分无障碍,1 分轻度障碍,2 分中度障碍,3 分重度障碍,4 分严重障碍,总分在 3 分及以上视为吞咽功能异常。EAT-10 有助于识别误吸的征兆、隐性误吸以及异常吞咽的体征。与饮水试验结合使用,可提高筛查试验的敏感性和特异性。

4. 容积黏度吞咽测试(volume-viscosity swallow test,V-VST)　此项测试是 20 世纪 90 年代西班牙学者 Pere Clave 设计的,用于吞咽障碍安全性和有效性的风险评估,帮助患者在进食液体时选择最合适的容积和稠度。测试时容积分为少量(5ml)、中量(10ml)、多量(20ml);稠度分为低稠度(水样)、中稠度(浓糊状)、高稠度(布丁状)。鉴于中国人的进食习惯,也可把进食量改良为 3ml、5ml、10ml。按照不同组合,完整测试共需 9 次进食,观察患者吞咽的情况。据安全性和有效性的指标,判断患者有无进食的风险。

(1) 安全性方面的临床特征:①咳嗽。吞咽相关的咳嗽提示部分食团已经进入呼吸道,可能发生了误吸。②嗓音的改变。吞咽后声音变得湿润或沙哑,提示可能发生了渗漏或误吸。③血氧饱和度水平下降。基础血氧饱和度下降 5%,提示发生了误吸。这些指标提示患者可能存在误吸,导致呼吸系统并发症、肺炎的相关风险。

(2) 有效性方面的临床特征:①唇部闭合。闭合不完全导致部分食团漏出。②口腔残留。提示舌的运送能力受损,导致吞咽效率低。③咽部残留。提示咽部食团清除能力受限。④多次吞咽。无法通过单次吞咽动作吞下食团,降低进食有效性。这些指标提示患者未摄取足够热量、营养和水分,可能导致营养不良和脱水等相关风险。

(三) 吞咽功能的临床评估

1. 全面的病史评估 ①吞咽相关的病史采集:患者的主诉、病史、服药史等一般情况的评估。②主观评估:患者精神状态、合作度、认知、沟通能力、目前营养状况、口腔卫生、呼吸功能、一般运动功能的评估。

2. 口颜面功能和喉部功能的评估 ①口颜面功能评估:包括下颌、唇、舌、软腭等与吞咽有关的解剖结构的检查,组织结构的完整性、对称性、感觉和运动功能等,以及咀嚼肌的力量。PD 患者还需要关注流口水的问题。②吞咽相关反射功能:包括吞咽反射、咽反射、咳嗽反射等检查。③喉部功能评估:包括音量和音质的变化,发音的时长和控制,主动咳嗽和主动清嗓的能力,喉上抬能力等。

3. 直接摄食评估

(1) 一口量:评估患者一次安全进食和吞咽的食物量,在临床实践中,比较常用的是用一茶匙(5ml)液体评估患者的吞咽功能。

(2) 进食吞咽时间:包括一次吞咽的时间和进食一餐的进食时间。

(3) 呼吸和吞咽的协调情况:正常吞咽时需要瞬间暂停呼吸,即屏气吞咽(喉入口关闭 0.3~0.5 秒),让食物通过咽部。咀嚼时,用鼻呼吸。如果患者在进食过程中呼吸急促、咀嚼时用口呼吸或吞咽时瞬间呼吸,容易引起误吸。

(4) 适合患者安全吞咽的食物性状:食物的黏稠度、松散性等在一定程度上决定了吞咽的难易程度,对于吞咽障碍患者应评估出合适的食物和容易引起呛咳的食物。

(5) 其他原因引起的进食问题:PD 患者上肢震颤时,在进食过程中会影响餐具的使用,导致食物的掉落,延长进食时间。

(四) 吞咽功能的仪器检查

1. 吞咽造影检查(videofluoroscopic swallowing study,VFSS) 此项检查是评估吞咽功能最常用的方法,被认为是吞咽障碍检查和诊断的"金标准"。在 X 线透视下,让患者模拟生理进食,针对口、咽、喉、食管的吞咽运动所进行的特殊造影,可以记录吞咽的动态过程,并加以定性和定量分析。该方法通过观察侧位及正位成像,可对吞咽不同阶段(包括口腔准备期、口腔期、咽期、食管期)的情况进行评估,也能对舌、软腭、咽部和喉部的解剖结构和食团的运送过程进行观察。VFSS 可以直观地判断患者有无隐性误吸。该方法适用于有可疑吞咽障碍的患者,但不适用于无吞咽动作、不能经口进食以及无法被转运到放射科的患者。

2. 软管喉内镜吞咽功能评估(flexible endoscopic examination of swallowing,FEES) 通过软管喉镜,在监视器直视下观察患者基本自然的状态下平静呼吸、用力呼吸、咳嗽、说话和食物吞咽过程中,鼻、咽部、喉部各结构如会厌、杓状软骨和声带等功能状况;了解进食时色素食团残留的位置及残留量,判断是否存在渗漏或误吸。FEES 是检查吞咽时气道保护性吞咽反射和食团运送功能的一种重要方法。FEES 较 VFSS 能更好地反映咽喉部解剖结构及分泌物积聚情况。适用于颅神经病变、手术后或外伤及解剖结构异常所造成的吞咽功能障碍。

五、言语功能评定

大部分帕金森病患者会出现运动性言语障碍,以嗓音和发声障碍为主,属于运动过弱型构音障碍。主要表现为音量过低、音调单一、声音嘶哑、气息音、发音费力、语音清晰度下降、发音协调性下降、语速多变等;音量比正常人低 2~4dB,相当于感觉上响度下降 40%,造成言语可理解度下降,影响患者的交流。临床上可以从主观量表评定和客观指标检测(声学、空气动力学、生理学)两个方面进行评定。

(一) 主观量表评定

1. 嗓音障碍指数(voice handicap index,VHI) 此项检查是一个提问式量表,首先由 Jacobson 等于 1971 年提出,是以交谈的方式让患者对存在的障碍或嗓音缺陷进行评价。VHI 从生理、功能、情感三个维度描述患者喉部不适的感受、日常生活中使用嗓音的障碍及由此引起的情感反应,共 30 个子问题。评定时,患者根据自己主观感觉到不同情况出现的频率,选择相应的分数(0 分,从未出现;1 分,几乎没有;2 分,有时出现;3 分,几乎经常出现;4 分,经常出现)。某一维度分数越高,表示嗓音障碍对患者这一维度的影响越大;总分越高,表示患者认为发音障碍对自己的生活影响越严重。

2. 嗓音障碍主观听感知评定量表(GRBAS) 1979 年日本音声语言医学会制定了 GRBAS,是目前最常用的嗓音主观感知评定量表,其评估内容包括五个参数:总嘶哑度 G(grade)、粗糙度 R(roughness)、气息度 B(breathiness)、无力度 A(asthenia)、紧张度 S(strain)。从经过培训的听评委角度出发,对自然说话声进行评估(0 级,正常:所有人听不出问题;1 级,轻度障碍:只有患者本人和有经验的治疗师听得出;2 级,中度障碍:有部分人听得出;3 级,重度障碍:所有人都听得出)。由 3 名医疗专业人员评分后取均值。

3. 嗓音障碍视觉模拟量表(visual analog scale,VAS) 此量表是让患者对 10 个嗓音参数进行主观评估,包括响度、震颤、粗糙声(沙声)、音调、语音含糊、紧声、喃喃而语、话语可理解度、参与对话、发起对话。基本的方法是使用 1 条直线,平均标有 0~10 分,0 分代表正常,10 分代表最严重的,患者根据自身情况进行打分。

4. Frenchay 构音障碍评定量表 由河北省人民医院康复中心结合了汉语的特点进行修改和增补,是目前临床应用最广泛的构音障碍评定量表。通过询问患者、亲属或其他有关人员,观察和评定障碍的程度,包括 8 大部分 29 个检查项目,每个项目分为 a、b、c、d、e 五个级别。

5. 汉语构音障碍评定量表 1991 年由中国康复研究中心李胜利等研制,主要参考了日本构音障碍检查法的理论,并结合了汉语普通话的发音特点和我国的文化特点。可用于运动性、器质性和功能性构音障碍的评定,包括构音器官检查和构音检查两大项目。

6. 帕金森病统一评定量表(unified Parkinson's disease rating scale,UPDRS-Ⅲ) UPDRS-Ⅲ运动部分的语言表达评分项也常用于 PD 患者言语功能的主观评定,分为 5 个级别(0,正常;1,轻度表达措辞困难和/或语音减低;2,单音调含糊但能听懂;3,明显损害,难以听懂;4,完全听不懂)。

(二) 客观指标检测

1. 声学参数评定 应用 PRAAT 语音学软件对患者数字化的语音信号进行采集、处理和分析。针对 PD 患者的言语功能,评估内容主要包括 7 个任务,分别如下:

(1) 任务 1:持续最长时间发元音。

方法:用舒服的音调和响度,尽可能长时间发“ɑ”。

记录:响度、音质和持续时间。

(2) 任务 2:最大基频范围。

方法 1:用最高的音调发“ɑ”。

记录:最高频率、频率范围、响度和音质。

方法 2:用最低的音调发“ɑ”。

记录:最低频率、频率范围、响度和音质。

(3) 任务 3:阅读段落(例如《北风和太阳》的故事)。

方法:用舒适的音调和响度,大声朗读这段文章。

记录:音调变异性、响度、音质、清晰度、速率、韵律、声压。

(4) 任务 4:对话独白。

方法:回忆一个你感到非常快乐的时光,准备好后请讲述出来,至少 90 秒。

记录:音调变异性、响度、音质、清晰度、速率、韵律、声压。

(5) 任务5:组词(具有认知成分)。

方法:医生给出一个特定的音,以这个音(四种声调均可)为开头进行组词,例如给出“qi”,可以组词“期待”“齐全”“启发”或“器具”等;每个特定字音的组词时间为60秒。

记录:响度、音质和清晰度。

(6) 任务6:双重任务。

方法:描述一个运动任务,尽量用详细的术语来描述需要使用什么工具、如何来完成这项任务,例如怎样登录互联网,烹饪红烧排骨,打羽毛球。同时,让患者进行一些运动任务,任何可以分心的运动任务均可,例如在螺栓上连续拧螺母,或持续拍击腿。目标是确保患者在连续进行运动任务时不停止讲话,即保持连续双重活动(同时说话和运动)。

记录:响度、音质和清晰度。

(7) 任务7:刺激性测试(Do what I do)。

方法1:参照医生的响度,持续最长时间发元音发“ɑ”(医生建立一个发“ɑ”的模型去提示患者,以增加患者的响度和音质;如果可以,帮助患者张开嘴、挤压腹部等)。

记录:响度、音质和持续时间。

方法2:参照医生的音调,用最高的音调发“ɑ”(医生示范;如果可以,帮助患者张开嘴、挤压腹部等)。

记录:频率、响度和音质。

方法3:参照医生的音调,用最低的音调发“ɑ”(医生示范;如果可以,帮助患者张开嘴、挤压腹部等)。

记录:频率、响度和音质。

方法4:参照医生的响度,大声重复医生所朗读的短语(医生可选择患者最熟悉的短语)。

记录:响度、音质和清晰度。

2. 空气动力学参数　包括声门下压、平均发声气流、最长声时、声门效率等。这些参数可以作为一种量化的指标对PD患者发声时气流、压力等的变化做出评估。其中声门下压是产生声音的一个动力因素;最长声时是深吸气后的最大发声能力,反映呼吸支持力度;声门效率反映喉将声门下能量转化成声能的效率。

3. 仪器生理学评定　通过动态喉镜、电声门图、喉肌电图等手段评估喉功能,可了解PD患者发声时呼吸和喉部的生理特点。喉镜下可观察到患者的声带形态和振动异常。动态喉镜和电声门图观察发现患者发声时存在声带内收不全、声带震颤、声带两侧不对称。肌电图检测提示患者甲杓肌运动幅度减小,协调性差。

六、认知功能评定

帕金森病患者除震颤、肌强直、运动迟缓、姿势平衡障碍等运动症状外,抑郁、焦虑、精神症状、认知功能障碍等非运动症状(non-motor symptom)也是常见和重要的临床征象,且有的可先于运动症状而发生。早中期帕金森病痴呆(Dementia with Parkinson's Disease,PDD)患者主要表现为“皮质下痴呆”,以执行能力下降更为突出;而晚期PDD患者兼具“皮质下痴呆”和“皮质性痴呆”的特点,在注意力、执行功能、视空间能力和记忆力等方面均下降。有研究表明,约20%的帕金森病患者有轻度认知障碍,这部分患者患帕金森病痴呆的风险上升两倍。因此,早期诊断PD-MCI对防治PDD有一定的指导作用。

(一) 直接观察法

直接观察法指直接观察患者在日常生活或进行作业活动训练时的表现来判断患者可能存在的认知功能障碍。如注意力障碍的帕金森病患者在完成一项作业活动时,表现为不能长时间集中注意力,很容易被外界干扰。

(二) 量表法

1. 综合量表　临床上,可使用蒙特利尔认知评分量表(Montreal cognitive assessment,MoCA)、简易精神状态检查量表(mini mental state examination,MMSE)、认知能力筛查量表(cognitive abilities screening instrument,CASI)、认知能力检查量表(cognitive capacity screening examination,CCSE)或神经行为认知状况测试(neurobehavioral cognitive status examination,NCSE)等进行筛查评估。其中最常使用的是 MoCA 和 MMSE。MoCA 操作简单,易于执行,在认知筛查中应用广泛。研究表明,MoCA 能很好区分帕金森病认知功能正常、PD-MCI 和 PDD,为Ⅱ级证据。

2. 专用量表 可选择帕金森病认知评定量表(Parkinson's disease-cognitive rating scale,PD-CRS)、帕金森病认知结局量表(scales for outcomes in Parkinson's disease-cognition,SCOPA-COG)、帕金森神经心理痴呆评定量表(The Parkinson neuropsychometric dementia assessment,PANDA)、Mattis 痴呆评定量表(dementia rating scale,DRS)等进行综合评定。这些量表在国外应用比较广泛,但是这些评定应用于帕金森病 MCI 患者的筛查仍缺乏足够的研究证明。上述综合性评定如下:

(1) 帕金森病认知评价量表(PD-CRS):PD-CRS 可将项目分为皮质下型和皮质型。评定的内容包括:①即时自由回忆型语言记忆测试(分数范围 12 分);②对证命名测试(分数范围 0~20);③持续注意测试(分数范围 0~10);④工作记忆测试(分数范围 0~10 分);⑤时钟测试的自动绘制(分数范围 0~10);⑥时钟测试的复写图(分数范围 0~10 分);⑦延迟自由回忆非文字记忆测试(分数范围 0~12);⑧交互语言流利度测试(分数范围 0~20 分);⑨动作语言流利度测试(分数范围 0~30 分)。PD-CRS 包括提供一个总分和两个不同的子测试的分数。其中一个子测试评估"额叶-皮质下"的功能,评定的内容包括持续注意力、工作记忆、交替和动作的言语流动性、时钟绘制、即时和延迟的自由回忆的言语记忆,总分 104 分。第二个子测试评估"工具-皮质"的功能(如命名、时钟复制),总分 30 分。研究表明,PD-CRS 总评分≤71.25 分表示患者存在临床认知障碍;"额叶-皮质下"子测试的 PD-CRS 评分≤46.25 分,"工具-皮质"子测试的 PD-CRS 评分≤20.17 分,分别表示额叶-皮质下和皮质功能障碍。

(2) 帕金森病认知结局量表(SCOPA-COG):SCOPA-COG 包括 10 项测试,可以分为记忆和学习、注意力、执行功能和视觉空间功能等四个部分。学习和记忆是通过即时和延迟回忆以书面形式呈现的单词列表,以及向后的数字跨度和空间跨度来评估的。注意力测试是倒着数数和倒着数月份(以倒序说出一年中的月份)。执行功能的评估包括手的交替运动、动物词语言语流畅性和口头定势转换子测试(受试者必须在数字刺激下,在"是"和"不是"之间转换)。视觉空间功能是通过完善未完成的几何图形来测量评估的。总分从 0~43 分,分数越高,表现越好。测试用时 15~20 分钟。

(3) 帕金森神经心理痴呆评定量表(PANDA):包括五项测试,分别为即时学习单词成对联系测试、延迟记忆测试、交替的语义性语言流利性任务测试、空间想象测试及工作记忆测试。按年龄校正后,该表满分为 30 分,≥18 分反映正常的认知功能,15~17 分反映可能的 MCI,<15 分表明可能痴呆。测试用时约 15 分钟。

(4) Mattis 痴呆评定量表(DRS):是认知功能的综合评分,由五部分组成,包括注意、开始与保持、概念的形成、结构、记忆,总分 144 分。DRS 适用于轻度至中度-严重的认知功能障碍。研究发现,DRS 识别帕金森病痴呆的敏感度和特异度分别为 92.65%和 91.40%。

(三) 特异性认知功能评估

根据筛查量表评估结果选择更详细的认知功能评估方式,如执行功能、注意、记忆等。例如,语言流畅性和画钟试验不能完成说明执行功能有异常。

1. 记忆功能评定 可以使用 Rivermead 行为记忆测验第二版(Rivermead behavioral memory test second version,RBMT-Ⅱ)、韦氏记忆量表(Wechsler memory scale,WMS)等评定。

2. 执行能力障碍评定 最早期的 PDD 患者主要表现为执行功能障碍。执行功能主要有以下几方面的功能:①工作记忆;②抑制;③定势转移;④推理等。

(1) 工作记忆:可使用数字广度测验(digital span test,DST)。

(2) 抑制功能:可使用 Stroop 色词干扰测验-Vitoria 版本。

(3) 定势转移:威斯康星卡片分类测试(Wisconsin card sorting test,WCST)是经典的定势转移测试。用 4 张卡片做测试卡(如一个红三角形、两个绿五角星、三个黄十字形、四个蓝圆),然后给出一张应答卡(是根据不同颜色、不同数量、不同形状随机组合而成),要求患者根据 4 张测试卡模板对应打卡分类,评估者不告诉分类的原则,只对患者每次的应答给予"对"或"错"的反馈。完成正确分类 6 次或用完 128 张反应卡结束。WCST 中的持续反应数、持续性错误数、持续性错误百分比能较好地反映患者定势转移的能力。

（4）推理：临床上常用的推理评定是瑞文标准推理测试。该测试由 60 张矩阵图组成，按难度由易到难的顺序分成 A、B、C、D、E 五组题目，每组中包含 12 道题目，顺序也是由易到难，满分 60 分。该测试要求患者观察大图案内图形间的某种关系，从几张小图片中选出最合适的一张填入大图案中缺少的部分。测试前用瑞文标准推理测试标准的规定指导语对患者进行讲解直至患者完全领会，才可开始测试。根据老年患者的特点，可简化测试，从图集各模块选取奇数页样题，共计 30 题。测试所得的原始分换算成标准分数再进行比较。

3. 注意功能评定

（1）持续性注意：可使用持续性操作试验、划消测验等。

（2）选择性注意：可使用 Stroop 色词干扰测验-Vitoria 版本。

（3）转移性注意：可使用连线测试（trail making test，TMT）、数字颜色连线测试（color trial test，CTT）等。

（4）分配性注意：可使用双重任务。例如，让帕金森病患者同时做两件事情，如一边写字一边唱歌，有注意分配障碍者，他会停下一件事，不能同时完成两件事情。

七、心理状况评定

帕金森病患者大多伴有心理功能障碍（常见为抑郁和焦虑）。持续的抑郁或焦虑症状大大地降低了帕金森病患者的生活质量。因此，心理功能评估对帕金森病患者尤为重要，有利于为其制订有效的心理治疗方案。

（一）抑郁量表

常用评估抑郁量表有汉密尔顿抑郁量表（Hamilton depression scale，HAMD）、Beck 抑郁问卷（Beck depression inventory，BDI）和自评抑郁量表（self-rating depression scale，SDS）等。

1. 汉密尔顿抑郁量表（HAMD）　是临床上评定抑郁状态时应用得最为普遍的量表。HAMD 可以评定患者当时或 1 周前的情况来评价抑郁的严重程度，也可以在治疗前后进行评分，评价治疗的效果。本量表有 17 项、21 项和 24 项等 3 种版本。21 项量表比 24 项少第 22~24 项；17 项量表比 24 项少了第 18~24 项。

24 项 HAMD 量表评定的项目包括有：①抑郁情绪；②有罪感；③自杀；④入睡困难；⑤睡眠不深；⑥早醒；⑦工作和兴趣；⑧迟缓；⑨激越；⑩精神性焦虑；⑪躯体性焦虑；⑫胃肠道症状；⑬全身症状；⑭性症状；⑮疑病；⑯体重减轻；⑰自知力；⑱日夜变化；⑲人格解体或现实解体；⑳偏执症状；㉑强迫症状；㉒能力减退感；㉓绝望感；㉔自卑感。24 项的 HAMD 中，第 1 项需要根据观察患者和患者的口头叙述两者进行评定；第 8、9 及 11 项，需要根据对患者的观察进行评定；第 7 和 22 项，尚需向患者家属或病房工作人员收集资料进行评定；第 16 项可根据体重记录，也可依据患者主诉及其他人员所提供的资料评定；而其余各项则根据患者自己的口头叙述评分。大部分项目的评分标准采用 0~4 分的 5 级评分法：0＝无；1＝轻度；2＝中等；3＝重度；4＝很重。少数项目采用 0~2 分的 3 级评分法：0＝无；1＝轻~中度；3＝重度评分法。抑郁程度划分标准：总分超过 35 分，为严重抑郁；20~35 分，为轻或中等度的抑郁；9~19 分，可能有抑郁；小于等于 8 分，排除抑郁。

2. Beck 抑郁问卷（BDI）　整个量表包括 21 个项目，且把抑郁分为 3 个维度：①消极态度或自杀，即悲观和无助等消极情感；②躯体症状，即表现为易疲劳、睡眠不好等；③操作困难，即感到工作比以前困难。但是有些严重抑郁症的患者，不能很好地完成 21 项，Beck 于 1974 年推出了 13 项的新版本。两个版本的评分标准都是采用 0~3 分的 4 级评分法：0＝无；1＝轻度；2＝中等；3＝严重。各项目评分相加得总分，根据总分高低评定有无抑郁和抑郁的严重程度。

（二）焦虑量表

常用焦虑自评量表（self-rating anxiety scale，SAS）、汉密尔顿焦虑量表（Hamilton anxiety scale，HAMA）、贝克焦虑量表（Beck anxiety inventory，BAI）、社交回避及苦恼量表（social avoidance and distress scale，SADS）等。这里只详细介绍前面两种量表。

1. 汉密尔顿焦虑量表（HAMA）　是应用较为广泛的评估焦虑量表之一。HAMA 包含 14 个项目，可分为躯体性焦虑和精神性焦虑两大类因子结构。躯体性焦虑由肌肉、感觉、心血管、呼吸、胃肠道、生殖泌尿和植物神经等系统的表现组成。精神性焦虑由焦虑心境、紧张、害怕、失眠、认知功能、抑郁心境以及会谈时的行为表现等 7 项组成。HAMA 采用交谈与观察的方式进行评定,除第 14 项需结合观察外,所有项目都根据患者的口头叙述进行评分;同时特别强调受检者的主观体验。评定标准为 0~4 分,共 5 个等级。一般划分界为 14 分。总分超过 28 分,为严重焦虑;21~28 分,为有明显焦虑;14~20 分,肯定有焦虑;7~13 分,可能有焦虑;如小于 7 分,排除焦虑。

2. 贝克焦虑量表(BAI)　整个量表包括 21 个类目,每个类目有 4 句陈述。评定标准为 0~3 分,共 4 个等级。"完全没有困扰""轻度困扰(对我没有多大困扰)""中度困扰""重度困扰",分布以 0、1、2、3 计分。患者可根据 1 周来的感觉,把最适合自己情况的一句话前面的数字圈出来。全部 21 组都做完后,将各组的圈定分数相加,便得到总分。

八、患者疲劳评定

帕金森病还存在诸多非运动症状,包括淡漠、疲劳、抑郁、焦虑、认知功能障碍等,严重影响患者的生活质量,其中疲劳是最常见的非运动症状之一。疲劳可以发生于帕金森病早期,并随疾病进展而逐渐加重。因此,尽早发现和识别疲劳症状,对帕金森病早期诊断、优化治疗和预后评价具有重要意义。

(一) 疲劳严重程度评分

疲劳严重程度评分(fatigue severity scale,FSS)是应用最为广泛的量表之一,由 9 个条目组成,每个条目以最高 7 个分值点进行评价,自 1 分至 7 分为非常不同意逐渐过渡为非常同意。1989 年美国学者 Krupp 等研制了此量表,将之应用于系统性红斑狼疮和多发硬化患者,也可用于帕金森病、慢性疲劳综合征及脑外伤等多种疾患。具体如下:

①当我感到疲劳时,我就什么事都不想做了。

②锻炼让我感到疲劳。

③我很容易疲劳。

④疲劳影响我的体能。

⑤疲劳带来频繁的不适。

⑥疲劳使我不能保持体能。

⑦疲劳影响我从事某些工作。

⑧疲劳是最影响我活动能力的症状之一。

⑨疲劳影响了我的工作、家庭,社会活动。

将各项分值相加除以 9,均分数>4 定义为疲劳,分数越高,疲劳程度越严重。

(二) 疲劳量表

疲劳量表(Fatigue scale-14,FS-14)是英国 King's College Hospital 心理医学研究室的 Trudie Chalder 及 Queen Mary's University Hospital 的 G. Berelowitz 等许多专家于 1992 年共同编制的,用来测定疲劳症状的严重性,评估临床疗效,以及在流行病学研究中筛选疲劳病例。

该量表共由 14 个条目组成,以"是"或"否"进行回答,分别如下:

①你有过被疲劳困扰的经历吗?

②你是否需要更多的休息?

③你感觉到犯困或昏昏欲睡吗?

④你在着手做事情时是否感到费力?

⑤你在着手做事情时并不感到费力,但当你继续进行时是否感到力不从心?

⑥你感觉到体力不够吗?

⑦你感觉到你的肌肉力量比以前减小了吗?

⑧你感觉到虚弱吗?

⑨你集中注意力有困难吗?

⑩你在思考问题时头脑像往常一样清晰、敏捷吗?

⑪你在讲话时出现口头不利落吗？

⑫讲话时，你发现找到一个合适的字眼很困难吗？

⑬你现在的记忆力像往常一样吗？

⑭你还喜欢做过去习惯做的事情吗？

其中①~⑧个条目反映躯体疲劳程度，⑨~⑭反映脑力疲劳程度。⑩⑬⑭三个条目为反向计分（回答是计 0 分，回答否计 1 分），其余均为正向计分。最终分值越高，反映疲劳程度越严重。

需要注意的是，PD 患者的疲劳往往伴随焦虑、抑郁、睡眠障碍，在评估过程中，应当将出现的症状均进行系统评价，以更好地反映患者的病情。

（三）帕金森疲劳量表

帕金森疲劳量表（Parkinson fatigue scale，PFS）是唯一一种专门用于评估 PD 疲劳程度的量表，被推荐作为筛查患者的疲劳量表，被建议作为疲劳严重程度分级量表。由 16 个项目组成的患者评分量表，用于评估反映 PD 患者疲劳生理方面的单一结构，并测量疲劳的存在及其对日常功能的影响，问题的回答从 1（“非常不同意”）到 5（“非常同意”）分为 5 个等级，不同等级分数不一样，总分越高，疲劳程度越重。

九、睡眠功能评定

据报告，有 60%~98% 的帕金森病患者存在睡眠障碍。帕金森病患者常出现睡眠期间周期性腿动（PLM）、快速眼动睡眠期行为障碍（RBD）和睡眠呼吸暂停综合征（SAHA）。睡眠障碍可以导致各种不良后果，例如白天过度嗜睡导致车祸或影响社会功能，日间睡眠障碍与帕金森病患者智力下降有关，均对患者生活质量造成明显影响。伴睡眠障碍的帕金森病患者生活质量更低，并与睡眠障碍严重程度相关，睡眠障碍越严重的患者，生活质量越差。

1. 多导睡眠图（PSG） 是一项客观诊断睡眠障碍的方法，可以鉴别不同类型的睡眠障碍，并评价其严重程度。其主要用于诊断睡眠呼吸障碍，包括睡眠呼吸暂停综合征、鼾症、上气道阻力综合征，也用于其他睡眠障碍的辅助诊断，如发作性睡病、不宁腿综合征、失眠分类等。PSG 是在全夜睡眠过程中，连续并同步地描记脑电图、眼电图、肌电图、心电图、呼吸口鼻气流和呼吸动度、心电、血氧、鼾声、肢动、体位等 10 余项指标，全部记录次日由仪器自动分析后再经人工逐项核实。监测主要由 3 部分组成：①分析睡眠结构、进程和监测异常脑电。②监测睡眠呼吸功能，以发现睡眠呼吸障碍，分析其类型和严重程度。③监测睡眠心血管功能。此外还可根据需要，记录肢体活动。

2. 帕金森病睡眠量表（Parkinson's disease sleep scale，PDSS） 是近年研制出的新量表，用于评价帕金森病患者的睡眠障碍类型，包含 15 项内容，关注睡眠障碍最常见的临床症状，患者可根据症状发生的频率或强度在 10cm 长的线上进行标记。根据线的长度，每项内容评分为 0（最经常、最严重）至 10（无症状）分，最高评分 150 分（无任何睡眠障碍症状）。（表 34-4）

表 34-4　帕金森病睡眠量表（PDSS）

请根据最近 1 周的睡眠情况回答下述问题	
1. 总体的夜间睡眠质量如何？	很差--------------------非常好
2. 是否每晚都有入睡困难？	很差--------------------非常好
3. 有无保持睡眠困难？	很差--------------------非常好
4. 是否在夜间发生肢体不安或片段睡眠？	很差--------------------非常好
5. 是否在床上坐卧不安？	很差--------------------非常好
6. 是否在夜间遭受梦境困扰？	很差--------------------非常好
7. 是否在夜间遭受视幻觉或听幻觉的痛苦？	很差--------------------非常好
8. 是否在夜间起床排尿？	很差--------------------非常好
9. 是否出现由于不能行动而导致尿失禁？	很差--------------------非常好

续表

请根据最近1周的睡眠情况回答下述问题	
10. 是否在夜间醒来时肢体有麻木感或针刺感?	很差-------------------非常好
11. 是否在夜间睡眠时出现上肢或下肢的肌肉痛性痉挛?	很差-------------------非常好
12. 是否出现清晨早醒并伴有上肢或下肢疼痛?	很差-------------------非常好
13. 是否在睡醒时发生震颤?	很差-------------------非常好
14. 是否在早晨醒来感觉困倦欲睡?	很差-------------------非常好
15. 是否出现日间打盹?	很差-------------------非常好

PDSS-2(表34-5)是PDSS量表的改良版,用于筛查帕金森病患者常见的睡眠障碍类型,同样包含15项内容。其主要评估患者过去1周的睡眠障碍发生频率,每个问题由0分(从不)至4分(非常经常)不等。总分由0至60不等,得分越高,患者的睡眠障碍越严重。

表34-5 帕金森病睡眠量表改良版(PDSS-2)

请根据最近一周的睡眠情况回答下述问题	0(从不)	1(很少)	2(偶尔)	3(经常)	4(非常经常)
1. 上周总体的睡眠障碍多吗?					
2. 有入睡困难?					
3. 有保持睡眠困难?					
4. 有夜间发生肢体不安?					
5. 忍不住地活动手脚?					
6. 在夜间遭受梦境困扰?					
7. 在夜间遭受视幻觉或听幻觉的痛苦?					
8. 在夜间起床排尿?					
9. 由于不能行动而感觉不舒适?					
10. 手脚的疼痛?					
11. 手或脚的肌肉痛性痉挛?					
12. 早晨醒来是疼痛的姿势?					
13. 在睡醒时发生震颤?					
14. 在早晨醒来感觉困倦欲睡?					
15. 打鼾或呼吸困难?					

3. Epworth嗜睡量表(ESS) 可以用于评价是否存在白天过度嗜睡及其严重程度。有29%~60%的帕金森病患者存在白天过度嗜睡,该量表共包含8项内容,分别为8种不同的可能导致白天过度嗜睡的情景,每项内容评分0~3分,总评分越高,白天过度嗜睡的程度越严重。

4. 匹兹堡睡眠质量指数(Pittsburgh sleep quality index,PSQI) 主要用于评价夜间睡眠质量和夜间睡眠紊乱的严重程度,但不能区别帕金森病患者睡眠障碍的类型。匹兹堡睡眠质量指数共19个问题,分为7个因子,每个因子按0~3级计分,累积各因子得分为PSQI总分,总分范围在0~21分,得分越高,表示睡眠质量越差。

5. 睡眠个人信念与态度量表(dysfunctional beliefs and attitudes about sleep,DBAS) 包含30个条目问题,分为5个分量表,即引起失眠原因的细微概念、诱发或加重失眠后果的不良原因、对睡眠的不现实期望、对知觉控制减弱、对帮助睡眠方法的不正确信念和认识。1~5分等级负向评分,总分范围在30~150分,得分越低表示患者存在的错误信念越严重。

其他评价帕金森病患者睡眠障碍的量表还有睡眠障碍问卷(Sleep disorders Questionnaire)、帕金森病预后量表睡眠部分(SCOPA-SLEEP)、柏林问卷等。

十、跌倒风险评定

跌倒定义为出现突然发生的、不自主的、非故意的体位改变而倒在地上或更低的平面上。跌倒常常被认为是帕金森病患者的晚期常见症状,随着冻结步态与姿势障碍的发生与发展而增加。作为帕金森病患者严重的致残性症状,跌倒不仅会造成高昂的经济负担,而且会引起很多严重的副作用,如骨折、日常活动受限、认知障碍等,甚至可以增加患者的死亡风险。

跌倒具有以下特点:①年龄越大且为女性,跌倒风险越高;②长期服用精神类药物或服用药物种类过多也会增加患者跌倒的风险;③视觉、眼球运动障碍和直立性低血压均会导致帕金森病患者跌倒的发生;④既往有跌倒病史的患者,在后期发生跌倒的风险较那些无跌倒病史的患者高,对跌倒恐惧程度更高的患者也有较差的步态和平衡,两者相互影响互为因果;⑤UPDRS 得分越高,H-Y 分级越高,患者发生跌倒的风险就越高,但当患者处于疾病晚期时,跌倒风险反而下降,这可能与晚期活动减少有关;⑥冻结步态和慌张步态是帕金森病患者跌倒最常见的原因之一,运动缓慢、步态拖曳并小碎步会增加跌倒发生的风险;⑦环境的变化、心理因素等。

对上述的跌倒危险因素进行分析和评估能一定程度反映出患者目前与跌倒相关的功能状况,如运动功能、平衡功能等。比较通用的除之前介绍的姿势、平衡、步态的评估,还有利用传感器感应患者的步态特点,如步长是否发生变化,是否出现冻结步态等,以评估患者的跌倒风险。另外一些量表也可用于评估跌倒风险或与跌倒相关的平衡、步态异常等问题。

1. 活动平衡信心(activities-specific balance confidence,ABC) 评分可以用于评估患者跌倒恐惧程度。共计 16 个条目,如户外步行、上下楼梯等,患者按自我信心程度从 0~100%进行打分,综合得分低于 67%提示有高跌倒风险。

2. Tinetti 平衡与步态评估量表(Tinetti performance oriented mobility assessment,Tinetti POMA) 包括平衡和步态测试两部分,满分 28 分。得分低于 19 分提示有高跌倒风险,19~24 分提示有跌倒风险,24 分以上低风险。

3. 老年人跌倒风险评估量表(fall risk assessment scale for the elderly,FRASE) 包括 8 个维度 35 个条目。每个条目得分权重分别为 1、2、3 分,总分为 0~53 分。跌倒风险低危为 1~2 分,中危为 3~9 分,高危为 10 分及以上。

4. 动态步态指数(dynamic gait index,DGI) 包括 8 个项目,以不同速度行走、步行中转头、跨越及绕行障碍物、上下台阶、快速转身等。每个项目分为 0~3 共 4 个等级,满分 24 分。分数越高提示平衡及步行能力越好,跌倒风险越小。

5. 功能性步态评价(functional gait assessment,FGS) 共 10 项组成,每个项目分为 0~3 共 4 个等级,满分 30 分。分数越高提示平衡及步行能力越好,跌倒风险越小。FGA 对跌倒的预测在不同人群中存在差异,社区居住的老人≤20 分提示高跌倒风险,PD 患者≤15 分提示高跌倒风险。

通过平衡评估仪和步态分析系统,可从本体、前庭、视觉等方面对平衡进行评估及对步行中各参数予以定量分析,有助于针对性地安排康复训练。同无跌倒史者相比,有跌倒史的 PD 患者本体感觉更差、单足支撑时间更短、摆动相踝背屈角度更小,康复训练中应强调本体感觉、肌力、正确步态方面的训练,以降低患者跌倒的风险。

研究表明,最好的预防跌倒发生的方法就是对所有可能引起跌倒的因素进行评估,以此为基础采取相应的干预措施。家庭看护者在协助实施干预措施中起到了关键作用,如在日常生活中给患者以精神支持,从而改变患者对于跌倒的害怕,以及优化患者的周围环境减少跌倒次数的发生等。考虑到帕金森病跌倒问题的复杂性,它的预防及治疗需要多学科团队的共同努力。

同时需要注意的是,PD 患者在完成双重或多重任务时会出现明显的功能水平下降,因此在疾病的早期即开始关注患者的双重任务训练,对跌倒的风险控制和功能水平的维持具有积极的意义;但是在中晚期双重任务常明显影响活动或任务质量，应尽量避免或减少双重任务，使其专注于执行当前的活动或操作任务。

（徐智勤　谭茗丹）

第三节　康复治疗

一、物理治疗

帕金森病物理治疗的目的是在药物治疗的基础上，在专业物理治疗师的指导下，通过患者自身积极的锻炼，维持身体的功能水平，最大限度地延缓疾病进展，改善各种功能障碍，尽可能减少继发性障碍和各种并发症，最终改善PD患者的生活质量。在治疗过程中，需根据PD患者疾病的严重程度及存在的各种功能障碍类型和程度，制订个体化康复目标和针对性康复治疗措施。重点在于以下几方面：

（一）放松训练

常用的方法如呼吸放松法、想象放松法、主动抑制等。此外，配合呼吸，对躯干和四肢进行规范的自我牵伸，利用各种器具对肌肉进行深层的放松按摩亦可以起到相应的作用。此外，维持正确的姿势有助于使各肌肉群保持相对平衡，从而达到利用拮抗肌来抑制痉挛肌的目的。

（二）关节活动度训练

包括全身各关节的活动度训练，不仅是四肢各方向的活动范围，躯干、头部各方向如旋转也应重视。在PD早中期，患者完全可以完成主动牵伸；在晚期，被动牵伸可以更多地介入。因为帕金森病患者主要表现为躯干和四肢关节的屈曲体位，所以重点是屈曲肌群的牵伸，但是需要注意力度，避免过度牵伸导致拉伤。

（三）肌力及耐力训练

利用渐进式抗阻训练办法，对躯干（尤其是伸肌）及四肢各关节肌肉进行力量的练习。另外，鼓励闭链运动与开链运动相结合，以更好地增加关节的本体感觉刺激。使用PNF模式也是肌力训练的策略之一。帕金森病患者虽然没有明显的肌力下降，但是力量训练对于改善患者的控制功能有很好的临床疗效。

帕金森病患者存在疲劳现象，运动耐力明显下降，耐力训练可以增强心肺功能，训练形式包括运动平板、功率自行车、健步走等有氧训练项目，训练强度通常为最大心率的60%~85%。良好的耐力训练对于提高患者的心肺功能、保持肌肉容积和关节活动度都有积极的作用。

（四）姿势训练

四肢的姿势异常一般是因肌张力过高导致关节挛缩所致，而躯干的姿势异常更多地涉及肌张力、肌力的不平衡等。常见的躯干姿势异常有：垂颈、躯干前屈、躯干倾斜、脊柱侧凸。姿势畸形往往是屈曲的、不对称的，和帕金森病的严重程度成正相关。早期的脊柱姿势异常是可逆的，与肌肉力量不平衡相关，及早进行相应的放松、牵伸和姿势平衡训练，可以促进脊柱姿势的纠正；后期姿势训练的核心要点为主动参与，主动认知到自己的异常姿势并进行纠正，这就要求患者本身时刻注意维持正确姿势，注意平时的基础训练，方能更好地活动自己的身体，达到纠正异常姿势的目的。常用的方法如靠墙站立练习、姿势镜反馈矫正练习、核心肌力的训练、核心肌群的协调性训练、悬吊训练，也可借鉴青少年特发性脊柱侧凸姿势纠正的部分理念完成训练。

（五）平衡训练

影响平衡的因素很多，除了前述的肌力、关节活动度、姿势等，也和视觉相关。平衡训练是帕金森病患者进行运动训练的基础，只有平衡功能改善了，患者才可有效地进行步态、转移等运动训练。在平衡训练的过程中，始终应遵循的是根据患者实际功能状况制订平衡项目并进行进阶，如由睁到闭眼、偏离重心幅度由小到大、支撑面由大到小及软硬程度由硬到软等；对于早期患者，亦可在平衡训练时加入双重任务，从而增加训练的复杂性和内涵；对于中晚期平衡功能已经很差的患者，不建议进行双重任务训练，这时应更加注重集中注意力的训练，避免分散注意力而导致跌倒。平衡仪、虚拟现实（virtual reality，VR）的出现使得平衡训练变得维度更广且更有趣味性。

对于原发性帕金森病患者而言，患者的姿势主要是前倾前屈姿势，重心靠前明显，所以需要重点加强重心向后控制的训练，比如让患者靠墙站立，整个身体贴在墙面上；让患者面向下坡方向站在约 30°的斜坡上，并挺起躯干，这样有利于克服重心前倾。

（六）起步、止步训练

起步训练常用的方法如视觉提示法，起步时前方设置显眼参照物（如地砖线、激光笔或拐杖、L 型拐杖、照护者的脚等），嘱患者跨过或跨至参照物完成起步。也有听觉提示法，包括自我的积极口令提示或外界的节律提示等。其他起步训练的方法包括前后脚放置起步、本体感觉提示起步等。对于起步困难明显的患者，向侧方跨一步也有利于患者抬脚开步；或者让患者用力向前方摆臂，大幅度的摆臂会便于患者抬起对侧的脚进而迈步。

止步训练主要是用于患者在达到某个目标时出现的慌张步态，此时保持躯干的伸展姿势从而避免向前跌倒就显得尤其重要，同时教导患者在接近目标如椅子时喊出口令“1……2……3……4”，将接近目标的一小段路分解为几个任务，通过节奏感强的口令来完成。

（七）步态训练

PD 患者步态异常涉及多个方面，如步幅减小、双侧步长不等、踝背屈不足、步频增加、冻结等。步态训练的前提是保持躯干的直立姿势，减少前倾，从而改善患者重心分布异常造成的慌张步态，其次是在训练时应有充分的专注度和积极的情绪和自我暗示，方能更好地增大步幅。

常用的运动策略有视觉提示法，预估患者步长，在地面以显眼色彩设定等距平行线，在训练时嘱患者踩着线走，也可在运动平板上设置类似的视觉提示，从而增加训练的丰富程度，并保证训练的连贯性。步态训练中还需要强调患者每一步后跟先落地，这样有利于重心靠后，避免“追逐重心的慌张步态”。听觉提示法为患者在步行训练时，利用节律性的听觉刺激或自我喊出口令，让患者根据节拍进行动作，控制好节律，避免越来越快的慌张步态。

对于轻症患者，在步态训练中亦可根据患者的功能状况加入双重任务训练，如行走时端一杯水，或者完成计算任务等来增加训练难度。对于中重症患者，不建议再做双重任务训练，建议集中精力完成一项任务。

运动平板结合减重训练则可以为中重度患者在保证安全的前提下提供充分的步态练习，同时结合 VR 或其他视听觉提示能很好地改善患者在步行过程中出现的冻结现象等问题。

机器人技术的出现，使得步态训练时能利用设定的步态参数引导辅助患者保持良好的步态，从根本上解决患者的步态问题，目前相关研究已经在进行中。

（八）转身训练

转弯或转身遇到困难时，是由于转身过程中出现小碎步，好像双脚“粘”在一起而导致动作异常缓慢，甚至失去平衡。因此转身或转弯过程中应减少原地转身，改为转大弯，并充分运用语言提示的方法，将转身或转弯过程设置为具体的步数，然后喊出“1……2……3……4”等，这样有助于改善小碎步的情况，从而实现安全转身。必要时在转身的过程中，每次都用力踏转弯内侧的那只脚，形成鲜明的节拍，这样既配合了节律的训练，也有利于患者在狭窄区域转身。

（九）翻身转移训练

包括床上翻身和平移、床边坐起、坐位起立和床椅转移等训练。这就要求平时充分进行躯干的旋转、四肢的伸展练习，同时运用运动再学习对各个动作进行分解、程序化，通过不断地练习形成固定的技巧和能力。

（十）呼吸训练

首先是学会正确的腹式呼吸模式，在呼吸训练的过程中，配合胸廓牵伸训练，更充分地增加胸廓容积。此外，改善脊柱活动度也是呼吸训练的一部分。早期的扩胸动作和深呼吸可以防止肺活量的显著下降，有利于患者维持比较好的呼吸功能。

（十一）协调性及敏捷性训练

利用舞蹈、拳击、太极、励-协夫曼运动治疗（Lee Silverman Voice Treatment-BIG，LSVT BIG）等进行成套的模式化运动可以改善患者的协调性、敏捷度、步行、平衡功能等。

以上介绍的主要是运动疗法，此外也可以使用物理因子疗法。通过热、电化学或光化学的变化，引起体液改变；或通过间接作用影响神经反射及传导而产生作用。如水疗、热疗等用于 PD 患者的放松治疗和疼痛治疗。

神经调节技术的出现，通过植入性或非植入性技术，依靠电或化学手段，对中枢神经、周围神经和植物神经系统发挥兴奋、抑制或调节作用，从而改善患者的生存质量。帕金森病神经调控技术包括深部脑刺激（deep brain stimulation，DBS）、经颅直流电刺激（transcranial direct current stimulation，tDCS）、经颅磁刺激（transcranial magnetic stimulation，TMS）等治疗方法。综上所述，PD患者的物理治疗以主动训练为主，一定要鼓励患者在心理上对疾病有积极的认知，加强对疾病的自我管理。只有在“开期”进行积极的体能训练和技巧练习，提高患者自身的运动功能，在“关期”时才能更好地去运用。训练策略遵循个性化，同时也鼓励相同类型的患者以训练营的形式集中练习。在训练过程中需注意避免运动的相关并发症，如过度疲劳、肌肉拉伤、疼痛、直立性低血压等。

二、作业治疗

帕金森病作业治疗干预的目的在于减少疾病对于患者社会角色、活动参与的限制。作业治疗干预的作用和重要性已得到专家与患者的一致认可。帕金森病患者的作业治疗干预主要在于指引患者改变行为模式、学习新技能，其次是一些特殊问题的处理。

（一）自我照料干预

帕金森病患者应该加强对自身疾病的认知、提前知悉日常活动中可能会出现的障碍，并提前学习如何去处理。自我照料的干预在于指导患者按照问题处理的方式，设定自身的目标和解决计划。对于执行能力轻到中度损伤的患者，作业治疗师可指导其进行自身问题的识别与处理，自我检查、自我指导、自我评估。

（二）优化日常活动安排

患者参与活动的能力和意愿的下降使得其对原有的日常生活活动的模式满意度降低。其参与能力和意愿下降的具体原因可能是疲劳、动作迟缓、耐力下降、主动性差、自信心不足、执行能力差等。

优化日常活动安排首先要对日常的作业活动顺序进行重新调整，列出优先的活动，按照患者的意愿选择合适的活动。

（三）时间的压力和紧迫感的处理

由于帕金森病患者常有运动迟缓和信息处理慢的问题，其较易产生时间上的紧迫感，加重了参与作业活动的主动性和能力。作业治疗师可通过放松训练、压力处理、时间管理等训练患者处理该方面问题。

（四）上肢运动功能的训练

已有研究指出，轻到中度的帕金森病患者上肢功能仍能通过训练提高。通过训练，帕金森病患者上肢活动的速度和质量均可以得到明显改善。作业治疗干预可依据患者的需求，在针对性的作业活动中进行手和前臂的运动能力训练。

（五）专注性作业活动训练

帕金森病患者常在做转移、书写、进食、穿衣等需要注意力更多的作业活动上有障碍。作业治疗师可指导患者在作业活动中刻意地在有困难的活动成分上集中注意力。例如，做三明治时刻意集中注意力做好抹黄油的动作，穿衣服时集中注意力做扣扣子的动作。可以通过视觉注意辅助、自我强化、看着活动的肢体达到该训练目的。

（六）认知策略的实施

相对于简单单一的动作或活动，帕金森病患者在做复杂的、需要双手参与的动作或活动时更易产生活动障碍。例如，用餐具吃饭会比伸手拿杯子困难很多。帕金森病患者可通过活动中的认知策略改善该类活动的表现。作业治疗师指导患者将复杂的活动分解成连续的多步骤的活动，每次集中注意力完成一个单一的简单的活动，按顺序逐个完成，从而达到训练复杂活动参与的目的。

（七）减少双重任务类的活动

双重任务活动指的是该活动中，注意力必须分别集中在两项事物上。例如，行走时说话、听讲时记笔记等。许多帕金森病患者在注意力的分配和转移方面存在障碍，导致其做双重或多重任务活动时的安全性和质量下降。有学者指出，双重任务活动在轻度障碍的患者可通过训练改善，这种情况提示我们也可不完全避免双重任务活动;但对于中重度障碍的患者而言,双重任务会更加分散患者的注意力,影响患者完成任务,所以在中晚期的患者应该避免双重任务的动作或训练。

(八) 提示的使用

帕金森病使得患者内在的进行重复动作的控制损伤,而外部的提示可以弥补该损伤在作业活动中的损害。提示种类包括语音提示、视觉提示、本体感觉的提示。

作业治疗师可通过观察患者的活动,找出其是否有使用提示或者下意识地使用提示,对各类提示的反应如何,找出各个活动适合患者的提示是哪个,在之后的干预中训练应用该提示方法进行训练。

(九) 环境改造

作业治疗干预可给予患者生活环境方面改良的建议,以提高其作业活动的质量、易操作性和安全性,或减少其活动所需付出努力。常见的例如:家居障碍物的清理,家具的重新摆放,提高照明亮度,扶手的安装等。

帕金森病患者的冻结步态、转身困难等症状在步行通过狭小的通道或拥挤的地方时尤其明显。因此,清理家中不必要的物品,保持各处通道的宽松通畅对于其步行的流畅性是有益的。同时,因患者常有拖曳步态、易绊倒,家中地板需要有良好的平整度,台阶处有鲜明的提醒标识,去除家中铺设的地毯等。对于厨房、卫生间等本身较小且无法近期扩大的拥挤空间,可在地面、墙上等明显的地方贴线条或标语给予视觉提示,引导患者快速有效地完成转身、通过门口等动作。

对于有平衡功能障碍的患者,可适当改变家中的照明亮度,改蹲厕为坐厕,在厕所安装扶手,在浴室安装淋浴凳或淋浴床。有坐站转移困难的患者,可将家中柔软的、无扶手的、坐高较低的沙发改为符合患者坐高的、座位软硬适中的、有扶手的椅子。床上翻身困难的可安装床边扶手或拉绳,用以翻身时手拉辅助。

三、吞咽治疗

帕金森病患者的吞咽治疗包括多个方面,需要团队合作模式来进行,医生、治疗师、护士、营养师各司其职、紧密配合。通过行为治疗、气道保护手法训练、吞咽姿势调整、呼吸和放松训练、电磁刺激治疗、摄食直接训练,提高吞咽的安全性和有效性,促进吞咽功能的恢复。

(一) 行为治疗

1. 口腔运动训练

(1) 唇部训练:帕金森病患者由于口部肌肉力量减退和吞咽延迟,常常出现口腔内唾液控制差、流涎等问题。针对这些问题,可以进行唇部训练。其中,噘唇训练时双唇闭合收拢并向前突出,若患者本身力量比较弱不能完成时,可自己用示指和拇指捏着嘴角帮助嘴唇噘起。展唇训练时用力咧开嘴角做微笑状,然后收拢。提上唇训练时咬住牙齿,上唇用力向上抬起或上翻露出上牙。闭唇鼓腮训练时可假装做漱口动作。

(2) 口唇闭合训练是让患者面对镜子进行紧闭嘴唇的动作,肌力增强后可将一个牵线的纽扣放置于嘴唇与牙齿之间,轻轻往外拉线,让嘴唇进行抗阻运动。

(3) 张口训练:帕金森病患者出现张口不足时,会影响食物的纳入。可以让患者用力慢慢地把嘴巴张到最大,然后慢慢地闭合。注意动作不可过快,以免造成颞下颌关节不适。可以运用开口器来辅助张口训练。

(4) 用力咬合训练:用力咬牙使脸部的咬肌鼓起(用手指可感知),然后放松。可用咬牙棒放在上下磨牙之间进行咬牙训练,这样可避免对牙齿的损伤。

(5) 发音训练:连续做 ɑ-u-i 的发音动作,或用力张嘴-噘嘴-咧嘴动作的同时连续发出 ɑ-u-i 的音。

(6) 伸舌训练:帕金森病患者常常存在舌肌震颤,舌后部运动不足,导致进食时食物残渣残留在口腔,推动食团时会出现典型的舌前后来回滚动的现象。吞咽开始时,舌中部将食团向后推送,但舌后部放低不足,使得食团滚回前方;多次重复后,舌才有足够的力量推动食团向后,同时舌后部放低,食团得以通过。这种现象与肌肉僵直、运动不协调有关,针对这些问题,可以进行舌运动训练。伸舌训练时让患者用力伸出舌头,如果患者伸舌不充分,可用舌肌康复器(吸舌器)吸住舌尖再慢慢把舌头往外拉,然后让患者往后缩。若舌头拉出有困难,可用纱布将舌头往外拉出。

（7）舌两侧摆动及环唇训练：先用舌尖舔两侧磨牙或嘴角，完成后再把舌尽量伸出向两侧摆动，然后用舌尖挤压脸颊内侧，此时可用手指在脸颊外面施加相反的力以抵抗；用舌尖做环扫整个口腔的动作。

（8）舌肌抗阻训练：把球囊置于患者的舌中部，嘱咐患者舌头上抬时球囊接触硬腭。可以强化舌肌上抬肌力，增加吞咽时舌骨上抬前移幅度；增加舌头感觉刺激，增强舌头的控制、协调能力；增强舌头运送食物的能力。

（9）Masako 训练法：又称舌制动训练，吞咽时通过对舌的制动，使咽后壁向前运动与舌根部相贴近，增加咽的压力，加快食团推进。可增加舌根的力量，延长舌根与咽喉壁的接触时间，促进咽后壁肌群代偿性向前运动。患者把舌头略向外伸，用牙齿轻轻咬住舌头或操作者戴手套帮助患者固定舌头，嘱患者吞咽，维持舌位置不变。可以利用纱布来辅助舌的制动。

（10）Shaker 训练法：又称抬头训练，目的是提高食管上段括约肌开放的时间和宽度，促进清除吞咽后因食管上段括约肌开放不全而引起的咽部残留食物。患者仰卧于床上，尽量抬高头，但肩不能离开床面，眼睛看自己的足趾，重复数次。帕金森病患者偶尔会出现环咽肌功能障碍，此时可以进行 Shaker 训练。

2. 口腔感觉刺激训练

（1）冰刺激：用冰块或者棉棒刺激软腭、咽后壁和舌根处，每刺激 5 秒左右让患者做一次吞咽，每次治疗持续 5 分钟左右。冰刺激法能有效提高软腭和咽的敏感性，使吞咽反射容易发生，减少口腔过多的唾液分泌，适用于口腔感觉较差的 PD 患者。

（2）震动刺激：可用电动牙刷等改良震动棒的头部放于口腔需要刺激的部位，如唇、颊、舌、咽喉壁、软腭等部位，震动器的头部在口腔里或外滑动，直到被刺激的器官产生动作或感觉。通过振动刺激深感觉的传入，反射性强化运动传出，改善口腔颜面运动协调功能。在临床实践中并未发现此训练有不良反应。早期的帕金森病患者配合度高、依从性好，可以用这个方法进行家庭训练。

（3）气脉冲感觉刺激：通过气流冲击刺激口咽腔黏膜诱发吞咽反射，提高口咽腔黏膜敏感性，促进吞咽启动。如果患者口干，可以用棉签蘸水湿润口腔或者用喷壶喷少许水入口腔，有助于气脉冲训练时更好地启动吞咽。与电刺激相比，气体刺激患者无不适感，且无误吸风险。尤其适用于帕金森病患者后期出现认知障碍、不能遵循指令、不能配合其他治疗时。

（4）K 点刺激：K 点位于磨牙后三角的高度腭舌弓和翼突下颌帆的中央位置，可选择专用的小勺、普通的长勺、棉棒或手指等方法刺激该点，目的是促进患者张口和诱发吞咽反射。适用于张口困难的患者，也适用于认知障碍及理解力下降的帕金森病患者，不需要患者的认识成分参与。

（5）嗅觉和味觉刺激：嗅觉刺激是通过芳香物质中的小分子物质刺激嗅觉来达到对嗅觉的调节及对嗅觉信息传递的促进作用，包括黑胡椒、薄荷脑刺激等。味觉刺激是一种特殊的化学性感觉刺激，将不同味道的食物（例如芥末、辣椒等）放置于舌部相应味蕾敏感区域，可以增强外周感觉的传入，从而兴奋吞咽皮质，改善吞咽功能。通常舌尖对甜味敏感，舌根部感受苦味，舌两侧感受酸味刺激，舌体对咸味敏感。帕金森病患者存在口腔前期和认知问题时，可以通过嗅觉和味觉刺激，引起患者对食物的兴趣，增加患者进食的欲望。

（二）呼吸道保护手法训练

部分帕金森病患者咽期启动延迟达 2~3 秒；由于咽壁收缩力和舌根后推力较弱，这种延迟的咽期启动即使完成了，吞咽后仍会出现会厌谷和梨状隐窝的食物残留，会厌折返角度下降，呼吸道保护能力减退，故需要进行呼吸道保护手法训练。

1. 声门上吞咽法　食物咀嚼完成后准备吞咽前深吸一口气后屏住气，将食团吞下，吞咽后吸气前立即咳嗽。可以在非进食时间进行准备性训练（深吸气-屏气-空吞咽-咳嗽），使患者形成并习惯这种吞咽模式后，再进行治疗性进食训练。此方法适用于声带关闭减弱或关闭延迟，咽期吞咽延迟的帕金森病患者。

2. 超声门上吞咽法　让患者在吞咽前或吞咽时，将杓状软骨向前倾至会厌软骨底部，并让假声带紧密闭合，使呼吸道入口主动关闭，适用于呼吸道入口闭合不足的患者。声门上吞咽法只需要用力屏气，而超声门上吞咽法需要用尽全力屏气，确保声门闭合，降低帕金森病患者的误吸风险。

3. 用力吞咽法　在咽期吞咽时，为了增加舌根向后的运动而制定。用力吞咽时，舌与腭更贴近，口腔内压力增大，往下挤食团的压力会增大，减少会厌软骨的食物残留。多次用力吞咽，可使少量残留在咽喉的食物被清除掉。

4. 门德尔松吞咽法　为了增强喉部上抬的幅度与时间，并借此增加环咽肌开放的时间与宽度的一种呼吸道保护方法。此手法可改善整体吞咽的协调性。对于喉部可以上抬的患者，当吞咽唾液，患者感觉有喉上提时，同时保持喉上抬位置数秒；或吞咽时让患者以舌尖顶住硬腭、屏住呼吸，以此位置保持数秒，同时让患者示指置于甲状软骨的上方，中指置于环状软骨上，感受喉结上抬。对于上抬无力的患者，操作者可以用手上推患者的喉部来促进吞咽。

（三）吞咽姿势调整

1. 身体姿势调整　进食的最佳体位是坐位或半卧位，如果患者不能独立坐时，必须调高床或轮椅靠背达30°以上，头部轻度屈曲，这样有利于食物在口腔的运送，减少误吸风险。但是当帕金森病患者存在严重僵直，姿势改变困难时，则可能需要调整饮食或采用非经口进食的方法。

2. 点头吞咽　吞咽的时候低头，这样有助于吞咽动作的完成，对吞咽启动延迟、舌根后缩不足和呼吸道入口闭合不足的患者是很好的选择。低头吞咽结合浓稠液体可以预防帕金森病患者肺炎的发生。

3. 空吞咽和交互吞咽　进食后反复几次空吞咽，或饮少量水（1~2ml）后再进食。帕金森病患者存在咽收缩无力时，可以采用这种方法来减少咽残留。

（四）呼吸和放松训练

1. 腹式呼吸　患者卧位屈膝，用鼻子深深地吸一口气让腹部慢慢地鼓起来，用口慢慢地呼气，肚子慢慢地凹进去，此时可用双手放在上腹部，稍微向上方膈的方向施加压力。也可以在腹部放沙袋，体会吸气时腹部鼓胀、呼气时凹陷的感觉。

2. 缩唇呼吸　用鼻深深吸一口气后，缩拢嘴唇呼气，呼气越细越长越好。或在呼气时发“u”的音。

3. 颈部放松运动　颈部慢慢前屈使下颌接触到胸骨，然后慢慢后伸；向左、向右转直到下巴靠近肩部；向左侧、右侧弯颈部。以上动作均重复数次。而且在做上述动作时配合吞咽动作，比如在低头或仰头时吞咽唾液。

（五）电磁刺激治疗

1. VitalStim吞咽电刺激治疗　运用神经肌肉低频电刺激，在中线两侧垂直排列通道，主要作用是增强舌骨上下肌群的力量。可以辅助强化肌力，帮助喉上抬，增加咽肌收缩力量与速度，增加感觉反馈和时序性，是目前广泛应用的一种吞咽电刺激方式，适用于各种原因所致神经性吞咽障碍，包括帕金森病患者。晚期患者可能无法理解并遵从治疗手法的指令，可以采用电刺激来治疗。

2. VocaStim吞咽电刺激治疗　运用神经肌肉低频电刺激，治疗电极放置于患者颈部，主要作用是增强吞咽反射的建立，可以诱发吞咽反射、实现吞咽反射弧的恢复与重建，促进吞咽启动，增强吞咽肌群力量。适用于咽部非机械性原因引起的吞咽障碍。此外，帕金森病患者言语障碍是很常见的，当吞咽障碍合并构音障碍时，适合使用这种电刺激方式。

3. 手持式感应电刺激　利用电磁感应原理产生一种双相、不对称的低频脉冲电流。基本治疗作用兴奋神经肌肉，促进局部血液循环，提高感觉。最大的优点是采用手持式电棒结合感应电刺激，通过移动电极刺激口腔内的舌内肌群、软腭、咽肌等传统电刺激无法刺激的部位，能改善患者的舌骨运动范围和降低误吸风险。采用这种治疗时，需要帕金森病患者有一定的张口能力。

（六）摄食直接训练

1. 食物的选择　对于有吞咽困难的帕金森病患者，食物性状的选择也非常重要，其首要条件是在口腔内容易运送和吞咽，不易误吸。进食顺序是先糊状食物，吞咽功能明显改善后逐渐过渡到软饭等食物，最后可进食普通食物和液体食物。容易进食的食物应符合以下要求：①密度均匀，如烂饭、稠的粥；②黏性适当、不易松散，如比较松软的面包和馒头；③有一定硬度，如牛奶、酸奶，通过咽和食管时易变形且很少在黏膜上残留；④稠的食物比稀的安全，因为它能较满意地刺激触、压觉和唾液分泌，使吞咽变得容易；⑤还要兼顾食物的色、香味及温度等。

2. 一口量　最适合吞咽的每次摄食的进口量。对于患者来说，如果一口量过多，食物会从口中漏出或引起吞咽不完全，食物残留在咽部导致误吸；过少，则会因为刺激强度不够，难以诱发吞咽反射。可以先从少量开始尝试，然后酌情增加，直到找到合适的一口量。一般从进食1~4ml开始，为减少误吸的危险，还应放慢进食速度，等前一口完全吞完再进食下一口食物。

3. 进食前后处理　帕金森病患者后期由于口颜面及舌头僵硬或震颤等导致运动功能减弱，或口腔感觉减退，口腔内常有食物残留，如果不做好口腔卫生，则容易滋生细菌，增加吸入性肺炎的发生率。每次进食前和进食后都必须进行口腔清洁，特别是颊部、咽部、舌面等位置。

4. 防抖勺的使用　帕金森病患者拿起叉子、勺子进食时，可由于双手震颤而控制能力下降，导致食物掉落，延长进食时间。可以使用防抖勺来改善进食状况。防抖勺是通过一根绑带固定在使用者手上，防止由于震颤而使勺子脱落。它内部的传感器能够感应到手的移动方向，并使勺子的移动方向与手的震颤相抵消，负负得正，勺子能基本保持平衡，帮助患者进餐。

（七）其余吞咽治疗方法

1. 改良的导管球囊扩张术　帕金森病患者出现环咽肌失弛缓时，可以采用此方法。用适当大小的球囊导管经鼻孔或口腔插入食管，在食管入口处，用分级注水或注气的方式充盈球囊，通过间歇性牵拉环咽肌，激活脑干与大脑的神经网络调控，恢复吞咽功能。主要应用于神经疾病导致的环咽肌功能障碍患者。现已发展出经口、经鼻两种途径扩张，有主动、被动扩张之分。主动扩张具有诱发吞咽动作、训练吞咽动作的协调性、强化吞咽肌群力量的作用；被动扩张具有刺激咽喉部及环咽肌的感觉，撑开狭窄的环咽肌，扩大环咽肌直径的作用。

2. 重复经颅磁刺激（rTMS）、经颅直流电刺激（tDCS）　通过改变脑的兴奋性诱导脑可塑性的变化，结合吞咽训练对吞咽功能的恢复有效，目前正处于临床研究与初步应用阶段，值得关注与进一步研究。

（八）吞咽密集训练营

帕金森病患者可以通过吞咽密集训练营来提高吞咽技巧，提高舌根后缩力量，增加喉上抬幅度，提高吞咽速度和经口进食能力。需要准备物品有：沾湿的纱布、浓流质（如酸奶、果泥）吸管、矿泉水瓶、口哨、发声笛、咬棒和自己准备的食物。具体实施步骤为：①舌根后缩（沾湿的纱布）；②治疗性进食，浓流质（约100ml）；③吸管吸吮运动（3秒）；④吹泡泡运动（5秒）；⑤声带闭合运动，发“i”、低音“a”→高音“a”、口哨、发声笛；⑥滑音运动，低音到高音、下腹部支持；⑦咬棒；⑧按摩脸颊；⑨张口运动，尽可能将嘴张大、打呵欠；⑩治疗性进食，自己准备的食物；⑪“狮子吼”运动，放松口腔运动肌肉。

四、言语治疗

对于帕金森病患者的言语障碍，重点针对言语产出的呼吸系统、发声系统进行训练，改善音量、音调和音质，以提高言语清晰度。

（一）呼吸训练

呼吸气流的量和呼吸气流的控制是正确发声的基础。建立有规律的呼吸方式，对于改善帕金森病患者的言语功能有重要作用。通过呼吸训练，可以增强腹式呼吸的活动范围。常用的训练方式有腹式呼吸训练、口鼻呼吸分离训练、呼吸器训练、吹蜡烛训练、吹哨子训练等。

1. 腹式呼吸训练　深吸气时，腹部隆起；呼气时，腹部凹陷。

2. 口鼻呼吸分离训练　平稳地由鼻吸气，从口缓慢呼出。

3. 呼吸器训练　呼气10次/组，吸气5次/组，每次中间要有间隔时间。

4. 吹蜡烛训练（吹薄纸片）　让患者深吸气后，嘴巴对着火苗缓慢持续地吹气，维持火苗摇动至最长时间。

5. 吹哨子训练　让患者深吸气后，嘴巴含着哨子持续地吹气至最长时间。

（二）放松训练

为了改善帕金森病患者的言语功能，放松训练不仅包括肢体放松训练，还包括声带的放松训练。

1. 肢体放松训练　让患者取放松体位，闭目，精力集中于放松的部位，包括足、腿、臀的放松，腹、胸和背部的放松，手与上肢的放松，肩、颈、头的放松。

2. 声带放松训练

（1）打嘟法：又称唇颤音法，让患者深吸气后，放松口颜面肌肉、下颌和嘴唇，上下嘴唇因气息推动形成源源不断的气流力量，发出“嘟嘟”的嘴唇颤音。还可以练习音阶和啭音，或者代入歌曲进行练习。初学者切记不可憋气，要及时换气；腹式呼吸是基础，运用气息带动发音。

（2）哈欠-叹息法：吸气式哈欠动作能将声道张到最大，可以使咽部肌肉放松；呼气式叹息动作也能将声道扩张，咽腔扩到最大。让患者将声道张到最大后进行深吸气（此为“打哈欠”），哈欠后舒适地张大声道后进行深呼气（此为“叹息”）。患者叹息时，可以轻轻发叹气声、发“h”、发“hɑ”或者发以“h”开头的词语和句子，体会该方法带来的声带放松感觉。

（3）LAX VOX 吹气法：是由荷兰学者提出的发声训练方式，具有多重反馈作用，可以促进声带运动和放松声带，改善音调和声音共鸣，以及提高嗓音质量。需要一条长 35cm，内径 8mm，外径 10mm 的硅胶管，插入半瓶水中，入水深度 2~3cm。让患者端正坐姿，放松肌肉，调整呼吸，尽可能平稳均匀地长时间吹水，让更多气流通过声带，改善声带的协调性；吹气的同时可发音及唱歌，如由低调到高调发“u”。

（三）发声训练

20 世纪 80 年代由美国 Ramig 教授提出了一项主要针对帕金森病的言语障碍的康复技术，称为励-协夫曼言语治疗（Lee Silverman Voice Treatment，LSVT），其中 LSVT LOUD 训练针对言语功能，LSVT BIG 训练针对运动功能，LSVT HYBRID 是言语结合运动的训练。LSVT LOUD 治疗的主要目标是增加发声的音量，改善发声运动中的感知反馈能力，重新调整与发声有关的感觉运动系统。LSVT LOUD 是国际公认的唯一能长期改善帕金森病患者言语障碍的方法，疗效可长达 2 年，具有标准化的训练流程。目前，美国已经成立一所专门训练和推广这一技术的盈利性机构。研究结果表明：经过 LSVT Loud 治疗之后，患者的声音嘶哑状况得到了明显改善，发声的音量和音质都得到显著提高。

1. 治疗目标　主要目标是改善发声的音量和音调，从而达到以下目的：①改善言语的可理解度；②改善发声运动中的感知反馈能力；③重新调整与发声有关的感觉运动系统；④训练一种内在提示（自我暗示）提高响度的方法，以促进治疗的效应泛化到日常交流。

2. 作用机制　LSVT LOUD 治疗较其他方法更为有效，原因主要有 3 点：①增加了声带的内收运动，改善了喉部肌肉功能，提高了发声系统的调控功能；②要求患者提高自己说话的音量，增加说话的响度，这有利于克服患者的本体感知功能障碍和发声运动障碍；③高强度发声训练有可能改善了中枢神经系统中调节和处理反馈信息的功能，提高了发声运动系统的效率。

3. 适应证　这是一种高强度的声带训练方法，对喉部功能有较高的要求。在进行训练之前，患者必须要接受喉部检查。患有声带小结、胃食管反流、喉癌等喉部疾病的患者不能参加这一训练治疗过程。喉部疾病会严重影响训练结果，而大量的嗓音活动会反过来加重喉部疾病，影响治疗效果。

4. 训练要点　这是一种针对音量和音调的发声训练法，有五大要点：①提高声音响度，时刻自我提醒“大声、大声、再大声”；②改善对发声时的自我感知能力；③尽最大努力完成，多次重复；④高强度训练，1 周 4 次，连续 4 周，共 16 次治疗；⑤发音运动需量化，进行定量观测，以及进行实时评估。

5. 训练方案　每周 4 天为治疗日（1 次治疗训练 1 小时，1 次家庭训练 15 分钟），3 天为非治疗日（2 次家庭训练，各 15 分钟），家庭训练主要是复习治疗训练的内容。治疗训练包括重复式发音训练（每周相同）和阶梯式发音训练（每周不同）。

（1）重复式发音训练：①任务一是尽可能长时间发元音“ɑ”；②任务二是尽可能扩大发声频率范围，由低调-高调-低调发元音“ɑ”；③任务三是尽可能大声朗读 10 个生活用词。

（2）阶梯式发音训练：①第一周是单词和短语的声强训练；②第二周是句子的声强训练；③第三周是文章阅读的声强训练；④第四周是日常交谈的声强训练。通过这种简单、重复、强化的发音训练，患者的音量可以得到显著改善，并且还可以延长发音时长、增加发声基频变化。

6. 注意事项　①进入训练周期前，学习腹式呼吸法、声带放松法。②训练素材可以根据患者的家庭背景、教育、兴趣、爱好等进行个体化制订。③每次训练前，准备足够的饮用水，训练过程中需要及时足量地补充水分。④每次训练前，进行 5 分钟的腹式呼吸训练。⑤训练过程中，让患者“Do What I Do”，不解释太多，使用视觉提示，逐渐去除提示。⑥训练过程中，需要有足够的间歇休息时间，使声带放松。⑦训练过程中，应指导患者产生健康、正常的响度输出，“大声”发音旨在提高患者发声时的感知能力，而不是单单让患者“大喊”，以免因过度刺激造成声带损伤导致声音嘶哑。非正规、不正确的“大喊”式发音训练会使患者在声音响度提高的同时产生压力性嗓音和声带过度紧张，造成声带损伤和声音嘶哑。⑧训练结束后，重返家庭社会，在日常生活中习惯使用更响亮的声音，并将该音量泛化到不同的沟通情景中。

五、认知和心理治疗

（一）帕金森认知障碍的治疗

认知障碍的康复治疗是一个长期的过程，针对不同形式的认知障碍表现，认知康复训练的方法也有很多。因此需要根据患者自身的认知障碍程度和个人经历来设计治疗方案。治疗方法一般分为两大类：恢复性和代偿性策略。

1. 认知训练的方法

（1）设定作业治疗目标：认知功能障碍的治疗目标是要通过训练来改善患者的思维和认知过程，或通过代偿性辅具来提高患者日常生活活动能力和社交能力。

（2）改善能力及行为的治疗方法：①利用电脑和认知卡片进行特定认知领域训练，如记忆力训练。②逐步参与与日常生活相关的任务训练，可以通过重复和逐渐减少提示进行系统的培训。③可利用虚拟现实和增强现实技术来提高认知训练的效果。④选择团体活动的方式来进行认知训练，可以增加游戏的趣味性，增加帕金森病患者的积极性，也可以提高其社交能力。⑤将认知训练与运动训练联合进行，对认知功能的改善作用更明显。⑥代偿性地改变帕金森病患者的生活环境，并适时调整任务来鼓励和维持患者在附近环境或社交中的功能，最大限度地减少认知功能障碍相关症状对患者生活的影响。

2. 各项认知功能的康复训练

（1）记忆障碍的康复训练：记忆障碍的恢复性策略方法较多，目前并没有明确的使用标准。具体的训练方法如下：

1）卡片记忆的训练：在患者前面展示 3~5 张日常生活用品的图片，让患者看 5~10 秒，并要求患者记住。然后将图片拿走，让患者说出所看到的物品名称。反复多次，直至成功，再增加图片数量及行数，逐渐增加训练难度。

2）日记训练法：要求患者每天晚上回去后回顾每天吃了什么东西或者做了什么事情。刚开始照料者可在回忆的时候给予提示，以后逐渐减少提示的信息量和次数。

3）地图作业训练：在患者面前展示一张有街道和建筑物但没有文字标记的地图，治疗师随机找一个出发点，沿着某一街道行走至某处停住，然后要求患者将手放置在停止处，从该处找回出发点，反复几次。如果患者连续 2 次无错误，再逐渐增加难度，如延长路线，增加转弯等。然后可以转移到日常生活的环境中，例如家属带患者去一个地方，然后要求患者带家属回到原出发点。反复练习，直至连续 2 次无错误，再增加难度。

4）电话号码记忆训练：给患者展示一个 8 位数的电话号码，要求患者使用分段法（chunking）记住。例如要记住“23405578”这个电话号码，可以把其分为“2340”“5578”或“23”“40”“55”“78”等几组数字记忆。增加数字的长度或电话号码的数量来增加难度。

5）开展模拟购物等与日常生活相关的任务：让患者自行完成，要求患者记住要买的 3~5 件东西。早期可以用便利贴作为提示，逐渐减少提示的信息量。当无提示的情况下成功购物 2 次，再增加购物的件数。

6）外部记忆辅助：利用身体以外的“提示”或“辅助物”来帮助记忆的方法，如地图适用于伴有空间、时间定向障碍的患者。开始可以用大的地图、大的罗马字和鲜明的路线，标明常去的地点和顺序，以便用来提醒；闹钟、手表和各种电子辅助物如将手表调到每 15 分钟报时一次，便可及时地提醒患者看日记本。

（2）执行功能障碍的康复训练：执行功能障碍是帕金森病最早出现的认知障碍。执行功能在日常生活活动中起重要作用，这个高层次智力过程包括自我察觉、计划和自我监督，因此执行功能训练对帕金森病患者是非常重要的。对于有执行功能障碍的患者，主要是提高解决问题的能力，训练方法如下：

1）获取外部信息训练：如治疗师提出问题，要求患者获取当地当日的报纸，根据报纸的内容进行训练。比如，询问报纸名称，头版头条和各板块的信息，报纸的日期等。

2）解决问题能力：取出牙膏牙刷的图片展示给患者，让患者排列顺序。更换几种简单动作后，如回答正确，再给予更复杂的动作让患者分析，如番茄炒鸡蛋、洗衣服等。然后给患者一件任务，让其口述或写出步骤，如有步骤的遗漏，可以给予提示。训练成功后，再训练解决问题的能力如遇到迷路、丢失钱包等，让患者提出解决办法。

3）推理训练：挑选日常生活常识相关的内容进行训练。例如谈及运动时，可问哪些运动需要跑步，哪些运动需要用球等。如有困难,可给予提示。当患者能力提高时,再逐渐减少提示。

4）开展小组模拟购物活动:由治疗师或家属组织几名帕金森病患者一起进行练习,每周2~3次;1名患者使用各种面值的模拟货币进行购物,1名患者使用图片或部分实物进行标价出售。在购物过程中,患者可模拟财务计算与物品交换,从而达到练习计算理财及购物的目的。也可以利用虚拟现实和增强现实技术在模拟购物活动,或者到超市里面进行真实的购物活动,也可以提交社交能力。

3. 注意障碍的康复训练 部分帕金森病患者也存在注意障碍。注意障碍是认知康复中的基础问题,因为只有纠正了注意障碍,其他认知方面的训练才能有效进行。注意具有多维度特征,它包括集中注意、维持注意、选择注意、转移注意以及分配注意。因此,治疗应该根据患者的实际情况着重培训存在缺陷的维度,提供对注意力有一定要求的功能性训练。

（1）集中注意训练:在同一时间内向患者快速呈现一定数量的数字、图片及木块等,让患者说出所呈现物品的类型和数量。也可以向患者展示一组数字或文字(每次增加数字或文字的数量),让患者复述(可写在纸上)。

（2）维持注意训练:包括视觉、听觉和反应时训练,例如,视觉训练是向患者出示一张包含有不同图形或字母的纸张,从一系列图形或字母中找出特定符号,如"△""☆""?"等。

（3）选择注意训练:在患者进行一项活动时播放录音,使患者在相关听觉刺激或视觉刺激中进行选择和鉴别,录音的内容可根据患者兴趣决定。

（4）转移注意训练:为患者准备两种不同的作业,当护理人员发出指令时患者要停止当前的作业转向另一项作业。

（5）分配注意训练:这个训练主要是让患者同时进行两个或者两个以上的作业活动。例如,让患者在玩打地鼠游戏的同时进行连续100减7的计算活动。可以调整打地鼠的速度和给予计算提示,来降低训练的难度。

（二）帕金森病的心理治疗

抑郁、焦虑等症状不仅会导致帕金森病患者不同程度的功能损害,还严重影响患者的生活质量。传统药物治疗不良反应多、容易成瘾,而心理疗法不良反应少且节省经济成本,可有效改善帕金森病患者的生活质量、减轻照料者的负担。心理疗法包括认知行为疗法(cognitive behavior therapy,CBT)、支持性心理干预、个性化心理干预、多形式文体活动和健康宣教等。

1. 认知行为疗法(CBT) 是心理治疗中应用较广泛的一种。CBT主要通过改变患者错误的思想体系,帮助患者重塑正确的认知过程,结合对应的行为训练,解决患者不良的行为问题,达到帮助患者病情恢复的目的。大量研究表明,CBT能大大地改善帕金森病患者的抑郁和焦虑症状。

2. 支持性和个性化心理干预 医护人员要同情并理解患者,给予其关爱和照料,支持和鼓励帕金森病患者尽早进行康复训练,中晚期则对患者肢体被动和主动运动进行相应的指导,运动过程中需要做好安全防范措施和饮食指导。帕金森病患者出现抑郁焦虑的主要原因就在于其日常生活自理能力较差。对患者来说,家庭和社会支持系统至关重要。医护人员要充分了解患者的病情和生活情况、家庭背景,叮嘱患者家属、朋友等不要对患者表现出过度冷淡、厌烦等不良情绪,尽可能减轻其寂寞孤独、空虚落寞感,帮助其树立与疾病作斗争的信心,为患者创造温馨情感环境。根据每位患者的具体情况制订个性化社会支持方案,鼓舞患者积极、主动参与到社交活动中去,并指导患者家属对患者给予帮助。

3. 多形式文体活动 针对不同程度活动障碍的帕金森病患者,采用分层方法,告知其不运动的危害,鼓励其适当参加各种形式的力所能及的文体娱乐活动(如音乐疗法、太极拳、等活动),克服其被动悲观的情绪,发挥积极主动性。尽量将帕金森病患者集中收治到同一病区,提供良好的治疗环境,有利于患友之间相互沟通交流。

4. 健康宣教 医护人员多向患者及家属介绍疾病知识,包括该病的病因、临床表现、并发症、治疗进展、预后等,重点介绍该患者使用药物的作用、服用方法及可能的不良反应等。也可向患者派发关于健康、饮食、用药及康复训练指导等相关的科普材料,以增加患者对疾病的了解,减轻恐惧情绪,树立战胜疾病的信心。

六、文体娱乐治疗

对于帕金森病患者,文体娱乐治疗不仅仅能改善患者的肢体功能活动和情绪障碍,而且有助于消除人际障碍，提高自我表达的能力，缓解人际关系，提高社会适应能力。

（一）音乐治疗

音乐治疗是把所有与音乐相联系、有结合的活动形式，包括唱、跳、说、写、奏、动、演等各种表现、各种手段，对人的整体或局部进行刺激、引导、疏通等，使其身体或心理产生相应的反应，从而达到康复的目的。音乐治疗是艺术治疗的手法，它的内容多是触动人内心的，可以真实表达个人的情感，具有超强的社会同化作用。其实施简单，过程容易，在医院、社区和家庭都比较容易开展。音乐治疗的技术类型主要包括：接受式、再创造式、即兴演奏式。实施音乐治疗可依据患者的不同情况采取不同的技术类型，选取不同的音乐和音乐形式。

依据音乐治疗的目的，帕金森病患者的音乐治疗方式也是多种多样的。可以选择让患者听舒缓的音乐，降低疏解患者的焦虑抑郁情绪，帮助放松；也可以让患者演奏节奏鲜明的音乐，提高患者的主动活动意愿，提升记忆力、执行能力；步态训练中节拍鲜明的音乐有利于患者克服前冲，保持良好的步行节奏。音乐治疗也可以让患者小组合作演唱歌曲，提高其社会参与度；也可以给予节奏适中的音乐，嘱患者按音乐进行步行或打拍，训练节奏感和步态。音乐治疗可以调节帕金森病患者的情绪和认知，改善肢体活动能力，帮助其建立良好的社交。

（二）舞蹈训练

舞蹈与其他形式的运动锻炼相比具有一些与众不同的优势。它自然地结合了音乐、本体感觉提示技术、运动学习、平衡训练和耐力训练，同时着重与合作伙伴和团体之间的互动和享受。舞蹈是一种反反复复地在持续活动间断地中断后，又不断地再次启动的运动，对于改善帕金森病患者运动启动与停止困难和做重复运动时运动幅度减少具有一定的针对性。舞蹈中的音乐可以作为一种外部的提示信号，给患者运动的节律，提醒患者何时开始运动，何时停止运动。已有研究分析评价了数种基于音乐的运动疗法，即以音乐节奏作为听觉提示信号的舞蹈和步态干预，结果显示，其对患者的平衡功能、步行速度、步幅长度、双重任务下的步行速度、6 米步行测试、日常生活活动能力以及生活质量均有改善作用。

2001 年，美国纽约市布鲁克林帕金森病组织和马克·莫里斯舞团共同创建了舞动帕金森（Dance for Parkinson's Disease）项目。现已有研究证实舞动帕金森项目能有效改善帕金森病患者的生活质量。舞动帕金森项目以团体的形式进行舞蹈训练，每周 1 次，每次 1 小时。舞动帕金森项目由经过训练的舞蹈老师和若干助手主导进行，以团体舞蹈课程形式进行，初始时一般舞蹈老师和帕金森病患者及照料者围坐成一圈。其主要包含三部分训练内容：

1. 热身（坐位） 本部分 30~40 分钟，为一段缓慢的、渐进式的热身，使得患者的肢体活动开来。包含各式的舞蹈，如芭蕾舞、现代舞、踢踏舞、爵士舞以及社交舞。节选自马克莫里斯舞团的舞码片段，以及一两支简单的即兴作品。在坐位下，舞蹈老师以节奏鲜明的音乐带领参与者进行左右手脚的协调运动和节律性运动。与此同时，本部分内容还包含了坐位下的前后左右的重心转移、躯干以及头部的旋转活动等。

2. 热身（站立位） 本部分 10~15 分钟，多以芭蕾舞舞步为主，以及其他的站立相关练习。

主要在站立位下进行节律性训练，同第一部分类似，包含四肢的协调、前后左右的重心转移、躯干以及头部的旋转活动等。同时，第一部分过渡到第二部分包含了坐站转移的训练。站立位下，进行了前后左右的迈步训练和平衡训练。

3. 正式舞动 本部分 20~35 分钟，带领帕金森病患者们进行简单的舞蹈，以围圈式的舞蹈或是表示感谢的舞蹈作为结尾。课程进行中，鼓励参与者在他们感到舒适的范围内尽可能地与其他参与者互动。授课舞蹈教师要能够随时调整课程内容让所有学员都能够参与。

与前两个部分一样，本部分一样十分强调帕金森病患者的参与度，而且由于本部分是连贯的舞蹈动作，其参与性、交互性会更高，患者的兴趣也会更高。通过这段舞蹈教会患者融入集体，与他人交互。

（三）八段锦

八段锦中有单腿直立、马步、拉伸、抓握等动作，与调息调心结合在一起，能够使上下肢肌肉得到锻炼，又使神经肌肉的协调得到发展，从而降低帕金森病患者的肌张力，对运动功能的改善具有积极意义。

（四）太极拳

太极拳运动在我国是一项传统的、被大众广泛接受的中等强度有氧运动。在一定程度上，太极拳可加强帕金森病患者的运动控制，有效缓解症状，改善其平衡功能。也有学者研究表明，太极拳可以提高帕金森病患者的平衡性和灵活性，尤其对于原发性、中期以前的帕金森病患者，太极拳是一项安全有效的康复手段。

在太极拳中，强调"如履薄冰""迈步似猫行"，就是对步法的要求，讲究脚作为承载整个身体重量的基础。与此同时，其中丰富的前后左右的重心转移，下肢固定姿势的维持，左右交替协调动作的练习，有效地训练了帕金森病患者的下肢肌力，提高了其平衡功能。在运动的同时，动作的先后顺序反复重复，增强了患者的记忆力与执行能力。

（五）拳击训练

2006 年在美国成立的 Rock Steady Boxing 是第一个针对帕金森病患者的拳击训练项目。Rock Steady Boxing 旨在帮助帕金森病患者。2011 年，其获得更多资金注入，规模进一步扩大。它的创始人是一位帕金森病患者，该患者在确诊帕金森病后，经过一对一的拳击训练，显著提高了其身体的运动能力，改善了日常生活活动能力和生活质量。在 Rock Steady Boxing 拳击训练项目开始阶段，训练中心还聘请了职业拳击手帮助设计建立训练项目。目前，拳击训练项目由受训的拳击教练或物理治疗师进行指导，同时该项目建立了良好的医院与俱乐部合作的模式。

拳击训练中的步法、勾拳、节奏等对于帕金森病患者的步态异常（小碎步、前冲步态、冻结步态）以及躯干肢体僵硬、节律异常等均是有益的训练方法。

训练课程以帕金森病患者的粗大运动为主，激发患者的爆发力，刺激、锻炼身体和大脑，改善患者的手眼协调能力、灵活性、敏捷性、速度、力量、耐力，并提高了平衡性。对没有拳击经验的患者也适用，训练中由教练依据患者的状态选择合适的训练内容、方式以及强度。

七、康复辅具

因帕金森病患者症状多样，其适用的辅助器具也种类繁多。对于针对其他神经系统疾患常见的、多发的功能障碍的辅助器具，如粗柄勺子、手杖、助行器、轮椅、淋浴椅、触控键盘、助记平板等，本节不一一列举，仅就针对帕金森所特有的、多发的、常见的功能障碍的辅助器具进行简介。

（一）烹饪类辅具

帕金森病患者的震颤、僵硬等症状，使得其从事烹饪的切煮等活动的危险性升高，改良的厨房用具可以大大降低其烹饪的难度，增加活动的安全性。菜刀设计为粗大的手柄，可双手或单手抓握。其双重的、圆弧形的刀刃，使患者切菜时无需重复提起放下的动作，可仅做左右摇摆动作完成切菜。切菜板改变了常用的平板式，将表面挖出圆形的浅凹，配合菜刀弧形刀刃的同时不易有食材外漏。同时，还可使用电动开罐器和电动开瓶器等辅助开罐头、佐料瓶。

（二）进食类辅具

进食类辅具旨在保证患者安全快速地自主进食。固定于手掌的"S"形勺可以很好地防止患者挖起食物后因手部的静止性震颤洒落食物。防抖勺通过内置的平衡仪控制勺子的稳定，其内置马达可自动调节，无论勺柄如何颤动，勺子和其中的食物均能保持很好的稳定性，有效地防止了帕金森病患者的震颤洒落食物。

（三）穿衣辅具

穿衣辅具除了穿衣架、穿袜器、鞋拔等，还有针对帕金森病患者精细动作，如扣扣子、拉拉链等，存在较大困难的辅助器具。拉链吊坠可系于拉链头末端，增加拉链头的长度和大小。拉链头增大可以使患者进行拉拉链动作时，由之前的指尖对捏改变为侧捏或抓握，降低了活动的难度。扣扣子器也将复杂的双手协调合作的扣扣子动作简化为握持扣扣子器拉动的动作，使得精细活动变为粗大运动，提升患者进行该项活动的能力。

（四）书写辅具

震颤和做重复动作时运动幅度减小使得帕金森病患者书写笔画歪歪扭扭，写字越来越小。有学者研究设计的 ARC 特制笔可以有效地改良该问题。ARC 笔通过内置的若干高频马达，在写字时震动，刺激手部增加本体感觉，抵消不规则手部运动所造成的震颤，提高写字的准确性。使用 ARC 特制笔写字的帕金森病患者写出来的字体比过去大了很多，更容易辨认，更出乎意料的是，这款笔对手部肌肉的灵活度也有提高作用。关闭这支笔的电源后，手部肌肉灵活度仍可维持最高 10 分钟的高水平，这有助于帕金森病患者完成其他的一些较复杂的工作。

（五）助行辅具

激光手杖可以在帕金森病患者步行时提供视觉提示和支持，指导患者在行走时每步跨过拐杖所打出的激光指示线，跟随步行移动手杖，以保障在行走的过程中一直可以有视觉的提示。该手杖在患者步行时提供的视觉提示可以有效改善冻结步态，保持较好的步幅和行走节奏，使得其行走安全性更高、更流畅。目前还有其他基于此的助行器具，基本均以视觉提示和听觉提示为主要手段，帮助改善冻结步态和碎步问题。

（六）康复训练类辅具

步歌训练系统：步歌的第一代训练系统是在苹果音乐播放机（iPod Touch）上实施的。受试者先将 iPod Touch 绑在膝盖上部，戴上耳机。行走时，iPod Touch 上的步歌应用程序（Gait Reminder™）能实时测量步长数据，同时提供的声乐、器乐、言语和其他组合。Gait Reminder™ 传送音乐与否取决于患者的步长，大步长会激活音乐，而拖曳和小步行走会使音乐播放停止，以此提醒患者要大步行走。通过大步行走时音乐播放的正性激励和步幅减小时音乐停止的负性抑制，训练患者保持正常的步幅。

总之，帕金森病患者的适用辅助器具种类繁多，样式多样，改善活动能力作用显著，可依据患者需求进行适配。

（卞瑞豪　李咏雪）

第四节　康复结局

帕金森病作为一种神经系统退行性疾病，其必然的发展趋势一定是越来越差。虽然在全世界的范围内已经开展了许多帕金森病的相关研究，但是到目前为止，尚无哪种治疗手段可以阻止疾病的进展，更加不可能逆转疾病的进程。康复治疗的目的是指导患者正确的锻炼方法和生活方式，提高患者的运动功能、自理能力，减缓疾病的进展速度，从而使患者可以更长时间地保持功能独立、生活自理。

每种疾病都有其独自的特点，也不是每种运动方式都适合于所有的患者；根据疾病特点和患者自身的运动习惯制订相应的康复运动方案是帕金森病专业康复治疗的模式。

康复不能改变疾病的结局，但是可以在不同阶段进行不同目的的运动训练，指导患者正确的锻炼方法和生活方式，从而帮助患者具备更好的平衡能力、协调能力、运动能力、认知能力和社会参与能力。对于早期的患者，我们建议积极进行姿势控制训练，提高平衡能力、柔韧性、协调性，这样可以帮助患者更好地保持步行的稳定和协调，保持良好的姿势可以避免后期出现脊柱侧凸或 PISA 综合征；同时我们鼓励患者进行唱歌、舞蹈的练习，这些带有节拍的训练对于帕金森病患者控制讲话和步行的节奏很有裨益。中期患者很多人开始出现剂末效应和/或冻结步态，重点进行平衡、启动、步态训练。充分利用外部和内部的提示，对于这个阶段的患者有很好的效果。视觉、听觉、本体感觉的外部提示，配合充分的注意力集中和内部提示，患者可以较好地完成独立生活。晚期患者多数以轮椅或卧床生活，避免跌倒、预防并发症是这个阶段的康复重点。充分保障安全的前提下进行床上翻身、坐起训练，坐立位或卧位下的转身训练，呼吸功能训练，安全吞咽的训练，这些对于晚期的帕金森病患者具有重要的意义，可以帮助他们减少并发症、促进自主吞咽、安全进食和语言交流。

康复治疗贯穿于帕金森病的全过程，是药物治疗基础上的一个重要补充。同时我们强调患者的家属或照料者应该在保障安全的前提下，给患者最大的耐心和等待，尽量让他们尽自己最大的能力独立完成日常生活中的自我照料。过多的帮助或过少的关心，对于帕金森病患者而言都是不恰当的，会加速患者的功能下降。

康复团队应该包括康复医生和治疗师，还要包括帕金森病患者和他们的家人，这样的团队才是全面的、积极的、主动的。康复专业人员旨在指导患者积极、主动、正确的锻炼和生活方式，指导家人正确的照料方式；家人和患者积极践行这些运动和生活方式，并且将这些专业训练的理念融入日常生活当中，更好地将这些康复技巧变为生活运动方式。这样患者一定会有最大的康复获益。愿因我们的存在，让“帕”不再可怕，让帕金森病患者不再孤单，抗“帕”路上大家一起面对。结局不能改变，但过程可以更加精彩！

（余秋华）

第三十五章　多发性硬化康复

第一节　概　　述

一、病因及发病机制

多发性硬化(multiple sclerosis,MS)是一种以中枢神经系统炎性脱髓鞘病变为主要特点的免疫介导性疾病,病变主要累及白质。

流行病学研究显示,MS 多在中青年发病,典型起病年龄 20~40 岁,10 岁以下和 50 岁以上患者少见;男女患病比例为 1∶2~1∶1.5,女性多于男性。发病率种族性及地域性较强,在高加索人群(白人)中的患病率最高,离赤道越远,发病率越高。欧洲北部、北美等发病率(108~140)/10 万,而亚洲地区的人群患病率约 2.2/10 万。

MS 的病因及发病机制尚未完全明确,临床和实验研究表明,任何单独的因素都不能引起 MS 发病,也不能解释全部的 MS 表型,目前倾向于认为 MS 是由遗传和环境易感因素的相互作用导致的自身免疫性疾病。基于全基因连锁分析和候选基因关联研究,发现遗传因素与 MS 的起病相关,遗传因素是 MS 发病的内因。人类白细胞抗原(human leucocyte antigen,HLA)基因,亦称主要组织相容复合物(major histocompatibility complex,MHC)基因,是目前公认与 MS 易感性关系最为密切的基因,其位于 6 号染色体短臂上,分为三类,具有高度多态性,不同人种均与一定的 HLA 表型连锁。MS 患者 HLA 抗原特殊分布说明具有遗传异质性。尽管基因决定的遗传易感性是 MS 发病的基础,但环境因素(感染、日照、维生素 D 缺乏、吸烟等)作为外因也在 MS 的发病及复发中扮演重要角色。特定遗传背景的个体在一定环境因素(如 EB 病毒、人类疱疹病毒-6、水痘-带状疱疹病毒)的促发下,通过分子模拟等机制激活 T 细胞、巨噬细胞、B 细胞等,使免疫系统发生错误识别导致对自身抗原的免疫攻击,从而发生 MS。

中枢神经系统炎症性脱髓鞘是 MS 临床表现的病理基础,即散在于中枢神经系统的主要是白质多发的脱髓鞘斑块。早期 MS 存在广泛脱髓鞘及髓鞘再生(影斑),而轴索大多保留,少突胶质细胞数相对正常,血管周围炎,浆细胞较少。晚期 MS 脱髓鞘,少突胶质细胞显著减少,髓鞘再生稀疏,轴索密度减低,炎症反应相对不明显,浆细胞较多,形成神经胶质瘢痕。MS 病变具有时间多发和空间多发的特点。

二、临床表现

1. 病程　MS 多为慢性病程,大多数患者病程中有复发缓解。有研究显示,我国 MS 患者多为急性或亚急性起病,复发时也可为急性或亚急性,可复发数次或 10 余次,缓解期可长可短,最长可达 20 年;每次复发通常都残留部分症状和体征,逐渐积累使病情加重;少数呈阶梯式进展,无缓解而逐渐加重。患者发病 1 周至 1 个月为急性期,之后为缓解期。

2. 临床症状和体征　MS 病变在中枢神经系统内多发、散在、随机的空间分布特征决定了 MS 患者多样的临床表现。MS 症状的严重程度与病灶的所在部位相关性大,位于非功能区的大病灶可以不产生症状,而视神经、脊髓或脑干等部位很小的病灶就能产生明显的症状或体征。MS 的典型症状体征归纳如下:

(1) 肢体无力:最多见,国外发生率为 83%。大约 50%的患者首发症状包括一个或多个肢体无力,开始多为下肢无力、疲劳及沉重感，继而变为痉挛性截瘫、四肢瘫，亦有偏瘫、单瘫，伴腹壁反射消失、腱反射亢进和出现病理反射。

（2）感觉症状：是 MS 常见的首发症状之一，可为疼痛、感觉异常等主观症状，痛温觉减退或缺失，深感觉障碍及 Romberg 征，以及节段性及传导束性感觉障碍，肢体多见而面部少见，是病变累及脊髓、脑干和大脑感觉传导通路或脊髓后根纤维的节段性障碍所致。

（3）视觉症状：特发性视神经炎是 MS 最常见的临床表现之一，多为急性起病的单侧视力下降，早期有色觉减退，大部分患者活动眼球时存在疼痛感受，有时双眼同时受累。眼底检查早期可见视乳头水肿或正常，但无出血及渗出。视野检查可见不同程度的视野缺损及瞳孔传入缺陷，随着病情进展，可以出现视神经萎缩，视乳头苍白，常伴有瞳孔异常和视野缺损。约 30%的患者可出现眼肌麻痹及复视，患者侧视时对侧眼球内收不全，同侧眼球外展伴粗大震颤，MS 患者多表现为双侧病损。

（4）疲劳症状：是 MS 患者常见的一个症状，有报道 90%的 MS 患者会出现疲劳，并且超过 2/3 的患者每天或者几乎每天都会经历这种症状。多发性硬化委员会制定的临床实践指南对疲劳的定义是：患者本人或者护理人员感觉到的一种主观的体力或者精力的缺乏，妨碍日常活动和期望的活动。MS 患者本人对疲劳的描述是一种令人灰心的、压倒一切的和使人丧失能力的感觉。

（5）共济失调：约 50%的患者有不同程度的共济运动障碍，表现为持续性言语、意向性震颤、共济失调步态及躯干节律性不稳，病变部位位于小脑及其联系纤维，严重者轻微移动躯干或肢体可引发强烈不能控制的共济失调性震颤，但 Charcot 三主征（眼震、意向震颤和吟诗样语言）只见于部分晚期多发性硬化患者。

（6）疼痛及其他发作性症状：最常见单肢痛性发作、多发性面肌痉挛和强直性发作、三叉神经痛、发作性眩晕、耳鸣及偏头痛。常常由于频繁过度换气、焦虑或维持肢体某种姿势而诱发，发作时间每次持续数秒或数分钟不等，有时一天之内可反复发作。

（7）认知和情感障碍：约 70%的患者可出现认知功能障碍，主要表现为注意力、信息处理速度、执行能力、词语记忆能力及视觉空间感知能力的减退，而皮质性失语、失用和失认比较少见。MS 的情感障碍发生率相对较高，多数患者表现为抑郁、易怒和脾气暴躁，部分患者出现欣快、兴奋，也可表现为淡漠、嗜睡、强哭强笑、反应迟钝、智能低下、重复语言、猜疑和被害妄想等。疾病晚期可规律地发生精神错乱状态，复发期的情感障碍发生率明显增高。

三、临床分型

在 2013 国际分型中将 MS 主要分为以下几种类型：复发缓解型（relapsing-remitting MS，RRMS）、继发进展型（secondary progressive MS，SPMS）、原发进展型（primary progressive MS，PPMS）、良性型（benign MS）、恶性型（malignant MS）。该分型标准可以反映疾病的炎性（疾病活动性）和变性（疾病进展性）进程，有利于辅助疾病的治疗决策和预后判断，如表 35-1。

表 35-1　多发性硬化的临床分型

临床分型	临床表现
复发缓解型（relapsing-remitting MS，RRMS）	此型疾病表现为明显的复发和缓解过程，每次发作后均基本恢复，不留或仅留下轻微后遗症。MS 患者 80%～85%最初病程中表现为此类型
继发进展型（secondary progressive MS，SPMS）	约 50%的 RRMS 患者在患病 10～15 年后疾病不再有复发缓解，呈缓慢进行性加重过程
原发进展型（primary progressive MS，PPMS）	病程大于 1 年，疾病呈缓慢进行性加重，无缓解复发过程。约 10%的 MS 患者表现为此类型
良性型（benign MS）	少部分 MS 患者在发病 15 年内几乎不留任何神经系统残留症状及体征，日常生活和工作无明显影响，目前对良性型 MS 无法做出早期预测
恶性型（malignant MS）	又名爆发型 MS（fulminant MS）或 Marburg 变异型 MS（marburg variant MS），疾病呈暴发起病，短时间内迅速达到高峰，神经功能严重受损甚至死亡

四、辅助检查

脑脊液检查、磁共振成像对多发性硬化的诊断具有重要意义。

1. 脑脊液检查

（1）脑脊液单个核细胞（CSF-MNC）计数：患者 CSF-MNC 计数正常或轻度增高，一般在 15×10^6/L 以内。约 1/3 的 MS 患者，尤其急性起病或者恶化病例可有轻度到中度 CSF-MNC 增多，通常不超过 50×10^6/L，超过此数值应该考虑其他疾病。脑干严重脱髓鞘时可达到 100×10^6/L。

（2）IgG 鞘内合成：①免疫球蛋白指数（IgG index），约 40%的 MS 患者 CSF 总蛋白含量轻度增高，超过 1.0/L 者罕见，可考虑其他疾病。约 2/3 的 MS 患者 IgG 比例增高，超过总蛋白 12%；70%以上患者 CSF-IgG 指数增高。②免疫球蛋白性质的改变，已被证明 MS 患者脑脊液中 IgG 增高是鞘内合成，在琼脂糖凝胶电泳中表现异常分离的区带寡克隆 IgG 带，是 MS CSF 常规诊断方法和重要免疫学指标。但是，脑脊液寡克隆区带并不是 MS 的特异性改变，在 Lyme 病、神经梅毒、亚急性硬化性全脑炎（SSPE）、人类免疫缺陷病毒感染和多种结缔组织病患者的 CSF 中也可以检测出，因此，诊断必须密切结合临床。目前已有的研究表明，脑脊液免疫球蛋白指数和免疫球蛋白性质改变的测定是 MS 最可靠的实验诊断方法。

2. 磁共振成像　是诊断 MS 敏感性最高的和最理想的工具，分辨率高，可识别无临床症状的病灶，连续 MRI 检查还可动态观察病灶进展、消退转归及进行药物疗效评价。MS 病变通常散在地分布于脑室周围，以及胼胝体、脑干、小脑、视神经及脊髓等部位，病灶多呈圆形和卵圆形，可以发生融合。T_1WI 上显示的黑洞通常代表 MS 患者脑实质局灶性损伤区域；T_2WI 常可显示脑室旁多发高信号病变，为紧邻侧脑室表面的不对称性分界清晰的病灶。

五、诊断

（一）诊断原则

第一，应以客观病史和临床体征为基本依据；第二，应充分结合各种辅助检查特别是 MRI 与脑脊液（CSF）的特点，寻找病变的空间多发与时间多发证据；第三，还需排除其他可能疾病。此外，除满足以上 3 项条件外，还应尽可能寻找电生理、免疫学等辅助证据。

在考虑 MS 诊断时，所有患者均应行头部 MRI 检查。目前推荐应用 1.5T 及以上场强 MRI 扫描仪；头部基本序列应该包括平扫（2D 矢状面 FLAIR 序列，2D 横断面 T_1、T_2、DWI）及增强（横断面 T_1）；扫描层数为全脑覆盖（30~32 层），层厚 4mm；中心定位线为平行胼胝体膝部、压部下缘连线；推荐注射造影剂后延迟 5 分钟做增强扫描。有条件的单位，除 DWI 外，推荐其他所有序列的 MRI 检查采用 3D 扫描后薄层重建。脊髓 MRI 检查对于所有患者并非必要，但在以脊髓受累为首发症状、原发性进展性病程以及在 MS 少见的人群（老年人或亚种人群）中考虑 MS，或者需要进一步的资料增加诊断的可靠性时，应行脊髓 MRI 检查。推荐序列包括矢状面 T_1、T_2，连续横断面 T_1、T_2，以及增强后矢状面、横断面 T_1。

（二）诊断标准

1. 成人型 MS　推荐使用 2017 年 McDonald MS 诊断标准，如表 35-2。

表 35-2　McDonald MS（2017）诊断标准

临床表现	诊断 MS 所需辅助检查指标
≥2 次发作；有≥2 个以上客观临床证据的病变	无
≥2 次发作；1 个（并且有明确的历史证据证明以往的发作涉及特定解剖部位的一个病灶）	无
≥2 次发作；具有 1 个病变的客观临床证据	通过不同 CNS 部位的临床发作或 MRI 检查证明了空间多发性
1 次发作；具有≥2 个病变的客观临床证据	通过额外的临床发作，或 MRI 检查证明了时间多发性，或具有脑脊液寡克隆带的证据

续表

临床表现	诊断 MS 所需辅助检查指标
有 1 次发作;存在 1 个病变的客观临床证据	通过不同 CNS 部位的临床发作或 MRI 检查证明了空间多发性,并且通过额外的临床发作,或 MRI 检查证明了时间多发性或具有脑脊液寡克隆带的证据
提示 MS 的隐匿的神经功能障碍进展(PPMS)	疾病进展 1 年(回顾性或前瞻性确定)同时具有下列 3 项标准的 2 项:(1)脑病变的空间多发证据,MS 特征性的病变区域(脑室周围、皮质/近皮质或幕下)内≥1 个 T_2 病变;(2)脊髓病变的空间多发证据,脊髓≥2 个 T_2 病变;(3)脑脊液阳性(等电聚焦电泳显示寡克隆区带)

CNS:中枢神经系统;MS:多发性硬化;PPMS:原发进展型 MS。

如果患者满足 2017 年 McDonald 标准,并且临床表现没有更符合其他疾病诊断的解释,则诊断为 MS;如有因临床孤立综合征怀疑为 MS,但并不完全满足 2017 年 McDonald 标准,则诊断为可能的 MS;如果评估中出现了另一个可以更好解释临床表现的诊断,则排除 MS 诊断。

2. 儿童 MS 儿童 MS 中 95%为 RRMS,80%与成人 MS 的特点相似,其 MRI 相关空间多发、时间多发标准同样适用;但 15%~20%的儿童 MS,尤其是小于 11 岁的患儿,疾病首次发作类似于急性脑病或急性播散性脑脊髓炎(acute disseminated encephalomyelitis,ADEM)过程,所有 MS 患儿中 10%~15%可有长节段脊髓炎的表现,推荐对患儿进行动态 MRI 随访,当观察到新的、非 ADEM 样发作可诊断为 MS。

3. 临床孤立综合征 临床孤立综合征(clinical isolated syndrome,CIS)是指由单次发作的中枢神经系统炎性脱髓鞘事件组成的临床综合征。临床上可表现为孤立的视神经炎、脑干细胞炎、脊髓炎或某个解剖部位受累后导致的临床事件,亦可出现多部位同时受累的复合临床表现。其常见的临床表现有视力低下、肢体麻木、尿便障碍;病变表现为时间上的孤立,并且临床症状持续 24 小时以上。50%以上的 CIS 患者最终发展为 MS。

4. 放射孤立综合征 患者无神经系统临床症状,头颅 MRI 出现强烈提示 MS 的表现时,可考虑为放射孤立综合征(RIS)。目前多数专家认为,需要临床受累才能诊断 MS,而一旦发生典型 RIS,既往时间和空间多发性的 MRI 证据即能够支持 MS 的诊断。

(三)鉴别诊断

对于早期的 MS,应该注意与其他临床及影像学上同样具有时间多发和空间多发特点的疾病进行鉴别,如表 35-3,尽可能完善实验室及其他相关辅助检查,不可仅凭脑室周围多发长 T_2 信号就片面做出 MS 诊断。

表 35-3 需与 MS 鉴别的疾病

疾病类型	疾病名称
其他炎性脱髓鞘病	NMOSD、ADEM、脊髓炎、脱髓鞘假瘤等
脑血管病	常染色体显性遗传病合并皮质下梗死和白质脑病(CADASIL)多发腔隙性脑梗死、烟雾病、血管畸形等
感染性疾病	莱姆病、梅毒、脑囊虫、热带痉挛性截瘫、艾滋病、Whipple 病、进行性多灶性白质脑病等
结缔组织病	系统性红斑狼疮、白塞病、干燥综合征、系统性血管炎、原发性中枢神经系统血管炎等
肉芽肿性疾病	结节病、Wegener 肉芽肿、淋巴瘤样肉芽肿等
肿瘤类疾病	胶质瘤病、淋巴瘤等
遗传代谢性疾病	肾上腺脑白质营养不良、异染性脑白质营养不良、线粒体脑肌病、维生素 B_{12} 缺乏、叶酸缺乏等
功能性疾病	焦虑症等

六、临床治疗

（一）急性期药物治疗

MS 的急性期治疗以减轻恶化期症状、缩短病程、改善残疾程度和防治并发症为主要目标。并非所有复发均需处理。有客观神经缺损证据的功能残疾症状，如视力下降、运动障碍和小脑/脑干症状等方需治疗。轻微感觉症状无需治疗，一般休息或对症处理后即可缓解。

1. 糖皮质激素 甲泼尼龙可抑制炎症反应，减少炎性细胞激活进入中枢神经系统，诱导淋巴细胞凋亡，减轻水肿，修复血脑屏障（blood brain barrier，BBB）破坏，从而在 MS 中发挥治疗作用。大剂量甲泼尼龙冲击治疗是 MS 急性发作期的首选方案，短期内能促进急性发病的 MS 患者神经功能恢复。治疗原则为大剂量、短疗程，不主张小剂量长期使用。临床上成人从 1g/d 开始，静脉滴注 3～4 小时，共 3～5 天，如临床功能缺损明显恢复，可直接停用，如临床功缺损恢复不明显，可改为口服醋酸泼尼松或泼尼松龙 60～80mg/d，每 2 天减 5～10mg，直至减停，原则上总疗程不超过 3～4 周。若在减量过程中病情明确再次加重或出现新的体征和/或出现新的 MRI 病变，可再次给予甲泼尼龙冲击治疗。短期应用糖皮质激素可引起多毛、痤疮、高血糖及低血钾；长期应用会导致肥胖、骨质疏松、无菌性股骨头坏死并有骨折和感染的风险，需考虑预防性用药。类固醇皮质激素与唇裂及裂纹等先天畸形发生相关，而怀孕早期是发生这类畸形的关键期，因此在怀孕期间应用大剂量糖皮质激素时应考虑到对胎儿的影响。此外，甲泼尼龙可以进入乳汁，因此哺乳的女性应尽量避免应用，如果严重发作必须要用大剂量甲泼尼龙冲击治疗时，应尽量在静脉用药后 3～4 小时后哺乳。

2. 血浆置换（plasma exchange，PE） 是将患者的血液在体外分离成血浆和血细胞成分，弃去血浆，再把血细胞成分和弃去血浆等量的置换液一起回输至体内，以去除患者体内的病理性成分，如自身抗体、免疫复合物及补体成分。PE 作为一种血液净化疗法，许多疾病在应用一般疗法无法奏效时可以取效。临床观察显示，在某些体液介导为主的免疫性疾病，如重症肌无力、Guillain-Bare 综合征、系统性红斑狼疮等出现神经系统损害时，PE 是一种重要的手段，但目前 PE 治疗 MS 的经验尚不充分。近年来，越来越多的研究表明，B 细胞和体液免疫成分在 MS 的发病中同样起着重要作用，在 MS 病灶中特别是灰质病灶中发现了异位的 B 淋巴细胞滤泡，有的甚至有抗体产生，并且针对 B 细胞以及体液免疫的治疗在临床上显示了较好的疗效，而 PE 可以有效地清除自身抗体、免疫复合物及补体成分，因此用于 MS 的治疗具备理论基础。血浆置换一般为每次 50ml/kg，每周 1～2 次。PE 通常比较安全，但并非绝对无任何反应和无风险。主要的不良反应包括：①低血压，注意补液量可减少其发生；②高血容量、充血性心力衰竭；③心律失常，一般为一过性的，可发生心动过速、过缓、早搏、心房纤颤等；④过敏反应；⑤低钙、低镁、低钾血症；⑥感染和发热反应；⑦白细胞、血小板减少，出血倾向等。

（二）静脉注射免疫球蛋白

静脉注射免疫球蛋白（intravenous immunoglobulin，IVIG）含有抗特异型抗体，可中和血液循环中针对髓鞘蛋白的自身抗体，减少 B 细胞产生抗体，封闭巨噬细胞 Fc 受体，抑制 T 淋巴细胞活化等作用机制调节免疫系统，从而达到治疗 MS 的目的。目前关于 IVIG 的有效性尚无充分足够的循证医学证据，因此，国内专家建议：MS 急性期首选大剂量甲泼尼龙治疗，对糖皮质激素反应较差的患者可用 IVIG 或者血浆置换。IVIG 用量为静脉滴注 0.4g/（kg·d），连续用 5 天为 1 个疗程，5 天后如果没有疗效，则不建议患者继续使用，如果有疗效但是疗效不是特别满意，则可继续每周用 1 天，连用 3～4 周。

（三）缓解期药物治疗

MS 为终身性疾病，其缓解期治疗以控制疾病进展为主要目标，推荐使用疾病修正治疗（disease modifying therapy，DMT）。

国际上现已经批准上市的 DMT 药物共有 13 种，如表 35-4。目前国家药品监督管理局已经批准国内上市的 DMT 药物有口服特立氟胺和注射用重组人 β1b 干扰素。

表 35-4 目前国际上已批准上市治疗 MS 的 DMT 药物

药物	适应证	给药途径	推荐剂量和频率
DMT 注射剂			
干扰素 β1b	RRMS 和有 MRI 证据提示 MS 的 CIS	皮下注射	250μg,隔日 1 次
干扰素 β1a	RRMS 和有 MRI 证据提示 MS 的 CIS	肌内注射	30μg,每周 1 次
干扰素 β1a	RRMS	皮下注射	22μg 或 44μg,每周 3 次
聚乙二醇干扰素 β1a	RRMS	皮下注射	125μg,每 2 周 1 次
醋酸格列默	RRMS	皮下注射	20mg,1 次/d;40mg,每周 3 次
那他珠单抗	RRMS	静脉注射	300mg,每 4 周 1 次
奥瑞珠单抗	RRMS,PPMS	静脉注射	首剂:300mg(D1)+300mg(D15);以后:600mg,每 6 个月 1 次
米托蒽醌	RRMS,恶化的 RRMS 和 SPMS	静脉注射	12mg/m^2,每 3 个月 1 次
DMT 口服剂			
芬戈莫德	RRMS	口服	0.5mg,1 次/d
特立氟胺	RRMS 和有复发的 SPMS	口服	7mg 或 14mg,1 次/d
富马酸二甲酯	RRMS	口服	240mg,2 次/d

1. 免疫调节剂

(1) β 干扰素:β 干扰素(IFN-β)用于治疗 MS 的 IFN-β 分为 IFN-β1a 和 IFN-β1b。带糖基的 IFN-β1a 活性大于 IFN-β1b,且用药后产生中和抗体(NAb)的时间较长,滴度较低。研究显示,IFN-β 可通过多种机制发挥免疫调节作用,如调解细胞因子的产生、抑制细胞迁移进入脑内、抑制 T 淋巴细胞活化、抑制其他炎性 T 淋巴细胞等。IFN-β 推荐用于治疗 RRMS 或仍有复发的 SPMS 患者。应早期、序贯、长期使用,起始剂量为 250μg,皮下注射,隔日 1 次。起始剂量为 62.5μg,皮下注射,隔日 1 次,每注射 2 次后,增加 62.5μg,直至推荐剂量。

常见不良反应及处理:注射部位局部坏死,采用注射前 30 分钟将药物从冰箱取出、用药前后冰敷、变更注射部位、注射部位皮肤避免直接日照和加强无菌注射技术等可有效改善注射部位反应;流感样症状(疲倦、寒战、发热、肌肉疼痛、出汗),常见于首次注射或增加剂量时,随着注射时间的延长,流感样症状可逐渐减轻直至完全消失。采用小剂量开始、睡前给药和适当应用解热镇痛类药物(如对乙酰氨基酚、布洛芬等)可改善流感样症状。注意定期监测血常规、肝功及甲状腺功能。

(2) 特立氟胺:特立氟胺是治疗类风湿性关节炎药物来氟米特的活性产物,通过抑制线粒体内的二氢乳清酸脱氢酶而抑制嘧啶合成,进而抑制淋巴细胞增殖。推荐用于 RRMS 和有复发的 SPMS 患者。应早期、长期使用,患者 14mg 口服,1 次/d。常见不良反应有腹泻、呕吐、头发稀疏、谷丙转氨酶升高。腹泻和呕吐患者可适当给予对症处理,重度肝损伤患者不应给予特立氟胺治疗。妊娠或正在计划妊娠的患者禁用。

(3) 醋酸格拉替雷:醋酸格拉替雷(glatiramer acetate,GA)具有多聚物分子特性,能有效地与抗原提呈细胞表面的 MHC Ⅱ类分子结合,竞争性地抑制髓鞘碱性蛋白等抗原与抗原提呈细胞相结合,并促使抗炎因子的释放。GA 可以减少 RRMS 患者的复发次数,以及 MRI 病灶负荷,有效减少 T_1WI 脑内的"黑洞",即脑白质低信号病灶,延缓 RRMS 患者功能残疾进展的速度。总的来说,GA 耐受性良好,最常见的不良反应包括注射局部反应、注射后全身反应、胸痛及淋巴结肿大。

(4) 芬戈莫德:芬戈莫德是一种口服鞘氨醇 1-磷酸(sphingosine 1-phosphate,S1P)受体调节剂,它经鞘氨醇激酶磷酸化后转变为对 S1P 受体(S1PR)结合具有高亲和力的活性形式。磷酸化的芬戈莫德与淋巴细胞表面的 S1PR 结合后，导致 S1PR 内吞及降解，S1PR mRNA 表达下调。淋巴细胞表面的 S1PR 减少，抑制其由淋巴组织进入外周循环系统。这一作用与 MS 患者血液和脑脊液淋巴水平下降及炎性事件风险降低有关。

2. 单克隆抗体　阿仑珠单抗：阿仑珠单抗以 T 淋巴细胞与 B 淋巴细胞表面的 CD52 蛋白为靶点。推荐用于治疗 RRMS 或仍有复发的 SPMS 患者。推荐 12mg/d，静脉注射，持续 2 个疗程。第 1 个疗程：12mg/d，连续 5 天。第 2 个疗程：第 1 个疗程 12 个月后，给予 12mg/d，连续 3 天。其主要不良反应为输液反应、感染和自身免疫疾病。为监测潜在严重不良作用的早期体征，在治疗基线时和末次治疗后 48 个月进行下述定期实验室检查：①全血细胞计数及其分类计数（治疗开始前和随后每月 1 次）。②血清肌酐水平（治疗开始前和随后每月 1 次）。③尿液分析与尿细胞计数（治疗开始前和随后每月 1 次）。④甲状腺功能检查（治疗开始前和随后每 3 个月 1 次）。⑤进行基线和每年 1 次的皮肤检查，以监测黑素瘤。

3. 免疫抑制剂　米托蒽醌：第一个被 FDA 批准用于治疗 MS 的免疫抑制剂。米托蒽醌是一种细胞毒性和免疫抑制作用的蒽醌衍生物，通过减少 B 淋巴细胞、抑制辅助性 T 淋巴细胞的功能，促进抑制性 T 细胞的活性而发挥免疫抑制作用。推荐用于 RRMS、SPMS 和 PRMS 患者的疾病进展期，通常 8～12mg/m^2，静脉注射，每 3 个月 1 次，终身总累积剂量限制在 104mg/m^2 以下，疗程不宜超过 2 年。主要不良反应及处理包括心脏毒性和白血病，因此在使用过程中应注意监测其心脏毒性，每次注射前应检测左室射血分数（LVEF），若 LVEF<50%或较前显著下降，应停用米托蒽醌。此外，米托蒽醌的心脏毒性有一定迟发效应，整个疗程结束后也应定期监测 LVEF。

（王程灵　王俊华）

第二节　康复评定

一、MS 的整体功能评定

20 世纪 80 年代 Kurtzke 扩大的残疾状态量表（expanded disability status scale，EDSS）广泛应用于临床，通过对 MS 的功能障碍和个人能力进行 8 项神经功能的评定，从而评定 MS 患者的残疾程度，见相关专业书籍。根据 8 项神经功能的评分，EDSS 评分从 0 级（正常）到 10 分（死亡），间隔分值为 0. 5 分。分值从 1. 0 到 4. 5 提示 MS 患者可以在不辅助下步行；分值从 5. 0 到 9. 5 提示患者步行受损。

二、疲劳评定

目前多采用疲劳严重度量表（Krupp's fatigue severity scale，FSS）来评价患者的疲劳水平。该量表由美国学者 Krupp 等在 1989 年研制，FSS 共有 9 个项目，7 个分值点评价，自 1 分至 7 分为非常不同意逐渐过渡为非常同意，最后评分为 9 项评分总和除以 9，分值越高说明疲劳状况越严重。其中 FSS 9 个项目分别包括：当我疲惫的时候我的积极性是较低的、运动使我疲劳、我很容易疲劳、疲劳影响我的体能、疲劳经常给我带来频繁的不适、疲劳使我无法维持体能、疲劳影响我从事某些工作、疲劳是我的三个最严重的症状之一及疲劳影响了我的工作、家庭或社交生活。

三、痉挛评定

临床常用改良 Ashworth 痉挛量表评定 MS 患者的痉挛状态。（具体可参阅本书第八章第二节相关内容）

四、认知功能评定

约 70%的患者可出现认知功能障碍，用简明精神状态检查法（MMSE）能初步了解患者的认知功能。（具体可参阅本书第十一章第二节相关内容）

五、抑郁状态评定

MS 患者抑郁症的发生率是非 MS 患者的 3 倍，对抑郁状态的评估有自评量表和他评量表，自评量表常用明尼苏达多相人格调查表（MMPI）及抑郁自评量表（SDS），他评量表常用汉密尔顿抑郁量表（HAMD）。（具体可参阅本书第十四章第二节相关内容）

（王程灵　王俊华）

第三节　康复治疗

MS 目前应用较多的是综合康复治疗，包括医学教育、药物治疗和物理疗法，是一种多学科参与（神经科、康复科），涉及住院、门诊、家庭或社区的康复，在疾病范围内通过干预，其中包括个人和环境因素，达到减轻患者症状、增强其功能独立性，并最大限度地增加其社会参与性的目的。

一、物理治疗

（一）物理治疗原则

多发性硬化患者病程长，临床表现多种多样，神经功能障碍表现不同，康复治疗应遵循早期开始、循序渐进、因人而异、针对性的治疗原则。在疾病的发作期和缓解期康复的原则和目的不同。

1. 急性期（在医院进行）　①应待患者病情有所缓解时，即开始进行主动的康复训练，保持各关节的正常活动范围。②初始训练强度不宜太大，训练时间不宜过长，以患者每天训练 2~3 次，每次锻炼 20~30 分钟，患者略感疲劳为度，待患者肌力有所恢复时再逐步加大运动量。③应在疾病早期则开始对患者进行健康宣教，使患者及早认识到康复的必要性。

2. 缓解期（多在家庭和门诊完成）　①应逐步增加患者持续有规律的康复训练强度和时间。②注重提高患者日常生活能力的训练，鼓励有能力的患者多参与家庭活动和必要的社会劳动。

（二）关节和肌肉功能训练

1. 关节活动范围的维持　MS 康复治疗的重点是纠正畸形姿势和维持正常的关节活动范围。一般采取主动和被动运动方法，对关节囊紧张者应重点应用关节松动手法，出现挛缩可考虑使用持续牵拉，必要时应用矫形器、石膏托等器具将受累肢体关节维持在理想的位置，对以上保守治疗无效时则考虑手术松解。

2. 肌无力的训练　MS 患者常有精力不足和易疲劳现象，不可抗拒的睡眠状态也时有发生。这种疲劳下肢先于上肢且重于上肢，而且下肢无力常和痉挛并存，产生痉挛性瘫痪。这种疲劳可随体力活动、高温度、高湿度而加重，休息后可恢复。疲劳被认为与髓鞘部位的传导障碍有关。

MS 的肌无力如不治疗将发展成为肢体残疾、关节挛缩，最后导致行走和运动困难。运动训练尽管不能阻止上运动神经元病损对运动系统的不良影响，但可以维持患者的一般情况和防止废用性肌肉萎缩。运动训练可以采用有氧运动（四肢联动训练、跑步机步行训练、家庭步行训练、下肢助力联动训练）、抗阻训练（负重训练、弹力带柔韧抗阻训练、肌肉力量增强训练）、有氧运动联合抗阻训练及其他形式，如减重步行训练、水中运动训练、功能性电刺激（FES）、平衡功能和稳定性训练等多种训练形式。但无论是哪种训练，都应根据患者具体的身体状况确定训练的强度、类型、频率等。由于患者易疲劳和不耐热，且疲劳感可以随体力活动、高温而加重，运动常受限制，所以训练应该少量多次，尽量选择一些有空调环境的房间，并且可以在运动期间穿插 3~5 分钟的休息时间，让患者恢复体力和保持体温。当 MS 患者足、踝、膝的肌肉无力而产生不安全感或无效步态时，应向患者提供踝-足矫形器或膝-踝-足矫形器，以便能得到足够的外部支撑和改善行走机制。

（三）共济失调和步态训练

有约半数以上的 MS 患者因小脑受累而出现震颤和共济失调症状，而共济失调是多发性硬化最复杂、最顽固的症状，常与其他残疾并存，给其步行和生活能力带来极大不便。共济失调和震颤常用药物包括：卡马西平、普萘洛尔、氯硝西泮、异烟肼等，然而疗效有限且临床试验结果不一致。

康复治疗可以通过改善患者肢体近端的稳定性来进行，具体方法如下：①抗重力姿势和刺激近端肌肉收缩的方法；②利用姿势镜进行视觉反馈训练，通过加强本体感觉范库信息而促进活动的稳定性；③肢体上加 1~3kg 重的沙袋，通过加强本体感觉反馈而促进活动的稳定性；④PNF 中逐渐减少范围的慢逆转技术和节律性稳定技术，可以增强稳定肌的力量。此外，逐渐减小支撑平面，改变支撑面硬度，由静态平衡到动态平衡训练有助于改善患者的平衡控制能力，如太极、瑜伽、水上运动。由于部分患者的平衡和协调障碍是由肢体震颤所致，局部给予冷疗（18℃或 25℃）可以减少肌肉牵张反射和肌梭的放电，减轻患者肢体震颤，使患者保持更好的动作灵活性和柔韧性。生活中，用长把柄的餐具和带固定器的盘子有助于独立进餐；好的项圈对控制头的震颤有一些作用；加重的助行器有利于行走；便携式虚拟现实视觉反馈装置亦能改善患者行走能力。

MS 患者早期步态问题是平衡差和一个或多个肢体沉重笨拙，后期步态问题主要是阵挛、痉挛、无力、感觉丧失和/或共济失调。MS 步态训练的主要内容：站立和行走时应充分强调重心的转移、躯干的转动、适当加宽的步行基础以及对速度的控制。MS 患者常需要拐杖、下肢矫形器、助行器或轮椅来维持其移动功能。

（四）症状的治疗

1. 疲劳的处理　应保证足够的卧床休息，避免过劳，尤其在急性复发期。疲劳是许多患者常见的主诉，症状除了源自疾病本身，还受社会、心理等诸多因素的影响。因此，疲乏的治疗应注意药物与心理治疗相结合，建议患者采用平缓的生活方式，调整心态，劳逸结合，合理安排日常活动。金刚烷胺 100mg b. i. d. 或选择性 5-羟色胺再摄取抑制剂如氟西汀、西酞普兰等，可能对轻微的症状有效。

2. 肌痉挛的处理　MS 患者的下行运动通路脱髓鞘，使正常的下行运动控制减弱，而节段性脊髓反射亢进，网状脊髓束和红核脊髓束的活动增强，使痉挛成为 MS 最主要的症状之一。轻度肢体活动尤其抗重力活动时感到肌肉发僵、不灵活，重者夜间出现痉挛，肌肉疼痛，病程长者可出现关节挛缩、异位骨化、压疮倾向及尿便障碍等。

MS 的肌痉挛分为伸肌痉挛和屈肌痉挛两种类型，尤以伸肌痉挛为主。痉挛治疗的目的是改善功能、缓解疼痛、易于护理，而不是去除痉挛本身。其治疗是综合性的，在 MS 的发病急性期即应该采取抗痉挛体位，早期进行斜板站立及负重练习，避免不当刺激（如过紧衣物、压在患者身上的物品），消除加重痉挛的最基本因素（如泌尿系感染、肠道激惹、指甲嵌压等）。MS 患者若伸肌占优，则重点进行躯干的屈曲转动活动，运动的逆转和螺旋形或对角线的四肢运动模式相混合的转动是其训练的重点，并在训练中采取 PNF 中的节律性活动和慢逆转技术，禁止使用 ATNR 和 TNR 等原始反射。局部促进技术如对痉挛肌的拮抗肌拍打、震动或轻触，可以易化拮抗肌，从而降低痉挛肌的肌痉挛。每天坚持关节的被动活动、持续牵拉或压迫痉挛肌的长腱也能减轻痉挛。水中运动训练也是缓解痉挛的一种有效方法。如果发生重度痉挛，则应辅以支具或矫形器，以达到稳定关节、改善步态之目的。

肌强直和痛性痉挛：常用的药物包括巴氯芬及苯二氮䓬类药物。巴氯芬为首选药物，通常小剂量 10mg/d 开始，逐渐增加剂量，最大剂量可用至 120mg/d，但个体差异较大。

3. 感觉障碍的治疗　在 MS 中极其常见，但很少导致残疾。检查常发现下肢末端振动觉丧失，少数患者因本体感觉丧失而产生感觉性共济失调。浅感觉丧失的 MS 患者通过体表温度、触觉、压力觉刺激的方法进行训练，如用力刷、擦等，增加肢体的感觉反应；本体感觉丧失的 MS 患者通过感觉反馈治疗，如口头指示、视听反馈等，改善或补偿这种感觉的丧失；另外，感觉障碍区域的皮肤要保持局部皮肤清洁和干燥，加强营养，定时变换体位和检查皮肤，防止压疮的形成。

4. 疼痛处理　MS 的疼痛以痉挛性疼痛多见。疼痛综合征首选卡马西平、加巴喷丁。对于抑郁症所致的疼痛可应用选择性 5-羟色胺再摄取抑制剂，常用的药物如氟西汀、西酞普兰和舍曲林、文拉法辛和度洛西汀；对肌强直疼痛可选择非甾体药配合肌松药如替扎尼定；长期应用糖皮质激素的患者需排除骨质疏松，可选择降钙素类药物。通过改变站位和坐位姿势以治疗慢性疼痛，适宜的关节伸展运动对防止关节挛缩、缓解肌肉痉挛、减轻疼痛十分重要；经皮电刺激和热疗也有一定的治疗效果，并应该解除可能引起痉挛的因素，如泌尿系感染、结石及压疮等。

5. 膀胱、直肠和性功能障碍的处理

（1）膀胱功能障碍：约75%的MS患者可以出现尿频、尿急、尿失禁，部分患者因残余尿量大于50ml而反复泌尿系感染。可采用超声或尿流动力学检测客观测定残余尿量。患者的尿频、尿急和尿失禁症状为逼尿肌过度兴奋或其不随意收缩引起，治疗可用抗胆碱能药，从小剂量开始，逐渐增加至患者能耐受副作用或出现口干等。残余尿量多（如尿潴留）为逼尿肌麻痹或尿道外括约肌痉挛引起，药物治疗效果欠佳，应指导患者自行进行清洁、间歇性导尿。间歇性导尿期间应该制订饮水计划，每天导尿前可做耻骨联合上的中药封包热敷按摩和大腿内侧的拍打刺激，利用条件反射诱导自我排尿。对于女性多发性硬化患者，可以适当进行盆底肌训练；重症患者可予膀胱内注射神经毒性药物如辣椒碱以降低逼尿肌反射亢进，但作用欠持久。

（2）直肠功能障碍：最常见为无力性便秘，腹泻少见。治疗方法如下：①注意饮食调节，每天摄入足够的水分，进食富纤维类食物；②养成每天早餐后如厕的习惯，腹肌无力者通过按压腹部增加腹压，必要时用手指刺激骨盆肌收缩帮助排便或开塞露塞肛；③口服欧车前、番泻叶等药物治疗，但避免应用松弛剂和灌肠。部分患者会出现大便流出的情况，对于此类患者应该训练定时排便，并加强盆底肌肉收缩训练。

（3）性功能障碍：50%~90%的多发性硬化患者存在性功能障碍。性功能障碍可发生于男性或女性，主要表现为阳痿、勃起障碍、阴道干涩、性欲低下、性高潮障碍或体位困难。治疗包括心理和躯干两个方面：若因痉挛和关节挛缩引起姿势异常而影响性生活，则需药物治疗和牵引治疗；若表现为阳痿、勃起障碍，应用前列腺素E、罂粟碱以及酚妥拉明于海绵体内注射，可能有短暂作用；性高潮低下是两性均存在的问题，增加感觉的刺激，如用震动器对某些患者可能有益。另外，性功能障碍者，夫妻间的沟通和适宜的心理状态非常重要。

6. 构音障碍和吞咽困难的治疗　构音障碍和吞咽困难的原因为小脑受累或假性延髓麻痹。构音障碍主要表现为某些单词的发音困难和严重的发音器官的运动失用；吞咽困难患者不能正确运用唇、舌、软骨等，不能协调完成吞咽动作，由于舌肌控制能力较差、活动范围较小、动作不协调，使吞咽动作不能在正常位置进行，咽反射迟钝，食物进入咽部时不能引起咽反射，从而导致呛咳。这些明显的交流损害常妨碍MS患者成功的社会交往和就业。（具体训练方法可参阅本书第二十二章及第二十三章相关内容）

7. 认知障碍和心理障碍的治疗　MS患者的认知障碍是最容易被忽略的症状，临床上70%的MS患者可有认知障碍。这些MS患者多具有慢性进行性病程或脑内有较大面积病灶。认知障碍多呈注意力、抽象力、短时记忆和空间技能等方面的障碍，可不与躯体症状或体征伴行而单独出现。MS患者大脑的任何部位病变几乎均可引起短时记忆及抽象力障碍，而胼胝体的病变则主要涉及注意力的障碍。认知障碍的康复比躯体障碍更重要，临床上常用盐酸多奈哌齐来改善患者的认知功能障碍。目前，基于计算机技术的认知训练正在被广泛应用，它对轻、中度认知障碍患者的记忆力和注意力有较好的改善作用，而对较严重的认知障碍患者，可以使用补偿或替代的治疗策略，如恰当的时间管理、规律睡眠、记忆排队、日历等方法。（具体训练方法可参阅本书第十一章相关内容）

由于MS而引起脑部病损和患者的残疾，患者难以完成社会和家庭的角色，多表现出抑郁和情感不稳，且病程愈长病情越严重，发生率越高。另外，类固醇类药物、抗痉挛药物也可引起抑郁症。MS患者抑郁的治疗主要是心理治疗与药物治疗相结合。目前有研究表明，音乐疗法可以使患者动态地探索既往的生活和记忆内容，并重新认识社会和自己，有利于情感稳定。治疗当中，康复医生应与患者建立信任和密切的关系，鼓励患者配合治疗、树立信心、积极参与社会活动和力所能及的工作。有抑郁表现者，可应用西普妙，也可使用SSRI类药物，如百忧解、赛乐特等药物；焦虑比较明显的患者选用苯二氮䓬类药物，最常用的是罗拉。出现严重精神分裂的患者可应用利培酮、奥氮平、奋乃静等药物治疗。

二、康复结局

MS的预后与临床分型密切相关。以偏瘫、单瘫等锥体束受累或以大小便障碍等括约肌障碍为首发症状者，恶性MS的发生率者较高，而以视觉障碍、感觉障碍为首发症状者，良性MS的可能性大。良性型MS患者在发病15年内几乎不留任何神经系统残留症状及体征，日常生活和工作无明显影响，而恶性型MS，疾病呈暴发起病，短时间内迅速达到高峰，神经功能严重受损甚至死亡，预后较差。

（王程灵　王俊华）

第三十六章　周围神经病损的康复

第一节　概　　述

周围神经病损是指周围运动、感觉和自主神经(植物神经)的结构和功能障碍,一般可分为周围神经损伤(peripheral nerve injury)和神经病(neuropathy)两大类。周围神经损伤是指由于周围神经丛、神经干或其分支受外力作用发生的损伤;神经病是指周围神经的某些部位由于炎症、中毒、缺血、营养缺乏、代谢障碍等引起的病变。周围神经病损所致的功能障碍常常很严重,积极的、合适的康复处理不仅能预防或减轻并发症,而且能促进神经的修复与再生,最快地恢复实用的功能,减少残疾的发生。

一、流行病学

随着社会发展,周围神经病损的发病率呈逐年上升的趋势,对患者健康形成了很大威胁。据统计,在四肢开放性损伤伴有周围神经损伤患者中的发病率高达5%,且修复后功能完全恢复者仅占10%~25%。周围神经病损恢复慢、疗程长,极大地降低了患者的生存质量,影响了患者的生活及工作能力。造成周围神经病损的原因很多,其中开放性损伤、牵拉伤和骨折脱位造成的损伤是临床上最常见的神经致伤原因。表36-1

表36-1　周围神经病损的原因和分类

轴突病变	髓鞘病变	其他型病损
1. 先天性的 2. 获得性的 A. 中毒 金属:砷、汞、铅、铊、锰 溶剂:己烷、四氯化碳、有机磷 药物:氯喹、长春新碱、呋喃类等 饮食:山黧豆、河豚、毒蕈 动物毒素:毒蛇 B. 代谢障碍 糖尿病、肾功能衰竭、肝功能衰竭、吡咯紫质沉着症、慢性甲状腺功能不足 C. 营养缺乏 维生素B_{12}、B_6、叶酸、蛋白质、烟酸、核黄素、硫胺 D. 其他 癌、骨髓瘤、结缔组织疾病	1. 先天性的 2. 获得性的 A. 原因不明性感染 急慢性髓鞘病(Guillain-Barre综合征)、复发性髓鞘病、疫苗后髓鞘病、婴儿髓鞘病 B. 中毒引起 白喉毒素 铅、碲、砷中毒 六氯苯中毒 氰化物中毒 AETT中毒 C. 代谢障碍 糖尿病 白蛋白异常	1. 机械性 压迫、牵拉、断离、撕裂伤、火器伤、慢性摩擦伤 2. 缺血性 胶原血管病 其他血管病 糖尿病 动脉粥样硬化 3. 感染性 带状疱疹 麻风 其他病毒感染 4. 其他 淀粉样变 肿瘤 黏液多糖病 神经周炎 热、冷损伤 电击损伤 放射损伤

是基于病损的原因对周围神经疾病和损伤进行分类，其中有些轴突病变和髓鞘病变可以同时累及轴突和髓鞘。习惯上将属于炎症性质的称为神经炎，将受外力作用而发生损伤的称为周围神经损伤，将由于营养、代谢障碍、中毒等所致的称为周围神经病。

肢体的任何部位损伤都有可能伤及周围神经，对下列部位的肢体创伤要特别注意并发周围神经损伤：①肩关节脱位并发腋神经损伤；②肱骨干骨折并发桡神经损伤；③肘部损伤并发尺神经损伤；④桡骨下端骨折并发正中神经损伤；⑤髋关节脱位并发坐骨神经损伤；⑥腓骨小头骨折并发腓总神经损伤。

值得关注的是医源性损伤，虽然少见，但后果严重，甚至导致医疗纠纷。Kretschmer 等报告 722 例神经损伤，近 20% 为医源性。原因主要有：①切割伤。多由于不按正常操作规程，没有对可能受损神经给予保护，或术前不了解神经解剖关系已发生改变。②牵拉伤。③药物注射、针刺伤。针刺直接损伤可引起神经部分损伤，加上药物的化学刺激。药物刺激性的强弱、毒性、酸碱度、低高渗的不同可造成不同程度的损伤。药物注入神经束或鞘内可造成一段神经坏死、瘢痕化。④止血带、小夹板、石膏压伤。如上臂捆扎过紧、时间过长，导致正中、尺、桡神经损伤。⑤骨折整复挫伤。

二、生理病理

（一）周围神经的结构

周围神经由神经细胞、施万细胞（Schwann's cell）、结缔组织、血管、淋巴管以及特殊支持细胞组成。神经细胞（神经元）又由胞体部分和突起部分构成，轴突是其中的一个最重要的胞突，其末端反复分支后或与其他神经元接触，或远至其他器官参与构成效应器。施万细胞包绕轴突形成神经纤维。上万条纤维集中在一起形成神经束，一个或数个神经束由结缔组织联系在一起，就组成了周围神经。从功能上看，周围神经多为混合性神经，即含有感觉纤维、运动纤维、自主神经纤维。按其在中枢的起始部位可分为脊神经、脑神经和自主神经。

施万细胞来源于胚胎时期的神经嵴细胞，对周围神经再生过程中的形态和功能的修复起着不可替代的作用，周围神经的再生主要依赖于施万细胞提供了适宜的微环境。周围神经损伤后，远侧端因轴突的断裂而发生沃勒变性，相应的一些重要信号消失或减弱，远侧端的施万细胞出现了返幼现象，分子表型（molecular phenotype）回到了类似于幼稚的不形成髓鞘的施万细胞。近侧端神经纤维作为神经再生的第一事件，其施万细胞早期的变化直接影响到神经再生的微环境。

（二）周围神经损伤病理

1. 损伤后的变性 周围神经损伤后的病理改变，取决于损伤的程度。一度损伤可不出现组织形态学上的改变，或只出现损伤远端脱髓鞘反应。二度以上的损伤均出现神经纤维的变性。

从病理学上讲，神经损伤可发生两种典型的病理反应：一是局部脱髓鞘反应，二是轴突变性。神经变性根据其发生的部位可以分为以下 3 个方面（图 36-1）：

（1）损伤部位的改变：损伤局部出现损伤性反应，一般形成一个炎性反应区域。严重者出现纤维增生、瘢痕形成。

（2）远端神经的变性：远端神经的变性是由于损伤使细胞体对其远端胞突的营养中断造成的。有髓纤维的这种变性也称为沃勒变性。在伤后 6~30 小时，轴突肿胀，髓鞘板层破裂并变为不规则。伤后 2~3 天，线粒体嵴出现空泡，神经微丝及微管肿胀、断裂，髓鞘裂解成微粒。伤后 1 周左右，轴突内细胞器消失。无髓纤维的变性进展较有髓纤维缓慢些。

（3）近端神经的变性：近端神经纤维的逆行性改变类似于远端，但较为局限，一般不超过一个朗飞氏结。神经胞体也出现相应的反应性变性，分为反应期和恢复期，一部分神经细胞在反应期后发生退变、崩解死亡。

2. 脊髓和大脑的变化 周围神经损伤绝不是单纯的局部病变，已有大量报道周围神经损伤后引起脊髓神经元的变化。此外，周围神经损伤后大脑皮质也会发生一系列变化，甚至在一侧指神经阻滞麻醉后立即引起对侧和同侧大脑半球某些部位感受野的改变。这些资料充分证明大脑皮质参与了周围神经损伤后的修复与再生过程，只是以往人们没有认识或无法认识。

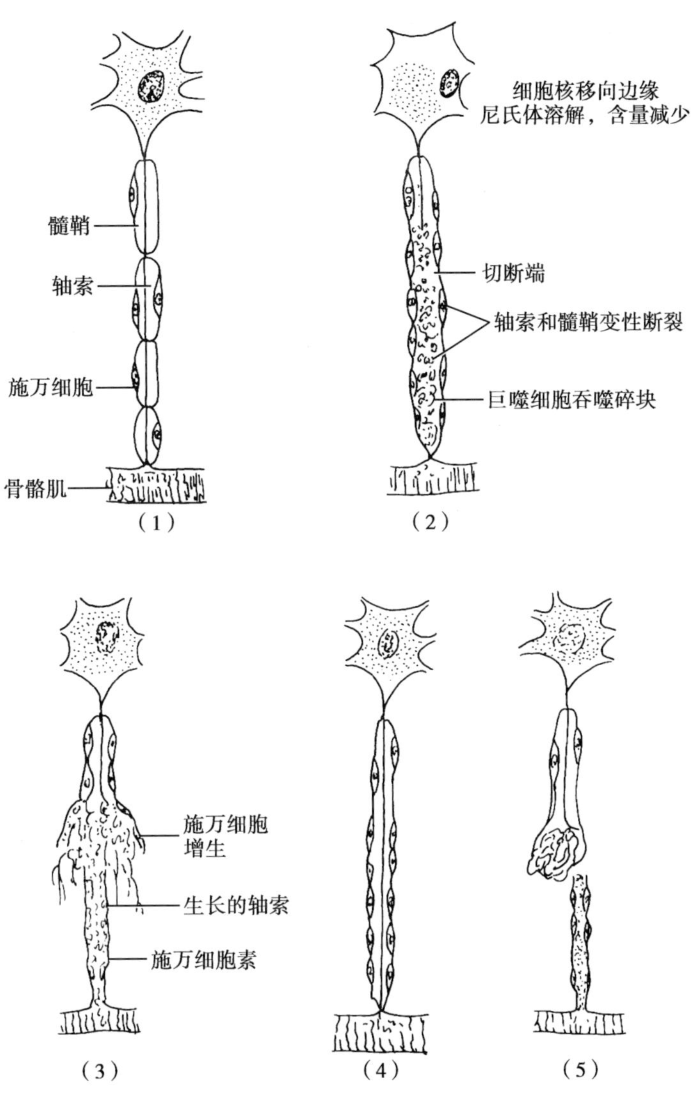

图 36-1　周围神经损伤后的变性和再生

3. 神经外组织的病理改变　周围神经对其所支配的组织有两个方面的作用，一方面是于兴奋冲动传导抵达末梢时突触前膜释放神经递质，作用于突触后膜，从而改变所支配组织的功能活动，这一作用为功能性作用；另一方面神经还能通过末梢经常释放某些物质，调整所支配组织的内在代谢活动，影响其结构、生化和生理的变化，这是神经的营养性作用。神经损伤后，其支配的组织失去了神经的功能性作用和营养作用，会发生一系列组织形态学上的改变。

（1）肌肉萎缩：正常成人男性肌肉纤维直径为 48~65μm，女性为 33~53μm，如果男性肌纤维直径小于35μm、女性小于 28μm，即为肌萎缩，肉眼可见肌肉体积缩小。周围神经中断后，其支配的肌肉即失去收缩功能，肌张力消失。肌肉内的糖原合成减慢、蛋白质分解加速，肌肉逐渐萎缩。伤后第二周，肌肉出现纤维性颤动，纤颤的后果是加速了肌肉的能量消耗，加快了肌肉萎缩。肌肉的质量在数周后减少一半，ATP 分解明显减少。肌肉萎缩的晚期，纤颤消失，肌肉周围纤维组织沉积。运动终板在伤后 15 个月内若得不到神经的再支配，将会变性消失，为不可逆性变化。一般说来，肌肉失神经支配 1 年，功能恢复效果就很差，失神经支配 2 年就更难恢复。

失神经支配的骨骼肌必然发生萎缩性病理改变。一方面肌肉组织的微循环发生明显改变。其毛细血管退化，且退化速度大于肌纤维丧失的速度，导致失神经肌肉毛细血管数与肌纤维数的比例下降，同时胶原纤维随失神经时间延长而增多的现象越来越明显。血管床的重新构建将影响氧的代谢，同时损害微循环。不充足的血液供应及大量胶原聚积，可能是阻止长期失神经肌肉神经再支配的重要原因。另一方面，肌肉本身将发生显著变化，包括运动终板丧失、细胞质丢失、肌原纤维排列紊乱且变细、肌丝疏散、肌质蛋白和肌原纤维蛋白含量下降、线粒体肿胀变性。

（2）感觉的改变：神经损伤后，其感觉神经纤维分布区域的各种感觉均减退或消失，皮肤皱纹萎缩甚至消失，容易受伤而不易愈合，常形成慢性溃疡。在一些实验中还观察到，感觉神经所支配的感受器也发生萎缩退化。与运动功能的恢复不一样，皮肤感觉功能的恢复似不受失神经时间的限制。临床资料表明，神经损伤数年后，经修复后感觉功能仍能恢复。

三、周围神经损伤程度的分类

神经损伤的原因众多，损伤的程度不一。不同程度的损伤，其治疗方法、预后亦不相同。因此，应充分了解神经致伤的原因，熟悉神经损伤的分类。

（一）Seddon 分类法

关于周围神经损伤的分类，Seddon 于 1943 年提出 3 种类型：

1. 神经失用（neurapraxia）　神经传导功能障碍为暂时性的生理性阻断，神经纤维不出现明显的解剖和形态上的改变，远端神经纤维不出现退行性改变。神经传导功能于数日至数周内自行恢复。

2. 轴突断裂（axonotmesis）　轴突在髓鞘内断裂，但神经鞘膜完整，远端神经纤维发生退行性改变，经过一段时间后神经可自行恢复。

3. 神经断伤（neurotmesis）　神经束或神经干完全断裂，或为瘢痕组织分隔，需通过手术缝接神经。缝合神经后可完全恢复功能或部分功能恢复。

（二）Sunderland 分类法

1968 年 Sunderland 根据神经损伤的程度将其分为 5 度：

1. 第一度损伤　传导阻滞。神经纤维的连续性保持完整，无沃勒变性（Wallerian degeneration）。通常在 3~4 周内自行恢复。

2. 第二度损伤　轴突中断，但神经内膜管完整，损伤远端发生沃勒变性。可自行恢复，轴突最高以每天 1~2mm 的速度向远端生长。

3. 第三度损伤　神经纤维（包括轴突和鞘管）横断，而神经束膜完整。有自行恢复的可能性，但由于神经内膜瘢痕化，恢复常不完全。

4. 第四度损伤　神经束遭到严重破坏或断裂，但神经干通过神经外膜组织保持连续。很少能自行恢复，需手术修复。

5. 第五度损伤　整个神经干完全断裂。需手术修复才能恢复。

Sunderland 分类法中的第三、四、五度损伤与 Seddon 分类法中的神经断裂相当，只是神经损伤程度上有所差异。

四、临床表现和诊断要点

（一）周围神经病损的临床表现

周围神经病损后，临床上主要表现为不同程度的运动、感觉障碍，同时可有肢体营养障碍和自主神经系统紊乱等表现。

1. 运动障碍　弛缓性瘫痪、肌张力降低、肌肉萎缩、抽搐。日常生活、工作中某些功能性活动能力障碍，如臂丛神经损伤者，由于上肢运动障碍，可不同程度地影响进食、个人卫生、家务活动以及写字等手精细动作，坐骨神经损伤者可出现异常步态或行走困难。

2. 感觉障碍　包括主观感觉障碍和客观感觉障碍。一般情况下，患者的主观感觉障碍比客观感觉障碍多而且明显，在神经恢复过程中，患者感到的灼痛、感觉过敏往往难以忍受。

（1）主观感觉障碍：是在没有任何外界刺激的情况下出现的感觉障碍，包括：①感觉异常，如局部麻木、冷热感、潮湿感、震动感，以麻木感多见。②自发疼痛，是周围神经病损后最突出的症状之一，随损伤的程度、部位、性质的不同，疼痛的性质、发生时间、程度也千差万别，常见的有刺痛、跳痛、刀割痛、牵拉痛、灼痛、胀痛、触痛、撕裂痛、酸痛、钝痛等，同时伴有一些情感症状。③幻痛，周围神经损失伴有肢体缺损或截肢者有时会出现幻肢痛。

（2）客观感觉障碍：①感觉丧失，深浅感觉、复合觉、实体觉丧失。②感觉减退。③感觉过敏，即感觉阈值降低，小刺激出现强反应，以痛觉过敏最多见，其次是温度觉过敏。④感觉过度，少见。⑤感觉倒错，如将热的误认为是冷的，也较少见。

3. 反射障碍　反射是神经活动的基础，分为浅反射和深反射两大类。刺激皮肤或黏膜引起的反射是浅反射，而刺激作用于肌肉、肌腱、骨膜和关节的本体感受器而引起的反射是深反射。周围神经病损后，其所支配区域的深浅反射均减弱或消失。常见的反射说明如表36-2。

表36-2　常见的神经反射

反射	反应	神经	节段定位
角膜反射	闭眼睑	三叉神经第一支，面神经	大脑皮质，脑桥
咽反射	作呕，软腭上举	舌咽神经，迷走神经	延髓
腹壁反射	腹壁收缩	肋间神经	$T_7 \sim T_{12}$
足底反射	足趾跖屈	坐骨神经	$S_1 \sim S_2$
肛门反射	外括约肌收缩	肛尾神经	$S_4 \sim S_5$
肱二头肌反射	肘关节屈曲	肌皮神经	$C_5 \sim C_6$
肱三头肌反射	肘关节伸直	桡神经	$C_6 \sim C_7$
膝腱反射	膝关节伸直	股神经	$L_2 \sim L_4$
跟腱反射	足向跖屈	坐骨神经	$S_1 \sim S_2$

4. 自主神经功能障碍　有两方面的表现：①自主神经为刺激性病损时，出现皮肤发红、皮温升高、潮湿、角化过度及脱皮等。②有破坏性病损时，则表现为皮肤发绀、冰凉、干燥无汗或少汗、菲薄，皮下组织轻度肿胀，指甲（趾甲）粗糙变脆，毛发脱落，甚至发生营养性溃疡。

（二）周围神经病损的诊断要点

临床上根据病史、感觉功能与运动功能等检查，一般可确定周围神经病损的诊断。电诊断[直流-强直（感应）电测定、时值测定、强度-时间曲线测定、强度-频率曲线测定、适应比值测定]及神经肌肉电图检查对于各种类型的瘫痪尤其是周围性瘫痪，可以做出定性、定位、定量的结论，是周围神经病损诊断、鉴别诊断、预后判断及康复效果评定的重要依据。

（三）临床常规处理

周围神经病损处理有药物治疗、手术治疗及康复治疗。普通药物治疗主要用于病损早期，手术治疗用于保守治疗无效而又适合或需要手术治疗的周围神经损伤患者，而康复治疗无论在周围神经病损的早期与恢复期还是在手术治疗前后均应进行。

（眭明红　向云）

第二节　康复评定

一、概述

周围神经病损后，通过详细的病史采集和体格检查，可以初步判断神经受损的部位和程度。为了进一步确定神经受损的性质，作出预后判断，确定康复目标，制订康复计划，评价康复效果，还必须进行一系列的功能检查与评定。功能评定包括:运动功能评定、感觉功能评定、自主神经功能评定、日常生活活动能力评定以及临床电生理评定,这对周围神经病损具有十分重要的评定价值。

二、运动功能评定

1. 观察畸形、肌肉萎缩、肿胀的程度及范围,必要时用尺测量或容积仪测量,并与健侧肢体相对应的部位比较。

2. 肌力和关节活动范围测定 详见第八章。也应对耐力、速度、肌张力予以评价。注意对昏迷患者可进行轻瘫试验、坠落试验。

3. 运动功能恢复等级评定 英国医学研究院神经外伤学会将神经损伤后的运动功能恢复情况分为六级(表 36-3),简单易行,这种分法对高位神经损伤很有用。

表 36-3 周围神经损伤后的运动功能恢复评定

恢复等级	评定标准
0 级(M_0)	肌肉无收缩
1 级(M_1)	近端肌肉可见收缩
2 级(M_2)	近、远端肌肉均可见收缩
3 级(M_3)	所有重要肌肉能抗阻力收缩
4 级(M_4)	能进行所有运动,包括独立的或协同的动作
5 级(M_5)	完全正常

三、感觉功能评定

1. 感觉检查 不同感觉神经有其特定的支配区,但有交叉支配现象。神经受损后感觉消失区往往较实际支配区小,且感觉消失区边缘存在感觉减退区。其感觉功能的测定,除了常见的用棉花或大头针测定触觉痛觉外,还可做温度觉试验、Von Frey 单丝压觉试验、Weber 二点辨别觉试验、手指皮肤皱折试验、皮肤定位觉、皮肤图形辨别觉、实体觉、运动觉和位置觉试验、Tinel 征检查等。

2. 感觉功能恢复评定 对感觉功能的恢复情况,英国医学研究院神经外伤学会也将其分为六级(表 36-4)。

表 36-4 周围神经损伤后的感觉功能恢复等级

恢复等级	评定标准
0 级(S_0)	感觉无恢复
1 级(S_1)	支配区皮肤深感觉恢复
2 级(S_2)	支配区浅感觉和触觉部分恢复
3 级(S_3)	皮肤痛觉和触觉恢复,且感觉过敏消失
4 级(S_3^+)	感觉达到 S_3 水平外,二点辨别觉部分恢复
5 级(S_4)	完全恢复

四、自主神经功能评定

自主神经(又称植物神经)是完整神经系统的有机组成部分,是神经系统中支配、调节机体内脏功能的中枢与周围神经成分。自主神经系统由交感和副交感神经两大系统组成,大部分内脏器官均同时接受交感和副交感神经系统的双重支配,其功能相反,处于相互制约的状态。由于自主神经的结构和功能比较复杂,所以对其功能评价的研究方法不一。临床中常用的自主神经功能的评估方法很多,主要包括一般检查,内脏、括约肌功能、自主神经反射和相关实验室检查等。常用发汗试验,包括 Minor 淀粉-碘试验、茚三酮试验,下面仅叙述发汗试验。

汗腺分泌发汗试验(碘淀粉法) 先将碘 2g、蓖麻油 10ml 与 96%乙醇 100ml 配制成碘液,体表皮肤涂以碘酒蓖麻油混合液自然晾干,在其上均匀涂淀粉,皮下注射毛果芸香碱 10mg 使全身出汗。淀粉在出汗部位与碘化合后呈蓝色反应,无汗处皮色不变。该试验可指示交感神经功能障碍范围。头、颈及上胸部交感神经支配来自 C_8~T_1 脊髓侧角,节后纤维由颈上(至头)和颈中神经节(至颈、上胸)发出;上肢交感神经支配来自 T_2~T_8,节后纤维由颈下神经节发出;躯干交感神经支配来自 T_5~T_{12};下肢来自 T_{10}~L_3。但此节段性分布个体差异较大。

五、日常生活活动能力评定

日常生活活动(activities of daily living,ADL)是人类在生活中反复进行的最必需的基本活动,因而在康复医学中是最基本和最重要的内容。周围神经病损后,会不同程度地出现 ADL 能力困难。ADL 的评定对确定患者能否独立及独立的程度、判断预后、制订和修订治疗计划、评定治疗效果、安排返家或就业都十分重要。具体评定方法见第十五章第一节。

六、临床电生理评定

对周围神经病损，电生理学检查具有重要意义，具有诊断和功能评定价值，常用的方法有：

1. **直流-感应电检查**　是最古典的电诊断方法。周围神经元受损后，引起神经和肌肉对电刺激反应的量和质的变化，为电变性反应。按严重程度可分为部分、完全和绝对变性反应三种。直流-感应电检查可以鉴别中枢神经性瘫痪或周围神经性瘫痪，判断周围运动神经损伤程度、神经损伤、神经炎的预后和恢复时间。

2. **强度-时间曲线检查**　以不同强度、不同脉冲宽度的电流刺激肌肉组织，求取引起阈反应所必需的最短时间，将对应的强度和时间标记于直角坐标纸上，并将各点连成曲线，即为强度-时间曲线。横轴以对数标记刺激时间，纵轴标记刺激强度。通过时值测定和曲线描记判断肌肉为完全失神经支配、部分失神经支配及正常神经支配。正常肌肉的时值不大于 1ms，不完全变性反应时的时值多为 1～10ms，但也可能低于 1ms，或高于 10ms。完全神经变性时的时值一般在 5ms 以上。强度-时间曲线检查可对神经损伤程度、恢复程度、损伤的部位、病因进行判断，对康复治疗有指导意义。

3. **适应比值**　正常神经支配肌肉具有适应功能，一般对强度变化率快的方形波脉冲，和强度变化率慢的三角波脉冲刺激的阈值差别很大，先作出 1 000ms 方波电流的阈值，而后求脉宽 1 000ms 的三角波电流的阈值，二者之商得出此系数。当肌肉失神经支配时，其适应功能减弱或消失，此值可<1.5。当肌肉部分失神经支配时，其适应功能减弱，此值为<2.5。正常神经支配的肌肉适应比值为 3～6。

4. **肌电图检查**　通过针极肌电图检查，可判断神经受损的程度是神经失用或轴突断离或神经断离。通过纤颤电位、正锋波数量减少、出现多相新生电位可判断神经再生。神经传导速度测定，对损伤以外的神经病具有极为重要的价值。若受测肌肉的肌电图出现大量失神经纤颤波，表明该肌肉支配的神经受损较严重，一旦该神经支配肌肉的潜伏期或神经传导速度消失，说明该神经损伤为完全性损伤，若伤后 1 个月后上述电生理变化持续存在，即可确诊为完全性损伤。在电生理检测中，必须除外肌肉的多组神经共同支配现象，以免造成误诊。

在肌肉获得神经支配的早期，往往看不到明显的肌肉收缩或肢体运动，此时可用肌电图来测定。肌电图一般可比肉眼或手法检查早 1～2 个月发现肌肉重新获得神经支配。

应进行临床和肌电图的动态观察，一般 1 个月复查 1 次，以判断神经损伤的程度。

5. **体感诱发电位检查**　体感诱发电位（SEP）是刺激从周围神经上行至脊髓、脑干和大脑皮质感觉区时在头皮记录的电位，具有灵敏度高、对病变进行定量估计、对传导通路进行定位测定、重复性好等优点。对常规肌电图难以查出的病变，SEP 可比较容易地作出诊断，如周围神经靠近中枢部位的损伤、在重度神经病变和吻合神经的初期测定神经的传导速度等。

（眭明红　向云）

第三节　康 复 治 疗

一、概述

随着康复医学的发展，康复治疗的优越性逐渐显示出来。周围神经损伤的手术修复只是治疗的准备，康复才是治疗的开始。

康复治疗方法包括物理因子治疗、运动训练、作业训练、针灸、支具等一系列康复治疗措施。支具固定肢体置于功能位，保持修复后神经处于松弛位，并抬高患肢。物理因子治疗如超短波、微波、超声波、低频电流、激光，可以消炎、消肿、改善循环、促进神经再生。运动训练早期主要为向心性按摩和适当关节被动运动，晚期当瘫痪肌肉尚不能自主运动时，给予低频电刺激并适当作被动活动。当肌肉出现主动收缩时，开始进行肌电生物反馈肌力训练和助力运动。当肌力达到 4 级以上时给予抗阻练习。作业治疗则应根据损伤神经功能的不同而选用不同的训练方法。

在病史采集、体检、功能评定之后，应将材料整理分析，根据全面康复的原则，找出患者存在的主要问题。这些问题既包括组织、器官上的病损，也应包括心理上、日常生活上、社会交往上的功能障碍。周围神经病损常见的问题有：①神经的损伤；②运动功能障碍；③感觉、知觉功能障碍；④关节肿胀、僵硬；⑤其他器官系统的病损、合并症，如糖尿病、骨折、感染等；⑥日常生活活动不能自理；⑦有压疮的可能，皮肤溃疡迁延不愈；⑧心理障碍；⑨社会交往方面的问题；⑩职业、经济上的问题。

康复治疗的目的是早期防治各种并发症（炎症、水肿等），晚期促进受损神经再生，以促进运动功能和感觉功能的恢复，防止肢体发生挛缩畸形，最大限度地恢复患者原有的功能，改善患者的日常生活和工作能力，提高生活质量。康复治疗应早期介入，介入越早效果越好。治疗时根据疾病的不同时期进行有针对性的处理。

二、早期康复治疗

早期一般为发病后 5~10 天，早期的康复主要是针对致病因素除去病因，消除炎症、水肿，减少对神经的损伤，预防挛缩畸形的发生，为神经再生准备一个好的环境。治疗时应根据不同病情进行有针对性的处理。

（一）病因治疗

尽早除去致病因素，减轻对神经的损伤，如为神经压迫（神经嵌压症），可用手术减压；营养代谢障碍所致者，补充营养，纠正代谢障碍。

（二）运动训练

运动训练在周围神经病损的康复中占有非常重要的地位，应注意在神经损伤的急性期，动作要轻柔，运动量不能过大。

1. 保持功能位 周围神经病损后，为了预防关节挛缩，保留受累处最实用的功能，应将损伤部位及神经所支配的关节保持良好的姿位，在大多数情况下，应保持在功能位，可应用矫形器、石膏托甚至毛巾。受累关节功能位的保持如垂腕时将腕关节固定于背伸 20°~30°的功能位，足下垂时将踝关节固定于背伸 90°的功能位等。

2. 被动运动和推拿 借助治疗师或器械的力量进行的运动为被动运动，患者用健康部位帮助患处运动为自我被动运动。由于肿胀、疼痛、不良肢位、肌力不平衡等因素，周围神经损伤后常易出现关节挛缩和畸形，故受累肢体各关节应早期做全范围各轴向的被动运动，每天至少 1~2 次，以保持受累关节的正常活动范围。

被动运动的主要作用为保持和增加关节活动度，防止肌肉挛缩变形。其次能保持肌肉的生理长度和肌张力，改善局部循环。在周围神经麻痹后即应进行被动运动。但只要患者能进行自我运动，就应让患者进行自我被动运动，当肌力达到 2~3 级时，就应进行助力运动。被动运动时应注意：①只在无痛范围内进行；②在关节正常活动范围内进行，不能过度牵拉麻痹肌肉；③运动速度要慢；④周围神经和肌腱缝合术后，要在充分固定后进行。

推拿按摩的主要作用是改善血液循环、防止软组织粘连，也能延缓肌肉萎缩。但手法要轻柔，强力的按摩对软瘫的肌肉多有不利，长时间的按摩也有加重肌肉萎缩的危险。

3. 主动运动 如神经病损程度较轻，肌力在 2~3 级以上，在早期也可进行主动运动。注意肌肉容易疲劳，运动量不能过大，尤其是在神经创伤、神经和肌腱缝合术后。

（三）物理因子治疗

1. 温热疗法 早期应用短波、微波透热疗法（无热或微热量，每天 1~2 次），既有利于改善局部血液循环，促进水肿、炎症吸收，又有利于神经再生。应用热敷、蜡疗、红外线照射等，可改善局部血液循环、缓解疼痛、松解粘连、促进水肿吸收。治疗时要注意温度适宜，尤其是有感觉障碍和局部血液循环差时，容易发生烫伤。若患者感觉丧失，或治疗部位机体内有金属固定物时，应选脉冲短波或脉冲微波治疗。

2. 激光疗法 常用氦-氖激光（10~20mW）或半导体激光（200~300mW）照射病损部位或沿神经走向选取穴位照射，每部位照射 5~10 分钟，有消炎、促进神经再生的作用。

3. 水疗法 用温水浸浴、漩涡浴，可以缓解肌肉紧张，促进局部循环，松解粘连。在水中进行被动运动和主动运动，可防止肌肉挛缩。水的浮力有助于瘫痪肌肉的运动，水的阻力使患者在水中的运动速度较慢，可防止运动损伤发生。

（四）矫形器

周围神经病损特别是损伤后，由于神经修复所需的时间很长，很容易发生关节挛缩。因此早期就应将关节固定于功能位。矫形器（夹板）常用来固定关节。在周围神经病损的早期，夹板的使用目的主要是防止挛缩等畸形发生。在恢复期，夹板的使用目的还有矫正畸形和助动功能。若关节或肌腱已有挛缩，夹板的牵伸作用具有矫正挛缩的功能，动力性夹板可以提供或帮助瘫痪肌肉运动。

表 36-5 是常见的周围神经损伤及其主要症状所适用的夹板。夹板应合身，要注意夹板对骨突部位特别是无感觉区的压迫，防止发生压疮。要教育患者懂得为什么要用夹板、如何正确使用、何时使用、使用多久等。应根据患者的具体情况选择合适的夹板，相同的神经损伤并不都用相同的夹板，也并不是每个患者都需要夹板，不必要的关节固定也是引起关节僵硬的原因。

表 36-5　常见周围神经病损及其矫形器的应用

症状或功能障碍部位	神经损伤	矫形器
肩关节	臂丛神经	肩关节外展夹板
全上肢麻痹	臂丛神经	肩外展夹板、上肢组合夹板
指间关节、腕关节	桡神经	上翘夹板、Oppenheimer 夹板
指关节伸直挛缩	正中、尺神经	正向屈指器
指关节屈曲挛缩	桡神经	反向屈指器
拇对掌受限	正中神经	对掌夹板
猿手畸形	正中神经	对指夹板、长拮抗夹板
爪形手	尺神经	短拮抗夹板、反向屈指器
下垂足、马蹄内翻足	腓总神经	足吊带、AFO、踝支具
膝关节	股神经	KAFO、KO、膝框支具
屈膝挛缩	股神经	KO、KAFO 膝铰链伸直位制动
外翻足、踝背伸挛缩	胫神经	AFO、矫正鞋

（五）保护措施

由于受累肢体的感觉缺失，易继发外伤，应注意保护受累部位，如戴手套、穿袜等。若出现外伤，应选择适当的物理因子进行治疗，如紫外线治疗，促进伤口早期愈合。

三、恢复期康复治疗

急性期炎症水肿消退后，即进入恢复期。此期康复的重点在于促进神经再生、保持肌肉质量、增强肌力和促进感觉功能恢复。

（一）促进神经再生

1. 物理疗法　在 20 世纪初就开始了电场对周围神经再生影响的研究。1934 年 Willians，1946 年 Marsh 等学者证实直流电的正负极对神经纤维的作用效果相反，即神经纤维具有明显的负极趋向性。此后采用全植入式电极微弱电流刺激促进神经再生在实验动物身上取得了成功。1974 年 Wilson 和 Jagadeesh 首次证实脉冲电磁场可促进周围神经和脊髓损伤的修复。临床上已经有一些报道，脉冲电磁场能使神经病损患者早期得到康复。电刺激对周围神经再生的促进作用的确切机制尚不十分清楚。目前较公认的是：①增加吻合口远端再生轴突数量及增加轴突再生的速度；②增加运动轴突同肌肉重建联系的数量；③促使施万细胞增殖及髓鞘再形成；④影响钙离子水平变化；⑤加快神经功能恢复。

（1）电流电场法：用低频脉冲电流（如 TENS、高压低频电流）或直流电。植入式电极有侵入性、增加感染机会等缺点，因此可用体表电极。一般将阴极置于神经损伤远端，阳极放在近端。电流强度要小，刺激时间要长。

（2）脉冲电磁场法：可选用脉冲短波、脉冲微波、脉冲磁疗。以 Curapuls 419 型脉冲短波治疗仪为例，电容式电极置于神经病损部位，脉冲频率 82 或 110Hz，输出强度 5～8 档，平均输出功率 20W。每次治疗 20 分钟，每天 1 次。

（3）低强度超声波疗法：用 0.5W/cm^2 以下的超声波治疗，可以促进周围神经的再生和功能恢复。廖维靖等认为超声促进神经再生的机制是超声的机械效应。机械效应具有微按摩作用，能促进施万细胞增殖，进而促进神经再生。Lazar 认为可能与超声加速损伤神经处营养物质流入和毒性物质排出，从而加速神经的变性和神经纤维的再生。超声还能减少神经内胶原纤维的形成和加快变性组织的清除，从而减少神经再生时的阻力。

2. 药物——神经营养因子（NTFs）　NTFs 是一组能对中枢和周围神经系统发挥营养作用的特殊物质。常为靶组织产生的特异蛋白分子，经过轴突逆行运转至神经胞体，并与特定的受体结合，激活细胞代谢，从而发挥作用。根据其来源和特点，目前可将 NTFs 分为十余个类别，其中神经生长因子（NGF）和成纤维细胞生长因子（FGF）研究得最早和最多，并已在临床应用。

NGF 对神经的生物效应为：保护神经元、促进神经元生长和轴突长芽、促进移植的神经组织生长。用药途径为肌内注射。

FGF 分为酸性（aFGF）和碱性（bFGF）两类。目前临床应用的为基因重组的 bFGF，能促进神经再生和晶体再生、加速伤口愈合。因此 bFGF 对创伤引起的周围神经损伤很适用。

用药途径有两种，一为肌内注射，二为局部导入。方法为阳极导入，电流可采用直流电、极性较强的低频电流（如间动电）或半波中频电流。阳极衬垫中加入适量药物，置于神经病损部位，阴极与之对置或并置于远端。每次 20～30 分钟，每天 1 次。

神经节苷酯也有促进神经再生的作用。

B 族维生素（B_1、B_6、B_{12}）参与神经组织的糖和脂肪代谢，也用于周围神经病损的辅助治疗。

（二）减慢肌肉萎缩

神经损伤后肌肉会丧失运动功能，同时发生退变萎缩。电刺激虽最终不能改变失神经肌萎缩发展的方向，但可延缓肌肉萎缩进展。Kern 等研究发现，经功能性电刺激治疗后萎缩肌肉中的脂肪和结缔组织所占比例显著下降，他认为功能性电刺激一方面使尚未萎缩的肌纤维增粗和肌纤维再生，另一方面还可以使肌肉收缩和兴奋-收缩耦联的细胞器再生，从而防止肌萎缩。Marqueste 等的研究证实，功能性电刺激可以使肌肉中的 2 型肌纤维维持在较高的百分比水平。

周围神经病损后，当受累肌肉完全瘫痪、强度-时间曲线检查为完全失神经支配曲线、肌电图检查无任何动作电位或只有极少的动作电位时，应采取措施以防止、延缓、减轻失神经肌肉萎缩，保持肌肉质量，以迎接神经再支配。康复措施有神经肌肉电刺激（NMES）、按摩、被动运动等。

目前关于 NMES 对失神经支配肌肉的治疗价值仍存在不同的观点。但多数学者和实验支持 NMES 的治疗作用。NMES 对失神经肌肉的治疗价值是：使肌肉收缩，延迟萎缩的发生；肌肉收缩能改善血液循环，减轻水肿或失水的发生，抑制肌肉纤维化；给予适当的电刺激后，神经恢复的速度加快。治疗时可选用的电流参数如下：①波型，指数波或三角波。②波宽，等于或大于失神经肌肉的时值。所以治疗前有必要做强度-时间曲线检查。③脉冲频率，10～25Hz，引起强直收缩。④通断比，1∶5左右，每个收缩的时间小于 5 秒，如收缩 4 秒，间歇 20 秒。⑤电流强度，能引起肌肉最大收缩，但不能引起患者不适。⑥时间，每次治疗分为 3 段，每段为 5～20 个收缩，两段之间休息 5～10 分钟，每天治疗 1～3 次。⑦电极放置，单极法或双极法。

按摩和被动运动也能减慢肌肉萎缩的速度。但应该注意不能过度牵拉和按压完全瘫痪的肌肉。

（三）增强肌力，促进运动功能恢复

当神经再生进入肌肉内，肌电图检查出现较多的动作电位时，就应开始增强肌力的训练，以促进运动功能的恢复。

1. 运动训练　根据病损神经和肌肉瘫痪程度，编排训练方法，运动量由助力运动→主动运动→抗阻运动顺序渐进，动作应缓慢，范围应尽量大。运动疗法与温热疗法、水疗配合效果更佳。

（1）当肌力为1~2级时：使用助力运动。方法有：治疗师帮助患者做；患者健侧肢体辅助患侧肢体运动；借助滑轮悬吊带、滑板、水的浮力等减轻重力运动。

（2）当肌力为2~3级时：采用范围较大的助力运动、主动运动，逐渐减少辅助力量，但应避免肌肉过度疲劳。

（3）当肌力增至3^+~4级时：进行抗阻运动，同时进行速度、耐力、协调性和平衡性的训练。多用哑铃、沙袋、弹簧、橡皮条，也可用组合器械来抗阻负重。增加肌力的抗阻运动方法有：渐进抗阻运动、短暂最大负载等长收缩练习、等速练习。原则是大重量、少重复。

2. 电疗法　可选用神经肌肉电刺激或肌电生物反馈疗法，后者效果更好，并能帮助患者了解在神经再支配早期阶段如何使用肌肉。治疗中必须根据病情调整治疗参数，随着神经的再支配，肌肉的功能逐渐恢复，因此电刺激的波宽和断电时间逐渐缩小，每次治疗肌肉收缩的次数逐渐增加。当肌力达到4级时，就可停止电刺激治疗，改为抗阻运动为主。

神经肌肉电刺激对肌肉的生理作用机制有四点：①能激活快肌纤维，并促使其向慢肌纤维转变。失神经支配的肌肉具有较强的可塑性，NMES能促进慢肌纤维和快肌纤维的转化，这有利于在神经恢复支配前维持肌纤维的面积和肌肉的体积。但NMES不能改善肌肉某些等长收缩的特征指标，如收缩-峰值时间（twitch to peak time）和收缩-放松时间。②激活失神经支配肌肉的运动单位活性，使其同步化，恢复运动单位的募集顺序。③能克服疼痛引起的对肌肉的反射性抑制。④能增加部分失神经支配肌肉残留的正常运动单位的肌力，从而使整个肌肉的肌力增强。由于肌肉恢复神经支配所需的时间很漫长，长期NMES治疗能预防和减轻肌肉萎缩、改善功能活动，具有应用价值。在我国，电刺激疗法是周围神经损伤最常用、较有效的治疗方法。

研究表明，在周围神经损伤后立即给予NMES治疗，可以防止乙酰胆碱受体的加速退化，如果在受体变得不稳定后才进行NMES治疗，就很难逆转受体的退化。因此NMES治疗应尽早开始。但另一项研究显示，在伤后28天开始用波宽0.2ms、频率25Hz的双相方波脉冲电刺激，仍可以维持肌纤维的直径，诱导肌纤维转化为具有快肌和慢肌纤维特性的混合型纤维。

一些动物实验还证明NMES具有促进周围神经再生、提高侧支萌出数量的作用。其机制包括神经趋化因素和提高神经营养素-4（neurotrophin-4），后者能促进神经轴突发芽；增加损伤处的血液灌注；改善轴浆流动，减少Ca^{2+}内流及降低其影响；提高再生轴突通过瘢痕组织的能力；促进施万细胞增殖及髓鞘再形成等。但在人体试验上还没有直接证据表明NMES能促进神经再支配。

目前还没有公认的最佳参数，效果最好的参数应是能引起肌肉收缩的最短波宽、高电压或高电流强度，但这样患者往往难以忍受。肌电反馈型NMES的疗效比普通NMES好，其优点是：因为需要患者主动收缩，所需的电刺激强度较小，不易出现肌肉过劳，起效快，治疗次数少。应根据患者神经损伤的程度而调节出治疗所需要的波形、刺激的脉宽、间隙时间及刺激强度等，使其对病变的神经肌肉发挥特有的刺激效应，而不引起正常神经肌肉过度收缩而出现疼痛。用三角波（指数曲线波）刺激的强度-时间曲线与方波不一样，对正常肌肉脉冲时间更长的三角波反而需要更大的刺激强度，曲线呈抛物线形，而失神经支配肌肉的曲线末端是平坦的，一定波宽的三角波可以选择性刺激失神经支配的肌肉而不刺激正常肌肉收缩。电流量以能引起肌肉收缩为度，能使受累肌得到适度的刺激，因为过弱的刺激仅能引起肌纤维的微弱收缩，起不到治疗作用，而过强的刺激则可破坏肌纤维。

波型：单脉冲刺激用指数波、三角波，脉冲群刺激用双相方波。

波宽：必须等于或大于失神经肌肉的时值，所以在治疗前有必要做时值测定。病情重者，脉冲群的通断比应为1∶4~5，每个收缩<5秒，病情轻者通断比为1∶2~3，每个收缩10秒。单脉冲刺激治疗时，轻度神经损伤可选用脉宽50~100ms，中度神经损伤选用脉宽100~300ms，重度神经损伤选用脉宽300ms以上的三角波。

强度：应引起肌肉最大收缩，即所有肌纤维都收缩。如电流不够强，深部的肌纤维可能会刺激不到。

频率：10~25Hz，用于部分失神经肌肉时，10~25Hz可引起强直收缩。

收缩类型：等长收缩。国外作者报道等长收缩的作用比等张收缩好，只要达到最大的等长收缩张力，治疗时间就可很短。因此治疗时要适当固定关节。

时间:受伤后越早治疗效果越好;每次治疗分为3段,每段为5~20个等长收缩,每天1~3次或4~6次;治疗中两段之间的休息时间5~10分钟。例如:每个刺激收缩5秒,间歇25秒,则每分钟有2个收缩,10个收缩即5分钟为1段,中间休息10分钟,2段共20分钟,等于每次治疗20分钟,每天1~3次。

电极:单极法主极置于肌肉上最易兴奋处,大小1~2cm^2,副极的大小应使患者不会感觉到电极下皮肤刺激,放置于远处。双极法主极同上,副极置于肌腱上。

应用原则:波宽尽量短,但需能引起肌肉收缩;波形应尽量陡,但又不能太直,以避免刺激感觉神经;通断比为1∶4~5,防止肌疲劳;强度达到中~强的肌肉收缩,又不能引起患者不适。

3. 作业疗法　作业治疗可以预防受伤肢体的失用性改变,包括肌肉萎缩和关节挛缩畸形等,防治合并症如肢体水肿、继发性外伤、错误地使用肢体、心理障碍等;通过各种训练和治疗,促进受损神经的再生和功能的恢复;提供夹板和辅助用具,最大程度地恢复患者的日常生活活动能力及一定的工作能力,使其早日回归社会,重返工作岗位。

有研究表明,单纯性肌肉力量训练的效果不如在功能性活动中所产生的效果好。其理由是在功能性活动中,常需要多组肌肉参与活动,这种活动方式利于将神经冲动由强肌群泛化至弱肌群,从而带动弱肌群的收缩。

根据功能障碍的部位、程度、肌力和耐力的检测结果,进行有关的作业治疗。比如ADL训练、编织、打字、木工、雕刻、缝纫、刺绣、泥塑、修理仪器、文艺和娱乐活动等。治疗中不断增加训练的难度与时间,以增强肌肉的灵活性和耐力。应注意防止由于感觉障碍而引起机械摩擦性损伤。

增加前臂和腕部肌力的作业活动:鼓励采用需双侧上肢参与的活动,以激发机体交叉刺激的神经恢复机制。如双手抓举重物,双手持一横棍用力屈伸手腕,双手腕用力划圈,双手推卷黏土等。

增加手部肌力与捏力的作业活动:采用的活动要求能够提供各种精细抓捏动作。如捡拾不同重量、形状与大小的物件,盖图章,系带子,抽取卡片,捏黏土或橡皮泥等。

增加手的灵活性和协调性的作业活动:如装配螺丝、双手串珠、拆卸零部件、绕线团、插钉板等。

(四)促进感觉功能的恢复

周围神经病损后,出现的感觉障碍主要有局部麻木、灼痛,感觉过敏,感觉缺失。不同症状采用不同的治疗方法。

1. 局部麻木感、灼痛　有非手术疗法和手术治疗。前者包括药物(镇静、镇痛剂,维生素)、交感神经节封闭(上肢作星状神经节、下肢作腰交感神经节封闭)、物理疗法(TENS、干扰电疗法、超声波疗法、磁疗、激光照射、直流电药物离子导入疗法、电针灸等)。对非手术疗法不能缓解者,可以选择手术治疗,而对保守治疗无效和手术失败者,可采用脊髓电刺激疗法。

2. 感觉过敏　采用脱敏疗法。皮肤感觉过敏是神经再生的常见现象。它可能是由于不成熟的神经末梢的敏感度增加以及感觉器官容易受刺激。患者常为皮肤敏感所困扰,不愿活动,很难接受脱敏治疗。事实证明,反复刺激敏感区可以克服敏感现象。若皮肤过敏不制服,就很难进一步作其他康复治疗,如夹板固定、肌力训练、作业治疗等。

脱敏治疗包括两方面:一是教育患者使用敏感区。告诉患者如果不使用敏感区,其他功能训练就无法进行。这种敏感是神经再生过程的必然现象和过程。二是在敏感区逐渐增加刺激。具体方法有:①漩涡浴,开始用慢速,再逐渐加快,15~30分钟。②按摩,先在皮肤上涂按摩油,作环形按摩。若有肿胀,可由远端向近端按摩。③用各种不同质地不同材料的物品刺激,如毛巾、毛毯、毛刷、沙子、米粒、小玻璃珠等。④振动。⑤叩击,如用叩诊锤、铅笔橡皮头叩击敏感区以增加耐受力。

3. 感觉丧失　在促进神经再生的治疗基础上,采用感觉重建方法(感觉再训练)治疗。

(1)感觉再训练的理论机制:周围神经损伤后,特别是正中神经和尺神经损伤后,很难完全恢复原来的感觉。它不仅是由于轴索生长不完全或错误连接,也可能是由于大脑皮质未能正确识别已改变的输入信息。这就需要大脑的重新认识,对新的刺激模式作出相应反应。患者通过感觉学习原则(即集中注意力、反馈、记忆、强化),可在脑中产生对外周传入的异常刺激感觉与伤前脑中已存在的对某种物体表面形状的反应模式联系起来，进一步训练患者形成一种高度的本体感觉的认识。即通过眼看物体、手摸物体、心想物体的反复循环强化训练，使大脑皮质将残存的感觉提示进行重组，唤醒大脑对不同刺激的记忆，从而尽快恢复肢体的感觉。

（2）感觉再训练的基本原则：在周围神经损伤后的不同阶段，应用不同的再训练方法，而这些不同的阶段则由感觉恢复的模式确定。感觉恢复的模式为：薄髓鞘和无髓鞘神经纤维首先恢复，患者表现为痛觉和温度觉的恢复，随后触觉恢复。触觉的恢复可进一步分为以下几个阶段：首先是30cps（每秒钟震动次数）的振动觉，然后是移动触觉的感知，再次是连续触觉感知的恢复，最后是256cps振动觉的恢复。

目前，临床上所用的感觉再训练程序分早期和后期两个阶段，当保护觉恢复时即可开始，早期主要是触觉和定位觉及定向觉的训练，后期主要是辨别觉训练。假如存在过敏，则脱敏治疗应放在感觉训练程序之前。①早期训练：一旦患者对固定物体接触有感觉，应立即进行慢速适应性感觉纤维的训练，即对固定的触觉或压力的反应。如用手指接触一些钝性物体，先在直视下，然后在闭眼时练习。下一步进行快速适应性感觉纤维的训练，即对移动物体的反应。让患者先在直视下，以后在闭眼时接触、识别移动的物体。②后期训练：在直视下或闭眼时触摸各种不同形状、大小的物体，如硬币、纽扣、绒布、手表等常用物品，使患者能区分物品的大小、形状、重量、质地等。这种感觉训练是很重要的，一般患者在训练4~5天后就有改善，原来没有两点辨别能力的患者在2~6周内可获得正常功能。

感觉再训练必须在安静的环境中进行，以使患者能最大程度地集中注意力。训练的具体内容取决于治疗师对患者目前感觉功能的评定结果，所选择的训练活动主要考虑完成某一活动需要具备什么样特别的运动功能，患者目前是否已具备完成这一活动所需要的运动功能。训练活动的设计尽量考虑能让患者独立完成。

（3）训练的基本方法：不论患者存在的是哪一种感觉障碍，训练任务主要包括刺激的定位与识别。共分4个步骤进行：第一步，让患者闭眼尝试做某一活动。第二步，让患者睁眼检查所完成的活动是否正确。第三步，如果不正确，让患者睁眼重复相同的活动，以实现视觉与感觉经验的统合，并记忆储存。第四步，再次让患者闭眼，重复做相同的活动，以强化睁眼时所获得的经验。

刺激的定位：因为在感觉恢复过程中，先恢复钝觉，后恢复敏锐觉，所以，在进行刺激的定位能力训练时，起初应采用靠深压觉来传递钝性刺激。随着功能的改善，逐渐将刺激变为依靠轻压觉传递的越来越轻细的刺激。但是，永远不要采用尖锐的刺激。治疗师可以借助患者的另一只手的手指，或铅笔的橡皮头等物作为刺激源。

刺激的识别：让患者用手抓取不同形状、大小与质地的物件，要求其仔细体会抓取动作所带来的感觉。可以指导患者将手插入沙或冰水中进行该训练。

温度觉训练：在两个小瓶内分别装入冷水和温水，用患指分别触摸两个小瓶，睁眼看，闭眼用心体会冷热之间的差异。如此反复进行次。

质地觉：起初让患者触摸质地差别较大，品种、数量较少的一组刺激物。随着功能进展，逐渐缩小质地的差别，扩大刺激物的品种和数量。刺激物可以选用质地粗细不一的砂纸和质地、柔软度不一的纺织品。

实体觉：让患者通过触摸，识别物体及物体的形状与质地。可以选择日常生活中经常使用的物件，如水龙头开关、纽扣、钥匙、钱币、螺丝（母）、衣夹、别针等物。起初宜选择体积大、形状不相似的物件，然后，逐步升级至体积越来越小、形状越来越相似的物件，并要求患者在限定的时间内完成。也可以将一些小物件藏匿于沙堆中或装于一只不透明的口袋内，让患者用手摸出指定的物件。

功能性感觉能力的训练：随着感觉功能的进行性恢复，可以让患者双手操纵螺栓、钱币、钥匙及其他生活用品，鼓励患者完成扣纽扣和系鞋带等日常生活活动，甚至试着让患者使用工作中常用的工具，但应避免意外损伤的发生。如果受伤的是优势手，应尽早鼓励患者用优势手写字和用餐具吃饭。

近年来许多学者就如何早期介入感觉再训练进行了许多新的尝试，Wynn-Parry和Salter主张用不同物体放在患者手中而不靠视力帮助，进行感觉训练。开始让患者识别不同形状、大小的木块，然后用不同织物来识别和练习，最后用一些常用的家庭器皿，如肥皂、钥匙、别针、汤匙、铅笔等来练习。Daniel的训练方法为：在术后第1天就介入“补偿性感觉再训练”，即在感觉缺失范围的周边进行定位觉和轻触觉的训练，当移动触觉恢复后，便将训练范围向内缩小。结果显示此方法的优良率更高，而且大大缩短了训练时间。其机制可能为早期给予患手感觉未受损区（多为皮神经交叉支配区）以感觉刺激，由此产生感觉冲动的传入，有可能会减少损伤神经相应感觉中枢的重组，为受损神经再生及实现外周感受器再支配后进行感觉再训练做好准备，并有助于提高训练效果。

（4）感觉再训练的注意事项：感觉再训练应在损伤后尽早开始，并在功能性活动中进行。如果伤肢伴有疼痛，或仍然有开放性伤口、肿胀等情况，应先查明原因，待情况得到很好地控制后再行感觉训练。当患者尚未能分辨 30cps 振动觉之前，即可进行刺激定位、质地觉等方面的感觉训练。随着感觉恢复，应指导患者在日常生活活动中应用该感觉。有研究表明：正常手也做相同的活动，有利于提高感觉再训练的效果。因此，在感觉再训练过程中，提倡双手同时进行。感觉训练时间不宜过长、过多，一般 3 次/d，15～20min/次。具体的时间以不引起患者疲劳和挫败感为限。所使用的物件必须是安全的，对感觉障碍区无伤害。指导患者必要的安全防护技术以免遭受意外的伤害。

四、慢性期康复治疗

慢性期的康复重点是改善心理状态，促进神经肌肉的功能代偿，通过使用支具及特殊工具，最大限度地恢复日常生活能力及一定的工作能力，使患者早日重返工作岗位。

（一）解除心理障碍

周围神经病损的患者，往往伴有心理问题，担心病损后不能恢复、就诊的经济负担、病损产生的家庭和工作等方面的问题。主要表现有急躁、焦虑、忧郁、躁狂等。可采用医学教育、心理咨询、集体治疗、患者示范等方式来消除或减轻患者的心理障碍，使其发挥主观能动性，积极地进行康复治疗。也可通过作业治疗来改善患者的心理状态。

（二）患者的再教育

首先必须让患者认识到单靠医生和治疗师，不能使受伤的肢体完全恢复功能，患者应积极主动地参与治疗。早期就应在病情允许下，在肢体受限范围内尽早活动，以预防水肿、挛缩等并发症。

周围神经病损患者常有感觉丧失，因此失去了对疼痛的保护机制。无感觉区容易被灼伤、受外伤。一旦发生了创伤，由于伤口有营养障碍，较难愈合。必须教育患者不要用无感觉的部位去接触危险的物体，如运转中的机器、搬运重物。烧饭、煮水时易被烫伤，吸烟时烟头也会无意识地烧伤无感觉区。对有感觉丧失的手、手指，应经常保持清洁、戴手套保护。若坐骨神经或腓总神经损伤，应保护足底，特别是在穿鞋时，要防止足的磨损。

无感觉区也容易发生压迫溃疡，在夹板或石膏内应注意皮肤是否发红或破损，若出现石膏、夹板的松脱、碎裂，应立即就诊。

（眭明红　向云）

第四节　康复临床应用

一、面神经麻痹

1. 解剖特点　面神经为混合性神经，主要有三种成分：运动纤维支配面部表情肌和镫骨肌；副交感纤维分布于泪腺、鼻腔、口腔黏膜、下颌下腺、舌下腺等腺体；味觉纤维分布于舌前 2/3 的味蕾。面神经从脑干发出后经内耳门入内耳道，再穿过骨壁进入面神经管，经茎乳孔出颅。出颅后弯向前行进入腮腺，并发出终支到达面部。

2. 病因　最常见的周围性面神经麻痹是面神经炎（Bell 氏麻痹），其次是面神经带状疱疹病毒感染（Ramsay-Hunt 综合征）。此外，颅脑外伤、颅底骨折也可造成面神经损伤。

3. 临床表现　发病较突然，发病前无典型先兆症状，多单侧发生，个别患者为双侧发生，一旦发病，病情发展迅速，会在数小时或 1 天内达到高峰，表现为面部表情肌瘫痪，即额纹变浅或消失，眼睛不能闭合，鼻唇沟浅，口角弯斜，鼓腮无力，吹哨不能。Ramsay-Hunt 综合征还出现耳郭和外耳道疱疹、疼痛。

4. 诊断与康复评定　面神经炎的症状和体征很典型，诊断不难。可以根据额纹是否消失、眼睛闭合不全的程度、露齿多少，将其分为轻、中、重三度。强度-时间曲线检查对面神经麻痹的诊断和评定有重要价值。应注意各肌的瘫痪程度不一致，口轮匝肌相对较重，强度-时间曲线检查口轮匝肌的变性程度也最大。因此，为正确指导和评价面神经炎的康复，应同时作额肌、眼轮匝肌和口轮匝肌的强度-时间曲线检查。

5. 康复治疗　根据病程长短和病情轻重选用不同的方法。

（1）急性期：控制炎症、水肿，改善局部血液循环，减轻神经受压。应注意物理治疗不宜用强刺激如针刺，可用：①温热疗法，红外线、TDP 照射面部和乳突部。②磁疗，旋磁或电磁疗法。③高频电疗，超短波或微波，无热量或微热量辐射乳突和面部。④激光，He-Ne 激光或半导体激光照射面神经行经部位、面部穴位。⑤直流电药物离子导入。⑥艾灸，采用腧穴热敏化新灸法。热敏穴多出现在翳风、下关、颊车、太阳、神阙、手三里等区域。

（2）恢复期：①物理治疗，如温热疗法、高频电疗、神经肌肉电刺激疗法（NMES）、离子导入（导入碘、加兰他敏、神经营养因子等药物）、激光照射，对重度面瘫用经络导平治疗（高压低频脉冲电刺激）可取得较好的效果，方法是选阳白、下关、颊车等面部穴位为主穴，合谷、内关、风池等为配穴，每天治疗 40 分钟。②肌力增强训练，坐在镜前进行患侧表情肌训练。无力的肌肉可用手指帮助练习，肌力达 2~3 级时就做主动练习，肌力 4 级就可用手指施加阻力。每次每个肌肉收缩 2 秒，连续 5 次。③按摩。④辅助器具，若眼睛不能闭合，在睡眠、红外线治疗时或遇强风时应戴眼罩。⑤面肌挛缩者可做镁离子导入，痉挛肌肉运动点阻滞疗法，如注射苯酚溶液、肉毒毒素、射频电凝。

6. 其他治疗

（1）药物治疗：①肾上腺糖皮质激素，一般用强的松口服，急性期用较大剂量，以后逐渐减量；②B 族维生素，如 B_1、B_6 口服，B_{12} 肌内注射；③神经营养因子，如 bFGF、NGF、神经节苷酯肌内注射；④对 Ramsay-Hunt 综合征，可用抗病毒药物，疼痛明显者加止痛药。

（2）手术治疗：对保守治疗无效者可行面神经与副神经或膈神经吻合术、乳突面神经管切开减压术。

二、上肢神经病损伤

（一）臂丛神经损伤

臂丛神经损伤是周围神经损伤中常见的、最严重的损伤之一。由于臂丛神经损伤平面较高，神经再生速度较慢，部分神经终生变性，其治疗效果一直不很满意，至今对臂丛神经损害的治疗仍是世界难题之一。

1. 臂丛的组成　臂丛由 C_5~C_8 和 T_1 神经根组成。分为根、干、股、束、支五部分，终末形成腋、肌皮、桡、正中、尺神经。在根、干、束部有神经分支发出，这些分支对臂丛损伤的定位诊断有重要意义，如图 36-2。C_5 神经根主要形成腋神经，支配三角肌；C_6 神经根主要形成肌皮神经，支配肱二头肌；C_7 神经根主要形成桡神经，支配上肢伸肌群；C_8 神经根主要形成正中神经，支配指屈肌群；T_1 神经根主要形成尺神经，支配手内部肌群。

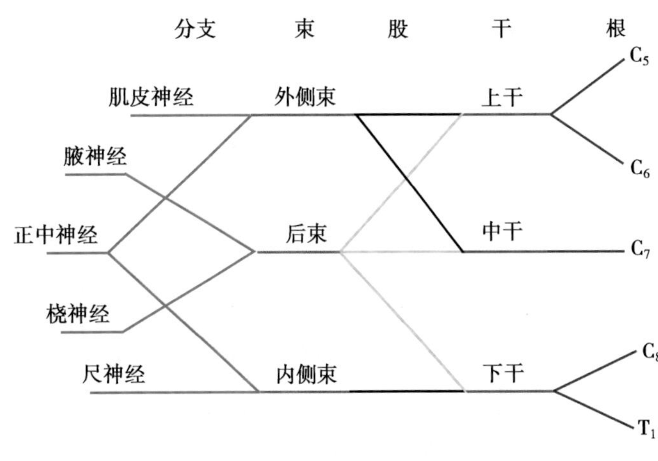

图 36-2　臂丛神经示意图

2. 病因　臂丛神经损伤并不少见，上肢的过度牵拉、锁骨和第一肋骨骨折、肩关节脱位、锁骨上窝外伤、刀刺伤、颈部手术等，均可引起臂丛神经的全部或部分损伤。外伤最常见，其他原因有特发性臂丛神经病（Parsonage-Turner 综合征）、胸廓出口综合征、放射性臂丛损伤、肿瘤。据国内统计，臂丛损伤的主要病因依次为牵拉伤、压砸伤、切割伤、医源性损伤（产伤、手术伤、药物性损伤）、火器伤、放射性损伤等。

3. 损伤的类型和表现　根据损伤的部位

可分为根性损伤、干性损伤、束性损伤和全臂丛损伤四类。

(1) 神经根损伤：可分为上臂丛神经损伤和下臂丛神经损伤。①上臂丛神经损伤($C_5 \sim C_7$)，又称 Erb's 麻痹(Erb-Duchenne paralysis)，临床较为多见，包括腋、肌皮、肩胛上下神经、肩胛背神经、胸长神经麻痹，桡神经和正中神经部分麻痹。主要表现为肩不能上举，肘不能屈曲而能伸，屈腕力减弱，上肢伸面感觉大部分缺失。三角肌和肱二头肌萎缩明显，前臂旋前亦有障碍，手指活动尚正常。②下臂丛神经损伤($C_8 \sim T_1$)，又称 Klumpke's 麻痹(Klumpke's paralysis)，包括前臂及臂内侧皮神经、尺神经麻痹，正中神经和桡神经部分麻痹。表现为手功能丧失或严重障碍，肩肘腕关节活动尚好。常出现患侧 Horner 征，表现为同侧眼睑下垂、瞳孔缩小、眼裂变窄、患侧面部不出汗。检查时，可见手内部肌全部萎缩，尤以骨间肌为甚，有爪形手、扁平手畸形。前臂及手尺侧感觉缺失。

(2) 神经干损伤：可分为神经上干(C_5、C_6)、中干(C_7)和下干($C_8 \sim T_1$)损伤。①上干损伤出现腋神经、肌皮神经、肩胛上神经麻痹，桡神经和正中神经部分麻痹，临床表现与上臂丛损失相似。②中干独立损伤在临床上少见，除了短期内伸肌群肌力有影响外，无明显的临床症状和体征。③下干损伤出现尺神经、正中神经内侧根、上臂和前臂内侧皮伸肌麻痹，表现与下臂丛损伤相似，即手功能全部丧失。

(3) 神经束损伤：神经束损伤后所产生的症状体征十分规则，根据臂丛结构就可明确诊断。①外侧束损伤，出现肌皮、正中神经外侧根、胸前神经麻痹。②内侧束损伤，出现尺、正中神经内侧根、胸前内侧神经麻痹。③后束损伤，肩胛下神经、胸背神经、腋神经、桡神经麻痹。

(4) 全臂丛神经损伤：全臂丛损伤的后果严重，在损伤早期，整个上肢呈弛缓性麻痹，各关节不能主动运动。由于斜方肌功能存在，有耸肩运动。上肢感觉除了臂内侧尚有部分区域存在外，其余全部丧失。上肢腱反射全部消失。肢体远端肿胀，并出现 Horner 综合征。MRI 可证实神经根断裂或撕脱。

4. 诊断和康复评定 可按以下步骤进行：①首先确定有无臂丛损伤。如上肢五大神经(腋神经、肌皮神经、桡神经、正中神经和尺神经)中任何两支的联合损伤(并非同一平面的切割伤)，手部三大神经(正中神经、尺神经、桡神经)中任何一支合并肩关节或肘关节功能障碍(被动活动正常)，应考虑臂丛神经损伤。②进一步区分根、干、束、支的损伤。例如腋神经损伤(三角肌萎缩，肩外展受限)，合并桡神经损伤，其损伤平面在后束；合并肌皮神经损伤，其损伤平面在上干；合并正中神经损伤，其损伤平面在 C_8 根部。③对根部损伤再区分节前节后损伤，因为节前损伤表明预后不良，无自发恢复的可能。若胸-肩胛肌肉(斜方肌)萎缩、耸肩受阻，提示上干节前损伤。若出现 Horner 征，提示下干节前损伤。肌电图和体感诱发电位有利于节前节后损伤的鉴别。④确定损伤的范围和程度。⑤功能状况评定。

在采集病史、详细体检、明确诊断、全面评定之后，制订一份完整的康复方案并不难，但应考虑到由于臂丛损伤常可伴有头部创伤、脊椎或肢体骨折，也常伴有血管或其他神经损伤，不应忽视这些伴随损伤。对于较复杂的损伤，有时诊断有困难或病情经常变化，康复计划也应及时随之改变。

5. 康复治疗 由于臂丛神经的组成复杂、分支多、行程长，损伤后的功能障碍严重，康复治疗是一项长期而艰苦的工作。

(1) 减轻局部炎症水肿，促进神经再生：可采用脉冲高频透热(短波、微波)、红外线、激光照射、低中频电疗、磁疗等物理治疗；神经营养因子(NGF、bFGF、神经节苷酯)、维生素、改善微循环等药物治疗。

(2) 止痛治疗：虽然臂丛神经损伤患者较少发生严重的疼痛，但一旦发生，治疗较困难。这种疼痛一般为灼痛，在枪弹伤及部分根性撕脱伤患者中较多见。取出神经中的弹片、切断部分损伤的神经及神经瘤、重接神经是缓解这类疼痛的主要方法。各类镇痛药物、TENS、HVPC、干扰电疗、电针、超声波、半导体激光等物理治疗，臂丛神经封闭、颈交感神经节封闭也可选用。对某些顽固性疼痛需行脊髓电刺激疗法或手术治疗。

(3) 感觉重建：对感觉丧失尤其是手的感觉丧失，需进行感觉重建训练，如有感觉过敏，则应进行脱敏治疗。二者方法相似，可采用不同形状、不同材料的各种物体让患者触摸，体会不同的感觉，逐渐恢复分辨能力。必须加强保护患肢，可戴防护手套，训练用健手试探接触物体温度的习惯，经常涂脂性护肤霜等。

(4) 增强肌力：对已有肌肉收缩的患者，可根据肌力恢复的程度进行肌力训练。肌力 1~2 级者做被动活动和主动助力运动，用滑板或悬吊患肢的方法减轻患肢自身重量进行肌力训练；肌力 3 级者练习主动活动；肌力 4 级者采取渐进抗阻练习法进行增强肌力的训练，每次练习以肌肉略感疲劳为度，每天练习 2~3

次,同时练习做一些日常生活活动,如洗脸、梳头、穿衣、吃饭等;对实施动力重建术的患者,术前进行增强移位肌肌力的训练,术后 4~6 周开始重建肌动作练习,逐步掌握其协调运动,然后再进行增强肌力的训练;如患肢功能不能恢复,应训练健肢代偿,或在行肌腱移位术、肌腱重建术后用功能性电刺激治疗。

（5）防治软组织挛缩和关节僵硬:按摩患肢各肌群,被动活动各关节;超声波、温热治疗、中频电疗等物理治疗能消炎消肿,松解粘连;使用矫形器预防或矫正畸形,对上臂丛损伤,采用外展支架保护患肢,对下臂丛损伤,用腕手夹板使腕关节保持在功能位。如已经发生了挛缩,应进行关节松动术、被动牵拉、理疗等治疗。

（6）治疗肿胀:臂丛损伤后肌肉失去了运动功能,也失去了对上肢静脉的挤压回流作用,特别是当肢体处于下垂位、关节屈曲挛缩、腋部有瘢痕挛缩时,易发生肿胀。治疗可采用肩吊带、三角巾悬吊患肢,主动、被动活动,按摩,顺序充气循环治疗,低中频电疗、高频透热、磁疗等,注意悬吊时间不能太长,否则因上肢缺少活动而加重水肿,每天应多次取下悬吊带进行运动。对腋部瘢痕挛缩可用音频电疗、超声波、热疗,或手术切除。

（7）心理治疗:由于臂丛损伤后,一侧肢体丧失了大部分功能,不仅严重影响劳动工作,患者的日常生活自理也十分困难,加上恢复慢,病程长,因此患者是极其痛苦的。应该同情患者的处境,鼓励患者战胜疾病,树立信心。

（8）作业治疗和职业治疗:对严重的臂丛损伤患者,也是不可缺少的康复治疗项目。

（9）针灸治疗:采用循经取穴与臂丛神经走行取穴相结合,如取极泉、肩井、曲池、外关、合谷、八邪、阳溪、大椎、颈$_5$~颈$_7$ 夹脊等穴,针刺得气后,加用电针。每次针 5~10 穴。

6. 手术治疗　臂丛神经开放性损伤、切割伤、枪弹伤、手术伤、已明确为节前损伤者,应早期探查,手术修复。若保守治疗 3 个月无效,呈跳跃式功能恢复者,如肩关节功能未恢复,而肘关节功能先恢复者,可考虑手术治疗。

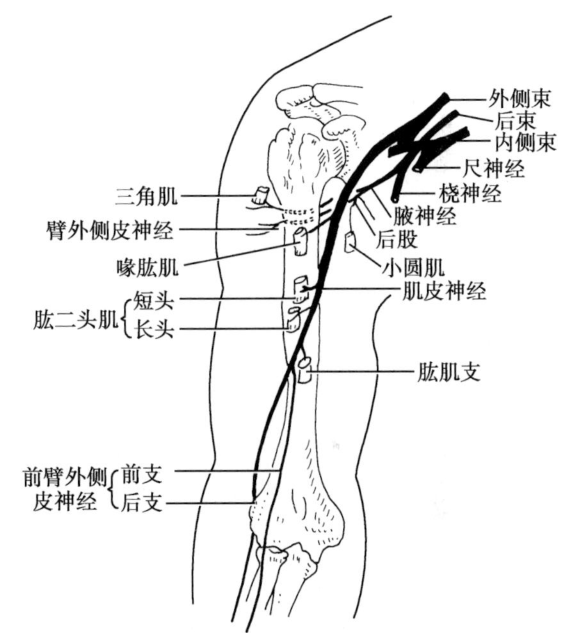

图 36-3　腋神经和肌皮神经的支配区

（二）腋神经(C_5~C_6)损伤

1. 病因　腋神经为臂丛后束的分支,支配小圆肌、三角肌及三角肌表面的皮肤(图 36-3)。由于走行时紧贴肱骨外科颈,肩关节的骨折脱位,尤其是后脱位和肱骨上端骨折,肩后部的撞伤或打击伤可造成腋神经损伤。此外,手术误伤、使用腋杖不当、大重量腰椎牵引时的腋下固定带也可损伤腋神经。

2. 临床表现　腋神经损伤后出现上肢外展困难、外旋无力,三角肌萎缩,失去肩部丰满外形,三角肌区皮肤感觉障碍。

3. 康复治疗　综合应用运动疗法(被动运动、肩关节主动外展活动、抗阻外展运动等)、物理治疗(神经肌肉电刺激、短波或微波透热、激光照射、磁疗等)、药物等促进神经再生,增加肌力,促进肩部感觉恢复。治疗时要注意预防肩关节内收及内旋挛缩。为防止肱骨头下方脱位,可用肩吊带。

（三）肌皮神经(C_5~C_6)损伤

1. 病因　肌皮神经是臂丛外侧束的终末支,支配喙肱肌、肱二头肌、肱肌和前臂外侧皮肤(图 30-3)。肌皮神经是上肢重要的神经,单独的损伤很少见。在肩、腋部的切割伤及撕脱伤可累及肌皮神经,但同时常伴有血管和其他的神经损伤。

2. 临床表现　肌皮神经损伤后出现屈肘困难,肱二头肌腱反射消失,前臂外侧感觉减退。注意在肌肉发达的患者中,肱桡肌可代偿为屈肘肌,屈肘动作仍可存在。

3. 康复治疗 肌皮神经损伤后的最大康复问题是肱二头肌瘫痪，对日常生活和工作的影响较大，因此治疗重点应放在恢复肱二头肌的功能上。该肌肉表浅，患者能看到其收缩活动，肌力锻炼的方法也较简单，患者易掌握。早期肌力在3级以下时，可利用滑板或在平滑的桌面上洒上滑石粉进行减重屈肘训练。肌力达3级以上时，进行抗阻练习，哑铃、沙袋、弹簧拉力器、甚至家庭日用品如水桶均可利用。要注意防止肘关节伸展挛缩，可应用屈肘吊带。酌情应用物理治疗和神经营养药物治疗。如果肱二头肌恢复差、恢复慢，可以训练桡神经支配的肱桡肌，代偿屈肘功能。

（四）桡神经（$C_5 \sim C_8$，T_1）损伤

1. 病因 臂丛后束分出腋神经后，即向下延续为桡神经。在大圆肌平面分出肌支支配肱三头肌和肘肌，然后主干进入肱骨的桡神经沟。在肘关节上方发出分支到肱桡肌和桡侧腕长伸肌，在肱骨外上髁平面分为深支和浅支继续下行，支配前臂背侧肌群，如图36-4。

在上肢周围神经中，桡神经最易遭受外伤。其损伤多数是肱骨干骨折所引起。此外，腋杖压迫、上肢置于外展位的手术、桡骨颈骨折及大量骨痂生成等都可损伤桡神经。肱骨下段骨折、孟氏骨折、肘关节脱位后反复采用手法整复，手术内固定等操作，易造成医源性桡神经损伤。

2. 临床表现 桡神经损伤后，主要表现为运动障碍，除虎口部皮肤感觉消失外，其他部位感觉障碍不明显（因有正中神经、尺神经交叉支配）。临床上出现垂腕、垂指、前臂旋前畸形、手背桡侧尤以虎口部皮肤有麻木区或感觉障碍。由肱骨干骨折或骨痂压迫所致的损伤一般均无肱三头肌麻痹。桡骨小头脱位可引起桡神经深支损伤，各伸指肌瘫痪，但桡侧腕长伸肌的功能存在，故无垂腕畸形，亦无虎口背侧皮肤感觉丧失。

3. 康复治疗 桡神经损伤后感觉障碍不明显，但运动障碍很严重。康复的重点为恢复运动功能。应用支具使腕背伸30°、指关节伸展、拇指外展，并进行被动运动，以避免关节强直和肌腱挛缩。如已经发生了挛缩，则可进行被动牵伸、按摩、超声波治疗、中频电疗、温热治疗等。伸腕伸指肌的锻炼方法较简单，应鼓励患者回家后继续锻炼。

（五）正中神经（$C_6 \sim C_8$，T_1）损伤

1. 病因 正中神经由臂丛内外束的内外侧头所组成。支配的肌肉见图36-5。

肱骨髁上骨折、肘关节脱位可引起正中神经挤压损伤，在前臂下部和腕部，正中神经比较浅表，易被锐器损伤。腕管综合征、月状骨脱位也可损伤正中神经。

2. 临床表现 正中神经在前臂上部损伤后，桡侧屈腕肌、屈拇指中指示指肌肉功能丧失，大鱼际肌萎

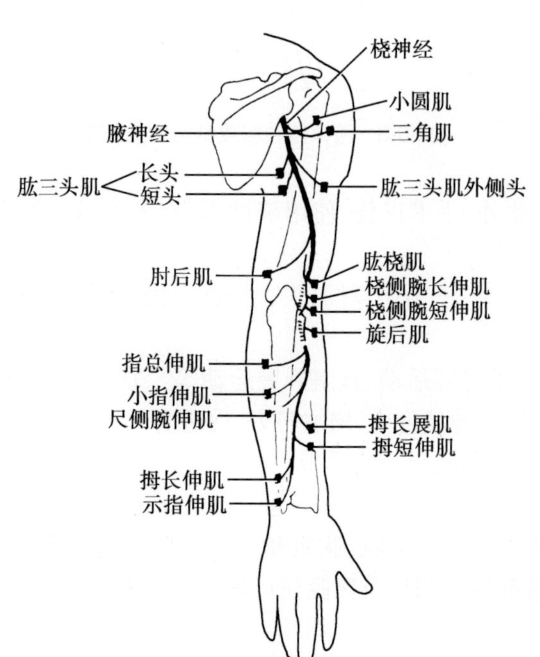

图36-4 桡神经支配的肌肉示意图

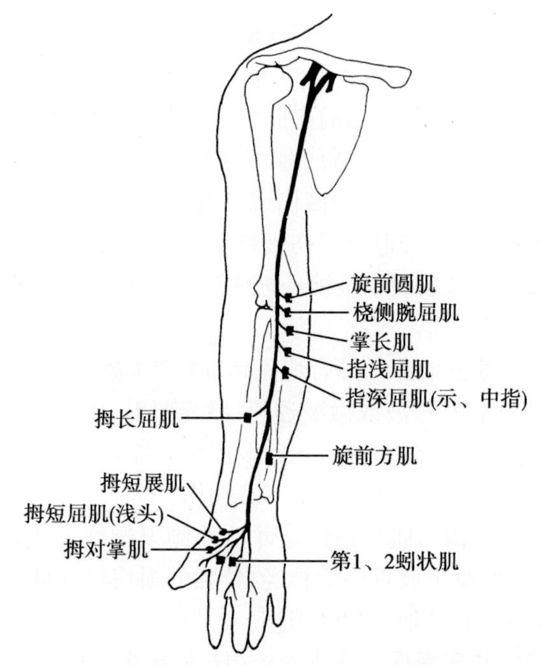

图36-5 正中神经支配的肌肉

缩，出现“猿手”畸形，拇指不能对掌和外展，桡侧三个半手指感觉障碍。若在腕部受伤，前臂肌肉功能良好，只有拇指外展和对掌功能障碍。

3. 康复治疗 要注意应用支具使受累关节处于功能位。由于正中神经损伤后不仅影响屈拇屈指及对掌功能，而且实体感丧失对手的功能有很大影响，因此恢复感觉功能是很重要的任务。对于感觉减退，可以让患者触摸各种不同形状、大小、质地的物体，如绒布、硬币、钥匙等日常用品，先在直视下，然后在闭眼时练习，使患者逐渐能辨认不同的物体。对感觉过敏，需采用脱敏治疗，即要教育患者多使用敏感区，对敏感区自我按摩，用不同材料的物品刺激敏感区等。教育患者保护感觉障碍区，不要用患手去触摸危险的物体，防止发生烫伤、刺伤、压迫溃疡。当手指肌力恢复到 3 级时，应指导患者多做手的精细动作练习和 ADL 练习。

（六）尺神经（$C_8 \sim T_1$）损伤

1. 病因 尺神经来自臂丛内侧束。主要支配前臂和手掌尺侧的肌群及尺侧一个半手指的感觉（图 36-6）。

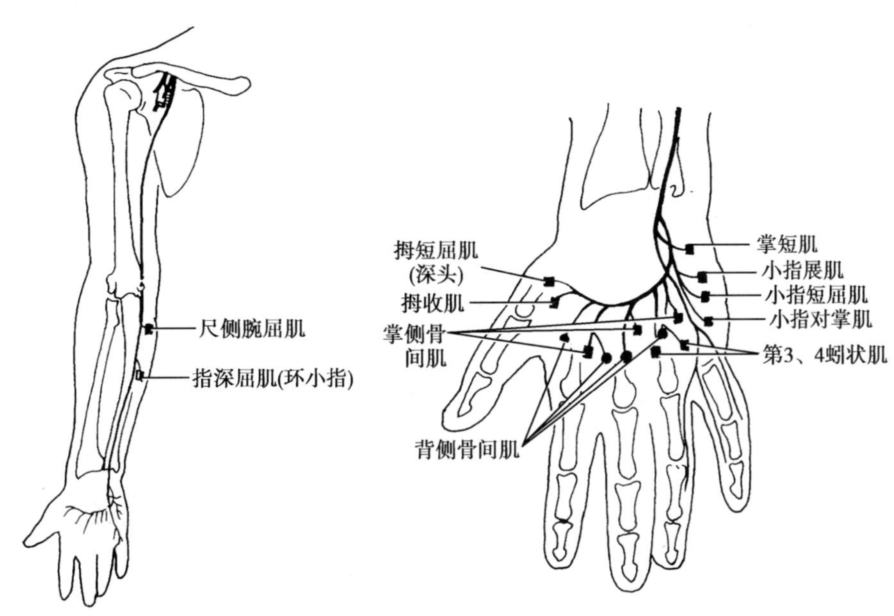

图 36-6 尺神经支配的肌肉

尺神经损伤的原因有颈肋、肱骨髁上骨折、肘关节脱位、腕部切割伤，肱骨尺神经沟处骨质增生等造成创伤性尺神经炎，也是常见的损伤原因。

2. 临床表现 尺神经损伤后，尺侧腕屈肌、第 4、5 指指深屈肌、小鱼际肌、骨间肌、第 3、4 蚓状肌功能丧失，呈爪形手。小指及环指尺侧半感觉消失。

3. 康复治疗 应防止第 4、5 指掌指关节过伸畸形，可用关节折曲板，使掌指关节屈曲到 45°。亦可配戴弹簧手夹板，使蚓状肌处于良好位置，屈曲的手指处于伸展位。训练手指分开、并拢和伸展运动，训练用手指夹物体，先夹较大较厚的物体，逐渐夹较薄的物体如扑克牌、纸张。作业治疗，训练手的精细动作，如第 4、5 指与拇指的对掌抓捏动作、球状抓握、圆柱状抓握与放松。

尺神经损伤后的感觉障碍也是一个主要康复问题，与正中神经损伤一样，往往很难完全恢复原来的感觉。应进行感觉重建训练或感觉过敏的脱敏治疗，应教育患者保护第 4、5 指的感觉障碍区。

三、下肢神经病损伤

（一）股神经损伤

1. 病因 股神经是腰丛的最大分支，由腰$_2$～腰$_4$ 前支后股组成。在髂窝内分支支配髂肌和腰大肌，行至腹股沟韧带下方后分为许多肌支和皮支，支配耻骨肌、缝匠肌、股四头肌、膝关节肌，以及股前股内侧皮肤。

股神经的损伤比较少见。可能的原因有：腹后壁的血肿、腰大肌脓肿、髂窝中的肿瘤压迫股神经，耻骨上支骨折、疝修补术、大隐静脉的手术可误伤股神经和隐神经，股部的外伤等。

2. 临床表现　伸小腿、屈大腿无力，不能登阶梯和跳跃，容易跌倒，股四头肌萎缩，膝反射消失，股前及小腿内侧感觉障碍。

3. 康复治疗　应进行伸膝、屈髋被动运动和主动锻炼。肌力在3级以下时，患者健侧卧位，用悬吊带托住患侧小腿，进行减重屈髋伸膝练习，配合以神经肌肉电刺激。肌力在3级以上时，可利用股四头肌训练器、功率单车进行抗阻练习，也可以练习下蹲起立和上下台阶。为防止屈膝挛缩，可带髋-膝矫形器（HKO）或护膝架。

（二）坐骨神经损伤

1. 病因　坐骨神经是全身最大的神经，来自腰骶丛神经（L_4~L_5 和 S_1~L_3），在坐骨切迹处出骨盆，自梨状肌下孔穿至臀部，位于臀大肌深部，在坐骨结节与大转子之间的中点处下降，经上孑孑肌、闭孔内肌腱、下孑孑肌及股方肌后面至股之后侧，走行于大收肌与股二头肌之间。下行至大腿下1/3处分为胫神经和腓总神经（图36-7）。因此，坐骨神经总干的损伤远比其终支的损伤为少见。腰椎间盘突出、脊椎骨折脱位等可压迫损伤坐骨神经根。臀部肌内注射部位不当、髋关节脱位、股骨干骨折、骶骨及髂骨骨折等可损伤坐骨神经干。

2. 临床表现　坐骨神经损伤部位高时，出现半腱肌、半膜肌、股二头肌及胫神经和腓总神经支配的肌肉瘫痪，小腿不能屈曲，足及足趾运动完全消失，呈"跨阈步态"。跟腱反射消失。坐骨神经损伤的另一个重要特点是疼痛，即所谓坐骨神经痛，这在临床上是很常见的综合征。小腿外侧感觉障碍或出现疼痛，足底感觉丧失常导致损伤和溃疡。

3. 康复治疗　由于坐骨神经的行程很长，高位严重损伤后的恢复时间也很长，易出现并发症。应用踝-足矫形器、膝-踝-足矫形器或矫形鞋，以防治膝、踝关节挛缩和足内、外翻畸形。脉冲高频电疗、低频脉冲电流、激光照射和神经营养因子促进神经再生，神经肌肉电刺激治疗小腿和大腿后面的肌肉，运动疗法增强肌力，感觉训练，以TENS、经络导平、封闭等缓解疼痛。对下肢肿胀，可采用抬高患肢休息、顺序充气循环治疗、干扰电疗、高压低频脉冲电疗法等治疗。

（三）腓总神经损伤

1. 病因　腓总神经损伤在下肢神经损伤中最多见。可见于腓骨小头或腓骨颈骨折、小腿石膏固定太紧、腘窝后方切割伤、胫腓关节后脱位等情况。

2. 临床表现　损伤后，胫骨前肌、趾长伸肌、趾短伸肌、腓骨长肌和腓骨短肌瘫痪（图36-8），出现足和

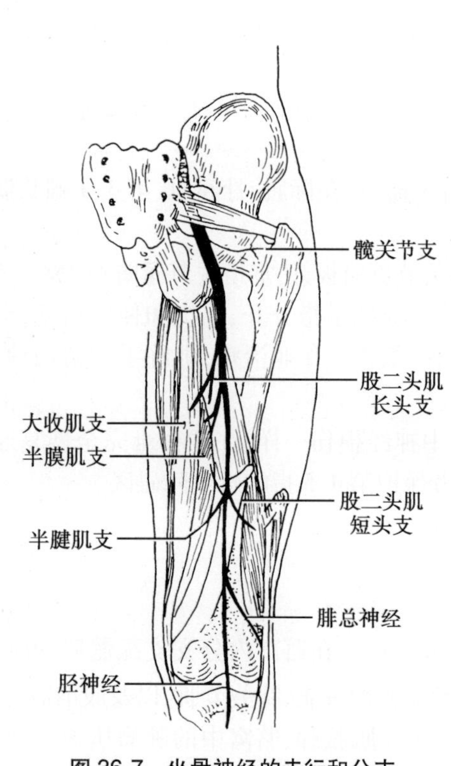

图36-7　坐骨神经的走行和分支

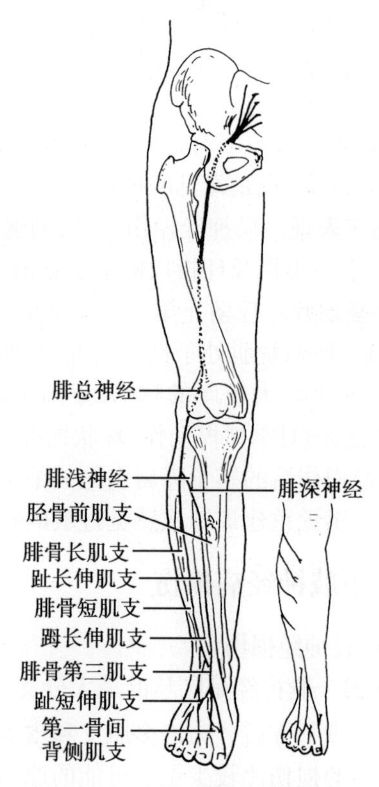

图36-8　腓总神经的走行和分支

气养阴、活血通络之效,从而获得较好的临床疗效。针灸治疗时一般在使用药物控制血糖的基础上进行,选穴多采用辨证取穴加对症取穴,多选四肢阳明经脉之穴。常用的穴位有大椎、命门、腰阳关、曲池、外关、三阴交、承山、阴陵泉、血海、足三里、太溪、太冲。

由于周围神经病变后存在感觉障碍,应特别注意康复治疗的剂量,尤其是直流电、传导热治疗、针灸治疗,防止剂量过大,损伤局部组织。

除此之外,也有研究表明,戒烟、戒酒,合理饮食及良好的血压、血脂的控制也同样是防治 DPN 的关键。

六、急性感染性多发性神经根炎

1. 病因病理　本病也称吉兰-巴雷综合征(Guillain-Barre syndrome,GBS),是一种免疫介导的主要累及脊神经根、周围神经及脑神经的急性周围神经病,是急性软瘫最常见的原因。病因未完全明确,可能是病毒感染所致,常见的前驱感染因子有 *C. jejuni*、巨细胞病毒、*H. influenzae*。在病理上是一种脱髓鞘疾病,主要损伤多数脊神经根及神经末梢,也累及颅神经。神经根明显水肿,呈节段性髓鞘坏变,轴突扭曲、碎裂。

2. 临床表现　以四肢对称性软瘫最常见。有运动障碍:对称性上行性弛缓性瘫痪,最初始于下肢,然后发展到上肢和躯干。受累肌肉明显萎缩,腱反射减弱或消失。感觉障碍:在发病初期出现感觉过敏或异常,患者感觉四肢远端刺痛、麻木,但客观检查多无明显感觉缺失。重症患者有呼吸肌麻痹:咳嗽无力,呼吸困难。自主神经障碍:泌汗障碍等。可伴有颅神经麻痹,以第Ⅶ、Ⅸ、Ⅹ对颅神经对称性麻痹多见。根据临床表现的差异,GBS 分为运动-感觉型、纯运动型、Miller-Fisher 型、球变异型。脑脊液和肌电图检查可以辅助诊断。

3. 康复治疗　主要为防治并发症,促进运动功能的恢复,解除心理障碍等。

(1) 预防并发症:在急性期精细的护理必不可少。帮助患者翻身,保证舒适的体位,避免压疮。软组织按摩、神经肌肉电刺激、四肢压力治疗可以减轻肌肉萎缩,预防深静脉血栓形成,应在入院 2 天内开始。被动运动、牵伸技术、使用辅助器具,预防肌肉短缩和关节挛缩。

(2) 增强肌力训练:对受累肌肉进行主动助力运动和抗阻运动。应注意患者对过劳性无力特别敏感,因此训练时要使肌肉充分休息。

(3) 步行训练:按照电动起立床站立→站立台站立→平行杠内行走→使用助行器具行走→独立行走的顺序训练。已有研究表明,下肢机器人训练(RAGT)对辅助步态训练是可行的,将来有希望应用于各种瘫痪患者的康复。

(4) ADL 训练:指导患者进行日常生活活动训练,如翻身、坐起、进食、穿衣、用厕、使用轮椅等,提高患者生活自理能力。

(5) 肺部康复:使用呼吸机进行间断正压呼吸,用手按压腹部帮助患者咳嗽,体位引流排痰,训练患者深长呼吸,超声雾化吸入,肺部感染时用抗生素、超短波肺部治疗、紫外线分区照射胸背。

(6) 物理因子治疗:损伤平面以下的脊髓节段高频透热治疗、激光照射、磁疗、紫外线照射等可以减轻神经根水肿、促进神经功能恢复。经络导平治疗也有良效。

(7) 药物治疗:肾上腺皮质激素、免疫球蛋白、神经营养药物等。

(8) 支持治疗:如给予高蛋白高热量高维生素饮食,心理支持。

(眭明红　向云)

第五节　康复结局

一、预后

周围神经病损病程长、痊愈慢、后果严重。临床康复目标是防治并发症与合并症,促进神经再生,保持肌肉质量,迎接神经再支配,促进运动功能与感觉功能的恢复,最终改善患者的生活与工作能力,提高生活质量。周围神经损伤修复功能不佳的重要原因,一是神经纤维修复缓慢,二是神经支配肌肉变性、萎缩、纤维化。由于周围神经病损后的恢复过程很长,可以说是最慢、最不完全的,治疗所花的费用也是惊人的。因此康复治疗不仅应尽可能使患者恢复功能,也应从节约着手。

二、康复过程及结局

周围神经病损病因复杂,常由炎症、中毒、缺血、营养缺乏、代谢障碍等引起。可发生两种典型的病理反应:局部脱髓鞘反应和轴突变性。常见的疾病包括周围性面神经麻痹、上肢周围神经损伤、下肢周围神经损伤、周围神经嵌压症、糖尿病周围神经病变、急性感染性多发性神经根炎。常见的康复治疗方法包括物理因子治疗、运动训练、作业训练、针灸、支具等一系列康复治疗措施。病损恢复慢、疗程长,极大地降低了患者的生存质量,影响了患者的生活及工作能力。康复过程中,首先要详细询问病史,精准全面地体格检查,判断神经受损的部位和程度,其次要进行运动功能评定、感觉功能评定、自主神经功能评定、日常生活活动能力评定以及临床电生理评定。根据已获得的病情资料,判断神经损伤的时期,确定康复目标,制订康复计划,评价康复效果。总之,周围神经病损病因复杂,病情迁延,临床恢复慢,需要配合不同的方法进行长期联合治疗。

（眭明红　向云）

附　录

附录表 1　运动功能量表

项目	评估内容
1. 仰卧位向健侧翻身	1）自己牵拉侧卧（起始位必须仰卧，不屈膝，患者自己用健侧手牵拉向健侧卧，用健腿帮助患腿移动） 2）下肢主动平移，且下半身随之移动（起始位同上，上肢留在后面） 3）用健侧上肢将患侧上肢提过身体，下肢主动移动且身体随其运动（起始位同上） 4）患侧上肢主动移动到对侧，身体其他部位随之运动（起始位同上） 5）移动上下肢并翻身至侧位，但平衡差（起始位同上，肩前伸，上肢前屈） 6）在 3 秒内翻身侧卧（起始位同上，不用手）
2. 仰卧位到床边坐位	1）侧卧，头侧抬起，但不坐起（帮助患者侧卧） 2）从侧卧到床边坐（帮助患者移动，整个过程患者能控制头部姿势） 3）从侧卧到床边坐（准备随时帮助将患者的下肢移至床边） 4）从侧卧到床边坐（不需帮助） 5）从仰卧到床边坐（不需帮助） 6）在 10 秒内从仰卧到床边坐（不需帮助）
3. 坐位平衡	1）必须有支持才能坐（帮助患者坐起） 2）无支持能坐 10 秒（不用扶持，双膝和双足靠拢，双足可着地支持） 3）无支持能坐，体重能很好地前移且分配均匀（体重在双髋处能很好地前移，头胸伸展，两侧均匀持重） 4）无支持能坐并可转动头及躯干向后看（双足着地支持，不让双腿外展或双足移动，双手放在大腿上，不要移到椅座上） 5）无支持能坐且向前触地面并返回原位（双足着地，不允许患者抓住东西，腿和双足不要移动，必要时支持患臂，手必须触到足前 10cm 的地面） 6）无支持坐在凳子上，触摸侧方地面，并回到原位（要求姿势同上，但患者必须向侧位而不是向前方触摸）
4. 由坐到站	1）需要别人帮助站起（任何方法） 2）可在别人准备随时帮助下站起（体重分布不均，用手扶持） 3）可站起（不允许体重分布不均和用手扶持） 4）可站起，并伸直髋和膝维持 5 秒（不允许体重分布不均） 5）坐-站-坐不需别人准备随时帮助（不允许体重分配不均，完全伸直髋和膝） 6）坐-站-坐不需别人准备随时帮助，并 10 秒内重复 3 次（不允许体重分布不均）
5. 步行	1）能用患腿站，另一腿向前迈步（负重的髋关节必须伸展，可准备随时给予帮助） 2）在一个人准备随进给予帮助下能行走 3）不需帮助能独立行走（或借助任何辅助器具）3m 4）不用辅助器具 15 秒内能独立行走 5m 5）不要辅助器具 25 秒内能独立行走 10m，然后转身，拾起地上一个小沙袋（可用任何一只手），并且走回原地 6）35 秒上下四级台阶 3 次（不用或用辅助装具，但不能扶栏杆）

续表

项目	评估内容
6. 上肢运动功能	1）仰卧位下帮助患侧上肢置于肩前屈 90°，伸肘位时，患手可以主动前伸 2）仰卧位下患侧上肢可维持在肩前屈 90°，肘伸直位 2 秒（允许少量肩外旋） 3）仰卧位下，屈伸肘部使手掌及时离开前额（可以帮助前臂旋后） 4）坐位下，患侧上肢可维持肩前屈 90°的位置至少 2 秒，允许有少量肩外旋和旋后，但无肩上提 5）坐位下，患侧上肢主动肩前屈 90°，保持 10 秒后再主动放回原位置，前臂无旋前 6）站立位，被动将患侧上肢外展 90°，手掌平压于墙面，患侧在身体向前移动中维持此姿势
7. 手部运动	1）坐在桌边完成伸腕 2）坐在桌边完成桡侧伸腕 3）坐位下完成前臂旋前旋后 4）双手够取桌上 5 英寸（直径 14cm）的球（球应放于桌上距患者较远的位置，使患者完全伸直双臂拿到球，肩必须前伸，双肘伸直，腕中位或伸直，双掌要接触球） 5）用患手拿起塑料杯再放回到桌子的另外一边（不改变杯子形态） 6）在 10 秒内连续完成 14 次以上的对指动作（不可从指间滑过完成）
8. 高级手部活动	1）让患者用患手伸手拿起前方的一支钢笔，再带回身前去掉钢笔的笔帽 2）患手将患侧一臂远处茶杯内盛有的 8 粒豆子捡到健侧一臂远处的茶杯内 3）在白纸上画一条垂线，20 秒内画 10 次（至少要有 5 条线碰到及终止在垂直线上） 4）用患手拿起一支笔，并握住笔在纸上画出连续的点（至少 1 秒 2 个点，持续 5 秒，患者不需要帮助能捡起及拿好铅笔，必须像写字一样拿笔，点点不是敲） 5）用患手将盛有液体的小号餐匙置于嘴边 6）用患手拿住梳子并以上肢外展、外旋和前臂旋前的方式梳好头后侧的头发
9. 全身肌张力	1）弛缓无力，移动身体部分时无阻力 2）移动身体部分时可感觉到一些反应 3）变化不定，有时弛缓无力，有时肌张力正常，有时张力高 4）持续正常状态 5）50%时间肌张力高 6）肌张力持续性增高

附录表 2 躯干损伤量表

评估内容	评分标准
静态坐位平衡	
1. 保持起始姿势	0 分：无手臂支撑时，患者跌倒或不能保持起始姿势 10 秒 2 分：患者可以维持起始姿势 10 秒 若此项目得分为 0 分，则 TIS 总分为 0 分
2. 保持起始姿势，治疗师将患者健侧腿搭在患侧腿上	0 分：无手臂支撑时，患者跌倒或不能保持该姿势 10 秒 2 分：患者可以保持该姿势 10 秒
3. 保持起始姿势，患者将健侧腿搭在患侧腿上	0 分：患者跌倒 1 分：手臂不支撑在床上或桌面上时，患者不能把健侧腿搭在患侧腿上 2 分：患者可以把健侧腿搭在患侧腿上，但躯干向后偏移 10cm 或需要用手辅助 3 分：患者可以把健侧腿搭在患侧腿上，且没有躯干偏移，不需要辅助
动态坐位平衡	
4. 以起始姿势开始，患者用患侧肘触及椅面或治疗床面（通过缩短患侧和延长健侧），然后回到起始姿势	0 分：患者跌倒，需要上肢的支撑，或肘不能触及椅面或治疗床面 1 分：患者无需帮助，可主动移动使肘触及椅面或治疗床面 若此项得 0 分，则条目 5 和条目 6 均为 0 分

续表

评估内容	评分标准
5. 重复条目 4 的动作	0 分:患者表现为没有躯干缩短/延长或相反的躯干缩短/延长 1 分:患者表现出合适的躯干缩短/延长 若此项得 0 分,则条目 6 也为 0 分
6. 重复条目 4 的动作	0 分:患者出现代偿动作。代偿可能为:①使用上肢;②对侧髋关节外展;③髋关节屈曲(如果肘部碰到治疗床超过近端股骨的一半);④屈膝;⑤足滑动 1 分:患者移动躯干时没有代偿
7. 以起始姿势开始,患者用健侧肘触及椅面或治疗床面(通过缩短健侧和延长患侧),然后回到起始姿势	0 分:患者跌倒,需要上肢的支撑,或肘不能触及到椅面或治疗床面 1 分:患者无需帮助,可主动移动使肘触及椅面或治疗床面 若此项得 0 分,则条目 8 和条目 9 均为 0 分
8. 重复条目 7 的动作	0 分:患者表现为没有躯干的缩短/延长或相反的躯干缩短/延长 1 分:患者表现出合适的躯干缩短/延长 若此项得 0 分,则条目 9 也为 0 分
9. 重复条目 7 的动作	0 分:患者出现代偿动作。代偿可能为:①使用上肢;②对侧髋关节外展;③髋关节屈曲(如果肘部碰到治疗床超过股骨近端的一半);④屈膝;⑤足滑动 1 分:患者移动躯干时没有代偿
10. 以起始姿势开始,患者从床上抬起患侧骨盆(通过缩短患侧及延长健侧),然后回到起始姿势	0 分:患者没有表现出躯干的缩短/延长,或表现出相反的缩短/延长 1 分:患者表现出合适的躯干缩短/延长 若此项得 0 分,则条目 11 也为 0 分
11. 重复条目 10 的动作	0 分:患者有代偿。可能出现的代偿动作有:①使用上肢;②用同侧足向下蹬(脚后跟与地面失去接触) 1 分:患者移动时无代偿
12. 以起始姿势开始,患者从床上抬起健侧的骨盆(通过缩短健侧及延长患侧),然后回到起始姿势	0 分:患者没有表现出躯干的缩短/延长,或表现出相反的缩短/延长 1 分:患者表现出合适的躯干缩短/延长 若此项得 0 分,则条目 13 也为 0 分
13. 重复条目 12 的动作	0 分:患者有代偿。可能出现的代偿动作有:①使用上肢;②用同侧足向下蹬(脚后跟与地面失去接触) 1 分:患者移动时无代偿
协调	
14. 以起始姿势开始,患者旋转上躯干 6 次(每侧肩向前移动 3 次),首先移动患侧,头应固定在起始姿势	0 分:偏瘫侧没有移动 3 次 1 分:旋转是不对称的 2 分:旋转是对称的 若此项得分为 0,则条目 15 也为 0 分。
15. 在 6 秒内重复条目 14 的动作	0 分:旋转是不对称的 1 分:旋转是对称的
16. 以起始姿势开始,患者旋转下躯干 6 次(每侧膝向前移动 3 次),首先移动患侧,上躯干应固定在起始姿势	0 分:偏瘫侧没有移动 3 次 1 分:旋转是不对称的 2 分:旋转是对称的 若此项得分为 0,则条目 17 也为 0 分
17. 在 6 秒内重复条目 16 的动作	0 分:旋转是不对称的 1 分:旋转是对称的

附录表 3 上肢运动功能状态评估量表

部位	序号		动作	评分
肩	1	A	肩前屈 90°,肘 0°,前臂中立位	0 1^- 1 1^+ 2^- 2
		B	如果完成,能否保持这个姿势	0 1
	2	A	肩外展 90°,肘 0°,前臂旋前位	0 1^- 1 1^+ 2^- 2
		B	如果完成,能否保持这个姿势	0 1
	3	A	肩前屈 90°~150°,肘 0°	0 1^- 1 1^+ 2^- 2
		B	如果完成,能否保持这个姿势	0 1
	4	A	摸头顶	0 1^- 1 1^+ 2^- 2
		B	如果完成,能否保持这个姿势	0 1
	5	A	摸腰椎	0 1^- 1 1^+ 2^- 2
		B	如果完成,能否保持这个姿势	0 1
	6		肩部上提	0 1^- 1 1^+ 2^- 2
	7		有支撑的条件下,手臂前伸	0 1^- 1 1^+ 2^- 2
	8	A	肘屈曲 90°,肩前屈 0°~30°	0 1^- 1 1^+ 2^- 2
		B	前臂支撑在桌面上,肘屈曲,肩后伸 30°	0 1^- 1 1^+ 2^- 2
	9	A	肩 0°,肘屈曲 90°,肩内旋至手触腹部	0 1^- 1 1^+ 2^- 2
		B	肩 0°,肘屈曲 90°,肩部外旋	0 1^- 1 1^+ 2^- 2
	10		手触对侧膝	0 1^- 1 1^+ 2^- 2
	小计			/29
肘	1	A	肩 0°,肘屈曲 90°,前臂旋前	0 1^- 1 1^+ 2^- 2
		B	肩 0°,肘屈曲 90°,前臂旋后	0 1^- 1 1^+ 2^- 2
	2	A	肘 0°,全范围屈曲	0 1^- 1 1^+ 2^- 2
		B	如果完成,能否保持这个姿势	0 1
	3		肘屈曲位伸展到 0°位	0 1^- 1 1^+ 2^- 2
	4		手触摸对侧肩部	0 1^- 1 1^+ 2^- 2
	小计			/11
腕	1		肩 0°,肘屈曲 90°,前臂旋前,腕背伸	0 1 2
	2		肩 0°,肘屈曲 90°,前臂旋后,腕掌屈	0 1 2
	3		肩 0°,肘屈曲 90°,前臂旋前,腕环转	0 1 2
	小计			/6

续表

部位	序号		动作	评分
手	1		手指集团屈曲	0　1　2
	2		手指集团伸展	0　1　2
	3		钩状抓握	0　1　2
	4		掌指关节屈曲,指间关节伸展	0　1　2
	5		拇指外展	0　1　2
	6		拇指内收	0　1　2
	7		拇指对小指基部	0　1　2
	8	A	拇指对示指指尖	0　1　2
		B	拇指对中指指尖	0　1　2
		C	拇指对无名指指尖	0　1　2
		D	拇指对小指指尖	0　1　2
	9	A	拇指对示指指腹	0　1　2
		B	拇指对中指指腹	0　1　2
		C	拇指对无名指指腹	0　1　2
		D	拇指对小指指腹	0　1　2
	10		抓住一饮料瓶,放到2~4英寸远的地方并放开	0　1　2
	11		钳状抓握钢笔签名、写日期或画3条垂直线	0　1　2
	12		侧捏钥匙	0　1　2
	小计			/36
合计				
评定总耗时				

附录表4　Berg平衡量表

评价项目	指令	评分标准	得分
1. 由坐到站	请试着不用手支撑站起来(用有扶手的椅子)	能不用手支撑站起并站稳	4
		能独自用手支撑站起并站稳	3
		能在尝试几次之后用手支撑站起来并站稳	2
		需要轻微帮助下才可站起或站稳	1
		需要中度或大量的帮助才能站起	0
2. 独立站立	请尽量站稳	能安全地站2分钟	4
		需在监护下才能站2分钟	3
		不需要支撑能站30秒	2
		尝试几次后才能在不需要支撑能站30秒	1
		无法在没有帮助下站30秒	0

注:如果第2项≥3分,则第3项给满分直接进入第4项测试

续表

评价项目	指令	评分标准	得分
3. 独立坐	请将双手抱于胸前(坐在椅子上,双足平放在地面或小凳子上,背部离开椅背)	能安稳且安全地坐 2 分钟	4
		在监督下能坐 2 分钟	3
		能坐 30 秒	2
		能坐 10 秒	1
		无法在没有支撑下坐 10 秒	0
4. 由站到坐	请坐下	用手稍微帮忙即可安全坐下	4
		需要用手帮忙来控制坐下	3
		需要用双腿后侧抵住椅子来控制坐下	2
		能独立坐到椅子上,但不能控制身体的下降	1
		需要帮助才能做下	0
5. 床-椅转移	请坐到有扶手的椅子上来,再坐回床上;然后再坐到无扶手的椅子上,再坐回床上	用手稍微帮忙即可安全转移	4
		必须用手帮忙才能安全转移	3
		需要言语提示或监护才能完成转移	2
		需要一个人帮助才能完成转移	1
		需要两个人帮忙或监护才能完成转移	0
6. 闭眼站立	请闭上眼睛并尽量站稳	能安全地站立 10 秒	4
		能在监护下站立 10 秒	3
		能站立 3 秒	2
		不能站 3 秒,但睁眼后可以保持平衡	1
		闭眼站立需要帮助以避免摔倒	0
7. 双足并拢站立	请双脚并拢站立,不要扶任何东西,尽量站稳	能独立、安全地双足并拢站立 1 分钟	4
		需在监护下才能双足并拢独立站 1 分钟	3
		能双足并拢独立站立,但不能站 30 秒	2
		需要帮助才能将双脚并拢,但并拢后能站 15 秒	1
		需要帮助才能将双脚并拢,但并拢后不能站 15 秒	0
8. 站立位上肢前伸	将手臂抬高 90°,伸直手指并尽力向前伸,请注意双脚不要移动	能安心地前伸 25cm 的距离	4
		能前伸 12cm 的距离	3
		能前伸 5cm 的距离	2
		能前伸但需要监护	1
		尝试前伸即失去平衡或需要外部帮助才能前伸	0
注:进行此项测试时,要先将一根皮尺横向固定在墙壁上。受试者上肢前伸时,测量手指起始位和终末位对应于皮尺上的刻度,两者之差为患者上肢前伸的距离。如果可能的话,为了避免躯干旋转,受试者要两臂同时前伸。			
9. 站立位从地上拾物	请把你脚前面的拖鞋捡起来	能安全而轻易地捡起拖鞋	4
		需要在监护下捡起拖鞋	3
		不能捡起但能够到达距离拖鞋 2~5cm 的位置并且独立保持平衡	2
		不能捡起,并且当试图尝试时需要监护	1
		不能尝试或需要帮助以避免失去平衡或跌倒	0

续表

评价项目	指令	评分标准	得分
10. 转身向后看	双脚不要动,先向左侧转身向后看,然后,再向右侧转身向后看	能从两侧向后看,且重心转移良好	4
		只能从一侧向后看,另一侧重心转移较差	3
		只能向侧方转身,但能够保持平衡	2
		当转身时需要监护	1
		需要帮助以避免失去平衡或跌倒	0
注:评定者可以站在受试者身后,手拿一个受试者可以看到的物体以鼓励其更好地转身。			
11. 转身一周	请转身一周,暂停,然后再从另一个方向转身一周	能从两个方向用≤4 秒的时间安全地转一圈	4
		只能在一个方向用≤4 秒的时间安全地转一圈	3
		能安全地转一圈,但用时超过 4 秒	2
		转身时需要密切监护或言语提示	1
		转身时需要帮助	0
12. 双足交替踏台阶	请将左、右脚交替放到台阶/凳子上,直到每只脚都踏过 4 次台阶或凳子	能独立而安全地站立,并且 20 秒内完成 8 个动作	4
		能独立站立,但完成 8 个动作的时间超过 20 秒	3
		在监护下不需要帮助能完成 4 个动作	2
		需要较小帮助能完成 2 个或 2 个以上的动作	1
		需要帮助以避免跌倒或不能尝试此项活动	0
13. 双足前后站立(如果不行,就尽量跨远,这样,前脚跟就在后脚足趾之前)	(示范给受试者)将一只脚放在另一只脚的正前方并尽量站稳	能够独立地将一只脚放在另一只脚的正前方,且保持 30 秒	4
		能够独立地将一只脚放在另一只脚的前方,且保持 30 秒	3
		能够独立地将一只脚向前迈一小步,且能够保持 30 秒	2
		需要帮助才能向前迈步,但能保持 15 秒	1
		当迈步或站立时失去平衡	0
注:3 分,步长要超过另一只脚的长度,且双脚支撑的宽度应接近受试者正常的步幅宽度。			
14. 单腿站立	请单腿站立尽可能长的时间	能够独立抬起一条腿且保持 10 秒以上	4
		能够独立抬起一条腿且保持 5~10 秒	3
		能够独立抬起一条腿且保持 3~5 秒	2
		经过努力能够抬起一条腿,保持时间不足 3 秒,但能够保持独立站立	1
		不能够尝试此项活动或需要帮助以避免跌倒	0
总分:0~20,需用轮椅,高危摔倒风险;21~40,辅助下步行,中度摔倒风险;41~56,完全独立,低危摔倒风险。两次评估之间的分值至少相差 8 分才能说明出现了真正的变化。			
工具:计时秒表,尺子(≥25cm),两把椅子(高度适中,带扶手和不带),踏板(凳子)。			
适用范围:脑卒中患者、神经疾病患者、老年人平衡能力评估及预测跌倒风险等。			

附录表 5　粗大运动功能评定量表

体位	运动功能
A 卧位和翻身	
仰卧	1. 头在中线位：双手对称于身体两侧，转动头部
	2. 把手放到中线位，双手合拢
	3. 抬头至 45°
	4. 屈曲右侧髋、膝关节
	5. 屈曲左侧髋、膝关节
	6. 伸出右手，越过中线
	7. 伸出左手，越过中线
	8. 从右侧翻身到俯卧位
	9. 从左侧翻身到俯卧位
俯卧	10. 抬头向上
	11. 直臂支撑，抬头，抬起胸部
	12. 右前臂支撑，左臂伸直向前
	13. 左前臂支撑，右臂伸直向前
	14. 从右侧翻身到仰卧位
	15. 从左侧翻身到仰卧位
	16. 用上肢向右水平转动 90°
	17. 用上肢向左水平转动 90°
B 坐位	18. 抓住双手，从仰卧拉到坐位
	19. 向右侧翻身到坐位
	20. 向左侧翻身到坐位
	21. 检查者支撑背部，保持头直立 3 秒
	22. 检查者支撑背部，保持头直立在中线位 10 秒
	23. 双臂撑地坐，保持 5 秒
	24. 双臂游离坐，保持 3 秒
	25. 前倾，拾起玩具后恢复坐位，不用手支撑
	26. 触到放在右后方 45°的玩具后恢复坐位
	27. 触到放在左后方 45°的玩具后恢复坐位
	28. 右侧坐，双臂游离，保持 5 秒
	29. 左侧坐，双臂游离，保持 5 秒
	30. 从坐位慢慢回到俯卧位
	31. 从坐位向右侧转到四点跪
	32. 从坐位向左侧转到四点跪
	33. 不用双臂协助，向左/右水平转动 90°
	34. 坐在小凳上，不需任何辅助，保持 10 秒
	35. 从站位到坐在小凳上
	36. 从地上坐到小凳上
	37. 从地上坐到高凳上
C 跪和爬	38. 俯卧位，向前爬行 2 米
	39. 手膝负重，保持四点跪 10 秒
	40. 从四点跪到坐位，不用手协助
	41. 从俯卧位到四点跪。手膝负重
	42. 四点跪，右臂前伸，手比肩高
	43. 四点跪，左臂前伸，手比肩高
	44. 爬行或拖行 2 米
	45. 交替爬行 2 米
	46. 用手和膝/脚爬上 4 级台阶
	47. 用手和膝/脚后退爬下 4 级台阶
	48. 用手臂协助从坐位到直跪，双手放开，保持 10 秒
	49. 用手臂协助从直跪到右膝举跪，双手放开，保持 10 秒
	50. 用手臂协助从直跪到左膝半跪，双手放开，保持 10 秒
	51. 双膝行走 10 步，双手游离

续表

体位	运动功能
D 站立	52. 从地上扶着高凳站起 53. 站立,双手游离 3 秒 54. 一手扶着高凳,抬起右脚 3 秒 55. 一手扶着高凳,抬起左脚 3 秒 56. 站立,双手游离 20 秒 57. 站立,双手游离,抬起左脚 10 秒 58. 站立,双手游离,抬起右脚 10 秒 59. 从坐在小凳上到站起,不用手协助 60. 从直跪通过右膝半跪到站立,不用手协助 61. 从直跪通过左膝半跪到站立,不用手协助 62. 从站立慢慢坐回到地上,不用手协助 63. 从站立位蹲下,不用手协助 64. 从地上拾起东西后恢复站立
E 走、跑、跳	65. 双手扶着高凳,向右侧行 5 步 66. 双手扶着高凳,向左侧行 5 步 67. 双手扶持,前行 10 步 68. 一手扶持,前行 10 步 69. 不用扶持,前行 10 步 70. 前行 10 步,停下,转身 180°,走回 71. 退行 10 步 72. 双手携带物品,前行 10 步 73. 在 20cm 宽的平行线中连续行走 10 步 74. 沿 2cm 宽的直线连续行走 10 步 75. 右脚先行,跨过平膝高的障碍 76. 左脚先行,跨过平膝高的障碍 77. 向前跑 5 米,停下,跑回 78. 右脚踢球 79. 左脚踢球 80. 双脚同时,原地跳 5cm 高 81. 双脚同时,向前跳 30cm 82. 在直径 60cm 的圆圈内,右脚跳 10 次 83. 在直径 60cm 的圆圈内,左脚跳 10 次 84. 单手扶持,上 4 级台阶,一步一级 85. 单手扶持,下 4 级台阶,一步一级 86. 不用扶持,上 4 级台阶,一步一级 87. 不用扶持,下 4 级台阶,一步一级 88. 双脚同时,从 15cm 高的台阶跳下

附录表 6　感知功能综合评估表

姓　　名＿＿＿＿＿　性别＿＿＿＿　年　龄＿＿＿＿＿　住院号＿＿＿＿＿

发病日期＿＿＿＿＿＿　职业＿＿＿＿　教育史＿＿＿＿　爱　好＿＿＿＿＿

CT 诊断＿＿＿＿＿＿＿＿＿＿＿＿＿＿＿＿＿　临床诊断＿＿＿＿＿＿＿＿＿＿＿＿＿＿＿＿＿＿

住　址＿＿＿＿＿＿＿＿＿＿＿＿＿＿＿＿＿＿　评估日期＿＿＿＿＿＿＿＿

评估内容

一、感觉　　　　　　　　　　得分　　　　　　　评价

1. 触觉
2. 痛觉

二、听觉

1. 一般反应
2. 声音的鉴别
3. 定位

续表

三、视觉
  1. 视觉固定
  2. 视觉扫描
  3. 快速眼运动
  4. 视觉追踪
  5. 视野
四、感知觉失认
  1. 身体识别
    （1）身体各部位鉴别
    （2）拼人物图像
  2. 左右失认
    （1）找出自己身体的左或右部分
    （2）找出他人身体的左或右部分
  3. 手指失认
    （1）说出手指名
    （2）找出手指
    （3）模仿手指运动
  4. 单侧忽略
    （1）画一个人
    （2）画一朵花
    （3）画一个钟面
    （4）删字试验
五、视知觉失认
  1. 深度视知觉:辨别远近
  2. 形状失认:找出图形
  3. 图形背景忽略:
  4. 图形失认:找出物品图片
  5. 物品失认:找出物品
  6. 颜色失认:填颜色
  7. 相貌失认:找出相片
  8. 空间关系:画一个钟
  照作图形
六、触觉失认:找出物品
七、半侧身体失认:否认偏瘫、遗忘瘫侧
瘫侧身体变形感、运动幻觉、幻肢
八、感知觉失用
  1. 意念运动性失用:口头指令患者示范划火柴
  给出实物是否能完成
  2. 意念性失用:把牙膏、牙刷、口杯给患者
  让患者去刷牙,观察顺序
  3. 运动性失用:上肢失用:观察上肢活动
  口失用:观察口腔器官活动
  4. 穿衣失用:观察患者自己或给公仔穿衣服
  5. 结构性失用:搭积木
  火柴棍的摆放
  几何图形的抄写
  6. 步行失用:观察患者能否步行,跨门槛
九、评分标准
完整:3 分;轻度受损:2 分;严重受损:1 分;缺如:1 分

附录表7　汉语构音障碍评定表

姓名＿＿＿＿＿　性别＿＿＿＿＿　年龄＿＿＿＿＿　病案号＿＿＿＿＿

住址＿＿＿＿＿＿＿＿＿＿　检查日期＿＿＿＿年＿＿月＿＿日

发病日期＿＿＿＿年＿＿＿月＿＿＿日　语言背景＿＿＿＿＿＿＿＿＿＿

临床诊断＿＿＿＿＿＿＿＿＿＿　CT或MRI结果＿＿＿＿＿＿＿＿＿＿

偏瘫侧　左＿＿＿＿右＿＿＿＿双＿＿＿＿　文化程度＿＿＿＿＿＿＿＿＿＿

语言诊断＿＿＿＿＿＿＿＿＿＿　检查者＿＿＿＿＿＿＿＿＿＿

联系电话:＿＿＿＿＿＿＿＿＿＿　(儿童)出生日期＿＿＿＿年＿＿＿＿月＿＿＿＿日

(一) 构音器官检查

Ⅰ肺

1. 呼吸类型:胸腹＿＿＿＿　胸＿＿＿＿　腹＿＿＿＿　2. 呼吸次数＿＿＿＿/min　3. 最长呼气时间＿＿＿＿秒

4. 快呼气　能＿＿＿＿不能＿＿＿＿

Ⅱ喉功能

1. 最长发音时间(a)＿＿＿＿秒

2. 音质、音调、音量

a. 正常音质＿＿＿＿　b. 正常音调＿＿＿＿　c. 正常音量＿＿＿＿　d. 异常音质

嘶　哑＿＿＿＿　异常高调＿＿＿＿　异常音量＿＿＿＿

震　颤＿＿＿＿　异常低调＿＿＿＿　音量过低＿＿＿＿

异常音质	
气息声	0　1　2　3
无力声	0　1　2　3
费力声	0　1　2　3
粗糙声	0　1　2　3

3. 音调、音量匹配

a. 正常音调＿＿＿＿　b. 正常音量＿＿＿＿

单一音调＿＿＿＿　单一音量＿＿＿＿

Ⅲ面部

a. 对称＿＿＿＿　b. 麻痹(R/L)＿＿＿＿　c. 痉挛(R/L)＿＿＿＿　d. 眼睑下垂(R/L)＿＿＿＿

e. 口角下垂(R/L)＿＿＿＿　f. 流涎＿＿＿＿　g. 怪相＿＿＿＿　扭曲＿＿＿＿　抽搐＿＿＿＿

h. 面具脸＿＿＿＿　i. 口呼吸＿＿＿＿

Ⅳ口部肌肉检查

1. 噘嘴
a. 缩拢范围正常＿＿＿＿
范围异常＿＿＿＿
b. 对称缩拢＿＿＿＿
不对称缩拢＿＿＿＿

2. 咂唇
a. 力量正常＿＿＿＿
力量减低＿＿＿＿
b. 口角对称＿＿＿＿
口角不对称＿＿＿＿

3. 呲牙
a. 范围正常＿＿＿＿
范围减小＿＿＿＿

4. 唇力度
a. 正常＿＿＿＿
减低＿＿＿＿

Ⅴ硬腭

a. 腭弓正常＿＿＿＿
高窄腭弓＿＿＿＿

b. 新生物＿＿＿＿

c. 黏膜下腭裂＿＿＿＿

Ⅵ腭咽机制

1. 大体观察
a. 正常软腭高度＿＿＿＿
软腭下垂(L/R)＿＿＿＿
b. 分叉悬雍垂(L/R)＿＿＿＿
c. 正常扁桃体＿＿＿＿
肥大扁桃体＿＿＿＿
d. 节律性波动＿＿＿＿
或痉挛＿＿＿＿

2. 软腭运动
a. 中线对称＿＿＿＿
b. 正常范围＿＿＿＿
范围受限＿＿＿＿
c. 鼻漏气＿＿＿＿
d. 高鼻腔共鸣＿＿＿＿
低鼻腔共鸣＿＿＿＿
鼻喷气声＿＿＿＿

3. 鼓腮
a. 鼻漏气＿＿＿＿
口漏气＿＿＿＿

4. 吹
a. 鼻漏气＿＿＿＿
口漏气＿＿＿＿

Ⅶ舌

1. 外伸
a. 正常外伸＿＿＿＿
偏移(L/R)＿＿＿＿
b. 长度正常＿＿＿＿
外伸减少＿＿＿＿

2. 舌灵活度
a. 正常速度＿＿＿＿
速度减慢＿＿＿＿
b. 正常范围＿＿＿＿
范围减小＿＿＿＿
c. 灵活＿＿＿＿
笨拙＿＿＿＿
扭曲＿＿＿＿

3. 舔唇左右侧
a. 充分＿＿＿＿
b. 不充分＿＿＿＿

4. 舔上下唇外
a. 活动充分＿＿＿＿
b. 活动不充分＿＿＿＿
c. 活动困难＿＿＿＿
或受限＿＿＿＿

续表

Ⅷ下颌

1. 下颌张开闭合

a. 正常下拉________　b. 正常上抬________　c. 不平稳扭曲________　d. 下颌关节杂音________

异常下拉________　异常上抬________　或张力障碍性运动________　膨出运动________

2. 咀嚼范围

a. 正常范围________

减　　少________

Ⅸ反射

1. 角膜反射________　2. 下颌反射________　3. 眼轮匝肌反射________

4. 呕吐反射________　5. 缩舌反射________　6. 口轮匝肌反射________

（二）构音检查

1. 会话:通过询问患者的姓名、年龄、职业等,观察是否可以说、音量、音调变化是否清晰、气息音、粗糙声、鼻音化、震颤等。一般5分钟即可,需录音。

2. 单词检查

1 踢足球 ti zu qiu	2 穿衣 chuan yi	3 背心 bei xin	4 布鞋 bu xie	5 草帽 cao mao	6 人头 ren tou	7 围巾 wei jin	8 脸盆 lian pen
9 热水瓶 re shui ping	10 牙刷 ya shua	11 茶杯 cha bei	12 火车 huo che	13 碗筷 wan kuai	14 小草 xiao cao	15 大蒜 da suan	16 衣柜 yi gui
17 沙发 sha fa	18 手电筒 shou dian tong	19 自行车 zi xing che	20 照相机 zhao xiang ji	21 天安门 tian an men	22 耳朵 er duo	23 台灯 tai deng	24 缝纫机 feng ren ji
25 电冰箱 dian bing xiang	26 书架 shu jia	27 太阳 tai yang	28 月亮 yue liang	29 钟表 zhong biao	30 母鸡 mu ji	31 歌唱 ge chang	32 女孩 nü hai
33 熊猫 xiong mao	34 白菜 bai cai	35 皮带 pi dai	36 短裤 duan ku	37 划船 hua chuan	38 下雨 xia yü	39 摩托车 mo tuo che	40 擦桌子 ca zhuo zi
41 知了儿 zhi liao er	42 绿色 lü se	43 黄瓜 huang gua	44 牛奶 niu nai	45 西红柿 xi hong shi	46 菠萝 bo luo	47 扫地 sao di	48 开车 kai che
49 圆圈 yuan quan	50 解放军 jie fang jun						

单词检查记录表

	不送气	送气	鼻音
上唇 下唇	ba bo bi bu bei biao bai bing 46 4 3 34 11 29 25	pa po pi pu pen ping pan 35 8 9	ma mo me mi mu men mao 39 30 33.5 21
舌尖 上齿龈	da de di dai duan dian duo deng 15 36 25 47 35 18 22 23	ta te ti tu tian tai tung tuo tou 1 21 23.27 39 6 18	na ne ni nu nü niao nieng nai 32 44 44
舌根 软腭	ga ge gu gui gua 31 16 43	ka ke ku kuai kai 48 36 13	边音 la le li lu lü lian liang liao luo 42 8 28 41 46
舌尖 上齿背	不送气 za ze zu zi 19 1 40	送气 ca ce cu cao cai 40 5 14 34	擦音(清音) sa se su sao suan 47 42 15

续表

	不 送 气	送 气	鼻 音
舌 尖 前硬腭	zha zhe zhao zhuo zhi zhong 20 41 29 40	cha chu chuan chang che 11 2 37 31 12.48 19.39	sha she shu shen shui shua shi 17 26 18 9 10 45
舌 面 前硬腭	ji ju jin jia jie jun juan 50 30 7 26 24.20 50	qi qu qiu quan qing 49 1	xi xu xin xie xing xiang xing xia xie xiao 45 3 33 38 14 4 19 20 25
擦音	上齿下唇	舌尖前硬腭	舌根软腭
	fa fo fu fan feng fang 24 17 50	re ru ren 9 6 24	ha he hu hai huo hua huang hong 12 37 43 32 45
母音	a o i u ü ui ia uan an iang üe er üan 16 7 10 13 28 22 49 2 38 21 27 41		

3. 音节复述检查

	不送气	构音操作	送气	构音操作	鼻音	构音操作
上唇 下唇	ba bo bi bu bei bia bai		pa po pi pu pen'ping'pan		ma mo me mi mu men mao	
舌尖 上齿龈	da de di du duan dian		ta te ti tu tian tai tung tuo tou		na ne ni nu nü niao nien nai	
舌根 软腭	ga ge gu gui gua		ka ke ku kui kai		边音 la le li lu lü lian liang liao lao	
	不送气		送气		擦音(清音)	:
舌尖 上齿背	za ze zu zi		ca ce cu cao cai		sa se su sao suan	
舌尖 前硬腭	zha zhe zhu zhuo zhi zhung		cha chi chu chuan chang		sha she shu shen shui shua	
舌面 前硬腭	ji jin jia jei jun		qi qu qien quan qin		xi xü xin xie xing xiang xung xia xiao	
	上齿下唇		舌尖前硬腭		舌根软腭	
擦音	fa fe fu fan feng fang		re ru ren		ha he hu hai huo hua huang hung	
a o e i u ü uei ia au ian üe er yan						

续表

刺激性检查

刺激方式	反应	备注

4. 文章检查

dong tian dao dong tian dao bei feng chui, xue hua piao
冬　天　到，冬　天　到，北　风　吹，雪　花　飘，
xiao peng you men bu pa leng pai qi dui lai zuo zao cao
小　朋　友　们　不　怕　冷，排　起　队　来　做　早　操，
shen shen bi wan wan yao duan lian duan lian shen ti hao
伸　伸　臂，弯　弯　腰，锻　炼　锻　炼　身　体　好。

5. 构音类似运动检查

器官	音	目的动作	实施方法	结　果
口唇	f	上齿与唇的摩擦	1. 上齿与下唇是否可以保持窄缝	上齿与下唇的窄缝(能、不能) 上齿与下唇的接触(能、不能) 是否能出气　(能、不能)
	b p	双唇的破裂	2. 口唇部破裂 2—1 鼓腮 2—2 鼓腮 叩腮 吐气	(能、不能) (能、不能) (能、不能)
	m	双唇闭锁发鼻音	3. 闭嘴发音	(能、不能)
舌	s x	舌、齿的摩擦	4. 舌平伸出上下腭和前齿之间，从正中出气	正中呼气(能、不能) 舌平伸(能、不能) 摩擦音(能、不能)
			4—1 舌平伸出上下齿之间	舌前突(能、不能) 舌平伸(能、不能)
			4—2 正中部放细管，用牙咬住呼气，看是否从正中出气	舌平伸(能、不能) 呼气(能、不能)
	sh r	舌尖与前硬腭的摩擦	5—1 舌尖翘起	舌尖翘起(能、不能)
			5—2 舌尖对着前硬腭前端	接触(能、不能)
			5—3 舌尖是否可以放在齿龈和硬腭相接触处	接触(能、不能)
			5—4 在 5—3 的状态发音	接触(能、不能) 发音(能、不能)
	d t	舌尖，上齿龈的摩擦	6. 按 4 的状态舌平伸于上下腭及前齿之间破裂	舌平伸(能、不能)
			6—1 按 4 的状态上唇与舌闭锁，然后破裂	舌平伸(能、不能) 破裂(能、不能)
			6—2 按 4 的状态下腭连续开闭	舌平伸(能、不能) 开闭(能、不能)
	n	舌，齿闭锁发鼻音	7. 以 4 的闭锁状态发音	(能、不能)
	l	边音(气流从舌两边透出)	8—1 张口舌尖顶在上齿龈 8—2 在以上状态下发音	(能、不能) (能、不能)
	g k	舌、软腭的闭锁	9—1 张大口发[ŋ:] 9—2 用舌压板压舌的前部发[ŋ]	舌根上举(能、不能) 舌根上举(能、不能)
舌根擦音	h	舌后部软腭的摩擦	10. 在 9 的状态下呼气	呼气(能、不能)

续表

（三）构音障碍检查报告

（1）错误语音

辅音：b（　）p（　）m（　）f（　）d（　）t（　）n（　）l（　）g（　）k（　）h（　）j（　）
q（　）x（　）z（　）c（　）s（　）zh（　）ch（　）sh（　）r（　）

韵母：ɑ（　）o（　）e（　）i（　）u（　）ü（　）ɑi（　）ei（　）ui（　）ɑo（　）ou（　）iu（　）ie（　）üe（　）
er（　）ɑn（　）en（　）in（　）un（　）ün（　）ɑng（　）eng（　）ing（　）ong（　）

（2）错误类型

省　略（　）　置　换（　）　歪　曲（　）　口唇化（　）　齿背化（　）
硬腭化（　）　齿龈化（　）　边音化（　）　鼻音化（　）　软腭化（　）
无声音化（　）　送气音化（　）　摩擦不充分（　）　不送气音化（　）

（3）结果分析

错音	条件	错误方式	一贯性		被刺激性		类似运动	错误类型	备注
			发声方法	错法	音节	音			

（4）结果总结

1）构音器官结构：______

2）构音器官运动：______

3）语音评价：______

（5）诊断：______

检查者签名：
检查日期：　　年　月　日

附录表 8 Frenchay 构音障碍评定表

姓名__________ 性别________ 年龄________ 发病日期__________

临床诊断__________ 文化程度________ 评估日期__________

	功能	损伤严重程度				
		a	b	c	d	e
反射	咳嗽					
	吞咽					
	流涎					
呼吸	静止状态					
	言语时					
唇	静止状态					
	唇角外展					
	闭唇鼓腮					
	交替发音					
	言语时					
颌	静止状态					
	言语时					
软腭	进流质食物					
	软腭抬高					
	言语时					
喉	发音时间					
	音调					
	音量					
	言语时					
舌	静止状态					
	伸舌					
	上下运动					
	两侧运动					
	交替发音					
	言语时					
言语	读字					
	读句子					
	会话					
	速度					

评定方法及判断标准：

1. 反射

询问患者、亲属或其他有关人员，观察、评价咳嗽反射、吞咽、流涎是否有困难和困难的程度。

(1) 咳嗽：提出问题："当你吃饭或喝水时，你咳嗽或咳呛吗？你清嗓子有困难吗？"

分级：

a 级——没有困难。

b 级——偶有困难，咳、呛或有时食物进入气管，患者主诉进食必须小心。

c 级——患者必须特别小心，每天咳呛 1~2 次，清痰可能有困难。

d 级——吃饭或喝水时频繁咳呛，或有吸入食物的危险。偶尔不是在吃饭时咳呛，例如，咽唾液时也可咳呛。

e 级——没有吞咳嗽反射，用鼻饲管进食或在吃饭、喝水、咽唾液时，连续咳嗽。

（2）吞咽：如有可能，亲眼观察患者喝下 140ml 温开水和吃两块饼干，要求其尽可能快地完成。并询问患者是否吞咽时有困难，记录有关进食的速度及饮食情况。

注：喝一定量的水，正常时间是 4~15 秒，平均 8 秒。超过 15 秒为异常缓慢。

（3）流涎：询问患者是否有流涎，并在会话期间观察之。

分级：

a 级——没有流涎。

b 级——嘴角偶有潮湿，患者可能叙述夜间枕头是湿的（一些正常人在夜间也可有轻微的流涎），当喝水时轻微流涎。

c 级——当倾身向前或精力不集中时流涎，略能控制。

d 级——在静止状态下流涎非常明显，但不连续。

e 级——连续不断地过多流涎，不能控制。

2. 呼吸

（1）静止状态：根据患者坐时和没有说话时的情况，靠观察作出评价；当评价有困难时，需要向患者提出下列要求：让患者闭嘴深吸气，当听到指令后尽可能缓慢地呼出，并记下所用的秒数，正常能平稳地呼出而且平均用时为 5 秒。

分级：

a 级——没有异常。

b 级——由于呼吸控制较差，极偶然地中止平稳呼吸，患者可能声明他感到必须停下来，作一次深呼吸，即需要外加的一次呼吸来完成。

c 级——患者必须说得快，因为呼吸控制较差，声音可能消失，可能需 4 次呼吸才能完成这一要求。

d 级——用吸气或呼气说话，或呼吸非常表浅，只能运用几个词，不协调，且有明显可变性。患者可能需要 7 次呼吸来完成这一要求。

e 级——由于整个呼吸缺乏控制，言语受到严重障碍，可能一次呼吸只能说一个词。

（2）言语时同患者谈话并观察呼吸：问患者在说话时或其他场合是否有气短。下面的要求常用来辅助评价：让患者尽可能快地一口气数到 20（10 秒内），检查者不应注意受检者的发音，只注意完成所需呼吸的次数。正常情况下要求一口气完成，但是对于腭咽闭合不全者，很可能被误认为是呼吸控制较差的结果，这时可让患者捏住鼻子来区别。

分级：

a 级——没有异常。

b 级——由于呼吸控制较差，极偶然地中止平稳呼吸，患者可能申明他感到必须停下来，作一次外加的呼吸完成这一要求。

c 级——患者必须说得快，因为呼吸控制较差，声音可能消失，可能需要 4 次呼吸才能完成这一要求。

d 级——用吸气或呼气说话，或呼吸非常表浅只能运用几个词，不协调，且有明显的可变性。患者需要 7 次呼吸来完成这一要求。

e 级——由于整个呼吸缺乏控制，言语受到严重阻碍，可能一次呼吸只能说一个词。

3. 唇的运动

（1）静止状态：当患者不说话时，观察唇的位置。

分级：

a 级——没有异常。

b 级——唇轻微下垂或不对称，只有熟练检查者才能观察到。

c 级——唇下垂，但是患者偶尔试图复位，位置可变。

d 级——唇不对称或变形是显而易见的。

e 级——严重不对称，或两侧严重病变，位置几乎不变化。

（2）唇角外展：要求患者做一个夸张的笑。示范并鼓励患者唇角尽量抬高，观察患者双唇抬高和收缩的运动。

分级：

a 级——没有异常。

b 级——轻微不对称，熟练的检查者才能观察到。

c 级——严重变形，只有一侧唇角抬高。

d 级——患者试图做这一动作，但是外展和抬高两项均在最小范围。

e 级——患者不能在任何一侧抬高唇角，没有唇的外展。

（3）闭唇鼓腮：让患者按要求完成下面的一项或两项动作，以帮助建立闭唇鼓腮时能达到的程度。让患者用气鼓起面颊并坚持 15 秒，示范并记录患者所用的秒数，注意是否有气从唇边漏出。若有鼻漏气，治疗师应该用拇示指捏住患者的鼻子；让患者清脆地发出“P”音 10 次，并鼓励患者夸张这一爆破音，记下所用的秒数并观察发“P”音后闭唇的连贯性。

分级：

a 级——极好的唇闭合，能保持唇闭合 15 秒或用连贯的唇闭合来重复发出“P”音。

b 级——偶尔漏气，气冲出唇在爆破音的每次发音中唇闭合不一致。

c 级——患者能保持唇闭合 7~10 秒，在发音时观察有唇闭合，但不能坚持，听不到发音。

d 级——很差的唇闭合，唇的一部分闭合丧失，患者试图闭合，但不能坚持，听不到发音。

e 级——患者不能保持任何唇闭合，看不见也听不到患者发音。

（4）交替动作：让患者在 10 秒内重复发“u”“i”10 次。让患者夸张动作并使速度与动作相一致（每秒做 1 次），记下所用秒数，可不必要求患者发出声音。

分级：

a 级——患者能在 10 秒内有节奏地连接做这两个动作，显示出很好的唇收拢和外展。

b 级——患者能在 15 秒内连续做这两个动作，在唇收拢及外展时，可能出现有节奏的颤抖或改变。

c 级——患者试图做这两个动作，但是很费力，一个动作可能在正常范围内，但是另一个动作严重变形。

d 级——可辨别出唇形有所不同，或一个唇形的形成需做 3 次努力。

e 级——患者不可能做任何动作。

（5）言语时：观察会话时唇的动作（运动），重点注意唇在所有发音时的形状。

分级：

a 级——唇动作（运动）在正常范围内。

b 级——唇动作（运动）有些减弱或过度，偶有漏音。

c 级——唇动作（运动）较差，听起呈现微弱的声音或爆破音，嘴唇形状有许多遗漏。

d 级——患者有一些唇动作（运动），但听不到发音。

e 级——没有观察到两唇的动作（运动），或在试图说话时唇的运动。

4. 颌的位置

（1）静止状态：当患者没有说话时观察颌的位置。

分级：

a 级——颌自然地处于正常位置。

b 级——颌偶尔下垂，或偶尔过度闭合。

c 级——颌下垂松弛地张开，偶然试图闭合或频繁试图复位。

d 级——大部分时间颌松弛地张开，且可看到缓慢不随意的运动。

e 级——颌下垂很大地张开着，或非常紧地闭住，偏斜非常严重，不能复位。

（2）言语时：当患者说话时观察其颌的位置。

分级：

a 级——无异常。

b 级——疲劳时有最小限度的偏离。

c 级——颌没有固定位置或颌明显地痉挛，但是在有意识地控制。

d 级——明显存在一些有意识地控制，但是严重异常。

e 级——在试图说话时，颌没有明显的运动。

5. 软腭

（1）流质：观察并询问患者吃饭或喝水时是否进入鼻腔。

分级：

a 级——无进入鼻腔。

b 级——偶尔进入鼻腔，咳嗽时偶然出现。

c 级——患者 1 周可发生几次。

d 级——在每次进餐时至少有 1 次。

e 级——患者进食流质或食物时，接连发生困难。

（2）软腭抬高：让患者发“啊……啊……啊”共 5 次，在每个“啊”之间有一个很好的停顿，为的是腭有时间下降，给患者做示范并观察患者在所做的时间内软腭的运动。

分级：

a 级——软腭充分保持对称性运动。

b 级——轻微不对称，但是保持运动。

c 级——在所有的发音中软腭运动减退，或严重不对称。

d 级——软腭只有最小限度的运动。

e 级—— 软腭无抬高或无运动。

（3）言语：在会话中注意鼻音和鼻漏音。可以用下面的要求来帮助评价：让患者说“妹 mei、配 pei、内 nei 和贝 bei”。注意听音质的变化。

分级：

a 级——共鸣正常，没有鼻漏音。

b 级——轻微的鼻音过重和不平衡的鼻共鸣，或偶然轻微的鼻漏音。
c 级——中度的鼻音过重或缺乏鼻共鸣，有不明显鼻漏音。
d 级——重度的鼻音过重或缺乏鼻共鸣，有明显的鼻漏音。
e 级——言语完全表现为严重的鼻音或鼻漏音。

6. 喉的运动

(1) 时间：让患者尽可能长时间地说"啊"，示范并记下所用的秒数。每次发音清晰。
分级：
a 级——患者能持续发"啊"15 秒。
b 级——患者能持续发"啊"10 秒。
c 级——患者能持续发"啊"5~10 秒，有沙哑或中断。
d 级——患者能持续发"啊"3~5 秒，有明显的沙哑。
e 级——患者不能持续清楚地发"啊"3 秒。

(2) 音高：让患者唱音阶（至少 6 个音符）并示范，然后评价。
分级：
a 级——无异常。
b 级——嗓音嘶哑或吃力。
c 级——仅有 4 个音高变化，不均匀上升。
d 级——音高变化极小，显出高、低音间有差异。
e 级——音高无变化。

(3) 音量：让患者从 1 数到 5，每次数数增大音量。开始用一个低音，结束用一个高音。
分级：
a 级——患者能用控制的方式来改变音量。
b 级——中度困难，偶尔数数声音相似。
c 级——音量有变化，但是有明显的不均匀的改变。
d 级——音量无变化，或者全部过小或过失。

(4) 言语：注意患者在会话中是否发音清晰，音量和音高是否适宜。
分级：
a 级——无异常。
b 级——轻微的沙哑，偶尔音量和音高不恰当。
c 级——由于话语长，音质发生变化，频繁地调整发音或者音高不适宜。
d 级——发音连续出现变化，音量和音调异常。
e 级——声音严重异常，可以显出两个或三个特征：连续的沙哑，连续不恰当地运用音高和音量。

7. 舌的运动

(1) 静止状态：让患者张开嘴，在静止状态观察舌 1 分钟，如果舌不能静止，可用压舌板压一下。
分级：
a 级——无异常。
b 级——有不随意运动和轻度偏离。
c 级——舌明显偏向一边或不随意运动明显。
d 级——舌的一侧明显皱缩或成束状。
e 级——舌体小或者过度肥大等明显异常。

(2) 伸出：让患者完全伸出舌，然后收回共做 5 次，要求在 4 秒内做完。
分级：
a 级——能够完成并且活动平稳。
b 级——活动慢（4~6 秒），其余正常。
c 级——活动慢（6~8 秒），有震颤和面部不正常动作。
d 级——患者只能把舌伸出唇而且慢（>8 秒）。
e 级——患者不能将舌伸出。

(3) 抬高：让患者把舌伸出指向鼻，然后再向下指向下颌，连续做 5 次，时间 6 秒。
分级：
a 级——无异常。
b 级——活动好，但是慢（8 秒）。
c 级——两个方向都能运动，但吃力或不完全。
d 级——只能向一个方向运动，或者迟钝。
e 级——舌不能伸出向下或向上抬。

(4) 两侧运动：让患者伸舌，从一边到另一边运动 5 次，时间 4 秒。

分级：
a 级——无异常。
b 级——运动好但慢，5~6 秒完成。
c 级——能向两侧运动，但吃力或不完全 6~8 秒。
d 级——只能向一侧运动，或不能保持 8~10 秒。
e 级——患者不能做任何运动，或超过 10 秒。

（5）交替：让患者以尽可能快的速度说“喀 kɑ 拉 lɑ”10 次，记时间。

分级：
a 级——无困难。
b 级——有些困难，轻微的不协调，稍慢 5~7 秒。
c 级——一个发音较好，另一个发音较差，需要 10 秒。
d 级——舌在位置上有变化，能识别出不同声音。
e 级——舌没有位置的改变。

8. 言语

（1）读字：下面的字应一个字写在一张卡片上。

民热爹水诺名乐贴咀若盆神都围女棚人偷肥吕法字骄学船瓦次悄绝床牛钟呼晕润刘冲哭军伦该脖南桑搬开模兰脏攀

要求：打乱卡片，有字的一面朝下放置，随意挑选 12 张卡片。注意治疗者不要看卡片给患者揭开卡片，让患者读字，治疗者记下所能听明白的字。12 个卡片中的前两个为练习卡，其余 10 个为测验卡。当患者尝试读出所有卡片时，用这些卡片对照所记下的字。把正确的字加起来，记下数量，用下列分级法评分。

分级：
a 级——10 个字均正确，言语容易理解。
b 级——10 个字均正确，但需特别仔细听和猜。
c 级——9 个字正确。
d 级——5 个字正确。
e 级——2 个或更少的字正确。

（2）读句：将下列句子写在卡片上。

这是风车。这是篷车。这是大哥。这是火车。
这是人民。这是人名。这是木盆。这是木棚。
这是一半。这是一磅。这是木船。这是木床。
这是绣球。这是牛油。这是阔绰。这是过错。
这是淡季。这是氮气。这是公司。这是工资。
这是工人。这是功臣。这是山茶。这是山楂。
这是资料。这是饲料。这是老牛。这是老刘。
这是鸡肉。这是机构。这是旗子。这是席子。
这是溪谷。这是西湖。这是文物。这是坟墓。
这是生日。这是绳子。这是莲花。这是年画。
这是零件。这是零钱。这是果子。这是果汁。
这是诗词。这是誓词。这是伯伯。这是婆婆。
这是街道。这是切刀。

要求与分级：运用这些卡片，按照前一部分所做的同样方法，用同样的分级法评分。

（3）会话：鼓励患者会话，大约持续 5 分钟，询问有关工作、业余爱好、亲属等。

分级：
a 级——无异常。
b 级——言语异常，但可理解，患者偶尔重复。
c 级——言语严重障碍，其中能明白一半，经常重复。
d 级——偶尔能听懂。
e 级——完全听不懂患者的言语。

（4）速度：从会话测验的录音带中，判断患者的言语速度，计算每分钟字的数量，填在图表中适当的范围内。正常言语速度为每秒 2 个字左右，每分钟 100~120 个字。每一级为每分钟 12 个字。

分级：
a 级——每分钟 108 个字以上。
b 级——每分钟 84~95 个字。
c 级——每分钟 60~71 个字。
d 级——每分钟 36~47 个字。
e 级——每分钟 23 个字以下。

附录表 9　改良曼恩吞咽能力评估量表(MMASA)

评估内容	分级标准
1. 意识 任务:观察并评估患者对语言、肢体被动活动或疼痛刺激的反应	10 分:清醒 8 分:嗜睡-波动的觉醒/清醒状态 5 分:很难被语言或刺激唤醒 2 分:昏迷或没有反应
2. 合作度 任务:吸引患者的注意力并尽量促使患者与检查者交流或主动活动	10 分:合作(可通过某种语言或非语言的形式交流) 8 分:间断合作 5 分:不愿意合作 2 分:不合作/无应答
3. 呼吸 任务:评估患者的呼吸状况	10 分:呼吸音清晰,无临床或影像学异常的证据 8 分:上呼吸道痰鸣或其他呼吸系统异常情况(如哮喘伴气管痉挛性阻塞性肺疾病) 6 分:肺底细小湿啰音/可自净 4 分:肺底粗糙水泡音 2 分:可疑肺部感染/需经常吸痰应用呼吸机(器)
4. 表达性言语障碍 任务:评估言语表达受限情况	5 分:无异常 4 分:找词/表达语义轻度障碍 3 分:只能用有限的方式/短语或单词表达自己的意思 2 分:无功能性言语声音或无法译解的单间 1 分:无法评估
5. 听理解力 任务:评估理解基本语言进行交流的能力	10 分:无异常 8 分:进行一般对话有轻度困难 6 分:对重复性简单言语指令可理解 2 分:提示时偶尔作答 1 分:无反应
6. 构音障碍 任务:评估言语清晰度	5 分:无异常 4 分:变慢伴偶尔停顿或急促不清 3 分:言语可被理解,但讲话的速度、力度完整性、协调性有明显缺陷 2 分:言语不清,无法理解 1 分:无法评估
7. 唾液 任务:观察患者控制唾液的能力,注意观察任何从口角边分泌的唾液	5 分:无异常 4 分:讲话时唾液飞溅,唾液增多随时需吐出 3 分:说话、侧躺或乏力时流涎 2 分:有时持续性流涎 1 分:严重的不能控制的流涎
8. 舌肌运动 任务:评估舌的活动 前伸运动:让患者尽可能向前伸舌然后缩回 侧方运动:让患者用舌触碰口腔的每个角,然后重复交替进行侧方运动 抬升运动:嘱患者口张大,抬起舌头向上触碰上腭,用这种方式交替上抬和下压舌尖	10 分:舌活动范围完整,无异常 8 分:运动范围轻微受限 6 分:运动范围不完整 4 分:只能轻微活动 2 分:无活动或不能执行

续表

评估内容	分级标准
9. 舌肌力量 任务:评估舌两侧的力量 让患者用舌边向侧方和前方用力	10 分:无异常 8 分:轻微减弱 5 分:明显一侧无力 2 分:完全无力或不能执行
10. 咽反射 任务:分别刺激每一侧咽后壁	5 分:无异常 4 分:两侧减弱 3 分:一侧减弱 2 分:一侧消失 1 分:反射消失
11. 咳嗽反射 任务:让患者用力咳嗽 观察咳嗽时的力度和咳嗽音的清晰度	10 分:无异常 8 分:可用力咳嗽,但音质嘶哑 5 分:咳嗽动作完成不充分 2 分:不能作咳嗽动作或不能执行命令
12. 软腭 任务:让患者用力发几次“啊”的声音,每次持续数秒,观察有无鼻音过强并注意软腭的抬升运动	10 分:无异常 8 分:两侧轻微不对称,软腭移动 6 分:一侧力量减弱,不能持续保持上抬 4 分:活动微弱,鼻部反流,气体从鼻部漏出 2 分:软腭不能上抬或不能执行命令

根据查体结果为患者选择每一项最合适的得分,将每项得分合计得到总分;总分>95 分:可尝试经口进食,观察患者第 1 次进食情况,如果进食水有困难,请言语语言治疗师会诊;总分<94 分:嘱患者暂禁食,请言语语言治疗师会诊,进行正规的吞咽功能评估。

附录表 10 脑卒中影响量表(SIS)

这份问卷的目的是评价脑卒中影响您的健康与生活的程度。我们想了解您自己对脑卒中造成的影响的看法。我们将会询问一些关于脑卒中导致的功能障碍以及对您的生活造成的影响方面的问题。最后,请标记出您自己认为您恢复的程度。

下面这些问题是关于由于脑卒中引起的您身体上存在的问题:

1. 在过去的 1 周里,您认为您的体力如何?	力量很大	力量较大	力量中等	力量较小	完全无力
1) 您脑卒中后受到影响较大的上肢	5	4	3	2	1
2) 您脑卒中后受到影响较大的手的抓握力	5	4	3	2	1
3) 您脑卒中后受到影响较大的下肢	5	4	3	2	1
4) 您脑卒中后受到影响较大的足/踝	5	4	3	2	1

下面这些问题是关于您的记忆和思考能力方面的:

2. 在过去的 1 周里,做下列事情您觉得困难的程度是?	毫无困难	有点困难	中等困难	较大困难	非常困难
1) 记得别人刚刚告诉您的事情	5	4	3	2	1
2) 记得前一天发生的事情	5	4	3	2	1
3) 记得要去做的事情(比如:按期赴约或定时服药)	5	4	3	2	1
4) 记得某天是星期几	5	4	3	2	1
5) 集中注意力	5	4	3	2	1
6) 迅速思考	5	4	3	2	1
7) 解决日常发生的问题	5	4	3	2	1

下面这些问题是关于您脑卒中后的感觉，主要是您的心情变化以及控制自己情绪的能力：

3. 在过去的1周里，您常常会	从来没有	很少有	有时	大部分时间	全部时间
1）感到忧愁	5	4	3	2	1
2）觉得没人亲近您	5	4	3	2	1
3）觉得您自己是其他人的负担	5	4	3	2	1
4）觉得没什么盼头	5	4	3	2	1
5）自责做了错事	5	4	3	2	1
6）像以前那样享受生活	5	4	3	2	1
7）感到精神非常紧张	5	4	3	2	1
8）觉得生活有意义	5	4	3	2	1
9）每天至少笑一次	5	4	3	2	1

下面这些问题是关于您和其他人交流的能力，同时也包括您对读到或谈话中听到的事情的理解能力：

4. 在过去的1周里，您做下列事情觉得困难的程度	毫无困难	有点困难	中等困难	较大困难	非常困难
1）说出您面前的人的名字	5	4	3	2	1
2）能够理解交谈中对方对你所说的事情	5	4	3	2	1
3）回答问题	5	4	3	2	1
4）正确地叫出物体的名称	5	4	3	2	1
5）参与一群人在一起的交谈	5	4	3	2	1
6）在电话里与人交谈	5	4	3	2	1
7）打电话给别人，包括选择正确的电话号码和正确拨号	5	4	3	2	1

下列问题是有关您在平常一天要做的日常活动的能力：

5. 最近2周以来，您做下列事情觉得困难的程度	毫无困难	有点困难	中等困难	较大困难	根本不能做
1）用刀叉切食物(使用筷子夹食物)	5	4	3	2	1
2）穿上半身的衣物	5	4	3	2	1
3）自己独立洗浴	5	4	3	2	1
4）自己剪脚趾甲	5	4	3	2	1
5）按时上厕所	5	4	3	2	1
6）控制小便(没有突然失禁)	5	4	3	2	1
7）控制大便(没有突然失禁)	5	4	3	2	1
8）做些较轻的家务杂事(如掸灰，收拾床铺，倒垃圾，洗碗等)	5	4	3	2	1
9）购物	5	4	3	2	1
10）做较重的家务(如使用吸尘器，洗熨衣服或收拾庭院)	5	4	3	2	1

下列问题是关于您在家或在社区的行动能力的：

6. 最近 2 周以来，做下列事情有无困难	毫无困难	有点困难	中等困难	较困难	根本不能做
1）保持坐位姿势不会失去平衡	5	4	3	2	1
2）保持站位姿势不会失去平衡	5	4	3	2	1
3）步行不会失去平衡	5	4	3	2	1
4）从床移到椅子上	5	4	3	2	1
5）步行一个街区的距离	5	4	3	2	1
6）快步走	5	4	3	2	1
7）上一层楼楼梯	5	4	3	2	1
8）上数层楼梯	5	4	3	2	1
9）从小汽车里出入	5	4	3	2	1

下列问题是关于您脑卒中所致的患侧手的能力：

7. 最近 2 周以来，使用患侧手做下列事情有无困难	毫无困难	有点困难	中等困难	较大困难	非常困难
1）拿重的物体（比如：装满的购物袋）	5	4	3	2	1
2）扭门把手	5	4	3	2	1
3）打开罐头或瓶盖	5	4	3	2	1
4）系鞋带	5	4	3	2	1
5）拾起硬币	5	4	3	2	1

下列问题是关于脑卒中对您参加的日常活动能力所造成的影响的情况，这些事对您很有意义，并且可以帮助您找到生活的目标：

8. 最近 4 周以来，您在下列活动中觉得受到限制的有	从来没有受限制	很少受限制	有时受限制	大部分时间都受限	全部时间都受限
1）您的工作（有酬劳的、义务的或其他形式）	5	4	3	2	1
2）您的社会活动	5	4	3	2	1
3）静态的娱乐活动（手工艺制作，阅读）	5	4	3	2	1
4）活动性的娱乐活动（体育运动、散步、旅行）	5	4	3	2	1
5）您作为朋友或家庭一员所起的作用	5	4	3	2	1
6）您参与精神上或宗教的活动	5	4	3	2	1
7）您按自己的意愿控制和管理自己生活的能力	5	4	3	2	1
8）您帮助别人的能力	5	4	3	2	1

9. 脑卒中恢复程度

下面是一个 0~100 的分类目测表，100 表示完全恢复，0 表示完全没有恢复，您自己认为您恢复了多少？请在相应的位置标记出来。

__ 100 完全恢复
__ 90
__ 80
__ 70
__ 60
__ 50
__ 40
__ 30
__ 20
__ 10

__ 0 完全没有恢复

SIS 量表评分说明（对应表中问题的序号）

1. 若患者说"我没有瘫痪的一侧"，那么让他们评定自己力量较弱的一侧肢体。若患者仍坚持没有瘫痪侧或力量较弱的一侧，则让他们评定利手的一侧。

2 和 3. 患者说他/她们未做过表中列出的项目，判为"非常困难"项。

4. 若患者没有打过电话但可以拿起话筒即可。若患者不能拿起话筒，只要可以读出即可。这一条目重点在于患者是否能够查找号码，然后正确拨号。

5. 若患者说未做过任何表中所列项目，则判为"根本不能做"项。①若患者只能进食流质食物，即使他们以为他们可以切食物，亦判为"根本不能做"。②"可以自己洗浴"不包括"进入浴缸"过程。这条问题与活动能力有关，患者是否有能尽快进入浴室的体力。③漏尿被认为是失禁（若患者可间歇导尿，视作无漏尿，但需在量表中注明。若患者留置尿管，评为"根本不能做"）。④便秘并不包括在此范围。所指的是患者有大便突发失禁。⑤购物意即以任何形式购买东西，不包括驾驶。

6. 若患者过去 2 周未做过任何条目内容判为"根本不能做"。①若患者在 2 周内未爬过数段楼梯，应提示"可否上下一段楼梯数次"，若仍回答从来没做过则判为"根本不能做"。②若患者想要知道哪一种汽车时，说明是"你的车"或"你使用最多的车"。

7. 若患者说他/她们未做过表中列到的项目，判为"非常困难"项。①若患者说他未去过杂货店时，说"你有否用那只患手拿过东西"。②这项条目意指"用双手系鞋带"。

8. 若患者未做过任何具体的项目，判为"非常困难"。

9. 注：每段前数字为量表中领域标号。括号内数字为领域中条目标号。

评分方法：

SIS 量表包括力气、手功能、ADL/IADL、移动能力、交流、情绪、记忆与思维和参与等 8 个领域，共 59 个条目。另附一个 0~100 计分的脑卒中恢复程度的分类目测表（VAS）。每一个条目的计分为 1~5 分，经过如下公式将每一条目的得分均换算为 0~100 分。分类目测表高约 10cm，患者自己认为恢复了多少，自行在相应的位置标记出来，得到自我分类目测表得分。

各领域得分：

$$\text{换算得分}=\frac{\text{实际得分}-\text{该方面的可能的最低得分}}{\text{该方面的可能的最高得分与最低得分之差}}\times 100$$

总分 = 8 领域得分之和，均分 = 8 领域得分之和 ÷ 8

附录表 11 ICF 康复组合量化标准评定表

姓名： 性别： 年龄： 住院号：								
测评日期： 年 月 日								
开始测评时间： 时 分 结束测评时间： 时 分								
0 = 正常；1 = 轻度损伤；2 = 中度损伤；3 = 重度损伤；4 = 完全损伤；8 = 未特指（信息不全）；9 = 不适用（条目不适用）。请选择正确评级并将数字填写在后面空格中（0，1，2，3，4，8，9，填 8 或 9 需要备注原因）。								
1 类目 b130 能量和驱力功能	0	1	2	3	4	8	9	
在过去 2 周里，您觉得您的精力充沛吗？								
0 = 所有时间都精力充沛；1 = 绝大多数时间精力充沛；2 = 一半以上时间精力充沛；3 = 一半及以下时间精力充沛；4 = 所有时间精力都不充沛。								
2 类目 d240 控制应激和其他心理需求	0	1	2	3	4	8	9	
在过去 2 周里，请问您在面对应激状况时心理调控能力如何？								
0 = 应激状态下，心理调控能力很好；1 = 应激状态下，心理调控能力好；2 = 应激状态下，心理调控能力一般；3 = 应激状态下，心理调控能力差；4 = 应激状态下，心理调控能力极差。								
3 类目 b134 睡眠功能	0	1	2	3	4	8	9	
在过去 2 周里，您睡眠功能存在问题吗？（在 0~10 中标出）								
0 1 2 3 4 5 6 7 8 9 10 完全没有问题——————→完全有问题 0 = 上述 NRS 评分为 0 分；1 = 上述 NRS 评分为 1~2 分；2 = 上述 NRS 评分为 3~5 分；3 = 上述 NRS 评分为 6~9 分；4 = 上述 NRS 评分为 10 分。								

续表

4 类目 b152 情感功能	0	1	2	3	4	8	9	
在过去 2 周里，请您综合评价自己产生、控制和调节情感的能力，并在下列评定标准 0～10（NRS）中标出对应的数字。								
0　1　2　3　4　5　6　7　8　9　10 完全没有问题————————→完全有问题 0＝上述 NRS 评分为 0 分；1＝上述 NRS 评分为 1～2 分；2＝上述 NRS 评分为 3～5 分；3＝上述 NRS 评分为 6～9 分；4＝上述 NRS 评分为 10 分。								
5 类目 b280 痛觉	0	1	2	3	4	8	9	
在过去 2 周里，您身体各部位有无疼痛及疼痛程度如何？请在下列评定标准 0～10（NRS）的数字中标记出您对痛觉的一般感受。								
0　1　2　3　4　5　6　7　8　9　10 完全没有问题————————→完全有问题 0＝上述 NRS 评分为 0 分；1＝上述 NRS 评分为 1～2 分；2＝上述 NRS 评分为 3～5 分；3＝上述 NRS 评分为 6～9 分；4＝上述 NRS 评分为 10 分。								
6 类目 b640 性功能	0	1	2	3	4	8	9	
在过去 2 周里，您的性功能存在问题吗？请在下列评定标准 0～10（NRS）的数字中标记出您在性功能方面的问题的严重程度。								
0　1　2　3　4　5　6　7　8　9　10 完全没有问题————————→完全有问题 0＝上述 NRS 评分为 0 分；1＝上述 NRS 评分为 1～2 分；2＝上述 NRS 评分为 3～5 分；3＝上述 NRS 评分为 6～9 分；4＝上述 NRS 评分为 10 分。								
7 类目 b620 排尿功能	0	1	2	3	4	8	9	
在过去 2 周里，您有排尿问题吗？（请勾选出患者排尿功能最突出的障碍并测评，以下三种勾选一项“√”）								
☐ 排尿次数增多 0＝白天排尿次数≤8 次，或夜尿<3 次；1＝白天排尿次数>8 次，或夜尿≥3 次，但不影响生活和睡眠；2＝白天排尿次数>8 次，或夜尿≥3 次，稍微影响生活和睡眠；3＝白天排尿次数>8 次，或夜尿≥3 次，工作生活频繁打断或睡眠中频繁起夜；4＝白天排尿次数>8 次，或夜尿≥3 次，严重影响工作生活或无法入睡。								
☐☐ 尿潴留（膀胱内充满尿液不能正常排出） ☐0＝正常；1＝轻度，不影响生活方式；2＝中度，尿潴留，频繁尿路感染；3＝重度，需要导尿；4＝功能丧失，充溢性尿失禁。								
☐ 尿失禁 0＝正常；1＝滴沥，弄湿内裤；2＝流尿，流少量尿液，可打湿外裤；3＝弄湿裤子，流中等量尿液，打湿外裤；4＝完全尿失禁，打湿外裤，甚至流到地上。								
8 类目 d230 进行日常事务	0	1	2	3	4	8	9	
在过去 2 周里，请问您处理日常事务的能力如何？								
0＝可计划、安排并独立完成；1＝可计划、安排并独立完成，但动作、反应迟缓；2＝可计划、安排并完成，但需要他人监督或一定程度的辅助（一半以下的帮助）；3＝可计划、安排并完成，但需要他人持续的监督和很大程度的辅助（一半及以上的帮助）；4＝完全依赖他人。								
9 类目 d570 照顾个人的健康	0	1	2	3	4	8	9	
在过去 2 周里，请问您照顾自己健康的能力如何？								
0＝能很好地独自照顾个人健康；1＝基本能独自照顾个人健康；2＝能照顾个人健康，但需要别人协助（一半以下帮助）；3＝能照顾个人健康，但整个过程都需要在别人协助之下（一半及以上帮助）；4＝完全无法照顾个人健康。								
10 类目 d770 亲密关系	0	1	2	3	4	8	9	
在过去 2 周里，您在处理夫妻/情侣关系方面存在的问题的能力如何？								

续表

0=无功能障碍;1=轻度功能障碍;2=中度功能障碍;3=重度功能障碍;4=极重度功能障碍。

11 类目 d510 盥洗自身	0	1	2	3	4	8	9	

在过去的 2 周里,您能否完成清洗并擦干身体各部位?

0=可用任何适当的方法清洗并擦干自身,而无需别人在场监督、提示或协助;1=除了在准备和收拾时需要协助,被评定者可以清洗并擦干自身,或过程中需有人从旁监督或提示,以保证安全;2=能参与大部分活动,但一半以下过程中仍需别人提供协助才能完成整项活动;3=某种程度上能参与,但在一半或以上活动过程中都需别人提供协助才能完成;4=完全依赖别人完成洗澡。

12 类目 d520 护理身体各部	0	1	2	3	4	8	9	

在过去的 2 周里,您能否完成身体各部位的护理?

0=可以独立完成护理身体各部,不需别人监督、提示或协助;1=除准备和收拾需要协助,可自行护理身体各部,或过程中需有人监督或提示以保证安全;2=能参与大部分的活动,但在一半以下的过程中仍需要别人提供协助才能完成;3=某种程度上能参与,但在整个活动的过程中都需要别人提供协助才能完成;4=完全依赖别人处理个人卫生。

13 类目 d530 如厕	0	1	2	3	4	8	9	

在过去的 2 周里,您能否完成如厕及事后的清洁?

0=可用任何适当的方法自行如厕,而无需别人在场监督、提示或协助;1=除了在准备和收拾时需要协助,可以自行如厕,或过程中需有人监督或提示以保证安全;2=能参与大部分的活动,但在一半以下的过程中仍需要别人提供协助才能完成;3=某种程度上能参与,但在一半或以上活动过程中都需别人提供协助才能完成;4=完全依赖别人协助如厕。

14 类目 d550 进食	0	1	2	3	4	8	9	

在过去的 2 周里,您能否完成进食?

0=可自行进食,而无需别人在场监督、提示或协助;1=除了在准备或收拾时需要协助,被评定者可以自行进食,或过程中需有人监督或提示以保证安全;2=能运用餐具,通常是勺子或筷子,但一半以下的过程中仍需要别人提供协助;3=某种程度能运用餐具,通常是勺子或筷子,但在一半或以上的活动过程中都需别人协助;4=完全依赖别人协助进食。

15 类目 b455 运动耐受能力	0	1	2	3	4	8	9	

在过去的 2 周里,您的运动耐受能力如何?请根据您目前所能完成的运动或活动情况进行评判。

0=完成重度体力活动(如载物上坡行走、打篮球、踢足球、攀岩等);1=能完成中度体力活动(如中等速度步行或跑步、跳舞、扛重物等);2=能完成轻度体力活动(如慢走、打扫房间、划船等);3=能完成极轻度体力活动(如坐、站、绘画、玩牌、打字等);4=只能卧床。

16 类目 b710 关节活动能力	0	1	2	3	4	8	9	

在过去的 2 周里,请问您的关节活动能力如何?

0 级=无关节活动受限;1 级=1≤受限关节数量≤4;2 级=5≤受限关节数量≤8;3 级=9≤受限关节数量≤17;4 级=所有关节活动均受限。

	肩	肘	腕	手	髋	膝	踝	足
左侧								
右侧								
颈					躯干			

17 类目 b730 肌肉力量功能	0	1	2	3	4	8	9	

过去的 2 周里,请问您的身体各部位肌肉力量如何?

0 级=无部位肌肉力量小于 4 级;1 级=1≤肌肉力量小于 4 级部位≤4;2 级:5≤肌肉力量小于 4 级部位≤8;3 级=9≤肌肉力量小于 4 级部位≤17;4 级=所有肌肉力量均小于 4 级部位。

	肩	肘	腕	手	髋	膝	踝	足
左侧								
右侧								
颈					躯干			

18 类目 d410 改变身体基本姿势	0	1	2	3	4	8	9	

在过去 2 周里,您能独立完成以下几项身体姿势改变?请分别从①躺;②蹲;③跪;④坐;⑤站起;⑥弯腰;⑦移动身体重心 7 种体位变换为其他身体姿势进行评判。

续表

0=能独立完成 7 种;1=能独立完成 6 种;2=能独立完成 4~5 种;3=能独立完成 1~3 种;4=无法完成。								
19 类目 d415 保持一种身体姿势	0	1	2	3	4	8	9	
过去的 2 周里,请问您能否独立保持蹲;②跪;③坐;④站 4 种身体姿势?								
0=能独立保持全部 4 种;1=能独立保持其中 3 种;2=能独立保持其中 2 种;3=能独立保持其中 1 种;4=不能保持。								
20 类目 d420 移动自身	0	1	2	3	4	8	9	
过去的 2 周里,您能否完成移动自身的活动?								
0=可自行移动自身,并无需别人从旁监督、提示或协助;1=除了在准备或收拾时需要协助,被评定者可以自行移动自身,或过程中需有人从旁监督或提示,以确保安全;2=参与大部分活动,但一半以下的过程中仍需别人提供协助才能完成整项活动;3=某种程度上能参与,但在一半或以上活动过程中都需别人提供协助才能完成;4=完全依赖或需要两人从旁边协助或要使用移动器具来帮助转移。								
21 类目 d450 步行	0	1	2	3	4	8	9	
在过去 2 周里,您能否完成平地步行 10 米?								
0=自己步行 10 米,无需其他人从旁监督、提示或协助;1=可自己步行一段距离,但不能完成 10 米,或过程中需要有人从旁监督提示,以确保安全;2=能参与大部分步行活动,但在一半以下的过程中仍需要别人提供协助才能完成整项活动;3=某种程度上能参与步行,但在一半或以上的活动过程中都需要别人提供协助才能完成;4=完全不能步行。								
22 类目 d465 利用设备到处移动	0	1	2	3	4	8	9	
在过去 2 周里,您能否利用移动设备将自身从一处移动到另外一处?								
0=可完全独立操控移动设备辅助自身从一处移动到另一处,不需要他人从旁监督、提示或协助;1=可操控移动设备辅助自身从一处移动到另一处;2=能参与大部分活动,但一半以下过程中仍需别人提供协助才能完成整项活动;3=可在平地上自行推动轮椅并移动短距离,但在一半或以上的活动过程中都需要别人提供协助才能完成;4=完全不能操控轮椅。								
23 类目 d455 到处移动	0	1	2	3	4	8	9	
在过去的 2 周里,您能否独立完成下列 5 种移动方式:①爬行;②攀登;③奔跑;④跳跃;⑤游泳?								
0=能完成 4~5 种移动方;1=能完成 3 种移动方式;2=能完成 2 种移动方式;3=能完成 1 种移动方式;4=不能完成任何一种移动方式。								
24 类目 d640 做家务	0	1	2	3	4	8	9	
在过去 2 周里,您能独立完成以下 6 项家务劳动吗?①清洗、晾晒衣物;②清洁烹饪区和餐具;③清洁生活区;④使用家用电器;⑤储存日用品;⑥处理垃圾。								
0=成全部 6 项;1=完成 5 项;2=完成 4 项;3=完成 1~3 项;4=无法独立完成 1 项。								
25 类目 d470 利用交通工具	0	1	2	3	4	8	9	
在过去 2 周里,您作为乘客利用交通工具(车、船、飞机等)的能力如何?								
0=能够独自利用全部公共交通工具(例如公共汽车、出租车、地铁、高铁、船、飞机等);1=能够独自利用至少一种交通工具(例如公共汽车、出租车、地铁、高铁、船、飞机等);2=能够利用交通工具,但需要别人协助(一半以下帮助);3=能够利用交通工具,但整个过程都需要别人协助(一半及以上帮助);4=无法利用交通工具。								
26 类目 d660 帮助别人	0	1	2	3	4	8	9	
在过去的 2 周里,请问您帮助他人(学习、交流、生活、活动等)的能力如何?								
0=对别人有极大帮助;1=对别人有较大帮助;2=对别人有中等程度帮助;3=对别人有少量帮助;4=对别人有没有帮助。								
27 类目 d710 基本的人际交往	0	1	2	3	4	8	9	
在过去的 2 周内,请问您的人际交往能力如何?								
0=人际交往极好;1=人际交往好;2=人际交往一般;3=人际交往差;4=人际交往极差。								
28 类目 d850 有报酬的就业	0	1	2	3	4	8	9	
在过去 2 周里,您的就业受身体功能状况的影响程度如何?								

续表

0=无影响;1=轻度影响;2=中度影响;3=重度影响;4=极重度影响。								
29 类目 d920 娱乐和休闲	0	1	2	3	4	8	9	
在过去2周里,您参加娱乐和休闲活动受身体健康状况的影响程度?								
0=无影响;1=轻度影响;2=中度影响;3=重度影响;4=极重度影响。								
30 类目 d540 穿着	0	1	2	3	4	8	9	
在过去的2周里,您能否根据气候和环境选择衣物和鞋袜,并以适当的方式穿上、脱下衣物?								
0=自行穿衣,不需要别人在场监督、提示或协助;1=除了在准备和收拾时需要协助,可以自行穿衣,或过程中需有人监督或提示以保证安全;2=参与大部分的活动,但一半以下过程中仍需别人提供协助才能完成整项活动;3=某种程度上能参与,但在一半或以上活动过程中都需别人提供协助才能完成;4=完全依赖别人协助穿衣								

附录表12　儿童感觉统合发展评定量表

根据儿童的情况在"从不5""很少4""有时候3""常常2""总是如此1"划圈。题中若包括多项,只要有一项符合就算。	从不这样	很少这样	有时候	常常如此	总是如此
一、前庭功能					
1 特别爱玩旋转的凳椅或游乐设施,而不会晕。	5	4	3	2	1
2 喜欢旋转或绕圈子跑,而不晕不累。	5	4	3	2	1
3 虽看到了仍常碰撞桌椅、旁人、柱子、门墙。	5	4	3	2	1
4 行动、吃饭、敲鼓、画画时双手协调不良,常忘了另一边。	5	4	3	2	1
5 手脚笨拙,容易跌倒,拉他时仍显得笨重。	5	4	3	2	1
6 俯卧地板和床上时头、颈、胸无法抬高。	5	4	3	2	1
7 爬上爬下,跑进跑出,不听劝阻。	5	4	3	2	1
8 不安地乱动,东摸西扯,不听劝阻,处罚无效。	5	4	3	2	1
9 喜欢惹人、捣蛋、恶作剧。	5	4	3	2	1
10 经常自言自语,重复别人的话,并且喜欢背诵广告语言。	5	4	3	2	1
11 表面左撇子,其实左右手都用,而且无固定使用哪只手。	5	4	3	2	1
12 分不清左右方向,鞋子衣服常常穿反。	5	4	3	2	1
13 对陌生地方的电梯或楼梯不敢坐或动作缓慢。	5	4	3	2	1
14 组织力不佳,经常弄乱东西,不喜欢整理自己的环境。	5	4	3	2	1
二、触觉防御					
15 对亲人特别暴躁,强词夺理,到陌生环境则害怕。	5	4	3	2	1
16 害怕到新场合,常常不久便要求离开。	5	4	3	2	1
17 偏食、挑食、不吃青菜或软皮。	5	4	3	2	1
18 害羞,不安,喜欢孤独,不爱和别人玩。	5	4	3	2	1
19 容易粘妈妈或固定某个人,不喜欢陌生环境,喜欢被搂抱。	5	4	3	2	1
20 看电视或听故事容易大受感动、大叫或大笑,害怕恐怖镜头。	5	4	3	2	1
21 严重怕黑,不喜欢在空屋,到处要人陪。	5	4	3	2	1
22 早上赖床,晚上睡不着,上学前常拒绝到学校,放学后又不想回家。	5	4	3	2	1
23 容易生小病,生病后便不想上学,常常没有原因拒绝上学。	5	4	3	2	1
24 常吸吮手指或咬指甲,不喜欢别人帮忙剪指甲。	5	4	3	2	1
25 换床睡不着,不能换被或睡衣,出外常担心睡眠问题。	5	4	3	2	1
26 独占性强,别人碰他的东西常会无缘无故发脾气。	5	4	3	2	1

续表

根据儿童的情况在"从不 5""很少 4""有时候 3""常常 2""总是如此 1"画圈。题中若包括多项，只要有一项符合就算。	从不这样	很少这样	有时候	常常如此	总是如此
27 不喜欢和别人谈天、玩碰触游戏，视洗脸和洗澡为痛苦。	5	4	3	2	1
28 过分保护自己的东西，尤其讨厌别人由后面接近他。	5	4	3	2	1
29 怕玩沙土、水，有洁癖倾向。	5	4	3	2	1
30 不喜欢直接视觉接触，常必须用手来表达其需要。	5	4	3	2	1
31 对危险和疼痛反应迟钝或反应过于激烈。	5	4	3	2	1
32 听而不见，过分安静，表情冷漠又无故嬉笑。	5	4	3	2	1
33 过分安静或坚持奇怪玩法。	5	4	3	2	1
34 喜欢咬人，并且常咬固定的友伴，并无故碰坏东西。	5	4	3	2	1
35 内向，软弱，爱哭又常会触摸生殖器官。	5	4	3	2	1
三、本体感觉					
36 穿脱衣裤、拉链、系鞋带等动作缓慢、笨拙。	5	4	3	2	1
37 顽固，偏执，不合群，孤僻。	5	4	3	2	1
38 吃饭时常掉饭粒，口水控制不住。	5	4	3	2	1
39 语言不清，发音不佳，语言能力发展缓慢。	5	4	3	2	1
40 懒惰，行动慢，做事没有效率。	5	4	3	2	1
41 不喜欢翻跟头、打滚、爬高。	5	4	3	2	1
42 上幼儿园仍不会洗手、擦脸、剪纸及自己擦屁股。	5	4	3	2	1
43 上幼儿园（大、中班）仍无法用筷子，不会拿笔、攀爬或荡秋千。	5	4	3	2	1
44 对小伤特别敏感，依赖他人过度照料。	5	4	3	2	1
45 不善于玩积木、组合东西、排球、投球。	5	4	3	2	1
46 怕爬高，拒走平衡木。	5	4	3	2	1
47 到新的陌生环境很容易迷失方向。	5	4	3	2	1
四、学习能力（6 岁以上填）					
48 看来有正常智慧，但学习阅读或做算数特别困难。	5	4	3	2	1
49 阅读常跳字，抄写常漏字、漏行，写字笔画常颠倒。	5	4	3	2	1
50 不专心，坐不住，上课常左右看。	5	4	3	2	1
51 用蜡笔着色或用笔写字也写不好，写字慢而且常超出格子外。	5	4	3	2	1
52 看书容易眼酸，特别害怕数学。	5	4	3	2	1
53 认字能力虽好，却不知其意义，而且无法组成较长的语句。	5	4	3	2	1
54 混淆背景中的特殊圆形，不易看出或认出。	5	4	3	2	1
55 对老师的要求及作业无法有效完成，常有严重挫折。	5	4	3	2	1
五、大年龄儿童（11 岁以上填）					
56 使用工具能力差，对劳作或家务事均做不好。	5	4	3	2	1
57 自己的桌子或周围无法保持干净，收拾上很困难。	5	4	3	2	1
58 对事情反应过强，无法控制情绪，容易消极。	5	4	3	2	1

附录表 13 39 项帕金森病生活质量问卷(PDQ-39)

序号	问题	回答				
		0	1	2	3	4
		从不	偶尔	有时	经常	始终或无法做
1	做一些平常自己喜欢做的休闲运动,有困难吗?					
2	进行一些家务劳动时,比如做饭、整理房间,有困难吗?					
3	提袋子外出买东西,有困难吗?					
4	独自行走 1 000 米,有问题吗?					
5	独自行走 100 米,有问题吗?					
6	在家里随便走走,有问题吗?					
7	在外面随便走走,有问题吗?					
8	当外出时,需要他人陪同吗?					
9	当外出时,会害怕或担心摔倒吗?					
10	很想出门,但是被限制在家里无法出去,是吗?					
11	自己洗澡有问题吗?					
12	自己穿衣有困难吗?					
13	扣纽扣、系鞋带有问题吗?					
14	写工整的字有问题吗?					
15	自己切菜有困难吗?					
16	拿着一瓶饮料而不洒出来,有困难吗?					
17	感到抑郁吗?					
18	有孤独和被隔离的感觉吗?					
19	有想哭的感觉吗?					
20	有愤怒或怨恨的感觉吗?					
21	有焦虑的感觉吗?					
22	对自己的将来担心吗?					
23	觉得有必要对他人隐瞒你的帕金森病情吗?					
24	尽量避免在公共场合吃饭或喝饮料吗?					
25	因为帕金森病,觉得在公共场合很尴尬吗?					
26	对其他人对你的反应感到担忧吗?					
27	处理好朋友之间的人际关系,有问题吗?					
28	当需要帮助时,缺少配偶或伴侣的支持吗?					
29	当需要帮助时,缺少家庭或朋友的支持吗?					
30	在大白天,也会不知不觉睡着吗?					
31	在看电视、读报纸的时候,集中注意力会有问题吗?					
32	觉得记忆力很差吗?					
33	做噩梦或有幻觉吗?					
34	说话有困难吗?					

续表

序号	问题	回答				
		0	1	2	3	4
		从不	偶尔	有时	经常	始终或无法做
35	感觉和他人无法进行沟通，是吗?					
36	有被忽视的感觉吗?					
37	有肌肉抽筋或抽筋导致的疼痛吗?					
38	身体或关节有疼痛吗?					
39	有令您感觉不舒服的热或冷的感觉吗?					

参考文献

1. Abou L, Malala VD, Yarnot R, et al. Effects of Virtual Reality Therapy on Gait and Balance Among Individuals With Spinal Cord Injury: A Systematic Review and Meta-Analysis. Neurorehabilitation and Neural Repair, 2020, 34(5): 375-388.
2. Ahn S, Hwang S. Virtual Rehabilitation of Upper Extremity Function and Independence for Stoke: A Meta-Analysis. Journal of Exercise Rehabilitation, 2019, 15(3): 358-369.
3. Adams RJ, Lichter MD, Ellington A, et al. Virtual Activities of Daily Living for Recovery of Upper Extremity Motor Function. IEEE Transactions on Neural Systems and Rehabilitation Engineering, 2018, 26(1): 252-260.
4. Whitworth A, Webster J, Howard D. A Cognitive Neuropsychological Approach to Assessment and Intervention in Aphasia. A clinician's guide. 2nd ed. New York: Psychology Press Publisher, 2013.
5. Bank PJM, Cidota MA, Ouwehand PW, et al. Patient-Tailored Augmented Reality Games for Assessing Upper Extremity Motor Impairments in Parkinson's Disease and Stroke. JMS, 2018, 42(12): 246.
6. Brunoni AR, Moffa AH, Sampaio JB, et al. Trial of electrical direct-current therapy versus escitalopram for depression. N Engl J Med, 2017, 376(26): 2523-2533.
7. Billinger SA, Arena R, Bernhardt J, et al. Physical activity and exercise recommendations for stroke survivors: a statement for healthcare professionals from the American Heart Association/American Stroke Association. Stroke, 2014, 45(8): 2532-2553.
8. Bichenbach J, Cieza A, Rauch A, et al. ICF Core Sets: Manual for Clinical Practice. Germany: Hogrefe Publishing, 2012.
9. Barker A T, Jalinous R, Freeston I L. Non-invasive magnetic stimulation of human motor cortex. Lancet, 1985, 325(8437): 1106-1107.
10. Capizzi A, Woo J, Verduzco-Gutierrez M. Traumatic Brain Injury: An Overview of Epidemiology, Pathophysiology, and Medical Management. Med Clin North Am, 2020, 104(2): 213-238.
11. Chen Y, Gao Q, He C-Q, et al. Effect of Virtual Reality on Balance in Individuals With Parkinson Disease: A Systematic Review and Meta-Analysis of Random. Physical Therapy, 2020, 100(6): 933-945.
12. Casuso-Holgado MJ, Martín-Valero R, Carazo AF, et al. Effectiveness of Virtual Reality Training for Balance and Gait Rehabilitation in People with Multiple Sclerosis: A Systematic Review and Meta-Analysis. Clinical Rehabilitation, 2018, 32(9): 1220-1234.
13. Cabib C, Ortega O, Kumru H, et al. Neurorehabilitation strategies for poststroke oropharyngeal dysphagia: from compensation to the recovery of swallowing function. Ann N Y Acad Sci, 2016, 1380(1): 121-138.
14. Russell CE, Lubinsky J, Domholdt E. Rehabilitation Research: Principles and Applications. 5th ed. St. Louis, Missouri: Saunders, an imprint of Elsevier Inc., 2016.
15. Cifu DX. Braddom's Physical Medicine and Rehabilitation, 5th ed. Amsterdam: Elsevier Publisher, 2016.
16. Kisner C. Therapeutic Exercise Foundations and Techniques. 6th ed. Philadelphia: F. A. Davis Company, 2012.
17. Neumann DA. Neumann. Kinesiology of the Musculoskeletal System: Foundations for Rehabilitation. 3rd ed. St. Louis Missouri: Mosby Publisher, 2016.
18. Dan B Margaret M, Nigel P. Cerebral Palsy: Science and Clinical Practice. London: Mac Keith press, 2015.
19. Elvrum AK, Andersen GL, Himmelmann K. Bimanual Fine Motor Function (BFMF) Classification in Children

with Cerebral Palsy:Aspects of Construct and Content Validity. Phys Occup Ther Pediatr,2016,36(1):1-16.

20. Edner P. New Frontiers in Physical Therapy. New York:Hayle Medical,2015.
21. Ghai S,Ghai I. Virtual Reality Enhances Gait in Cerebral Palsy:A Training Dose-Response Meta-Analysis. Frontiers in Neurology,2019,10:236.
22. Guger C,Allison B,Cao F,et al. A Brain-Computer Interface for Motor Rehabilitation With Functional Electrical Stimulation and Virtual Reality. Arch Phys Med Rehabil,2017,98(10):e24-e29.
23. Grayson R. Supporting Children with Cerebral Palsy. New York:Routledge,2017.
24. Gasser AI,Calabrese P,Kalbe E,et al. Cognitive screening in Parkinson's disease:Comparison of the Parkinson Neuropsychometric Dementia Assessment (PANDA) with 3 other short scales. Revue neurologique,2016,172(2):138-145.
25. Hara T,Abo M,Kakita K,et al. The Effect of Selective Transcranial Magnetic Stimulation with Functional Near-Infrared Spectroscopy and Intensive Speech Therapy on Individuals with Post-Stroke Aphasia. Eur Neurol,2017,77(3-4):186-194.
26. Hooper SL,Ansgar B. Neurobiology of Motor Control:Fundamental Concepts and New Directions. Hoboken,NJ:John Wiley & Sons,2017.
27. Heidi P,Winifred S. Pedretti's Occupational Therapy Practice Skills for Physical Dysfunction. 8th ed. St. Louis Missouri:Mosby Publisher,2017.
28. How to use the ICF:A practical manual for using the International Classification of Functioning,Disability and Health (ICF). Geneva:World Health Organization,2013.
29. Jean-Pascal L,André A,Chris B,et al. Evidence-based guidelines on the therapeutic use of repetitive transcranial magnetic stimulation (rTMS):An update (2014—2018). Clinical Neurophysiology,2020,131(2):474-528.
30. Kopp B,Lange F,Steinke A,et al. The Reliability of the Wisconsin Card Sorting Test in Clinical Practice,2021,28(1):248-263.
31. Fong KNK,Lee KKL,Tsang ZPY,et al. The clinical utility,reliability and validity of the Rivermead Behavioral Memory Test-Third Edition (RBMT-3) in Hong Kong older adults with or without cognitive impairments. Neuropsychol Rehabil,2019,29(1):144-159.
32. Karamians R,Proffitt R,Kline D,et al. Effectiveness of Virtual Reality-and Gaming-Based Interventions for Upper Extremity Rehabilitation Poststroke:A Meta-Analysis. Archives of Physical Medicine and Rehabilitation,2020,101(5):885-896.
33. Kumar,S;Schlaug,G. Enhancing swallowing recovery after a stroke by harnessing its bihemispheric organization. Ann Neurol,2018,83(4):658-660.
34. Kim J-H. Effects of a Virtual Reality Video Game Exercise Program on Upper Extremity Function and Daily Living Activities in Stroke Patients. Journal of Physical Therapy Science,2018,30(12):1408-1411.
35. Kim M,Lee K,Cho J,et al. Diaphragm Thickness and Inspiratory Muscle Functions in Chronic Stroke Patients. Med Sci Monit,2017,23:1247-1253.
36. Ke L,George S,Thomas S,et al. Virtual Reality for Stroke Rehabilitation. Cochrane Database of Systematic Reviews,2017,11(11):CD008349.
37. Kang N,Summers JJ,Cauraugh JH. Transcranial direct current stimulation facilitates motor learning post-stroke:a systematic review and meta analysis. J Neurol Neurosurg Psychiatry,2016,87(4):345-355.
38. Keus SHJ,Munneke M,Graziano M,et al. European Physiotherapy Guideline for Parkinson's Disease. Netherlands:KNGF/ParkinsonNet,2014.
39. Liu L,Wang Y,He L,et al. Constraint-Induced Movement Therapy Promotes Neural Remodeling and Functional Reorganization by Overcoming Nogo-A/NgR/RhoA/ROCK Signals in Hemiplegic Cerebral Palsy Mice. Neuro-

rehabil Neural Repair,2021,35(2):145-157.

40. Larsen DS. Neurologic Rehabilitation: Neuroscience and Neuroplasticity in Physical Therapy Practice. New York:McGraw-Hill Education,2016.
41. Lorraine VK,Anthony EL. Parkinson's disease. Lancet,2015,366(9996):896-912.
42. Lefaucheur JP,Andr-Obadia N,Antal A,et al. Evidence-based guidelines on the therapeutic use of repetitive transcranial magnetic stimulation (rTMS). Clin Neurophysio,2014,125(11):2150-2206.
43. Langner R,Eickhoff SB. Sustaining attention to simple tasks:a meta-analytic review of the neural mechanisms of vigilant attention. Psychol Bull,2013,139(4):870-900.
44. Li-Jun Z,Shu-Yang YU,Chen-Jie C,et al. Investigation on fatigue and associated factors in patients with Parkinson disease. Chinese Journal of Clinicians,2012,6(22):7238-7244.
45. Maggio MG,De Luca R,Molonia F,et al. Cognitive Rehabilitation in Patients with Traumatic Brain Injury:A Narrative Review on the Emerging Use of Virtual Reality. Journal of Clinical Neuroscience,2019,61:1-4.
46. Maggio MG,Russo M,Cuzzola MF,et al. Virtual Reality in Multiple Sclerosis Rehabilitation:A Review on Cognitive and Motor Outcomes. Journal of Clinical Neuroscience,2019,65:106-111.
47. Maggio MG,Maresca G,De Luca R,et al. The Growing Use of Virtual Reality in Cognitive Rehabilitation:Fact, Fake or Vision? A Scoping Review. JNMA,2019,111(4):457-463.
48. Mcphee PG,Claridge EA,Noorduyn SG,et al. Cardiovascular disease and related risk factors in adults with cerebral palsy:a systematic review. Dev Med Child Neurol,2019,61(8):915-923.
49. Nordin M,Victor HF. Basic Biomechanics of the Musculoskeletal System. 4th ed. Philadelphia:Lippincott,Williams & Wilkins,2012.
50. Morkisch N,Thieme H,Dohle C. How to perform mirror therapy after stroke? Evidence from a meta-analysis. Restorative Neurology and Neuroscience,2019,37(5):421-435.
51. Nakipoğlu Yuzer GF,Köse Dönmez B,Özgirgin N. A Randomized Controlled Study:Effectiveness of Functional Electrical Stimulation on Wrist and Finger Flexor Spasticity in Hemiplegia. J Stroke and Cerebrovascular Dis, 2017,26(7):1467-1471.
52. Powell MR,Brown AW,Klunk D. Injury Severity and Depressive Symptoms in a Post-acute Brain Injury Rehabilitation Sample. J Clin Psychol Med Settings,2019,26(4):470-482.
53. Panteliadis CP. Cerebral Palsy:A Multidisciplinary Approach. 3rd ed. Cham,Switzerland:Springer,2018.
54. Prasad S,Aikat R,Labani S,et al. Efficacy of Virtual Reality in Upper Limb Rehabilitation in Patients with Spinal Cord Injury:A Pilot Randomized Controlled Trial. Asian Spine Journal,2018,12(5):927-934.
55. Petryński W. Motor Control in Humans:A System-Theoretical Approach. New York:Nova Science Publishers, 2016.
56. Pagliarulo MA. Introduction to Physical Therapy. 5th ed. St. Louis:Elsevier,2016.
57. Ravi DK,Kumar N,Singhi P. Effectiveness of Virtual Reality Rehabilitation for Children and Adolescents with Cerebral Palsy:An Updated Evidence-Based Systematic Review. Physiotherapy,2017,103(3):245-258.
58. Rooij IJM,Port IGL,Meijer JWG. Effect of Virtual Reality on Balance and Gait Ability in Patients with Stroke: Systematic Review and Meta-Analysis. Physical Therapy,2016,96(12):1905-1918.
59. Radomski,MV,Trombly LCA. Occupational Therapy for Physical Dysfunction. 7th ed. Philadelphia:Lippincott, Williams & Wilkins,2014.
60. Sivashankar S,Eline B,Mark G. Person transfer assist systems:a literature review. Disability and Rehabilitation Assistive Technology,2021,16(3):270-279.
61. Sharareh S,Jonathan JS,Mark DB. Adding electrical stimulation during standard rehabilitation after stroke to improve motor function. A systematic review and meta-analysis. Ann Phys Rehabil Med, 2018, 61 (5): 339-344.

62. Stinear CM, Byblow WD, Ackerley SJ, et al. Proportional Motor Recovery After Stroke: Implications for Trial Design. Stroke, 2017, 48(3): 795-798.
63. Tang H, Xu Y, Liu L, et al. Nogo-A/S1PR2 Signaling Pathway Inactivation Decreases Microvascular Damage and Enhances Microvascular Regeneration in PDMCI Mice. Neuroscience, 2020, 449: 21-34.
64. Schick T, Schlake H, Kallusky J, et al. Synergy effects of combined multichannel EMG-triggered electrical stimulation and mirror therapy in subacute stroke patients with severe or very severe arm/hand paresis. Restorative Neurology and Neuroscience, 2017, 35(3): 319-332.
65. Taheri P, Vahdatpour B, Mellat M, et al. Effect of Extracorporeal Shock Wave Therapy on Lower Limb Spasticity in Stroke Patients. Archives of Iranian Medicine, 2017, 20(6): 338-343.
66. Tecklin JS. Pediatric Physical Therapy. 5th ed. Philadelphia: Lippincott Williams & Wilkins, 2015.
67. Tan Z, Liu H, Yan T, et al. The effectiveness of functional electrical stimulation based on a normal gait pattern on subjects with early stroke: a randomized controlled trial. BioMed Research International, 2014, 2014: 545408.
68. Wiley E, Khattab S, Tang A. Examining the Effect of Virtual Reality Therapy on Cognition Post-Stroke: A Systematic Review and Meta-Analysis. Disabil Rehabil Assist Technol, 2022, 17(1): 50-60.
69. Qiu W, Guan H, Chen Z, et al. Psychometric properties of the Chinese-version Stroke and Aphasia Quality of Life Scale 39-generic version (SAQOL-39g). Topics in Stroke Rehabilitation, 2019, 26(2): 106-112.
70. Wei X, Yu F, Dai M, et al. Change in excitability of cortical projection after modified catheter balloon dilatation therapy in brainstem stroke patients with dysphagia: a prospective controlled study. Dysphagia, 2017, 32(5): 645-656.
71. World Health Organization. Rehabilitation 2030: A call for action. Geneva: World Health Organization, 2017.
72. Wagner LV, Davids JR, Hardin JW. Selective Control of the Upper Extremity Scale: validation of a clinical assessment tool for children with hemiplegic cerebral palsy. Dev Med Child Neurol, 2016, 58(6): 612-617.
73. World Health Organization. International Classification of Functioning, Disability and Health (ICF). Geneva: World Health Organization, 2001.
74. Xu B, Yan T, Yang Y. Effect of normal-walking-pattern-based functional electrical stimulation on gait of the lower extremity in subjects with ischemic stroke: A self controlled study. NeuroRehabilitation, 2016, 38(2): 163-169.
75. Yavari F, Jamil A, Samani MM, et al. Basic and functional effects of transcranial electrical stimulation (TES) an introduction. Neurosci Biobehav Rev, 2018, 85: 81-92.
76. Yang YR, Mi PL, Huang SF, et al. Effects of neuromuscular electrical stimulation on gait performance in chronic stroke with inadequate ankle control-A randomized controlled trial. PloS one, 2018, 13(12): e0208609.
77. You G, Liang H, Yan T. Functional electrical stimulation early after stroke improves lower limb motor function and ability in activities of daily living. NeuroRehabilitation, 2014, 35(3): 381-389.
78. Bernthal JE, Bankson NW, Flipsen P. 构音及音韵障碍导论:儿童语音障碍. 2 版. 童宝娟,译. 台北:华腾文化股份有限公司, 2020.
79. Stephen G. Waxman. 临床神经解剖学. 28 版. 张刚利,吉宏明,陈胜利,译. 南京:江苏凤凰科学技术出版社, 2019.
80. Donna Frownflter. Elizabeth Dean. 心血管系统与呼吸系统物理治疗:证据到实践. 郭琪,曹鹏宇,喻鹏铭,译. 北京:科技出版社, 2017.
81. 卫生部卫生统计信息中心,北京协和医院世界卫生组织疾病分类合作中心. 国际疾病分类 ICD-10 应用指导手册. 北京:中国协和医科大学出版社, 2001.
82. 尼克尔斯. 神经生物学:从神经元到脑. 5 版. 杨雄里,译. 北京:科学出版社, 2020.
83. 莱因哈德·罗卡姆. 神经病学彩色图谱. 凌树才,高永静,陈成春,译. 上海:上海科学技术出版社, 2017.

84. 杰奎琳·佩里,朱迪丝 M·伯尔菲德. 步态分析:正常和病理功能. 姜淑云,译. 上海:上海科学技术出版社,2017.
85. 苏珊·B·奥沙利文. 物理康复治疗. 励建安,毕胜,译. 北京:人民卫生出版社,2018.
86. 中华人民共和国住房和城乡建设部,中华人民共和国质量监督和检验检疫部局. 无障碍设计规范. GB 50763—2012. 2012.
87. 中国医师协会神经修复专业委员会意识障碍与促醒学组. 慢性意识障碍诊断与治疗中国专家共识. 中华神经医学杂,2020,19(10):977-982.
88. 中国吞咽障碍膳食营养管理中国专家共识组. 吞咽障碍膳食营养管理中国专家共识(2019 版). 中华物理医学与康复杂志,2019,12(41):881-888.
89. 中国老年医学学会营养与食品安全分会. 老年吞咽障碍患者家庭营养管理中国专家共识(2018 年版). 中国循证医学杂志,2018,18(6):547-557.
90. 中国吞咽障碍康复评估与治疗专家共识组. 中国吞咽障碍评估与治疗专家共识(2017 年版) 第二部分治疗与康复管理篇. 中华物理医学与康复杂志,2018,40(1):1-10.
91. 中国吞咽障碍康复评估与治疗专家共识组. 中国吞咽障碍评估与治疗专家共识(2017 年版) 第一部分评估篇. 中华物理医学与康复杂志,2017,39(12):881-892.
92. 中国国家标准化管理委员会. 康复辅助器具分类和术语. 北京:中国标准化出版社,2016.
93. 中国帕金森病脑深部电刺激疗法专家组. 中国帕金森病脑深部电刺激疗法专家共识. 中华神经科杂志,2012,45(7):541-543.
94. 中华医学会儿科学分会康复学组,中华医学会肠外肠内营养学分会儿科学组. 脑性瘫痪患儿营养支持专家共识. 中华儿科杂志,2020,58(7):553-558.
95. 中华医学会儿科学分会康复学组. 儿童脑性瘫痪运动障碍的康复建议. 中华儿科杂志,2020,58(2):91-95.
96. 中华医学会儿科学分会康复学组. 脑性瘫痪的病因学诊断策略专家共识. 中华儿科杂志,2019,57(10):746-751.
97. 中华医学会儿科学分会康复学组. 儿童脑性瘫痪肉毒毒素治疗专家共识. 中华儿科杂志,2018,56(7):484-488.
98. 中华医学会神经病学分会神经康复学组. 帕金森病康复中国专家共识. 中国康复理论与实践,2018,24(7):745-752.
99. 丁文龙,刘学政. 系统解剖学. 9 版. 北京:人民卫生出版社,2018.
100. 丁新生. 神经系统疾病诊断与治疗. 北京:人民卫生出版社,2018.
101. 万勤,徐文. 嗓音障碍康复治疗技术. 北京:人民卫生出版社,2019.
102. 万桂芳,张庆苏. 吞咽障碍康复治疗技术. 北京:电子工业出版社,2019.
103. 卫冬洁,江钟立. 失语症康复治疗技术. 北京:人民卫生出版社,2019.
104. 王刚. 痴呆及认知障碍神经心理测评量表手册. 北京:科学出版社,2020.
105. 王伟,张宁. 临床心理学. 2 版. 北京:人民卫生出版社,2016.
106. 王玉龙. 康复功能评定学. 3 版. 北京:人民卫生出版社,2018.
107. 王荣光. 辅助器具适配教程. 沈阳:辽宁人民出版社,2016.
108. 石乐明,郑媛婷,苏振强. 大数据与精准医学. 上海:上海交通大学出版社,2017.
109. 吉峰. 医学心理学. 北京:高等教育出版社,2016.
110. 刘惠林,胡昔权. 神经疾患康复治疗技术. 北京:人民卫生出版社,2019.
111. 苏珊·阿德勒,多米尼·克贝克斯,马斯·巴克. 实用 PNF 治疗. 4 版. 刘钦刚,译. 北京:华夏出版社,2018.
112. 乔霓丹. 深度学习与医学大数据. 上海:上海科学技术出版社,2019.
113. 陈龙,王仲朋,顾斌,等. 基于脑电控制的功能性电刺激康复系统设计及应用. 航天医学与医学工程,

2019,32(1):2.

114. 陈秀洁. 儿童运动障碍和精神障碍的诊断与治疗. 2版. 北京:人民卫生出版社,2017.
115. 陈卓铭. 语言治疗学. 3版. 北京:人民卫生出版社,2018.
116. 陈卓铭. 特殊儿童的语言康复. 北京:人民卫生出版社,2015.
117. 何成奇. 作业治疗技能操作手册. 北京:人民卫生出版社,2017.
118. 李奎成,闫彦宁. 作业治疗. 北京:电子工业出版社,2019.
119. 李林. 人体发育学. 3版. 北京:人民卫生出版社,2018.
120. 李慧娟,安德连. 实用吞咽障碍康复护理手册. 北京:电子工业出版社,2017.
121. 李湘青. 神经系统疾病与免疫. 天津:天津科学技术出版社,2017.
122. 李艳丽,孙祖真,孙洁. 神经疾病诊治与康复. 长春:吉林科学技术出版社,2016.
123. 李建华,王健. 表面肌电图诊断技术临床应用. 杭州:浙江大学出版社,2015.
124. 励建安,黄晓琳. 康复医学. 北京:人民卫生出版社,2016.
125. 励建安,江钟立. 康复医学. 3版. 北京:科学出版社,2016.
126. 励建安,朱晓军,敖丽娟,等. 肉毒毒素治疗成人肢体痉挛状态中国指南. 中国康复医学杂志,2015,30(1):81-110.
127. 励建安. 康复治疗技术新进展. 北京:人民军医出版社,2015.
128. 邱伟,徐雁. 多发性硬化诊断和治疗中国专家共识(2018版). 中国神经免疫学和神经病学杂志,2018,25(06):387-394.
129. 芮德源,朱雨岚,陈立杰. 临床神经解剖学. 北京:人民卫生出版社,2015.
130. 邵肖梅. 胎儿和新生儿脑损伤. 2版. 上海:上海科技教育出版社,2017.
131. 吴丽. 实用小儿康复学. 郑州:河南科学技术出版社,2017.
132. 肖晓鸿,肖源. 康复工程技术. 武汉:华中科技大学出版社,2019.
133. 杨力. 周易与中医学. 4版,北京:北京科学技术出版社,2019.
134. 杨玉芳. 神经系统疾病的内科治疗与康复. 长春:吉林科学技术出版社,2016.
135. 张鸣生,郑则广,郭琪. 呼吸康复. 北京:人民卫生出版社,2019.
136. 张海峰. 康复评定学. 北京:高等教育出版社,2018.
137. 张玉梅. 康复评定常用量表. 北京:科学技术文献出版社,2018.
138. 张鑫华. 基于ICF理念的运动康复专业人才培养模式. 北京:北京体育大学出版社,2018.
139. 布朗蒂娜·卡莱-热尔曼,安德烈·拉莫特. 运动解剖学. 张丽,译. 北京:北京科学技术出版社,2015.
140. 张红旗. 系统解剖学. 7版. 上海:复旦大学出版社,2015.
141. 单春雷. 语言康复学. 北京:人民卫生出版社,2021.
142. 胡军. 作业治疗学. 2版. 北京:人民卫生出版社,2019.
143. 孟玲,燕铁斌. 实用康复护理学. 南京:凤凰科学技术出版社,2016.
144. 赵正全. 低温热塑矫形器实用技术. 北京:人民卫生出版社,2016.
145. 郑彩娥,李秀云. 康复护理技术操作规程. 北京:人民卫生出版社,2018.
146. 高水平. 图解易经. 南昌:江西科学技术出版社,2019.
147. 郭起浩. 神经心理评估. 3版. 上海:上海科学技术出版社,2018.
148. 郭霭春. 黄帝内经素问语译. 北京:人民卫生出版社,2017.
149. 贾杰. 手功能康复概论. 北京:电子工业出版社,2019.
150. 贾建平,陈生弟. 神经病学. 北京:人民卫生出版社,2018.
151. 倪朝民. 神经康复学. 3版. 北京:人民卫生出版社,2018.
152. 倪朝民,胡昔权,梁庆成. 神经康复学. 北京:人民卫生出版社,2017.
153. 席艳玲,黄昭明. 构音障碍康复治疗技术. 北京:人民卫生出版社,2019.
154. 徐高磊. 人体姿势评估与解剖学分析. 郑州:郑州大学出版社,2018.

155. 徐开寿,肖农. 康复治疗师临床工作指南:儿童疾患物理治疗技术. 北京:人民卫生出版社,2019.
156. 徐开寿. 儿科物理治疗学. 广州:中山大学出版社,2016.
157. 崔慧先,李瑞锡. 局部解剖学. 9 版. 北京:人民卫生出版社,2018.
158. 黄华. 儿科学. 8 版. 北京:人民卫生出版社,2018.
159. 黄晓琳,燕铁斌. 康复医学. 6 版. 北京:人民卫生出版社,2018.
160. 佛洛伦斯・彼得森・肯德尔,伊丽莎白・肯德尔・麦克利里,帕特里夏・盖兹・普罗旺斯,等. 肌肉测试与功能:姿势与疼痛. 韩甲,译. 北京:北京科学技术出版社,2019.
161. 窦祖林,万桂芳. 吞咽障碍康复技术. 北京:电子工业出版社,2019.
162. 窦祖林. 作业治疗学. 3 版. 北京:人民卫生出版社,2018.
163. 窦祖林. 吞咽障碍评估与治疗. 2 版. 北京:人民卫生出版社,2017.
164. 窦祖林,李奎,李鑫. 康复治疗记录的撰写. 北京:人民卫生出版社,2016.
165. 谭志明. 健康医疗大数据与人工智能. 广州:华南理工大学出版社,2019.
166. 燕铁斌. 骨科康复评定与治疗技术. 5 版. 北京:科学出版社,2020.
167. 燕铁斌,陈文华. 康复治疗指南. 北京:人民卫生出版社,2020.
168. 燕铁斌,金冬梅. 神经康复技术. 北京:电子工业出版社,2019.
169. 燕铁斌. 物理治疗学. 3 版. 北京:人民卫生出版社,2018.
170. 燕铁斌,尹安春. 康复护理学. 4 版. 北京:人民卫生出版社,2018.
171. 燕铁斌. 康复医学前言. 北京:人民军医出版社,2014.
172. 燕铁斌,窦祖林,冉春风. 实用瘫痪康复. 2 版. 北京:人民卫生出版社,2010.
173. 燕铁斌. 脑-肢协同调控康复治疗方法:201710580330. 6[P]. 2017-07-17.

中英文名词对照索引

A

B

C

D

E

F

G

H

J

K

L

M

N

P

T

W

X

Y

Z